# HANDBUCH
# DER INNEREN MEDIZIN

BEGRÜNDET VON
### L. MOHR UND R. STAEHELIN

HERAUSGEGEBEN VON
## H. SCHWIEGK
MÜNCHEN

ZWEITER BAND
## BLUT UND BLUTKRANKHEITEN

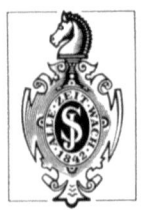

SPRINGER-VERLAG BERLIN HEIDELBERG NEW YORK 1968

# BLUT UND BLUTKRANKHEITEN

FÜNFTE VÖLLIG NEU BEARBEITETE
UND ERWEITERTE AUFLAGE

HERAUSGEGEBEN VON

## L. HEILMEYER
ULM (DONAU)

## TEIL 1
ALLGEMEINE HÄMATOLOGIE UND PHYSIOPATHOLOGIE
DES ERYTHROCYTÄREN SYSTEMS

BEARBEITET VON

K. BETKE · K. G. VON BOROVICZÉNY · D. BUSCH
E. GRUNDMANN · L. HEILMEYER · H. HEIMPEL
G. HOFFMANN · W. HUNSTEIN · W. KEIDERLING
M. MATTHES · H. MERKER · W. MÜLLER · P. PFANNENSTIEL

MIT 254 ZUM TEIL FARBIGEN
ABBILDUNGEN

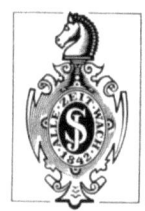

SPRINGER-VERLAG BERLIN HEIDELBERG NEW YORK 1968

Softcover reprint of the hardcover 5th edition 1968

Titel-Nr. 5589

ISBN-13: 978-3-642-95037-7   e-ISBN-13: 978-3-642-95036-0

DOI: 10.1007/ 978-3-642-95036-0

# Vorwort

Jede Neuauflage eines medizinisch-wissenschaftlichen Werkes bedeutet die Setzung eines Meilensteins der wissenschaftlichen Entwicklung. Diese hat in den letzten beiden Dezennien einen unerhörten Aufstieg genommen. Die Vermehrung des Wissens folgt einer e-Funktion. Das hat zur Folge, daß ein einzelner Autor, der es in der 3. Auflage (1942) noch unternehmen konnte, das gesamte Gebiet der Hämatologie allein darzustellen, dazu heute nicht mehr imstande ist. Die 4. Auflage (1951) wurde bereits durch zwei Autoren bearbeitet, und die jetzige 5. Auflage erforderte über 30 Mitarbeiter. Man mag das bedauern, weil darunter die Einheitlichkeit der Darstellung leidet. Zu ändern ist es aber nicht. Immerhin hofft der Herausgeber, durch den einheitlichen Kreis der Autoren, die alle dem Freiburger hämatologischen Zentrum entstammen, eine gewisse Einheitlichkeit noch bewahrt zu haben. Der Vergleich mit dem Inhalt der letzten Auflage läßt die gewaltige Entwicklung der Blutforschung in den letzten 15 Jahren erkennen. Die hämatologische Morphologie ist durch die neuen Methoden des Phasenkontrastverfahrens, der Elektronenmikroskopie, der Cytochemie, der Mikrospektrophotometrie sowie der Tritiummarkierung wesentlich bereichert worden. Die Biochemie hat ihren Siegeszug auch im Bereiche der Lehre von den Blutkrankheiten weiter fortgesetzt. Die Konstitution des Hämoglobinmoleküls wurde aufgeklärt, und die Pathologie dieses Moleküls bildet ein neues Kapitel der Hämatologie. Die Biochemie der Plasma-Eiweißkörper hat neue Aspekte für die Pathologie vieler Blutkrankheiten gewinnen lassen. Dasselbe gilt für die neuen Erkenntnisse über den Erythrocytenstoffwechsel und die Hämsynthese. Neue Anämieformen wurden als Folge von Fermentstörungen sowie als Folge von Störungen der Häm- und Porphyrin-Synthese aufgedeckt. Die Gerinnungslehre wurde fast bis zur Vollendung ausgebaut und das wichtige Kapitel der Fibrinolyse neu erschlossen. Die Proliferationskinetik der Blutzellen wurde mit neuen Verfahren aufgeklärt. Die Chromosomenforschung deckte bei manchen Blutkrankheiten genetische Defekte auf. Der Ausbau der Immunologie der Blutzellen hat weit über die Hämatologie hinaus eine neue Ära der Pathologie eröffnet.

Als Quellen der Darstellung dienten — wie früher — eigene Erfahrungen der Autoren und eine breite Erfassung der Literatur. Vollständigkeit ist dabei längst nicht mehr möglich. Wieder konnten nur die wichtigsten neueren Arbeiten zitiert werden.

Zum Schluß sei mir noch gestattet, allen Mitarbeitern an diesem langwierigen und umfangreichen Werke zu danken. Zu besonderem Dank bin ich hinsichtlich Unterstützung der Redaktion Herrn Dr. G. v. Boroviczény und Herrn Dozent Dr. H. Heimpel verpflichtet.

So möge dieses Werk als Zeugnis des Freiburger hämatologischen Forschungskreises hinausgehen und ebenso wie die früheren Auflagen zugleich als Beitrag der deutschen Hämatologie zur internationalen Blutforschung gelten.

Ulm (Donau), September 1967                                             L. Heilmeyer

# Mitarbeiterverzeichnis von Band II/1

BETKE, K., Prof. Dr., Universitäts-Kinderklinik, 8000 München 15, Lindwurmstraße 4

BOROVICZÉNY, K. G. v., Dr., Medizinische Universitätsklinik, 7800 Freiburg i. Br., Hugstetter Straße 55

BUSCH, D., Privatdozent Dr., Medizinische Universitätsklinik, 7800 Freiburg i. Br., Hugstetter Straße 55

GRUNDMANN, E., Prof. Dr., Institut für experimentelle Pathologie der Farbenfabriken Bayer AG, 5600 Wuppertal-Elberfeld, Friedrich-Ebert-Straße 217

HEILMEYER, L., Prof. Dr., Rektor der Medizinisch-Naturwissenschaftlichen Hochschule, 7900 Ulm (Donau), Johanneum-Neubau, Parkstraße 10

HEIMPEL, H., Dozent Dr., Medizinisch-Naturwissenschaftliche Hochschule, Zentrum für innere Medizin, 7900 Ulm (Donau), Steinhövelstr. 9

HOFFMANN, G., Prof. Dr., Medizinische Universitätsklinik, 7800 Freiburg i. Br., Hugstetter Straße 55

HUNSTEIN, W., Privatdozent Dr., Medizinische Universitätsklinik, 3400 Göttingen, Humboldtallee 1

KEIDERLING, W., Prof. Dr., Medizinischer Leiter der Fa. C. H. Boehringer Sohn, 6507 Ingelheim (Rhein)

MATTHES, M., Dr., Blutspendedienst an der Medizinischen Universitätsklinik, 7800 Freiburg i. Br., Hugstetter Straße 55

MERKER, H., Dr., Medizinische Universitätsklinik, 7800 Freiburg i. Br., Hugstetter Straße 55

MÜLLER, W., Prof. Dr., Rheumatologische Universitätsklinik im Felix-Platter-Spital, Burgfelder Straße 101, CH-4000 Basel

PFANNENSTIEL, P., Dr., Medizinische Universitätsklinik, 7800 Freiburg i. Br., Hugstetter Straße 55

# Inhaltsverzeichnis

## I. Allgemeine Hämatologie

## II. Physiologie und Pathophysiologie des erythrocytären Systems

**Erythrocytenmorphologische Untersuchungsmethoden.** Von Dr. K. G. v. Boroviczény.
Mit 69 Abbildungen

**Erythropoese und Erythrocytenumsatz.** Von Dozent Dr. H. HEIMPEL. Mit 20 Abbildungen

**Die Biochemie des Erythrocyten, mit Ausnahme des Hämoglobinstoffwechsels.** Von Privatdozent Dr. D. BUSCH. Mit 12 Abbildungen

# Inhaltsverzeichnis der weiteren Teile von Band II

XVI Inhaltsverzeichnis des zweiten Teiles

# I. Allgemeine Hämatologie

# Einige Daten zur Geschichte der Hämatologie bis zum Anfang des 20. Jahrhunderts

Von

## K. G. v. Boroviczény

Mit 14 Abbildungen

Die Geschichte der Hämatologie ist in der Mitte des vergangenen Jahrhunderts in Vergessenheit geraten. Im Vorwort zu seinem Buch ,,Die Krankheiten der Milz" schreibt C. B. HEINRICH 1847, daß es gelte ,, . . . den Vorwurf eines modernen Fehlers nicht auf sich zu laden, den jener Aftercritik nämlich, welche nur das Neueste für würdig erachtend die geschichtliche Entwickelung der Wissenschaft nicht kennt oder verkennt. Diese Richtung, ursprünglich Eigenthum der französischen Medizin, hat, weil sie bequem ist und im großen Publicum auf wohlfeile Art den Anschein von Originalität und geistreichem Wesen verleiht, auch in Deutschland vielfach Boden gefunden, hiermit aber unserer vielgepriesenen wissenschaftlichen Gründlichkeit nichts weniger als Ehre gebracht. Gestehen wir uns doch, daß ohne unserer Väter Verdienst wir die jetzige Höhe nicht erreicht haben würden! Hegen wir doch den Wunsch, daß durch unser Bemühen auch unsere Nachkommen einst zu höherem Ziele gelangen mögen!" HEINRICHs Initiative fand leider keinen Wiederhall. Heute wissen die Ärzte, aber auch die Hämatologen bestenfalls, daß LEEUWENHOEK die Blutkörperchen entdeckt hat (LEEUWENHOEK 1674) und daß nahezu zwei Jahrhunderte später VIRCHOW ,,für die farblosen Blutkörperchen eine Stelle in der Pathologie vindiziert" hat (VIRCHOW 1847). Die Kenntnisse über das organische Wachstum unseres Wissenschaftszweiges sind so lückenhaft, daß heute immer wieder auch darauf hingewiesen wird oder werden muß, daß ,,bereits" in der zweiten Hälfte des 19. Jahrhunderts hämatologische Arbeiten erschienen sind. Es scheint daher begründet, dem Handbuch über das Blut und die Blutkrankheiten eine kurze historische Übersicht voranzusetzen.

Über die hämatologischen Kenntnisse im Altertum und im Mittelalter ist nur wenig bekannt. Natürlich war die lebenswichtige Rolle des Blutes schon unseren Vorfahren in vorgeschichtlichen Zeiten bekannt. Das *Bluten* und *Verbluten* sind so auffallende Symptome, daß sie dem Homo sapiens aufgefallen sein müssen, seitdem er überhaupt denken konnte. Die große Rolle, die das Blut in grauer Vorzeit spielte, spiegelt sich noch heute in kultischen Bräuchen und im Aberglauben primitiver Völker wider. Wahrscheinlich hat HIPPOKRATES bereits die Malaria und die Chlorose gekannt. In den ersten Jahrhunderten nach Christi kannten die alten Juden nicht nur die Hämophilie, sondern auch den Erbgang dieser Krankheit (ROTSCHILD 1882). Von hämatologischen Kenntnissen im heutigen Sinne des Wortes können wir aber bis zur Neuzeit nicht sprechen. Bekanntlich beginnt die erste naturwissenschaftliche Periode in der Geschichte der Medizin im 16. Jahrhundert mit PARACELSUS, PARÉ und VESALIUS. In dieser Zeit beschreibt der spanische Arzt Serveto den kleinen Blutkreislauf und das Phänomen, daß das Blut beim Durchströmen durch die Lunge hellrot wird (Serveto 1553). Serveto war ein Fanatiker und endete auf dem Scheiterhaufen (Schweissheimer 1963).

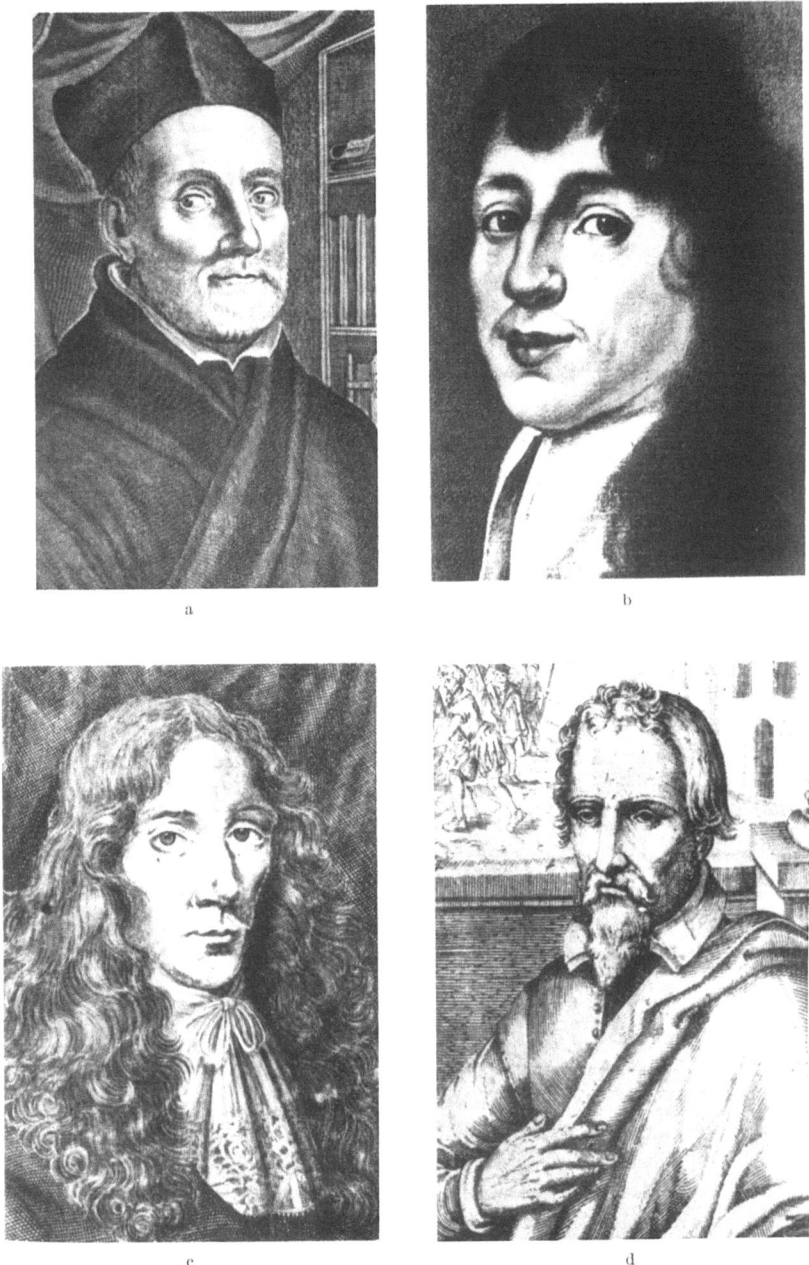

Abb. 1. a Athanasius Kircher, S. J. (1602—1680) sah 1658 die Leukocyten im Eiter der Pestbeule. b Niels Stensen (1638—1686) befaßte sich mit der Bluttransfusion. c Robert Boyle (1626—1691) Begründer der wissenschaftlichen Chemie, verfaßte 1684 die erste „Naturgeschichte des Blutes". d Miguel Serveto Villanovanus (1509—1553) entdeckte 1552 den kleinen Blutkreislauf und die Oxygenation des Blutfarbstoffes

In den letzten Jahren des 16. Jahrhunderts entdeckten HANS JANSSEN und sein Sohn ZACHARIAS das Mikroskop (HARTING 1859). Damit war die technische Voraussetzung für die Entdeckung der Blutkörperchen gegeben, wozu es aber erst nach etwa 60 Jahren kam, wohl deshalb, weil in der ersten Hälfte des 17. Jahrhunderts Osteuropa von den Türkenkriegen, Westeuropa vom Dreißigjährigen Krieg heimgesucht wurden. In der Mitte des 17. Jahrhunderts begannen Wissenschaftler endlich regelrechte mikroskopische Forschungsarbeit zu betreiben und es sind gerade 300 Jahre her, daß BORELLI (1656a), KIRCHER (1658), MALPIGHI (1665) und SWAMMERDAMM als erste die Blutkörperchen gesehen haben. Der große holländische Mikroskopiker VAN LEEUWENHOEK ahnte als erster etwas von der Natur und Bedeutung der roten und auch der weißen Blutkörperchen, die er bei Mensch

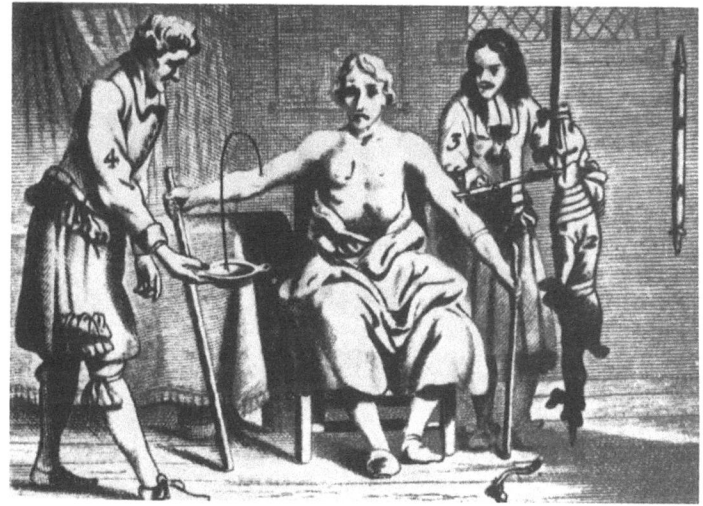

Abb. 2. Bluttransfusion vom Schaf (2) in den Menschen (1) (I. SCULTETUS 1693)

und Tier genauestens beobachtete, beschrieb und auch trefflich abbildete. Leider beging er den Fehler — was bei der Primitivität seiner Geräte durchaus verständlich ist — zu „beobachten", wie sich ein Erythrocyt aus sechs Leukocyten (entspricht den Größenverhältnissen bei Amphibien), letztere wieder aus jeweils sechs Thrombocyten zusammensetzen und veröffentlichte auch darüber eine Zeichnung. Dieser Irrtum, der so gut zu der Blutbildungstheorie von GALENUS paßte, konnte erst nach 200 Jahren berichtigt werden.

Aus dieser Zeit stammen auch die ersten detaillierten Berichte über Bluttransfusionsversuche am Menschen, die von DENIS in Paris und von LOWER in London durchgeführt worden sind (LOWER und KING 1668). Nach zahlreichen Tierversuchen wurden mit Hilfe einer Silberkanüle Direkttransfusionen vom Schaf zum Menschen vorgenommen und, wenn man den damaligen Berichten Glauben schenken darf, auch gut vertragen.

Aus der zweiten Hälfte des 17. Jahrhunderts stammt endlich auch die erste Monographie über das Blut, und zwar von keinem Geringeren als ROBERT BOYLE, dem „skeptischen Chemiker", dessen Gasgesetz uns bis heute bestens bekannt ist. BOYLE betont als erster die Wichtigkeit einer systematischen Forschungsarbeit über das Blut. Er stellt eine Liste von Fragen zusammen, die beantwortet werden müssen, und berichtet über zahlreiche Experimente, die er selbst durchgeführt hat. Er mißt die Temperatur des Blutes und findet es wärmer als die Luft

an den heißesten Sommertagen. Er beschreibt, daß das Blut die Flamme gelb
färbt und beschreibt, daß das Serum durch Hitzeeinwirkung, aber auch nach Zugabe von Säuren coaguliert. Wiederholt weist er darauf hin, daß man seine
Schlüsse aus experimentellen Beobachtungen und nicht aus spekulativen Überlegungen ziehen soll. Er mißt auch das spezifische Gewicht des Blutes. Hier
unterläuft ihm aber offensichtlicherweise ein Meßfehler, denn er findet, daß das
Vollblut ein geringeres spezifisches Gewicht hat als das Plasma und schließt
daraus, daß die roten Blutkörperchen mit Luft gefüllte Bläschen seien (der Name
„Blutbläschen" hat sich bis ins 19. Jahrhundert gehalten).

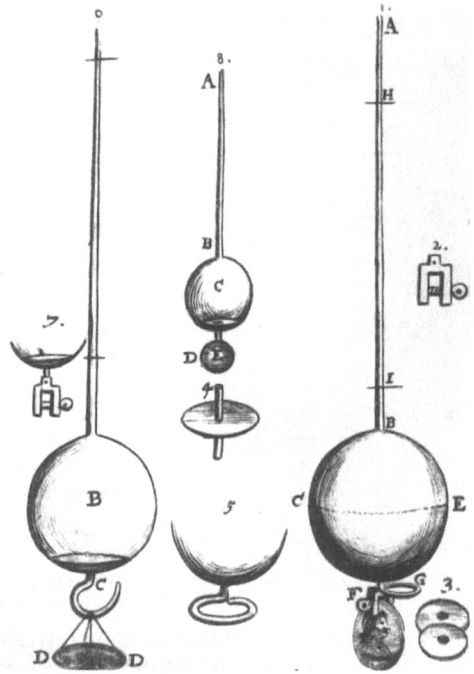

Abb. 3. Mit diesen Aerometern hat Boyle 1675 das spezifische Gewicht des Blutes bestimmt

Mit Leeuwenhoek und Boyle beginnt die Hämatologie als Zweig der experimentellen Wissenschaft im heutigen Sinne des Wortes. Die auch heute noch zutreffenden Beobachtungen dieser beiden Forscher sind so zahlreich, daß sie hier
nicht einzeln aufgeführt werden können, und wenn ihre Fehler Erwähnung fanden,
so geschah dies nur darum, weil diese sich nachhaltig ausgewirkt haben. Es wäre
ein billiges Vergnügen, sich über die Irrtümer unserer geistigen Vorfahren lustig
zu machen. Wenn man sich aber die Geräte ansieht, die ihnen zur Verfügung
standen, empfindet man Ehrfurcht vor ihrer geistigen Leistung. Ihre Lehre der
kritischen Beobachtung brachte bald weitere Früchte. 1718 beobachtet Jurin,
daß sich das Gerinnsel und die Blutkörperchen im Serum senken, also sicherlich
schwerer sind als das Serum, nicht wie Boyle behauptete, leichter. Anhand einer
Reihe wohldurchdachter Experimente widerlegt er Boyles Behauptung und beweist, daß die Erythrocyten nicht lufthaltig sind. Er bestimmt das spezifische
Gewicht vom Serum, Vollblut und Gerinnsel und rechnet auch das spezifische Gewicht der Erythrocyten aus. Ein Blick auf die Tabelle (S.7) zeigt uns, wie gut seine
Werte mit den heutigen übereinstimmen. Jurin führt aber auch andere Messungen

an Erythrocyten durch: Bestechend ist die Methode, wie er den Erythrocytendurchmesser genau gemessen hat zu einer Zeit, als der feinste Maßstab eine
Teilung von umgerechnet etwa 0,85 mm aufwies. Er nimmt ein Haar und wickelt es
behutsam um eine Nadel. Er beachtet, daß die Windungen eng aneinander liegen.
Wenn diese Haarspirale genügend lang geworden ist, kann man ihre Länge mit
den damals üblichen Maßstäben genau messen und wenn man die Zahl der
Windungen unter dem Mikroskop zählt, kann man sich den Durchmesser des

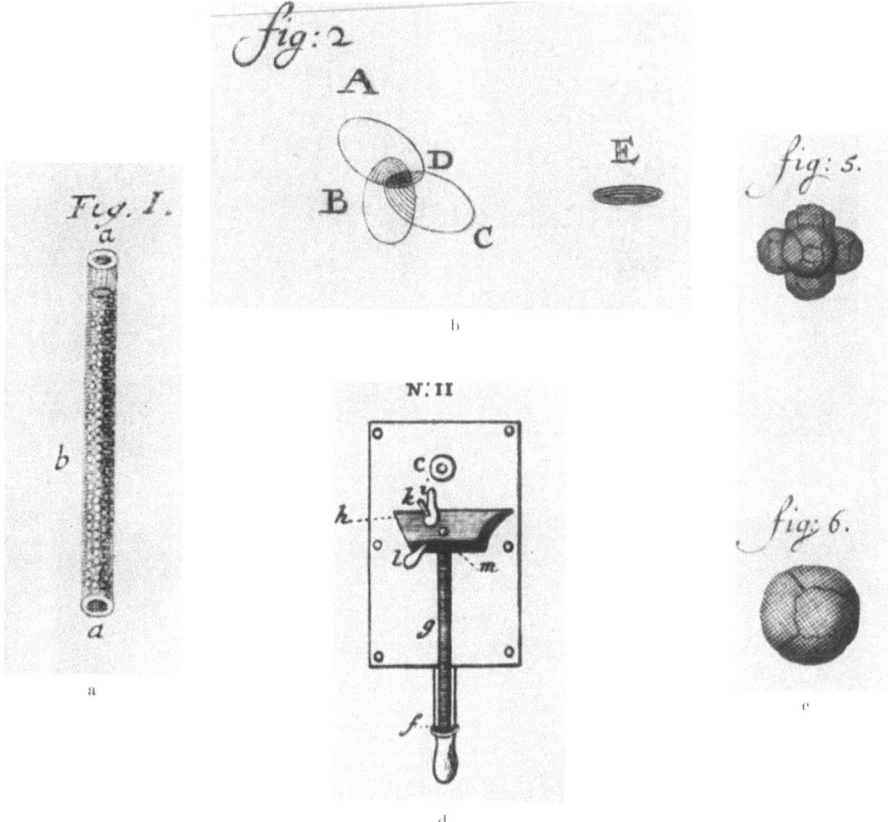

Abb. 4a—d. Blutkörperchendarstellung und Mikroskop aus dem 17. Jahrhundert. a SWAMMERDAMMs Zeichnung:
a—a ein gläsernes Küglein, in welches das Blut der Laus steigt. b Die kugelrunden Theile des Blutes unter
einem Vergrößerungsglase betrachtet. b Die von LEEUWENHOEK mitgeteilte Abbildung der Froscherythrocyten.
c Nach LEEUWENHOEKs Vorstellung setzt sich ein Erythrocyt aus sechs Leukocyten (fig: 5) und jeder Leukocyt
aus sechs Thrombocyten (fig: 6) zusammen. d Mit diesem Mikroskop (N:II) untersuchte LEEUWENHOEK das Blut

Haares ausrechnen. Er beträgt $1/_{324}$ Zoll. Nun wird das Haar in ganz kleine
Stückchen zerschnitten, mit etwas Blut vermengt und wieder unter das Mikroskop
gelegt. Beim Durchmustern des Präparates findet JURIN reichlich Stellen, an
denen Blutkörprerchen dicht nebeneinander liegen, so daß man ihren Durchmesser mit dem des Haares vergleichen kann. Er bemerkt, daß nicht nur das
Haar an seinen Enden verschieden dick ist, sondern auch die Blutkörperchen verschieden groß sind. Mal sind 12—13 nebeneinander so breit wie das Haar, mal nur
7—8. Er wiederholt den Versuch öfters und kann schließlich genau ausrechnen:

Der mittlere Erythrocytendurchmesser beträgt $^1/_{10}$ des mittleren Haardurchmessers, also $^1/_{3240}$ Zoll, das sind in heutigen Maßen ausgedrückt 7,8 $\mu$m (Jurin 1718, 1719, 1732).

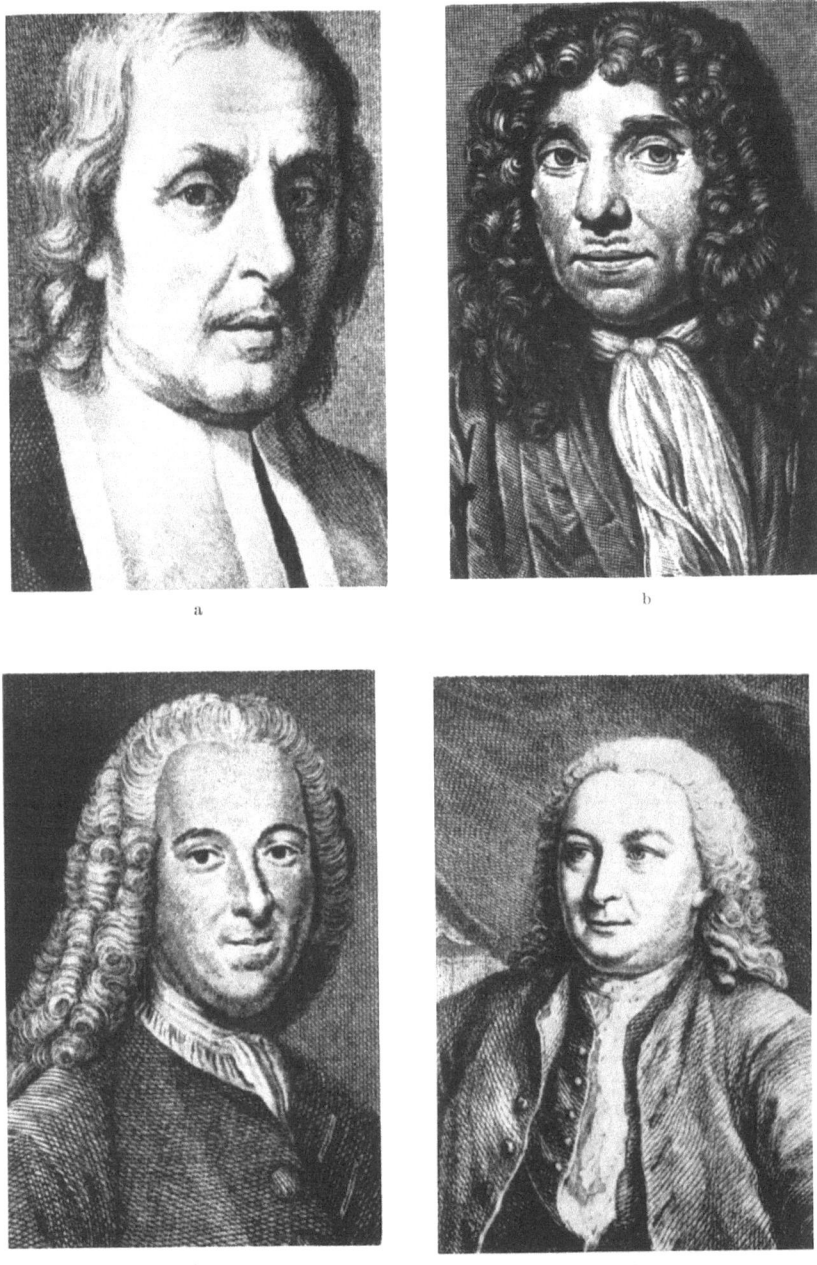

Abb. 5. a Marcello Malpighi (1628—1694) beobachtete 1665 die Blutkörperchen im Omentum. b Anton van Leeuwenhoek (1632—1723) hat als erster die roten und weißen Blutkörperchen bei Mensch und Tier eingehend untersucht und abgebildet. c Paul Gottlieb Werlhof (1699—1767) beschrieb die nach ihm benannte Krankheit. d Albrecht von Haller (1708—1777), Wissenschaftler und Dichter, führte zusammen mit seinen Schülern grundlegende Untersuchungen über den Blutfarbstoff durch

In den dreißiger Jahren des 18. Jahrhunderts schreibt HALES, „wer eine große Menge Blut verloren hat, muß vornehmlich deswegen Kälte fühlen, weil nicht rote Kügelgen genug vorhanden seyn..." (HALES 1732, 1748), während SAUVAGES die Farbe des Blutes bereits auf farbige Moleküle in den Blutkörperchen zurückführt: «... Donc la rougeur du sang ne provient pas... de ses globules, mais... des molécules qui les composenent.» (SAUVAGES 1744). Zu dieser Zeit beschreibt auch WERLHOFIUS und BEHRENS die nach ersterem benannte Krankheit (WERLHOFIUS 1735, 1775, BEHRENS 1735). Die damaligen Kenntnisse über Blut und Blutkrankheiten werden von SCHWENCKE in einem Buch zusammengefaßt, dessen Titel „Haematologia" lautet (SCHWENCKE 1743). 1756 erscheint HALLERs Buch über das Blut (HALLER 1756). Dem selben Thema widmet er auch in seiner Physiologie, die in den darauffolgenden Jahren erscheint, mehr als 150 Seiten, alles reichlich mit Literaturzitaten versehen (HALLER 1757—1762).

Tabelle 1

| | Von JURIN 1718/19 mitgeteilte Werte | Die in den Geigy-Tabellen 1960 mitgeteilten Werte |
| --- | --- | --- |
| Erythrocytendurchmesser . . . . . . . . . . . | 7,8 $\mu$m | 7,5 $\pm$ 0,3 $\mu$m |
| Spezifisches Gewicht des Serums . . . . . . . . | 1,029 | 1,024—1,028 |
| Spezifisches Gewicht des Vollblutes . . . . . . . | 1,058 | 1,055—1,064 |
| Spezifisches Gewicht des Blutgerinnsels . . . . . | 1,084 | |
| Spezifisches Gewicht der Erythrocyten . . . . . | 1,084—1,126 | 1,084—1,117 |

Sein Schüler RHADES beschreibt als erster den Eisengehalt der roten Blutkörperchen (RHADES 1753). STILES und DELLA TORRE untersuchen mit verbesserten Mikroskopen die roten Blutkörperchen des Menschen und beschreiben als erste seine eingedellte Form (STILES und DELLA TORRE 1765). Besonders bedeutsam sind die zahlreichen Experimente, die HEWSON über die Blutgerinnung durchführt. Er kommt zu dem Schluß, daß die Gerinnungszeit, die er an zahlreichen Patienten und unter den verschiedensten Voraussetzungen untersucht hat, bei verschiedenen Krankheiten verzögert ist. Er beschreibt auch, daß Kälteeinwirkung und verschiedene Salze die Blutgerinnung verzögern. Endlich beschreibt er einen Patienten mit einem schmerzhaften Milztumor, zahllosen, farblosen Kügelchen im Blut — offensichtlich eine Leukose (HEWSON 1770, 1773, 1774, 1789). Weitere gerinnungsphysiologische Untersuchungen führten HEY (1779) und PASTA (1789) durch. LEVISON rückt der damals weitverbreiteten Therapieform des Aderlasses mit quantitativ-hämatologischen Argumenten (Abnahme der Zahl der roten Blutkörperchen) zu Leibe (LEVISON 1782).

Mit dem ausklingenden 18. Jahrhundert mehren sich die Kenntnisse über die chemische Zusammensetzung des Blutes. MOSCATI gelingt es als erstem, das grüne Derivat des roten Blutfarbstoffes (heutiger Name: Verdoglobin) herzustellen (MOSCATI 1780). HUNTER befaßt sich mit der Hämolyse und beschreibt, daß die Erythrocyten in Salzwasser nicht aufgelöst werden (HUNTER 1794, 1797), während PARMENTIER und DEYEUX ausgedehnte und systematische chemische Analysen am Blut durchführten (PARMENTIER und DEYEUX 1796).

Am Anfang des 19. Jahrhunderts wird die organische Chemie durch BERZELIUS und seinen Kreis weiterentwickelt. ENGELHART (1825) bestimmt als erster quantitativ den Eisengehalt des roten Blutfarbstoffes und ermöglicht damit die ersten Hämoglobinbestimmungen, die DENIS (1830) und LE CANU (1831) durchführen, wobei letzterer sogar Normalwerte (Frau 6,8—13,0, im Mittel 11,6 g/100ml — Mann 11,6—14,8, im Mittel 13,2 g/100 ml) angibt. BERZELIUS unterscheidet und

benennt einen eiweißhaltigen Teil des roten Blutfarbstoffes das „Globin" (nach
„Globuli sanguinis") und das nicht eiweißhaltige „Hämatin". HÜHNEFELD (1840)
entdeckt bei seinen Experimenten das Hämiglobincyanid und schreibt wörtlich:
„Cyangas und Blausäure scheinen hiernach die besten Erhaltungsmittel der Blut-
farbe zu sein." Sein Hämiglobincyanidpräparat veränderte seine Farbe etwa
1¹/₂ Jahre nicht.

Kurz vor 1820 konnten die Mikroskope durch Konstruktion achromatischer
Objektive entscheidend verbessert werden (HARTING 1859). Das Ergebnis für die
Hämatologie ist eine ganze Reihe von wichtigen Entdeckungen und ausführlichen
Monographien: HOME (1818 Entdeckung der Blutplättchen), THACKRATH (1819),
PREVOST und DUMAS (direkte mikroskopische Messungen 1821), SCHMIDT (erste
Monographie über die Erythrocyten 1822), KRIMER (1823), HODGKIN und LISTER
(1827, und die Beschreibung der Lymphogranulomatose 1832), MÜLLER (1832),

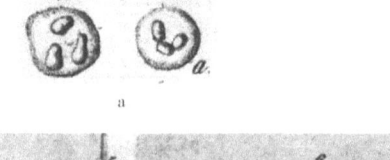

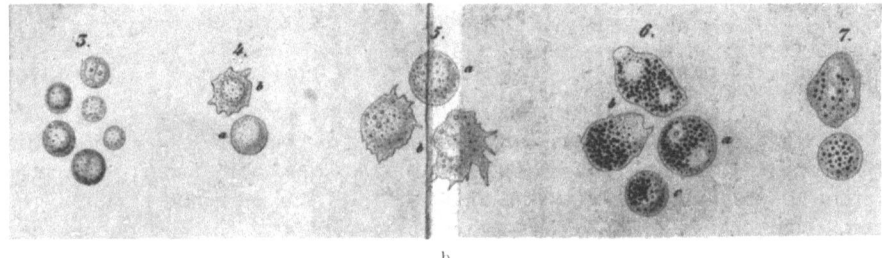

Abb. 6. a Die erste bekannte Abbildung eines segmentkernigen Granulocyten (*11, 12*) von HERMANN NASSE
(1839). b Die von SCHULTZE 1865 im ungefärbten (!) Essigsäurepräparat differenzierten Leukocytenarten:
Lymphocyten (*3*), Monocyten (*4*), neutrophile (*5*), eosinophile (*6*) und basophile (*7*) Granulocyten

KASTNER (Dissertation über Leukämie 1832), um nur einige zu nennen, sowie
BAUMGÄRTNER (1830) und KÖLLIKER (1846), die über die embryonale Blutbildung
schreiben, ferner GULLIVER (1840, 1846), der die Erythrocyten bei 485 Species
gemessen hat.

Eine besondere Erwähnung verdient der deutsche Hämatologe HERMANN
NASSE (1836, 1839, 1842), der ausgedehnte mikroskopische und klinische Untersuchungen am Blute gesunder und kranker Personen durchführt. Er befaßt sich
viel mit der Blutsenkung und mißt die „Senkungszeit" der roten Blutkörper-
chen(!). Er entdeckt, daß die beschleunigte Blutsenkung zur „Crusta phlogistica"
führt, daß dieses Phänomen also nicht, wie man bis dahin glaubte, auf einer
fehlerhaften Säftemischung beruhe. Er legt damit als einer der Ersten Hand an
die bis dahin allgemeingültige Lehre der Humoralpathologie. Er untersucht
ferner unter dem Mikroskop die Rolle, die die Blutplättchen („Körnchen")
bei der Gerinnung spielen. Er färbt die Leukocyten mit Jod an und weist den
Leukocytenkern mit Essigsäure nach, und kann zwischen den „Lymphkörper-
chen" und den „blassen Blutscheibchen" (erste bekannte Abbildung der Segmentkernigen) unterscheiden. In Paris hält MAGENDIE Vorlesungen über das Blut
(1835, 1839). Seine Vorlesungen müssen ganz ausgezeichnet gewesen sein, seine
Bücher sind auch heute noch lesenswert. Er sagt seinen Schülern: „Hüten Sie

sich vor diesen romanhaften Schöpfungen, sollten sie auch noch so geistreich erscheinen; ... widmen sie sich vielmehr den Versuchen; sehen Sie und fühlen Sie selbst!" Er sagt, es gäbe „fast keine krankhaften Affektionen ... ohne irgendeine

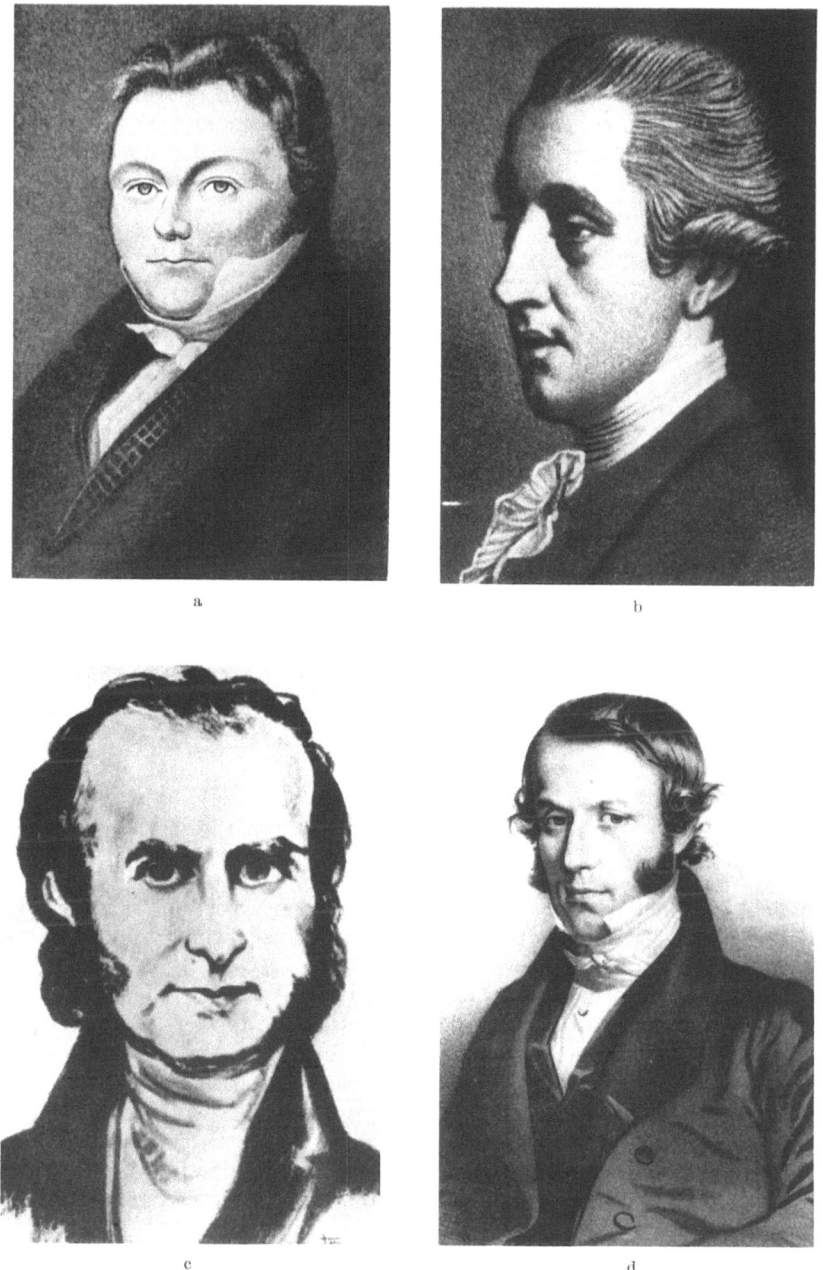

Abb. 7. JÖNS JACOB BERZELIUS (1779—1848), Vater der organischen Chemie, erforschte in großen Zügen die Zusammensetzung des Blutfarbstoffes. b WILLIAM HEWSON (1739—1774) begründete die experimentelle Gerinnungsforschung. c THOMAS HODGKIN (1798—1866) entdeckte 1832 die maligne Lymphgranulomatose. d GABRIEL ANDRAL (1797—1876) war der erste klinische Hämatologe im heutigen Sinne des Wortes

Blutveränderung". Es ist nur selbstverständlich, daß wenige Jahre später ANDRAL einen gut gelungenen „Versuch einer pathologischen Hämatologie" veröffentlicht (ANDRAL 1843, 1844).

1838 veröffentlicht MANDL den ersten mehrbändigen mikroskopischen Atlas, ein Band ist den Blutkörperchen gewidmet. 1839 entdeckt DAGUERRE die Photographie und bereits 1840 legt DONNÉ das erste Mikrophotogramm der französischen Akademie vor! Und nur 6 Jahre nach der Entdeckung der Photographie wird der erste mikrophotographische Atlas mit 80 Abbildungen, darunter zahlreichen Mikrophotographien des Blutes, veröffentlicht (DONNÉ und FOUCAULT 1845).

In den vierziger Jahren des vergangenen Jahrhunderts und noch mehr in den darauffolgenden Jahrzehnten nimmt die Zahl der hämatologisch wichtigen Publikationen in solchem Maße zu, daß es im Rahmen dieses kurzen Überblickes

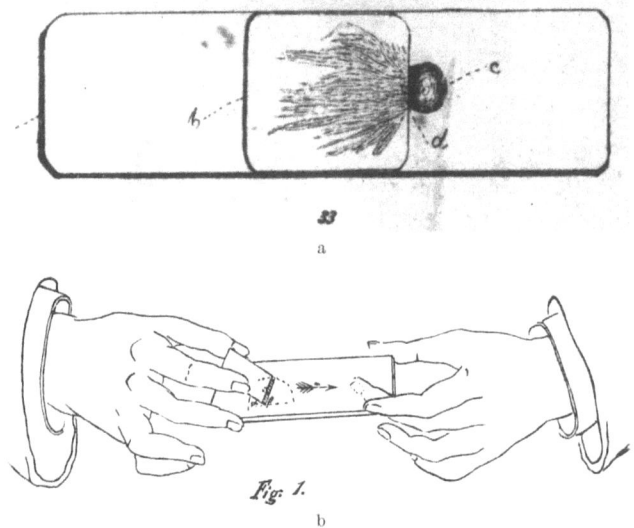

Abb. 8. a Durch Capillarwirkung entstandenes Blutpräparat; aus MANDLs Atlas (1838). b Die Objektträger-Ausstrich-Methode mit nachgezogenem Blutstropfen nach JANCSÓ und ROSENBERGER (1896)

unmöglich ist, auch nur alle jene mir bekannten Arbeiten aufzuzählen, die wichtige neue Erkenntnisse mitteilen, und ich muß ausdrücklich auf das Literaturverzeichnis dieses Kapitels verweisen.

VIERORDT und WELCKER entwickeln die ersten Blutkörperchenzählmethoden, während HOPPE (er wurde von seinem Schwager adoptiert und nannte sich dann HOPPE-SEYLER) und HÜFNER die Hämoglobinbestimmung mit den verschiedensten Methoden exakt durchführen. Die Arbeiten der genannten Forscher werden u.a. von HAYEM, MALASSEZ, GOWERS, ABBE, LEICHTENSTERN, LYON und THOMA, KOBERT, REINERT, BÜRKER fortgeführt. HEDIN beschreibt den Hämatokrit (1891). Neue hämatologische Krankheitsbilder und deren Symptome werden entdeckt (ADDISON, BIERMER, JONES, RUSTITZKY, KAHLER, STRÜBING, VAQUEZ, MINKOWSKI u.a.).

Wie bereits am Anfang des Kapitels darauf hingewiesen wurde, hat in der Mitte des 19. Jahrhunderts VIRCHOW mit besonderem Nachdruck erwähnt, daß die Leukocyten in der Pathologie eine wichtige Rolle spielen, er konnte aber noch nicht sagen welche. Zahlreiche Forscher befaßten sich mit den Leukocyten. SCHULTZE konnte 1865 im ungefärbten Blutpräparat bereits kleinste farblose

Körperchen (Lymphocyten), mittelgroße, farblose Körperchen (Monocyten), große, feingranulierte Körperchen (Neutrophile, Segment- und Stabkernige), große grobgranulierte Körperchen (Eosinophile) und große, feingranulierte Kör-

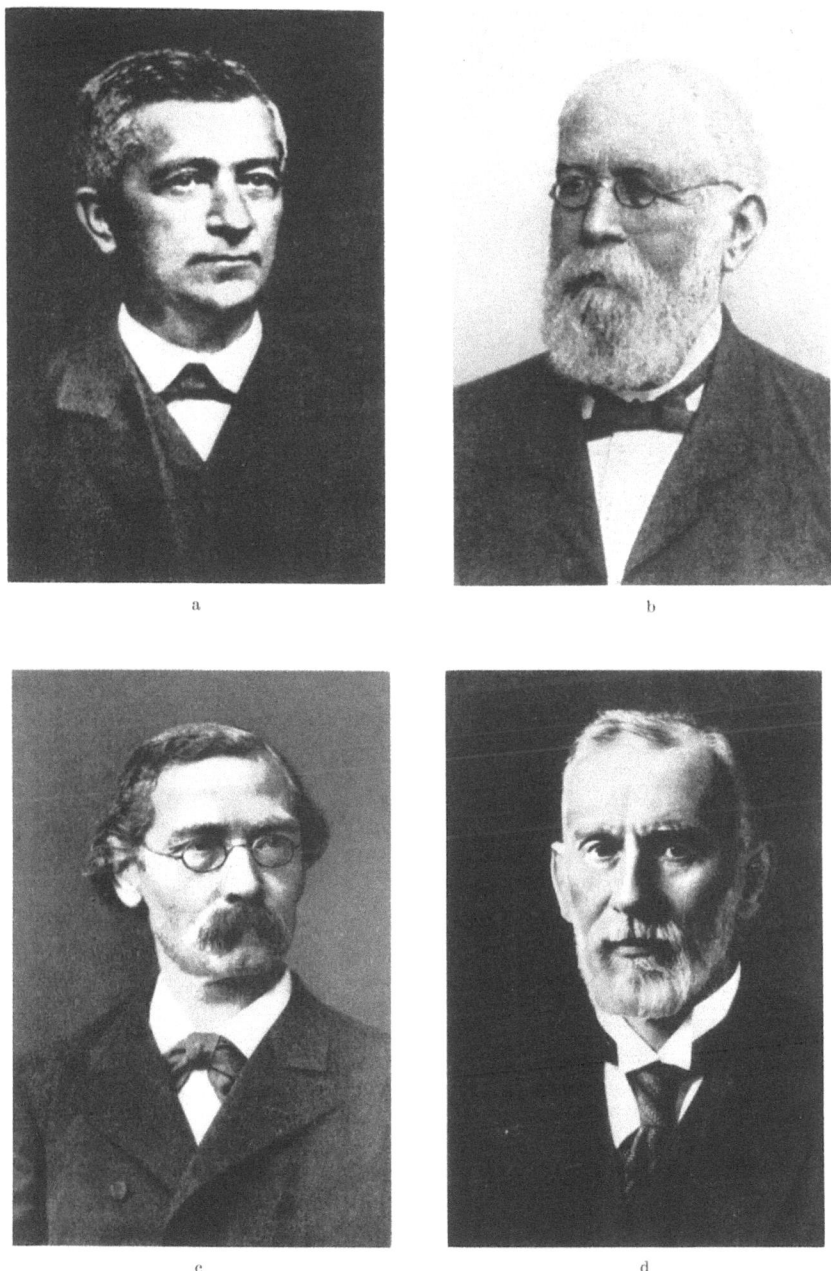

Abb. 9. a KARL VIERORDT (1818—1884) zählte 1852 als erster die Erythrocyten. b HERMANN WELCKER (1822—1897) beschrieb 1854 die Leukocytenzählung. c FELIX HOPPE-SEYLER (1825—1895) benannte 1864 den Blutfarbstoff „Hämoglobin" und untersuchte sein Absorptionsspektrum. d PAUL EHRLICH (1854—1915) führte 1879 die Blutbildfärbung ein

perchen mit einzelnen Körnchen (Basophile) unterscheiden und tadellos abbilden. Recklinghausen glaubte in der Gewebszucht die „Umwandlung" der Leukocyten zu roten Blutkörperchen zu beobachten (1866). Ein Jahr später erschien Cohnheims berühmte Arbeit über die Entzündung und Eiterung und noch ein Jahr später entdeckten voneinander unabhängig Neumann und Bizzozero, daß

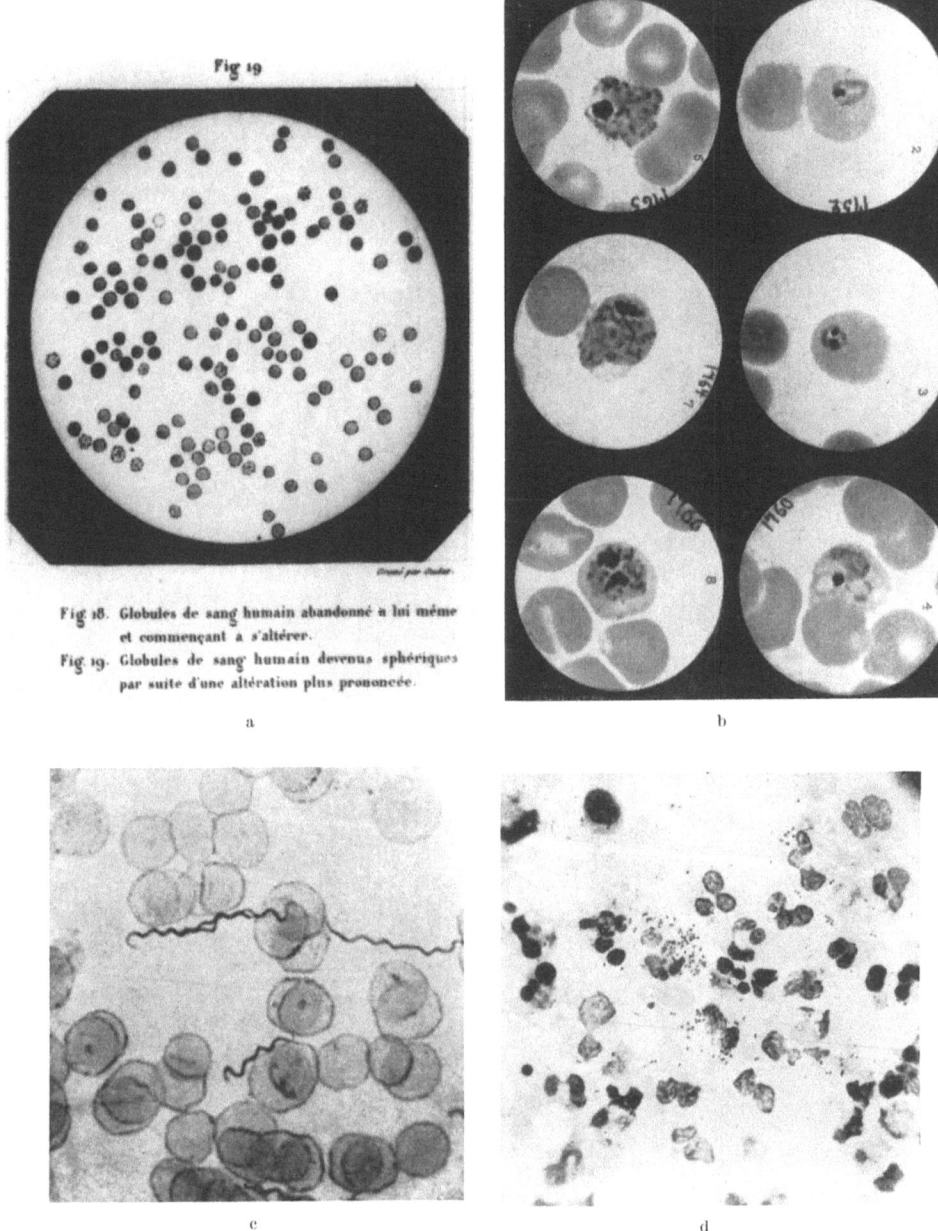

Abb. 10a—d. Mikrophotographien aus dem 19. Jahrhundert. a Erythrocyten (Nativpräparat) aus Donnés Atlas (1845). b Malariaplasmodien (Methylenblau-Eosinfärbung), Ziemann 1898. c—d Spirochaeta Obermeieri im Blut (Anilinfärbung, 1877) und Mikrokokken im Eiter (1881), Mikrophotos von Robert Koch

das Knochenmark das eigentliche blutbildende Organ ist. Diese sensationelle Entdeckung wird 1880 vom Duisburger Pathologen RINDFLEISCH bestätigt, aber er muß noch schreiben, daß die ,,farblosen Blutkörperchen eine Art Omnibus ge-

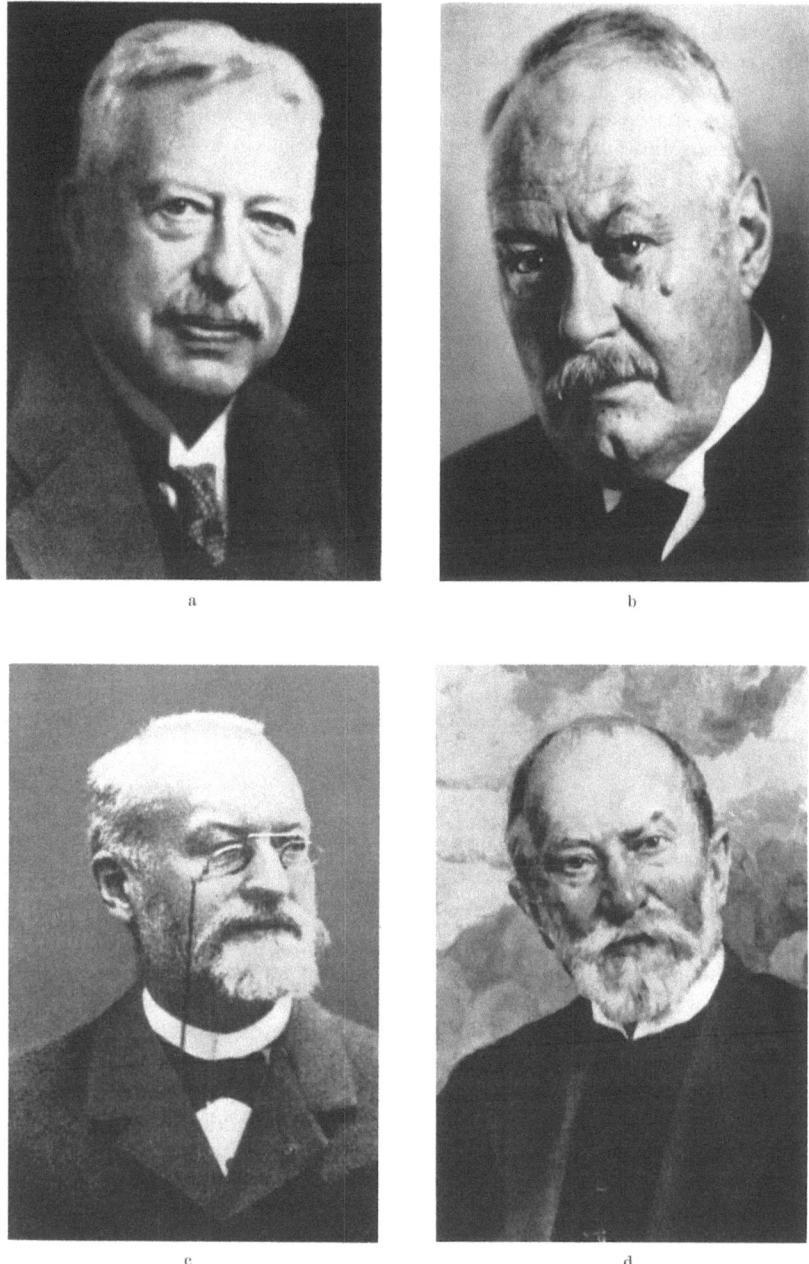

a           b

c           d

Abb. 11. a CARL VON NOORDEN (1858—1944) erforschte die Chlorose. b HERMANN SAHLI (1856—1933) führte 1902 eine bis heute viel gebrauchte Hämoglobinbestimmungsmethode ein. c CHARLES-LOUIS-ALPHONSE LAVERAN (1845—1922) entdeckte 1880 die Malariaplasmodien. d SØREN B. LAACHE (1854—1941) beschrieb 1883 den differentialdiagnostischen Wert des Färbeindex

worden sind, in welchem alles fährt" und „auch daß farblose Blutkörperchen all-
mälig einen rotgelben Saum bekommen und sich auf diese Weise successive in
Haemoblasten verwandeln, ist eine Annahme, welche ich zwar mit der gesammten
Fachgenossenschaft theile, an der ich bis auf weiteres festhalte, welche ich indessen durch entsprechende Befunde ... nicht genügend unterstützen kann".
1877 aber begann der junge cand. med. PAUL EHRLICH im physiologischen Institut
der Universität Freiburg Arbeiten „... zur Kenntnis der Anilinfärbungen und
ihrer Verwendung in der mikroskopischen Technik", mit welchen Arbeiten er
wenige Jahre später die hämatologischen Kenntnisse seiner Zeit in geradezu
revolutionärem Maße umgestalten und weiterentwickeln konnte. PAUL EHRLICH

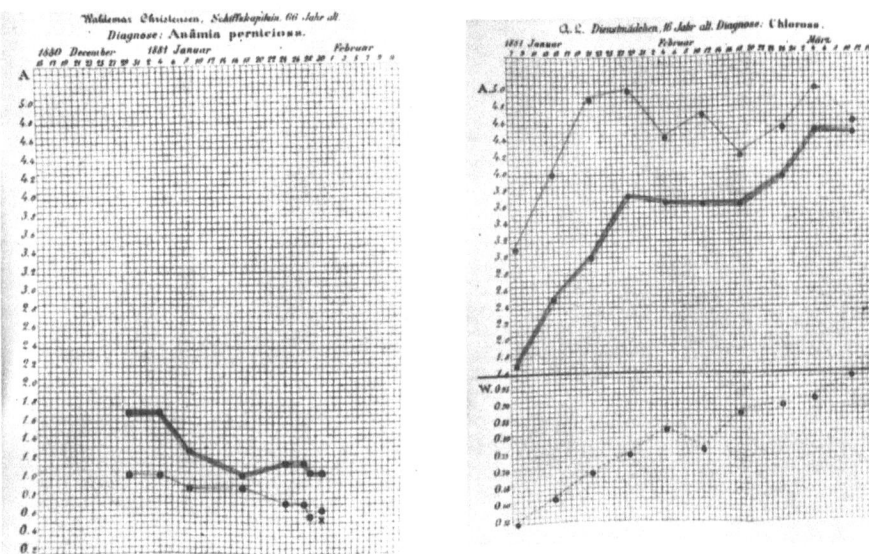

Abb. 12. Die differentialdiagnostische Bedeutung des Färbeindex („Werth der einzelnen Blutkörperchen")
zeigte LAACHE anhand von Kurven. „Die dünne Linie bezeichnet die Anzahl der rothen Blutkörperchen pr.
Kbmm.; die dicke Linie bezeichnet dieselbe Anzahl, in gesunden Blutkörperchen ausgedrückt" (d.h. Erythrocytenzahl mal Färbeindex); „die punktierte Linie bezeichnet den Werth der einzelnen rothen Blutkörperchen".

und seine Mitarbeiter identifizierten und benannten alle bis heute bekannten
Blutkörperchenarten. QUINCKE (1877) führte die ersten cytochemischen Reaktionen durch, während ROMANOWSKY, JENNER, LEISHMAN, PAPPENHEIM, GIEMSA,
WRIGHT, MAY und GRÜNWALD die bis heute verwendeten Routine-Färbemethoden
entwickelten.

Nach LANDSTEINERs Entdeckung der Blutgruppen (1901) endlich wurde, wie
PAPPENHEIM feststellte, die Hämatologie „ein wohl abgegrenzter und selbständiger, vollgiltiger und durchaus daseinsberechtigter Zweig der wissenschaftlichen Medizin", der 1904 mit der bis heute bestehenden Folia Haematologica auch
seine erste eigene Zeitschrift erhält.

Mit dem Erscheinen der Folia Haematologica beginnt in der Hämatologie die
„allerneueste Zeit" der Geschichte, die in den einzelnen Kapiteln dieses Buches
geschildert wird. Die Entwicklung der Hämatologie bis zum Beginn unseres Jahrhunderts konnte in diesem Kapitel nur grob skizziert werden. Auch das Literaturverzeichnis enthält nicht im entferntesten alle wichtigen Publikationen unseres

Fachgebietes, sondern nur diejenigen, die mir zur Verfügung standen. Es bedarf noch ausgedehnter Forschungsarbeiten, bis wir die zeitweilig vergessene Geschichte unseres Fachgebiets in allen Zügen kennen werden.

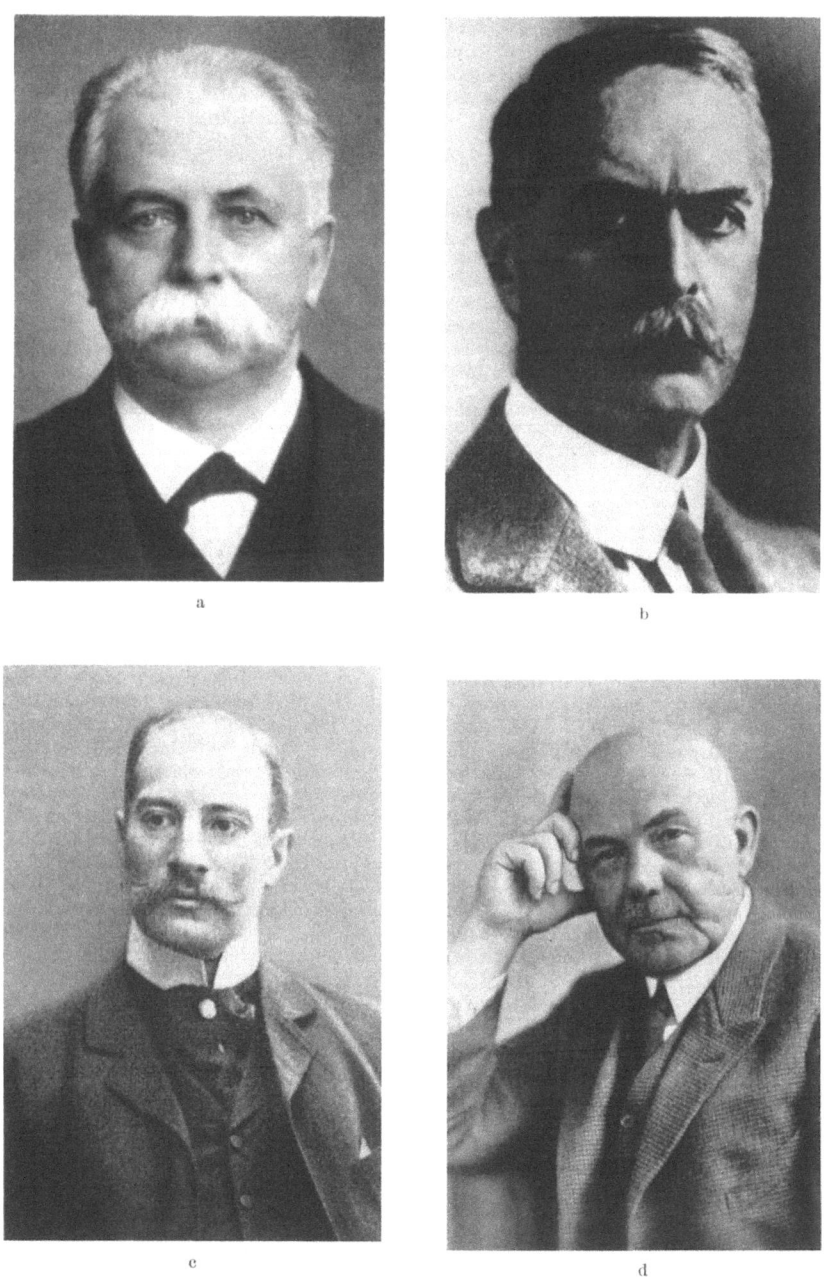

Abb. 13. a Sven-Gustav Hedin (1859—1933) erfand 1891 den Hämatokrit, b Karl Landsteiner (1868—1943) entdeckte 1901 die Blutgruppen. c Artur Pappenheim (1870—1916) gründete 1904 die Folia Haematologica und 1908 die Berliner Hämatologische Gesellschaft. d Georg Giemsa (1867—1948) beschrieb 1902 die nach ihm benannte Färbemethode

V. Babes, Bucuresci; Bantl, Firenze; von Baumgarten, Tübingen; Belfanti, Milano; Bettencourt, Lisbôa; F. Blum, Frankfurt a. M.; Bordet, Bruxelles; Browicz, Kraków; Curschmann, Leipzig; Deckhuyzen, Utrecht; Denys, Louvain; Dunin, Warszawa; Ehrlich, Frankfurt a. M.; Eichhorst, Zürich; Ewing, New-York; Fajardo, Rio de Janeiro; Ferran, Barcelona; Foà, Torino; Akira Fujinami, Ky-o-to; Hayem, Paris; M. Heidenhain, Tübingen; Hlava, Praha; Hamburger, Groningen; v. Jaksch, Prag; Klemensiewicz, Graz; A. v. Korányi, Budapest; F. Kraus, Berlin; Laache, Christiania; Laveran, Paris; R. Lépine, Lyon; v. Leube, Würzburg; Löwit, Innsbruck; Maccallum, Baltimore; Malassez, Paris; Maragliano, Genova; Marchand, Leipzig; Marchiafava, Roma; Metschnikoff, Paris; Muir, Glasgow; Neusser, Wien; Nikiforoff, Moskwa; Orth, Berlin; Pfeiffer, Königsberg i. P.; Podwyssotzky, Odessa; Sawtschenko, Kazan; Senator, Berlin; Sherrington, Liverpool; W. S. Thayer, Baltimore; F. Widal, Paris; Ziegler, Freiburg i. B.

und unter ständiger Mitarbeit von

Abrikossow, Moskwa; J. Almquist, Stockholm; Amberg, Baltimore; A. Ascoli, Milano; M. Ascoli, Pavia; Aubertin, Paris; Biffi, Lima; Busquet, Bordeaux; Cabot, Boston; Carrara, Torino; Courmont, Lyon; Dworetzky, Moskwa; Feldmann, Budapest; Fowler, Edinburgh; Gengou, Bruxelles; Goodall, Edinburgh; Gulland, Edinburgh; Hekma, Groningen; J. Jolly, Paris; St. Klein, Warszawa; Körmöczi, Budapest; Kövesi, Budapest; Lenoble, Brest; Leredde, Paris; Levaditi, Paris; Libman, New-York; Mibelli, Parma; Moreschi, Pavia; Naegeli-Naef, Zürich; Opie, Baltimore; Rosenquist, Helsingfors; Sabrazès, Bordeaux; Schaumann, Helsingfors; Silva, Torino; Ch. E. Simon, Baltimore; Syllaba, Praha; Toff, Braila; Vaquez, Paris; v. Willebrand, Helsingfors

Abb. 14. Die Mitherausgeber und ständigen Mitarbeiter der von PAPPENHEIM 1904 begründeten Folia Haematologica, zugleich ein Verzeichnis der berühmtesten Hämatologen der Jahrhundertwende (Titelblatt des 1. Bandes der Folia Haematologica)

## Literatur

### a) Originalarbeiten aus dem 16.—19. Jahrhundert

**Abbe, E.** (1840—1905): Beiträge zur Theorie des Mikroskops und der mikroskopischen Wahrnehmung. Arch. mikr. Anat. 9, 413—468 (1873a). ~ Über einen neuen Beleuchtungsapparat am Mikroskop. Arch. mikr. Anat. 9, 469—480 (1873b). ~ Über Blutkörperchen-Zählung. S.-B. Jenaer Ges. Med. Naturwiss. 1878, S. 98—105. ~ Über Stephensons System der homogenen Immersion bei Mikroskop-Objektiven. S.-B. Jenaer Ges. Med. Naturwiss. 1879, S. 3—16. ~ Über neue Mikroskope. S.-B. Jenaer Ges. Med. Naturwiss. 1886, S. 107—128. ~ Gesammelte Abhandlungen. I—III. Jena: Gustav Fischer 1904—1906. — **Addison, Th.** (1793—1860): Anemia: Disease of the suprarenal capsules. Lond. Med. Gaz. 43, 517f. (1849).— **Andral, G.** (1797—1876): Essai d'hématologie pathologique. Paris: Masson 1843. ~ Versuch einer pathologischen Hämatologie. Leipzig: Teubner 1844. — **Andral, G.**, et J. Gavarret (1860—1890): Recherches sur les modifications de proportion de quelques principles du sang dans les maladies. Ann. Sci. nat. 14, 361—382 (1840); 15, 129—155 (1841). ~ Réponse aux principales objections dirigées contre les procédés suivis dans les analyses du sang et contre l'exactitude de leurs résultats. Paris: Masson 1842. — **Andral, G., J. Gavarret et N. Delafond:** Recherches sur la composition du sang de quelques animaux domestiques, dans l'état de santé et de la maladie. Ann. chim. phys., Ser. III, 5, 304—337 (1842). — **Askanazy, S.** (1865—1919): Über einen interessanten Blutbefund bei rapid letal verlaufender perniciöser Anämie. Z. klin. Med. 23, 80—92 (1893).

**Baeyer, A.** (1835—1917): Zur Geschichte des Eosins. Ber. dtsch. chem. Ges. Berlin 8, 146—148 (1875). — **Barbatus, H.:** De Sanguine & eius Sero Exercitatio. Venedig: Motalus 1665. — **Baumgärtner, K.H.** (1798—1886): Beobachtungen über die Nerven und das Blut in ihrem gesunden und krankhaften Zustande. Freiburg: Groos 1870. — **Behrens, R.A.** (1698—1747): Observationum de morbo maculoso haemorrhagico. Braunschweig 1735. — **Bergmann, E. v.:** Die Schicksale der Transfusion im letzten Decenium. Berlin: August Hirschwald 1883. — **Bernthsen, A.:** Studien in der Methylenblaugruppe. Justus Liebigs Ann. Chem. 230, 73—211 (1885). — **Berzelius, J.J.** (1779—1848): Übersicht der Fortschritte und des gegenwärtigen Zustandes der thierischen Chemie. J. Chemie Physik 1814. Nürnberg: Schrag 1815. ~ Lehrbuch der Chemie (übers. von F. Woehler), 3. Aufl. Dresden: Arnold 1840. — **Bethe, M.:** Beiträge zur Kenntnis der Zahl- und Maßverhältnisse der rothen Blutkörperchen. Diss. Strassburg 1891. — **Biermer, A.** (1827—1892): Eigenthümliche Form von progressiver, perniciöser Anämie. Korresp.-Bl. schweiz. Ärzte 2, 15—17 (1872). — **Biernacki, E.:** Über die Beziehung des Plasmas zu den rothen Blutkörperchen und über den Werth verschiedener Methoden der Blutkörperchenvolumenbestimmung. Hoppe-Seylers Z. physiol. Chem. 19, 179—224 (1894). ~ Die spontane Blutsedimentierung als eine wissenschaftliche und praktisch-klinische Untersuchungsmethode. Dtsch. med. Wschr. 23, 769—772, 847

(1897). — **Bizzozero, G.** (1846—1901): Sullu funzione ematopoetica del midollo delle ossa. Zbl. med. Wiss. **6**, 885 (1868) und Gaz. med. ital.-lombard. **28**, 381f. (1868). ~ Handbuch der klinischen Mikroskopie. Erlangen: Besold 1883. — **Bleibetreu, M.** (1861—19??), u. **L. Bleibetreu:** Eine Methode zur Bestimmung der körperlichen Elemente im Blut. Pflügers Arch. ges. Physiol. **51**, 151—228 (1892). — **Boerhaave, H.** (1668—1738): Opera ommia medica. Venetiis: Basilius 1766. — **Bohr, Chr.:** Under søgelser over den af Blodfarvestoffet optagne Iltmangde udførte vel Hjaelp af et nyt Absorptiometer. Kopenhagen: Dreyer 1886. — **Borelli, P.** (1620—1689): Observationum microspiarum centauria. Haag: Vlaco 1656a. ~ Historiarum et observationum Medico physicarum Centuriae IV. Paris: Billaine & Dupuis 1656b. — **Boyle, R.** (1626—1691): Chymista scepticus vel dubia et paradoxa chymico-physica circa spagyricorum principia. Rotterdam: Leers 1668. ~ Memoirs for the natural history of humane blood, especially the spirit of that liquor. London: Smith 1684; Works, vol. IV, p. 161—205. London: Miller 1744. ~ Apparatus ad historiam naturalem sanguinis humani ac spiritus praecipue eiusdem liquoris. Genf: Tournes 1686. — **Bremer, L.:** Über das Paranuclearkörperchen der gekernten Erythrozyten nebst Bemerkungen über den Bau der Erythrozyten im allgemeinen. Arch. mikr. Anat. **45**, 433—450 (1895). — **Bürker, K.** (1872—1957): Eine neue Form der Zählkammer. Pflügers Arch. ges. Physiol. **107**, 426—451 (1905). — **Buntzen, J.E.:** Om Ernaeringes og Blodtabets. Inflydelse paa Blodet. København: Hoffenburg u. Trap (?) 1879. — **Burdach, K.F.** (1776—1847): Die Physiologie als Erfahrungswissenschaft. I—IV. Leipzig: Voß 1840. — **Busch, F.** (1844—1916): Zur weiteren Begründung der Osteoblastentheorie. Arch. Physiol. **36**, 191—197 (1879).

**Cannstatt, C.** (1807—1850): Die spezielle Pathologie und Therapie, 2. Aufl. Erlangen: Ferdinand Enke 1843. — **Certes, A.:** Bull. Soc. Zool. France **21**, 226f. (1881). — **Cohnheim, J.** (1839—1884): Über Entzündung und Eiterung. Virchows Arch. path. Anat. **40**, 1—79 (1867). — **Couzier, N.N.:** Letter concerning a new experiment made with the blood of a person dead of the Plague. Phil. Trans. Lond. **32** (372), 103f. (1722). — **Cramer, A.** (1822—1855): Bijdrage tot de quantitatieve mikroskopische Analyse van het bloed. Het tellen der Bloedlingchaampjes. Nederlandsch Lancet III, **4**, 453—473 (1855).

**Davy, J.** (1791—1860): Researches, physiological and anatomical. I—II. London: Smith & Elder 1839. — **Denis, P.S.:** Recherches expérimentales sur le sang humain. Commery: Denis 1830. ~ Essai sur l'application de la clinique à l'étude physiologique du sang de l'homme. Commery: Denis 1838. — **Diebella, G.:** Adatok az anaemia perniciosa gyógyításához. Orv. Hetil. **39**, 551—553 (1895). — **Dieffenbach, J.F.:** Die Transfusion des Blutes und die Infusion der Arzeneien in die Blutgefäße. Berlin: Ensslin 1828. — **Dogiel, J.** (1830—18??): Über die Ursache der Geldrollenbildung im Blute des Menschen und der Tiere. Arch. Physiol. **36**, 222—226 (1879). — **Donné, A.** (1801—1878): Images photogéniques d'objects microscopiques. C. R. Acad. Sci. (Paris) **10**, 339 (1840). ~ Cours de microscopie. Paris: Bailliére 1844. — **Donné, A.,** u. **Gorup v. Besonez:** Die Mikroskopie als Hilfswissenschaft der Medizin. Erlangen: Ferdinand Enke 1846. — **Donné, A.,** et **L. Forcault:** Cours de microscopie. Atlas exécuté d'après nature au microscope. daguertype. Paris: Bailliére 1845. — **Donogány, Z.:** Egyszerü és biztos módszer haemochromogen és haemochromogén-kristályok előállítására. Orv. Hetil. **36**, 601 (1892). ~ Zur Lehre der Hämoglobin- und Hämochromagen-Kristalle. Math. nat. Ber. Ung. **11**, 135 (1893). — **Duncan, J.** (1826—1890): Beiträge zur Pathologie und Therapie der Chlorose. S.-B. kgl. Akad. Wiss. Wien, II. Abt. **55**, 516—522 (1807).

**Ehrlich, P.** (1854—1915): Beiträge zur Kenntis der Anilinfärbung und ihrer Verwendung in der mikroskopischen Technik. Arch. mikr. Anat. **13**, 263—277 (1877). ~ Beiträge zur Theorie und Praxis der histologischen Färbungen. Diss. Leipzig 1878. ~ Beiträge zur Kenntnis der granulierten Bindegewebszellen und der eosinophilen Leukozyten. Arch. Physiol. **36**, 166—169 (1879a). ~ Über die spezifischen Granulationen des Blutes. Arch. Physiol. **36**, 571—579 (1879b). ~ Methodologische Beiträge zur Physiologie und Pathologie der verschiedenen Formen der Leukozyten. Z. klin. Med. **1**, 553—560 (1880a). ~ Über Regeneration und Degeneration der rothen Blutscheiben bei Anämien. Berl. klin. Wschr. **17**, 405 (1880b). ~ Über das Methylenblau und seine klinisch-bakterioscopische Verwertung. Z. klin. Med. **2**, 710—713 (1881a). ~ Demonstration eines leukämischen Blutpräparates. Dtsch. med. Wschr. **9**, 332f. (1883). ~ Über die Bedeutung der basophilen Körnung. Charité-Ann. **12**, 287—295 (1887). ~ Farbenanalytische Untersuchungen zur Histologie und Klinik des Blutes. Berlin: August Hirschwald 1891. ~ Über schwere anämische Zustände. Verh. Kongr. inn. Med. **11**, 33—52 (1892). — **Ehrlich, P.,** u. **A. Lazarus** (1867—1925): Die Anämie. In: Nothnagel, Spezielle Pathologie, Bd. VIII, S. 1—342. Wien: Hölder 1898. — **Engel, C.S.:** Leitfaden zur klinischen Untersuchung des Blutes, 2. Aufl. Berlin: August Hirschwald 1902. — **Engelhart, J.F.:** Commentatio de vere materiae sanguinis purpureum colorem impertientis natura. Diss. Göttingen 1825. — **Engelsen, E.:** Undersøgelser over Blodlegemernes, Antal, Haemoglobinmaengde og Størrelse. København: Prior 1884. — **Erb, W.** (1840—1921): Zur Entwicklungsgeschichte der rothen Blutkörperchen. Virchows Arch. path. Anat. **34**, 138—193 (1865).

**Fenger, S.:** Beenmarvens Kdvikling og Bidrag til den udviklede Naros normale Histologi. København: Jespersen 1873. — **Fischer, E.** (1852—1919): Eosin als Tinctionsmittel für mikroskopische Präparate. Arch. mikr. Anat. **12**, 349—352 (1876). — **Fleischl, E. v.:** Das Hämometer. Med. Jb. (Wien) **22**, 425—444 (1885). ~ Regeln für den Gebrauch des Hämometers. Med. Jb. (Wien), N.F. (1886) **23**, 167—180. — **Folkes, M.:** Some account of Mr. Leeuwenhoek's curious microscopes lately presented to the Royal Society. Phil. Trans. Lond., 380, 446—453 (1723). — **Franke, K.** (1859—1920): Nadel zur Entnahme des Blutes aus der Fingerbeere. Dtsch. med. Wschr. **15**, 27 f. (1889). — **Frey, H.:** Das Mikroskop und die mikroskopische Technik. Leipzig: Wilhelm Engelmann 1863. — **Friedberg, H.:** Histologie des Blutes. Berlin: August Hirschwald 1852.

**Gabritschewsky, G.:** Klinische hämatologische Notizen. Naunyn-Schmiedebergs Arch. exp. Path. Pharmak. **28**, 83—96 (1891). — **Gerlach, J.:** Die Photographie als Hülfsmittel mikroskopischer Forschung. Leipzig: Wilhelm Engelmann 1863. — **Giemsa, G.** (1867—1948): Färbemethoden für Malariaparasiten. Zbl. Bakt., I. Abt. Orig. **31**, 429 f.; **32**, 307—313 (1902). — **Giesker, J.C.H.** (1808—1858): Anatomisch-physiologische Untersuchungen über die Milz des Menschen nebst den Angaben der aelteren und neueren Schriftsteller. Zürich: Orell Füssli 1835. — **Gowers, W.R.** (1845—1915): On the numeration of bloodcorpuscles. Lancet 1877 I, 797 f. ~ An apparatus for the clinical estimation of haemoglobin. Trans. clin. Soc. Lond. **12**, 64—67 (1879). — **Gram, Chr.** (1853—1938): Untersuchungen über die Größe der roten Blutkörperchen. Fortschr. Med. **2**, 33—47 (1884). — **Grawitz, E.:** Klinische Pathologie des Blutes. Berlin: O. Enslin 1896; 2. Aufl. 1902. — **Griffith, J.W.,** and **A. Henfrey:** The micrography dictionary, IV. ed., vol. I—II. London: van Voorst 1883. — **Gulliver, G.** (1804—1882): Observations on the blood corpuscles or red particles of the mammaferous animals. Edingb. phisol. Mag. **15**, 495 (1839); **16**, 23—35, 105—115, 195—200, 599 f.; **17**, 139, 325—331 (1840). ~ Über die Größe der Blutkörperchen der Wirbeltiere. Frorieps Notizen **37**, 337—340 (1846). — **Gumprecht, L.F.** (1864—1947): Leukozytenzerfall im Blute bei Leukämie und bei schwerer Anämie. Dtsch. Arch. klin. Med. **57**, 523—548 (1896).

**Habershon, S.O.** (1825—1889): On idiopathic anaemia. Lancet **1863** I, 518 f., 551—553. — **Haldane, J.** (1860—1936): The colorimeter determination of haemoglobin. J. Physiol. (Lond.) **26**, 497—504 (1901). — **Hales, St.** (1677—1761): Statical essays, vol. II: Haemostasics, 2. ed. London 1740 (read at Meetings of the Roy. Soc. p. 1732—1733). ~ Haemostatique, ou la statique des animaux. Traduit et augmenté par de Sauvages. Genève: Cramer & Philibert 1744. ~ Static des Geblüts. Halle/S.: Renger 1748. — **Haller, A. de** (1708—1777): Deux memoires sur le mouvement du sang et sur les effects de la saignée. Lausanne: Bonsquet 1756. ~ Elementa physiologiae corporis humano. I—IV. Lausanne: Bousquet 1757—1762. — **Hammerschlag, A.** (1863—1935): Über das Verhalten des spezifischen Gewichtes des Blutes in Krankheiten. Zbl. klin. Med. **12**, 825—837 (1891). — **Harst, J.J. van der:** Über Hämoglobingehalt und Menge der roten Blutkörperchen bei anämischen Zuständen. Diss. Freiburg i. Br. 1890. — **Harting, P.** (1812—1885): Das Mikroskop. Aus dem Holländischen übersetzt von F.W. Theile. Braunschweig: F. Vieweg & Sohn 1859. — **Hayem, G.,** et **A. Nachet:** Sur un nouveau procédé pour compter les globules du sang. C. R. Acad. Sci. (Paris) 80, 1083 (1875). ~ Du dosage de l'hémoglobine par le procédé des teintes coloriées. Arch. Physiol. **9**, 946—970 (1877). ~ Leçons sur les modifications du sang. Paris: G. Masson 1882. — **Hedin, S.G.** (1859—1933): Der Hämatokrit. Scand. Arch. Physiol. **2**, 134—140, 360—372 (1891). — **Heinrich, C.B.:** Die Krankheiten der Milz. Leipzig: Voß 1847. — **Herbst, G.:** Das Lymphgefäßsystem und seine Verrichtung. Göttingen: Vandenhoeck & Ruprecht 1844. — **Herz, M.** (1837): Blutkrankheiten. Virchows Arch. path. Anat. **133**, 339—375 (1893). — **Hewson, W.** (1739—1774): Experiments on the blood, with some remarks on its morbid appearances. Phil. Trans. Lond. **60**, 368—413 (1770). ~ On the figure and composition of the red particles of the blood commonly called the red globules. Philos. Tans. Lond. **63**, 303—326 (1773). ~ Experimental inquiries into the properties of the blood. I—III. London 1774/1777. ~ Vom Blute, seinen Eigenschaften und einigen Veränderungen derselben in Krankheiten. Übersetzung. Nürnberg: Lodiner & Grottenauer 1789. — **Hey, W.** (1736—1819): Observations o-blood. London: Wallis 1779. — **Hippokrates** (460—377): Werke. Übersetzt aus dem Griechinschen von J.F.K. Grimm. Altenburg: Richter 1871. — **Hlatky, M.:** De haemorrhargiis in genere. Diss. Wien 1820. — **Hodgkin, Th.** (1798—1866), and **J.J. Lister** (1786—1869): Notice of some microscopic observations of the blood and animal tissues. Phil. Mag. **2**, 130—138 (1827). ~ On some morbid appearances of the absorbent glands and spleen. Med. chir. Trans. **17**, 68—114 (1832). — **Högyes, F.:** Uj eljárás a vörös vérsejtek szerkezetének feltüntetésére. Orv. Hetil. **33**, 61 f. (1889). — **Hoffmann, G.:** De sanguinem sistentibus. Diss. Halle 1698. — **Home, E.** (1763—1832): On the changes the blood undergoes in the act of coagulation. Phil. Trans. Lond. **108**, 172—198 (1818). ~ A further investigation on the component parts of the blood. Phil. Trans. Lond., **110**, 1—10 (1820). — **Hoppe, F.** (1825—1895): Über die Einwirkung des Kohlenoxydgases auf das Hämatoglobulin. Arch. path. Anat. Physiol. **11**, 288 f. (1857). ~ Über die Einwirkung des Kohlenoxydgases auf das Blut. Arch. path. Anat. Physiol. **13**, 104 f.

(1858). ~ Anleitung zur pathologisch-chemischen Analyse. Berlin: August Hirschwald 1858. ~ Über das Verhalten des Blutfarbstoffes im Spektrum des Sonnenlichtes. Virchows Arch. path. Anat. **23**, 446—449 (1862). — **Hoppe-Seyler, F.** (1825—1895): Über die chemischen und optischen Eigenschaften des Blutfarbstoffes. Virchows Arch. path. Anat. **29**, 233—235, 597—600 (1864a). ~ Über die optischen und chemischen Eigenschaften des Blutfarbstoffes. Zbl. med. Wiss. **2**, 817—821 ,834—837 (1864b). ~ Über die Oxydation im lebenden Blute. Med. chem. Unters. **1**, 133—140 (1866a). ~ Über die Einwirkung des Schwefelwasserstoffs auf den Blutfarbstoff. Med. chem. Unters. **1**, 151—159 (1866b). ~ Beiträge zur Kenntnis des Blutes des Menschen und der Wirbeltiere. Med. chem. Unters. **1**, 169—208, 366—385, 523—550 (1867—1871). ~ Weitere Mitteilungen über die Eigenschaften des Blutfarbstoffes. Hoppe-Seylers Z. physiol. Chem. **1**, 121—139 (1877); **2**, 149—155 (1878). — **Horn, H.** (1815—18??): Das Leben des Blutes. Würzburg: Stahel 1842. — **Hüfner, G.** (1840—1908): Über die Quantität Sauerstoff, welche 1 Gramm Hämoglobin zu binden vermag. Hoppe-Seylers Z. physiol. Chem. **1**, 317—329, 386—394 (1877a). ~ Über quantitative Spektralanalyse und ein neues Spektrophotometer. J. prakt. Chem., N.F. **16**, 290—313 (1877b). ~ Über die Bestimmung des Hämoglobin- und Sauerstoffgehaltes des Blutes. Hoppe-Seylers Z. physiol. Chem. **3**, 1—18 (1879). — **Hünefeld, F.L.** (1799—1882): Chemismus in der thierischen Organisation. Leipzig: Brockhaus 1840. — **Hunter, J.** (1728—1793): A treatise on the blood, inflammation and gunshot. London: E. Home 1794. ~ Die Versuche über Blut, die Entzündung und die Schußwunden. I—II. Übers. v. C.B.G. Habenstreit, Bd. I, S. 91ff. Leipzig: Sommer 1797. — **Huppert, K.H.** (1832—1904): Ein Fall von Albumosurie. Prag. med. Wschr. **14**, 35 (1889).

**Jancsó, M.** (1868—1930), u. **M. Rosenberger:** Blutuntersuchungen der im Jahre 1894 vorgekommenen Malariafälle. Dtsch. Arch. klin. Med. **57**, 449—522 (1896). — **Jaserich, P.:** Die Mikrophotographie. Berlin: Springer 1888. — **Jenner, L.** (1866—1904): A new preparation for rapidly fixing and staining blood. Lancet **1899 I**, 370f. — **Jones, H.B.** (1813—1873): On a new substance occurring in the urine of a patient with mollities ossium. Phil. Trans. Lond., 55—62 (1848). — **Jones, T.W.** (1808—1891): The blood corpuscle considered in its different phases of development in the animal series. Phil. Trans. Lond., 63—106 (1846). — **Jurin, J.** (1684—1750): On the motion of running water. Phil. Trans. Lond. No 355, 748—766 (1717). ~ An account of some experiments relation to the specific gravity of human blood. Phil. Trans. Lond. No 361, 1000—1014 (1718). ~ Dissertationes physico-mathematicae. London: Innys 1732.

**Kahler, O.** (1849—1893): Zur Symptomatologie der multiplen Myelose: Beobachtung von Albumosurie. Prag. med. Wschr. **14**, 33—35, 45—49 (1889). — **Kastner, K.F.W.Chr.:** Das weiße Blut. Diss. Heyder Erlangen 1832. — **Kircher, A.** (1602—1680): Scrutirium physico-medicorum. Roma 1658. — **Kjer-Petersen, R.:** Om taaling af hvide Blodlegemer. Aarhus: Bayer 1905. — **Kneutlinger, G.A.M.:** Zur Histologie des Blutes. Würzburg: Stahel 1865. — **Kobert, R.** (1854—1918): Über Cyanmethämoglobin. Stuttgart 1891. — **Koch, R.** (1843—1910): Verfahren zur Untersuchung, zum Conservieren und Photographieren der Bacterien. Beitr. Biol. Pflanzen **2**, 399—434 (1877). — **Kölliker, A.** (1817—1905): Über die Blutkörperchen eines menschlichen Embryo und die Entwicklung der Blutkörperchen bei Säugetieren. Z. rat. Med. **4**, 112—159 (1846). ~ Handbuch der Gewebelehre des Menschen Leipzig: Wilhelm Engelmann 1852. ~ Mikroskopische Anatomie oder Gewebelehre des Menschen, Bd. II/2. Leipzig: Wilhelm Engelmann 1854. — **Köstlin, O.** (1818- 1884): Die mikroskopischen Forschungen im Gebiete der menschlichen Physiologie. Stuttgart: Schweizerbart 1840. — **Kohlerus, M.:** De natura sanguinis. Diss. 1618. — **Kollmann, J.:** Bau der roten Blutkörperchen. Z. wiss. Zool. **23**, 464—493 (1873). — **Krimer, W.** (1795—1834): Versuch einer Physiologie des Blutes. Leipzig: Cnobloch 1823. — **Kuthy, D.:** Vérfajsúly-vizsgálatok. Orv. Hetil. **38**, 443—445 (1894).

**Laache, S.** (1854—1941): Die Anämien. Christiania: Malling 1883. — **Landsteiner, K.** (1868—1943): Über Agglutinationserscheinungen normalen menschlichen Blutes. Wien. klin. Wschr. **14**, 1132—1134 (1901). — **Le Canu, L.R.** (1800—18??): Nouvelles recherches sur le sang. J. pharm. sci. acciess. **17**, 485—502, 547—569 (1831). ~ Neue Untersuchungen über das Blut. Justus Liebigs Ann. Pharm. **3**, 69—88 (1832). ~ Chemische Forschungen über das menschliche Blut. Justus Liebigs Ann. Chem. Pharm. **26**, 69—86 (1838). ~ Nouvelles études chémiques sur le sang. Paris: Donday-Dupré 1852. — **Leeuwenhoek, A. de** (1632—1723): More microscopical observations communicated in letters of Aug. 15., 1673 and April 7., 1674. Phil. Trans. Lond. **9**, 22—25 (1674). ~ Other microscopical observations about the texture of the blood etc. Phil. Trans. Lond. **10**, 380—385 (1675). ~ Anatomica et contemplatio nullorum naturae invisiblium secretorum comprehensorum epistolis, p. 9—13. Botesteyn 1685. ~ Epistolas ad societatem regiam Anglicam. Leyden: Langerak 1719. ~ Epistalae physiologicae. Delft: Beman 1719. ~ De globulorum sanguineorum magnitudine etc. Phil. Trans. Lond. **32**, 341—343 (1723). — **Leichtenstern, O.** (1845—1900): Untersuchungen über den Hämoglobingehalt des Blutes. Leipzig: F.C.W. Vogel 1878. — **Leishman, W.B.** (1865—1926): Simple and rapid method of producing Romanowsky staining in material and other blood films. Brit. med. J. **1901** II, 575f. — **Lenhossék, M.A.** (1773—1840): Physiologica medicinalis. I—V. Pest: Tradtner 1816—1818. — **Levaditi, C.** (1874—1928): Un cas de leucémie myélogene. J. Physiol. Path. gèn. **3**, 424—438 (1901). — **Levison, G.:** An essay on the blood. London: T. Davies 1776. ~ Versuch über das Blut. Übers. aus dem Engl. Berlin: Nicolai 1782. — **Lieberkühn, N.** (1822—1887): Über die Psorospermien. Müllers Arch. Anat. Physiol. wiss. Med. **1854**, 1—24. — **Lieutaud, J.** (1703—1780): Elementa physiologiae. Amsterdam: Detournes 1749. — **Limbeck, R.R.v.** (1861—1900): Klinische Pathologie des Blutes, 2. Aufl. Jena: Gustav Fischer 1896 (Lit.). — **Lower, R.** (1631—1691), and **E. King** (1629—1709): Transfusion practised upon a man in London. Phil. Trans. ed. 2 (No 30), 557—563 (1668). — **Lyon, J.F.**, u. **R. Thoma** (1847—1923): Über die Methode der Blutkörperchenzählung. Virchows Arch. path. Anat. **84**, 131—154 (1881).

**Magendie, M.** (1783—1855): Leçons sur les phenomènes physiques de la vie. I—III. Paris: Angé 1835—1837. ~ Vorlesungen über das Blut. Übersetzt von G. Krupp. Leipzig: Kollmann 1839. — **Malassez, L.** (1842—1909): Sur la richesse des globules rouges en hèmoglobine. C. R. Acad. Sci. (Paris) **85**, 348—350 (1877 a). ~ Sur les diverses méthodes de dosage de l'hémoglobine et sur un nouveau colorimètre. Arch. Physiol. Path. gén. **1**, 1—40 (1877 b). ~ Sur la richesse en hèmoglobine des globules rouges du sang. Arch. Physiol. Path. gèn. **9**, 634—654 (1877 c). — **Malpighi, M.** (1628—1694): De omento et adiposis ductibus. London 1665. ~ Opera omnia, vol. II, p. 227—244. Leyden: Vander 1687. — **Manassein, W.:** Über die Dimensionen der rothen Blutkörperchen unter verschiedenen Einflüssen. Stuttgart: L.F. Fues 1872. — **Mandl, L.** (1806—1881): Anatomic microscopique. Paris: Baillère 1838. — **Marschalkó, T.** (1862—1915): Zur Plasmazellenfrage. Zbl. allg. Path. path. Anat. **10**, 851—864 (1899). — **May, R.** (1863—1936), u. **L. Grünwald** (1863—19??): Über Blutfärbungen. Zbl. ges. inn. Med. **23**, 265—270 (1902). — **Meyer, E.**, u. **H. Rieder:** Atlas der klinischen Mikroskopie des Blutes, II. Aufl. Leipzig: F.C.W. Vogel 1893. — **Meyer, L.v.** (1830—1895): Über die Einwirkung des Kohlenoxydgases auf Blut. Z. rat. med. **3/5**, 83—93 (1859). — **Michaelis, L.** (1875—19??): Eine Universalfärbemethode für Blutpräparate. Dtsch. med. Wschr. **25**, 490f. (1899). — **Mihailovits, M.:** A piros vérsejtek festése és állandósításának új módja. Orv. Hetil. **34**, 318ff. (1890). — **Minkowski, O.:** Über eine hereditäre, unter dem Bilde eines chronischen Icterus mit Urobilinurie, Splenomegalie und Nierensiderosis verlaufende Affection. Verh. dtsch. Ges. inn. Med. **18**, 316—319 (1900). — **Moscati, P. ct. de** (1739—1824): Neue Beobachtungen und Versuche über das Blut. (Übersetzt von C.H. Koestlin.) Stuttgart: Melzer 1870. — **Müller, Joh.** (1801—1858): Untersuchungen der Blutkörperchen und des Faserstoffes im Blute. In: Burdach's Physiologie, Bd. IV, S. 103—126. Leipzig: Voß 1832.

**Nakaniski, K.:** Vorläufige Mitteilung über eine neue Färbungsmethode zur Darstellung des feineren Baues der Bakterien und Blutkörperchen. Münch. med. Wschr. **47**, 187f. (1900). — **Nasse, H.** (1807—1892): Das Blut in mehrfacher Beziehung physiologisch und pathologisch untersucht. Bonn: Habicht 1836. ~ Mikroskopische Betrachtungen über die Bestandteile des Blutes und der sich zur Faserhaut gestaltenden Flüssigkeit, besonders über deren Verhalten während der Gerinnung. Physiol. Path. **1**, 71—92 (1836). ~ Untersuchungen über die Struktur, Bildung und Veränderungen der Chylus-, Lymph- und Blutkörperchen. Unters. Physiol. Path. **2**, 1—114, 145—189 (1839). ~ Blut und Chylus. In: R. Wagners Handwörterbuch der Physiologie, S. 75—250. Braunschweig: Vieweg 1842. ~ Hämatologische Mitteilungen. Arch. Ver.igg. Gem.Arb. Heilk. **1**, 329—373 (1854). — **Neuhaus, R.:** Lehrbuch der Mikrophotographie. Braunschweig: Bruhn 1890. — **Neumann, E.** (1834—1918): Mikroskopische Beobachtungen über die Einwirkung elektrischer Ströme auf Blutkörperchen. Arch. Anat. Physiol. wiss. Med. **1865**, 676—690. ~ Über die Bedeutung des Knochenmarkes für die Blutbildung. Vorläufige Mitt. Zbl. med. Wiss. **6**, 689 (1868). ~ Über die Bedeutung des Knochenmarkes für die Blutbildung. Arch. Heilk. **10**, 68—102 (1869). ~ Über Blutregeneration und Blutbildung. Zbl. klin. Med. **3**, 411—449 (1881). — **Nocht, B.** (1857—1945): Zur Färbung der Malariaparasiten. Zbl. Bakt., Orig. **24**, 839—844 (1898); **25**, 17 (1899). — **Noorden, K.v.:** Die Bleichsucht. In: Nothnagels Spezielle Pathologie und Therapie, Bd. VIII/II, S. 1—209. Wien: Alfred Hölder 1897.

**Pappenheim, A.** (1870—1916): Färbetechnisches zur Kenntnis der Spermatosoma hominis. Biol. Zbl. **20**, 373—382 (1900). ~ Eine panoptische Triazidfärbung. Dtsch. med. Wschr. **27**, 798—799 (1901a). ~ Grundriß der Farbenchemie zum Gebrauch bei mikroskopischen Arbeiten. Berlin: August Hirschwald 1901. ~ Zur Eröffnung. Folia haemat. **1**, 1—4 (1904). — **Parmentier, A.A.**, et **N.J. Deyeux:** Bibliothèque physico-économique, instructive et amusante. Paris 1795/96. ~ Memoire sur le sang. Physique Chim. 1796 I (An. 2), 372—390, 435—473. — **Pasta, J.D.** (1742—1823): Untersuchungen über das Blut und über die Gerinnung desselben als Ursache von Krankheiten. Leipzig: Weygand 1789. — **Piorry, P.A.:** (1794—1879): Über die Blutkrankheiten. II. Aufl. Übersetzt G. Krupp. Leipzig: Chr. E. Kollmann 1848. — **Prevost, J.L.** (1790—1850), et **J.A. Dumas** (1800—1884): Examen du sang et de son action dans la vie. Ann. chim. phys. 17, 215—229; 18, 280—297 (1821). — **Preyer, W.** (1841—1897): Die Blutkristalle. Jena: Mauke 1871.

**Quincke, H.** (1842—1922): Über Siderosis. Festschrift Albrecht von Haller, S. 37—58. Bern: Dalph 1877. ~ Weitere Beobachtungen über perniciöse Anämie. Dtsch. Arch. klin. Med. **20**, 1—31 (1877). — **Quinquard, Ch.E.** (1841—1894): Sur un procédé de dosage de l'hèmoglobine dans le sang. C. R. Acad. Sci. (Paris) **76**, 1489 f. (1873).

**Ranke, J.**: Das Blut. (Naturkräfte Bd. XXVIII.) München: Oldenbourg 1878. — **Recklinghausen, F.v.** (1833—1910): Die Lymphgefäße. Berlin: August Hirschwald 1862. ~ Über Eiter- und Bindegewebskörperchen. Virchows Arch. path. Anat. **28**, 157—197 (1863). ~ Über die Erzeugung von rothen Blutkörperchen. Arch. mikr. Anat. **2**, 137—139 (1866). — **Reinert, E.**: Die Zählung der Blutkörperchen und deren Bedeutung für Diagnose und Therapie. Leipzig: F.C.W. Vogel 1891. — **Renak, R.** (1815—1865): Über die Entstehung der Blutkörperchen. Schmidt's Jb. ges. Med. **33**, 145 (1842). — **Rhades, J.J.**: De ferro sanguinis humani allisque. Diss. Göttingen 1753. — **Rieder, H.** (1858—1932): Atlas der klinischen Mikroskopie des Blutes. Leipzig: F.C.W. Vogel 1893. — **Rindfleisch, E.** (1836—1908): Über Knochenmark und Blutbildung. Arch. mikr. Anat. **17**, 1—11, 21—42 (1880). — **Robin, Ch.** (1821—1885): Sur l'existence de deux espèces nouvelles d'élements anatomique qui se trouvent dans le canal médullaire des os. Gaz. méd. Paris **19**, 992 ff. (1849). — **Romanowsky, D.** (1861—1921): Zur Frage der Parasitologie und Therapie der Malaria. St. Petersburger med. Wschr. **16**, 297—302, 307—315 (1891). — **Rossi, G.**: Nuove osservazioni opra i globetti rossi del sangue. Lucca: Giusi 1776. — **Rotschild, W.** (1852—1940): Characteristic organism of concer. Brit. med. J. **1890 II**, 1356—1360. — **Rustitzky, J.v.** (1839—????): Multiples Myelom. Dtsch. Z. Chir. **3**, 162—172 (1873).

**Sahli, H.** (1586—1933): Über ein einfaches und exaktes Verfahren der klinischen Hämometrie. Verh. dtsch. Ges. inn. Med. **20**, 230—244 (1902). — **Sauvages, F.B.de** (1706—1767): Dissertation académique sur l'inflammation. Genève: Cramer & Philibert 1744. ~ Entzündungen im menschlichen Körper. Halle/S.: Renger 1748. — **Sauvages de la Croix, F. Boissier de:** Pathologia methodica. Amsterdam: de Tournes 1752. — **Schauman, O.:** Zur Kenntniss der sogenannten Botriocephalus-Anämie. Helsingfors: Weilin u. Göös 1894. — **Scheel, P.** (1733—1811): Die Transfusion des Blutes und Einspritzung der Arzeneien. I—II. Copenhagen: Brunner 1802/03. — **Schmidt, J.Chr.:** Über die Blutkörner. Würzburg: Becher 1822. — **Schultz, C.H.** (1798—1871): Der Lebensprozeß im Blute, eine auf mikroskopischen Entdeckungen gegründete Untersuchung. Berlin: Reimer 1822. ~ System der Cirkulation. Tübingen: Cotta 1836. — **Schultze, M.** (1825—1874): Ein heizbarer Objecttisch und seine Verwendung bei Untersuchungen des Blutes. Arch. mikr. Anat. **1**, 1—42 (1865). — **Schwann, Th.** (1810—1882): Mikroskopische Untersuchungen über die Übereinstimmung in der Struktur und dem Wachstum der Thiere und Pflanzen. Berlin: Sander 1839. — **Schwarz, E.** (1865—19??): Zur Cytogenese der Zellen des Knochenmarkes. Wien. klin. Wschr. **14**, 1028—1032 (1901). — **Schwencke, Th.** (1693—1767): Haematologia, sive sanguinis historia, experimentis passium superstructura. Haag: Husson 1743. — **Scudamore, Ch.** (1779—1849): An essay on the blood. London: Longman & Co. 1824. ~ Ein Versuch über das Blut. Übersetzt von J. Gambihler. Einleitung von C.F. Heusinger. Würzburg: Etlinger 1826. — **Scultetus, J.:** Armamentarium chirurgicum. Leiden 1693. — **Serveto, M. (Villanovanus)** (1509—1553): Christianismi restitutio. (1553); Neudruck, Nürnberg 1770. — **Sørensen, S.T.:** Undersøgelser om Antallet af røde og hvide Blodlagemer under forskjellige physiologiske og pathologiske Tilstande. Kjøbenhavn: Prior 1876. — **Stiles, F.H.E., and G.M. della Torre:** An account of some microscopic observations on the human blood. Phil. Trans. Lond. **55**, 252—257 (1765). — **Strübing, P.:** Paroxysmale Haemoglobinurie. Dtsch. med. Wschr. **8**, 1—3, 17—21 (1882). — **Swammerdamm, J.** (1637—1685): Biblia naturae. Prefacio de H.D. Gaubii. Editor H. Boerhavius. Leyden: Severinus 1737. ~ Bibel der Natur. Nebst Vorrede von Boerhave. Übers. aus dem Holländischen. Leipzig: Gleditsch 1752. — **Swieten, G.L.B. van** (1700—1772): Commentaria in Hermanni Boerhave aphorismos de cognoscendis et curandis morbis. Leyden: Verbeck 1766—1775. **Szigeti, H.:** A vér szinképi elemzése. Orv. Hetil. **33**, 25 f. (1889).

**Tackrath, Th.Chr.** (1795—1833): An inquiry into the nature and properties of the blood as existent in health and disease. London 1819. — **Tallquist, T.W.** (1871—1927): Ein einfaches Verfahren zur direkten Schätzung der Färbestärke des Blutes. Z. klin. Med. **40**, 137—141 (1900). — **Tauszk, F.:** A vérsejtek numerikus elváltozásának klinikai értékelése és jelentösége. Orv. Hetil. **41**, 421—435 (1897). — **Thoma, R.:** Die Überwanderung farbloser Blutkörperchen von dem Blut- in das Lymphgefäßsystem. Habilitationsschr. Heidelberg 1773. — **Toison, J.:** Sur la numération des élements du sang. Extr. j. sci. Lille **1885**, 4. Ref. Z. wiss. Mikr. **2**, 398 f. (1885).

**Unna, P.C.** (1850—1929): Über die Reifung unserer Farbstoffe. Z. wiss. Mikr. **8**, 475—487 (1891).

**Vaques, H.:** Sur une forme spèciale de cyanose d'accompagnant d'hyperglobulie excessive et persistante. C. R. Soc. Biol. Paris **44**, 384—388 (1892). — **Vehsemeyer, H.:** Die Behandlung der Leukaemie. Berlin: S. Karger 1894. — **Virchow, F.** (1821—1902): Der Faserstoff, Form der Gerinnung. Frorieps Neue Notizen **35**, 325—330 (1845a). ~ Weisses Blut. Frorieps Neue Notizen **36**, 151—156 (1845b). ~ Weisses Blut (Leukämie). Arch. path. Anat. Physiol. klin. Med. **1**, 563—572 (1847). ~ Zur pathologischen Physiologie des Blutes. Arch. path. Anat. Physiol. klin. Med. **2**, 587—598 (1849). ~ Gesammelte Abhandlungen zur wissenschaftlichen Medizin. III. Über farblose Blutkörperchen und Leukämie, S. 147—218. Frankfurt/M.: Meidinger 1856. ~ Eine ältere, bisher unbekannte Beobachtung von Hämophilie. Virchows Arch. path. Anat. **28**, 426 (1863). ~ Gedächtnisrede auf Joh. Lucas Schönlein, gehalten am 23. Januar 1865, dem ersten Jahrestage seines Todes in der Aula der Berliner Universität. Berlin: August Hirschwald 1865. ~ Die Cellularpathologie, IV. Aufl. Berlin: August Hirschwald 1871. — **Vierordt, K.** (1818—1884): Neue Methode der quantitativen mikroskopischen Analyse des Blutes. Arch. physiol. Heilk. **11**, 26—46, 327—331, 546—557, 854—880 (1852). ~ Die quantitative Spektralanalyse, S. 58—70. Tübingen 1876. — **Vogel, J.** (1814—1880): Zur Lehre von Blutkrankheiten. Arch. Ver.igg Gemeinsch.-Arb. Wiss. Heilk. **1**, 636—638 (1854). ~ Störungen der Blutmischung. In: Virchows Handbuch der speciellen Pathologie und Therapie, Bd. I, S. 372—471. Stuttgart: Ferdinand Enke 1854.

**Wagner, R.** (1805—1864): Beiträge zur vergleichenden Physiologie des Blutes. Leipzig: Voß 1833/1838. ~ Icones physiologicae. Erläuterungstafeln zur Physiologie und Entwicklungsgeschichte. Leipzig: Voß 1839. — **Waldeyer, W.** (1836—1921): Über Bindegewebszellen. Arch. mikr. Anat. **11**, 176—194 (1875). — **Walz, K.:** Leukämie. Zbl. allg. Path. Anat. **12**, 967—1004 (1901). — **Weigert, C.** (1845—1904): Bismarckbraun als Färbemittel. Mikr. Anat. **15**, 268—270 (1878). — **Welcker, H.** (1822—1897): Blutkörperchenzählung und farbprüfende Methode. Vjschr. prakt. Heilk. **44**, 11—80 (1854). ~ Der Gehalt des Blutes an gefärbten Körperchen, approximativ bestimmt nach der bei methodischer Verdünnung des Blutes entstehenden Färbung. Arch. Ver.igg Gemeinsch.-Arb. **1**, 195—208 (1854). ~ Über Blutkörperchenzählung. Arch. Ver.igg Gemeinsch.-Arb. **1**, 161—195 (1854). ~ Größe, Zahl, Volumen, Oberfläche und Farbe der Blutkörperchen bei Menschen und Tieren. Z. rat. Med. **20**, 257—307 (1886). — **Werlhof, P.G.** (1699—1767): Opera medica, p. 539—541 (collegit et auxit J.E. Weichmann). Hannover: Helwingiorus 1775. — **Wissozky, N.:** Über das Eosin als Reagens auf Hämoglobin und die Bildung von Blutgefäßen und Blutkörperchen bei Säugetier- und Hühnerembrionen. Arch. mikr. Anat. **13**, 479—496 (1877). — **Wooldridge, L.:** Zur Chemie der Blutkörperchen. Arch. Physiol. **41**, 387—411 (1881). — **Wright, J.H.** (1869—1928): A rapid method for the differential staining of blood films and malarial parasites. J. med. Res. **7**, 138—144 (1902). — **Wunderlich, C.A.** (1815—1877): Versuch einer pathologischen Physiologie des Blutes. Stuttgart: Ebner & Seubert 1845. ~ Handbuch der Pathologie und Therapie, 2. Aufl. I—III. Stuttgart: Ebner & Seubert 1852.

**Young, Th.:** Remarks on the probabilities of error in physical observations. Phil. Trans. Lond. **109**, 70—83 (1819). ~ An introduction to medical literature, 2nd ed., p. 571—586. London: W. Philips 1823.

**Zahn, F.W.:** Beiträge zur Geschwulstlehre. Dtsch. Z. Chir. **22**, 1—35 (1885). — **Ziemann, H.:** Über Malaria- und andere Blutparasiten. Jena: Gustav Fischer 1898.

*b) Arbeiten zum Thema „Geschichte der Hämatologie"*

**Artelt, W.:** Der Volksglauben als Wegbereiter der Bluttransfusion. Arch. Gesch. Med. **34**, 29—34 (1941). — **Aschoff, L., E. Küster** u. **W.J. Schmidt:** 100 Jahre Zellforschung. Berlin: Gebrüder Borntränger 1938.

**Baumann, E.,** u. **A. Kossel:** Zur Erinnerung an Felix Hoppe-Seyler. Hoppe-Seylers Z. physiol. Chem. **21**, I—LXII (1895). — **Baumann, E.D.:** Über die Erkrankungen des Blutes und der Milz im klassischen Altertum. Janus **32**, 321—337 (1928). — **Bayer, F.-W.:** Anfänge der mikroskopischen Forschung in der Medizin. Klin. Wschr. **23**, 31—33 (1944). — **Bolton, H.C.:** A catalogue of scientific and technical periodicals (1665—1882). Smithsonian Misc. Coll. 29., Washington: Smithsonian 1885. — **Boroviczény, K.G.v.:** Eine neue hämatologische Schnellfärbemethode. Ther. Mh. **13**, 156—170 (1963). ~ General methods on erythrometric methods. Bibl. haemat. (Basel) **18**, 1—14 (1964). ~ Hämatologische Meßmethoden vor einem Vierteljahrhundert. Karger Gaz. Nr 9/10, 5 (1964). — **Brammer, C.:** Die Geschichte der Chlorose. Diss. Düsseldorf 1937. — **Brunn, W.v.:** Zur Geschichte der Bluttransfusion. Zbl. Chir. **69**, 961—968 (1942). — **Büchner, F.:** Thematik und Methoden der allgemeinen Pathologie seit 100 Jahren. Münch. med. Wschr. **100**, 1—4 (1958).

**Denis, E.:** Zur Geschichte der Bluttransfusion. Diss. Düsseldorf 1940. — **Dreyfus, C.:** Some milestones in the history of hematology. New York: Grune & Stratton 1957.

**Ebbinghaus, A.:** Die Geschichte der Bluttransfusion im 19. Jahrhundert. Diss. Düsseldorf 1937.

**Fischer, I.:** Das erste Jahrhundert ärztlicher Mikroskopie. Wien. klin. Wschr. **39**, 1000—1003, 1020—1022 (1926). — **Fleischhacker, H.,** u. **H. Dittrich:** Über die Kenntnis der Blutmorphologie zur Zeit der wiener Lehrtätigkeit Billroth's. Wien. med. Wschr. Sonderheft 1953. — **Freund, A.,** u. **A. Berg:** Geschichte der Mikroskopie I—III. Frankfurt/M.: Umschau **1964/66**.

**Heilmeyer, L.:** Eröffnungsrede. V. Kongr. Europ. Ges. Hämatolog. Freiburg/Br. 1—9. Berlin-Göttingen-Heidelberg: Springer 1956. ~ Paul Strübing. Dtsch. med. Wschr. **84**, 335f. 1959). ~ Meilensteine in der Anämieforschung. Freib. Univ.-Hefte, N.F. **33** (1962). — **Heilmeyer, L.,** u. **H. Merker:** 100 Jahre Hämatologie. Münch. med. Wschr. **100**, 23—28 (1958). — **Heinemann, K.:** Zur Geschichte der Entdeckung der roten Blutkörperchen. Janus **43**, 1—42 (1939). — **Heizmann, E.:** Zum 300. Geburtstage Anthony van Leeuwenhoecks, des Erfinders des Mikroskopes. Zbl. Bakt., Orig. **126**, 1—9 (1932). — **Herrliger, R.:** Die Milz. Ciba Z. Wehr 8, 2982—3012 (1958). — **Herter, H.,** u. **J. Steudel:** Die hippokratische Medizin. Ciba Z. Wehr 8, 2814—2848 (1957). — **Himmelweit, F., M. Marquardt** u. **H. Dale:** Paul Ehrlich's gesammelte Werke. Berlin-Göttingen-Heidelberg: Springer 1956/57. — **Hintzsche, E.:** Die Entwicklung der histologischen Färbetechnik. Ciba Z. Basel 8, 3074—3109 (1943). — Das Mikroskop. Ciba Z. Basel **10**, 4042—4076 (1948). ~ Das Mikroskop. Ciba Z. Basel **10**, 4310—4340 (1949). — **Hirsch, G.:** Die allgemeine Zelltheorie von Purkinje, Schleiden und Schwann und die modernen Forschungen mit dem Elektronenmikroskop. Mat. med. Nordmark **13**, 229—237 (1961). — **Horváth, J.:** Einst und jetzt: Zur Entwicklungsgeschichte der Blutkörperchenzählung. Münch. med. Wschr. **107**, 2448—2451 (1965).

**Jones, O.P.:** Some contributions to haematology by anatomists. J.-Lancet **82**, 114—119 (1962).

**Kirsche, W.:** Die Zelltheorie im Lichte der modernen Forschung, historischer Überblick und heutige Bedeutung. Hippokrates (Stuttg.) **33**, 273—286 (1962). — **Kroll, W.:** Entwicklung der hämatologischen Färbemethoden. Diss. Freiburg 1965.

**Leonhard, W.:** Epoche; Medizin und Geschichte. Versuch einer Synopsis. Karlsruhe: W. Schwabe 1964. — **Lockemann, G.:** Geschichte der Chemie. Samml. Göschen Bd. 265/265a. Berlin: W. de Gruyter 1955.

**Martin, A.:** Zur Geschichte des Objektträgers und der Herstellung mikroskopischer Präparate. Z. wiss. Mikr. **44**, 212—214 (1927).

**Osterndorf, L.:** Die Blutsenkung, ihre Geschichte, ihre Theorie und ihre klinische Bedeutung. Mschr. Geburtsh. Gynäk. **77**, 359—369 (1927).

**Rolleston, H.:** The history of haematology. Proc. roy. Soc. Med. **27**, 1161—1178 (1934). — **Ruhmann, G.:** Zur Geschichte der Schoenlein-Henoch'schen Erkrankung. Dtsch. med. Wschr. **88**, 541—543 (1963).

**Schilling, V.:** Über die historische Entwicklung und die praktische Bedeutung der Hämatologie. S.-B. I. Internat. Haemat. Tagg, 8.—15. V. 1937, Münster, S. 10—19. Berlin: Mannstaedt 1938. — **Schachter, M.:** Quelques précisions concernant l'histoire de l'hémophilie. Bull. méd. (Paris) **47**, 251f. (1933). — **Schlossmann, N.:** Geschichte der Hämophilie. Klin. Wschr. **7**, 1577 (1928). — **Schneider, H.:** Schwenckes Haematologie. Diss. Freiburg 1965. — **Schweisheimer, W.:** Ein spanischer Arzt auf dem Scheiterhaufen in Genf. Mat. Med. Nordmark Homburg, 1 (1963). — **Simmer, H.:** Zur Entwicklung der physiologischen Chemie. Ciba Z. Wehr 8, 3014—3044 (1958). — **Singer, Ch.:** Note on the early history of microscopy. Proc. roy. Soc. Med. Sec. Hist. Med. **7**, 247—279 (1914). — **Skoog, A.L.:** Liver therapy advocated during the last century for the anemias. Bull. Hist. Med. **19**, 233—235 (1946). — **Sommerlad, G.:** Geschichte der Hämophilie. Diss. Leipzig 1927.

**Wallach, E.:** Augustus Volney Waller, ein Vorgänger Cohnheims in der Entzündungslehre. Sudhoffs Arch. Gesch. Med. **22**, 105—113, 344—351 (1929). — **Wüller, Th.:** Über die Geschichte der Entdeckung der geformten Blutbestandteile. Diss. Düsseldorf 1940.

# Die Zusammensetzung des Blutes
## Das Gesamtblutvolumen

Von

## G. Hoffmann

Der Organismus ist in der Lage, die physiologischerweise bestehende Zusammensetzung des Blutes sehr konstant aufrechtzuerhalten. Dabei ist das Blut ein sehr kompliziert zusammengesetztes System, welches aus sehr unterschiedlichen cellulären Formelementen gebildet wird, welche in einer flüssigen Phase, dem selbst äußerst komplexen Plasma, suspendiert sind. Abweichungen von den Normwerten, die Zunahme oder die Abnahme einzelner Stoffe, sind meist Ausdruck einer Funktionsänderung bestimmter Organe. Die genaue Kenntnis der normalen Zusammensetzung bzw. der physiologischen Schwankungsbreite der einzelnen Daten ist daher eine notwendige Voraussetzung für das Erkennen pathophysiologischer Zustände. Dabei ist zu berücksichtigen, daß diese Werte zum Teil von Alter und Geschlecht, sowie von der Ernährung und von besonderen Belastungen des Körpers abhängig sind.

Das ungerinnbar gemachte Blut eines gesunden Menschen scheidet sich beim Zentrifugieren in Plasma und Blutkörperchen. Zur genauen Messung bedient man sich hierbei des Hämatokritverfahrens (nähere Einzelheiten s. Kap. Erythrocytenmorphologische Untersuchungsmethoden). Der Anteil der Blutkörperchen beträgt beim gesunden Mann in der Regel 46% ($\pm$ 1,5) und bei der Frau 41% ($\pm$ 2,4). Der Plasmaanteil liegt somit zwischen 54 und 59% . Diese Untersuchungsmethode gibt uns somit Auskunft über das prozentuale Verhältnis von Plasma zu Blutkörperchen. Für viele Probleme der Physiologie und Pathologie des Blutes ist die Kenntnis der Größe der Gesamtblutmenge sehr wichtig.

Schon WELCKER führte 1854 genauere Untersuchungen über das Gesamtblutvolumen durch, wobei er bei Tieren mittels Entbluten eine Blutmenge von 7,7% des Körpergewichtes fand. Eine Volumenbestimmung intra vitam war jedoch großen Schwierigkeiten unterworfen. Das Hauptproblem hierbei bestand darin, daß ein Stoff gefunden werden mußte, der in nicht toxischer, jedoch meßbarer Form in die Blutbahn eingebracht werden konnte, die Blutbahn für eine bestimmte Zeit nicht verließ und im strömenden Blut keinen Veränderungen unterworfen war. Hier spielten lange Zeit nach anfänglichen Versuchen mit NaCl-Lösung oder mit Tetanusantitoxin (BEHRING 1911, ähnlich CULBERTSON 1934) verschiedene Farbstoffe, mit denen das Plasma gemessen wurde, eine dominierende Rolle. So benutzten KEITH (1915) u.a. Brillantvitalrot, DAWSON (1920) u.a. führten die blaue Azofarbe T 1824 ein, GRIESBACH (1928), HEILMEYER (1930, 1933), SEYDERHELM (1932) benutzten Kongorot.

Eine Methode, die sich der Messung des Erythrocytenvolumens bediente, führten 1882 GREHANT und QUINQUAUD mit der CO-Methode ein, die zuletzt von SJÖSTRAND (1953) modifiziert wurde. Durch die Verwendungsmöglichkeit radioaktiver Stoffe fanden sich in neuerer Zeit, insbesondere durch die Erythrocytenmarkierung mit $Fe^{59}$ (HAHN 1941), $P^{32}$ (HEVESY u. Mitarb. 1943), $Cr^{51}$ (GRAY und STERLING 1950) neue Wege zur Messung des Blutvolumens. Insbesondere das letztgenannte Isotop bot neben seiner Eigenschaft als körperfremdes Element den Vorteil einer nahezu vollständigen Bindung an die Erythrocyten, womit das Blutvolumen im Gegensatz zur Plasmamarkierung über eine längere Zeit in gleicher Höhe meßbar wurde.

Man kann also das Blutvolumen bestimmen, indem man einmal das Volumen der Blutkörperchen, oder das andere Mal das Volumen des Plasmas mißt. Mit Hilfe des Hämatokritwertes ist es dann möglich, das Gesamtvolumen zu errechnen. Es fällt dabei aber auf, daß die zahlreichen Bestimmungen des Blutvolumens je nach Vorgehen in den Ergebnissen deutliche Diskrepanzen zeigten. Die meisten Untersucher fanden ein zwischen 10 und 20% größeres Gesamtblutvolumen, wenn der Berechnung das Plasmavolumen anstatt das gemessene Erythrocytenvolumen zugrunde gelegt wurde. Die Ursachen hierfür liegen in der angewandten Methode. Gerade bei der Bestimmung des Plasmavolumens ergeben sich verschiedene Fehlermöglichkeiten, unter denen die unterschiedlich schnelle Abwanderung aus der Blutbahn eine besondere Rolle spielt. Hinzu kommt eine Konzentrierung der Indicatoren an der Erythrocytenoberfläche, wodurch der Extinktionswert im Plasma je nach Größe des Hämatokrits variiert wird (HOFFMANN u. Mitarb. 1963).

Am zuverlässigsten gelingt die Bestimmung des Erythrocytenvolumens mit $P^{32}$ bzw. $Cr^{51}$ (ausführliche Beschreibung s. S. 303). Es besteht hierbei der Vorteil, daß über einen, wenn auch begrenzten Zeitraum, eine Konstanz der Werte besteht. Doppelbestimmungen ergaben nur gering voneinander abweichende Werte (MOLLISON und VEALL 1955, NYLIN und HEDLUND 1944, GRAY und STERLING 1950, HOFFMANN u. Mitarb. 1958). Die Markierung mit CO liefert allerdings auch um 16—40% höhere Werte (HEVESY u. Mitarb. 1943, HOOPER u. Mitarb. 1954). Es zeigte sich, daß sich das CO an Hb-ähnliche Substanzen bindet und deswegen unkontrollierbar aus dem Kreislauf verschwindet.

Entsprechend den obigen Ausführungen schwanken die Angaben über die Größe des Gesamtblutvolumens bei den einzelnen Autoren. Die Werte liegen zwischen 65,6 und 71,4 ml/kg Körpergewicht mit einer Schwankungsbreite von 51—87 ml/kg Körpergewicht. Dabei beträgt das Erythrocytenvolumen 25,8 ml/kg Körpergewicht bzw. 30,3 ml/kg Körpergewicht. Außerdem ist die Gesamtblutmenge bei Bezug auf das Körpergewicht durchschnittlich bei Männern etwas größer als bei Frauen. Das Lebensalter spielt keine entscheidende Rolle. Bei der Geburt beträgt das Gesamtblutvolumen ungefähr 300 ml und verdoppelt sich im ersten Lebensjahr (BRINES et al. 1941). Es vergößert sich dann bis zur Pubertät entsprechend dem Körperwachstum. Bettruhe ist mit einer Herabsetzung des Gesamtblutvolumens verbunden. Sportliche Betätigung führt zu einer Vermehrung des Gesamtblutvolumens und des Hämoglobins. Es bestehen dabei enge Korrelationen zwischen der Herzgröße und dem Gesamtblutvolumen. Während der Schwangerschaft tritt ebenfalls eine Vermehrung des Gesamtblutvolumens auf (TOMSON et al. 1938). Nach Beendung der Schwangerschaft tritt sehr schnell wieder eine Normalisierung ein. Auf pathologische Variationen in der Größe des Blutvolumens wird in den betreffenden Kapiteln bei den verschiedenen Krankheitsbildern eingegangen.

## Die physikalischen Eigenschaften des Blutes

Der physiologische Zustand des Blutes ist zu einem großen Teil durch physikalische Faktoren bestimmt. Die Aufrechterhaltung der Konstanz der physikalischen Eigenschaften wird oft durch chemische Prozesse gewährleistet. Eine der Hauptfunktionen des Blutes, der Transport von Stoffen, ist an die physikalisch-chemischen Eigenschaften der Eiweißstoffe geknüpft. Die elektrische Ladung einzelner Plasmabestandteile und die elektrische Oberflächenladung der Blutzellen

verleihen diesen eine Beweglichkeit im elektrischen Feld. Diese elektrophoretische
Beweglichkeit ist für viele Untersuchungen, für die Blutsenkung u.a. von außerordentlicher Wichtigkeit. Besonders klar wird die Bedeutung der physikalischen
Eigenschaften, wenn man die Größe der einzelnen im Blut suspendierten Teilchen
miteinander vergleicht (s. Tabelle 1). Es bestehen hier Unterschiede, die über
mehrere Potenzen gehen.

Für die Aufrechterhaltung des physiologischen Gleichgewichtes und für den
Ablauf der biologischen Reaktionen ist das Vorhandensein von Wasser notwendig.
Wasser ist mengenmäßig der Hauptbestandteil des Blutes, wobei der Anteil mit
65% in den Blutkörperchen tiefer ist, als der Anteil von 90% im Plasma (s. Tabelle 2).

Tabelle 1

| Bezeichnung der Teilchen | Teilchengewicht | Teilchendurchmesser Größenordnung | Maßstab |
|---|---|---|---|
| Blutkörperchen . . . . . | $10^{-12}$ g | $10^{-3}$ cm | Mikrometereinrichtung des Mikroskops |
| Eiweißmoleküle: a) Fibrinogen (Linear-protein) . . . . . . . | $10^{-18}$ g | $10^{-5}$ cm (Längsdurchmesser) | Bruchteil der Wellen-länge des Lichts |
| b) Albumine (Sphäroprotein) | $10^{-19}$ g | $10^{-6}$ cm (Längsdurchmesser) | |
| Kristallines organisches Molekül . . . . . . . | $10^{-22}$ g | $10^{-7}$ cm | Wellenlänge der Rönt-genstrahlen |
| Wasserstoffion . . . . . . | $1{,}67 \cdot 10^{-42}$ g | $10^{-8}$ cm | |

Tabelle 2

| | Normalbereich | Pathologische Abweichung |
|---|---|---|
| Wasser . . . | Serum 90% Blutkörperchen 65% | *Vermehrung*; *Hydrämie* bei Wassersucht, großen Blutverlusten, Nephrosen, Hungerödem, nach ACTH und NNR-Hormonüberdosierung *Verminderung*; *Anhydrämie* bei Exsiccosen (Durch-fälle, Erbrechen, Stenosen des Verdauungskanals), bei Wasserentzug (besonders bei Diabetes insipidus und mellitus), Kachexien, Zwangspolyurien |
| Gefrierpunkts-erniedrigung | $0{,}56$—$0{,}57^0$ | *Abweichung* nur bei schwersten Erkrankungen, ins-besondere der Nieren |
| Kolloidosmoti-scher Druck | 280—284 mm $H_2O$ | *Absinken* bei Hypoproteinämie, Verschiebung der Albumin-Globulinfraktionen |
| Spezifisches Gewicht des Blutplasmas | 1027—1032 bei $0{,}56^0$ | *Erhöht* bei Dysenterie, schweren Verbrennungen, Plasmocytom Erniedrigt bei Marasmus, hydropischen Nieren-erkrankungen |
| pH im Serum Alkalireserve | 7,28—7,41 55—65 (Vol.-% gebund. $CO_2$) | leicht gesenkt bei extremer Acidose *Vermehrung*; *Alkalose* nach Alkaligaben bei Säure-verlusten (Erbrechen, Magendrainage) Respiratorische Alkalose bei Hyperventilation *Verminderung*; *Acidose* bei Anhäufung von nicht-flüchtigen Säuren (Diabetes mellitus, Hungerzu-stand), bei Säureretention (Urämie), bei starken Basenverlusten (Durchfälle), respiratorische Aci-dose bei verringerter $CO_2$-Abgabe |

Eine Information über den osmotischen Druck im Blutplasma, welcher von der Zahl der im Plasma vorhandenen Ionen und nicht dissoziierten Moleküle abhängt, liefert uns die Messung der Gefrierpunktserniedrigung. Der normale kryoskopische Punkt des Blutplasmas liegt bei —0,56 bis —0,57⁰ C (± 0,01). Dieser Wert erfährt nur bei schwersten Erkrankungen, insbesondere der Niere, eine Änderung. Die Aufrechterhaltung der *Isotonie* erfolgt im wesentlichen durch die Niere, wobei aber auch die Capillarfunktion, welche den Austausch der Stoffe zwischen Blut und Gewebe reguliert, eine wichtige Rolle spielt. Für den Wasseraustausch im Capillarbereich hat nach STARLING ferner der *onkotische Druck* der Plasmaproteine eine große Bedeutung. Dieser ist im arteriellen und venösen Capillarabschnitt gleich. Anders verhält sich der Blutdruck, welcher im arteriellen Capillarabschnitt den onkotischen Druck übertrifft und damit Wasser in Richtung auf den interstitiellen Gewebsraum abfiltriert. Umgekehrt liegen die Verhältnisse im venösen Teil der Capillaren, wo der Blutdruck dann abgesunken ist und durch den onkotischen Druck eine Zugkraft für den Rückstrom des Wassers ausgeübt wird.

Eine weitere wichtige Tatsache ist die Erhaltung der Elektronenneutralität zwischen Blut und Gewebsflüssigkeit. Nach der Aufstellung von GAMBLE (1948) ist die Zahl der sauren und der basischen Milliäquivalente im Plasma und in der Gewebsflüssigkeit gleich. Ebenso konstant ist die Konzentration der Wasserstoffionen im Plasma einreguliert. Das Einhalten dieser *Isohydrie* ist für den normalen Ablauf aller biologischen Vorgänge ein wesentlicher Faktor. Der normale pH-Wert liegt zwischen 7,28 und 7,41. Ein komplizierter Mechanismus, der aus mehreren Puffersystemen des Plasmas und der Blutkörperchen besteht, steuert die Erhaltung des Säure-Basengleichgewichtes. Der wichtigste Puffer im Plasma ist das Kohlensäure-Bicarbonatsystem. Dabei hängt die Fähigkeit des Blutes, Kohlensäure als Bicarbonat zu binden, von der Menge des nicht fest gebundenen Alkalis ab. Der Wert dieser *Alkalireserve* beträgt für den Normalbereich 55—65 Vol.-% gebundener $CO_2$. Weiteren Anteil an der Regulierung des Säure-Basengleichgewichtes haben das System $NaH_2PO_4$—$Na_2HPO_4$, die Plasmaproteine in ihrer Eigenschaft als amphotere Elektrolyte und die roten Blutkörperchen. Weiterhin greifen regulierend in die Erhaltung des Blutmilieus noch die Lungen- und Nierenfunktion ein. Auf Grund dieser vielen Regulationssysteme bleibt, wie schon hervorgehoben, unter physiologischen Bedingungen der pH-Wert des Blutes sehr konstant. Selbst erhebliche Störungen des Säure-Basenhaushaltes können noch kompensiert werden. Nur bei schwersten Acidosen wird ein leichtes Absinken des pH-Wertes beobachtet.

Weitere Auskünfte über die physikalischen Eigenschaften des Blutes erhält man noch durch die Messung der *Blutviscosität*, des *Brechungsindex* des *Serums*, der *Oberflächenspannung* des Plasmas und des *Lichtauslöschungskoeffizienten* als Maß für den Farbstoffgehalt des Blutplasmas. Normalerweise ist das Blutserum eine schwachgelblich gefärbte, meist klare Flüssigkeit, wobei sich die Farbe bei vielen Blutkrankheiten jedoch verändert. In den jeweiligen Kapiteln wird darauf noch näher eingegangen.

## Die chemische Zusammensetzung des Blutplasmas

Die im Blutplasma vorhandenen Elemente und Verbindungen sind entsprechend der Transportfunktion des Blutes überaus zahlreich und mannigfaltig. Sie sind prima vista nicht notwendig für die Bildung des Systems, andererseits aber mehr oder minder fest in dieses eingefügt. Nicht nur bei pathophysiologischen Vorgängen, sondern allein schon durch den physiologischerweise stattfindenden Ablauf der Lebensvorgänge findet ein dauernder Zustrom in die und ein dauernder Abstrom von Stoffen aus der Blutbahn statt. So werden alle aus dem

Tabelle 3. *Chemische Zusammensetzung des Blutplasmas*

| Stoff | Bedeutung | Normale Konzentration | Pathologische Abweichungen |
|---|---|---|---|
| **I. Anorganische Bestandteile** | | | |
| 1. Natrium | Osmoregulation, Wasserhaushalt, Säure-Basengleichgewicht | 330 mg-% (300—350 mg-%) (144,7 mval/l) | Siehe Chlor! |
| 2. Calcium | Knochenauf- und -abbau, Erregbarkeitsherabsetzung des vegetativen und neuromuskulären Systems, entquellende und membrandichtende Wirkung, Bedeutung für Blutgerinnung, Beziehung zu Nebenschilddrüse und Sympathicus | 10 mg-% (9,5—10,5 mg-%) (5 mval/l) | *Vermehrung; Hypercalcämie* bei Hyperfunktion der Epithelkörperchen = Ostitis fibrosa generalisata, nach Parathormoninjektion, nach Vitamin D und nach AT 10, bei überstürztem Knochenabbau, nach starker Muskelarbeit, nach Sympathicusreizung. *Verminderung; Hypocalcämie* bei Hypofunktion der Epithelkörperchen = Tetanie bei Rachitis, Osteomalacie, Nierenerkrankungen, raschem Knochenaufbau, nach Parasympathicuserregung |
| 3. Kalium | Nervenerregbarkeitssteigerung, vegetativer Antagonist zum Ca, radioaktiv! | 20 mg-% (18—23 mg-%) (5,1 mval/l) | *Vermehrt* bei Nephritis, anaphylaktischem Schock, schwerer Herzinsuffizienz, Parasympathicuserregung, Nebenniereninsuffizienz, Coma diabeticum. *Vermindert* bei paroxysmaler Lähmung, unter hohen Insulindosen bei Coma diabeticum, nach Therapie mit Ionenaustauschern, nach Zufuhr von NNR-Hormonen |
| 4. Magnesium | Zum Teil Ca-Wirkung unterstützend (Nervenerregbarkeit herabsetzend), zum Teil Ca-antagonistisch, Mg-Narkose wird durch Ca aufgehoben | 1,9 mg-% 1,6—2,2 mg-% (1,6 mval/l) | *Vermehrung* bei Tetanie, Hungerzustand. *Verminderung* bei Delirium tremens, Myxödem |
| 5. Eisen | Material zum Erythrocytenaufbau, in Form der Hämfermente, Katalysator im Zellstoffwechsel | 120 γ-% (90—140) 90 γ-% (80—120) | *Vermehrt* bei Hämochromatose, Blut- und Gewebszerfall, Hepatitis. *Vermindert* bei Eisenmangelzuständen, achylischer Chlorämie, Blutungsanämien, Tumor und Infektanämien |
| 6. Kupfer | Katalysator im Zellstoffwechsel, besonders bei reaktiven Abwehrvorgängen an ein Protein gebunden (Coeruloplasmin = Phenoloxydase) | 120 γ-% (80—140 γ-%) | *Vermehrt* bei allen Infekten, bei malignen Tumoren und bei Toxinabwehr. *Verminderung* bei Wilsonscher Erkrankung |

| | | | |
|---|---|---|---|
| 7. Chlorid | Zusammen mit Na: Osmoregulation, Wasserhaushalt, Säure-Basengleichgewicht, notwendig für Nierensekretionsarbeit und Magensekretionsarbeit | 360—380 mg-% (= 580—610 mg-% NaCl) (100—107 mval/l) | *Vermehrung; Hyperchlorämie* bei Kochsalzüberernährung, Störungen der Osmoregulation (Diabetes insipidus) *Verminderung; Hypochlorämie* bei kochsalzarmer Kost, schwere Acidosen, Urämie, Pneumonie, Erbrechen (Coma hypochloraemicum), Nebennieereninsuffizienz |
| 8. Phosphor (anorganisch als P) | Muskelstoffwechsel, Zuckerstoffwechsel, P (energiereiche Phosphate) Kalkstoffwechsel, Nervenerregbarkeit steigernd, Knochenauf- und -abbau, Beziehungen zu Epithelkörperchen und Vitamin D | Erwachsene 3,4 mg-% (2,6—4,1 mg-%) (2 mval/l) (Kinder 4,8 mg-%) | *Vermehrung; Hyperphosphatämie* bei Muskelarbeit, Epithelkörperchenhypofunktion (Tetanie), Nephritis, Urämie, toxischem Eiweißzerfall, nach Vitamin D, nach UV-Bestrahlungen, Heilkrise der Rachitis, bei vielen Acidosen *Verminderung; Hypophosphatämie* bei Epithelkörperchenhyperfunktion = Ostitis fibrosa generalisata, bei Rachitis, Osteomalacie, nach Insulin |
| 9. Schwefel (ohne Protein S, total als S) | Diuretische Wirkung | 3,4 mg-% (2,9 mg-%—3,8 mg-%) | *Vermehrt* bei Niereninsuffizienz, schwerer Herzinsuffizienz, Lebererkrankungen nach Milzexstirpation |
| 10. Jod (PBJ$^{127}$) | Schilddrüsenfunktion, Anreicherung im entzündlichen Gewebe | 5,1 γ-% (3,1—7,1 γ-%) | *Vermehrung* bei Morbus Basedow, Thyreotoxikosen *Verminderung* bei Myxödem |
| | In kleinen Mengen sind im Serum noch folgende Mineralstoffe gefunden worden: Kieselsäure, Arsen, Mangan, Lithium, Zink, Blei, Silber, Rhodanwasserstoff, Brom, Fluor u.a. | | |
| II. Eiweißkörper | Vehikelfunktion, onkotischer Druck, Pufferwirkung, Antikörper, Blutkörperchensenkungsgeschwindigkeit (weitere Aufschlüsselung s. nächstes Kapitel S. 35) | 7,2 g-% (6,5—7,9 g-%) | Abhängig vom Wassergehalt des Serums (s. Wasser). Echte Hyperproteinämien bei Myelom, Makroglobulinämie Waldenström, Hypoproteinämien bei Kachexie und Nephrose, Fehlbildungen (Paraproteinose) |
| III. Rest-N | Schlackenstoffe des Eiweißstoffwechsels | 25 mg-% (20—40 mg-%) | *Vermehrung; Urämie* bei Niereninsuffizienz, gesteigertem Gewebszerfall (Pneumonie, Scharlach, Masern, Diphtherie, Tumorzerfall u.ä.), bei Chlorverarmung (Coma hypochloraemicum), bei Nebennierenrindeninsuffizienz |
| Die einzelnen Rest-N-Fraktionen: a) Harnstoff | Endprodukt des Eiweißstoffwechsels | 27 mg-% (14—39 mg-%, Harnstoff-N 12 mg-%) | s. Rest-N, auch geringe Vermehrung nach Muskelarbeit, im Hunger |

Tabelle 3 (Fortsetzung)

| Stoff | Bedeutung | Normale Konzentration | Pathologische Abweichungen |
|---|---|---|---|
| b) Aminosäuren | Zum größeren Teil aus der Nahrung, zum Teil aus intermediärem Stoffwechsel | 40 mg-% (Aminosäuren-N 3,4—5 mg-%) | Vermehrt bei starkem Zellzerfall, Leukämie, schweren Lebererkrankungen, Phosphorvergiftung, Cortisontherapie |
| c) Harnsäure | Endprodukt des Zellkern-(Nucleoproteid-)stoffwechsels | 3—5 mg-% (Harnsäure-N 0,7—1,3 mg-%) | Vermehrt; Uricämie bei Gicht, Zellkernzerfall (Leukämie, Pneumonie, Sepsis) durch Retention als frühestes Zeichen einer Niereninsuffizienz |
| d) Kreatin und Kreatinin, beide zusammen als Gesamtkreatinin bestimmt | Herkunft aus Muskelstoffwechsel und Zellkernstoffwechsel | Kreatinin 0,6—1,2 mg-%, Gesamtkreatinin 1—3 mg-% | Vermehrt bei Niereninsuffizienz, Anstieg später als Harnstoff, daher prognostisch besonders ungünstig (Kreatininspiegel des Bluts ist relativ konstant) |
| e) Indican | Darmfäulnisprodukt | 0,025—0,10 mg-% | Vermehrt bei gesteigerter Darmfäulnis, ferner bei Niereninsuffizienz |
| IV. Lipide (total: Fette, Lipoide, Lipochrome und fettlösliche Substanzen) | Kolloidstruktur, Zellgrenzflächenwirkung, Erythrocytenresistenz, Hämolyse, Gerinnungsvorgang | 530 mg-% (385—675 mg-%) | Vermehrung; Lipämie: Verdauungslipämie 4 bis 5 Std nach fetthaltiger Nahrung (bleibt bei Lebercirrhosen aus!), Gravidität, Hunger, Aderlässen, Diabetes mellitus, Nephrosen, Lebererkrankungen (cholämische Lipämie), Pankreaserkrankungen (pankreatogene Lipämie), Narkosen; familiäre Hyperlipoproteinämie  Verminderung bei langen Hungerzuständen, besonders beim Hungerödem, Sprue |
| 1. Neutralfette | | 0—150 mg-% | |
| 2. Fettsäuren (total, verestert) | | 383 mg-% (243—523 mg-%) | |
| 3. Cholesterin (total) | Beeinflussung des kolloidalen Lösungszustandes sowie der Permeabilität der Zellgrenzflächen, Beziehung zu Immunreaktionen, Hemmung der hämolytischen Wirkung des Lysolecithins, Beziehung zur Nebennierenrinde | 18—25 J. 188 mg-% (116—261 mg-%) 45—56 J. 261 mg-% (169—352 mg-%) (verestert 70—75% des Gesamtcholesterins) | Vermehrung; Hypercholesterinämie bei fettreicher Ernährung, Nephrosen, Verschlußikterus, Gravidität, manche Fälle von Arteriosklerose und Hypertonie, chronische Infekte, Myxödem, Cholesterinablagerungsstörung = Xantomatosen, Schüller-Christansche Krankheit  Verminderung; Hypocholesterinämie bei fettarmer Ernährung, Anämien, Kachexie, nach schweren Infekten (nach anfänglicher Vermehrung), im anaphylaktischen Schock, Morbus Basedow, bei Lebererkrankungen (Estersturz bei schweren Leberparenchymschäden) |

| | | | |
|---|---|---|---|
| 4. Phosphatide (Total) (Lecithin, Cephalin, Sphingomyelin) | Wie Cholesterin, aber zum Teil antagonistisch, z. B. hämolysefördernd | 200 mg-% (150—250 mg-%) | *Vermehrung* bei Schwangerschaft, nach Nahrungsaufnahme, Lues, Cephalinvermehrung bei blassem Hochdruck, Cerasinablagerung in Milz und Leber bei Morbus Gaucher, Phosphatidablagerung bei Niemann-Pickscher Krankheit |
| **V. Kohlenhydrate** | | | |
| 1. Glucose (Blutzucker) | Kohlenhydratstoffwechsel | 97 mg-% (61—130 mg-%) | *Vermehrung = Hyperglykämie* bei Diabetes mellitus, Basedow, Akromegalie, zentralnervösen Störungen (Hirntumor, Meningitis, Kopftrauma u.a.), nach vegetativen Giften, Kohlenoxydvergiftung, Adrenalin |
| 2. gebundene Zucker (als Glykoproteine) | | 80—165 mg-% | *Verminderung = Hypoglykämie* nach Insulin, bei Pankreashyperfunktion (Adenome oder zentral-nervöse Erregung), Morbus Addison |
| 3. Glykogen | Ähnlich dem Blutzucker gesteuert durch Pankreas. Leber und Nebenniere | 0—3 mg-% | *Vermehrung* bei Diabetes und Lebererkrankungen, sowie nach Adrenalininjektion *Verminderung* nach Insulininjektionen |
| 4. Ketonkörper (Total als $\beta$-Hydroxybuttersäure) | Intermediärprodukt | 0,5 mg-% (0,3—0,9 mg-%) | *Vermehrung* bei Diabetes, Hunger |
| 5. Äthylalkohol | Vorwiegend exogen | 3—4 mg-% | *Vermehrung* nach Alkoholgenuß 7—10 Std; ein Wert von über $1{,}5\,^0/_{00}$ (=150 mg-%) gilt als objektives Zeichen berauschender Alkoholwirkung |
| 6. Brenztraubensäure | | 1,1 mg-% (0,5—1,7 mg-%) | *Vermehrung* bei Vitamin $B_1$-Mangel, Muskelarbeit, Alkalosis, Dyspnoe, Thyreotoxikose |
| 7. Milchsäure | Kohlenhydratstoffwechsel, Muskelstoffwechsel, Carcinomstoffwechsel | 11,5 mg-% (6,1—16,9 mg-%) | *Vermehrung* bei kräftiger Muskelarbeit, Anoxämie, Herzinsuffizienz, Lebererkrankungen |
| 8. Citronensäure | Intermediärprodukt des Kohlenhydratstoffwechsels | 2,4 mg-% (1,6—3,2 mg-%) | *Vermehrung* bei Lebererkrankungen *Verminderung* postoperativ sowie bei manchen endokrinen Störungen |
| **VI. Bilirubin (Total)** | Endprodukt des Hb-Stoffwechsels | 0,8 mg-% (0,5—1,1 mg-%) | *Vermehrung* mit vorwiegend direkter Diazoreaktion bei hepatischem und Verschlußikterus, mit indirekter Diazoreaktion bei hämatogenem Ikterus (Perniciosa, hämolytische Anämien) *Verminderung* bei Nephrosen, Amyloidosen, Eisenmangelanämien, Blutungsanämien |

Tabelle 3 (Fortsetzung)

| Stoff | Bedeutung | Normale Aktivität | Pathologische Abweichungen |
|---|---|---|---|
| **VII. Fermente** | | | |
| 1. Pseudo-Cholinesterase | Aktiv sekretorisch aus Leberzellen (Pseudocholinesterase) | 0,94 (0,56—1,32 = pH·E) | *Vermehrung* bei Nephrose *Verminderung* bei Lebercirrhose |
| 2. Diastase (α-Amylase) | Stärkespaltend (aus Pankreas, Parotis und anderen Zellen stammend) | 40—145 E | *Vermehrung* bei akuten Pankreaserkrankungen, schwerer Niereninsuffizienz (bei intakter Pankreasfunktion), nach Opiaten |
| 3. Lipasen | Fettspaltung, aus Pankreas und Leukocyten | 0—150 E | *Vermehrung* bei akuten Pankreaserkrankungen (Fermententgleisung) |
| 4. Phosphatasen a) Alkalische Phosphatasen | Phosphorsäureesterspaltende Fermente, Kohlenhydratstoffwechsel | 15—68 IE | *Vermehrung* bei Tumoren mit gesteigerter Osteoblastentätigkeit (Rachitis, Osteomalacie, Knochensarkom, Paget, Carcinom-Knochenmetastasen) *Verminderung* bei Aphosphatasie (hereditär) |
| b) saure Phosphatasen | | 5,7—10,7 IE | *Vermehrung* bei Prostatacarcinom mit Knochenmetastasen |
| 5. Leucinaminopeptidase (LAP) | Plasma unspezifisch | 15—45 IE | *Vermehrung* bei Verschlußikterus (Hepatitis) |
| 6. Glutamatoxalacetat-Transaminase (GOT) | Plasma unspezifisch | 2,5—19 IE | *Vermehrung* bei Herzinfarkt, Leberparenchymerkrankungen (Muskelerkrankungen) mit raschem Gewebszerfall |
| 7. Glutamatpyruvat-Transaminase (GPT) | Plasma unspezifisch | 2—17 IE | *Vermehrung* bei Leberparenchymerkrankungen (besonders Hepatitis), Vergiftungen |
| 8. Lactatdehydrogenase (LDH) | Plasma unspezifisch | 100—250 IE | *Vermehrung* bei Leberparenchymerkrankungen, Herzinfarkt, Hämolyse (Perniciosa), Muskelerkrankungen, malignen Tumoren |
| 9. Kreatinkinase (CK) | Plasma unspezifisch | 0—1 IE | *Vermehrung* bei Herzinfarkt, progressiver Muskeldystrophie (DUCHENNE-ARAN) |

Weitere Fermente s. Spezialliteratur

Hormone, Vitamine und Immunkörper können mit besonderen Verfahren, wobei in neuerer Zeit Untersuchungsmethoden mit radioaktiver Markierung an Bedeutung gewonnen haben, im Blut festgestellt werden. Dazu sei aber auf die entsprechende Spezialliteratur verwiesen.

Darmlumen resorbierten Substanzen durch das Blut weitertransportiert und den Organen zugeleitet. Von den Organen werden die Stoffwechselschlacken durch das Blut abtransportiert und gelangen so zu den Abbaustätten bzw. zu den Ausscheidungsorganen. Es besteht also eine enge Wechselwirkung zwischen der Zusammensetzung des Plasmas und der Organfunktion. Aber wie wir weiter oben gesehen haben, besteht z.B. für die Puffersysteme auch eine wechselseitige Beeinflussung zwischen dem Plasma und den Erythrocyten. Wenn auch viele der transportierten Stoffe vorwiegend im Plasma gefunden werden, so muß andererseits das Problem immer als eine Funktion des Gesamtblutes betrachtet werden.

Drei Faktoren sind daher grundsätzlich bestimmend für die im Blut gefundene Konzentration eines Stoffes: Die Größe des Einstroms in die Blutbahn, die Transportmöglichkeit oder die Transportkapazität in der Blutbahn und die Größe des Ausstroms aus der Blutbahn. Da die Größe des Ein- und des Ausstromes von Substanzen sehr häufig an die Zellfunktion eines Organs gebunden ist, wird es verständlich, daß übergeordnete Steuerfunktionen der Organtätigkeit, sei es das Nervensystem oder ein neurohumoraler Rückkopplungsmechanismus, einen Einfluß auf die Stoffkonzentration der betreffenden Substanz im Blut haben müssen. Die Analyse der Zusammensetzung des Blutes hat damit für die Klinik eine überaus wichtige Bedeutung, da sie einen Parameter darstellt, welcher zu diagnostischen Zwecken und zur Beurteilung der Therapie verwandt werden kann.

Die Beurteilung von Veränderungen der Blutzusammensetzung muß grundsätzlich zwei verschiedene pathophysiologische Vorgänge berücksichtigen. Die Änderungen können einmal durch eine Erkrankung des Systems an sich bzw. der Bildungsstätten des Systems bedingt sein; dies wäre eine direkte Erkrankung des Blutes im Sinne einer Organerkrankung. Andererseits bewirken aber auch die Erkrankungen anderer Organe oder allgemeine Erkrankungen eine Änderung der Zusammensetzung des Blutes. Dabei kann der Gehalt von physiologischerweise vorhandenen Substanzen erhöht oder erniedrigt sein, ferner können auch Stoffe auftreten, die normalerweise im Blut nicht nachzuweisen sind. So werden wir bei Änderungen des Blutzuckers an eine Funktionsstörung des Pankreas, bei Änderungen der Harnsäurekonzentration an eine solche der Nieren und beim Auftreten der CK (Kreatin-Kinase) an einen Herzinfarkt denken. Eine Beurteilung dieser Situationen ist nur möglich auf Grund einer umfassenden Kenntnis der physiologischerweise vorliegenden Stoffkonzentrationen im Blut. Einen Überblick über die wichtigsten Daten gibt die Tabelle 3. (Umfangreiche Zusammenstellungen von Daten sind in der Aufstellung von PLÖTNER im Handbuch der Hämatologie HEILMEYER und HITTMAIR sowie in den wissenschaftlichen Tabellen GEIGY enthalten.)

Die Betrachtung der gefundenen Werte zeigt, daß für jede Substanz physiologischerweise ein definierter Blutspiegel besteht, der nur in sehr engen Grenzen schwankt. Es besteht somit für alle Blutbestandteile im engeren und weiteren Sinn eine gesetzmäßige Konstanz der physiologischerweise vorhandenen Werte. Man kann somit, wie es HEILMEYER in der letzten Auflage des Handbuches definierte, von einer *Isostruktur* der Blutflüssigkeit sprechen. Auf Grund dieses Phänomens sind wir in der Lage, aus der Analyse der Zusammensetzung des Blutes entsprechende klinische und diagnostische Schlüsse zu ziehen.

## Literatur

**Behring, E.V.:** Die Antitoxinmethode zur Blutmengenbestimmung. Münch. med. Wschr. **58**, 655 (1911). — **Brines, J.K., J.G. Gibson,** and **P. Kunkel:** The blood volume in normal infants and children. J. Pediat. **18**, 447 (1941).

**Culbertson, J.:** The determination of the plasma volume and the blood volume of the rabbits by the injection of homologous anti-crystallized-Egg-Albumin-Serum. Amer. J. Physiol. **107**, 120 (1934).

**Dawson, A., H. Evans,** and **G. Whipple:** Blood volume studies: III. Behaviour of large series of dyes introduced in to the circulation blood. Amer. J. Physiol. **51,** 232 (1920).

**Gamble, J. L.:** Constitution chimique, physiologie et pathologie du liquide extracellulaire. Paris: G. Doin & Cie. 1948. — **Gajdos, A.:** Physikalische Eigenschaften des Blutes und seine pathologischen Veränderungen. In: Handbuch der Hämatologie (Heilmeyer-Hittmair), Bd. II, S. 357. 1959. — **Gray, S.,** and **K. Sterling:** The tagging of red cells and plasma proteins with radioactive chromium. J. clin. Invest. **29,** 1604 (1950). — **Gréhant, Quinquaud:** Zit. nach Handbuch der inneren Medizin — Blut und Blutkrankheiten — (Heilmeyer-Begemann), 4. Aufl. Berlin-Göttingen-Heidelberg: Springer 1951. — **Griesbach, W.:** Handbuch der normalen und pathologischen Physiologie, Bd. VI/2, S. 667. 1928.

**Hahn, P. F., W. M. Balfour, J. F. Ross, W. F. Bale,** and **G. H. Whipple:** Red cell volumen, circulating and total, as determined by radio iron. (Das zirkulierende und das gesamte Erythrocytenvolumen, bestimmt mit radioaktivem Eisen.) Science (Lancaster, Pa.) **1,** 87 (1941). — **Hahn, P. F., J. F. Ross, W. F. Bale, G. H. Whipple,** and **W. M. Balfour:** (1) Red cell and plasma volume (circulating and total) as determined by radio from and by dye. J. exp. Med. **75,** 221 (1942); — (2) Amer. J. Physiol. **136,** 314 (1942); — **141,** 363 (1944). — **Heilmeyer, L.:** Medizinische Spektrophotometrie. Jena 1933. — **Heilmeyer, L.,** u. **H. Begemann:** Blut und Blutkrankheiten. In: Handbuch der Inneren Medizin, 4. Aufl. Berlin-Göttingen-Heidelberg: Springer 1951. — **Heilmeyer, L.,** u. **Riemenschneider:** Gleichzeitige Bestimmung von Blutmenge, Blutströmingsgeschwindigkeit und Durchmischungsgeschwindigkeit bei Blut- und Kreislaufkranken. Verh. dtsch. Ges. inn. Med. 232 (1930). — **Hevesy, G., H. H. Köster, G. Sörensen, E. Warburg,** and **K. Zeran:** The red corpuscle content of the circulation blood determined by labelling the erythrocytes with radiophosphorus. Acta med. scand. **116,** 561 (1943). — **Hoffmann, G., W. Keiderling, H. A. E. Schmidt,** u. **W.Schoeppe:** Zur Frage der unterschiedlichen Größe des Blutvolumens bei verschiedener Markierung. Z. ges. exp. Med. **130,** 301 (1958). ∼ Zur Frage der aktiven Blutmenge. Klin. Wschr. **36,** H. 18 (1958). — **Hoffmann, G., N. Kleine** u. **W. Keiderling:** Die Adsorption von markierten Substanzen an der Erythrozytenoberfläche und ihre Bedeutung für die Messung von Konzentrationen im Plasma. Z. Nucl.-Med. **3,** Nr 2 (1963). — **Hooper jr., J., N. Nomof, E. Brown, R. Wennesland,** and **K. G. Scott:** Blood (Red Cell) volume measured by carbon monoxide and radiochromium method. Zit. J. clin. Invest. **33,** 944 (1954).

**Keith, N., L. Rowntree,** and **J. Geraghty:** A method for the determination of plasma and blood volume. Arch. intern. Med. **16,** 547 (1915).

**Mollison, P. L,** and **N. Veall:** The use of the isotope $^{51}$Cr-as a label for red cells. Brit. J Hemat. **1,** 62 (1955).

**Nylin, G.,** and **S. Hedlund:** Wight of red blood corpuscles in heart failure determined with labelled erythrocytes during and after decompensation. Amer. Heart J. **33,** 770 (1947).

**Plötner, K.:** Chemische Zusammensetzung des Blutes und ihre Veränderung. In: Handbuch der Hämatologie (Heilmeyer-Hittmair), Bd. II, S. 385. 1959.

**Seyderhelm, R.,** u. **W. Lampe:** Die Blutmenge. In: Handbuch der allgemeinen Hämatologie. Berlin u. Wien 1932. — **Sjöstrand, T.:** Physiol. Rev. **33,** 202 (1953).

**Thomson, K. F., A. Hirsheimer, J. G. Gibson,** and **A. W. Evans:** Studies on the circulation in pregnancy. III. Blood volume changes in normal pregnant women. Amer. J. Obstet. **36,** 48 (1938).

**Welcker:** Zit. nach Handbuch der inneren Medizin — Blut und Blutkrankheiten — (Heilmeyer-Begemann), 4. Aufl. Berlin-Göttingen-Heidelberg: Springer 1951.


Die Daten sind den Tabellen entnommen:

**Bergmeyer, H. E.:** Methoden der enzymatischen Analyse. Weinheim a. d. Bergstr.: Verlag Chemie GmbH. 1962.

**Gajdos, A.:** Physikalische Eigenschaften des Blutes und seine pathologischen Veränderungen. In: Handbuch der Hämatologie (Heilmeyer-Hittmair), Bd. II, S. 357. 1959.

**Heilmeyer, L.,** u. **H. Begemann:** Blut und Blutkrankheiten. In: Handbuch der inneren Medizin, 4. Aufl. Berlin-Göttingen-Heidelberg: Springer 1951.

**Plötner, K.:** Chemische Zusammensetzung des Blutes und ihre Veränderung. In: Handbuch der Hämatologie (Heilmeyer-Hittmair) Bd. II, S. 385. 1959.

Wissenschaftliche Tabellen, 6. Aufl., Geigy AG, Basel 1960.

# Die Plasmaeiweißkörper*

Von

## W. Müller

Mit 16 Abbildungen

Die Erforschung der Plasmaeiweißkörper hat in den letzten Jahren derartige Fortschritte gemacht, daß es im Hinblick auf die in die Tausende gehenden Einzelarbeiten auf diesem, die Medizin, Chemie und Physik umfassenden Gebiet und die immer noch im Fluß befindliche Forschung unmöglich erscheint, die Ergebnisse in einem kurzen Beitrag zusammenzufassen. Andererseits ist aber eine Darstellung der Plasmaeiweißkörper im Rahmen der Hämatologie unumgänglich, da die Proteine wesentlicher Bestandteil des Blutes sind, die nicht nur für die Aufrechterhaltung des kolloidosmotischen Druckes und den Transport verschiedenster Substanzen wichtig sind, sondern auch mannigfaltige, für die Blutbildung, die Blutgerinnung und die humorale Abwehr entscheidende Funktionen ausüben und innige Wechselbeziehungen zu den cellulären Veränderungen im Blute aufweisen. Überdies können bestimmte Fraktionen der Serumeiweißkörper, die Immunglobuline, gelegentlich als Autoantikörper zur Auslösung von Bluterkrankungen, wie hämolytischen Anämien, Leukopenien und Thrombopenien führen und als sog. Paraproteine wertvolle diagnostische Hinweise auf bestimmte Bluterkrankungen geben. Im folgenden soll daher ein kurzer Abriß über die Plasmaproteine gegeben werden, wobei selbstverständlich unter Hinweis auf entsprechende monographische Darstellungen (EMMRICH 1957, PUTNAM 1960, GRABAR und BURTIN 1960, HOPPE-SEYLER/THIERFELDER 1960, RIVA 1960, SCHULTZE und HEIDE 1960, HITZIG 1963, WUHRMANN und MÄRKI 1963, DITTMER 1965, SCHULTZE und HEREMANS 1966) und die alljährlich in Brügge stattfindenden Colloquien über die Proteine in biologischen Medien nur wesentliche Punkte erörtert werden können.

## Bausteine, Struktur und Biosynthese der Plasmaproteine

Die Plasmaeiweißkörper stellen Makromoleküle dar, deren Elementaranalyse Kohlenstoff, Wasserstoff, Stickstoff, Sauerstoff und Schwefel ergibt. Die konjugierten Proteine enthalten überdies weitere Elemente wie Phosphor, Jod, Eisen und Kupfer. Insgesamt gesehen weist die elementare Zusammensetzung bei den verschiedenen Proteinen meist nur relativ geringfügige Unterschiede auf, so daß wesentliche Aussagen über die verschiedenen Serumeiweißkörper mit Hilfe der klassischen analytisch-chemischen Verfahren kaum möglich sind.

Die eigentlichen Bausteine der Serumproteine stellen die $\alpha$-Aminosäuren dar, die stereochemisch alle in die L-Reihe gehören. Die wichtigsten dieser Aminosäuren sind folgende:

---

* Aus der 2. Medizinischen Klinik und Poliklinik der Universität Kiel (Direktor: Prof. Dr. L. WEISSBECKER).

I. Aliphatische Aminosäuren:

    1. Monoamino-Monocarbonsäuren:    Glycin, Alanin, Serin, Cystein, Threonin, Leucin, Isoleucin, Methionin, Valin.

    2. Monoamino-Dicarbonsäuren:       Asparginsäure, Glutaminsäure.

    3. Diamino-Monocarbonsäuren:      Lysin, Arginin.

II. Aromatische Aminosäuren:

    1. Isocyclische:                           Tyrosin, Phenylalanin.

    2. Heterocyclische:                   Histidin, Tryptophan, Prolin, Oxyprolin.

Diese Aminosäuren sind durch Carboxylamid-Bindungen (—CO—NH) zu Peptidketten verbunden (Fischer 1916), wobei jeweils nur die identischen Teile der Aminosäuren in die Kette selbst eingebaut sind, während die differenten

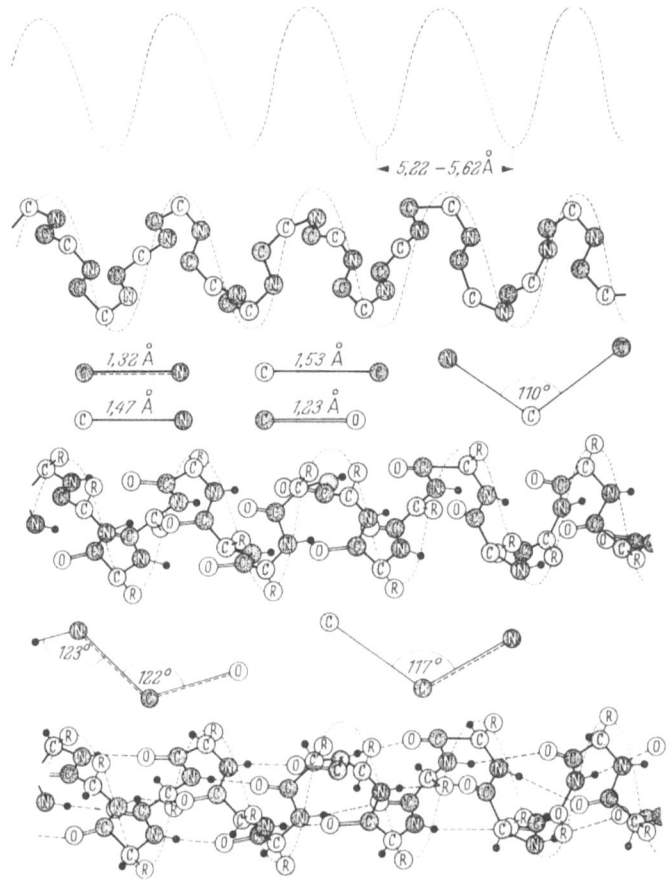

Abb. 1. Die α-Helix als Sekundärstruktur von Proteinen nach Pauling und Coray (1950). Oben eine schematische Darstellung des Verlaufs der Kette, um die sich in der 2. Reihe die aus Peptidbindungen und den α—C-Atomen der Aminosäuresequenz bestehende Hauptkette herumrankt. Darunter die Abstände zwischen den einzelnen Atomen. In der 3. Reihe sind die Seitenketten, in der 4. auch die Wasserstoffbrücken eingezeichnet

Anteile als Seitenketten abstehen. Je nach der Anzahl der in den Ketten vorhandenen Aminosäuren sprechen wir von Di-, Tri-, Tetra- usw. und Polypeptiden, wobei die letzteren das Grundgerüst aller Eiweißkörper bilden. In den verschiedenen Proteinen kommen nun die einzelnen Aminosäuren in wechselnder Reihenfolge und verschiedener Häufigkeit vor, woraus die ungeheure Mannigfaltigkeit der Eiweißkörper resultiert. An den Seitenketten sind oft auch andere chemische

Gruppen und besonders Kohlenhydrate oder Fette angehängt. Diese zusammengesetzten Eiweißkörper werden von einzelnen Autoren Proteide genannt, doch hat sich diese Bezeichnung nicht allgemein eingebürgert.

Beim Bau der Proteine ist die Primär-, Sekundär-, Tertiär- und Quartärstruktur zu unterscheiden. Unter der Primärstruktur wird die Zahl der in ein Eiweißmolekül eingebauten Polypeptidketten, die Zahl und Frequenz der in diesen Ketten vorhandenen Aminosäureradikale sowie die Art und Stellung von Verzweigungen und Ringschlüssen der Polypeptidketten verstanden. Die Eigenschaften der Proteine werden vor allem durch die als Seitenketten abstehenden differenten Anteile der Aminosäuren bestimmt. Qualitative und quantitative Analysen der Aminosäuren, sowie Endgruppenbestimmungen haben bereits einzelne Einblicke in die Primärstruktur der Eiweißkörper gegeben.

Als Sekundärstruktur bezeichnet man die intramolekulare Konfiguration der Polypeptidketten, die bei den meisten Eiweißkörpern in einer Spirale aufgewunden sind, wobei die Spiralen durch Wasserstoffbrücken zusammengehalten werden (Abb. 1). Hierbei sind Brückenbildungen zwischen dem Stickstoffatom des NH-Gliedes und dem Kohlenstoffatom des CO-Gliedes der Peptidketten besonders wichtig. Nach PAULING und CORAY (1950) dürften die Spiralen in der Regel eine α-Helix-Struktur haben, die 3,7 Aminosäureradikale pro Umdrehung der Polypeptidkette enthält (Abb. 1). Auch bei den Serumeiweißkörpern wird eine solche Struktur angenommen, jedoch ist es noch nicht sicher, ob bei den im Plasma gelösten Eiweißkörpern die Spiralanordnung völlig erhalten bleibt (DOTY 1957).

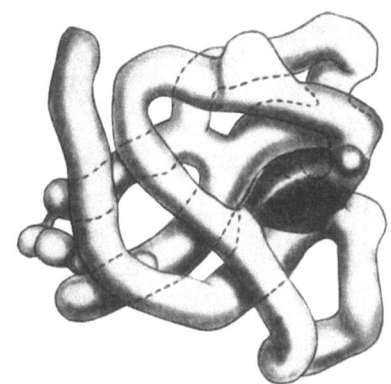

Abb. 2. Modell der Tertiärstruktur des Myoglobins nach KENDREW et al. (1960)

Die α-Helix ist ein lineares Gebilde. Da die Plasmaproteine aber globulären Charakter haben, muß die Helix eine gefaltete Gestalt haben, die man als Tertiärstruktur bezeichnet. Diese Tertiärstruktur wird durch die intermolekularen Bindungen und die Topographie der Seitenketten der α-Helix bestimmt. Die Art der Faltung und insbesondere die hierbei exponierten aktiven Gruppen bestimmen nun die Eigenschaften des Moleküls. Mit Hilfe der Röntgenanalyse ist es gelungen, die Tertiärstruktur bestimmter Proteine in etwa aufzuklären. Als Beispiel zeigt Abb. 2 die von KENDREW et al. (1960) erarbeitete Tertiärstruktur des Myoglobins.

Die meisten Proteine mit einem Molekulargewicht über 20 000 bestehen aus mehreren Polypeptidketten, die durch Disulfid- und Wasserstoffbrücken miteinander verbunden sind. Der Bau dieser Makromoleküle aus verschiedenen Untereinheiten wird als Quartärstruktur bezeichnet. Einzelne Moleküle, die bereits eine Quartärstruktur besitzen, können sich wiederum zu größeren Molekülen zusammenlagern, wie dies bei den $\gamma_M$- und $\alpha_{2M}$-Globulinen der Fall ist. Man spricht dann von einer „Super-Quartärstruktur" oder Polymeren, wobei die Anzahl der Proteinmonomeren in dem einzelnen Polymer meist konstant ist.

Die Synthese der Plasmaproteine erfolgt nach einem vererbten Strukturmuster intracellulär, wobei der Hauptanteil an den Ribosomen synthetisiert wird, von denen ständig lösliche Proteine in das Plasma abgegeben werden. Hierdurch ist es verständlich, daß der Ribosomengehalt einer Zelle ihrer proteinsynthetischen Aktivität parallel geht.

Die einzelnen, zur Biosynthese spezifischer vererbter Eiweißstrukturen führenden Schritte wurden in den letzten Jahren teilweise geklärt und sollen hier kurz angedeutet werden (Abb. 3). Der gesamte genetische Bauplan der Eiweißkörper wird von den Desoxyribonucleinsäureanteilen der Chromosomen bestimmt. Nach

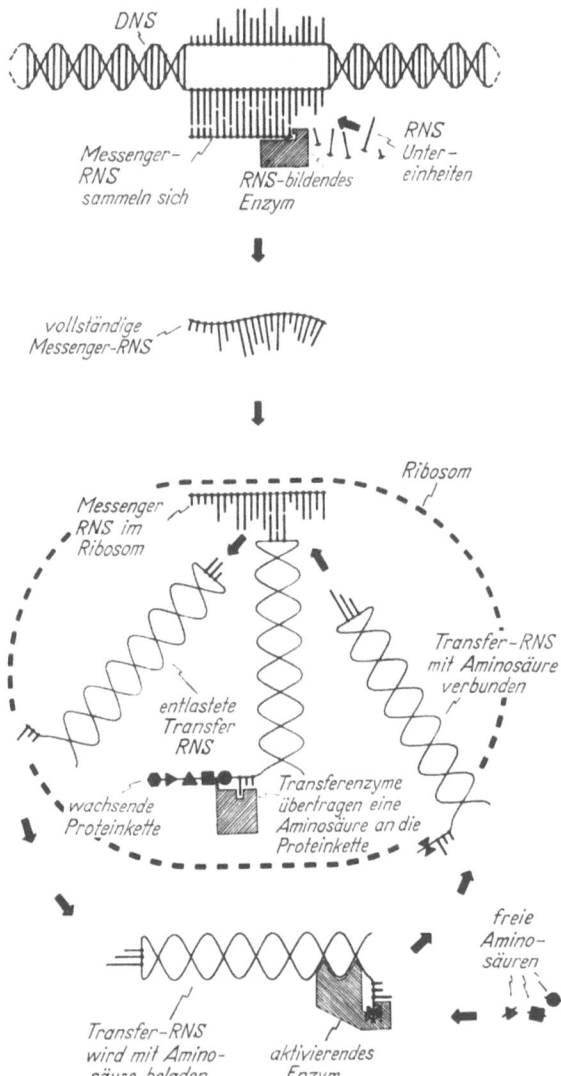

Abb. 3. Schematische Darstellung über die Biosynthese der Eiweißkörper (s. Text) nach SPENCER (1964)

CRICK et al. (1961) und WATSON (1963) liegen die Desoxyribonucleinsäuren als gefaltete Doppelspiralen vor und enthalten Desoxyribose, Phosphat und vier verschiedene Basen. Sie nehmen selbst keinen direkten Anteil an der Proteinsynthese, übertragen aber die genetischen Informationen in mehreren Teilabschnitten auf das Proteinmolekül. Die im sog. „DNS-Code" verschlüsselten Informationen sind, wie das Strukturschema der DNS von WATSON und CRICK zeigt, in spezifischen Sequenzen der vier basischen Anteile (Adenin, Guanin, Thymin, Cytosin) der die Desoxyribonucleinsäuren aufbauenden Nucleotide festgelegt (CRICK et al. 1961), die jeweils als Dreiergruppen (Triplets) eine Aminosäure determinieren. Die Codierungseinheit wird als Codon bezeichnet und ist heute für die einzelnen Aminosäuren recht genau bekannt. Von dem „DNS-Code" wird nun eine spiegelbildliche Ribonucleinsäurekopie („RNS-Code") hergestellt, die mit Ausnahme des Thymins, das durch Uracil ersetzt ist, die gleiche Basenzusammensetzung wie DNS und statt einer Desoxyribose eine Ribose enthält. Die Ribonucleinsäuren entstehen im Zellkern unter der Wirkung einer RNS-Polymerase in ähnlicher Weise wie die Desoxyribonucleinsäuren bei der sog. Reduplikation. Es wird angenommen, daß die doppelsträngig gewundene Polynucleotidkette nach Entspiralisierung durch Aufbrechen der Wasserstoffbrücken wie ein Reißverschluß aufgeht und jede der beiden Ketten dann als Schablone für ihre eigene Ergänzung durch neugebildete Nucleotide dient, die sich spezifisch an die komplementären Strukturen anlagern und so wieder den fehlenden zweiten Strang bilden. Anschließend winden sich die beiden Nucleinsäureketten wieder entgegen dem Uhrzeigersinn umeinander. Die Produktion der Ribonucleinsäuren geht wahrscheinlich in den sog. „puffs" der Chromosomen vonstatten, die autoradiographisch als Orte lebhafter RNS-Synthese identifiziert werden konnten. Da die Ribonucleinsäuren im Gegensatz zu den Desoxyribonucleinsäuren die den Zellkern umgebende Membran durchdringen können, sind sie in der Lage, nach Ablösung von den Chromosomen als „messenger-RNS" die Informationen weiterzugeben, indem sie als Träger der spezifischen Matrize für das aufzubauende Proteinmolekül in die Ribosomen des Plasmas eingebaut werden (SHIGEURA und CHARGRAFF 1958, RICHTER 1959, VAUGHAN und STEINBERG 1959, KOCH 1962, WARNER et al. 1962). An Hand des Codes dieser fixierten Ribonucleinsäuren werden nun Aminosäuren zu Polypeptidketten aufgebaut. Hierzu binden zunächst lösliche, spezifische, kleinmolekulare Ribonucleinsäurepartikel, die „transfer-RNS", die wegen ihrer Löslichkeit auch als „soluble-RNS" oder „s-RNS" bezeichnet werden und nur aus ca. 20 aneinandergereihten Nucleotiden bestehen — sie werden wahrscheinlich wie die messenger-RNS an der DNS gebildet — die frei in der Umgebung vorhandenen und durch ATP aktivierten Aminosäuren — Aminoacyle — an ihre sog. Aminosäureerkennungsregionen (HOAGLAND et al. 1958, HARBERS und HEIDELBERGER 1959) und transportieren sie zu der fixierten RNS. An diese binden sich die „transfer-RNS" mit ihrer Matrizenerkennungsregion, dem sog. Anticodon, auf Grund eines komplementären Aufeinanderpassens der Purin- und Pyrimidinbasen. Da für jede Aminosäure eine spezifische lösliche Ribonucleinsäure vorhanden ist (LEUTHARD 1961), die ihrerseits immer einen durch drei Nucleotide (triplett) bestimmten, genau lokalisierten Platz an der fixierten RNS einnimmt (NIRENBERG und MATTHAEI 1961), kommt es durch den „RNS-Code" zu einem die Strukturspezifität der entstehenden Proteine bedingenden gesetzmäßigen Aufeinanderreihen der aktivierten Aminosäuren, die sich jetzt durch Vermittlung sog. transfer-Enzyme oder spontan zu Polypeptidketten verbinden, worauf die „transfer-RNS" wieder freigesetzt werden (HOAGLAND 1959). Die Energie, die für die Peptidbindung erforderlich ist, wird nach HOAGLAND et al. (1956) durch folgende Umsetzung übertragen:

$$\text{Aminosäure} + \text{E} + \text{ATP} \rightleftharpoons \text{E} \cdot \text{AMP} \cdot \text{Aminosäure} + \text{PP}$$

$$\text{E} \cdot \text{AMP} \cdot \text{Aminosäure} + \text{Aminosäure} \rightleftharpoons \text{E} \cdot \text{AMP} + \text{Peptid}$$

E = spezifisches Enzym, PP = Pyrophosphat, ATP = Adenosintriphosphat, AMP = Adenosinmonophosphat.

Hierbei sind die aktivierten Enzyme wahrscheinlich spezifisch für die verschiedenen Aminosäuren (HOAGLAND et al. 1957). Die Adenylaminosäuren sind extrem reaktive Zwischenprodukte, wodurch ihre Bindung zu Peptidketten zu erklären ist.

In einem weiteren Schritt lösen sich die Polypeptidketten von den Ribosomen ab, wobei gleichzeitig oder später durch Brückenbildungen und Faltungen die Prägung der Sekundär- oder Tertiärstruktur erfolgt (Jungbluth und Turba 1960). Auf welche Weise diese letzten Schritte im einzelnen vonstatten gehen, ist noch nicht geklärt (Lit. s. Schultze und Heremans 1966). Durch Zusammenschluß mehrerer Polypeptidketten entsteht die Quartärstruktur, wie sie in etwa bei den Immunglobulinen bekannt ist.

Die Steuerung der Proteinsynthese erfolgt durch komplizierte, heute bei weitem noch nicht völlig aufgeklärten Mechanismen (Lit. s. Schultze und Heremans 1966). Diese beziehen sich, wie erstmals von Jacob und Monot (1961) postuliert und experimentell nachgewiesen wurde, auf eine Regulierung der Genwirkung. Grundsätzlich kann man zwei Typen von Regulationssystemen unterscheiden, den der koordinierten Enzyminduktion und den der koordinierten Enzymunterdrückung. Im ersten Fall produziert ein Regulatorgen einen Repressor, der durch eine in ihrer chemischen Natur noch unbekannte Reaktion mit dem sog. Operatorgen, das über Bildung oder Nichtbildung der Eiweißkörper entscheidet, das aus einem Operatorgen und einem bis mehreren Strukturgenen bestehenden Operon inaktiviert, so daß hier keine m-RNS gebildet wird. Offensichtlich können spezifische Substrate — Induktoren — wiederum mit dem Repressor reagieren und ihn inaktivieren, so daß in allen dem Operatorgen unterstehenden Strukturgenen wieder m-RNS gebildet wird und damit die Eiweißsynthese wieder anläuft. Die Inaktivierung ist wahrscheinlich in einer allosterischen Umformung des Repressorproteins zu suchen, also in einer Änderung der Tertiärstruktur des Proteins, welche durch die Verbindung mit dem Induktor zustande kommt. Ist der Induktor verbraucht, so stockt die m-RNS- und Eiweißsynthese wieder, weil der Repressor jetzt nicht mehr inaktiviert werden kann.

Ein zweiter Regulationsmechanismus der Proteinsynthese besteht wahrscheinlich darin, daß ein Regulatorgen einen inaktiven Repressor bildet, der nicht mit dem Operatorgen reagiert, so daß an dem betreffenden Operon m-RNS gebildet wird, die dann zur Eiweißsynthese führt. Der Repressor wird jedoch durch Endprodukte der Eiweißsynthese aktiviert und reagiert dann mit dem Operatorgen, das jetzt inaktiviert wird (Rückkopplungsmechanismus).

Über die Natur des Repressors ist noch wenig bekannt (Lit. s. Drews 1966). Er muß jedenfalls allosterisch sein, d.h. zwei spezifische Stellen besitzen, eine zur Reaktion mit dem Operatorgen und eine zur Reaktion mit dem Effektor, der ihn aktiviert oder inaktiviert.

Neben den genannten Regulationssystemen sind auch andere denkbar, wie etwa ein Repressoreinfluß auf die DNS-abhängige RNS-Polymerase oder auf die neugebildete m-RNS selbst.

Unter den Substanzen, die wahrscheinlich die Gentätigkeit beeinflussen, sind bestimmte Hormone — z.B. das $17\beta$-Oestradiol — und die Histone zu nennen. Den Hormonen wird ein fördernder Einfluß auf die Eiweißsynthese zugeschrieben, den Histonen dagegen ein hemmender. Die Wege, auf denen die Beeinflussung zustande kommt, sind im einzelnen noch unbekannt.

## Struktur und Biosynthese der zirkulierenden Antikörper

Die zirkulierenden Antikörper, die der Gruppe der $\gamma$-Globuline ($\gamma_A, \gamma_M, \gamma_G, \gamma_D, \gamma_E$) angehören, stellen den einzigen Proteintyp dar, dessen Bildung nicht allein von Erbfaktoren, sondern zusätzlich von einem exogenen oder endogenen Antigenstimulus abhängt. Ihre Produktion erfolgt im Gegensatz zu den anderen Plasmaproteinen, die vorwiegend oder ausschließlich in der Leber synthetisiert werden, ganz überwiegend im lymphoreticulären Gewebe, und zwar in den Plasmazellen oder den hiermit augenscheinlich eng verwandten großen lymphoiden Zellen. Die einzelne Plasmazelle bildet hierbei in der Regel nur eines der genannten $\gamma$-Globuline, jeweils auch immer mit der gleichen leichten Kette, doch werden gelegentlich auch $\gamma_G$- und $\gamma_M$-Globuline in der gleichen Zelle gebildet (MELLORS und KORNGOLD 1963). Die hochdifferenzierte spezifische Funktion, die die Antikörper als Träger der humoralen Abwehr des Organismus gegenüber den korrespondierenden Antigenen haben, ist dadurch bedingt, daß bestimmte Molekülbezirke der Antikörper (spezifische Antikörperwirkgruppe) und der Antigene (Antigendeterminanten) räumlich und chemisch eng aneinandergepaßt sind. Ob nun die spezifischen Antikörperwirkgruppen, deren Größe etwa zehn Aminosäureradikalen entspricht (KABAT 1958), bereits in der Primärstruktur verankert sind oder erst durch eine spezifische Raumanordnung zustande kommen, ist noch unklar. Während man früher vorwiegend zu der Ansicht neigte, daß die Antikörper eine gleiche Primärstruktur besitzen und die spezifische Antikörperwirkung durch eine unterschiedliche Sekundär- oder Tertiärstruktur des Proteinmoleküls bedingt ist (SCHULTZE 1959a, b u.a.), lassen neuere Untersuchungen (KOSHLAND und ENGELBERGER 1963 u.a.) vermuten, daß sich die einzelnen Antikörpermoleküle schon hinsichtlich der Primärstruktur, also der Art und Anordnung der Aminosäuren, in einem umschriebenen Anteil einer der Polypeptidketten unterscheiden.

Die Struktur der Antikörperwirkgruppen wird ebenso wie die Antikörperquantität durch die Antigene bestimmt (STEVENS 1956), die eine Antikörperbildung induzieren, wenn sie zu den an der Antikörpersynthese beteiligten Zellstrukturen des lymphoretikulären Gewebes gelangen (FAGRAEUS 1948, ORTEGA und MELLORS 1957). Die Antikörperbildung ist nun bei verschiedenen Antigenen unterschiedlich. Bestimmte Struktureigenschaften der Antigene, die vom Antikörperproduzenten als körperfremd empfunden werden, bedingen eine besonders gute Antikörperbildung, wobei vor allem terminale Aminosäuren, sowie saure Gruppen eine Rolle spielen sollen (LANDSTEINER 1936, TURBA und ZILLIG 1960).

Gegen Antigene, die viele Antigendeterminanten besitzen, wie dies bei den Proteinantigenen die Regel ist, können gleich viele spezifische Antikörper gebildet werden, die jeweils nur gegen eine einzelne Antigendeterminante wirksam sind. Eine Antikörper-produzierende Zelle kann jedoch wenigstens überwiegend nur eine einzelne Antikörpersorte bilden (NOSSAL 1958 u. a.), wobei ein einziges Antigenmolekül, wahrscheinlich sogar nur ein Teilbezirk (eine Haptengruppe) ausreicht, um eine qualitativ befriedigende Antikörperbildung in einer Einzelzelle auszulösen (LANDSTEINER und VAN DER SCHEER 1938). Das Antikörperbildungsvermögen ist dabei erstaunlich groß. Nach SCHULTZE (1959a und b) werden etwa 1000—2000 Antikörpermoleküle pro Sekunde und Zelle produziert. Von der Antigeninjektion bis zum Auftreten der korrespondierenden Antikörper im Blut ist eine Zeitdauer von ca. 6—10 Tagen erforderlich. Nach einer zweiten Injektion des gleichen Antigens steigt dagegen der Antikörperspiegel bereits nach 2—3 Tagen an (anamnestische Reaktion, Booster-Effekt), ein Phänomen, das wahrscheinlich auf die vorausgegangene Stimulation der für die Bildung der spezifischen Antikörper verantwortlichen Zellpopulation und möglicherweise auch des Stoffwechsels der unreifen Zellen dieser Population zurückzuführen ist.

Die Bindung der Antikörper an die korrespondierenden Antigene erfolgt durch van der Waalsche Kräfte und H-Brückenbildung. Der genau komplementäre Bau von Antigendeterminanten und spezifischen Antikörperwirkgruppen erklärt die hochgradige Spezifität. Je nach der Zahl ihrer spezifischen Bindungsstellen werden die Antikörper als monovalent oder inkomplett bzw. als bivalent oder komplett bezeichnet. Monovalente Antikörper haben nur eine, bivalente dagegen zwei identische spezifische Bindungsstellen (Landsteiner 1936). Die letztgenannten Antikörper können dementsprechend zwei identische Antigene binden.

## Die Theorien der Antikörperbildung

Trotz der großen Fortschritte auf dem Gebiet der Proteinforschung konnte der exakte Mechanismus der Antikörperbildung bisher noch nicht geklärt werden. Nach wie vor sind wir auf diesem Gebiet auf verschiedene Hypothesen angewiesen, von denen noch keine bewiesen werden konnte. Es würde den Rahmen dieser Übersicht überschreiten, wollte man auf die zahlreichen Theorien und ihre experimentellen Belege im einzelnen eingehen. Es kann hier nur ein kurzer und daher auch unvollständiger Überblick gegeben werden.

Die älteste Theorie über die Antikörperbildung stellt die Ehrlichsche *Seitenkettentheorie* dar (Ehrlich und Morgenroth 1904), nach der die Antigene mit ihren determinierenden Gruppen an komplementär aufgebaute, spezifische Receptoren, die Seitenketten der Protoplasmamoleküle gebunden und vernichtet werden sollen, wobei auch die Seitenketten verbraucht und anschließend ersetzt werden. Eine wiederholte Bindung der Antigene habe eine überschießende Reproduktion der Seitenketten zur Folge, die dann als Antikörper ins Serum abgegeben würden. Gegen diese Theorie, nach der die spezifischen Antikörper also als genetisch determinierte Eiweißstrukturen anzusehen wären, wurde der Einwand erhoben, daß bei der ungeheuren Vielzahl von Antigendeterminanten eine gleiche Anzahl verschiedenster Seitenketten des Protoplasmas vorkommen müsse, was seinerzeit als unwahrscheinlich angesehen wurde. Die moderne Erforschung der Eiweißsynthese und ihrer Steuerung läßt die Seitenkettentheorie jedoch wieder in einem neuen Licht erscheinen.

Von Jerne (1955) wurde die These entwickelt, daß im Serum „natürliche" Antikörper gegen alle möglichen Antigene vorhanden seien. Gelange nun ein Antigen in den Organismus, so bilde der korrespondierende Antikörper mit ihm Antigen-Antikörper-Komplexe, die zu den Antikörper-produzierenden Zellen transportiert würden. Hier solle der Antikörper nun als Muster für die Neuproduktion von Antikörpern dienen, dann vermehrt ins Plasma abgegeben würden. Das Vorkommen natürlicher Antikörper, das Voraussetzung dieser sog. *Selektionstheorie* ist, muß jedoch als sehr fraglich angesehen werden.

Die heute am meisten vertretene Theorie der Antikörperentstehung ist die *„clonal selection"-Theorie* von Burnet (1959), die wesentliche Gedanken der Selektionstheorie von Jerne wie auch der Seitenkettentheorie beinhaltet. Nach dieser Theorie sollen durch somatische Mutationen der immunologisch kompetenten Zellen in der Embryonalphase zahlreiche sog. clons, also Stämme völlig gleichartiger Immunzellen — vorwiegend im Thymus — gebildet werden, von denen jeder Stamm nur einen spezifischen Antikörper bilden kann und auch vor dem ersten Kontakt mit dem Antigen Spuren dieses Antikörpers produziert, mit denen die korrespondierenden Antigene spezifisch reagieren können. In der Fetalperiode sollen die Antikörper aber im Gegensatz zum postnatalen Leben im Zellinneren bleiben und nicht ans Blut abgegeben werden. Kommt es daher in dieser Phase zu einem Kontakt einer Antikörperbildenden Zelle mit dem entsprechenden Antigen, so tritt eine Antigen-Antikörper-Reaktion im Zellinneren ein, die zu einer Vernichtung dieser Zelle führt. Hierdurch sollen alle bei den häufigen Mutationen entstehenden Zellclons, die Antikörper gegen körpereigene Antigene enthalten bzw. zur Antikörperbildung gegen Autoantigene befähigt sind, vernichtet werden. Diese Vernichtung geht möglicherweise im Thymus vonstatten, in dem man zu jeder Zeit eine örtliche Vernichtung von Lymphocyten nachweisen kann. Inwieweit das Milieu des Thymus bei der Elimination eine Rolle spielt, läßt sich nicht entscheiden. Jedenfalls überleben nur die Zellclons, deren Produkte gegen körperfremde Antigene gerichtet sind. In der späteren Embryonalphase wandern sie aus dem Thymus in den ganzen Körper aus. Kommt der Organismus im postnatalen Leben mit körperfremden Antigenen in Kontakt, so führt dies nicht mehr zum Untergang der Zellen, die die korrespondierenden Antikörper bilden, da diese Antikörper jetzt von der Zelle nach außen abgegeben werden und hier mit den Antigenen reagieren. Die Antigene ihrerseits stimulieren jetzt den für die Bildung der korrespondierenden Antikörper verantwortlichen Zellclon, worauf es zu einer Proliferation dieses Clons kommt. Gegen autologe Antigene kann der Organismus dagegen postnatal keinen Antikörper mehr bilden, da alle Zellstämme, die entsprechende Antikörper bilden könnten, in der Fetalperiode vernichtet worden sind.

Die „clonal selection-Theorie" setzt voraus, daß die immunologisch aktiven Zellen zum Zeitpunkt der Geburt die Sekretion der gebildeten Antikörper nach außen aufnehmen und daß bei der enormen Mannigfaltigkeit von Antigenstrukturen eine außerordentlich große Zahl verschiedener Clons immunologisch kompetenter Zellen vorhanden ist. Gerade die letztgenannte Annahme ließ Zweifel an der Richtigkeit der Burnetschen Hypothese entstehen. Nach den Berechnungen der Mutationsrate der Zellen des Körpers, die auf etwa $10^6$ pro Tag geschätzt wird, und der Zahl aller theoretisch vorstellbaren Antigene, die nach BURNET (1959) auf einige 10000 chemische Konstitutionstypen aufteilbar ist, erscheint eine solche Annahme jedoch möglich. Eine weitere Voraussetzung der Theorie, die Unipotenz ruhender Immunzellen, konnte jedoch bisher nicht bewiesen werden.

Durch die „clonal selection-Theorie" kann das Phänomen der Immuntoleranz (MEDAWAR 1957) erklärt werden. Dieses besteht bekanntlich in einer Unfähigkeit des embryonalen Organismus zur Bildung von Antikörpern gegen körpereigene und -fremde Antigene (völlige Immuntoleranz der Fetalperiode) und einer auch postnatal fehlenden Antikörperbildung gegen körpereigene Antigene (angeborene Immuntoleranz) und gegen körperfremde Antigene, die in der Embryonalphase zugeführt wurden (erworbene oder aktive Immuntoleranz). Der embryonale Kontakt mit einem Antigen führt also zu einer postnatalen Immuntoleranz, während der erstmalige postnatale Kontakt mit einem Antigen eine aktive Immunisierung mit Produktion verschiedener Antikörper zur Folge hat. Die Umstellung der Reaktion erfolgt unabhängig vom Fetalalter um die Zeit der Geburt.

Zahlreiche tierexperimentelle Untersuchungen über die Induktion der Immuntoleranz auch im postnatalen Leben haben zu einer Reihe weiterer Thesen über die Entstehung dieses Phänomens und einer Modifikation der bereits genannten Hypothesen geführt. Hierauf kann jedoch an dieser Stelle unter Hinweis auf die entsprechende Literatur (MEDAWAR 1960, SIMONSEN 1962, BRENT und GOBLAND 1963, HOPPE und MAKINODAN 1964, TALMAGE und CLAMAN 1964) nicht näher eingegangen werden.

Eine andere, auf Vorstellungen von BREINL und HAUROWITZ (1930) aufbauende Theorie der Antikörperbildung von PAULING (1940) besagt, daß es in Anwesenheit von Antigenen zu einer vom Normalen abweichenden Faltung der zwei freien Enden der Polypeptidkette des $\gamma$-Globulins kommt, indem die an der Oberfläche des Antigenmoleküls lagernden Gruppen komplementäre Gruppen der Polypeptidketten des Antikörpermoleküls durch unspezifische, schwache, intramolekulare Kräfte an sich ziehen, andere wieder abstoßen, so daß schließlich ein zweiwertiger Antikörper entsteht, wobei das Antikörpermolekül komplementär der Oberfläche des Antigens angepaßt ist. Nach den heutigen Kenntnissen über den Aufbau der Immunglobuline (s. S. 53) kann ein derartiger Antikörperbildungsmechanismus jedoch nicht mehr angenommen werden. Eine ähnliche Theorie wurde von HAUROWITZ (1950) entwickelt. Hiernach wird das dreidimensionale globuläre Molekül komplementär an die Determinantengruppen des Antigens adaptiert, so daß das letztere wie ein Prägestempel die spezifischen Haftgruppen des Antikörpers formt. Bei dieser Theorie, die ebenso wie die vorgenannte als *induktive* oder *Matrizentheorie* bezeichnet wird, ist eine dauernde Anwesenheit des Antigens in den Antikörper produzierenden Zellen erforderlich, was nach Untersuchungen über die monate- und jahrelange Verweildauer von Antigenen in Zellen (HARVEY und CAMPBELL 1957 u. a.) als möglich angesehen werden kann. Die Theorie kann aber nicht die Ausbildung der Immuntoleranz und die massive Neubildung von Antikörpern nach der Zweitinjektion von Antigenen (booster-Effekt) erklären. EHRICH (1962) hat auch noch verschiedene andere Argumente gegen diese Theorie aufgeführt.

Nach HAUROWITZ (1965) kann das Antigen auch schon in den Synthesemechanismus der Polypeptidketten des Immunglobulins eingreifen. Diese Auffassung entspricht der *genetischen Theorie*, nach der das Antigen bereits auf die DNS der Antikörper-produzierenden Zellen wirkt und die hierdurch veränderte DNS dann Informationen enthält, die zur Synthese einer spezifischen RNS und damit zum Aufbau eines spezifischen Antikörpers führen (SCHWEET und OWEN 1957). In diesem Fall müssen Antikörper mit verschiedener Spezifität unterschiedliche Primärstrukturen aufweisen, wofür neuere Erkenntnisse sprechen.

BURNET und FENNER (1949) haben eine weitere Theorie entwickelt, nach der die Antikörperproduktion auch in Abwesenheit des Antigens vonstatten gehen könnte. Nach dieser *„adaptiven Enzymtheorie"* erleiden die Fermente des Organismus, die Antigene abbauen, eine spezifische Änderung, in dem sie sich so adaptieren, daß sie sich auf den Abbau ähnlicher Fremdmoleküle spezifizieren. Die adaptierten Enzyme sind selbst reproduktiv, vermehren sich also nach Elimination des Antigens weiter, und ihre enzymatisch inaktiven Repliken (Duplikate) übernehmen die Rolle des spezifischen Antikörpers. Diese Theorie bietet jedoch ebensowenig wie die Matrizentheorie eine Erklärung für die Immuntoleranz und einzelne, weitere immunologische Phänomene. Insgesamt gesehen ist mit einer exakten Klärung über den Weg der Immunglobulinsynthese erst zu rechnen, wenn der Mechanismus der biologischen Proteinsynthese genauer bestimmt werden kann.

## Der Gesamteiweißgehalt des Serums

### a) Stoffwechsel und Funktion

Der normale Gehalt des menschlichen Serums an Eiweißkörpern liegt zwischen 6,5—8 g-%, die Gesamtmenge im menschlichen Organismus bei 175—315 g. Der Bestand wird durch ein dynamisches Gleichgewicht zwischen Auf- und Abbau erhalten, wobei offensichtlich homeostatische Mechanismen die Konstanz des Gesamteiweißspiegels bedingen (Lit. s. SCHULTZE u. HEREMANS 1966). Die Bildung der Plasmaeiweißkörper erfolgt vorwiegend in den Leberzellen, lediglich die $\gamma$-Globuline werden nach Untersuchungen von FAGRAEUS (1948) sowie ORTEGA und MELLORS (1957) in den Plasmazellen gebildet, wobei die Zellen mit dem höchsten Nucleinsäuregehalt die aktivsten Antikörperbildner sind. Hierdurch ist auch die Proportionalität zwischen dem Gehalt an unreifen Plasmazellen und Antikörpern (FAGRAEUS 1948) zu erklären.

Die durchschnittliche Lebensdauer der einzelnen Serumproteine ist verschieden; sie ist am längsten bei den $\gamma_G$-Globulinen, etwas kürzer bei den Albuminen, während die verschiedenen $\alpha$- und $\beta$-Globuline eine relativ geringe Lebensdauer haben. Genauere Angaben sind nicht möglich, da die Befunde der einzelnen Autoren außerordentlich schwanken (Lit. s. SCHULTZE u. HEREMANS 1966). Auch über den Ort des Eiweißabbaues lassen sich noch keine definitiven Angaben machen. Neben dem endogenen Metabolismus scheint besonders die Ausscheidung in den Magen-Darm-Trakt mit folgendem fermentativem Abbau von Bedeutung (WETTERFORS 1964 u. a.). Die beim Abbau frei werdenden Aminosäuren werden ebenso wie die endogen synthetisierten und die mit der Nahrung zugeführten wieder als Bausteine für die Proteinsynthese herangezogen, woraus ein lebhafter Austausch zwischen Gewebs- und Plasmaproteinen auf der Stufe der Aminosäuren resultiert. Insgesamt gesehen ist der Serumproteinumsatz allerdings mit 15—20 g/täglich in bezug auf den gesamten Proteinumsatz, der mit 400—800 g/täglich veranschlagt wird (MAURER 1960), relativ gering.

Die Aufgaben der Plasmaeiweißkörper sind sehr mannigfaltig. Zu ihren wichtigsten Funktionen gehört die Konstanterhaltung des kolloidosmotischen Druckes, d. h. des Druckes, mit welchem die Plasmaeiweißkörper das Wasser festhalten. Er beträgt normalerweise 280—480 mm $H_2O$ und ist für die Regulation des Wasseraustausches zwischen Blut und Gewebe und damit für die Aufrechterhaltung des Blutvolumens maßgebend. Eine Abnahme des kolloidosmotischen Druckes bewirkt eine verstärkte Wasserabgabe ins Gewebe und kann zur Ödembildung führen. Am kolloidosmotischen Druck des Plasmas sind die sehr hydrophilen Albumine mit ca. 75% am stärksten beteiligt. Ihr Wasseranziehungsvermögen ist vorwiegend durch ihre unter physiologischen Bedingungen hohe elektrische Ladung ca. 2,4mal größer als das der Globuline.

Eine weitere wichtige Funktion der Plasmaproteine beruht auf ihrer Fähigkeit, zahlreiche Stoffe zu binden, die zum Teil aus dem Magen-Darm-Trakt resorbiert, zum Teil als intermediäre Stoffwechselprodukte ins Plasma abgegeben oder als Hormone von den endokrinen Drüsen freigesetzt werden. Auch Ionen, vor allem Kationen und Arzneimittel werden von den Serumproteinen gebunden. Einzelne Substanzen, insbesondere die Lipide, werden durch eine solche Fixierung erst löslich. Bei der Bindung sind sowohl chemische wie physikalische Bindungskräfte beteiligt, wobei die chemischen Bindungen wesentlich stärker als die physikalischen sind. Zum Teil ist die Bindung eine reversible, so daß die Stoffe an bestimmten Orten, z.B. in den Ausscheidungs- oder Wirkungsorganen bei einfachen Milieuänderungen wie beispielsweise Veränderungen des pH-Wertes oder des Redoxpotentials abgehängt werden können; zum Teil werden die Proteine auch am

Wirkungsort metabolisiert, womit die gebundenen Stubstanzen frei werden. Die Eiweißmoleküle stehen damit als Vehikel im Dienst der Transportfunktion des Blutes, wie dies vor allem BENNHOLD (1938) erstmals gezeigt hat. Durch die Bindung wird erreicht, daß der Stoff sich nicht überall gleichmäßig im Gesamtorganismus ausbreitet, sondern mit Hilfe der Eiweißvehikel dahin gebracht wird, wo er durch einen besonderen Abhängemechanismus aus dieser Bindung gelöst wird. Auf diese Weise werden gezielte Transporte ermöglicht.

Zu diesen allgemeinen Aufgaben, bei denen noch die Puffereigenschaften der Proteine zu erwähnen sind, kommen die spezifischen, zum Teil lebenswichtigen Sonderfunktionen einzelner Plasmaeiweißkörper, auf die später eingegangen werden soll (s. S. 47 ff.).

### b) Die Bestimmung des Gesamteiweißes im Blutserum

Zur Bestimmung des Serumeiweißspiegels stehen in der Klinik heute eine Reihe von Methoden zur Verfügung, unter denen diejenige von KJELDAHL als Standardmethode gilt. Hierbei wird zunächst der Gesamtstickstoff im Serum gemessen, von dem der im enteiweißten Serum bestimmte Reststickstoff abgezogen wird. Der Gesamteiweißgehalt errechnet sich dann durch Multiplikation des so erhaltenen Wertes mit dem Faktor 6,25. Da die Methode relativ aufwendig ist, wird für Routinebestimmungen des Gesamteiweißgehaltes häufig die Biuret-Methode nach WEICHSELBAUM (1946) angewandt. Sie beruht auf der Reaktion des Biuretreagens mit den Peptidketten der Proteine, die zu einer violetten Verfärbung des Serums führt. Die Farbintensität wird bei einer Wellenlänge von 546 mμ erfaßt. Sehr einfach, jedoch weniger genau ist die Refraktometrie, bei der das Prisma eines Eintauchrefraktometers in die zu untersuchende Flüssigkeit eingetaucht und der Brechungsindex bestimmt wird. Aus diesem kann dann der Gesamteiweißgehalt errechnet werden. Als weitere Methode ist die gravidimetrische Methode zu nennen, bei der das gefällte und getrocknete Eiweiß sorgfältig gewogen wird. Bei exakter Durchführung ergibt sie sehr genaue Ergebnisse. Mit einer größeren Fehlerbreite ist die Messung des spezifischen Gewichtes in Kupfersulfatlösungen unterschiedlicher Konzentration belastet. Über weitere Verfahren s. RIVA (1957) sowie MEIENHOFER und ZAHN (1960).

### c) Die klinische Bedeutung von Abweichungen des Gesamteiweißes

Unter pathologischen Verhältnissen kann der Gesamteiweißspiegel nach oben oder unten verschoben sein. Da er durch die Relation zwischen Eiweißmenge und Plasmaraum bestimmt wird, sind Hypo- und Hyperproteinämien entweder durch eine Störung des Wasserhaushaltes oder eine solche des Eiweißkörperhaushaltes bedingt. Die Entscheidung, welche dieser beiden Veränderungen im einzelnen vorliegt, muß durch Heranziehung weiterer Methoden, wie die Zählung der Erythrocyten, die Feststellung des Hämatokrits oder die Bestimmung der Gesamtblutmenge geklärt werden. Störungen des Wasserhaushaltes in Form von Hydrämien und Anhydrämien sind die häufigste Ursache von Änderungen des Serumeiweißspiegels. So finden sich Hyperproteinämien mit einem Gesamteiweißgehalt über 8,0 g-% bei vermindertem Plasmavolumen infolge schwerer Wasserverluste durch Diarrhoen, unstillbares Erbrechen oder durch Austrocknung bei Stenosen der Speiseröhre oder des Magens. Derartige Bluteindickungen sind an der gleichzeitigen Vermehrung der Erythrocyten und des Hämoglobins zu erkennen, während umgekehrt diese Pseudopolyglobulinämien durch die Aufdeckung der gleichzeitig vorhandenen Serumeiweißvermehrung leicht als Eindickungszustände erkennbar werden und damit von anderen Polyglobulinämien abgetrennt werden können. Die Serumeiweißvermehrung beim Myelom und der Makroglobulinämie Waldenström ist dagegen eine echte Hyperproteinämie bei normalem Plasmavolumen, die durch die Produktion abnormer Immunglobuline durch wuchernde Zellen hervorgerufen wird und deshalb diagnostisch von größter Bedeutung ist. Auch bei der Vermehrung normaler γ-Globuline z. B. im Rahmen der Lebercirrhose, der Sepsis lenta, des Morbus Boeck, des Kala-Azar u. a. kommen Hyperproteinämien vor, die jedoch meist weniger ausgeprägt sind.

Viel häufiger als Hyperproteinämien sind Hypoproteinämien, also Verminderungen des Serumeiweißgehaltes unter 6,5 g-%. Sie können durch einen vermehrten Eiweißverlust auftreten, wie er bei akuten und chronischen Blutungszuständen, bei Dermatosen und Verbrennungen, besonders aber bei Nephrosen und exsudativen Enteropathien vorkommt. Ferner können Hypoproteinämien durch das Fehlen der für die Proteinsynthese erforderlichen Bausteine infolge Hungers oder ungenügender Resorption von Aminosäuren im Magen-Darm-Trakt bei verschiedenen Erkrankungen des Darmes vorkommen. Bei schweren Leberparenchymschädigungen treten ebenfalls erhebliche Hypoproteinämien auf, die durch eine mangelhafte Eiweißkörpersynthese hervorgerufen werden. Die Serumeiweißverminderung bei Niereninsuffizienz ist dagegen meist Folge einer Hydrämie. Ob auch ein Hyperkatabolismus zur Hypoproteinämie führen kann, ist noch fraglich.

## Die einzelnen Proteine des menschlichen Plasmas und ihre Funktion

Durch moderne, später erwähnte Trennungsverfahren sind im menschlichen Plasma über 30 Eiweißkörper mit differenten physikalisch-chemischen Eigenschaften nachgewiesen worden, wobei aber weder die nur in Spuren vorkommen-

Tabelle 1. *Physikalisch-chemische Eigenschaften einiger definierter Humanplasmaproteine*

| Fraktion | Menge absolut (g-%) | Anteil am Gesamt-eiweiß (rel.-%) | Molekular-gewicht | Sedimen-tations-konstante $s_{20}$ | Iso-elektrischer Punkt | Kohlen-hydrat-gehalt (%) | Lipid-gehalt (%) |
|---|---|---|---|---|---|---|---|
| Tryptophanreiches Präalbumin | 0,027—0,035 | 0,3—0,5 | 61 000 | 4,2 S | 4,7 | 0,5 | 0 |
| Albumin | 3,5—4,8 | 50—65 | 69 000 | 4,6 S | 4,9 | 0 | 0,2 |
| Saures $\alpha_1$-Glyko-protein | 0,75—0,1 | 1,0—1,5 | 44 000 | 3,11 S | 2,7 | 41,4 | 0 |
| $\alpha_1$-Antitrypsin | 0,21—0,5 | 3,0—7,0 | 45 000 | 3,4 S | 4,0 | 12,4 | 0 |
| $\alpha_2$-Coeruloplasmin | ∼0,030 | 0,3—0,5 | 160 000 | 7,1 S | 4,4 | 8,0 | 0 |
| $\alpha_2$-Makroglobulin | ∼0,25 | 1,5—3,0 | 820 000 | 18,6 S | 5,4 | 8,5 | 0 |
| $\alpha_2$-Haptoglobin$_{1-1}$ | ∼0,1 | 1,0—1,4 | 100 000 | 4,4 S | 4,1 | 19,3 | 0 |
| $\alpha_1$-Lipoprotein | 0,3—0,6 | 4,5—8,0 | 250 000 | 5,0 S | 5,2 | 1,5 | 53 |
| $\alpha_2$-Lipoprotein | 0,13—0,2 | 1,5—2,8 | 5 000 000 bis 20 000 000 | Sf* > 12 S | — | 1,7 | 91,9 |
| $\beta_1$-Lipoprotein | 0,15—0,4 | 4,0—6,0 | 3 200 000 | Sf* 0—12 S | 5,4 | 1,8 | 79,5 |
| Transferrin | 0,2—0,32 | 3,0—4,5 | 90 000 | 5,5 S | 5,9 | 5,9 | 0 |
| Fibrinogen | ∼0,3 | 3,0—5,0 | ∼350 000 | 7,63 S | 5,8 | 2,5 | 0 |
| $\gamma_A$-Globuline | 0,11—0,3 | 1,0—3,0 | 150 000 | 7—14 S | — | 7,5 | — |
| $\gamma_M$-Globuline | 0,07—0,19 | 1,0—2,0 | 1 000 000 | 18—20 S | — | 11,8 | — |
| $\gamma_G$-Globuline | ∼1,2 | 13—20 | 156 000 bis 161 000 | 6,6—7,2 S | 5,8—7,3 | 2,9 | — |

*) Flotationsverhalten bei 1,063.

den Plasmaproteine noch die immunologische Spezifität der einzelnen Immunglobuline berücksichtigt sind. Je nach den für die Trennung herangezogenen physikalischen oder chemischen Eigenschaften kann die Unterteilung der Serumeiweißkörper unter ganz verschiedenen Gesichtspunkten erfolgen. Auf Grund ihrer Zusammensetzung werden sie beispielsweise in die reinen Proteine, die Glykoproteine und die Lipoproteine unterteilt. Hierbei werden unter den reinen Proteinen solche Eiweißkörper verstanden, die lediglich Aminosäuren enthalten, wie das Albumin. Die Glykoproteine dagegen enthalten als Charakteristikum zusätzlich als wesentlichen Baustein Kohlenhydrate, während die Lipoproteine fetthaltige Eiweißkörper darstellen (Tabelle 1). Eine andere, heute weniger gebräuchliche Einteilung in Fibrinogen, Albumin, Euglobuline und Pseudoglobuline geht auf die Ausfällbarkeit der Plasmaeiweißkörper durch anorganische Salze zurück (BENNHOLD et al. 1938). Auch auf Grund der Molekulargröße kann eine Unterteilung der Eiweißkörper erfolgen, fernerhin auf Grund ihrer antigenen Eigenschaften und ihrer Wanderungsgeschwindigkeit im elektrischen Feld. Im folgenden sollen die Serumproteine in der Reihenfolge ihrer elektrophoretischen Wanderungsgeschwindigkeit besprochen werden. Ihre Nachweismethoden können nur zum Teil in diesem und in den folgenden Kapiteln erwähnt werden, im übrigen muß auf die Spezialliteratur (HOPPE-SEYLER/THIERFELDER 1960, GRABAR und BURTIN 1960, SCHULTZE und HEIDE 1960, HITZIG 1963, WUHRMANN und MÄRKI 1963) verwiesen werden.

## Die Präalbumine

In der Elektrophorese bei pH 8,6 vor dem Albumin wandernde Proteinkomponenten werden als Präalbumine, X-, V-, S- oder $\varrho$-Fraktion bezeichnet. Diese Fraktion, die nur etwa 0,2—0,5% der Plasmaproteine ausmacht, läßt sich immunelektrophoretisch in zwei verschiedene Komponenten auftrennen (BURTIN 1960), von denen die Fraktion $\varrho_1$ dem tryptophanreichen Präalbumin (ALY 1954, SCHULTZE et al. 1956), die Fraktion $\varrho_2$ dem $\alpha_1$-Lipoprotein entspricht, das jedoch inhomogen ist, wie das Flotationsverhalten in der Ultrazentrifuge erkennen läßt, das eine Trennung dieser Lipoproteine in die Fraktion $HDL_2$ (high density lipoproteins$_2$) und $HDL_3$ gestattet.

Das tryptophanreiche Präalbumin hat, wie der Name bereits sagt, einen hohen Gehalt an Tryptophan (2,5—2,7%). Sein Molekulargewicht beträgt etwa 61 000 (WINZLER 1960), seine Sedimentationskonstante $s_{20} = 4{,}2$ S. Über die physiologische Bedeutung dieses Proteins, das in einer Konzentration von ca. 30 mg-% im Serum vorkommt (OPPENHEIMER et al. 1966), herrscht noch keine Klarheit; es ist lediglich bekannt, daß es Thyroxin in beschränktem Maße binden kann (HOFMANN-CREDNER 1957, OPPENHEIMER et al. 1966 u. a.).

## Das Serumalbumin

Das Albumin stellt mit 50—65 rel.-% die Hauptfraktion der Plasmaeiweißkörper dar. Die Gesamtalbuminmenge wurde beim Erwachsenen auf ca. 2,03 g/kg Körpergewicht berechnet (JARNUM 1959). Im Gegensatz zu anderen Proteinen besteht das Albumin nur aus Aminosäuren, hat also keine prosthetischen Kohlenhydratgruppen. Sein Molekulargewicht beträgt 69 000, seine Sedimentationskonstante $s_{20} = 4{,}6$ S.

Bisher ist noch nicht sicher zu entscheiden, ob das Albumin eine einheitliche Fraktion darstellt, denn bei einem pH von 4 und 9,5 findet sich in der freien Elektrophorese eine Aufspaltung dieses Proteins in zwei Komponenten (ALBERTY 1949, SCHULTZE und HEIDE 1960). Eine ähnliche Beobachtung wurde bei Anwendung der zweidimensionalen Agar-Elektrophorese gemacht (GIRI 1956). HUGHES (1957) wies zudem nach, daß nur etwa zwei Drittel der Albuminmoleküle eine freie SH-Gruppe enthalten (Merkaptalbumin). Ob hierdurch die Mikroheterogenität der Albumine bedingt ist oder ob sie lediglich durch Anlagerung verschiedener Moleküle und Ionen an die Albumine oder andere sekundäre physikochemische Veränderungen hervorgerufen wird (FOSTER 1960 u. a.), ist noch ungewiß. Von der Mikroheterogenität ist die in der Papierelektrophorese nachzuweisende familiäre Doppelalbuminämie zu trennen (WUHRMANN 1959 u. a.), die wahrscheinlich durch eine veränderte Aminosäurenzusammensetzung der Albumine zu erklären ist (EARLE et al. 1959).

Die Funktion der Albumine ist einmal die Aufrechterhaltung des kolloidosmotischen Druckes und damit auch die Plasmaregulierung. Von allen Serumproteinen sind die Albumine am stärksten kolloidosmotisch wirksam, wofür ihr relativ geringes Molekulargewicht, ihre unter physiologischen Bedingungen hohe elektrische Ladung, die Vielzahl an hydrophilen Gruppen und ihr großer Anteil an den Plasmaproteinen verantwortlich sind. Daneben zeichnen sich die Albumine durch ihr Bindungsvermögen gegenüber zahlreichen Stoffen, vor allem verschiedene Metallionen wie Calcium, Kupfer und Quecksilber und organische Anionen, besonders höher molekularen Fettsäuren, Netzmitteln, Medikamenten und bestimmten Farbstoffen aus (s. PENDL und FELIX 1960); sie können hierdurch verschiedenste Transportfunktionen übernehmen (BENNHOLD et al. 1938).

## Die Glykoproteine

Alle Serumeiweißkörper mit Ausnahme des Albumins enthalten unterschiedliche Mengen von Kohlenhydraten, die durch Konvalenzen mit Aminosäuren verbunden sind, bei denen also die Primärstruktur aus Glykopolypeptiden besteht. Unter Glykoproteinen versteht man jedoch nur solche Proteine, bei denen der Kohlenhydratanteil, der aus Galaktose, Mannose, Fucose, Acetyl-Hexosamine (Galaktosamin und/oder Glucosamin) und Acetyl-Neuraminsäure bestehen kann, ein wesentliches Merkmal ist. Die alte Einteilung in die Glykoproteine mit weniger als 4% Hexosamin und die Mucoproteine mit mehr als 4% Hexosamin (MEYER 1945) ist heute überholt (WUHRMANN und MÄRKI 1963), da man mit den modernen Bestimmungsmethoden die einzelnen einheitlichen Serumeiweißkörper erfassen kann, während mit der Serummucoproteinbestimmung (WINZLER 1948) eine Gruppe völlig heterogener Eiweißkörper bestimmt wird und zudem keine qualitativen Unterschiede im Kohlenhydratanteil der Glyko- und Mucoproteine bestehen.

Unter die Glykoproteine, die durch chemische Bestimmungen oder in der Papierelektrophorese durch Anfärbung mit PAS global erfaßt werden können, fallen funktionell und strukturell unterschiedliche Proteine (s. Tabelle 1), die im folgenden einzeln besprochen werden sollen.

## Das saure $\alpha_1$-Glykoprotein

Das unter verschiedenen Namen (Orosomucoid, $\alpha_1$-Mucoprotein, Winzlersches Protein, $\alpha_1$-Seromucoid) beschriebene saure $\alpha_1$-Glykoprotein ist in einer Konzentration von etwa 75 mg-% im Serum vorhanden und macht damit ca. 1,0% der gesamten Serumproteine aus (GREENSPAN und DREILING 1953 u. a.). Mit einem Zuckergehalt von über 40% ist es das kohlenhydratreichste Plasmaprotein. Sein Molekulargewicht liegt bei 44000, weshalb sein onkotischer Druck sehr groß ist (OTT 1956). Gegenüber anderen Serumproteinen fällt sein sehr niedriger isoelektrischer Punkt bei pH 2,7 auf, der hauptsächlich durch den hohen Gehalt der endständig in den Kohlenhydratanteil eingebauten Neuraminsäure bedingt ist (SCHULTZE 1961).

Die physiologischen Funktionen des sauren $\alpha_1$-Glykoproteins sind bisher noch nicht bekannt. Es soll die Gerinnungszeit verlängern (NILSSON und YAMASHINA 1958) und die Struktur der Kollagenfasern beeinflussen (BETTELHEIM-JEVONS 1958). Diagnostisch bedeutsam ist die Erhöhung dieses Serumproteins bei allen mit einem Gewebsabbau einhergehenden Erkrankungen entzündlicher und degenerativer Natur (JAYLE 1956 u. a.).

Die Bestimmung des $\alpha_1$-Seromucoids geschieht am einfachsten und sehr exakt auf immunchemischem Wege (SCHEDL und BARTTER 1959), jedoch bedarf es hierzu eines spezifischen Antiserums, das bei den schwachen Antigeneigenschaften dieses Glykoproteins relativ schwer herzustellen ist.

## Das $\alpha_1$-Antitrypsin

Das $\alpha_1$-Antitrypsin (3,4 S-$\alpha_1$-Glykoprotein, $\alpha_{1A}$-Globulin) bedingt die scharf begrenzte $\alpha_1$-Globulinlinie in der Papier- und Agargel-Elektrophorese (BURTIN 1960), während das vorerwähnte saure $\alpha_1$-Glykoprotein zum Teil von dem langsameren Anteil der Albumine überlagert wird. Das $\alpha_1$-Antitrypsin, das in verschiedenen Varianten mit einer etwas unterschiedlichen elektrophoretischen Wanderungsgeschwindigkeit vorkommt und als Progressivantiplasmin wirkt, ist in einer Konzentration von etwa 210—500 mg-% im Serum vorhanden (STÖRIKO und SCHWICK 1963). Sein Molekulargewicht beträgt 45000, seine Sedimentationskonstante $s_{20} = 3,4$ S. Bei verschiedenen Erkrankungen werden starke Konzentrationsschwankungen dieses Proteins beobachtet, die auch papierelektrophoretisch nachweisbar werden. Zum Nachweis des $\alpha_1$-Antitrypsins können elektrophoretische, immunologische und enzymologische Verfahren herangezogen werden. Für Serienuntersuchungen eignet sich die von JAMES et al. (1966) angegebene semiquantitative Gelatinfilm-Methode gut.

Neben dem sauren $\alpha_1$-Glykoprotein und dem $\alpha_1$-Antitrypsin finden sich im $\alpha_1$-Bereich noch weitere Glykoproteine, die zum Teil erst wenig erforscht sind. Auf sie soll später kurz hingewiesen werden (S. 55).

## Die $\alpha_2$-Globuline

Die $\alpha_2$-Globuline stellen ebenso wie die $\alpha_1$- und $\beta$-Globuline keineswegs eine einheitliche Fraktion dar, wie sie in der Papierelektrophorese in Erscheinung tritt, sondern lassen sich in mehrere, heute zum Teil wohl definierte Eiweißkörper unterteilen, von denen die meisten den Glykoproteinen angehören. Die wichtigsten dieser Glykoproteine sind das $\alpha_2$-Coeruloplasmin, das $\alpha_2$-Makroglobulin und das $\alpha_2$-Haptoglobin. Ein weiterer bedeutsamer Eiweißkörper der α₂-Fraktion, der nicht den Glykoproteinen angehört, ist das α₂-Lipoprotein, das bei der Besprechung der Lipoproteine erwähnt werden soll.

### a) Das α₂-Coeruloplasmin

Das von HOLMBERGER und LAURELL (1948) erstmals isolierte α₂-Coeruloplasmin, das bei pH 8,6 zwischen α₁- und α₂-Globulinen wandert, besitzt infolge seines hohen Kupfergehaltes (0,34% Cu oder 8 Atome Cu/Molekül) in gereinigtem Zustand eine tiefblaue Farbe. Normalerweise kommt es in einer Konzentration von etwa 30 mg-% im Serum vor, hat einen Kohlenhydratgehalt von etwa 8%, ein Molekulargewicht von 150000 und eine Sedimentationskonstante $s_{20} = 7,1$ S. Durch die Säulenchromatographie und die Stärke-Gel-Elektrophorese ist eine Differenzierung von zwei bis drei verschiedene Coeruloplasminfraktionen gelungen (MORELL und SCHEINBERG 1960 u. a.). Zwei dieser Coeruloplasmine, das Coeruloplasmin C und D, ließen sich näher differenzieren. Sie unterscheiden sich durch ihr Molekulargewicht, ihren Kupfer- und Kohlenhydratgehalt und ihre verschiedene elektrophoretische Wanderungsgeschwindigkeit (RICHTERICH et al. 1962). Die Fraktion mit der geringeren enzymatischen Aktivität wird durch Östrogene stimuliert, weshalb sie in der Schwangerschaft stark ansteigt (RICHTERICH et al. 1960).

Die biologische Funktion des Coeruloplasmins ist noch unbekannt (LAURELL 1961). Sein großer Kupfergehalt führte zu der Annahme, daß es für den Kupfertransport erforderlich sei (HOLMBERG und LAURELL 1948), und tatsächlich findet sich bei der Wilsonschen Krankheit, die durch Ablagerungen von Kupfer in verschiedensten Organen charakterisiert ist, meist ein erheblich verminderter Coeruloplasminspiegel (s. im Kapitel „Defektproteinämien" im 2. Teil dieses Handbuchs). Kupfer stellt jedoch einen konstitutionell verankerten Bestandteil des Coeruloplasmins dar und in vitro kann in dieses Protein kein Kupfer inkorporiert oder fixiert werden (URIEL et al. 1957). Nach den Untersuchungen von KLOTZ et al. (1955) sowie URIEL et al. (1957) obliegt der Kupfertransport vielmehr den Serumalbuminen, wenn auch zugeführtes Kupfer in der Leber rasch in das Coeruloplasmin eingebaut wird (LANG und RENSCHLER 1958). Möglicherweise fungiert das Coeruloplasmin damit als Kupferspeicher (STEINBUCH 1958). Auch eine Beeinflussung der Kupferresorption durch dieses Protein wurde diskutiert (STERNLIEB und SCHEINBERG 1961).

Eine wichtige Eigenschaft des Coeruloplasmins scheint seine enzymatische Aktivität zu sein. Es hat die Wirkung einer Polyphenoloxydase (DAWSON und TORPLEY 1951 u. a.) und vermag Adrenalin und Serotonin zu oxydieren. Welche biologische Funktion dieses Enzym im Organismus übernimmt, ist jedoch noch nicht klar. KELER-BACOKA und HAHN (1961) diskutieren seine Bedeutung im oxydativen Abbau des Tyrosins. Möglicherweise kommt ihm auch eine Funktion im Rahmen der allgemeinen Abwehrmechanismen zu, da es bei fast allen mit destruktiven Gewebsreaktionen einhergehenden Krankheiten stark erhöht ist (KLUTHE und SARRE 1962 u. a.). Erniedrigte Werte werden besonders bei der Wilsonschen Krankheit (s. im Kapitel „Defektproteinämien" im 2. Teil dieses Handbuchs), ferner dem nephrotischen Syndrom und häufiger auch bei Neugeborenen gefunden.

Für die Bestimmung des Coeruloplasmins sind verschiedenste Methoden angegeben worden. Am gebräuchlichsten ist die Bestimmung seiner Oxydaseaktivität mit Paraphenylendiamin als Substrat (RAVIN 1956). Mit spezifischen Antiseren ist auch eine immunologische Bestimmung möglich. Da über 90% des Plasmakupfers in Form des Coeruloplasmins vorliegen, ist die Plasmakupferbestimmung die einfachste Methode zum quantitativen Nachweis des Coeruloplasmins. Sie wird in der Klinik bereits seit Jahrzehnten mit bestem Erfolg angewandt (HEILMEYER et al. 1941).

### b) Das α₂-Makroglobulin

Dieses erstmals von SCHULTZE et al. (1955) durch die Ammoniumsulphatfraktionierung isolierte und chemisch charakterisierte Globulin stellt die Hauptfraktion der α₂-Globuline dar, die in einer Konzentration von etwa 200—300 mg-% im Serum vorhanden ist und beim Erwachsenen einen Anteil von ca. 2—3% der gesamten Serumproteine ausmacht. Bei Kindern sind die Werte bis zu 2¹/₂mal höher als beim Erwachsenen. Der Kohlenhydratgehalt des α₂-Makroglobulins liegt bei 8,5%, sein Molekulargewicht beträgt 820000, die Sedimentationskonstante $s_{20} = 18,6$. Damit handelt es sich also um einen hochmolekularen Eiweißkörper, der etwa 65% der 19 S-Serumfraktion ausmacht, während der Rest auf das $\gamma_M$-Globulin entfällt.

Die biologische Funktion des α₂-Makroglobulins, das bisher nur auf immunologischem Wege oder durch Ultrazentrifugation mit nachfolgender elektrophoretischer Trennung quantitativ zu bestimmen war — erst vor kurzem wurde von GANROT (1966) auch eine chemische Bestimmungsmethode angegeben —, ist noch nicht völlig klar. Offensichtlich ist es in der Lage, Insulin, Wachstumshormon, Trypsin, Chymotrypsin, Plasmin und Thrombin, wahrscheinlich auch noch einzelne weitere Substanzen zu binden und zu transportieren. Es wirkt als Plasmin- und Trypsininhibitor (SCHWICK 1965, STEINES und MEHL 1966 u.a.) und stabilisiert die Esteraseaktivität. Eine Vermehrung dieses Proteins findet sich besonders bei der Nephrose (PETERKOFSKY et al. 1956), beim ataktisch-teleangiektatischen Syndrom und beim Mongolismus

(James et al. 1966), in mäßigem Grad auch bei Agammaglobulinämien (Schultze und Schwick 1959 u.a.), beim Diabetes mellitus und beim Lungenemphysem (James et al 1966). Eine Verminderung wird besonders beim Myelom und der Makroglobulinämie Waldenström beobachtet (James et al. 1966).

### c) Das α₂-Haptoglobin

Das $\alpha_2$-Haptoglobin (Polonovsky und Jayle 1938) macht normalerweise etwa 1,0 bis 1,4% der Plasmaproteine und 20—25% der $\alpha_2$-Globuline aus (Jayle und Boussier 1955, Kluthe et al. 1963, Nyman 1959). Charakteristisch für dieses Protein ist die spezifische Affinität zu Hämoglobin, das es unter Bildung eines peroxydasepositiven Komplexes bindet (Polonovsky 1945), wobei Unterschiede in der Bindungsfähigkeit der einzelnen unten erwähnten Hp-Typen bestehen. Ein Molekül Hp 1—1 bindet ein Molekül Hämoglobin (Jayle und Boussier 1955), während ein Molekül Hp 1—2 und ein Molekül Hp 2—2 je zwei Moleküle Hämoglobin binden können (Laurell und Nyman 1957). Der Hämoglobin-Haptoglobin-Komplex, der über die Globulinkomponente des Hämoglobins zustandekommt, ist im Gegensatz zum freien Hämoglobin infolge seines hohen Molekulargewichtes von ca. 310000 nicht harnfähig. Er wird wahrscheinlich durch Aufnahme in das reticuloendotheliale Gewebe rasch aus der Blutbahn entfernt (Laurell und Nyman 1957). Auf diese Weise wird der Organismus bei hämolytischen Prozessen vor einer Hämoglobinurie und damit einem Eisenverlust geschützt. Eine Hämoglobinurie ist erst dann möglich, wenn kein freies Haptoglobin zur Hämoglobinbindung zur Verfügung steht. Weitere spezifische Funktionen des Haptoglobins sind bis heute noch nicht bekannt. Auch die Ursache der mehr oder weniger starken Haptoglobinerhöhung bei allen mit Gewebszerfall einhergehenden Erkrankungen ist noch unklar. Möglicherweise übt das Haptoglobin eine Schlepperfunktion nicht nur für Hämoglobin, sondern auch für einige, beim Gewebsabbau auftretende Substanzen aus (Schumacher 1956 u. a.). Für diagnostische Zwecke kann die genannte Haptoglobinerhöhung bedeutsam sein, ebenso wie eine Erniedrigung, die Hinweise auf eine vermehrte Hämolyse gibt.

Besonders vom genetischen Standpunkt interessant ist die Unterteilung des Haptoglobins in drei verschiedene Typen Hp 1—1, Hp 1—2 und Hp 2—2, die in der Stärkegelelektrophorese gut unterschieden werden können (Smithis 1955) und auch im Molekulargewicht und der chemischen Zusammensetzung unterschiedlich sind (Schultze et al. 1963, Lit. s. Schultze u. Heremans 1966).

Für quantitative Haptoglobinbestimmungen wird meist die Peroxydaseeigenschaft des Haptoglobin-Hämoglobin-Komplexes herangezogen, die von der Hämgruppe des Hämoglobins ausgeht, durch die Bindung an Haptoglobin aber verstärkt wird. Sie kann iodometrisch titriert werden (Jayle 1951). Auch die Eigenschaft des Haptoglobins, eine definierte Menge Hämoglobin zu binden, kann zu seiner quantitativen Bestimmung benutzt werden, ebenso immunologische Methoden. Auf weitere Nachweismethoden soll hier nicht eingegangen werden.

## Das Transferrin (Siderophilin)

Das Transferrin (Holmberg und Laurell 1945) oder Siderophilin (Schade und Caroline 1946) gehört den $\beta_1$-Globulinen an. Seine Konzentration im Serum beträgt 200—320 mg, so daß es etwa 4,3—5,7% der Gesamtserumproteine ausmacht (Schultze und Schwick 1958). Sein Molekulargewicht beträgt 90000, seine Sedimentationskonstante $s_{20} = 5,5$ S, der Kohlenhydratgehalt 5,9%. Wie beim Haptoglobin kennen wir auch beim Transferrin mehrere Gruppen (Giblett et al. 1959), die für genetische Untersuchungen interessant sind. Die biologische Funktion dieses Eiweißkörpers ist, wie der Name bereits sagt, die Eisenbindung und der Eisentransport. Nach den Untersuchungen von Wuhrmann und Jasinski (1953) u. a. wird das aus dem Magen-Darm-Trakt resorbierte Eisen selektiv an das Transferrin gebunden, wobei das Bindungsvermögen 2 $Fe^{III}$ Moleküle pro Molekül Protein beträgt, d. h. etwa 1,25 γ Fe pro Milligramm Transferrin. Die totale Eisenbindungskapazität des Serums beläuft sich beim Gesunden auf 250—400 γ/100 ml, entsprechend 0,20—0,32 g-% Transferrin (Laurell 1960), jedoch ist in der Regel nur ein Drittel dieses Proteins mit Eisen gesättigt. Über die Art der Metallbindung lassen sich noch keine sicheren Angaben machen, wahrscheinlich liegt eine ionische Bindung vor (Laurell 1959). Das Eisen wird vom Transferrin an die Stellen des Verbrauchs vor allem im Knochenmark transportiert, wo die Eisenübernahme enzymatisch gesteuert wird. Die Bedeutung des Transferrins für den Eisentransport wird am offensichtlichsten bei der später eingehend besprochenen Atransferrinämie (s. im Kapitel „Defektproteinämien" im 2. Teil dieses Handbuchs). Auch bei anderen Erkrankungen zeigen sich innige Wechselbeziehungen zwischen Eisen und Transferrin. So beobachtet man eine Transferrinerhöhung beim Eisenmangel und eine Erniedrigung dieses Proteins beim Eisenüberschuß (Klein 1957), wie er bei der Hämochromatose, bei den sideroachrestischen Anämien und der Transfusions-Hämosiderose vorkommt. Interessanterweise findet sich auch bei der Polyglobulie eine starke Transferrinvermehrung (Rosenkranz und Weipel 1960).

Die starke Fixierung des Eisens an Transferrin schützt den Organismus einerseits vor Eisenverlusten durch die Nieren, andererseits bei starkem Eisenanfall vor der toxischen Wirkung von Eisenionen. Ob dieses Protein darüberhinaus noch bei der Infektabwehr wirksam ist (KONITZER 1956 u. a.), muß dahingestellt bleiben.

# Die Lipoproteine

Die Lipoproteine, an die bis zu 100% der im Nüchternserum vorhandenen Lipide [Cholesterin, verestertes Cholesterin, Phospholipide, Triglyceride, fettlösliche Vitamine, einzelne Hormone und Enzyme und unveresterte Fettsäuren (Abb. 4)] gebunden sind (HILLYARD et al. 1955), machen etwa 8—12% der Plasmaeiweißkörper aus (ONKLEY und GURD 1953 u. a.). Nach ihrer elektrophoretischen Mobilität lassen sie sich in die $\alpha_1$-, $\alpha_2$- und $\beta$-Lipoproteine unterteilen (SCHULTZE und HEIDE 1960), wobei die $\alpha_1$-Lipoproteine mit besonderen Techniken noch in die schnelle Fraktion $\varrho_2$, das Lipalbumin und die $\alpha_1$-Lipoproteinfraktion unterteilt werden können. In der Papierelektrophorese finden sich meist nur zwei Fraktionen, die $\alpha$- und $\beta$-Lipoproteine. Nach ihrer unterschiedlichen Dichte, die zu einem unterschiedlichen Flotationsverhalten bei Anwendung von Lösungsmitteln verschiedener Dichte (NaCl-

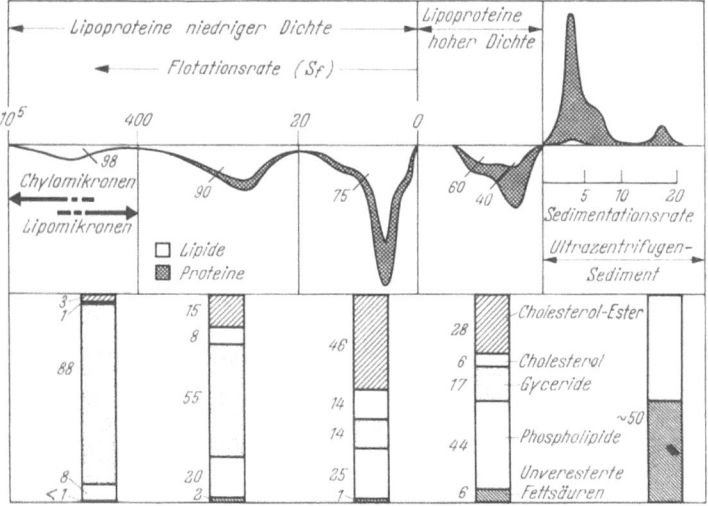

Abb. 4. Verhalten der verschiedenen Lipoproteine des Serums in der Ultrazentrifuge und ihre chemische Zusammensetzung (nach LINDGREN und NICHOLS 1060)

Lösung verschiedenen spezifischen Gewichtes) in der Ultrazentrifuge führen, können die Lipoproteine auch in die „low density lipoproteins" und die „high density lipoproteins" unterteilt werden (Abb. 4). Zu den erstgenannten gehören die in der freien und in der Stärkeblockelektrophorese im $\alpha_2$- und $\beta_1$-Globulinbereich wandernden Lipoproteine, die wegen ihrer geringen Dichte bereits bei einer Lösungsmitteldichte von 1,019 g/ml ($\alpha_2$-Lipoproteine) bzw. 1,063 g/ml ($\beta_1$-Lipoproteine) in der Ultrazentrifuge nach oben wandern. Zur genaueren Charakterisierung dieser Gruppe dient die in Svedberg-Einheiten ausgedrückte Flotationskonstante bei der Dichte von 1,063. Die in Abb. 4 aufgezeichnete Gruppe mit einer Flotationskonstanten zwischen $S_f 20$ und $S_f 10^5$ wandert in der freien Elektrophorese mit den $\alpha_2$-Globulinen, diejenigen mit einer Flotationskonstanten $S_f$ von 0—20 in $\beta$-Position. Demgegenüber gehören die $\alpha_1$-Lipoproteine zu den „high density lipoproteins", die erst bei einer Lösungsmitteldichte zwischen 1,063 und 1,200 flottieren. Diese „high density lipoproteins" (HDL) lassen sich entsprechend ihrem Verhalten im Schwerefeld wieder in drei Untergruppen, $HDL_1$, $HDL_2$ und $HDL_3$, unterteilen. Alle diese Gruppen wandern mit den $\alpha_1$-Lipoproteinen. Die Größe und das Molekulargewicht der Lipoproteine steigt mit abnehmender Dichte an, weshalb die letztgenannten $\alpha_1$-Lipoproteine wesentlich kleiner sind und ein geringeres Molekulargewicht als die $\alpha_2$- und $\beta$-Lipoproteine haben (Tabelle 1). Demgegenüber nimmt der Proteinanteil der Lipoproteine mit ihrer Dichte zu ( Abb. 4).

Zu den Lipoproteinen sind auch die Chylomikronen, emulgierte Lipidpartikel von sehr geringer Dichte und nur kleinem Eiweißanteil zu rechnen (Abb. 4), die im getrübten Serum, z. B. bei essentieller Lipämie und nach fetthaltiger Mahlzeit im Serum auftreten.

Die Normalwerte der einzelnen Lipoproteine schwanken beim Gesunden in weiten Grenzen. Für die $\alpha_1$-Lipoproteine wurden Werte zwischen 300 und 600 mg-%, für die $\alpha_2$-Lipoproteine solche von 130—200 mg-% und für die $\beta$-Lipoproteine Werte zwischen 150 und 400 mg-% angegeben (ONCLEY und GURD 1953, HAVEL et al. 1955, MILLS et al. 1966 u. a.).

Aufgabe der Lipoproteine ist insbesondere die Bindung und der Transport von Lipiden, die in wäßrigem Milieu unlöslich sind (PEZOLD 1961 u. a.). Die Proteine gehen mit diesen Lipiden nur eine transitorische Verbindung ein, wie aus der unterschiedlichen biologischen Halbwertszeit der Lipid- und Proteinkomponenten geschlossen werden kann. Zwischen den einzelnen Fraktionen findet ein Lipidaustausch statt, wobei durch Einwirkung der sog. Clearingfaktoren bzw. hierdurch aktivierten Serumlipoproteinasen Triglyceridanteile abgespalten und damit Lipoproteine geringerer Dichte zu solchen von höherer Dichte umgewandelt werden (SCHULTZE und HEIDE 1960, LINDGREN und NICHOLS 1960). Lipidstoffwechselstörungen führen zu einer außerordentlich vielgestaltigen klinischen Symptomatik, weil die verschiedenen Lipide nicht nur für den Energiestoffwechsel, sondern als Phosphatide, Cholesterinester etc. für verschiedene Gewebe, insbesondere das Nervensystem eine große Bedeutung haben. Eine Erhöhung der Lipoproteine, die besonders die $\beta$-Lipoproteine betrifft, findet sich bei der Nephrose. Auch bei den Xanthomatosen, der essentiellen Hyperlipämie, beim Diabetes, gelegentlich auch beim Myxödem kommen solche Erhöhungen vor.

Die qualitative Bestimmung der Lipoproteine kann im Papierlipidogramm erfolgen, wobei die Lipide mit Fettfarbstoffen selektiv angefärbt werden (KUNKEL und SLATER 1952 u. a.). Quantitative Bestimmungen sind immunologisch möglich (HITZIG 1963 u. a.). Besonders einfach ist der Capillarpräcipitationstest mit kommerziell hergestelltem Anti-$\beta$-Lipoproteinserum (HEISKELL et al. 1961 u. a.). Genauer sind Ultrazentrifugenuntersuchungen, die jedoch einen großen Arbeitsaufwand erfordern.

Erwähnenswert ist noch der Polymorphismus der $\beta$-Globuline, bei denen man ein Ag-(ALLISON und BLUMBERG 1961 u. a.) und ein Lp-System (BERG 1930) unterscheidet, die sich beide im zweidimensionalen Agargel-Diffusionstest unter Verwendung spezifischer präcipitierender Antiseren nachweisen lassen.

## Das Fibrinogen

Beim Fibrinogen, das bei der elektrophoretischen Untersuchung zwischen den $\beta$- und $\gamma$-Globulinen wandert, und hier den sog. $\varphi$-Gradienten bildet, handelt es sich um ein außerordentlich labiles Protein. Es ist in Wasser und schwachen Salzlösungen unlöslich und bereits in 25% gesättigter Ammoniumsulphatlösung aussalzbar. Seine Hitzelabilität (Denaturierung bei 47° C) übertrifft die anderer Proteine. Sein Molekulargewicht liegt augenscheinlich infolge technischer Schwierigkeiten noch nicht sicher fest; es wird mit 330000 (FERRY 1954) bis 580000 (EDSALL 1953) angegeben. Seine Konzentration im Plasma liegt normalerweise zwischen 150—500 mg-%, im Durchschnitt bei 300 mg-%, wobei sich Alters- und Geschlechtsabhängigkeiten nachweisen lassen (JACOBSSON 1955 u. a.). Im Rahmen akuter Entzündungen und beim nephrotischen Syndrom zeigt es einen starken Anstieg. Über Verminderungen s. im Kapitel „Defektproteinämie" im 2. Teil dieses Handbuchs.

Hauptcharakteristikum und biologische Funktion des Fibrinogens ist die Gerinnbarkeit, wobei sich aus dem im Plasma gelösten Fibrinogen das unlösliche, faserige Fibrin bildet. Die Gerinnung erfolgt unter dem Einfluß von Thrombin durch Absprengung von zwei Peptiden (LAKI und GLADNER 1960), wodurch es zu einer longitudinalen und lateralen Polymerisation zu Fibrin kommt.

Die Bestimmung des Fibrinogens erfolgt in der klinischen Routinediagnostik häufig mit der Hitzefibrinogenbestimmung nach SCHULZ (1955), wobei 1 ml Citratplasma während 5—10 min in einem Wasserbad von 56° C erhitzt und dann nach 10minütigem Zentrifugieren bei 2000 U das Volumen des Niederschlages abgelesen wird. Die Methode weist bei sorgfältiger Ausführung eine gute Korrelation zu kjeldahlometrisch oder gewichtsanalytisch bestimmten Fibrinogenmessungen auf (WUHRMANN und MÄRKI 1963). Immunchemisch lassen sich besonders kleine Fibrinogenmengen gut erfassen.

## Die Immunglobuline

Unter den Immunglobulinen oder $\gamma$-Globulinen werden heute vier immunchemisch zu trennende Serumeiweißkörper zusammengefaßt, die entsprechend den Vorschlägen des Komitees für die Nomenklatur der menschlichen Immunglobuline (1964) als $\gamma_G$-, $\gamma_A$-, $\gamma_M$- und $\gamma_D$-Globuline oder auch als IgG, IgA, IgM und IgD bezeichnet werden. In neuerer Zeit wurde noch ein $\gamma_U$-Globulin beschrieben, das vor allem im Urin nachzuweisen ist[1]. Die Synonyma der einzelnen Immunglobuline sind aus Tabelle 2 ersichtlich.

In der Erforschung der Immunglobuline sind in den letzten Jahren derartige Fortschritte erzielt worden, daß hier unter Hinweis auf die Arbeiten von HEREMANS (1960), FRANKLIN

---

[1] 1966 wurde als weiteres Immunglobulin das $\gamma_E$-Globulin (IgE) beschrieben [ISHIZAKA, K., T. ISHIZAKA, and M. M. HORNBROOK: J. Immun. **97**, 75 (1966)]. In diesem Globulin sind wahrscheinlich vorwiegend die Reagine lokalisiert.

(1964), HAUROWITZ (1965), STERZEL (1965), GITLIN (1966), KABAT (1966) sowie KUNKEL et al. (1966) nur ein kurzer Überblick gegeben werden kann.

Die Berechtigung einer Zusammenfassung der Immunglobuline ergibt sich nicht nur aus der strukturellen Verwandtschaft dieser Eiweißkörper und ihrer partiellen Antigengemeinschaft sowie ihrer gemeinsamen Bildungsstätte im lymphoretikulären Gewebe, sondern vor allem auf Grund ihrer gemeinsamen biologischen Funktion als Träger der Antikörper (HITZIG und ISLIKER 1958 u.a.). Ob allerdings sämtliche Eiweißmoleküle dieser fünf Proteine Antikörperspezifität besitzen, ist heute noch nicht sicher. Möglicherweise stellen sie, wie GRABAR (1960) annimmt, Transporteiweiße vorwiegend für Stoffwechselprodukte, dann aber auch für antigenes Material exogenen und endogenen Ursprungs dar. Die bei Myelomen und der Makroglobulinämie Waldenström auftretenden sog. Paraproteine, die wegen ihrer strukturellen Verwandtschaft den Immunglobulinen zugerechnet werden, sind in der Regel biologisch inert.

Die Struktur der Immunglobuline konnte in den letzten Jahren zum Teil aufgeklärt werden. Sie bestehen aus zwei schweren und zwei leichten Polypeptidketten (Tabelle 2), die durch Disulfid- und Wasserstoffbrücken verknüpft sind (EDELMAN und BENACERRAF 1962, PORTER 1962, FAHEY 1963 u.a.). Die schweren Ketten (H-Ketten, „heavy chains") der einzelnen Immunglobuline, die als $\gamma$-, $\alpha$-, $\mu$- und $\delta$-Polypeptidketten bezeichnet werden (Tabelle 2), unterscheiden sich physikochemisch und antigenmäßig — sie geben keine Kreuzreaktion —

Tabelle 2. *Synonyma und Aufbau der einzelnen Immunglobuline*

| Immunglobulin | Synonyma | schwere Kette (H-Kette) | leichte Ketten (L-Kette) | Molekülformel | Typ |
|---|---|---|---|---|---|
| $\gamma_G$ | IgG; $\gamma$; $\gamma_2$; $\gamma_{SS}$; 6,6 S $\gamma$-,7 S $\gamma$-kohlenhydratarme $\gamma$-Globuline | $\gamma$ | $\varkappa$ oder $\lambda$ | $\gamma_2 \varkappa_2$ oder $\gamma_2 \lambda_2$ | K oder I L oder II |
| $\gamma_A$ | IgA; $\gamma_{1A}$-, $\beta_{2A}$-, $\beta_X$-Globulin | $\alpha$ | $\varkappa$ oder $\lambda$ | $(\alpha_2 \varkappa_2)_n$ oder $(\alpha_2 \lambda_2)_n$ | K oder I L oder II |
| $\gamma_M$ | IgM; $\gamma_{1M}$-; $\beta_{2M}$-; $\beta_{2C}$-($\beta_C$-) 19 S $\gamma$-Globulin, $\gamma_1$-Makroglobulin | $\mu$ | $\varkappa$ oder $\lambda$ | $(\mu_2 \varkappa_2)_n$ oder $(\mu_2 \lambda_2)_n$ | K oder I L oder II |
| $\gamma_D$ | IgD, $\gamma_1$I-Globulin | $\delta$ | $\varkappa$ oder $\lambda$ | $\delta_2 \varkappa_2$ oder $\delta_2 \lambda_2$ | K oder I L oder II |

und verleihen damit dem intakten Immunglobulin seine Klassenspezifität. Das Molekulargewicht dieser Ketten, die die Antigenbindungsstellen enthalten, beträgt 55000. Die leichten Ketten (L-Ketten, „light chains") kommen in zwei immunologisch unterscheidbaren Typen, $\varkappa$ (Typ I oder K) und $\lambda$ (Typ II oder L) vor (FAHEY 1963, MANNIK und KUNKEL 1963 u.a.). Ihr Molekulargewicht beträgt 22000. Die beiden leichten Ketten eines einzelnen Immunglobulinmoleküls sind entweder zwei $\varkappa$- oder zwei $\lambda$-Ketten, woraus die beiden Immunglobulintypen I oder K und II oder L resultieren. Rund 60% der $\gamma$-Globulinmoleküle des Menschen besitzen $\varkappa$-Ketten, gehören also dem Typ I oder K an, die restlichen 40% haben $\lambda$-Ketten und sind damit als Typ II oder L zu bezeichnen. Die Verwandtschaft zwischen den einzelnen Immunglobulinen resultiert aus dem Vorkommen der leichten Ketten in allen vier Immunglobulinen.

Der Aufbau des $\gamma_U$-Globulins ist noch nicht klar, vor allen Dingen steht noch nicht fest, ob dieses Globulin nur aus zwei L-Ketten besteht, wie die Bence-Jones-Globuline, oder ob es noch einen Teil einer H-Kette enthält und vielleicht ein monovalenter Antikörper ist (TAKATSUKI und OSSERMAN 1964).

Mengenmäßig stellen die $\gamma_G$-*Globuline*, die in der Papierelektrophorese die $\gamma$-Zacke bedingen, mit ca. 70—85% die wichtigste Fraktion der Immunglobuline dar. Ihre Konzentration beträgt im Serum des Gesunden nach papierelektrophoretischen Berechnungen 1,16 g-% $\pm$ 0,14 g-% (RIVA 1957), bei immunologischen Bestimmungen 1,48 g-% (SCHULTZE und SCHWICK 1958). Sie weisen ein Molekulargewicht von etwa 156000 und eine Sedimentationskonstante $s_{20}$ von etwa 7 S auf. Nach immunelektrophoretischen Untersuchungen erstreckt sich die Wanderungsgeschwindigkeit der $\gamma_G$-Globuline vom $\alpha_2$- bis zum $\gamma$-Globulinbereich. Dieses unterschiedliche elektrophoretische Verhalten ist auf eine verschiedenartige Zusammensetzung der $\gamma_G$-Globuline, insbesondere auf ihren unterschiedlichen Gehalt an Hexosen und Neuraminsäure (HEREMANS et al. 1958, SCHULTZE 1959 u.a.) bzw. eine Heterogenität in der Zusammensetzung und Struktur der einzelnen Ketten zurückzuführen (s. KABAT 1966). So variieren die in den schweren Ketten lokalisierten, als Gm-Gruppen bekannten Antigendeterminanten, und wahrscheinlich kommt in den schweren Ketten noch eine Reihe anderer Variationen vor. Durch spezifische Antiseren konnten bisher vier verschiedene Untergruppen der schweren $\gamma$-Ketten unterschieden werden (GREY und KUNKEL 1964 u.a.). Möglicherweise ist auch die Primärstruktur der $\gamma$-Kette bei den einzelnen Antikörpern unterschiedlich (KOSHLAND und ENGELBERGER 1963 u.a.). Der größte Teil der $\gamma_G$-Globuline gehört den langsam wandernden $\gamma$-Globulinen an, deren isoelektrischer Punkt im pH-Bereich von 6,2—6,8 liegt und damit dem alkalischen Gebiet von allen Plasmaproteinen am meisten genähert ist, weshalb sie in der Elektrophorese bei dem üblichen pH von 8,6 die kleinste Beweglichkeit besitzen. Die differente Wanderungsgeschwindigkeit erklärt die unterschiedlichen $\gamma$-Globulinwerte, die man bei papierelektrophoretischen Berechnungen einerseits und immunologischen Bestimmungen andererseits erzielt. Durch immunologische Methoden werden die gesamten $\gamma_G$-Globuline erfaßt, während papierelektrophoretisch nur die langsameren Anteile bestimmt werden können. Es ist daher bei Angabe von Normalwerten der $\gamma_G$-Globulinfraktion immer die Bestimmungsmethode mit zu verzeichnen, wie dies auch von HITZIG (1963) gefordert wird.

Einen sehr schnellen Überblick über den Gehalt des Serums an $\gamma_G$-Globulinen kann man mit Hilfe einer Agglutinationsreaktion gewinnen, bei der das verdünnte Patientenserum auf Objektträgern mit einer Suspension von Latexpartikeln gemischt wird, die kommerziell mit Antihuman-$\gamma$-Globulin beladen sind. Die dann auftretende Agglutination in den einzelnen Serumverdünnungen ist von der Höhe des $\gamma$-Globulinspiegels abhängig. Als Screening-Test kann auch die Zinksulfattrübungsreaktion nach KUNKEL (1947) dienen (s. S. 72).

Die $\gamma_A$-*Globuline* lassen sich ebenso wie die $\gamma_M$-Globuline papierelektrophoretisch im Normalserum nicht trennen. Zu ihrer Bestimmung sind daher immunologische Methoden erforderlich, die nach HEREMANS (1960) eine Konzentration der $\gamma_A$-Globuline von 112 mg-% $\pm$ 41 mg-%, nach FAHEY und LAWRENCE (1963) dagegen eine solche von durchschnittlich 384 mg-% ergeben. Gleichartige Werte wie die letztgenannten Autoren erzielten CLAMAN und MERRILL (1964), während die Ergebnisse der übrigen Autoren (CHODIRKER und TOMASI 1963, KEIMOWITZ 1964, WOLLHEIM und WILLIAMS 1965) im Zwischenbereich von 178—294 mg-% lagen. Insgesamt bestehen etwa 10% der Immunglobuline aus $\gamma_A$-Globulinen.

Von den $\gamma_G$-Globulinen unterscheiden sich die $\gamma_A$-Globuline durch ihren höheren Kohlenhydratgehalt (7,5 gegenüber 2,9) und durch ihre variierende Sedimentationskonstante. Man nimmt an, daß die $\gamma_A$-Globulinmoleküle Polymere einer Basisgruppe aus zwei schweren ($\alpha$-) und zwei leichten ($\varkappa$- oder $\gamma$-)Ketten sind ($n = 1, 2, 3$ oder 4), womit die zwischen 7 S und 14 S schwankende Sedimentationskonstante erklärt werden kann (HEREMANS 1960 u.a.). Der größte Teil der $\gamma_A$-Globuline hat eine Sedimentationskonstante von 7 S.

Die $\gamma_M$-*Globuline*, deren durchschnittliche Konzentration im Serum von Gesunden nach immunologischen Bestimmungen mit 75 mg-% bis 191 mg-% angegeben wird (HEREMANS 1960, CHODIRKER und TOMASI 1963, FAHEY und LAWRENCE 1963, CLAMAN und MERRILL 1964, WOLLHEIM und WILLIAMS 1965) und die damit den kleinsten Teil der $\gamma$-Globuline ausmachen, sind im Gegensatz zu den beiden übrigen Immunglobulinen Makroglobuline mit einem Molekulargewicht von 900000—1000000 und einer Sedimentationskonstanten von 19 S. Die Makroglobuline bestehen meist aus sechs Untereinheiten mit je zwei $\mu$-Ketten und zwei $\varkappa$- oder $\lambda$-Ketten. Darüber hinaus finden sich auch im normalen Serum noch sehr geringe Mengen überschwerer $\gamma_M$-Globuline mit einer Sedimentationskonstanten von ca. 28—150 S (SCHULTZE et al. 1962), bei denen es sich um größere Aggregate der genannten Untereinheiten handelt. Ein Unterscheidungsmerkmal gegenüber den $\gamma_G$- und $\gamma_A$-Globulinen ist der große Kohlenhydratreichtum der $\gamma_M$-Globuline, der nach MÜLLER-EBERHARD et al. (1956) ca. 10% beträgt. In Gegenwart von Mercaptoverbindungen (Cystein, Cysteinamin, Mercaptoäthanol) zerfallen die $\gamma_M$-Moleküle durch Sprengung von Disulfidbrücken in jeweils 5—6 kleinere Einheiten mit einem Molekulargewicht von ca. 150000 und einer Sedimentationskontanten von 6—7 S (DEUTSCH und MORTON 1957 u.a.), die aus zwei $\mu$-Ketten und zwei $\varkappa$- oder $\lambda$-Ketten bestehen. Eine biologische Aktivität kommt diesen Bruchstücken nicht zu.

Das von ROWE und FAHEY (1965) beschriebene $\gamma_D$-*Globulin* wandert papierelektrophoretisch mit den $\beta$-Globulinen und sedimentiert in der Ultrazentrifuge mit der G-Fraktion. Es wurde nur bei 84% gesunden Personen gefunden, wobei seine Konzentration etwa 3 mg-% betrug, mit Schwankungen zwischen 0,3—4 mg-%.

Beim $\gamma_U$-*Globulin* handelt es sich möglicherweise wie beim Bence-Jones-Globulin um ein Molekül, das lediglich aus zwei leichten Ketten ($\varkappa$- oder $\lambda$-Ketten) zusammengesetzt ist, doch sind Verschiedenheiten in der Struktur und Antigenität beschrieben worden, die annehmen lassen, daß es sich zum Teil um schwere Ketten handelt. Das Molekulargewicht liegt bei 15000, die Sedimentationskonstante $s_{20}$ bei 2 oder 3 S. Es kommt im normalen Serum und im Urin nur in Spuren vor (etwa 0,1 mg-%), und zeichnet sich durch eine sehr kurze Halbwertszeit von weniger als 0,4 Tagen aus, während die Halbwertszeit beim $\gamma_G$-Globulin 25—25 Tage, beim $\gamma_A$-Globulin 6—8 Tage und beim $\gamma_M$-Globulin 9—12 Tage beträgt. Ob das $\gamma_U$-Globulin einem monovalenten Antikörper entspricht, ist noch unklar (TAKATSUKI und OSSERMAN 1964 u.a.).

Die Verteilung der Antikörper auf die drei Hauptimmunglobulinfraktionen ist unterschiedlich. Manche Antikörperaktivitäten sind fast ausschließlich in den niedermolekularen, andere in den makromolekularen $\gamma$-Globulinen nachweisbar. Die meisten Antikörper finden sich zweifellos in den niedermolekularen Immunglobulinen, besonders den $\gamma_G$-Globulinen. Die $\gamma_A$-Globuline enthalten unter anderem die atopischen Reagine (AUGUSTIN et al. 1963); ihre Bedeutung als exokrine Antikörper im Magen-Darmkanal wurde kürzlich von HEREMANS et al. (1966) diskutiert. Sie sind auch die Hauptimmunglobuline im Cholostrum, der Tränenflüssigkeit, des Nasen- und Bronchialsekrets. Die $\gamma_M$-Globuline enthalten nach SCHULTZE (1959) besonders Immunkörper gegen polysaccharidhaltige Antigene (Isoagglutinogene, Typhus 0-Antigen, Pneumokokkenkapselsubstanz). Auch der Rheumafaktor gehört in die Gruppe der $\gamma_M$-Globuline.

Eine Vermehrung der $\gamma$-Globuline wird außerordentlich häufig beobachtet. Sie tritt bei fast allen chronisch-entzündlichen Prozessen in Erscheinung, wobei zum Teil sehr hohe Werte erreicht werden. Auch Lebererkrankungen führen zu einem starken Anstieg der $\gamma$-Globuline. Eine Verminderung der Immunglobuline beobachtet man beim Antikörpermangelsyndrom.

Bei bestimmten Erkrankungen, insbesondere beim Myelom und der Makroglobulinämie Waldenström, können anormale Immunglobuline in Form der sog. Paraproteine gebildet werden, auf die bei der Besprechung der genannten Krankheitsbilder näher eingegangen wird.

## Weitere Serumproteine

Neben den bisher genannten Proteinen kommen im Serum noch eine Reihe weiterer Eiweißkörper vor, die zum Teil erst durch immunelektrophoretische Untersuchungen nachgewiesen werden konnten und über deren Eigenschaften und Bedeutung größtenteils nur wenig bekannt ist (s. SCHULTZE und HEREMANS 1966). Sie sollen im folgenden nur kurz erwähnt werden.

Zu den $\alpha_1$-Globulinen ist neben den bereits erwähnten Eiweißkörpern (saures $\alpha_1$-Glykoprotein, $\alpha_1$-Antitrypsin, $\alpha_1$-Lipoprotein) das *4,6 S-Postalbumin* (HEIDE et al. 1964) zu rechnen, das in der Papierelektrophorese zwischen Albumin und $\alpha_1$-Globulinen wandert. Weiterhin gehört das *„leichtpräcipitierbare $\alpha_1$-Glykoprotein"* zu dieser Gruppe (SCHULTZE et al. 1963), das in der Stärkegelelektrophorese direkt hinter den Albuminen wandert, während es immunelektrophoretisch die gleiche Wanderungsgeschwindigkeit wie das $\alpha_1$-Antitrypsin hat. Auch das *Transcortin*, das Transportfunktionen für die Steroide hat, das *tryptophanarme $\alpha_1$-Glykoprotein* und das $\alpha_{1X}$-*Glykoprotein* wandern in diesem Bereich.

Zwischen $\alpha_1$- und $\alpha_2$-Globulinen ist das *thyroxinbindende Globulin* lokalisiert, das normalerweise eine Thyroxinbindungskapazität von 0,4—0,5 μg Thyroxin/ml Plasma besitzt, die etwa zu einem Drittel abgesättigt ist (ALBRIGHT et al. 1955). Im gleichen Bereich findet sich der *Inter-α-Trypsin-Inhibitor*.

Die sog. *Gc-Proteine*, die in drei verschiedenen Phänotypen (Gc$_{1-1}$, Gc$_{1-2}$ und Gc$_{2-2}$) vorkommen und erblich sind, deshalb auch eine große forensische Bedeutung haben, zeigen eine unterschiedliche Wanderungsgeschwindigkeit. Die Gc$_{1-1}$-Proteine wandern mit den schnellen $\alpha_1$-Globulinen, die Gc$_{2-2}$ mit den langsamen $\alpha_2$-Globulinen und die Gc$_{1-2}$ mit beiden.

Im $\alpha_2$-Bereich kommt neben den schon genannten Proteinen noch das $\alpha_{2Z}$- oder $\alpha_{2HS}$-*Globulin* vor (HEREMANS 1960), das wahrscheinlich mit dem Barium-$\alpha_2$-Glykoprotein identisch ist (SCHULTZE et al. 1962b), dann das *Zn $\alpha_2$-Globulin* (BÜRGI und SCHMID 1961), die AG-Gruppen (BÜTTLER 1961), das $\alpha_2$-*Neuramino-Glykoprotein* (SCHULTZE et al. 1962b) und die *Cholinesterase*.

Im $\beta_1$-Bereich lassen sich zusätzlich zum Transferrin das $\beta_{1C}$-, $\beta_{1E}$-*Globulin*, das *Hämopexin* und das *Properdin* lokalisieren. Bei dem sog. $\beta_{1A}$-*Globulin* handelt es sich ebenso wie bei dem sog. $\alpha_3$-Globulin (SUNDERMAN und SUNDERMAN 1959) um ein Abbauprodukt des $\beta_{1C}$-*Globulins*, das sehr wahrscheinlich mit der dritten Komponente des Komplements (C'3) identisch ist (MÜLLER-EBERHARD 1960). Beim $\beta_{1E}$-Globulin handelt es sich dagegen wahrscheinlich um den Komplementfaktor C'4 (MÜLLER-EBERHARD et al. 1963). Das Properdin stellt ein makromolekulares Protein dar (Molekulargewicht ca. 1280000), das dem $\gamma_{1M}$-Globulin nahesteht (SCHULTZE 1959a und b) und eine maximale Konzentration im Serum von 2 mg-% aufweist. Ob es sich bei dem Properdin eventuell um einen Antikörper mit einer breiten Wirkung oder einer Spezifität gegen eine bei vielen infektiösen Agentien vorkommende Antigendeterminante handelt oder um einen humoralen Faktor der natürlichen Resistenz, ist noch nicht sicher. Charakteristisch ist sein Verhalten gegenüber C'3, das von ihm inaktiviert wird (PILLEMER et al. 1954). Das Hämopexin (BISERTE et al. 1960 u. a.) stellt ein selektiv Hämin bindendes Serumprotein dar, das einen sehr hohen Kohlenhydratgehalt hat (20%). Seine Serumkonzentration beträgt etwa 100 mg-%.

Im $\beta_2$-Bereich findet sich neben den schon erwähnten Immunglobulinen das $\beta_{2X}$-*Globulin*, das mit dem von SCHULTZE et al. (1961) beschriebenen niedermolekularen $\beta_2$-Mucoid bzw. $\beta_2$-Glykoprotein identisch ist und in einer Konzentration von etwa 20—25 mg-% im Serum vorkommt. Auch das *Plasminogen* ist hier nachweisbar, dessen Konzentration im normalen Serum 50—100 mg-% beträgt. Im $\gamma$-Globulinbereich ist immunelektrophoretisch noch das $\gamma_X$-Globulin lokalisiert, bei dem es sich um das *C-reaktive Protein* handelt.

## Das C-reaktive Protein

Im Gegensatz zu den bisher genannten Eiweißkörpern kommt das C-reaktive Protein im Serum des Gesunden praktisch nie vor, sondern wird erst unter gewissen pathologischen

Bedingungen, insbesondere verschiedenen Entzündungen und malignen Tumoren im Serum nachweisbar (MÜLLER und KÄHLER 1956 u. a.). Hierauf begründet sich die diagnostische Bedeutung dieses Eiweißkörpers, der bereits vor Auftreten einer Senkungsbeschleunigung im Serum nachweisbar wird, aber auch rascher als die Blutsenkung auf Änderungen der Entzündung reagiert, weshalb er besonders zur Aktivitätsbestimmung bei rheumatischen Erkrankungen geeignet ist (MÜLLER 1956, CHRIST 1961, HEDLUND 1961 u. a.). Sein Name rührt von seiner Fähigkeit, mit dem typenunspezifischen somatischen C-Pneumokokkenpolysaccharid zu präcipitieren (TILLET und FRANCIS 1930).

Die elektrophoretische Wanderungsgeschwindigkeit des C-reaktiven Proteins, dessen Menge maximal 33 mg-% beträgt (HEDLUND 1961), wird unterschiedlich angegeben, jedoch scheint es vorwiegend mit den $\gamma$-Globulinen zu wandern (WOOD et al. 1954, HEDLUND und BRATTSTEN 1955, SCHULTZE et al. 1960). Immunelektrophoretisch stellt es sich als langgestreckte $\gamma_X$-Linie in Gamma-Stellung dar (SCHULTZE et al. 1960). Im Gegensatz zum $\gamma$-Globulinsystem handelt es sich aber nicht um einen spezifischen Antikörper, wie sein Auftreten schon wenige Stunden nach Einwirken einer Entzündung etc. und bei Agammaglobulinämien zeigt.

Die Bestimmung des C-reaktiven Proteins erfolgt heute in der Regel auf immunologischem Wege mit spezifischen Antiseren, wobei entweder der Capillarpräcipitationstest oder Agargeldiffusionsteste herangezogen werden. Genauer, aber auch aufwendiger sind Hämagglutinationsreaktionen.

Auf weitere noch im Serum vorkommende Eiweißkörper, insbesondere die verschiedenen Serumenzyme und Gerinnungsfaktoren, kann an dieser Stelle nicht eingegangen werden.

## Methoden zur Differenzierung der Plasmaeiweißkörper

Die Differenzierung der Serumeiweißkörper spielt heute in der Klinik zum Nachweis der sog. Pathoproteinämien, unter denen die Defektproteinämien

Tabelle 3. *Methoden zur Plasmaproteinanalyse*

A. Chemische Methode (Differenzierung durch chemische Analysen der Aminosäuren, der Aminosäurensequenz, Bestimmung von Seitengruppen, Zerlegung der Eiweißkörper in Untereinheiten und Peptide sowie bei zusammengesetzten Proteinen durch Erfassung des Nichteiweißanteils [Kohlenhydrate, Fette, anorganische (Jod, Kupfer etc.) Reste u. a.])

B. Physikalisch-chemische Methode
   Proteinfällungsmethode
     1. durch Aussalzung (z. B. Takata-Ara-Reaktion, Weltmann-Band)
     2. durch wasserlösliche organische Lösungsmittel (Äther, Alkohol)

C. Physikalische Methode (Differenzierung nach Größe, Form und Ladung)
     1. spezifisches Gewicht
     2. Viscosimetrie
     3. Diffusionsmessungen
     4. Osmometrie
     5. Chromatographie in verschiedenen Modifikationen
     6. Elektrophorese frei oder auf Trägermedien
     7. Ultrazentrifugation
     8. optische Methoden
       a) Refraktometrie und Interferometrie
       b) spektrophotometrische Absorptionsmessungen
       c) Turbidimetrie
       d) Strömungsdoppelbrechung
       e) Röntgenstrukturanalyse
       f) Elektronenmikroskopie der Proteinmoleküle

D. Immunologische Methode
     1. Präcipitationsreaktionen
       a) Präcipitationsmethode nach HEIDELBERGER, Ringtest u. a.
       b) Agargeldiffusionsmethode nach OUDIN und OUCHTERLONY
       c) Immunelektrophorese
     2. Komplementbindungsreaktion
     3. passive Hämagglutinationsreaktion
     4. Antiglobulinkonsumptionstest u. a.

E. Bestimmung enzymatischer Aktivitäten (z. B. zur Bestimmung von Coeruloplasmin und Haptoglobin)

F. Methoden, bei denen die Vehikelfunktion von Proteinen ausgenutzt wird (z. B. zur Bestimmung von Transferrin, Haptoglobin) die Paraproteinämien, Eiweißanomalien wie z. B. die Doppelalbuminämie (EARLE et al. 1959, WUHRMANN 1959 u. a.) und die sog. Dysproteinämien, d. h. quantitative Serumeiweißverschiebungen, wie sie bei den verschiedensten Erkrankungen vorkommen (s. S. 61), zusammengefaßt werden, eine außerordentlich große Rolle. Für eine solche Differenzierung steht uns eine große Anzahl von Methoden zur Verfügung (Tabelle 3), von denen einzelne einen globalen Überblick über die Serumeiweißzusammensetzung, andere dagegen differenzierte Aufschlüsse über das Vorhandensein und die Eigenschaften einzelner Serumproteine geben. Da man in der Klinik immer nur auf einzelne Methoden zurückgreifen wird, soll hier kein Überblick über sämtliche Untersuchungsmethoden gegeben werden (s. HOPPE-SEYLER/THIERFELDER 1960, HITZIG 1963, WUHRMANN und MÄRKI 1963 u. a.), sondern lediglich einzelne bewährte und oft auch bereits in die Routinediagnostik eingeführte Methoden herausgegriffen werden.

## Die Fraktionierung der Plasmaeiweißkörper durch Proteinfällungsmethoden

Die Serumeiweißkörper lassen sich in Lösungen mit bestimmter Salzkonzentration ausfällen, wobei die Fällbarkeit der einzelnen Proteine bei definierter Ionenstärke, konstantem pH und konstanter Temperatur unterschiedlich ist.

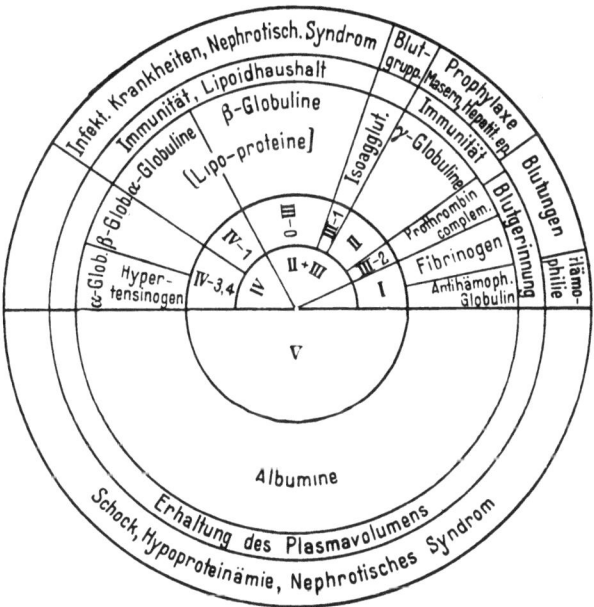

Abb. 5. Äthanolfraktionierung der Plasmaeiweißkörper nach COHN

Diese Tatsache wurde früher zur Unterscheidung der Serumeiweißkörper herangezogen und war fast 100 Jahre lang das einzige Verfahren zur Eiweißfraktionierung. Die Ausfällung erfolgte meist mit Natriumsulfat- oder Ammoniumsulfatlösungen verschiedener Konzentration, wobei sich die Eiweißkörper in die Albumin-, die Pseudoglobulin- und die Euglobulinfraktion trennen lassen. Heute werden die Aussalzungsmethoden in differenzierter Form vor allem für die präparative Darstellung von Serumproteinen benutzt. Das gleiche gilt von anderen Fraktionierungsmethoden, die bei niedriger Temperatur und geringer Ionenstärke eine Trennung durch Zugabe von organischen Lösungsmitteln (Alkohol,

Äther), d. h. durch Änderung der Dielektrizitätskonstanten des Lösungsmittels erreichen. So können beispielsweise durch die Äthanolfraktionierungsmethoden nach Cohn (1946, 1950) mehrere Eiweißfraktionen gewonnen werden, die — in Ziffern angegeben — in ihrer Beziehung zu den verschiedenen Serumeiweiß-körpern am besten aus dem Cohnschen Kreis zu ersehen sind (Abb. 5). Auch die physiologische und klinische Bedeutung der einzelnen Fraktionen ist in diesem Kreis verzeichnet. In ähnlicher Weise erlaubt die kombinierte Ammoniumsulfat-Aluminiumhydroxyd-Methode und die Rivanol-Ammoniumsulfat-Methode von Schultze et al. (1952) eine Fraktionierung, wobei zahlreiche Proteine aus dem Serum in größerem Maßstab dargestellt werden können (s. Schultze u. Here-mans 1966).

Die durch die Fraktionierung nach Cohn und auch andere Fraktionierungs-verfahren gewonnenen Serumeiweißkörper sind von großem therapeutischem Interesse. So kann beispielsweise die Albuminfraktion als physiologischer „Plasma-expander" zur Auffüllung des Kreislaufs bei akuten Blutverlusten sowie zum Ausgleich von Hypalbuminämien durch Unterernährung und Eiweißverluste benutzt werden. Die Cohnsche Fraktion II, die vorwiegend aus $\gamma$-Globulinen besteht, wird zur Übertragung von Antikörpern, vor allem zur Prophylaxe und Mitigierung von Infektionen, besonders Viruserkrankungen, und zur Behandlung des Anti-körpermangelsyndroms herangezogen, während die Fraktion I, die das Fibrinogen und das antihämophile Globulin enthält, bei A- und Hypofibrinogenämien und anderen hämorrhagischen Diathesen appliziert werden kann.

## Elektrophoretische Methoden zur Trennung von Serumeiweißkörpern

Für die klinische Diagnostik ist heute die elektrophoretische Trennung der Serumeiweißkörper wesentlich wichtiger als die obengenannten Fraktionierungs-verfahren, da sie exakte Aussagen über die Proteinzusammensetzung des Serums ermöglicht. Als Elektrophorese wird hierbei der Transport von elektrisch geladenen (d. h. ionisierten) Kolloiden im elektrischen Feld bezeichnet. Negativ geladene Teilchen wandern zur Anode, positiv geladene zur Kathode. Die Eiweißelektro-phorese basiert auf einer unterschiedlichen elektrischen Ladung der einzelnen Proteine, die ihre verschiedenartige Wanderungsgeschwindigkeit im elektrischen Feld bedingt. In der Regel erfolgt die Trennung der Serumeiweißkörper in einem schwach alkalischen Milieu, denn die Proteine haben sowohl negative wie positive Ladungen, sind also Ampholyte, die im alkalischen Milieu in verstärktem Maße $H^+$ abspalten, während die Abspaltung von $OH^-$ gehemmt wird. Hierdurch erhalten sämtliche Plasmaproteine im schwach alkalischen Bereich eine negative Ladung, so daß sie im elektrophoretischen Feld zur Anode wandern.

### a) Die freie Elektrophorese

Bei der freien Elektrophorese nach Tiselius (1937) wird das mit Pufferlösung verdünnte Blutplasma oder Blutserum in ein U-Rohr zwischen zwei Elektroden eingefüllt. Durch ihre verschiedene Wanderungsgeschwindigkeit im elektrischen Feld werden die einzelnen Eiweißfraktionen jetzt schichtweise getrennt. Eine optische Einrichtung ermöglicht infolge der verschiedenen Brechungsgradienten der einzelnen Schichten eine direkte Diagrammaufzeichnung, aus welcher die Konzentration der einzelnen Fraktionen quantitativ errechnet werden kann. Die Methode ist sehr aufwendig und setzt eine kostspielige Apparatur voraus, weshalb sie heute nur noch für spezielle Fragestellungen in der Forschung heran-gezogen wird. Sie gewinnt mit der Einführung des Autoanalyzers allerdings erneut an Bedeutung (Lerner 1963 u.a.).

### b) Die Papierelektrophorese

In der klinischen Routineuntersuchung wird zur Differenzierung der Serumeiweißkörper heute vorwiegend die Papierelektrophorese (CREMER und TISELIUS 1950, TURBA und ENEKEL 1950, GRASSMANN und HANNIG 1950, 1952 u. a.) benutzt, bei der die elektrophoretische Trennung der Proteine nicht in homogenen Lösungen, sondern auf Filterpapier (z. B. Schleicher und Schüll 2043 a und b, Whatman Nr. 1 und 3 MM) erfolgt.

Methodisch wird bei der Papierelektrophorese so vorgegangen, daß das Filterpapier mit Puffer durchtränkt und in eine mit Puffer gefüllte Elektrophoreseapparatur, wie sie heute in verschiedenen Ausführungen im Handel ist (Abb. 6), gespannt wird, wobei jedes Ende des

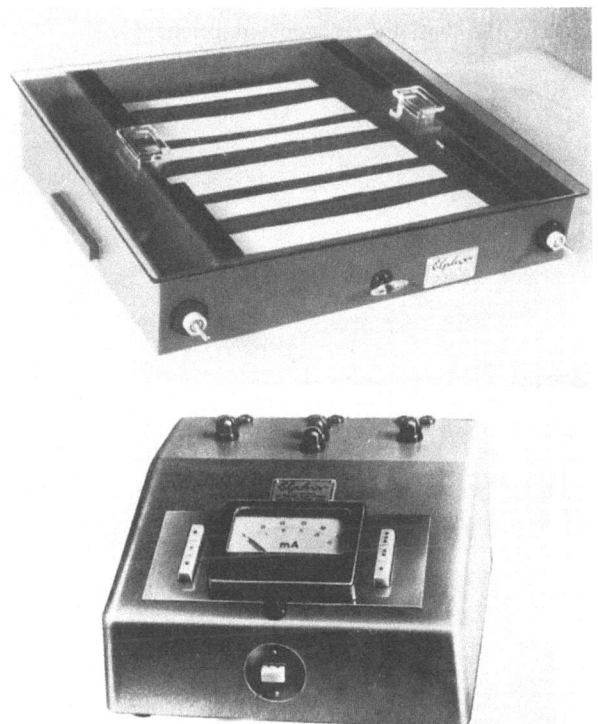

Abb. 6. Oben. Elektrophoresekammer Multelphor für sechs Papierstreifen. Unten. Zugehöriges Drucktasten-Netzanschlußgerät mit voll stabilisierbaren Kanälen (nach BENDER und HOBEIN, München)

Filterpapiers in ein Gefäß mit Pufferlösung ragt, das auch die Elektroden für die anzulegende Gleichspannung enthält. Als Puffer, der für die Konstanterhaltung des pH von großer Bedeutung ist, wird meist ein Veronal-Natrium-Puffer mit einem pH von 8,6 und einer Ionenstärke von 1,0 herangezogen. Die Auftragung des Serums (etwa 0,01 ml) auf das Filterpapier erfolgt mit Hilfe einer graduierten Pipette in Form eines Querstriches auf der kathodischen Seite der Trennkammer. Nach Anlegung eines Gleichstroms an die Elektroden der Elektrophoreseapparatur kommt es in Abhängigkeit von der Spannung innerhalb einer gewissen Zeit (meist 12 Std) zu einer Trennung der Proteinfraktionen auf dem Papier. Diese Fraktionen werden mit bestimmten Farbstoffen, insbesondere mit Amidoschwarz 10 B angefärbt, mit Methanol und Eisessig der überschüssige Farbstoff bis zu einem schwach blauen Untergrund ausgewaschen und anschließend die Farbstoffkonzentration gemessen, wobei man entweder die einzelnen Fraktionen aus dem Papier schneidet, den Farbstoff eluiert und seine Menge photometrisch bei 595 m$\mu$ im Eluat bestimmt, oder aber die Intensität der Färbung im durchscheinenden Licht auf dem Papierstreifen selbst photometrisch mißt (Transparenzmessung). Für die letztgenannte Messung stehen heute verschiedene Geräte zur Verfügung, die zum Teil die Extinktionskurven direkt schreiben. Die Relativwerte für die einzelnen Eiweißfraktionen

sind nach dem Planimetrieren der erhaltenen Flächen zu berechnen. Bei Kenntnis des Gesamteiweißgehaltes des Serums können diese Werte in absolute Werte umgerechnet werden.
Einzelheiten der Papierelektrophorese sind in der Spezialliteratur (EMMRICH 1957, RAYMOND
1959, HANNIG 1960, RIVA 1960, DITTMER 1961, SCHEIFFARTH et al. 1962, WUHRMANN und
MÄRKI 1963, BIEL et al. 1964 u. a.) nachzulesen.

Mit Hilfe der Papierelektrophorese lassen sich im Serum in ähnlicher Weise
wie mit der freien Elektrophorese fünf bis sechs verschiedene Eiweißfraktionen
unterscheiden: Die Albumine, die $\alpha_1$-, die $\alpha_2$-, die $\beta_1$-, eventuell auch die $\beta_2$- und
die $\gamma$-Globuline. Als Beispiel findet sich in Abb. 7 ein Elektrophoresestreifen mit
dem dazugehörigen Diagramm eines normalen Serums, sowie die mit Hilfe der
Papierelektrophorese von uns an 100 Fällen ermittelten Normalwerte für die
einzelnen Serumproteinfraktionen. Im Plasma wird zusätzlich noch die sog.
$\varphi$-Fraktion sichtbar, die dem Fibrinogen entspricht.

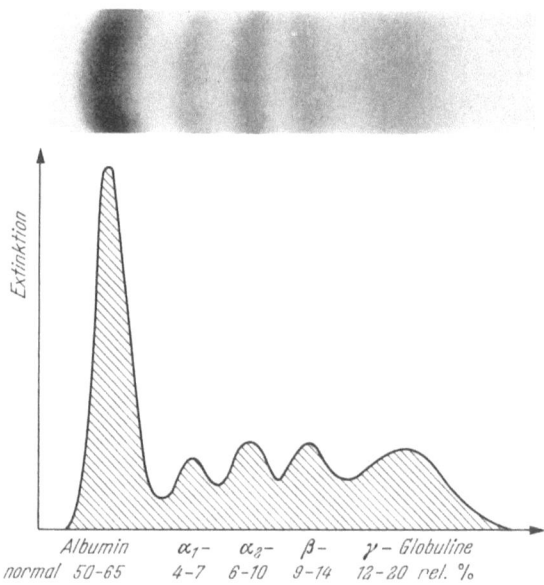

Abb. 7. Normales Papierelektrophoresediagramm mit zugehörigem Papierelektrophoresestreifen und die mit Hilfe
der Papierelektrophorese zu ermittelnden Normalwerte der einzelnen Serumproteinfraktionen

Daß es sich bei den einzelnen, in der Papierelektrophorese trennbaren Fraktionen keineswegs um einheitliche Proteine handelt, geht aus den Ausführungen
über die einzelnen Serumproteine hervor und findet in einem modifizierten
Schema von AUGENER (1965) seinen Ausdruck (Abb. 8).

Die für die einzelnen Eiweißfraktionen in der Papierelektrophorese ermittelten Werte
schwanken von Untersucher zu Untersucher in gewissen Grenzen. Bereits durch eine geringfügige Modifikation der Methode, wie den Wechsel des Filterpapiers, können unterschiedliche
Werte erhalten werden, und sogar die einzelnen Chargen des gleichen Filterpapiers ergeben
leicht differente Werte. Möglichkeiten abweichender Ergebnisse bieten sich weiterhin bei der
Auflösung der Extinktionskurven in die verschiedenen Abschnitte und bei der Festlegung
der Basislinie. Wie groß die Abweichungen schon beim gleichen Untersucher sein können, geht
aus Befunden von WUNDERLY und BUSTAMANTE (1958) hervor, die bei 30maliger Untersuchung desselben Serums einer gesunden Person unter Verwendung einer Durrum-Zelle der
Beckman Instr., Färbung mit Bromphenolblau und Auswertung mit dem Analytrol der
Beckman Instr. in 95% folgende Werte erhielten: Albumine 51,8—62,6 rel.-%, $\alpha_1$-Globuline
3,6—7,4 rel.-%, $\alpha_2$ 4,6—8,8 rel.-%, $\beta$-Globuline 11,1—16,1 rel.-%, $\gamma$-Globuline 13,2—20,8 rel.-%.
Bei der Analyse von 30 verschiedenen Seren gesunder Personen erhielten sie folgende Grenz-
werte: Albumine 51,4—67,6 rel.-%, $\alpha_1$ 3,1—7,3 rel.-%, $\alpha_2$ 6,0—10,7 rel.-%, $\beta$ 9,2—14,6 rel.-%,

$\gamma$ 9,8—20,2 rel.-%. Aus diesen Gründen sind bei papierelektrophoretischen Untersuchungen immer die Normalwerte des jeweiligen Laboratoriums zu vermerken und auch Angaben über die Versuchsbedingungen (Puffer, pH, Versuchsdauer, Färbeverfahren und Auswertung) zu machen.

Die Bedeutung der Papierelektrophorese in der klinischen Routinediagnostik liegt in der Erfassung der verschiedenen Pathoproteinämien, besonders im Nachweis der Dysproteinämien, also quantitativer Verschiebungen der Proportionen der einzelnen elektrophoretischen Eiweißfraktionen, wobei das Albumin fast obligat relativ und absolut vermindert ist und eine, zwei, oder alle Globulinfraktionen eine Vermehrung erkennen lassen (einfach-inverse Regulierung des Albumin-Globulin-Verhaltens nach WUHRMANN 1945). Unter Berücksichtigung der

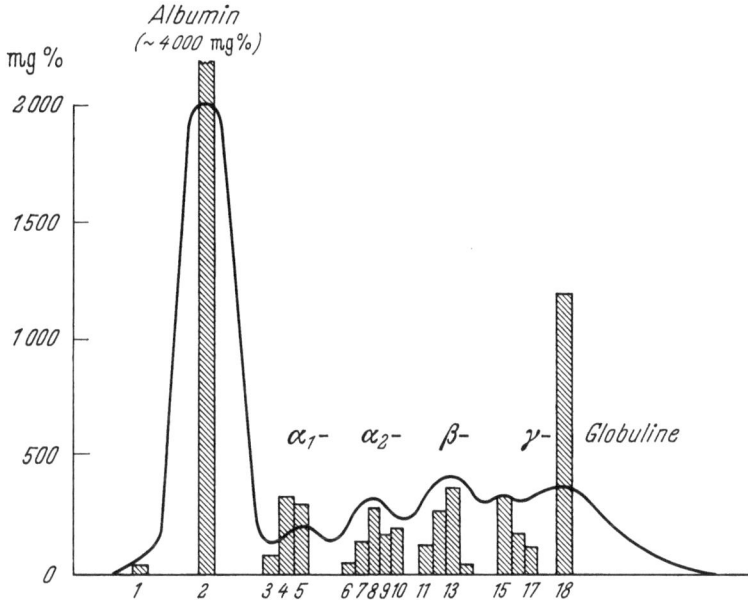

Abb. 8. Schematische Darstellung der mit spezifischen Methoden in den papierelektrophoretisch trennbaren Plasmaeiweißfraktionen nachweisbaren bekanntesten Plasmaproteine

|  | mg-% |  | mg-% |  | mg-% |
|---|---|---|---|---|---|
| 1. tryptophanreiches Präalbumin | ~30 | 7. $\alpha_2$-Haptoglobin | ~100 | 13. Transferrin | ~300 |
| 2. Albumin | ~4000 | 8. $\alpha_2$-Makroglobulin | ~250 | 14. $\beta_2$-Glykoprotein | ~20 |
| 3. saures $\alpha_1$-Glykoprotein | ~80 | 9. $\alpha_2$-HS- u.a. $\alpha_2$-Glykoproteine | | 15. Fibrinogen | ~300 |
| 4. $\alpha_1$-Lipoprotein | ~300 | 10. $\alpha_2$-Lipoprotein | ~160 | 16. $\gamma_A$-Globulin | ~200 |
| 5. $\alpha_1$-Antitrypsin | ~280 | 11. Hämopexin | ~110 | 17. $\gamma_M$-Globulin | ~100 |
| 6. $\alpha_2$-Coeruloplasmin | ~30 | 12. $\beta$-Lipoprotein | ~250 | 18. $\gamma_G$-Globulin | ~1200 |

jeweils vorherrschenden Globulinvermehrung wurden die Dysproteinämien von RIVA (1957) in drei verschiedene Typen, den $\alpha$-, den $\gamma$-Typ und den $\alpha$-$\gamma$-Mischtyp unterteilt, allerdings werden bei der heterogenen Zusammensetzung der einzelnen in der Papierelektrophorese abzugrenzenden $\alpha$- und $\beta$-Globulinfraktionen die einzelnen Typen nicht immer durch einen Anstieg der gleichen Serumproteine verursacht. Beispielsweise kann die $\alpha_2$-Globulinvermehrung einmal Ausdruck einer Vermehrung vorwiegend von Haptoglobin und Coeruloplasmin sein, wobei das Verhältnis Haptoglobin zu $\alpha_2$-Globulin von 1:4 auf 6:4 ansteigen kann, wie man dies besonders bei akut entzündlichen Prozessen findet, zum andern kann der $\alpha_2$-Globulinanstieg durch eine Vermehrung der $\alpha_2$-Makroglobuline und auch der $\alpha_2$-Lipoproteine verursacht sein, wie man dies bei der Nephrose beobachtet. Hier sind also Relationsverschiebungen innerhalb der papierelektrophoretisch nachweisbaren Eiweißfraktionen vorhanden, die nur mit diffizilen

Untersuchungstechniken erfaßt werden können. Man muß sich also darüber im klaren sein, daß einer Erhöhung einer papierelektrophoretisch nachgewiesenen Serumeiweißfraktion ganz verschiedenartige Mechanismen zugrunde liegen können.

Versucht man, die einzelnen Dysproteinämietypen von Riva (1957) bestimmten Krankheitsbildern zuzuordnen, so findet man den Dysproteinämietyp 1 mit Überwiegen der $\gamma$-Globuline vorwiegend bei chronisch entzündlichen Krankheiten und Leberparenchymerkrankungen, den Dysproteinämietyp 2 mit starker Vermehrung der $\alpha$-Globuline vor allen Dingen in der akuten Phase entzündlicher Prozesse, die auch einen starken Fibrinogenanstieg und ein positives C-reaktives Protein aufweisen, dann auch beim Malignom, der Nephrose und dem Diabetes, während der Dysproteinämietyp 3, bei dem $\alpha$- und $\gamma$-Globuline, eventuell

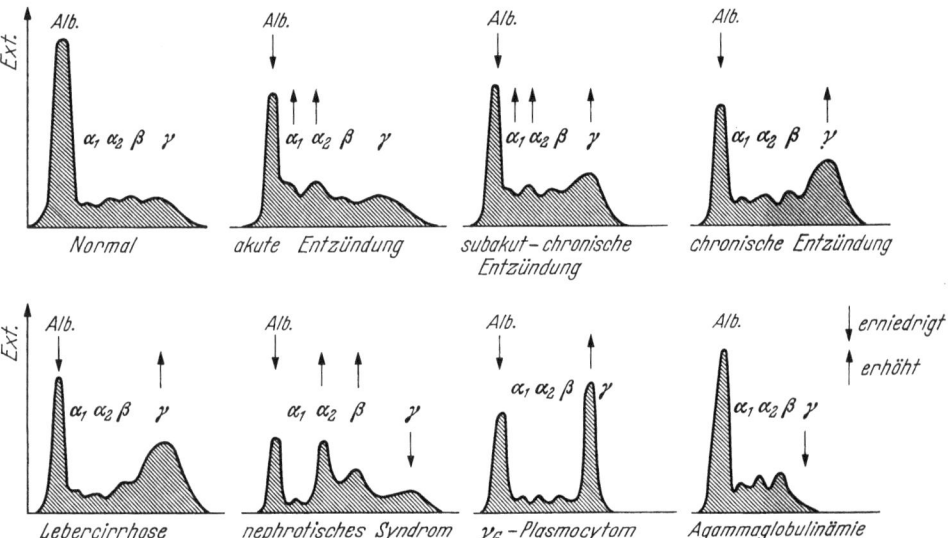

Abb. 9. Normale und charakteristische pathologische Elektrophoresediagramme bei verschiedenen Erkrankungen

auch die $\beta$-Globuline vermehrt sind, vorwiegend bei subakut chronischen Entzündungen und auch Malignomen vorkommen. Daneben gibt es noch andere Mischtypen, auf die hier nicht näher eingegangen werden soll (s. Riva 1960).

Eine differenziertere Einteilung der Dysproteinämien wurde von Wuhrmann und Wunderly (1952) mit den sog. Konstellationstypen getroffen, wobei neben dem Gesamteiweiß und dem Elektrophoresediagramm die Blutsenkung und der Ausfall verschiedener, später erwähnter sog. Serumlabilitätsreaktionen mitbewertet wird. Hier sollen die einzelnen Konstellationstypen nur kurz im Hinblick auf die Elektrophorese besprochen werden. Die ursprüngliche Zahl von neun verschiedenen Reaktionskonstellationen wurde von Märki und Wuhrmann (1961) auf folgende 8 Typen reduziert:

1. Akut entzündliche Krankheitsbilder und nekrotisch einschmelzende Prozesse mit $\alpha$-Globulinzunahme in der Frühphase und $\gamma$-Globulinvermehrung in der Spätphase.

2. Chronisch entzündliche Krankheitsbilder und proliferative Prozesse mit vorwiegender $\gamma$-Globulinvermehrung bei gelegentlicher $\alpha_2$-Globulinzunahme.

3. Maligne Tumoren ohne wesentliche Lebermetastasen meist mit zeitlich variabler Vermehrung der $\alpha_2$- und $\gamma$-Globuline, gelegentlich auch einer Euproteinämie.

4. Maligne Tumoren mit massiver Lebermetastasierung, bei denen eine deutliche Zunahme der $\gamma$-Globuline bis zu 45 rel.-% nachweisbar wird.

5. Hepatitis epidemica mit normalem oder erniedrigtem $\alpha_2$-Globulinspiegel bei mäßiger bis starker $\gamma$-Globulinvermehrung.

6. Lebercirrhose mit Verminderung der $\alpha_2$-Globuline bei ausgeprägter Vermehrung der $\gamma$-Globuline.

7. Nephrotisches Syndrom und andere Proteinverlustsyndrome mit extremer $\alpha_2$- und deutlicher $\beta$-Globulinvermehrung bei Fehlen eines $\alpha_1$-Globulinanstieges und einer sehr starken Albuminverminderung, die zu einem Abfall des Gesamteiweißes führt.

8. Plasmocytom mit der typischen schmalbasigen homogenen Zacke in $\beta$-, $\gamma$- oder selten in $\alpha$-Stellung.

Die wichtigsten pathologischen Elektrophoresediagramme sind in Abb. 9 zusammengestellt.

MÄRKI und WUHRMANN (1961) fassen die Dysproteinämien der Gruppe 1—3 unter dem Begriff der reaktiven Dysproteinämie und diejenigen der Gruppe 7

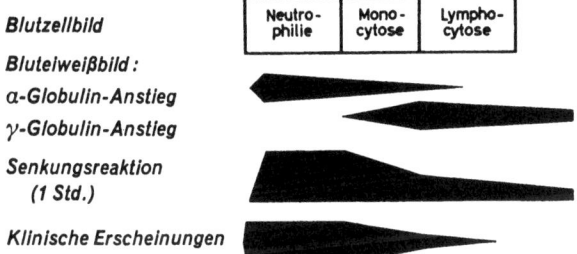

Abb. 10. Blutzell- und Proteinverhalten im Verlauf akut-entzündlicher Erkrankungen nach WUHRMANN und MÄRKI (1960)

und 8, zu denen noch die Defektproteinämien (s. Kapitel ,,Defektproteinämie'') hinzugerechnet werden, als primäre Proteinumsatzstörungen zusammen, während das Eiweißbild bei den Gruppen 4—6 (Leberkrankheiten) durch Superposition von reaktiven Verschiebungen und primären Eiweißstoffwechselstörungen infolge verminderter Eiweißsynthese in der Leber zustande kommt.

Die Serumproteinverschiebungen gehen häufig auch mit Veränderungen des Blutbildes einher (WUHRMANN und MÄRKI 1960 u. a.). Besonders bei Erkrankungen mit akut entzündlichen und nekrotisch einschmelzenden Gewebsveränderungen finden sich charakteristische Parallelitäten (Abb. 10), indem in der neutrophilen Kampfphase die $\alpha$-Globuline stark ansteigen und ihren Höhepunkt erreichen. In dieser Phase sind auch Korrelationen zwischen dem Leukocytenanstieg mit Linksverschiebung und der Fibrinogenvermehrung (ODENTHAL 1958) und dem Auftreten des C-reaktiven Proteins (MÜLLER und KÄHLER 1956) zu finden. In der monocytären Überwindungsphase steigen die $\gamma$-Globuline bei Abfall der $\alpha$-Globuline an, um in der lymphocytär-eosinophilen Heilphase ihren Höhepunkt zu erreichen. Weiterhin bestehen direkte Beziehungen zwischen dem $\gamma$-Globulinspiegel und der Zahl der Plasmazellen im Knochenmark. Besonders deutlich wird diese Tatsache beim Plasmocytom und der Agammaglobulinämie. Ein paralleles Verhalten von $\gamma$-Globulinen und Monocyten beobachtet man nach WUHRMANN und MÄRKI bei gewissen subakuten und chronischen Entzündungen, wie der Tuberkulose, dem Morbus Boeck und der Sepsis lenta.

Insgesamt gesehen sind alle reaktiven Verschiebungen des Serumeiweißbildes unspezifisch. Sie spiegeln, vergleichbar dem Fieber und der Leukocytose, meist

nur eine Reaktion des Organismus wider und gestatten — von Einzelfällen abgesehen — keine klinische Diagnose. Zusammen mit dem klinischen Befund sind
sie jedoch recht krankheitscharakteristisch und deshalb zur Untermauerung der
Diagnose von außerordentlicher Bedeutung.

Die Papierelektrophorese kann ebenso wie die Elektrophorese auf anderen
Trägermedien nicht nur zu der oben erwähnten Differenzierung der Serumeiweißkörper herangezogen werden, sondern auch zu einer solchen der Glykoproteine
(Köiw und Grönwall 1952), der Lipoproteine (Swahn 1952) und der Phospholipide (Benhamou et al. 1955) (Abb. 11). Hierzu werden die Filterpapierstreifen
nach der elektrophoretischen Trennung der Serumeiweißkörper einer spezifischen
Färbung unterworfen. Die Anfärbung der Kohlenhydrate erfolgt mit Perjodsäure
und Fuchsin-Schwefelsäure-Reagens nach Schiff [PAS (periodic acid Schiff-)Ver-
fahren], diejenige der Lipoproteine mit Sudanschwarz B oder Ölrot O. Die Auswertung der Streifen geschieht nach den gleichen Prinzipien wie bei der Proteinfärbung. Schärfere Trennungen der Lipo- und Glykoproteine erreicht man allerdings bei Verwendung anderer, unten genannter Trägermedien wie Cellulose,
Acetylcellulose, Agar u. a. Auch zur Identifizierung anderer Eiweißgemische, wie
z. B. abnormer Hämoglobine, zur Differenzierung von Körperhöhlenflüssigkeiten
und von Extrakten aus Körpergeweben ist die Papierelektrophorese geeignet,
ebenso zum Studium der Bindung bestimmter Substanzen an die Serumproteine,
wobei auch radiomarkierte Substanzen herangezogen werden können, deren
Lokalisation mit Hilfe von Radiopapierchromatographen und der Autoradiographie möglich ist.

Für präparative Zwecke wird die kontinuierliche Papierelektrophorese benutzt (Grassmann und Hannig 1953), bei der auf ein vertikal in einen Rahmen eingespanntes quadratisches
Filterpapier kontinuierlich das zu trennende Serum und Pufferlösung aufgetragen wird.
Das Serum muß den Papierbogen quer zu den Kraftlinien eines elektrischen Feldes durchlaufen, wobei die Proteine je nach der Wanderungsgeschwindigkeit mehr oder weniger stark
zur Anode hin abgelenkt werden. Am unteren Papierende werden nun die einzelnen elektrophoretisch getrennten Serumeiweißfraktionen zusammen mit der Pufferlösung aufgefangen,
was mit Hilfe einer sägeförmigen Kerbung des Filterpapiers gelingt.

### c) Die Elektrophorese auf anderen Trägermedien

Bei Benutzung bestimmter Trägermedien lassen sich die Serumeiweißfraktionen zum Teil schärfer, zum Teil auch differenzierter als in der Papierelektrophorese unterteilen (Lit. s. Whipple 1964). So führt die elektrophoretische
Trennung der Serumproteine im Stärkegel (Smithis 1955) zu einer Darstellung
von mehr als 20 Banden. Besonders gut werden die Proteine im $\alpha$- und $\beta$-Globulin-
bereich dargestellt, wobei die große Trennaktivität mit dem „Siebeffekt" des
Stärkegels in Zusammenhang steht. Hierdurch ist auch die Unterscheidung genetisch fixierter Eiweißfraktionen wie z. B. der verschiedenen Haptoglobintypen
möglich. Die Stärkegelelektrophorese kann auch mit höheren Spannungen (Stärke-
gelhochspannungselektrophorese) durchgeführt werden, wodurch nach Lange
(1965) noch schärfere Trennungen erzielt werden.

Auch andere Trägermedien sind zur elektrophoretischen Trennung der Serumproteine, aber auch zu enzymologischen, autoradiographischen, immunologischen
und anderen Untersuchungen angewandt worden, insbesondere Agar (Wieme
1965), Kieselgur, Cellulose, Celluloseacetat, Polyacrylamidgel, Sephadexgel u.a.
In der Klinik sind diese Trägermedien noch wenig gebräuchlich, werden jedoch
wegen ihrer zum Teil ausgezeichneten Trennschärfe in Zukunft auch routinemäßig
sicher mehr benutzt werden. Beispielsweise gelingt es im Polyacrylamidgel, das
Serum in 20—30 Banden zu unterteilen und auch genetische Varianten einzelner
Serumeiweißkörper zu erfassen (Pastewka et al. 1966).

Besondere Bedeutung hat die Trennung im Agargel gewonnen, das völlig durchsichtig ist. Deshalb wird dieses Trägermedium, in dem es zu einer ähnlichen Fraktionierung der Eiweißkörper wie auf dem Papier kommt, besonders zu immunchemischen Untersuchungen herangezogen. Für die Trennung unterschiedlicher Hämoglobinfraktionen wird dagegen vorwiegend die Stärkeblockelektrophorese benutzt.

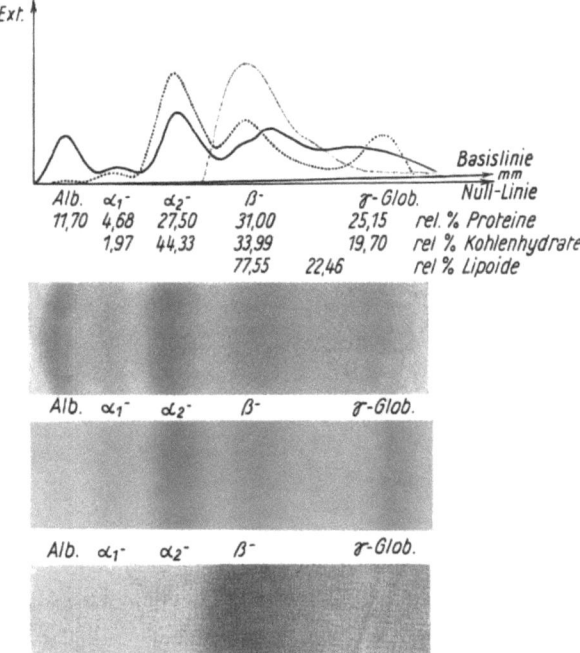

Abb. 11. Vergleich zwischen Protein-, Glykoprotein- und Lipoprotein-Elektrophoresediagrammen bei einer Nephrose. Oben das Pherogramm mit niedriger Albuminfraktion und erhöhter $\alpha_2$- und $\beta$-Globulinzacke. Der Kohlenhydratanteil der $\alpha_2$-Fraktion weist hohe Werte auf. Das Lipopherogramm ist durch das Fehlen der schnellwandernden Fraktionen und durch die Zunahme der Lipoproteine im $\beta$-Bereich gekennzeichnet. Die zugehörigen Papierstreifen: Oben Proteinfärbung; Mitte: Kohlenhydratfärbung; unten: Lipoidfärbung (nach SCHEIFFARTH, BERG und GÖTZ 1962)

——— Proteinpherogramm;
------------ Glykopherogramm;
................ Lipopherogramm

### d) Die Immunelektrophorese

Die Immunelektrophorese (GRABAR und WILLIAMS 1953) stellt ein zweiphasiges Analyseverfahren dar, bei dem zunächst die Serumeiweißkörper im Agargel oder auf Celluloseacetat- bzw. Cellogelstreifen (MÜLLER-BEISSENHIRTZ und KELLER 1966) elektrophoretisch getrennt werden und dann in der gleichen Weise wie bei dem von OUCHTERLONY (1948) entwickelten Agargeldiffusionstest (S. 68) immunchemisch untersucht werden (Abb. 12).

Die Durchführung der Immunelektrophorese erfolgt heute meist mit der von SCHEIDEGGER (1955) beschriebenen Mikromethode, bei der zunächst ein durch Erhitzen verflüssigter Agar auf einen Objektträger aufgebracht wird. In den nach Abkühlen erstarrten Agar werden zwei Löcher gestanzt, in die das zu untersuchende Serum getropft wird, das anschließend elektrophoretisch aufgetrennt wird. Nach der Trennung wird parallel zur Wanderungsgeschwindigkeit der Eiweißkörper zwischen den Löchern ein Kanal ausgehoben, in den das Antiserum gefüllt wird. In der feuchten Kammer läßt man das elektrophoretisch aufgetrennte Serumgemisch und das Antiserum gegeneinander diffundieren, wobei sich im Äquivalenzbereich Präcipitationslinien entwickeln, die Bogen von verschiedenem Radius, verschiedener Länge und Dicke bilden (Abb. 11).

Die Beurteilung der Immunelektrophorese kann sofort nach der Präcipitation erfolgen, wobei man die Dokumentation auf photographischem Wege vornimmt. Will man die Präparate färben, so werden sie zunächst gewaschen, um überschüssiges Eiweiß zu entfernen, getrocknet und mit geeigneten Farbstoffen behandelt. Die Anfärbung der Proteine geschieht üblicherweise mit Amidoschwarz oder Azocarmin, doch kann man mit Hilfe spezifischer Färbemethoden auch die Präcipitationslinien bestimmter Serumbestandteile wie der Lipoproteine, des Coeruloplasmins, ja sogar verschiedener Enzyme zur Darstellung bringen (URIEL 1960). Durch Anwendung autoradiographischer und fluorescenzanalytischer Verfahren gelingt darüber hinaus der Nachweis der Trägerfunktion spezifischer Proteine (CLAUSEN und MUNKNER 1961), die genaue Lokalisation radioaktiver Proteine (SCHEIDEGGER und BUZZI 1957) und die Lokalisation gewisser Antikörperaktivitäten (MORSE und HEREMANS 1961). Weitere Ausführungen s. GRABAR und BURTIN (1960), HEREMANS (1963) HITZIG (1963), GRABAR (1964).

Bevor die Ergebnisse der Immunelektrophorese besprochen werden, sind einige Vorbemerkungen zu Besonderheiten dieser Methode erforderlich, die die Entwicklung, die Lage und die Form der Präcipitationslinien beeinflussen. Im Agargel wandern nicht wie im Papier sämtliche Proteine zur Anode, sondern infolge einer im Agargel stark ausgeprägten Endosmose zum Teil auch zur Kathode. Infolgedessen liegen die $\beta_1$-Globuline nahe der Auftragstelle, während die $\beta_2$- und $\gamma$-Globuline zur Kathode hin verschoben sind.

Die Entwicklung der Präcipitationslinien in der Immunelektrophorese ist an bestimmte Voraussetzungen geknüpft. So muß die gesuchte Substanz antigenen Charakter haben, was

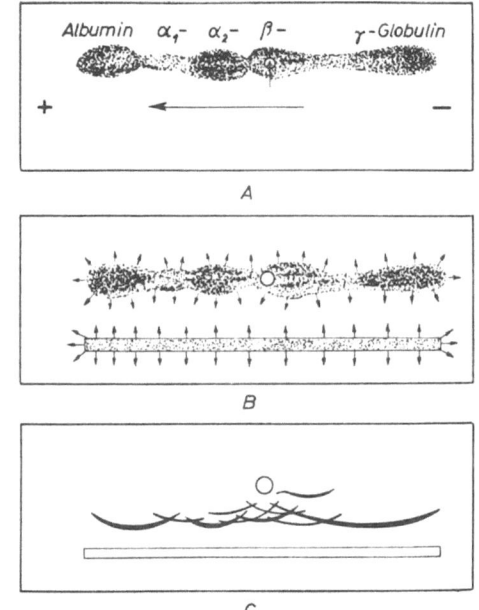

Abb. 12. Die verschiedenen Phasen bei der Immunelektrophorese

allerdings bei den Serumeiweißkörpern immer der Fall ist. Weiterhin sind genügende Konzentrationen der einzelnen Serumproteine (in der Regel > 1 mg-%) und der korrespondierenden Antikörper in den Antiseren zur Ausbildung von Präcipitationslinien erforderlich. Die für die Immunelektrophorese meist verwandten Antihumanglobulinseren enthalten in der Regel nur Antikörper gegen eine begrenzte Anzahl von Plasmaproteinen, so daß sich nicht alle der im menschlichen Serum vorhandenen Eiweißkörper durch eine Präcipitationslinie darstellen. Dies würde die Interpretation des Bildes auch erheblich erschweren. Um pathologische Serumveränderungen sicher zu erfassen, untersucht man jede Serumprobe am besten mit mehreren der im Handel befindlichen Antihumanseren, die jeweils verschiedene Antikörper gegen eine beschränkte Anzahl von Proteinen enthalten. Im Bedarfsfall sind auch monospezifische Antiseren, wie z. B. Anti-$\gamma_G$-Globulinseren, erforderlich, um einen Eiweißkörper in der Immunelektrophorese sicher darzustellen. Bei hoher Antigenkonzentration, wie sie z. B. bei den Paraproteinämien vorliegen kann, müssen auch verdünnte Seren zur Untersuchung herangezogen werden.

Die Lage der Präcipitationslinien hängt nicht nur von der elektrophoretischen Wanderungsgeschwindigkeit der einzelnen Antigene und der Endosmose im Agargel ab, sondern in ihrer Beziehung zur Antikörperrinne auch von der Konzentration und Diffusionsfähigkeit der Antigene (OUCHTERLONY 1958). Die Linien großmolekularer Eiweißkörper liegen infolge der geringeren Diffusionsgeschwindigkeit dieser Proteine meist in der Nähe des Antigenreservoirs, diejenigen mikromolekularer und damit schnell diffundierender Eiweißkörper in der Nähe der Antikörperrinne.

Das Verhältnis der einzelnen Präcipitationslinien untereinander wird durch Antigen-verwandtschaften und -differenzen der verschiedenen Serumproteine bestimmt (OUCHTER-LONY 1958). Bei serologisch identischen Antigenen kommt es zu einer Verschmelzung der Präcipitationslinien, partiell verwandte Antigene zeigen nur eine Teilverschmelzung, während nicht verwandte Antigene Überkreuzungen der Präcipitationslinien erkennen lassen.

Mit Hilfe der Immunelektrophorese ist es möglich geworden, das menschliche Serum in über 30 verschiedene Proteinfraktionen zu unterteilen. In Abb. 13 sind die Präcipitationslinien der wichtigsten Serumproteine schematisch dargestellt.

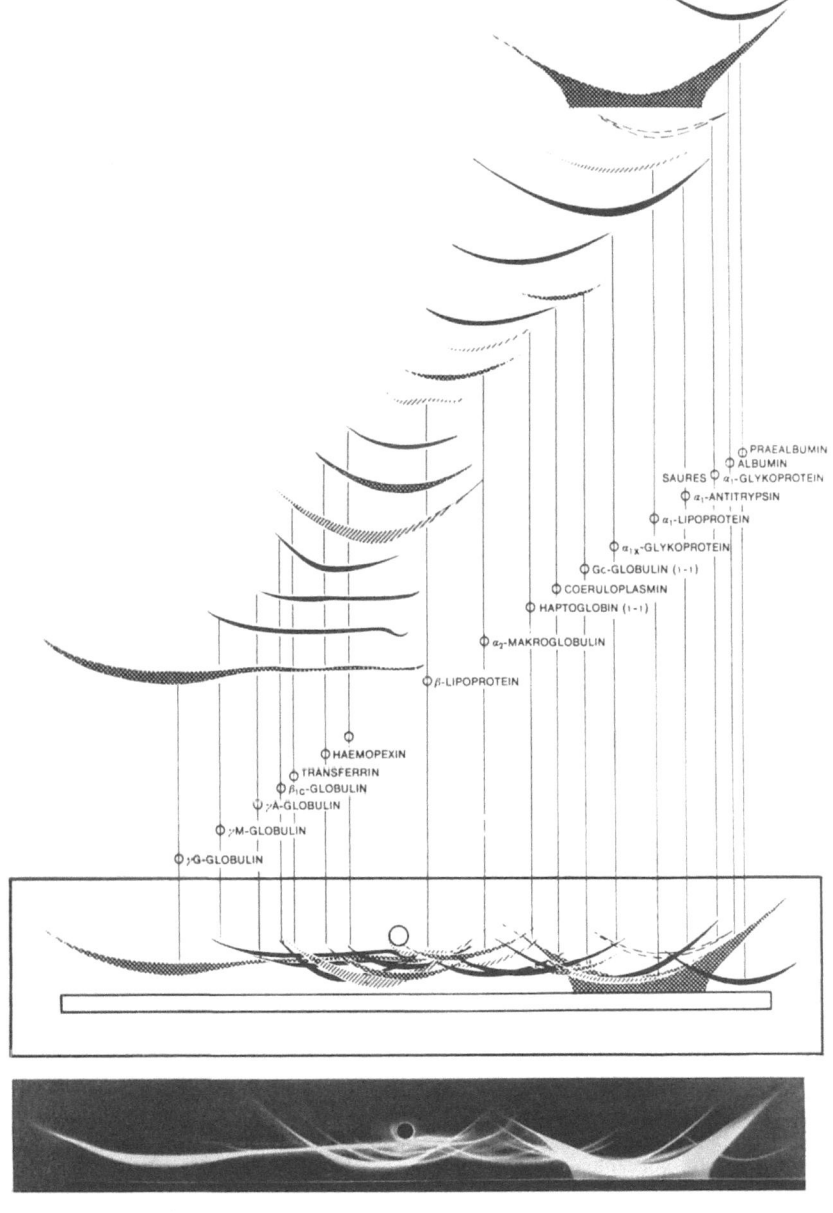

Abb. 13. Schematische Darstellung der immunelektrophoretisch nachzuweisenden Präcipitationslinien der wichtigsten Serumeiweißkörper. Darunter: Nativpräparat einer Immunelektrophorese (nach SCHWICK u. STÖRIKO 1965)

Bei der großen Zahl von Linien ist es oft schwierig, diejenige eines einzelnen Eiweißkörpers genau zu lokalisieren. Dann müssen spezifisch absorbierte und monospezifische Antiseren, isolierte Eiweißfraktionen, spezifische Färbemethoden u. a. zur Identifikation herangezogen werden (s. Grabar und Burtin 1960, Heremans 1963, Grabar 1964).

Die Immunelektrophorese stellt ein vorwiegend qualitatives Untersuchungsverfahren dar, das die Erkennung von Abartigkeiten der Serumproteine zuläßt, da hierbei Veränderungen in den Präcipitationslinien auftreten. Infolgedessen ist dieses Verfahren zum Nachweis von Paraproteinämien und damit zur Diagnose des Myeloms und der Makroglobulinämie Waldenström sehr geeignet. Sie kann auch für die Bestimmung genetisch gesteuerter Serumgruppen (Gc-Typen) herangezogen werden.

Quantitative Aussagen sind dagegen nur bedingt möglich. Natürlich wird man das Fehlen eines bestimmten Serumproteins relativ leicht nachweisen können, weshalb die Methode zum Nachweis von Defektproteinämien sehr geeignet ist. Gewisse semiquantitative Bestimmungen sind aus der Position und Dichte der Präcipitationslinien sowie durch serienmäßige Untersuchungen von Serumverdünnungsreihen und auch bestimmte Versuchsanordnungen (Afonso 1966) möglich, jedoch muß man hier mit einer großen Fehlerbreite rechnen, weshalb die Immunelektrophorese nicht für den routinemäßigen Nachweis von Dysproteinämien herangezogen werden kann. Hierfür bleibt die Elektrophorese auf Papier und anderen Trägermedien auch heute noch die Methode der Wahl. Dagegen erlaubt die immunelektrophoretische Untersuchung von Körperflüssigkeiten (Liquor, Lymphe, Harn u. a.) häufig wichtige Aussagen.

### Weitere immunologische Fraktionierungsverfahren

Die eben besprochene Immunelektrophorese stellt ein Verfahren dar, bei dem die Elektrophorese mit einem immunologischen Fraktionierungsverfahren gekoppelt ist. Diesem immunologischen Verfahren liegt die von Ouchterlony (1948) beschriebene zweidimensionale Agargeldiffusionsmethode zugrunde, die für immunologische Eiweißanalysen und auch quantitative Eiweißbestimmungen von Bedeutung ist.

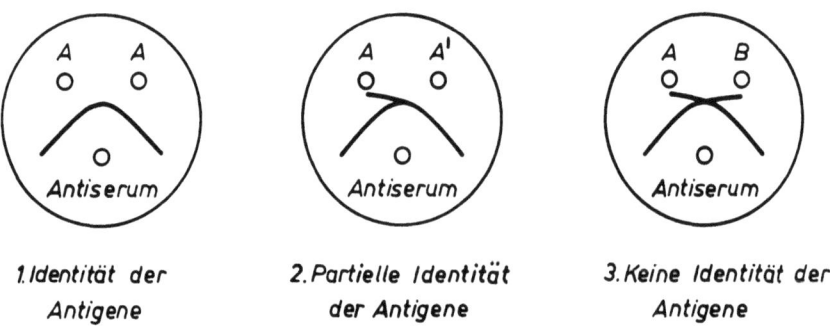

Abb. 14. Identitätsreaktion von Antigenen im zweidimensionalen Agargeldiffusionstest nach Ouchterlony (1948)

Das Prinzip der Methode besteht darin, von verschiedenen in eine neutrale Agargelplatte eingestanzten Löchern Antigene und Antikörper gegeneinander diffundieren zu lassen, wobei es im Bereich der Äquivalenzzone zur Bildung von Präcipitationslinien kommt. Aus der Anzahl der Präcipitationslinien kann bei entsprechend polyvalenten Antiseren auf die Zahl der im Serum vorhandenen verschiedenen Eiweißkörper geschlossen werden, da die unterschiedlichen Antigen-Antikörper-Komplexe jeweils eine Präcipitationslinie bilden. Besonders geeignet ist die Methode zum Vergleich verschiedener Antigene. Antigenverwandtschaften der Eiweißkörper lassen sich durch eine einfache Versuchsanordnung erforschen, bei der man zwei verschiedene Eiweißlösungen in zwei verschiedene Löcher bringt und von einem dritten Loch her das Antiserum diffundieren läßt. Identische Antigene ergeben eine kontinuierlich ineinanderlaufende Präcipitationslinie, nicht verwandte eine Überkreuzung der Präcipitationslinien, während Antigene, die einzelne Antigendeterminanten gemeinsam haben, zusätzlich aber verschiedene Determinanten aufweisen, eine kontinuierliche Linie geben, die im Bereich des Scheitelpunktes einen sog. „Sporn" aufweist (Abb. 14).

Auch quantitative immunologische Eiweißbestimmungen sind mit Hilfe der Ouchterlonyschen Methode möglich, jedoch mit einer relativ großen Fehlerbreite belastet (s. Hitzig 1961). Exaktere Werte werden bei der quantitativen immunologischen Eiweißbestimmung mit der eindimensionalen Immunodiffusion nach Oudin (1952) gewonnen (s. Hitzig 1961). Selbstverständlich sind auch die klassischen immunologischen Methoden zu quantitativen Eiweißbestimmungen brauchbar wie etwa die Präcipitationsreaktion nach Heidelberger und Kendall (1932) und auch nephelometrische Methoden (Goodman et al. 1957, Kleine et al. 1956, Schultze und Schwick 1959), die zum Teil die Erfassung kleinster Proteinmengen erlauben.

## Die Fraktionierung der Serumeiweißkörper mit Hilfe der Ultrazentrifuge

Eine Differenzierung der Serumeiweißkörper ist auch mit der Ultrazentrifugation möglich (Svedberg 1926, 1928). Da die einzelnen Eiweißmoleküle sehr klein

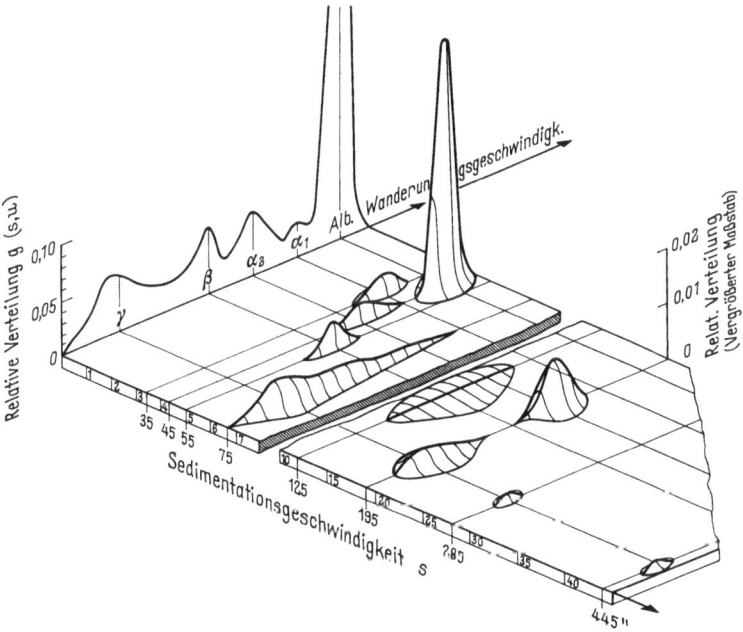

Abb. 15. Beziehungen zwischen elektrophoretischer Wanderungsgeschwindigkeit und Sedimentationskonstanten der wichtigsten Serumproteine mit Ausnahme der Lipoproteine (nach Wallenius et al. 1957)

sind, ist zu ihrer Sedimentierung ein Zentrifugalfeld erforderlich, dessen Beschleunigung 100000—200000mal größer als die Erdschwere ist, wozu eine Drehzahl von ca. 50000 U/min und ein Abstand zwischen Untersuchungszelle und Drehachse von 6,5 cm benötigt wird. Unter dem Einfluß einer solchen Zentrifugalkraft, die hochkomplizierte Apparaturen erfordert (s. Biel et al. 1964), tritt eine Schichtung der Serumeiweißkomponenten ein, die hauptsächlich von ihrem Molekulargewicht abhängig ist. Die einzelnen Schichten können optisch aus ihrem Brechungsgradienten ähnlich wie bei der freien Elektrophorese registriert werden. Man erhält so das Sedimentationsdiagramm, das eine Charakterisierung der einzelnen Komponenten nach ihrer Sedimentationsgeschwindigkeit und darüber hinaus eine Messung ihrer Konzentration gestattet. Wie Abb. 15 zeigt, lassen sich die Serumeiweißkörper durch die kombinierte Anwendung von Elektrophorese und Ultrazentrifuge weiter differenzieren, als mit einer Methode allein.

Das exakte physikalische Maß für die Sedimentationsgeschwindigkeit ist die sog. Sedimentationskonstante im Einheitszentrifugalfeld von 1 dyn. Sie ist abhängig vom Molekulargewicht, vom Dichteunterschied zum Lösungsmittel und damit vom Lösungsmittel selbst, vom Reibungswiderstand der Eiweißmoleküle und hiermit auch von der Konzentration der Eiweißlösung sowie von der Temperatur. Weiterhin sind bei der Berechnung der Sedimentationskonstante noch eine ganze Anzahl von Korrekturfaktoren zu berücksichtigen. Die Sedimentationskonstante hat hierbei die Dimension der Zeit (cm·sec$^{-1}$·dyn$^{-1}$). Die Werte der Proteine liegen vornehmlich in der Größenordnung $10^{-13}$ (cm·sec$^{-1}$·dyn$^{-1}$), weshalb in der Praxis eine verkürzte Dimension, die sog. Svedberg-Einheit S = $10^{-13}$ (cm·sec$^{-1}$·dyn$^{-1}$) verwandt wird.

Normalerweise läßt sich das menschliche Serum in der Ultrazentrifuge in vier Komponenten auftrennen, und zwar die Komponente A = 4,6 S, die Komponente G = 7 S, die Komponente M = 20 S und die je nach dem Lösungsmittel

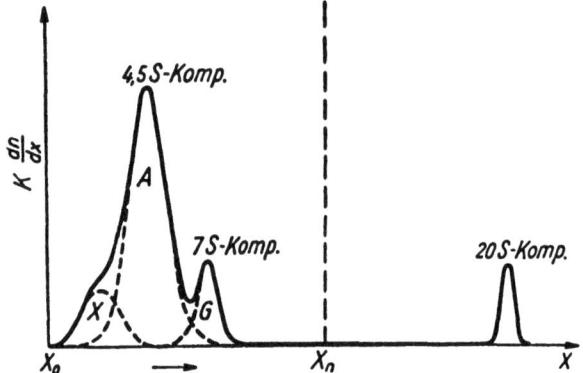

Abb. 16. Das Sedimentationsdiagramm des normalen Menschenserums (nach PEDERSEN 1945)

zum Teil flottierende X-Fraktion (Lipoproteine). In pathologischen Seren können zusätzlich M-Komponenten mit Sedimentationskonstanten über 40 S auftreten, die nach ihrer Reihenfolge von dem Rotationszentrum als $M_1$, $M_2$ usw. bezeichnet werden. Die sog. Zwischenkomponente Z hat eine Sedimentationskonstante von 9—12 S.

Die Konzentration einer Komponente ist proportional der Fläche, welche von ihrem Brechungsgradienten und der Basislinie gebildet wird. Durch planimetrische Auswertung der einzelnen Komponenten ergibt sich eine relative Konzentration, die auch auf die absolute Konzentration umgerechnet werden kann, jedoch macht die Berechnung mehrere Korrekturen erforderlich (JAHNKE und SCHOLTAN 1960). Abb. 16 zeigt schematisch das Sedimentationsdiagramm des normalen Menschenserums nach PEDERSEN (1945), wobei allerdings darauf hingewiesen werden muß, daß es nicht möglich ist, das Diagramm in dieser Form aufzunehmen, da sich die 19 S-Komponente bereits am Boden der Analysenzelle befindet, bevor sich die übrigen Komponenten aufgelöst haben. Infolgedessen muß die 19 S-Komponente bereits nach kurzer Rotationszeit aufgenommen werden.

Im Normalserum ergeben sich für die einzelnen Komponenten, deren Eiweißzusammensetzung aus Abb. 15 hervorgeht, folgende Konzentrationen: Für die Komponente A ca. 77,9 rel.-%, für die Komponente G ca. 13,9 rel.-%, für die

Komponente M ca. 2,6 rel.-% und für die Komponente X ca. 5,6 rel.-% (JAHNKE und SCHOLTAN 1960).

## Weitere Verfahren zur Eiweißfraktionierung

Neben den bisher genannten Trennungsverfahren gibt es noch eine ganze Reihe weiterer Methoden zur Differenzierung und Darstellung von Proteinen, die bisher vorwiegend in der Forschung eingesetzt wurden und noch keinen allgemeinen Eingang in die Routinediagnostik gefunden haben (s. auch Tabelle 3). Genannt sei die Hochspannungselektrophorese (s. CLOTTEN und CLOTTEN 1962), bei der hohe Spannungen zur Trennung von Stoffgemischen herangezogen werden und besonders die Chromatographie in ihren verschiedenen Modifikationen. Das Prinzip dieser Methode besteht darin, die gelösten Eiweißkörper durch ein Absorbens festzuhalten, wobei die Absorption bei den einzelnen Proteinen unterschiedlich ist. Die Differenzierung erfolgt entweder nach Elution vom Absorbens durch andere Lösungsmittel und anschließende weitere Verarbeitung oder durch Feststellung der Position in bezug auf die Front der vorwärtswandernden Lösungsmittel, wobei gereinigte Proteine zu Kontrollzwecken zur Verfügung stehen sollten. Besonders häufig wird die Säulenchromatographie unter Benutzung von Ionenaustauschern wie Cellulose-Ionenaustauscher und Sephadex und die Absorptionschromatographie im Säulen- und Rührverfahren sowie die Gelfiltration, bei der die Eiweißkörper nach ihrer Molekülgröße getrennt werden können, zur Differenzierung von Serumproteinen verwandt. Eine exakte Trennung ist mit Hilfe dieser Verfahren allerdings meist nicht möglich, vielmehr müssen noch zusätzliche Methoden, wie die Elektrophorese und Aussalzungen herangezogen werden, um chemisch einheitliche Proteine zu erhalten. Auf Einzelheiten dieser und weiterer Methoden, unter denen besonders noch die Dünnschicht-Gelfiltration mit Sephadex für die Erforschung der Serumeiweißkörper zu nennen ist, kann hier nicht eingegangen werden (s. HEIMBURGER und SCHMIDTBERGER 1954, MEIENHOFER und ZAHN 1960, SCHULTZE und HEREMANS 1966).

## Die Serumlabilitätsreaktionen

Neben den besprochenen Fraktionierungsverfahren, die einen tieferen Einblick in das Serumeiweißspektrum gewähren, sind in der Klinik seit langem einfache Fällungsreaktionen in Gebrauch, durch die bestimmte Gruppen von Plasmaproteinen, und zwar meist leicht fällbare Eiweißanteile erfaßt werden, die im Rahmen einer Dysproteinämie vermehrt sind (Kolloidlabilität des Plasmas). Viel seltener kommen krankheitsbedingte Stabilisierungen des Plasmas vor, vor allem bei Paraproteinämien und gelegentlich auch bei Dysproteinämien, die dann negative Labilitätsreaktionen nach sich ziehen.

Es ist hier nicht der Platz, die mehr als 200 Serumlabilitätsreaktionen im einzelnen zu besprechen, doch sollen einige allgemein angewandte Methoden kurz erwähnt und in ihrer Bedeutung gewürdigt werden. Bezüglich der Einzelheiten sei auf monographische Darstellungen (HEEPE 1953, EMMRICH 1957, RIVA 1960, WUHRMANN und MÄRKI 1963) verwiesen.

**a) Die Takata-Reaktion** (TAKATA 1925). Diese Eiweißreaktion, die heute vorwiegend als abgestufte Takata-Reaktion nach MANCKE und SOMMER (1936) angewandt wird, beruht auf einer Fällung von Serumproteinen durch Schwermetalle. Da vor allem die $\gamma$-Globuline durch das bei der Reaktion verwandte Sublimat ausgefällt werden, ergeben sich besonders bei einer Vermehrung dieser Globuline positive Resultate. Deshalb ist die Reaktion bei Leberaffektionen, insbesondere der Lebercirrhose oft positiv. Sie ist jedoch nicht für Lebererkrankungen spezifisch, sondern kann auch bei anderen chronisch entzündlichen Prozessen, wie chronischen Polyarthritiden, Pyelonephritiden u. a., positiv ausfallen.

*Methodik.* In neun Röhrchen werden jeweils 0,1 ml Serum eingefüllt, dann physiologische Kochsalzlösung in einer um 0,1 ml steigenden Menge von 1,0 ml im ersten bis 1,9 ml im neunten Gläschen. Anschließend werden jedem Röhrchen 0,4 ml einer 10%igen Lösung von Natrium carbonicum anhydricum und schließlich noch eine 0,25%ige Sublimatlösung zugesetzt, wobei in das erste Röhrchen 1,0 ml, in die folgenden je 0,1 ml weniger kommen. Auf diese Weise erhält man im ersten Röhrchen 100 mg-% Sublimat, im letzten 20 mg-%. Nach gutem Durchmischen läßt man die Röhrchen 2 Std bei Zimmertemperatur stehen und liest anschließend das Ergebnis ab.

Normale Seren zeigen entweder überhaupt keine Flockung oder nur im ersten, gelegentlich auch im zweiten und dritten Röhrchen eine Flockung. Sicher pathologisch ist eine Flockung bei einer Sublimatkonzentration unter 50 mg-%, während Flockungen bei Konzentrationen von 70—50 mg-% Sublimat als fraglich positiv zu bewerten sind.

b) **Die Formolgelreaktion** (GATÉ und PAPACOSTAS 1920) fällt wie die Takata-Reaktion vorwiegend bei Hypergammaglobulinämien positiv aus (HEEPE 1953). Ihre Durchführung ist besonders einfach: zu 1,0 ml des Patientenserums werden zwei Tropfen einer 40%igen Formollösung zugefügt. Tritt nach Umschwenken innerhalb 30 min Gelatinierung ein, so ist die Reaktion positiv.

c) Auch die **Zinksulfat-Trübungsreaktion** nach KUNKEL (1947) erfaßt vorwiegend eine Vermehrung der $\gamma$-Globuline, jedoch ist keine strenge Parallelität nachzuweisen. Zur Durchführung dieser Reaktion werden 3,0 ml einer Zinksulfat-Veronalpufferlösung (pH 7,5) zu 0,05 ml Serum hinzugefügt. Diese Flüssigkeit wird sofort und nach 30minütigem Stehen gut durchmischt und anschließend die entstehende Trübung gemessen. Eine positive Reaktion ist an einem erhöhten Trübungswert zu erkennen. Der Test kann durch die meisten Paraproteine vom $\gamma_A$-Typ oder einige vom $\gamma_M$-Typ gehemmt werden.

d) Die **Cadmium-Reaktion** nach WUNDERLY und WUHRMANN (1945) zeigt besonders Veränderungen der $\gamma$-Globuline, weniger auch der $\alpha_2$-Globuline an und geht der Takata-Reaktion oft parallel. Bei dem Test gibt man zu 0,4 ml Patientenserum unter Umschütteln vier Tropfen einer 0,4%igen Cadmiumsulfatlösung. Nach 5 min wird das Auftreten einer Trübung festgestellt. Im positiven Fall ist die Trübung so stark, daß man beim Durchblicken durch die Flüssigkeit ein Fensterkreuz nicht mehr oder nur noch unscharf erkennen kann. Bleibt die Flüssigkeit klar, so wird ein fünfter Tropfen der Cadmiumsulfatlösung hinzugefügt. Wenn jetzt sofort eine Trübung auftritt, so muß die Reaktion ebenfalls als positiv bewertet werden. Auch dieser Test wird durch einige Paraproteine gehemmt.

e) Der **Thymol-Trübungstest** nach McLAGAN (1944) zeigt vor allem eine Zunahme der $\beta$-Globuline, einschließlich der $\beta$-Lipoproteine und auch der $\gamma_M$-Globuline, sowie eine Albuminverminderung an. Zur Ausführung des Testes werden 0,1 ml Serum mit 6,0 ml eines Thymol-Veronalpuffers (pH 7,55) versetzt und vorsichtig umgeschüttelt. Nach einer halben Stunde wird noch einmal durchmischt und anschließend die Trübung photometrisch gemessen. Eine positive Reaktion ist durch eine stärkere Trübung gekennzeichnet. Der Test fällt vor allen Dingen bei Leberprozessen positiv aus, ohne hierfür spezifisch zu sein.

f) Das **Weltmannsche Koagulationsband** (WELTMANN 1930). Der große Wert dieser Reaktion besteht darin, daß sie im Gegensatz zu allen anderen Flockungsreaktionen Ausschläge in zwei Richtungen anzeigt: Eine Linksverschiebung oder Verkürzung bei hochentzündlichen Prozessen mit $\alpha_2$-Globulinvermehrung und eine Rechtsverschiebung oder Verbreiterung bei chronisch entzündlichen Vorgängen mit $\gamma$-Globulinvermehrung. Sind beide Globuline etwa gleichartig vermehrt, so resultiert häufig ein normales Weltmann-Band („stummes" oder „verschleiertes" Weltmann-Band).

Bei der Methode werden in elf verschiedene Röhrchen zu 5,0 ml einer Calciumchlorid-lösung unterschiedliche Konzentrationen (von 0,5⁰/₀₀ im ersten Röhrchen abfallend auf 0,05⁰/₀₀ im elften Röhrchen) je 0,1 ml Serum gegeben, die Röhrchenreihe nach vorsichtigem Umschütteln 15 min in ein siedendes Wasserbad gestellt und nach Herausnahme dasjenige Röhrchen festgestellt, welches eben noch eine Eiweißflockung aufweist. Die physiologische Flockungsgrenze liegt beim sechsten oder siebenten Röhrchen. Tritt die Flockung bereits im ersten bis fünften Röhrchen auf, so ist das Weltmannband verkürzt, geht sie dagegen über das siebente Röhrchen hinaus, so spricht man von einem verbreiterten Weltmann-Band.

**g)** Der **Sia-Test** (Euglobulinreaktion nach SIA 1924). Bei einigen Dys- und Paraproteinämien, vor allem bei der Makroglobulinämie Waldenström kommt es zu einer Vermehrung von Serumproteinen mit Euglobulincharakter, die in Aqua dest. ausfallen. Hierauf beruht die Euglobulinreaktion oder der Sia-Test, bei dem ein oder zwei Tropfen des zu untersuchenden Serums langsam auf die Wasseroberfläche eines mit Aqua dest. gefüllten Meßzylinders getropft werden. Während mit Normalserum keine Trübung auftritt, kommt es bei einem abnormen Gehalt von Proteinen mit Euglobulincharakter, besonders bei einer Vermehrung der $\gamma_M$-Globuline zu einer stärkeren rauchartigen Trübung bis Flockung oberhalb des absinkenden Serumtropfens.

Tabelle 4. *Ausfall von Takata-, Weltmann- und Cadmiumreaktion im Vergleich zu den Werten des Albumins und der verschiedenen Globulinfraktionen bei einzelnen Reaktionskonstellationen von* MÄRKI *und* WUHRMANN (1961)

| | Akute Entzündung | Chronische Entzündung | Ca. ohne wesentliche Lebermetastasen | Lebercirrhose | Nephrot. Syndrom | Plasmozytom | |
|---|---|---|---|---|---|---|---|
| | | | | | | $\gamma_G$ | $\gamma_A$ |
| Gesamtproteine | Ø | meist Ø | meist Ø | Ø oder ↓ | ↓ | ↑ | ↑ |
| BSG | ↑ | ↑ | ↑ | ↑ | ↑ | ↑ | ↑ |
| Albumine | ↓ | ↓ | ↓ | ↓ | ↓ | ↓ | ↓ |
| $\alpha_1$ | ↑ | evtl. Ø bzw. schubweise ↑ | Ø | ↓ | Ø | Ø | Ø |
| $\alpha_2$ | ↑ | | Ø oder ↑ | ↓ | ↑ | Ø | ↑ (sehr selten) |
| $\beta$ | Ø | Ø | Ø | ↑ verschmolzen mit $\gamma$ | ↑ | ↑ homogen oder | ↑ homogen |
| $\gamma$ | i. d. Spätphase ↑ | ↑ | ↑ | ↑ breitbasig | ↓ | ↑ homogen | Ø |
| Takata | Ø | meist Ø | Ø | + | wechs. | + | Ø |
| Weltmann | ← | ← oder Ø | ←oder→ | → | ← | → | ← |
| Cadmium | + (selten Ø) | Ø oder + | in 60% + | + | ++ | ++ | Ø |

Ø = normal bzw. uncharakteristisch;  ↑ = erhöht;  ↓ = erniedrigt;  ← = verkürzt; → = verlängert.

Außer den besprochenen Reaktionen sind noch eine ganze Reihe von Flokkungs- und Trübungsreaktionen im klinischen Gebrauch wie der Cephalin-Cholesterin-Test nach HANGER (1938), der auf der Ausflockung einer Emulsion von Cephalin und Cholesterin durch gewisse pathologische Seren beruht, die Großsche Reaktion (1940) mit Hayemscher Lösung, die Serum-Goldsol-Reaktion u. a., die gegenüber den übrigen Reaktionen keine wesentlichen Vorteile bieten. *Für den Kliniker ist es besser, einige wenige Reaktionen gut zu kennen, als viele Reaktionen unsicher zu gebrauchen.* Im übrigen hat die Bedeutung der klinischen Eiweißreaktionen mit der routinemäßigen Durchführung der Papierelektrophorese wesentlich an Bedeutung verloren, da enge Zusammenhänge zwischen dem Ausfall der Serumlabilitätsreaktionen und Veränderungen der elektrophoretisch zu bestimmenden Eiweißfraktionen bestehen, wie auch aus Tabelle 4 hervorgeht, in der die elektrophoretischen Befunde und der Ausfall der Takata-Reaktion, des Weltmann-Bandes und der Cadmiumsulfat-Reaktion bei einzelnen

Konstellationstypen von MÄRKI und WUHRMANN (1961) aufgezeichnet sind. Die häufiger zu beobachtenden diskordanten Ergebnisse zwischen elektrophoretischem Befund und Serumlabilitätsreaktion sind meist auf einen negativen Ausfall der Serumlabilitätsreaktion bei mäßiger, zum Teil aber auch bei stärkerer Dysproteinämie zurückzuführen (LANGNESS und MÜLLER 1966). Deshalb erscheint uns die Durchführung der Serumlabilitätsreaktionen bei gleichzeitiger Anfertigung einer Papierelektrophorese nur in Ausnahmefällen erforderlich. RIVA (1964) glaubt, ganz auf sie verzichten zu können.

## Die Blutsenkungsreaktion

Die wichtigste Methode zur Erkennung von Plasmaproteinveränderungen ist die Blutkörperchensenkungsreaktion (BKS), die wegen ihrer Einfachheit eine weite Verbreitung gefunden hat und heute aus Klinik und Praxis nicht mehr wegzudenken ist. Die Literatur über diese Reaktion ist bereits auf mehrere tausend Arbeiten angewachsen. Es sei deshalb hier vor allem auf das Standardwerk von FÅHRAEUS (1921), die Monographien von KATZ und LEFFKOWITZ (1928), LEFFKOWITZ (1937), REICHEL (1936), sowie KLIMA und BODART (1947) und die zusammenfassenden Arbeiten von SANDKÜHLER (1959) und FRIMBERGER (1960) verwiesen.

Der *Senkungsvorgang.* Die Blutkörperchen sind im Plasma suspendiert und werden durch die Bewegungen des Blutstroms in Schwebe gehalten. Deshalb sinken sie im stillstehenden, ungerinnbar gemachten Blut früher oder später ab. Im nativen Blut des Gesunden wird diese Sedimentation beim Stehen im Glase nicht sichtbar, da das Blut vor dem Eintreten des Sedimentationsvorganges gerinnt und dadurch die Sedimentierung verhindert wird. Ist die Senkungsgeschwindigkeit der Blutkörperchen aber erhöht, so tritt die Scheidung von Erythrocyten und Plasma schon vor Einsetzen der Gerinnung auf. Die überstehende Plasmaschicht gerinnt nun ohne Blutkörperchen und bildet eine weiße Kappe auf der Erythrocytenschicht. Sie besteht im wesentlichen aus Fibrin und aus dem darin eingeschlossenen, später aber durch Zusammenziehung des Fibrins austretenden Blutserum. Diese weiße Kappe oder Speckhaut stellt das *Phlegma* der griechischen Krasenlehre und die *crusta phlogistica* der mittelalterlichen Medizin dar. Schon aus der letztgenannten Namensgebung ist die Beziehung zu ihrem Auftreten bei fieberhaften, entzündlichen Erkrankungen deutlich.

Im modernen Zeitalter des Maßes und der Zahl wurde der Vorgang der Blutkörperchensenkung im ungerinnbar gemachten Blut messend verfolgt, wozu zwei Möglichkeiten zur Verfügung stehen: Entweder wird die Wegstrecke bestimmt, die in einer bestimmten Zeit durchlaufen wird (Methode nach WESTERGREN 1924) oder es wird die Zeit für eine bestimmte Wegstrecke gemessen (Methode nach LINZENMEIER 1920).

Nach WESTERGREN werden mit einer 2 ml-Spritze, in die man vorher 0,4 ml einer 3,8%igen Natriumcitratlösung aufgezogen hat, aus der Vene 1,6 ml Blut aufgezogen. Der Spritzeninhalt wird dann in ein Reagenzglas verbracht, gut umgeschüttelt und in eine 30 cm lange Glas- oder Kunststoffpipette mit einer inneren Weite von 2,4—2,6 mm bis zur Marke 200 mm (Nullpunkt) aufgesogen bzw. gespritzt und die Glaspipette in einem geeigneten Gestell senkrecht aufgestellt. Der Stand der Erythrocyten-Plasmagrenze wird dann nach 1, 2 und 24 Std, in Millimeter vom Nullpunkt ab gerechnet notiert. Die Normalwerte liegen in der ersten Stunde bei 1—6 mm für Männer und 2—10 mm für Frauen. Der Zweistundenwert, der für die Beurteilung weniger wichtig ist, liegt gewöhnlich etwas höher als der doppelte Einstundenwert. Der 24-Stundenwert ist hauptsächlich von Erythrocytenzahl und -volumen abhängig, läßt jedoch keine sicheren Schlüsse auf den Hämatokrit zu (FRIMBERGER 1960). Er liegt beim Gesunden zwischen 60 und 100 mm. Hat man keine Gelegenheit, das Senkungsröhrchen sofort zu beschicken, so entsteht kein sehr großer Fehler, wenn das entnommene Citratblut nach erneuter homogener Durchmischung innerhalb von 2—3 Std nach der Entnahme in die Westergren-Pipette aufgesogen wird. Insgesamt sollen die Fehlergrenzen, von der Blutentnahme bis zum endgültigen Senkungswert gerechnet, nicht mehr als 10% $\pm$ 1 betragen (WESTERGREN 1924).

Bei der Methode von LINZENMEIER, die heute nur noch selten Anwendung findet, wird das Blut zusammen mit Natriumcitrat in ein Röhrchen von 50 mm Höhe und 5 mm lichter Weite aufgezogen und dann die Zeit bestimmt, die notwendig ist, bis die Blutkörperchenplasmagrenze eine bestimmte Marke, 18 mm unter dem Ausgangsniveau, erreicht hat. Dies ist bei gesunden Männern nach 350—1500 min, bei Frauen nach 300—600 min der Fall. Man muß die Röhrchen also mindestens 6 Std im Auge behalten, ehe man eine sicher normale Senkung annehmen kann.

Der Senkungsvorgang gliedert sich in drei Phasen: In der ersten Phase sinken einzelne Erythrocyten ab und verbinden sich dabei zu immer größer werdenden Ballen. In der zweiten Phase kommt es zu einer Sedimentation der Agglomerate, wobei die Geschwindigkeit von der Größe dieser Agglomerate abhängig ist. In der dritten Phase verlangsamt sich der Sedimentationsvorgang infolge Behinderung der dicht beieinander liegenden Agglomerate wieder (FRIMBERGER 1959). Entscheidende Bedeutung kommt bei allen diesen Phasen der Zusammenballung der Erythrocyten zu, so daß alle Erklärungen, die sich auf die Senkung einzelner Erythrocyten aufbauen, von vornherein hinfällig sind. Die eintretende Zusammenballung erfolgt in Form der Geldrollenbildung. Diese „Aggregation" oder „Agglomeration" ist also morphologisch scharf von der durch Agglutinine bedingten „Agglutination" zu unterscheiden. Ein weiterer physiko-chemischer Unterschied liegt darin, daß die Aggregation beim Einbringen der Blutkörperchen in physiologische Kochsalzlösung im Gegensatz zur Agglutination reversibel ist.

Die Ursache für die gesteigerte Aggregationsbereitschaft kranken Blutes ist in erster Linie die veränderte Zusammensetzung der Plasmaeiweißkörper. Vor allem Fibrinogen beschleunigt die Aggregation und damit die Senkungsgeschwindigkeit (FÅHRAEUS 1921, SANDKÜHLER 1959 u. a.). Auch die Vermehrung einzelner $\alpha$-Globuline wie des Haptoglobins und des Coeruloplasmins wird in dieser Richtung wirksam (RUHENSTROTH-BAUER et al. 1962 u. a.), wobei besonders die Neuraminsäuren die Erythrocytenagglomeration fördern sollen (STICKEL und BÖCKER 1959). Die $\gamma$-Globuline sind sicher gleichfalls an der Senkungsbeschleunigung beteiligt, denn bei Agammaglobulinämien bleibt die Senkung trotz des Auftretens von Infekten normal oder sie zeigt nur eine mäßige Beschleunigung. Umgekehrt üben die Albumine einen stabilisierenden Effekt aus. Deshalb kommt es bei Analbuminämien oder Hypalbuminämien ohne entzündliche Erscheinungen zu deutlichen Senkungsbeschleunigungen. Ob darüber hinaus spezifische Ballungsfaktoren (Agglomerine, RUHENSTROTH-BAUER et al. 1960, 1962) für den Senkungsvorgang bedeutsam sind, ist noch nicht ganz klar.

Gegenüber dem Einfluß der Plasmaeiweißkörper kommt allen anderen Faktoren, die mit der Blutsenkung in Zusammenhang gebracht worden sind, wie Zahl, Größe und Gestalt der Erythrocyten eine geringere, jedoch nicht zu vernachlässigende Bedeutung zu. Auch die Agglomerations- bzw. Ballungsbereitschaft der Erythrocyten darf nicht außer acht gelassen werden, da sie offensichtlich bei der erhöhten BKS im Rahmen perniziöser Anämien, Leukämien, Panmyelopathien sowie Nieren- und Lebererkrankungen eine Rolle spielt (MCZOCH et al. 1949, FRIMBERGER et al. 1959). Zu beachten ist ferner noch die Temperatur, denn im allgemeinen nimmt die Senkungsgeschwindigkeit mit fallender Temperatur ab (WESTERGREN 1924 u. a.), kann jedoch in Einzelfällen, besonders bei Anämien, auch schneller werden. Infolgedessen sind nachträgliche Korrekturen der BKS auf 20° C fraglich, ebenso ein in Abhängigkeit von der Temperatur vorzeitiges Ablesen der Werte (FRIMBERGER 1960).

Ist die Frage nach den die Senkung beeinflussenden Blutfaktoren heute auch in großen Zügen geklärt, so ist das Problem, auf welchem Wege die genannten Eiweißkörper die erhöhte Aggregationsbereitschaft der Erythrocyten herbeiführen, weitgehend unklar. Die ältere Theorie, nach der die Globuline durch Absorption an die Erythrocytenoberfläche deren negative elektrische Ladung vermindern sollen, ist heute von vielen Autoren verlassen (WUHRMANN und WUNDERLY 1949 u. a.). Statt dessen werden Änderung der Oberflächenspannung und vor allem des Grades der Blutkörperchenoberflächenhydrierung (MONAGHAN und WHITE 1936, FÅHRAEUS 1921), sowie eine Beeinflussung der Klebrigkeit angenommen. Nach FRIMBERGER (1959) binden sich bestimmte Plasmaproteine, die „Geline", zu denen auch das Fibrinogen gehört, als wasserarmes klebriges Gel an die Erythrocyten und bedingen hierdurch die Aggregation. RUTHENSTROTH-BAUER (1960, 1962) nimmt an, daß sich spezifische Ballungsfaktoren (Agglomerine) an spezifische Receptoren der Erythrocytenoberfläche anlagern und dadurch die Blutsenkung bewirken. Die Vielzahl der Theorien zeigt, daß die Ursache der erhöhten Aggregationsbereitschaft auch heute noch unklar ist.

## Die klinische Bedeutung der Blutkörperchensenkung

Die enge Beziehung der Blutkörperchensenkungsgeschwindigkeit zum Plasmaeiweißspektrum erklärt die Tatsache, daß die Senkung um so mehr beschleunigt ist, je heftiger ein entzündlicher Prozeß ist, während häufig final mit dem Erlöschen aller Reaktionen auch die anfänglich stark beschleunigte Senkungsgeschwindigkeit zurückgeht. Infolge ihrer Einfachheit und Empfindlichkeit kann sie zum Ausschluß besonders entzündlicher Erkrankungen mit herangezogen werden, wenn auch eine normale Senkung nicht in jedem Fall einen schwerwiegenden Prozeß ausschließt und die Blutsenkung für die Frühdiagnostik von Carcinomen praktisch wertlos ist.

Die physiologischen Tagesschwankungen der Blutsenkung sind gering, so daß sie jederzeit, auch nach dem Essen, geprüft werden kann. Die Abendwerte sind gewöhnlich etwas höher. Die Schwangerschaft bewirkt vom dritten Monat an eine allmählich zunehmende Senkungsgeschwindigkeit, die ihren Höchststand kurz nach der Geburt mit etwa 40—60 mm in der ersten Stunde erreicht. Die Menstruation hat keinen konstanten Einfluß, doch ist in manchen Fällen ein Zusammenhang nachweisbar. Auch hochgradige Unterernährung kann zu einer geringfügigen Senkungszunahme führen. Unter pathologischen Verhältnissen ist die Senkung bei allen entzündlichen Prozessen beschleunigt. Beim akuten Infekt setzt der Senkungsanstieg allerdings viel später als die Temperatursteigerung ein (Anlaufzeit 1—2 Tage!), so daß der Krankheitsgipfel eventuell schon überschritten ist, bevor die maximale Senkungsbeschleunigung erreicht ist. In der Rekonvaleszenz kehrt die Blutsenkung erst allmählich zur Norm zurück. Durch die Kontrolle der Blutsenkung können Krankheitsveränderungen, Abheilungsfortschritte, Stabilisierungen, Reaktivierungen und Komplikationen meist gut erkannt werden, besonders wenn man auch zusätzlich weitere Reaktionen durchführt, wie z. B. den Nachweis des C-reaktiven Proteins und andere. Auch Aussagen über die Stärke der Veränderungen sind durch die BKS oft möglich.

Außer bei den bisher genannten Erkrankungen findet sich eine Senkungsbeschleunigung vor allem bei malignen Tumoren, bei Gewebszerfall (z. B. Herzinfarkt), bei allergischen Vorgängen, nach chirurgischen Eingriffen und bei den meisten Bluterkrankungen, insbesondere dem Plasmocytom, der Makroglobulinämie Waldenström und der Panmyelophthise. Anämien wirken im allgemeinen schon etwas senkungsbeschleunigend, während die Polycythämien umgekehrt mit einer Senkungsverlangsamung einhergehen, weshalb zur exakten Bestimmung der Blutsenkung der Hämatokrit mit berücksichtigt werden muß (FRIMBERGER 1959 u. a.). Auch nicht entzündliche Leberaffektionen können durch eine verminderte Synthese bestimmter Eiweißkörper eine Verlangsamung der Senkung bewirken. Ebenso ist die Blutsenkung bei Herzinsuffizienz (Stauungsleber!) oft verlangsamt und kann eine gleichzeitig vorhandene entzündliche Erkrankung verschleiern. Eine normale Senkungsreaktion schließt überhaupt eine organische Erkrankung niemals sicher aus. Umgekehrt können methodische Fehler (Schrägstellung des Röhrchens, zu wenig Citrat, große Wärme) eine Senkungsbeschleunigung hervorrufen. Daher sind mehrfache Kontrollen notwendig. Bei konstanter Beschleunigung ist eine eingehende klinische Untersuchung erforderlich. Bleibt sie auch dann noch ungeklärt, so ist sie vielfach gutartiger Natur (NIELSEN und WENDEROTH 1955).

Neben der Messung der Blutsenkung liefert auch die Betrachtung des Blutes, insbesondere des Plasmas, nach Ablauf der Senkung wichtige diagnostische Hinweise. Beispielsweise findet sich eine sehr helle Plasmafarbe beim Eisenmangel, eine strohgelbe bei Hyperbilirubinämien und eine mehr goldgelbe bei stärkeren Hämolysen. Hyperlipämien sind an dem trüben Plasma erkennbar. Eine stärkere Vermehrung der Leukocytenzahl z. B. bei Leukämien, macht sich in einer schmutzig-weißlichen Schicht zwischen Plasma und Erythrocyten bemerkbar. *Nutzt man so alle Möglichkeiten der Blutsenkung aus, so erweist sie sich in der Hand des erfahrenen Arztes als eine außerordentlich wichtige biologische Reaktion, die den ärztlichen Blick weitet und die neben der Fiebermessung, der Harnuntersuchung und der Pulsbeurteilung zu jeder eingehenderen Krankenuntersuchung gehört. Oft ist sie das einzige Zeichen, das auf eine bestehende organische Erkrankung aufmerksam macht.*

## Allgemeine Richtlinien zur Untersuchung von Plasmaeiweißkörpern

Überblickt man die Vielzahl der heute zur Verfügung stehenden Methoden zur Untersuchung von Plasmaeiweißkörpern, so mag sich der Kliniker fragen, welcher Weg für die Serumeiweißanalyse beschritten werden muß. Sicher wird man zunächst die Blutsenkung und den Gesamteiweißwert bestimmen. Als weitere globale Untersuchungsmethode für quantitative Eiweißveränderungen kommt dann die Papierelektrophorese in Frage. Normale Werte bei diesen drei Untersuchungen lassen bereits Pathoproteinämien relativ unwahrscheinlich erscheinen. Besteht der Verdacht auf eine Paraproteinämie oder eine Defektproteinämie, so sollte zusätzlich noch die Immunelektrophorese durchgeführt werden, da hiermit einmal qualitative Eiweißveränderungen erfaßt werden können und zum andern das Fehlen von Eiweißkörpern, die nur in mäßiger Konzentration im Serum vorhanden sind und deshalb in der Papierelektrophorese keine auffälligen Gradienten erzeugen, gut zu erkennen ist. Spezielle Fragestellungen müssen dann eventuell noch durch die Bestimmungen einzelner definierter Serumeiweißkörper geklärt werden. Die quantitative Erfassung einzelner dieser Serumproteine oder Proteingruppen, wie besonders der Glykoproteine, kann bei vielen Erkrankungen auch einen tieferen Einblick in das vorliegende Krankheitsbild gewähren und z. B. seine Akuität charakterisieren.

# Literatur

**Afonso, E.:** Quantitative immunoelectrophoresis. A simplified method. Clin. chim. Acta **14**, 567 (1966). — **Alberty, R. A.:** A study of the variation of the average isoelectric points of several plasma proteins with ionic strength. J. Phys. & Colloid Chem. **53**, 114 (1949). — **Albright, E. C., F. C. Larson,** and **W. P. Deiss:** Thyroxine binding capacity of serum alpha globuline in hypothyroid, euthyroid, and hyperthyroid subjects. J. clin. Invest. **34**, 44 (1955). — **Allison, A. C.,** and **B. S. Blumberg:** An isoprecipitation reaction distinguishing human serum-protein types. Lancet 1961/I, 634. — **Augener, W.:** Immunanalyse von Glykoproteinen. In: H. Peeters, Protides of biological fluids, p. 363. Proc. 12th Coll. Bruges 1964. Amsterdam: Elsevier Publ. Co. 1964. — **Aly, W. F.:** Untersuchungen über die elektrophoretisch isolierte Vorfraktion aus Liquor cerebrospinalis. Biochem. Z. **325**, 505 (1954). — **Augustin, R., R. C. Connolly,** and **G. M. Lloyd:** Atopic reagins as a prototype of cytophilic antibodies. Protides of the biological fluids, 11th Colloquium Bruges 1963. Amsterdam-London-New York: Elsevier Publ. Co. 1964, p. 56.

**Benhamou, E. J., J. Puglièse, P. Amouch** et **J. C. Chiche:** Le phospholipidogramme dans la microélectrophorèse sur papier et son intérêt dans les maladies avec hyperbétaglobulinémie. Presse méd. **63**, 441 (1955). — **Benhamou, E. J., J. Puglièse, J. C. Chiche** et **P. Amouch:** La microélectrophorèse sur papier avec le bleu de toluidine et ses applications pratiques. Presse méd. **62**, 651 (1954). — **Bennhold, H., E. Kylin** u. **S. Rusznyak:** Die Eiweißkörper des Blutplasmas. Dresden u. Leipzig: Theodor Steinkopff 1938. — **Berg, K.:** A new serum type system in man — the Lp-system. Acta path. microbiol. scand. **59**, 369 (1963). — **Bettelheim-Jevons, F. R.:** Proteincarbohydrate complexes. Advanc. Protein Chem. **13**, 35 (1958). — **Biel, H., N. Heimburger, D. Kraft, Th. Kranz** u. **R. Schmidtberger:** Einige neuere analytische Methoden zur Charakterisierung der Plasmaproteine. Behringwerk-Mitt. H. 43, 1 (1964). — **Biserte, G., R. Havez** et **J. Laturaze:** Electrophoretic and immunological characteristics of the $\beta_1$-seromucoid in human blood serum. C. R. Soc. Biol. (Paris) **154**, 2061 (1960). — **Breinl, F.,** u. **F. Haurowitz:** Chemische Untersuchungen des Präzipitates aus Hämoglobin und Antihämoglobin-Serum und Bemerkungen über die Natur der Antikörper. Hoppe-Seylers Z. physiol. Chem. **192**, 45 (1930). — **Brent, L.,** and **G. Gowland:** In: Conceptual advances in immunology and oncology, p. 355. New York: Harper & Row 1963. — **Bütler, R.:** Über gruppenspezifische Eigenschaften menschlicher Serumproteine. Schweiz. med. Wschr. **91**, 1125 (1961). — **Burgi, W.,** and **K. Schmid:** Preparation and properties of 2N-$\alpha_2$-glycoprotein of normal human plasma. J. biol. Chem. **236**, 1066 (1961). — **Burnet, F. M.:** The clonal selection theory of acquired immunity. London: Cambridge University Press 1959. — **Burnet, F. M.,** and **F. Fenner:** The production of antibodies, 2. ed. Melbourne: McMillan 1949. — **Burtin, P.:** Les protéines du plasma humain normal. In: Analyse immunoélectrophorètique, herausgeg. von P. Grabar et P. Burtin, p. 93. Paris: Masson & Cie. 1960.

**Chodirker, W. B.,** and **T. B. Tomasi jr.:** Gamma-globulins. Quantitative relationships in human serum and nonvascular fluids. Science **142**, 1080 (1963). — **Christ, P.:** Serologische Reaktionen beim akuten und chronischen Gelenkrheumatismus. Klin. Wschr. **39**, 1097 (1961). — **Claman, H. N.,** and **D. Merrill:** Quantitative measurement of human gamma-2, beta-2A, and beta-2M serum immunoglobulins. J. Lab. clin. Med. **64**, 685 (1964). — **Clausen, J.,** and **T. Munkner:** Immunoelectrophoresis and autoradiography. In: H. Peeters, Protides of biological fluids, p. 147. Proc. 8th Coll. Bruges 1960. Amsterdam: Elsevier Publ. Co. 1961. — **Clotten, R.,** u. **A. Clotten:** Die Hochspannungselektrophorese. Stuttgart: Georg Thieme 1962. — **Cohn, E. J., F. R. N. Gurd, D. M. Surgenor, B. A. Byrnes, R. K. Brown, G. Derouaux, J. M. Gillespie, F. W. Kahnt, W. F. Lever, C. H. Lius, D. Mittelman, R. F. Mouton, K. Schmid,** and **E. Uroma:** A system for the separation of the components of human blood: Quantitative procedures for the separation of the protein components of human plasma. J. Amer. chem. Soc. **72**, 465 (1950). — **Cohn, E. J., L. E. Strong, W. L. Hughes, D. J. Mulford, J. N. Ashworth, M. Melin,** and **H. L. Taylor:** Preparation and properties of serum and plasma proteins. IV. A system for the separation into fractions of the protein and lipoprotein components of biological tissues and fluids. J. Amer. chem. Soc. **68**, 459 (1946). — **Commitee** on Nomenclature of Human Immunoglobulins: Bull. Worth Hlth Org. **30**, 447 (1964). — **Cremer, H. D.,** u. **A. Tiselius:** Elektrophorese von Eiweiß in Filterpapier. Biochem. Z. **320**, 273 (1950). — **Crick, F. H. C., L. Barnett, S. Brenner,** and **R. J. Watts-Tobin:** General nature of the genetic code for proteins. Nature (Lond.) **192**, 1227 (1961).

**Dawson, C. R.,** and **W. B. Tarpley:** Copper oxidases. In: J. B. Sumner and K. Myrbäck, The Enzymes, vol. II, p. 454. New York: Academic Press 1951. — **Deutsch, H. F.,** and **J. J. Morton:** Human serum macroglobuline and dissociation units. J. biol. Chem. **231**, 1107 (1958). — **Dittmer, A.:** Papierelektrophorese. Grundlagen, Methodik, Klinik, VEB Fischer, Jena, 2. Aufl. 1961, 3. Aufl. 1965. — **Doty, P.:** Proteins. Amer. Scientist **197**, 173 (1957). — **Drews, J.:** Zum Wirkungsmechanismus der Steroidhormone. Dtsch. med. Wschr. **91**, 178 (1966).

**Earle, D.P., M.P. Hutt, K. Schmid**, and **D. Gitlin:** Observations on double albumin: A genetically transmitted serum protein anomaly. J. clin. Invest. **38**, 1412 (1959). — **Edelman, G.M.**, and **B. Benacerraf:** On structural and functional relations between antibodies and proteins of the gamma-system. Proc. nat. Acad. Sci. (Wash.) **48**, 1035 (1962). — **Edsall, J.T.:** Fibrinogen and thrombin: Their interaction in formation of the fibrin clot. In: J. L. Tullis, Blood cells and plasma proteins, p. 121. New York: Academic Press 1953. — **Ehrich, W.E.:** Morphologie und Physiologie der Antikörperbildung. Verh. dtsch. Ges. Path. **1962**, 10. — **Ehrlich, P.**, u. **J. Morgenroth:** Wirkung und Entstehung der aktiven Stoffe im Serum nach der Seitenkettentheorie. In: W. Kolle u. A. Wassermann, Handbuch der pathogenen Mikroorganismen. Jena: Gustav Fischer 1904. — **Emmrich, R.:** Das Bluteiweißbild, 2. Aufl. Stuttgart: Ferdinand Enke 1957.

**Fagraeus, A.:** Plasma cellular reaction and its relation to formation of antibodies in vitro. J. Immunol. **58**, 1 (1948). — **Fahey, J.L.:** Structural basis for the differences between Type I and Type II human $\gamma$-globulin molecules. J. Immunol. **91**, 448 (1963). ~ Evidence for 8 normal immunoglobulins. Protides of the biological fluids. 11th Colloquium Bruges 1963. Amsterdam-London-New York: Elsevier Publ. Co. 1964, p. 27. — **Fahey, J.L.**, and **M.E. Lawrence:** Quantitative determination of 6,6 S $\gamma$-globulins, $\beta_2A$-globulins and $\gamma_1$-macroglobulins in human serum. J. Immunol. **91**, 597 (1963). — **Fåhraeus, R.:** The suspension-stability of the blood. Acta med. scand. **55**, 1 (1921). — **Ferry, J.D.:** Polymerization of fibrinogen. Physiol. Rev. **34**, 753 (1954). — **Fischer, E.:** Isomerie der Polypeptide. S.-B. preuß. Akad. Wiss. **35**, 990 (1916). — **Foster, J.F.:** Plasmaalbumin. In: F. W. Putnam, The plasmaproteins. New York: Academic Press 1960. — **Franklin, E.C.:** The immune globulins — their structure and function and some techniques for their isolation. Progr. Allergy **120**, 691 (1964). — **Frimberger, F.:** Theoretisches und Technisches zur Methode der Differentialsenkung. Medizinische **1959**, 2334. ~ Theorie und Technik der Blutkörperchensenkungsreaktion. In: Heilmeyer u. Hittmair, Handbuch der Hämatologie, Bd. II/2, S. 187. München u. Berlin: Urban & Schwarzenberg 1960.

**Ganrot, P.O.:** Determination of $\alpha_2$-macroglobulin as trypsin-protein esterase. Clin. chim. Acta **14**, 493 (1966). — **Garvey, J.S.**, and **D.H. Campbell:** The reaction of S 35-labelled bovine serum albumin in normal and immunized rabbit liver tissue. J. exp. Med. **105**, 361 (1957). — **Gaté, J.**, et **C.R. Papacostas:** Une nouvelle réaction des sérums syphilitiques; formolgélification. C. R. Soc. Biol. (Paris) **83**, 1432 (1920). — **Giblett, E.R., C.G. Hickmann**, and **O. Smithies:** Serum transferrins. Nature (Lond.) **183**, 1589 (1959). — **Giri, K.V.:** Demonstration of microheterogeneity of blood serum proteins by two-stage agar electrophoresis. Naturwissenschaften **43**, 448 (1956). — **Gitlin, D.:** Current aspects of the structure, function and genetic of the immunoglobulins. Ann. Rev. Med. **17**, 1 (1966). — **Goodman, M., D.S. Ramsay, W.L. Simpson, D.G. Remp, D.H. Basinski**, and **M.J. Brennan:** The use of chicken antiserum for the rapid determination of plasma protein components. I. The assay of human serum albumin and gamma globulin. J. Lab. clin. Med. **49**, 151 (1957). — **Grabar, P.:** Die Rolle der Bluteiweißkörper bei der humoralen Abwehr. Verh. dtsch. Ges. inn. Med. **66**, 279 (1960). ~ Immunoelektrophoretische Analyse. Amsterdam: Elsevier Publ. Co. 1964. — **Grabar, P.**, et **P. Burtin:** Analyse immuno-électrophorétique. Paris: Masson & Cie. 1960. — **Grabar, P.**, et **C.A. Williams:** Méthode permettant l'étude conjugée des propriétés électrophorétiques et immunochimiques d'un mélange de protéines; application au sérum sanguin. Biochim. biophys. Acta (Amst.) **10**, 193 (1953). — **Grassmann, W.**, u. **K. Hannig:** Ein einfaches Verfahren zur kontinuierlichen Trennung von Stoffgemischen auf Filterpapier durch Elektrophorese. Naturwissenschaften **37**, 397 (1950). ~ Ein quantitatives Verfahren zur Analyse der Serumproteine durch Papierelektrophorese. Hoppe-Seylers Z. physiol. Chem. **290**, 1 (1952). ~ Trennung von Stoffgemischen auf Filterpapier durch Ablenkung im elektrischen Feld. Hoppe-Seylers Z. physiol. Chem. **292**, 32 (1953). — **Greenspan, E.A.**, and **D.A. Dreiling:** Serummucoprotein level in differentiation of hepatogenic from obstructive jaundice. Arch. intern. Med. **91**, 474 (1953). — **Grey, H.M.**, and **H.G. Kunkel:** H-chain subgroups of myeloma proteins and normal 7 S $\gamma$-globulin. J. exp. Med. **120**, 253 (1964). — **Gros, W.:** Weitere Erfahrungen über die Flockungsreaktion mit Hayemscher Lösung. Klin. Wschr. **19**, 130 (1940).

**Hanger, F.M.:** The flocculation of cephalin-cholesterol emulsions by pathological sera. Trans. Ass. Amer. Physicia **53**, 148 (1938). — **Hannig, K.:** Papierelektrophorese in der Eiweißchemie. In: Hoppe-Seyler/Thierfelder, Handbuch der physiologisch- und pathologisch-chemischen Analyse, 2. Aufl., Bd. IV/1, S. 136. Berlin-Göttingen-Heidelberg: Springer 1960. — **Harbers, E.**, and **C. Heidelberger:** Incorporation of labelled ribonucleoside-5-monophosphate into ribonucleic acid in a cytoplasmic fraction of rat liver homogenates. Biochim. biophys. Acta (Amst.) **35**, 381 (1959). — **Haurowitz, F.:** Chemistry and biology of proteins. New York: Academic Press 1950. ~ Antibody formation. Physiol. Rev. **45**, 1 (1965). — **Havel, R.J., H.A. Eder**, and **J.H. Bragdon:** The distribution and chemical composition of ultracentrifugally separated lipoproteins in human serum. J. clin. Invest. **34**, 1345 (1955). — **Hedlund, P.:** Clinical and experimental studies on C-reactive protein (acute phase protein).

Acta med. scand., Suppl. 361 (1961). — Hedlund, P., and J. Brattsten: Electrophoretic analysis of human acute phase protein. Scand. J. clin. Lab.Invest. 7, 99 (1955). — Heepe, F.: Die unspezifischen Bluteiweißreaktionen. Darmstadt: Steinkopff 1953. — Heide, K., H. Haupt, and H. E. Schultze: Isolation of a 4,6 S-postalbumin from human serum. Nature (Lond.) 201, 1218 (1964). — Heidelberger, M., and F.E. Kendall: Quantitative studies on the precipiting reaction. The determination of small amounts of the specific polysaccharide. J. exp. Med. 55, 555 (1932). — Heilmeyer, L., W. Keiderling u. G. Stüwe: Kupfer und Eisen als körpereigene Wirkstoffe. Jena: Gustav Fischer 1941. — Heimburger, N., u. R. Schmidtberger: Moderne Verfahren der Chromatographie und Elektrophorese zur Präparation von Plasmaproteinen. Behringwerk-Mitt. H. 43, 83 (1964). — Heiskell, C.L., R.T. Fisk, W.H. Florsheim, A. Tachi, J.R. Goodman, and C.M. Carpenter: A simple method for quantitation of serum beta-lipoproteins by means of immunocrit. Amer. J. clin. Path. 35, 222 (1961). — Heremans, J.F.: Les globulines sériques du système γ. Brüssel: Arscia 1960. ~ Die Immunelektrophorese und ihre klinische Bedeutung. Ergebn. inn. Med. Kinderheilk. 20, 169 (1963). — Heremans, J.F., P.A. Crabbé, and P.L. Masson: Biological significance of exocrine gamma-A-immunoglobulin. Acta med. scand. 179, Suppl. 445, 84 (1966). — Heremans, J.F., M.-Th. Heremans, and H.E. Schultze: Isolation and description of a few properties of the $\beta_2A$-globulin of human serum. Clin. chim. Acta 4, 96 (1959). — Hillyard, L.A., C. Entenman, H. Feinberg, and J.L. Chaikoff: Lipide and protein composition of 4 fractions accounting for total serumlipoproteins. J. biol. Chem. 214, 79 (1955). — Hirschfeld, J., and L. Beckman: A new group specific serum system (Gc-groups) in relation to blood and serum groups. Acta genet. (Basel) 10, 48 (1960). — Hitzig, W.W.: Zur quantitativen Bestimmung spezifischer Proteinfraktionen. Methodische Untersuchungen mit besonderer Berücksichtigung immunchemischer Methoden. Int. Arch. Allergy 19, 284 (1961). ~ Die Plasmaproteine in der klinischen Medizin. Berlin-Göttingen-Heidelberg: Springer 1963. — Hitzig, W.W., u. H. Isliker: Beitrag zur Struktur und Bedeutung der Immunglobuline. Helv. med. Acta 25, 418 (1958). — Hoagland, M.B., E.B. Keller, and P.C. Zamecnik: Enzymatic carboxyl activation of amino acids. J. biol. Chem. 218, 345 (1956). — Hoagland, M.B., M.L. Stephenson, J.F. Scott, L.J. Hecht, and P.C. Zamecnik: A soluble ribonucleinic acid intermediate in protein synthesis. J. biol. Chem. 231, 241 (1958). — Hoagland, M.B., P.C. Zamecnik, and M.L. Stephenson: Intermediate reactions in protein biosynthesis. Biochim. biophys. Acta (Amst.) 24, 251 (1957). — Hohmann-Credner, D.: Das Thyroxinbindungsvermögen des Serums als Diagnostikum bei Funktionsstörungen der subtotal resezierten Schilddrüse. Klin. Wschr. 35, 121 (1957). — Holmberg, C.H., and C.B. Laurell: Studies on the capacity of serum to bind iron. A contribution to our knowledges of the regulation mechanism of serum iron. Acta physiol. scand. 10, 306 (1945). ~ Investigation in serum copper. II. Isolation of the copper containing protein and description of some of its properties. Acta chem. scand. 2, 550 (1948). — Hoppe, J., u. T. Makinodan: Untersuchungen über den stimulierenden und hemmenden Effekt des Antigens bei Immunreaktionen. Verh. dtsch. Ges. inn. Med. 70, 240 (1964). — Hoppe-Seyler/Thierfelder: Handbuch der physiologisch- und pathologisch-chemischen Analyse, 10. Aufl., Bd. IV/1, herausgeg. von K. Lang, u. E.L. Lehnartz. Berlin-Göttingen-Heidelberg: Springer 1960. — Hughes, B.L.: An albumine fraction isolated from human plasma as cristalline mercuric salt. J. Amer. chem. Soc. 69, 1836 (1947).

Jacob, F., and J. Monod: Genetic regulatory mechanism in the synthesis of proteins. J. molec. Biol. 3, 318 (1961). — Jacobsson, K.: Studies on the determination of fibrinogen in human blood plasma. Scand. J. clin. Lab. Invest., Suppl. 14, 1 (1955). ~ Studies on the trypsin and plasmin inhibitors in human blood serum. Scand. J. clin. Lab. Invest., Suppl. 14 (1955b). — Jahnke, K., u. W. Scholtan: Die Bluteiweißkörper in der Ultrazentrifuge. Stuttgart: Georg Thieme 1960. — James, K., M.L. Collins, and H.H. Fudenberg: A semiquantitative procedure for estimating serum antitrypsin levels. J. Lab. clin. Med. 67, 528 (1966). — James, K., G. Johnson, and H.H. Fudenberg: The quantitative estimation of $\alpha_2$-macroglobulin in normal, pathological and cord sera. Clin. chim. Acta 14, 207 (1966). — Jarnum, S.: The amount of circulating albumin in normal humans. Scand. J. clin. Lab. Invest. 11, 269 (1959). — Jayle, M.F.: Méthode de dosage de l'haptoglobine sérique. Bull. Soc. Chim. biol. (Paris) 33, 876 (1951). ~ Biochimie et intérêt clinique des $\alpha_1$- et $\alpha_2$-séromucoides. Schweiz. med. Wschr. 86, 1425 (1956). — Jayle, M.F., et G. Boussier: Les séromucoides du sang, leur relations avec mucoprotéines de la substance fondamentale du tissue conjonctif. Expos. ann. Biochim. méd. 17, 157 (1955). — Jerne, N.K.: The natural-selection theory of antibody formation. Proc. nat. Acad. Sci. (Wash.) 41, 849 (1955). — Jungbluth, P.W., u. F. Turba: Proteinsynthese in Lebermikrosomen. In: Dynamik des Eiweißes. Berlin-Göttingen-Heidelberg: Springer 1960.

Kabat, E.A.: Immunchemische Untersuchungen an Dextranen und Blutgruppensubstanzen. Behring-Mitt. 34, 39 (1958). — Kabat, E.A.: Structure and heterogeneity of antibodies. Acta haemat. (Basel) 36, 198 (1966). — Katz, G., u. M. Lefkowitz: Die Blutkörperchensenkung. Ergebn. inn. Med. Kinderheilk. 33, 266 (1928). — Keimowitz, R.J.: Immunoglobulins in normal human tracheobronchial washing. J. Lab. clin. Med. **63**, 54 (1964). — **Keler-Bacoka, M.,** u. **A. Hahn:** Der p-Phenyldiamin(PPD)-oxydase-Test als eine Laboratoriumsmethode zur Diagnostik der Hyperthyreose. Klin. Wschr. **39**, 1070 (1961). — **Kendrew, J.C., R.E. Dickerson, B.E. Strandberg, R.G. Hart, D.R. Davies, D.C. Phillips,** and **C.V. Shore:** Structure of myoglobin. A three-dimensional Fourier synthesis at 2 Å resolution. Nature (Lond.) **185**, 422 (1960). — **Kjeldahl:** Zit. nach R. B. Bradstreet, Analyt. Chem. **26**, 185 (1954). — **Klein, E.:** Die direkte Bestimmung der latenten Eisenbindungskapazität des Blutes. Acta. haemat. (Basel) **19**, 263 (1957). — **Kleine, N., M. Matthes** u. **W. Müller:** Untersuchungen über Antigen-Antikörperreaktionen in vitro mit Hilfe von Streulichtmessungen im Überschichtungsverfahren. Acta haemat. (Basel) **18**, 377 (1956). — **Klima, R.,** u. **F. Bodart:** Blutkörperchensenkung, Koagulationsband und Blutbild. Berlin u. Wien: Urban & Schwarzenberg 1947. — **Klotz, I.H., J.M. Urquhart, T.A. Klotz,** and **J. Ayers:** Slow intramolecular changes in copper complexes of serum albumin. The roll of neighbouring groups in protein reactions. J. Amer. chem. Soc. **77**, 1919 (1955). — **Kluthe, R., R. Lumma, W. Müller** u. **H. Müller:** Methodik und klinische Bedeutung der quantitativen Bestimmung des $\alpha_2$-Serumhaptoglobins. Z. klin. Chem. **1**, 42 (1963). — **Kluthe, R.,** u. **H. Sarre:** Die Bedeutung ausgewählter einfacher Serumeiweißuntersuchungen für die Beurteilung der Aktivität chronisch-entzündlicher Erkrankungen. Med. Klin. **57**, 919 (1962). — **Koch, G.:** Nukleinsäuren als Basis genetischer Kontinuität. Klin. Wschr. **40**, 329 (1962). — **Kölw, E.,** and **A. Grönwall:** Staining of protein bound carbohydrates after electrophoresis of serum on filter paper. Scand. J. Lab. clin. Med. **4**, 244 (1952). — **Konitzer, K.:** Studien über den Eisenstoffwechsel; experimentelle Untersuchungen über den Ablauf der Serumeisen- und Transferrinabnahme und ihre Beziehung zur Dysproteinämie im Infekt. Z. ges. inn. Med. **11**, 834 (1956). — **Koshland, M.E.,** and **F.M. Engleberger:** Differences in the amino acid composition of two purified antibodies from the same rabbit. Proc. nat. Acad. Sci. (Wash.) **50**, 61 (1963). — **Kunkel, H.G.:** Estimation of alterations of serum γ-globulin by turbidimetric technique. Proc. Soc. exp. Biol. (N. Y.) **66**, 217 (1947). — **Kunkel, H.G., J. Killander,** and **M. Mannik:** Current trends in immune globulin research. Acta med. scand. **179**, Suppl. 445, 63 (1966). — **Kunkel, H.G.,** and **R.J. Slater:** Lipoprotein patterns of serum obtained by zone electrophoresis. J. clin. Invest. **31**, 677 (1952).

**Laki, K.,** and **J.A. Gladner:** Some aspects of the fibrinogen-fibrin-transition. Nature (Lond.) **187 I**, 758 (1960). — **Landsteiner, K.:** The specifity of serological reactions. Springfield (Ill.): Ch. C. Thomas 1936. — **Landsteiner, K.,** and **J. van der Scheer:** On cross reactions of immune sera to azoproteins. II. Antigens with azocomponents containing two determinant groups. J. exp. Med. **67**, 709 (1938). — **Lang, N.,** u. **H. Renschler:** Untersuchungen zum Ort der Coeruloplasminbildung mit Radiokupfer ($^{64}$Cu). Z. ges. exp. Med. **130**, 203 (1958). — **Lange, V.:** Stärke-Gel-Hochspannungselektrophorese bei klinisch-chemischen Serumuntersuchungen. Z. klin. Chem. **3**, 168 (1965). — **Langness, U.,** u. **W. Müller:** Die klinische Bedeutung der Takata-Ara-Reaktion und des Weltmann'schen Koagulationsbandes im Vergleich zur Papierelektrophorese. Med. Klin. **61**, 786 (1966). — **Laurell, C.B.:** Serumproteine und Eisentransport. In: W. Keiderling, Eisenstoffwechsel. Stuttgart: Georg Thieme 1959. ∼ Metal-binding plasma proteins and cation transport. In: F.W. Putnam, The plasma proteins. New York: Academic Press 1960. ∼ On the biological function of transferrins, coeruloplasmins und haptoglobins. Bull. schweiz. Akad. med. Wiss. **17**, 111 (1961). — **Laurell, C.B.,** and **M. Nyman:** Studies on the serum haptoglobin levels in hemoglobincmia and its influence on renal excretion of hemoglobin. Blood **12**, 493 (1957). — **Lefkowitz, M.:** Die Blutkörperchensenkung. Berlin 1937. — **Lerner, H.:** Automatic electrophoresis. Protides of the biological fluids. 11th Colloquium Bruges 1963. Amsterdam-London-New York: Elsevier Publ. Co. 1964, p. 341. — **Leuthard, W.:** Biosynthese der Proteine. Bull. schweiz. Akad. med. Wiss. **17**, 46 (1961). — **Lindgren, F.,** and **A. Nichols:** Structure and function of human serum lipoproteins. In: The plasma proteins II, ed. F.W. Putnam. New York: Academic Press 1960. — **Linzenmeier, G.:** Untersuchungen über die Senkungsgeschwindigkeit der roten Blutkörperchen. I. Beobachtungen am menschlichen Blut. Pflügers Arch. ges. Physiol. **181**, 169 (1920).

**MacLagan, N.F.:** Serum colloidal gold reaction as liver function test. Brit. J. exp. Path. **25**, 15 (1944). — **Märki, H.H.,** u. **F. Wuhrmann:** Abgrenzungen und Pathogenese der klinisch bedeutsamen Dysproteinämien. Schweiz. med. Wschr. **91**, 167 (1961). — **Mancke, R.,** u. **J. Sommer:** Die abgestufte Takata-Reaktion im Serum zur Diagnose der Leberkrankheiten. Münch. med. Wschr. **83**, 1707 (1936). — **Mannik, M.,** and **H.G. Kunkel:** Two major types of normal 7 S γ-globulin. J. exp. Med. **117**, 213 (1963). — **Maurer, W.:** Über die Größe des Umsatzes von Plasma und Körpereiweiß. Verh. dtsch. Ges. inn. Med. **66**, 416 (1960). — **Medawar, P.B.:** Transplantation immunity and subcellular particles. Ann. N. Y. Acad. Sci. **68**, 255 (1957). — **Medawar, P.B.,** in: Ciba Found. Symp. on Cellular Aspects of Immunology, herausg. von J.E.W. Wolstenholme and M.O'Connor, p. 134. London: Churchill 1960. — **Meienhofer, J.,** u. **H. Zahn:** Gewinnung und Reindarstellung von Proteinen. In:

Hoppe-Seyler/Thierfelder, Handbuch der physiologisch- und pathologisch-chemischen Analyse, 2. Aufl., Bd. IV/1, S. 1. Berlin-Göttingen-Heidelberg: Springer 1960. — **Mellors, R. C.,** and **L. Korngold:** The cellular origin of human immunoglobulins ($\gamma_2$, $\gamma_{1A}$, $\gamma_{1M}$). J. exp. Med. **118,** 387 (1963). — **Metcalf, D.:** The thymus. Its role in immune responses, leukaemia development and carcinogenesis. Recent Results in Cancer Res. **5** (1966). — **Meyer, K.:** Mucoids and glycoproteins. Advanc. Protein Chem. **2,** 249 (1945). — **Miller, J. F. A. P.,** and **P. Dukor:** Die Biologie des Thymus. Frankfurt: Akad. Verlagsanstalt 1964. — **Mills, G. L., C. E. Taylaur,** and **P. A. Wilkinson:** The "normal" human plasma $\beta$-lipoprotein patterns. Clin. chim. Acta **14,** 273 (1966). — **Mlczoch, F., Ch. Wunderly** u. **F. Wuhrmann:** Die veränderte Agglomerationsbereitschaft als Ausdruck von Erkrankungen der roten Blutkörperchen. Acta med. scand. **134,** 260 (1949). — **Monaghan, B. R.,** and **H. L. White:** Effect of proteins on electrophoretic mobility and sedimentation velocity of red cells. J. gen. Physiol. **19,** 715 (1936). — **Morell, A. G.,** and **I. M. Scheinberg:** Heterogeneity of human coeruloplasmin. Science **131,** 930 (1960). — **Morse, J. H.,** and **J. F. Heremans:** Immunoelectrophoretic analysis of human insulin-binding antibody and its papain-produced fragments. J. Lab. clin. Med. **59,** 891 (1961). — **Müller, W.:** Über die Bedeutung des C-reaktiven Proteins bei der Beurteilung der Aktivität akuter rheumatischer Erkrankungen. Z. Rheumaforsch. **15,** 31 (1956). — **Müller, W.,** u. **H. J. Kähler:** Das Auftreten des C-reaktiven Proteins im Serum, verglichen mit der Blutsenkung, dem Serumkupfer- und -eisenspiegel, verschiedenen Serumlabilitätsreaktionen und dem weißen Blutbild. Dtsch. med. Wschr. **81,** 1410 (1956). — **Müller-Beissenhirtz, W.,** u. **H. Keller:** Immunelektrophorese auf Cellogel-Streifen. Clin. chim. Acta **13,** 95 (1966). — **Müller-Eberhard, H. J.:** Two proteins of human serum related to the complement system. Ann. N. Y. Acad. Sci. **94,** 1 (1961). — **Müller-Eberhard, H. J.,** and **C. E. Biro:** Isolation and description of the fourth component of human complement. J. exp. Med. **118,** 447 (1963). — **Müller-Eberhard, H. J., H. G. Kunkel,** and **E. C. Franklin:** Two types of $\gamma$-globulin differing in carbohydrate content. Proc. Soc. exp. Biol. (N. Y.) **93,** 146 (1956).

**Nielsen, G.,** u. **H. Wenderoth:** Zur Katamnese Kranker mit ungeklärter, langdauernder Senkungsbeschleunigung. Med. Klin. **50,** 1047 (1955). — **Nilsson, J. M.,** and **J. Yamashina:** Effect of human $\alpha_1$-acid glycoprotein on blood coagulation. Nature (Lond.) **181,** 711 (1958). — **Nirenberg, M. W.,** and **H. Matthaei:** The dependence of cell-free protein synthesis in E. coli upon naturally occuring or synthetic polyribonucleotides. Proc. nat. Acad. Sci. (Wash.) **47,** 1588 (1961). — **Nossal, G. J. V.:** Antibody production by single cells. Brit. J. exp. Path. **39,** 544 (1958). — **Nyman, M.:** Serumhaptoglobin: Methodological and clinical studies. Scand. J. clin. Invest. Suppl. **39,** 1 (1959).

**Odenthal, H.:** Entzündungen und Bluteiweißkörper. Stuttgart: Georg Thieme 1958. — **Oncley, J. L.,** and **F. R. N. Gurd:** The lipoproteins of human plasma. In: J. L. Tullis, Blood cells and plasma proteins, p. 337. New York: Academic Press 1953. — **Oppenheimer, J. H., M. Martinez,** and **G. Bernstein:** Determination of the maximal binding capacity and protein concentration of thyroxine-binding prealbumin in human serum. J. Lab. clin. Med. **67,** 500 (1966). — **Ortega, L. G.,** and **R. C. Mellors:** Cellular sites of $\gamma$-globulin. J. exp. Med. **106,** 627 (1957). — **Ott, H.:** Die Berechnung des kolloidosmotischen Serumdrucks aus dem Eiweißspektrum und das mittlere Molekulargewicht der Serumeiweißfraktionen. Klin. Wschr. **34,** 1075 (1956). — **Ouchterlony, O.:** Antigen-antibody reaction in gels. Ark. Kemi (Stockh.) B **26** (14), 1 (1948). ~ Diffusion-in-gel methods for immunological analysis. Progr. Allergy **5,** 1 (1958). — **Oudin, J.:** Specific precipitation in gels and its application to immunochemical analysis. In: Methods in methodical research, vol. 5, ed. by A. C. Corcoran. Chicago: Yearbook Publ. 1952.

**Pastewka, J. V., A. T. Ness,** and **A. C. Peacock:** Electrophoretic patterns of normal human serums by disc electrophoresis in polyacrylamid gel. Clin. chim. Acta **14,** 219 (1966). — **Pauling, L.:** A theory of the structure and process of formation of antibody. J. Amer. chem. Soc. **62,** 2643 (1940). — **Pauling, L.,** and **R. B. Corey:** Two hydrogen-bounded spiral configurations of the polypeptide chain. J. Amer. chem. Soc. **72,** 5349 (1950). — **Pedersen, K. O.:** Ultracentrifugal studies on serum and serum fractions. Uppsala: Almqvist & Wiksell 1945. — **Pendl, J.,** u. **K. Felix:** Eiweiß. Deskriptiver Teil. In: Hoppe-Seyler/Thierfelder, Handbuch der physiologisch- und pathologisch-chemischen Analyse, 2. Aufl., Bd. IV/1, S. 212. Berlin-Göttingen-Heidelberg: Springer 1960. — **Peterkofsky, A., L. Levine,** and **R. K. Brown:** Quantitative estimation of antigens by complement fixation; studies on heat-labile $\alpha_2$-glycoprotein. J. Immunol. **76,** 237 (1956). — **Pezold, F. A.:** Die Lipoproteide des Blutserums und ihre klinische Bedeutung. Verh. dtsch. Ges. inn. Med. **66,** 427 (1960). — **Pillemer, L., L. Blum, J. H. Lepow, O. A. Ross, W. Rodd,** and **A. C. Wardlaw:** The properdin system and immunity. I. Demonstration and isolation of a new serum protein, properdin and its roll in immune phenomena. Science **120,** 279 (1954). — **Polonovsky, M.:** L'haptoglobine et sa signification clinique. Schweiz. med. Wschr. **75,** 859 (1945). — **Polonovsky, M.,** et **M. F. Jayle:** Peroxydases animales. Bull. Soc. chim. Biol. (Paris) **20,** 978 (1938). — **Porter, R. R.:** The structure of gamma-globulin and antibodies. In: Basic problems of neoplastic disease, p. 117.

Herausgeg. von A. Gelhorn und E. Hirschberg. New York: Columbia Univ. Press 1962. — **Putnam, F. W.:** The plasma proteins. New York: Acad. Press 1960.

**Ravin, H. A.:** Rapid test for hepatolenticular degeneration. Lancet **1956** I, 726. — **Raymond, S.:** Manual of electrophoresis. Swarthmore: E. C. Apparatus Co. 1959. — **Reichel, H.,** u. **P. Fasal:** Die Blutkörperchensenkung. Wien: Springer 1936. — **Richter, G.:** Die Auswirkungen der Zellkern-Entfernung auf die Synthese von Ribonukleinsäuren und Zytoplasmaproteinen bei Acetabularia mediterranea. Biochim. biophys. Acta (Amst.) **34**, 407 (1959). — **Richterich, R., E. Gautier, H. Stillhart,** and **E. Rossi:** The heterogeneity and the enzymatic defect in Wilson's disease. Helv. paediat. Acta **15**, 424 (1960). — **Richterich, R., A. Temperali** u. **H. Aebi:** Coeruloplasmin-Komponenten. Die Heterogenität des Coeruloplasmins: Isolierung von zwei Cupro-Proteinen aus Humanserum. Biochim. biophys. Acta (Amst.) **56**, 240 (1962). — **Riva, G.:** Das Serumeiweißbild. Bern u. Stuttgart: Huber 1. Aufl. 1957, 2. Aufl. 1960. ~ Die Bedeutung des Serumeiweißbildes in der Differentialdiagnose innerer Krankheiten. Schweiz. med. Wschr. **94**, 1706 (1964). — **Rosenkranz, A.,** u. **G. Weipel:** Beziehungen des Transferrins zu anderen Serumeiweißkörpern. Klin. Wschr. **38**, 391 (1960). — **Rowe, D. S.,** and **J. Fahey:** A new class of human immunoglobulins. J. exp. Med. **121**, 171, 185 (1965). — **Ruhenstroth-Bauer, G., G. Brittinger, E. Granzer** u. **G. Nass:** Der Mechanismus und die Bedeutung der Blutkörperchensenkung. Dtsch. med. Wschr. **85**, 808 (1960). — **Ruhenstroth-Bauer, G., G. Brittinger, F.-H. Kayser, G. Nass** u. **M. Tautfest:** Der Mechanismus der Blutkörperchensenkung. VII. Mitt.: Zur Chemie der Agglomerine. Klin. Wschr. **40**, 1200 (1962).

**Sandkühler, St.:** Die Blutkörperchensenkung. In: Heilmeyer u. Hittmair, Handbuch der Hämatologie, Bd. II/1, S. 465. München-Berlin-Wien: Urban & Schwarzenberg 1959. — **Schade, A. L.,** and **L. Caroline:** An iron-binding component in human blood plasma. Science **104**, 340 (1946). — **Schedl, H. P.,** and **F. C. Bartter:** Serum iron-binding protein levels after infusion of human serum-albumin; possible control mechanism for serum protein-formation. Lancet **1959** I, 1163. — **Scheidegger, J. J.:** Une micro-méthode de l'immunoélectrophorèse. Int. Arch. Allergy **7**, 103 (1955). — **Scheidegger, J. J.,** et **C. Buzzi:** Étude immuno-électrophorétique des gamma-globulines. Rev. franç. Étud. clin. biol. **2**, 895 (1957). — **Scheiffarth, F., G. Berg** u. **H. Götz:** Papierelektrophorese in Klinik und Praxis. München u. Berlin: Urban & Schwarzenberg 1962. — **Schultze, H. E.:** The synthesis of antibodies and proteins. Clin. chim. Acta **4**, 610 (1959a). ~ Bildung von Antikörpern. 10. Colloquium der Ges. für physiol. Chemie am 9.—12. April 1959 in Mosbach, S. 146. Berlin-Göttingen-Heidelberg: Springer 1959b. ~ Die Glykoproteide des menschlichen Plasmas. Bull. schweiz. Akad. med. Wiss. **17**, 77 (1961). — **Schultze, H. E., I. Göllner, K. Heide, M. Schönenberger** u. **G. Schwick:** Zur Kenntnis der α-Globuline des menschlichen Normalserums. Z. Naturforsch. **10** B, 463 (1955). — **Schultze, H. E., H. Haupt, K. Heide** u. **N. Heimburger:** Über die Chemie des Haptoglobinpolymorphismus. Clin. chim. Acta **8**, 207 (1963). — **Schultze, H. E., H. Haupt, K. Heide, G. Möschlin, R. Schmidtberger** u. **G. Schwick:** Untersuchungen über Gamma-Makroglobuline des menschlichen Serums. Z. Naturforsch. **17b**, 313 (1962a). — **Schultze, H. E.,** u. **K. Heide:** Der neueste Stand der Plasmaproteinforschung. In: Medizinische Grundlagenforschung, Bd. III, herausgeg. von K. Bauer, S. 352. Stuttgart: Georg Thieme 1960. — **Schultze, H. E., K. Heide** u. **H. Haupt:** Über ein unbekanntes niedermolekulares $\beta_2$-Globulin des Humanserums. Naturwissenschaften **18**, 719 (1961). ~ Charakterisierung eines niedermolekularen $\alpha_2$-Mucoids aus Humanserum. Naturwissenschaften **49**, 15 (1962b). ~ Isolation of an easily precipitable $\alpha_1$-glycoprotein of human serum. Nature (Lond.) **200**, 1103 (1963b). — **Schultze, H. E.,** and **J. F. Heremans:** Molecular biology of human proteins with special reference to plasma proteins. Amsterdam-London-New York: Elsevier Publ. Co. 1966. — **Schultze, H. E., M. Schönenberger** u. **H. D. Matheka:** Zur Kenntnis der Gamma-Globuline und antitoxischen Immunglobuline. Behringwerk-Mitt. H. 26, 21 (1952). — **Schultze, H. E., M. Schönenberger** u. **G. Schwick:** Über ein Präalbumin des menschlichen Serums. Biochem. Z. **328**, 267 (1956). — **Schultze, H. E.,** u. **G. Schwick:** Quantitative immunologische Bestimmung der Plasmaproteine. Behring-Mitt. H. **35**, 57 (1958). ~ Quantitative immunologische Bestimmungen von Plasmaproteinen. In: Protides of the biological fluids. 6th Colloquium, p. 15. Amsterdam: Elsevier Publ. Co. 1959. — **Schultze, H. E., G. Schwick, J. Sonnet, J. Heremans** u. **J. L. Michaux:** $\gamma_x$-Globulin, eine immunelektrophoretisch nachweisbare γ-Globulinkomponente mit Beziehung zum C-reaktiven Protein. Klin. Wschr. **38**, 62 (1960). — **Schulz, F. H.:** Eine einfache volumetrische Fibrinbestimmung. Ärztl. Lab. **1**, 107 (1955). — **Schumacher, G.:** Klinische und experimentelle Untersuchungen über Verhalten und Funktion der $\alpha_2$-Globuline. Verh. dtsch. Ges. inn. Med. **62**, 347 (1956). — **Schweet, R. S.,** and **R. D. Owen:** Concept of protein synthesis in relation to antibody formation. J. cell. comp. Physiol., Suppl. **50**, 199 (1957). — **Schwick, G.:** Wechselwirkung zwischen Arzneimittel und Blut. Therapiewoche **15**, 1146 (1965). — **Schwick, G.,** u. **K. Störiko:** Qualitative und quantitative Plasmaprotein-Bestimmung durch Immunpräzipitation. Laboratoriumsblätter für die medizinische Diagnostik, Behring-Werke, Juni 1965. — **Shigeura,**

**H.R.,** and **E. Chargaff:** Studies of the dynamics of ribonucleic acid formation. J. biol. Chem. **233,** 197 (1958). — **Sia, R.P.H.:** A simple method for estimating quantitative differences in the globulin precipitation test in kala-azar. China med. J. **38,** 35 (1924). — **Smithies, O.:** Zone electrophoresis in starch gels: group variations in the serum protein of normal human adults. Biochem. J. **61,** 629 (1955). — **Simonsen, M.:** Graft versus host reactions. Their natural history, and applicability as tools of research. Progr. Allergy **6,** 349 (1962). — **Spencer, M.:** Zit. nach **F. Bergel,** Zukunftsaussichten der Therapie mit ganz großen Molekülen. Spectrum **9,** 163 (1964). — **Steinbuch, M.:** La céruloplasmine. Rev. Hémat. **13,** 387 (1958). — **Steines, W.J.,** and **J.W. Mehl:** The evaluation of $\alpha_2$-macroglobulin and trypsin-binding activity in nephrosis. J. Lab. clin. Med. **67,** 559 (1966). — **Sternlieb, I.,** and **I.H. Scheinberg:** Ceruloplasmin in health and disease. Ann. N.Y. Acad. Sci. **94,** 71 (1961). — **Sterzl, J.:** Molecular and cellular basis of antibody formation. Prag: Publ. House Czechoslowak. Acad. Sci. 1965. — **Stevens, K.M.:** Some considerations of the antigen dose-antibody response relationship. J. Immunol. **76,** 181 (1956). — **Stickl, H.,** u. **H. Böcker:** Über die Beziehungen zwischen dem Neuraminsäuregehalt des Serums und der Blutkörperchensenkungsgeschwindigkeit. Klin. Wschr. **37,** 635 (1959). — **Störiko, K.,** u. **G. Schwick:** Die quantitative immunologische Bestimmung des $\alpha_1$-Antitrypsins in menschlichen Serum. In: Protides of the biological fluids, vol. 11, p. 411. 1963. Amsterdam: Elsevier Publ. Co. 1964. — **Sunderman, E.W.,** and **F.W. Sunderman:** Studies of the serum proteins. III. A syndrome associated with $\alpha_3$-globulin. Ann. intern. Med. **51,** 488 (1959). — **Svedberg, T.,** and **J.B. Nichols:** The molecular weight of egg albumin. I. In electrolyte free condition. J. Amer. chem. Soc. **48,** 3081 (1926). — **Svedberg, T.,** and **B. Sjögren:** The molecular weights of serum albumin and of serum globulin. J. Amer. chem. Soc. **50,** 3318 (1928). — **Swahn, B.:** A method for localization and determination of serum-lipids after electrophoretical separation of filter paper. Scand. J. clin. Lab. Invest. **4,** 98 (1952).

**Takata, M.,** u. **H. Göhr:** Die Takatareaktion. Ihre Bedeutung in der Bluteiweißchemie und klinischen Diagnostik. Berlin: VEB Volk und Gesundheit 1957. — **Takatsuki, K.,** and **E.F. Osserman:** Demonstration of two types of low molecular weight gamma-globulins in normal human urine. J. Immunol. **92,** 100 (1964). — **Talmage, T.A.,** and **H.N. Claman,** in: The thymus in immunbiology, herausgeg. von R.A. Good, and A.E. Gabrielsen, p. 49. New York: Harper & Row 1964. — **Tillet, W.,** and **T. Francis:** Serological reactions in pneumonia with a non-protein somatic fraction of pneumococcus. J. exp. Med. **52,** 561 (1930). — **Tiselius, A.:** Electrophoresis of serum globulin. Biochem. J. **31,** 313 (1937). — **Turba, F.,** u. **A.J. Enekel:** Elektrophorese von Proteinen im Filterpapier. Naturwissenschaften **37,** 93 (1950). — **Turba, F.,** u. **W. Zillig:** Das Eiweißmolekül. In: Medizinische Grundlagenforschung, Bd. III, herausgeg. von K. Bauer. Stuttgart: Georg Thieme 1960.

**Uriel, J.:** Interprétation quantitative des résultats après électrophorèse et immuno-électrophorèse en gélose. In: P. Grabar, et P. Burtin, Analyse immuno-électrophorétique. Paris: Masson & Cie. 1960. — **Uriel, J.,** H. **Götz** et P. **Grabar:** Études de la céruloplasmine du sérum humain par l'électrophorèse en gélose et l'analyse immunoélectrophorétique. Microdétection colorimétrique du cuivre lié aux protéines. Schweiz. med. Wschr. **87,** 431 (1957).

**Vaugham, M.,** and **D. Steinberg:** The specifity of protein biosynthesis. Advanc. Protein Chem. **14,** 115 (1959).

**Wallenius, G.,** R. **Trautman,** H.G. **Kunkel,** and E.C. **Franklin:** Ultracentrifugal studies of major non lipide electrophoretic components of normal human serum. J. biol. Chem. **224,** 253 (1957). — **Warner, J.R.,** A. **Rich,** and C.E. **Hall:** Electronmicroscop studies of ribosomal clusters synthesizing hemoglobin. Science **138,** 1399 (1962). — **Watson, J.D.:** Die Beteiligung der Ribonukleinsäure an der Proteinsynthese. Angew. Chem. **75,** 439 (1963). — **Weichselbaum, T.E.:** An accurate and rapid method for the determination of proteins in small amounts of blood serum and plasma. Amer. J. clin. Path. **10,** 40 (1946). — **Weltmann, O.:** Über die Spiegelung exsudativ-entzündlicher und fibröser Vorgänge im Blutserum. Med. Klin. **26,** 240 (1930). — **Westergren, A.:** Die Senkungsreaktion. Allgemeinklinische Ergebnisse. Praktische Bedeutung bei Tuberkulose. Ergebn. inn. Med. Kinderheilk. **26,** 577 (1924). — **Wetterfors, J.:** The normal passage of serum-albumin into the gastrointestinal tract and its role in the catabolism of albumin. Acta med. scand. **176,** 787 (1964). — **Whipple, H.E.:** Conference: "Gel Electrophoresis". Ann. N. Y. Acad. Sci. **121,** 305 (1964). — **Wieme, R. J.:** Agar gel electrophoresis. Amsterdam-London-New York: Elsevier Publ. Co. 1965. — **Winzler, R.J.:** Glycoproteins. In: F.W. Putnam, The plasma proteins. New York: Academic Press 1960. — **Winzler, R.J.,** A.W. **Devor,** J.W. **Mehl,** and **I.M. Smyth:** Studies on the mucoproteins of human plasma. I. Determination and isolation. J. clin. Invest. **27,** 609 (1948). — **Wollheim, F.A.,** and **R.C. Williams:** Immunglobulin studies in six kindreds of patients with adult hypogammaglobulinemia. J. Lab. clin. Med. **66,** 433 (1965). — **Wood, W.H.,** M. **McCarty,** and **R.J. Slater:** The occurence during acute infections of a protein not normally present in the blood. V. Physical-chemical properties of the C-reactive protein crystallized by a modified technique. J. exp. Med. **100,** 71 (1954). — **Wuhrmann, F.:** Klinik der Bluteiweißkörper mit besonderer Berücksichtigung der Dys- und Paraproteinämie. Helv. med. Acta **12**, 712 (1945). ~ Albumindoppelzacken als vererbbare Bluteiweißanomalie. Schweiz. med. Wschr. **89**, 150 (1959). — **Wuhrmann, F.,** u. **B. Jasinski:** Untersuchungen über die Bindung des Eisens an das Serumglobulin $\beta_1$ mit Hilfe des Radioeisens $Fe^{59}$ und dessen klinische Bedeutung. Schweiz. med. Wschr. **83**, 661 (1953). — **Wuhrmann, F.,** u. **H. H. Märki:** Leukozyten, Serumproteine und retikuloendotheliales System. Schweiz. med. Wschr. **90**, 1003 (1960). ~ Dysproteinämien und Paraproteinämien. Grundlagen, Klinik und Therapie. Basel u. Stuttgart: Benno Schwabe & Co. 1963. — **Wuhrmann, F.,** u. **Ch. Wunderly:** Die Bluteiweißkörper des Menschen. Basel: Benno Schwabe & Co. 2. Aufl. 1952, 3. Aufl. 1957. — **Wunderly, Ch.,** u. **V. Bustamante:** Die Proteinanalysen des schweizerischen Standard-Trockenserums. Clin. chim. Acta **3**, 92 (1958). — **Wunderly, Ch.,** u. **F. Wuhrmann:** Die Cadmiumreaktion im Blutserum. Schweiz. med. Wschr. **75**, 1128 (1945).

# Funktionelle Morphologie der Zelle

Von

## E. Grundmann

Mit 19 Abbildungen

## A. Einführung

Die Zelle ist das morphologische Substrat des Lebens. Aufgebaut aus vielen Organellen mit unterschiedlichen Eigenschaften, ist sie selbst doch nur als ganze lebendig; sie ist die letzte Lebenseinheit. All ihre Bausteine einschließlich der autoreproduktiven Elemente sind nur zu Teilphänomenen des Lebendigen in der Lage. Auch kennen wir heute noch keine gesicherten Übergänge aus dem acellulären in den cellulären Bereich. „Omnis cellula a cellula" (VIRCHOW 1855) hat heute den Rang eines Naturgesetzes; alle entgegenstehenden Beobachtungen halten einer strengen Kritik nicht stand. Auf welche Weise nach der Entstehung der Erde in der sog. „chemischen Evolution" im Archaicum, also vor etwa 2—3 Milliarden Jahren, die ersten Zellen entstanden, ist ein zwar heute besonders intensiv bearbeitetes (z. B. MILLER 1955; OPARIN 1957, 1963; ORÓ 1961 u. a.), aber noch immer ungelöstes Problem. Auch die Erkenntnisse der Virusforschung bilden keine Brücke zwischen lebendig und tot. Vermag ein Virus doch erst in einer lebenden Zelle die ihm innewohnenden Eigenschaften zu entfalten.

Bei der Vielfalt der biologischen Ausgestaltungen in der cellulären Dimension, die größenordnungsmäßig von mehreren Zentimetern bis weit unter $1\,\mu$ reicht, und die die Protozoen mit ihrer heute noch nicht vollständig bekannten Variabilität und die Metazoen-Zellen mit ihren überaus unterschiedlichen Aufgaben umfaßt, erscheint es auf den ersten Blick fast unmöglich, von „der Zelle" als solcher zu sprechen. Keine Zellart gleicht der anderen, und doch ist es gar nicht schwierig, das all diesen Zellformen Gemeinsame herauszulesen. Haben doch alle Zellen den gleichen Bauplan, ganz gleich ob wir uns um Bakterien, um Protozoen oder um Metazoen-Zellen kümmern, unabhängig auch davon, ob wir innerhalb eines Metazoenorganismus etwa die Stützzellen des Bindegewebes mit den höchstdifferenzierten Ganglienzellen vergleichen. Die corpuskulären Elemente des strömenden Blutes sind nicht nur die zuerst entdeckten, sondern auch die am intensivsten untersuchten Zellen des Metazoenorganismus, und so ist heute die Hämatologie mit ihrem morphologischen Zweig ein besonders aktueller und zugleich spezialisierter Teil der allgemeinen Zellforschung.

Die Einheitlichkeit des Bauplanes aller Zellen äußert sich bereits bei der Betrachtung der chemischen Zusammensetzung der einzelnen Zellteile. Nur relativ wenige Elemente des Periodischen Systems bilden die organische Substanz: vor allem C, H, O, N, P, K, Na, Ca, S, Fe und Mg, dazu einzelne, seltenere Elemente. Im höhermolekularen Bereich finden wir drei Hauptgruppen: Kohlenhydrate, Lipide und Eiweiße, und alle diese drei Molekülgruppen sind nach überall einheitlich realisierten Prinzipien aufgebaut. Die Nucleoproteide sind eine Sonderform der Eiweiße; sie stehen in den letzten 2 Jahrzehnten besonders im Brennpunkt biologischen Interesses.

Ebenso einheitlich ist auch die Gliederung des *Protoplasmas*, worunter wir die gesamte Zellsubstanz verstehen, also sowohl die des *Kernes* als auch die des *Cytoplasmas* (Abb. 1). Der Kern enthält inmitten seines *Karyoplasmas* einen oder mehrere *Nucleolen*, die sog. *Kernkörperchen*. Im Cytoplasma liegen unterschiedlich große und verschieden geformte Granula, von denen die *Mitochondrien* als wichtigste Energielieferanten der Zelle zuerst zu nennen sind. Zunehmend an Bedeutung gewinnen die *Lysosomen*. Pflanzenzellen enthalten mit ihren oft chlorophyllhaltigen *Plastiden* die Organellen der Photosynthese.

Seitdem die Dünnschnitt-Elektronenmikroskopie eine neue Dimension in der Zellmorphologie erschlossen hat, wissen wir, daß das Cytoplasma von einem feinen Kanälchensystem durchzogen ist, dem „*endoplasmatischen Reticulum*", an welchem kleine Körnchen liegen, die „*Ribosomen*", so genannt wegen ihres

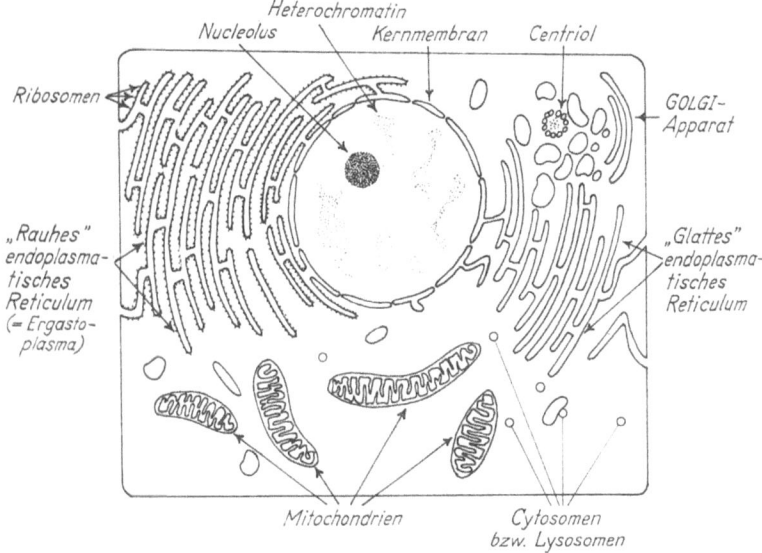

Abb. 1. Skizze einer Zelle mit den wichtigsten Zellorganellen

hohen Gehaltes an Ribonucleinsäure (RNS). Eine besondere Ausgestaltung dieses Kanälchensystems ist der *Golgi-Apparat*, der vor allem in Zellen mit sekretorischer Leistung deutlich ausgebildet ist. Oft in enger Lagebeziehung zum Golgi-Apparat findet man die *Centrosomen*, meist zwei in einer Zelle; sie entfalten ihre Funktion vorwiegend während der Kernteilung.

Dieser Bauplan gilt auch für alle Zellen der blutbildenden Systeme, soweit sie nicht wie die Erythrocyten und die Thrombocyten durch ihre besondere Differenzierung kernlos geworden sind. Die in den einzelnen Zellen realisierten morphologischen und funktionellen Besonderheiten werden in speziellen Kapiteln abgehandelt. Hier soll das allen Zellen Gemeinsame im Vordergrund stehen, wobei neben die wichtigsten Eigenschaften der oben aufgeführten Zellbestandteile auch noch einige allerdings ebenfalls summarische Angaben über die Vorgänge der Zellvermehrung und Zellteilung, also vorwiegend der *mitotischen Karyokinese*, treten.

## B. Cytoplasma

Kern und Cytoplasma bilden eine funktionelle Einheit. Im Cytoplasma finden sich als Funktionspartner der im Kern tätigen Gene die differentiellen Aus-

gestaltungen der Zellen, verschiedene, meist granuläre Organellen des Zellstoff-
wechsels und darunter als die wichtigsten Energieproduzenten der Zelle die
Mitochondrien, denen sich bei den Pflanzen noch die Plastiden hinzugesellen.
Letztere sollen im hier gegebenen Rahmen unerörtert bleiben.

## 1. Die Mitochondrien

In der frei lebenden Zelle sind die Mitochondrien, die „Fadenkörner", kleine
Stäbchen oder Fäden, die im Cytoplasma in unterschiedlich starker Bewegung
angetroffen werden. Abb. 2 zeigt eine Gewebekultur-Zelle mit den ungeordnet
liegenden, langen Mitochondrien. Ihre Eigenständigkeit ist seit Anfang dieses
Jahrhunderts bekannt (BENDA 1902). Man bezeichnet sie auch als „Chondrio-
somen", und in ihrer Gesamtheit bilden sie das „Chondriom" (MEVES 1907).

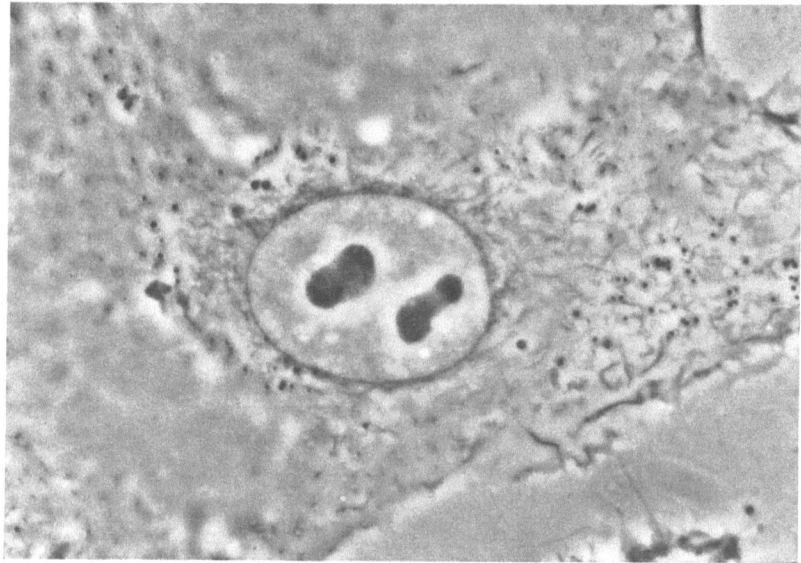

Abb. 2. Lebende HeLa-Zelle in der Gewebekultur mit zwei Nucleolen, vielen fädigen Mitochondrien und zahlreichen kleinen, runden, fetthaltigen Zelleinschlüssen. Phasenkontrastaufnahme von R. BIERLING. Vergr. 1700fach

Sie lassen sich durch besondere Verfahren anfärben, z. B. durch Anilin-Fuchsin-
Pikrinsäure, durch Eisenhämatoxylin, besonders aber im unfixierten Supravitalzustand durch Janusgrün B. Diese Färbung ist sogar weitgehend spezifisch für
die Mitochondrien. Sie beruht auf der Fähigkeit des Janusgrüns, die Hydro-
genase-Systeme in loco zu reduzieren, und zwar alle diejenigen, die reduziertes
Flavo-Protein in Flavo-Protein zurückzuverwandeln vermögen (LAZAROW und
COOPERSTEIN 1953). Flavoproteine gibt es auch an anderen Stellen der Zelle. Aber
nur in den Mitochondrien befindet sich so viel Cytochrom, daß der Farbstoff
dort in die blaugrüne Form reoxydiert werden kann (vgl. auch COOPERSTEIN
u. Mitarb. 1960).

Diese Färbung beruht also auf einer besonderen oxydativen Potenz der
Mitochondrien, und auf dieser Basis sind viele weitere Mitochondrienfärbungen
entwickelt worden. Besonders bekannt geworden ist die „Nadi"-Reaktion, die
verschiedentlich abgewandelt wurde, um die Färbung zu stabilisieren (BURSTONE
1959, 1960 u. a.). Gleich der „Nadi"-Reaktion stehen in enger Beziehung zur
Cytochromoxydase die Färbungen mit solchen Tetrazoliumsalzen, die sich unter

bestimmten oxydativen Einwirkungen als Formazan niederschlagen. Allerdings
ist die Spezifität dieser Reaktionen geringer als die der Janusgrün B-Reaktion;
färben sich mit den Tetrazoliumsalzen unter bestimmten Bedingungen doch auch
Lipidablagerungen an (NOVIKOFF u. Mitarb. 1961).

Daß es sich bei den Mitochondrien, die mit den genannten Farbstoffen dargestellt werden, wirklich um einheitliche Organellen handelt, ist erst durch die
Elektronenmikroskopie belegt worden. Hierbei fand sich nämlich stets das gleiche
Prinzip (Abb. 3): Die Mitochondrien sind von einer Doppelmembran umgeben,
deren innere verschiedentlich eingefaltet ist. In vielen Zellen bilden die Innen-
schichten kulissenartige, sich von den Seiten nach innen vorschiebende Scheide-

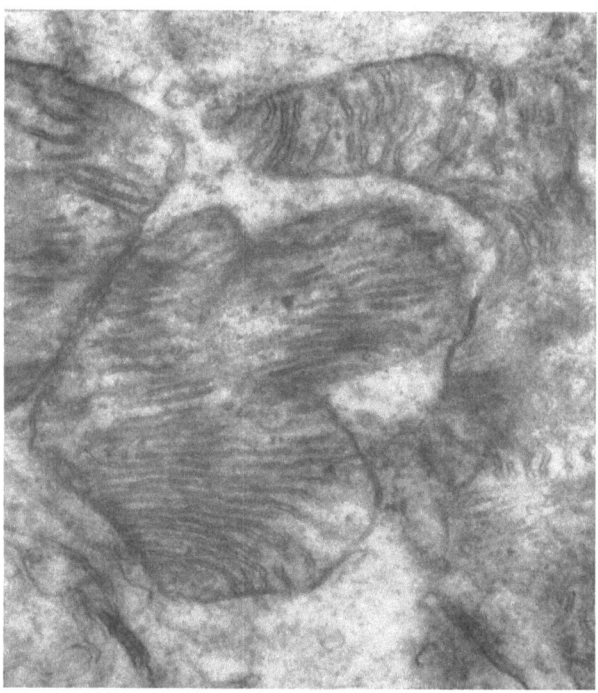

Abb. 3. Mitochondrien aus dem Herzmuskel des Meerschweinchens mit zahlreichen Cristae mitochondriales.
Elektronenmikroskopische Aufnahme von E. MÖLBERT. Vergr. 49000fach

wände, die sog. „Cristae mitochondriales". Dabei kann es vorkommen, daß die
beiden osmiophilen Schichten der Außen- und Innenmembranen ineinander
übergehen (CHANDRA 1962). In anderen Zellen verlaufen die intramitochondrialen
Lamellen nicht quer sondern längs, z. B. in Nervenzellen oder in manchen Sperma-
tiden. Manchmal bilden sie nur ganz kurze Villi oder auch lange, vielfach gewunden verlaufende Tubuli, wie bei Ciliaten (WOHLFARTH-BOTTERMANN 1956)
oder in Steroid-sezernierenden Zellen etwa der Nebennierenrinde. Eine solche
Anordnung ist für die betreffenden Zellformen weitgehend charakteristisch.

Daß es sich bei diesen Innenstrukturen der elektronenmikroskopischen Bilder
um funktionell aktive Zellbestandteile handelt, ließ sich besonders an Muskelzellen belegen: Diejenigen Muskelfasern, die eine nur geringe Aktivität entfalten — z. B. die glatten Muskelfasern der Säuger — enthalten nur wenige
Mitochondrien und in diesen nur spärliche Innenstrukturen (s. z. B. BENNETT
und PORTER 1953). Aktive Muskelzellen weisen dagegen dicht gepackt liegende

Mitochondrien auf mit vielen, eng aneinander grenzenden Innenlamellen (MOORE und RUSKA 1957, VOGELL 1963 u. a.). Das Cristaesystem der hämopoetischen Vorstufen ist relativ spärlich (Abb. 4). — Zwischen den inneren Membranen liegt die Matrix der Mitochondrien, ein im elektronenmikroskopischen Bild fein-granuläres Material mit oft unterschiedlich dichten Einlagerungen. Je mehr membranöse Innenstrukturen die Mitochondrien enthalten, desto weniger Matrixsubstanz ist zu finden.

Ein weiterer Beleg für die funktionelle Bedeutung der mitochondrialen Mem-branen ist durch die modernen Kombinationsverfahren von Cytochemie und Elektronenmikroskopie geliefert worden: An einigen Mitochondrienformen gelang

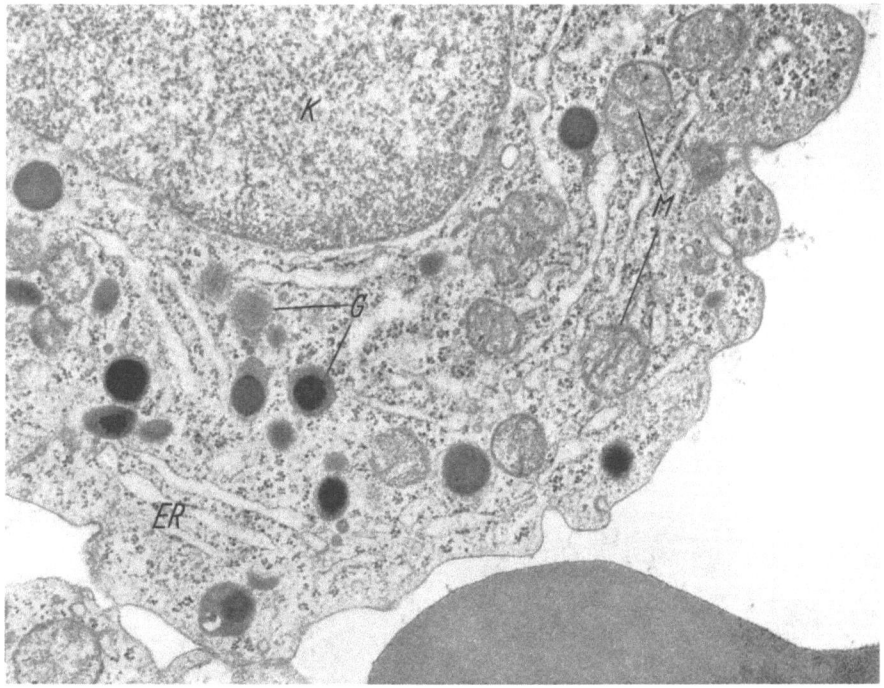

Abb. 4. Teil eines Promyelocyten des Meerschweinchens mit Kern (*K*), Mitochondrien (*M*), z. T. in Entwick-lung befindlichen Grana (*G*) und dem „rauhen" endoplasmatischen Reticulum (*ER*). Elektronenmikroskopische Aufnahme von F. MILLER. Vergr. 26000fach

der Nachweis eines durch Enzyme des Succinodehydrogenase-Systems redu-zierten Reaktionsproduktes, welches elektiv an den Membranen der Mitochon-drien lokalisiert ist (BARRNETT und PALADE 1958). In der mitochondrialen Matrix hingegen läßt sich elektronenmikroskopisch Adenosintriphosphatase dar-stellen (LAZARUS und BARDEN 1962); hierbei werden die Membransysteme der Mitochondrien ausgespart.

Solche elektronenmikroskopischen Enzymlokalisationen — ein in rascher Ent-wicklung befindlicher Zweig der Cytochemie — ergänzen die biochemischen Untersuchungen, die in den letzten 20 Jahren Klarheit über die Funktion der Mitochondrien gebracht haben. Die Mitochondrienfraktion im Ultrazentrifugat enthält nahezu alle Enzyme des Citronensäurecyclus, die gesamte Atmungskette, also z. B. die schon genannte Succinodehydrogenase, die DPNH-Oxydase und die Cytochrome. Weiterhin werden an den Mitochondrien Aminosäuren und Fettsäuren oxydiert (SCHNEIDER 1959, GREEN und WACKIL 1960 u. a.). Die Mitochondrien sind die „Kraftwerke der Zelle". Die für die oxydative Phosphorylierung und den sog. Elektronentransport notwendigen Multienzymsysteme sind in einer bestimmten Reihenfolge an den Membranen angeordnet (LEHNINGER 1960, GREEN und ODA 1961). Dabei entsteht als wesentlicher Energieträger Adenosintriphosphat (ATP), welches die Energie für viele Reaktionen im Cytoplasma und auch innerhalb der Mitochondrien selbst liefert.

Durch besondere Verfahren ließen sich die Membranen der Mitochondrien in kleine, funktionelle Einheiten zerlegen (GREEN und HATEFI 1961), die als solche den Elektronentransport bewirken und an die ATP-Synthese koppeln. Sie wurden als „Oxysomen" bezeichnet (CHANCE u. Mitarb. 1963). Sie sind vielleicht identisch mit weniger als 0,1 Å großen Grana, die elektronenmikroskopisch nach Negativkontrastierung an den Membranen nachgewiesen werden konnten (FERNANDEZ-MORAN 1962), oder diese Grana, die mit einem feinen Stiel der Membraninnenseite an den Mitochondrien angeheftet zu sein scheinen (STOECKENIUS 1963), sind zumindest Teile der „Oxysomen"-Funktionseinheiten.

Wahrscheinlich ist das Chondriom einer Zelle in stetem und ziemlich raschem Umbau begriffen. Zumindest die Proteine, das Lipid und das Cytochrom C haben in der Rattenleber nur eine mittlere Halb-„Lebens"-Zeit von 10,3 Tagen (FLETSCHER und SANADI 1961). Dieser Umbau vollzieht sich in verschiedenen Dimensionen. So ist heute gesichert, daß isolierte Mitochondrien radioaktiv markierte Aminosäuren in ihre Proteine einbauen können (MCLEAN u. Mitarb. 1958, DAS u. Mitarb. 1964 u.a.). Prinzipiell ähnlich wie an den Ribosomen (s. unten) ist auch hier die Proteinsynthese an RNS gebunden, deren Entstehung ihrerseits von einer DNS-abhängigen Polymerase katalysiert wird (z.B. WINTERSBERGER und TUPPY 1965, LUCK 1966, TUPPY und WINTERSBERGER 1966). Wenn sich die DNS-abhängige RNS- und Proteinsynthese innerhalb der Mitochondrien vollzieht, müssen die Mitochondrien DNS enthalten. Das ist tatsächlich in vielen Zelltypen nachgewiesen worden (z.B. NASS und NASS 1963, NASS u. Mitarb. 1965). Auch elektronenmikroskopisch konnten DNS-Fäden in Mitochondrien wahrscheinlich gemacht werden. Autoradiographisch findet sich in Gegenwart von saurer Desoxyribonuclease (CHÈVREMONT u. Mitarb. 1959), aber auch ohne Vorbehandlung in normalen Zellen (BELL und MÜHLETHALER 1964, KISLEV u. Mitarb. 1965) sogar ein Einbau tritiierten Thymidins, d.h. eine intramitochondriale DNS-Synthese, die zeitlich offenbar unabhängig von der nucleären, prämitotischen DNS-Synthese abläuft. Auch ist sie von wesentlich geringerer Intensität als jene, weswegen sie lange Zeit unbekannt bzw. umstritten blieb. Heute müssen wir die Mitochondrien als Organellen betrachten, die eine eigene, reproduzierbare DNS mit einer davon abhängigen RNS- und Proteinsynthese besitzen, also autoreproduktiv sein können.

Damit wurde die Frage der Vermehrung der Mitochondrien erneut akut: Entstehen sie aus ihresgleichen oder de novo aus anderen Organellen bzw. Vorstufen? Die elektronenoptischen Befunde für eine Umwandlung aus anderen Zellbestandteilen sind durchweg unbefriedigend; gesichert ist dagegen die Querteilung der Mitochondrien (WOHLFARTH-BOTTERMANN 1966), wie sie sich auch phasenkontrastmikroskopisch an lebenden Zellen beobachten läßt. Ob die mitochondriale DNS völlig unabhängig von der Kern-DNS entsteht, ist noch offen. Sicher ist, daß Mitochondrien wachsen können, indem sie zunächst ihre inneren Membranen vermehren. Wahrscheinlich ist dabei die Synthese des weitgehend unlöslichen „Strukturproteins" entscheidend, da damit die räumliche Anordnung der Enzyme gewährleistet wird, wie sie für die Atmungs- und Phosphorylierungsprozesse unumgänglich ist.

Funktionell entscheidend sind aber nicht die einzelnen Mitochondrien, wie sie das licht- und elektronenmikroskopische Bild erkennen lassen, sondern die kleinsten Funktionseinheiten in der Dimension der „Oxysomen" (s. o.) und das gesamte Chondriom, also die Summe aller Mitochondrien einer Zelle. Wenn das Chondriom den gestellten Anforderungen nicht mehr genügt, wächst es durch Vermehrung seiner „Oxysomen". Welche Rolle der Einheit des einzelnen Mitochondriums zukommt, ist dabei noch völlig unklar. Die Parallele: Chondriom-Mitochondrium-Oxysom zu Genom-Chromosom-Gen drängt sich auf, und wie die Chromosomen an Zahl und Form für das betreffende Genom charakteristisch sind, so könnten Zahl und elektronenmikroskopische Struktur der Mitochondrien für das betreffende Chondriom typisch sein. Genauere Befunde hierfür müssen freilich noch erarbeitet werden.

## 2. Das endoplasmatische Reticulum

Betrachtet man im lichtmikroskopischen Bild das Cytoplasma einer lebenden Zelle, so sieht man außer den eben beschriebenen Fadenstrukturen der Mitochondrien zahlreiche, unterschiedlich große Grana, auf die später noch Bezug genommen werden soll. Diese cytoplasmatischen Einlagerungen liegen in einem weitgehend homogenen Material (Abb. 2), welches wir als *Grundcytoplasma* erörtern werden. Betrachtet man eine solche Zelle nach Fixation dagegen mit dem Elektronenmikroskop, so fällt sofort auf, daß dieses Grundcytoplasma keineswegs homogen, sondern von einer Vielzahl von Membranen oder Lamellen durchzogen ist, die oft paarig angeordnet sind und dem optischen Eindruck nach Kanälchen entsprechen. Dieses lamellär-membranöse System ist das *endoplasmatische Reticulum*.

Diese Bezeichnung, die in der Frühzeit der Elektronenmikroskopie von Porter u. Mitarb. (1945) noch vor der Einführung der Dünnschnitt-Technik in die Elektronenmikroskopie gewählt worden war, ist heute eigentlich überholt. Das endoplasmatische Reticulum ist aber inzwischen ein fester Begriff geworden; man muß sich nur stets vergegenwärtigen, daß es sich nicht um ein echtes Reticulum, d. h. um ein Netzwerk, handelt, sondern zumindest in vereinfachter Darstellung um ein kompliziertes Kanälchensystem, welches große Teile des Cytoplasmas durchsetzt und als perinucleäre Zisterne auch den Zellkern umgibt.

Dieses System ist sehr variabel. Es ist nicht nur in den unterschiedlich differenzierten Zellen qualitativ und quantitativ verschieden ausgebildet, sondern es kann auch eine erhebliche funktionelle Plastizität entfalten, sich zu kleinen oder größeren Zisternen ausweiten (Abb. 4 und 5) und in unterschiedlichem Ausmaße mit der Zellumgebung in Verbindung stehen. In den meisten Zellen handelt es sich um 50—150 mμ breite Röhren, die von feinen Membranen umgeben sind. Diese Membranen, die sog. α-Cytomembranen (Sjöstrand 1956), bedingen dadurch, daß das Kanälchensystem mit dem Extracellularraum in Verbindung steht, eine sehr starke Oberflächenvergrößerung für den Stoffaustausch zwischen Zellumgebung und Grundcytoplasma. Die funktionelle Bedeutung dieses Systems für die cytoplasmatischen Austauschvorgänge hat Ruska (1959) hervorgehoben, indem er dieses System mit Molen, Haffen oder Schleusenanlagen verglich, durch die der Austausch extracellulärer und intracellulärer Flüssigkeiten und der in diesen gelösten Substanzen geregelt werden kann. So liegt die Aufgabe des endoplasmatischen Reticulums nächstliegend in einem kontinuierlichen Flüssigkeitstransport innerhalb der Zelle in steter Wechselwirkung mit der Zellumgebung.

Das endoplasmatische Reticulum ist ein Zellbestandteil, der — von den kernlosen Erythrocyten und Thrombocyten abgesehen — in irgendeiner Form in jedem Zelltyp nachweisbar ist (s. z. B. Haguenau 1958, Porter und Machado

1960), auch in Protozoen und sogar in Bakterien (s. z. B. GLAUERT und HOP-
WOOD 1960). Allerdings gehören nicht alle Kanälchen- oder Bläschensysteme
im Cytoplasma dem endoplasmatischen Reticulum an, und oftmals ist es nicht
leicht, diese Strukturen von dem Golgi-Apparat (s. S. 96) abzutrennen. Auch
darf man sie nicht mit dem Centriol und der dieses umgebenden Centrosphäre
verwechseln (s. S. 120).

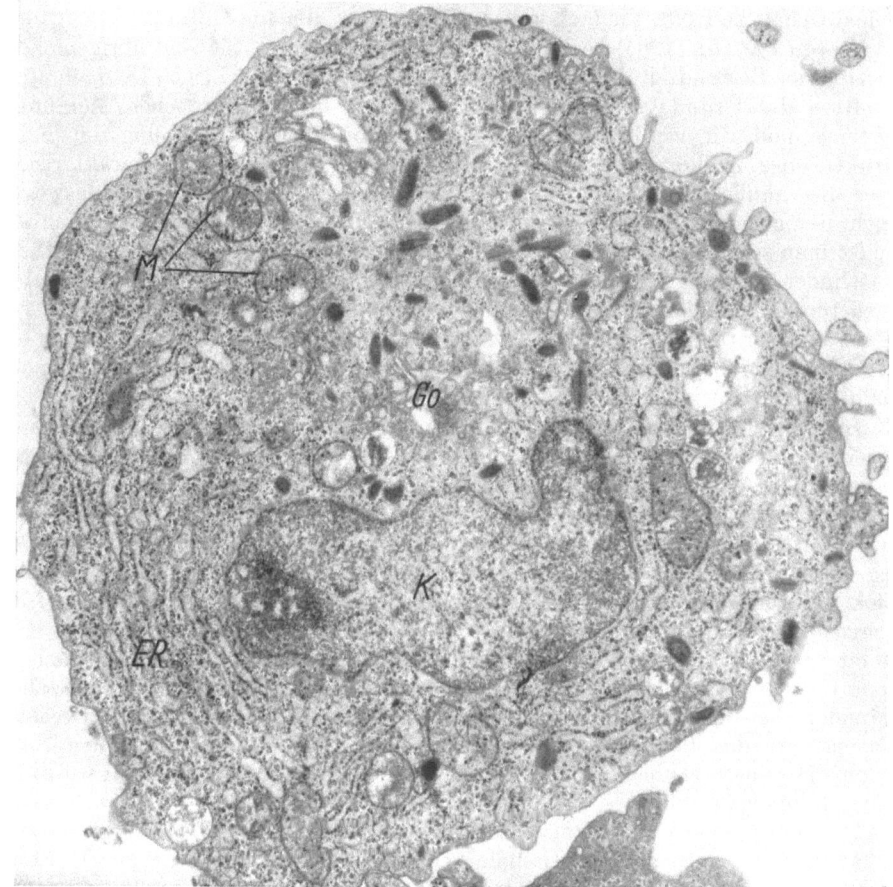

Abb. 5. Promyelocyt des Meerschweinchens mit dem zentralen Golgi-Feld (*GO*) dem Kern (*K*), Mitochondrien
(*M*) und aem „rauhen" endoplasmatischen Reticulum (*ER*). Elektronenmikroskopische Aufnahme von F. MILLER.
Vergr. 15 000fach

Man unterscheidet zwei Formen des endoplasmatischen Reticulums: eine
„glatte" und eine „rauhe" Form. Viele Zellen enthalten beide Formen nebeneinander im Cytoplasma, andere nur eine von beiden. Der Unterschied zwischen
beiden Formen ist einfach zu charakterisieren: die „glatte" Form des endoplasmatischen Reticulums besteht nur aus den eben beschriebenen Membranen
oder Lamellen. Diese können wirbelartig konzentrisch geschichtet sein und dann
im lichtmikroskopischen Bild Cytoplasmaverdichtungen bilden, die sog. „ergasto-
plasmatischen Nebenkerne" (HAGUENAU 1958). Sie werden in manchen Zellen
als spezielle differentielle Ausgestaltungen gefunden, in anderen als Folgen
chronischer Zellschädigungen, z. B. in der Rattenleber nach Einwirkung von
Thioacetamid (ALTMANN und OSTERLAND 1961, THOENES und BANNASCH 1962

u. a.). Auch die sog. Myeloidkörper, die man z. B. im Pigmentepithel der Retina nachweisen kann (Yamada 1958), sind wahrscheinlich corpusculäre Aggregationen von Lamellen des „glatten" endoplasmatischen Reticulums.

Die „rauhe" Form des endoplasmatischen Reticulums besitzt dagegen 140 bis 150 Å große Granula, die an der Außenseite der Kanälchen den Membranen unmittelbar anliegen (Abb. 4 und 5). Es handelt sich um die „Ribosomen" (s. z. B. Wendler-Deane und Porter 1960), so genannt nach ihrem besonders hohen Gehalt an RNS. Vielfach werden sie auch als „Palade-Granula" bezeichnet, da sie von Palade (1955) zuerst beschrieben worden sind. Sie sind übrigens kein spezifischer Bestandteil des endoplasmatischen Reticulums. Liegen sie doch auch inmitten des Grundcytoplasmas, also außerhalb des beschriebenen Membransystems, und wir werden ihnen später auch bei der Beschreibung der Feinstruktur des Zellkerns begegnen (s. S. 113). Ihre Anwesenheit charakterisiert aber die „rauhe" Form des endoplasmatischen Reticulums, die man deswegen auch die „granuläre" nennt. Soweit eine Generalisierung überhaupt möglich ist, findet man sie in allen denjenigen Zellen, in denen eine intensive Eiweißsynthese stattfindet. Das gilt z. B. für Drüsenzellen und Leberzellen (Palade 1958), aber auch für die Ganglienzellen des Zentralnervensystems (s. z. B. Hild 1959), vor allem aber für die Plasmazellen (s. z. B. Porter 1961), und zwar sowohl für die Plasmazellen im lymphatischen Gewebe und in den Entzündungsbereichen als auch für die Knochenmarksplasmazellen.

In der lichtmikroskopischen Dimension sind alle diese Zellen dadurch ausgezeichnet, daß sie ein basophiles oder zumindest basophil gekörntes Cytoplasma haben. In den Ganglienzellen des Zentralnervensystems, aber auch in den Leberzellen der Nagetiere liegen die basophilen Schollen nicht wie in der Plasmazelle diffus ausgebreitet im gesamten Cytoplasma, sondern zu Schollen zusammen als sog. Nissl-Schollen. Diese basophilen Strukturen, die lange vor Einführung der Elektronenmikroskopie bekannt gewesen sind, wurden von Garnier (1899) als „Ergastoplasma" bezeichnet, d. h. als das Plasma, welches etwas herstellt. Gemeint war damit eine cytoplasmatische Differenzierung, die Zellsekrete produziert; denn Garnier hatte diese Strukturen vor allem in den exokrinen Drüsenzellen gefunden, beispielsweise in den exokrinen Zellen des Pankreas. Dieses „Ergastoplasma" ist das lichtmikroskopische Äquivalent des endoplasmatischen Reticulums in seiner „rauhen" Form (Lit. z. B. bei Altmann 1955, 1957; Haguenau 1958; Kurosumi 1961).

Die funktionelle Variabilität dieses „Ergastoplasmas" ist ebenfalls seit langem bekannt. Wird z. B. an eine Ganglienzelle in den Vorderhörnern des Rückenmarkes bei Säugetieren eine besondere funktionelle Belastung gestellt, so werden die Nissl-Schollen an den Zellrand verlagert und weitgehend aufgelöst. Man nennt diesen Vorgang nach Marinesco (1896) „Chromatolyse". Er ist ein Zeichen einer funktionellen Überlastung des betreffenden Systems. Zugleich nehmen im Cytoplasma der RNS- und der Proteingehalt ab (Hydén 1943). In der Leber findet man eine solche Chromatolyse bei allen toxischen Schädigungen (Opie 1946, Altmann 1955, Grundmann und Sieburg 1962). Das elektronenmikroskopische Bild ist dabei oft charakteristisch verändert. So findet sich vielfach eine „Vesiculation" des endoplasmatischen Reticulums (Mölbert u. Mitarb. 1962), und auch im lichtmikroskopischen Bereich können unterschiedlich große Blasen im Cytoplasma nachweisbar werden (Grundmann und Sieburg 1962). Nach Überwindung der Schädigung treten im Cytoplasma rasch neue Lamellen auf; dieser Gegensatz der „Chromatolyse" ist die „Chromatogenesis".

Die Tatsache, daß sich diese „rauhe" Form des endoplasmatischen Reticulums vorwiegend in Zellen mit starker Proteinsynthese findet, und die Beobachtung, daß die „Chromatolyse" mit einer Abnahme von RNS und Eiweiß einhergeht, läßt bereits erkennen, daß hier eine Beziehung zum Proteinstoffwechsel besteht. CLAUDE (1938, 1941) hatte aus Leberzellen eine Fraktion kleiner, cytoplasmatischer Teilchen im Ultrazentrifugenexperiment isoliert und diese Teilchen „Mikrosomen" genannt. In dieser Fraktion fanden sich Proteine, einige Phospholipide, besonders aber viel RNS. Heute wissen wir, daß diese „Mikrosomen" zum erheblichen Teil die basophilen Strukturen des endoplasmatischen Reticulums darstellen (Lit. z. B. bei BRACHET 1959). Man findet in dieser „Mikrosomenfraktion" nämlich neben Bläschen, Lamellen und Fäden auch gerade diejenigen Granula, die wir oben als „Ribosomen" und damit als Bestandteile des „rauhen" endoplasmatischen Reticulums kennengelernt hatten. Nach chemischer Trennung kann man nachweisen, daß insbesondere die kleinen Teilchen RNS-reich sind; in der Rattenleber enthalten sie bis über 60% der gesamten cytoplasmatischen RNS (MOULÉ u. Mitarb. 1960), desgleichen in Plasmazellen.

BRACHET (1941) und CASPERSSON (1941, 1950) hatten bereits aus ihren cytologischen und cytochemischen Beobachtungen die Folgerung gezogen, daß RNS und Protein-Synthese eng miteinander gekoppelt sind. Dies ist inzwischen durch biochemische Untersuchungen gesichert worden. So läßt sich der Einbau radioaktiv markierter Aminosäuren besonders frühzeitig in dieser „Mikrosomenfraktion" nachweisen (s. z. B. SIEKEVITZ und PALADE 1958, 1960). Die Ribosomen bzw. Komplexe von Ribosomen, die sog. „Polysomen" (WARNER u. Mitarb. 1962) oder „Ergosomen" (WETTSTEIN u. Mitarb. 1963) sind nach heutiger Kenntnis Orte der Protein-Synthese. An ihre Oberfläche lagert sich wahrscheinlich die aus dem Kern stammende sog. Messenger-RNS, die die genetischen Informationen von der nucleären DNS auf die cytoplasmatischen Erfolgsorganellen überträgt, und dort binden sich die korrespondierenden Basen der „Transfer-RNS", die die Aminosäuren heranbringt, mit den sog. Tripletts der Messenger-RNS. Unter einem Triplett versteht man drei Basen der Nucleinsäuren, die in ihrer Sequenz an der DNS kodifiziert sind und über die Messenger-RNS auf die Ribosomenoberfläche übertragen werden. Dieser heute zumindest für niedere Organismen weitgehend aufgeklärte Mechanismus, dessen Grundzüge in dem hier gegebenen Rahmen nur angedeutet werden können (Lit. z. B. bei KARLSON 1963, GRUNDMANN 1964), ist eine wichtige Funktion der granulären Elemente des „rauhen" endoplasmatischen Reticulums. Auch sei hier nur kurz darauf hingewiesen, daß es mindestens drei Formen von RNS geben muß: 1. die RNS der Ribosomen, 2. die „Messenger-RNS", die als funktionelle Brücke zwischen Kern und Cytoplasma aufzufassen ist, und 3. die „Transfer-RNS", die eine spezifische Bindung mit den Aminosäuren für die Protein-Synthese eingeht (Lit. z. B. bei HARBERS 1964).

Dies ist aber sicher nicht die einzige Funktion des endoplasmatischen Reticulums. Wir hatten schon oben auf die starke Vergrößerung der Austauschoberflächen zwischen Zelle und Umgebung hingewiesen, die dieses Kanälchensystem bewirkt. Sicher ist der membranöse Austausch der Zelle bei Aufnahme und Abgabe von Substanzen eng an die Funktionen des endoplasmatischen Reticulumsystems gekoppelt. Auch finden sich in der obengenannten „Mikrosomenfraktion" viele Enzyme, insbesondere Hydroxylasen, also Enzyme, die unter Anwesenheit von Sauerstoff und einem Wasserstoffdonator eine Substrat-Oxydation unter Bildung einer Hydroxylgruppe vornehmen (Lit. z. B. bei LEYBOLD und STAUDINGER 1962). — Schließlich ist dieses Kanälchensystem des endoplasmatischen Reticulums der Haupttransportweg für viele Substanzen, die das Cytoplasma passieren, um an irgendeiner Stelle durch die Membranen des endoplasmatischen Reticulums in das Grundcytoplasma aufgenommen zu werden oder um auf diesem Wege in unmittelbare Nachbarschaft des Kernes zu gelangen. So kann man z. B. in Zellen des Magen-Darm-Traktes absorbierte Fettkügelchen im endoplasmatischen Reticulum und in den perinucleären Zisternen nachweisen (Palay 1960).

Die „glatte" Form des endoplasmatischen Reticulums steht ferner nach einer Reihe von Befunden in funktionellem Zusammenhang mit der Bildung des Glykogens. Wenn z. B. bei Nahrungsmangel die Glykogenvorräte der Leber verbraucht sind, vermehrt sich das „glatte" endoplasmatische Reticulum, und an den Membranen treten neue Glykogengranula in Erscheinung, die sich dann im Grundcytoplasma zu größeren Komplexen zusammenlegen können (Porter 1961). — Schließlich ist darauf hinzuweisen, daß bereits die Anwesenheit eines so ausgedehnten intracytoplasmatischen Membransystems von Bedeutung sein muß für alle elektrostatischen Membranpotentiale, und manche Beobachtungen sprechen dafür, daß das endoplasmatische Reticulum ein Potentialspeicher und ein Leiter für Erregungen innerhalb der Zelle sein kann (vgl. z. B. Ruska u. Mitarb. 1958).

### 3. Der Golgi-Apparat

Eine ähnliche intracelluläre, retikuläre Struktur hatte Golgi (1898) in den Zellen des Nervensystems von Katze und Eule beschrieben. Er beobachtete nach Silberimprägnation ein Netzwerk, welches nahezu die gesamte Circumferenz des Kernes umgab und große Teile des Cytoplasmas durchzog. Man hat diesen Befund zunächst als Artefakt aufgefaßt, während andererseits große Mühe darauf verwandt wurde, solche Netze auch in anderen Zellen nachzuweisen, was auch vielfach gelang (Lit. z. B. bei Hirsch 1939). Man fand bald, daß ähnliche Komplexe durch Osmiumtetroxyd geschwärzt werden können, daß diese Strukturen also Osmiumtetroxyd zu reduzieren vermögen. Man sprach jetzt von „osmiophilen Körperchen" oder auf Grund ihres vermuteten Lipidgehaltes von „Lipochondrien" (Lit. z. B. bei Hirsch 1955, Baker 1957 u. a.). Diese „Lipochondrien" erschienen in verschiedener Form als Bläschen, Scheiben oder Körnchen. Auch das sog. „Vacuom" (s. z. B. Hibbard 1945), d. h. ein System von Vacuolen, das sich supravital mit Neutralrot, unter Umständen auch mit Methylenblau oder Nilblausulfat färben ließ, erwies sich letztlich als identisch mit diesen Körperchen.

Vergleichende phasenoptische Lebendbeobachtungen mit den Silberimprägnationen und den übrigen genannten Färbungen haben inzwischen ergeben, daß es sich bei dem Netzwerk Golgis nicht um einen gesonderten Körper, sondern um Ausfällungen am endoplasmatischen Reticulum bzw. zwischen den dem Ergastoplasma homologen Nissl-Schollen handelte (z. B. Malhotra 1959, Sharma und Manocha 1962). Die „Lipochondrien" dagegen und die Komplexe des „Vacuoms" sind eigenständige Gebilde; sie waren in dem „retikulären Apparat" Golgis einbegriffen.

Die Entscheidung, ob es sich bei diesem „Golgi-System" oder „Golgi-Apparat", wie man heute diese Strukturen nennt, um Artefakte oder um vital vorhandene Elemente handelt, fiel trotz ausgedehnter lichtmikroskopischer Untersuchungen, unter denen vor allem die von Hirsch (1939, 1955, 1960, 1964) zu erwähnen sind, erst durch die Einführung der Dünnschnitt-Technik in die Elektronenmikroskopie. Heute wissen wir, daß es einen Golgi-Apparat in nahezu allen Zellen gibt, allerdings in sehr unterschiedlicher Ausbildung (Dalton und Felix 1954, Sjöstrand und Hanzon 1954, Dalton 1961, Grundmann 1964 u. a.). Er besteht in der Regel aus drei Komponenten (Abb. 6): 1. aus Vacuolen, die verschieden groß sind und im Innern liegen, 2. aus abgeflachten, glattwandigen, lamellär angeordneten Säckchen und 3. aus sehr kleinen Bläschen, die sich offenbar von den Rändern der lamellären Säckchen gelöst haben. Oftmals kann man einen „proximalen" Pol, an welchem sich neue lamelläre Säckchen bilden, und einen „distalen" Pol mit Übergang in die verschieden großen Vacuolen unterscheiden (WHALEY 1966).

Lymphocyten und viele Tumorzellen haben einen sehr kleinen, manchmal kaum nachweisbaren Golgi-Apparat (vgl. z. B. Low 1960). In anderen Tumorzellen und in vielen Blut- und Plasmazellen ist der Golgi-Apparat im Vergleich

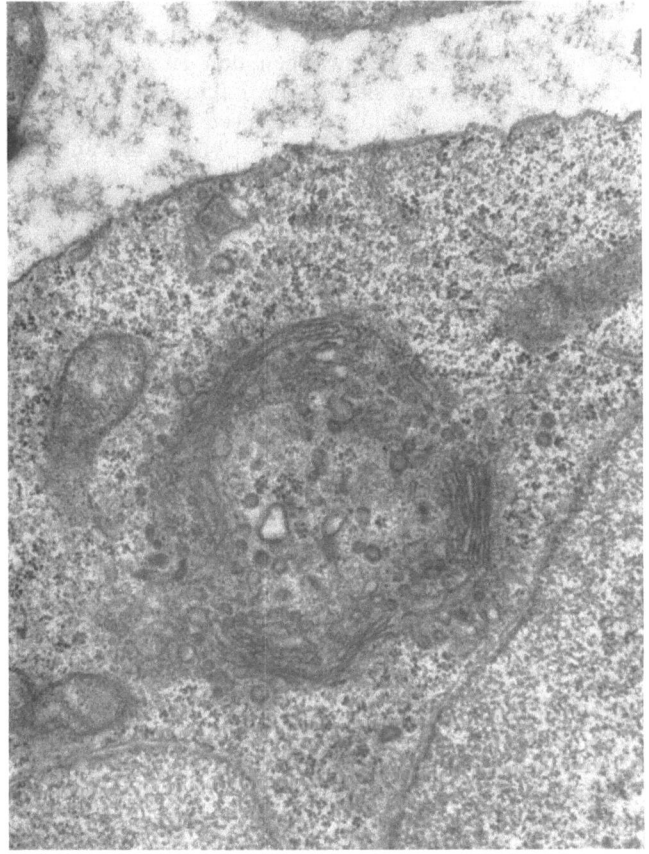

Abb. 6. Golgi-Feld in einem Promyelocyten des Meerschweinchens. Elektronenmikroskopische Aufnahme von F. MILLER, Vergr. 30000fach

zur ganzen Zelle relativ groß (Abb. 5) (TANAKA u. Mitarb. 1957, STÖCKENIUS 1957), wobei weite Vacuolen von vielen lamellären Säckchen umgeben sind. Bei diesen vesiculären und lamellären Strukturen des elektronenmikroskopischen Bildes handelt es sich tatsächlich um den obengenannten lichtmikroskopischen Färbeeffekten vergleichbare Strukturen: Man kann nämlich alle drei Komponenten mit Osmiumtetroxyd schwärzen (DALTON und FELIX 1956). Lichtmikroskopisch und elektronenmikroskopisch ließ sich schließlich auch die Homologie zwischen dem Golgi-Apparat und den sog. Dictyosomen der Spermien und der Wirbellosen nachweisen, ebenso die engen Beziehungen des Spermatocyten-Golgi-Apparates mit dem Acrosom der Spermien (HORSTMANN 1961).

Verschiedentlich wird unter dem „Dictyosom" eine strukturelle Einheit des Golgi-Apparates verstanden, manifestiert durch einen Stapel flacher Membranen an der „proximalen" Seite des „Golgi-Feldes" (z. B. Sievers 1965).

Die Existenz eines Golgi-Apparates gilt heute also als gesichert; letztlich offen ist noch seine funktionelle Bedeutung.

Man findet den Golgi-Apparat ähnlich wie das endoplasmatische Reticulum in allen denjenigen Zellen, die die Sekretion eines eiweißhaltigen Materials zur Aufgabe haben, also z. B. in Plasmazellen, oder überhaupt in Zellen mit einer starken Eiweißsynthese, also auch in den jugendlichen Vorformen der Myelocyten und Erythrocyten. Die Zellsekrete entstehen — z. B. bei den Plasmazellen — als intrazisterne Granula in den Kanälchen des endoplasmatischen Reticulums. Später findet man sie zwischen den Lamellen oder auch in den Vacuolen des Golgi-Apparates, wo sie z. B. im Pankreas zu den Zymogengranula heranwachsen (s. z. B. Hirsch 1960). Dann lösen sie sich vom Golgi-Apparat, werden von einer Membran umgeben und im Cytoplasma aufbewahrt, um bei einem Sekretionsreiz nach außen abgegeben zu werden.

Eine solche Beteiligung des Golgi-Apparates an der Sekretbildung ist in vielen Drüsenzellen nachgewiesen, und zwar nicht nur in exokrinen sondern auch in endokrinen Drüsen wie etwa in den Zellen des Hypophysen-Vorderlappens der Ratte (Farquhar 1961). Auch die Neurosekrete, die z. B. im Hypothalamus der Maus gebildet werden, entstehen wahrscheinlich an oder in den Membranen des endoplasmatischen Reticulums (Scharrer und Brown 1961); ihre Verdichtung zu sichtbaren Granula erfolgt aber dann oft im Golgi-Apparat. Das gleiche gilt für die Bildung des Melanins, eines typischen Farbstoffes pigmenttragender Säugetierzellen. In diesen Zellen ist der Golgi-Apparat besonders deutlich ausgebildet und kann die Größe des Zellkernes erreichen (Rose und Stehlin 1961).

Die Beteiligung an der Bereitung der Zellsekrete ist aber sicher nicht die einzige Aufgabe des Golgi-Apparates. Sie ist auch nicht obligat an den Golgi-Apparat gebunden, denn manche Sekrete entstehen ohne Beteiligung des Golgi-Apparates, beispielhaft in den Speicheldrüsen von Blattläusen (Moericke und Wohlfarth-Bottermann 1960). Andererseits werden verschiedene celluläre Produkte, die nicht ohne weiteres als Sekrete aufgefaßt werden können, oftmals im Bereich des Golgi-Apparates gebildet, wie z. B. das Kollagen oder das Präamyloid (Battaglia 1961), das dann extracellulär ausgefällt wird (Letterer u. Mitarb. 1960). Hier scheint dem Golgi-System die Bedeutung eines Kondensationsmechanismus zuzukommen, also eines Ortes, an welchem in der Zelle gebildeten Substanzen Wasser entzogen werden kann.

Davon leitet sich die allgemeinere Hypothese ab, daß der Golgi-Apparat ein Organell des intracellulären Wasserhaushaltes ist (Grundmann 1964). Läßt sich doch in vielen Objekten nachweisen, daß z. B. bei gesteigerter Protein- oder Fettresorption in den Darmzellen der Golgi-Apparat stark vergrößert erscheint, und zwar sowohl lichtmikroskopisch (Adamstone 1958) als auch elektronenmikroskopisch (Dalton 1961). Deshalb wird der Golgi-Apparat als Zone bevorzugter Fettspeicherung angesehen, was wahrscheinlich die Ursache für die obengenannte Bezeichnung „Lipochondrien" war. Die Aufnahme von Eiweiß oder von Fett und ihre intracelluläre Verarbeitung sind aber eng mit dem Wasserhaushalt der Zelle gekoppelt. Müssen die aufgenommenen Substanzen doch hydratisiert werden, um für das Cytoplasma verwertbar zu sein. Der Bezug auf den intracellulären Wasserhaushalt liegt ferner deswegen nahe, weil bei manchen Protozoen der Golgi-Apparat bzw. sein Homologon unmittelbar in Nachbarschaft der kontraktiven Vacuolen liegt (s. z. B. Gatenby u. Mitarb. 1955). Vereinfacht kann man folgern, daß der Golgi-Apparat den lokalen Hydratationen und Dehydratationen von zelleigenen oder zellfremden Substanzen dient.

Andererseits ist der Golgi-Apparat strukturell und funktionell eng mit dem endoplasmatischen Reticulum gekoppelt. Ja, vielleicht ist er nur eine besondere Ausgestaltung des letzteren. Manche Befunde sprechen sogar dafür, daß bei gesteigerter funktioneller Beanspruchung des endoplasmatischen Reticulums im Bereich des Golgi-Apparates eine Neubildung von Lamellen des endoplasmatischen Reticulums stattfindet.

## 4. Das Grundcytoplasma

Alle die eben genannten Strukturen liegen im Grundcytoplasma, gewissermaßen in der Matrix für alle cytoplasmatischen Bestandteile. Es liegt außerhalb der Lamellen des endoplasmatischen Reticulums, also außerhalb des endoplasmatischen Kanälchensystems. Es liegt zwischen den Mitochondrien, zwischen den Elementen des Golgi-Systems, zwischen den Plastiden der Pflanzenzellen und zwischen den noch zu besprechenden corpusculären Einlagerungen. Da die genannten Organellen morphologisch unter normalen und unter pathologischen Bedingungen meist im Vordergrund stehen, ist das Grundcytoplasma der noch immer am wenigsten untersuchte Teil der Zelle. Nicht selten wird seine Existenz einfach übergangen. Für biochemische Untersuchungen kann man es kaum ohne Bestandteile der cytoplasmatischen Organellen gewinnen, so daß wir über seine chemische Zusammensetzung ebenfalls noch relativ wenig wissen. Sicher ist lediglich, daß im Grundcytoplasma die glykolytische Energieproduktion abläuft, gewissermaßen im Gegensatz oder auch in Ergänzung zu den Mitochondrien, die die Zellenergie auf oxydativem Wege bereitstellen. Quantitativ tritt die Glykolyse in der normalen Zelle gegenüber der oxydativen Energieproduktion weit zurück.

Im elektronenmikroskopischen Bild ist die Substanz zwischen den Kanälchen des endoplasmatischen Reticulums entweder mehr oder weniger homogen oder fein granuliert. In manchen Zellen wurden auch größere Körnchen nachgewiesen, deren Zuordnung jedoch immer strittig blieb. Vielfach sind fibrilläre Strukturen mit einem Durchmesser von 150—200 Å oder Bläschen und Granula dieser Größe beschrieben worden (z. B. LEHMANN 1958). Stets ist es schwierig, solche Elemente vom endoplasmatischen Reticulum abzutrennen.

Die bisher klarsten Befunde über den elektronenmikroskopischen Aufbau des Grundcytoplasmas hat WOHLFARTH-BOTTERMANN (1960, 1961) liefern können, und zwar an der Amöbe Hyalodiscus simplex. Wie viele andere Amöben besteht diese Amöbe aus einem Endoplasma, welches vergleichsweise flüssig und in lebhafter Bewegung angetroffen wird, und einem Ektoplasma, welches strukturarm und mehr hyalin erscheint. Noch immer werden die unterschiedlichen Zustände dieser beiden Cytoplasmateile mit der Nomenklatur der Kolloidchemie als „Plasmasol" — das Endoplasma — und „Plasmagel" — das Ektoplasma — bezeichnet. Elektronenmikroskopisch sieht man im Endoplasma eine Vielzahl von Membranen und Bläschen ganz ähnlich denen des endoplasmatischen Reticulums der Metazoenzellen. Im Endoplasma liegen außerdem die Mitochondrien und viele andere Strukturen. Das Ektoplasma dagegen enthält weder Membranen noch Lamellen. Man findet lediglich einzelne Bläschen, vor allem aber eine recht gleichmäßige, granulär-fädige Textur unterschiedlicher Dichte. Dieses Bild, welches von WOHLFARTH-BOTTERMANN (1961) mit verschiedenen Fixationsmitteln und an mehreren Amöben genauer untersucht worden ist, kann heute als typisch für das Grundcytoplasma bezeichnet werden. Durch entquellende Salze läßt sich übrigens das Endoplasma in den gelartigen Zustand des Ektoplasmas verwandeln, wobei elektronenmikroskopisch die membranös-vesiculären Strukturen des Endoplasmas verschwinden. Die Membranstrukturen im Endoplasma verwandeln sich in die granulär-fädige Textur des Ektoplasmas, welches dann die Mitochondrien dicht umgibt und wie „in Eis" einfriert (WOHL-FARTH-BOTTERMANN 1959). Solche Experimente vermitteln zugleich einen Eindruck, wie durch relativ geringfügige chemische Veränderungen lamelläre oder membranöse Strukturen auftreten und wieder verschwinden können. Die intermolekularen Kohäsionskräfte der Makromoleküle oder auch -S- bzw. -H-Brücken können leicht hergestellt und auch leicht wieder gelöst werden, und wir dürfen uns den Zustand der Zellbestandteile im Cytoplasma nicht etwa so starr vorstellen wie im fixierten, licht- oder elektronenmikroskopischen Bild, sondern müssen eine nahezu unbegrenzte Variabilität annehmen.

Alle Membransysteme, die sich im Grundcytoplasma bilden, sind letztlich labile Aggregationszustände von Phospholipiden und Phosphoproteinen. Sie sind — wie wir heute wissen — entscheidend für den intracellulären Transport, für den Wasserhaushalt der Zelle und für den geordneten Ablauf nahezu aller Enzymreaktionen (s. z. B. FAWCETT 1961). Trotzdem sind diese Membranen als temporäre Ausgestaltungen des Grundcytoplasmas jeweils nur ein Äquivalentbild des gerade vorliegenden Gleichgewichtes zwischen „flüssiger" und „fester Phase", wie man es im Zeitalter der Kolloidchemie nannte, d. h. des Gleichgewichtess zwischen Wasser und proteinhaltiger Trockenmasse, die ganz überwiegend aus Makromolekülen aufgebaut ist und dadurch bestimmte Eigenschaften aufweist (s. z. B. STAUDINGER und STAUDINGER 1954).

Eine solche wesentliche Eigenschaft ist die Fähigkeit, Wasser zu binden und wieder abzugeben, d. h. nicht nur im Sinne der obengenannten Zustandsänderungen von „Gel" zu „Sol" und umgekehrt, sondern auch den gesamten intracellulären Wasserwechsel zu beeinflussen oder gar zu bedingen. Lebt doch jede Zelle in einem ständigen Austausch mit ihrer Umgebung. Mit den Baustoffen nimmt sie Wasser auf, und mit jeder Stoffabgabe ist auch eine Wasserabgabe gekoppelt. Der Wasserwechsel zwischen den Zellen und zwischen Zelle und Umgebung ist ein Kardinalvorgang des Lebens.

Der osmotische Druck ist in den meisten Parenchymzellen höher als im Extracellulärraum (BURCK und NETTER 1960 u. a.). Die Zelle braucht also zur Aufrechterhaltung ihres Wassergleichgewichtes einen Mechanismus, der diese intracelluläre Hypertonie aufrechterhält. Von Bedeutung ist dabei die Verteilung von Natrium und Kalium: Einem hohen intracellulären Kaliumgehalt steht normalerweise ein niedriger Natrium-Gehalt gegenüber, während im Extracellularraum die Natriumkonzentration meist wesentlich höher ist als die des Kaliums. Die Anreicherung von Kalium und die Abgabe von Natrium sind energetische Zelleistungen (Lit. z. B. bei BURCK 1962). Jedesmal wenn Wasser in eine intakte Zelle aufgenommen wird, steigt auch der intracelluläre Natriumgehalt, das Umgekehrte tritt bei einer Wasserabgabe ein.

Dies ändert sich sofort, wenn dieses Gleichgewicht zwischen den intracellulären und extracellulären Kräften durch einen pathologischen Vorgang gestört wird. So strömt z. B. bei einer energetischen Insuffizienz Natrium in die Zelle ein, und Kalium tritt aus. Eine solche „Dysionie" (BURCK 1962) ist eine typische Folge einer cellulären Hypoxie, sei es nun durch unmittelbare Behinderung der Sauerstoffzufuhr, sei es durch Hemmung des Atmungsstoffwechsels (BÜCHNER 1944, 1957; ALTMANN 1955, BECKER 1959 u. a.). Sie läßt sich aber auch durch toxische Schäden hervorrufen, welche sekundär die Energieproduktion drosseln oder die Energieverwertung behindern.

Die dadurch verursachten morphologischen Veränderungen sind vor etwa 20 Jahren lichtmikroskopisch (z. B. Pichotka ₁942, Büchner 1944, Altmann 1949, Grundmann 1950), in den letzten 10 Jahren auch elektronenmikroskopisch ausführlich untersucht worden (z. B. Mölbert 1957, Hübner und Bernhard 1961). Elektronenmikroskopisch sieht man schon bei geringer und kurz dauernder Atmungsstörung kleine Bläschen im Grundcytoplasma, die wesentlich kleiner sind als etwa die Mitochondrien. Da sie meist Eiweiß enthalten, sind sie elektronenmikroskopisch fein granuliert und deshalb von den unter Umständen sehr ähnlichen postmortalen Autolysevacuolen oder von optisch leeren Ergastoplasmazisternen gut zu unterscheiden (Hübner und Bernhard 1961). Wenn die Störung intensiv ist und lange genug andauert, werden diese Vacuolen auch lichtmikroskopisch sichtbar und können die Zelle weitgehend durchsetzen. Man sieht es der Veränderung nicht an, ob sie durch einen primären Energiestoffwechselschaden oder durch eine toxische Substanz verursacht sind, die sekundär den Energiestoffwechsel der Zelle beeinträchtigt. Die Zelle kann entweder von multiplen kleinen Blasen durchsetzt sein. Dann spricht man von einer „blasigen Entartung" (Fischer-Wasels 1922), ein Bild, welches z. B. in der Leber bei Tetrachlorkohlenstoffvergiftung auftritt (s. z. B. Cameron 1952). Die Schädigung kann aber auch zu größeren Flüssigkeitsseen in der Zelle führen, wie etwa bei toxischen Leberveränderungen unter Einfluß carcinogener Gifte (Grundmann und Sieburg 1962 u. a.). In diesen Zellen ist nicht nur der Energiehaushalt gestört, sondern es sind auch die übrigen Zellfunktionen alteriert. So findet sich meist eine Reduktion der Proteinsynthese, gemessen etwa am Einbau von $^{14}$C-markierten Aminosäuren (z. B. Bernelli-Zazzera u. Mitarb. 1960). Muß doch bei solchen Blähungszuständen auch der intracelluläre Stofftransport durch die Membranen des endoplasmatischen Reticulums gestört sein. Wenn sich die Zelle des Flüssigkeitseinstromes erwehren kann, entstehen optisch leere, kernnahe Vacuolen, z. B. in der Leber (Pichotka 1942) oder im Herzmuskel (Grundmann 1950). Diese großen Vacuolen zeigen an, daß die Zelle in der Lage war, sich der Schädigung zu erwehren und das eingedrungene Wasser in einen umschriebenen Bezirk — nämlich als Vacuole — abzulagern.

Aber nicht alle Bläschen sind pathologischen oder degenerativen Charakters. Ein heute mehr und mehr in den Vordergrund tretender Vorgang, der mit den physiologischen Zelleistungen eng zusammenhängt, geht ebenfalls mit multiplen kleinen oder größeren intracytoplasmatischen Vacuolen einher, die Pinocytose. Dieser Ausdruck war von Lewis (1931) für das Phänomen verwandt worden, daß Zellen „trinken", d. h. Wasser aus der Umgebung in Gestalt kleiner Tröpfchen aufnehmen und verarbeiten können. Erst in der Ära der Dünnschnitt-Elektronenmikroskopie ist die Pinocytose in ihrer ganzen Bedeutung erkannt worden. Sie kann auf verschiedene Weise vor sich gehen: in manchen Gewebekulturzellen z. B. umschließen die Membranen der Pseudopodien den Flüssigkeitstropfen, der dann sekundär mehr und mehr vom Cytoplasma umgeben und auf diese Weise allmählich in das Zellinnere verlagert wird. In Leukocyten, Monocyten und Histiocyten findet sich ein ganz ähnlicher Vorgang (Bessis und Bricka 1952, Wittekind 1960). Bei Amöben bildet sich dagegen vielfach ein kleiner Kanal, der im Querschnitt vielen kleinen Bläschen gleicht (s. z. B. Brandt 1958). Ein solcher Kanal besteht unter Umständen nur für wenige Minuten. In der Niere, in der die Epithelien durch sog. Mikrovilli, den sog. Bürstensaum, eine sehr große Oberfläche haben, schnüren sich am Fuße der Mikrovilli kleine Bläschen ab und verschieben sich in das Cytoplasma. Sie können sich dort auflösen, können aber auch in den Extracellulärraum gelangen, womit eine Durchwanderung von Flüssigkeit durch das Cytoplasma gegeben ist, die „Cytopempsis" (Moore und

Ruska 1957). Sie ist besonders in Endothelzellen und in sog. Mesothelien beobachtet und als Durchschleusungsvorgang gedeutet worden (s. z. B. Staube-sand und Schmidt 1960).

Mit diesen Pinocytose-Vacuolen oder Kanälchen werden vielfach Nahrungs-bestandteile oder andere Substanzen aus der Zellumgebung in das Innere der Zelle aufgenommen. Das ist z. B. bei Thorotrastpartikeln nachgewiesen (Brandt und Pappas 1962). Ganz ähnlich gelangen aber auch Gold- oder Eisenpartikelchen in die Zellen, und es liegt nahe, in der Pinocytose eine Art Mikro-Phagocytose zu sehen. In der Tat bestehen zwischen Pinocytose und Phagocytose enge Beziehun-gen. Die frühere Auffassung, daß nur bestimmte Zellen zur Phagocytose befähigt sind, muß heute als überholt gelten. Wahrscheinlich sind prinzipiell alle Zellen zur Phagocytose befähigt, wenn auch in unterschiedlichem Ausmaße. Wir wissen z. B., daß die Granulocyten besonders phagocytosefreudig sind, die Lymphocyten schon auf Grund ihres schmalen Cytoplasmasaumes dagegen nur selten phago-cytieren. Wenn Bakterien aufgenommen werden, liegen diese zunächst in einer Flüssigkeitsvacuole, die abgebaut wird, wobei die Bakterien allmählich aufgelöst werden (s. z. B. Braunsteiner u. Mitarb. 1960, Nelson u. Mitarb. 1962 u. a.).

An der „Verdauung" der aus der Umgebung aufgenommenen Substanzen sind vorwiegend hydrolytische Fermente beteiligt, und diese sieht man dement-sprechend auch bevorzugt im Bereich der Phagocytosevacuolen und auch in Umgebung der Pinocytosebläschen. Bei Planarien läßt sich bereits 5 min nach Nahrungsaufnahme saure Phosphatase an den Nahrungsvacuolen nachweisen (Rosenbaum und Rolon 1960). Die Aktivität dieser sauren Phosphatase ist besonders hoch in den Granula der neutrophilen Granulocyten (Cohn und Hirsch 1960), und der Verdauungsprozeß nach Phagocytose ist mit einem Ver-brauch dieser Granula gekoppelt (Hirsch und Cohn 1960).

## 5. Lysosomen — Cytosomen

Solche reich mit saurer Phosphatase ausgestattete Granula tragen heute den Namen „Lysosomen" (De Duve u. Mitarb. 1955). Der Name betont die beson-dere lytische Aktivität dieser Fraktion, die mindestens neun saure Hydrolyse-arten enthält (s. z. B. Novikoff u. Mitarb. 1961). Mehr und mehr wird offenbar, daß die ‚Lysosomen' wirklich eine geschlossene Partikelgruppe mit spezifischen Eigenschaften sind, wie es De Duve (1963) postuliert hat.

Freilich handelt es sich vorerst um eine biochemische Klassifikation: Lyso-somen sind nach heutiger Definition Körperchen, die sich bei Dichtezentrifugie-rung in einer bestimmten Fraktion finden und saure Hydrolasen enthalten. Sie sind von einer für diese Fermente impermeablen Membran umgeben. Diese schützt gewissermaßen die Zelle vor Selbstverdauung. Reißt nämlich diese Membran ein, dann zerstören die Hydrolasen die Zellbestandteile bis zum Zelltod, der auto-lytischen Nekrose. Lysosomen können also als „Phagosomen" (Straus 1959) zell-fremde Substanzen aufschließen, vorwiegend in Umgebung von Phagocytose- und Pinocytosebläschen. Sie können aber auch als „autophage Vacuolen" die zell-eigenen Organellen hydrolytisch vernichten (De Duve 1963).

Morphologisch fällt es wesentlich schwerer, eine klare Definition zu nennen. Lysosomen weisen im elektronenmikroskopischen Bild im Gegensatz etwa zu den Mitochondrien nur eine Membran auf. Nur eine Membran haben aber auch die sog. „microbodies", kleine, runde oder ovale Körperchen mit oft dicht-granulärer Matrix (siehe z. B. Fawcett 1966), deren Identität mit Lysosomen schon deshalb unwahrscheinlich ist, weil sie andere Enzyme enthalten. Charakteristisch ist lediglich die cytochemische Darstellung der sauren Phosphatase, die auch elek-tronenoptisch gut gelingt (z. B. de Man u. Mitarb. 1960).

Mit diesem Kriterium weitete sich das Lysosomenkonzept stark aus. Denn saure Phosphatasen ließen sich nicht nur in den „Phagosomen" nachweisen, sondern auch in vielen anderen Organellen, die von LINDNER (1957) wesentlich neutraler als „Cytosomen" bezeichnet worden waren. Die Cytosomen wurden als typische Organellen zur intracellulären Speicherung aufgefaßt (SCHULZ 1958), z. B. der eisenhaltigen Pigmente. Diese sind auf Grund der Berliner Blau-Reaktion seit langem bekannt. Man nennt die eisenhaltigen Granula in der Regel „Siderin"-

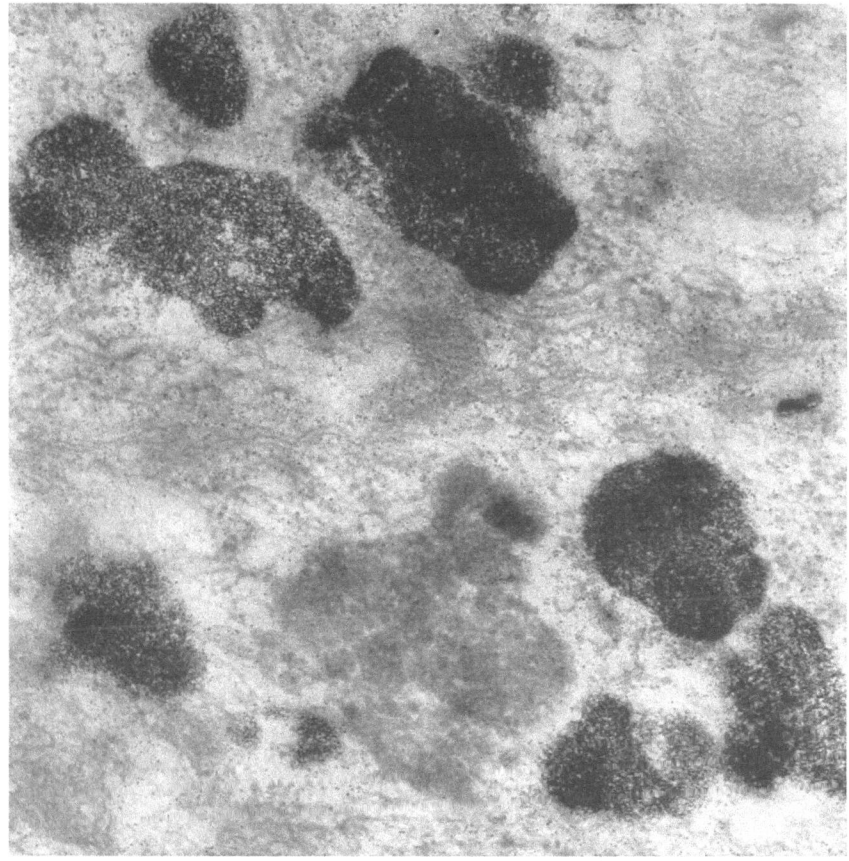

Abb. 7. Siderosomen und feinkörnige diffuse Eisenablagerung in einem menschlichen Erythroblasten bei sideroachrestischer Anämie. Elektronenmikroskopische Aufnahme von E. MÖLBERT. Vergr. 60 000fach

Granula. Wir wissen heute, daß sie ein Komplexpigment enthalten (GEDIGK und STRAUSS 1953 u. a.), und zwar außer Eisen noch beträchtliche Mengen von Lipiden, Kohlenhydraten und Eiweißen (BESSIS und BRETON-GORIUS 1962). Durch reduzierende Agentien kann man die Eisenkomponente vom Ferritin abtrennen und erhält nun die reine Proteinkomponente, das Aproferritin. Das Ferritinmolekül ist in der Regel hexagonal und hat einen Größendurchmesser von 100—110 Å und eine Seitenlänge von 70—80 Å (BESSIS und BRETON-GORIUS 1960). Es ist elektronenmikroskopisch ein Oktaeder (KERR und MUIR 1960, BESSIS und BRETON-GORIUS 1962). Die Aufnahme des Eisens, die auf dem Wege der Pinocytose vor sich geht, ist als „Rhopheocytose" gesondert beschrieben (BESSIS 1959, 1961).

Das Eisen kann in der Zelle diffus abgelagert sein. Meist wird es aber von den Cytosomen aufgenommen, die damit zu „Siderosomen" werden (RICHTER 1958, s. auch LINDNER 1958 u.a.). Man findet diese in besonders großer Zahl in Erythroblasten bei sideroachrestischer Anämie (Abb. 7). Aber auch andere Pigmente

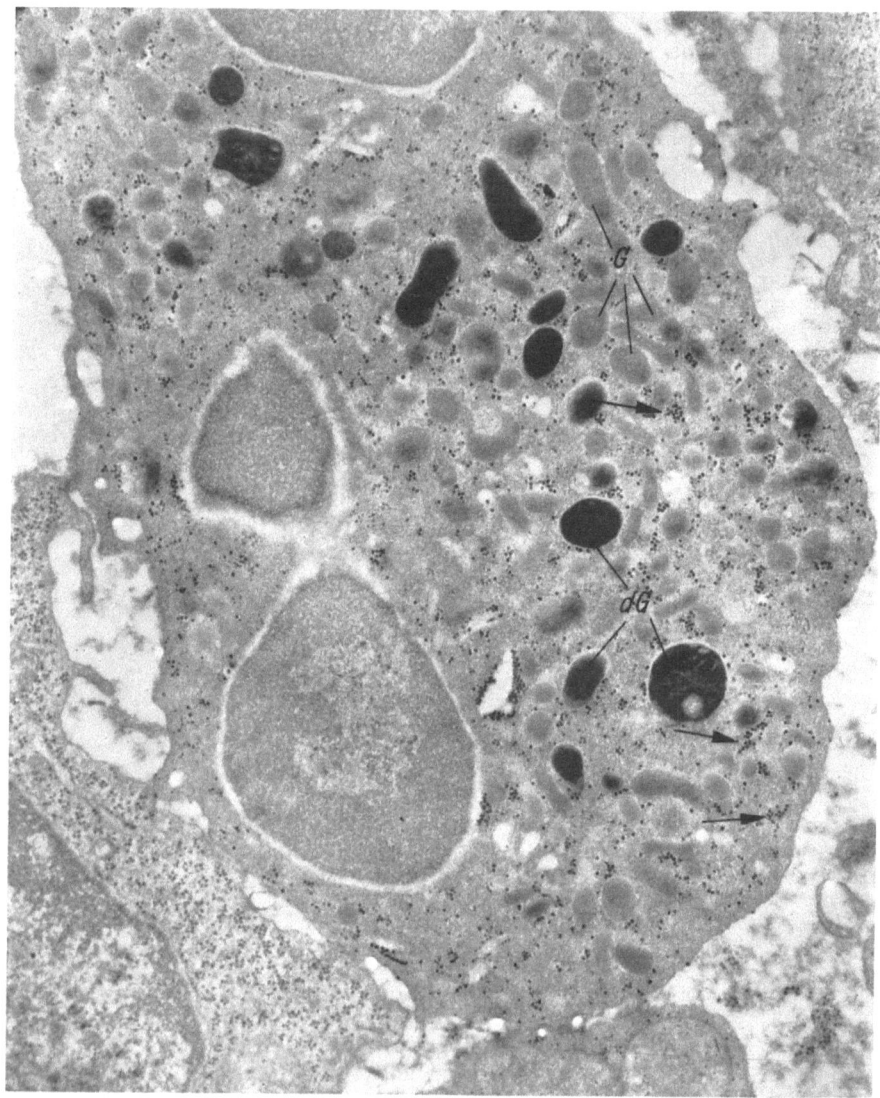

Abb. 8. Neutrophiler stab- oder segmentkerniger Granulocyt mit vielen kleinen Glykogenpartikeln (Pfeile) im Cytoplasma. Große, kompakte Granula (dG) und weniger dichte Granula (G). Elektronenmikroskopische Aufnahme von F. MILLER. Fixierung in Glutaraldehyd-OsO₄. Vergr. 24 000fach

(z.B. das Lipofuscin) oder hochpolymere Stoffe werden in ähnlicher Weise in den Cytosomen gespeichert. Zugleich sind in diesen speichernden Cytosomen histochemisch saure Phosphatasen nachweisbar, womit sie definitionsgemäß als Lysosomen zu bezeichnen sind. Das gleiche gilt auch für die Eiweißtropfen, die lichtoptisch vor allem im Nierenepithel als „hyaline Tropfen" seit langem beschrieben, als „Russelsche Körperchen" in den Plasmazellen wahrscheinlich als Folge einer

Art Sekretverhaltung aufzufassen sind (APITZ 1940). In den Nierenepithelien erfolgt die Rückresorption von Eiweiß aus den Lichtungen der Tubuli ebenfalls durch Aufnahme in die Lysosomen, denn auch in der Wand der Rückresorptionstropfen läßt sich elektronenmikroskopisch saure Phosphatase nachweisen. In den

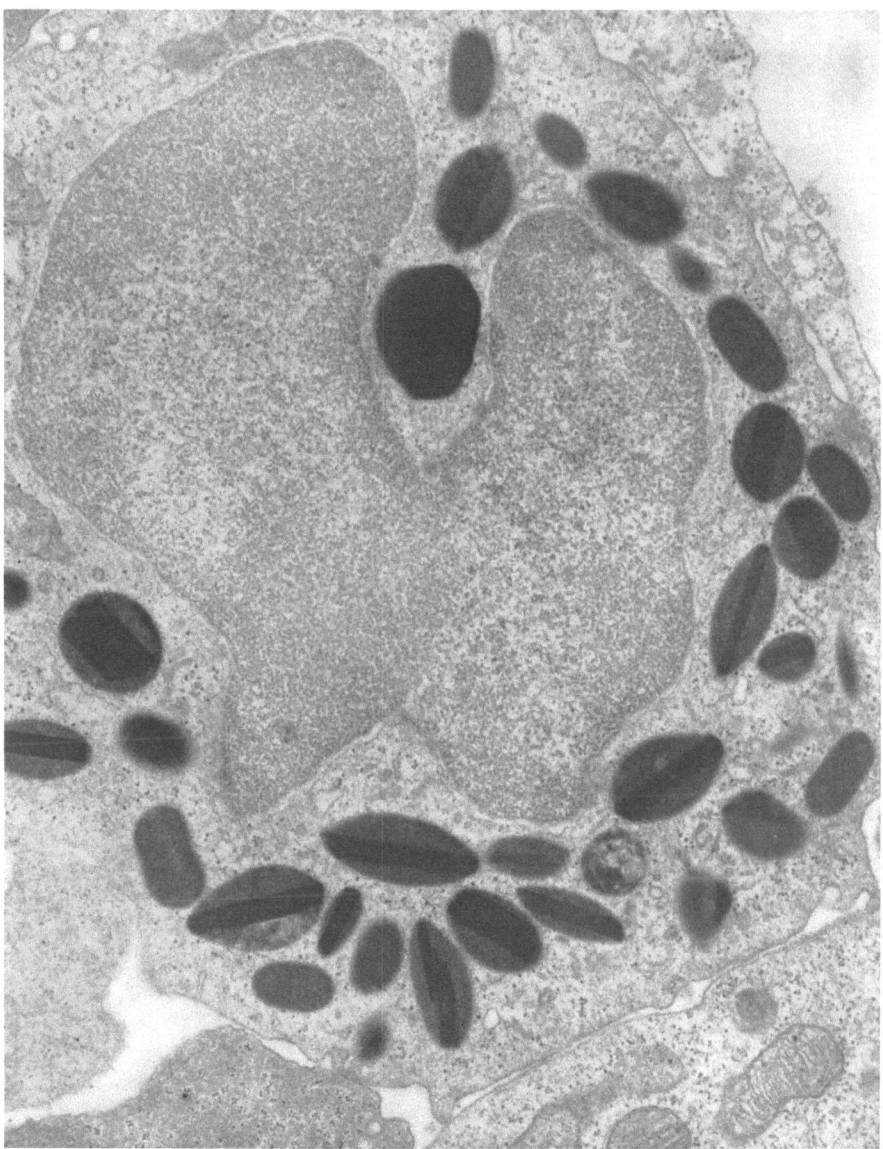

Abb. 9. Eosinophiler Granulocyt des Meerschweinchens mit den typischen ellipsoiden Granula und kristallartigen Innenkörpern. Elektronenmikroskopische Aufnahme von F. MILLER. Vergr. 23 000fach

Lysosomen werden die aufgenommenen Proteine in kleinere Moleküle aufgespalten und können dann wieder in die Umgebung abgegeben werden. Was für die Nierenepithelzellen gilt (s. z. B. THOENES 1965), gilt analog auch für die resorptiven Leistungen der Epithelzellen des Magen-Darmkanals. Auch hier sind die Lysosomen wesentliche Träger der Zellfunktionen.

Als Lysosomen sind auf Grund ihres Enzymgehaltes (COHN und HIRSCH 1960) auch die Granula der neutrophilen Granulocaten aufzufassen. Jedes Granulum hat eine feine Grenzmembran und im Inneren eine Substanz unterschiedlicher Dichte (Abb. 8). Die kleineren Granula (*G*) sind meist weniger kompakt als die größeren (*Gd*). Ob es sich um zwei verschiedene Typen von Granula oder um unter-

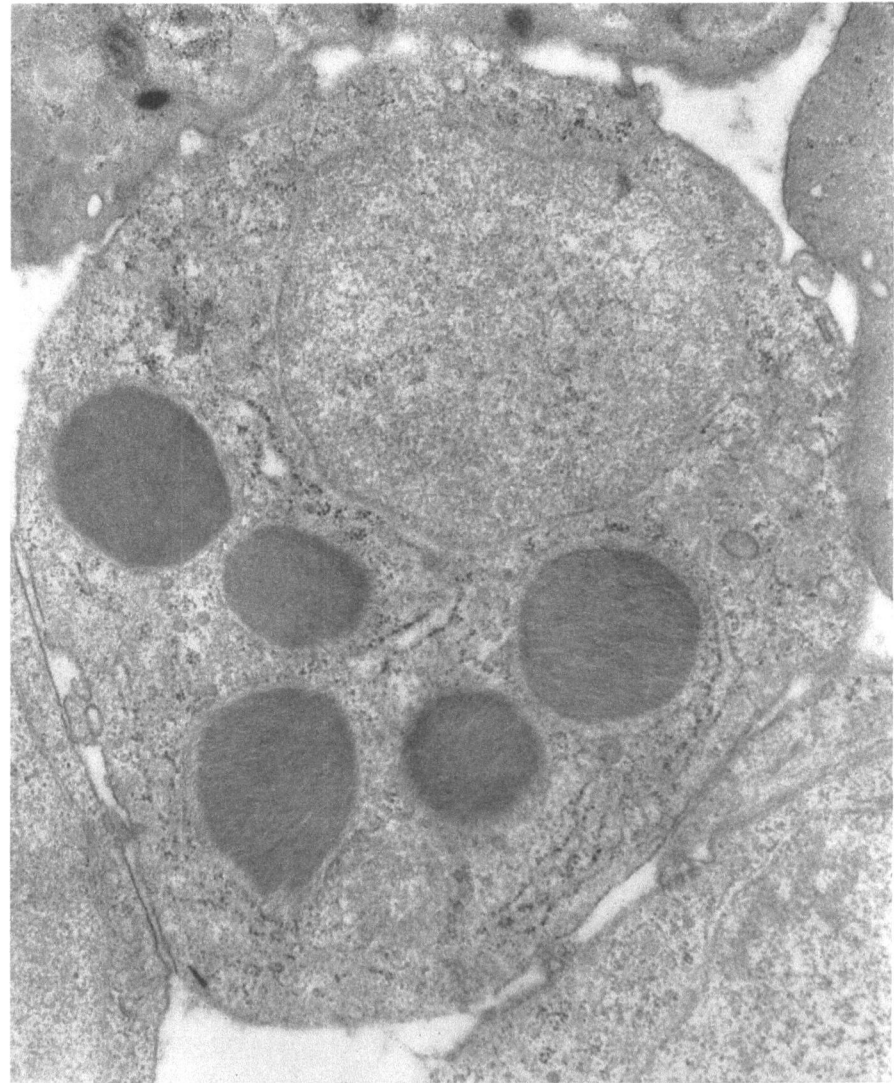

Abb. 10. Basophiler Granulocyt des Meerschweinchens mit den typischen, periodisch gestreiften Granula. Elektronenmikroskopische Aufnahme von F. MILLER. Vergr. 28 000fach

schiedliche Reifungsformen handelt, ist noch offen (FAWCETT 1966). Mit Sicherheit sind diese Granula die entscheidenden Elemente für die intracelluläre Verdauung der phagocytierten Mikroben. In leukämischen Myeloblasten fehlen sie zumeist (ANDERSON 1966).

Mehr diffus im Grundcytoplasma wird das Glykogen abgelagert. Es bildet elektronenmikroskopisch kleine Körnchen (Abb. 8), die besonders nach Bleiimprägnation (PORTER 1961) oder auch mit Bestschem Carmin deutlich werden (THEMANN 1961).

Die typischen Granula der eosinophilen Granulocyten sind nach ihrem biochemischen Charakter ebenfalls Lysosomen, d.h. sie enthalten saure Hydrolasen. Morphologisch sind sie durch elektronendichte, kristalline Einlagerungen charakterisiert (Abb. 9), die ihnen oft eine ellipsoide Form geben. Bei noch stärkerer Vergrößerung (100000fach) stellt sich eine regelmäßige, lamelläre Feinstruktur dar (BARGMANN und KNOOP 1956). Damit ähneln sie anderen intracytoplasmatischen Eiweißkristallen (EBERL-ROTHE 1966). — Ob die meist größeren, typischen Granula der basophilen Granulocyten (Abb. 10) ebenfalls zu den Lysosomen gehören, ist noch offen.

## C. Der Zellkern
### 1. Form und Struktur

Ebenfalls im Grundcytoplasma und von diesem allseits umgeben liegt oft annähernd in der Mitte der Zelle der Kern. Er hebt sich von den übrigen Zellbestandteilen durch seine stärkere Färbbarkeit mit basischen Farbstoffen heraus. Die Form des Kernes wird von inneren und äußeren Faktoren bestimmt. In vielen Fällen ist die Kernform zellspezifisch wie etwa bei den Granulocyten, bei denen sie geradezu ein Zeichen der Zelldifferenzierung ist: Aus dem annähernd runden Kern des Myeloblasten wird der segmentierte Kern des reifen Granulocyten. Die äußeren Faktoren, die die Kernform beeinflussen, werden oft durch Cytoplasmabestandteile bedingt. So kann eine Verfettung in der Leberzelle den Kern sichelförmig an die Zellwand drängen. Die meisten Kerne lassen ein Bestreben zur Abrundung erkennen, welches auf einen inneren Turgor hinweist. In Mikromanipulationsexperimenten an Pflanzenzellen kann man mit einer feinen Nadel den Kern nicht nur in der Zelle hin- und herschieben, was auf eine nur geringe Fixierung seines Ortes hinweist, sondern man kann ihn auch eindellen oder gar anstechen. Bei solchen Anstichversuchen (vgl. z. B. BANCHER 1938) mischt sich der Inhalt des Kernes mit dem des Cytoplasmas. Die Kernsubstanz erweist sich als zäher als die des Cytoplasmas; vielfach läßt sie sich fädig ausziehen.

Diese wenigen Hinweise zeigen, daß der Kern beileibe nicht der starre Körper ist, als der er auf Grund des Fixations-Färbebildes manchmal angesehen wird. Sie lassen zugleich verstehen, warum der Kern sich in jedem Fall auch der äußeren Zellform anpaßt: schmale, spindelige Zellen wie etwa die Endothelien haben schmale, spindelige Kerne. Annähernd runde Zellen, wie etwa die unreifen Blutzellen des Knochenmarks, haben meist runde Kerne. Zugleich versteht man aber auch, daß sich in der lebenden Zelle die Kernform als äußerst variabel erweist. Beobachtet man im Phasenkontrastmikroskop, wie ein Lymphocyt sich zwischen zwei durch Objektträger und Deckglas fixierte Erythrocyten durchzwängt, so stellt man fest, daß der Kern hantelförmig eingedellt bzw. ausgezogen werden kann, bis zwischen zwei Hälften eines Lymphocytenkernes nur eine schmale Brücke von Kernsubstanz bestehen bleibt.

Bei solchen Lebendbeobachtungen fällt noch ein weiteres auf: Das Kerninnere ist im Lebendzustand nahezu strukturlos. Der Kern bildet im Cytoplasma etwa eines lebenden Granulocyten nur eine trüb-homogene Aussparung zwischen den cytoplasmatischen Granula. Erst wenn die Zelle unter den abnormen Bedingungen, wie sie mit der mikroskopischen Präparation fast immer verbunden sind, geschädigt oder gar abgestorben ist, wird er in seiner typischen Gestalt deutlich. Vergleicht man ein solches phasenkontrastmikroskopisch gewonnenes Lebendbild etwa eines neutrophilen Granulocyten mit dem Fixations-Färbebild einer entsprechenden Zelle, so sieht man, daß durch die Fixation der Kern verdichtet wird und schrumpft, wodurch die bekannte Segmentierung noch verstärkt wird (Abb. 11). Wir entnehmen daraus: Das vom Fixations-Färbebild her bekannte Bild des Zellkernes ist vom Präparationsvorgang abhängig.

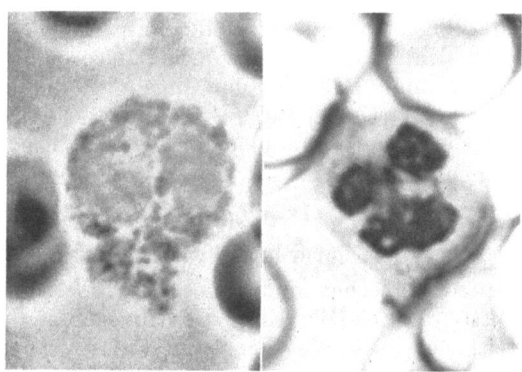

Abb. 11. Neutrophile Granulocyten des Menschen. Links im Lebendzustand phasenkontrastmikroskopisch, rechts fixiert nach Giemsa-Färbung. (Aus: E. Grundmann, Allgemeine Cytologie. Stuttgart: Georg Thieme 1964)

## 2. Funktion

Trotzdem sind die Strukturen, die wir im Zellkern wahrnehmen, wichtige Anhaltspunkte für seinen inneren Aufbau und für seine Funktion. Wissen wir doch, daß im Kern die Chromosomen liegen, die wir in der Karyokinese der Mitose als Einzelindividuen beobachten können (vgl. S. 118). Ja, wir haben heute begründete Anhaltspunkte dafür, daß die Chromosomen sogar als bestimmte karyoplasmatische Territorien fortbestehen. Auf den Chromosomen liegen die wichtigsten Erbfaktoren der Individuen, die Gene, in linearer Anordnung. Die Hauptsubstanz dieser Gene ist die Desoxyribonucleinsäure, die als Gensubstanz schlechthin anzusehen st. Es gibt keinen Zellkern ohne DNS.

Da die Gene als wichtigste Stoffwechselzentren der Zelle die spezifischen Leistungen des Cytoplasmas steuern, ist der Kern in gewisser Hinsicht den cytoplasmatischen Bestandteilen übergeordnet. Felix (1959) bezeichnete ihn als den „Chef der Zelle", dem die wesentlichen intracellulären Steuerungen unterliegen. Wie er dieses leistet, ist besonders in den letzten Jahren mehr und mehr bekannt geworden (vgl. Grundmann 1964), und die Aufklärung dieser zentralen cellulären Stoffwechselvorgänge unter besonderer Beteiligung der Nucleinsäuren hat sich zu einem eigenen Gebiet der Biochemie entwickelt (vgl. z. B. Harbers 1964).

Die DNS-Moleküle, die wir uns nach dem Schema von Watson und Crick (1953) als Doppelhelix vorstellen müssen, d. h. als zwei wendeltreppenartig umeinander gewundene Kettenmoleküle, repräsentieren mit der Sequenz der paarweise einander bedingenden Purin- bzw. Pyrimidinbasen die genetische Spezifität. An dieser DNS-Doppelhelix wird eine der Basen-Folge entsprechende Ribonucleinsäure gebildet, die als sog. Messenger-RNS aus dem Kern in das Cytoplasma übertritt und sich dort an die Oberfläche der Ribosomen bzw. der „Polysomen" (das sind Ribosomen-Komplexe) legt. Dort bildet sie wiederum eine Art Matrize für die mit Hilfe der „Transfer-RNS" an die Messenger-RNS herantretenden Aminosäuren. Wahrscheinlich wird jede Aminosäure eines Proteins durch ein Triplett, d. h. durch drei Basen der Transfer-RNS an die korrespondierenden Basen der Messenger-RNS angehängt, wobei jeweils Adenin und Uracil und Cytosin und Guanin miteinander korrespondieren. Die Sequenz dieser

Basen in der Messenger-RNS stammt aber — wie eben dargestellt — von der Sequenz der Basen der Desoxyribonucleinsäure auf den Chromosomen. Wenn dieser vorwiegend an Mikroorganismen erkannte Ablauf auch sicher noch viele Unklarheiten enthält, so scheint er doch für die Masse der Zellen gültig zu sein.

An besonderen Zellen, z. B. an den Speicheldrüsenepithelien von bestimmten Insekten, läßt sich die Genaktivität sogar morphologisch verfolgen. Hier gibt es die sog. Riesenchromosomen, die durch Querscheiben ein „Banden"-Muster aufweisen (vgl. Zusammenfassung bei BEERMANN 1962). Diese „Banden" sind besonders DNS-reich. An verschiedenen Objekten und unter verschiedenen physiologischen Bedingungen ließ sich feststellen, daß die Funktionssteigerung einer solchen „Bande" mit einer Quellung einhergeht, der Bildung sog. „Puffs", und daß an diesen Stellen eine besonders intensive RNS-Synthese stattfindet (vgl. z. B. PELLING 1959). Nachdem solche Riesenchromosomen auch an anderen Individuen, auch an Pflanzen, nachgewiesen worden sind (vgl. z. B. HASITSCHKA 1956), und nachdem die beschriebenen Auflockerungen als differentielle Orte besonderer synthetischer Aktivität gesichert sind (s. z. B. MECHELKE 1963), muß den an den Riesenchromosomen gewonnenen Erkenntnissen allgemeine Bedeutung für die Funktion der Chromosomen und der auf ihnen liegenden Gene zugeschrieben werden.

### 3. Chromozentren

Von hier aus ist auch verständlich, daß die Feinstruktur des Zellkernes funktionsabhängig ist, genauer: daß man im Zellkern gewebsspezifische, funktionseigene Strukturen darstellen kann. Hierbei handelt es sich, wie oben bereits betont, letztlich um Artefakte. Diese Artefakte sind aber als Ausdruck lokaler Kondensationen nur die Verdeutlichung von im Vitalzustand bestehenden Unterschieden im Karyoplasma. Abb. 12 zeigt z. B. verschiedene Kerntypen im fixierten Quetschpräparat. Die gesamte Cytodiagnostik mit der Differenzierung verschiedener Zelltypen auch in der Hämatologie beruht ja auf der Erfahrung, daß nicht nur die Kernform, sondern auch die Kerninnenzeichnung charakteristisch für die einzelnen Zelltypen ist. Im Experiment kann man im Supravitalzustand die einzelnen Inhomogenitäten innerhalb des Karyoplasmas durch entquellend wirkende Milieuänderung — etwa schon durch physiologische Kochsalzlösung — hervorrufen und durch Zugabe z. B. von Zuckerlösung wieder verschwinden lassen (ALTMANN und GRUNDMANN 1955). Diese karyoplasmatischen Verdichtungen treten stets wieder an der gleichen Stelle auf, und in gewissen Grenzen sind sie in nahezu allen Zellen Ausdruck der Gewebsspezifität der intranucleären Anordnung des chromosomalen Materials. Dies ist sowohl an tierischen als auch an pflanzlichen Zellen vielfach nachgewiesen und heute gesichert (GRUNDMANN und STEIN 1961, TSCHERMAK-WOESS 1963).

Gröbere Verdichtungen im Karyoplasma bezeichnen wir als Chromozentren (vgl. Abb. 12). Hierbei handelt es sich um besonders kompakte, DNS-reiche Abschnitte, die aus dem Heterochromatin der Mitose-Chromosomen hervorgehen. Dem Heterochromatin und damit auch diesen Chromozentren kommt eine erhebliche cytogenetische Bedeutung zu (s. z. B. SWANSON 1960, GRUNDMANN 1964); auf Einzelheiten kann hier nicht eingegangen werden.

Herausgehoben sei lediglich, daß alle Zellkerne des weiblichen Organismus ein besonders großes Chromozentrum an der Innenfläche der Kernwand besitzen, das sog. Geschlechtschromatin (sex-chromatin). Es ist in seinen Grundzügen bereits durch die frühen Untersuchungen von GEITLER (1937) bei Insekten beschrieben, aber erst von BARR und BERTRAM (1949) in seiner Bedeutung erkannt worden. Es läßt sich besonders gut in Abstrichen von Schleimhäuten nachweisen, prinzipiell aber auch in allen Somazellen der weiblichen Individuen. (vgl. Abb. 12). Es verdankt seine Existenz wahrscheinlich der Tatsache, daß ein X-Chromosom der weiblichen Individuen heterochromatisch (heteropyknotisch)

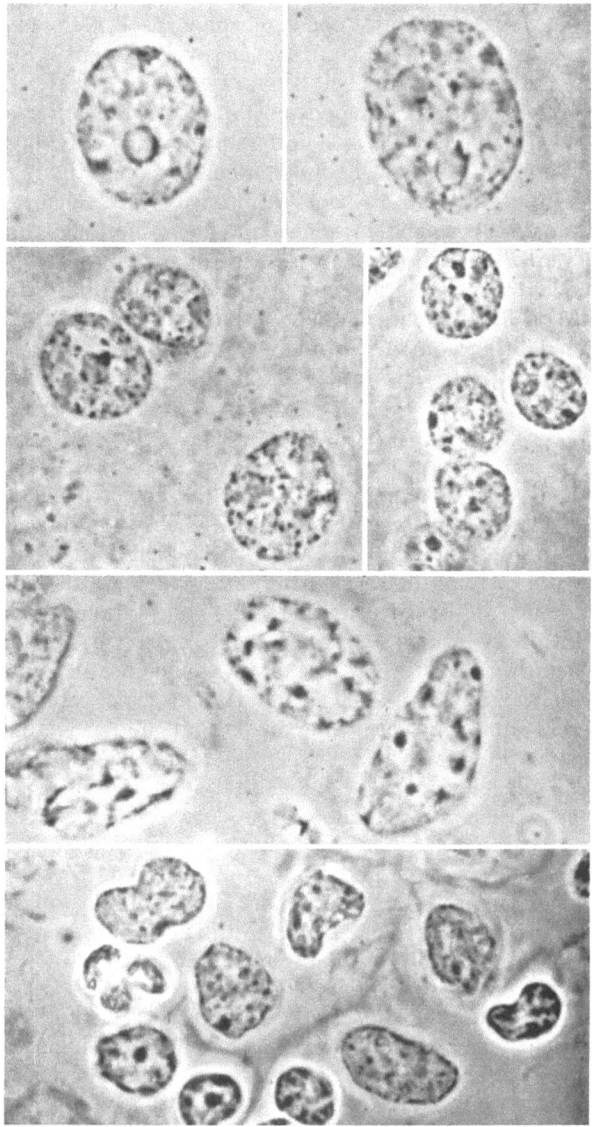

Abb. 12. Zellkerne verschiedener Gewebe einer ausgewachsenen weiblichen Ratte im Essigcarmin-Quetsch-präparat, Phasenkontrast, gleiche Vergrößerung. Oben: Zwei verschieden große Leberzellkerne mit einem bzw. zwei Nucleolen. Der linke Kern hat in der Mitte oben, der rechte rechts oben sein Geschlechtschromatin. 2. Reihe: Verschieden große Zellkerne aus der Nierenrinde. 3. Reihe: Kerne aus dem oberen Dünndarm. Unten: Verschiedene Zellen aus der Milz. Vergr. 1200fach [Aus: E. Grundmann u. P. Stein, Beitr. path. Anat. **125**, 54 (1961)].

bleibt, während bei den männlichen Individuen vom XY-Typ das eine vorhandene X-Chromosom euchromatisch wird, d. h. sich auflockert (Lit. z. B. bei Hamerton 1961, Schwarzacher 1962 u. a.).

In der Hämatologie ist wichtig geworden, daß man in den neutrophilen Granulocyten ebenfalls geschlechtsspezifische Kernstrukturen findet, die sog. „Trommelschlegel" („drumsticks") (Abb. 13), die sich bei Frauen in etwa jedem 38. Granulocyt nachweisen lassen (DAVIDSON und SMITH 1954). Andere Kernanhangsgebilde, die mit diesen „drumsticks" unter Umständen verwechselt werden können, sind weniger charakteristisch (Lit. z. B. bei KOSENOW 1959 u. a.). Mit Hilfe des Geschlechtschromatins und der eben genannten Trommelschlegelfortsätze der Granulocyten gelingt eine zellkernmorphologische Geschlechtsbestimmung auch dann, wenn bei Störungen der Gonadenentwicklung der äußere Habitus nicht eindeutig ist.

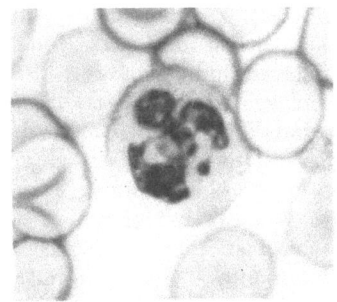

Abb. 13. Menschlicher neutrophiler Granulocyt mit dem für weibliche Individuen charakteristischen trommelschlägelartigen Anhang („drumstick") rechts unten. Giemsa-Färbung. (Aus: E. GRUNDMANN, Allgemeine Cytologie. Stuttgart: Georg Thieme 1964)

## 4. Abnorme Chromosomen-Konstellationen

Das gilt z. B. für das Turner-Syndrom der Frau (TURNER 1938), bei welchem mit einer Gonadenunterentwicklung Kleinwuchs, Infantilismus und primäre Amenorrhoe einhergehen. Bei dieser Erkrankung fehlt den Frauen ein X-Chromosom; sie haben die XO-Konstellation. Dementsprechend fehlt das Geschlechtschromatin in den somatischen Zellkernen und in den Leukocyten. Umgekehrt sind Männer beim Klinefelter-Syndrom (KLINEFELTER u. Mitarb. 1942) nach ihrem zellkernmorphologischen Bild weiblich, d. h. sie haben ein deutliches Geschlechtschromatin, obwohl es sich um Männer von eunuchoidem Phänotyp handelt, klinisch unter anderem charakterisiert durch Gynäkomastie und Hodenhypoplasie.

Die Chromosomenkonstellationen bei diesen beiden Krankheiten konnten durch Kombination der zellkernmorphologischen Untersuchung mit den modernen Methoden der Chromosomenanalyse in der Gewebekultur gefunden werden. Daneben gibt es heute eine Vielzahl weiterer Beobachtungen, wonach Chromosomenanomalien mit Fehlbildungen der verschiedensten Art kombiniert sind. Voraussetzung dazu ist, daß man die einzelnen Chromosomen auf Grund ihres morphologischen Erscheinungsbildes charakterisieren kann. Das ist heute leicht möglich (Lit. z. B. bei HAMERTON 1901). Jedes Chromosom des Menschen ist auf Grund seiner Größe und der Lage der sog. „primären Einschnürung", d. h. derjenigen Stelle, an der in der Metaphase der Mitose die Spindelfasern anheften, genau charakterisiert und nach der „Denver Konvention" numeriert worden. In Gewebekulturen z. B. des Knochenmarks lassen sich bei einer Reihe von angeborenen Leiden Anomalien der Chromosomenzahlen oder der Chromosomenformen feststellen, und so kennen wir heute ein kaum noch übersehbares Beobachtungsgut abnormer Chromosomensätze. Die Verdreifachung eines Chromosoms, die sog. Trisomie, ist eine relativ häufige Störung, von der vor allem die mittelgroßen Chromosomen befallen sind. Eine Trisomie gibt es aber auch bei den Geschlechtschromosomen, und zwar vorwiegend beim X-Chromosom. Es handelt sich bei diesen XXX-Frauen meist um Individuen mit ovarieller Insuffizienz und geistiger Unterentwicklung. Auch mehr als drei Geschlechtschromosomen kommen vor. So ist z. B. von MILLER u. Mitarb. (1961) ein XXXXY-Mann beschrieben worden, also ein Mensch mit 44 normalen Autosomen und 5 Heterosomen. Er war halbdebil, blieb sexuell unreif und hatte viele äußere Mißbil-

dungen. — Regelmäßig mit einer bestimmten Chromosomenveränderung gekoppelt ist der sog. Mongolismus, eine schwere angeborene Mißbildung mit
Schwachsinn, mehreren kleineren Extremitätenmißbildungen und einer mongoloid schräg verlaufenden Lidspalte. Diese Kinder haben im Gegensatz zu den
gesunden Menschen nicht 46 sondern 47 Chromosomen, d.h. eines der kleinsten
Chromosomen ist dreifach vorhanden (Lejeune u. Mitarb. 1959); es handelt sich
also um eine typische Trisomie.

Auch bei Leukämien werden immer wieder Chromosomenanomalien beschrieben. Gesetzmäßig ist lediglich das Auftreten eines kleinen Chromosomen-
fragmentes, eines „minute-chromosomes" bei der chronischen myeloischen
Leukämie. Es wurde in Philadelphia entdeckt (Nowell und Hungerford 1960)
und wird deshalb Ph¹-Chromosom genannt. Man findet es ausschließlich in den
leukämischen Leukocyten und nicht in den normalen (z. B. Baikie u. Mitarb.
1960). Die Zellen der akuten Leukämie scheinen oft hypo- oder hyperdiploide
Kerne zu enthalten, was aus Chromosomenzählungen (z. B. Awano u. Mitarb.
1961) und aus DNS-Messungen (Gross u. Mitarb. 1962) gefolgert wurde.

Überhaupt sind quantitative Veränderungen des Chromosomensatzes immer
mit Veränderungen des DNS-Gehaltes gekoppelt. Wenn in einer Zelle der Chromosomensatz nur einfach vorkommt, d. h. die Zelle haploid ist — wie z. B. in den
Geschlechtszellen der Säuger und des Menschen — so ist der DNS-Gehalt dieser
Zellen nur halb so hoch wie in den diploiden Somazellen. Ist die Zahl der Chromosomensätze größer als zwei, so liegt eine Polyploidie vor. Sie ist physiologisch z. B.
in der Leber der Ratte, wo man bei DNS-Messungen regelmäßig drei Zellgruppen
findet, die ihrem DNS-Gehalt nach den diploiden, tetraploiden und octoploiden
Chromosomensätzen zuzuordnen sind. Diese Polyploidie ist die Folge von Endore-
duplikationen, die dazu führen, daß die Chromosomen vermehrt und als Gruppen
homologer Chromosomen zusammen liegenbleiben (Levan und Hsu 1961). Die
Erkenntnis, daß die Polyploidie kein pathologisches, sondern ein normales
Phänomen ist, welches sich in vielen pflanzlichen und tierischen Zellen nachweisen läßt, ist vor allem durch die Cytophotometrie aufgedeckt worden. Mit
dieser Methode ist es möglich, den DNS-Gehalt im einzelnen Zellkern zu messen
und mit anderen zu vergleichen. Die Polyploidie ist in vielen Fällen ein Ausdruck
einer Zelldifferenzierung analog oder ergänzend zu den obengenannten karyoplasmatischen Verdichtungen.

## 5. Nucleolus

Für die Zellfunktion von Bedeutung ist nun noch ein weiterer Bestandteil
des Zellkernes, der auf Grund seiner verstärkten Basophilie zumindest in vielen
Zellen besonders hervortritt, das *Kernkörperchen*, der *Nucleolus*. Wir wissen
heute, daß er ein notwendiger Bestandteil jeder differenzierten Zelle ist. Experimentell erzeugte nucleolenfreie Zygoten von Insekten können nicht zu lebens-
fähigen Embryonen heranreifen (Beermann 1960).

Cytochemisch ist der Nucleolus durch seinen Reichtum an RNS charakterisiert, und im elektronenmikroskopischen Bild enthält er kleine Granula, die den
Ribosomen des Ergastoplasmas entsprechen. Sie erscheinen vielfach zu feinen
Perlenketten aufgereiht, und so entsteht das sog. Nucleolonema, welches zuerst
durch Anwendung einer besonderen Silberimprägnation dargestellt werden
konnte (Estable und Sotelo 1951), im gleichen Jahr aber auch elektronenmikroskopisch von Borysko und Bang (1951) festgestellt worden ist (Abb. 14).
Seither ist dieser Befund vielfach bestätigt worden (Lit. z. B. bei Wischnitzer
1960). Vielfach finden sich die Nucleolonemata als spiralig gewundene Fäden in
verschiedenen Stufen, so daß man von einem „primären" und von einem „sekun-

dären Nucleolonema'' spricht. Vielleicht kommt der Ausbildung dieser beiden Nucleolonemata-Typen sogar eine gewisse funktionelle Differenzierungsbedeutung zu (BOLOGNARI 1961).

Der Nucleolus ist ein Teil eines Chromosoms, des sog. nucleolentragenden Chromosoms, was seit den Untersuchungen von HEITZ (1931) gesichert ist. Vielfach kann man auch elektronenmikroskopisch diesen Zusammenhang zwischen besonders verdichteten Teilen eines bestimmten Chromosoms und dem Nucleolus

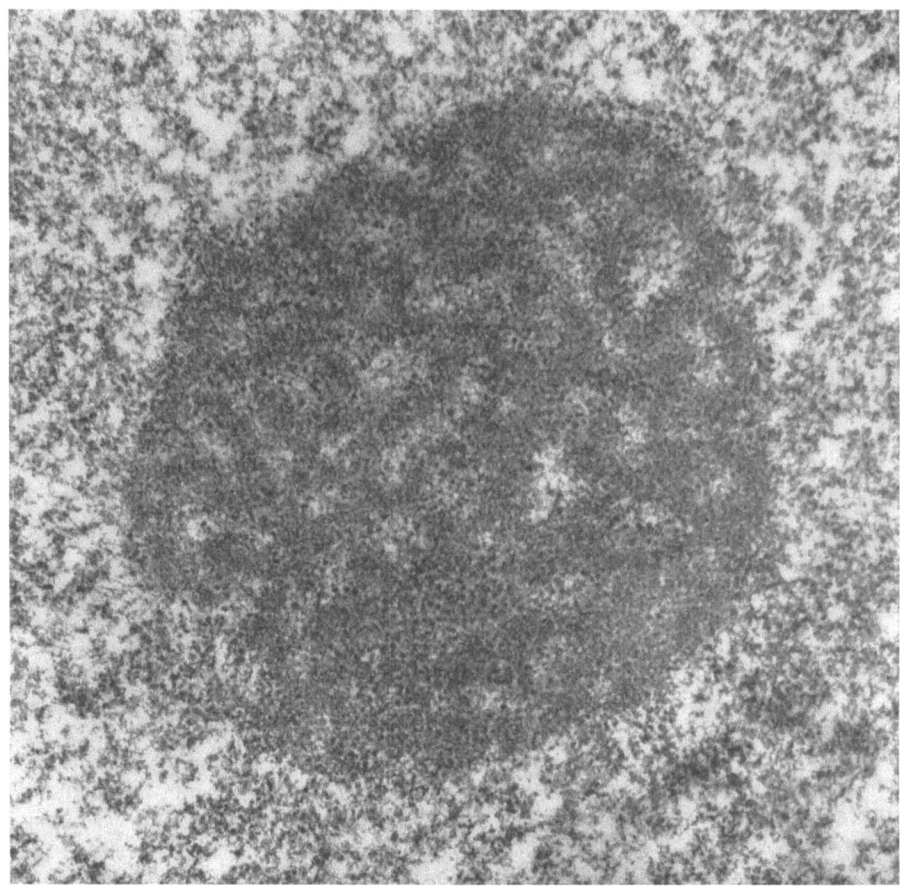

Abb. 14. Nucleolus einer Knochenmarkszelle des Meerschweinchens mit Ribosomen und dem knäuelartig angeordneten Nucleolonema. Elektronenmikroskopische Aufnahme von F. MILLER. Vergr. 30000fach

feststellen (z. B. PEVELING 1961). Besonders an den oben schon genannten Riesenchromosomen der Speicheldrüsen von Insekten ließ sich zeigen, wie die Nucleolen unmittelbar aus Teilen von Chromosomen hervorgehen, und wie sich die linearen Feinstrukturen der Chromosomen im Nucleolus aufspalten (BEERMANN 1960).

Die Nucleolen haben nicht nur einen hohen RNS-Gehalt, sondern auch einen hohen RNS-Stoffwechsel. Im autoradiographischen Bild ist bei Markierung mit $^3$H-Cytidin eine bevorzugte Markierung gerade in den Nucleolen auffällig (Lit. z. B. bei OEHLERT 1961). Ob die gesamte Ribosomen-RNS des Cytoplasmas auf diese Weise im Nucleolarbereich entsteht, ist noch offen; Versuche an Einzellern sprechen dafür. Unklar ist auch noch die Stoffwechselbedeutung des dem Nucleolus meist unmittelbar benachbart liegenden großen Chromozentrums, des sog. Nucleolen-Organisators, so genannt, weil sich an diesem heterochromatischen Chromozentrum nach Abschluß einer mitotischen Karyokinese der Nucleolus neu bildet (McClintock 1934).

Die RNS wird aber nicht nur im Nucleolarbereich gebildet sondern auch unmittelbar an den übrigen Chromosomen. Möglicherweise handelt es sich um zwei verschiedene RNS-Formen: Im Nucleolarbereich vorwiegend um Ribosomen-RNS, an den Chromosomen um die Messenger-RNS, die — wie wir oben beschrieben haben — die genetischen Informationen vom Kern auf das Cytoplasma überträgt.

### 6. Kernwand

Die RNS muß also vom Zellkern in das umgebende Cytoplasma gelangen. Wie das möglich ist, wird seit langem eingehend diskutiert. Sicher ist, daß die Kernwand, die im Lebendbild ja nur eine hauchfeine Membran ist, elektronenmikroskopisch zahllose kleine Poren enthält. Diese wurden zuerst in Eizellen entdeckt (Gall 1954), später aber auch in vielen anderen Zellen (Lit. bei Merriam 1962 u. a.). Im Bereich dieser Poren stehen der Inhalt des Zellkernes und des Grundcytoplasmas unmittelbar in Verbindung. Allerdings sind diese Poren wahrscheinlich nur vorübergehend offen und unter Umständen mit besonderen Differenzierungen ausgestattet. In vielen elektronenmikroskopischen Bildern konnte gezeigt werden, daß durch diese Poren Ribosomen, also RNS-haltige Kernbestandteile, vom Kern in das Cytoplasma übertreten können. Wahrscheinlich ist dieser Übertritt das morphologische Korrelat des Transportes von nucleolärem oder chromosomalem RNS-Material.

Die Kernwand, die im elektronenmikroskopischen Bild stets doppelt konturiert erscheint, ist ein Teil des endoplasmatischen Reticulums, d. h. jenes Kanälchensystems, welches das Cytoplasma der Zelle weitgehend durchsetzt. Vielfach können sich die beiden Membranen der Kernwand voneinander entfernen, so daß perinucleäre Zisternen entstehen. —

Dieser kurze Überblick über die Strukturen und Funktionen des Zellkernes beleuchtet die singuläre Stellung dieses Zellteiles. Eingefügt in seine Erfolgsorganellen im Cytoplasma korreliert er das gesamte Zellgeschehen. Zugleich steht er in stetem Substanzaustausch mit dem Cytoplasma, denn die Bausteine für alle im Kern synthetisierten Substanzen werden dem umgebenden Cytoplasma entnommen, soweit sie nicht unmittelbar aus der Umgebung über die perinucleären Zisternen an den Kern gelangen. Die singuläre Stellung beruht vor allem in den Hauptbestandteilen des Kernes, in den Chromosomen, und von hier aus wird ohne weiteres verständlich, daß der Teilung und Verteilung dieser Chromosomen bei denjenigen Wachstumserscheinungen des Zellkernes, die mit einer Kernteilung verbunden sind, ein besonderer Mechanismus zugeordnet ist, der uns in folgendem Kapitel beschäftigen soll.

## D. Die Mitose

Auch hier kann es sich nur um eine kurze Übersicht handeln; denn die Mechanismen, die der identischen Reduplikation der Chromosomen, der Halbierung der Zell- und Kernbestandteile und deren gleichmäßiger Verteilung auf zwei Tochterzellen zugrunde liegen, sind in sich sehr kompliziert und heute bei weitem noch nicht vollständig bekannt.

Zunächst müssen wir festhalten, daß die Mitose ein Cyclus ist (z. B. HUGHES 1952). Das bedeutet aber, daß wir zur Mitose nicht nur die eigentlichen Teilungs-stadien, die „Karyokinese", zählen, sondern daß wir diejenigen Reduplikations-vorgänge mit zur Mitose rechnen, die notwendig sind, damit Kern und Zelle wieder ihre Ausgangsmasse erreichen. Den Zeitabschnitt, den diese Reduplika-tionen einnehmen, nennen wir die „Interphase". Besonders durch die Unter-suchungen über den Zeitpunkt der DNS-Reduplikation ist heute gesichert, daß die Interphase der mitotischen Karyokinese in der Regel vorangeht.

## 1. Interphase

Daß die DNS-Synthese in der Interphase abläuft und nicht etwa während der karyokinetischen Teilungsstadien, ist heute durch cytophotometrische und autoradiographische Untersuchungen gesichert. Die Dauer der interphasischen DNS-Synthese variiert allerdings stark von Objekt zu Objekt (Lit. z. B. bei

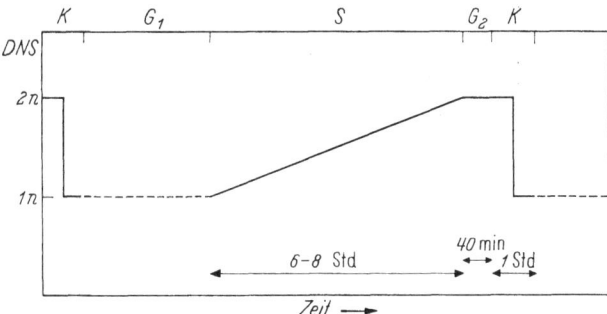

Abb. 15. Gliederung des Zeitraumes zwischen zwei Karyokinesen ($K$) in die variable Vorsynthesezeit ($G_1$), die DNS-Synthesezeit ($S$) und das präkaryokinetische Intervall ($G_2$). (Aus: E. GRUNDMANN, Allgemeine Cytologie. Stuttgart: Georg Thieme 1964)

PRESCOTT 1961). In rasch proliferierenden Geweben, wie etwa in Gewebekulturen oder auch im pflanzlichen Wurzelspitzenmeristem, gibt es Areale, in denen der gesamte Zeitabschnitt zwischen zwei Karyokinesen der DNS-Synthese dient (WALKER und YATES 1952, GRUNDMANN und MARQUARDT 1953, WOODARD u. Mitarb. 1961). In den Säugergeweben benötigt die DNS-Synthese einen relativ konstanten Zeitraum von 6—8 Std (QUASTLER und SHERMAN 1959, SCHULTZE und OEHLERT 1960 u. a.). Diese DNS-Synthesezeit liegt in bestimmtem Abstand vor Beginn der nächsten Karyokinese. Dieser Abstand, das „präkaryokinetische Intervall" (= „prämitotische Ruhephase") dauert in der Regel 40 min. Aus solchen Daten ergibt sich die in Abb. 15 wiedergegebene Gliederung der Inter-phase. Nachdem in einer Karyokinese ($K$) die DNS genau halbiert worden war, bleibt sie während eines unterschiedlich langen Intervalls ($G_1$) konstant. In den Somazellen der Säuger kann diese $G_1$-Phase Wochen, Monate oder auch Jahre andauern. 6—8 Std vor Beginn der nächsten Karyokinese verdoppelt sich die DNS während der $S$-Phase, und nach Ablauf des präkaryokinetischen Intervalls ($G_2$) beginnt die nächste Karyokinese ($K$).

In allen differenzierten Zellen dient die $G_1$-Phase den übergeordneten Zell-leistungen für das Gewebe bzw. für den ganzen Organismus. Man bezeichnet sie auch als „Intermitose" (COWDRY 1953). Andere Zellen sind nicht mehr zu einer neuen Teilung imstande. Sie verlieren mit der Differenzierung ihre Ver-mehrungspotenz und sind damit in eine „Postmitose" (COWDRY 1953) ein-getreten. Gesichert ist dies z. B. für die Ganglienzellen des Zentralnervensystems der Säugetiere und des Menschen. Postmitotisch sind auch die Endformen der Granulocytopoese und der Erythrocytopoese, denn auch sie sind nicht zu einer weiteren Karyokinese in der Lage, sondern als „Verbrauchszellen" nach Erfüllung ihrer Aufgaben dem Untergang geweiht.

Indem wir so die Mitose nicht einfach als Kernteilung, sondern als cyclischen Vorgang des Zellwachstums betrachten, und indem wir die von COWDRY geprägten Begriffe „Intermitose" und „Postmitose" mit einfügen, ergibt sich das Schema der Abb. 16.

Kehren wir noch einmal zur DNS-Synthese zurück. Wie sie abläuft, ist besonders durch die Untersuchungen von KORNBERG und seinen Mitarbeitern bekanntgeworden (vgl. z. B. LEHMAN u. Mitarb. 1958): Eine DNS-Polymerase ist in der Lage, die Triphosphate der Desoxyribonucleoside an eine bereits vorliegende „Starter-DNS" so anzuhängen, daß immer wieder dieser DNS-Typ entsteht.

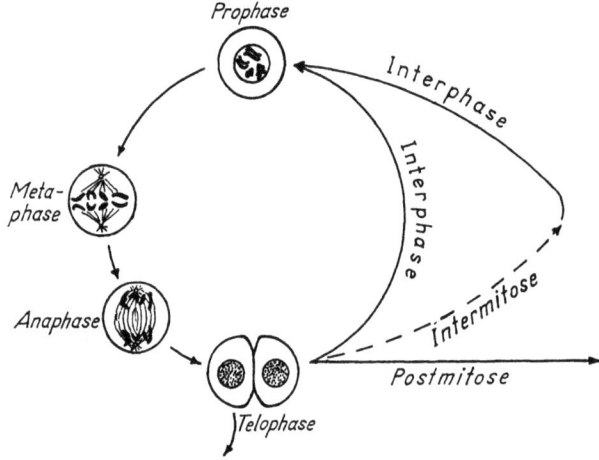

Abb. 16. Gliederung des Mitosecyclus unter Zuordnung von Intermitose und Postmitose

Auf diese Weise ist die Spezifität der Basenrelationen, die wir oben bereits als charakteristisch für die genetischen Eigenschaften der DNS betrachtet haben, gewährleistet. Diese DNS-Synthese läuft nicht in der ganzen Länge des Chromosoms zugleich ab, sondern manche Stellen werden bevorzugt, andere verspätet synthetisiert. An vielen Objekten ließ sich ein Unterschied zwischen Euchromatin und Heterochromatin nachweisen.

Zusammen mit der DNS werden in der Interphase auch die RNS und vor allem die Proteine des Zellkernes verdoppelt. Das gilt sowohl für die sog. basischen Proteine — im Kern der Somazellen vor allem Histone — als auch für die übrigen Eiweißkörper des Zellkernes. Die zeitliche Korrelation zwischen Proteinsynthese und DNS-Synthese in der Interphase ist sehr unterschiedlich. Wahrscheinlich werden in den meisten Zellen die Histone synchron mit der DNS neugebildet. Eine klare Gesetzmäßigkeit wie bei der DNS-Synthese läßt sich für die Eiweißbildung aber nicht festlegen. In vielen Zellen steigt z. B. die Gesamt-Eiweißmasse des Zellkernes parallel zum Kernvolumen, wie z. B. im Wurzelspitzenmeristem von Vicia faba (WOODARD u. Mitarb. 1961). Auch für die RNS-Synthese läßt sich kein strenger Zeitraum angeben, da ja die Stoffwechselleistung jedes intermitotischen Kernes mit einer RNS-Synthese gekoppelt ist, so daß man im einzelnen schwer unterscheiden kann, ob die gerade ablaufende RNS-Synthese der Substanzverdoppelung dient oder der RNS-Produktion für die cytoplasmatischen Stoffwechselleistungen.

Interessant ist jedoch, daß sich RNS-Synthese und DNS-Synthese am gleichen Ort ausschließen (s. z. B. Prescott 1962). Offenbar bestehen zwischen der DNS-Reduplikation und der RNS-Synthese an der DNS-Matrize so viele Gemeinsamkeiten, daß nur einer von beiden Vorgängen zur gleichen Zeit und am gleichen Ort stattfinden kann.

Zwischen zwei Karyokinesen muß aber nicht nur die Kernsubstanz verdoppelt werden; es muß vielmehr auch die Energie bereitgestellt werden, die für den Karyokineseablauf notwendig ist. Werden doch die Haupt-Energielieferanten der Zelle, die Mitochondrien, während der Karyokinese zumindest zum Teil aufgelöst, strukturell verändert oder zumindest funktionell inaktiviert (s. z. B. Lettré und Schleich 1955). Dementsprechend sind die Atmungsprozesse der Zelle während der Karyokinese stark eingeschränkt. Dagegen ist die Interphase gegen Sauerstoffentzug recht empfindlich, und die Rate der nach Sauerstoffmangel folgenden Mitosen steht in direkter Korrelation zur Sauerstoffspannung (Amoore 1962). Atmungshemmung während der Karyokinese stört den Ablauf der Kernteilung in keiner Weise; allerdings ist der Beginn der nächsten Karyokinese gebremst oder gar völlig verhindert (Swann 1954, Scherbaum 1960). Es muß also in der Interphase Energie gewonnen und gespeichert werden, wahrscheinlich zum großen Teil als ATP (vgl. z. B. Mazia 1961). Wahrscheinlich ist die Produktion der energiereichen Phosphate oder auch die Bereitstellung von Glucose die Ursache für die Teilungsrhythmik, die sich bei sehr vielen Fällen nachweisen ließ. So finden in Säugetieren die meisten Karyokinesen des physiologischen Wachstums dann statt, wenn im Tagesrhythmus des Organismus eine gewisse Ruhe eingetreten ist. In der menschlichen Epidermis z. B. liegt das Mitosemaximum in den ersten 4 Std nach Mitternacht (Scheving 1959). Die Nagetiere, die einen Tagschlaf- und Nachtwach-Rhythmus besitzen, haben ihre Mitosemaxima vor oder nach der Mittagsstunde (s. z. B. Chu 1960, Kulenkampff 1961 u. a.).

Generalisierend kann man sagen, daß die meisten Mitosen dann stattfinden, wenn von den Zellen eine geringere Aktivität verlangt wird, und umgekehrt wissen wir, daß während der Karyokinese die Zelltätigkeit ruht. Spezifische „Zellteilungshormone", wie z. B. das 6-Furfurylaminopurin (Miller u. Mitarb. 1955), das sog. „Kinetin", greifen sicher an den interphasischen Stoffwechsel-Vorbereitungen der Karyokinese an und nicht an der Karyokinese selbst.

## 2. Prophase

Die mitotische Kernteilung beginnt mit einer Kondensation des Kernmaterials, wobei sich die typischen Chromosomen, die Kernschleifen, herausbilden (Abb. 17a). Bei dieser prophasischen Kondensation handelt es sich um eine Retraktion des Chromosomenmaterials, vor allem der DNS, unter Abgabe von Wasser, Proteinen und einer RNS-Art. Jetzt wird ein „Kernsaft" frei, und nach Auflösung der Kernwand mischt er sich mit dem umgebenden Cytoplasma. Die freigewordene RNS läßt sich histochemisch in dem „Mixoplasma" nachweisen und spielt mit großer Wahrscheinlichkeit eine erhebliche Rolle bei der Spindelbildung, die zum gleichen Zeitpunkt einsetzt.

Betrachten wir aber noch einen Augenblick die Chromosomen selbst. Während der prophasischen Kondensation werden sie immer dicker und immer kürzer, und bei dafür günstigen Objekten sieht man, daß sie spiralig umeinander gewunden sind und in sich wiederum aus mehreren Spiralen bestehen. Mit der prophasischen Dehydratation wird der den Chromosomen bereits im molekularen Bereich eigene Spiralbau — vgl. das Watson-Crick-Modell der DNS — wesentlich verstärkt und damit besonders deutlich.

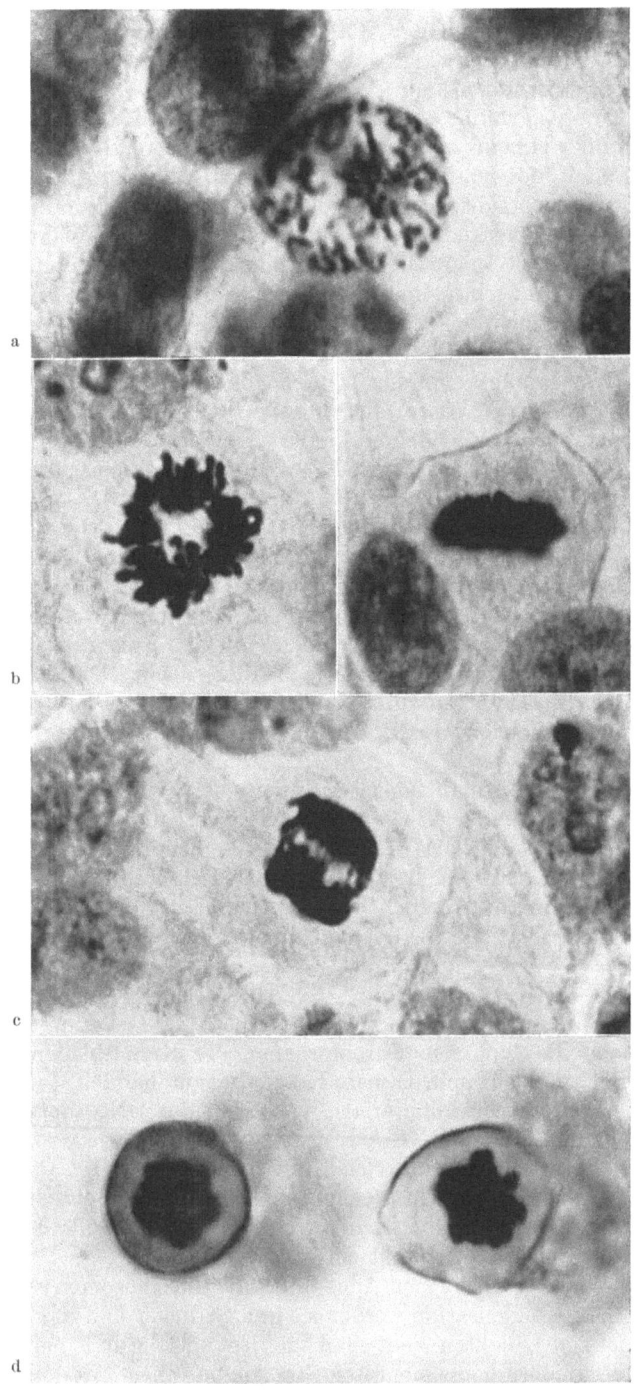

Abb. 17a—d. Stadien der mitotischen Kernteilung HeLa-Zellen in der Gewebekultur. a Prophase, b Metaphase senkrecht (links) und in Richtung der Äquatorialebene gesehen (rechts), c Anaphase, d Telophase. Aufnahme von R. Bierling. Färbung: Gallocyanin-Chromalaun. Vergr. 1700fach

Während der Kondensation der Prophase-Chromosomen verschwindet in der Regel der Nucleolus. Freilich kann er nicht nur in pathologischen, sondern auch in normalen Zellen ganz oder wenigstens zum Teil erhalten bleiben. Andererseits gibt es viele Hinweise dafür, daß große Teile der Nucleolarsubstanz auf die Chromosomen übergehen, ja, daß die Kondensation und Spiralisation der prophasischen Chromosomen zum Teil auf eine zusätzliche Anlagerung von RNS

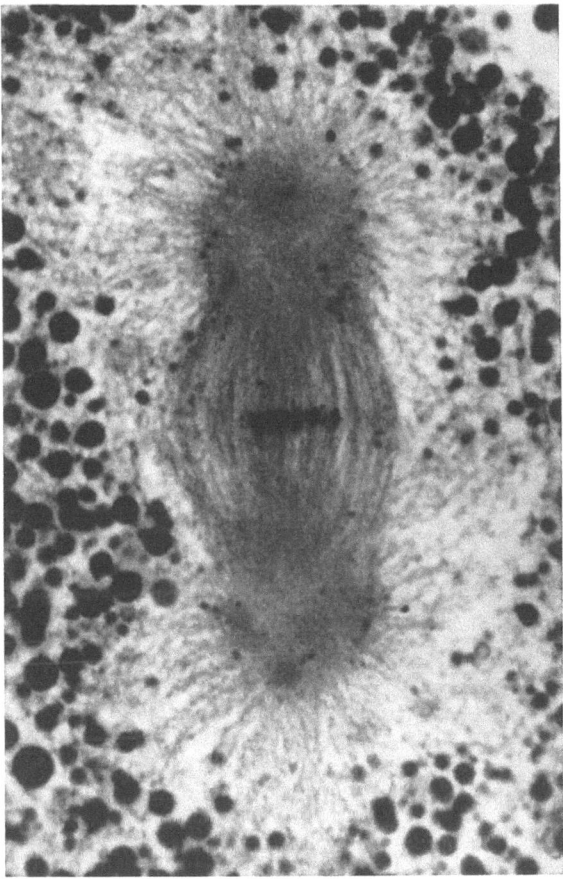

Abb. 18. Metaphase eines Tubifex-Eies mit Polstrahlen und Spindelfasern. Färbung: Hämatoxylin-Eosin. Vergr. 1200fach. [Aus: W. SPECHT, Z. Anat. Entwickl.-Gesch. 122, 266 (1961)]

zurückgeht. Umgekehrt läßt sich das Wiedererscheinen des Nucleolus nach der Karyokinese, also in der Rekonstruktionsphase, vereinfacht als ein Abstreifen des RNS-Überzugs von den Chromosomen erklären. Von Bedeutung ist, daß sich elektronenmikroskopisch über den Karyokinese-Chromosomen Ribosomen nachweisen ließen (KLEINFELD und HAAM 1959).

Mit dem Fortgang der Prophase bildet sich die *Teilungsspindel*. Diese besteht in allen Fixationsbildern sowohl in der lichtmikroskopischen (Abb. 18) als auch in der elektronenoptischen Dimension aus feinen Fäden, die zwischen den Spindelpolen ausgespannt sind. Sie entsteht zwischen zwei Körperchen, die in den Spindelpolen liegen, den Centrosomen oder Centriolen, allgemeiner den „Kinetozentren". Die Entstehung der Spindel beginnt mit der Ausbildung der „Polstrahlen", das sind cytoplasmatische, fädige Differenzierungen, die radiär von den Centrosomen ausgehen. Dann, wenn sich die Polstrahlen treffen, entsteht der Spindelkörper.

Die Centriolen sind auch in der sich nicht teilenden Zelle nachweisbar. Im lichtmikroskopischen Bild bilden sie manchmal kleine Körnchen, die meist in Zweizahl als „Diplosomen" vorliegen. Die umgebende „Astrosphäre" ist bei PAS-Färbung intensiv tingiert. Im Elektronenmikroskop besteht jedes Centriolen aus einem etwa 500 mμ langen Zylinder mit einem Durchmesser von 150 mμ. Die Wand des Zylinders wird aus 9 Röhrchensystemen aufgebaut, die in genau gleichem Abstand voneinander liegen mit oft 3—4 einzelnen parallelen Tubuli (Abb. 19). Sie wurden zuerst in den weißen Blutkörperchen entdeckt (BERN-HARD und DE HARVEN 1956, vgl. auch BESSIS und THIERY 1961). In der Inter-mitosezelle liegen sie oft in enger Nachbarschaft mit dem Golgi-Apparat (Abb. 1). Mit der Trennung der beiden nebeneinanderliegenden Centriolen beginnt die mitotische Kernteilung. Zugleich zeigt sich die obengenannte Ausdifferenzierung

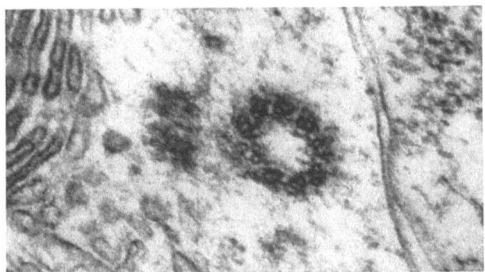

Abb. 19. Centriolen der Schnecke Viviparus. Rechts die Doppelmembran der Kernwand, links daneben Centriol in Aufsicht, links daneben im Anschnitt längs getroffen (Procentriol?), links daneben Lamellen des endoplasmatischen Reticulums. Elektronenmikroskopische Aufnahme von J. GALL. Vergr. 75000fach

der „Polstrahlen", und zwischen den Centrosomen, d. h. zwischen den nun an Volumen zunehmenden Polkörperchen, in deren Innerem die Centriolen liegen, entsteht die Teilungsspindel.

### 3. Prometaphase

Während sich die Spindel voll ausbildet, tritt sie mit den Chromosomen in Beziehung, und zwar auf eine spezifische Weise: Im Bereich der obenerwähnten „primären Einschnürung" der Chromosomen, also am sog. „Kinetochor", heften sich die Spindelfasern an die Chromosomen. Zugleich ordnen diese sich in einem oft über längere Zeit währenden Vorgang allmählich in die Äquatorialplatte ein, d. h. in die Mittelebene zwischen beiden Spindelpolen und senkrecht zu einer gedachten Verbindungslinie der beiden Spindelpole. Dieser Vorgang, die Prometaphase, wird vielfach als „Umordnung" bezeichnet, da die Chromosomen in der Metaphaseplatte schließlich eine bestimmte Ordnung einnehmen: Die Kinetochoren liegen bei Polansicht der Metaphaseplatte nach innen, und die Chromosomenschenkel ragen nach außen. Während der Metakinese pendeln die Kinetochoren hin und her, nähern sich oft zunächst dem einen oder dem anderen Pol, um erst recht spät eine Mittelstellung zwischen den Polen einzu-nehmen. Dabei hat jedes Chromosom sein eigenes, gewissermaßen individuelles Verhalten, wie durch Filmbeobachtungen sehr genau belegt worden ist (s. z. B. BAJER und MOLÉ-BAJER 1956).

Die Frage, wie die Spindelfasern sich jeweils genau an den Kinetochoren, den sog. Spindelansatzstellen der Chromosomen, „anzuheften" vermögen, ist lange diskutiert worden. Heute wissen wir, daß die Kinetochoren den Kinetozentren, also den Centrosomen, eng verwandt sind, ja, daß diejenigen Spindelfasern, die von den Spindelpolen zu den Chromosomen ziehen, das Ergebnis einer Wechselwirkung zwischen Kinetochoren und Kinetozentren sind.

## 4. Metaphase

Die fertige Spindel besteht aus zwei Arten von Fasern: einmal den sog. Zentralfasern, das sind die Fasern, die beide Pole miteinander verbinden, und die Chromosomenfasern, die vom Kinetochor zu den Kinetozentren verlaufen. Wenn die Spindel diese vollständige Ausbildung erreicht hat, befinden sich die Chromosomen in der Äquatorialplatte der Metaphase (Abb. 17b).

Damit tritt aber keine Pause ein, obwohl die Metaphase Stunden dauern kann. Nach allen Lebendbeobachtungen oscillieren die Chromosomen vielmehr nach allen Richtungen (s. z. B. BAUER u. Mitarb. 1961). Wahrscheinlich wirken die während der Prometaphase aktiven Kräfte auch auf die Metaphaseplatte ein, und nach den meisten Untersuchungen müssen wir annehmen, daß ein bipolarer Zugmechanismus von den Polen aus an den Kinetochoren ein gewisses Gleichgewicht herzustellen sucht (ÖSTERGREN 1951). Beobachtungen an lebenden Zellen machen wahrscheinlich, daß während der Metaphase die auf die Chromosomen einwirkenden Kräfte reduziert sind (DIETZ 1958, BAUER u. Mitarb. 1961), was aber noch nichts über das Wesen dieser Kräfte aussagt. Darüber gibt es viele Hypothesen, aber keine sicheren Beweise (Lit. z. B. bei SCHRADER 1954, MAZIA 1961, GRUNDMANN 1964).

Da die Metaphase mit der voll ausgebildeten Spindel und mit den vollständig kontrahierten Chromosomen besonders auffällig ist, werden Mitosezählungen vielfach als Metaphasezählungen vorgenommen. Man kann sich das durch artefizielle Arretierung der Metaphase noch erleichtern: Wenn nämlich die Spindel durch eine schädigende Substanz, typisch z. B. durch Colchicin, zerstört wird, persistiert die Metaphase. Die Chromosomen kondensieren sich noch stärker und bleiben lange liegen. Schließlich kann die Zelle zugrunde gehen, oder sie bildet einen polyploiden Kern mit verdoppeltem Chromosomensatz, da ja schon im Stadium der Metaphase die Chromosomen verdoppelt waren. Diese Verdoppelung ist in den meisten Metaphasen erkennbar: zwischen den Tochterchromosomen hat sich ein Längsspalt ausgebildet, und die Chromosomenschenkel hängen gesetzmäßig nur noch am Kinetochor zusammen.

## 5. Anaphase

Wenn wir schon wenig aussagen können über die Kräfte, die die Chromosomen in die Metaphase bringen, die also die prometaphasische „Umordnung" bewirken, so sind wir über die kausalen Vorgänge der Anaphasebewegung trotz vieler Untersuchungen noch weniger orientiert. Die Anaphasebewegung ist die Polwanderung der Chromosomen nach dem Ende der Metaphase (Abb. 17c). Im Zeitrafferfilm scheint die Anaphase Bruchteile einer Sekunde zu benötigen. Genaue Messungen zeigen hingegen, daß sie 2—26 min einnimmt, d. h. sie ist eine allmähliche Wanderung der Chromosomen an die Spindelpole. Dabei gehen gesetzmäßig die Kinetochoren den Chromosomenschenkeln voran. Allein daraus wurde vielfach ein Zug-Mechanismus gefolgert, d. h. die Vorstellung, daß die Chromosomen mit Hilfe der Chromosomenfasern an die Spindelpole gezogen würden. Der Eindruck verstärkt sich noch, wenn sich durch eine Schädigung — etwa durch eine Röntgenbestrahlung — Schenkel von Schwesterchromatiden miteinander verklebt haben. Dann werden diese Schenkel lang ausgezogen, bis sie einreißen.

Wie eine solche Zugkraft zustande kommen kann, ist viel diskutiert worden. Es lag nahe, die Spindelfasern als elastische Fäden zu betrachten. Dagegen spricht aber bereits die geringe Geschwindigkeit des Vorganges. Sicher ist, daß sich die Chromosomenfasern der Spindel während der Anaphase verkürzen. Ebenso sicher ist aber auch, daß sich in der Anaphase die Spindel streckt, wodurch die Entfernung der Schwesterchromatiden voneinander verstärkt wird.

Die Spindelstreckung ist sicher nicht der entscheidende sondern mehr ein zusätzlicher Faktor. Denn alle detaillierten Untersuchungen besonders an Filmaufnahmen im Phasenkontrast zeigen, daß der ganze Chromosomensatz nicht en bloc an die Pole geschoben wird, sondern daß jedes Chromosom ein individuelles Verhalten aufweist. Manche Chromosomen bewegen sich langsam, andere schneller. Einzelne Chromosomen wandern sogar anfangs in falscher Richtung. Dabei können sich die Geschlechtschromosomen (Heterosomen) anders verhalten als die Autosomen: sie können verspätet die Metaphaseplatte erreichen, sie können in der Anaphase den Autosomen nachhinken oder vorauseilen. Diese und viele andere Beobachtungen sprechen dafür, daß die Anaphasebewegung prinzipiell ein Individualvorgang der Chromosomen ist, und daß alle Mechanismen, wie man sie sich auch vorstellen will, am Einzelchromosom angreifen.

Wichtig ist ferner die Beobachtung, daß nach polarisationsmikroskopischen Beobachtungen während der Anaphase eine molekulare Umorientierung der Chromosomen-Spindelfasern stattfindet, wahrscheinlich eine polwärts wandernde Reduktionswelle der Molekülorientierung in unmittelbarer Nachbarschaft der Kinetochoren (vgl. z. B. Bajer 1961). Möglicherweise handelt es sich hierbei um einen energieverbrauchenden, ATP-abhängigen Mechanismus, und man kann die Anaphasewanderung sogar als einen chemischen Abbauprozeß der Chromosomen-Spindelfasern am Kinetochor auffassen. Vielleicht hangeln sich die Chromosomen an ihren Kinetochoren durch diesen chemischen Prozeß an den Chromosomenspindelfasern zu den Polen, von denen ein entsprechender Orientierungsreiz ja bereits während der Bildung der Polstrahlen ausgegangen war.

Unterstützt wird diese aktive Bewegung der Chromosomen schließlich durch Strömungen innerhalb der Spindel (s. z. B. Stich 1954). Diese verlaufen an der Spindel-Außenseite von den Polen zur Äquatorialplatte, innerhalb der Spindel von der Metaphaseplatte zu den Polen.

## 6. Telophase, Rekonstruktion und Cytokinese

Bei Ankunft an den Spindelpolen kondensieren sich die Chromosomen sofort zu einer kompakten Chromatinmasse, die vorerst keinerlei Innenstruktur erkennen läßt (Abb. 17d). Wenn die Vorstellung stimmt, die wir oben ausgeführt haben, wonach die Chromosomen während der mitotischen Kondensation von RNS überzogen werden, so liegt es nahe, daß während der nun folgenden telophasischen Rekonstruktion RNS und DNS sich zumindest teilweise wieder voneinander trennen. Dadurch bilden sich z. T. die Nucleolen. Zum anderen werden die Chromosomen entspiralisiert, nehmen Wasser auf, und so entstehen wieder die differentiell aufgelockerten Strukturen des Intermitosekerns (vgl. Abb. 12). Mit der Entspiralisation und Hydratation der Chromosomen tritt in Umgebung des telophasischen Chromatinknäuels auch die typische Kernwand wieder auf.

Diese Rekonstruktionsvorgänge benötigen ebenfalls unterschiedlich lange Zeit, in manchen pflanzlichen Zellen bis zu 2 Std. Zugleich werden alle diejenigen Strukturen wieder abgebaut, welche die Chromosomenbewegungen verursacht und geleitet haben: die Spindel und die Centrosomen. Nur ihre Zentralkörperchen, die Centriolen, persistieren im Cytoplasma in der oben beschriebenen, doppeltubulären Form.

Zur gleichen Zeit hat sich in den meisten Fällen in Höhe der früheren Äquatorialplatte schon eine Eindellung des Zelleibes gezeigt, womit die Zelldurchschnürung die Cytokinase, beginnt. Dies ist zumindest der Vorgang, wie er in tierischen Zellen und in der Gewebekultur immer wieder beobachtet wird. Dieser Durchschnürungsvorgang, der wahrscheinlich energieabhängig (vgl. z. B. HOFFMANN-BERLING 1954) und als eine aktive Kontraktion der Zellwand vorzustellen ist (WOLPERT 1960, ROBERTS 1961), führt im Regelfall zu einer genauen Halbierung der Zelle. Dabei sind noch die richtenden Kräfte der Centriolen im Spiel, denn eine künstliche Verlagerung der Spindelpole während der Meta- und Anaphase verlagert auch die spätere Zelldurchschnürungsebene.

Nach Abschluß der Cytokinese sind die beiden Tochterzellen als neue Individuen fertig. War die Teilung äqual, was bei den Reparationsprozessen der Metazoen und bei den Protozoenteilungen die Regel ist, dann sind die beiden Tochterzellen einander identisch. Bei anderen Zellteilungen, z. B. während der Hämocytopoese, ist die Zellteilung mit einem Differenzierungsschritt verknüpft, dessen Erörterung aber den hier gesteckten Rahmen überschreitet.

# E. Schlußwort

So grob die hier gegebene Übersicht auch ist, und so wenig die Einzelprobleme, die sich um die Zelle mit ihren Strukturen, ihren Funktionen und ihren Reaktionen ranken, ausgeführt werden konnten, so ist vielleicht doch die Einheit alles Cellulären deutlich geworden: Bei aller Vielfalt in Form und Funktion enthalten alle Zellen die hier dargestellten Charakteristika, wenn auch in unterschiedlicher Ausprägung und in verschiedenem Ausmaß. Diese Einheit, die alle Teile miteinander verbindet, bewirkt zugleich, daß die Zelle mehr ist als die Summe ihrer Teile: sie ist der Mikroorganismus schlechthin, und alles, was wir mit dem Begriff „Leben" verbinden, ist an die Zelle gebunden.

## Literatur

**Adamstone, F. B.:** Response of the Golgi apparatus of absorptive cells of the intestinal epithelium of the rat to the ingestion of protein. Amer. J. Anat. **103**, 437—465 (1958). — **Altmann, H.-W.:** Über Leberveränderungen bei allgemeinem Sauerstoffmangel nach Unterdruckexperimenten bei Katzen. Frankfurt. Z. Path. **60**, 376—494 (1949). ~ Allgemeine morphologische Pathologie des Cytoplasmas. Die Pathobiosen. In: Handbuch der allgemeinen Pathologie, Bd. II/1, hrsg. von F. Büchner, E. Letterer u. F. Roulet. Berlin-Göttingen-Heidelberg: Springer 1955. ~ Allgemeine Morphologie der Zelle. In: Handbuch der gesamten Hämatologie, 2. Aufl., Bd. I, hrsg. von L. Heilmeyer u. A. Hittmair. München: Urban & Schwarzenberg 1957. — **Altmann, H.-W., u. E. Grundmann:** Phasenkontrastmikroskopische Untersuchungen zur Vitalstruktur tierischer Zellkerne. Beitr. path. Anat. **115**, 313—347 (1955). — **Altmann, H.-W., u. U. Osterland:** Über cytoplasmatische Wirbelbildungen in den Leberzellen der Ratte bei chronischer Thioacetamidvergiftung. Beitr. path. Anat. **124**, 1—18 (1961). — **Amoore, J. E.:** Oxygen tension and the rates of mitosis and interphase in roots. J. Cell. Biol. **13**, 365—371 (1962). — **Anderson, D. R.:** Ultrastructure of normal and leukemic leukocytes in human peripheral blood. J. Ultrastruct. Res., Suppl. **9**, 1—42 (1966). — **Apitz, K.:** Die Paraproteinosen (Über die Störungen des Eiweißstoffwechsels bei Plasmocytom). Virchows Arch. path. Anat. **306**, 631—699 (1940). — **Awano, I., F. Tsuda, S. Toshima, and K. Kokubum:** Research on the genetic mechanism of leukemogenesis (chromosome studies in the human- and mouse-leukemia and virus-like particles in the leukemic tissue). Tohoku J. exp. Med. **74**, 1—17 (1961).

**Baikie, A. G., W. W. Court-Brown, K. E. Buckton, D. G. Harnden, P. A. Jacobs, and I. M. Tough:** A possible specific chromosome abnormality in human chronic myeloid leukaemia. Nature (Lond.) **188**, 1165—1166 (1960). — **Bajer, A.:** A note on the behaviour of spindle fibres at mitosis. Chromosoma (Berl.) **12**, 64—71 (1961). — **Bajer, A., and J. Molè-Bajer:** Cine-micrographic studies on mitosis in endosperm. II. Chromosome, cytoplasmic and Brownian movements. Chromosoma (Berl.) **7**, 558—607 (1956). — **Baker, J. R.:** The Golg controversy. Symp. Soc. exp. Biol. 10, 1—10 (1957). — Bancher, E.: Mikrochirurgische Kern-studien. Protoplasma (Wien) 31, 301—310 (1938). — Bargmann, W., u. A. Knoop: Über das elektronenmikroskopische Bild der eosinophilen Granulocyten. Z. Zellforsch. 44, 282—291 (1956). — Barr, M. L., and E. G. Bertram: A morphological distinction between neurones of the male and female, and the behaviour of the nucleolar satellite during accelerated nucleoprotein synthesis. Nature (Lond.) 163, 676—677 (1949). — Barrnett, R. J., and G. E. Palade: Applica-tions of histochemistry to electron microscopy. J. Histochem. Cytochem. 6, 1—12 (1958). — Battaglia, S.: Zur Amyloidgenese. Klin. Wschr. 39, 795—798 (1961). — Bauer, H., R. Dietz u. Ch. Röbbelen: Die Spermatocytenteilungen der Tipuliden. III. Mitt. Das Bewegungsverhalten der Chromosomen in Translokationsheterozygoten von Tipula oleracea. Chromosoma (Berl.) 12, 116—189 (1961). — Becker, V.: Morphologisches Äquivalentbild des äußeren und inneren Sauerstoffmangels. Med. Grundlagenforsch. 2, 341—383 (1959). — Beermann, W.: Der Nukleolus als lebenswichtiger Bestandteil des Zellkerns. Chromosoma (Berl.) 11, 262—296 (1960). ~ Riesenchromosomen. Protoplasmatologia, Bd. VI/D. Wien: Springer 1962. — Bell, P.R., and K. Mühlethaler: The degeneration and reappearance of mitochondria in the egg cells of a plant. J. Cell Biol. 20, 235—248 (1964). — Benda, C.: Die Mitochondria. Ergebn. Anat. Entwickl.-Gesch. 12, 743—781 (1902). — Bennett, H. S., and K. R. Porter: An electron microscope study of sectioned breast muscle of the domestic fowl. Amer. J. Anat. 93, 61—105 (1953). — Bernelli-Zazzera, A., D. Caradonna, and E. Cassi: Studies on the inhibition of protein synthesis in vacuolated rat liver cells. Exp. Cell Res. 20, 592—595 (1960). — Bernhard, W., et E. de Harven: Sur la présence dans certaines cellules de mammifères d'un organite de nature probablement centriolaire. Étude au microscope éléctronique. C.R. Acad. Sci. (Paris) 242, 288—290 (1956). — Bessis, M.: Erythropoiesis, as seen with the elec-tron microscope. In: The kinetics of cellular proliferations. New York: Grune & Stratton 1959. ~ The blood cells and their formation. In: The cell vol. V, 2, p. 163—217. New York: Academic Press 1961. — Bessis, M., et M. Bricka: Aspect dynamique des cellues du sang. Son étude par la microcinématographie en contraste de phase. Rev. Hémat. 7, 407—435 (1952). — Bessis, M., et J. Breton-Gorius: Aspects de la molécule de ferritine et d'apoferritine au microscope électronique. C. R. Acad. Sci. (Paris) 250, 1360—1362 (1960). ~ Iron metabolism in the bone marrow as seen by electron microscopy: A critical review. Blood 19, 635—663 (1962). — Bessis, M., et J.-P. Thiery: Electron microscopy of human white blood cells and their stem cells. Int. Rev. Cytol. 12, 199—241 (1961). — Bolognari, A.: Vedute attuali sul nucleolo e sull'ergastoplasma degli ovociti e delle cellule tumorali. Atti Soc. pelorit. 7, 1—104 (1961). — Borysko, E., and F. B. Bang: Structure of the nucleolus as revealed by the electron microscope. A preliminary report. Bull. Johns Hopk. Hosp. 89, 468—473 (1951). — Brachet, J.: La localisation des acides pentosenucléiques dans les tissue animaux et les oeufs d'amphibiens en voie de développement. Arch. Biol. (Liège) 53, 207—257 (1941). ~ Ribonucleinsäure und Proteinsynthese. In: Handbuch der Histochemie, Bd. III/1, hrsg. von W. Graumann u. K. Neumann. Stuttgart: Gustav Fischer 1959. — Brandt, P. W.: A study of the mechanism of pinocytosis. Exp. Cell Res. 15, 300—313 (1958). — Brandt, P. W., and G. D. Pappas: An electron microscopic study of pinocytosis in Ameba. J. Cell Biol. 15, 55—71 (1962). — Braunsteiner, H., M. Eibl u. F. Pakesch: Elektronenmikroskopische Beobach-tungen über Bakteriophagozytose durch Makrophagen. Wien. Z. inn. Med. 41, 373—388 (1960). — Büchner, F.: Die pathogenetische Bedeutung des allgemeinen Sauerstoffmangels. Verh. dtsch. path. Ges. 1944, 20—38. ~ Die Pathologie der cellulären und geweblichen Oxy-dationen, die Hypoxydosen. In: Handbuch der allgemeinen Pathologie, Bd. IV/2, hrsg. von F. Büchner, E. Letterer u. F. Roulet. Berlin-Göttingen-Heidelberg: Springer 1957. — Burck, H.C.: Die Beziehungen zwischen intrazellulärem osmotischen Druck und zellulärem Wasserwechsel. Klin. Wschr. 40, 761—765 (1962). — Burck, H. C., u. H. Netter: Das osmotische Verhalten als Kriterium für den Funktionszustand von Leberschnitten. Klin. Wschr. 38, 359—366 (1960). — Burstone, M. S.: Histochemical localization of oxidase activity in the mitochondria of the human heart. Nature (Lond.) 184, Suppl. 7, 476—477 (1959). ~ Histochemical demon-stration of cytochrome oxidase with new amine reagents. J. Histochem. Cytochem. 8, 63—70 (1960).

Cameron, G. R.: Pathology of the cell. Edinburgh: Oliver & Boyd 1952. — Caspersson, T.: Studien über den Eiweißumsatz der Zelle. Naturwissenschaften 29, 33—43 (1941). ~ Cell growth and cell function. New York: Norton 1950. — Chandra, S.: The reversal of mitochon-drial membrane. J. Cell. Biol. 12, 503—513 (1962). — Chance, B., R. W. Estabrook, and C.-P. Lee: Electron transport in the oxysome. Science 140, 379—380 (1963). — Chévremont, M., E. Baeckeland et S. Chévremont-Comhaire: Étude histoautoradiographique de l'incorporation de thymidine tritiée dans les cellules somatiques traities vivantes par une désoxyribonucléare acide. Synthèse cytoplasmique d'acide desoxyribonucléique. C.R. Acad. Sci. (Paris) 249, 1392—1394 (1959). — Chu, C. H. U.: A study of the subcutaneous connective tissue of the mouse, with special reference to nuclear type, nuclear division and mitotic rhythm. Anat. Rec. 138, 11—25 (1960). — Claude, A.: Concentration and purification of chicken tumor

I agent. Science 87, 467—468 (1938). ~ Particulate components of the cytoplasm. Cold Spr. Harb. Symp. quant. Biol. 9, 263—270 (1941). — **Cohn, Z. A., and J. G. Hirsch:** The influence of phagocytosis on the intracellular distribution of granule-associated components of polymorphonuclear leucocytes. J. exp. Med. 112, 1015—1022 (1960). — **Cooperstein, S. J., P. K. Dixit, A. Lazarow, and J. A. Jackson:** Studies on the mechanism of Janus green B staining of mitochondria. IV. Reduction of Janus green B by isolated cell fractions. Anat. Rec. 138, 49—66 (1960). — **Cowdry, E. V.:** Cells and their behaviour. In: Pathology, edit. by Anderson. St. Louis: C. V. Mosby Co. 1953.

**Dalton, A. J.:** Golgi apparatus and secretion granules. In: The Cell, vol. II. New York: Academic Press 1961. — **Dalton, A. J., and M. D. Felix:** A study of the Golgi substance and ergastoplasm in a series of mammalian cell types. Symp. 8. Congr. of Cell Biol., Leiden 1954. ~ A comparative study of the Golgi complex. J. biophys. biochem. Cytol. 2, Suppl. 79—84 (1956). — **Das, H. K., S. K. Chatterjee, and S. C. Roy:** Protein synthesis in plant mitochondria. II. Glutamate and glutamine incorporation and a study of initial steps and streptomycin effect. Biochim. biophys. Acta 87, 478—489 (1964). — **Davidson, W. M., and D. R. Smith:** Morphological sex difference in the polymorphonuclear neutrophil leukocytes. Brit. med. J. 1954 I, 6—7, 34—35. — **Dietz, R.:** Multiple Geschlechtschromosomen bei den cypriden Ostracoden, ihre Evolution und ihr Teilungsverhalten. Chromosoma (Berl.) 9, 359—440 (1958). — **Duve, C. de:** Structure and functions of lysosomes. In: Funktionelle und morphologische Organisation der Zelle. Berlin-Göttingen-Heidelberg: Springer 1963. — **Duva, C. de, B. C. Pressman, R. Gianetto, R. Wattiaux, and F. Appelmans:** Tissue fractionation studies. 6. Intracellular distribution patterns of enzymes in rat liver tissue. Biochem. J. 60, 604—617 (1955).

**Eberl-Rothe, G.:** Eiweißkristalle in tierischen und menschlichen Zellen. Protoplasmatologia, Bd. II B 2 y, S. 1—39. Wien u. New York: Springer 1966. — **Estable, C., y J. R. Sotelo:** Una nueva estructura celular: El nucleolonema. Inst. Invest. Cience. Biol. (Montevideo) Publs. 1, 47—68 (1951).

**Farquhar, M. G.:** Origin and fate of secretory granules in cells of the anterior pituitary gland. Trans. N.Y. Acad. Sci., Ser. II, 23, 346—351 (1961). — **Fawcett, D. W.:** The membranes of the cytoplasm. Lab. Invest. 10, 1162—1188 (1961). ~ The cell. Its organelles and inclusions. Philadelphia and London: W.B. Saunders Co. 1966. — **Felix, K.:** Struktur und Funktion der Kerne tierischer Zellen. Naturwissenschaften 46, 29—35 (1959). — **Fernándes-Morán, H.:** Cell-membrane structure. Low-temperature electron microscopy and x-ray diffraction studies of lipoprotein components in lamellar systems. Circulation 26, 1039—1065 (1962). — **Fischer-Wasels, B.:** Experimentelle Untersuchungen über die blasige Entartung der Leberzelle und die Wasservergiftung der Zelle im allgemeinen. Frankfurt. Z. Path. 28, 201—250 (1922). — **Fletscher, M. J., and D. R. Sanadi:** Turnover of rat liver mitochondria. Biochim. biophys. Acta (Amst.) 51, 356—360 (1961).

**Gall, J. G.:** Observation on the nuclear membrane with the electron microscope. Exp. Cell Res. 7, 197—200 (1954). — **Garnier, Ch.:** Contribution à l'étude de la structure et du functionnement des cellules glandulaires séreuses. Du rôle de l'ergastoplasm dans la sécrétion. Thesis No 50. Nancy 1899. — **Gatenby, J. B., A. J. Dalton, and M. D. Felix:** The contractile vacuole of parazoa and protozoa, and the Golgi apparatus. Nature (Lond.) 176, 301—302 (1955). — **Gedigk, P., u. G. Strauss:** Zur Histochemie des Hämosiderins. Virchows Arch. path. Anat. 324, 373—390 (1953). — **Geitler, L.:** Die Analyse des Kernbaus und der Kernteilung der Wasserläufer Gerris lateralis und Gerris lacustrix (Hemiptera Heteroptera) und die Somadifferenzierung. Z. Zellforsch. 26, 641—672 (1937). — **Glauert, A. M., and D. A. Hopwood:** The fine structure of Streptomyces coelicolor. I. The cytoplasmic membrane system. J. biophys. biochem. Cytol. 7, 479—488 (1960). — **Golgi, C.:** Sur la structure des cellules nerveuses. Arch. ital. Biol. 30, 60—71 (1898). — **Green, D. E., and Y. Hatefi:** The mitochondrion and biochemical machines. Science 133, 13—19 (1961). — **Green, D. E., and T. Oda:** On the unit of mitochondrial structure and function. J. Biochem. (Tokyo) 49, 742—757 (1961). — **Green, D. E., and S. J. Wackil:** In: Lipide metabolism. New York: John Wiley & Sons 1960. — **Gross, R., E. Grundmann, H. Brehmke, I. Kahlstorf u. U. Bock:** Art und Intensität der Zellvermehrung bei akuten Leukosen. (Nach morphologischen und cytophotometrischen Untersuchungen.) Klin. Wschr. 40, 392—400 (1962). — **Grundmann, E.:** Histologische Untersuchungen über die Wirkungen experimentellen Sauerstoffmangels auf das Katzenherz. Beitr. path. Anat. 111, 36—76 (1950). ~ Allgemeine Cytologie. Stuttgart: Georg Thieme 1964. — **Grundmann, E., u. H. Marquardt:** Untersuchungen an Interphasekernen des Wurzelmeristems von Vicia faba. I. Mitt. Desoxyribonucleinsäure-Gehalt und Größe der Kerne. Chromosoma (Berl.) 6, 115—134 (1953). — **Grundmann, E., u. H. Sieburg:** Die Histogenese und Cytogenese des Lebercarcinoms der Ratte durch Diäthylnitrosamin im lichtmikroskopischen Bild. Beitr. path. Anat. 126, 57—90 (1962). — **Grundmann, E., u. P. Stein:** Untersuchungen über die Kernstrukturen in normalen Geweben und im Carcinom. Beitr. path. Anat. 125, 54—76 (1961).

**Haguenau, F.:** The ergoplasm. Its history ultrastructure and biochemistry. Int. Rev. Cytol. **7**, 425—483 (1958). — **Hamerton, J. L.:** Sex chromatin and human chromosomes. Int. Rev. Cytol. **12**, 1—68 (1961). — **Harbers, E.:** Die Nucleinsäuren. Stuttgart: Georg Thieme 1964. — **Hasitschka, G.:** Bildung von Chromosomenbündeln nach Art der Speicheldrüsenchromosomen, spiralisierte Ruhekernchromosomen und andere Struktureigentümlichkeiten in den endopolyploiden Riesenkernen der Antipoden von Papaver Rhocas. Chromosoma (Berl.) **8**, 87—113 (1956). — **Heitz, E.:** Die Ursache der gesetzmäßigen Zahl, Lage, Form und Größe pflanzlicher Nukleolen. Planta (Berl.) **12**, 775—844 (1931). — **Hibbard, H.:** Current status of our knowledge of the Golgi apparatus in the animal cell. Quart. Rev. Biol. **20**, 1—19 (1945). — **Hild, W.:** Das Neuron. In: Handbuch der mikroskopischen Anatomie des Menschen, Bd. IV/4. Berlin-Göttingen-Heidelberg: Springer 1959. — **Hirsch, G. C.:** Form- und Stoffwechsel der Golgi-Körper. Berlin: Gebrüder Bornträger 1939. ~ Allgemeine Stoffwechselmorphologie des Cytoplasmas. In: Handbuch der allgemeinen Pathologie, Bd. II/1. Berlin-Göttingen-Heidelberg: Springer 1955. ~ Die Fließbandarbeit in der exokrinen Pankreaszelle bei der Produktion von Enzymen. Mit einem Exkurs über Ergastoplasma und Golgi-Körper. Naturwissenschaften **47**, 25—35 (1960). ~ Konstruktion und adaptive Umkonstruktion in den Zellen des exokrinen Pankreas. Mat. med. Nordmark, Beibl. **49**, 1—39 (1964). — **Hirsch, J. G.,** and **Z. A. Cohn:** Degranulation of polymorphonuclear leucocytes following phagocytosis of microorganisms. J. exp. Med. **112**, 1005—1014 (1960). — **Hoffmann-Berling, H.:** Die Bedeutung des Adenosintriphosphat für die Zell- und Kernteilungsbewegungen in der Anaphase. Biochim. biophys. Acta (Amst.) **15**, 226—236 (1954). — **Horstmann, E.:** Elektronenmikroskopische Untersuchungen zur Spermiohistogenese beim Menschen. Z. Zellforsch. **54**, 68—89 (1961). — **Hübner, G.,** u. **W. Bernhard:** Das submikroskopische Bild der Leberzelle nach temporärer Durchblutungssperre. Beitr. path. Anat. **125**, 1—30 (1961). — **Hughes, A. F.:** The mitotic cycle. London: Butterworth & Co. 1952. — **Hydén, H.:** Protein metabolism in the nerve cell during growth and function. Acta physiol. scand. **6**, Suppl. 17, 1—136 (1943).

**Karlson, P.:** Kurzes Lehrbuch der Biochemie für Mediziner und Naturwissenschaftler, 4. Aufl. Stuttgart: Georg Thieme 1963. — **Kerr, D. N. S.,** and **A. R. Muir:** A demonstration of the structure and disposition of ferritin in the human liver cell. J. Ultrastruct. Res. **3**, 313 (1960). — **Kisler, N., H. Swift,** and **L. Bogorad:** Nucleic acids of chloroplasts and mitochondria in Swiss chard. J. Cell Biol. **25**, 327—344 (1965). — **Kleinfeld, R. G.,** and **E. v. Haam:** Effect of thioacetamide on rat liver regeneration. II. Nuclear RNA in mitosis. J. biophys. biochem. Cytol. **6**, 393—398 (1959). — **Klinefelter, H. F., E. C. Reifenstein,** and **F. Albright:** Syndrome characterized by gynecomastia, aspermatogenesis, without aleydigism, and increased excretion of follicle-stimulating hormone. J. clin. Endocr. **2**, 615 (1942). — **Kosenow, W.:** Leukocytenkernanhänge und chromosomale Geschlechtsdiagnose. In: Physiologie und Physiopathologie der weißen Blutzellen, hrsg. v. H. Braunsteiner. Stuttgart: Georg Thieme 1959. — **Kulenkampff, H.:** Der 24-Stunden-Mitoserhythmus im Spinalependym der weißen Maus und seine experimentelle Beeinflussung. Z. Anat. Entwickl.-Gesch. **122**, 518—533 (1961). — **Kurosumi, K.:** Electron microscopic analysis of the secretion mechanism. Int. Rev. Cytol. **11**, 1—124 (1961).

**Lazarow, A.,** and **S. J. Cooperstein:** Studies on the mechanism of Janus green B staining of mitochondria. I. Review of the literature. Exp. Cell. Res. **5**, 56—69 (1953). — **Lazarus, S. S.,** and **H. Barden:** Histochemistry and electron microscopy of mitochondrial adenosinetriphosphatase. J. Histochem. Cytochem. **10**, 285—293 (1962). — **Lehman, I. R., M. J. Bessman, E. S. Simms,** and **A. Kornberg:** Enzymatic synthesis of deoxyribonucleic acid. I. Preparation of substrates and partial purification of an enzyme from Escherichia coli. J. biol. Chem. **233**, 163—170 (1958). — **Lehmann, F. E.:** Der Feinbau der Organoide von Amoeba proteus und seine Beeinflussung durch verschiedene Fixierstoffe. Ergebn. Biol. **21**, 88—127 (1958). — **Lehninger, A. L.:** The enzymic and morphologic organization of the mitochondria. Pediatrics **26**, 466—475 (1960). — **Lejeune, J., T. Turpin** et **M. Gautier:** Le mongolisme, maladie chromosomique (trisomie). Bull Acad. nat. Méd. (Paris) **143**, 256—265 (1959). — **Letterer, E., R. Caesar** u. **A. Vogt:** Studien zur elektronenoptischen und immunmorphologischen Struktur des Amyloids. Dtsch. med. Wschr. **85**, 1909—1910 (1960). — **Lettré, H.,** u. **A. Schleich:** Zur Bedeutung der Adenosintriphosphorsäure für Formkonstanz und Formänderungen von Zellen. Protoplasma (Wien) **44**, 314—321 (1955). — **Levan, A.,** and **T. C. Hsu:** Repeated endoreduplication in a mouse cell. Hereditas (Lund) **47**, 69—71 (1961). — **Lewis, W. H.:** Pinocytosis. Bull. Johns Hopk. Hosp. **49**, 17—27 (1931). — **Leybold, K.,** u. **H. J. Staudinger:** Zur Funktion der Mikrosomen. Dtsch. med. Wschr. **87**, 1989—1995 (1962). — **Lindner, E.:** Elektronenmikroskopische Beobachtungen an eisenpositiven Zellen im Rattenuterus. Zbl. allg. Path. path. Anat. **96**, 394—395 (1957). ~ Der elektronenmikroskopische Nachweis von Eisen im Gewebe. Ergebn. allg. Path. path. Anat. **38**, 46—91 (1958). — **Low, F. N.:** Electron microscopy of the lymphocyte. In: The lymphocyte and lymphocytic tissue, edit. by Rebuck. New York: Hoeber 1960. — **Luck, D. J. L.:** The biogenesis of mitochondria in Neurospora.

A summary of present findings. In: Problem e der biologischen Reduplikation, p. 314—324. Berlin-Heidelberg-New York: Springer 1966.

**Malhotra, S. K.:** What is the "Golgi apparatus" in its classical site within the neurones of vertebrates? Quart. J. micr. Sci. **100**, 339—367 (1959). — **Man, J. C. H. de, W. Th. Daems, R. G. J. Willighagen,** and **T. G. van Rijssel:** Electron-dense bodies in liver tissue of the mouse in relation to the activity of acid phosphatase. J. Ultrastruct. Res. **4**, 43—57 (1960). — **Marinesco, M. G.:** Des lésions primitives et les lésions secondaires de la cellule nerveuse. C. R. Soc. Biol. (Paris) **48**, 106—108 (1896). — **Mazia, D.:** Mitosis and the physiology of cell division. In: The Cell, vol. III. New York: Academic Press 1961. — **McClintock, B.:** The relation of a particular chromosomal element to the development of the nucleoli in Zea Mays. Z. Zellforsch. **21**, 294—328 (1934). — **McLean, J. R., G. L. Cohn, J. K. Brandt,** and **M. V. Simpson:** Incorporation of labeled amino acids into the protein of muscle and liver mitochondria. J. biol. Chem. **233**, 657—663 (1958). — **Mechelke, F.:** Spezielle Funktionszustände des genetischen Materials. In: Funktionelle und morphologische Organisation der Zelle. Berlin-Göttingen-Heidelberg: Springer 1963. — **Merriam, R. W.:** Some dynamic aspects of the nuclear envelope. J. Cell Biol. **12**, 79—90 (1962). — **Meves, F.:** Über die Mitochondrien bzw. Chondriokonten in den Zellen junger Embryonen. Anat. Anz. **31**, 399—407 (1907). — **Miller, C. O., F. Skoog, M. H. v. Saltza,** and **F. M. Strong:** Kinetin, a cell division factor from deoxyribonucleic acid. J. Amer. chem. Soc. **77**, 1392 (1955). — **Miller, O. J., W. R. Breg, R. D. Schmickel,** and **W. Tretter:** A family with an XXXXY male, a leukeamic male, and two 21-trisomic mongoloid females. Lancet **1961 II**, 78—79. — **Miller, S. L.:** Production of some organic compounds under possible primitive earth conditions. J. Amer. chem. Soc. **77**, 2351—2361 (1955). — **Mölbert, E.:** Das elektronenmikroskopische Bild der Leberparenchymzelle nach histotoxischer Hypoxydose. Beitr. path. Anat. **118**, 203—227 (1957). — **Mölbert, E., K. Hill** u. **F. Büchner:** Die Kanzerisierung der Leberparenchymzelle durch Diäthylnitrosamin im elektronenmikroskopischen Bild. Beitr. path. Anat. **126**, 218—242 (1962). — **Moericke, V.,** u. **K. E. Wohlfarth-Bottermann:** Zur funktionellen Morphologie der Speicheldrüsen von Homopteren. I. Mitt. Die Hauptzellen der Hauptdrüse von Myzuz persicae (Sulz), Aphididae. Z. Zellforsch. **51**, 157—184 (1960). — **Moore, D. H.,** and **H. Ruska:** The fine structure of capillaries and small arteries. J. biophys. biochem. Cytol. **3**, 457—462 (1957). — **Moulé, Y., C. Rouiller,** and **J. Chauveau:** A biochemical and morphological study of rat liver microsomes. J. biophys. biochem. Cytol. **7**, 547—558 (1960).

**Nass, S.,** and **M. M. K. Nass:** Intramitochondrial fibers with DNA characteristics. II. Enzymatic and other hydrolytic treatments. J. Cell. Biol. **19**, 613—629 (1963). — **Nass, S., M. M. K. Nass,** and **U. Hennix:** Deoxyribonucleic acid in isolated rat-liver mitochondria. Biochim. biophys. Acta **95**, 426—435 (1965). — **Nelson, E., K. Blinzinger,** and **H. Hager:** Ultrastructural observations on phagocytosis of bacteria in experimental (E. coli) meningitis. J. Neuropath. exp. Neurol. **21**, 155—169 (1962). — **Novikoff, A. B., S. Goldfischer, E. Essner,** and **P. Iaciofano:** The relations between acid phosphatase lyosomes and the Golgi apparatus. J. Histochem. Cytochem. **9**, 630 (1961). — **Novikoff, A. B., W.-Y. Shin,** and **J. Drucker:** Mitochondrial localization of oxidative enzymes: staining results with two tetrazolium salts. J. biophys. biochem. Cytol. **9**, 47—61 (1961). — **Nowell, P. C.,** and **D. A. Hungerford:** Chromosome studies on normal and leukemic human leukocytes. J. nat. Cancer Inst. **25**, 85—109 (1960).

**Oehlert, W.:** Autoradiographische Untersuchungen zur Ribonukleinsäure-Synthese in den verschiedenen Strukturen der Zelle. Beitr. path. Anat. **124**, 311—350 (1961). — **Östergren, G.:** The mechanismen of co-orientation in bivalents and multivalents. The theory of orientation by pulling. Hereditas (Lund) **37**, 85—156 (1951). — **Oparin, A.:** Die Entstehung des Lebens auf der Erde. Berlin: Dtsch. Verl. d. Wiss. 1957. ~ Das Leben. Seine Natur, Herkunft und Entwicklung. Stuttgart: Gustav Fischer 1963. — **Opie, E. L.:** Mobilization of basophile substance (ribonucleic acid) in the cytoplasm of liver cells with the production of tumors by butter yellow. J. exp. Med. **84**, 91—106 (1946). — **Oró, J.:** Mechanism of synthesis of adenine from hydrogen cyanide under possible primitive earth conditions. Nature (Lond.) **191**, 1193—1194 (1961).

**Palade, G. E.:** A small particulate component of the cytoplasm. J. biophys. biochem. Cytol. **1**, 59—68 (1955). ~ A small particulate component of the cytoplasm. In: Frontiers in Cytology. New Haven: Yale University Press 1958. — **Palay, S. L.:** On the appearance of absorbed fat droplets in the nuclear envelope. J. biophys. biochem. Cytol. **7**, 391—392 (1960). — **Pelling, G.:** Chromosomal synthesis of ribonucleic acid as shown by incorporation of uridine labelled with tritium. Nature (Lond.) **184**, Suppl. 9, 655—656 (1959). — **Peveling, E.:** Elektronenmikroskopische Untersuchungen an Zellkernen von Cucumus sativus L. Planta (Berl.) **56**, 530—554 (1961). — **Pichotka, J.:** Tierexperimentelle Untersuchungen zur pathologischen Histologie des akuten Höhentodes. Beitr. path. Anat. **107**, 117—155 (1942). — **Porter, K. R.:** The endoplasmatic reticulum: Some current interpretations of its forms and functions. Proc. I. IUB/IUBS Symp. Acad. Press, London 1961, vol. I. — **Porter,**

**K. R., A. Claude,** and **E. Fullam:** A study of tissue culture cells by electron microscopy. Methods and preliminary observations. J. exp. Med. **81,** 233—246 (1945). — **Porter, K. R.,** and **R. D. Machado:** Studies on the endoplasmic reticulum. IV. Its form and distribution during mitosis in cells of onion root tip. J. biophys. biochem. Cytol. **7,** 167—180 (1960). — **Prescott, D. M.:** The growth-duplication cycle of the cell. Int. Rev. Cytol. **11,** 255—282 (1961). ~ Symposium: Synthetic processes in the cell nucleus. II. Nucleic acid and protein metabolism in the macronuclei of two ciliated protozoa. J. Histochem. Cytochem. **10,** 145—153 (1962).

**Quastler, H.,** and **F. G. Sherman:** Cell population kinetics in the intestinal epithelium of the mouse. Exp. Cell Res. **17,** 420—438 (1959).

**Richter, G. W.:** Electron microscopy of hemosiderin: Presence of ferritin and occurence of crystalline lattices in hemosiderin deposits. J. biophys. biochem. Cytol. **4,** 55—58 (1958). — **Roberts, H. S.:** Mechanismus of cytokinesis: A critical review. Quart. Rev. Biol. **36,** 155—177 (1961). — **Rose, G. G.,** and **J. S. Stehlin:** The Golgi complex and melanin elaboration of human melanomas in tissue culture. Cancer Res. **21,** 1455—1460 (1961). — **Rosenbaum, R. M.,** and **C. I. Rolon:** Intracellular digestion and hydrolytic enzymes in the phagocytes of planarians. Biol. Bull. **118,** 315—323 (1960). — **Ruska, H.:** Das System der Zelle. Studium gen. (Heidelb.) **12,** 133—142 (1959). — **Ruska, H., G. A. Edwards,** and **R. Caesar:** A concept of intracellular transmission of excitation by means of the endoplasmic reticulum. Experientia (Basel) **14,** 117—120 (1958).

**Scharrer, E.,** and **S. Brown:** Neurosecretion. XII. The formation of neurosecretory granules in the earthworm, Lumbricus terrestris L. Z. Zellforsch. **54,** 530—540 (1961). — **Scherbaum, O. H.:** Possible sites of metabolic control during the induction of synchronous cell division. Ann. N.Y. Acad. Sci. **90,** 565—579 (1960). — **Scheving, L. E.:** Mitotic activity in the human epidermis. Anat. Rec. **135,** 7—20 (1959). — **Schneider, W. C.:** Mitochondrial metabolism. Advanc. Enzymol. **21,** 1—72 (1959). — **Schrader, F.:** Mitose. Die Bewegungen der Chromosomen bei der Zellteilung. Wien: Franz Deuticke 1954. — **Schultze, B.,** and **W. Oehlert:** Autoradiographic investigation of incorpofation of H³-thymidine into cells of the rat and mouse. Science **131,** 737—738 (1960). — **Schulz, H.:** Die submikroskopische Pathologie der Cytosomen in den Alveolarmakrophagen der Lunge. Beitr. path. Anat. **119,** 71—91 (1958). — **Schwarzacher, H. G.:** Die Beziehungen zwischen Geschlechtschromatin und Geschlechtschromosomen. Wien. klin. Wschr. **74,** 481—484 (1962). — **Sharma, S. P.,** and **S. L. Manocha:** The classical Golgi apparatus in the vertebrate nerve cells. Experientia (Basel) **18,** 135—136 (1962). — **Siekevitz, P.,** and **G. F. Palade:** A cytochemical study on the pancreas of the guinea pig. II. Functional variations in the enzymatic activity of microsomes. J. biophys. biochem. Cytol. **4,** 309—318 (1958). ~ A cytochemical study on the pancreas of the guinea pig. V. In vivo incorporation of leucine-1-C¹⁴ into the chymotrypsinogen of various cell fractions. J. biophys. biochem. Cytol. **7,** 619—630 (1960). — **Sievers, A.:** Funktion des Golgi-Apparates in pflanzlichen und tierischen Zellen. In: Sekretion und Exkretion, S. 89—111. Berlin-Heidelberg-New York: Springer 1965. — **Sjöstrand, F. S.:** The ultrastructure of cells as revealed by the electron microscope. Int. Rev. Cytol. **5,** 455—533 (1956). — **Sjöstrand, F. S.,** and **V. Hanzon:** Ultrastructure of Golgi apparatus of exocrine cells of mouse pancreas. Exp. Cell Res. **7,** 415—429 (1954). — **Staubesand, J.,** u. **W. Schmidt:** Zur Histophysiologie des Herzbeutels. I. Mitt. Elektronenmikroskopische Beobachtungen an den Deckzellen des Peri- und Epikards. Z. Zellforsch. **53,** 55—68 (1960). — **Staudinger, H.,** u. **M. Staudinger:** Die makromolekulare Chemie und ihre Bedeutung für die Protoplasmaforschung. In: Protoplasmatologia, Bd. 1/I. Wien: Springer 1954. — **Stich, H.:** Stoffe und Strömungen in der Spindel von Cyclops strenuus. Ein Beitrag zur Mechanik der Mitose. Chromosoma (Berl.) **6,** 199—236 (1954). — **Stoeckenius, W.:** Golgi-Apparat und Centriol menschlicher Plasmazellen. Frankfurt. Z. Path. **68,** 404—409 (1957). ~ Some observations on negatively stained mitochondria. J. Cell Biol. **17,** 443—454 (1963). — **Straus, W.:** Rapid cytochemical identification of phagosomes in various tissues of the rat and their differentiation from mitochondria by the peroxidase method. J. biophys. biochem. Cytol. **5,** 193—204(1959). ~ Cytochemical observations on the transport of intravenously injected horseradish peroxidase and təh development of phagosomes in the cells of the kidney of the rat. Exp. Cell Res. **22,** 282—291 (1961). — **Swann, M. M.:** The mechanism of cell division. Experiments with ether on the sea urchin egg. Exp. Cell Res. **7,** 505—517 (1954). — **Swanson, C. P.:** Cytologie und Cytogenetik. Stuttgart: Gustav Fischer 1960.

**Tanaka, H., M. Hanaoka,** and **S. Amano:** Observations on the centriole of interkinetic blood cells under the electron microscope by ultra-thin sections. Relationship between the centrioles and Golgi canaliculi. Acta haemat. jap. **20,** 85—98 (1957). — **Themann, H.:** Zur elektronenmikroskopischen Darstellung von Glykogen und die Beziehungen der Zellorganellen bei der Glykogensynthese und der Glykogenolyse. Verh. dtsch. path. Ges. **45,** 291—296 (1961). — **Thoenes, W.:** Feinstrukturen des normalen und des funktionsgestörten Nephron. Verh. dtsch. Ges. Path. **49,** 14—45 (1965). — **Thoenes, W.,** u. **P. Bannasch:** Elektronen- und lichtmikroskopische Untersuchungen am Cytoplasma der Leberzellen nach akuter und chronischer Thioacetamid-Vergiftung. Virchows Arch. path. Anat. **335**, 556—583 (1962). — **Tschermak-Woess, E.:** Strukturtypen der Ruhekerne von Pflanzen und Tieren. In: Protoplasmatologia, Bd. V/1. Wien: Springer 1963. — **Tuppy, H.,** u. **E. Wintersberger:** Mitochondrien als Träger genetischer Information. In: Probleme der biologischen Reduplikation, S. 325—335. Berlin-Heidelberg-New York: Springer 1966. — **Turner, H. H.:** A syndrome of infantilism congenital, webbed neck and cubitus valgus. Endocrinology **23**, 566—574 (1938).

**Virchow, R.:** Cellular-Pathologie. Virchows Arch. path. Anat. 8, 3—39 (1855). — **Vogell, W.:** Struktur und funktionelle Biochemie der Mitochondrien. I. Die Morphologie der Mitochondrien. In: Funktionelle und morphologische Organisation der Zelle. Berlin-Göttingen-Heidelberg: Springer 1963.

**Walker, P. M. B.,** and **H. B. Yates:** Some nuclear components of dividing cells. Proc. roy. Soc. B **140**, 274—299 (1952). — **Warner, J. R., A. Rich,** and **C. E. Hall:** Electron microscope studies of ribosomal clusters synthesizing hemoglobin. Science **138**, 1339—1403 (1962). — **Watson, J. D.,** and **F. H. C. Crick:** Molecular structure of nucleic acids. Nature (Lond.) **171**, 737—738 (1953). — **Wendler-Deane, H.,** and **K. R. Porter:** A comparative study of cytoplasmic basophilia and the population density of ribosomes in the secretory cells of mouse seminal vesicle. Z. Zellforsch. **52**, 697—711 (1960). — **Wettstein, F. O., T. Staehelin,** and **H. Noll:** Ribosomal aggregate engaged in protein synthesis: Characterization of the ergosome. Nature (Lond.) **197**, 430—435 (1963). — **Whaley, W. G.:** Proposals concerning replication of the Golgi apparatus. In: Probleme der biologischen Reduplikation, S. 340—370. Berlin-Heidelberg-New York: Springer 1966. — **Wintersberger, E.,** u. **H. Tuppy:** DNA-abhängige RNA-Synthese in isolierten Hefe-Mitochondrien. Biochem. Z. **341**, 399—408 (1965). — **Wischnitzer, S.:** The ultrastructure of the nucleus and nucleocytoplasmic relations. Int. Rev. Cytol. **10**, 137—162 (1960). — **Wittekind, D.:** Untersuchungen zur Frage der Eiweißaufnahme in kernhaltigen Zellen des peripheren Blutes und in Ergußhistocyten (Pinocytose). Schweiz. med. Wschr. **90**, 1264—1265 (1960). — **Wohlfarth-Bottermann, K. E.:** Protistenstudien VII. Die Feinstruktur der Mitochondrien von Paramecium caudatum. Z. Naturforsch. **11**b, 578—581 (1956). ~ Gestattet das elektronenmikroskopische Bild Aussagen zur Dynamik in der Zelle? Cytologische Studien VI. Z. Zellforsch. **50**, 1—27 (1959) ~ Protistenstudien X. Licht- und elektronenmikroskopische Untersuchungen in der Amöbe Hyalodiscus simplex n. sp. Protoplasma (Wien) **52**, 58—107 (1960). ~ Cytologische Studien VIII. Zum Mechanismus der Cytoplasmaströmung in dünnen Fäden. Protoplasma(Wien) **54**, 1—26 (1961). ~ Morphologische Aspekte der Mitochondrienvermehrung. In: Probleme der biologischen Reduplikation, S. 289—310. Berlin-Heidelberg-New York: Springer 1966. — **Wolpert, L.:** The mechanics and mechanism of cleavage. Int. Rev. Cytol. **10**, 163—216 (1960). — **Woodard, J., E. Rasch,** and **H. Swift:** Nucleic acid and protein metabolism during the mitotic cycle in Vicia faba. J. biophys. biochem. Cytol. **9**, 445—462 (1961).

**Yamada, E.:** A peculiar lamellated body observed in the cells of the pigment epithelium of the retina of the bat, Pipistrellus abramus. J. biophys. biochem. Cytol. **4**, 329—330 (1958).

# Cytochemie der Blutzellen

Von

## Hans Merker

Mit 27 Abbildungen

## A. Einleitung

Im Mittelpunkt der folgenden Abhandlung stehen den Hämatologen interessierende Aspekte der chemischen Komposition und des Metabolismus der Blutzellen und ihrer Vorstufen in den blutbildenden Geweben, soweit die in Frage kommenden Stoffnachweise durch „in situ"-Methoden geführt und durch das Lichtmikroskop beobachtet werden können. Wesentliche Hilfsmittel dieser „mikroskopischen" Cytochemie sind empirische Farbreaktionen und die Methoden der analytischen Biochemie. Der Anwendung gezielter cytochemischer Reaktionen und Untersuchungen liegt das Bestreben des Hämatologen zugrunde, Unterschiede nicht nur formaler sondern auch metabolischer Natur zwischen gesunden und erkrankten Blutzellen herauszuarbeiten, diagnostisch zu nutzen, sie zu beobachten und so von der Einzelzelle her in die tiefere Problematik der Blutkrankheiten vorzustoßen.

Wie bei allen Zellen des Organismus handelt es sich auch bei den Blutzellen um *Grundeinheiten der lebenden Substanz*. Man findet bei ihnen vielfältig jene Eigenschaften, die sich an das Phänomen Leben knüpfen. Im Verlaufe von Reifung und Ausdifferenzierung kann in einzelnen Zellreihen die Fähigkeit zu bestimmten Lebensäußerungen dann verloren gehen, wenn — wie z. B. bei den Erythrocyten — ganze Teile der cellulären Organisation zugunsten eines besonders hohen Differenzierungsgrades aufgegeben werden, der zur Erfüllung spezifischer Aufgaben im Organismus erforderlich ist. Zellen ganz allgemein stellen hochgeordnete polyphasische Stoffwechselsysteme auf kleinstem Raume dar, die bei aller Variabilität der äußeren Erscheinungsformen doch immer nach dem gleichen Grundprinzip aufgebaut sind. Ihre Ordnung, errichtet und gefördert durch umfangreiche Membransysteme, stellt ein wirkungsvolles Hilfsmittel zur Regulierung und Steuerung des intracellulären Stoffwechselgeschehens dar und wird unter ständigem Energieverbrauch durch dynamische Fließgleichgewichte aufrechterhalten und den Erfordernissen angepaßt. Diese Ordnung tritt schon bei den Molekülen in Erscheinung. Immer wieder in gleicher Aminosäurensequenz und Bausteinfolge werden die zelleigenen Makromoleküle aufgebaut, die zusammen mit anderen kleinen Molekülen und Ionen auch supramolekulare Strukturen zu bilden in der Lage sind wie z. B. Chromosomen oder Mikrosomen. Supramolekulare Strukturen können sich ihrerseits auf einer noch höheren Ordnungsstufe zu Kompartimenten formen. Auf diese Weise entstehen der Zellkern, die Mitochondrien und andere Zellorganellen. In Abb. 1 sind die verschiedenen elektronenmikroskopisch erkennbaren Zellstrukturen und Raumsysteme schematisch in ihrem räumlichen Zusammenhang dargestellt. Die hier nicht aufgeführten Lysosomen entsprechen fakultativen Vesikeln, die sich aus der Golgi-Zone entwickeln

und das Cytoplasma durchwandern (s. auch Kap. S. 177). In den dargestellten Kompartimenten, den membranbegrenzten Stoffwechselräumen der
Zelle, finden sich kompartimenteigene Moleküle und Makromoleküle mit besonderen Stoffwechselaufgaben. Wie die verschiedenen Teile eines Orchesters sind
die einzelnen Zellorganellen selbst wohl zu Stoffwechseläußerungen und Teilreaktionen in der Lage, doch erst ihr Zusammenwirken in der cellulären Gesamt-
organisation unter der Hand eines Dirigenten, dem Zellkern, führt zu jener
Sinfonie des Stoffwechsels, die das Eigenleben der Zelle mit seinen charakteristischen Äußerungen und spezifischen Leistungen ermöglicht.

Die Erforschung der grundlegenden Gesetzmäßigkeiten des Lebens obliegt der
allgemeinen Biochemie. Der Cytochemie, genauer der Topochemie der Zelle, fällt

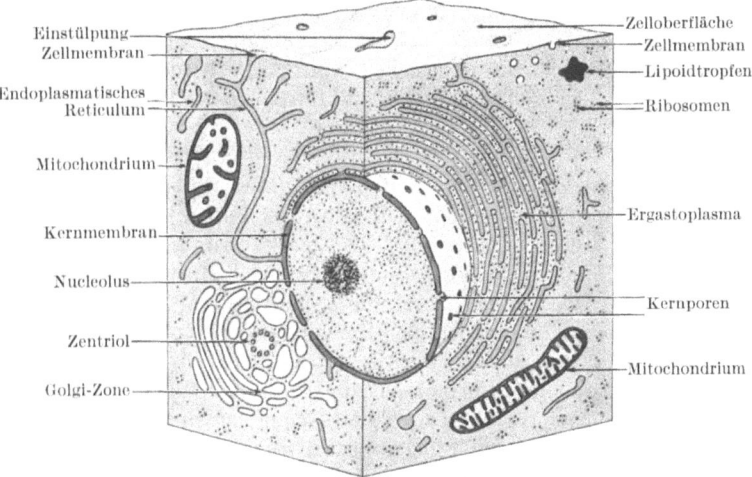

Abb. 1. Schema der wichtigsten elektronenmikroskopisch erkennbaren Zellstrukturen in ihrem räumlichen
Zusammenhang (aus WOHLFARTH-BOTTERMANN, 1963). Dargestellt sind auch die verschiedenen voneinander
getrennten Raumsysteme im Zelleib. Nicht dargestellt sind die Lysosomen

die Aufgabe zu, sich mit den besonderen Verhältnissen in diesen Grundeinheiten
des Lebens und ihrer funktionellen Organisation auseinanderzusetzen. Die hoch-
differenzierten Blutzellen, die leicht zu Untersuchungszwecken entnommen werden können, bieten mit ihren verschiedenen Eigenschaften hierzu wichtige Ansatzpunkte. *Cytochemie ist Morphologie und Biochemie zugleich.* Die Cytochemie hat
sich deshalb in erster Linie mit jenen Methoden und Ergebnissen zu befassen, die
etwas über die chemische Natur der Bausteine und Strukturen des Zellkörpers
aussagen. Die Kenntnis der stofflichen Strukturzusammensetzung allein gibt aber
noch keine Hinweise auf die Dynamik des Stoffwechselgeschehens selbst, das die
Zellstrukturen in ständigem Bausteinaustausch unterhält und so die funktionellen
Leistungen der Zelle ermöglicht. So hat sich die Zellchemie auch mit der Analyse
von Stoffwechselvorgängen, Reaktionsketten und Fließgleichgewichten zu befassen, wie sie unter Einbeziehung der mannigfaltigen intracellulären Strukturen
ablaufen. Hierzu bedient sie sich besonderer Aufbereitungsverfahren, wie z. B der
differentiellen Zentrifugation von Zellaufschlüssen und Zellhomogenaten, welche
— wie zahlreiche andere nicht mikroskopische Untersuchungs- und Aufbereitungs-
methoden — nicht Gegenstand der Besprechung in diesem Kapitel sind. Immer
deutlicher zeigt die zellchemische Forschung, daß Statik und Dynamik, d.h.
Struktur und Funktion, die schon im Bereich des Mikroskopischen eng verknüpft
sind, ihre Grenzen in den molekularen Dimensionen vollends verlieren. Ebenso

verwischen sich die Grenzen zwischen den klassischen Disziplinen Morphologie, Physiologie und Biochemie, die Hauptträger der Zellforschung sind und ohne deren fruchtbares Zusammenwirken — nicht zuletzt auf methodischem Gebiet — die gewaltigen Fortschritte der Zellbiologie in den letzten beiden Dezennien nicht zustande gekommen wären. Auch in der Hämatologie, einem Fachgebiet, das von seinem Ursprung her in besonderer Weise der Morphologie und der Zellenlehre verbunden ist, haben Biochemie und Cytochemie zu neuen Erkenntnissen geführt. Immer häufiger verlangt die Diagnostik nach einer Aussage, die auch von der morphologischen Seite die Stoffwechselsituation oder stoffliche Besonderheiten bestimmter Blutzellen herausstellt und den herkömmlichen, aber stoffwechsel-dynamisch indifferenten morphologischen Zellbefund ergänzt. Dies ist um so be-deutungsvoller, als die hämopoetischen Zellsysteme rasch proliferieren und des-halb einen intensiven Stoffwechsel aufweisen, der auch vielen zirkulierenden Blut-zellen eigen ist und der zusammen mit der Befähigung der meisten Blutzellen zu Phagocytose und Athrocytose zu raschen und diagnostisch interessanten Ände-rungen in der stofflichen Zellkomposition führen kann.

## Zur Entwicklung der mikroskopischen Cytochemie

Den Hauptteil ihrer Arbeitsmethoden entnimmt die mikroskopische Cyto-chemie der Histochemie und bedient sich somit der Hilfsmittel des Morphologen. Folgt man der Auffassung von PEARS (1960), so kann man den Ursprung dieses Forschungsgebietes bis in die Anfänge der Histologie selbst zurückverfolgen. Die moderne Cyto- und Histochemie setzt dieser Auffassung zufolge lediglich eine kontinuierliche Entwicklung fort, die 1825 mit RASPALL und der ersten An-wendung der Jodreaktion für Stärke an botanischen Objekten begonnen hat. Hilfsmittel und Untersuchungsprinzipien sind im wesentlichen gleich geblieben, wenn auch die modernen Erkenntnisse der Gegenwartsforschung, insbesondere auf dem Gebiet der Chemie und Biochemie, zu neuen Methoden geführt und die alten bewährten Verfahren einem besseren theoretischen Verständnis zugänglich gemacht haben. Demgegenüber vertritt LISON, der mit seinem Werk „Histochimie animale" (1930) entscheidende Impulse für die gegenwärtige Expansion der Zell-chemie gesetzt hat, eine andere Ansicht. LISON betont, wie grundlegend sich die gegenwärtige Arbeitsrichtung von der historischen unterscheidet. Seiner Auf-fassung nach ist überhaupt ein neues Fachgebiet entstanden. Ausführliche Dar-stellungen historischer Details finden sich bei LISON (1930), PEARS (1960) und bei SANDRITTER (1964). Einige Angaben sind, soweit sie dem Verständnis des Vor-getragenen dienen, den einzelnen nachfolgenden Abschnitten beigefügt.

Auch die Hämatologie ist von der Entwicklung erfaßt und in allen Zweigen bestrebt, sich die alten wie auch die in den letzten Dezennien geschaffenen neuen Möglichkeiten gezielter zellchemischer Untersuchungsverfahren nutzbar zu machen. Dem Arzt und Hämatologen vermittelt das leicht verfügbare Licht-mikroskop das Ergebnis. So ist die mikroskopische Cytochemie die tragende Säule der praktisch angewandten hämatologischen Cytochemie, die Gegenstand dieses Kapitels ist. Mikrochemische Reaktionen erlauben Aussagen über die chemische Natur von Strukturen und paraplasmatischen Substanzen innerhalb der Blut-zellen. Unter Ausnutzung vorhandener reagibler Gruppen oder aber erst nach deren Freisetzung werden gefärbte Endprodukte dort erzeugt, wo die Reaktion stattgefunden hat. Auf diesem Wege läßt sich eine Reihe von Stoffen lokalisieren und es sind, soweit quantitativ verlaufende Farbreaktionen eingesetzt werden können, auch Aussagen über deren Mengenverhältnisse möglich. Um die Aktivität einzelner Enzyme dem Auge sichtbar zu machen, ist die Kopplung einer für mikro-skopische Zwecke geeigneten farbstoffbildenden Abfangreaktion mit der eigentlichen Fermentreaktion ein sehr gebräuchlicher Weg. So entstehen auch bei Anwendung enzymcytochemischer Methoden intracelluläre, meist intracytoplasmatische Farbstoffpräcipitate, die eine Anfärbung der Zellen von unterschiedlicher Intensität bewirken. Eine Einschränkung ist jedoch zu machen, die für die meisten cytochemischen Reaktionen gilt und die bei der Interpretation der erhobenen Befunde zu berücksichtigen ist: Fällt eine cytochemische Reaktion negativ aus, so kann dies nur bedeuten, daß mit der angewandten Methodik der Stoffnachweis nicht gelungen ist. Eine negative Reaktion bedeutet jedoch nicht in jedem Falle, daß tatsächlich der untersuchte Stoff oder das gesuchte Ferment in der betreffenden Struktur nicht vorhanden ist (vgl. auch LENNERT et al., 1963).

## Bemerkungen zur „Färbechemie"

Die Theorie der Färbung von Zell- und Gewebsstrukturen und der Wechsel der Ansichten zu diesem vielschichtigen Problem biologischer Forschung im Laufe der Zeit stellt ein wichtiges und noch im Fluß befindliches Kapitel auch für die Histochemie dar. Es kann hier nur im Zusammenhang mit der Frage, inwieweit der Hämatologe aus Färbungen mit den klassischen panoptischen Färbegemischen gezielte Rückschlüsse auf stoffliche Eigenschaften der so angefärbten Blutzellstrukturen ziehen kann, gestreift werden. Hierbei ist auch zu fragen, ob die alten Begriffe von Acido- und Basophilie, die in hämatologischen Zelluntersuchungen Verwendung finden, zu Recht bestehen. „Panoptische" Färbeverfahren, wie z.B. die nach PAPPENHEIM, welche bekanntlich eine Kombination der Färbungen von JENNER, MAY, GRÜNWALDT und GIEMSA darstellt oder diejenige von WRIGHT, sind in der ganzen Welt verbreitet (s. Kap. Färbemethoden). Ihre Anwendung bildet die Grundlage jeglicher morphologischen Blutuntersuchung und ihre bleibende Bedeutung für diesen Zweck ist unbestritten. Der Zusatz „panoptisch" ist jedoch insofern nicht zutreffend, als mit diesen Färbungen keineswegs alle Zellbestandteile, wie ursprünglich angenommen, dargestellt werden (vgl. auch HERTL, 1959). Als panoptisch galt insbesondere die Jenner-May-Grünwaldt-Giemsa-Färbung.

Die in den klassischen Färbungen der Hämatologen verwendeten Farbstoffgemische wurden empirisch zusammengestellt und auf die visuell beste Unterscheidung von Zellkern und Cytoplasma abgestimmt. Es lag dabei die Vorstellung zugrunde, daß die basischen Farbanteile eine Anfärbung der sauren Bestandteile des Zellkernes und des Cytoplasmas bewirken, also der Nucleinsäuren und der sauren Proteine, und die sauren Farbkomponenten eine Anfärbung der basischen Zellanteile, die sich vor allem im Cytoplasma und im Nucleolus befinden. EHRLICH (1878, 1898) hat erstmals Anilinfarben als mikrochemische Reagenzien für saure, neutrale und basische Zellbestandteile verwendet und die *chemische Theorie der Färbung* begründet. Er benutzte die Triazid-Färbung, deren Farbkomponenten aus dem basischen Methylgrün und den sauren Farbstoffen Fuchsin und Orange bestehen. Auch die Einteilung der Auxochrome in „basische" und „saure" Farbstoffe stammt von ihm. Sauer bedeutet in diesem Zusammenhang, wie wir heute wissen, daß sich der farbstofftragende Farbanteil in wäßriger Lösung wie eine Säure verhält, elektrisch negativ geladen ist und deshalb zur Anode wandert. Bei einem basischen Farbstoff verhält sich der farbstofftragende Farbanteil in wäßriger Lösung wie ein Metall, ist positiv geladen und wandert deshalb zur Kathode.

An dieser Stelle soll auch bemerkt werden, daß die Annahme, ein basischer Farbstoff reagiere alkalisch, ebenso falsch ist wie die Annahme, ein saurer Farbstoff reagiere sauer. Der Grund hierfür liegt darin, daß basische Farbstoffe keine Basen darstellen, sondern deren Salze, und daß auch die sauren Farbstoffe in der Regel keine Säuren sind, sondern ebenfalls deren Salze (vgl. HARMS, 1959).

Schon um die Jahrhundertwende konnte geklärt werden, daß die basischen Farbstoffe salzartige Verbindungen mit den Phosphatgruppen der Nucleinsäuren und der anderen sauren Gewebsbestandteile eingehen (Pappenheim, 1901; Bethe, 1905). In der Folgezeit zeigte sich aber, daß die Ehrlichsche Konzeption einer rein chemisch verursachten Farbakkumulation nicht oder nicht allein zutrifft. Aufbauend auf den Befunden von Bethe konnte Pischinger 1926 die Bedeutung des Umladebereichs oder isoelektrischen Punktes (IEP) der verschiedenen Zell- und Gewebsstrukturen als Ursache für ihre unterschiedliche Anfärbbarkeit herausarbeiten.

Der IEP eines Eiweißkörpers oder auch eines Farbstoffes ist der pH-Wert, bei welchem der Eiweißkörper oder der Farbstoff im elektrischen Feld nicht wandert. Die komplizierten Eiweißverbindungen, ihrer elektrostatischen Ladung nach in unterschiedlichem Grade amphoter reagierend, verhalten sich auf der sauren Seite des IEP wie ein Kation, auf der basischen Seite des IEP wie ein Anion.

Durch diese Untersuchungen wurde das Fundament für die *elektrostatische Färbungstheorie* gelegt (vgl. auch Zeiger, 1938). Nach der elektrostatischen Theorie ist für die Ehrlichschen Begriffe von der Acido- und Basophilie eine Korrektur erforderlich.

Diese Begriffe waren seinerzeit auch nicht allgemein anerkannt. So sprach beispielsweise v. Möllendorff (1924) von einer Durchtränkungs- oder Niederschlagsfärbung an Stelle von acidophiler oder basophiler Färbbarkeit. Nicht der Säuren- oder Basencharakter einer Struktur, sondern deren Oberflächengestaltung, die Strukturdichte und die Farbflockung an den Oberflächen seien das Bestimmende für die histologische Färbung. Allerdings konnte die Beweisführung von v. Möllendorff nicht überzeugen und muß heute als überholt angesehen werden (Harms, 1959).

Aus den Untersuchungen Pischingers hat sich die wichtige Feststellung ergeben, daß die Begriffe Acido- und Basophilie relative Begriffe darstellen, die auf das Milieu zu beziehen sind, in dem gefärbt wird. *So sind Wasserstoffionenkonzentration der Farblösung einerseits wie auch elektrostatische Ladung der Gewebskolloide andererseits jene Faktoren, die die Farbbindung an die Struktur im wesentlichen bewirken.*

Aus den grundlegenden Untersuchungen Pischingers folgt umgekehrt, daß aus der Art der Farbbindung auch auf die elektrostatische Ladung und damit auf das physiko-chemische Verhalten gefärbter Strukturen geschlossen werden kann.

Hier interessiert besonders der apparente Umladebereich oder IEP der Gewebselemente und Strukturen. Um diesen bestimmen zu können, benötigt man im Reihenversuch Färbungen mit abgestuften gepufferten Lösungen mit nicht umladbaren Farbstoffen, z.B. in vereinfachter Form mit Methylenblau. Der IEP wird durch Feststellung des Erlöschens der sichtbaren Farbbindefähigkeit ermittelt. Je stärker basophil eine Struktur ist, desto länger bleibt ihre Färbbarkeit gegenüber Farbstofflösungen von sinkendem pH erhalten und desto selektiver treten jene Strukturen hervor, die bei niedrigem pH noch gefärbt bleiben. Auch mit dem basischen Fluorochrom Acridinorange ist die Bestimmung des isoelektrischen Punktes möglich (s. Kap. S. 144). Inwieweit distinkte isoelektrische Bereiche der intracellulären Strukturen hinweisend sind für ihre chemische Natur liegt bei verschiedenen Eiweißkörpern fest oder steht noch in Diskussion. In der praktischen Anwendung dieses Verfahrens stellt sich der Histologe auf den Standpunkt, daß es sich mit großer Wahrscheinlichkeit um Nucleinsäuren handelt, wenn sich ein Substrat mit der Methylenblaureihe bei variiertem pH noch bis pH 3 anfärbt. Färbt sich das Substrat bis pH 1,5 herunter an, so darf vermutet werden, daß es sich um Mucopolysaccharide handelt (vgl. auch Graumann, 1965). Nach Alkoholfixierung und Paraffineinbettung bleiben im histologischen Schnitt die in organischen Flüssigkeiten nicht löslichen Stoffe, das sind hauptsächlich die Eiweißkörper, zurück. In ein wäßriges Medium zurückgebracht, erlangen diese Eiweißkörper ihre für Ampholyte eigentümlichen elektrostatischen Eigenschaften zurück, die vom Dissoziationsverhältnis der basischen $NH_2$ und der sauren COOH-Gruppen bestimmt werden. [Die Pischingersche Vorschrift zur Bestimmung des isoelektrischen Punktes findet sich bei Romeis (1948) § 1264.]

Voraussetzung für das beschriebene Vorgehen zur Bestimmung des isoelektrischen Punktes ist, daß sich das untersuchte Zellmaterial in einem Zustand befindet, in dem das Dissoziationsverhältnis zwischen basischen und sauren Gruppen ermittelt werden kann. Die Fixierung der Zellen bewirkt in unterschiedlichem Grade eine Verschiebung des IEP, der besonders nach Formolfixierung infolge Methylierung der $NH_2$-Gruppen zur sauren Seite hin erfolgt. An fixiertem, d. h. durch Einwirkung von Alkohol, Formalin, Sublimat oder Osmiumsäure behandelten Zellen oder Geweben (Blutausstriche) kann nur die grobe Faustregel aufgestellt werden, daß saure, also „basophile" Gewebsbestandteile oder Zellstrukturen, vorzugsweise von basischen Farbstoffen angefärbt werden und basische, d. h. „acidophile" Gewebsbestandteile oder Zellstrukturen von sauren Farbstoffen (HARMS, 1959). Hierbei ist zu berücksichtigen, daß saure Farbstoffe zu den Zellstrukturen in geringerem Maße in Beziehungen treten als basische Farbstoffe. Basische Farbstoffe färben vor allem beide Nucleinsäuren in den Zellen an. Dies wird auch mit den panoptischen Färbungen erreicht, ohne daß es sich jedoch hierbei um eine quantitative Anfärbung handelt. In den letzten Jahren jedoch ist für mehrere basische Farbstoffe eine stöchiometrische Verbindung mit Nucleinsäure nachgewiesen worden, so z. B. für Methylgrün, Toluidinblau und für Kristallviolett (Lit. bei SANDRITTER, 1964). Basische Farbstoffe haben im allgemeinen ein niedrigeres Molekulargewicht als saure Farbstoffe und können deshalb leichter penetrieren (vgl. GURR, 1962). Basische Farbstoffe werden auch gewöhnlich benutzt zur Anfärbung von Mitochondrien, wie z. B. Janusgrün, Methylenblau oder Toluidinblau. Die gleichen Zellstrukturen können aber auch mit dem sauren Farbstoff Fuchsin angefärbt werden, der entweder als Farbbase oder als Farbsäure reagiert.

Saure Farbstoffe gehen eine Bindung mit freien basischen Gruppen der Zellstrukturen bei niedrigem pH ein. Auf diesem Wege kann der Gesamtproteingehalt von Zellen erfaßt werden (s. S. 153). Gezielte cytochemische Aussagen mit sauren und basischen Farbstoffen sind für bestimmte Farbstoffe unter bestimmten Untersuchungsbedingungen möglich. So wird beispielsweise der hohe isoelektrische Punkt der Histone von pH 11 zur selektiven Anfärbung mit dem sauren Farbstoff Fastgreen oder Echtgrün benutzt (KRAUSS, 1964).

Aus dem Dargelegten wird deutlich, daß die in der Hämatologie gebräuchlichen panoptischen Färbungen nur in sehr grobem Maße Rückschlüsse zulassen auf das Vorhandensein basophiler und acidophiler Zellstrukturen. Durch die Art der Vorbehandlung, insbesondere durch die Fixation, ist der isoelektrische Punkt der Gewebsstrukturen in der Regel verschoben und damit die Farbbindung verändert.

Ein biologisch wichtiger Wechsel von Basophilie zur Acidophilie findet in den erythropoetischen Zellen im Knochenmark statt. Er ist gleichbedeutend mit einer zunehmenden Hämoglobinisierung, deren Verlauf an den fixierten Erythroblasten nach PAPPENHEIM gefärbter Präparate mit der oben angegebenen Einschränkung grob abgelesen werden kann.

Die hinsichtlich ihrer cytochemischen Aussage unbestimmte Färbung von Blutzellen mit panoptischen Farbstoffgemischen kann eine gezielte cytochemische Aussage dann zulassen, wenn *enzymatische Digestionsmethoden* zu Hilfe genommen werden. Behandelt man das zu untersuchende Präparat mit einem Enzym, welches eine intracelluläre Verbindung spezifisch in Lösung zu bringen in der Lage ist, wie z. B. Ribonuclease oder Desoxyribonuclease, dann ergibt der Vergleich der Präparate mit und ohne Enzymbehandlung Informationen von hoher Spezifität. Die cytoplasmatische Basophilie, d. h. die durch Ribonucleinsäure bedingte Anfärbung, fällt weg, wenn eine Ribonucleasebehandlung vor der Anfärbung stattgefunden hat (s. S. 140). Analog läßt sich die Digestion mit Desoxyribonuclease oder anderen Enzymen ausführen. Das Prinzip dieser Untersuchungstechnik geht auf MIESCHER (1878) zurück (Zellkernverdauung mit Pepsin, Anwendung verschiedener Säuren und Alkalien). Digestionsmethoden gewinnen an

Wert, wenn zuvor eine *selektive Anfärbung* der zu untersuchenden Stoffe stattgefunden hat, wie dies beispielsweise bei Methylgrün-Pyroninfärbung (s. S. 139)
der Fall ist. Technische Einzelheiten zu diesem Verfahren finden sich bei PEARS
(1960) sowie bei BARKA u. ANDERSON (1963). Verschiedene Autoren haben
enzymatische Digestionsmethoden zur Zelldifferenzierung in hämatologischen
Präparaten benutzt (LAVES et al., 1952; SPRAGUE u. GREEN, 1957; GARDNER et al.,
1960; 1961; TOBIASCH, 1962). Von PÖSSNEROVÁ (1964) wurde die digestive Einwirkung von neutrophilen Granulocyten in Suspensionen zur Differenzierung
leukämischer Zellen im Blutausstrich eingesetzt.

# B. Nucleinsäuren und Proteine

## Feulgensche Nuclealreaktion

Wird das Kernchromatin, das aus Desoxyribonucleinsäure (DNS), basischen
(Histonen) und nichtbasischen Proteinen besteht, nach milder Säurehydrolyse
mit fuchsin-schwefliger Säure angefärbt, so bildet sich ein intensiv leuchtender
rot-violetter Farbstoff. Diese von FEULGEN schon 1914 gemachte Beobachtung
wurde von FEULGEN u. ROSSENBECK 10 Jahre später auf mikroskopische Objekte
übertragen und zur „Nuclealfärbung" ausgebaut. Die Farbreaktion kommt zustande durch die Freisetzung von Aldehydgruppen an dem Desoxyribosezucker
der DNS nach Hydrolyse mit warmer Salzsäure und der nachfolgenden Verbindung dieser Gruppen mit der fuchsin-schwefligen Säure (Schiffscher Aldehyd-
nachweis). Die theoretischen Grundlagen der Feulgenreaktion wurden 1949
(OVEREND u. STACEY) und 1953 (TAMM u. SCHARGRAFF) näher bearbeitet. Nach
diesen Untersuchungen kann angenommen werden, daß die Säurehydrolyse vorwiegend die Purinbasen in Lösung setzt, so daß beim Höhepunkt der Hydrolyse
die Apurinsäure vorliegt. Unter den Bedingungen einer Langzeithydrolyse konnten
SANDRITTER et al. 1965 weitere Einblicke in die Kinetik der Feulgenreaktion gewinnen. Danach verstärkt sich die Reaktion in der ersten Phase bis zu einem
Maximum. In dieser Zeit werden zunehmend mehr Aldehydgruppen freigesetzt,
das DNS-Molekül verliert fortschreitend seine submikroskopische Struktur. Es
handelt sich um ein dynamisches Gleichgewicht, wobei im aufsteigenden Schenkel
der Feulgenhydrolysekurve die Freisetzung von Aldehydgruppen stärker ist als die
Lösung derselben (Abb. 2, Kurve 2). In der zweiten Phase der Säurehydrolyse bildet
sich ein Plateau der Meßwerte aus, das darauf schließen läßt, daß relativ stabile
niedermolekulare Zwischenprodukte der DNS entstanden sind. In einer dritten
Phase schließlich kommt es zur sukzessiven Lösung dieser Zwischenprodukte mit
zunehmender Abnahme der Intensität der Farbreaktion. Die Feulgenreaktion bleibt
jedoch negativ, wenn das Kernchromatin einer massiven Säurehydrolyse ausgesetzt
und mit Trichloressigsäure (5—10%ig, 90° C, 10 min) oder Perchlorsäure (10%ig,
70° C, 20 min) extrahiert wird, oder nach Anwendung von Desoxyribonuclease.

Abb. 3 zeigt die morphologischen Befunde an Zellkernen bei Langzeithydrolyse (aus
SANDRITTER et al., 1965). Im Verlaufe der HCl-Hydrolyse kommt es zu einer zunehmenden
Auflockerung der Kernstrukturen, wobei nach Hydrolysezeiten von 20—25 Std nur noch die
heterochromatischen Chromozentren erhalten sind. Die Feulgenreaktion wie auch die Gallocyaninchromalaunfärbung (s. S. 140) liefern dabei identische Bilder (Abb. 3a und b). Färbt
man die gleichen Zellkerne mit Fastgreen pH 2,1 (Abb. 3g und h) zum Nachweis des Gesamt-
proteins (NH$_2$-Gruppen), so ergibt sich fast das gleiche Bild. Mit zunehmender Hydrolysezeit
nimmt die Färbungsintensität ab, nur die Chromozentren treten noch schwach hervor.
Histone sind schon nach 3 Std Hydrolysezeit nicht mehr nachweisbar.

In der UV-Mikroskopie (λ 260 nm und 280 nm, Abb. 3i—l) zeigen Thymuslymphocyten
einen leicht granulären Zellkern mit schmalem Cytoplasma. Nach 15 Std Hydrolyse finden
sich nach Herauslösung fast aller Basen nurmehr feingranuläre Innenstrukturen, wobei die
Absorption bei λ 260 und 280 nm fast gleich ist.

Aus den Untersuchungen von SANDRITTER et al. (1965) wird deutlich, daß sich bei Lang-zeithydrolyse offenbar Euchromatin und Heterochromatin verschieden verhalten. Hetero-chromatin und ein Gerüstprotein (Restprotein) bleiben lange erhalten. Histone und Eu-chromatin werden schneller herausgelöst, ebenso auch die Basen des Heterochromatins. Die Meßwerte für Gallocyaninchromalaun- und Feulgenfärbung, UV-Photometrie und Rivanolanisotropie bei Langzeithydrolyse sind in Abb. 2 synoptisch dargestellt.

Die Bedeutung der Feulgenreaktion liegt in ihrer Spezifität für DNS, ihrem distinkten Farbeffekt und ihrem quantitativen Charakter. Unter quantitativem Charakter soll die Bindung der Farbstoffmoleküle an eine bestimmte Substrat-menge in fester Relation unter Standardbedingungen verstanden werden. Eine

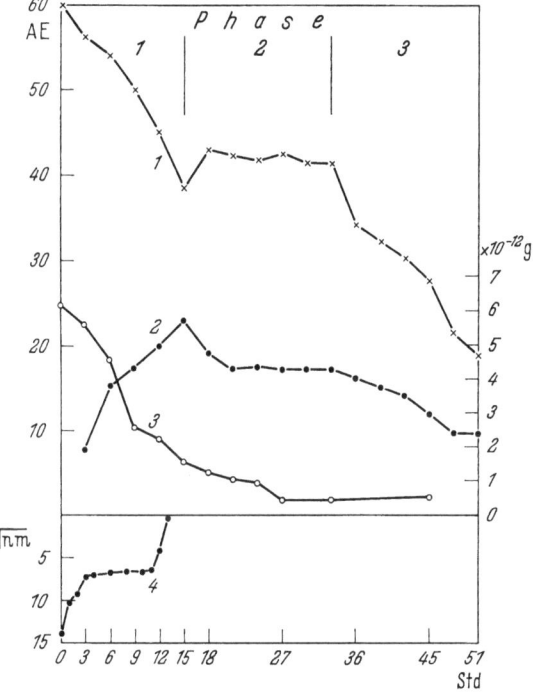

Abb. 2. Synoptische Darstellung der Meßwerte von Thymuslymphocyten nach Langzeithydrolyse: *1* Gallo-cyaninchromalaunfärbung, *2* Feulgenreaktion, *3* UV-Photometrie (Nucleinsäuregehalt × 10⁻¹² g), *4* Rivanolanisotropie. (Nach SANDRITTER et al., 1965)

positive Reaktion ist beweisend für das Vorhandensein von DNS. Diese findet sich ausschließlich im Kernchromatin. Ungefärbt bleiben Nucleolus und das Cyto-plasma. Auch Kernreste (z.B. Howell-Jolly-Körperchen) und ingestierte Kern-substanzen (z.B. LE-Zellen) geben eine positive Feulgenreaktion, letztere in Ab-hängigkeit von ihrem Auflösungszustand. Negativ reagieren alle nichtkernab-hängigen Zellpartikel wie z.B. die Substantia granulofilamentosa, die Partikel der basophilen Tüpfelung der Erythrocyten, siderophile Partikel u.a.

Verschiedene Autoren haben das Kernverhalten der Blut- und Knochenmark-zellen unter normalen und pathologischen Bedingungen studiert (BAUER, 1932; PITTALUGA u. BESSIS, 1944; RHEINGOLD u. WISLOCKI, 1948; GARDIKAS u. ISRAEL, 1948; HAYHOE, 1951; HERTL, 1959; u.a.). Es zeigte sich, daß die Färbeintensität dem Reifegrad der Zellen proportional ist. Junge Zellen der Erythro- und Granulo-poese haben nur geringe DNS-Konzentrationen und demzufolge färben sich die Kerne nur schwach an. Mit der reifebedingten Zunahme der Chromatinkonden-sation wird auch die Farbreaktion stärker. Der Nucleolus wird von einer peri-

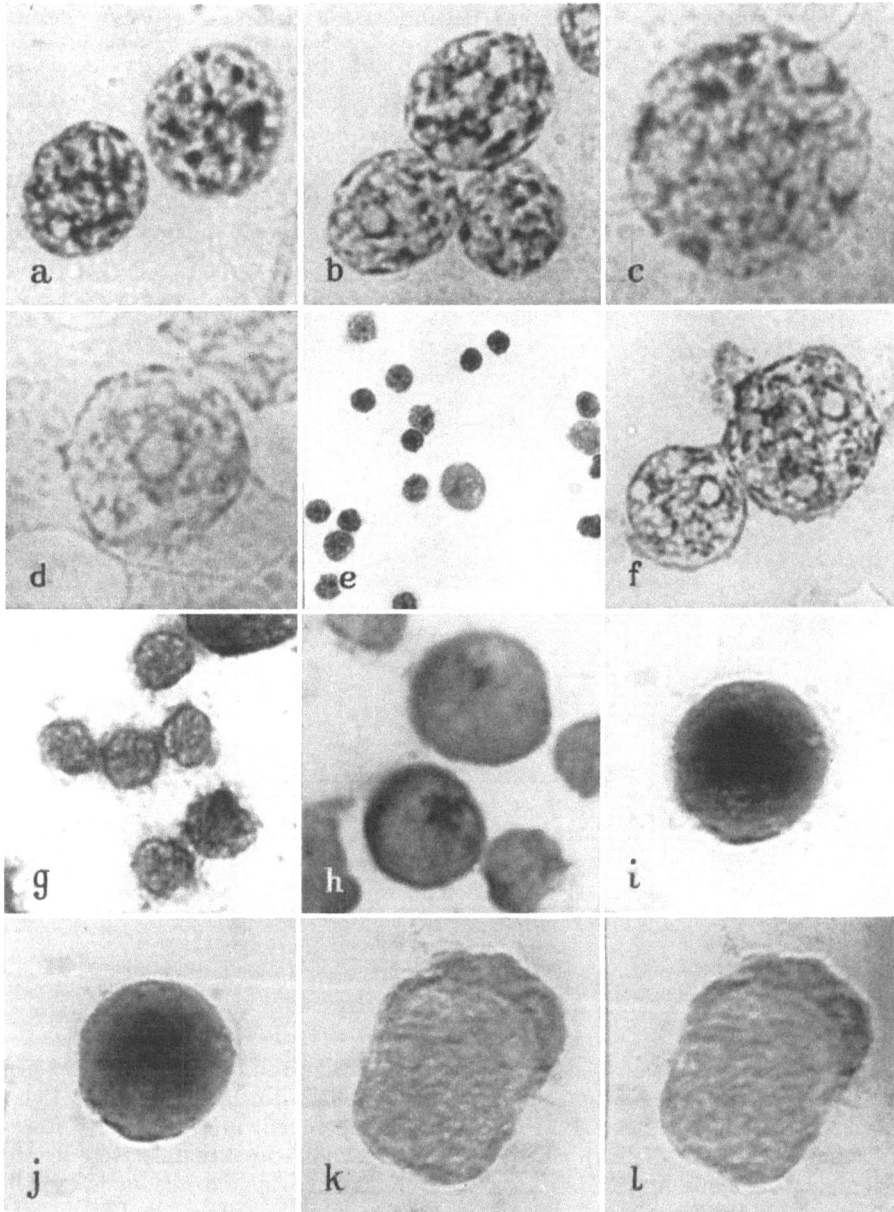

Abb. 3a—l. Thymus- und Leberzellkerne nach verschieden langer Hydrolysezeit (aus Sandritter et al., 1965). a Leberzellkerne nach 12 Std Hydrolyse, Feulgenreaktion. Heterochromatische Chromozentren und das Karyoplasma stellen sich deutlich dar. Vergr. 1800 ×. b Thymuslymphocyten nach 15 Std Hydrolyse, Feulgenreaktion. Im linken unteren Zellkern ist besonders gut das perinucleoläre Chromatin zu sehen, das Karyoplasma ist schwach angefärbt. Vergr. 1800 ×. c Thymuslymphocyt nach 36 Std Hydrolyse. Nur die Chromozentren bzw. das perinucleoläre Heterochromatin geben eine positive Feulgenreaktion. Vergr. 1800 ×. d Thymuslymphocyten nach 45 Std Hydrolyse. Feulgenreaktion. Das perinucleoläre Heterochromatin und einzelne kleinere heterochromatische Schollen geben eine positive Reaktion. Vergr. 1800 ×. e Leberzellkerne, unbehandelt. Gallocyaninchromalaunfärbung. Diffuse Anfärbung der Zellkerne mit leicht hervortretendem Heterochromatin. Vergr. 700 ×. f Leberzellkerne nach 15 Std Hydrolyse. Gallocyaninchromalaunfärbung. Die diffuse Basophilie des Kerninnenraumes ist verschwunden, die Chromozentren und das perinucleoläre Chromatin sind deutlich angefärbt. Vergr. 1800 ×. g Thymuslymphocyten unbehandelt. Fastgreenfärbung pH 2,1. Diffuse Anfärbung der Zellkerne mit schwacher Betonung der Chromozentren. Vergr. 700 ×. h Leberzellkerne nach 36 Std Hydrolyse. Fastgreenfärbung pH 2,1. Neben einer diffusen Anfärbung der Zellkerne sieht man deutlicher gefärbte heterochromatische Partien. Vergr.

nucleolären Chromatinverdichtung umgeben. Satellitenchromosome haben Lagebeziehungen zu diesem Bezirk, der möglicherweise gegenüber exogenen oder endogenen Einflüssen besonders vulnerabel ist (vgl. BRAUNSTEINER et al., 1964). Der Nucleolus wird bei der Ausreifung resorbiert und an seine Stelle tritt vielfach die postnucleoläre Chromatinscholle (UNDRITZ, 1952). Zur Erkennung von DNS-Verteilung, Kern- und Mitoseveränderungen, z.B. bei Perniciosa und Leukämien, ist die Feulgenreaktion vorzüglich geeignet und der Pappenheim-Färbung überlegen. Sie dient auch zur Kontrastfärbung der Kernsubstanzen bei Enzymreaktionen im Cytoplasma und hat einen festen Platz in der zellkernmorphologischen Geschlechtsdiagnostik zur Bestimmung der ,,barr bodies" (s. Übersichten bei SCHOELLER, 1963; OVERZIER, 1964). Abb. 4a zeigt die Anwendung der Feulgenfärbung an Blutzellen.

Seit den Untersuchungen von POLLISTER u. RIS 1949 wird die Feulgenreaktion heute allgemein zum *halbquantitativen cytophotometrischen Nachweis der DNS* benutzt. 1948 konnte von BOIVIN et al. mit dieser Methode gezeigt werden, daß sich der Farbstoffgehalt von haploiden, diploiden und tetraploiden Zellkernen verhält wie die Chromosomenzahlen 1:2:4:8. Die Genetik verdankt diesen Untersuchungen wesentliche Einblicke. So konnte die Konstanz der Chromosomenzahl (FLEMMING, 1887) erstmals mit dem DNS-Gehalt korreliert und belegt und das Gesetz des proportionalen Kernwachstums (BOVERI, 1903) erhärtet werden. Analysen des DNS-Gehaltes an Zellen des peripheren Blutes, des Knochenmarkes und der Lymphknoten sind von verschiedenen Autoren ausgeführt worden (MARINONE, 1951; 1952; PERUGINI et al., 1957; HALE u. WILSON, 1961; HALE u. COOPER, 1963; 1965; GROSS et al., 1961; 1962; MÜLLER u. SANDRITTER, 1961; MÜLLER, 1963; 1965a, b). Die Untersuchungen zeigen, daß zwischen der DNS und dem Histonprotein als weiterem wesentlichem Bestandteil der genetischen Substanz enge Korrelationen vorliegen. Reife oder ruhende Zellen mit einer normalen diploiden Zahl der Chromosomen haben einen konstanten DNS-Gehalt, den man als 2n-Wert bezeichnet. Kerne, die sich in der Phase der DNS-Synthese befinden, haben zunehmende Mengen von DNS in Bereichen zwischen 2n und 4n. Bei normalen diploiden Blutzellen ist der DNS-Gehalt konstant und beträgt beim Menschen $10 \times 10^{-12}$ g. Bei unreifen Zellen ist sowohl der Gehalt an DNS wie an Histon erhöht. In einzelnen Zellkernen können sogar Tetraploide (4n-Werte) vorliegen. Dieses Verhalten erklärt sich durch die erhöhte Proliferationsaktivität der unreifen Zellen und durch die Verdoppelung der DNS in der zweiten Hälfte der Interphase. Reife, kernhaltige, aus dem Knochenmark stammende Blutzellen haben in der Regel einen 2n-Wert, ebenso normale Lymphocyten. Über methodische und statistische Einzelheiten sowie über die mikrospektrophotometrischen Irrtumsmöglichkeiten im Zusammenhang mit der Feulgencytophotometrie finden sich Übersichten bei GARCIA (1962a, b) und GRUNDMANN (1963).

## Methylgrün-Pyronin-Färbung

Die Methylgrün-Pyronin-Technik zur Darstellung der Nucleinsäuren ist Ende des vorigen Jahrhunderts von PAPPENHEIM eingeführt worden. Untersuchungen in den letzten Dezennien haben gezeigt, daß unter bestimmten kontrollierbaren Färbebedingungen mit Hilfe dieser Technik sowohl RNS als auch DNS im gleichen Schnitt oder im gleichen Präparat dargestellt werden können. Verstärktes In-

---

1800×. i Thymuslymphocyt, unbehandelt. Aufgenommen bei λ 260 nm. Im Zellkern kommen etwas deutlicher absorbierende Partikel zm Vorschein. Vergr. 1800×. j Thymuslymphocyt, unbehandelt λ 280 nm. Vergr. 1800×. k Thymuslymphocyt nach 15 Std Hydrolyse λ 260 nm. Schwach absorbierender feingranulärer Zellkern. Vergr. 1800×. l Thymuslymphocyt nach 15 Std Hydrolyse. λ 280 nm. Beachte, daß die Absorption bei λ 280 nm ebenso stark ist wie bei λ 260 nm. Vergr. 1800×

teresse wurde der Methode entgegengebracht, nachdem Brachet (1941) die Ribo-
nucleasedigestion eingeführt hat, womit er die Spezifität der Pyroninfärbung für
RNS beweisen konnte(Lit. bei Barka u. Anderson, 1963). Wie bereits erwähnt,
gehen basische Anilinfarbstoffe salzartige Verbindungen mit den Phosphatgruppen
der Nucleinsäuren und anderen sauren Gewebselementen ein. Die Färbung von
DNS erfolgt durch Methylgrün, die Färbung der RNS durch das Pyronin. Die
Kerne, die hauptsächlich DNS enthalten, sind infolgedessen grün angefärbt,
während sich die RNS enthaltenden Zellstrukturen hellrot darstellen. Sowohl
beim Methylgrün (Molekulargewicht 458) wie auch bei Pyronin (Molekulargewicht
303) kann die unterschiedliche Affinität zu den beiden Nucleinsäuren nicht allein
auf chemischer Basis erklärt werden. Es muß angenommen werden, daß das unterschiedliche Molekulargewicht beider Farbstoffe wie auch der unterschiedliche Polymerisationsgrad von RNS und DNS ursächlich im Spiele sind (Lit. bei Gurr, 1962;
bei Barka u. Anderson, 1963; vgl. auch Pears, 1960). Ist die DNS jedoch
denaturiert und die doppelte Spiralstruktur zerstört, wird die Affinität des Methyl-
grüns zur DNS erheblich herabgesetzt. Überhaupt färbt Methylgrün besser hochpolymere DNS als solche von vermindertem Polymerisationsgrad an. Der Färbeeffekt an den Kernstrukturen entspricht dem der Feulgenfärbung, welche aber
auch niederpolymere DNS noch gut erfaßt. Die Spezifität der Methylgrün-
Reaktion wird erwiesen durch die gleichzeitige Anwendung gereinigter Desoxyribonuclease (Brachet, 1940; 1942). Die Färbung von unbehandelten und ribonucleasebehandelten Ausstrichen mit Methylgrün-Pyronin läßt die Verteilung
der DNS und der RNS in hämatopoetischen Zellen erkennen. Auch die Nucleolen,
die RNS enthalten, färben sich mit Pyronin an, nicht dagegen mit Methylgrün.
Auf diesem Wege konnte seinerzeit auch die Gegenwart von RNS im Cytoplasma
der Lymphocyten und Plasmazellen, in den Granula der Neutrophilen, den Auerstäbchen wie auch in den toxischen Granulationen degenerierender Blutzellen
nachgewiesen werden. Die Färbung kann beispielsweise zur besseren Erkennung
der Lymphocyten auch heute mit Vorteil verwendet werden. Das Lymphocyten-
cytoplasma erscheint leuchtend rot, der Kern hingegen blau-grün, ausgespart
bleiben die rot gefärbten Kernnucleolen. Abb. 4b zeigt die Anwendung der Methylgrün-Pyroninfärbung an einem Zellausstrichpräparat.

### Färbung mit Gallocyanin-Chromalaun

Bei der Gallocyanin-Chromalaun-Färbung handelt es sich um eine progressive
Färbung mit einem basischen Farbstoff, der sich mit seinen positiven Ladungs-
gruppen mit den negativen Gruppen im Gewebe verbindet. Wenn die Färbezeit
genügend lang ist, sind die Resultate der Färbung von einer weiteren Verlängerung
der Färbedauer vollkommen unabhängig. Für cytologische und histologische
Zwecke wird der Chromlack des Gallocyanins verwendet, der durch Kochen dieser
Substanz mit Chromalaun (5 min lang) hergestellt wird. Die Farblösung besitzt
ein pH von 1,64. Die Farbtiefe der Gallocyanin-Chromalaun-Färbung wird allein
durch den Gehalt der gefärbten Zellelemente an Nucleinsäuren bedingt (Einarson,
1932; Lagerstedt, 1948; Sandritter, 1952; 1955). Abb. 4c zeigt die Anwendung
der Färbung an einem hämatologischen Präparat. Bei pH 1,64 ist nicht zu erwarten, daß Proteine mit den Nucleinsäuren in Konkurrenz treten. Einarson
(1932, 1951), Krogh u. Einarson (1954) sowie Oram (1954) haben des öfteren auf
den quantitativen Charakter der Färbung hingewiesen, ohne aber den Beweis hierfür antreten zu können. Versuche in dieser Richtung wurden von Sandritter
(1952) wie auch von Sandritter et al. (1954) in in-vitro-Studien ausgeführt.
aber erst 1963 gelang es Sandritter et al. an Hand cytophotometrischer Mes-

sungen zu zeigen, daß bei den meisten somatischen Zellkernen eine konstante
Relation zwischen dem Farbstoffgehalt und der DNS-Menge nach Ribonucleasebehandlung besteht. Die Bindungsfähigkeit des Gallocyanin-Chromalauns ist nach
allen vorliegenden Untersuchungen hoch und gleichartig für hoch- und niederpolymere DNS und RNS. Wegen ihrer Einfachheit in der Durchführung, der
absoluten Reproduzierbarkeit sowie der leichten Durchführung quantiativer Messungen für Untersuchungen über den Gehalt der Zellstrukturen an Nucleinsäuren ist die Gallocyanin-Chromalaunfärbung neben der Feulgenreaktion die
färberische Methode der Wahl (SCHÜMMELFEDER et al., 1958). Das Gallocyanin gehört zu den Oxazin-Farbstoffen und liegt schon in wäßriger Lösung als Kation vor.
Der Gehalt der Zellen an DNS ist aus einer Fülle biochemischer und mikrophotometrischer Arbeiten ziemlich genau bekannt. Er beträgt bei diploiden Zellkernen
$6 \times 10^{-12}$ g (VENDRELY, 1955; SANDRITTER et al., 1960). SANDRITTER et al. (1963)
konnten nachweisen, daß die Gallocyanin-Chromalaunmenge mit der DNS-Menge
bzw. den Ploidiestufen der ribonucleasebehandelten und mit Gallocyanin-Chromalaun gefärbten Zellkernen parallel geht. Das Farbstoffkation geht wie alle
basischen Farbstoffe eine salzartige Bindung mit den Phosphatgruppen der
Nucleinsäuren ein. Eine Berechnung der in einem diploiden Zellkern nach Ribonucleasebehandlung vorhandenen Gallocyanin-Chromalaunmenge läßt nach SAND-
RITTER et al. (1963) den Schluß zu, daß jede Phosphatgruppe der Nucleinsäure mit
einem Farbstoffmolekül besetzt ist.

SCHÜMMELFEDER et al. (1958) haben die Gallocyanin-Chromalaun-Färbung
mit der Acridinorangefluorchromierung verglichen. Sie konnten herausarbeiten,
daß die Acridinorangefluorchromierung in erster Linie die Möglichkeit einer Unterscheidung hoch- und niederpolymerer Desoxyribonucleinsäure eröffnet, welche
mit der Gallocyanin-Chromalaun-Färbung allein nicht möglich ist. Ein weiterer
Vorteil ist bei der Acridinorangefluorchromierung darin gegeben, daß diese
Färbung auch am lebenden Organismus angewandt werden kann (STRUGGER,
1949; SCHÜMMELFEDER, 1948; STOCKINGER, 1949, u.a.). Auf diese Weise kann
zwischen vitalgefärbten und fixierten Zellen verglichen werden.

Von JOBST u. SANDRITTER (1964) ist auch die Möglichkeit untersucht worden,
mit dem basischen Farbstoff Gallocyanin-Chromalaun in einem Sukzedanverfahren sowohl DNS als auch basische Proteine darzustellen. Die Autoren gingen dabei
so vor, daß sie zunächst die Phosphatgruppen der DNS mit Gallocyanin-Chromalaun anfärbten und dann ein Phosphat an die basischen Gruppen der Histon-
eiweißkörper anlagerten, das wiederum mit Gallocyanin-Chromalaun nachgewiesen werden konnte. Diese Metaphosphorsäure-Gallocyanin-Chromalaun-Fär-
bung ergab an Bullenspermien, Thymuslymphocyten und Hühnererythrocyten
die gleichen Meßwerte wie die Fastgreen-Färbung bei pH 8,2 auf Histoneiweiß.

Zusammenfassend ist festzustellen, daß die Gallocyanin-Chromalaun-Färbung
der Nucleinsäuren im allgemeinen und der Desoxyribonucleinsäuren im besonderen
das Rüstzeug der quantitativen Histochemie in der Hämatologie bereichert. Zum
quantitativen histochemischen Nachweis von Nucleinsäuren stehen bis heute nur
zwei gesicherte Methoden zur Verfügung: Die Feulgenreaktion für DNS (POL-
LISTER, 1952) und die Ultraviolettmikrospektrophotometrie (CASPERSSON, 1950;
SANDRITTER, 1958) für Ribonucleinsäure und Desoxyribonucleinsäure. Die Nucleinsäuren verfügen aber über drei histochemisch bedeutsame Komponenten, die
Ribose, die Basen und die Phosphatgruppen. Während die Desoxyribose der DNS
mit der Feulgenreaktion erfaßt wird, bezieht sich die Ultraviolettmikrospektro-
photometrie auf die Purin- und Pyrimidinbasen der Nucleinsäuren mit ihrem
Absorptionsmaximum bei 260 nm. Mit Hilfe basischer Farbstoffe, vor allem dem
Gallocyanin-Chromalaum, gelingt es nunmehr auch die dritte Komponente der

Nucleinsäuren, die Phosphatgruppen, zu erfassen und damit eine wertvolle Ergänzung der beiden anderen quantiativen Methoden zu erreichen.

## Fluorescenzmikroskopische Cytochemie

Während Farblösungen im üblichen Licht nur bei Verdünnungen bis etwa 1:1000000 (= 1 g auf 100 Liter) noch als gefärbt zu erkennen sind, lassen sich fluorescierende Substanzen noch in einer Verdünnung von etwa 1:100000000 (= 1 g auf 100000 Liter) durch ihre Fluorescenz nachweisen (vgl. auch Hamperl u. Schümmelfeder, 1961). Das Prinzip der Fluorescenzmikroskopie ist insofern

Tabelle 1. *Eigenfluorescenz einiger körpereigener Substanzen*
(aus Hamperl u. Schümmelfeder, 1961)

| Substanz | Fluorescenz-farbe | Besonderheiten |
|---|---|---|
| Proteine . . . . . . . . . . . . | weiß-blau | Intensität abhängig von der Dichte der Eiweißstruktur |
| Ceroid . . . . . . . . . . . . . | gelb | |
| Lipofuscin . . . . . . . . . . . | gelb-braun | |
| Carotinoide . . . . . . . . . . . | gelb-grün | bei Ultraviolettbestrahlung langsam abblassend |
| Vitamin A . . . . . . . . . . . | hell blaugrün-gelbgrün | bei Ultraviolettbestrahlung rasch abblassend |
| Porphyrine . . . . . . . . . . . | rosa bis rot | |
| Riboflavin . . . . . . . . . . . | gelbgrün | |
| Adrenalin . . . . . . . . . . . | hellgrün | nur in alkalischem Milieu |
| Noradrenalin . . . . . . . . . . | hellgrün | nach Formalin-Fixation des Gewebes |

anders als das der Lichtmikroskopie, als bestimmte Substanzen durch äußere Einflüsse, wie z.B. durch eine Erregerstrahlung, zum Selbstleuchten angeregt werden können. Diese Selbststrahlung eines Körpers wird mit dem Auge beobachtet. Im menschlichen Organismus können wir eine *primäre oder Eigenfluorescenz* von der *Sekundärfluorescenz* unterscheiden (Haitinger, 1938). Letztere kommt durch „Fluorochromierung" mit geeigneten Farbstoffen zustande. Die primäre Fluorescenz wird durch eine Reihe von Substanzen hervorgerufen, die ohne zusätzliche Behandlung mit ultravioletter oder blauer Erregerstrahlung von vornherein fluorescieren. Histochemische Verfahren, die sich auf die Fluorescenzmikroskopie stützen, können demnach zwei verschiedene Wege benutzen. Sie können erstens Art und Verhalten der primären Fluorescenz des Substrates untersuchen und sich zweitens die sekundäre Fluorescenz zunutze machen, die am Objekt durch mehr oder weniger substratspezifische Reaktionen erzeugt wird. Tabelle 1 gibt eine Übersicht über die Eigenfluorescenz einiger körpereigener Substanzen.

## Porphyrinfluorescenz

Von besonderer Bedeutung für den Hämatologen ist die Porphyrinfluorescenz. Von Borst u. Königsdörfer (1929) ist erstmals die rote Primärfluorescenz der Erythroblasten und Erythrocyten beschrieben worden. Heute wissen wir, daß wichtige Erkenntnisse über den Porphyrinstoffwechsel und seine Störungen innerhalb der Erythropoese durch den Nachweis rotfluorescierender Zellen gewonnen werden können. Kosenow u. Treibs fanden 1953 rotleuchtende Erythrocyten bei einem Fall von rezidivierender Lichtdermatose. Eine stabile Rotfluorescenz sowohl der kernhaltigen erythropoetischen Zellen, nach Stich (1958) als Porphyroblasten bezeichnet, als auch eines Teils der Erythrocyten finden sich bei der Porphyria erythropoetica congenita Günther (STICH, 1959; HEILMEYER, 1963; HEILMEYER et al., 1963; MARMONT u. DAMASIO, 1963). Dabei zeigt sich die Fluorescenz sowohl im Zellkern als auch im Cytoplasma. In den Zellkernen der kongenitalen erythropoetischen Porphyrie lassen sich die charakteristischen Hämoglobineinschlüsse auch mit der Lepehne-Reaktion (s. S. 159) oder der Soretschen Wellenbande nachweisen. Im Knochenmark wie im Milzpunktat solcher Kranker finden sich, worauf auch BORST u. KÖNIGSDÖRFER schon 1929 an ihrem klassischen Porphyriefall hingewiesen haben, speichernde Makrophagen, welche fluorescierende Porphyroblasten phagocytiert haben. In solchen Zellen kann man die verschiedenen Stadien des Porphyrinabbaues mit entsprechenden Abstufungen der Rotfluorescenz beobachten. Erst bei längerer Einwirkung des UV-Lichtes nimmt die Intensität der Fluorescenz ab.

Die stabile rote Autofluorescenz erythropoetischer Zellen ist das wichtigste mikroskopische Kennzeichen der Günterschen Porphyrie und ist auf eine Vermehrung von Uroporphyrin I und Koproporphyrin I zurückzuführen. Die zweite Form der kongenitalen erythropoetischen Porphyrie, die protoporphyrinämische Lichtdermatose, hat eine gewaltige Vermehrung von Protoporphyrin in den Erythrocyten. Die Rotfluorescenz der protoporphyrinämischen Erythrocyten ist flüchtiger Natur und unterscheidet sich so von der stabilen Rotfluorescenz bei der Günterschen Erkrankung. Ähnlich liegt es bei der erythropoetischen Koproporphyrie. Abb. 4f zeigt das Knochenmark eines Falles von Porphyria erythropoetica congenita Günther im Fluorescenzlicht (Fall A.Po., veröffentlicht von HEILMEYER et al., 1963). Zu erwähnen ist noch die flüchtige Rotfluorescenz einzelner Erythrocyten (immer unter $1^0/_{00}$), die bei perniciöser Anämie nach Vitamin-B12-Behandlung bei akuten und chronischen Blutungsanämien, Eisenmangelzuständen und bei Bleivergiftung auftreten kann. Sie ist Ausdruck einer vorübergehend unvollständigen Hb-Synthese mit vermehrtem Protoporphyrin in den betroffenen Zellen.

## Acridinorange-Fluorochromierung

Die Möglichkeit, an Blutzellen sekundäre Fluorescenzerscheinungen mit geeigneten Farbstoffen, den sog. Fluorochromen, hervorzurufen, hat auch in der Hämatologie weite Verbreitung gefunden. Eingehende Untersuchungen über die Eignung verschiedener Substanzen für Fluorescenzfärbungen in der Histologie stammen von HAITINGER u. HAMPERL (1933), HAITINGER (1938), in der Hämatologie von SCHLOSSHARDT u. HEILMEYER (1942), KOSENOW (1956) u.a.

In den letzten Jahren ist die besondere Rolle der von STRUGGER (Lit. vgl. 1949) sowie von BUKATSCH u. HAITINGER (1940) eingeführten Acridinorange-Fluorochromierung für die fluorescenzmikroskopische Histochemie und Cytochemie der Proteine und Proteide herausgearbeitet worden (SCHÜMMELFEDER, 1958; v. BERTALANFFY, 1959). Nach STRUGGER (1949), HARMS (1957) wie auch HAMPERL u. SCHÜMMELFEDER (1961) handelt es sich bei dem Acridinorange um einen basischen Farbstoff, dessen Moleküle unabhängig von der Konzentration in gelb-grüner Farbe fluorescieren. Das Kation weist jedoch eine Konzentrationsmetachromasie auf. Dies bedeutet, daß Acridinorange in geringerer Konzentration grün fluoresciert, in hoher Konzentration dagegen rot, was nach ZANKER (1952) auf die Bildung von rot fluorescierenden Polymeren des Kations zurückzuführen ist. Der konzentrationsabhängigen Fluorescenzmetachromasie liegen Konzentrationsdifferenzen des absorbierten Farbstoffes zugrunde, die ohne Hilfsmittel am Mikroskop gut am Farbunterschied feststellbar sind. Außer der Wasserstoffionenkonzentration der Farbstofflösung ist auch das physiko-chemische Verhalten der zu untersuchenden Struktur für die Menge des an eine bestimmte Struktur gebundenen

Acridinorange verantwortlich. Die Ampholythnatur der Proteine, d.h. ihre gleichzeitig sauren und basischen Eigenschaften und deren Verhältnis zueinander, beeinflussen entscheidend Art und Ausmaß der pH-abhängigen Farbbindung, ein Gesetz, das eingangs schon erörtert wurde. SCHÜMMELFEDER u. STOCK (1955) konnten zeigen, daß der isoelektrische Punkt der Gewebselemente auch mit Fluorochromen und insbesondere mit Acridinorange ermittelt werden kann. Die gesteigerte Bindung von Acridinorange an Strukturen ist begleitet von einer Abwandlung der Fluorescenzfarbe von grün über gelb nach orange und rot. Die hochpolymere Desoxyribonucleinsäure stellt sich nach Acridinorange-Fluorochromierung mit grüner oder gelber Fluorescenzfarbe dar und die anionenreiche Ribonucleinsäure im Kontrast dazu in roter Fluorescenzfarbe (ARMSTRONG, 1956; SCHÜMMELFEDER u. EBSCHNER, 1957; v. BERTALANFFY et al., 1958; CHONÉ, 1963). Die Farbdifferenzen zwischen Kern und dem Cytoplasma z.B. bei jugendlichen Knochenmarkzellen (Abb. 4e) oder bei Tumorzellen (Abb. 4d) sind abhängig von dem unterschiedlichen Polymerisationsgrad der Nucleinsäuren. Dies läßt sich insofern beweisen, als nach Depolymerisierung der DNS durch Ferment- oder Säurebehandlung die Zellkerne nach Acridinorange-Fluorochromierung eine starke rote bis kupferrote Fluorescenzfarbe aufweisen. Gleichzeitig mit der Depolymerisation der Desoxyribonucleinsäure geht die Anfärbbarkeit der Kerne mit Methylgrün verloren (SCHÜMMELFEDER, 1958). Der gleiche Autor konnte zeigen, daß mittels Acridinorange-Fluorochromierung eher als mit der Methylgrün-Färbung eine erfolgte Depolymerisation der Nucleinsäuren festgestellt werden kann (vgl. auch Abschnitt Gallocyanin-Chromalaun-Färbung). Acridinorange wie auch andere Fluorochrome wie z.B. Auramin oder Trypaflavin konnten an fixierten wie auch an vitalen Zellen angewendet werden. Entscheidend ist, daß mit einem einzigen Farbstoff der gleiche färberische Effekt mit der gleichen histochemischen Aussagefähigkeit erzielt wird wie z.B. bei der Anwendung der zwei Farbstoffe erfordernden Methylgrün-Pyronin-Färbung. Die histochemisch nutzbare Eigenschaft des Acridinorange in der Hämatologie besteht darin, hoch- und niederpolymere Nucleinsäuren in unterschiedlichen Farben darzustellen und erkennbar zu machen. Damit kann mit einer einfachen Methode im Rahmen der Hämatologie der Frage nachgegangen werden, ob z.B. als Folge einer Zellschädigung eine Depolymerisation der Nucleinsäuren erfolgt ist (vgl. auch WITTEKIND, 1963, und CHONÉ, 1966).

So hat z.B. STRUGGER (Lit. vgl. 1949) mit Hilfe der Acridinorange-Fluorochromierung eine Vitalitätsbeurteilung von Zellen vorgenommen („*Strugger-Effekt*"). Die „lebend"- oder „tot"-Unterscheidung mit Hilfe der Acridinorange-Fluorochromierung gründet sich auf den von STRUGGER entdeckten Konzentrationseffekt und wird deutlich durch einen Grün-Rot-Farbumschlag im Cytoplasma. Die mutmaßlichen Ursachen dieser Reaktion wurden von KOSENOW in seiner Monographie (1956) eingehend besprochen. Dieser Autor kam zu dem

Abb. 4a—l. Farbtafel. a Darstellung des Kernchromatins mittels der Feulgenfärbung: Die Reaktion wird hier als Kontrastfärbung benutzt. Die blau-grünen cytoplasmatischen Farbstoffpräcipitate kennzeichnen die Aktivität der Naphthol-AS-Acetatesterase. Am oberen Bildrand ein Monocyt mit starker Reaktion (s. auch Kap. S. 182). b Methylgrün-Pyroninfärbung an Tumorzellen (Pleura): Rot = cytoplysmatische RNS, schwach grün-blau = DNS. c Gallocyaninchromalaunfärbung von Tumorzellen in Knochenmarkzellen: Die Intensität der Farbreaktion ist dort am stärksten, wo die Konzentration der Nucleinsäuren besonders hoch ist. Dargestellt werden beide Nucleinsäuren. d Acridinorange-Fluorochromierung von Tumorzellen aus Pleurapunktat: Grünfärbung = DNS, Braunfärbung = cytoplasmatische (wahrscheinlich denaturierte) RNS (Methode nach SCHÜMMELFEDER et al., 1957). Die Zellen zeigen keine auffallende Rotfärbung, wie sie für Tumorzellen typisch sein soll. e Acridinorange-Fluorochromierung von normalen Knochenmarkzellen: Grün = Kernfluorescenz, hellrot bis braun cytoplasmatische RNS. Hellrote Fluorescenz einer doppelkernigen Plasmazelle mit reichlichem RNS-Gehalt (Methode nach SCHÜMMELFEDER et al., 1957). f Eigenfluorescenz von Porphyroblasten und porphyrinabbauenden Makrophagen im Knochenmark bei einem Fall von erythropoetischer Porphyrie (Günthersche Erkrankung). g SH-Gruppennachweis (nach CHÈVREMONT u. FRÉDÉRIC, 1943) in normalen Neutrophilen des strömenden Blutes: Die diffuse Blaufärbung im Cytoplasma kennzeichnet den positiven Reaktionsausfall. h Nachweis der Cytochromoxydase (im Cytoplasma eines neutrophilen Granulocyten): Die punktförmigen Blaufärbungen kennzeichnen die Mitochondrien mit ihrer Fermentaktivität. i Positive Peroxydasereaktion (GRAHAM-KNOLL) in den Auerstäbchen eines Paramyeloblasten. k Peroxydasenachweis (Methode nach GRAHAM-KNOLL) im normalen Leukocytenkonzentrat: Kräftige Reaktion in den Granulocyten, schwächere Reaktion teilweise auch in den Monocyten. l Partieller Peroxydasedefekt (Methode nach SATO) in den granulopoetischen Zellen des Knochenmarks bei akuter myeloischer Leukämie

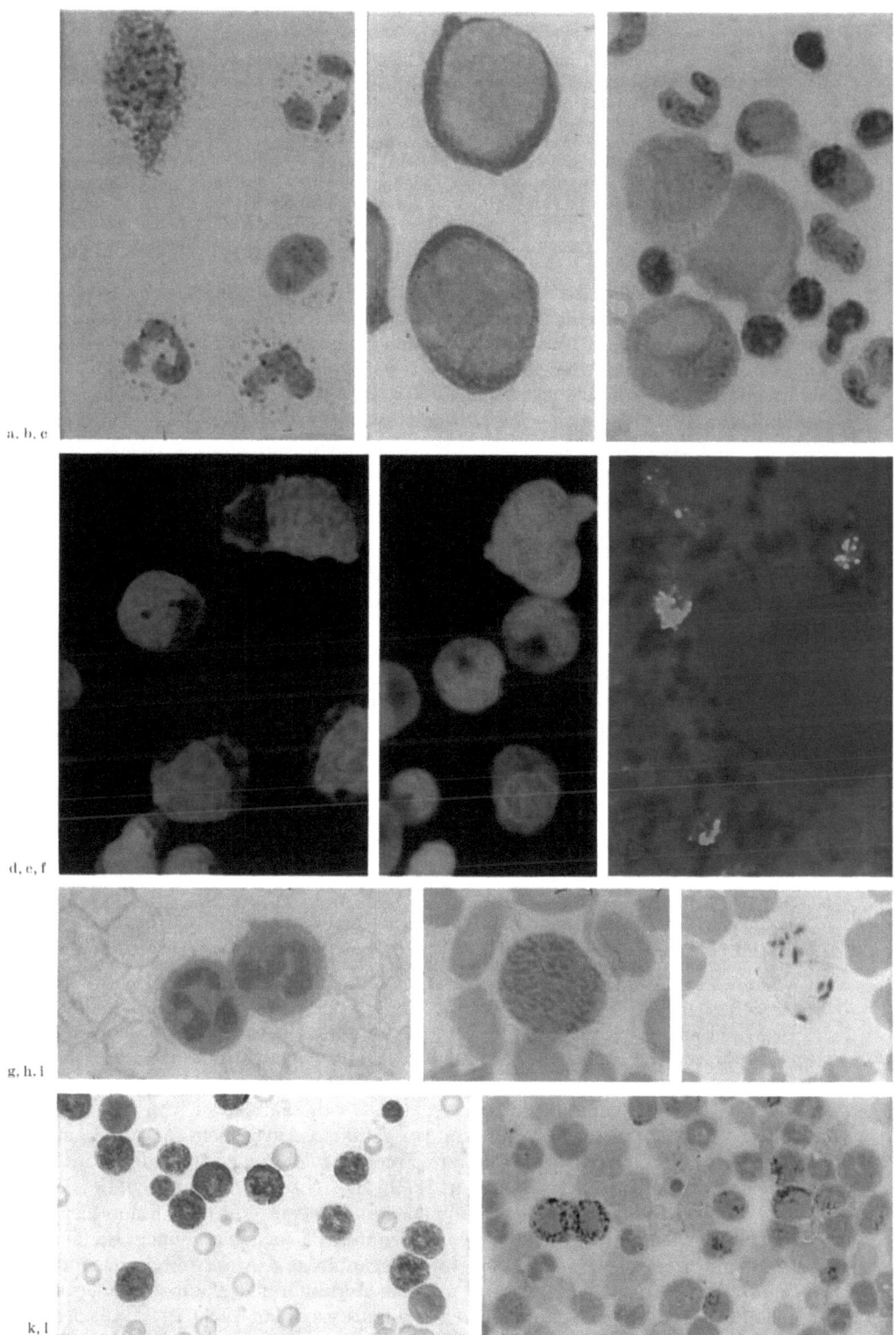

a, b, c

d, e, f

g, h, i

k, l

Schluß, daß bei der Beobachtung des Strugger-Effektes in der Hämatologie insofern gewisse Schwierigkeiten entstehen, als ein großer Teil der Blutzellen, nämlich die der myeloischen Reihe, schon im Leben eine starke orangerote Cytoplasmagranulierung aufweisen, welche in den allermeisten Fällen die Farbe ihrer Grundsubstanz überstrahlt. Besser liegen die Verhältnisse bei den mononucleären Zellen, wie Lymphocyten, Monocyten und Stammzellen. Kosenow (1956) bestätigt ebenso wie Gössner (1950), daß die Grundsubstanz des Cytoplasmas lebensfähiger Blutkörperchen und tierischer Zellen durch eine Grünfluorescenz gekennzeichnet ist. Der Farbumschlag in eine orangerote Cytoplasmafluorescenz dagegen ist stets als Zeichen einer irreversiblen Schädigung aufzufassen und nicht mit dem Leben vereinbar. Einschränkend ist aber zu betonen, daß totes Cytoplasma von Blutkörperchen nicht in jedem Falle orangerot fluoresciert.

Choné (1963, 1966) hat Acridinorange zur vitalen Beobachtung der Zellstrukturen bezüglich strahleninduzierter Veränderungen eingesetzt. Insbesondere wurde die Frage geprüft, ob sich ein strahlendiagnostischer Frühtest mittels der Fluorescenzfärbung mit Acridinorange erarbeiten läßt. Der Autor kam zu dem Schluß, daß der strahleninduzierte Abbau der DNS-RNS-Moleküle über zahlreiche metabolische Zwischenstufen erfolgt, die mittels der Acridinorange-Fluorochromierung im Frühstadium nicht erfaßt werden können. Ein anderer Aspekt wird jedoch bei fraktionierter Strahlenbelastung insofern gewonnen, als sich der Vorgang der cellulären Transformation eindrucksvoll demonstrieren läßt (Choné, 1966).

Zu cytodiagnostischen Zwecken in der Krebsfährtensuche wird die Acridinorange-Fluorochromierung meist an *fixiertem* Zellmaterial eingesetzt. Hier ist zu beachten, daß die Färbebedingungen zur differenten Darstellung der verschiedenen Nucleinsäuren richtig gewählt werden müssen (v. Bertalanffy, 1959; Bontke et al., 1960). Wesentliche Voraussetzung ist, daß die Vorbehandlung der Präparate durch Fixation nicht zur Depolymerisation der DNS führt. Die Acridinorange-Fluorochromierung hat vor allem in der Cytodiagnostik von Tumoren Verbreitung gefunden und hat an manchen Stellen die umständlichere Methode von Papanicolaou abgelöst.

Die Fluorescenzfärbung mit Acridinorange stellt ein sehr brauchbares Verfahren für eine rasche Sichtung von Zellausstrichen auf Tumorzellen dar. Die klare Darstellung der morphologischen Einzelheiten erlaubt dem Cytologen an Hand dieser Methode auch endgültige Diagnosen zu stellen. Das Verfahren beruht auf dem Umstand, daß das Cytoplasma neoplastischer Zellen mehr RNS enthält als die meisten normalen Zellen, von welchen sie abstammen. Bei Färbung mit Acridinorange erscheinen die malignen Zellen meist in hellorangefarbener bis flammendroter Fluorescenz und stechen daher von den grünen, braunen oder rötlich-braunen normalen Zellen ab. Diese auffallende orangerote Fluorescenz kann sehr oft als Hinweis auf Tumorzellen dienen, wobei jedoch das Fehlen einer solchen Fluorescenz das Vorhandensein maligner Zellen sicher ausschließt. Das Kriterium der auffallenden orangeroten Fluoerescenz ist deshalb in der systematischen Krebsfährtensuche nur mit großer Kritik und Erfahrung anwendbar (Schümmelfeder, 1963; Choné, 1963; Papageorgiou, 1963).

Der Nachweis der Sekundärfluorescenz von Blutzellen im *nicht fixierten* Zustand hat vielfältige Anwendung gefunden. Erste Versuche mit der sog. Vitalfluorochromierung von Blutzellen wurden 1942 von Schlosshardt u. Heilmeyer, später von Fellinger u. Pakesch (Lit. vgl. 1959) sowie von Kosenow (1952a, b, 1956), Marmont (1960) u.a. ausgeführt. Außer dem Acridinorange sind verschiedene andere Substanzen zur Fluorochromierung verwendet worden (Übersicht bei Fellinger u. Pakesch, 1959). Die vitale oder supravitale Anfärbung von Blutzellen mit Fluorochromen ermöglicht es, mit dem Fluorescenzmikroskop sehr feine Strukturdetails von Kern und Plasma zu erkennen. So färbt sich z.B. mit Acridinorange die Substantia granulofilamentosa mit kupferroter Farbe an. Die Reticulocytenzählung mit der Acridinorange-Fluorochromierung ist genauer als mit der herkömmlichen Brillantkresylblau-Färbung (Marmont, 1960). Der gleiche Autor konnte bei Untersuchungen über das physiologische Mikroerythron nachweisen, daß der äußere Zellkranz einer solchen erythropoetischen Insel im Knochenmark von jungen Reticulocyten gebildet wird. Auch bei der megaloblastischen Transformation erythropoetischer Zellen konnte MARMONT zeigen, daß reife Megaloblasten in der Regel die Substantia granulofilamentosa besitzen. Myelomzellen kommen mit der Acridinorange-Fluorochromierung besonders gut zur Darstellung. Die Suche nach LE-Zellen bei Lupus erythematodes und nach Rosetten ist mit Hilfe der Fluorochromierung rascher und einfacher auszuführen als mit der gewöhnlichen färberischen Methode. Gaucher-Zellen zeigen sowohl eine leichte Autofluorescenz (MARMONT, 1960) als auch eine brillante Fluorescenz mit Acridinorange. Die Demonstration von intraerythrocytären Formen von Malaria-Plasmodien ist mit Hilfe der Acridinorange-Fluorochromierung viel rascher und leichter durchführbar als mit den üblichen Färbemethoden (s. Übersicht bei MARMONT u. DAMASIO, 1963).

## Immunhistochemie

Die Fluorescenzmikroskopie wurde in den letzten beiden Dezennien zur Grundlage immunhistologischer Methoden. Die Verfahren gehen auf Untersuchungen von REINER (1930), MARRACK (1934) u.a. zurück, die die Möglichkeit aufzeigten, Proteine, insbesondere Serumantikörper, mit chemischen Gruppen zu koppeln, ohne daß die Spezifität der Antikörper merklich geändert wurde. Der entscheidende Durchbruch wurde erzielt, als es COONS et al. 1942 gelang, mit Hilfe eines leuchtstarken Fluorescenzfarbstoffes Antikörper zu markieren und auf diese Weise zellständige Antigene nachzuweisen. Bis 1958 war das Fluoresceinisocyanat die einzige Markierungssubstanz von praktischem Wert (COONS et al., 1942; COONS u. KAPLAN, 1950). 1958 führten RIGGS et al. das Fluoresceinisothiocyanat als Markierungssubstanz ein, da es das Verfahren der Konjugation mit dem Protein vereinfachte. Folgende vorbereitende Schritte sind erforderlich zur Durchführung von Antigennachweisen mit fluorescenzmarkierten Antikörpern:

1. Produktion eines den spezifischen Antikörper enthaltenden Serums.
2. Präparation und Reinigung der $\gamma$-Globulinfraktion.
3. Bindung des Fluorescenzfarbstoffes an das $\gamma$-Globulin.
4. Reinigung des mit dem Fluorescenzfarbstoff verbundenen $\gamma$-Globulins.
5. Präparation der Schnitte oder des Zellmaterials.
6. Färbung mit dem fluorescenzmarkierten Antikörper.
7. Untersuchungen im Fluorescenzmikroskop.

In den hier geschilderten allgemeinen Arbeitsgang werden noch verschiedene Kontrollen eingeschaltet und auch Variationen sind möglich. Man unterscheidet direkte und indirekte Antigennachweisverfahren. Im einfachsten Falle wird der markierte Antikörper (AK) im histologischen Schnitt vom zellständigen Antigen (A) spezifisch gebunden, so daß die Antigenorte im Fluorescenzmikroskop sichtbar werden (Abb. 5a). Indirekte Verfahren sind in Abb. 5b, c und d erläutert.

Bei der sog. Sandwichmethode wird der histologische Schnitt mit dem nicht markierten homologen Antigen (A) überschichtet. Der sich mit dem zellständigen Antikörper bildende Antigen-Antikörperkomplex wird durch einen weiteren markierten Antikörper (AK) nachgewiesen, der sich an das gebundene Antigen setzt (Abb. 5b). Zur Empfindlichkeitssteigerung und zur Ausschaltung gekreuzter Reaktionen beim Nachweis eines selbständigen Antigens wendet man jetzt meist folgende Methode an (Abb. 5c): Der das Antigen (A) enthaltende Schnitt oder Ausstrich wird mit unmarkiertem homologem Antikörper (AK) behandelt und der sich bildende Antigen-Antikörperkomplex wird dann mit einem fluorescenzmarkierten Anti-Antikörper (AAK) einer anderen Tierart nachgewiesen. In prinzipiell ähnlicher Weise kann auch das fixierte Komplement (KO) mit fluorescenzmarkiertem Antikomplement (AKO) nachgewiesen werden (Abb. 5d).

Die Verwendung von fluorescenzmarkierten Antikörpern zum Nachweis zellständiger Antigene hat bereits zu wichtigen Ergebnissen in der experimentellen

Biologie und der Medizin geführt. Der praktische Wert der Methoden konsolidiert sich immer weniger in der ursprünglichen Richtung des Nachweises zellständiger Antigene als vielmehr in der Identifizierung zirkulierender Antikörper. Man kann heute von Standardmethoden sprechen zur Untersuchung auf bestimmte Auto-antikörper, insbesondere auf solche, die gegen Kernsubstanzen, Schilddrüsen-gewebe und Magenschleimhaut gerichtet sind. Fluorescenzmarkierte Proteine können mit dem Fluorescenzmikroskop in tierischem Gewebe bis zu einer Konzen-tration von 1 µg Protein pro ml Körperflüssigkeit nachgewiesen werden. Die Methode ist somit mehr als 100fach sensitiver als der Proteinnachweis mit nicht-fluorescierenden Farbstoffen wie z.B. Evansblau oder Azofarbstoffen (Price u.

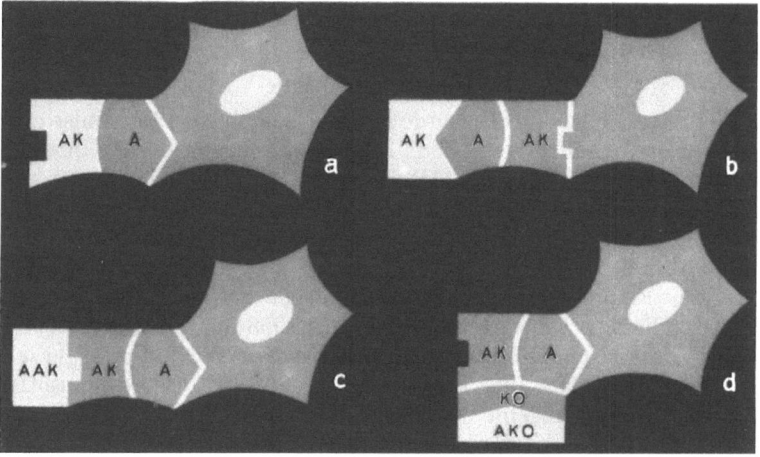

Abb. 5. Schematische Darstellung der immunhistochemischen Verfahren (aus Hamperl u. Schümmelfeder, 1961, nach Mellors, 1959, modifiziert). Erklärung s. Text

Schwartz, 1956; Ornstein et al., 1957). Die Methode ist jedoch weniger sensitiv als der autoradiographische Nachweis von Proteinen, die mit Radioisotopen markiert sind. So ist beispielsweise die Sensitivität der Autoradiographie mit [131]J 1500mal größer als der Nachweis mit Fluorescenzfarbstoffen (Pressmann et al., 1958). Man wird Radioisotope mit Vorteil dann einsetzen, wenn die Konzen-tration der nachzuweisenden Substanzen sehr niedrig ist. In den anderen Fällen jedoch sind Fluorescenzmethoden wegen ihrer leichteren Handhabung und der histologischen Präzision vorzuziehen. Im direkten Vergleich mit der Autoradio-graphie sind die konventionellen histologischen und cytologischen Fluorescenz-verfahren einfacher und rascher ausführbar, die Lokalisation der Fluorescenz ist exakter als die nur indirekten Lokalisationsmöglichkeiten der Radioaktivität in der photographischen Emulsion. Die immunhistologischen und -cytologischen Ver-fahren sind möglicherweise die genauesten histochemischen Verfahren überhaupt, ohne daß sie bisher in den Fragen der Proteinhistochemie breitere Anwendung gefunden hätten. Zusammenfassende Übersichten über die Möglichkeiten immun-histochemischer Methoden finden sich bei Coons (1958), Mellors (1959), Mayers-bach u. Schubert (1960) sowie bei Nairn (1964).

### Ultraviolettmikrospektrophotometrie

Einen verhältnismäßig jungen Zweig in der hämatologischen Cytochemie stellt die Ultraviolettmikrospektrophotometrie dar. Sie erlaubt qualitative und quanti-tative Messungen von Nucleinsäuren und Eiweißkörpern an einzelnen Zellen des

Blutes, der blutbildenden Organe und an sonstigen Objekten der klinischen Cytologie. Ein Nachteil der Methode ist, daß sie an komplizierte und kostspielige
Apparate gebunden ist.

Die Entwicklung der Ultraviolettmikrospektrophotometrie geht auf CASPERSSON (1936)
zurück. Die Casperssonschen Arbeiten, in deren Mittelpunkt die Nucleinsäuren standen,
haben Biochemie und Genetik gleichermaßen befruchtet und Anstoß gegeben für eine breitere
Anwendung mikrophotometrischer Methoden überhaupt. Heute umfaßt die Mikrophoto-
metrie mit der Röntgenhistioradiographie, der Photometrie im sichtbaren Licht nach quantitativer Färbung cellulärer Objekte und der Infrarotspektrophotometrie große Bereiche des

Tabelle 2. *Übersicht der Methoden in der quantitativen Histochemie*
(nach SANDRITTER, 1961)

| Art der Strahlung | λ nm | Nachzuweisende Substanz (bzw. Farbreaktion) | | Methode |
|---|---|---|---|---|
| Infrarot. . . . . | 1000 | Großmolekulare Verbindungen RNS, DNS, KH, Lipide, EK u. a. | | Infrarotmikrophoto-metrie |
| Sichtbares Licht | 800 | Histon | Fastgreen pH 8,2 | Cytophotometrie im sichtbaren Licht |
| | | Tyrosin | Million | |
| | 700 | Tryptophan | gek. Tetrazonium | |
| | | Arginin | Sakaguchi | |
| | | DNS | Feulgenreaktion | |
| | 600 | RNS | Gallocyaninchromalaun-färbung | |
| | | SS + SH | Barrnett, Bahr | |
| | 500 | freie bas. | Naphthol Yellow S | |
| | | Gruppen | Fastgreen pH 1,2 | |
| | | Hämoglobin | | |
| | 400 | | Trockengewicht | Interferenzmikroskopie |
| | | Pigmente | | |
| | | Pyridin-Nucleotide | | |
| | | Cytochrome | | |
| | | Lipofuscin | | |
| | 300 | Hämosiderin u. a. | | |
| UV-Licht . . . . | | Thyroglobulin | | Ultraviolettmikro-photometrie |
| | | Tyrosin-Tryptophan | | |
| | 200 | Nucleinsäuren | | |
| Vakuum-UV . . | 10 | | | |
| | 1 | | Trockengewicht | Rö-Mikroradiographie |
| Röntgenlicht . . | | Na, Mg, P | | Röntgenhistospektro-skopie |
| | 0,1 | S, Cl, K, | | |
| | | Ca, Fe, Cu | | |
| | 0,01 | Ag, J usw. | | |

elektromagnetischen Spektrums. Tabelle 2 zeigt den Erfassungsbereich der Ultraviolettmikrospektrophotometrie im Vergleich zu anderen Methoden der quantitativen Histochemie und deren Position im elektromagnetischen Spektrum. CASPERSSON (1940, 1950) konnte mit
Hilfe der Ultraviolettmikrospektrophotometrie zu den elementaren Fragen des Lebens, der
Selbstreproduktion der Organismen und der Synthese der Eiweißkörper, wesentliche Beiträge
leisten. Es gelang ihm, folgende drei Thesen von grundlegender Bedeutung zu beweisen:
1. Jede Proteinsynthese erfordert das Vorhandensein von Nucleinsäuren. 2. In den Chromosomen besteht die quantitativ bedeutendste Fraktion aus DNS. 3. Der Kern ist ein Zellbestandteil, dessen spezielle Organisationsform ihn zum Hauptzentrum der Proteinsynthese
bestimmt.

In dem interessierenden Bereich von 200—400 nm Wellenlänge finden sich
zahlreiche absorbierende Substanzen, die aber für qualitative und quantitative
mikrospektrographische Analysen unberücksichtigt bleiben können, da ihre Konzentration in der Zelle zu klein ist um erfaßt werden zu können. Nach SANDRITTER
(1958) hat die UV-Mikrospektrophotometrie im wesentlichen nur die Absorptions-

spektren der Nucleinsäuren und Eiweißkörper (Tyrosin und Tryptophan) und im
langwelligen Ultravioletten das Hämoglobin zu berücksichtigen. Bei den Nuclein-
säuren bewirken die Purin- und Pyrimidinbasen, die im Bereich von 250—280 nm
Wellenlänge absorbieren, ein deutliches Absorptionsmaximum bei $\gamma$ 260 nm.
Der spezielle Extinktionskoeffizient für DNS und RNS liegt bei 21 000 (der
Extinktionskoeffizient $\varepsilon'$ gibt die Extinktion eines Grammes pro Liter bei 1 cm
Schichtdicke an). Zur getrennten Untersuchung von DNS und RNS sind Mes-
sungen vor und nach Ribonucleasebehandlung durchzuführen (vgl. MÜLLER u.
SANDRITTER, 1961). THORELL (1947, 1952) wandte die Ultraviolettmikrospektro-
photometrie zum Studium der Knochenmarkszellen an. Er konnte feststellen,

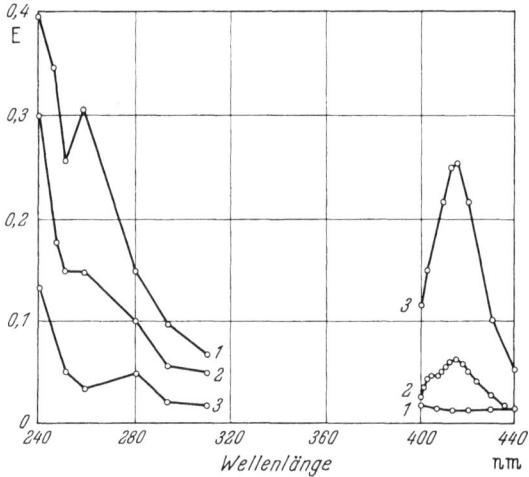

Abb. 6. UV-Absorptionskurven im Cytoplasma eines Proerythroblasten (*1*), eines polychromatischen Erythroblasten (*2*) und eines Erythrocyten (*3*) (nach THORELL, 1952). Kurve 1 und 2 links deuten auf das Vorhandensein
von Nucleinsäuren, Kurve 3 zeigt nur Proteinabsorption. Rechts: $\gamma$- oder Soret-Bande bei $\lambda$ 420 nm

daß in einer frühen Phase der Entwicklung dieser Zellen die Konzentration der
cytoplasmatischen Ribonucleinsäure maximal groß ist und daß in einer zweiten
Phase bei vermindertem Wachstum sich auch die Ribonucleinsäure vermindert
und basische Zellproteine wie z. B. Globin synthetisiert werden. In weiteren Phasen
der Erythroblastenentwicklung und ihrer Ausreifung konnte die Entstehung
des Hämoglobins in den Zellen eingehend studiert werden (Abb. 6). Bei gleichzeitiger Anwendung der Feulgentechnik konnte THORELL die Verteilung von DNS
und RNS in der Zelle bestimmen. In späteren Untersuchungen (SONDHAUS u.
THORELL, 1960) konnte bewiesen werden, daß in den Erythroblasten das Eisen
noch nicht eingebaut ist. Der Eisengehalt in den Erythroblasten beträgt das
20fache des Eisengehaltes in den reifen Zellen, d. h., große Mengen des später für
die Hämoglobinsynthese benötigten Eisens werden bereits im Proerythroblasten-
stadium aufgenommen und bereitgestellt. Hämoglobin wurde zuerst in Form von
Granula im Kern der basophilen Erythroblasten beobachtet (WILKINS u. CAR-
VALHO, 1953; CARVALHO, 1955). Die Zahl der Hämoglobingranula im Kern der
Erythroblasten nimmt mit der Ausreifung ab und im Cytoplasma vermehrt sich
das Hämoglobin ständig, bis es schließlich in den reifen Erythrocyten 95% des
gesamten Trockengewichtes ausmacht (GAMBLE u. GLICK, 1960).
    Im Mittelpunkt quantitativer histochemischer Untersuchungen in der Hämato-
logie stehen hauptsächlich Funktion und chemische Zusammensetzung des normalen und pathologisch veränderten Zellkernes und seine Beziehungen zum Cytoplasma. Zwei verschiedene chemische Kernbestandteile können erfaßt werden:

1. Die stabile genetische Komponente DNS mit dem basischen Histoneiweiß, deren Funktion in der Reduplikation zu sehen ist, und 2. die mit heterosynthetischen Prozessen befaßten Substanzen, welche mit der Zellfunktion im Zusammenhang stehen (RNS, Nucleolus und Nicht-Histonprotein). Leukämische Blutzellen sind im Vergleich zu den Zellen gesunder und anderer Blutkranker von verschiedenen Autoren mit unterschiedlichen quantitativen Methoden auf ihren Nucleinsäuregehalt untersucht worden (CARVALHO, 1955; GROSS et al., 1961; GROSS, 1963; MÜLLER u. SANDRITTER, 1961; HALE u. COOPER, 1963; HÜBNER u. SCHIEMER, 1964; HALE u. COOPER, 1965; JOBST u. SANDRITTER, 1964; u.a.). Charakteristische Veränderungen von DNS oder RNS z. B. bei leukämischen Zellen konnten bisher nicht aufgefunden werden. Von besonderem Interesse sind die DNS-Messungen bei chronisch myeloischer Leukämie und dem bei dieser Erkrankung auftretenden Philadelphiachromosom. RUDKIN et al. (1964) haben zeigen können, daß das Philadelphiachromosom 61% DNS weniger besitzt als ein anderes Chromosom der Gruppe 21 oder 22, aus welchen das Philadelphiachromosom durch Verlust seines langen Armes entsteht. Unklar ist jedoch noch, ob die DNS beim Philadelphiachromosom vollständig in Verlust gerät oder an ein anderes Chromosom transloziert ist. Eine Übersicht über den DNS- und den Histoneiweißgehalt der Blutzellen bei Gesunden und Blutkranken findet sich bei MÜLLER u. SANDRITTER (1961).

Die UV-Absorption der Eiweißkörper im Bereich von 240—310 nm Wellenlänge wird im wesentlichen durch die aromatischen Aminosäuren Tryptophan und Tyrosin bestimmt. Die Extinktionskoeffizienten liegen wesentlich niedriger als bei den Nucleinsäuren. Die Absorption von Histidin (Maximum bei 220 nm), von Cystin (Maximum bei 250 nm) sowie von Phenylalanin (Maximum bei 258 nm) hat im längerwelligen UV-Licht praktisch keine Bedeutung. Die aliphatischen Aminosäuren zeigen erst unter 240 nm einen stärkeren Anstieg der Absorption (vgl. SANDRITTER, 1958). Das Hämoglobin besitzt eine starke Absorption im Bereich von 400—425 nm (Soret-Bande) und im sichtbaren Licht zwischen 540 und 580 nm (Extinktion im Bereich der Soret-Bande 120—200). Die drei Absorptionsmaxima des Hämoglobins im sichtbaren Bereich, die sich je nach Zustand des Hämoglobins leicht verschieben, gehören zweifellos der Farbstoffgruppe des Hämoglobinmoleküls an (HEILMEYER, 1933). Das Band bei 275 nm rührt nach dem gleichen Autor von der Eiweißkomponente des Hämoglobinmoleküles her. Die Hämoglobinkonzentration in den roten Blutzellen ist hoch genug, um quantitativ erfaßt werden zu können (vgl. THORELL, 1947; WILKINS u. CARVALHO, 1953). Übersichten über das Gesamtgebiet der Ultraviolettmikrospektrophotometrie finden sich bei CASPERSSON (1956), SANDRITTER (1958) sowie in dem von SANDRITTER u. KIEFER (1965) herausgegebenen Symposionbericht über Methoden und Ergebnisse der Cytophotometrie und Interferenzmikroskopie.

## Proteine und Aminosäuren

Die heute zur Verfügung stehenden Farbreaktionen zum Proteinnachweis erlauben meist nur die Erfassung bestimmter reaktiver Gruppen und günstigenfalls deren qualitative und halbquantitative Identifizierung. Proteine können auf diese Weise nur dann erkannt werden, wenn die reaktiven Gruppen, die mit der Farbreaktion erfaßt werden, in genügend hoher Konzentration vorliegen und so ein Unterscheidungsmerkmal darstellen. So charakterisieren z. B. Arginin, das mit der Sakaguchi-Reaktion nachgewiesen werden kann, die basischen Proteine vom Histontyp. Konkurrierende Gruppen können durch geeignete Maßnahmen (Blockade oder Extraktion) ausgeschaltet werden. Weder die Aminosäuren-

komposition noch die Aminosäurensequenz der Proteine können mit histochemischen Methoden studiert werden. Vom histochemischen Standpunkt können
die Proteine in einfache Eiweißkörper, wie z. B. Albumine, Globuline, Globine und
Histone, und in komplexe Eiweißkörper eingeteilt werden, wie sie in den Nucleo-,
Muco-, Glyko- und Lipoproteinen vorliegen. Die Mannigfaltigkeit der Eiweißkörper hinsichtlich der Größe, Struktur, Ladungsdichte und endständigen Gruppen ihrer Moleküle stellt jenen Hauptfaktor dar, welcher ihre direkte histochemische Erfassung schwierig gestaltet. Indirekte Verfahren wie enzymatische
Eiweißanalysen, die in ihrer Spezifität an hervorragender Stelle zu nennenden
immunologischen Verfahren und die Autoradiographie deuten neben dem Ausbau
und der Weiterentwicklung vorhandener Methoden die Richtung an, in welcher
sich die Proteinhistochemie auch in der Hämatologie orientieren wird.

Cytochemische Reaktionen zum Nachweis von Aminosäuren wie z. B. Tyrosin,
Tryptophan, Histidin und Arginin sowie der Nachweis von proteingebundenen
Sulfhydrylgruppen gestatten qualitative Rückschlüsse auf das Vorhandensein von
Proteinen in den fraglichen Zellstrukturen, welche Farbreaktionen zeigen. Hierbei
ist zu beachten, daß mit Hilfe der genannten Reaktionen spezielle Komponenten
dargestellt werden, die nicht als repräsentativ für alle Proteine gelten können
(vgl. Goslar, 1965). Mit verschiedenen Proteinnachweisen und anderen cytochemischen Reaktionen haben Astaldi u. Strosseli (1958, 1962) Myelocyten
und Granulocyten bei Alderscher Granulationsanomalie und anderen hämatologischen Anomalien untersucht und Unterschiede gegenüber der normalen Leuko-
cytengranulation herausgearbeitet. Hertl (1959 a, b) fand Tryptophan, Tyrosin
und Histidin in allen untersuchten menschlichen Knochenmarkszellen. Die
Zellkerne waren schwächer angefärbt als die cytoplasmatischen Granula.
Schwefelhaltige Aminosäuren (SH- und SS-Gruppen) fanden sich ebenfalls im
Cytoplasma und hier besonders in den Granulationen. Abb. 4g zeigt eine SH-
Gruppen-Färbung an Blutzellen. Auch basische Eiweißkörper lassen sich im
Cytoplasma nachweisen. Besonders reichlich fanden sie sich in den Granula der
Eosinophilen (Hertl, 1959a). Ähnliche Befunde werden auch von Plenert
(1963) mitgeteilt. Mit den erwähnten Reaktionen lassen sich qualitative Unter-
schiede zwischen den verschiedenen Zellreihen und zwischen den einzelnen Zellen
eines Zellstranges nicht herausstellen. Cytochemische Untersuchungen über die
Blutbasophilen und ihre Proteine finden sich bei Ackerman (1963).

## Das Histonprotein

Am Beispiel der Nucleohistone sollen die Möglichkeiten der qualitativen und
halbquantitativen Erfassung basischer Eiweißkörper kurz erörtert werden, die
sich aus quantitativen Farbreaktionen an hämatologischem Zellmaterial ergeben.
Die Nucleohistone sind in ihrer Bedeutung in den letzten Jahren immer stärker in
den Vordergrund getreten, nachdem ihre enge Verbindung zur DNS deutlich
wurde und ihre vermutete Rolle als Genregulatoren (Stedman und Stedman,
1951) immer mehr an Wahrscheinlichkeit gewinnt. Zum cytochemischen Nachweis kann der hohe isoelektrische Punkt der Histonproteine von pH 11 mit der
Möglichkeit zur selektiven Anfärbung mit dem sauren Farbstoff Fastgreen (FG)
im Alkalischen ausgenutzt werden (Alfert u. Geschwind, 1953). Vorbedingung
ist, daß der isoelektrische Punkt erhalten bleibt, d.h., die Fixierung muß so vorsichtig erfolgen, daß weder ein Proteinverlust noch eine Brückenbildung zwischen
den Carboxylionen der Proteine und dem Farbstoff entsteht (vgl. Kraus, 1965).
Am besten haben sich neutrales Formalin oder Alkohol zum Fixieren bewährt.
Am Zellkern wird die Histonfärbung erst positiv nach Extraktion der Nuclein-

säuren mit Trichloressigsäure, nach Fermentextraktion der DNS oder nach selektiver Methylierung der Phosphatgruppen der DNS durch Diazomethan in alkoholischer Lösung (Lit. vgl. KRAUS, 1965). Es ist anzunehmen, daß FG nur mit den basischen Gruppen reagiert, die durch die DNS-Extraktion freigesetzt werden. Die FG-Reaktion wird bei pH 8 ausgeführt. Das alkalische Milieu gestattet die selektive Anfärbung der $NH_2$-Gruppen und Guanido-Gruppen mit dem sauren Fastgreen. Diese Färbebedingungen schalten die Eiweißkörper mit niedrigerem isoelektrischen Punkt wie Albumine und Globuline aus. Sie stehen unter den genannten Bedingungen für die Farbbindung nicht zur Verfügung.

Cytophotometrische Untersuchungen, allein oder kombiniert mit Feulgen, Methylgrün, Millon oder Sakaguchi, sind von verschiedenen Autoren bei $\lambda$ 630 nm ausgeführt worden (Lit. s. KRAUS, 1965). Lymphocyten verschiedener Herkunft wurden von PERUGINI et al. (1957a) sowie von WALB et al. (1964) untersucht. Bei Leukämien konnte von PERUGINI et al. (1957b) eine erhöhte Farbbindung der Lymphocyten für Fastgreen festgestellt werden.

Die verschiedenen Untersuchungen lassen erkennen, daß das Gesetz der DNS-Konstanz auch für die Nucleohistone gilt, welche auch zusammen mit der DNS synthetisiert werden. Außer mit der Fastgreen-Färbung kann der qualitative oder halbquantitative Histonnachweis mit der Sakaguchi-Reaktion für Arginin (DEITCH, 1964) und mit der Pikrinsäure-Bromphenolblau- oder der Pikrinsäure-Eosinreaktion nach BLOCH u. HEW (1960) (vgl. auch JOBST u. SANDRITTER, 1964) ausgeführt werden. Die letztgenannten Autoren haben außerdem das bereits erwähnte Sukzedanverfahren für DNS und Histonprotein mit Gallocyanin entwickelt (s. S. 141). Zu erwähnen ist weiterhin, daß Histonproteine im Ultravioletten bei $\lambda$ 290 nm eine stärkere Absorption zeigen (CASPERSSON, 1940).

### Bestimmung des Gesamtproteins der Zelle

Die stöchiometrische Bindung der sauren Farbstoffe mit den freien basischen Gruppen verschiedener Proteine bei niedrigem pH ist seit langem bekannt (CHAPMAN et al., 1927). Von SCHRADER et al. (1950) ist diese Möglichkeit zur Erfassung des Proteingehaltes der Zelle ausgebaut worden. Zu diesem Zweck eignet sich die Fastgreen-Färbung bei pH 1,1 (vgl. MÜLLER u. SANDRITTER, 1961). Weitere Farbreaktionen zum Proteinnachweis s. Tabelle 2.

Auch mit Hilfe des Interferenzmikroskopes kann durch spezifische Extraktionsmethoden eine quantitative Zellanalyse vorgenommen werden (SANDRITTER, 1961). Hierzu ist es erforderlich, eine stufenweise Substanzextraktion mit der interferenzmikroskopischen Trockengewichtsbestimmung zu verbinden. Man geht so vor, daß zuerst das Gesamttrockengewicht der Zelle bestimmt wird und dann der Trockengewichtsverlust nach Einwirkung von Alkoholäther (Extraktion der Fette), nach Ribonuclease behandlung (RNS) und nach Trichloressigsäurebehandlung (DNS). Der verbleibende Trockengewichtsrest wird durch die Zellproteine dargestellt.

# C. Enzyme
## I. Grundlagen und Bedeutung mikroskopisch-topochemischer Enzymnachweise an Einzelzellen

Der Zellstoffwechsel setzt sich aus einer Vielzahl chemischer Reaktionen zusammen. Diese Reaktionen laufen zum größten Teil nicht spontan ab, sondern sie müssen durch Mitwirkung von Katalysatoren organischer oder anorganischer Art in Gang gebracht, beschleunigt und in eine bestimmte Richtung gelenkt werden. Von den anorganischen Katalysatoren unterscheiden sich die Biokatalysatoren oder Enzyme vor allem durch die Tatsache, daß sie Eiweißkörper sind und infolgedessen die für Proteine charakteristischen Eigenschaften besitzen. In diesem Abschnitt soll über Grundlagen und Leistungsfähigkeit von Arbeitsmethoden berichtet werden, deren Hauptaufgabe der Enzymnachweis in Einzelzellen ist. Es werden nur solche Verfahren besprochen, die sich für hämatologische Zwecke bewährt haben. Bezüglich weitergehender Darstellungen wird auf die Lehrbücher der Histochemie verwiesen, z. B. von Pears (1960), von Dean, Barrnett u. Seligman (1960), von Barka u. Anderson (1963) wie auch auf die Monographie von Burstone (1962) und die Referate des Freiburger Cytochemie-Symposion (Merker, 1963). Nicht besprochen in diesem Abschnitt werden Methoden, die sich bestimmter Enzyme bedienen, um auf dem Wege der Digestion intracelluläre Stoffe zu lokalisieren und zu identifizieren. Entsprechende Hinweise finden sich in den Kapiteln der verschiedenen Stoffgruppen wie z. B. bei den Nucleinsäuren oder dem Glykogen.

Der Hämatologe ist aus verschiedenen Gründen an histochemischen Enzymnachweisen an Blutzellen interessiert:

1. Es handelt sich um Reaktionen, die die Differenzierung und Identifizierung typischer und atypischer Zellen erleichtern und in bestimmten Fällen erst ermöglichen.

2. Es gelingt mit Hilfe histochemischer Fermentreaktionen die Verteilungsmuster einer ganzen Reihe von Enzymen in den einzelnen Blutzellsystemen, bezogen auch auf ihre verschiedenen Reifungsstufen, zu bestimmen.

3. Es ist nicht nur mit biochemischen, sondern einfacher mit histochemischen Methoden möglich, manche diagnostisch bedeutungsvolle Veränderungen der Aktivitätslage oder des Verteilungsmusters bestimmter Enzyme in einem Blutzellsystem zu erkennen, wie sie z. B. im Gefolge reaktiver und krankhafter Vorgänge in der Blutbildung auftreten können.

Das Bestreben des Hämatologen ist es, Enzymveränderungen an Blutzellen diagnostisch und prognostisch nutzbar zu machen und von hier aus in die Grundprobleme der hämatologischen Cytologie und des Zellstoffwechsels vorzudringen.

Cyto- und histochemische Enzymnachweise sind ihrem Wesen nach zunächst auf qualitative Nutzung ausgerichtet. Ihre Stärke liegt in der synoptischen Erfassung von Struktur bzw. Einzelzelle und Enzymaktivität. Unter bestimmten Voraussetzungen sind jedoch auch quantitative Rückschlüsse zulässig. An fixiertem Zellmaterial kommen strukturgebundene Enzyme (Desmoenzyme) zur Darstellung und weniger Lyenzyme, woraus sich manche Diskrepanzen zur biochemischen Enzymanalyse erklären mögen.

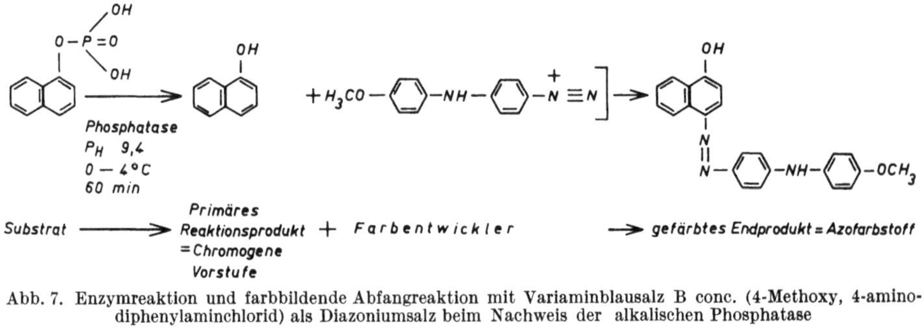

Abb. 7. Enzymreaktion und farbbildende Abfangreaktion mit Variaminblausalz B conc. (4-Methoxy, 4-aminodiphenylaminchlorid) als Diazoniumsalz beim Nachweis der alkalischen Phosphatase

Der mikroskopische Enzymnachweis setzt sich aus zwei Schritten zusammen: Aus der Enzymreaktion, die zu dem primären Reaktionsprodukt führt und aus einer Abfangreaktion, die das primäre Reaktionsprodukt in einen schwer löslichen Farbstoff überführt (Abb. 7).

Um die Enzymreaktion in Gang zu bringen, werden die Zellausstriche oder die Gewebsschnitte in eine gepufferte Substratlösung gebracht. Um die Abwanderung der primären Reaktionsprodukte aus der Enzymreaktion in die Umgebung des Enzymortes zu verhindern, werden solche Reaktionsschritte angeschlossen, welche die Spaltprodukte möglichst schon im

Moment ihrer Entstehung abfangen und in unmittelbarer Nähe des Enzymortes festhalten. Für die mikroskopische Visualisation werden Farbstoffbildner verwendet, die schwer lösliche Farbstoffe bilden. Nach DUSPIVA (1962) muß für die Abfangreaktion gefordert werden, daß sie mit hoher Geschwindigkeit abläuft und eine nicht kristalline, sondern eine feinkörnige Fällung liefert. Ferner muß gefordert werden, daß der Farbstoff hohe Farbkraft und eine genügend große Substantivität besitzt, um von den Proteinen der Zelle festgehalten zu werden. Durch diese Maßnahmen werden Diffusionsfehler vermieden und eine scharfe optische Markierung des Enzymortes in der Zelle erreicht.

Ein wesentlicher Punkt sowohl für die quantitative Cytochemie wie auch für die in der Klinik angewendeten histochemischen Methoden, deren halbquantitative Wertung angestrebt wird, ist eine gute Korrelation zwischen der enzymatischen Aktivität am markierten Zellort einerseits und der an dieser Stelle entwickelten Farbstoffmenge andererseits. Die Aktivität eines Enzymes kann in der histochemischen Methodik durch Messung oder Schätzung der optischen Dichte des Reaktionsproduktes dann ermittelt werden, wenn sich die primären Produkte nach einer Reaktion 0. Ordnung und der Farbstoff in einer Reaktion 1. Ordnung bilden (HOLT u. O'SULLIVAN, 1958). Voraussetzungen hierfür sind eine hohe Substratkonzentration im Inkubationsmedium und eine hohe Konzentration des Farbstoffbildners. Diese Bedingungen lassen sich in der Praxis jedoch nicht immer erfüllen, da farbstoffbildende Reagentien in höherer Konzentration auch eine Hemmwirkung auf die enzymatische Reaktion entfalten können. Unter der Voraussetzung, daß der gebildete Farbstoff keine gröberen Diffusionsfehler verursacht, hängt die Güte der Lokalisation des Enzymes hauptsächlich von folgenden Faktoren ab (DUSPIVA, 1962):

1. Von dem Diffusionskoeffizienten des primären Spaltproduktes,
2. von der Größe des Enzymortes und
3. von der Geschwindigkeitskonstante der Abfangreaktion.

Die biochemische Analyse ist heute in der Lage, eine große Zahl von Enzymen zu erfassen. Da jedoch für die meisten dieser Reaktionen noch keine geeigneten chromogenen Abfangreaktionen existieren, ist es bisher für etwa 60 Enzyme möglich eine histologische Darstellung zu erreichen. Diese Zahl vermindert sich weiterhin beim Übergang von der histochemischen zu der cytochemischen Technik an hämatologischen Ausstrichpräparaten. Der Grund hierfür liegt darin, daß im histologischen Schnitt zahlreiche Zellen eröffnet und angeschnitten sind und behindernde Permeabilitätsschranken zwischen Substrat und Enzym wegfallen. Im Ausstrichpräparat aber bleiben diese Schranken erhalten und verfahrenstechnische Modifikationen, die aber nicht immer erreichbar sind, sind erforderlich, wenn histochemische Verfahren für cytologische Zwecke Verwendung finden sollen. Auch bei optimal arbeitenden cytochemischen Enzymnachweisverfahren ist besonderes Augenmerk darauf zu richten, daß alle Möglichkeiten eines Enzymverlustes oder einer Verlagerung von Enzymen oder von Farbstoffpräcipitaten ausgeschaltet werden. *Grundsätzlich ist deshalb zu fordern, daß die Inkubationszeit stets auf ein Minimum reduziert wird.* Es gibt nur einige wenige Grundreaktionen, nach welchen Enzyme in situ dargestellt werden können. Sie werden, soweit sie für die Hämatologie von Bedeutung sind, im folgenden näher besprochen.

## II. Oxydoreduktasen

Die Aufgabe dieser Enzyme liegt in der Oxydation von Nährstoffen zwecks Freisetzung der vom Organismus benötigten Energie. Sie werden als Atmungsfermente bezeichnet und können eingeteilt werden in die beiden großen Gruppen der *Oxydasen* und *Dehydrogenasen*. Oxydasen übertragen den Wasserstoff bzw. seine Elektronen auf Sauerstoff, Dehydrogenasen oxydieren Stoffwechselprodukte durch Abspaltung des Wasserstoffs und bewirken seine Übertragung auf einen Akzeptor. Letztere können auch als Transhydrogenasen bezeichnet werden.

### 1. Aerobe Oxydasen

Die aeroben Oxydasen sind dadurch gekennzeichnet, daß sie im Zentrum ihres Moleküls ein Metall besitzen, das molekularen Sauerstoff bindet und aktiviert. Bei

einem Teil dieser Enzyme bildet das Kupfer das aktive Zentrum, bei anderen ist
es das Eisen. Der histochemische Nachweis dieser Enzyme gründet sich auf die
Verwendung von Substraten, die bei der Oxydation einen unlöslichen Farbstoff
bilden. Das Vorhandensein von Enzymen, die die Fähigkeit besitzen, geeignete
Substrate durch direkte Übertragung von Wasserstoff auf Sauerstoff zu oxydieren,
wurden schon im vorigen Jahrhundert entdeckt. Kleps (1868) und Struve (1872)
fanden, daß Guajaktinktur bei Kontakt mit Eiterleukocyten eine blaue Färbung
annimmt. In der Hämatologie haben jene Enzyme praktische Bedeutung erlangt,
die in ihrer aktiven prosthetischen Porphyringruppe Eisen enthalten. Hierher
gehören die Cytochromoxydase mit atmosphärischem Sauerstoff als Wasserstoffacceptor sowie die Peroxydase, die Wasserstoffsuperoxyd benötigt.

## Cytochromoxydase

Dieses Enzym, eine echte aerobe Oxydase, kann mit Hilfe der Nadi-Reaktion
erkennbar gemacht werden, die auf Ehrlich (1885) zurückgeht. Dieser Autor
fand, daß die Anwendung einer Lösung von α-Naphthol und Dimethyl-p-phenylen-
diamin bei Tieren Granula des gekoppelten Oxydationsproduktes Indophenolblau
zur Ausfällung kommen. 1907 fanden Winkler sowie Zcyhlarz u. Fürth, daß
mit dieser Methode die im Cytoplasma vorhandenen Leukocytengranula zur Darstellung gebracht werden können. Bei Verwendung von frischen Gewebsschnitten
zeigte es sich, daß nahezu alle Zellen eine positive Reaktion geben (Giercke, 1916;
Gräff, 1916). Werden fixierte Schnitte verwendet, ist die Reaktion nicht mehr
positiv. Lediglich die Zellen der myeloischen Reihe zeigen auch nach Formalinfixation positive Reaktionen (Schulze, 1909). Infolgedessen unterschied man
fortan die G-(Gewebs-)Nadi-Reaktion, hervorgerufen durch eine labile Oxydase,
von der M-(Myelo-)Nadi-Reaktion, hervorgerufen durch eine stabile Oxydase.

Hinsichtlich der hämatologisch bedeutungsvollen Differenzierung der Blutkörperchen
ist der Nachweis der stabilen Oxydase von gleichem Effekt wie der der Peroxydase, die anschließend besprochen wird. Von beiden unterscheidet sich aber die labile Oxydase (G-Nadi-
Reaktion) in ihren Reaktionen.

1939 konnte von Keillin u. Hartree nachgewiesen werden, daß die G-Nadi-
Reaktion die Aktivität der Cytochromoxydase (Warburgsches Atmungsferment)
zur Darstellung bringt. In jüngerer Zeit sind verschiedene neue Verbindungen zur
histochemischen Darstellung der Cytochromoxydase eingeführt worden (Nachlas
et al., 1958; Burstone, 1959).

Bei der Untersuchung von Blutzellen zeigt sich, daß mit Ausnahme der Monocyten und Makrophagen von Lymphknoten und Milz die Zellen des Knochenmarkes und des peripheren Blutes schwache Reaktionen der Cytochromoxydase
aufweisen. Gewöhnlich findet man 5—20 runde tiefblaue cytoplasmatische
Granula (Abb. 4h). An Schnittpräparaten hat Burstone (1960) in Osteoclasten
eine kräftige granuläre Reaktion im Cytoplasma beobachtet. Auch die Osteoblasten zeigten Aktivität, doch war die Reaktion hier schwächer als in den Osteoclasten. Leukämische Zellen und Zellen von Lymphknoten bei Lymphogranulomatose zeigen gegenüber den normalen Zellen keine Veränderung (Hoffmann et
al., 1951). Die cytoplasmatischen Partikel, die mit der G-Nadi-Reaktion dargestellt werden, entsprechen in Verteilung und Anzahl sowie in ihrer Form jenen
Partikeln, die mit der Janus-Grün-Supravitalfärbung dargestellt werden können.

Mit Hilfe des Supravitalfarbstoffes Janus-Grün-B können bekanntlich Mitochondrien
färberisch dargestellt werden. Die Färbung wurde von Michaelis (1900) eingeführt. Man
nimmt heute an, daß die mitochondrial gebundene Cytochromoxydase die Reduktion dieses
Redoxfarbstoffes verhindert, während im Hyaloplasma seine Reduktion durch die Tätigkeit
der Dehydrogenasen erfolgt (Lazarow u. Cooperstein, 1953a und b). Somit stellt die Janus-

Grün-Supravitalfärbung ein weiteres Verfahren zum Nachweis der Cytochromoxydase dar. Gegenüber abgestorbenen Zellen verhält sich Janus-Grün-B wie ein basischer Farbstoff.

Fixierte Zellen der granulopoetischen Reihe oxydieren nicht nur das Nadi-Reagens in alkalischer Lösung, sondern auch Dopa (Dihydroxyphenylalanin) und zahlreiche andere Phenole und Diamine zu Pigmenten von Chinoidstruktur (AGNER, 1941; GÖMÖRI, 1953). Ursprünglich wurde diese Reaktion auf eine Phenol-oxydase zurückgeführt (VERKAUTEREN, 1951). Biochemische Untersuchungen erbrachten jedoch den Nachweis, daß sich in Lösungen von Phenol leicht Spuren von Peroxyd bilden und daß die oben geschilderte Reaktion bei Anwendung frisch hergestellter Lösungen ausbleibt. Gibt man Peroxyd zu einer frisch hergestellten Lösung, so kann hierdurch die Reaktivität herbeigeführt werden. Dies spricht dafür, daß die Reaktion der fixierten granulopoetischen Zellen eher auf eine Peroxydase als auf eine Oxydase zurückgeführt werden muß (DEANE et al., 1960).

## Peroxydase

Peroxydasen sind Eisenhämatinverbindungen, die die Oxydation zahlreicher Phenole und aromatischer Amine durch Wasserstoffsuperoxyd katalysieren. Sie sind gegenüber Inaktivierung durch Trocknung, Hitze oder chemischer Behandlung relativ widerstandsfähig und unterscheiden sich so deutlich von der äußerst labilen Cytochromoxydase. Sie sind zusammen mit der stabilen Oxydase in die Granula-fraktion der Neutrophilen zu lokalisieren und lassen sich dort auch biochemisch nachweisen (TAKIKAWA et al., 1962).

Es gibt verschiedene cytochemische Nachweismethoden für Peroxydasen. Das Verfahren mit Benzidin wurde 1904 von ADLER beschrieben und 1936 von LISON modifiziert. Man kann, wie schon erwähnt, auch die alkalische Nadi-Reaktion (LILLIE u. BURTNER, 1953) verwenden, wie auch die 1-Naphthol-Reaktion (RITTER u. OHLESON, 1947), die Leukofarbstoffmethode (LISON, 1936) oder die Thio-indoxylmethode (PEARS, 1954). Praktische Bedeutung haben die Modifikationen der Benzidinmethode von SATO u. SEKYA (1926) sowie von GRAHAM (1918) und KNOLL (1932) erlangt. Schon 1910 wurde von KREIBISCH die Peroxydasereaktion zur Differenzierung von Blutzellen herangezogen.

Die peroxydasepositiven Zellelemente stellen sich nach dem Verfahren von GRAHAM-KNOLL braun dar, nach dem Verfahren von SATO und SEKYA blau (Abb. 4k, l). Die ursprüngliche Annahme, daß mit Hilfe der Peroxydasereaktion prinzipiell zwischen Zellen myeloischen und lymphatischen Ursprungs unter-schieden werden kann, mußte revidiert werden, da alle Zellen im Blastenstadium negativ reagieren. Die Methoden selbst sind jedoch hierdurch zu Unrecht in Mißkredit geraten.

*Peroxydasepositiv* sind alle Neutrophilen, Eosinophilen und ein Teil der Baso-philen. Positive Reaktionen finden sich vom Promyelocytenstadium an. Zum Teil positiv reagieren die Monocyten, doch sind hier die positiven Granula feiner und seltener als in den granulopoetischen Zellen. Nach UNDRITZ (1952, 1963) verlieren die Monocyten nach einem Monat ihre Peroxydaseaktivität und lassen sich auf diese Weise gegenüber den zu diesem Zeitpunkt noch stark positiven Promyelo-cyten, Myelocyten und Metamyelocyten abgrenzen. Monocyten und Monocyten-leukämien sind in der Regel peroxydasenegativ und phagocytieren schwächer.

UNDRITZ (1952) hat den unterschiedlichen Reaktionscharakter der verschiedenen per-oxydasepositiven Blutzellen herausgearbeitet und diagnostisch nutzbar gemacht. Er kommt zustande durch das sukzessive Inaktivwerden peroxydasepositiver Zellstrukturen im Laufe der Zeit. Die Kenntnis dieses Sachverhaltes ist auch forensisch genutzt worden bei der Alters-bestimmung und Identifizierung verschleppter, aber gut erhaltener Blutzellen (UNDRITZ u. HEGG, 1959; 1960). Durch eine kräftige Alkoholfixation der Blutzellen kann der Inaktivie-rungsvorgang gewissermaßen vorweggenommen werden. Dieser Weg diente zur Entwicklung der sog. „gezielten" Peroxydasereaktionen. Es handelt sich hierbei vorwiegend um Modifikationen der Graham-Knoll-Methode. Sie haben sich zur Bestimmung von Monocyten und Eosinophilen einschließlich ihrer sonst nur schweridentifizierbaren Vorstufen ausgezeichnet bewährt (Undritz, 1952: Graham-Knoll-Reaktion I für Monocyten und II für Eosinophile).

*Peroxydasenegativ* sind die sehr jugendlichen Myeloblasten und alle Lymphoblasten, Lymphocyten, Plasmazellen, Megakaryocyten und Blutplättchen, Erythrocyten, ein großer Teil der Basophilen und teilweise die Monocyten. Die positive Reaktion in einem Teil der Monocyten wird von Undritz (1952) auf die inapperzepte Phagocytose peroxydase-positiver neutrophiler und eosinophiler Zellen und Granula zurückgeführt. Infolge ihrer funktionellen Minderwertigkeit bei den Monocytenleukämien ist die überwiegende Mehrzahl der Zellen hier peroxydasenegativ. Die Differenzierung zwischen lymphatischen und myeloischen akuten Leukosen kann mit der Peroxydasereaktion dann gelingen, wenn in den Blasten eine enzympositive Progranulation ausgebildet ist (neutrophile Promyelocyten-I- und Promyelocyten-II-Leukämien). Als Äquivalente der Progranulation sind Auerstäbchen aufzufassen. Sie sind peroxydase-positiv (Abb. 4i; Ackerman, 1950; Hayhoe et al., 1964) und besitzen saure Phosphatase (Goldberg, 1964). Als weiteres Äquivalent der normalen Granula bei neutrophilen Promyelocyten von Leukämien sind die peroxydase-positiven ungranulierten polychromatischen Zonen zu bezeichnen (Undritz, 1963). Auerstäbchen und polychromatische Zonen beheben jeden Zweifel an der myeloischen Genese einer Leukose.

Auch Stromazellen können in unterschiedlicher Stärke peroxydasepositiv reagieren (Eckstein u. Lindner, 1962). Zur Erkennung reaktiver Monocytosen, oft verwechselt mit Leukämien, ist die Peroxydasereaktion unerläßlich, beispielsweise auch bei Agranulocytosen (Undritz, 1963). Finden sich bei echten Leukämien monocytenähnliche Zellen mit positiver Peroxydasereaktion, so handelt es sich nicht um Monocyten, deren Reaktionsausfall negativ sein müßte, sondern um atypische Promyelocyten. Peroxydase-positive Monocyten finden sich häufig im Blut bei Endocarditis lenta. Ebenso häufig sieht man sie auch im Deckglaspräparat der Rebuckschen Hautfenstermethode.

Peroxydasen wirken bei der Entgiftung und Verdauung von Fremdstoffen innerhalb der Zelle mit und erfahren eine Verminderung bei der Phagocytose (Rytömaa, 1962). Der Reaktionsausfall in der Einzelzelle hängt von der Beschaffenheit ihrer Granula ab. Bei stärkerer Degranulation (z.B. bei Phagocytose) oder bei Fehlentwicklung der Granula im Verlaufe von leukämischen Erkrankungen kann es zu einem *partiellen Peroxydasedefekt* kommen (Abb. 4l), niemals jedoch zu einem totalen Defekt (Undritz, 1952). Für die Erkennung des partiellen Peroxydasedefektes ist als Kennzeichen wichtig, daß er alle Entwicklungsstufen der Granulocyten bis zu den reifsten Zellen erfaßt.

In diesem Zusammenhang sind die Beobachtungen von Seabra (1955) sowie von Henning et al. (1963) von Interesse. Seabra beschrieb auf Grund morphologischer Untersuchungen die physiologische Effusion der stabilen Oxydase (identisch mit der Peroxydase) aus einzelnen neutrophilen Granula. Dieser Vorgang konnte sich zur Hypereffusion steigern bei zunehmender Instabilität der Neutrophilen durch Alterung, in Streßsituationen und bei vermindertem atmosphärischem Druck. Henning et al. (1963) konnten Beziehungen zwischen dem Spiegel der aus den Granulocyten stammenden Myeloperoxydase im Serum und dem Leukocytenzerfall feststellen. Ebenfalls in Streßsituationen mit erhöhtem Leukocytenumsatz war auch die Aktivität der Serumperoxydase vermehrt.

Von dem partiellen Peroxydasedefekt ist der *totale konstitutionelle Peroxydasedefekt* der Neutrophilen zu unterscheiden. Er ist bisher in drei Fällen beobachtet worden (Alius, 1963; Grignaschi et al., 1963). Die Störung hat familiären Charakter, sie ist nicht geschlechtsgebunden und hat bisher keine faßbaren Folgeerscheinungen.

Die Unterscheidung zwischen Peroxydase und Cytochromoxydase ist insofern einfach, als die Cytochromoxydase durch Trocknung inaktiviert wird, während die Peroxydase aktiv bleibt. Hinsichtlich der Wirkung von Aktivatoren und Inhibitoren sowie der hiermit eng verbundenen Frage der Pseudoperoxydasen wird auf die Ausführungen von DEANE et al. (1960) verwiesen. Mit den Peroxydasen eng verwandt sind die Katalasen, die die Fähigkeit besitzen, Wasserstoffsuperoxyd aufzuspalten. Verfahren zum cytochemischen Nachweis der Katalasen sind entwickelt worden (NISCHIJAMA u. KABAJASCHI, 1953). Sie sind im ganzen jedoch noch unzuverlässig und haben bisher keine hämatologische Bedeutung erlangt. Es soll lediglich erwähnt werden, daß HIGASCHI (1953) ein Ansteigen der Erythrocytenreaktion bei Eisenmangelanämien beobachtet hat. Ähnlich verhält es sich auch mit den kupferhaltigen Oxydasen, deren Nachweis 1917 BLOCH gelang, als er in frischen Hautschnitten, die er mit einer Lösung von Dioxyphenylalanin inkubiert waren, schwarze Pigmentgranula ähnlich dem Melanin nachweisen konnte. Später zeigte sich, daß das primäre Substrat nicht Dioxyphenylalanin ist, sondern das Tyrosin (LERNER, 1953).

### Hämoglobin-Nachweis mit der Peroxydase-Reaktion nach LEPEHNE-UNDRITZ

Als eine gleichfalls gezielte Peroxydase-Reaktion ist das von UNDRITZ (1952) für Ausstriche modifizierte Verfahren nach LEPEHNE aufzufassen, das für alle eisenhaltigen Chromoproteide und besonders für das Hämoglobin spezifisch ist und auf der Anwendung von Benzidin beruht. Es dient zur eindeutigen Identifizierung erythropoetischer Zellelemente vor allem bei pathologischer Zellproliferation. Alle Formen der Erythrophagocytose können mit dieser Reaktion sehr gut erfaßt werden. Die Reaktion läßt sich auch an früher panoptisch gefärbten und archivierten Präparaten ausführen und man kann auf diese Weise noch nach Jahrzehnten phagocytierte Erythrocyten erkennen. Die Lepehne-Reaktion erweist sich auch bei Erkennung der charakteristischen Hämoglobin enthaltenden Einschlußbildungen im Kernareal von Porphyroblasten bei der kongenitalen erythropoetischen Porphyrie Günther als wertvoll. Wegen mangelnder Kontrastgabe ist die Reaktion jedoch nicht geeignet für die kürzlich beschriebenen Hämoglobineinschlüsse im Plasma von Erythroblasten bei Thalassaemia major (FESSAS, 1963). Es handelt sich hierbei um größere gewöhnlich einzeln bei Thalassaemia major spontan auftretende Einschlußkörper mit ähnlichen Färbeeigenschaften wie sie die Heinz-Körper besitzen. Eine andere Modifikation des Benzidin-Verfahrens stellt die von GROSS und KEEFER (1964) angegebene Färbung zur Kenntlichmachung von intranuclearem Hämoglobin dar. Dieses Verfahren arbeitet mit einer Benzidin-Nitroprussid-Lösung und der Romanowsky-Färbung. Es entstehen blauviolette Farbstoffpräcipitate, die das vor allem in Makroblastenkernen auftretende Hämoglobin oder Häm in Form von Granula erkennen lassen.

### Hämoglobin-Nachweise mit den Elutionsverfahren nach KLEIHAUER-BETKE
#### a) Für Methämoglobin

Unter bestimmten Bedingungen verliert das Chromoproteid Hämoglobin seine Fähigkeit zur Peroxydasereaktion. Dieser Fall tritt ein, wenn Methämoglobin (Hb$^{III}$) mit KCN behandelt und in Cyanhämiglobin überführt wird. Mit dem Verlust seiner Peroxydaseaktivität wird das Hämoglobin nicht mehr von der zerstörenden Wirkung des Wasserstoffsuperoxyds — das der Lösung beigegeben wird — geschützt und es kann in saurem Milieu aus den Erythrocyten herausgelöst werden. Oxyhämoglobin (Hb$^{II}$) dagegen behält bei einer solchen Behandlung seine Peroxydaseeigenschaft, widersteht dem Elutionsvorgang und kann in den Erythrocyten durch Anfärbung mit Hämatoxylin und Erythrosin sichtbar gemacht werden. Dieses von KLEIHAUER u. BETKE (1963a) aufgefundene Prinzip gestattet es, in den Erythrocyten des luftgetrockneten Blutausstriches methämoglobinhaltige Zellen, die nur als leere Schatten in Erscheinung treten, von den oxyhämoglobinhaltigen Zellen zu unterscheiden, die sich leuchtend rot darstellen (Abb. 8a) (s. auch KLEIHAUER u. BETKE, 1963b; KLEIHAUER, 1964a und b).

In der praktischen Anwendung dieser Methode liegt die Hauptbedeutung in der Möglichkeit des Nachweises von zwei Erythrocytenpopulationen bei heterozygoten Trägern des Glucose-6-Phosphat-Dehydrogenasedefektes (Primaquinempfindlichkeit der Erythrocyten, Favismus). Hierzu wird der Brewer-Test (BREWER et al., 1962; s. auch BEUTLER et al., 1963) mit der Kleihauer-Betke-Methode kombiniert (TÖNZ u. ROSSI, 1964).

Zwecks Umwandlung von Hämoglobin in Methämoglobin werden die Erythrocyten mit Natriumnitrit behandelt. Es folgt eine 3stündige Inkubation bei 37°C mit Glucose und

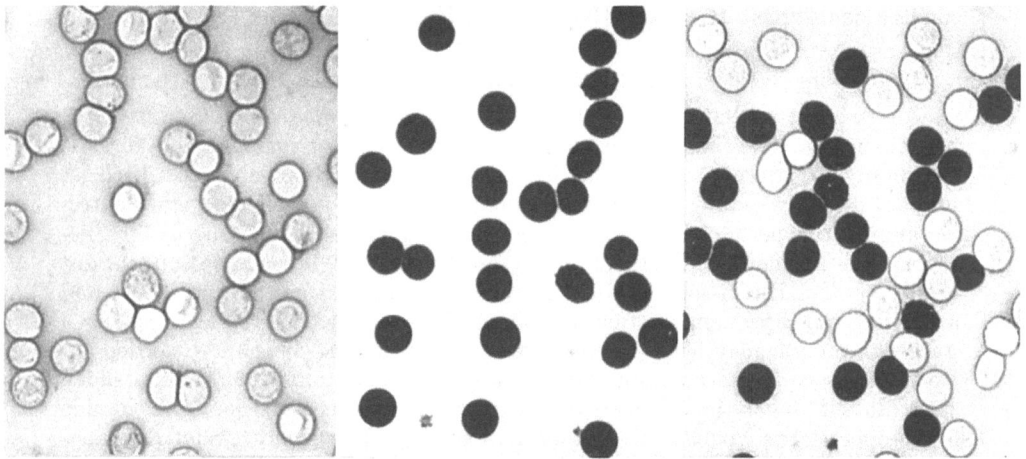

Abb. 8. Eluierte Ausstriche von Blut, das mit KCN versetzt wurde. Links: Hb$^{III}$-Zellen; Mitte: Hb$^{II}$-Zellen; rechts: Mischung 1:1 von Hb$^{II}$- und Hb$^{III}$-Zellen (aus KLEIHAUER, 1964). Im Originalpräparat stellen sich die dunklen Zellen in leuchtend roter Farbe dar. Weitere Erklärung s. Text

Methylenblau (bzw. Nilblausulfat, BEUTLER et al., 1963). Während dieser Inkubationsperiode wird Methämoglobin in Oxyhämoglobin durch die Glucose-6-Phosphatdehydrogenase reduziert. Bleibt Methämoglobin aber infolge des Glucose-6-Phosphat-Dehydrogenasedefektes zurück, wird es durch die nachfolgende Behandlung mit KCN in Cyanhämiglobin umgewandelt und kann infolge seines Verlustes an Peroxydaseaktivität eluiert werden, während die oxyhämoglobinhaltigen Zellen erhalten bleiben und färberisch dargestellt werden können. So ist es auch im Blutausstrich möglich, normale Erythrocyten von solchen Erythrocyten mit Glucose-6-Phosphatdehydrogenasedefekt zu unterscheiden. Die mit dieser Methode erhobenen Befunde bestätigen die Lyonsche Hypothese (Inaktivierung der Genaktivität eines Teiles der X-Chromosomen) für den Glucose-6-Phosphatdehydrogenasedefekt (TÖNZ u. ROSSI, 1964; KLEIHAUER, 1964a u.a.).

### b) Für fetales Hämoglobin

Mit einer relativ einfachen Methode gelingt es auf Blutausstrichen Erythrocyten, die fetales Hämoglobin (HbF) enthalten, von Erythrocyten zu differenzieren, die normales Erwachsenenhämoglobin aufweisen (HbA). Hierzu werden alkoholfixierte Blutausstriche bei 37°C mit einem Citronensäure-Phosphatpuffer eluiert. Erythrocyten, die HbA enthalten, geben ihren Farbstoff ab, Erythrocyten mit HbF dagegen behalten ihn. Durch Anfärbung mit Hämatoxylin-Erythrosin können HbF-Zellen im Mikroskop dem Auge in roter Farbe erkennbar gemacht werden und unterscheiden sich so von den leeren Zellschatten jener Erythrocyten, die HbA enthalten haben. Nähere Angaben über die experimentellen Grundlagen dieser Methode sowie über die Ergebnisse an Blut und Knochenmark finden sich bei Betke u. Kleihauer (1958), Zipursky et al. (1959), Kleihauer u. Betke (1960), Kleihauer (1960), Kleihauer u. Betke (1963c) u. a.

Die klinische Bedeutung dieses Verfahrens ist vielfältig. Bei verschiedenen hämatologischen Erkrankungen ist der Nachweis fetaler Zellen von Bedeutung. In der Thalassämiediagnostik kann die Methode orientierend zur Untersuchung größerer Bevölkerungsgruppen als Suchtest verwendet werden (Kleihauer u. Betke, 1960). Eine ungleichmäßige Verteilung beider Hämoglobine findet man auch bei kongenitaler Sphärocytose, bei Leukosen, Erythroleukämien, Marchiafava-Anämie und bei Fanconi-Anämie. Bei der hereditären Persistenz von HbF ist das fetale Hämoglobin gleichmäßig über alle Zellen verteilt (Thompson et al., 1961). In der Geburtshilfe lassen sich Neugeborenen-Anämien infolge fetomaternaler Transfusion, die unter dem klinischen Bild der blassen Asphyxie in Erscheinung treten, durch Nachweis größerer Mengen kindlicher Erythrocyten im mütterlichen Blut klären (Betke, 1959; Wolff, 1961; Apley et al., 1961 u.a.).

## 2. Dehydrogenasen

Dehydrogenasen katalysieren die Wasserstoffübertragung von den Substraten auf einen spezifischen Wasserstoffacceptor, der als zweites Substrat oder als Coenzym aufgefaßt werden kann. Für die meisten Dehydrogenasen wirken zwei

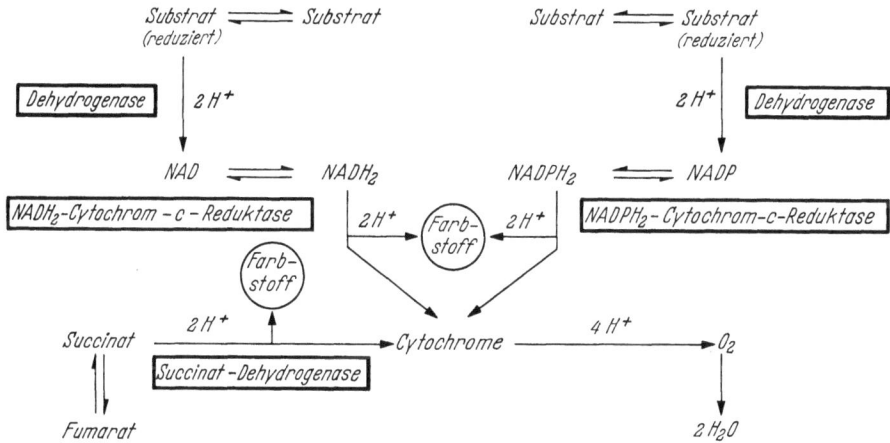

Abb. 9. Ablauf der biologischen Oxydation. (Nach Pearse, 1960; vereinfacht)

Dinucleotide als Coenzyme, das NAD (Nicotinsäureamid-adenin-dinucleotid, früher als DPN bezeichnet) und das NADP (Nicotinsäureamid-adenin-dinucleotidphosphat, früher als TPN bezeichnet). Sie werden auch als anaerobe Dehydrogenasen bezeichnet, da sie in ihrer Mehrzahl nicht imstande sind, direkt mit molekularem Sauerstoff zu reagieren. Die Entdeckung der Dehydrogenasen ist eng mit dem Namen Warburg verknüpft.

Abb. 9 zeigt in vereinfachter Form die Auffassung von der stufenförmigen Reaktionsweise der Atmungskette, deren erste Glieder von substratspezifischen Dehydrogenasen gebildet werden. Die Elektronen wandern von den Substraten zu den Coenzymen NAD bzw. NADP, die wiederum in reduziertem Zustand als Substrate für die Cytochrom-c-Reduktasen (Diaphorasen) dienen. Diese übertragen die Elektronen auf weitere Cytochrome, von wo sie mittels der Cytochromoxydase an den molekularen Sauerstoff weitergegeben werden. Eine Ausnahme bildet die Succinatdehydrogenase, die ohne NAD oder NADP, aber wahrscheinlich mit bestimmten Chinonen als Zwischenträgern, den Elektronentransport zum Cytochromsystem bewirkt.

Dehydrogenasen sind als Enzyme der biologischen Oxydation teilweise in die Mitochondrien lokalisiert, ein großer Teil von ihnen ist jedoch auch an andere cytoplasmatische Strukturen gebunden. Einige Dehydrogenasen, wahrscheinlich Flavoproteine, besitzen die Fähigkeit Wasserstoffatome direkt auf molekularen

Sauerstoff zu übertragen. Sie werden deshalb als aerobe Dehydrogenasen bezeichnet, obwohl sie in vivo meist auf dem Wege über das Cytochromsystem oxydiert werden. Wie die anaeroben Dehydrogenasen sind sie in der Lage geeignete Redoxfarbstoffe zu reduzieren, d.h. die Elektronen oder den Wasserstoff auf sie zu übertragen. Sowohl die chemischen wie auch die histochemischen Nachweismethoden gründen sich auf diese Tatsache.

Erste Beobachtungen mit einem für Dehydrogenasen geeigneten Redoxfarbstoff wurden 1900 von Klett an Bakterien und von Schreiner u. Sulivan (1911) an Pflanzenzellen sowie von Hasegawa (1936) an Samen gemacht. Als Indicatoren wurden Natriumtellurit (Reduktion zu unlöslichem schwarzem Tellur) oder Natriumselenit (Reduktion zu unlöslichem rotem Selen) verwendet. Erst 1939 wurde von Lakon in diesem Verfahren die Wirkungsweise der Dehydrogenasen erkannt. Von Wachstein (1949) wurden zum histochemischen Nachweis von Dehydrogenasen in Gewebsschnitten Kaliumtellurit eingeführt. Für biochemische Untersuchungen kommen z.B. Methylenblau, Indophenolfarbstoffe oder Chinone in Betracht, deren Reduktion zur Leukoform gemessen wird.

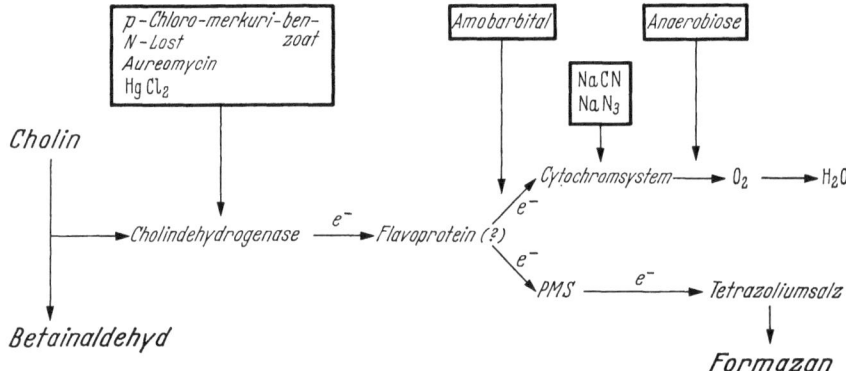

Abb. 10. Elektronentransport beim cytochemischen Nachweis der Cholindehydrogenase. Besonders vermerkt sind einige Inhibitoren mit ihrem Wirkungsmodus. (Nach Castoldi u. Merker, 1965)

1941 sind von Kuhn u. Jerschel Tetrazoliumsalze erstmals als Wasserstoffacceptoren zum histochemischen Nachweis von Dehydrogenaseaktivität benutzt worden. Die irreversible Reduktion der farblosen und löslichen Tetrazoliumsalze führt zu unlöslichem farbigem Formazan. Die Einführung der Tetrazoliumsalze als Reduktionsindicatoren haben eine zunehmende Verbreitung histochemischer Nachweisverfahren für Dehydrogenasen bewirkt. Die Entwicklung ist eng an die Weiterentwicklung von Tetrazoliumsalzen geknüpft. Eine ganze Reihe von aeroben und anaeroben Dehydrogenasen wie auch Diaphorasen können heute auf diesem Wege nachgewiesen werden. Für hämatologische Zwecke an Ausstrichpräparaten haben sich die Tetrazoliumsalze mit höheren Redoxpotentialen, wie z.B. MMT, neuerdings auch Tetranitro-BT, besonders gut aber Nitro-BT, bewährt. Nitro-BT bildet unlösliche nichtkristalline blauschwarze Formazanniederschläge (vgl. Abb. 11).

Dehydrogenasen, meist SH-Enzyme, und deshalb hemmbar mit Monojodacetat, N-Äthylmaleinimid, p-Chloromercuribenzoat, sind kurzlebig und ihre Aktivität schwindet aus Blutausstrichen nach 5—6 Std. Zum histochemischen Nachweis sind deshalb immer frische Ausstriche zu verwenden. Außerordentlich bedeutungsvoll für den Aktivitätsnachweis ist die Frage der Fixation. Jede Art von Fixation mindert den Reaktionsausfall, was im Vergleich mit Reaktionen an unfixierten Blutzellen leicht dargetan werden kann. Verschiedene Autoren haben deshalb eine Art Supravitalreaktion angewendet (Wachstein, 1950; Ackerman, 1960; Balogh u. Cohen, 1961; Marcuse u. Cochran, 1961; Rudolph u. Schmitz, 1962; Hayhoe et al., 1964). In der Histologie wurden unfixierte Kryostatschnitte verwendet, bis gezeigt werden konnte, daß auch nach Fixierung in kaltem Aceton oder Formolcalcium ausreichende Enzymaktivität bei besserer Lokalisation und Strukturerhaltung nachweisbar ist (Lit. bei Fischer, 1963). An hämatologischen Ausstrichpräparaten hat sich die Fixierung mit Aceton,

Formolcalcium und Formalin eingeführt (QUAGLINO u. HAYHOE, 1960; ECKSTEIN u. LINDNER, 1962; FISCHER, 1963; CASTOLDI u. MERKER, 1965). Auch in hämatologischen Präparaten muß die bessere Strukturerhaltung der Zellen gegenüber den Vitalfärbungen mit einer Reduktion der Enzymaktivität erkauft werden und es ist deshalb zweckmäßig, Supravitalreaktionen gleichzeitig auszuführen. Über die Anwendung von oberflächenaktiven Substanzen zur Erhöhung der Penetrationsfähigkeit der Tetrazoliumsalze finden sich Angaben bei ACKERMAN (1960).

Jeder histochemische Dehydrogenasenachweis muß derart auf die Elektronenwanderung Einfluß nehmen, daß diese nicht zu dem physiologischen Substrat hin und zur Atmungskette, sondern zu dem in das System eingebrachten Reduktionsindicator erfolgt und zu dessen optimaler Reduktion führt (vgl. auch REMMELE, 1958). Hierzu dienen bestimmte Inhibitoren, die die Atmungskette blockieren, wie z.B. Amobarbital, Azid, KCN oder Herstellung eines Stickstoffmilieus. Abb. 10 zeigt den Elektronentransport beim cytochemischen Nachweis der ausschließlich in den Mitochondrien lokalisierten Cholindehydrogenase. Intermediäre Elektronenacceptoren, wie z.B. Phenazinmethosulfat (PMS) oder Menadione erleichtern in vielen Fällen ebenfalls die optimale Reduktion des Tetrazoliumsalzes. Den Inkubationslösungen werden häufig auch zum Schutz der Mitochondrien Polyvinylpyrrolidon und Magnesiumionen hinzugegeben. Von MÄHR (1962) wurde zur halbquantitativen Wertung der Succinatdehydrogenaseaktivität in Lymphocyten ein mittlerer Reaktionsindex angegeben.

### „Nothing"-Dehydrogenase

Bei der histochemischen Darstellung pyridinnucleotid-gebundener Dehydrogenasen mit Tetrazoliumsalzen muß auch das Vorhandensein einer sog. „Nothing"-Dehydrogenase beachtet werden. ZIMMERMANN u. PEARS (1959) haben diese ohne spezifisches Substrat auftretende Reaktion im alkalischen Inkubationsgemisch (pH 8—9) auf eine nicht enzymatische Reduktion von NAD bzw. NADP durch proteingebundene SH-Gruppen im Gewebe zurückgeführt. Weitere Untersuchungen zu diesem Problem wurden von FISCHER (1963) wie auch von LORBACHER u. FISCHER (1964) ausgeführt. Diese Autoren sind der Ansicht, daß die „Nothing"-Dehydrogenase auch auf eine pyridinnucleotid-abhängige endogene Dehydrogenase mit einem Reaktionsoptimum zwischen pH 8 und 9 zurückgeführt werden kann (LORBACHER, 1964). Hieraus ergibt sich, daß Dehydrogenasenachweise bei neutralen bzw. schwach sauren pH-Werten durchgeführt werden sollten. Hinsichtlich der verschiedenen Arten der Reduktionsaktivität s. Tabelle 3.

Tabelle 3. *Die verschiedenen Arten der Reduktaseaktivität in Blutzellen*

| Begriffe | Inkubations-Bedingungen | | | Reduktion bewirkt durch |
| --- | --- | --- | --- | --- |
| | pH | Spezifisches Substrat | NAD bzw. NADP | |
| Nichtenzymatische Reduktion | über 8 | ohne | ohne | proteingebundene SH-Gruppen |
| „Nothing"-Dehydrogenase-Effekt | über 8 | ohne | mit | proteingebundene SH-Gruppen oder Dehydrogenasen |
| Endogene Reduktaseaktivität | unter 8 | ohne | ohne | verschiedene Dehydrogenasen |
| Spezifische Dehydrogenasen | unter 8 <br><br> abzüglich endogener Reduktaseaktivität, die durch Kontrollreaktionen zu ermitteln ist | mit | mit oder ohne | spezifische Dehydrogenasen |

### Endogene Dehydrogenasen

Wenn frische Gewebsschnitte oder eben angefertigte Blutausstriche in einer gepufferten Lösung von Tetrazoliumsalz unter pH 8 ohne jeden Zusatz eines

11*

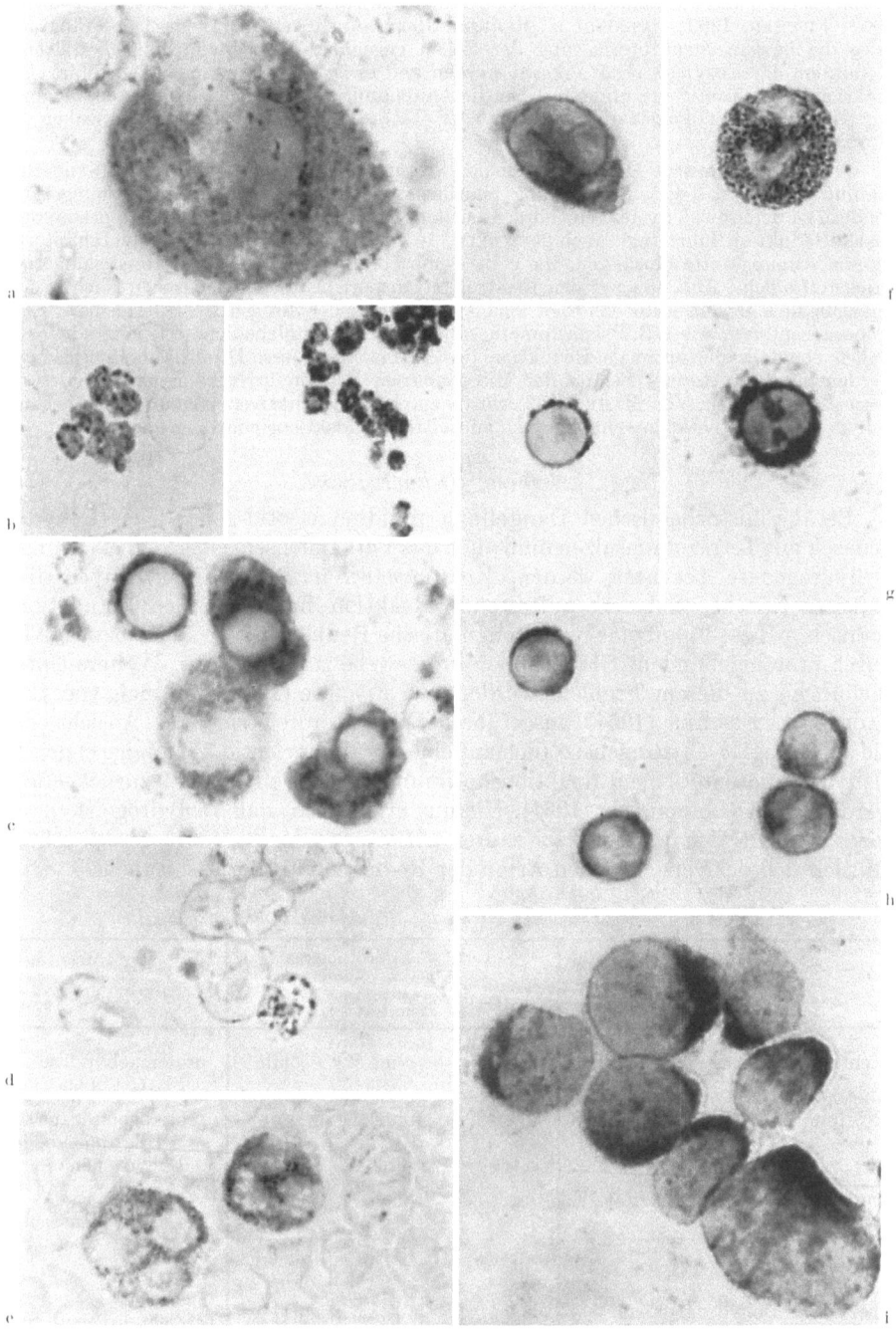

Abb. 11a—i. Dehydrogenase- und Diaphoraseaktivität in verschiedenen Blutzellen (unfixiert, Nitro-BT, Inkubationszeit 1 Std, Vergr. 1400×). a Malatdehydrogenaseaktivität in einem Megakaryocyten. b Rechts: NADH₂-Diaphoraseaktivität in Thrombocyten. Kräftige Reaktion. Links: Glucose-6-Phosphat-Dehydrogenaseaktivität in Thrombocyten. Man erkennt jeweils drei bis fünf Farbstoffpräcipitate. c NADH₂-Diaphoraseaktivität in Knochenmarkszellen: rechts zwei Plasmazellen, links oben ein Erythroblast. d Glucose-6-Phosphat-Dehydrogenaseaktivität in einem jugendlichen Erythrocyten (Bildmitte) bei immunologisch bedingter Hämolyse. e Succinat-Dehydrogenaseaktivität in neutrophilen Granulocyten. f Rechts: Glucose-6-Phosphat-Dehydrogenaseaktivität in eosinophilem Granulocyten. Die Formazangranula sind intergranulär angeordnet. Links: Lactat-

spezifischen Substrates oder Cofermentes inkubiert werden, kommt es zu Formazanniederschlägen dort, wo sich die Aktivität von endogenen Dehydrogenasen findet. BLACK u. SPEER (1955) untersuchten mit diesem Verfahren Lymphknoten mittels histologischer Schnittpräparate und fanden eine schwache Färbung der Lymphocyten, der RHS-Zellen und vereinzelter Makrophagen. Bei Lymphogranulomatose waren ähnliche Zellbefunde zu erheben, nur war die extracelluläre Reaktion im Stroma verstärkt. Bei chronisch lymphatischer Leukämie fand sich in den meisten Lymphocyten eine mäßige Reaktion. Auch bei akuter Leukose, Rethothelsarkom und Myelom wurde in den entsprechenden Zellen eine nachweisbare endogene Dehydrogenaseaktivität beobachtet. WACHSTEIN (1949, 1950) fand mit Kaliumtellurit und Neotetrazolium als Indicatoren positive Reaktionen in granulopoetischen Zellen. Lymphocyten bei Gesunden wie auch bei Lymphadenose zeigten einen wechselnden Prozentsatz positiver Zellen. Ähnliche Beobachtungen wurden auch von VERKAUTEREN (1957) mitgeteilt. BAJUZ u. SZIRMAI (1955) benutzten Triphenyltetrazolium für die Vitalfärbung von Leukocyten aus Peritonealexsudat. MARCUSE u. COCHRAN (1961) verwendeten Neotetrazolimchlorid und fanden ebenfalls Reaktionen in den Granulocyten mit einer Vitalfärbung. Der Prozentsatz positiver Zellen und die Reaktionsintensität in den Granulocyten waren vermehrt bei Granulocytosen. Blasten färbten sich schwach. Keine Färbedifferenzen fanden sich zwischen Zellen der Lymphadenose und der chronischen Myelose, keine Unterschiede waren auch zwischen akuten und chronischen Leukämieformen feststellbar. Demgegenüber wurden von SIEGERT et al. (1951) bei Paramyeloblastenleukämien starke Formazanbildungen in den Parablasten beobachtet, weniger bei Lymphadenosen. Auch MITUS et al. (1961) fanden bei Lymphosarkom und Lympadenosen verstärkte Reaktionen.

## Succinatdehydrogenase

Die erste spezifische Dehydrogenase, die histochemisch erkennbar gemacht werden konnte, war die vor allem in den Mitochondrien anzutreffende Succinatdehydrogenase (SELIGMAN u. RUTENBURG, 1951). Dies gelang, nachdem die endogene Reduktionsaktivität durch Einfrieren des Gewebes ausgeschaltet war, durch Einbringung von Succinat in die Inkubationslösung. Es soll hier angemerkt werden, daß in den neoplastischen Zellen vieler Tumoren mit cytochemischer Methodik eine verminderte Farbreaktion der Succinatdehydrogenase beobachtet wurde (MONIS et al., 1959; ODA et al., 1959). Die Aktivität in höher differenzierten Carcinomen war stärker ausgeprägt als in den undifferenzierten Formen. Die nicht zahlreichen Befunde an hämatologischem Material gründen sich sowohl auf Supravitalfärbungen als auch auf Reaktionen an fixierten Zellen (SIEGERT et al., 1951; SOUZA und KOTHARE, 1959; BALOGH u. COHEN, 1961; RUDOLPH u. SCHMITZ, 1962; MÄHR, 1962; FISCHER, 1963; HAYHOE et al., 1964; MERKER, 1964). Die Befunde sind nicht einheitlicher Natur. Dies ist auf die Labilität der Enzyme, die Anwendung verschiedener Fixierungsmittel und die Gefahr der Überinkubation mit unspezifischer Reaktion bei Vitalfärbungen zurückzuführen. Einiges Gemeinsame läßt sich jedoch herausarbeiten. So läßt sich feststellen, daß die Reaktionen in unreifen Blutzellen meist stärker ausfallen als in reifen Blutzellen, d.h., daß mit Ausreifung der Zellen die Enzymaktivität zurückgeht. Infolgedessen zeigen Myelocyten und Metamyelocyten nur wenige

Dehydrogenaseaktivität in einem Monocyten. g Rechts: NADH$_2$-Diaphoraseaktivität in einer Lymphoidzelle bei Morbus Waldenström. Links: 6-Phospho-Gluconat-Dehydrogenaseaktivität in normalem Lymphocyten. h Lactat-Dehydrogenaseaktivität in Lymphocyten bei Lymphadenose. i NADH$_2$-Diaphoraseaktivität in Paraleukoblasten bei akuter Leukose. Polare Anordnung der cytoplasmatischen Farbstoffgranula. Gleichzeitig auch diffuse Farbreaktion

Tabelle 4. *Dehydrogenase- und Diaphoraseaktivität in verschiedenen Blutzellen. Klassifizierung der Reaktionsstärke von 0 bis 4+ (— bedeutet „nicht untersucht") (nach BALOGH u. COHEN, 1961, erweitert)*

| Enzym | Myeloblasten | Myelocyten | Neutrophile | Eosinophile | Basophile | Lymphocyten | Monocyten | Megakaryocyten | Plättchen | Erythroblasten |
|---|---|---|---|---|---|---|---|---|---|---|
| Succinat-Dehydrogenase | +++ | +++ | ++ | +++ | + | +++ | +++ | ++ | +++ | ++ |
| Malat-Dehydrogenase (NAD) | +++ | +++ | ++ | +++ | + | +++ | +++ | +++ | +++ | +++ |
| Isocitrat-Dehydrogenase (NADP) | + | + | + | ++ | + | +++ | ++ | + | +++ | + |
| α-Glycerophosphat-Dehydrogenase (NAD) | — | — | ++ | +++ | + | +++ | ++ | — | ++ | — |
| Glucose-6-Phosphat-Dehydrogenase (NADP) | +++ | +++ | +++ | +++ | + | +++ | ++ | ++ | +++ | + |
| NADH₂-Cytochrom-c-Reduktase (Diaphorase) | — | — | ++ | +++ | + | +++ | ++ | — | +++ | — |
| NADPH₂-Cytochrom-c-Reduktase (Diaphorase) | ++ | ++ | + | +++ | + | +++ | ++ | ++ | +++ | ++ |
| β-Hydroxybutyrat-Dehydrogenase (NAD) | + | + | + | ++ | + | ++ | 0→+ | + | +++ | + |
| Lactat-Dehydrogenase (NAD) | ++ | ++ | + | + | + | ++ | ++ | + | ++ | ++ |
| Cholin-Dehydrogenase | — | + | + | + | + | — | + | + | + | + |

Formazanpräcipitate, die reifen Granulocyten sind meist negativ oder besitzen auch bei Supravitalfärbungen nur eine schwache Positivität im Cytoplasma (Abb. 11e). Lymphocyten und Monocyten zeigen eine schwache diffuse oder granulär angeordnete Aktivität, ebenso Megakaryocyten und Plasmazellen. Erythroblasten aller Reifungsstadien besitzen perinucleär angeordnete einzelne Formazangranula, Erythrocyten sind im allgemeinen negativ. RUDOLPH u. SCHMITZ (1962) weisen darauf hin, daß in den Thrombocyten durch Glucose-6-Phosphatdehydrogenase und Diaphorasen drei bis vier Formazangranula schon nach 2—3 min gebildet werden, durch die Succinatdehydrogenase aber erst nach 20 min und nur ein bis zwei Präcipitate. Wir haben die Beobachtung gemacht, daß die Succinatdehydrogenase im Vergleich zu verschiedenen Pyridinnucleotid-gebundenen Dehydrogenasen schwächer reagiert (Tabelle 4).

Der mittlere Reaktionsindex für Lymphocyten nach MÄHR (1962) ist bei chronischer lymphatischer Leukämie etwas erhöht, bei Lymphogranulomatose normal, bei chronisch myeloischer Leukämie schwach vermindert, bei Stammzellenleukosen und generalisiertem Redothelsarkom stärker vermindert (Acetonfixation). Wir selbst fanden bei Paramyeloblastenleukämien kräftige Aktivität in den Parablasten. HAYHOE et al. (1964) beobachteten eine inverse Relation zwischen Dehydrogenaseaktivität (bezogen auf Succinat-, Glucose-6-Phosphat- und Lactatdehydrogenase) und PAS-positiven Substanzen in den Zellen der akuten Leukose. Sie vermuteten, daß Zellen mit erhaltener Glykolyse Dehydrogenaseaktivität besitzen, aber keine PAS-positiven Substanzen (Glykogen). Jene Parablasten aber, deren Glykolyse gestört ist, besitzen nach dieser Theorie wohl PAS-positive Substanzen, möglicherweise sogar vermehrt, aber keine Dehydrogenaseaktivität.

### Die von Nicotinsäureamid-adenin-dinucleotid (NAD) und Nicotinsäureamid-adenin-dinucleotidphosphat (NADP) abhängigen Dehydrogenasen

Die pyridincoenzymspezifischen Dehydrogenasen bilden die größte bisher bekannte Enzymgruppe. Etwa 200 Vertreter sind bisher bekannt, noch nicht der zehnte Teil ist histochemisch erfaßbar, zwölf davon an Zellausstrichen. Während die Substratspezifität der Dehydrogenasen nicht allzu groß ist, zeigen sie hinsichtlich des Wasserstoffacceptors große Einförmigkeit und reagieren entweder mit NAD oder mit NADP. Die NAD-Systeme spielen vorwiegend in den oxydativen Abbauwegen eine Rolle, die NADP-Systeme in den reduktiven Abbauwegen. Ein großer Teil der Dehydrogenasen enthält Metalle, vor allem Zink und Mangan. Sie sind hauptsächlich im Hyaloplasma lokalisiert.

Außer einigen pyridinnucleotid-gebundenen Dehydrogenasen werden in diesem Abschnitt auch die $NADH_2$-Cytochrom-c-Reduktase (früher DPNH-Diaphorase) und $NADPH_2$-Cytochrom-c-Reduktase (früher TPNH-Diaphorase) sowie die Cholindehydrogenase erörtert. Bei der Colindehydrogenase, deren Nachweis an Blutzellen kürzlich erstmals geführt wurde (CASTOLDI u. MERKER, 1964), herrscht hinsichtlich der Pyridinnucleotid-Abhängigkeit keine Einigkeit. Ihr Nachweis an den Zellen des Blutausstriches gelingt sowohl *mit* als auch *ohne* NAD gleichermaßen gut (CASTOLDI u. MERKER, 1965; MERKER et al., 1965). Tabelle 4 zeigt die Ergebnisse an Blutzellen, die mit verschiedenen Dehydrogenasenachweisen erzielt wurden (vgl. auch Abb. 11a—i und 12a—i).

Die Ergebnisse in Tabelle 4 gründen sich auf Angaben der Literatur sowie auf eigene Untersuchungen. An der Freiburger Klinik wurden folgende Verfahren angewendet: QUAGLINO u. HAYHOE (1960) (Succinatdehydrogenase), NACHLAS et al. (1958) (Lactat- und Malatdehydrogenase), BARKA u. ANDERSON (1963) (*1*-Glycerophosphatdehydrogenase), FARBER et al. (1956) (Glucose-6-Phosphat-, 6-Phosphogluconat- und Isocitratdehydrogenase), SCARPELLI et al. (1958) ($NADH_2$- und $NADPH_2$-Diaphorase). Bei Untersuchungen an unfixiertem Zellmaterial wurden die Vorschriften von BALOGH u. COHEN (1961) sowie von RUDOLPH u. SCHMITZ (1962) berücksichtigt.

Die Resultate sind verhältnismäßig einförmig (Abb. 11 und 12). In allen Blutzellen läßt sich die Aktivität der aufgeführten Enzyme nachweisen. Stärker als beispielsweise die Succinatdehydrogenase reagieren Lactatdehydrogenase, Cholindehydrogenase — letztere besonders in den Eosinophilen und in phagocytierenden Zellen — sowie die $NADH_2$-Diaphorase (Tabelle 4; Abb. 11f und 12f). Innerhalb der Granulopoese läßt sich eine Abnahme der Reaktionsintensität mit zunehmender Ausreifung erkennen, worauf auch ECKSTEIN u. LINDNER (1962) sowie FISCHER (1963) hingewiesen haben. Die reifen Granulocyten zeigen im allgemeinen nur eine schwache Aktivität (Abb. 11e und 12a), im fixiertem Zustand reagieren sie teilweise negativ. Eosinophile können deutliche Dehydrogenase- und Diaphoraseaktivität aufweisen, die in das intergranuläre Cytoplasma lokalisiert ist (Abb. 11f rechts). Distinkte an Mitochondrien gebundene Farbstoffpräcipitate lassen sich beim Cholindehydrogenasenachweis erkennen (Abb. 12a—g). Die Lymphocyten weisen in ihrem schmalen Cytoplasmasaum einzelne Farbstoffpräcipitate auf (Abb. 11g links und 12e). Monocyten können kräftige Reaktionen entwickeln, die möglicherweise in Abhängigkeit von ihrem Funktionszustand stehen (Abb. 11f links und 12h unten). Auch Plasmazellen reagieren kräftig (Abb. 11c, rechte Bildhälfte).

Positive Reaktionen finden sich mit allen Dehydrogenasenachweisen auch in den Proerythroblasten, den Makroblasten und Normoblasten (Abb. 11c, links oben und 12d links unten). Auch hier läßt sich cytochemisch eine Abnahme der Reaktionsintensität mit zunehmender Ausreifung erkennen, ein Befund, wie er biochemisch für Acetylcholinesterase und verschiedene Dehydrogenasen (Lit. bei SAILER et al., 1963) wie auch cytochemisch für unspezifische Esterase erhoben werden konnte (MERKER et al., 1960; MERKER, 1964). Die Reaktionen in den Erythroblasten sind im allgemeinen schwächer als die Reaktionen beispielsweise von Myeloblasten, Lymphocyten oder Monocyten.

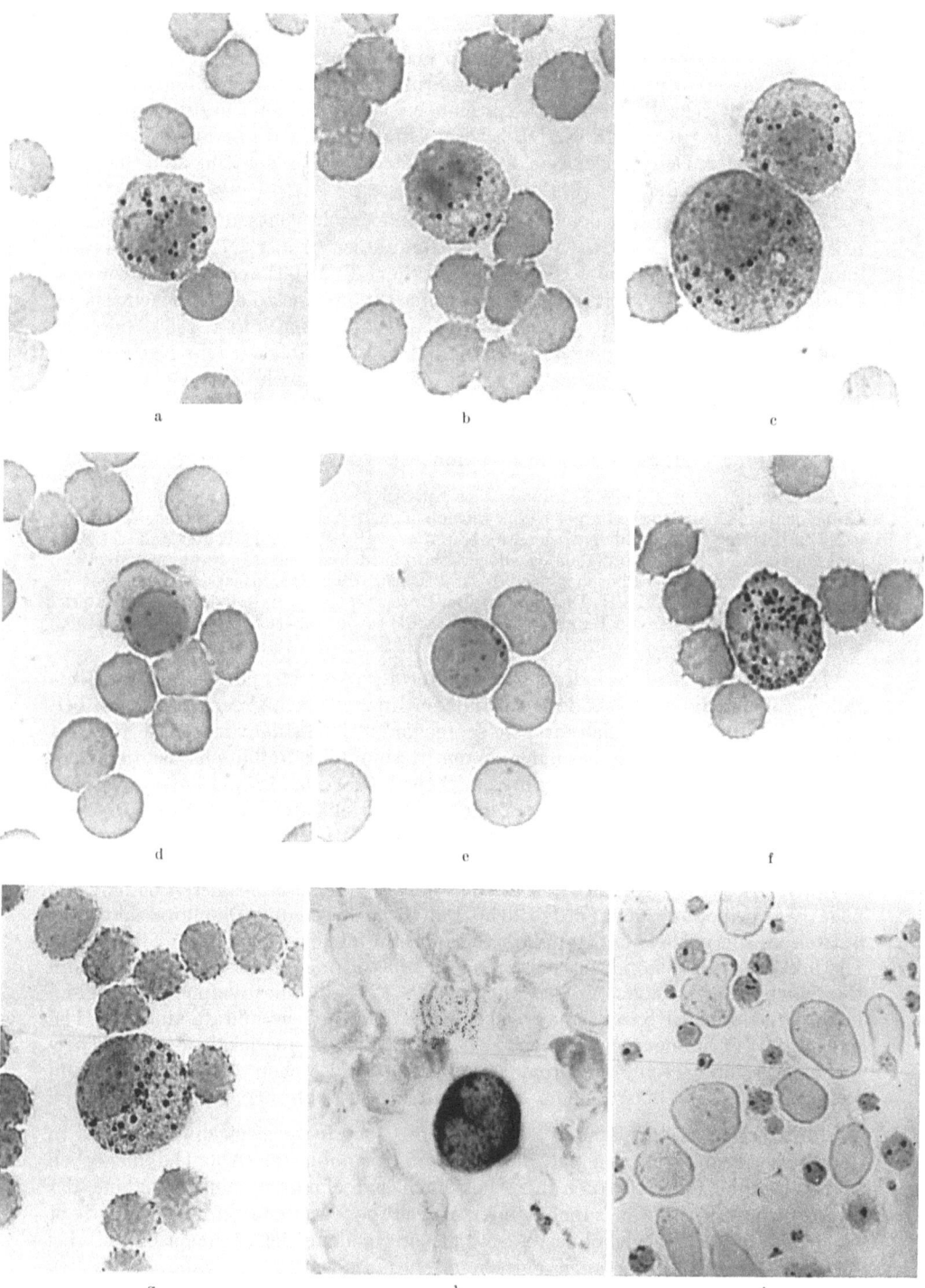

Abb. 12a—i. Verteilung der Cholin-Dehydrogenase in den Blutzellen. a Neutrophiler; b Myelocyt; c Promyelocyt;
d Erythroblast; e Lymphocyt; f Eosinophiler; g Myelocyt (eosinophil); h Monocyt; i Plättchen. Methode nach
CASTOLDI u. MERKER (1965). Vergr. 1600 ×

Interesse kommt auch dem Dehydrogenasenachweis in den Erythrocyten zu, da, wie die biochemischen Untersuchungen gezeigt haben, Enzymdefekte als Ursache bestimmter hämatologischer Erkrankungen eine bedeutungsvolle Rolle spielen. So geht bekanntlich die Primaquinsensitivität (Favismus) mit ihrer Hämolysebereitschaft auf einen Glucose-6-Phosphatdehydrogenasemangel der Erythrocyten zurück. Bei der hereditären Methämoglobinurie der Eskimos und Indianer in Alaska findet sich in den Erythrocyten ein $NADH_2$-Diaphorasedefekt (Lit. bei SCOTT, 1960). Mit der biochemischen Bestimmung der Glucose-6-Dehydrogenaseaktivität kann außerdem das mittlere Lebensalter der zirkulierenden Erythrocytenpopulation ermittelt werden und unter Berücksichtigung des Hämoglobinspiegels ist auf diesem Wege die Beurteilung der Effektivität der Erythropoese zugänglich (SAILER et al., 1963). Diese wichtigen pathogenetischen Faktoren und diagnostischen Ansatzpunkte machen auch eine cytochemische Enzymbeurteilung wünschenswert. In den reifen Erythrocyten lassen sich nach Angaben der meisten Autoren jedoch mit den bisherigen Methoden keine spezifischen Dehydrogenasen nachweisen. Eigene Untersuchungen zeigen, daß nur in einzelnen wahrscheinlich sehr jugendlichen Erythrocyten Dehydrogenaseaktivität nachgewiesen werden kann (Abb. 11 d). Weitere Untersuchungen werden darzulegen haben, ob auch mit Hilfe einfacher cytochemischer Methoden erythrocytäre Enzymdefekte erfaßbar sind und eine Enzymdiagnostik betrieben werden kann.

In diesem Zusammenhang soll ein einfacher Farbtest zur Bestimmung der Glucose-6-Phosphatdehydrogenase in menschlichen Erythrocyten Erwähnung finden (TÖNZ u. BETKE, 1962), der eine Modifikation des Motulsky-Testes, welcher mit Brillantkresylblau arbeitet (MOTULSKY u. CAMPBEL-KRAUT, 1960), darstellt. Der Test benutzt die bekannte Intensivierung des Hexosemonophosphatshuntes durch Zusatz des Redoxfarbstoffes Methylenblau. Die Reduktion des Farbstoffes zur Leukoform wird unter Sauerstoffabschluß gemessen.

Alle weißen Blutzellen sowie alle Erythroblasten und Thrombocyten besitzen Aktivität von Glucose-6-Phosphatdehydrogenase und 6-Phosphogluconsäuredehydrogenase. Diese Zellen sind demnach in der Lage, Kohlenhydrate über den Hexosemonophosphatshunt zu metabolisieren. Besonders interessant ist die bemerkenswerte Aktivität oxidativer Enzyme in den Thrombocyten (RUDOLPH u. SCHMITZ, 1962; BALOGH u. COHEN, 1962; MERKER, 1964). Es werden hiermit die Befunde von SCARPELLI et al. (1958) bestätigt sowie die schon 1954 getätigte Feststellung von KOPPEL u. OLWIN, welche mit quantitativen Methoden aktive Dehydrogenasesysteme in menschlichen Thrombocyten festgestellt haben. Abb.11 b zeigt rechts die $NADH_2$-Diaphoreaktivität in menschlichen Thrombocyten mit kräftiger Reaktion, links sieht man Thrombocyten mit schwächerer Glucose-6-phosphatdehydrogenaseaktivität. Abb. 11 a zeigt einen Megakaryocyten mit Formazanpräcipitaten im Cytoplasma, welche die Aktivität der Malatdehydrogenase anzeigen. Cholindehydrogenaseaktivität in den Thrombocyten demonstriert Abb. 12 i.

Verhältnismäßig wenig Befunde liegen bisher über die mit Hilfe von Tetrazoliummethoden nachweisbare Dehydrogenase- bzw. Diaphoraseaktivität bei verschiedenen hämatologischen Erkrankungen und Reaktionen vor. Mit Hilfe des Cholindehydrogenasenachweises konnte in neutrophilen Granulocyten wie auch in Monocyten, also in Zellen, die sich durch ihre Phagocytosefähigkeit von den übrigen Blutzellen abheben, nicht regelmäßig aber doch eindeutig bei verschiedenen Erkrankungen eine Aktivitätszunahme festgestellt werden (vgl. auch Abb.12 a und h). So reagierten einige Leukämiekranke nach Röntgenbestrahlung der Milz und unter Myleranbehandlung ebenso wie auch röntgenbestrahlte Carcinompatienten und verschiedene Fälle von reaktiver Granulocytose mit verstärkter Farbstoffbildung. Andere zu Athrocytose und Phagocytose fähige Zellen wie Megakaryocyten, Plättchen, Plasmazellen und basophile Granulocyten verfügen über eine geringere aber ebenfalls deutliche Cholindehydrogenaseaktivität, die bei Reaktionen und Erkrankungen der Blutzellsysteme keinen Veränderungen unterworfen sind (CASTOLDI u. MERKER, 1965; MERKER et al., 1965). Bei chronischer lymphatischer Leukämie findet sich in den lymphatischen Zellen des Blutes deutliche Dehydrogenaseaktivität (Abb. 11h), während sie bei generalisierten Reticulosarkomen und Lymphosarkomen von MÄHR (1962) vermindert gefunden wurde. FISCHER (1963) beobachtete bei einer Monocytenleukämie eine deutliche Aktivität in den leukämischen Zellen. Abb. 11i zeigt die kräftige Reaktion der NADH$_2$-Diaphorase in Paraleukoblasten, die eine polare Anordnung der Farbstoffpräcipitate in der Zelle erkennen läßt. Abb. 11g, rechts, demonstriert NADH$_2$-Diaphoraseaktivität in einer Lymphoidzelle bei Morbus Waldenström. WACHSTEIN (1950) sowie QUAGLINO (1961) fanden bei reaktiver Granulocytose eine verstärkte Reaktion der Lactatdehydrogenase in den reifen Granulocyten. ECKSTEIN u. LINDNER (1961) berichteten über eine Verminderung der Succinatdehydrogenaseaktivität bei endogenem und exogenem Sauerstoffmangel.

Die Erfahrungen mit cytochemischen Dehydrogenase- und Diaphorasenachweisen in der Hämatologie stehen erst am Anfang. Es handelt sich um Schlüsselenzyme des Zellstoffwechsels, deren Verhalten *diagnostische* Bedeutung erlangen kann. In welcher Weise möglicherweise cytochemische Dehydrogenasereaktionen auch *therapeutisch* nutzbar gemacht werden können, zeigt die Beobachtung von WOODLIFF (1961). Dieser Autor konnte an den 6-Mercaptopurin-*sensitiven* Zellen einer Mäuseleukämie histochemisch eine stärkere Succinat- und Lactatdehydrogenaseaktivität nachweisen als in den isomorphen aber 6-Mercaptopurin-*resistenten* Zellen dieser Leukämie.

## III. Hydrolasen

Bei den Hydrolasen handelt es sich um die dritte große Enzymgruppe, der sich die hämatologische Cytochemie und Histochemie — allerdings erst in jüngerer Zeit — erfolgreich zugewendet hat. Die Ursache hierfür liegt in der Auffindung zuverlässiger Methoden begründet wie auch in der Widerstandsfähigkeit vieler hydrolytisch wirksamer Enzyme, die auch nach Vorfixation und in tage- oder wochenalten hämatologischen Ausstrichpräparaten nachweisbar bleiben. Zu den Hydrolasen gehören Esterasen, Phosphatasen, Amylasen, Glykosidasen, Peptidasen u.a. Viele der Hydrolasen besitzen nur eine geringe Substratspezifität. So spaltet z.B. die Phosphatase physiologische und unphysiologische Phosphatester der verschiedensten Zusammensetzung. Obwohl in der Regel nicht zu den Schlüsselenzymen des Zellstoffwechsels gehörig und in ihrer speziellen biokatalytischen Wirkung nicht hinreichend erforscht, bieten unspezifische Hydrolasen hämatologisch interessante Verteilungsmuster und weisen zum Teil auch cytochemisch faßbare reaktionsbedingte Aktivitätsänderungen auf. Sie besitzen deshalb für die praktische Hämatologie und die Differentialdiagnostik überhaupt Bedeutung. Die Spezifität für den Nachweis einzelner Enzyme wird gewährleistet durch die Wahl des Substrates, des pH-Optimums und durch die Anwendung von Effektoren.

Hydrolasen lassen sich hauptsächlich nach drei Grundprinzipien nachweisen: 1. Nach dem Azokupplungsverfahren (MENTEN et al., 1944; KAPLOW, 1955). Als Substrat dient hier ein Naphtholester, von dem durch die Enzymwirkung die Phenolkomponente freigesetzt wird. Durch Kupplung der Phenolkomponente mit einem geeigneten der Inkubationslösung beigegebenen Diazoniumsalz entsteht ein farbiger unlöslicher Azofarbstoff, der den Ort der Enzymwirkung innerhalb der Zelle markiert. 2. Nach der Methode der Metallsalzfällung: Hierbei wird der Umstand ausgenutzt, daß Metallsalze in bestimmten pH-Bereichen wenig löslich sind und ausfallen. Wird durch die enzymatische Tätigkeit eine Säuregruppe frei, verbindet sich das Metallion mit ihr und das Salz fällt innerhalb der Zelle aus. Im sauren bis neutralen pH-Bereich haben sich besonders Bleisalze bewährt, im neutralen bis zum alkalischen Bereich wird im allgemeinen Calcium verwendet. Zur Visualisation der primär ausgefallenen Calciumsalze kann die von COSSA (1901) angegebene Lichtreaktion benutzt werden, in der das Calciumsalz in ein Silbersalz überführt wird, aus dem durch Einwirkung von UV-Licht metallisches Silber entsteht. Ein weiterer Weg wurde von GÖMÖRI (1939) angegeben, der das Calciumsalz in ein Kobaltsalz überführte, das zum schwarzen Kobaltsulfid umgesetzt wird. 3. Nach der Indoxylmethode (BARRNETT u. SELIGMAN, 1951; HOLT, 1952): Hierbei werden lösliche Indoxylester benutzt, aus welchen durch die Fermentwirkung freies Indoxyl entsteht, das zusammen mit Luftsauerstoff einen unlöslichen Farbstoff, Indigoblau, bildet. Im hämatologischen Bereich haben sich besonders die Azo-Kupplungsmethoden bewährt und werden vielfach angewandt.

Der Nachweis hydrolytischer Enzyme erfolgte in der Hämatologie vor allem an Ausstrichpräparaten von Blut und Knochenmark. Erst in jüngerer Zeit ist man dazu übergegangen, auch an histologischem Schnittmaterial Hydrolasen zu untersuchen und ihre Topik zu studieren. Über das lymphoreticuläre Gewebe liegen Untersuchungen von LENNERT et al. (1961—1963) sowie von BRAUNSTEIN (1958—1962) u.a. vor. Dem Nachweis von Enzymen an Knochenmarksschnitten stand bisher entgegen, daß durch die erforderlichen Entkalkungsverfahren die Fermente zerstört werden. Erst die Einführung der Entkalkung mit EDTA (Äthylendiamintetraessigsäure) eröffnete die Möglichkeit, auch an entkalkten Präparaten noch Enzymaktivität nachweisen zu können (BALOGH, 1962; FISCHER, 1963). Ergebnisse mit histochemisch nachgewiesenen Hydrolasen an entkalktem Obduktionsmaterial von Blutkranken wurde von FISCHER et al. (1964) mitgeteilt, entsprechende Untersuchungen an bioptisch gewonnenem Knochenmarkgewebe stammen von LORBACHER (1964).

## Alkalische Phosphatase

Es handelt sich um Phosphomonoesterasen mit einem Wirkungsoptimum bei pH 9,2—9,4, die Orthophosphat von alkoholischen oder phenolischen Estern freisetzen. Aktivierend wirken Kationen wie Magnesium, Zink, aber auch Mangan und Kobalt. Als Inhibitoren sind Äthylendiamintetraessigsäure (EDTA) und andere Metallkomplexbildner, Metallsalze wie Berillium und Zinkchlorid wie auch oxydierende Agentien bekannt. Elektronenoptisch ist der Enzymkomplex der alkalischen Phosphatase in mittelgroße Granula der Neutrophilen lokalisiert, die eine geringe Dichte aufweisen (HORN et al., 1964). Über die physiologische Bedeutung ist wenig bekannt. Es soll jedoch erwähnt werden, daß nach RUBINI et al. (1963) die alkalische Phosphatase einen inhibitorischen Effekt auf die Desoxyribonucleinsäuresynthese besitzt und daß bei der Hypophosphatasia Rathbun, einem genetischen Defekt mit Verlust dieses Enzymes, mit dem Harn Phosphoäthanolamin ausgeschieden wird, das möglicherweise ein physiologisches Substrat der alkalischen Phosphatase darstellt.

Cytochemische Verfahren: Bewährt haben sich das Metallsalzverfahren (GÖMÖRI, 1939; TAKAMATSU, 1939) sowie das Azo-Kupplungsverfahren (MENTEN et al., 1944), das von KAPLOW (1955) in die Hämatologie eingeführt wurde. Verschiedene Modifikationen der Originalverfahren sind bekannt (Methodik s. KAPLOW, 1955; MERKER, 1962; HAYHOE u. QUAGLINO, 1958). In den enzympositiven Zellen finden sich diffuse und granuläre Farbstoffpräcipitate, deren Farbe durch die Wahl des Diazoniumsalzes variiert werden kann und die im Gömörischen Verfahren schwarz sind. Die Zellkerne sind im allgemeinen frei von Farbstoffpräcipitaten, bei starken cytoplasmatischen Reaktionen können sie jedoch überlagert sein (Abb. 13c). Farbniederschläge aus Azo-Kupplungsreaktionen sind in Xylol, Alkohol und auch in Immersionsöl mehr oder weniger stark löslich. Dies muß bei Gegenfärbung, Einbettung und Auswertung von Phosphatasepräparaten berücksichtigt werden.

*Positive Reaktionen* sieht man — außer in Capillarendothelien und Osteoblasten — hauptsächlich in den reifen Neutrophilen, weniger häufig in den Stabkernigen und selten in den Metamyelocyten. Jugendliche granulopoetische Zellen und die übrigen hämopoetischen Zellsysteme sind frei von cytochemisch nachweisbarer Aktivität der alkalischen Phosphatase. Nur einmal bisher ist in den Paramyeloblasten bei einem Leukämiker Aktivität beobachtet worden (SCHUBERT u. MARTIN, 1965). Normalerweise findet sich nur eine schwache bis mittlere

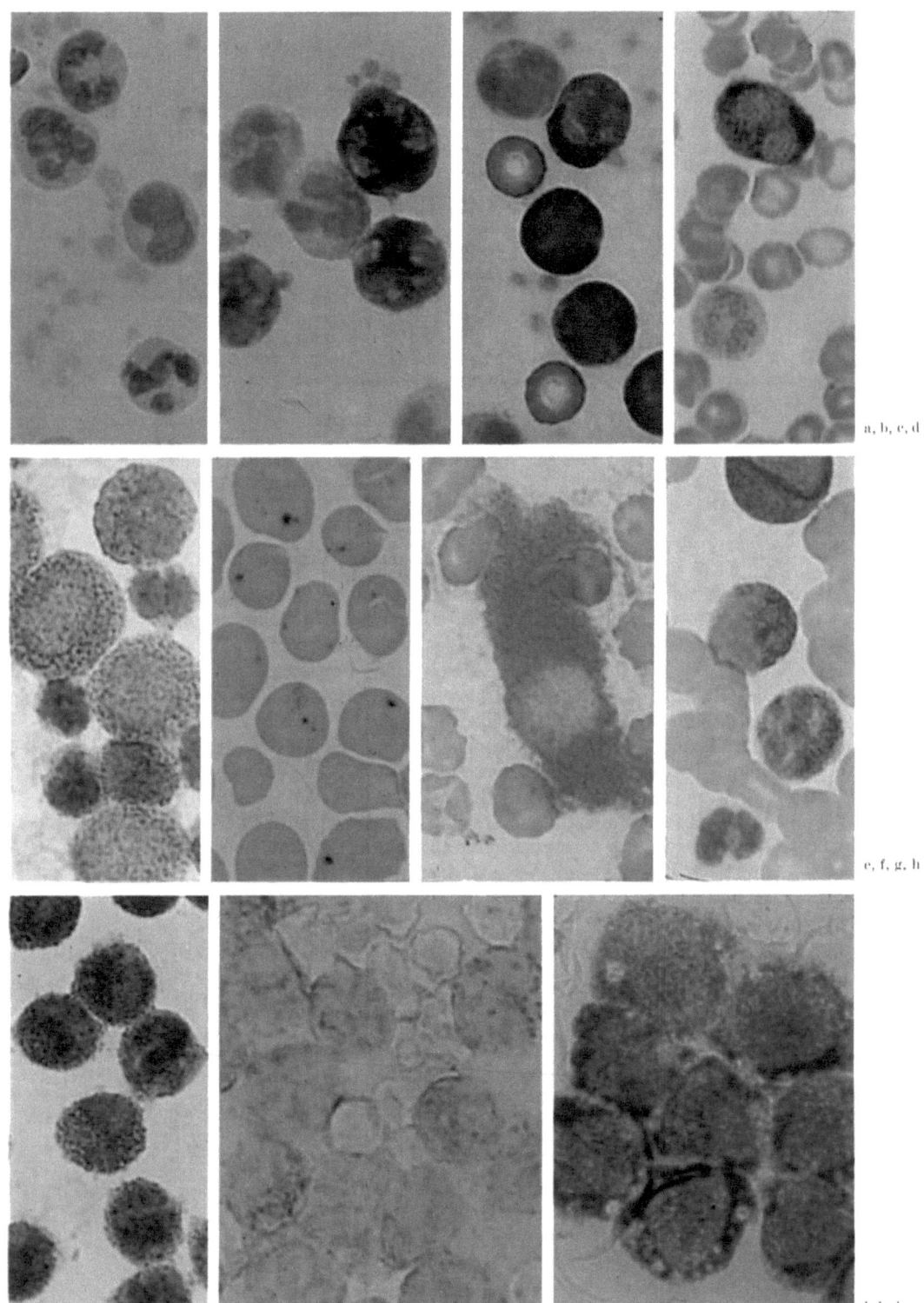

a, b, c, d

e, f, g, h

i, k, l

Abb. 13 a—l

Reaktion in etwa einem Drittel der Neutrophilen. Bei gesteigerter Aktivität im Blutausstrich ist die Anzahl der fermentpositiven Zellen vermehrt — sie kann schließlich alle Neutrophilen umfassen — und die einzelnen Zellen sind intensiver gefärbt (Abb. 13b, c). Durch prozentuale Auszählung der fermentpositiven Zellen und durch ihre gleichzeitige Einstufung in verschiedene Rekationsklassen läßt sich ein Aktivitätsindex ermitteln (KAPLOW, 1955; HAYHOE u. QUAGLINO, 1958; MERKER u. HEILMEYER, 1959), der die Enzymaktivität im Blutausstrich charakterisiert und Veränderungen in guter Übereinstimmung mit biochemischen Analysen wiedergibt. Bei der Labilität der alkalischen Phosphatase ist es für die praktische Anwendung wichtig zu beachten, daß erst wiederholte Bestimmungen im Krankheitsverlauf die Konstanz oder die Veränderlichkeit eines Aktivitätsbefundes eindeutig machen.

*Gesteigerte Phosphataseaktivität* findet sich außer bei Infekten in allen Streßsituationen, bei Gewebszerfall, im Coma diabeticum und anderen komatösen Zuständen, bei vielen Tumoren, während der Schwangerschaft und in der Neugeborenenperiode (Abb. 13b und c). Innerhalb der ersten zehn Lebenstage fällt die Aktivität in der Regel zur Norm ab (PLENERT, 1958). Zu dieser physiologischen Aktivitätsvermehrung kontrastiert die negative Reaktion der Neutrophilen bei frühkindlicher Hypophosphatasia Rathbun, die schon erwähnt wurde. Hier fehlt die Phosphatase in allen Neutrophilen wie auch in den übrigen Zellen des Organismus. Die einfache Phosphatasereaktion am Blutausstrich kann hier einen wichtigen Hinweis geben auf das Vorliegen dieses schweren genetisch bedingten Enzymdefektes (MERKER, 1960; Abb. 13a). Sehr charakteristisch ist die *konstante Aktivitätserhöhung* bei Polycythaemia vera, bei Osteomyelosklerose und bei essentieller Thrombocythämie. Bei diesen Erkrankungen werden auch gegenteilige Befunde mit verminderter oder normaler Fermentaktivität beobachtet und bei Osteomyelosklerosen zeigen nicht selten jene Fälle abweichende Befunde, deren Verlauf auch klinisch atypisch ist. Eine deutliche Aktivitätssteigerung in den neutrophilen Granulocyten findet sich bei aktiver fortschreitender Lymphogranulomatose. Der gleiche Befund wird auch häufig bei leukämischen Retikulosen, Lymphadenosen, akuten Leukosen und aplastischen Anämien erhoben. Auch bei Cholestase und Lebercirrhose ist die Aktivität meist erhöht, ebenso bei Mongolismus. Der letztgenannte Befund wird mit der bei Mongolismus beobachteten Trisomie des Chromosoms 21 in Verbindung gebracht. In diesem akrozentrischen Satellitenchromosom werden Genorte für die Phosphatase vermutet (KING et al. 1962, O'SULLIVAN u. PRYLES, 1963).

Abb. 13a—l. Farbtafel. a, b, c Nachweis der alkalischen Neutrophilenphosphatase (Methode nach MERKER, 1962), Leukocytenkonzentrat. a Fehlende Aktivität bei chronisch-myeloischer Leukämie. Ein entsprechender Befund findet sich z.B. auch bei Hypophosphatasia Rathbun. b Noch normale Aktivität beim Gesunden. Index 90 (normal 20—100). c Erheblich vermehrte Aktivität bei reaktiver Granulocytose infolge eines Colon-Carcinoms. Index 400. Alle Neutrophile sind so mit Farbstoff beladen, daß die Zellkerne meist nicht mehr erkennbar sind. d Nachweis der α-Naphtholacetatesterase (Methode nach GÖSSNER, 1958), strömendes Blut bei einem Blutgesunden: Deutliche und kräftige Reaktion in einem Monocyten (oben), schwache Reaktion in einem Neutrophilen. e Nachweis der sauren Phosphatase (Methode nach GÖSSNER, 1958), Leukocytenkonzentrat bei chronisch-myeloischer Leukämie: Kräftige und im Vergleich zum Gesunden stärkere Reaktion in den granulopoetischen Zellen. f Nachweis der α-Naphthol-Acetatesterase (Methode wie d), menschliche Erythrocyten bei erworbener hämolytischer Anämie: Dunkle Farbstoffpräcipitate kennzeichnen die fermentaktiven Erythrocyten. g Nachweis der Leucinaminopeptidase (METHODE nach ACKERMAN, 1960), Knochenmarksreticulumzelle (Endothelzelle): Kräftige Reaktion im Cytoplasma. h Nachweis der Naphthol-ASD-Chloracetatesterase (Methode nach MOLONEY et al., 1960), Knochenmark bei chronisch-myeloischer Leukämie: Zum Teil kräftige Reaktionen in den halbreifen Vorstufen, teilweise auch fehlende und abgeschwächte Reaktionen in den reifen Neutrophilen. i Nachweis der sauren Phosphatase (Methode wie e), Leukocytenkonzentrat bei Monocytenleukämie: Alle Zellen weisen eine kräftige Reaktion auf. k Nachweis der Naphthol-AS-Acetatesterase (Methode nach LÖFFLER, 1961), Promyelocytenleukämie, Knochenmark: Die leukämischen Zellen zeigen eine nur schwache Reaktion und unterscheiden sich so deutlich von den Zellen der Monocytenleukämie (vgl. Abb. 13l). l Nachweis der Naphthol-AS-Acetatesterase (Methode wie in Abb. 13k), Monocytenleukämie, Leukocytenkonzentrat: Es zeigt sich eine überaus kräftige Reaktion in allen leukämischen Zellen. Die Intensität dieser Reaktion kann die differentialdiagnostische Abgrenzung der Monocytenleukämie gegenüber der Promyelocytenleukämie erleichtern, da bei der letzteren die Reaktion nur schwach ausfällt (vgl. Abb. 13k)

Die Fähigkeit zur Aktivitätsentfaltung stellt einen Wesenszug der biochemisch voll intakten Granulopoese dar und folgt bestimmten Gesetzmäßigkeiten (Merker, 1961; Plenert, 1962). Auf einen dosierten Reiz von bakteriellem Endotoxin hin kommt nach vorübergehendem Abfall die Aktivitätsvermehrung in den Neutrophilen in Gang und kann an fortlaufend entnommenen Blutausstrichpräparaten leicht kontrolliert werden (Abb. 14). In der *ersten Phase* kommt es je nach Ausgangslage durch bevorzugte Sequestrierung phosphatasepositiver Neutrophiler zu einem Aktivitätstiefpunkt nach 2—4 Std. Die allgemeinen Reaktionen während dieser Zeit sind durch eine initiale symptomenlose Phase von etwa 40—60 min charakterisiert. Dann kommt es zu Granulocytopenie, die Fieberreaktion beginnt, und schließlich setzt die nachfolgende Granulocytose ein. Wird endogenes Pyrogen verwendet, verkürzt sich die symptomenlose Initialphase und ohne Aktivitätsabfall kommt es zur Granulocytose

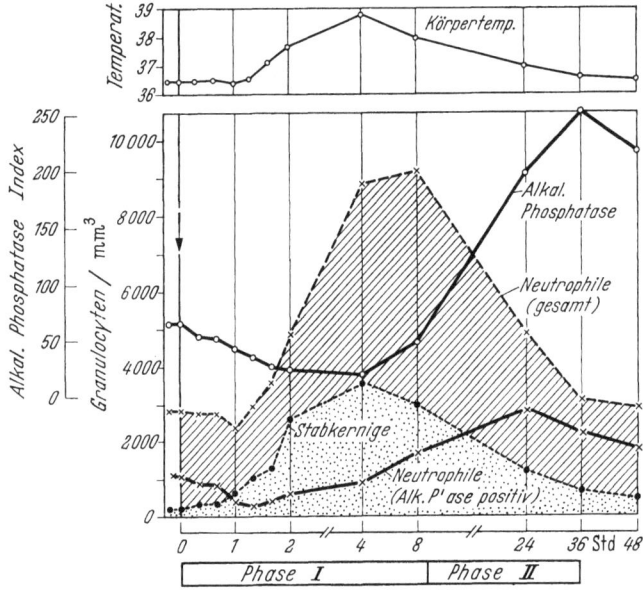

Abb. 14. Pyrogenreizversuch: Aktivitätswechsel der Neutrophilenphosphatase im zeitlichen Vergleich zur Regulation der Neutrophilen und zur Körpertemperatur. Appliziert wurden 0,5 γ Pyrexal intravenös. Mittelwerte aus fünf Beobachtungen. Nicht dargestellt ist die Phase III (Rückschwingung der Auslenkung).
(Aus Merker, 1961)

und nachfolgender Aktivitätszunahme (Wendt u. Budde, 1961). In der *zweiten Phase* nimmt die Phosphataseaktivität im Blutausstrich durch relative und absolute Vermehrung phosphatasepositiver Neutrophiler zu und erreicht einen Gipfelpunkt nach 36—48 Std. Fieber und Leukocytose sind bereits nach 24 Std abgeklungen, die absolute Vermehrung fermentaktiver Neutrophiler ist nach 24 Std beendet. Die weitere Aktivitätszunahme erfolgt durch Vermehrung der Reaktionsintensität in den einzelnen zirkulierenden Neutrophilen. In der *dritten Phase* kommt es nach Überschreiten des Gipfelpunktes ein langsamer Abbau der Aktivität über 3—4 Tage in Gang durch Verminderung der Konzentration der enzympositiven Neutrophilen im zirkulierenden Blut und durch Abnahme der Reaktionsstärke der enzympositiven Neutrophilen. Der Reaktionsindex kann nach Abklingen der Reaktion schließlich unter dem des Ausgangspunktes liegen.

Durch die Applikation von Pyrogenen kann in der beschriebenen Weise die normale Reaktionsfähigkeit des Neutrophilenapparates getestet werden. Dieser Test enthüllt durch seinen pathologischen Reaktionsverlauf besser einen in Frage stehenden Enzymdefekt als einzelne Phosphataseuntersuchungen an Blutausstrichen allein (Merker, 1961).

*Normale Phosphataseaktivität* beobachtet man, sofern keine Begleitinfektionen im Spiele sind, bei symptomatischer Polyglobulie und kann zur differentialdiagnostischen Abgrenzung gegenüber Polycythaemia vera verwendet werden. Eine Ausnahme bildet, wie bereits erwähnt, die Polyglobulie der Neugeborenen. Normale oder auch vorübergehend verminderte Aktivität findet sich bei Virusinfekten wie Hepatitis und infektiöser Mononucleose. Auch Kollagenosen und andere

rheumatische Affektionen weisen in der Regel keine erhöhte Aktivität der Neutrophilenphosphatase auf, ebenso manche Fälle von Eisenmangel, aplastischer und
perniziöser Anämie und Morbus Werlhof.

Die Aktivität der Neutrophilenphosphatase ist nicht korreliert mit der Aktivität der
Serumphosphatase. Granulocytose und Aktivitätsvermehrung gehen meist parallel, doch
konnte gezeigt werden, daß beide Vorgänge nicht gekoppelt sind. Bei Encephalographien
kommt es durch den Zwischenhirnreiz wohl zur Leukocytose aber nicht zu einem Akti-
vitätsanstieg (MERKER 1962).

*Verminderte Phosphataseaktivität* oder auch ein völliges Fehlen findet sich in
der Regel bei chronisch-myeloischer Leukämie (Lit. s. HAYHOE u. QUAGLINO, 1958;
MERKER, 1963). Hier ist nicht der Gesamtorganismus wie bei der Hypophosphatasia
Rathbun betroffen, sondern ausschließlich die Neutrophilenreihe (Abb. 13a). Ein
wesentliches Kennzeichen des leukämischen Enzymdefektes ist die Unfähigkeit
der Neutrophilen, auf bakteriellen oder hormonellen Reiz hin adäquat mit
Aktivitätsvermehrung zu reagieren. Dieser typische Befund wird mit wenigen
Ausnahmen bei unbehandelter chronisch myeloischer Leukämie erhoben und trifft
auch auf die kindliche Form dieser Erkrankung zu. Im Krankheitsverlauf der
chronisch myeloischen Leukämie kann es jedoch auch zu Befunden mit normaler
und erhöhter Phosphataseaktivität kommen. Solche für die chronische myeloische
Leukämie atypischen Phosphatasebefunde werden nahezu regelmäßig in folgenden
Situationen erhoben (MERKER, 1965):

1. im terminalen Blastenschub;
2. in der Regenerationsphase nach therapiebedingter Markaplasie;
3. im Stadium der Remission.

Die Beobachtung, daß auch bei chronisch myeloischer Leukämie ein Teil der Neutrophilen fermentpositiv reagieren kann, hat zu der Annahme geführt, daß zwei Leukocyten-
populationen zirkulieren. Nach dieser Hypothese ist die eine Zellreihe fähig, auf entsprechenden
Reiz hin volle Phosphataseaktivität zu entfalten, die andere hingegen nicht. Macht man,
wie dies in den letzten Jahren wiederholt geschehen ist (TRUBOWITZ et al., 1962; ALTER et al.,
1963) die für chronisch myeloische Leukämien typische Deletion des Chromosoms 21 (Philadelphia-Chromosom) verantwortlich für den leukämischen Phosphatasedefekt, so könnte
man erwarten, daß in den fermentaktiven Zellreihen das Philadelphia-Chromosom fehlt.
Dies trifft jedoch nicht zu. Nach Reiz mit bakteriellem Endotoxin konnte bei einem Fall
von chronisch myeloischer Leukämie in therapiebedingter Remission volle Aktivität erreicht
werden, obwohl in 100% der Knochenmarksmetaphasen das Philadelphia-Chromosom identifiziert werden konnte (MERKER, 1965; WOLF et al., 1965).

Phosphatasedefekte finden sich auch bei paroxysmaler nächtlicher Hämoglobinurie, bei manchen sideroblastischen Anämien, Erythroleukämien und, wie
bereits betont, in einem Teil der Fälle von Osteomyelosklerose und -fibrose.

Wie die dargelegten Befunde zeigen, hat sich das einfache cytochemische Nachweisverfahren für die alkalische Phosphatase der Neutrophilen in der Hämatologie
und darüber hinaus für allgemein klinische Fragestellungen als diagnostisch wertvoll erwiesen. Abb. 15 gibt einen Überblick über das Aktivitätsverhalten der
alkalischen Neutrophilenphosphatase bei verschiedenen Erkrankungen und Reaktionen des myeloischen Systems, ausgedrückt in Indexwerten. Die hämatologische
Hauptbedeutung des Testes wurde schlagartig erhellt, als WACHSTEIN (1946) erstmals zeigen konnte, daß sich die leukämische Granulocytose durch eine meist
erhebliche Verminderung oder durch das Fehlen der Phosphataseaktivität sehr
wesentlich sowohl von der infektbedingten Granulocytose unterscheidet, welche
regelhaft eine ausgeprägte und weit über das Normale hinausgehende Aktivitätssteigerung erkennen läßt, und andererseits auch von jenen chronischen Blutkrankheiten, die von DAMESHEK (1951) unter Einbeziehung der chronischen
myeloischen Leukämie unter dem Begriff des myeloproliferativen Syndroms zusammengefaßt worden sind. Bei diesen Erkrankungen — es handelt sich um Poly-

cythaemia vera, Osteomyelosklerose mit myeloischer Metaplasie und essentielle Thrombocythämie — findet sich in den meisten Fällen ebenfalls vermehrte Fermentaktivität, worauf schon von Wachstein (1946) hingewiesen wurde. Eine ganze Reihe von Autoren hat die Wachsteinschen Befunde bestätigt und weitere Untersuchungen ausgeführt, so unter anderem Plum (1950), Brodell u. Swisher (1954), Friederici (1955), Kaplow (1955), Kenny u. Moloney (1957), Mitus et al. (1958), Koler et al. (1958), Hayhoe u. Quaglino (1958), Lambers (1958), Plenert (1958), Merker u. Heilmeyer (1960), Tanaka et al. (1960), Xefteris et al. (1961), Trubowitz et al. (1961), Bressel et al. (1961), Wasastjerna et al.

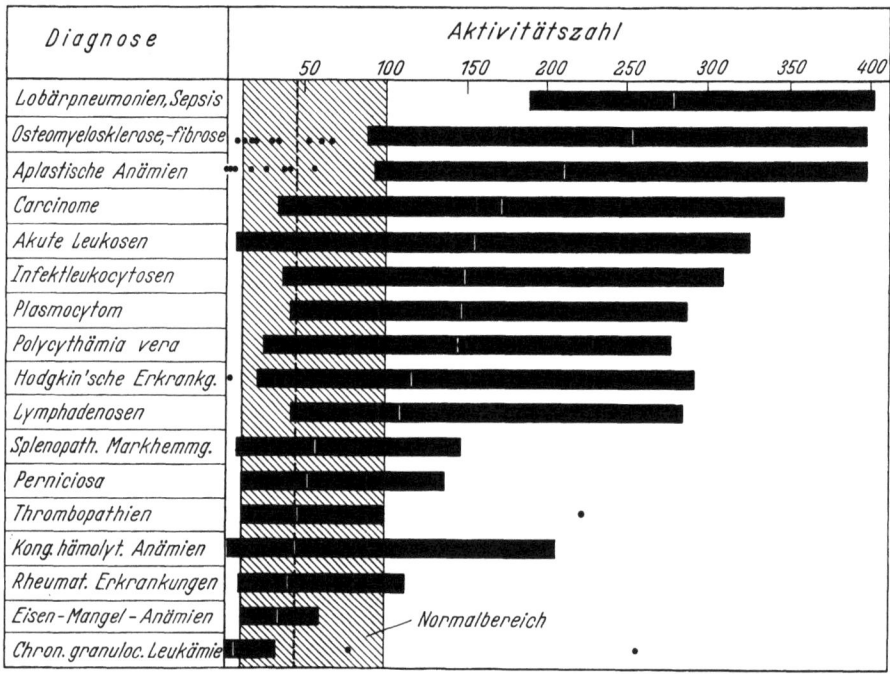

Abb. 15. Alkalische Neutrophilenphosphatase bei verschiedenen Erkrankungen und Reaktionen des myeloischen Systems. Die Mittelwerte sind gekennzeichnet. Die Punkte stellen vom Kollektiv abweichende Beobachtungen dar.
(Aus Merker u. Heilmeyer, 1960)

(1963), Fischer et al. (1963), Marmont et al. (1963), Lopes Cardozo (1963), Anstey et al. (1963), Müller (1964), Krug (1964); Busse (1965), Undritz (1965), Lewis u. Dacie (1965).

Die heute vorliegenden Untersuchungen lassen erkennen, daß es sich bei der alkalischen Neutrophilenphosphatase in Übereinstimmung mit den biochemisch-analytischen Feststellungen um ein sehr labiles Enzym handelt, das bei den Granulocyten in den Funktionsstoffwechsel einbezogen ist. Hierfür sprechen verschiedene Umstände, so z.B. die Zugehörigkeit des Enzyms zum Reifestadium der Neutrophilen, die gegenüber dem Knochenmark höhere Aktivität in den zirkulierenden Neutrophilen wie auch die submikroskopische Lokalisation in spezifische Granula, aus welchen das Ferment in Endocytosevacuolen abgegeben werden kann ähnlich jenem Vorgang, bei dem die saure Phosphatase aus den Lysosomen in Phagosomen abgegeben wird. Bei Blutgesunden kommt es leicht und rasch zu reversiblen Aktivitätssteigerungen, die in der Regel auf entzündliche Vorgänge zurückgehen, aber auch auf hormonellem Wege bewirkt werden können. In der Gruppe der Osteomyelosklerosen mit myeloischer Metaplasie hat sich gezeigt, daß ein Teil der Erkrankten nicht vermehrte, sondern normale oder gar verminderte Phosphataseaktivität aufweist. Nach unseren Beobachtungen ist in solchen Fällen der Krankheitsverlauf bisweilen ungewöhnlich und es empfiehlt sich zur Abgrenzung gegenüber einer myeloischen Leukämie die Vornahme einer Chromosomenanalyse.

## Saure Phosphatase

Die Aktivität der sauren Phosphatase kann cytochemisch bei verschiedenen pH-Abstufungen erfaßt werden. Dementsprechend sind die Befunde an den Blutzellen etwas unterschiedlich. In den Erythroblasten haben wir Enzymaktivität nur mit dem Verfahren von ROSENZAJN et al. (1963) nachweisen können. Aktivierend wirken Manganionen, nicht aber Magnesiumionen wie bei der alkalischen Phosphatase. Inhibitoren sind Phosphat-, Arsenat-, Kupfer-, Oxalat- und Fluoridionen, nicht aber EDTA wie bei der alkalischen Phosphatase. Die saure Phosphatase gilt als Leitenzym für Lysosomen (NOWIKOFF et al., 1956; DEDUVE et al., 1955). Ihr Wirkungsoptimum in diesen Zellorganellen liegt bei pH 5.

Die saure Phosphatase wurde schon vor Entwicklung des Lysosomenkonzeptes durch DEDUVE mit dem Vorgang der Phagocytose und den phagocytierenden Blutzellen in Verbindung gebracht. Vermehrte Aktivität saurer Phosphatase in phagocytierenden Reticulumzellen und Makrophagen wurden schon von GÖMÖRI (1941), WISLOCKI u. DEMPSEY (1944) und DOYLE (1955) beschrieben. In den letzten Jahren war es möglich mit Hilfe der Differentialzentrifugation phagocytosefähige Blutzellen näher zu untersuchen. Es gelang die Granula der Neutrophilen zu isolieren, aufzubrechen und festzustellen, daß es sich hierbei um metabolisch hochaktive Partikel handelt. COHN u. HIRSCH (1960) fanden in der Granulafraktion 70—80% des für gramnegative Bakterien bactericiden Fermentes Phagocytin, ferner saure und auch alkalische Phosphatase, 5-Nucleotidase, Ribonuklease, Desoxyribonuklease, β-Glucuronidase sowie die Hälfte des gesamten Fermentes Lysocym und die Hälfte des gesamten Kathepsins. Berücksichtigt man die im Sauren wirksamen Enzyme allein, so handelt es sich um jenen Enzymkomplex, den DEDUVE et al. (1955) in den von ihnen entdeckten Lysosomen aufgefunden haben. Lysosomen werden in der Golgi-Zone gebildet, sie wandern von dort als *primäre Lysosomen* zu den sog. *Phagosomen*, die in der Zelle gebildet werden. Phagosomen sind Endocytosevacuolen, in welchen von außen kommende Substanzen oder aus dem eigenen Zellbereich stammende sequestrierte Stoffe abgebaut werden. Die primären Lysosomen geben an die Phagosomen ihre Enzyme ab, so auch die saure Phosphatase. Aus den Phagosomen entstehen die *sekundären Phagolysosomen*, welche die eigentlichen Digestionsvacuolen bilden, in welchen der Enzym-Substrat-Kontakt ungehindert stattfinden kann. Die gesteigerte Aktivität lysosomaler Enzyme, insbesondere der sauren Phosphatase, oft interpretiert im Sinne einer adaptativen bzw. induzierten Neusynthese, läßt sich nunmehr auch im Sinne einer zunehmenden Fragilität der Lysosomenmembranen deuten, wodurch der Substratkontakt und die freie Aktivitätsentfaltung der sauren Phosphatase ermöglicht wird. Nach BITENSKY kann man am Verhalten der sauren Phosphatase den Funktionszustand von Phagocyten erkennen (1963).

Zum cytologischen Nachweis haben sich sowohl die Gömörische Bleisalzmethode als auch Azokupplungsmethoden bewährt, insbesondere die Verfahren von ROSENZAJN et al. (1963), GOLDBERG u. BARKA (1962), GÖSSNER (1958), LÖFFLER u. BERGHOFF (1962). Der Aktivitätsnachweis ist infolge der Empfindlichkeit der sauren Phosphatase mit größeren methodischen Schwierigkeiten verbunden als bei der alkalischen Phosphatase. SCHÜMMELFEDER (1961) hat deswegen die Ausführung der cytochemischen Nachweisreaktion für saure Phosphatase an unfixierten Zellen empfohlen. KAPLOW u. BURSTONE (1964) wendeten eine

Azokupplungsmethode mit den Substraten Naphthol AS-MX-Phosphat oder Naphthol AS-TR-Phosphat an unfixierten Ausstrichen an.

*Positive Reaktionen* lassen sich mit den angegebenen Methoden in vielen Zellen des Blutes und der Blutbildungsstätten in unterschiedlicher Intensität nachweisen. Innerhalb der Granulopoese ist in den halbreifen Vorstufen von den Promyelocyten an bis zu den Metamyelocyten der Reaktionsausfall kräftiger als in den ganz unreifen und in den reifen Zellen. Eine mittelstarke Farbreaktion besitzen die Megakaryocyten, die Plättchen, Reticulumzellen, Plasmazellen sowie ein kleiner Teil der Lymphocyten. Lennert (1961) weist darauf hin, daß auch Langhanssche Riesenzellen, Epitheloidzellen, Blut- und Gewebsmastzellen wie auch Plasmazellen Farbreaktionen erkennen lassen. Kräftige Reaktionen zeigen die Osteoclasten des Knochenmarkes (Kaplow u. Burstone, 1964), die Monocyten und die Eosinophilen. Die ebenfalls saure Phosphatase enthaltenden Erythrocyten stellen sich mit den erwähnten Farbreaktionen negativ dar. Die erythrocytäre saure Phosphatase läßt sich am besten mit der Stärke-Gel-Elektrophorese bei pH 6,0 unter Anwendung einer besonderen histochemischen Technik nachweisen und zeigt genetische Varianten (Hopkinson et al., 1964).

*Vermehrte Phosphataseaktivität* mit kräftigen Farbreaktionen findet sich in den Plasmazellen bei Plasmocytom (Abb. 16 b). Kräftige Reaktionen und damit vermehrte Aktivität zeigen auch die Speicherzellen bei Morbus Gaucher (Rosenzajn u. Efrati, 1961; Czitober et al., 1964). Interessanterweise lassen auch die Zellen der chronisch myeloischen Leukämie eine durchweg kräftige Reaktion erkennen, die über jenes Maß hinausgeht, welches man in granulopoetischen Zellen normalerweise findet (Abb. 13 e). Eine vermehrte Aktivität der sauren Phosphatase ist auch von biochemisch analytischer Seite bei chronisch myeloischer Leukämie festgestellt worden (Löhr u. Waller, 1964). Von Löffler (1963) wurde die erhöhte Aktivität der sauren Phosphatase bei Promyelocyten- und bei Monocytenleukämien hervorgehoben (Abb. 13 i). Wir selbst konnten bei einem Fall von polyblastischer Retikulose in den malignen Zellen des Knochenmarkes eine kräftige Reaktion beobachten. Hohe Aktivität der sauren Phosphatase findet sich auch bei einigen Patienten mit generalisierter maligner Retikulose in den zirkulierenden neoplastischen Reticulumzellen. Im Gegensatz hierzu ist die Reaktion in den Zellen der chronischen Lymphadenose negativ (Mitus et al., 1961).

Daß die funktionelle Adaptation der Makrophagen bei Phagocytosetätigkeit mit einer Vermehrung der Phosphataseaktivität einhergeht, steht in Einklang mit der Annahme einer Intervention der saure Phosphatase enthaltenden Lysosomen. Die in das Entzündungsfeld emigrierenden Zellen wie Neutrophile, Eosinophile und Makrophagen zeigen deutliche Farbreaktionen (Wulff, 1963; Otten, 1964). Hierbei lassen sich enzymcytochemisch Übereinstimmungen zwischen Exsudatmakrophagen und Blutmonocyten feststellen (Lennert u. Leder, 1963; Leder u. Nicolas, 1963). Gedigk (1962) und Lennert et al. (1962) betonen, daß mit den Reaktionen auf saure Phosphatase und unspezifische Esterase die funktionell aktiven Reticulumzellen von anderen regeneratorisch tätigen unterschieden werden können. Fischer u. Gropp (1964) haben eine Aktivitätszunahme der sauren Phosphatase in Zellkulturen von Monocyten beschrieben.

## Adenosintriphosphatase (ATPase)

Auch zum Nachweis substratspezifischer Phosphatasen in Blut und Knochenmarkszellen sind von verschiedenen Autoren Untersuchungen angestellt worden (Wachstein, 1955; Braunstein et al., 1958; Plenert, 1959; Rinneberg u. Lennert, 1961; Schubert u. Rinneberg, 1962; u.a.). Im Hinblick auf die Bedeutung der ATPase im intracellulären Stoffwechsel ist das Studium dieses

Enzyms von besonderem Interesse. Es hat sich gezeigt, daß die Mitochondrien von Hühnermyeloblasten eine postive Reaktion aufweisen. Auch die Granula in den Myelocyten besitzen positive ATPase-Reaktionen, wenn nach Gefriertrocknung eine Formalinfixation vorgenommen wird (WEINSTEIN et al., 1960). Auch in den menschlichen Blut- und Knochenmarkszellen wird ATPase gefunden (WACHSTEIN, 1961; SCHUBERT u. RINNEBERG, 1961; 1962).

ATPase in Blut- und Knochenmarksausstrichen kann sowohl nach der Calcium-Kobalt-Methode von GÖMÖRI (1958) wie auch mit der Bleimethode von WACHSTEIN u. MEISEL (1957) nachgewiesen werden. Zum sicheren Nachweis der ATPase-Aktivität ist es erforderlich, die Wirksamkeit unspezifischer Phosphatasen, die ebenfalls Adenosintriphosphat spalten können, auszuschalten. Man bestimmt deshalb gleichzeitig die Aktivität der Glycerophosphatase bei pH 7,2 und die Aktivität der 5-Nucleotidase.

Bei der Untersuchung der verschiedenen Zellsysteme im Knochenmark fanden SCHUBERT u. RINNEBERG (1961) Aktivität der ATPase lediglich in den Zellen der Granulopoese und des Reticulums. Erythropoetische Zellen und Megakaryocyten zeigten keine Reaktionen, die sich von der Aktivität der Glycerophosphatase unterschieden. Nach den Untersuchungen von SCHUBERT u. RINNEBERG (1961) sind Plasmazellen die einzige Zellart überhaupt, in der lediglich ATPase-Aktivität ohne jede Aktivität der Glycerophosphatase nachgewiesen werden kann. Die Farbstoffpräcipitate waren entweder am Rande des Cytoplasmasaumes in den Plasmazellen eingelagert oder sie fanden sich als granuläre Reaktionen auf der Zelloberfläche. In vier Fällen von Plasmocytom zeigten die Plasmazellen keine ATPase-Aktivität, in vier weiteren Fällen der gleichen Erkrankung war die Aktivität zwar erkennbar, aber deutlich vermindert. Auch in den eosinophilen Granulocyten ließ sich Adenosintriphosphatase nachweisen.

Bei Untersuchungen an bioptisch gewonnenem Knochenmark fand LORBACHER (1964) deutliche Aktivität der Adenosintriphosphatase in Intima und Media der Arterien wie auch in den Wandstrukturen der Sinus im Knochenmark. In den Zellen der Granulopoese und des reticulohistiocytären Systems konnte in dem formalinfixierten Schnittmaterial keine ATPase nachgewiesen werden, was möglicherweise mit der Art der Fixation zusammenhängt.

Eine Übersicht über die Verteilungsmuster hydrolytisch wirksamer Enzyme unter Einbeziehung verschiedener spezifischer Phosphatasen zeigt Tabelle 5. Die hier gegebene Aufstellung erhebt keinerlei Anspruch auf Vollständigkeit, sie soll lediglich die Unterschiede in den Verteilungsmustern der verschiedenen Hydrolasen in den Blutzellsystemen demonstrieren. Nach ECKSTEIN u. LINDNER (1962) soll die auf der Tabelle nicht aufgeführte Glucose-6-Phosphatase cytochemisch in solchen Zellen auffindbar sein, in welchen Glucose freigesetzt wird, wie z. B. in den reifen Zellen der Granulopoese. Bei latenter oder manifester Hypoxämie soll nach den gleichen Autoren die Reaktion auch in den unreifen Zellen positiv werden, als Ausdruck einer Umstellung auf die mangelhafte Sauerstoffversorgung.

## 5-Nucleotidase

Die 5-Nucleotidase ist eine substratspezifische Phosphomonoesterase und hydrolysiert Adenosin-5-Phosphat. Das pH-Optimum liegt im alkalischen Bereich und variiert von 7,5—8,5. Adenosin-5-Phosphat wird auch von der unspezifischen alkalischen Phosphatase in einer dem Glycerophosphat vergleichbaren Weise hydrolysiert. Andererseits aber zeigt die 5-Nucleotidase keine signifikante hydrolytische Aktivität gegenüber Glycerophosphat. Hieraus ergibt sich eine bemerkenswerte Schwierigkeit in der Darstellung der 5-Nucleotidaseaktivität mit cytochemischen Reaktionen vom Gömöri-Typ besonders an jenen Strukturen, die hohe alkalische Phosphataseaktivität aufweisen. Bei niedrigerem pH jedoch redu-

Tabelle 5. *Verteilung der enzymatischen Aktivität verschiedener Hydrolasen in Blut- und Knochenmarkzellen* (nach Merker, 1963, ergänzt)

| Zellart | Phosphatasen | | | 5-Nucleotidase | Peptidase | Aryl-sulfatase | Esterasen | | | β-Glucoronidase |
| --- | --- | --- | --- | --- | --- | --- | --- | --- | --- | --- |
| | Alkalische | Saure | ATPase | | | | Napthol-, AS-, -AS-D-, | -AS-D-Chlor- | Thioazetat- | |
| Myeloblast | ○ | ○ | ○ | ○ | ○ | ○ | (+) | ○ | ○ | ○ |
| Promyelocyt | ○ | + | ○ | (+) | + | ○ | + | +++ | + | ○ |
| Myelocyt | ○ | + | (+) | + | + | + | ++ | +++ | + | + |
| Metamyelocyt und Stabkernige | (+) | (+) | (+) | + | ++ | ++ | + | ++ | + | ++ |
| Segmentkernige | +++ | (+) | (+) | ○ | ++ | ++ | (+) | +++ | + | ++ |
| Eosinophile | ○ | +++ | ++ | | ++ | ++ | + | ○+ | + | ○ |
| Mastzellen {Blut / Gewebe | ○ | ○ | ○ | | | | | | ++ | |
| Monocyten | ○ | ++ | (+) | | + | + | +++ | (+) | ○ | |
| Lymphocyten | ○ | ○ | (+) | (+) | + | | + | ○ | ○ | ○ |
| Plasmazellen | ○ | + | + | | ○ | | (+) | ○ | ○ | |
| Reticulumzellen | +++ | ++ | + | | + | ++ | ++ | ○ | ○ | |
| Erythroblasten | ○ | ○ | ○ | | ○ | ○ | (+) | ○ | ○ | |
| Erythrocyten | ○ | ○ | ○ | | ○ | ○ | | ○ | ○ | |
| Megakaryocyten und Plättchen | ○ | ++ | (+) | | ○ | +++ | +++ | ○ | ○ | |
| | Schubert u. Rinneberg (1962) | | | Takeuchi (1958) | | Austin u. Bischel (1962) | Wachstein (1961) | | | Takeuchi (1958) |

Enzymreaktion: ○ negativ, (+) schwach oder inkonstant, ++ deutlich positiv, +++ stark positiv.

ziert sich die hydrolytische Aktivität der alkalischen Phosphatase gegenüber
Adenosin-5-Phosphat sehr eindeutig und erlaubt eine teilweise Trennung dieser
beiden Enzyme.

An Blutzellen liegen bisher nur wenig Untersuchungen vor. Menschliche
Lymphknotenschnitte wurden von BRAUNSTEIN et al. (1958) wie auch von
LENNERT u. RINNEBERG (1961) untersucht. In einer weiteren Arbeit haben die
letztgenannten Autoren vergleichende Untersuchungen an Lymphknotentupf-
präparaten angestellt. Mit der 5-Nucleotidase wurden die Reaktionen auf ATPase
und Glycerophosphatase geprüft. Verwendet wurde die von WACHSTEIN u. MEISEL

Tabelle 6. *ATPase, 5-Nucleotidase und Glycerophosphatase in den Zellen des
Lymphknotentupfpräparates* (nach RINNEBERG u. LENNERT, 1961)
Angaben in Prozent der positiven Zellen; $\emptyset$ = negativ; — = nicht untersucht.

| Zellart | ATPase | 5-Nucleotidase | Glycerophosphatase |
|---|---|---|---|
| Lymphocyten . . . . . . . . . . . . . | + — | + — | $\emptyset$ |
| Basophile Stammzellen . . . . . . . . . | $\emptyset$ | — | $\emptyset$ |
| Germinoblasten . . . . . . . . . . . . | $\emptyset$ | $\emptyset$ | $\emptyset$ |
| Plasmazellen . . . . . . . . . . . . . | 64,5 | $\emptyset$ | $\emptyset$ |
| Plasmazellvorstufen . . . . . . . . . . | 1,5 | $\emptyset$ | $\emptyset$ |
| Mittlere retikuläre Reizzellen . . . . . | 13,4 | 0,2 | $\emptyset$ |
| Histiocyten . . . . . . . . . . . . . | 38,0 | 18,1 | 13,3 |
| Reticulumzellen einschl. Gefäßendothelien | 50,6 | 33,2 | 21,4 |
| Epitheloidzellen . . . . . . . . . . . | 39,0 | 7,0 | 6,1 |
| Kerntrümmerphagen . . . . . . . . . . | 98,0 | 58,8 | 25,0 |
| Neutrophile Granulocyten . . . . . . . | 25,4 | 21,4 | 44,4 |
| Eosinophile Granulocyten . . . . . . . | 84,0 | $\emptyset$ | 73,0 |
| Gewebsmastzellen . . . . . . . . . . . | 95,0 | 100 | 100 |
| Langhanssche Riesenzellen . . . . . . . | 100 | — | — |
| Hodgkinzellen . . . . . . . . . . . . | $\emptyset$ | $\emptyset$ | $\emptyset$ |
| Sternbergsche Riesenzellen . . . . . . . | $\emptyset$ | — | — |
| Tumorzellen . . . . . . . . . . . . | $\emptyset$ | $\emptyset$ | $\emptyset$ |

(1957) angegebene Methodik wie auch die von GÖMÖRI (1952) bei pH 8,2. In den
meisten Keimzentren fand sich zwischen dicht gelagerten Germinoblasten und
Reticulumzellen reichlich 5-Nucleotidase, jedoch keine ATPase oder Glycerophosphatase. ATPase und 5-Nucleotidase fanden sich stets in den Primärknötchen
und in dem Lymphocytenwall der Sekundärknötchen und zwar im Plasma der
Lymphocyten. Alle reticulohistiocytären Zellen einschließlich der Epitheloidzellen
zeigten geringe bis starke Aktivität sowohl der ATPase, der 5-Nucleotidase und
der Glycerophosphatase. Die Epitheloidzellen enthielten teilweise nur ATPase,
teilweise alle drei Enzyme. Tumorzellen von Lymphosarkomen, Reticulosarkomen
sowie auch von soliden Carcinomen verhielten sich mit den genannten Reaktionen
negativ. Tabelle 6 gibt eine Übersicht über die Aktivität der ATPase, 5-Nucleo-
tidase und der Glycerophosphatase in den Zellen des Lymphknotentupfpräparates.

## Esterasen

Esterasen hydrolysieren Carboxylsäureester von Alkoholen, Phenolen und
Naphtholen. Über die biochemische Klassifikation und die Substratspezifität der
Esterasen existiert eine ausgedehnte Literatur, die in ihrer verwirrenden Fülle für
die Einstufung histochemisch nachweisbarer Enzyme dieses Typs eher hinderlich ist.
Zudem haben erst die Untersuchungen von HUNTER u. MARKERT (1957) sowie von
HUNTER u. BURSTONE (1960) mit Hilfe der elektrophoretischen Trennung der
Esterasen im Stärke-Gel mit nachfolgender histochemischer Anfärbung die Mög-
lichkeit geschaffen, die ganze Mannigfaltigkeit dieser Enzymgruppe aufzuzeigen

und gleichzeitig auch die Unzulänglichkeit früherer Klassifikationen. Die mit der
Stärke-Gel-Elektrophorese gewonnenen Esterasezymogramme können von Species
zu Species und von Gewebe zu Gewebe variieren. Eine ganze Serie unterschiedlicher Esterasen ist z. B. von TASHIAN u. SHAW (1962) sowie von TASHIAN (1964) in
Erythrocytenlysaten aufgefunden worden. Mit histochemischen Methoden ist es
gegenwärtig möglich, in Zellen und Geweben folgende Esterasetypen nachzuweisen: *Unspezifische Esterasen, Lipasen, Cholinesterasen* und *Acetylcholinesterasen*. Die beiden großen Enzymgruppen der unspezifischen Esterasen und der
Lipasen werden auch als *Aliesterasen* bezeichnet und von der Gruppe der *Cholinesterasen* unterschieden. Cholinesterasen besitzen die Fähigkeit Cholinester zu
hydrolysieren. Das Substrat für die spezifischen Cholinesterasen in den Erythrocyten und im Nerven- und Muskelgewebe ist das Acetylcholin. Der unspezifische
Typ der Cholinesterasen wird im Serum, im Pankreas und anderen Geweben gefunden und als Pseudocholinesterase bezeichnet. Auf Grund seiner Studien am
Serum hat AUGUSTINSSON (1961) außer Aliesterasen und Cholinesterasen noch die
Gruppe der Arylesterasen abgegrenzt (Tabelle 7). Esterasen dieser drei Haupt-
typen werden auch in den menschlichen Geweben und Zellen gefunden. Ihre Unterscheidung beruht auf der Affinität der Enzyme zu bestimmten Substraten und auf
der Wirkung verschiedener spezifischer Inhibitoren (Tabelle 7).

Tabelle 7. *Einteilung der verschiedenen Esterasen* (nach AUGUSTINSSON, 1961)

| | Arylesterasen | Aliesterasen | Cholinesterasen |
|---|---|---|---|
| Substratspezifität | | | |
| Aromatische Ester . . . . . . . . . . . . | +++ | + | + |
| Aliphatische Ester . . . . . . . . . . . . | − | +++ | ++ |
| Cholinester . . . . . . . . . . . . . . . . | − | − | +++ |
| Inhibitoren | | | |
| Organische Phosphorverbindungen . . . . . | − | +++ | +++ |
| EDTA . . . . . . . . . . . . . . . | +++ | − | − |
| Eserin . . . . . . . . . . . . . . . . | − | − | +++ |

### a) Unspezifische Esterasen

Diese Enzyme gehören — mit Ausnahme von fluoridresistenten Esterasen
(vgl. GÖSSNER, 1963) — nicht zu dem lysosomalen Fermentkomplex. Unspezifische
Esterasen können aber an den Lysosomenmembranen wie auch an anderen Zellstrukturen lokalisiert sein.

Der cytochemische Nachweis kann mit verschiedenen Substraten erfolgen, so z. B. mit
Alphanaphthylacetat (GÖMÖRI, 1952), Naphthol-AS-Acetat (WACHSTEIN u. WOLFF, 1958;
s. auch LÖFFLER, 1961), Naphthol-AS-D-Acetat (BURSTONE, 1957) oder Naphthol-AS-D-Chloracetat (GÖMÖRI, 1953; MOLONEY et al., 1960). Die Substratspaltung erfolgt jedoch nicht durch
die unspezifischen Esterasen allein, sondern auch durch Lipasen, Acetylcholinesterasen, unspezifische Cholinesterasen und auch durch Peptidasen (s. auch BRAUN-FALCO, 1956). Auch
GÖSSNER (1958) betont, daß die als Substrate verwendeten Naphtholester ein sehr breites
Enzymspektrum überdecken. Eine besondere Stellung nimmt Naphthol-AS-D-Chloracetat
insofern ein, als hiermit wahrscheinlich eine Chymotrypsin ähnliche Protease erfaßt wird
(BENDIT, 1956, 1959) und deshalb ein anderes Enzymverteilungsmuster entsteht, als dies mit
der Alphanaphthol- und der Naphthol-AS-Technik nachweisbar ist (Tabelle 5). Weitere Hinweise zur Nachweistechnik — auch zu dem weniger gebräuchlichen Indoxyl-Verfahren —
finden sich bei LÖFFLER (1961).

Das Enzymverteilungsmuster in den verschiedenen Blutzellarten ist ganz unterschiedlich. Mit der Alphanaphthol- und der Naphthol-AS-Acetatmethode läßt sich
eine kräftige Esterasereaktion in den Monocyten (Abb. 4a, 13d, 13i, 16a) nachweisen. Dieser Befund kann als ein Hinweis für die Zugehörigkeit dieses Zelltyps

zum reticulohistiocytären System gewertet werden (LÖFFLER, 1961). Deutliche Reaktionen zeigen auch Lymphoidzellen, Alveolar- und Exsudatmakrophagen wie auch die Megakaryocyten und Plättchen. Gefäßendothelien im Knochenmark wie im Lymphknoten enthalten wenig oder keine Esterase, demgegenüber aber alkalische Phosphatase. Phagocytierende Reticulumzellen in beiden Organen besitzen starke Esteraseaktivität, ebenso die Sinusretothelien (Abb. 16a). Auch Langhanssche Zellen und Epitheloidzellen zeigen positive Reaktionen (GÖSSNER, 1956; LENNERT u. LÖFFLER, 1959). Normale Plasmazellen besitzen nur eine schwache Esteraseaktivität, Myelomzellen aber geben eine verstärkte Reaktion (LÖFFLER u. SCHUBERT, 1963). Schwache Esteraseaktivität findet sich in den reifen Granulocyten und in den Lymphocyten (zusammen mit SCHRÖDER, 1960; s. auch LENNERT et al., 1962), eine etwas stärkere in den Myelo- und in den Promyelocyten. Auch in den Zellen der Erythropoese finden sich positive Reaktionen mit parallel zur Reifung abfallender Reaktionsintensität (MERKER et al., 1962).

Die kräftige Reaktion der unspezifischen Esterase in den Monocyten und ihren Vorläufern ist für die Abgrenzung der Monocytenleukämien von anderen akuten Leukosen insofern bedeutungsvoll, als sich in manchen Fällen von unreifzelligen Leukosen in den primitiven Zellen eine dichte granuläre Aktivität unspezifischer Esterase erkennen läßt, wie sie auch bei den reifen Monocyten gefunden wird (Abb. 13d, l). Die cytochemischen Charakteristika dieser Zellen unterscheiden sich von jenen der Lymphoblasten, Myeloblasten, Paramyeloblasten und Promyelocyten, die in der Regel nur eine sehr feine und schwache Esterasereaktion erkennen lassen (LENNERT et al., 1962; LÖFFLER, 1963; HAYHOE et al., 1964; Abb. 13k und l). Auf eine verstärkte Aktivität der unspezifischen Esterase in den Erythroblasen bei verschiedenen Erkrankungen der Erythropoese haben MERKER (1961), LÖFFLER u. SCHUBRET (1959) sowie MERKER et al. (1962) hingewiesen. Zu einem wechselnden Prozentsatz lassen sich auch esterasepositive Erythrocyten im strömenden Blut erfassen (Abb. 13f), deren Anzahl bei erythropoetischer Regeneration wie auch bei Splenektomie ansteigen kann (MERKER, 1964; vgl. auch DAVIS, 1959).

### b) Naphthol-AS-D-Chloracetatesterase

Das Enzymverteilungsmuster, das mit dem Substrat Naphthol-AS-D-Chloracetat in den Blutzellen dargestellt werden kann, unterscheidet sich insofern von dem bisher geschilderten, als kräftige positive Reaktionen hauptsächlich in den granulopoetischen Zellen vom Promyelocyten an gefunden werden (GÖMÖRI, 1953; MOLONEY et al., 1960; Abb. 13h). Kräftig positiv reagieren auch die Gewebsmastzellen, nicht aber die Blutmastzellen (LANGNER u. STEIGLEDER, 1966). Nach MOLONEY et al. (1960) sollen auch die Histiocyten sowohl im Knochenmark als auch in anderen Geweben positive Reaktionen abgeben können. Blutmonocyten stellen sich im allgemeinen negativ dar, nur ganz vereinzelt kann eine sehr schwache Reaktion beobachtet werden. Die ausgewanderten mononucleären Makrophagen im Entzündungsgebiet (Rebuck-Deckglaspräparat) zeigen zum Teil stärkere Fermentreaktionen, die durch Phagocytose fermentpositiven Zellmaterials zustande kommen. Völlig negativ reagieren auch Eosinophile, Lymphocyten, Plasmazellen, Megakaryocyten, Plättchen wie auch Erythroblasten und Erythrocyten (vgl. auch LÖFFLER, 1961; SCHÜMMELFEDER, 1961; WACHSTEIN, 1962).

Die nahezu identische Enzymverteilung der Naphthol-AS-D-Chloracetatesterase im Zellstrang der Neutrophilen im Vergleich mit Peroxydase und Oxydase läßt schon die cytologische Bedeutung dieser Fermentreaktion erkennen. Da die

Myeloblasten negativ reagieren, kommt der Naphthol-AS-D-Chloracetatesterase diagnostische Bedeutung bei der Erkennung von Ausreifungszeichen im Übergang vom Myeloblastenstadium zum Promyelocytenstadium zu. Promyelocyten und Myelocyten färben sich besonders kräftig an. Der leuchtend rote Azofarbstoff von hoher Substantivität (Diazotat Fast garnet GBC) findet sich auch in den leukämischen Zellen vom Promyelocyten bis zum Neutrophilen. Schließlich erleichtert die Naphthol-AS-D-Chloracetatreaktion ähnlich wie Peroxydase und Oxydase die Identifizierung typischer und atypischer granulopoetischer Zellen (Lambers u. Bauer-Sic, 1963).

### c) Lipasen

Ob mit den beschriebenen Nachweisen von unspezifischen Esterasen in den Blutzellen, vor allem in den Leukocyten, auch Lipasen erfaßt werden, ist ungewiß. Zum eigentlichen Lipasenachweis in Blutzellen liegen nur wenige Arbeiten vor. Bergel (1909) und Nees (1921) haben die Andauung von Bienenwachs und Schweinefett durch Eiter untersucht. Weitere Untersuchungen stammen von Gömöri (1945) und von Hardin et al. (1955). Einen verwertbaren Lipasenachweis in Leukocyten lieferten Izak u. de Vries (1962) bei ihren Untersuchungen über Lipophagocytose. Braunsteiner et al. (1963) untersuchten Esterase und Lipaseaktivität in den weißen Blutzellen sowohl mit biochemischer als mit cytochemischer Methodik. Die Autoren fanden ebenso wie die Arbeitsgruppe der Freiburger Klinik (Schröder, 1960) eine deutliche Esteraseaktivität in den Lymphocyten. Lipaseaktivität zeigten Granulocyten und Lymphocyten ohne signifikanten Unterschied. Höhere Aktivität wiesen die Makrophagen auf. Mit Zunahme der Kettenlänge der Fettsäuren der verwendeten Substrate nahm die Spaltungsgeschwindigkeit ab. Im Vergleich mit dem cytochemischen Esterasenachweis (Substrat Naphtol-AS-D-Acetat) kontrastierte die negative Reaktion der Lymphocyten zu der biochemisch nachweisbaren sicheren wenn auch nicht hochgradigen Esteraseaktivität. Zwischen der Intensität der Esterasefärbung an anderen fixierten Blutzellen im Ausstrich und der biochemisch gemessenen Esteraseaktivität von intakten Zellen gegenüber Tributyrin ergab sich eine recht gute Übereinstimmung.

### d) Acetylcholinesterase

Untersuchungen über die verschiedenen Typen der Cholinesterase in den Blutzellen der Tierreihe und beim Menschen haben gezeigt, daß die Acetylcholinesterase beim Menschen in den Erythrocyten lokalisiert ist (Galehr u. Plattner, 1928; Zajicek, 1957; Koelle, 1963). Im Blutplasma kommen nur geringe Spuren von Acetylcholinesterase vor. Die sog. echte Acetylcholinesterase spaltet Acetylthiocholin, nicht aber Butyrylthiocholin. Die unspezifische Cholinesterase hydrolysiert beide Substrate. Das freiwerdende Thiocholin reagiert in der cytochemischen Reaktion mit einem Kupfersalz und bildet Kupferthiocholin nach der Methode von Koelle u. Friedenwald (1949) in der Modifikation von Zajicek (1954). Das Kupferthiocholin bildet nadelähnliche Kristalle an den Stellen der intracellulären Enzymaktivität (Abb. 20a). Zajicek (1954, 1957) konnte mit histochemischen Methoden zeigen, daß bei verschiedenen Species eine inverse Beziehung besteht zwischen dem Acetylcholinesterasegehalt der Erythrocyten und der Plättchen. Der Acetylcholinesterasegehalt der Erythrocyten fällt ab in der Reihenfolge Mensch, Rind, Meerschweinchen, Pferd, Kaninchen, Ratte, Katze. In umgekehrter Reihenfolge steigt der Acetylcholinesterasegehalt der Plättchen in dieser Reihe an. In menschlichen Plättchen findet sich keine Acetylcholinesterase. Die histochemischen Studien wurden von Zajicek (1957) durch gasometrische Mikroanalysen untermauert. Fand sich bei einer Tierspecies in den Plättchen Acetylcholinesteraseaktivität, so war diese auch in den Megakaryocyten und den Megakaryoblasten nachweisbar, nicht aber in erythropoetischen, granulopoetischen und retikulären Zellen. Beim Menschen zeigten die erythropoetischen Zellen Positivität, nicht aber die Megakaryocyten. Aus seinen Untersuchungen konnte Zajicek eine weitere Bestätigung der Wrightschen Theorie der Plättchenabstammung von den Megakaryocyten ableiten und außerdem postuliert er eine gemeinsame Stammzelle für Erythropoese und Megakaryocyten, welche die Information für die Acetylcholinesterasesynthese enthält und in den verschiedenen Species unterschiedlich weitergibt. Die Acetylcholinesterase ist sowohl in den Erythrocyten wie auch in den Plättchen an das Stroma gebunden (Zajizek, 1957). Abb. 20a zeigt Acetylcholinesteraseaktivität in menschlichen Erythrocyten.

# Weitere Enzyme

## Phosphorylase

Bei der Phosphorylase handelt es sich um eine Transglykosidase. Im Rahmen der Phosphorolyse kann die Aufgabe der Phosphorylase darin gesehen werden, den endständigen Glucoserest des Polysaccharids auf die Phosphorsäure zu übertragen und so unter Verkürzung der langen Kette Glucose-1-Phosphat zu bilden. 1955 haben TAKEUCHI u. KURIAKI den histochemischen Nachweis beschrieben. Weitere Untersuchungen erfolgten durch QUAGLINO u. HAYHOE (1962) wie auch durch WULFF u. SØRENSEN (1966). In der ursprünglichen Methode wurden Schnitte in einer Substratlösung, die Glucose-1-Phosphat enthielt, inkubiert. Durch die Phosphorylaseaktivität entstand ein jodophiles Polysaccharid. Die Zugabe von Muskeladenylsäure und kleine Mengen von Glykogen stimulierten die Reaktion. Bei der histochemischen Darstellung der Phosphorylaseaktivität in Blutausstrichen jedoch führte das Aufbringen der Takeuchischen Substratlösung zur Zellzerstörung. Um dies zu verhindern, wurde eine kurze Vorfixation der Blutausstriche entweder in Methanol oder in Aceton eingeführt (TAKEUCHI u. KINOSHITA, 1956; TAKEUCHI et al., 1962; QUAGLINO u. HAYHOE, 1962). WULFF u. SØRENSEN (1966) wendeten eine Methode ohne Vorfixation mit hoher Konzentration von Polyvinylpyrrolidon an. Die Methode erwies sich als sensitiver im Vergleich zu den früheren Verfahren.

Die Farbreaktion mit Jod ist entweder blau oder violett. Allgemein ist festzustellen, daß die Phosphorylaseaktivität in den verschiedenen Blutzelltypen dem Glykogengehalt dieser Zellen parallel geht. Positive Reaktionen fanden sich in allen neutrophilen Granulocyten, wobei die reifen Zellen stärker reagierten als die unreifen. Auch Basophile enthielten dichte Farbgranula. Monocyten und Lymphocyten hatten variable Reaktionen, Megakaryocyten und Plättchen zeigten diffuse positive Anfärbung mit gelegentlichen dichten Granula. MITUS et al. (1961) fanden Aktivität von Phosphorylase in den Zellen der chronischen Lymphadenose und beim Lymphosarkom.

## Aminopeptidase

Der histochemische Nachweis für eine Aminopeptidase wurde zuerst von GÖMÖRI (1954) beschrieben. GÖMÖRI benutzte zuerst Chloracetyl-$\beta$-Naphthylamin und später Alanyl-$\beta$-Naphthylamin als Substrate und als Färbesalz Fast Garnet-GBC. Die Methode wurde von verschiedenen Autoren modifiziert, so von BURSTONE u. FOLK (1956), von NACHLAS et al. (1957) u.a. Untersuchungen an Blutzellen des Menschen wurden von ACKERMAN (1960), ACKERMAN et al., (1960) sowie von SCHUBERT u. KATZENMAIER (1963) wie auch von ACKERMAN (1963) angestellt. Als Substrate wurden entweder $l$-Leucin-$\beta$-Naphthylamid (BURSTONE u. FOLK, 1956; SCHUBERT u. KATZENMAIER, 1963) oder Alanyl-$\beta$-Naphthylamid (ACKERMAN, 1963) verwendet.

Wie die alkalische Phosphatase im Laufe der Ausreifung granulopoetischer Zellen in Erscheinung tritt, findet sich auch die Aminopeptidase während der Ausreifung in zunehmender Aktivität (ACKERMAN, 1963; SCHUBERT u. KATZENMAIER, 1963). Positive Reaktionen finden sich auch in den Gewebsmastzellen (BRAUN-FALCO u. SALFELD, 1958; ACKERMAN, 1963), nicht aber in den Blutbasophilen. Keine positiven Reaktionen finden sich in normalen lymphatischen Zellen wie auch in den Zellen bei chronischer Lymphadenose und Lymphosarkom. Der Aminopeptidase wurden in den Neutrophilen und Myelocyten bei Polycythämie, hämolytischer und Eisenmangelanämie, thrombopenischer Purpura, aplastischer Anämie, Lymphogranulomatose und infektiöser Mononukleose beobachtet. Verstärkte Aminopeptidaseaktivität mit kräftigen Farbreaktionen fanden sich in den Myelocyten und reifen Neutrophilen bei chronischer myeloischer Leukämie, in den jungen Myelocyten bei subakuter myeloischer Leukämie und in den reifen Neutrophilen bei bakteriellen Infektionen (ACKERMAN, 1963). SCHUBERT und KATZENMAIER fanden bei Gesunden 72% der Blutmonocyten mit positiver Farbreaktion. Bei der Untersuchung des reticulohistiocytären Systems fanden die genannten Autoren eine kräftige Rotfärbung des Cytoplasmas in den Histiocyten und Endothelzellen, in den Gewebsmastzellen, nicht aber in den Lymphoidzellen und den Plasmazellen (Abb. 13g). ACKERMAN (1963) wies darauf hin, daß sich vermehrte Aminopeptidaseaktivität auch in den Monocyten bei akuter und subakuter Monocytenleukämie findet.

## Glucuronidase

Enzyme dieses Typs sind in der Lage, die $\beta$-Glucosidbindung verschiedener natürlicher und synthetischer Glucuronide zu spalten. Histochemische Methoden wurden von FRIEDENWALD u. BECKER (1948), von SELIGMAN et al. (1949, 1954) u.a. entwickelt. Eine brauchbare Enzymlokalisation kann mit den Substraten 6-Bromo-2-Naphthylglucuronid und 8-Hydroxychinolinglucuronid erhalten werden. Als Endprodukt resultiert die Blaufärbung der Berlinerblaureaktion, welche die intracellulären Stellen der $\beta$-Glucuronidaseaktivität kennzeichnet. Eine intensive Färbung findet sich in den reifen und halbreifen neutrophilen Granulocyten, Eosinophile sind negativ. Keine oder nur sehr geringe Farbreaktionen finden sich in den Zellen der Lymphknoten, bei malignen Lymphomen, Lymphogranulomatose, bei akuter lymphatischer Leukämie und bei chronisch myeloischer Leukämie (Takeuchi, 1958; Monis et al., 1960).

# D. Polysaccharide

## I. Allgemeine Aspekte zur Polysaccharidcytochemie der Blutzellen

Die Kenntnisse über die Chemie und die Physiologie polysaccharidhaltiger Bausteine im Organismus und in der Zelle haben in den letzten beiden Dezennien beträchtlich zugenommen. Wesentlich befruchtet wurde diese Entwicklung von den methodischen Fortschritten der Histochemie in der Darstellung der Polysaccharide. Am Anfang steht Claude Bernard, der 1855 das Glykogen entdeckt und seine spezifische Jodreaktion aufgefunden hat, die schließlich in vielfacher Abwandlung weite Verbreitung und histochemische Anwendung erfahren hat.

Die sog. „Jodophilie" der Leukocyten spielt auch heute noch eine gewisse Rolle. Nachgewiesen wird sie durch die Exposition der Ausstrichpräparate gegenüber Joddämpfen (30 min). Es entstehen mahagonibraune Reaktionsprodukte, die sich normalerweise nur bei einem Teil der Leukocyten zeigen. Zu erheblichen Vermehrungen der jodophilen Substanzen wie auch der jodophilen Zellen kommt es bei Infektionen und Intoxikationen. Die stärkste Reaktion entwickelt sich in den segmentkernigen Neutrophilen. Lymphocyten und Monocyten gelten als jodophob oder nur sehr schwach jodophil. Die Jodophilie der Leukocyten wird von den meisten Autoren auf den Glykogengehalt dieser Zellen bezogen.

Da die braunen Reaktionsprodukte aus der Glykogen-Jodreaktion nur eine geringe Stabilität aufweisen, bedeutete die Einführung der Carminfärbung zur histochemischen Glykogendarstellung durch Best (1906) einen beachtlichen Fortschritt. Diese Färbung liefert klare und haltbare Präparate und hat wesentliche Kenntnisse in der Kohlenhydrathistochemie vermittelt. In der Hämatologie hat sich die Bestsche Carminfärbung jedoch nicht genügend bewährt, auch nicht bei vorausgehender Formolfixation. Die Einführung der Chromsäure-Leukofuchsinreaktion durch Bauer (1933) stellte einen weiteren Fortschritt dar. Handelt es sich hierbei doch um eine echte histochemische Reaktion, die ihrem Wesen nach auf das engste mit der Feulgen-Reaktion verwandt ist. Die Bauersche Chromsäure-Leukofuchsinreaktion liefert auch für hämatologische Belange bessere Ergebnisse und wurde, was das Oxydationsverfahren betrifft, von Gömöri (1946) in seine Versilberungsreaktion übernommen. Durch die Chromsäureoxydation werden aus den Polysaccharidkomplexen Aldehydgruppen freigesetzt. Angegriffen werden $\alpha$-Glykole, $\alpha$-Ketole, $\alpha$-Aminoalkohole, $\alpha$-Alkylaminoalkohole mit primären oder sekundären Aminogruppen sowie ungesättigte Lipide. Nach Gömöri (1946) erfolgt der Nachweis der durch die Chromsäure-Oxydation entstandenen freien Aldehydgruppen durch Behandlung der Präparate mit alkalischer Silbernitratlösung, wobei durch den Oxydationsvorgang eine Reduktion des Silbernitrates zu elementarem Silber stattfindet.

Der vielleicht wichtigste Fortschritt in der Kohlenhydratcytochemie, zu welchem die Bauersche Reaktion den unmittelbaren Vorläufer darstellt, ist in der heute weit verbreiteten Perjodsäure-Leukofuchsintechnik zu erblicken (McManus, 1946; Lillie, 1947; Hotchkiss, 1948). Im anglo-amerikanischen Schrifttum ist diese Reaktion als PAS-Reaktion bekannt (periodic-acid-Schiff reaction). Diese Abkürzung, zwar mißverständlich wegen der gleichen für ein Tuberculostaticum verwendeten Bezeichnung, aber auch im deutschen Schrifttum inzwischen weit verbreitet, wird in dieser Abhandlung beibehalten. Auch die Perjodsäure spaltet die CC-Bindung von unsubstituierten 1,2-Glykolen und oxydiert diese wie auch die anderen genannten reaktionsfähigen Gruppen zu Aldehydgruppen. Wie bei der Bauerschen Reaktion handelt es sich auch bei der PAS-Reaktion um eine Gruppenreaktion, durch welche eine ganze Reihe polysaccharidhaltiger Verbindungen erfaßt wird (GEDIGK, 1952).

Nach HECKNER (1958) handelt es sich um folgende Stoffe:

*1. Wasserlösliche Substanzen:* Monosaccharide, Aminosäuren und einige Proteine.

*2. Fette und fettlösliche Substanzen:* Cerebroside, Steroide, Sphingolipide und Kerasin, Phrenosin, Phosphatidyl-Äthanolamin-Acetalphosphatide, Inositolphosphatide, Lecithin und Ganglioside.

*3. Wasserunlösliche und fettunlösliche Substanzen:* Polysaccharide, Proteine und Kohlenhydratproteinkomplexe.

Die Anfärbung der unter 1 und 2 aufgeführten Substanzen kann verhindert werden, indem die Präparate entweder in wäßrigen Reagentien vorbehandelt werden oder aber durch Alkoholfixation der Präparate. Von den wasserunlöslichen und fettunlöslichen Substanzen kommen auch die Proteine nicht in Betracht, da ihre Hydroxyaminosäurereste durch Peptidbindungen substituiert sind und damit keine reaktionsfähigen Gruppen zur Aldehydbildung vorliegen. Auf diese Weise kommt es bei der Anwendung der PAS-Reaktion vornehmlich zur Oxydation der Polysaccharide und Kohlenhydratproteinkomplexe, die nach der Oxydation eine genügende Anzahl freier Aldehydgruppen aufweisen, welche durch das Schiffsche Reagens (fuchsinschweflige Säure) sichtbar gemacht werden.

Die mit Hilfe der PAS-Reaktion in Blutzellen ermittelte Stoffgruppe besteht aus Glykogen, sauren und neutralen Mucopolysacchariden, Mucoproteinen, Glykoproteinen und Lipopolysacchariden (PEARS, 1949; GEDIGK, 1952; GRAUMANN, 1964). Verschiedene Wege, darunter auch die Anwendung von Enzymen, führen zur Identifizierung der einzelnen Stoffuntergruppen: *Glykogen* kann durch Diastaseeinwirkung beseitigt werden und gibt nach der Fermentbehandlung keine positiven PAS-Reaktionen mehr. Alle übrigen Polysaccharidkomplexe widerstehen der Diastase. *Saure Mucopolysaccharide* zeigen bei Färbungen mit Thiazinfarbstoffen eine rotviolette Metachromasie und binden außerdem Methylenblau noch bei einem pH unter 4. Durch die Anwendung von Hyaluronidase können die sauren Mucopolysaccharide entfernt werden. Färberisch werden sie vor allem auch mit der Eisenbindungsreaktion erfaßt. Diese beruht darauf, daß kolloidales Eisen von den Sulfat- und Carboxylgruppen der Mucopolysaccharidsäuren gebunden wird, wo es mit Hilfe der Berlinerblau-Reaktion dargestellt werden kann. Das Vorliegen von RNS sollte ausgeschlossen sein. *Neutrale Mucopolysaccharide, Mucoproteine* und *Glykoproteine* geben keine Metachromasie und werden auch durch Methylenblau unter pH 4 nicht mehr gefärbt. Ihre weitere cytochemische Unterscheidung ist nicht mehr möglich. Weitere Anhaltspunkte hinsichtlich des chemischen Aufbaus und des Charakters der mit der PAS-Reaktion nachgewiesenen Polysaccharide können durch eine geeignete Vorbehandlung des Materials erlangt werden, wie z. B. durch Acetylierung (1,2-Glykolgruppen), durch Bromierung (Äthylengruppen), durch Behandlung mit Chloroformmethanol und nachfolgende Fettfärbungen (Lipide und Lipidkomplexe) sowie nach Anwendung weiterer Enzyme (z. B. Heparinase). Besondere Bedeutung kommt der Lipidextraktion zu, wenn aus dem positiven Ausfall der PAS-Reaktion allein auf eine Polysaccharid-Komponente geschlossen werden soll (GEDIGK u. GROSS, 1959). Die zusätzliche Verwendung z. B. der Ninhydrin-Schiffreaktion, oder anderer Eiweißreaktionen gibt Hinweise auf α-Aminosäuren, Peptide und Proteine.

HECKNER und STRUFE haben 1956 ein sehr schonendes Verfahren speziell für cytologische und hämatologische Zwecke entwickelt, welches sich einer besonders milden Oxydation mit Natriumperjodat und anschließender Darstellung der freien Aldehydgruppen durch eine modifizierte Silberlösung bedient. Mit dieser Methode haben die Autoren auch sehr geringe Polysaccharidmengen in den Zellen des Blutes und der blutbildenden Gewebe sowie der Exsudate und Organausstriche nachweisen können.

Blutzellen enthalten in der Regel keine freien Aldehydgruppen und auch keine Glykolipide (MÄHR, 1964). Saure Mucopolysaccharide finden sich vor allem in den Granula der Basophilen. Es ist bemerkenswert, daß sich die Beiträge der Histochemie zum Studium des Kohlenhydratstoffwechsels in Blutzellen bisher hauptsächlich auf Lokalisation und Verteilung der nachgewiesenen Polysachharide stützen und nur zögernd auf Enzyme, die in den Kohlenhydratstoffwechsel eingreifen, wie z. B. Phosphorylase und Lactatdehydrogenase. *Wesentlich für die Interpretation feststellbaren Glykogens in den Zellen des Blutes und der blutbildenden Gewebe ist die Erkenntnis, daß histochemisch faßbares Glykogen nicht Charakteristikum eines besonderen Zelltyps ist, sondern Kennzeichen einer besonderen Stoffwechselsituation* (Graumann, 1964). Man kann ganz allgemein davon ausgehen, daß alle Zellen des Organismus unter bestimmten Bedingungen in der Lage sind Glykogen zu bilden. Es handelt sich hierbei stets um eine aktive Zelleistung, nicht um eine Zelldegeneration. Es muß offenbleiben, ob im Einzelfalle eine Synthese am Orte des Glykogenvorkommens stattgefunden hat oder ob Glykogen durch Phagocytose oder Athrocytose von der Zelle aufgenommen wurde. Das gleiche gilt auch für Neutralfette und andere Lipide. In ihrer funktionell-metabolischen Bedeutung weisen Glykogenvorkommen auf das Überwiegen eines anaeroben Stoffwechsel hin, der große Energiemengen benötigt. Es herrscht dann in der Regel ein relativer Mangel an oxydierenden Enzymen vor. Ungewöhliche Mengen an cytoplasmatischem Glykogen sprechen für eine Stoffwechselstörung, die aber nicht als primär maligne aufzufassen ist (Björnberg, 1963). Heckner (1963) faßt die Vermehrung des Lymphocytenglykogens als Zeichen eines gesteigerten Stoffwechsels auf. Demgegenüber deutet Glykogenarmut auf einen verminderten und möglicherweise gestörten Stoffwechsel hin.

Histochemiker haben darauf hingewiesen, daß zwischen der Strombahn und den Glykogendepots stets phosphataseaktive Schichten beobachtet werden, deren metabolische Bedeutung offensichtlich im Zusammenhang mit dem Auf- und Abbau des Glykogens zu sehen ist. Auch in Blutzellen lassen sich häufig gleichzeitig nebeneinander Phosphataseaktivität und Glykogendepots feststellen (Merker u. Hui, 1961; vgl. auch Abb. 18).

## II. Erythropoese

Die meisten Autoren stimmen in der Ansicht überein, daß mit der Perjodsäure-Schiffreaktion normalerweise in den Erythroblasten und Erythrocyten kein Glykogen gefunden wird (Gibb u. Stowell, 1949; Storti et al., 1953; Quaglino u. Hayhoe, 1960; Merker, 1961). Wie die Erfahrung aber zeigt, können bei Gesunden sowohl mit der PAS-Reaktion als auch mit der Gömörischen Chromsilbermethode bisweilen doch positiv reagierende Substanzen in vereinzelten erythropoetischen Zellen aufgefunden werden. Meist ist es nur eine schwache cytoplasmatische Reaktion in granulärer oder diffuser Form. Es ist hierbei zu beachten, daß in Blutausstrichpräparaten auch ein vermehrtes Vorkommen von Mucopolysacchariden im Blutplasma cytochemisch erfaßt wird und gelegentlich einen schwach positiven, aber alle Zellen betreffenden Befund vortäuschen kann (Perugini u. Soldati, 1955). In den letzten 15 Jahren hat es sich herausgestellt, daß unter bestimmten veränderten Stoffwechselbedingungen auch in erythropoetischen Zellen vermehrt PAS-positive Substanzen auftreten können, die teils diffus, teils aber auch granulär im Cytoplasma verteilt sind (Wachstein, 1949; Storti et al., 1953).

### Thalassämie

Erstmals ist bei Thalassaemia major von Astaldi et al. (1952, 1954) das vermehrte Vorkommen PAS-positiver Erythroblasten beschrieben worden. Diese Beobachtungen konnten von verschiedenen Autoren bestätigt werden, u.a. von Stegagno u. Pollitzer (1953), Ferrara (1954), Dameshek (1955), Perugini

u. SOLDATI (1955), CATTERYEA et al. (1956), BESSIS (1958), SANSONE u. BERTO-LOTTI (1958) und BALDINI et al. (1959). Es handelt sich um einen Prozentsatz von 8—50% der Erythroblasten, die bei diesen Kranken PAS-positives Material aufweisen, im Mittel 22%. Auch Erythrocyten können positiv reagieren.

### Erythrämische Myelose

Die perjodsäurereaktiven Substanzen in den Erythroblasten bei Thalassämie wurden zunächst als streng spezifisch für diese Erkrankung angesehen. In der Folgezeit wurde aber deutlich, daß auch andere Erythropathien den gleichen Befund aufweisen können. Bei der DiGuglielmoschen Erkrankung wie auch bei der Erythroleukämie Heilmeyer-Schöner sind PAS-positive Erythroblasten in den meisten Fällen beschrieben worden (FERRARA, 1954; BALDINI et al., 1959; HAYHOE u. QUAGLINO, 1960; MERKER, 1961; KAWAKITA u. HORIE, 1962; VERLOOP, 1963; MERKER, 1963; ASTALDI et al., 1963). Bei der DiGuglielmoschen Erythrämie wird die Häufigkeit der PAS-positiven Erythroblasten mit 1,5—32% angegeben. HAYHOE u. QUAGLINO (1960) kamen zu einem durchschnittlich höheren Prozentsatz bei dieser Erkrankung als andere Untersucher vor ihnen. Die Autoren führten einen Index ein, der es gestattet, die Perjodsäurereaktivität in Zellausstrichen näherungsweise quantitativ zu erfassen. Nach MERKER (1961) und KRAUSS (1964) waren bei Erythroleukämie hämoglobinhaltige und gleichzeitig nicht hämoglobinhaltige Erythroblasten im Vergleich zu anderen untersuchten Hämopathien weitaus am häufigsten positiv (Abb. 17). Ihre Zahl überschritt durchschnittlich 50%. Morphologisch unauffällige Zellen zeigen ebenso wie stark destruierte Paraerythroblasten ohne Bevorzugung einer Gruppe gleichmäßig positive Reaktionen (Abb. 16h, i). Auch QUAGLINO u. HAYHOE (1960) haben auf diesen Umstand hingewiesen. Bei den DiGuglielmo-Erythroblasten herrschen schollige Plaques und granuläre Reaktionen vor (Abb. 16h, i). Manchmal finden diese sich an Stellen, die bei panoptischer Färbung als cytoplasmatische Vacuolen imponieren. Bei den reiferen Erythroblasten sieht man häufiger eine diffuse Reaktion (Abb. 16h). Stuft man mit der Indexmethode von QUAGLINO u. HAYHOE (1960) die positiven Erythroblasten nach der Stärke ihres Reaktionsausfalles ein, so sind Erythroleukämien vor allem durch das Vorkommen von Erythroblasten mit kräftigen Reaktionen gekennzeichnet. Im Vergleich mit den Megaloblasten unbehandelter Perniciosakranker zeigt sich dies deutlich. Hier reagiert ein Teil der Megaloblasten positiv, weist aber nur schwache Reaktionen auf. Die meisten Erythroblasten bei Perniciosa waren jedoch negativ und die positiven Zellen überschritten nicht 10—15% der hämoglobinhaltigen Erythroblasten (MERKER, 1961).

Der vergleichsweise hohe Anteil PAS-positiver Erythroblasten bei Erythroleukämien hat sich in vielen Fällen als differentialdiagnostisches Kriterium zur Abgrenzung dieser Erkrankung gegenüber der Anaemia refractoria sideroblastica Björkman und auch gegenüber den Vitamin B₆-sensiblen Anämien erwiesen. Das Wesen dieser Erkrankungen besteht in einer Hämsynthesestörung und im Knochenmark finden sich zahlreiche pathologische Sideroblasten (Ringformen). Nur vereinzelt aber sieht man bei diesen Erkrankungen PAS-positive Erythroblasten (HAYHOE u. QUAGLINO, 1960; MERKER, 1961; 1963; VERLOOP, 1963; VERLOOP u. BOS, 1963; KRAUSS, 1964). Bei Knochenmarkuntersuchungen hat sich für diese Fragestellung besonders die von HAYHOE u. QUAGLINO (1960) inaugurierte kombinierte Berlinerblau-Perjodsäure-Schiffreaktion bewährt (Abb. 16i). Weitere Ausführungen hierzu finden sich auf S. 223.

Die PAS-Reaktion hat auch eine gewisse Bedeutung bei der differential-diagnostischen Abgrenzung der Västerbotten-Anomalie, die rein morphologisch den Veränderungen bei DiGuglielmoscher Erkrankung sehr ähnlich sein kann. Unter der Västerbotten-Anomalie versteht man eine hereditäre benigne Erythro-retikulose, die folgende Merkmale aufweist (BERGSTRÖM u. JACOBSSON, 1962):

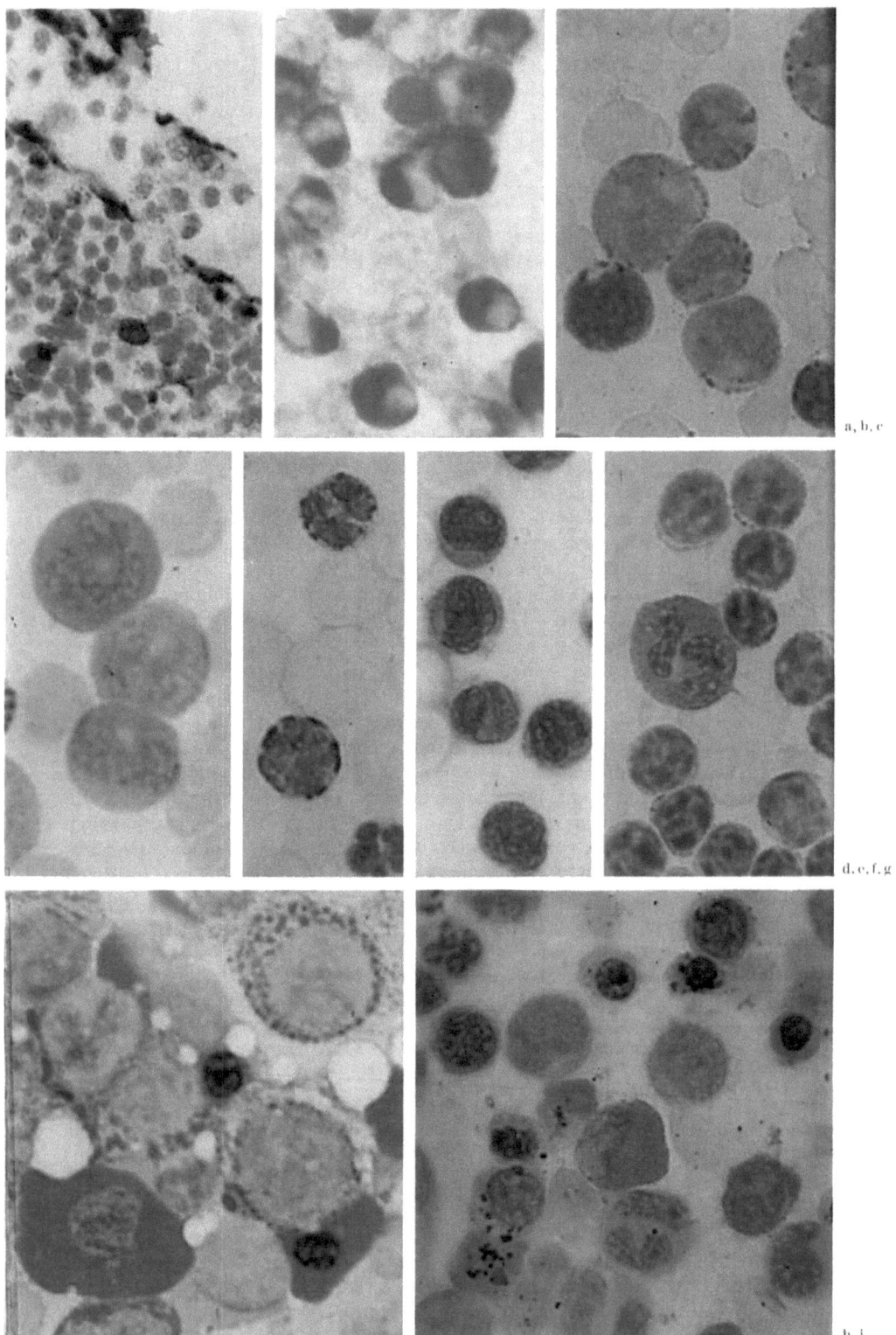

a, b, c

d, e, f, g

h, i

Abb. 13 a—l

Charakteristisches Knochenmarksbild wie bei der erythrämischen Myelose, nicht-hämolytische normochrome Anämie, abnormales Hämoglobin in den roten Zellen, hereditäre Komponente, benigner Verlauf, therapierefraktär.

Im Gegensatz zur erythrämischen Myelose finden sich nur wenige Erythroblasten mit positiver diastaseresistenter PAS-Reaktion, die zudem nur sehr schwach ausgeprägt ist (BERGSTRÖM, 1962; UNDRITZ, 1963; MERKER, 1963). Auch das hypoplastische Knochenmark charakterisiert durch atypische Erythropoese mit Gigantoblasten bei Osteosklerose oder Knochenmarkmetastasen (MOESCHLIN, 1940; SCHLEICHER, 1944; ROHR, 1949) weist in der Regel keine oder nur einzelne PAS-positive Erythroblasten auf.

### Eisenmangelanämie

Auch bei Eisenmangelanämien kann es zu vermehrtem Auftreten von PAS-positiven Erythroblasten im Knochenmark kommen (Abb. 17). QUAGLINO u.

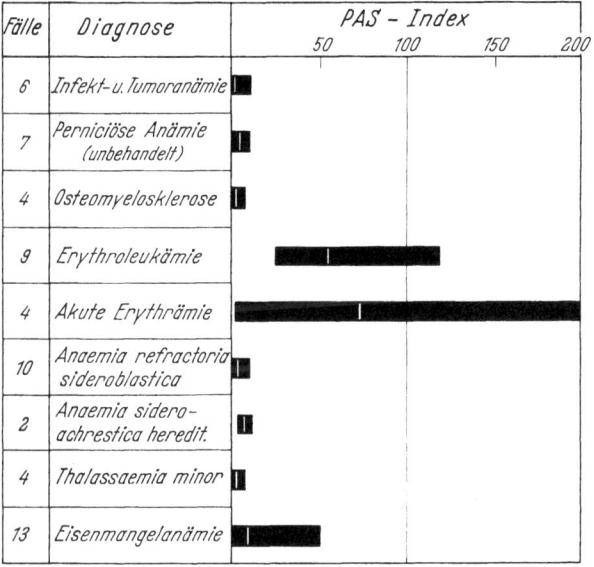

Abb. 17. PAS-Index der Erythroblasten bei verschiedenen Anämien. Die Mittelwerte sind gekennzeichnet. (KRAUSS u. MERKER, 1964)

HAYHOE (1960) fanden wechselnde und zum Teil recht hohe Prozentzahlen und Indexwerte und betonten, daß die höchsten Indexwerte in Fällen beobachtet werden, die eine sehr niedrige mittlere Hämoglobinkonzentration der Erythrocyten aufweisen. Niedrige PAS-Indexwerte wurden von den gleichen Autoren bei

Abb. 16a—i. Farbtafel. a Nachweis der unspezifischen Esterase (Methode nach GÖSSNER, 1958), Knochenmarks-schnitt bei einem Blutgesunden: Positive Reaktionen in den Sinusretothelien und den histiocytären Zellen im Gewebe. Vergr. 480×. Gegenfärbung nach FEULGEN. Präparat und Photo P. LORBACHER (1965). b Nachweis der sauren Phosphatase (Methode nach BARKA u. ANDERSON, 1960), Knochenmarksschnitt bei Plasmocytom: Die Plasmocytomzellen zeigen kräftige Farbreaktionen. Präparat und Photo von P. LORBACHER (1965). c PAS-Färbung, akute Lymphoblastenleukämie: Zum Teil kräftige Reaktion im Cytoplasma der Blasten mit gröberen PAS-positiven Granula und Schollen. d PAS-Färbung, strömendes Blut bei chronisch-myeloischer Leukämie: Abgeschwächte PAS-Reaktionen in den Neutrophilen bei dieser Erkrankung. e PAS-Färbung von Basophilen bei chronisch-myeloischer Leukämie: Interessant ist die ganz unterschiedliche Reaktionsweise, die sich auf eine diffuse cytoplasmatische Anfärbung bezieht und auf eine wechselhafte Anfärbung der Granula. f PAS-Färbung, Leuko-cytenkonzentrat bei Monocytenleukämie: Alle Leukämiezellen zeigen positive Reaktionen. g PAS-Färbung bei chronischer Lymphadenose: Fast alle Lymphocyten zeigen in typischer Weise positive Reaktionen in Form feiner, perlschnurartig angeordneter cytoplasmatischer Granula. Kräftige und typische Reaktion in einem Neutrophilen in Bildmitte. h PAS-Färbung, Knochenmark bei DiGuglielmoscher Erkrankung: Kräftige cytoplasmatische Reaktionen in den Erythroblasten; teils diffus, teils granulär. i Kombinierte Berlinerblau-PAS-Färbung, Knochen-mark bei subchronischem Verlauf einer Erythrämie: Normale und pathologische Sideroblasten, zum Teil mit gleichzeitig positiver PAS-Reaktion (vgl. auch Abb. 16h). Daneben finden sich auch Siderocyten.

Anämiepatienten gefunden, die nur eine leichte hypochrome Anämie aufwiesen, die auf Eisentherapie gut ansprach. An der Freiburger Klinik fanden wir in durchschnittlich 20—25% der Hb-haltigen Erythroblasten PAS-positive Substanzen.

### Sonstige Erythropathien

Eine zu den vorgenannten Erkrankungen vergleichsweise geringe Anzahl PAS-positiver Erythroblasten findet man bei konstitutioneller hämolytischer Anämie im Stadium der akuten Hämolyse (Perugini u. Soldati, 1955; Quaglino u. Hayhoe, 1960), bei Neugeborenen mit fetaler Erythroblastose, bei erworbener hämolytischer Anämie, bei sideroblastischen Anämien und bei Pyridoxin-sensibler Anämie, bei Hodgkinscher Erkrankung und bei Lymphosarkom (Quaglino u. Hayhoe, 1960). PAS-positive Erythroblasten wurden auch bei Frühgeburten beobachtet (Sansone u. Bertolotti, 1958) und im normalen Nabelschnurblut (Hayhoe, 1960). Auch bei Benzolvergiftung mit Anämie wurden PAS-positive Erythroblasten beschrieben (Ferrara, 1954; Rondanelli et al., 1957) wie auch bei einzelnen Fällen von akuter und chronischer Leukämie (Perugini u. Soldati, 1955; Astaldi et al., 1955; Quaglino u. Hayhoe, 1960; Merker, 1961). Polycythaemia vera, aplastische Anämien und Osteomyelosklerosen können ebenso wie die schon erwähnten Perniciosakranken gelegentlich PAS-positive Erythroblasten und Erythrocyten aufweisen (Abb. 17).

### Die weitere cytochemische Identifizierung PAS-positiver Zellsubstanzen der Erythropoese

Über die Natur der PAS-positiven Substanzen in den erythropoetischen Zellen bei den verschiedenen Erkrankungen gehen die Meinungen auseinander. Während ein Teil der Autoren das Vorhandensein von Glykogen ausschließlich oder teilweise für erwiesen hält (Quaglino u. Hayhoe, 1960; Stegagno u. Pollitzer, 1953; Merker, 1961; Kawakita u. Horie, 1962; Heckner, 1963; Fessas u. Papayannopoulo, 1965), kamen Astaldi et al. (1962, 1963) zu einem anderen Ergebnis. Sie schlossen aus ihren Untersuchungen, daß es sich bei den PAS-positiven Substanzen in erythropoetischen Zellen bei Thalassaemia major, pyridoxin-sensibler Anämie und Erythrämie um Polysaccharide handelt, die an Proteine gebunden sind, welche ihrerseits Histidin, Tyrosin und Tryptophan enthalten. Die Autoren sind der Meinung, daß es sich entweder um Glyko- oder Mucoproteine oder aber um neutrale Mucopolysaccharide handelt. Astaldi et al. (1963) haben darüber hinaus die wichtige Feststellung gemacht, daß die PAS-positiven Substanzen in den Erythroblasten ganz unterschiedlich zusammengesetzt sein können. Sie fanden z.B. bei myeloischen Leukämien nach Strahlenbehandlung, daß die hier vorkommenden PAS-positiven Zellsubstanzen abnorm strukturierte Desoxyribonucleotide enthalten. Die Untersuchungen deuten darauf hin, daß therapeutische Eingriffe mit ionisierenden Strahlen und alkylierenden Substanzen intracelluläre Strukturveränderungen bewirken, die ihrerseits positive PAS-Reaktionen zur Folge haben können. Wir selbst sind der Meinung, daß bei malignen Zellproliferationen der Erythropoese Glykogen am positiven Ausfall der PAS-Reaktion zumindest beteiligt ist, da nach enzymatischer Einwirkung mit Diastase eine Abschwächung der Reaktion beobachtet werden kann (Hayhoe u. Quaglino, 1960; Hui, 1962). Von Interesse sind die Beziehungen zwischen PAS-positiven Zellsubstanzen und den morphologisch faßbaren Störungen im Eisenstoffwechsel der Erythroblasten, die sich im Auftreten großer scholliger siderophiler Partikel manifestieren. Bei kombinierter Färbung auf Eisen und Polysaccharide wird deutlich, daß beide Substanzen in ein und derselben Zelle vorkommen können

(Abb. 16i). Auf Grund dieser Beobachtungen hat man vermutet, daß metabolische Beziehungen zwischen dem Auftreten beider Substanzen bestehen. Es zeigt sich jedoch, daß die Eisengranula oft kleiner sind als die PAS-positiven Partikel und daß beide Stoffe unterschiedlich lokalisiert sind. Es finden sich auch Erythroblasten, die die eine Substanz ohne das gleichzeitige Vorkommen der anderen aufweisen (Abb. 16i). Diese zunächst gegen eine innere Beziehung zwischen beiden Substanzen sprechenden Beobachtungen schließen jedoch die Möglichkeit nicht aus, daß tiefgreifende metabolische Störungen eine gemeinsame Wurzel für das Inerscheinungtreten beider Stoffe in einer Zelle darstellen.

## III. Granulopoese

### Neutrophilenreihe

In der Literatur herrscht Einigkeit darüber, daß in der Reihe der Neutrophilen PAS-positive Stoffe sehr reichlich vertreten sind und daß ihre Gesamtmenge mit der Ausreifung zunimmt. Nach Diastaseeinwirkung fällt die PAS-Reaktion vollkommen negativ aus und es ist deshalb der Rückschluß zulässig, daß es sich um Glykogen handelt (WACHSTEIN, 1949; GIBB u. STOWELL, 1949; WISLOCKI et al., 1949; LEBLOND, 1950; ASTALDI et al., 1952; STORTI et al., 1953). Die Frage, ob auch in den Myeloblasten Glykogen vorhanden ist, wird von KRUCKENBERG (1954) und HECKNER (1963) positiv beantwortet. Die PAS-Reaktion jedoch fällt negativ aus. Es kann sich deshalb nur um sehr geringe Mengen handeln, in Form feinster Granula, die nur mit besonders empfindlichen Methoden (Perjodat-Silber-Reaktion; HECKNER u. STRUFE, 1956) sichtbar gemacht werden können. Auch die Auerstäbchen in Myeloblasten können schwach positiv reagieren (PEARS, 1949). Die Zunahme des Polysaccharidgehaltes bis zu den reifen Granulocyten erfolgt allmählich. Sie ist am ausgeprägtesten in der Neutrophilenreihe, aber auch bei den Eosinophilen und Basophilen nimmt die Perjodsäurereaktivität zu, wenn auch in schwächerem Ausmaß.

ASTALDI et al. (1952) haben die Bestimmung eines mittleren Reaktionsindexes angegeben, um zahlenmäßige Aussagen über die Intensität der Perjodsäureleukofuchsinreaktion an Leukocyten zu erhalten. MERKER u. HUI (1960) benutzten dieses Verfahren bei cytochemischen Untersuchungen über die Neutrophilen im Verlauf von idiopathischen myeloproliferativen Erkrankungen. Sie fanden einen Normalindex für Neutrophilenglykogen von 220–300. Bei *chronischen myeloischen Leukämien* zeigte sich eine signifikante Glykogenverminderung gegenüber dem Normalkollektiv (Abb. 16d, 18). Demgegenüber war bei *Polycythaemia vera* eine eindeutige Vermehrung des Glykogengehaltes zu erkennen. Im Vergleich mit der Aktivität der alkalischen Phosphatase ließ sich zeigen, daß in vielen Neutrophilen eine Vermehrung des Glykogens auch mit einer Vermehrung der alkalischen Phosphataseaktivität einherging (Abb. 18).

Der Glykogengehalt der Granulocyten nimmt auch bei *entzündlichen Vorgängen des Organismus zu*. Dies war schon von BEST (1903) gefunden worden und ist seitdem vielfach bestätigt (WACHSTEIN, 1949; STORTI et al., 1953; PERUGINI et al., 1954). Die chemische Bestimmung zeigt hierbei einen Anstieg des Glykogens von 5,7 auf 11,6 µg pro 1 Mill. Leukocyten (ROBINEAUX et al., 1951). Die Angaben der chemischen Analyse bei chronischen myeloischen Leukämien hinsichtlich des Glykogengehaltes der Zellformen im strömenden Blut sind jedoch nicht einheitlich.

*Bei akuten Leukosen* ist das Glykogen der reifen Granulocyten oft unregelmäßig im Cytoplasma verteilt und die Menge gegenüber normalen Zellen vermindert (STORTI et al., 1953; ACKERMAN et al., 1951; MERKER, 1962). Umstritten ist das Problem des Polysaccharidgehaltes der undifferenzierten Stammzellen bei akuter Leukose. STORTI et al. (1953) fanden eine positive PAS-Reaktion in allen leukämischen Myeloblasten. HECKNER (1963) fand in Untersuchungen an 30 Fällen nur ganz vereinzelt glykogennegative Myeloblasten bei Anwendung der Perjodat-Silber-Reaktion. Demgegenüber unterscheiden QUAGLINO u. HAYHOE (1960) sowie HAYHOE et al. (1964) an Hand der PAS-Reaktion an undifferenzierten Stammzellen drei verschiedene Formen von akuter Leukose: 1. Die myeloblastische Stammzellenleukose ohne nachweisbare Zellpolysaccharide, 2. die Monoblasten-

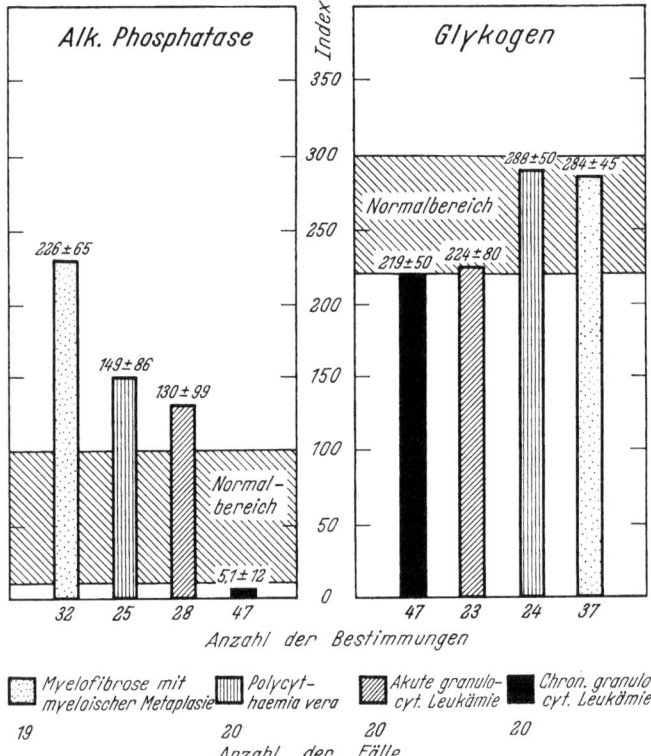

Abb. 18. Alkalische Phosphatase und Glykogengehalt der Neutrophilen bei einigen Erkrankungen mit myeloproliferativem Syndrom. (Aus MERKER u. HUI, 1960)

leukämie mit fein granulär verteiltem Glykogen im Cytoplasma (Abb. 16f) und schließlich 3. die akuten Lymphoblastenleukosen, für die reichlich vorkommendes PAS-positives Material im Cytoplasma als typisch angesehen wird. Die PAS-positiven Substanzen werden in Form grober Schollen (sog. Blocks) oder in grober Granulaform beobachtet (Abb. 16c). HECKNER (1963) hat sowohl mit der Perjodat-Silber-Reaktion wie auch mit der PAS-Reaktion diese Befunde nachgeprüft. Er fand bei zwölf Myeloblastenleukosen vom Stammzelltyp nur in einem Falle kein Glykogen. Bei monocytoiden Paramyeloblastenleukosen zeigte der Polysaccharidnachweis etwas vermehrt positive Strukturen, im Grunde aber waren die Übergänge fließend und die Unterschiede unerheblich. Die Zellelemente von sieben mikroblastischen Leukoseformen zeigten demgegenüber auffallend dichte Glykogeneinlagerungen, teils aber auch nur einen zarten Kranz von unterschiedlich großen Granula. Drei Fälle dieser letzten Gruppe konnten nach klinisch-hämatologischen Gesichtspunkten als akute Lymphoblastenleukosen angesprochen werden. Auch ACKERMAN et al. (1960) konnten PAS-positive Substanzen in atypi-

schen leukämischen Myeloblasten nachweisen, wobei es sich um Mucopolysaccharide handelte. Nach unseren eigenen Erfahrungen lassen sich mit Hilfe der
PAS-Reaktion in einer Reihe von Fällen unklarer akuter Leukosen Hinweise für
die lymphatische Genese erlangen, in anderen Fällen jedoch nicht. MITUS et al.
(1958) fanden Fälle mit negativer PAS-Reaktion bei akuten lymphoblastischen
Leukämien. Dieser Befund stand im Kontrast zu der kräftigen Reaktion in
Lymphosarkomzellen. Die Autoren vermuten, daß die Abwesenheit von Glykogen
in den Lymphoblasten ihrer Fälle von akuten Lymphoblastenleukämien verursacht war durch ein Fehlen der Phosphorylase, wie sie das in einem Fall feststellen konnten. Das Fehlen der Phosphorylase ist jedoch keinesfalls charakteristisch für lymphoblastische Leukämien, kann aber als Ausdruck einer asyn-
chronen Kern- und Cytoplasmareifung bei dieser Erkrankung vorkommen. In der
Regel, und das ist zu betonen, sind PAS-positive Lymphoblasten auch reich an
Phosphorylase (QUAGLINO u. HAYHOE, 1962).

## Eosinophilenreihe

In den Eosinophilen lokalisieren sich die perjodsäurereaktiven Substanzen
diffus in das intergranuläre Cytoplasma. Neben Spuren von Glykogen finden
sich dort hauptsächlich diastaseresistente Substrate mit den cytochemischen
Charakteristika von Mucoproteiden oder neutralen Mucopolysacchariden (WIS-
LOCKI et al., 1947; GIBB u. STOWELL, 1949; WACHSTEIN, 1949; ASTALDI et al.,
1952; GRAUMANN, 1964). Mit fortschreitender Differenzierung der Eosinophilen
vermehrt sich das PAS-positive Material im Cytoplasma, im ganzen jedoch bleibt
die Reaktion schwächer als in der Neutrophilenreihe. Ob in den eosinophilen
Granula ein Polysaccharidbaustein vorkommt, ist nach GEDIGK u. GROSS (1959)
zweifelhaft. Die Autoren haben ebenfalls eine schwach positive Perjodsäureleukofuchsinreaktion beobachtet, sind aber der Meinung, daß die Reaktionsfähigkeit
mit Perjodsäure an einen Lipidbaustein gebunden ist.

## Blutbasophile und Gewebsmastzellen

Morphe, Vorkommen und Funktion der Blut- und Gewebsmastzellen zeigen so
viele Gemeinsamkeiten, daß man beide Zelltypen für identisch halten könnte.
Diese Meinung wurde auch früher vertreten, sie läßt sich jedoch heute nicht mehr
aufrechterhalten. Es läßt sich beispielsweise eine die beiden Zellarten unterschei-
dende Wasserlöslichkeit der Granula (UNDRITZ, 1952) nachweisen. Blutbasophile
und Gewebsmastzellen verhalten sich auch verschieden gegenüber Histaminfrei-
setzern (BRAUNSTEINER et al., 1957). Im Gegensatz zu den Gewebsmastzellen sind
Blutbasophile zur Indolphenolblausynthese fähig und die Oxydasereaktion ist
positiv. Weitere Unterschiede zeigen sich in funktionell metabolischer Hinsicht:
In den Gewebsmastzellen läßt sich Naphthol-ASD-Chloracetatesterase nachweisen, in den Blutbasophilen nicht. Blutbasophile sind aber im Gegensatz zu den
Gewebsmastzellen fähig zu Athrocytose und zur Phagocytose. Wir sind mit
BRAUNSTEINER (1959) und LENNERT (1961) der Meinung, daß es sich bei beiden
Zellarten um genetisch völlig getrennte Zellreihen handelt, die aber funktionell
eine Einheit bilden und sich gegenseitig vertreten können. Hierfür spricht auch
das reziproke Verhältnis zwischen der Zahl der Blutbasophilen und der Zahl der
Gewebsmastzellen bei verschiedenen Tierarten (MICHELS, 1938).

Die Blutbasophilen lassen sowohl im intergranulären Cytoplasma als auch in
einem Teil der Granula eine positive PAS-Reaktion erkennen (Abb. 16e). Die
Reaktion im Cytoplasma, im allgemeinen schwach, wird auf Glykogen zurückgeführt
(SMITH, 1949; RUYTER, 1955). Die Reaktion der Granula ist identisch mit jener in den

Gewebsmastzellen. Hier ist auffallend, daß sich bei der Färbung mit Schiffschem Reagens die einzelnen Granula unter gleichen Bedingungen unregelmäßig und manchmal gar nicht darstellen. In den Mastzellgranula beider Zellarten finden sich neben Histamin und anderen Inhaltsstoffen Heparin und Heparinvorstufen, d.h. Mucopolysaccharid-Schwefelsäureester (Verkauteren, 1955). An das Vorhandensein dieser Inhaltsstoffe ist die Metachromasie mit Toluidinblau gebunden. Heparin selbst gibt keine positive PAS-Reaktion, wohl aber seine noch nicht vollständig sulfatierten Vorstufen, zu welchen auch die Hyaluronsäure gehört. Der noch nicht vollständig veresterte Anteil der Mastzellgranula aber ist perjodsäurereaktiv, d.h. er gibt — meist in Form unregelmäßig verteilter gröberer Schollen — eine positive PAS-Reaktion (Turchini u. Khau van Kien, 1954).

Das Verständnis für diese Reaktionsvorgänge wird gefördert, wenn die Ausreifung der Granula in das Blickfeld gerückt wird. Zu trennen ist die Metachromotropie von der Perjodsäurereaktivität. Die metachromatische Färbbarkeit der Granula ist abhängig von der Heparinbildung und ist am stärksten, wenn die Heparinkonzentration in den Granula hoch ist. Sie nimmt im Laufe der Granulareifung an Intensität zu und geht mit einer zunehmenden $SO_4$-Veresterung der hyaluronsäureähnlichen Vorstufen einher. Umgekehrt aber verhält sich die PAS-Reaktion. Granula im ausgereiften Stadium mit reichlichem Heparingehalt verhalten sich PAS-negativ, jugendliche Granula, die nicht voll veresterte Heparinvorstufen enthalten, reagieren perjodsäurepositiv.

Bezogen auf die Ausreifung der Blutbasophilen erfolgt die vollständige Sulfatierung der Heparinvorstufen jenseits des Myelocytenstadiums (Rondanelli, 1955). Im Myelocytenstadium selbst findet sich eine positive PAS-Reaktion, die auf das Vorhandensein nicht voll veresterter Heparinvorstufen hindeutet. In dieser Phase ist auch die $^{35}S$-Aufnahme am stärksten (Lajthy, 1954). Rondanelli (1955) betont, daß bei Leukämien bereits die basophilen Myeloblasten die cytochemischen Eigenschaften des Myelocytenstadiums aufweisen können. Dies wird als Hinweis auf eine überstürzte und unvollständige Differenzierung aufgefaßt. Das Stadium der Heparinsynthese wird überhaupt nicht erreicht. Mit der Perjodsäureleukofuchsinreaktion läßt sich bei Leukämien in den meisten Basophilen eine stark erhöhte Zahl reaktionsfähiger Granula nachweisen. Die Veresterung des primär gebildeten Mucopolysaccharids vom Hyaluronsäuretyp soll nur bis zur Stufe des Monosulfates möglich sein und nicht bis zum Heparin führen. Als Aberration soll auch Chondroitinsulfat auftreten, welches aber keine positive PAS-Reaktion gibt.

## IV. Lymphocyten

Nicht eingegangen werden kann an dieser Stelle auf die Histochemie der Lymphopoese in den Lymphknoten, in Milz und Thymus. Eine umfassende Darstellung der Lymphknotenhistochemie findet sich bei Lennert (1961), hinsichtlich der anderen Organe wird auf die Ausführungen bei Graumann (1964) sowie auf die einschlägigen anatomischen Werke verwiesen. Im Lymphknoten-Tupfpräparat finden sich nach Anwendung der PAS-Reaktion nur einzelne Zellen mit positivem Reaktionsausfall, der auf die Anwesenheit von Polysacchariden hinweist. Nach den Untersuchungen von Storti et al. (1953) sowie von Astaldi u. Verga (1957) enthalten 6—20% der Lymphocyten des strömenden Blutes Polysaccharide (vgl. auch Wachstein, 1949; Hermannsky u. Fleischmann, 1951; Astaldi et al., 1952; Friederici, 1955; Sugiyama, 1955; Hui, 1962). Ruyter (1956) gab an, daß nur 6—8% der Lymphocyten keinerlei perjodsäurereaktives Material aufweisen. Auch nach Gibb u. Stowell (1949) findet sich in fast allen normalen Lymphocyten perjodsäurereaktives Material. Die Autoren glauben, daß die Glykogenmenge der relativen Plasmamenge korreliert ist und daß deshalb in jugendlichen Lymphocyten die Glykogenmenge größer ist. Entgegengesetzter Meinung sind Astaldi u. Verga (1957). Diese Autoren fanden in den Lymphoblasten eine geringere Glykogenmenge als in den reifen Lymphocyten und schlossen, daß das Glykogen auch in der lymphocytären Reihe mit der Reifung zunimmt und ein Reifungszeichen ist. Die großen Mengen von PAS-positivem Material in einer Reihe von Fällen von akuter Lymphoblastenleukämie können nach HAYHOE et al. (1964) als Ausdruck erworbener metabolischer Eigenschaften gewertet werden, die normalerweise bei reifen Zellen gefunden werden. Im Thymus sind ausschließlich die kleinen Lymphocyten glykogenhaltig (SMITH u. THOMAS, 1950). Die Angaben hinsichtlich der PAS-positiven Lymphocyten im strömenden Blut sind in der Literatur nicht einheitlich, sie streuen jedoch nur in einem verhältnismäßig kleinen Bereich. WACHSTEIN (1949) fand nur in 10% der normalen Lymphocyten PAS-positives Material, wir selbst an der Freiburger Klinik in 22,9% (HUI, 1962).

Das Vorhandensein von Polysacchariden in einem wechselnden Anteil der im strömenden Blut vorhandenen Lymphocyten wird von den meisten Autoren als erwiesen angesehen. Zum Zwecke der Charakterisierung des lymphocytären Glykogengehaltes wurden Indexmethoden angegeben, die es gestatten, den Glykogengehalt der Zellen in Zahlen auszudrücken. Nach dem Verfahren von ASTALDI et al. (1952) wird ein mittlerer Reaktionsindex berechnet. Wir selbst haben das Verfahren von MITUS et al. (1958) verwendet, nach dem jeweils 100 Lymphocyten nach der Intensität ihres Reaktionsausfalls in vier Reaktionsklassen eingeteilt werden. Im Gegensatz zu den Granulocyten bilden die lymphatischen Zellen meist einzeln angeordnete PAS-positive Granula und Plaques, die relativ einfach bewertbar sind (Abb. 20c). Der mögliche Reaktionsbereich im Glykogenindex für die Lymphocyten liegt zwischen 0 und 300, als Mittelwert bei Gesunden fanden wir einen Index von 32 (HUI, 1962).

### Chronisch lymphatische Leukämie

Diagnostisch wertbar und interessant sind die Befunde bei chronischer Lymphadenose. Von STORTI (1952) sowohl als von ASTALDI u. VERGA (1957) und später von QUAGLINO u. HAYHOE (1959) sowie von HUI (1962) konnte gezeigt werden, daß die Lymphocyten bei chronischer Lymphadenose im Durchschnitt einen höheren Polysaccharidgehalt besitzen und vermehrt positive Zellen vorkommen und sich so von den Lymphocyten bei Gesunden unterscheiden (Abb. 16g). ASTALDI u. VERGA (1957) fanden in jugendlichen Lymphocyten, die sichtbare Nucleolen besaßen, die PAS-Reaktion am stärksten. QUAGLINO u. HAYHOE (1959) hielten derartige Relationen für nicht gegeben. Die letztgenannten Autoren konnten ein deutliches Absinken des Zellglykogens nach erfolgreicher Behandlung bei chronischer Lymphadenose wie auch beim Lymphosarkom feststellen. Demgegenüber blieb der Glykogengehalt der Lymphocyten beim Morbus Hodgkin nach Behandlung unverändert. Mit der Perjod-Silber-Reaktion kam HECKNER (1963) zur Ansicht, daß die Mehrzahl der chronischen Lymphadenosen eine intensivere und reichlichere Polysaccharidgranulation in den Lymphocyten besitzt als normalerweise. Bei den Untersuchungen von HUI (1962) an der Freiburger Klinik ergaben sich eindeutig erhöhte Zahlen für PAS-positive Lymphocyten bei Lymphadenose. Durchschnittlich waren 45,7% der Lymphocyten positiv, was einem mittleren Glykogenindex von 70 entsprach (Mittelwert des Normalindex 20). Ausnahmen wurden lediglich in fünf Fällen von Lymphadenose insofern beobachtet, als der Glykogenindex hier im Normalbereich lag oder nur gering erhöht war. Diese Kranken waren schon cytostatisch vorbehandelt oder röntgenbestrahlt und befanden sich im Zustand der Remission. Lymphoblasten im Lymphknotenausstrich können ebenfalls PAS-positives Material aufweisen. Auch bei der Untersuchung von Lymphosarkomzellen im strömenden Blut wurden Polysaccharide vermehrt nachgewiesen (MITUS et al., 1958; HECKNER, 1963).

Das PAS-positive Material in den Lymphadenoselymphocyten wie auch in den Zellen beim Lymphosarkom ist meist in Form kleiner feiner Granula perlschnurartig um den Kern herum angeordent, manchmal in mehreren Reihen (Abb. 20c). Es findet sich in diesen Zellen in der Regel keine diffuse PAS-Reaktion.

Ein erhöhter Polysaccharidindex in Lymphocyten spricht lediglich für eine Veränderung im Metabolismus eines Teils der Zellen und es kann auch hier keinesfalls zwischen maligner und nicht maligner Entwicklung differenziert werden.

Die Zellelemente bei lymphoider Reaktion zeigen im Lymphknotenpunktat einen auffallend unterschiedlichen Glykogengehalt (Heckner, 1963). Demgegenüber sind die Lymphoidzellen und Virocyten im Blut z. B. bei infektiöser Mononukleose durchwegs deutlich positiv. Bei Lymphoidzellen wurden nur vereinzelt negative Reaktionen festgestellt (Quaglino u. Hayhoe, 1959; Heckner, 1963; Merker et al., 1966). Nach eigener Erfahrung handelt es sich jedoch in der Regel um schwache bis mittlere Reaktionen.

## V. Monocyten

Mit Hilfe der PAS-Reaktion wie auch mit der Chromsäuresilberreaktion und anderen Verfahren konnte auch in den Monocyten Glykogen nachgewiesen werden (Wislocki et al., 1949; Gibb u. Stowell, 1949; Wachstein, 1949; Kruckenberg, 1954). 40—55% der Monocyten im strömenden Blut zeigen positive Reaktion mit der PAS-Reaktion (Storti et al., 1953). Wahrscheinlich kommen außer Glykogen weitere PAS-reaktive Substrate in geringer Konzentration vor. Der Polysaccharidgehalt der Monocyten ist jedoch wesentlich geringer als derjenige der Neutrophilen, entsprechend sind die cytochemischen Reaktionen auch schwächer ausgeprägt. Man findet eine diffuse Reaktion wie auch positiv reagierende peripher gelegene feine Granula (Abb. 16f). Bei infektiöser Mononukleose sind die Mononucleären stärker granuliert. Bruhn (1965) hat darauf hingewiesen, daß bei unreifzelliger Monocytenleukämie eine grobgranuläre PAS-Positivität ohne diffuse cytoplasmatische Reaktion beobachtet werden kann. Hierdurch wird die Abgrenzung gegenüber der akuten lymphatischen Leukämie mit Hilfe der PAS-Reaktion erschwert (Abb. 16c).

## VI. Megakaryocyten und Plättchen

Auch in der Thrombopoese ergeben sich interessante und funktionell bedeutungsvolle Befunde hinsichtlich der cytochemisch nachweisbaren Polysaccharide, die in zweierlei Form auftreten (Abb. 19a; 19b). Neben einer diffusen cytoplasmatischen Perjodsäurereaktivität erkennt man in den Megakaryocyten auch ein kohlenhydrathaltiges Substrat in granulärer und scholliger Form (Wislocki u. Dempsey, 1946; Rheingold u. Wislocki, 1948; Wachstein, 1949; Leblond, 1950; Hermannsky u. Fleischmann, 1951; Astaldi et al., 1952; Storti et al., 1953; Hitzenberger u. Keibel, 1954; Friderici, 1955; Heckner, 1956; 1963). Während das im Cytoplasma diffus verteilte PAS-positive Material widerstandsfähig ist gegenüber den Einwirkungen von Diastase und Hyaluronidase sowie von Entkalkungsflüssigkeiten, sind die granulären und scholligen PAS-positiven Substrate diastasensibel (Wislocki et al., 1949; Gibb u. Stowell, 1949; Kruckenberg, 1954; Zorzoli, 1955). Bei den diastasensiblen Strukturen handelt es sich demnach um Glykogen, bei dem diastaseresistenten Material wahrscheinlich um ein neutrales Polysaccharid.

Die grobschollig intracytoplasmatischen Glykogeneinlagerungen sind charakteristisch für Megakaryocyten und können zur Abgrenzung dieser Zellen, z. B. gegenüber Osteoclasten, herangezogen werden (Abb. 19a; 19b). Die Glykogenschollen sind immer intracytoplasmatisch gelagert. Die Granula finden sich teilweise im Bereich der Zellmembran angeordnet, bei jugendlichen Formen innerhalb der die Zelle umgebenden viscösen Membran oder ebenfalls im Cytoplasma (Daniell,

1959). Es bestehen Beziehungen zur Zellreifung. Megakaryoblasten und Promega-karyocyten besitzen noch keine Glykogeneinschlüsse, die älteren Promegakaryo-cyten können schon kleine Glykogenmengen aufweisen. Thrombopoetische Aktivi-tät ist durch die Ausbildung der groben Glykogenagglomerationen gekennzeichnet. Diese Glykogenagglomerationen lösen sich im letzten Funktionsstadium in fein granuläre Glykogenschollen auf, womit die Phase der Thrombocytenausschüttung beginnt (HECKNER, 1963).

Um zahlenmäßige Anhaltspunkte für den Glykogengehalt der Megakaryocyten zu be-kommen, entwickelte DANIELL (1959) ein Verfahren zur Bestimmung eines Megakaryocyten-glykogenindexes mittels der PAS-Reaktion. Ausschließliches Kriterium dieses Bestimmungs-verfahrens sind die Glykogeneinschlußkörper, nicht das diffus verteilte PAS-positive Material. Nach der Reaktionsintensität werden fünf Klassen eingeteilt (0—4). Normalerweise findet man ca. 10% Megakaryocyten nur mit diffuser Rotfärbung, die nahezu in allen Megakaryocyten vorhanden ist und nur selten fehlt. Etwa 20% der Megakaryocyten weisen in der Regel die grobschollige Glykogeneinschlüsse in unregelmäßiger Verteilung auf (Abb. 19a), ca. 60—70% der Megakaryocyten enthalten Glykogengranula (Abb. 19b; PERUGINI u. SOLDATI, 1956). Der normale Megakaryocytenglykogenindex wird von DANIELL (1959) mit 20—80 angegeben, an der Freiburger Klinik fanden wir einen Mittelwert von 60.

### Vermindertes Megakaryocytenglykogen

Schon STORTI et al. (1953) hoben hervor, daß die Anwendung cytochemischer Polysaccharidreaktionen zum Studium pathologischer Veränderungen von Mega-karyocyten und Plättchen geeignet sind. Störungen und Veränderungen der Plättchenbildung stehen in Beziehung zum Glykogengehalt der Megakaryocyten. Eindrucksvolle Veränderungen finden sich bei der chronischen idiopathischen thrombopenischen Purpura Werlhof insofern, als die Megakaryocyten eine deut-liche Verminderung ihres Glykogengehaltes zeigen. Glykogenschollen werden nur selten beobachtet und die peripheren Glykogengranula werden nicht ausgebildet. Der Prozentsatz jener Zellen mit ausschließlich diffuser PAS-Reaktion nimmt be-trächtlich zu. Wir fanden bei Werlhofscher Erkrankung Indexwerte von 10—40. Ähnliche Befunde über eine Verminderung des Megakaryocytenglykogens wurden erhoben von STORTI et al. (1953), HECKNER (1956, 1957, 1963), PERUGINI u. SOLDATI (1956), JAMRA u. LORENZI (1961), BOVER (1964). Vorzugsweise sind die chronischen Formen der thrombopenischen Störung durch den Glykogenschwund der Megakaryocyten gekennzeichnet. Bei den akuten Formen des Morbus Werlhof kann das Megakaryocytenglykogen sogar vermehrt sein. Hierdurch finden mög-licherweise einzelne Beobachtungen und Literaturangaben eine Erklärung, die auch bei der Werlhofschen Erkrankung über vorhandenes und vermehrtes Mega-karyocytenglykogen berichten, ohne daß eine semiquantitative Präparate-Aus-wertung stattgefunden hat. Da auch bei anderen Erkrankungen, z. B. bei chro-nischen Myelosen, bisweilen verminderte Werte für das Megakaryocytenglykogen gefunden werden, kann man keinesfalls von einer für die Werlhofsche Erkrankung spezifischen Erscheinung sprechen.

Nach der Splenektomie können sich nach STORTI et al. (1953) die Megakaryo-cyten hinsichtlich ihres Glykogengehaltes wieder normalisieren. Nach HECKNER (1963) kommt es nach der Splenektomie jedoch nur ausnahmsweise zu einer der klinischen Besserung entsprechenden Glykogenzunahme in den Megakaryo-cyten. Auch unsere eigenen Beobachtungen sprechen in diesem Sinne und die nach der Splenektomie fortbestehende Unterfunktion der Megakaryocyten scheint sich in einem permanenten Glykogenschwund zu manifestieren. Im Kontrast zur Werlhofschen Erkrankung ist bei der splenopathischen Markhemmung keine aus-geprägte Glykogenverarmung in den Riesenzellen festzustellen. Manchmal sogar findet sich ein vermehrter Glykogengehalt.

*Vermehrtes Megakaryocytenglykogen*

Verschiedene Erkrankungen und Reaktionen des myeloischen Systems gehen mit einer Vermehrung des Megakaryocytenglykogens einher. So konnte DANIELL (1959) feststellen, daß bei Personen mit akuten Blutverlusten höhere Indexwerte für Megakaryocytenglykogen auftraten. Eine vermehrte Perjodsäurereaktivität der Megakaryocyten und der Plättchen findet sich auch bei Polycythaemia vera (GIBB u. STOWELL, 1949; HECKNER, 1956; MERKER u. BUHARALI, 1962). Auch Thrombocytosen gehen in der Regel mit vermehrtem Megakaryocytenglykogen einher. Bei chronisch myeloischer Leukämie wie auch bei Osteomyelosklerose werden in der Regel erhöhte Glykogenindices beobachtet, wenn auch bei einem Teil der Fälle wechselnde Befunde mit der Daniellschen Indexmethode festgestellt werden. Wir selbst fanden bei einem Kollektiv von 20 chronisch-myeloischen Leukämien eine eindeutige Verminderung des mittleren Megakaryocytenglykogenindexes. HECKNER (1957, 1963) macht auf Besonderheiten im Glykogenmuster der Megakaryocyten bei Thrombopathien aufmerksam. Er konnte feststellen, daß die Megakaryocyten zwar reichlich Glykogen enthalten, daß dieses aber in Form einer feinen Granulation im Cytoplasma diffus verstreut liegt. In den untersuchten Fällen kam es niemals zu groben Glykogenschollen.

Auch in den sog. Reticulumzellen des Knochenmarks — eine Besprechung dieses wenig präzisen Zellbegriffes findet sich bei UNDRITZ (1961) — beobachtet man stets unterschiedlich große Glykogenpartikel, welche möglicherweise auf Phagocytose oder Athrocytose kohlenhydrathaltiger Zellbestandteile zurückzuführen sind. Plasmazellen geben in der Regel keine positive Polysaccharidreaktion.

# E. Lipide

## Allgemeine Aspekte zur Fettcytochemie an Blutzellen

Fette oder Lipide[1] sind strukturell heterogene Substanzen mit der allgemeinen Charakteristik der Löslichkeit in organischen Lösungsmitteln. Weitere Eigenschaften sind ihr Lichtbrechungsvermögen und ihre Resistenz gegenüber Säuren und Basen. Meilensteine in der Entwicklung der Fetthistochemie waren die Entdeckung der Schwärzung der Fetttropfen durch Osmiumtetroxyd durch SCHULZE (1864), die Entdeckung der Anisotropie von Fetten und Myelinen durch METTENHEIMER (1858), die Einführung des Diazofarbstoffes Sudan III durch DATTI (1896) und die Entdeckung der Chromierungsmethode 1908 durch SMITH, die heute als wichtiger Phosphatidnachweis gilt. Der gleiche Autor hat auch die Nilblausulfatfärbung eingeführt. 1924 folgten dann die Plasmalreaktion von FEULGEN und VOIT sowie die Schultzsche Cholesterinreaktion, beides Standardverfahren in der Fetthistochemie.

Trotz zahlreicher Arbeiten hatte die Fetthistochemie bis in die jüngere Zeit hinein nur geringe Fortschritte zu verzeichnen. Erst in den letzten beiden Dezennien hat sich die Situation hauptsächlich durch die Fortschritte in der Fettchemie und durch die Entwicklung in der allgemeinen Histochemie gebessert. Es ist jedoch zu beachten, daß die meisten der weit verbreiteten Fettfärbemethoden physikalischen Charakter besitzen und ihr histochemischer Wert deshalb begrenzt ist. Neuere Übersichten über dieses Gebiet finden sich bei CAIN (1950), BERG (1951), LENNERT (1955) und DEANE (1958).

---

[1] In dieser Abhandlung wird der im englischen Sprachraum gebräuchliche Begriff Lipide für Fette und fettähnliche Stoffe benutzt. Im übrigen wird der Vorschlag der Kommission für klinische Chemie in der Deutschen Gesellschaft für physiologische Chemie zur Vereinheitlichung der Nomenklatur der Fettstoffe befolgt (Blut 8, S. 237—238 (1962).

Vom histochemischen Standpunkt können Fette eingeteilt werden in Depot-
fette, in Gewebslipide, zu welchen auch die Lipide der Leukocytengranula gehören, und in spezifische Lipide, die in Milz, Gonaden und Nebennieren gefunden
werden. Freie Lipide in den Zellen können entweder in Form mikroskopischer
Tropfen, Kugeln oder Granula vorkommen. Viele Lipide zeigen eine schwache oder
auch stärkere Bindung an andere Zellstrukturen. Fetttropfen oder Fette, die nur
leicht an Gewebsbestandteile gebunden sind, können mit den gewöhnlichen Methoden oder durch Extraktion mit Fettlösungsmitteln nachgewiesen werden. Sie
widerstehen meist der Paraffineinbettung und können mit Sudanfarben erfaßt
werden, wie z.B. Leukocytengranula und Lipofuscin.

Neben den freien oder verhältnismäßig locker gebundenen Fetten und Fett-
stoffen gibt es die große Gruppe der *maskierten Lipide*. Sie stehen in fester Bindung
mit anderen Zellbestandteilen und sind histochemisch nur schwer darzustellen.
Sie bilden Bestandteile der Hauptzellstrukturen wie z.B. der Membranen, der
Fibrillen und der verschiedenen Zellorganellen. Andere maskierte Lipide verteilen
sich im Cytoplasma wahrscheinlich in einer Art kolloidaler Suspension. Vielfach
handelt es sich um Lipoproteine, deren Struktur nicht bekannt ist. Verschiedene
meist zellschädigende Verfahren, wie z.B. die Anwendung von Hitze, von Säuren,
proteolytischen Enzymen etc. setzen den Dispersionsgrad der fein verteilten Fette
herab und erleichtern so den histochemischen Nachweis. Dem Pathologen ist das
Phänomen der Lipidaggregation in nekrobiotischen Zellen wohlbekannt. Nach
CAIN (1950) kann man die histochemischen Verfahren zum Lipidnachweis einteilen in

a) *physikalische Verfahren ohne Farbstoffe* (Extraktion, Polarisation, primäre
Fluorescenz),

b) *physikalische Verfahren mit Farbstoffen* (fettlösliche Farben wie z.B. Sudan)
und

c) *chemische Methoden.*

In der Hämatologie wird die Fettcytochemie vor allem mit Farbstoffen betrieben. MAURI (1963) betont die Diskrepanz zwischen den Ergebnissen der
chemischen Fettanalyse an Blutzellen und den histochemischen Befunden. Diese
Diskrepanz resultiert einerseits aus dem Umstand, daß beträchtliche Lipidmengen
histochemisch nicht erfaßt werden und andererseits aus der bekannten Schwierigkeit der ungenügenden Trennung der Zellpopulationen im heterogen zusammengesetzten Blutzellmaterial für die chemische Analyse. Da beide Verfahren sich
aber in wichtigen Punkten ergänzen, ist es angebracht, zunächst einen Blick auf
die Ergebnisse der chemischen Analyse zu werfen. Die zugrundeliegende Literatur
findet sich bei DEUEL (1955), LAMBERS u. EGGSTEIN (1959), EGSSTEIN (1963),
MAURI (1963). Es zeigt sich, daß jede Blutzellart individuelle Spiegel für ihre
Lipidfraktionen besitzt (Tabelle 8).

*Erythrocyten* besitzen keine Neutralfette und keine freien Fettsäuren, d.h.
keine energetisch bedeutsamen Fette. Da die Zellorganellen fehlen, ist ihr Fett-
bestand überhaupt gering. Die Membranfette sind Cholesterin und Phosphatide.
Ihre Unterfraktionierung ergibt nach EGGSTEIN (1963) Kephaline, Lecithine und
Sphingomyeline. Dem gleichen Autor zufolge unterscheiden sich die Erythrocyten
bei gestörter Form und Funktion auch im Fettgehalt von den normalen Erythrocyten. Die Erythrocytenlipide finden sich ausschließlich im Stroma.

*Blutleukocyten.* Es finden sich Phospholipide, Cholesterin und beträchtliche
Mengen von Neutralfetten. In isolierten Leukocytengranula sind neben Proteinen
und Enzymen auch Phospholipide nachgewiesen worden (COHN u. HIRSCH, 1960).
Auch im Leukocytenkern, wahrscheinlich der Kernmembran entstammend, finden
sich Neutralfette, Phospholipide, Cholesterin und Cholesterinester.

*Blutplättchen.* Auch die Plättchen sind außerordentlich reich an Lipiden. Es finden sich alle in der Tabelle 8 aufgeführten Fraktionen einschließlich der Neutralfette.

Mit cytochemischen Verfahren ist eine Trennung der verschiedenen Lipidfraktionen nicht im gleichen Maße möglich wie mit chemischer Analyse. In der Regel ist es erforderlich verschiedene Reaktionen anzuwenden, bis die Einengung

Tabelle 8. *Mittlere Werte für Lipide in Blutzellen in % des Gesamtlipidgehaltes* (zusammengestellt von Mauri, 1963; weitere Literatur dort)

| | Erythrocyten | | Plättchen | | Leukocyten |
|---|---|---|---|---|---|
| Cholesterol . . . . . . | 23 | | 19 | | 22 |
| Phosphatidyläthanolamin | 17 | | 17 | | |
| Phospatidylserin . . . . | 11 | | 6 | | |
| Lecithin . . . . . . . | 22 | 69 | 32 | 63 | 60 |
| Sphingomyelin . . . . . | 16 | | 13 | | |
| Inositylphosphatide . . . | 3 | | 5 | | |
| Neutralfette . . . . . . | 0 | | Spuren | | 14 |
| Andere Lipide . . . . . | 8 | | 8 | | 4 |

des nachgewiesenen Lipids auf bestimmte Stoffgruppen gelingt (Storti u. Perugini, 1951; Dietzel, 1954; Mauri, 1963). Mit den cytochemischen Verfahren wird vor allem die Lokalisation der Fette im Zellkörper ermöglicht.

In der Hämatologie haben sich hauptsächlich färberische Verfahren bewährt, so vor allem die Sudanfärbung, die Nilblausulfatfärbung wie auch der Bakersche Phosphatidnachweis. Vorbedingung für die Anwendung von Fettfarbstoffen ist, daß die Präparate weder vor noch nach der Behandlung mit fettlösenden Agentien in Berührung kommen, insbesondere nicht mit höherprozentigen Alkoholen oder Xylol. Zur Fixierung eignet sich am besten Formoldampf oder das Formolcalciumgemisch nach Baker (1946).

## Die Sudanschwarzfärbung

Die Anfärbung von Fetten mit Sudanfarbstoffen ist ein rein physikalischer Färbeprozeß. Er beruht darauf, daß der Farbstoff aus dem schlechteren Lösungsmittel, dem Alkohol, durch das bessere, das Fett, gewissermaßen ausgeschüttelt wird (Meier, 1959). Anhaltspunkte über die Gruppenzugehörigkeit der so gefärbten Fettsubstanzen können nicht erwartet werden. Zu ihrer Bestimmung sind Ergänzungsreaktionen erforderlich. Differenzen im Farbton beruhen lediglich auf Konzentrationsunterschieden infolge der unterschiedlich starken Anreicherung des Farbstoffes und sind nicht chemisch begründet. Die Anwendung von Sudan III wie auch von Nilblausulfat und Scharlach R führte zur Erkennung von Lipidgranula in den neutrophilen Granulocyten (Sehrt, 1927; Bacsich, 1935). Die Ergebnisse der frühen Färbungen waren jedoch unzuverlässig und schlecht reproduzierbar. Sudan III wird jedoch auch heute angewendet und eignet sich in dem von Romeis (1948) angegebenen Verfahren lediglich zur Anfärbung von Neutralfetten (Undritz, 1952). 1934 erfolgte durch Lison die Einführung des Diazofarbstoffes Sudanschwarz B, welcher die Fette in Gefrierschnitten und Ausstrichen sehr scharf und vollständig anfärbt. Lennert u. Weitzel (1952) stellten Modellversuche an und kamen zu einer nachdrücklichen Empfehlung dieses Farbstoffes. Über die Leistung von Sudan III und IV hinaus wurden auch feste Glyceride, Wachse, Alkohole der Kettenlänge $C^9$ bis $C^{14}$ und Kohlenwasserstoffe $C^8$ bis $C^{10}$ einwandfrei dargestellt. Zahlreiche Autoren haben sich mit dieser Färbung beschäftigt (Sheehan, 1939; Wislocki u. Dempsey, 1946; Reingold u. Wislocki, 1948; Bloom u. Wislocki, 1950; Storti u. Perugini, 1951; Undritz, 1952; Hayhoe, 1953; Astaldi u. Strosseli, 1958; 1962; Lambers, 1960; Bakalos u. Fragiskos, 1964; u. a.).

Die Frage, ob die Sudanophilie der Blutzellen wirklich die Anwesenheit von Lipiden beweist (LILLY u. BURTNER, 1953), wird heute in positivem Sinne beantwortet. Zweifel waren entstanden, nachdem beobachtet wurde, daß sudanophiles Material der Leukocyten nicht in Fettlösungsmitteln löslich war (LILLY u. BURTNER, 1953) und auch verschiedene spezielle Fettnachweise negativ ausfielen (PERUGINI, 1954). Wenn auch die Natur der sudanophilen Stoffe in den Blutzellen oft nicht im einzelnen präzisiert werden kann, so gilt doch als sicher, daß sie die Anwesenheit von Lipiden oder Lipidkomplexen beweisen (HAYHOE, 1953; MAURI, 1963). Die aus der Sudanophilie erkennbare Fettverteilung in den Blutzellen ist davon abhängig, ob der eigentlichen Färbung eine Behandlung der Präparate vorausgeht, die geeignet ist, Fettstoffe aus ihren festen Verbindungen freizusetzen. Gelingt dies, so resultieren Befunde, die sich von jenen unterscheiden, die an Präparaten ohne fettfreisetzende Vorbehandlung erhoben werden.

### a) Sudanophilie der Blutzellen ohne fettfreisetzende Vorbehandlung

Es handelt sich um die klassischen Befunde nach Sudanfärbung an Blutzellen (SHEEHAN, 1939; REINGOLD u. WISLOCKI, 1948; STORTI u. PERUGINI, 1951; HAYHOE, 1953). Myeloblasten reagieren negativ (Abb. 19d) oder besitzen wenige feine Granula nahe dem Kern. Mit dem Auftreten der Granulation wird die Sudanophilie zunehmend kräftiger, wobei die Größe der gefärbten Granula deren ursprüngliche Größe in panoptisch gefärbten Präparaten übersteigt (Abb. 19c). Negativ reagieren in der Regel Lymphocyten, Lymphoblasten, Megakaryocyten, Plättchen, die Zellen der Erythropoese. Sudanophile Substanzen in unterschiedlicher meist geringer Menge finden sich in den Monocyten, Reticulum- und Plasmazellen. Die intensive Fettreaktion der reifen Neutrophilen wird noch übertroffen durch die der Eosinophilen. Die Angaben in der Literatur hinsichtlich der Blutbasophilen sind nicht einheitlich. HAYHOE et al. (1964) weisen auf den Unterschied hin zwischen der kräftigen Sudanreaktion in den granulopoetischen Zellen und der mehr diskreten Färbung in einem Teil der Monocyten. Beide Reaktionstypen finden sich auch in leukämischen Blasten und können differentialdiagnostische Hinweise geben. Reifende leukämische Zellen der Granulopoese können sudanophobe Areale aufweisen (Abb. 19d).

Um diese quantitativen Unterschiede besser objektivieren zu können, haben HAYHOE et al. (1964) eine Schätzmethode angegeben. Ausgezählt und in die Klassen 0 bis 3+ je nach Reaktionsstärke eingestuft werden 100 kernhaltige Zellen. Der Maximalindex von 300 wird erreicht, wenn alle Zellen stärkste cytoplasmatische Anfärbung zeigen. Zu bemerken ist noch, daß auch Auerstäbchen sudanophilreagieren (ACKERMAN, 1950). Die Bewertung sudangefärbter Auerstäbchen erfolgt mit 1+ (fein lokalisierte Positivität).

Sudanophilie und Peroxydaseaktivität gehen weitgehend parallel und werden als cytoplasmatische Reifungskriterien gewertet. Leukämische Blasten reagieren unterschiedlich aber im allgemeinen gleichsinnig in beiden Färbungen. LAMBERS (1960) fand, daß Leukosen mit fett- und peroxydasefreien Paramyeloblasten besser auf cytostatische Behandlung im allgemeinen und auf Corticoidapplikation im besonderen reagieren als Leukosen mit sudan- und peroxydasepositiven Paramyeloblasten.

### b) Sudanophilie der Blutzellen nach fettfreisetzender Vorbehandlung

1952 gelang es ACKERMAN an Ausstrichpräparaten, die vor der Färbung mit wäßriger Essigsäure oder schwächeren Lösungen von Citronen- Oxal- oder Ameisensäure behandelt worden waren, *maskierte Lipide* zu erfassen. BEERENBAUM (1954) fand eine Steigerung der Fäbbarkeit verschiedener Strukturen, wenn diese vor der Färbung einer milden peptischen Andauung unterworfen wurden. Gefärbt werden dann auch solche Lipide, die an Proteine, Polysaccharide oder an andere Stoffe gebunden sind. Beim Vorgehen nach ACKERMAN (1952) werden Zellkerne, Blutplättchen, Mitochondrien in Lymphocyten (vgl. auch BLOOM u. WISLOCKI, 1950) und Erythrocyten sudanophil. Die Anfärbungen sind braun.

Die schwarzen sudanophilen Granula der Neutrophilen verschwinden durch die Säurebehandlung.

Von MAURI (1963) wurden Lipide in allen Zellen der Blutsysteme cytochemisch nachgewiesen. Die Lokalisation läßt sich wie folgt bezeichnen:

1. Kerne und Cytoplasmabestandteile (vorwiegend Chondriom).
2. Erythrocytenmembranen.
3. Spezifische Granulation der Granuloblasten und Granulocyten.
4. Blutplättchen.

Im Zellkern finden sich Lipoproteine, aber keine Phospholipide (MAURI und SILINGARDI, 1963). Die Autoren vermuten, daß die Lipide zumeist in der Kernmembran lokalisiert sind. Ohne Kontrastfärbung kommt das Chondriom mit Sudanschwarz B im perinucleären Hof von Erythroblasten, großen Lymphocyten, Monocyten und Histiocyten zur Darstellung. In Myeloblasten, Granulocyten und Megakaryocyten gelingt dies erst nach Einwirkung verschiedener Fettlösungsmittel (Chloroform-Methanol, warmer Äther). Auch im Cytoplasma der Plasmazellen läßt sich eine schwache Färbung mit Sudanschwarz B, mit saurem Hämatein nach BAKER und verschiedenen anderen Reaktionen erzielen, die auf Lysosomen und endoplasmatisches Reticulum bezogen werden. Diese Zellorganellen sind sehr reich an Phospholipiden. Nach entsprechender Vorbehandlung zeigen auch die Erythrocyten eine schwache Sudanophilie.

Die neutrophilen Granulocyten und ihre Vorstufen sind die lipidreichsten Zellen der Hämopoese. Die Lipidmenge steigt mit dem Reifungsgrad der Zellen an (HAYHOE, 1953; LAMBERS, 1960; MAURI, 1963). Die sudanophilen Granula entsprechen der neutrophilen Granulation im Cytoplasma. Die Ursache der nicht „orthodoxen" Löslichkeit mit den üblichen Lipidlösungsmitteln führt MAURI (1963) auf die Verbindung mit Proteinen (Arginin, -SH-Gruppen) zurück. Schon LISON (1934) hat auf die ausgeprägte Sudanophilie der Granula der Neutrophilen, insbesondere auch der Eosinophilen wie auch der Monocyten, hingewiesen. Um einen sudanophoben Kern findet sich in der Regel peripher eine tief sudanophile Schale. In der verbesserten Färbung von SHEEHAN u. STOREY (1947) kommt die Sudanophilie der neutrophilen und eosinophilen Granula noch deutlicher zum Ausdruck. Die basophilen und azurophilen Granula reagieren in der Regel sudanophob. 20% der Blutbasophilen können allein oder zusammen mit sudanophoben Granula auch sudanpositive Granula enthalten (MAURI, 1963). Die Sudanophilie des Megakaryocytencytoplasmas, der Plättchen, der lymphatischen Reihe, der Mono- und Histiocyten wie auch der Plasmazellen wird auf Phospholipide und Lipoproteine zurückgeführt. Lediglich in den Gewebsmastzellen gelang es nicht, Lipide nachzuweisen (MAURI, 1963).

*c) Veränderungen der Lipidfärbung bei Reaktionen und Erkrankungen der Blutzellen*

**Verminderung.** Ein Rückgang der Sudanophilie in den Granulocyten wird vielfach bei Infekten beobachtet (STORTI u. PERUGINI, 1951; MAURI, 1963). Keine sicheren Unterschiede zum Normalverhalten fand LAMBERS (1960) bei entzündlichen Reaktionen. Leukämische Granulocyten zeigen eine deutlich abgeschwächte Sudanreaktion (STORTI u. PERUGINI, 1951; LAMBERS, 1960; Abb. 19d). Nicht betroffen ist der Fettgehalt in den Eosinophilen bei Leukosen.

**Vermehrung.** Nach MAURI (1963) kommt es bei der Basophilen-Leukämie zu einer Erhöhung des Prozentsatzes der lipidhaltigen Blutmastzellen auf das drei- bis vierfache der Norm. Die stärkste Vermehrung der Lipide erfolgt in den Histiocyten der hämatopoetischen Organe bei den klassischen Lipidosen (M. Gaucher — Cerebroside, M. Niemann-Pick — Sphingomyelin, Tay-Sachssche amaurotische Idiotie — Ganglioside). Die metabolische Anomalie bei diesen Störungen führt zur Vermehrung von Lipiden, wobei je nach Fall, Zellart und Organ die eine oder die andere Substanz überwiegen kann (DIEZEL, 1954; EDGAR u. DONKER, 1957; MAURI, 1963). Neben den schon genannten Lipiden finden sich auch Glykolipide, Esterphosphatide und Acetalphosphatide. Die lipidspeichernden Zellen, auch bei den klassischen Lipidosen, können demnach verschiedene Lipide enthalten. Die histochemische Differenzierung zwischen den verschiedenen Speicherkrankheiten kann dann möglich sein, wenn ein bestimmter Fettstoff überwiegt (Lit. bei DIEZEL, 1954; s. auch BARKA u. ANDERSON, 1960). Mit Hilfe einer Gruppe von Reaktionen kann unterschieden werden zwischen Sphingomyelinen, Cerebrosiden und Gangliosiden. Gaucherzellen werden erst sudanophil, wenn eine Behandlung zur Fettdemaskierung vorausgegangen ist (z. B. durch kurzes Erhitzen). Gargoylismus und die Aldersche konstitutionelle Granulationsanomalie sind vom Gesichtspunkt der Veränderungen der Mesenchym- und Blutzellen als Polysaccharidosen und nicht als Lipidosen anzusehen. Auch im Falle der Chediak-Steinbrink-Anomalie handelt es sich um einen komplizierten Speichervorgang, der je nach Zellart verschiedene Lipide betrifft. MAURI (1963) fand in den azurophilen Einschlüssen der Myeloblasten, Histiocyten, Monocyten und Lymphocyten Esterphosphatide, Acetalphosphatide, Proteine und ein Kohlenhydrat (s. auch ASTALDI u. STROSSELI, 1961). Die großen kristallähnlichen Granula der Eosinophilen enthalten dagegen Phospholipide, Neutralfette und Spuren eines Kohlenhydrates. Die Doehleschen Einschlußkörperchen in den neutrophilen Granulocyten bestehen überwiegend aus einem RNS-Proteinkomplex, wie er auch bei Infekten vorkommt. Sie sind peroxydasenegativ (HANSSON et al., 1959).

JEAN et al. (1963) fanden im Hyalomer pathologische Thrombocyten bei Thrombopathien und insbesondere bei hereditären Thrombocytenanomalien elektronenmikroskopisch vermehrt Fetttröpfchen. Die Autoren glauben in diesem Befund einer ultrastrukturellen Steatose ein wertvolles Merkmal eines pathologischen Zustandes der Thrombocyten aufgefunden zu haben. Die Steatosethrombocyten zeigen auch eine statistisch gesicherte Glykogenverminderung. Beide Befunde weisen auf eine Stoffwechselstörung dieser Thrombocyten hin.

### d) Beziehungen zwischen Sudan-, Peroxydase- und Dithizonfärbung

Die stoffliche Zusammensetzung der Granulocytengranula macht es möglich, daß gezielte cytochemische Methoden, die jeweils auf einen in den Granula enthaltenen Stoff ausgerichtet sind, als spezielle Granulafärbungen eingesetzt werden können. Als solche gelten die Sudanreaktion, die Peroxydasereaktion und die Dithizonreaktion. Während die Dithizonreaktion sich auf den Metallgehalt, insbesondere auf Zink, bezieht und die Sudanreaktion Lipide erfaßt, ist es noch nicht klar, ob es sich bei der Peroxydasereaktion wirklich um jenes Enzym handelt, das nach LILLY u. BURTNER (1953) identisch ist mit der Indophenoloxydase. Einige Autoren vermuten, daß die Peroxydasereaktion durch das Vorhandensein von Fettsäureperoxyden verursacht wird (SEHRT, 1927; LISON, 1936; GÖMÖRI, 1951). LILLIE et al. (1953) wandten verschiedene Verfahren an, um cytochemische Unterschiede zwischen den drei Reaktionen herauszuarbeiten (Tabelle 9). Es handelt sich einmal um Verfahren, die die Sudanophilie zerstören, zweitens um solche, die die Peroxydase zerstören und drittens um solche, die beide Reaktionen aufheben. Es zeigte sich, daß Unterschiede zwischen beiden Reaktionen bestehen und daß sich im Vergleich hierzu auch die Dithizonfärbung deutlich unterscheidet (McNARY, 1957). BAKALOS u. FRAGISKOS (1964) weisen darauf hin, daß die Sudanschwarzmethode mit Kernechtrot als Gegenfärbung für die Granulafärbung bei Monocyten und leukämischen Parablasten empfindlicher ist als die Peroxydasereaktion und schon dann positiv ausfällt, wenn noch die Peroxydasereaktion negativ ist und auch mit panoptischen Färbemethoden keine Granula erkennbar sind (Abb. 19c).

Tabelle 9. *Einfluß unterschiedlicher Präparatbehandlung auf die Färbung der Neutrophilen-granula mit Dithizon, Sudanschwarz B und Peroxydasereagens* (nach MCNARY, 1957, und LILLIE et al., 1953)

| Vorbehandlung | Dithizon | Sudanophilie | Peroxydase |
|---|:---:|:---:|:---:|
| Luftgetrocknet . . . . . . . . . . . . . . . . . . | + | + | + |
| 75% Äthanol (10 min) . . . . . . . . . . . . . | − | + | + |
| 0,3% $KCr_2O_4$ (1 Std) . . . . . . . . . . . . . | − | − | ± |
| Dioxan (1 Std). . . . . . . . . . | − | − | − |
| 10% Formalin-Calcium (1 Tag) . . . . . . . . | + | + | − |
| 1% aq. Perjodsäure (1 Std) . . . . . . . . . . | − | − | − |
| 50% Äthanol 60° C (1 Std) . . . . . . . . . | − | + | − |
| $H_2O$ (dest.) (1 Std.) . . . . . . . . . . . . . | + | + | ± |
| 10% Versene (10 min) . . . . . . . . . . . | + | + | − |
| 1% HCl (2 min) . . . . . . . . | − | + | − |

## Phosphatidnachweis nach BAKER

Schnitte oder Ausstriche werden mit neutraler Bichromatlösung fixiert. Diejenigen Lipide, die nicht mit Chromat reagiert haben, werden mit einem Lipidlösungsmittel extrahiert. Die fixierten Lipide hingegen werden mit einer Hämatoxylinlösung behandelt, die einen blauschwarzen Lack bildet. Diese Färbung ist spezifisch für Phospholipide, die mehrere konjugierte Doppelbindungen (−C=C−) enthalten, d.h. hochgesättigte Fettsäuren wie Arachidonsäure und Linolensäure (HARMS, 1957). Die Fixation erfolgt in Formolcalciumchlorid nach BAKER (1946), auch die Bichromatlösung enthält Calciumchlorid. Das zu untersuchende Material wird nach genauem Plan vorbehandelt, dann in saurer mit Natriumjodat gereifter Hämatoxylinlösung gefärbt und mit einer Lösung von Calciumferricyanid+Borax nachbehandelt. Hierdurch wird die unspezifische Braunfärbung des Untergrundes durch das Hämatein beseitigt, während die Blaufärbung der Phospholipide und einiger Proteine nicht angegriffen wird. Extrahiert man die Phospholipide mit Pyridin, so verbleibt nur die Blau- oder Schwarzfärbung der Proteine. Als phospholipidhaltig sind nur jene Stellen anzusehen, die vor der Pyridinbehandlung positiv, nach ihr aber negativ reagieren. Mit diesem Test von BAKER (1946) gelingt es auch in Blutzellen am sichersten in den Mitochondrien Phospholipide nachzuweisen (LISON, 1953). Auch CAIN (1947) bestätigt, daß die Methode hochspezifisch ist. BLOOM u. WISLOCKI (1950) wiesen im Cytoplasma nahezu aller Blut- und Knochenmarkszellen Phospholipide mit Hilfe des Bakerschen Testes nach. Auch sie fanden Phospholipide hauptsächlich in den Mitochondrien. Die lipidhaltigen Mitochondrien verursachen in mit Alkohol fixierten und nach PAPPENHEIM gefärbten Präparaten durch ihren so erzeugten Lipidverlust die sog. perinucleäre Aufhellungszone (JONES, 1947). Phosphatide finden sich auch in den Granula der Eosinophilen und in den Auerstäbchen der leukämischen Zellen (ACKERMAN, 1950). WACHSTEIN (1955) stellte mit dem Bakerschen Test eine ähnliche Fettverteilung fest wie mit Sudanschwarz B, doch waren in den unreifen Zellen kleine Stäbchen und Granula, die als Mitochondrien aufgefaßt wurden, besser dargestellt als mit Sudan.

## Nilblausulfatfärbung

Die Nilblausulfatfärbung folgt chemischen wie auch physikalischen Gesetzen. Man hat heute folgende Vorstellung vom Färbevorgang: Die Lösung enthält drei Komponenten, das Oxaxinsalz des Nilblau (fettunlöslich), die freie Base des Nil-

blauoxaxin (fettlöslich) und Oxaxonderivate (fettlöslich), wie z. B. das Nilrot von
LISON (1953). Nach HARMS (1964) färbt das Oxaxon das Neutralfett rot und das
nichtfettlösliche Nilblau die Fettsäuren blau. Der gleiche Effekt kann auch erzielt
werden, wenn in dem handelsüblichen Nilblausulfat präformiertes Oxaxon vorhanden ist. HARMS betont, was auch bereits von SMITH (1908) hervorgehoben
wurde, daß nur eine Rosa- und allenfalls Orangefärbung beweiskräftig ist für
neutrale Lipide im weitesten Sinne. Blaufärbung zeigen nicht nur Fettsäuren oder
saure Lipide, sondern auch die basophilen Zellstrukturen (LISON, 1953). LENNERT
u. WEITZEL (1952) kamen an Modellsubstanzen zu der Feststellung, daß ausschließlich flüssige Fettsäuren ($C^6$ bis $C^{11}$), niemals aber ihre Ester und niemals
Alkohol und Kohlenwasserstoff, mit Nilblau eine intensive Blaufärbung geben
und keineswegs nur ungesättigte Fettsäuren, wie dies früher vermutet wurde.
Orangerot bis rosa färben sich die Äthylester der gesättigten Fettsäuren von
Heptansäureester an aufwärts, desgleichen die flüssigen Äthylester von ungesättigten und verzweigten Fettsäuren und flüssige Triglyceride. Feste Triglyceride
bleiben ungefärbt. Nilblausulfat kann so zur Differenzierung von Fettsäuren und
Neutralfetten verwendet werden. Es handelt sich vereinfacht um eine Färbe-
mischung von fettlöslichem Farbstoff und basischem nichtfettlöslichem Farbstoff.

*Anwendung in der Hämatologie.* SCHILLING (1928) hat gezeigt, daß mit einer
Supravitalfärbung in der feuchten Kammer mit Nilblausulfat Erythrocyten
stäbchenförmige Elemente aufweisen können, sog. Erythrokonten. Die Erythrocytenmembran färbte sich hell- bis dunkelblau an.

Die Heinz-Körper der Erythrocyten werden ebenfalls in der Supravitalfärbung
in der feuchten Kammer mit Nilblausulfat dargestellt. Sie nehmen, wie dies zum
ersten Mal von FRIEDSTEIN (1911) gezeigt wurde, diesen Farbstoff besonders gut
auf.

Auch die direkte Thrombocytenzählmethode nach FEISSLY (1948) bedient
sich nach vorausgegangener Hämolyse des Vollblutes der Nilblausulfatfärbung.

# F. Anorganische Substanzen

## I. Eisen

### 1. Physiologie und Topochemie

Im lebenden Organismus ist Eisen als Spurenelement normalerweise nur in
sehr kleinen Mengen vorhanden. Es kommt nicht in freier Form vor, sondern als
Teil einiger Verbindungen, die für Sauerstofftransport und oxydative Stoff-
wechselprozesse notwendig sind. Eisenmangel führt zur Erkrankung. Der Organismus geht mit dem Element Eisen sehr haushälterisch um. Nicht benötigtes Eisen
wird in Depots gespeichert, das in Funktion stehende Eisen wird nach Verbrauch
seiner Träger metabolisch herausgelöst und erneut zum Einbau in Verbindungen
bereitgestellt, die Eisen benötigen. Die Verluste nach außen werden so gering wie
möglich gehalten. Wichtigstes Organ für Eisenumsatz und Eisenutilisation ist das
Knochenmark. Hierhin strömen 80—90% des zugeführten Eisens und nur kleine
Mengen treten in das übrige Gewebe. Der eisentransportierende Eiweißkörper im
Plasma ist das Transferrin, der Acceptor in der Zelle für das nicht sofort utilisierte
Eisen ist das Apoferritin. Depoteisen wird in der Zelle entweder als Ferritin oder
als Hämosiderin abgelagert. Die Hauptspeicherform des Eisens ist das Ferritin,
aus welchem durch weitere Fe-Aufnahme Hämosiderin gebildet werden kann.
Der Austausch zwischen Plasma, Erythropoese und den Eisendepots, insbesondere
im Knochenmark, geht rasch vonstatten und paßt sich den jeweiligen Erfordernissen bei Erkrankungen an. Hierbei spielt das in erythropoetischen Zellen be-
reitgestellte Eisen eine ebenso wichtige Rolle wie das Eisen in den Zellen des

reticulohistiocytären Systems. Wertvolle diagnostische Einblicke in den lebhaften-Eisenmetabolismus des Organismus lassen sich durch die morphologische Untersuchung mittels cyto- und histochemischer Methoden erlangen. Hiervon soll in diesem Abschnitt die Rede sein. Der Eisenstoffwechsel selbst wird nur berührt, soweit er für die Interpretation der morphologischen Befunde von Bedeutung ist. Übersichten zu diesem Thema finden sich bei Keiderling (1959), Bothwell u. Finch (1962), Gross (1964), Weinfeld (1964) sowie bei Heilmeyer (s. Kapitel Eisenstoffwechsel).

Mit histochemischen Methoden ist nur das ionisierte oder das leicht ionisierbare Eisen faßbar. Das organisch fest gebundene Eisen, das sog. maskierte Eisen, bleibt ungefärbt. Somit ist deutlich, daß „stöchiometrische" Eisenblaureaktionen, wie die Turnbullblaureaktion, nicht quantitativ sein können, weil der quantitativen Aufbereitung des Eisens im Gewebe Grenzen gesetzt sind. Bei der Berlinerblaureaktion handelt es sich um keine Ionenreaktion, sondern um eine Gleichgewichtsreaktion, die ebenfalls nicht quantitativ verläuft. Jedoch erlauben unter standardisierten Bedingungen vorgenommene Untersuchungen mit den genannten Methoden Aussagen semiquantitativen Charakters über Mengenverschiebungen des ionisierbaren Eisens. Hauptvertreter der nachweisbaren Eisenverbindungen sind Ferritin und Hämosiderin, typischer Vertreter der an Hand ihres Eisengehaltes histochemisch nicht erfaßbaren Eisenverbindungen ist das Hämoglobin.

*Ferritin*

Ferritin ist ein Eisenproteid, das kristallin dargestellt werden kann (Laufberger, 1937). Seine Kristalle sind zur Identifizierung im Gewebe benutzt worden. Der Eiweißanteil, das Apoferritin, wird in der Zelle erst bei der Eisenspeicherung synthetisiert. Das Ferritin enthält 20—24% dreiwertigen Eisens (Michaelis, 1947). Durch Reduktion in die zweiwertige Form kann Eisen freigesetzt werden (Mazur et al., 1950; Wöhler u. Körte, 1957). Das Apoferritin, Molekulargewicht 460000, steht den Globinen nahe. Ferritin stellt jene Speichereisenfraktion dar, deren Eisen bei akutem Erfordernis sofort zur Verfügung steht.

Elektronenmikroskopisch läßt sich erkennen, daß Ferritin einen Oktaeder bildet (Farrant, 1954; Bessis, 1958). Weiter konnte gezeigt werden, daß offenbar sechs kleine Eisenmicellen im Ferritinmolekül an den Ecken des Oktaeders angeordnet sind (Bessis u. Breton Gorius, 1960; Kerr u. Muir, 1960). Je nach der Lage ergeben die Moleküle verschiedene Projektionsfiguren, darunter auch Tetraden. Voll mit Eisen gesättigtes Ferritin kann durch sein charakteristisches elektronenmikroskopisches Bild nachgewiesen werden. Die Anzahl seiner Eisenatome beträgt dann 24000 (Richter, 1959). Man findet auch nicht voll mit Eisen gesättigte Ferritinmoleküle. Die elektronenmikroskopische Erfassungsgrenze für das gesamte Eisen eines Ferritinmoleküls liegt etwa bei $0,24 \times 10^{-18}$ g bei einem Bildauflösungsvermögen von etwa 5 nm (Lindner, 1963). Timm (1960)

Abb. 19a—i. Farbtafel. a und b PAS-Färbung von plättchenbildenden Megakaryocyten im Knochenmark bei Gesunden. a Grobschollige Glykogeneinlagerungen und diffuse Färbung in der abgebildeten Zelle. b Megakaryocyt mit wenig gelapptem Kern, diffuser PAS-Reaktion im Cytoplasma und feiner PAS-positiver Granulierung. PAS-positive Granula finden sich auch in den Randpartien. Die umgebenden erythropoetischen Zellen verhalten sich in typischer Weise PAS-negativ. c Färbung Sudan/Kernechtrot. Leukocytenkonzentrat: Typische Reaktion in den reifen Neutrophilen beim Gesunden. d Färbung Sudan/Giemsa, Knochenmark bei chronisch-myeloischer Leukämie: Keine Reaktion in den Myeloblasten, nicht ganz regelmäßige Reaktion in den reifen Neutrophilen. e Berlinerblau-Färbung, Knochenmarksbröckel bei einem Blutgesunden: Eine nur geringe Eisenspeicherung ist zu erkennen. f Berlinerblau-Färbung, Knochenmarksbröckel bei einem Fall von Anaemia sideroblastica Björkman: Deutlich erkennbar ist die gewaltige Eisenspeicherung im Knochenmark. g Dithizonfärbung auf Zink nach McNary (1957), Leukocytenkonzentrat, Normalfall: Granuläre und diffuse (cytoplasmatische) Zinkreaktion in den Granulocyten. Besonders kräftige Reaktionen finden sich in den Eosinophilen (unterer Bildrand). h Dithizonfärbung auf Zink nach McNary (1957), Knochenmark bei chronisch-myeloischer Leukämie: Verminderte, unregelmäßige Reaktionen in den Neutrophilen, kräftige Reaktion in den Vorstufen der Eosinophilen. i Berlinerblau-Färbung: Sideromakrophage bei sideroblastischer Anämie mit sowohl diffuser Blaufärbung und grobscholliger Hämosiderineinlagerung. Außerdem sieht man Sideroblasten und Siderocyten (obere Bildhälfte)

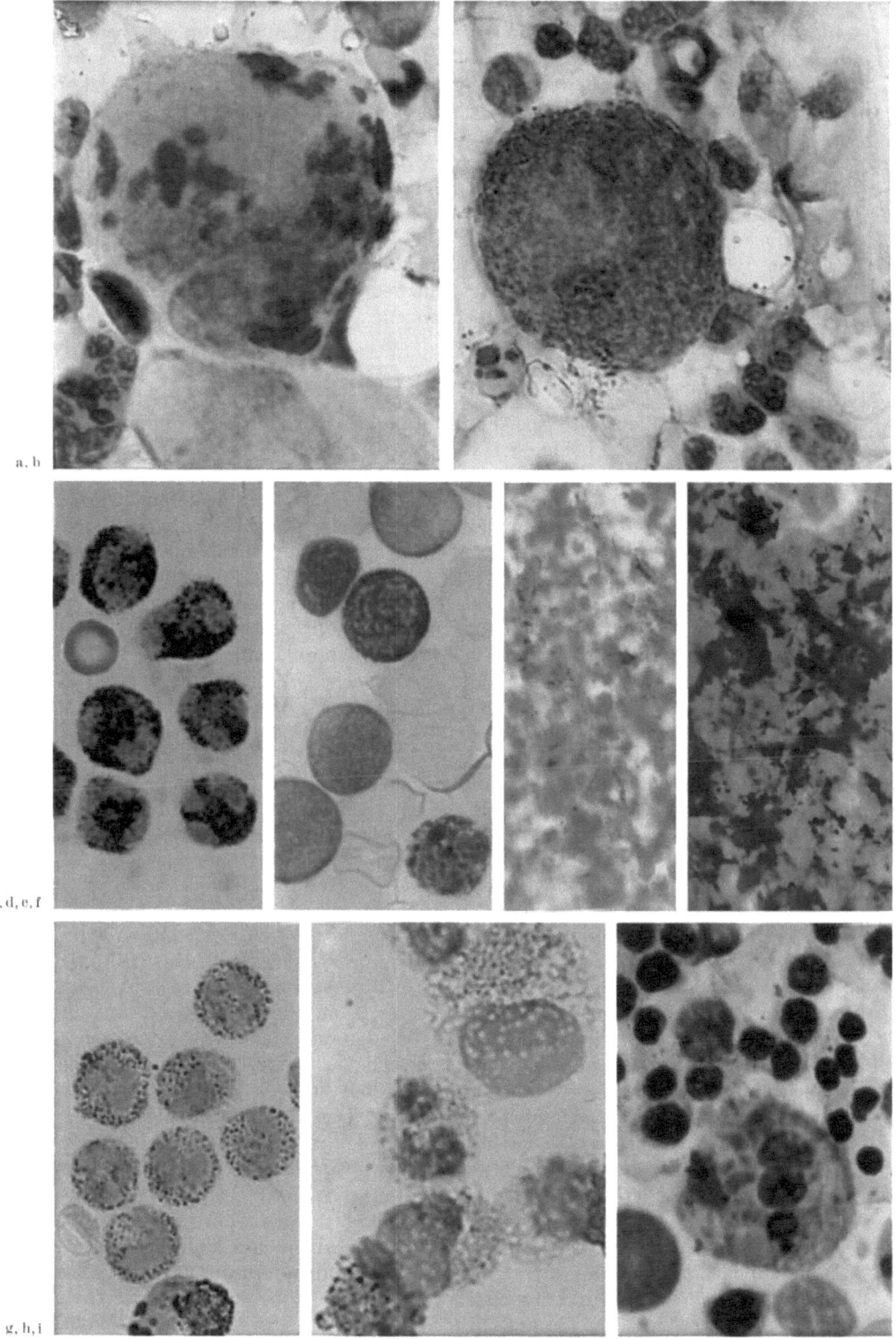

a, b

c, d, e, f

g, h, i

Abb. 19a—i

gibt die histochemische Erfassungsgrenze mit der empfindlichen Eisensulfid-dunkelfeldmethode mit $0,4 \times 10^{-15}$ g an. Der Unterschied in den Erfassungsgrenzen ist bedeutungsvoll für die Bewertung der Befunde: Mit dem Elektronenmikroskop lassen sich 100% der Erythroblasten als Sideroblasten klassifizieren (BESSIS, 1959), mit histochemischer Färbung im Lichtmikroskop dagegen nur etwa 20—60%. Es soll deshalb schon hier betont werden, daß sich die Begriffe Siderocyten, Sideroblasten und Siderophagen ausschließlich auf die Berlinerblaufärbung und die lichtmikroskopische Beobachtung beziehen (s. auch Fußnote S. 217). Reine Lösungen von Ferritin geben eine positive Berlinerblaureaktion (SHODEN u. RICHTER, 1960). Wenn Zellen exzessive Mengen von Ferritin fein verteilt im Cytoplasma enthalten, entsteht bei Färbung mit der Berlinerblaureaktion ein blauer Schleier (s. Abb. 19i). Geringere Ferritinkonzentrationen lassen sich nicht nachweisen.

### Hämosiderin

Hämosiderin ist die zweite Speicherform, in der Überschußeisen von der Zelle asserviert wird. Es unterscheidet sich vom Ferritin durch seine Schwer- bzw. Unlöslichkeit. In gewöhnlichen Schnitten und Knochenmarksausstrichen kann es als goldgelbe Granula erkannt werden. Faßt man die Entstehung des Hämosiderins als eine Art Polymerisationsvorgang auf, wird man eine ähnliche Stoffzusammensetzung wie beim Ferritin erwarten können. Untersuchungen haben gezeigt, daß Apoferritin im Hämosiderin vorkommt (LUDEWIG, 1959; WÖHLER, 1960; RICHTER, 1960). Auch ist es nicht mehr zweifelhaft, daß Hämosideringranula in wechselndem Maße Ferritin enthalten können (GREENBERG, 1956; BESSIS u. BRETON-GORIUS, 1957; STOCKENIUS, 1957; RICHTER, 1958). Sideringranula mit elektronenmikroskopisch einheitlichem Durchmesser der Eisenmicellen — wie beim Ferritin — lassen sich auf diese Weise als Ansammlungen von Ferritin identifizieren. Eine stark wechselnde Größe der elektronenmikroskopisch erkennbaren Eisenmicellen in den Sideringranula spricht für einen unterschiedlichen Gehalt an Ferritin und Hämosiderin. Die organische Trägersubstanz, das Aposiderin (GEDIGK u. STRAUSS, 1953; GÖSSNER, 1953), an die das Eisen im Hämosiderin gebunden ist, wenn eine Bindung an Apoferritin nicht mehr zustande kommt, setzt sich aus Proteinen, Kohlenhydraten und Lipiden zusammen. Sie kann eine positive PAS-Reaktion abgeben. Der Nucleotidanteil, der von WÖHLER (1960) beschrieben wurde, konnte von SCHREIBER et al. (1960) sowie von SANDRITTER et al. (1965) nicht ermittelt werden. Mikrospektrophotometrisch läßt sich bei $\lambda$ 270—280 nm ein Absorptionsmaximum nachweisen, das von SANDRITTER et al. (1965) auf tyrosin- und tryptophanhaltige Eiweißkörper zurückgeführt wird. Die Autoren fanden außerdem die Soretbande des Häms im Hämosiderin, ohne daß aus der genauen Lage des Absorptionsmaximums bei den fixierten Präparaten Rückschlüsse auf die Art der Hämkomponente zu schließen war. Der Proteinanteil des Hämosiderins beträgt 17%. Nach WÖHLER (1960) liegt das Eisenhydroxyd in polymerer Form als röntgenamorphes Gel vor. Der absolute Eisengehalt des Hämosiderins beträgt etwa 37%, er liegt also deutlich höher als im Ferritin. Wenn es auch nicht so leicht mobilisierbar ist wie Ferritin, ist das Hämosiderin doch keine unveränderlich festliegende Substanz (GEDIGK, 1958). Nur in Ausnahmefällen dürfte das Hämosiderin nicht mobilisierbar sein. Ob es sich dann um eine Besonderheit des Pigmentes handelt, d.h. um eine echte Unlöslichkeit der Eisenkomponente als Folge ihrer Alterung und Mineralisierung (SCHWIETZER, 1953), oder ob nur sehr umfangreiche, wegen ihrer Größe schwer verwertbare Pigmentschollen vorliegen (PRIBILLA, 1953), ist noch keineswegs erwiesen. Wahrscheinlicher ist es, daß ein Unvermögen der Speicherzellen besteht, das an sich mobilisierbare Eisenpigment wieder umzubauen (GEDIGK, 1963). Die Mobilisierung des Pigmenteisens erfolgt über das Ferritin. Während das Apoferritin ein speziell für rasche Eisenspeicherung und Eisenmobilisierung bereitgestelltes Protein darstellt, ist die Trägersubstanz des Hämosiderins, das Aposiderin, ein unspezifisches Zellprodukt, das bei einer unphysiologischen intracytoplasmatischen Ablagerung anorganischer und organischer Verbindungen gebildet wird. Hämosiderinpräparationen wechseln in ihrem Eisen-, Stickstoff- und Proteingehalt und Porphyrine sowie andere Pigmente können darin enthalten sein (RICHTER, 1960; SHODEN u. STURGEON, 1960). Elektronenmikroskopisch lassen sich vier verschiedene Hämosiderinformen unterscheiden (BESSIS u. BRETON-GORIUS, 1962). Es ist ferner zu beachten, daß nicht alle eisenpositive Granula Hämosiderin oder Ferritin darstellen. Substanzen wie Eisendextran und Eisensaccharate können 3—4 Wochen nach Injektion unverändert in Zellen und Gewebe vorkommen (RICHTER, 1959). Eine Unterscheidung solcher Partikel von Ferritin und Hämosiderin ist mit histochemischen Eisennachweismethoden nicht möglich.

### Die Behandlung des Überschußeisens durch die Zelle

Parenteral zugeführtes Eisen wird im Tierversuch wie auch beim Menschen sehr schnell sowohl in Ferritin als auch in Hämosiderin eingebaut (SHODEN et al., 1953; HAMPTON u. KAHN, 1953) und auch wieder mobilisiert, wenn Blutverlust eintritt. HUTCHISON hat beobachtet, daß bereits 8 min nach intravenöser Zufuhr von Eisensaccharat histochemisch nachweisbares Eisen im Knochenmark vorhanden war. Eine gewisse Zeit ist jedoch erforderlich, bis solcherart aufgenommenes Eisen metabolisiert und dem Organismus zur Utilisation zur Verfügung steht. Die Zelle bindet Überschußeisen entweder an das spezifische und leicht lösliche Apoferritin oder an die unspezifische Trägersubstanz Aposiderin, oder aber sie nimmt Eisenverbindungen wie Eisensaccharate oder Eisendextran für eine begrenzte Zeit auf, ohne sie metabolisch umzuwandeln. Immer aber sind Bedingungen erfüllt, die die Zelle schützen und es ihr gestatten weiter zu existieren trotz intracytoplasmatischer Anhäufung einer anorganischen Substanz. Die Verteilung von Ferritin im Grundcytoplasma kann diffus oder in Form von Granula erfolgen. Hämosiderin wird hauptsächlich in gut abgegrenzten cytoplasmatischen Partikeln von 0,1—1 µm Durchmesser abgelagert, die als Siderosomen bezeichnet werden (BESSIS u. BRETON GORIUS, 1957; CAROLI et al., 1957). Die Anwendung der Berlinerblaureaktion führt häufig zu kubischen Kristallen von Berlinerblau bis 1 µm Kantenlänge (s. Abb. 20b; 23b). Elektronenmikroskopisch sind Hämosiderin und Ferritingranula bisweilen von einer Membran umgeben. Es kann sich hierbei in besonderen Fällen um die Membranen vorgebildeter Zellorganellen handeln (z.B. Mitochondrien). Wenn auch Ferritin elektronenmikroskopisch gewöhnlich nicht in den Mitochondrien aufgefunden wird, nimmt man doch an, daß der Eiseneinbau in das Hämoglobinmolekül dort stattfindet. Nur bei Störungen der Hämsynthese, wie z.B. den sideroachrestischen Anämien, bleibt das Eisen in den Mitochondrien liegen, dort nämlich, wo es nicht in das Protoporphyrinmolekül eingebaut werden kann. Die Mitochondrien können sich dabei vakuolig verändern. Bei den Siderosomen kann es sich aber auch um Lysosomen handeln. Die Zelle behandelt das gebildete eisenhaltige Agglomerat als Fremdkörper und umgibt es mit einer Membran. Es entwickelt sich nun ein Phagosom, das durch die Zufuhr lysosomaler — insbesondere hydrolytischer — Enzyme zur Digestionsvakuole umgewandelt wird oder in einen lysosomalen Restkörper, der keine digestiven Veränderungen mehr erfährt (vgl. auch ESSNER u. NOVIKOFF, 1960).

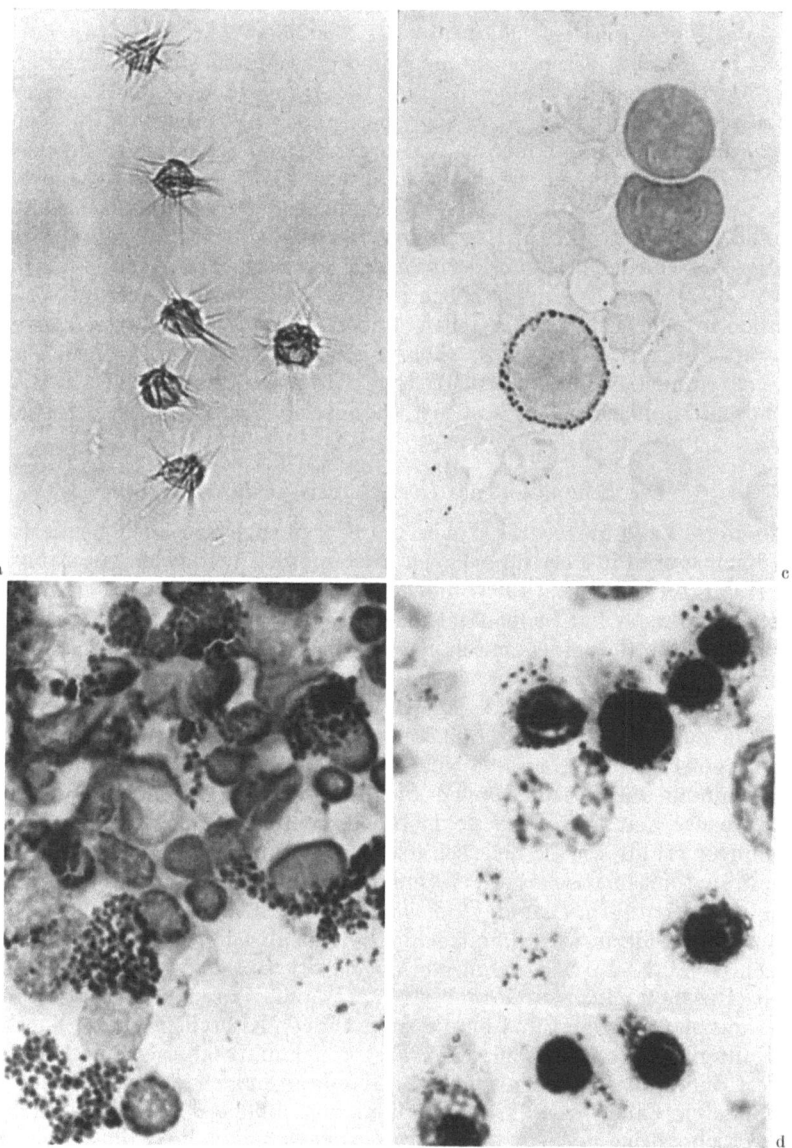

Abb. 20 a—d. a Aktivitätsnachweis für Acetylcholinesterase in menschlichen Erythrocyten (Methode nach ZAJICEK, 1954). b Berlinerblau-Färbung auf Hämosiderin, Knochenmark bei erworbener hämolytischer Anämie: Die grob-granulären intracytoplasmatischen Partikel stellen die im Originalpräparat blaugefärbten relativ homogenen Hämosiderineinlagerungen in den Reticulumzellen dar (Sideromakrophagen). c PAS-Färbung, Lymphosarkom-zelle im strömenden Blut: Perlschnurartig angeordnete Polysaccharideinlagerungen perinucleär. d Berlinerblau-Färbung, Knochenmark bei Anaemia sideroblastica Björkman: Grobschollige Siderosomen in den Erythroblasten (pathologische Sideroblasten), welche für diese Erkrankung typisch sind

### Topochemischer Nachweis

Bei der histochemischen Darstellung von Eisen handelt es sich um ein altes Kapitel der Histochemie. Übersichten finden sich bei GÖMÖRI (1936), BUNTING (1949), LILLIE (1954) wie auch bei PEARS (1960). Außer der bei Hämatologen am weitesten verbreiteten Berlinerblau-Methode (PERLS, 1867) rechnet man zu den klassischen histochemischen Verfahren auch die Turnbullblau-Methode (SCHMEL-

ZER, 1933; PEARS, 1960) und die Eisensulfidmethode nach QUINCKE (1896). Während die Turnbullblau-Methode in der Hämatologie kaum angewendet wird, sind in den letzten Jahren mit der sehr empfindlichen Eisensulfidmethode Fortschritte erzielt worden.

Sie gehen auf die Untersuchungen zum Schwermetallnachweis von TIMM (1958) zurück und wurden vor allem von HAUSMANN und NETH (1960, 1962) vorangetrieben (s. auch HAUSMANN, 1965). Die Autoren haben das von TIMM angegebene Verfahren für hämatologische Zwecke modifiziert, indem sie Schwefelwasserstoff direkt in die Zellsuspension einleiten. Es lassen sich dann in den Blutzellen die Metalle als Sulfide ausfällen und nachweisen. Bei der physikalischen Entwicklung wird an diese Sulfidgranula Silber angelagert, so daß sie zu im Hellfeld sichtbaren schwarzen Granula vergrößert werden. Es können so mit dem Lichtmikroskop Endvergrößerungen bis 100 000 erzielt werden. Bei der Interpretation der Befunde der Sulfidsilbermethode muß berücksichtigt werden, daß man im einzelnen noch nicht weiß, ob außer Eisen noch weitere Stoffe erfaßt werden und um welche es sich hierbei handelt. Auch die quantitativen Beziehungen zwischen den Sulfidsilbergranula und der endozellulären Metallmenge sind noch nicht befriedigend geklärt. HAUSMANN u. NETH unterscheiden argyrogranuläre Zellen mit schwarzen Granula und Argyrochromasie, d. h. feine bräunliche Niederschäge, in den Blutzellen. Mit dieser sehr empfindlichen Methode werden etwa zehnmal soviel argyrogranuläre Erythrocyten als „Siderocyten" im strömenden Blut erkannt. Die Autoren fanden bei schwerer Transfusionshämosiderose auch in den Lymphocyten und in den Monocyten eine positive Sulfidsilberreaktion. Die mit dieser Methode erhobenen Befunde weisen darauf hin, daß die kernhaltige rote Blutzelle ein größeres Nichthämoglobineisendepot hat als man bisher vermutete. Es ist hier auch an die elektronenmikroskopischen Untersuchungen zu erinnern, die ebenfalls mehr Nichthämoglobineisen in Form von Ferritin in den Erythroblasten zeigen als die gebräuchlichen histochemischen Färbemethoden.

Die Hauptbedeutung in der Hämatologie kommt der Berlinerblau-Reaktion zu. Mit ihr lassen sich siderophile Partikel bis zu einer Größe von 0,2 μm nachweisen (BESSIS u. BRETON GORIUS, 1962). Nach BRÜSCHKE (1962) ergibt sich eine Empfindlichkeit der Berlinerblaureaktion für Eisen von mindestens $0,1 \times 10^{-12}$ g. Die Berlinerblaureaktion kann mit der PAS-Reaktion auf Polysaccharide kombiniert werden (HAYHOE u. QUAGLINO, 1960; MERKER, 1963) und gibt Aufschlüsse über das gleichzeitige Vorkommen beider Substanzen in derselben Zelle. Sie wird außerdem benutzt zum Nachweis kolloidalen Eisens in der Methode von HALE (1946) für saure Mucopolysaccharide.

## 2. Siderocyten

1941 wies GRÜNEBERG in den Erythrocyten von Mäusen und menschlichen Feten kleine siderophile Granula mit der Berlinerblaumethode nach und nannte diese Erythrocyten Siderocyten. Die Zahl der in der Regel feinkörnigen Granula oder Siderosomen in den Siderocyten beträgt 1—20, meist aber nur 4—8. Siderosomen sind nicht gleichzusetzen der Pappenheimer-Granulation, die in den Erythrocyten panoptisch gefärbter Ausstrichpräparate beobachtet werden kann (vgl. Fußnote S. 217). Ist nur ein einzelnes Siderosom vorhanden, kann es verhältnismäßig groß ausgeprägt sein. Die kleinsten der siderophilen Granula sind mit dem Lichtmikroskop eben erkennbar. Sie können eine Größe bis 0,5 μm Durchmesser erreichen, in pathologischen Fällen bis 2 μm und 3 μm Durchmesser. Oft hat man den Eindruck, daß die siderophilen Partikel der Erythrocytenmembran von außen aufgelagert sind. Siderocyten sind junge Zellen. Sie entstehen aus den Sideroblasten des Knochenmarks und nicht, wie man früher angenommen hat, während der Alterung zirkulierender Erythrocyten (CASE, 1943). Wie bei den Reticulocyten verhalten sich auch Price-Jones-Kurve der Siderocyten (rechts verschoben) und osmotische Resistenz (erhöht). Die Siderocytenzahl im strömenden Blut kann sich unabhängig von der Reticulocytenzahl verändern (BRÜSCHKE, 1962). Verschiedene Untersucher haben festgestellt, daß die Anzahl der Siderocyten im strömenden Blut nur sehr gering ist. Sie beträgt 0—3⁰/₀₀ der Erythrocyten (BILGER und TETZNER, 1953; HUBER, 1954; ANAGNOSTOU, 1955; MORSE,

1955; Bernauer, 1957; Crosby, 1957; Brüschke, 1962). Bei Neugeborenen finden sich 3—17% Siderocyten, die innerhalb von 4 Tagen aus dem Blut verschwinden (Brüschke, 1962). Bei Frühgeburten können noch nach 16 Tagen erhöhte Siderocytenwerte beobachtet werden.

*Vermehrung der Siderocyten im strömenden Blut.* Bei Patienten, deren Milz nach traumatischer Ruptur oder im Zuge therapeutischer Maßnahmen operativ entfernt wurde und die vorher normale Siderocytenwerte aufgewiesen haben, findet sich regelmäßig eine erhebliche Vermehrung der Siderocyten im strömenden Blut (Doniach et al., 1943; Pappenheimer et al., 1945; McFadzean u. Davis, 1947; Bilger u. Tetzner, 1953; Douglas u. Dacie, 1953). Diese Beobachtung führt zu Überlegungen, wie es kommt, daß bei eingeschalteter Milz in die Zirkulation die siderophilen Partikel aus den Siderocyten verschwinden. Erstens: Es ist wahrscheinlich, daß sich die Reticulocyten, wenn sie das Knochenmark verlassen haben, einige Zeit — vielleicht nur Stunden — in der Milz aufhalten und ihre Hämoglobinsynthese vervollständigen (Berendes, 1959). Das Eisen der Siderocyten wird aufgebraucht und sie erscheinen nach Ausreifung als normale Erythrocyten in der Zirkulation. Nach Splenektomie aber findet die vollständige Eisenutilisation nicht mehr dort, sondern im strömenden Blut statt und es sind vermehrte zirkulierende Siderocyten erkennbar. Zweitens: Man beobachtet bei exzessiv hohem Serumeisen oder bei Hämsynthesestörungen in den erythropoetischen Zellen einschließlich der Knochenmarksiderocyten vermehrt siderophile Partikel von zum Teil grober Struktur. Trotzdem finden sich in der Peripherie normale Siderocytenzahlen. Es ist unwahrscheinlich, daß die Hämoglobinrestsynthese, zu welcher die jugendlichen Erythrocyten noch fähig sind, die Utilisation solcher Eisenmengen bewerkstelligt. Es muß demnach einen Mechanismus geben, der die Partikel aus dem Cytoplasma der Erythrocyten entfernt, ohne die Zellen selbst zu zerstören. Durch die Untersuchungen von Crosby (1953, 1957) wurde belegt, daß die Milz die Fähigkeit besitzt, solche Partikel aus den Erythrocyten zu entfernen. Auch die Untersuchungen von Jung (1958) sprechen dafür, daß die partikelhaltigen Erythrocyten bei der Passage der Milzsinus diese Partikel an die Sinusrandzellen abgeben, ohne dabei selbst zu Schaden zu kommen. Nach Wegfall der Milz erscheinen die Siderocyten in großer Anzahl im strömenden Blut. Da außer Siderosomen auch Jolly-Körperchen und andere Partikel nach Splenektomie vermehrt in den Erythrocyten gefunden werden, ist deutlich, daß es sich um eine unspezifische und nicht allein auf siderophile Granula beschränkte Funktion der Milz handelt. Auch zeigen die Beobachtungen eines vermehrten Vorkommens von Partikeln im Cytoplasma der Erythrocyten nach Splenektomie, daß die partikeleliminierende Funktion der Milz nicht von dem übrigen reticulohistiocytären System übernommen werden kann.

Eine Vermehrung der Siderocyten im strömenden Blut tritt auch bei der experimentellen Bleivergiftung auf (Morse, 1955; Bilger u. Tetzner, 1953; Huber, 1954; Crosby, 1957; Brüschke, 1962). Der Zeitraum bis zu ihrem Erscheinen beträgt 5—7 Tage. Die Sideroblastenzahl im Knochenmark nimmt ebenfalls zu. Dies ist nicht anders zu erwarten, da Blei die Porphyrinsynthese blockiert. Die dominierende Störung betrifft den Syntheseschritt $\delta$-Aminolävulinsäure—Phorphobilinogen. Aber auch die Koproporphyrindecarboxylase sowie die Hämsynthetase sind gestört und es kommt durch mangelhaften Hämaufbau zu einem Eisenrückstau innerhalb der Zelle (Abb. 22 C).

Außer bei Hämsynthesestörungen kann es zu einer Vermehrung der Siderocytenzahl im strömenden Blut — wenn auch nicht regelmäßig — vor allem bei Hämolysen verschiedener Genese kommen (Bilger u. Tetzner, 1953; Crosby, 1957; Brüschke, 1962).

Die praktische Bedeutung einer erhöhten oder nicht erhöhten Siderocytenzahl im strömenden Blut ist mit Ausnahme des Zustandes nach Splenektomie oder entsprechender Milzveränderungen vergleichsweise gering, da die Milz die Siderocytenzahl beeinflußt und deshalb oft nicht zu ersehen ist, ob Störungen im erythroblastischen Eisenstoffwechsel vorliegen. Bei Eisenmangel finden sich keine Siderocyten im zirkulierenden Blut.

### 3. Sideroblasten

Bei Untersuchungen über die erythropoetischen Zellen im Knochenmark wurde 1947 erstmals von DACIE u. DONIACH festgestellt, daß nicht nur einzelne Erythrocyten, sondern in viel größerem Maße noch deren kernhaltige Vorstufen Siderosomen enthalten können. Der Nachweis wurde mit der Berlinerblaureaktion geführt. Solche Erythroblasten mit eisenhaltigen Partikeln im Cytoplasma wurden als Sideroblasten bezeichnet (KAPLAN et al., 1954). Man unterscheidet normale Sideroblasten von pathologischen Sideroblasten (HEILMEYER, 1963). Der normale Sideroblast enthält 1—4, manchmal auch mehr feinkörnige Siderosomen im Cytoplasma (Abb. 16i; 19i). Diese Siderosomen sind rund, sie erreichen eine Größe von etwa 0,2—0,4 µm und liegen wahllos im Cytoplasma verstreut, ohne nähere Beziehung zum Kern. Manchmal sind sie auch durch ein feines Netz verbunden. Auch sie können der Zellmembran von außen aufgelagert sein. Beim Gesunden findet man unter den Erythroblasten 20—60% normale, d.h. feinkörnige Sideroblasten (ANAGNOSTOU u. BILGER, 1955; BERNAUER, 1957; DOUGLAS u. DACIE, 1953; KAPLAN et al., 1954). Zählt man die Anzahl der Sideroblasten im Knochenmarkausstrich in den verschiedenen Reifungsstufen prozentual aus, so sind die hämoglobinhaltigen Vorstufen stärker beteiligt als die nichthämoglobinhaltigen Erythroblasten. Der Befund zeigt, daß das histochemisch faßbare Überschußeisen in den Erythroblasten mit deren Ausreifung zunimmt.

Hierzu muß zunächst daran erinnert werden, daß siderophile Partikel erst von einer Größe von 0,2 µm Durchmesser an lichtmikroskopisch erkennbar werden. Ein negativer Eisenbefund histochemisch bedeutet also keinesfalls, daß keinerlei Eisen in der Zelle vorhanden ist. Daß Eisen trotz negativem histochemischen Befund vorhanden sein kann, wird durch die elektronenmikroskopischen Untersuchungen belegt. Der positive histochemische Befund beim Gesunden dokumentiert lediglich die physiologische Eisenphanerose in den Erythroblasten und gibt auch keine Aufschlüsse über die Intensität der Eisenaufnahme, die, wie man aus Isotopenstudien und elektronenmikroskopischen Untersuchungen weiß, bei den nichthämoglobinhaltigen Vorstufen am größten ist (LAJTHA u. SUIT, 1955; SONDHAUS u. THORELL, 1960). Die Eisenaufnahme ist ein enzymgesteuerter Prozeß, der mit zunehmender Ausreifung der Erythroblasten zurückgeht. Die Zunahme lichtmikroskopisch nachweisbaren Eisens bedeutet, daß im Laufe der Hämoglobinisierung Überschußeisen im Cytoplasma abgelagert wird, das zum Teil noch für die Hämoglobinsynthese utilisiert werden kann, zum Teil aber der eliminierenden Funktion der Milz anheimfällt.

Der *pathologische Sideroblast* enthält nicht nur zahlenmäßig wesentlich mehr Siderosomen, sondern auch vergrößerte oder verklumpte Siderosomen, die entweder beginnend ringförmig (Abb. 16i; 19i) oder komplett ringförmig um den Kern angeordnet sind (Abb. 20d). Die grobkörnigen siderophilen Granula können einen Durchmesser von 3—4 µm erreichen. Diese pathologischen Sideroblasten wurden von HAYHOE u. QUAGLINO (1960) wie auch von BOWMAN (1961) als Ringformen beschrieben und den normalen Sideroblasten gegenübergestellt, deren Granula nicht ringförmig angeordnet und von feinkörniger Struktur sind.

Untersuchungen über das Verhalten der Sideroblasten bei verschiedenen Blutkrankheiten und anderen Erkrankungen, z.B. Infekten und Tumoren, haben ergeben, daß sich sowohl die Zahl der Sideroblasten wie auch ihre individuelle Beladung mit siderophilen Partikeln erheblich verändern kann. Zwischen der Sideroblastenanzahl, dem Vorhandensein grobkörniger Siderosomen und dem

Serumeisenspiegel besteht eine lockere Korrelation (KAPLAN et al., 1954; ANAG-NOSTOU u. BILGER, 1955; MORSE, 1955; MOURIQUAND, 1958). MERKER zusammen mit KRAUSS (1964) konnten diese Befunde mit Einschränkung bestätigen. Nach MORSE (1955) sowie FINCH u. BOTHWELL (1962) ist die Korrelation besser in bezug auf den Sättigungsgrad der Eisenbindungskapazität des Plasmas.

Zur Kenntlichmachung des Grades der Eisenbeladung der Erythroblasten hat sich die Bestimmung des Sideroblastenindexes nach HAYHOE u. QUAGLINO (1960) bewährt. Hierzu werden 100 Erythroblasten aller Entwicklungsstadien differenziert und nach der Menge des

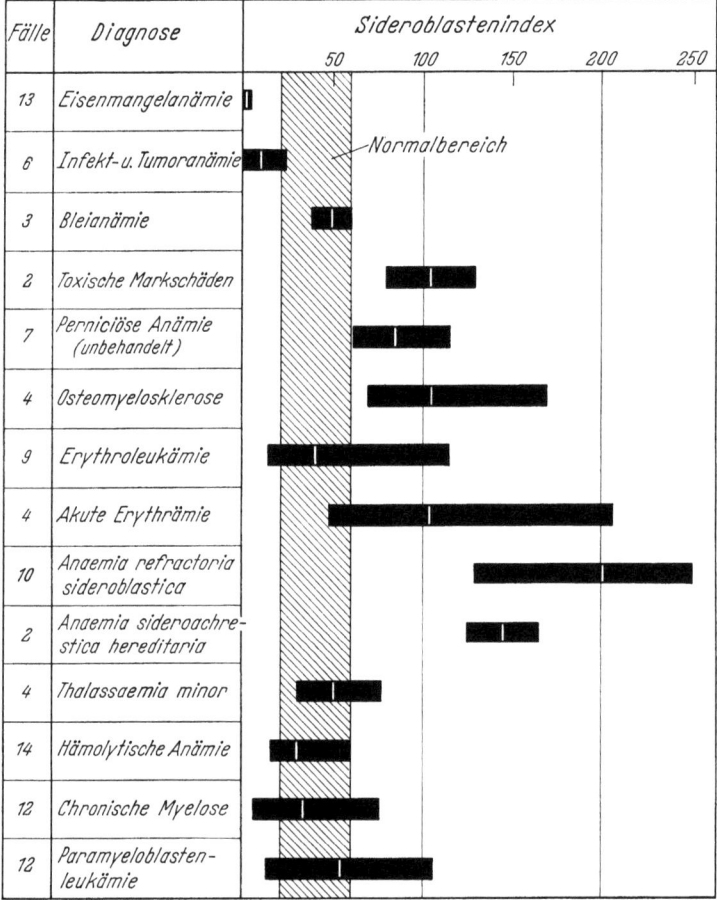

Abb. 21. Sideroblastenindex bei verschiedenen Anämien. Die Mittelwerte der Kollektive sind gekennzeichnet. (KRAUSS u. MERKER, 1964)

vorhandenen färbbaren Eisens eingestuft als 0 oder 1+, 2+ oder 3+; maximaler Index 300. Normalwert 20—60 (feine Granulationen). BOWMAN (1961) schlägt vor, nur die Ringformen der pathologischen Sideroblasten zu erfassen.

*Exzessive Vermehrung der Sideroblasten.* In den letzten Jahren ist eine Gruppe von Anämien näher untersucht worden, die mit Normo- und Hypochromie, Hyper-siderinämie und einer eklatanten Vermehrung der Sideroblasten im Knochenmark einhergeht. Die charakteristische Vermehrung der Sideroblasten war namen-gebend für diese Anämien. Im Vordergrund stehen essentielle hereditäre und er-worbene sideroblastische Anämien (Abb. 21). Zur ersten Gruppe zählen die Anaemia refractoria sideroblastica (BJÖRKMAN, 1956) und die Anaemia hypochromica sideroachrestica hereditaria (HEILMEYER et al., 1958). Zu den symptomatischen sidero-achrestischen Anämien können gezählt werden der Vitamin B$_6$-Mangel (VERLOOP, 1963), die Bleiintoxikation wie auch die Thalassämie (HEILMEYER, 1961; VERLOOP, 1963). Den genannten Anämien pathogenetisch gemeinsam ist die Störung des Hämoglobinaufbaues in den Erythroblasten. Das herangeschaffte Eisen kann in diesen Zellen nicht utilisiert werden und akkumuliert zu beträchtlichen Partikeln, die histochemisch nachgewiesen werden können. Charakteristisch für diese Erkrankungen, insbesondere für die essentiellen oder primären sideroachrestischen Anämien, sind die ringförmig um den Kern angeordneten großen verklumpten Siderosomen in den pathologischen Sideroblasten. Solche Zellen finden sich zu einem beträchtlichen Anteil unter den Sideroblasten, deren Gesamtzahl 90% der Erythroblasten und mehr erreicht. Da die Hämoglobinsynthese darniederliegt, finden sich auch vermehrt basophile Erythroblasten. Das Cytoplasma dieser Zellen kann spärlich ausgebildet sein und charakteristischerweise können eigentümlich vakuolisierte Erythroblasten gesehen werden (DACIE et al., 1959). Aus dem beschriebenen morphologischen Befund kann mit Sicherheit auf Störungen in der Eisenverwertung geschlossen werden. Hieraus leiten sich die diagnostische Bedeutung der Sideroblastenzahl im allgemeinen und der pathologischen Sideroblasten im besonderen für die Erkennung von Hämsynthesestörungen ab. Nach HEILMEYER (1963) können solche Störungen auf verschiedene Weise zustande kommen:

1. Durch Schädigung oder Wegfall der Hämsynthetase, die den Einbau des Eisens in das Protoporphyrinmolekül bewirkt.

2. Durch metabolische Störungen im Zellstoffwechsel, die verhindern, daß das Eisen in jene Form überführt wird, die für den Einbau in das Protoporphyrinmolekül benötigt wird.

3. Durch Strukturstörungen innerhalb der Zelle, die bewirken, daß das Eisen nicht an den Ort des Protoporphyrinmoleküls herankommen kann.

Zur Nomenklatur:

*Siderosomen* = Eisenhaltige Partikel im Cytoplasma, darstellbar mit spezifischen Eisennachweisen (z.B. mit der Berlinerblaureaktion).

*Pappenheimer-Granulation* = Basophile Granula, ungleichmäßig verteilt, verschieden kalibrig. Sie finden sich in den Erythrocyten nach panoptischen Färbungen. Diese Granula können Eisen enthalten, man findet es aber nicht obligatorisch. Die Granula der typischen basophil punktierten Erythrocyten sind vielfach eisenfrei (PAPPENHEIMER et al., 1945).

*Siderocyten* = Erythrocyten, die mit der Berlinerblaureaktion nachweisbare Siderosomen enthalten. Man kann Sideroreticulocyten, Sideronormocyten und Sideromegalocyten unterscheiden.

*Normale Sideroblasten* = Metabolisch und morphologisch normale Erythroblasten, die mit der Berlinerblaureaktion nachweisbare Siderosomen enthalten. Es handelt sich um wenige Granula, die unregelmäßig im Cytoplasma verteilt sind (Abb. 16i; 19i).

*Pathologische Sideroblasten* = Stoffwechselgestörte Erythroblasten, die mit der Berlinerblaureaktion nachweisbare grobkörnige Siderosomen (HEILMEYER, 1963) enthalten, deren Anzahl gegenüber normalen Sideroblasten *vermehrt* ist, und die beginnend ringförmig oder ringförmig um den Kern angeordnet sind (auch als Ringformen bezeichnet; BOWMAN, 1961; Abb. 16i; 20d).

*Sideroblastische Anämie* = Hypersiderinämische Anämie mit dem charakteristischen Vorkommen pathologischer Sideroblasten im Knochenmark. Im engeren Sinn werden so bezeichnet: Anaemia refractoria sideroblastica (BJÖRKMAN, 1956) und Anaemia hyperchromica sideroachrestica hereditaria (HEILMEYER et al., 1958). Es sind die primären oder essentiellen sideroachrestischen Anämieformen, bei welchen die Vermehrung der pathologischen Sideroblasten in der Regel 90% übersteigt. Bei den sekundären sideroachrestischen Anämien kann die Zahl der pathologischen Sideroblasten wesentlich niedriger liegen.

*Sideromakrophagen* = Zellen des reticulohistiocytären Systems, die mit der Berlinerblaureaktion nachweisbare eisenhaltige Agglomerate und Partikel enthalten oder auch eine diffuse Blaufärbung erkennen lassen (eisenspeichernde Sinusrandzellen, Histiocyten oder Stromazellen, Abb. 19i; 20b; 23).

4. Durch eine Störung des Protoporphyrinaufbaues in einem der vorausgehenden Syntheseschritte (Heilmeyer u. Clotten, 1961).

5. Durch eine verzögerte Anlieferung des Globins.

Abb. 22. Fall A zeigt die normalen Verhältnisse: Protoporphyrin, Eisen und Globin treten in den Mitochondrien, dem Orte der normalen Hämoglobinsynthese, in stöchiometrischen Mengen zusammen. Im Falle B kommt die Vereinigung von Protoporphyrin und Eisen nicht zustande. Untersuchungen haben gezeigt, daß als Folge hiervon eine Vermehrung von freiem Protoporphyrin und von freiem Vorratseisen in den Erythroblasten eintritt. Über einen Globinanstau ist bisher nichts bekannt. Im Falle C ist die Synthese von Protoporphyrin vermindert. Wiederum kommt es zu einem Anstau von freiem Eisen. Im Falle D ist die Globinanlieferung fehlerhaft und vermindert, es kommt zum Überschuß von freiem

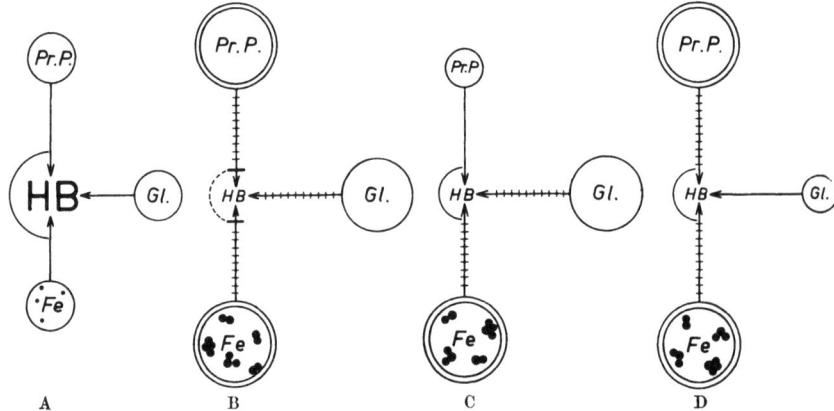

A                B                C                D

Abb. 22 A—D. Die verschiedenen Störungen der Hämoglobinsynthese, die zur Entstehung und Vermehrung grobkörniger (pathologischer) Sideroblasten führen (aus Heilmeyer, 1963). Weitere Erklärung s. Text

Protoporphyrin und von Eisen. In den Fällen B, C und D kommt es infolge der verminderten Hämoglobinproduktion zur Anämie. Der Fall B ist nach den Untersuchungen der Heilmeyerschen Schule die häufigste Störung. Sie findet sich in der Mehrzal der primären sideroachrestischen Anämien wie auch bei Panmyelopathien, Erythroleukämien und bei der Bleianämie. Seltener sind die Störungen im Falle C mit verminderter Protoporphyrinanlieferung. Hierher gehört die $B_6$-sensible Anämie, bei welcher die Protoporphyrinsynthese schon auf der Stufe des Zusammentrittes von Succinat-CoA mit Glycin gestört ist. Weitere kongenitale Fermentdefekte mit verminderter Protoporphyrinsynthese wurden von Heilmeyer u. Clotten (1961) beschrieben. Bei der Thalassämie liegt eine echte Störung der Globinsynthese vor, welche einen Aufstau von Eisen und Protoporphyrin in den Erythroblasten bewirkt (Fall D).

*Mäßige Vermehrung der Sideroblasten.* Die Beurteilung der Sideroblasten zu diagnostischen Zwecken erfolgt nach der Anzahl ihrer siderophilen Partikel, nach deren Größe und Art wie auch nach der Verteilung im Cytoplasma. Bei einer mäßigen Vermehrung der Sideroblasten im Knochenmark sind die siderophilen Granula im allgemeinen klein, vereinzelt finden sich auch gröbere Partikel und selten sind sie ringbildend. Es kann sich um 10—20 feine Granula handeln oder aber um 6—8 gröbere, die diffus im Cytoplasma verteilt sind und keine Beziehung zum Kern erkennen lassen. Die Sideroblastenzahl überschreitet selten 80%, der Indexwert liegt meist unter 150. Befunde mit mäßiger Vermehrung der Sideroblasten im Knochenmark werden erhoben bei einem großen Teil der sekundären sideroachrestischen Anämien (Abb. 21), insbesondere bei Thalassämie, manchmal bei pyridoxinsensibler Anämie und auch bei arzneimittelinduzierten sideroachresti-schen Anämien durch Isoniazid oder Cycloserin (Kohn, Heilmeyer u. Clotten, 1962; Redleaf, 1962; McCurti, 1963). In diese Gruppe gehören auch viele Patienten mit erworbener oder kongenitaler hämolytischer Anämie, megalo-blastischer Anämie, myeloproliferativen Erkrankungen wie auch mit aplastischen Anämien und Hämochromatosen (Hayhoe u. Quaglino, 1960; Bowman, 1961; Merker, 1961; Verloop u. Bos, 1963; Dacie u. Doniach, 1947; McFadzean u. Davis, 1947; Douglas u. Dacie, 1953; Bilger u. Tetzner, 1953; Kaplan et al., 1954).

*Verminderung der Sideroblasten.* Aus dem bisher dargelegten wird die außer-ordentliche Variabilität des Sideroblastenanteils im Knochenmark wie auch seiner qualitativen Eigenschaften deutlich (Abb. 21). Sideroblastenanzahl und Qualität der siderophilen Partikel stellen einen empfindlichen Indicator dar für die im Knochenmark zur Utilisation zur Verfügung stehende Eisenmenge. Sinkt diese Eisenmenge ab, verringert sich auch die Anzahl der Sideroblasten. Hieraus leitet sich die zweite wichtige Sideroblastenveränderung ab, deren pathogenetische Ur-sache in einem absoluten und relativen Eisenmangel zu suchen ist. Als Leitsatz kann gelten, daß eine Verminderung der Sideroblastenzahl unter 15% gleichbedeutend ist mit Eisenmangel für die Erythropoese. Es ist hier zu bemerken, daß die Anämie-formen auf dem Boden von Hämaufbaustörungen genauso mit einer, meist aber partiellen, Hypochromie einhergehen können, wie diese auch charakteristisch ist für Eisenmangelzustände, so daß diagnostische Irrtümer entstehen können. Hin-sichtlich der Sideroblasten zeigen beide Anämiegruppen jedoch durch die Ver-mehrung bei der einen und Verminderung bei der anderen konstante und gegen-sätzliche Veränderungen. Im Hinblick auf die Erythropoese sind zu den Eisen-mangelzuständen auch — mit Einschränkungen — Infekt- und Tumoranämien zu rechnen (Bernauer, 1957; Bessis u. Breton-Gorius, 1962), bei welchen durch die Blockade des reticulohistiocytären Eisens für die Erythropoese ein relativer Eisenmangel entsteht. Sideroblasten werden häufig nicht beobachtet (Kaplan et al., 1954; Mauriquand, 1958). Zwischen dem Erythroblasteneisen einerseits und dem reticulohistiocytären Eisen im Knochenmark andererseits bestehen in-sofern direkte Beziehungen, als durch den Vorgang der Rhopheocytose Ferritin von den Sideromakrophagen des Reticulums zu den Erythroblasten und um-gekehrt übertragen werden kann und andererseits bei ineffektiver Erythropoese Erythroblasteneisen auf dem Wege der Phagocytose von den Reticulumzellen übernommen wird. Das Phänomen der Eisenphanerose in den Erythroblasten und seine Veränderlichkeit unterliegen jedoch anderen Gesetzmäßigkeiten als die Eisendepots in den Zellen des reticulohistiocytären Systems des Knochenmarkes. Hierauf soll im nächsten Abschnitt eingegangen werden. Zu erwähnen ist noch, daß sich die Siderocytenzahl im Knochenmark in der Regel gleichsinnig mit der Sideroblastenzahl verändert

## 4. Sideromakrophagen im Knochenmark

Neben Leber und Milz stellt das Knochenmarkreticulum den wichtigsten Eisenspeicher des Organismus mit hoher Kapazität dar, dessen Eisengehalt normalerweise mit 150 mg angegeben wird (Heilmeyer u. Heilmeyer, 1959). Das reticulohistiocytäre Eisendepot wird hauptsächlich durch Phagocytose eisen-haltiger Verbindungen gespeist. Der normale Abbau gealterter Erythrocyten er-folgt überwiegend im Knochenmark (54—74%) und zu kleineren Teilen in der Leber und in der Milz (v. Ehrenstein u. Lockner, 1959). Auch parenteral ver-abreichtes kolloidales Eisen wird initial vom reticulohistiocytären System auf-genommen. Sind die Parenchymzellen des Organismus mit Eisen überladen,

kommt sekundär durch Untergang und Phagocytose der eisenhaltigen Zellen auch
eine Überladung des RHS zustande. Während der Transferrinmechanismus im
Plasma bei normalem Sättigungsgrad von etwa einem Drittel in erster Linie die
Erythropoese versorgt und bei höheren Sättigungsgraden auch Eisen an die
übrigen Parenchyme abgibt, sind Reticulumzellen unter normalen Verhältnissen
in der Regel nicht in der Lage, vom Transferrin Eisen aufzunehmen. Wohl aber
sind sie in der Lage, ihr Eisen an Transferrin abzugeben. Diese Eisenabgabe kann
verhindert sein, z. B. bei hoher Transferrinsättigung und vor allem beim Infekt
mit seiner Irritation des Gesamt-RHS, der ja auch zu erhöhter Eisenaufnahme
in dieses System führt. Gesetzmäßig sinkt dann der Serumeisenspiegel ab (Heilmeyer u. Plötner, 1937; Heilmeyer et al., 1958). Parenteral injiziertes Eisen
verläßt rascher die Blutbahn, Eisenanhäufungen entstehen in der Milz, im lokalen
Entzündungsgebiet und im Knochenmarkreticulum. Das Bild einer hypochromen
hyposiderinämischen Anämie resultiert. Das reticulohistiocytäre System reguliert
in hohem Maße den Plasmaeisenspiegel.

Zu Sideromakrophagen können sich alle jene Zellen des reticulohistiocytären
Systems entwickeln, die die potentielle Fähigkeit zur Phagocytose besitzen, wie
z. B. Sinusrandzellen, Histiocyten, Stromazellen, Monocyten. In den nach der
Berlinerblaumethode gefärbten cytologischen und histologischen Präparaten
imponieren diese eisenspeichernden Zellen als Sideromakrophagen durch ihre
Blaufärbung. Der unmittelbare Kontakt der Knochenmarkreticulumzellen mit der
Erythropoese weist diesen Zellen eine Ammenfunktion für die Erythroblasten zu
(Undritz, 1950; Bessis u. Breton-Gorius, 1962). Im Rahmen ihrer nutritiven
Aufgabe können sie Eisen in die Erythroblasten einschleusen (Rhopheocytose)
und möglicherweise auch in umgekehrter Richtung wieder entnehmen, wenn in
den Erythroblasten ein Eisenanstau vorliegt. Grundsätzlich kann gelten, daß sich
das reticulohistiocytäre Eisen des Knochenmarkes, das in erster Linie für die
Erythropoese zur Verfügung steht, ebenso verhält wie das Eisen im übrigen RHS.
Bisweilen scheint es jedoch eine gewisse Sonderstellung gegenüber den Eisenablagerungen im übrigen reticulohistiocytären System einzunehmen, insofern, als
dieses bevorzugt aufgebraucht wird. Besonders dann, wenn das Eisentransport-
system darniederliegt.

Am Beispiel eines seltenen Falles einer kongenitalen Atransferrinämie ließ sich zeigen,
daß im Knochenmark weder erythroblastisches Eisen noch extraerythroblastisches Eisen
nachweisbar war, trotz exzessiver Siderose des gesamten übrigen Organismus (Heilmeyer
et al., 1961; 1965). Die histochemische Untersuchung des Knochenmarks auf Hämosiderin
kann hier zu einer Fehleinschätzung des Gesamtreserveeisens führen. Auch bei Patienten
mit paroxysmaler nächtlicher Hämoglobinurie oder Lungenhämosiderose kann unter Umständen im Knochenmark färbbares Eisen fehlen, obwohl in Lungen und Nieren erhebliche
Eisenablagerungen vorhanden sind. Umgekehrt können bei bestehendem Eisenmangel im
Knochenmark gefärbte Eisenpartikel dann vorkommen, wenn kurz vorher Eisen parenteral
verabreicht worden ist.

Im allgemeinen jedoch spiegelt das Knochenmarkeisen den Zustand auch der
übrigen Eisenspeicher im Organismus wider, wobei ein gewisser Zeitfaktor zum
Einpendeln in die jeweilige Erfordernislage in Rechnung gestellt werden muß.

Die klinische Bedeutung der morphologischen Exploration des reticulohistiocytären Speichereisens erhellt besonders aus dem Umstand, daß z. B. Veränderungen, die auf Eisenmangel hindeuten, wie der erniedrigte Serumeisenspiegel,
die verminderte Transferrineisensättigung und die Hypochromie der Erythrocyten, allein *keine* Rückschlüsse auf das Verhalten des Speichereisens zulassen.
Bei den genannten Befunden kann Speichereisen sowohl fehlen als auch reichlich
vorhanden sein. Gefüllte und überfüllte, aber blockierte Eisenspeicher bei Infekt
und Tumoren bewirken für die Erythropoese einen ähnlichen Zustand verminderter Eisenutilisation wie der echte Eisenmangel z. B. bei chronischen Eisen-

verlusten durch Blutungen (HEILMEYER et al., 1958; HEILMEYER, 1961; BOTH-WELL u. FINCH, 1962). Therapeutische Konsequenzen von prinzipieller Bedeutung (Eisenzufuhr bei echten Eisenmangelzuständen und gezielte Infektbehandlung bei chronischen Infekten mit überfüllten Eisendepots) hängen von der Exploration der Eisenspeicher ab, die einfach und zuverlässig auf morphologischem Wege erfolgen (Abb. 19e; 19f) und durch die Bestimmung der Plasmaeisenbindungs-kapazität ergänzt werden kann.

### Morphologie der Sideromakrophagen

Die Beurteilung des reticulohistiocytären Eisenspeichers im Knochenmark kann entweder im histologischen Schnitt oder im cytologischen Ausstrichpräparat erfolgen. Beide Methoden haben ihre Verfechter. Für rasche Entscheidungen in der klinischen Praxis ist das Verfahren am Ausstrichpräparat dem umständlichen histologischen Verfahren vorzuziehen. Es gibt, wie sich gezeigt hat, ausgezeichnete Resultate. An der Freiburger Klinik hat sich hierzu das Vorgehen von PRATT u. JOHNSON (1954) unter Berücksichtigung der Erfahrungen von RATH u. FINCH (1948) sowie von LÜDIN (1955) bewährt.

Hierbei ist es absolut notwendig, die Randpartien erhaltener Markbröckel mit dichter aber transparenter Zellagerung an mehreren Präparatstellen, unter Umständen auch in verschiedenen Präparaten, zu untersuchen, so daß eine repräsentative Stichprobe gewährleistet ist. Dünne Ausstrichpräparate sind zur Beurteilung ungeeignet. Ohne Färbung, stark abgeblendet, kann man im Lichtmikroskop bereits die gelbgefärbten Hämosiderinpartikel erkennen. Beurteilt bzw. geschätzt werden einmal die Menge der blaugefärbten siderophilen Partikel in den dichten Zellagen der Präparate (Abb. 19e; 19f) — hier geht auch das färbbare Eisen der Erythroblasten mit ein — und zum anderen Art und Beschaffenheit der siderophilen Agglomerate in den einzelnen Sideromakrophagen, die im Präparat bei stärkerer Vergrößerung aufgesucht werden (Abb. 19i; 20b; 23). Die Einstufung der Menge des färbbaren Eisens im Knochenmark erfolgt in Anlehung an PRATT u. JOHNSON (1954) von 0 (kein färbbares Eisen) bis 4 (exzessive Eisenmengen nachweisbar). Normalerweise findet man wenige meist feinkörnige siderophile Granula in einzelnen Sideromakrophagen (Bewertung 1+, Abb. 19e; 23a). Eine Vermehrung des färbbaren Speichereisens liegt bei den Abstufungen 2+ bis 4+ vor (Abb. 19f; 19i; 20b; 20d; 23b; 23c).

Die siderophilen Partikel in den Sideromakrophagen können von unterschiedlicher Gestalt sein. Es wurde beobachtet, daß z.B. bei beschleunigtem Eisen-Turnover bei Hämolyse die färbbaren Eisenpartikel in den Sideromakrophagen meist sehr einheitlich konfiguriert und scharf begrenzt sind. Überwiegend findet sich eine Partikelgröße von 0,5—2 μm Durchmesser, auch bei extremer Beladung der Einzelzelle (Abb. 20b; 23b). Dabei kann das Gesamteisen im Knochenmark exzessiv vermehrt sein. Wir haben mit ROTHWELL u. FINCH (1962) die Vorstellung, die auch durch ferrokinetische Untersuchungen mit Radioeisen bei hämolytischen Anämien bestätigt wird, daß es sich bei diesen vergleichsweise kleinen siderophilen Partikeln in den Sideromakrophagen um frisch abgelagertes und rasch wieder mobilisierbares Depoteisen handelt, das der Erythropoese wieder zugeführt wird. Ein ganz anderes Bild der Eisenspeicherung bieten die Sideromakrophagen im Knochenmark bei chronischen Infekten, bei Tumoren und bei essentiellen sideroachrestischen Anämien. Das Eisen wird überwiegend in Form mächtiger Hämosiderinagglomerate abgelagert, die bis 8 μm Durchmesser und mehr erreichen können (Abb. 19f; 19i; 23c). Daneben finden sich färbbare eisenhaltige Substanzen in amorpher Form oder diffus verteilt, vielfach auch in polymorphen Hämosiderin-plaques von unscharfer Begrenzung. Bei sideroblastischen Anämien und auch bei chronischen Infekten dürfen wir annehmen, daß es sich hierbei um alte Eisendepots handelt, gleichsam in fester Verpackung. Sie sind einem rasch mobilisierenden Zugriff nicht mehr zugänglich. Es dokumentiert sich so rein morphologisch der Wegfall des Eisensoges zur Erythropoese, der — im Falle der sideroblastischen Anämien — durch eine Störung der Hämsynthese zustande kommt, oder im Falle chronischer

Infekte oder ähnlicher Funktionszustände des RHS durch ein Unvermögen der Sideromakrophagen, ihr Eisen wieder zu mobilisieren. Im letzteren Falle tritt eine funktionell oder metabolisch bedingte Eisenabgabebehinderung zutage.

Somit ergeben sich auch aus der Art des morphologischen Verhaltens der färbbaren eisenhaltigen Partikel in den Sideromakrophagen funktionelle Hinweise auf den Eisenstoffwechsel im Knochenmark. Es soll noch ergänzt werden, daß eine diffuse Eisenblaufärbung in allen Stadien der Eisenspeicherung gelegentlich beobachtet werden kann.

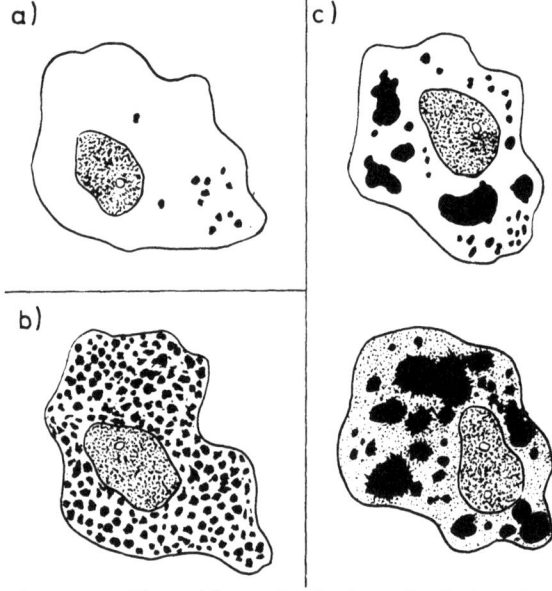

Abb. 23. Verschiedene Formen der Eisenspeicherung in Knochenmarksreticulumzellen (Sideromakrophagen) nach Berlinerblau-Färbung. Weitere Erklärung s. Text. (Krauss u. Merker, 1964)

### Die praktische Anwendung der Schätzmethode für reticulohistiocytäres Eisen im Knochenmark

Bothwell u. Finch (1962) haben die Resultate verschiedener Untersucher zusammengetragen (Tabelle 10). Deutlich hervor heben sich die Reduktion des

Tabelle 10. *Verhalten des Speichereisens im Knochenmark* (nach Bothwell u. Finch, 1962; ergänzt nach eigenen Untersuchungen. Intensität der Eisenblaufärbung: 0 = negativ, 1—2 = schwach, 3—4 = mittel, 5—6 = stark)

| Erkrankung | 0 | 1—2 | 3—4 | 5—6 |
|---|---|---|---|---|
| Gesunde und nicht anämische Personen | 6 | 57 | 19 | 0 |
| Infekt | 6 | 13 | 31 | 11 |
| Eisenmangel | 132 | 38 | 0 | 0 |
| Perniciosa | 6 | 20 | 69 | 7 |
| Erythroleukämien | 1 | 14 | 2 | 1 |
| Sideroblastische Anämien | 0 | 1 | 5 | 8 |
| Idiopathische Hämochromatose | 0 | 0 | 11 | 13 |
| Transfusionshämosiderose | 0 | 0 | 0 | 13 |

färbbaren Knochenmarkeisens bei Eisenmangelanämie und die massive Überladung mit färbbarem Eisen bei idiopathischer Hämochromatose und bei Transfusionssiderosen. Anämien mit hämolytischer Komponente zeigen eine Verlagerung des Eisens von der Erythropoese in das reticulohistiocytäre System. Bei länger andauernden Infekten und bei Tumoren findet sich die bekannte Vermehrung des reticulohistiocytären Eisens, das in den Sideromakrophagen blockiert ist. Eine massive Eiseneinlagerung in den reticulohistiocytären Zellen des Knochenmarkes findet nach eigenen Untersuchungen auch bei essentiellen oder primären sideroachrestischen Anämien statt, wie auch bei allen Zuständen mit vermehrter ineffektiver Erythropoese. Auch Erythroleukämien können vermehrt Knochemarkeisen aufweisen. Bei den genannten Erkrankungen (s. auch VERLOOP) zeigt sich die verstärkte Eisenphanerose nicht nur im Knochenmark, sondern auch im übrigen Organismus. Der Eisensog zum Knochenmark ist stark verringert, der Serumeisenspiegel erhöht, das Transferrin im Plasma in hohem Maße mit Eisen gesättigt, wodurch auch eine Eisenabgabe an die speichernden Parenchyme des Organismus in Gang kommt. Hierdurch entsteht die Gefahr zusätzlicher Störungen wie z. B. der sekundären Hämochromatose. Aus dem Verhalten des Knochenmarkspeichereisens lassen sich im allgemeinen folgende Rückschlüsse ziehen:

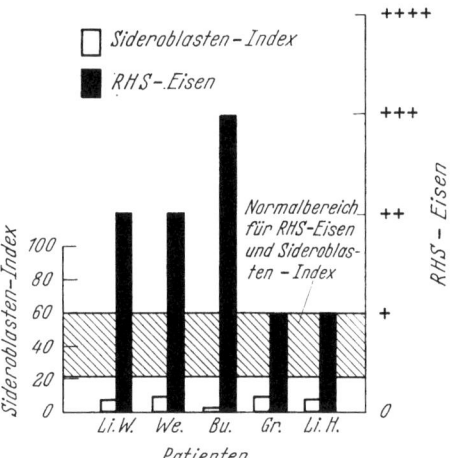

Abb. 24. Intra- und extraerythroblastisches Eisen im Knochenmark bei Infekt- und Tumoranämien. Der auffällig niedrige Sideroblastenindex kennzeichnet die Behinderung der Eisenutilisation in der Erythropoese durch die Eisenblockade im Reticulum. (KRAUSS u. MERKER, 1964)

1. *Vermindertes Speichereisen im Knochenmark.* Eine verminderte oder fehlende Eisenblaureaktion im Knochenmark spricht dann für einen allgemeinen Eisenmangel, wenn eine bei chronischem Verlauf hypochrome Anämie vorliegt.

2. *Vermehrtes Speichereisen im Knochenmark.* Eine Vermehrung des färbbaren Eisens im Knochenmark wird beobachtet (Abb. 19f).

a) bei Anämien mit hämolytischer Komponente, bei welchen vermehrt Hämoglobin abgebaut wird,

b) bei metabolischer oder funktioneller Blockade des Eisens in den Sideromakrophagen,

c) bei absoluter Vermehrung des Gesamtspeichereisens im Organismus.

Können nicht genügend Reticulumzellen hinsichtlich ihres Eisengehaltes untersucht werden, lassen sich auch aus der Anzahl der Sideroblasten und dem Charakter ihrer siderophilen Partikel Rückschlüsse auf das reticulohistiocytäre Eisen im Knochenmark ziehen. Sind die Sideroblasten vermehrt und finden sich auch grobkörnige Siderosomen, so kann mit Sicherheit auf vermehrtes extraerythroblastisches Eisen geschlossen werden. Nicht aber umgekehrt. Chronische Infekte zeigen beispielhaft, wie neben einer massiven Eisenspeicherung im Knochenmarkreticulum die Anzahl der Sideroblasten vermindert ist (Abb. 24).

## 5. Zur Differentialdiagnose zwischen Anaemia refractoria sideroblastica (Björkman) und Erythroleukämie (DiGuglielmo)

Die differentialdiagnostische Problematik der beiden Erkrankungen wird an anderer Stelle dieses Buches erörtert. Es sollen hier lediglich cytochemische Befunde besprochen werden, die in einer Reihe von in Frage kommenden Fällen zur Differentialdiagnose beitragen können. Die Befunde gründen sich auf die

PAS-Positivität der Erythroblasten und auf das färbbare Eisen in den Erythroblasten wie auch in den Sideromakrophagen des Knochenmarkes. Abb. 25 zeigt die Befundkonstellation bei 14 Fällen von Anaemia refractoria sideroblastica (MERKER zusammen mit KRAUSS, 1964). Die grobgranulären Siderosomen in den

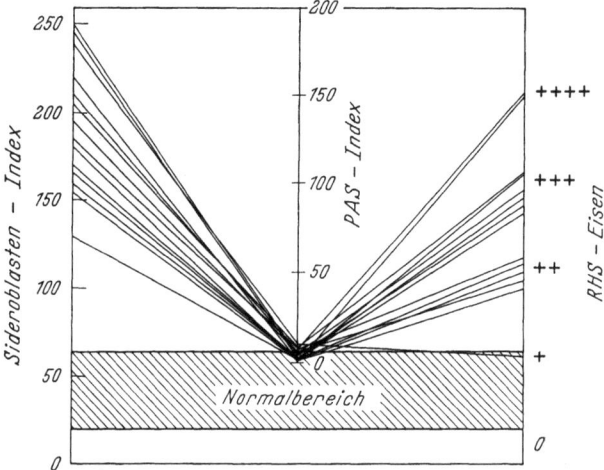

Abb. 25. Befundkonstellation bezüglich der Sideroblasten, PAS-positiven Erythroblasten und Sideromakrophagen (RHS-Eisen) bei idiopathischen sideroblastischen Anämien. (KRAUSS u. MERKER, 1964)

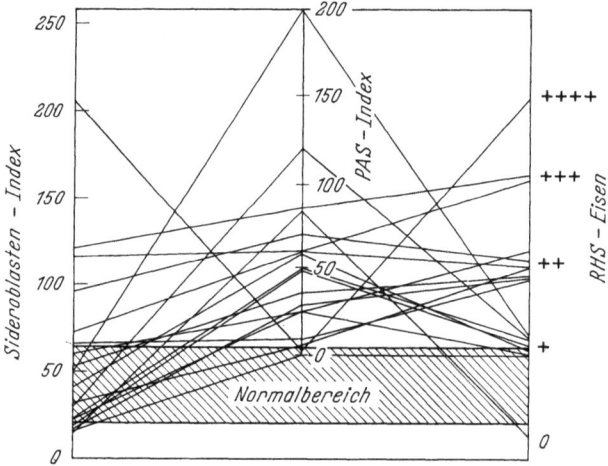

Abb. 26. Befundkonstellation bezüglich der Sideroblasten, PAS-positiven Erythroblasten und Sideromakrophagen (RHS-Eisen) bei Erythroleukämien. (KRAUSS u. MERKER, 1964)

Sideroblasten bewirken relativ hohe Werte für den Sideroblastenindex. In diesem Zusammenhang kann erwähnt werden, daß ein Sideroblastenindex über 100 sehr stark für eine Eisenverwertungsstörung spricht, ein Indexwert unter 100 aber nicht gegen eine solche. In der Mehrzahl der Fälle ist das RHS-Eisen stark, manchmal bis zum Exzess vermehrt. PAS-positive Erythroblasten kamen nur in geringer Anzal vor, oft fehlten sie bei sideroblastischen Anämien vollständig.

Sehr viel weniger einheitlich ist das Bild bei Erythroleukämien (Abb. 26). Unter 18 Fällen zeigte sich nur in einem einzigen Fall die bei sideroblastischen Anämien wohl typische Befundkonstellation mit exzessiver Vermehrung der Sideroblasten und des RHS-Eisens und nur wenigen PAS-positiven Erythroblasten. Die Mehrzahl der Fälle von Erythroleukämien zeigt eine zum Teil beträchtliche Vermehrung PAS-positiver Erythroblasten im Knochenmark mit zum Teil intensiven Reaktionen. Die Sideroblasten können manchmal vermehrt sein, ebenso verhält sich auch das RHS-Eisen, das nur in einem Falle fehlte. Weitere Beobachtungen zur gleichen Problematik finden sich bei HAYHOE u. QUAGLINO (1960), VERLOOP u. BOS (1963) sowie bei MERKER (1963).

## II. Zink

### Physiologische Bedeutung und topochemischer Nachweis

Zink kann als Spurenmetall in allen tierischen und menschlichen Geweben nachgewiesen werden. Zinkarme Ernährung führt im Tierversuch zu ausgesprochenen Mangelerscheinungen. Beim Menschen ist bei bestimmten Erkrankungen, z. B. bei Achylia gastrica und Lebercirrhose, ein Zinkmangel festzustellen. Seine pathogenetische Bedeutung ist jedoch unklar (WOLFF, 1964). Verschiedene Enzyme sind als Zinkproteine erkannt worden (s. Tabelle 11; vgl. auch VALLEE, 1959).

Tabelle 11. *Zinkhaltige Enzyme* (nach WOLFF, 1964)

| Enzyme | Molekulargewicht | Metallgehalt % |
|---|---|---|
| Carboanhydrase . . . . . . . . . . . . . . . . . | 30 000 | 0,2—0,3 |
| Carboxypeptidase (Rinderpankreas) . . . . . . . . | 34 300 | 0,18 |
| Alkoholdehydrogenase (Pferdeleber) . . . . . . . . | 73 000 | 0,18 |
| Glutaminsäuredehydrogenase (Rinderleber) . . . . . | 1 000 000 | 0,02—0,03 |
| Milchsäuredehydrogenase (Kaninchenmuskel) . . . . | ? | 0,07 |
| Alkalische Phosphatase (Schweineniere) . . . . . . . | ? | 0,15 |
| (E. coli) . . . . . . . . . . . . . . . . . . | 80 000 | 0,17 |

Auch die alkalische Phosphatase in menschlichen Leukocyten ist mit Zink assoziiert (TRUBOWITZ, 1960). Ebenso ist Insulin mit Zink verbunden, doch steht auch ein zinkfreies aktives Insulin zur Verfügung. Nach WOLFF (1964) kann die biologische Rolle des Zinkes folgendermaßen umrissen werden:

1. Beteiligung beim Aufbau von Metallenzymen, die mit dem Verlust von Zink ihre biologische Wirkung verlieren.

2. Unspezifische Aktivierung verschiedener Fermentsysteme.

3. Bildung schwerlöslicher Zinkkomplexe mit Proteohormonen, die Depotformen vergleichbar sind. Die Wirkstoffe können bei Bedarf freigesetzt werden.

Im Plasma ist ein zinkbindender Eiweißkörper nachgewiesen worden. Zinkreiche Gewebe sind die Langerhansschen Inseln, die Hauptzellen in der Magenschleimhaut, die Panethschen Zellen im Dünndarm, die Epithelien der Prostata, die Leukocyten und das Zentralnervensystem.

Im Vergleich zu anderen menschlichen und tierischen Organen ist der Zinkspiegel im Blut in der biochemischen Bestimmung vergleichsweise niedrig (650—690 μg je 100 ml; VALLEE und GIBSON, 1948; WOLFF, 1950; 1956; DAUM, 1954; KOCH et al., 1956). Ein Teil des Zinkes findet sich in den Erythrocyten (1250—1800 μg je 100 ml; SMIRNOW, 1948). Im Hinblick auf die relativ hohe Aktivität der Carboanhydrase in den Erythrocyten ist der Zinkspiegel jedoch verhältnismäßig gering. WOLFF (1956) konnte zeigen, daß in den Erythrocyten etwa 1 μg Zink auf $10^9$ Zellen enthalten ist, in den Leukocyten jedoch etwa 20mal mehr, nämlich 22,5 μg auf $10^9$ Zellen.

Im cyto- oder histochemischen Zinknachweis wird allgemein die Diphenylthiocarbazid- oder die Diphenylthiocarbazon-(Dithizon-)Methode angewandt (OKAMOTO, 1942; MAGER et al.,

1953). Die besondere Fähigkeit der letzteren Verbindung sich intravital mit Zink zu vereinen, macht es überdies möglich, eine intravitale Technik zum Zinknachweis im Tierversuch einzusetzen (Wolff et al., 1952; Stampfl, 1959; Logothetapoulos, 1960; Amann, 1963). Diphenylthiocarbazon bildet mit verschiedenen Schwermetallen (Zn, Pb, Ag, Cu, Hg, Au, Cd) unlösliche gefärbte Komplexsalze (Abb. 27).

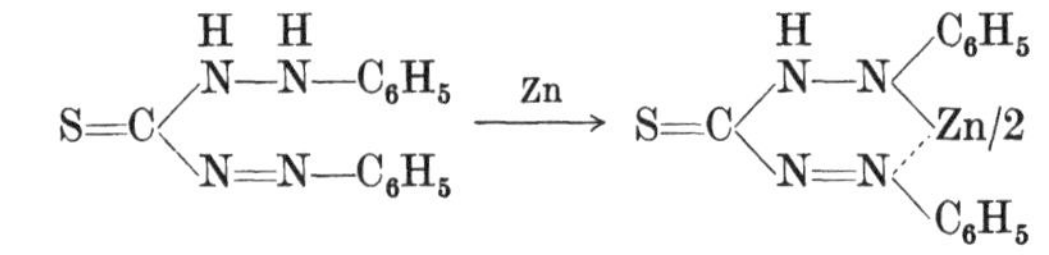

$$S=C\Big\langle \begin{matrix} \overset{H}{N}-\overset{H}{N}-C_6H_5 \\ N=N-C_6H_5 \end{matrix} \xrightarrow{\ Zn\ } S=C\Big\langle \begin{matrix} \overset{H}{N}-N\diagup^{C_6H_5} \\ \diagdown Zn/2 \\ N=N\diagdown \\ C_6H_5 \end{matrix}$$

Abb. 27. Komplexsalzbildung des Diphenylthiocarbazons mit Zn

Der Dithizon-Zink-Komplex ist von rötlicher Farbe und bildet sich in alkalischen, neutralen oder sauren Lösungen. Die Reaktion ist recht empfindlich und erfaßt Mengen bis zu 0,6 μg in neutraler oder saurer Lösung. Die Spezifität der Dithizon-Reaktion auf Zink kann durch Anwendung von komplexbildenden Puffern kontrolliert werden (Mager et al., 1953). McNary (1957) verwendet das von Mager et al. (1953) angegebene Dithizon-Aceton-Wasser-System ohne komplexbildenden Puffer als Such-Test für Leukocytengranula. Der Autor färbt luftgetrocknete Blutausstriche und kann so myeloische, d.h. granulahaltige Zellen von lymphatischen Zellen unterscheiden. Die Reaktion ist einfacher und schneller als die Peroxydasereaktionen, die zum gleichen Zweck eingesetzt werden. Die Färbung ist dann zuverlässig, wenn durch Hydrolyse die Erythrocyten entfernt werden, die durch ihre Anwesenheit — offensichtlich infolge ihres Gehaltes an Zink (Carboanhydrase) und an Hämoglobin (Eisen) — die Reaktion fehlerhaft machen können (McNary, 1957). Amann und Wolff (1956) haben sowohl eine Dithizon-Methode zum Nachweis von Zink und Kupfer angegeben als auch die cytochemische Reaktion mit dem Schwermetallreagens 2-Carboxy-2'-oxy-5'-Sulfonsäure-Formozylbenzol (Zinkon). Mit der Zinkon-Reaktion, die auch Rašcović und Gerebtzoff (1963) an Blutzellen angewendet haben, bilden sich blaue Farbkomplexe. Sie ist weniger empfindlich (1,0 μg Zink). Der Zinkon-Zink-Komplex ist mit EDTA aufzubrechen und die EDTA-Anwendung führt zum Verlust der blauen Farbe. Der Zinkon-Kupfer-Komplex dagegen ist sehr fest und kann mittels der EDTA-Behandlung auf diese Weise von der Zinkverbindung unterschieden werden.

Timm und Neth (1958) haben außerdem gezeigt, daß auch die Sulfid-Silber-Reaktion zum Zinknachweis geeignet ist. Diese Reaktion ist noch empfindlicher als die Dithizon-Reaktion. Zur Differenzierung der Metallsulfide wurden Säuren und ebenfalls Komplexbildner benutzt, trotzdem gelingt aber die für den Hämatologen interessante und wichtige Unterscheidung zwischen Zink und Eisen nur schwer. Timm (1958) hat außerdem eine Magnesium-Dithizonat-Methode zum Zinknachweis angegeben, die von Voigt (1958) bei Untersuchungen am Pankreas verwendet wurde.

## Zink in Blut- und Knochenmarkszellen

Nachdem feststand, daß Leukocyten etwa 25mal mehr Zink aufweisen als die carboanhydrasereichen Erythrocyten (Wolff, 1956; 1964), war es von großer Bedeutung mit histochemischen Methoden festzustellen, welche Leukocytenarten und welche intracellulären Strukturen Zink enthalten. Die Versuche hierzu gehen bis auf Okamota (1942) und seine Diphenylthiocarbazid-Methode zurück und wurden ständig verbessert. Insbesondere haben Untersuchungen angestellt Chauncey u. Lionetti (1952), Mager et al. (1953), Amann u. Wolff (1956), Arvy (1959), McNary (1957, 1960), Amann (1963), Rašković und Gerebtzoff (1963). Danach ergibt sich folgendes Bild: Mit der Dithizon-Reaktion läßt sich Zink sowohl in den Neutrophilen als auch in den Eosinophilen, Basophilen und Gewebsbasophilen nachweisen. In Übereinstimmung mit dem biochemischen Befund eines besonders hohen Zinkgehaltes in den Eosinophilen ist auch die histochemische Reaktion in diesen Zellen besonders kräftig (Abb. 19g). In den Neutrophilen läßt sich Zink sowohl in den Granula als auch im Cytoplasma nachweisen (McNary, 1957). Besonders aufschlußreich waren Untersuchungen von Szmigielski u. Litwin (1965). Die Autoren führten eine Schätzmethode ein und teilten die zinkpositiven Zellen nach der Intensität ihrer Reaktion in Klassen von 0 bis 4+ (maximaler Index 400) ein. Sie fanden, daß Zink in der granulo-poetischen Zellreihe vom Metamyelocyten an eingebaut wird und an Menge mit der Ausreifung der Zellen zunimmt. Sie stellten außerdem fest, daß die Granulo-cyten des Knochenmarkes schwächer reagieren als die Granulocyten des strömen-den Blutes. Positive Reaktionen fanden sie außerdem in Gewebsmastzellen und in lymphatischen Reticulumzellen. Von allen genannten Autoren wurden negative Befunde in den kleinen und großen Lymphocyten beschrieben wie auch in den Lymphoblasten, in den Erythroblasten und in den Normoblasten. Auch AMANN (1963) kam zu der Auffassung, daß der Zinkgehalt der Granulocyten mit der Aus-reifung zunimmt.

Mit der Zinkonreaktion, die von AMANN u. WOLFF (1956) sowie von RAŠKOVIĆ u. GEREBTZOFF (1963) angewendet wurde, fanden die letztgenannten Autoren ausschließlich Reaktionen in den Granula der Eosinophilen. Die Intensität der Reaktion variierte von Zelle zu Zelle und von Granulum zu Granulum. Einige Eosinophile ließen nur wenig zinkpositive Granula erkennen, im strömenden Blut wurden außerdem zinknegative Eosinophile festgestellt. In den Eosinophilen von Neugeborenen ist die Reaktion durchweg positiv. Der Zinkgehalt der Eosino-philen wird von WOLFF (1956) als zehnmal höher angegeben als der der Neutro-philen. Eosinophile sind wahrscheinlich die zinkreichsten Zellen des Körpers. Große Zinkansammlungen finden sich außerdem in den Charcot-Leydenschen Kristallen. In Rattenversuchen stellten RAŠKOVIĆ u. GEREBTZOFF eine Abnahme der Reaktion in den Eosinophilen nach Röntgenbestrahlung fest.

Die nächstliegende Erklärung für den Befundunterschied zwischen der Dithizon-Methode und der Zinkon-Reaktion wäre die geringere Empfindlichkeit der letzteren. RAŠCOVIĆ und GEREBTZOFF führen noch eine andere Erklärung ins Feld. Sie gehen davon aus, daß die Zinkon-Reaktion sogar noch empfindlicher sei als die Dithizon-Reaktion (RUSH u. YOA, 1954) und daß die menschlichen Leukocyten einen Zink-Protein-Komplex besitzen, der sich von der Carboanhydrase unterscheidet und 80% des Zellzinkgehaltes enthält (HOCH u. VALLEE, 1952; VALLEE et al., 1954). Die Autoren sind der Meinung, daß dieses Zinkprotein die extrahier-bare und ionisierbare Fraktion darstellt, die bei pH 7,2 löslich ist, während die zurückblei-benden Zinkverbindungen bei diesem pH-Wert unlöslich sind. Sie vermuten, daß die extrahierbaren und ionisierbaren Zinkfraktionen an die Granula der Eosinophilen gebunden sind und daß diese leichtdisponiblen Zinkverbindungen mit der Zinkon-Technik ausschließlich erfaßt werden. Mit der Dithizon-Reaktion werden außer der leicht verfügbaren Zinkfraktion in den Granula auch noch die festverankerten Zinkverbindungen im Cytoplasma dargestellt, wie die Untersuchungen von MCNARY (1957) erweisen.

Die Hypothese von RAŠKOVIĆ und GEREBTZOFF (1963) würde den Eosino-philen eine Rolle beim Transport organischer Zinkverbindungen zuweisen, die möglicherweise Basophilen und Gewebsbasophilen ebenfalls zukommt. Es ist zu diskutieren, ob hier nicht jene Histamin-Zinkverbindungen in den Granula er-faßt werden, die dem von KERP und KASEMIR (1963) näher untersuchten Histamin-Zink-Heparin-Komplex entsprechen. Blutbasophile und Gewebsmast-zellen sind erst in den letzten Jahren auf ihren Zinkgehalt histochemisch untersucht worden (AMANN, 1963; KERP u. KASEMIR, 1963; SZMIGIELSKI u. LITWIN, 1965). AMANN (1963) hat Vergleiche zwischen der histochemischen Me-thode am Präparat und der intravitalen Dithizontechnik angestellt. Es zeigte sich, daß nach Anfertigung von nativen Blutausstrichen bei Ratten und Meer-schweinchen nach vorausgegangener intravenöser Applikation von Dithizon ledig-lich die Eosinophilen eine durch Dithizon verursachte mäßig starke Rotfärbung ihrer Granula erkennen ließen. Dieser Befund deutet ebenfalls auf einen besonders hohen Zinkgehalt der Eosinophilen hin. Neutrophile und Basophile — soweit beurteilbar — blieben ungefärbt. Auch die Gewebsmastzellen im Mesenterium von Ratten und Meerschweinchen zeigten hierbei keine Dithizonreaktion.

### Der topochemische Zinknachweis in Blutzellen bei verschiedenen Erkrankungen

Aus dem bereits Besprochenen ist ersichtlich, daß Zink sowohl in den Leukocytengranula als auch im Cytoplasma der Granulocyten cytochemisch nachweisbar ist. Es ist nun zu fragen, ob mit dem topochemischen Zinknachweis krankheitsoder reaktionsbedingte Veränderungen feststellbar sind, die diagnostisch genutzt werden können. Solche Veränderungen würden einmal die leicht extrahierbare Zinkfraktion in den Granula betreffen wie auch das festverankerte Zink im Cytoplasma. Da die gefärbte Substanz Zinkdithizonat ist, die beide Zinkfraktionen erfaßt, sind aus der Menge und der Intensität der Farbpräcipitate semiquantitative Rückschlüsse auf die vorhandene Zinkmenge möglich. Man könnte demnach bei vermehrtem Zinkgehalt verstärkte, bei vermindertem Zinkgehalt abgeschwächte bzw. partiell fehlende Reaktionen in der Zelle erwarten. Der besondere Vorteil des histochemischen Zinknachweises liegt — wie in allen topochemischen Reaktionen — darin, daß erkannt werden kann, welche Zellen betroffen sind und ob intracelluläre Veränderungen oder Verlagerungen des Zinks eingetreten sind.

Gehen wir zunächst von den *Ergebnissen der biochemischen Forschung* an Leukocyten bei verschiedenen Erkrankungen aus. Die erste Beobachtung über ein abnormes Verhalten des Zinkspiegels in Leukocyten stammt von Vallee et al. (1949), die eine merkliche Abnahme des Leukocytenzinks bei Patienten mit chronischmyeloischer Leukämie festgestellt haben. Die Autoren fanden außerdem einen Wiederanstieg des Zinkspiegels in den Leukocyten, wenn die Patienten erfolgreich behandelt waren und eine Remission eintrat. Fredericks et al. (1951) beobachteten eine Verminderung des Leukocytenzinkes bei Lebercirrhose. Gibson et al. (1950) berichteten zuerst über verminderte Zinkwerte in leukämischen Zellen und Dennes et al. (1960, 1962) fanden in den leukämischen Zellen approximativ nur die Hälfte des Zinkes, verglichen mit normalen Granulocyten. Einbezogen in die Untersuchung waren auch chronisch lymphatische und myeloische Leukämien. Fredericks et al. (1964) konnten feststellen, daß die Leukocyten von Patienten mit akuter lymphatischer Leukämie und von Patienten mit myeloischer Metaplasie einen niedrigen Zinkgehalt aufweisen, während die Leukocyten bei akuter Monocytenleukämie und Paramyeloblastenleukämie ca. 80—95% der normalen Zinkmenge besitzen. Sie fanden weiter, daß die Leukocyten bei Polycythaemia vera und reaktiver Leukocytose Zink in normalen Mengen enthalten und daß die Leukocyten bei Perniciosa einen verminderten Zinkgehalt aufweisen können. Die Autoren haben außerdem den leukocytären Zinkgehalt mit der Aktivität der alkalischen Leukocytenphosphatase verglichen und festgestellt, daß sich beides vollständig unabhängig voneinander verhält (Fredericks et al., 1960; 1964). Dieser Befund trifft auch für die Aktivität der Alkoholdehydrogenase, Carboxypeptidase und Milchsäuredehydrogenase der menschlichen Leukocyten zu. Der von Hoch u. Vallee (1952) sowie von Vallee et al. (1954) in menschlichen Leukocyten beschriebene zinkhaltige Eiweißkörper ist nicht identisch mit Fermentproteinen und steht auch keineswegs in direkter Verbindung mit der Aktivität der genannten leukocytären Enzyme. Fredericks et al. (1964) haben außerdem festgestellt, daß auch die Aktivität der Glucose-6-Phosphatdehydrogenase, der Fumarase, Aconitase und Arginase nicht in Korrelation steht mit der bisher bekannten Variabilität des Leukocytenzinks. Bei erfolgreicher Behandlung sowohl der Perniciosa als auch bei chronisch-myeloischer Leukämie steigt der Leukocytenzinkspiegel wieder an. In der Schwangerschaft und unmittelbar post partum werden normale Werte für das Leukocytenzink gefunden und außerdem ist nach biochemischen Messungen der leukocytäre Zinkgehalt weder korreliert mit Eosinophilie, Basophilie und überhaupt Differentialblutbildveränderungen, noch mit der Leukocytengesamtzahl (Fredericks et al., 1964).

*Cytochemische Studien* über das Verhalten des Zinks in Leukocyten bei einer Reihe von Erkrankungen wurden von verschiedenen Autoren ausgeführt und erbrachten wesentliche Ergänzungen zu den bisher erörterten biochemischen Befunden. Zunächst ist festzustellen, daß zwischen dem Ausreifungsgrad der Granulocyten und ihrem Zinkgehalt entgegen der Auffassung von FREDERICKS et al. (1964) doch eindeutige Beziehungen bestehen. Sowohl AMANN (1963) mit Dithizon- und Zinkonreaktionen wie auch SZMGIGIELSKI u. LITMIN (1965) mit der Dithizonmethode von MCNARY (1957) haben festgestellt, daß die Zinkmenge in den Granulocyten mit der Ausreifung ansteigt. Weiter kann der biochemische Befund eines verminderten Zinkgehaltes in den Leukocyten bei chronisch-lymphatischer Leukämie nach Untersuchungen von SZMGIGIELSKI u. LITWIN (1965) nicht aufrechterhalten werden. Die Autoren konnten zeigen, daß die Granulocyten bei Lymphadenose kräftigere Zinkreaktionen aufweisen als die Granulocyten bei Gesunden. Weder normale noch leukämische Lymphocyten enthalten Zink. Die Befunde von DENNES et al. (1960) bei chronischer Lymphadenose, die einen verminderten Zinkgehalt der Leukocyten ergaben, müssen deshalb auf Grund der neuen cytochemischen Befunde dahingehend interpretiert werden, daß bei der Messung im wesentlichen die zinkfreien Lymphocyten erfaßt wurden und der Zinkreichtum der wenigen Granulocyten nicht in der Masse der zinknegativen Lymphocyten erkannt werden konnte. Es handelt sich hier um eine typische Korrektur biochemischer Befunde an heterogen zusammengesetzten Zellsuspensionen durch die Histochemie.

Der geringe Zinkgehalt der leukämischen Granulocyten ist auch mit der cytochemischen Dithizonmethode erkennbar. Mit dem Verfahren von MCNARY (1957) (Dithizon—Aceton—Wasser) läßt sich zeigen, daß die leukämischen Granulocyten wohl große dithizongefärbte Granula enthalten, nicht aber die cytoplasmatische Zinkreaktion. Diese ist auch mit dem Dithizon-Komplexpuffer in normalen Neutrophilen faßbar. Im Vergleich zu der sehr regelmäßigen Zinkreaktion in den Granula normaler Neutrophiler (Abb. 19g) zeigen die leukämischen Zellen ein unregelmäßiges Bild mit zum Teil sehr großen abnormen Granula bis zu sehr verkleinerten Formen dieser Zellorganellen. Meist sind auch weniger Granula in der Einzelzelle vorhanden als normalerweise (Abb. 19h).

Bei der Einstufung der zinkpositiven Granulocyten nach der Stärke ihrer Reaktion in Klassen (SZMGIGIELSKI u. LITWIN, 1965) kommt dieser Befund noch deutlicher zum Ausdruck. Gegenüber einem Normalindex für Blutgranulocyten von 178 fanden die Autoren bei 18 Fällen von chronisch-myeloischer Leukämie einen Mittelwert von 101. Auch bei 14 Fällen von Paramyeloblastenleukämie (mittlerer Index 72), bei neun Fällen von multiplem Myelom (mittlerer Index 54) und bei neun Fällen von Lymphogranulomatose (mittlerer Index 108) waren die Werte gegenüber dem Normalwert deutlich vermindert. Eine verstärkte Reaktion fanden die Autoren in acht Fällen von Osteomyelosklerose mit myeloischer Metaplasie (mittlerer Index 213) und bei vier Fällen von Lymphadenose (mittlerer Index 199). Bei Osteomyelosklerose mit myeloischer Metaplasie machten die Autoren die Beobachtung, daß im strömenden Blut Granulocyten vorhanden waren, die entweder in die Reaktionsklassen 0 oder 1 oder in die Klassen 3 oder 4 eingestuft werden konnten, während im Knochenmark nur Zellen der Stufen 3 und 4 aufzufinden waren. Die Autoren diskutieren eine heterotope Cytogenese für die zinkarmen Zellen bei dieser Bluterkrankung. RAŠCOVIĆ u. GEREBTZOFF (1963) haben mit der Zinkon-Reaktion festgestellt, daß auch bei Eosinophilen bei chronisch-myeloischer Leukämie einen Zinkverlust ganz unabhängig von ihrem Reifegrad erleiden. Als Ursache wird eine metabolische Störung vermutet, die bei den leukämischen Granulocyten die Synthese organischer Zinkverbindungen behindert. Die Autoren vermuten die gleiche metabolische Störung auch als Ursache der Verminderung des Zinkgehaltes der Eosinophilen nach Röntgenbestrahlung im Rattenversuch.

### Die praktische Anwendung topochemischer Zinknachweise

1. Als Granulafärbung für Granulocyten: Die Dithizonreaktion [in der Modifikation von MCNARY (1957) mit Dithizon—Aceton—Wasser] ist einfacher und

rascher ausführbar als Peroxydase- und Sudanfärbung, zu welchen Beziehungen bestehen. Die Phase der Degranulation kann mit der Zinkreaktion ausgezeichnet verfolgt werden.

2. Mit Hilfe einer einfachen Schätzmethode (Szmigielski u. Litwin, 1965) lassen sich verminderte, normale oder auch verstärkte Reaktionen auf Zink in den Granulocyten erkennen und diagnostisch auswerten.

*Verminderte Reaktionen* finden sich bei Tumoren, Infekten und verschiedenen Neoplasien des lymphatischen und myeloischen Systems sowie bei Nephropathien.

*Verstärkte Reaktionen* finden sich bei Osteomyelosklerose und Lymphadenose.

3. Die Reaktion erleichtert die histochemische Differenzierung zwischen Reticulumzellen (zinkpositiv) und Myelo- oder Lymphoblasten (zinknegativ).

Ein Versuch, die cytochemische Reaktion auf granulocytäres Zink zur Frühdiagnose bei Carcinomen auszubauen, ist kürzlich von Brunner u. Frühwaldt (1966) gemacht worden.

## III. Kupfer

Kupfer kann in allen menschlichen Geweben in Spuren nachgewiesen werden. Sein Vorkommen beträgt ca. 2—8 µg pro Gramm Trockengewicht. Der Körper enthält 80—100 mg Kupfer. Die höchste Konzentration findet sich in der Leber, weniger auch im Muskelgewebe, im Gehirn und im Knochen. Im Blut kommt Kupfer in verschiedenen Formen vor. Es kann an Albumin locker gebunden sein, wo es mit Diäthyldithiocarbamat direkt reagiert oder an Caeruloplasmin, wo es, aus seiner festen Verbindung erst freigesetzt werden muß (indirekt reagierend). Caeruloplasmin hat schwache Oxydaseaktivität für Substanzen, die zu Chinonen oxydiert werden können. Erythrocyten enthalten eine grün-blaue Verbindung, das Erythrocuprein. Noch eine weitere kupferhaltige Verbindung ist aus Erythrocyten isoliert worden. Ausführliche Darstellungen der metabolischen Bedeutung von Kupfer finden sich bei Heilmeyer, Keiderling u. Stuwe (1941) sowie bei Wintrobe (1966), im Hinblick auf Blutkörperchen und Blut bei Plum (1963).

Im allgemeinen sind die im Gewebe vorhandenen Kupferkonzentrationen zu gering für den histochemischen Nachweis und nur pathologische Anhäufungen wie z.B. bei der Wilsonschen Erkrankung sind mikroskopisch erfaßbar. Die Proteinkupferkomplexe entgehen dem histochemischen Nachweis und besondere Verfahren (z.B. die Anwendung von Wasserstoffperoxyd oder Salzsäuredampf, Lit. b. Amann, 1963) zu ihrer Freisetzung sind empfohlen worden.

Zum cytochemischen Kupfernachweis an Blut- und Sternalmarkausstrichen finden in der Regel Anwendung die Rubeanwasserstoffmethode nach Okamoto (1942), die Dithizonmethode, die Zinkonmethode, beide von Amann u. Wolff (1956) angegeben, sowie die Hämatoxylinmethode nach Mallory u. Parker (1939). Mit diesen Methoden läßt sich zeigen, daß auch in einzelnen Blutzellen Kupfer nachweisbar ist. So finden sich positive Befunde in den Granula der Eosinophilen, ebenso auch in den Granula der Basophilen und Gewebsbasophilen. Negative Befunde werden in den Granula wie im Cytoplasma der Neutrophilen erhoben, ebenso in den Lymphocyten, Monocyten, Megakaryocyten und Plättchen (Amann, 1961; 1963).

## Literatur

*Einleitung, Nucleinsäuren und Proteine*

Ackerman, A. C.: Cytochemical properties of the blood basophilic granulocyte. Ann. N.Y. Acad. Sci. **103**, 376 (1963). — Alfert, M., and I. Geschwind: A selective staining method for the basic proteins of cell nuclei. Proc. nat. Acad. Sci. (Wash.) **39**, 991 (1953). — Armstrong, J. A.: Histochemical differentiation of nucleic acids by means of induced fluorescence. Exp. Cell Res. 11, 640 (1956). — Astaldi, G., and E. Strosseli: Histochemische Untersuchungen an den Leukoblasten und Leukocyten der konstitutionellen Alder'schen Anomalie. Schweiz. med. Wschr. 88, 991 (1958). ∼ Histochemical findings in hematologic anomalies. Tex. Rep. Biol. Med. 20, 295 (1962).

Barka, T., and P. J. Andersson: Histochemistry. New York: Harper & Row, Publ. Inc. 1963. — Bauer, H.: Die Feulgen'sche Nuklealfärbung in ihrer Anwendung auf zytologische Untersuchungen. Z. Zellforsch. 15, 225 (1932). — Bertalanffy, L. v.: Eine fluoreszenzmikroskopische Schnellmethode zur Diagnose des gynäkologischen Karzinoms. Klin. Wschr. 37, 469 (1959). — Bertalanffy, L. v., M. Masin, and F. Masin: A new and rapid method for diagnosis of vaginal and cervical cancer by fluorescence microscopy. Cancer (N.Y.) 11, 873 (1958). — Bethe, A.: Die Einwirkung von Säuren und Alkalien auf Färbbarkeit tierischer Gewebe. Beitr. chem. Physiol. Path. 6, 399 (1905). — Bloch, D. P., and H. Hew: Changes in nuclear histones during fertilization and early embryonic development in the pulmonate suail, helix aspersa. J. biophys. biochem. Cytol. 8, 69 (1960). — Boivin, A., R. Vendrely et C. Vendrely: L'acide désoxyribonucléique dépositaire des caractères héréditaires, arguments d'ordre analytique. C. R. Soc. Biol. (Paris) 226, 1061 (1948). — Bontke, E., G. Kern u. N. Schümmelfeder: Die Acridinorange-Fluorochromierung in der gynäkologischen Zytodiagnostik. Geburtsh. u. Frauenheilk. 20, 24 (1960). — Borst, M., u. H. Königsdörfer: Untersuchungen über Porphyrine. Leipzig: S. Hirzel 1929. — Boveri, Th.: Über die Konstitution der chromatischen Substanz. Verh. Dtsch. Zool. Ges. S. 10—33 (1903). — Brachet, I.: La localisation des acides pentose-nucléiques dans les tissues animaux et les œufs d'Amphibiens en voie de développement. Arch. Biol. (Liège) 53, 207 (1941). — Brachet, J.: La détection histochimique des acides pentosenucléiques. C. R. Soc. Biol. (Paris) 133, 88 (1940) ∼ Ribonucleinsäure und Proteinsynthese. In: W. Graumann u. K. Neumann (Herausgeb.), Handbuch der Histochemie, Bd. III Nucleoproteide, S. 1. Stuttgart: Gustav Fischer 1959. — Braunsteiner, H., B. Rothenbucher u. B. Schober: Kann eine Polycythaemia vera in eine chronisch myeloische Leukämie übergehen? Med. Klin. 59, 614 (1964). — Bukatsch, F., u. M. Haitinger: Beiträge zur fluoreszenzmikroskopischen Darstellung des Zellinhaltes, insbesondere des Cytoplasmas und des Zellkernes. Protoplasma 34, 515 (1940).

Carvalho, S. de: Absorption microspectroscopy of bone marrow cells. Blood 10, 452 (1955). — Caspersson, I.: Quantitative ultramikrospektrographische Verfahren. Mikrochem. Acta 1, 1 (1956). — Caspersson, T.: Über den chemischen Aufbau der Strukturen des Zellkernes. Skand. Arch. Physiol. 73, Suppl. 8 (1936). ∼ Nukleinsäureketten und Genvermehrung. Chromosoma (Berl.) 1, 605 (1940). ∼ Cell growth and cell function. New York: Norton 1950. — Chapman, L. M., D. M. Greenberg, and C. L. A. Schmidt: Studies on the nature of the combination between certain acid dyes and proteins. J. biol. Chem. 72, 707 (1927). — Choné, B.: Strahleninduzierte Blutveränderungen im Fluoreszenzbild. Acta haemat. (Basel) 30, 8 (1963). ∼ Grundlagen der strahlenklinischen Zellforschung. Med. Welt 1966, 4. — Coons, A. H.: Fluorescent antibody methods. In: J. F. Danielli (ed.), General cytochemical methods, p. 399. New York: Academic Press Inc. 1958. — Coons, A. H., H. J. Creech, R. N. Jones, and E. Berliner: Demonstration of pneumococcal antigen in tissue by use of fluorescent antibody. J. Immunol. 45, 159 (1942). — Coons, A. H., and M. H. Kaplan: Localization of antigen in tissue cells. II. Improvements in a method for the detection of antigen by means of fluorescent antibody. J. exp. Med. 91, 1 (1950).

Deitch, A. D.: A cytophotometric method for the estimation of histone and nonhistone protein. Abstr. 15th Annual Meeting Histochem. Soc. USA Chicago 1964.

Ehrlich, P.: Methodologische Beiträge. Physiologie und Pathologie der verschiedenen Formen der Leukocyten. Z. klin. Med. 1, 553 (1880). ∼ Farbanalytische Untersuchungen zur Histologie und Klinik des Blutes. Berlin: Hirschwald 1891. — Einarson, L.: A method for progressive selective staining of nissl and nuclear substance in nerve cells. Amer. J. Path. 8, 295 (1932). ∼ On the theory of gallocyanin chromalum staining and its application for quantitative estimation of basophilia. A selective staining of exquisite progressivity. Acta path. microbiol. scand. 28, 82 (1951).

Fellinger, K., u. F. Pakesch: Fluoreszenzmikroskopie. In: L. Heilmeyer u. A. Hittmair (Herausgeb.), Handbuch der gesamten Hämatologie, Bd. II, S. 13. München: Urban & Schwarzenberg 1959. — Feulgen, R.: Über die Kohlenwasserstoffgruppe der echten Nukleinsäure. Hoppe-Seylers Z. physiol. Chem. 92, 194 (1914). — Feulgen, R., u. H. Rossenbeck: Mikroskopisch-chemischer Nachweis einer Nukleinsäure vom Typus Thymusnukleinsäure und die darauf beruhende elektive Färbung von Zellkernen in mikroskopischen Präparaten. Hoppe-Seylers Z. physiol. Chem. 135, 203 (1924). — Flemming, W.: Beobachtungen über die Beschaffenheit des Zellkernes. Arch. mikr. Anat. 13, 693 (1887).

Gamble, C. N., and Ph. D. Glick: Studies in Histochemistry. LVII. Determination of the total dry mass of human erythrocytes by interference microscopy and x-ray microradiography. J. biophys. biochem. Cytol. 8, 53 (1960). — Garcia, M. A.: Studies on DNA in leucocytes and related cells of mammals. Histochemie **3**, 170 (1962). ~ On the Feulgen reaction and two-wavelength microspectrophotometry. Histochemie **3**, 178 (1962). — **Gardikas, C.,** and **M. C. C. Israels:** The Feulgen reaction applied to clinical haematology. J. clin. Path. **1**, 226 (1948). — **Gardner, E., G. S. Wright,** and **B. Z. Williams:** An evoluation of the urine hydrolysis test for primitive white blood cell differentiation. J. Lab. clin. Med. **55**, 883 (1960). ~ The use of desoxyribonuclease as an aid to the identification of primitive white blood cells. Blood **18**, 102 (1961). — **Gössner, W.:** Zur Histochemie des Strugger-Effektes. Verh. dtsch. Ges. Path. **33**, 102 (1950). — **Goslar, H. G.:** Möglichkeiten quantitativer Färbereaktionen für Proteine. In: W. Sandritter u. G. Kiefer (Herausgeb.), Methoden und Ergebnisse der Zytophotometrie und Interferenzmikroskopie. Acta histochem., Suppl. VI 317 (1965). — **Graumann, W.:** Diskussion zu A. Pischinger, Basophilie-Messungen. In: J. Lindner (Herausgeb.), Histochemische Methodik des Nachweises von Polysaccharidkomponenten in Schleimstoffen und Grundsubstanzen, S. 163. Jena: Gustav Fischer 1965. — **Gross, R.:** Quantitative cytochemical examinations in case of acute leukemia. Proc. 9th Congr. europ. Soc. Haemat. Lisbon 1963, p. 164. Basel: Karger 1963. ~ Zytophotometrische und UV-Mikrospektrophotometrische Untersuchungen an leukämischen Zellen. In: H. Merker (Herausgeb.), Zyto- und Histochemie in der Hämatologie, S. 53. Berlin-Göttingen-Heidelberg: Springer 1963. — **Gross, R., E. Grundmann** u. **H. Brehmke:** Zur Frage der Proliferation undifferenzierter leukämischer Zellen. Folia haemat., N. F. **6**, 357 (1961). — **Gross, R., E. Grundmann, H. Brehmke, I. Kahlstorf** u. **U. Bock:** Art und Intensität der Zellvermehrung bei akuten Leukosen. Klin. Wschr. **40**, 392 (1962). — **Grundmann, E.:** Die Zyto-Spektrophotometrie im sichtbaren Spektralbereich. In: H. Merker (Herausgeb.), Zyto- und Histochemie in der Hämatologie, S. 32. Berlin-Göttingen-Heidelberg: Springer 1963. — **Gurr, E.:** Staining animal tissues. London: Leonard Hill 1962.

**Haitinger, M.:** Fluoreszenzmikroskopie. Leipzig 1938. — **Haitinger, M.,** u. **H. Hamperl:** Die Anwendung des Fluoreszenzmikroskopes zur Untersuchung tierischer Gewebe. Z. mikr.-anat. Forsch. **33**, 193 (1933). — **Hale, A. J.,** and **E. H. Cooper:** DNA synthesis in infectious mononucleosis and acute leukemia. Acta haemat. (Basel) **29**, 267 (1963). ~ Studies on DNA replication in leukemic and nonleukemic leucocytes. In: F. G. J. Hayhoe (ed), Current research in leukaemia, p. 95. Cambridge: Cambridge University Press 1965. — **Hale, A. J.,** and **S. J. Wilson:** The desoxyribonucleic acid content of leukocytes in human blood, bone marrow. J. Path. Bact. **82**, 483 (1961). — **Hamperl, H.,** u. **N. Schümmelfeder:** Über Fluoreszenzmikroskopie. Ciba-Symposium **9**, 50 (1961). — **Harms, H.:** Handbuch der Farbstoffe für die Mikroskopie. Kamp-Lintfort: Staufen-Verlag 1957. ~ Handbuch der Farbstoffe für die Mikroskopie, Teil I, 1. Liefg. Kamp-Lintfort: Staufen-Verlag 1959. — **Hayhoe, F. G. J.:** The value of cytochemical methods in haematology. M. D. Thesis, Cambridge University 1951. — **Heilmeyer, L.:** Medizinische Spektrophotometrie. Jena: Gustav Fischer 1933. ~ Neue Ergebnisse der Porphyrinstoffwechselforschung. Münch. med. Wschr. **105**, 277 (1963). — **Heilmeyer, L., R. Clotten, H. Merker, Cr. A. Parra,** and **H. P. Wetzel:** Porphyria erythropoetica congenita Günther. Bericht über zwei Familien mit Erfassung der Merkmalsträger. Dtsch. med. Wschr. **88**, 2449 (1963). — **Hertl, M.:** Zytochemische Untersuchungen an Knochenmarkzellen. Folia haemat., N.F. **3**, 269 (1959). ~ Morphologische und zytochemische Untersuchungen an Zellen der akuten Leukose. Folia haemat., N.F. **3**, 296 (1959). — **Hübner, K.,** u. **H. G. Schiemer:** Quantitativ-histochemische Untersuchungen zur Funktion von Plasmozytomzellen. II. Int. Kongr. f. Histo- und Cytochemie in Frankfurt. (T. H. Schiebler, A. G. E. Pearse, H. H. Wolff, Herausgeb.), S. 155. Heidelberg: Springer 1964.

**Jobst, K.,** u. **W. Sandritter:** Über den quantitativen histochemischen Nachweis von basischen Kernproteinen mit Gallocyaninchromalaun. Histochemie **4**, 277 (1964). ~ Versuche zur quantitativen Erfassung von Nucleoproteiden an Thymuslymphocyten: Cytophotometrische Messungen im ultravioletten Licht. Acta histochem. (Jena) **21**, 165 (1965).

**Kosenow, W.:** Die Fluorochromierung mit AO, eine Methode zur Lebendbeobachtung gefärbter Blutzellen. Acta haematol. (Basel) **7**, 217 (1952). ~ Über den Strukturwandel der basophilen Substanz junger Erythrocyten im Fluoreszenzmikroskop. Acta haematol. (Basel). **7**, 360 (1952). — **Kosenow, W.,** and **A. Treibs:** Lichtüberempfindlichkeit und Porphyrinämie. Z. Kinderheilk. **73**, 82 (1953). — **Kraus, H.:** Der histochemische Nachweis der Histone bei pH 8. In: W. Sandritter u. G. Kiefer (Herausgeb.), Methoden und Ergebnisse der Zytophotometrie und Interferenzmikroskopie. Acta histochem. (Jena), Suppl. VI, 349 (1965). — **Krogh, E.,** u. **L. Einarson:** Nucleic acid metabolism in nerve cells under different forms of activity and hyperactivity, shown by the gallocyanin chromalum method. Anat. Skr. **1**, 67 (1954).

**Lagerstedt, S.:** The quantitative estimation of basophilia through gallocyanin chromalum staining. Acta anat. (Basel) **5**, 217 (1948). — **Laves, W., K. Thoma** u. **A. Oberdorfer:** Über ein einfaches Verfahren zur cytoenzymatischen Untersuchung von Blut und Knochenmarkausstrichen und seine Bedeutung für das Studium leukämischer Zellen. Wien. klin. Wschr. **64**, 4 (1952). — **Lennert, K., H. Löffler** u. **L. D. Leder:** Fermenthistochemische Untersuchungen am lymphoreticulären Gewebe. In: H. Merker (Herausgeb.), Zyto- und Histochemie in der

Hämatologie, S. 363. Berlin-Göttingen-Heidelberg: Springer 1963. — **Lison, L.:** Histochimie animale. Paris: Gautier-Villars 1930.

**Marinone, G.:** Sur la teneur en acide désoxyribonucléique des érythroblastes en cours de la mitose chez l'homme. Experientia (Basel) **7**, 227 (1951). ~ Studi die citochimica ematologica quantitativa. VI. Il compartamento dell'acide desossiribonucleico nei nuclei delle cellule del mieloma multiplo e della leucemia plasmacellulare. Boll. Soc. ital. Biol. sper. **28**, 1114 (1952). — **Marmont, A.:** Acridine orange fluorescence microscopy in haematology. Proc. 7th Congr. europ. Soc. Haemat. London 1959, II, pp. 361. Basel: Karger 1960. — **Marmont, H.,** u. **E. Damasio:** Ergebnisse der Fluoreszenzzyto- und Histochemie in der Hämatologie. In: H. Merker (Herausgeb.), Zyto- und Histochemie in der Hämatologie, S. 111. Berlin-Göttingen-Heidelberg: Springer 1963. — **Marrack, J.:** Nature of antibodies. Nature (Lond.) **133**, 292 (1934). — **Mayersbach, H.,** u. **G. Schubert:** Immunhistologische Methoden. III. Die unspezifischen Reaktionen zwischen markierten Seren und Geweben bei der immunhistologischen Technik. Acta histochem. (Jena) **10**, 44 (1960). — **Mellors, R. C.:** Fluorescent-antibody method. In: R. C. Mellors (ed.), Analytical cytology, p. 1—67. 22nd ed., New York: McGraw-Hill Book Co. 1959. — **Miescher, F.:** Die Spermatozoen einiger Wirbeltiere. Ein Beitrag zur Histochemie. Verh. dtsch. Naturforsch. Ges. Basel **6**, 138 (1878). — **Möllendorff, W. v.:** Untersuchungen zur Theorie der Färbung fixierter Präparate. Ergebn. Anat. Entwickl.-Gesch., III. Abt. Z. ges. Anat. **25**, 1 (1924). — **Müller, D.:** Untersuchungen zur Proliferationsdynamik der normalen und pathologischen Granulopoese. Med. Welt **1963**, 2675. ~ Histochemische Untersuchungen an akuten und chronisch-myeloischen Leukämien. I. Die Proliferation der leukämischen Zellen. Blut **12**, 329 (1966). ~ Histochemische Untersuchungen an akuten und chronisch-myeloischen Leukämien. II. Der DNA-Gehalt leukämischer Zellen. Blut **13**, 152 (1966). — **Müller, D.,** u. **W. Sandritter:** Methoden und Ergebnisse der quantitativen Histochemie in der Hämatologie. Blut **7**, 457 (1961).

**Nairn, R. C.:** Fluorescent protein tracing. Edinburgh and London: E. & S. Livingstone 1964.

**Oram, V.:** Nucleic acid in the cytoplasm of exocrine pancreas. Anat. Skr. **1**, 83 (1954). — **Ornstein, L., W. Mautner, J. D. Baruch,** and **R. Tamura:** New horizons in fluorescence microscopy. J. Mt Sinai Hosp. **24**, 88 (1957). — **Overend, W. G.,** and **M. Stacey:** The Feulgen nucleal reaction. Nature (Lond.) **163**, 538 (1949). — **Overzier, C.:** Das Kerngeschlecht. In: L. Heilmeyer u. R. Schoen (Herausgeb.), Ergebnisse der inneren Medizin und Kinderheilkunde, N.F., Bd. 21, S. 165 (1964).

**Papageorgiou, A.:** Kritische Bemerkungen zur Acridinorange-Fluorochromierung in der zytologischen Krebsdiagnostik. Med. Welt **1963**, 113. — **Pappenheim, A.:** Grundriß der Farbchemie. Berlin: Hirschwald 1901. — **Pearse, A. G. E.:** Histochemistry. Theoretical and Applied. Boston: Little, Brown & Co. 1960. — **Perugini, S., U. Torelli** e **M. Soldati:** Ricerche citofotometriche sulla componente proteica delle cellula ematiche. Riv. Istoch. norm. path. **3**, 5 (1957a). ~ Ricerche citofotometriche sulla componente proteica cellula ematiche. Riv. Istoch. norm. pat. **3**, 95 (1957b). ~ Differences in the desoxyribonucleoprotein complex of normal and leukemic human lymphocytes. Experientia (Basel) **13**, 441 (1957). — **Petrakis, N. L.:** Microspectrophotometric estimation of the desoxyribonucleic acid (DNA) content of individual normal and leukemic human lymphocytes. Blood **8**, 905 (1053). — **Plschinger, A.:** Die Lage des isoelektrischen Punktes histologischer Elemente als Ursache ihrer verschiedenen Färbbarkeit. Z. Zellforsch. **3**, 169 (1926). — **Pittaluga, G.,** et **M. Bessis:** Sur la structure des nucléoles dans les cellules normales et pathologiques. Bull. Hist. appl. **2**, 23 (1944). — **Plenert, W.:** Zytochemie der Leukocyten. Folia haemat. (Lpz.) **81**, 1 (1963). — **Pössnerová, V.:** Ein Versuch zur Differenzierung leukämischer Zellen durch Behandlung des Ausstrichs mit einer Suspension von Neutrophilen. Folia haemat. (Lpz.) **81**, 485 (1964). — **Pollister, A. W.,** and **H. Ris:** Nucleoprotein determinations in cytological preparations. Cold Spr. Harb. Symp. quant. Biol. **12**, 147 (1947). — **Pollister, W.:** Nucleoproteins of the nucleus. Exp. Cell Res., Suppl. **2**, 59 (1952). — **Pressman, D., Y. Yagi,** and **R. Hiramoto:** A comparision of fluorescein and I[131] as labels for determining the "in vivo" localization of anti-tissue antibodies. Int. Arch. Allergy **12**, 125 (1958). — **Price, G. R.,** and **S. Schwartz:** Fluorescence microscopy. In: G. Oster and A. W. Pollister (ed.), Physical techniques in biological research, p. 60. New York: Academic Press 1956.

**Raspail, F. V.:** Essai de chimie microscopique appliquée à la physiologie. Paris 1830. — **Reiner, L.:** On the chemical alternative of purified antibody-proteins. Science **72**, 483 (1930). — **Rheingold, J. J.,** and **G. B. Wislocki:** Histochemical methods applied to haematology. Blood **3**, 641 (1948). — **Riggs, J. L., R. J. Seiwald, J. H. Burckhalter, C. M. Downs,** and **T. G. Metcalf:** Isothiocyanate compounds as fluorescent labeling agents for immune serum. Amer. J. Path. **34**, 1081 (1958). — **Romeis, B.:** Mikroskopische Technik. München: Leipniz-Verlag 1948. — **Rudkin, G. T., D. A. Hungerford,** and **P. C. Nowell:** DNA contents of chromosome Ph[1] and chromosome 21 in human chronic granulocytic leukemia. Science **144**, 1229 (1964).

**Sandritter, W.:** Eine quantitative färberische histochemische Bestimmungsmethode der Nucleinsäuren im Gewebe. Z. wiss. Mikr. **61**, 30 (1952). ~ Die Nachweismethoden der Nucleinsäure. Z. wiss. Mikr. **62**, 283 (1955). ~ Ultraviolett-Mikrospektrophotometrie. In: W. Graumann u. K. H. Neumann (Herausgeb.), Handbuch der Histochemie, Bd. 1, S. 220. Stuttgart: Gustav Fischer 1958. ~ Methoden und Ergebnisse der quantitativen Histochemie. Dtsch. med. Wschr. **86**, 2177 (1961). ~ Histochemie der Nukleinsäuren. In W. Sandritter (Herausgeb.), 100 Jahre Histochemie in Deutschland, S. 15. Stuttgart: F. K. Schattauer 1964. ~ **Sandritter, W.** (Herausgeb.), 100 Jahre Histochemie in Deutschland. Stuttgart: F. K. Schattauer 1964. — **Sandritter, W., H. Diefenbach** u. **F. Krantz:** Über die quantitative Bindung von Ribonucleinsäure mit Gallocyaninchromalaun. Experientia (Basel) **10**, 210 (1954). — **Sandritter, W., K. Jobst, L. Rakow** u. **K. Bosselmann:** Zur Kinetik der Feulgenreaktion bei verlängerter Hydrolysezeit. Histochemie **4**, 420 (1965). — **Sandritter, W.,** u. **G. Kiefer** (Herausgeb.): Methoden und Ergebnisse der Zytophotometrie und Interferenzmikroskopie. Jena: Gustav Fischer 1965). — **Sandritter, W., G. Kiefer** u. **W. Rick:** Über die Stöchiometrie von Gallocyaninchromalaun mit Desoxyribonucleinsäure. Histochemie **3**, 315 (1963). — **Sandritter, W., D. Müller** u. **O. Gensecke:** UV-mikrospektrophotometrische Messungen des Nucleinsäuregehaltes von Spermien und diploiden Zellen. Acta histochem. (Jena) **10**, 139 (1960). — **Schlosshardt, H.,** u. **L. Heilmeyer:** Blutzellen im Fluoreszenzlicht. Jena. Z. Med. Naturw. **75**, 90 (1942). — **Schoeller, L.:** Methoden zur Darstellung menschlicher Chromosomen und zur zellkernmorphologischen Geschlechtsdiagnose. Internist (Berl.) **4**, 542 (1963). — **Schrader, E.,** and **C. Leuchtenberger:** A cytochemical analysis of the functional interrelations of various cell structures in Arvelius albopunctatus (de Geer). Exp. Cell. Res. **1**, 124 (1950). — **Schümmelfeder, N.:** Die Fluorochromierung tierischer Zellen mit Acridinorange. Naturwissenschaften **35**, 346 (1948). ~ Zur histochemischen Bedeutung der Fluoreszenz-Metachromasie des Akridinorange. Acta histochem. (Jena), Suppl. I, 148 (1958). ~ Grundlagen und Anwendung der Fluoreszenzmikroskopie. In: H. Merker (Herausgeb.), Zyto- und Histochemie in der Hämatologie, S. 88. Berlin-Göttingen-Heidelberg: Springer 1963. — **Schümmelfeder, N.,** u. **K. J. Ebschner:** Die Grundlage der differenten Fluorochromierung von Ribo- und Desoxyribonucleinsäure mit Acridinorange. Naturwissenschaften **44**, 467 (1957). — **Schümmelfeder, N., E. Krogh** u. **K. J. Ebschner:** Färbungsanalysen zur Acridinorange-Fluorochromierung. Histochemie **1**, 1 (1958). — **Schümmelfeder, N.,** u. **K. F. Stock:** Zur Bestimmung des Umladebereiches von Gewebselementen mit dem Fluorochrom Akridinorange. Naturwissenschaften **42**, 442 (1955). — **Sondhaus, C. A.,** and **B. Thorell:** Microspectrophotometric determination of non-heme iron in maturing erythroblasts and its relationship to the endocellular hemoglobin formation. Blood **16**, 1285 (1960). ~ **Sprague, C. C., R. T. Green,** and **A. E. Carrera:** Differential extraction of nucleoprotein from human leucocytes. J. Lab. clin. Med. **50**, 955 (1957). — **Stedman, E.,** and **E. Stedman:** The basic proteins of cell nuclei. Phil. Trans. roy. Soc. Scr. **235**, 565 (1951). — **Stich, W.:** Neue Ergebnisse über Porphyrinstoffwechsel und Porphyrinkrankheiten. Klin. Wschr. **37**, 681 (1959). — **Stockinger, L.:** Über die fluoreszenzmikroskopische Untersuchung menschlicher Spermien nach Fluorochromierung mit Acridinorange. Mikroskopie **4**, 53 (1949). — **Strugger, S.:** Fluoreszenzmikroskopie und Mikrobiologie. Hannover: Schaper 1949.

**Tamm, C.,** and **E. Chargoff:** Physical and chemical properties of the apurinic acid of calf thymus. J. biol. Chem. **203**, 689 (1953). — **Thorell, B.:** Studies on the formation of cellular substances during blood cell production. London: H. Kimpton 1947. ~ Some aspects of ultraviolet microscopy in haematology. Acta haemat. (Basel) **7**, 334 (1952). — **Tobiasch, V.:** Über den differentialdiagnostischen Wert der Anwendung von Enzymen in der Hämatologie. Acta haemat. (Basel) **14**, 153 (1955).

**Undritz, E.:** Hämatologische Tafeln Sandoz. Nürnberg: Sandoz 1952.

**Walb, D.,** and **W. Sandritter:** Inclusion bodies in rectal polyps. Arch. Path. **78**, 104 (1964).— **Wilkins, M. H.,** and **S. de Carvalho:** The ultraviolet light microscopy. A method for simple estimation of heme in living cells. Blood **8**, 944 (1953). — **Wittekind, D.:** Über die Bedeutung der Vitalfluorochromierung für die Hämatologie und für die Beurteilung zytostatischer Effekte in der Zytologie. In: H. Merker (Herausgeber), Zyto- und Histochemie in der Hämatologie, S. 130. Berlin-Göttingen-Heidelberg: Springer 1963. — **Wohlfarth-Bottermann, K. E.:** Grundelemente der Zellstruktur. Naturwissenschaften **50**, 237 (1963).

**Zanker, V.:** Quantitative Absorptions- und Emissionsmessungen am Akridinorange-Kation bei Normal- und Tieftemperatur im organischen Lösungsmittel und ihr Beitrag zur Deutung des metachromatischen Fluoreszenzproblems. Z. physik. Chem. **200**, 250 (1952). — **Zeiger, K.:** Physikochemische Grundlagen der histologischen Methodik. Dresden u. Leipzig: Steinkopff 1938.

### Enzyme

**Ackerman, G. A.:** Microscopic and histochemical studies on the Auer bodies in leukaemic cells. Blood **5**, 847 (1950). ~ Histochemical demonstration of aminopeptidase activity in the leucocytes of blood and bone marrow. J. Histochem. Cytochem. **8**, 386 (1960). ~ Histochemical demonstration of aminopeptidase activity in the cells of the blood and bone marrow from various haematological disorders. Nature (Lond.) **197**, 189 (1963). — **Ackerman, G. A., J. A. Grosso,** and **R. A. Knauff:** Morphological and histochemical studies of the leucemic cells from a patient with atypical myeloblastic leukemia with special reference to intracytoplasmatic mucopolysaccharide vacuols and fibrillar formation. Blood **16**, 1253 (1960). — **Adler, R.:** Über das Verhalten gewisser organischer Verbindungen gegenüber Blut mit besonderer Berücksichtigung des Nachweises von Blut. Hoppe-Seylers Z. physiol. Chem. **41**, 59 (1904). — **Agner, K.:** Verdoperoxidase, ferment isolated from leucocytes. Acta physiol. scand. **2**, Suppl. 8 (1941). — **Alius, F.:** Zit. nach E. Undritz. Die Peroxydasereaktionen und ihre praktische Bedeutung. In: H. Merker (Herausgeb.), Zyto- und Histochemie in der Hämatologie, S. 193. Berlin-Göttingen-Heidelberg: Springer 1963. — **Alter, A. A., S. L. Lee, M. Pourfar,** and **G. Dobkin:** Studies of leucocyte alkaline phosphatase in mongolism: A possible chromosome marker. Blood **22**, 165 (1963). — **Anstey, L., N. H. Kemp, J. L. Stafford,** and **R. K. Tanner:** Leucocyte alkaline phosphatase activity in polycythaemia rubra vera. Brit. J. Haemat. **9**, 91 (1963). — **Apley, J., P. A. N. Colley,** and **I. D. Fraser:** Foetal haemorrhage into the maternal circulation. Lancet **1961 I**, 1375. — **Augustinsson, K. B.:** Multiple forms of esterase in vertebrate blood plasma. Ann. N.Y. Acad. Sci. **94**, 844 (1961).

**Balogh, K.:** Decalcification with Versene for histochemical study of oxidative enzyme systems. J. Histochem. Cytochem. **10**, 232 (1962). — **Balogh, K.,** and **R. B. Cohen:** Histochemical demonstration of diaphorases and dehydrogenases in normal human leukocytes. Blood **17**, 491 (1961). — **Bajuz, E.,** u. **E. Szirmai:** Die Vitalfärbung der weißen Blutkörperchen mit TTC. Folia haemat. (Leipzig) **73**, 248 (1955). — **Barka, T.,** and **P. J. Andersson:** Histochemical methods for acid phosphatase using hexazonium pararosanilin as coupler. J. Histochem. Cytochem. **10**, 741 (1962). ~ Histochemistry. New York and London: Hoeber Medical Division Harper and Row 1963. — **Barrnett, R. J.,** and **A. M. Seligman:** Histochemical demonstration of esterases by production of indigo. Science **114**, 579 (1951). — **Bendit, E. P.:** An enzyme in mast cells with some properties resembling chymotripsin. Fed. Proc. **15**, 507 (1956). — **Bendit, E. P.,** and **M. Arose:** An enzyme in mast cells with properties like chymotripsin. J. exp. Med. **110**, 451 (1959). — **Bergel, S.:** Fettspaltendes Ferment in den Lymphocyten. Münch. med. Wschr. **56**, 64 (1909). — **Betke, K.:** Erworbene hämolytische Erkrankungen des Neugeborenen. In: H. Schubothe (Herausgeb.), Hämolyse und hämolytische Erkrankungen. 7. Freiburger Symposion 1959. Berlin-Göttingen-Heidelberg: Springer 1961. S. 245. — **Betke, K.,** u. **E. Kleihauer:** Fetaler und bleibender Blutfarbstoff in Erythrocyten und Erythroblasten von menschlichen Feten und Neugeborenen. Blut **4**, 241 (1958). — **Beutler, E., R. J. Dern,** and **M. C. Baluda:** A new technique for the ascertainment of heterozygotes for G-6-PD deficiency. Proc. 9th Congr. europ. Soc. Haemat. Lisbon. Basel: S. Karger 1963, p. 675. — **Bitensky, L.:** The reversible activation of lysosomes in normal cells and the effects of pathological conditions. In: A. V. S. Reuck and M. P. Cameron (ed.), Ciba Found. Symposium on Lysosomes. London: Churchill 1963, p. 362. — **Black, M. M.,** and **F. D. Speer:** In vitro dehydrogenase activity of normal and pathological lymphnodes. Arch. Path. **59**, 100 (1955). — **Bloch, B.:** Chemische Untersuchungen über das spezifische pigmentbildende Ferment der Haut, die Dopaoxydase. Hoppe-Seylers Z. physiol. Chem. **98**, 226 (1917). — **Braun-Falco, O.:** Beitrag zum histochemischen Nachweis von Esterasen in normaler und psoriatischer Haut. Arch. klin. exp. Derm. **202**, 153 (1956). — **Braun-Falco, O.,** and **K. Salfeld:** Leucine aminopeptidase activity in mast cells. Nature (Lond.) **182**, 51 (1958). — **Braunsteiner, H., F. Dienstl, S. Sailer** u. **F. Sandhofer:** Esterase- und Lipase-Aktivität in den weißen Blutzellen. Acta haemat. (Basel) **30**, 334 (1963). — **Braunstein, H., D. G. Freiman,** and **E. A. Gall:** A histochemical study of the enzymatic activity of lymph nodes. Cancer (N.Y.) **11**, 829 (1958). — **Braunstein, H., D. G. Freiman, W. Thomas,** and **E. A. Gall:** A histochemical study of the enzymatic activity of lymphnodes. II. Further investigation of normal and hyperplastic lymph nodes. Cancer (Philad.) **15**, 130 (1962). — **Bressel, D., S. Witte** u. **N. Henning:** Die Bedeutung der alkalischen Leukocytenphosphatase bei reticulären und lymphatischen Systemkrankheiten und bei der Lymphogranulomatose. Blut **7**, 14 (1961). — **Brewer, G. J., A. R. Tarlow,** and **A. S. Alving:** The methemoglobin reduction test for primaquine-type sensitivity of erythrocytes. J. Amer. med. Ass. **180**, 386 (1962). — **Brodell, H.,** and **S. N. Swisher:** Studies of leucocyte alkaline phosphatase determined by a clinically applicable histochemical method. Clin. Res. Proc. **2**, 58 (1954). — **Bruggenkate, H.-G. ten:** Cytochemische Untersuchungen über die alkalische Phosphatase der Blutleukocyten in verschiedenen Lebensabschnitten und bei einigen Blutkrankheiten. Inaug.-Diss. Freiburg 1960. — **Busse, K.:** Über Methodik und klinisch-diagnostische Bedeutung der Bestimmung der alkalischen Phosphatase in Leukocyten. Med. Welt **48**, 2659 (1965). — **Burstone, M. S.:** The cytochemical localization of esterase. J. Nat. Cancer Inst. **18**, 167 (1957). ~ New histochemical techniques for the demonstration of tissue oxidase (Cytochrome oxidase). J. Histochem. Cytochem. **7**, 112 (1959). ~ Histochemical demonstration of cytochrome oxidase with new amine reagents. J. Histochem. Cytochem. **8**, 63 (1960). ~ Enzyme histochemistry and

its application in the study of neoplasms. New York and London: Academic Press 1962. —
**Burstone, M. S.,** and **J. E. Folk:** The histochemical distribution of aminopeptidase. J. Histochem. Cytochem. **4,** 217 (1956).

**Castoldi, G. L.,** u. **H. Merker:** Zytochemischer Nachweis von Cholindehydrogenase in
menschlichen Blut- und Knochenmarkzellen. In: T. H. Schiebler, A. G. E. Pearse u. H. H.
Wolff (Herausgeb.), Zweiter internat. Kongr. f. Histo- u. Zytochemie. Berlin-Göttingen-
Heidelberg: Springer 1964, S. 153. ~ Nachweis und Bedeutung histochemisch darstellbarer
Cholin-Dehydrogenase in menschlichen Blut- und Knochenmarkzellen. Klin. Wschr. **43,** 368
(1965). — **Cohn, Z. A.,** and **J. G. Hirsch:** The isolation and properties of the specific granules
of rabbit polymorphnuclear leucocytes. J. exp. Med. **112,** 983 (1960). — **Czitober, H., E.
Gründig** u. **B. Schabel:** Histochemie und biochemische Untersuchungen bei Morbus Gaucher.
Klin. Wschr. **42,** 1179 (1964). — **Czyhlarz, E. v.,** u. **O. v. Fürth:** Über tierische Peroxydasen.
Beitr. chem. Physiol. Path. **10,** 358 (1907).

**Dameshek, W.:** Some speculations on the myelo-proliferative syndromes. Blood **6,** 372
(1951). — **Davis, B. J.:** Histochemical demonstration of erythrocyte-esterase. Proc. Soc.
exper. Biol. (N.Y.) **101,** 90 (1959). — **Deane, H. W., R. J. Barrnett,** and **A. M. Seligman:**
Histochemische Methoden zum Nachweis der Enzymaktivität. In: W. Graumann u. K. Neu-
mann (Herausgeb.), Handbuch der Histochemie, Bd. VII/1. Stuttgart: Gustav Fischer 1960.—
**Doyle, W. L.:** Distribution of phosphatases in the rabbit appendix after x-irradiation. Amer.
J. Anat. **87,** 79 (1950). — **Duspiva, F.:** Mikroskopisch-histochemische Enzymnachweise. In:
H. U. Bermeyer (Herausgeb.), Methoden der enzymatischen Analyse. Weinheim/Bergstr.:
Chemie GmbH 1962. — **Duve, C. de, B. G. Pressman, R. Gianetto, R. Wattraux,** and **F.
Appelmans:** Tissue fractionation studies. 6. Intracellular distribution patterns of enzymes
in rat liver tissue. Biochem. J. **60,** 604 (1955).

**Eckstein, M.,** u. **J. Lindner:** Über Oxydoreduktasen, spezifische Hydrolasen und Lyasen-
Syntheasen im menschlichen Knochenmark. Proc. VIII. Congr. europ. Soc. Haemat. Wien
1961. Basel: S. Karger 1962, Nr 52. ~ Über Oxydoreduktasen, spezifische Hydrolasen und
Lyasen-Synthetasen im menschlichen Knochenmark. Proc. VIII. Congr. europ. Soc. Haemat.
Basel: S. Karger 1962 (52). — **Ehrlich, P.:** Das Sauerstoffbedürfnis des Organismus — eine
farbenanalytische Studie. Berlin 1885.

**Farber, E., W. H. Sternberg,** and **C. Dunlap:** Histochemical lokalization of spezific oxidative
enzymes: III. Evaluation studies of tetrazolium staining methods for diphosphopyridine
nucleotide diaphorase, triphosphopyridine nucleotide diaphorase and the succinic dehydrogenase system. J. Histochem. Cytochem. **4,** 284 (1956). — **Fessas, Ph.:** Inclusions of hemoglobin in erythroblasts and erythrocytes of thalassemia. Blood **21,** 21 (1963). — **Fischer, R.:**
Probleme der Enzymhistochemie beim Nachweis oxydativer Fermente an Blutzellen. In:
H. Merker (Herausgeb.), Zyto- und Histochemie in der Hämatologie. Berlin-Göttingen-
Heidelberg: Springer 1963. — **Fischer, R.,** u. **A. Gropp:** Cytologische und cytochemische
Untersuchungen an normalen und leukämischen in vitro gezüchteten Blutzellen. Klin. Wschr.
**42,** 111 (1964). — **Fischer, R., P. Lorbacher** u. **C. Käufer:** Untersuchungen zur enzymhisto-
chemischen Differenzierung von leukämischen Erkrankungen am Schnittpräparat. Virchows
Arch. path. Anat. **337,** 525 (1964). — **Fischer, R., P. Lorbacher** u. **K. Schumacher:** Über den
terminalen Anstieg der alkalischen Leukocytenphosphatase bei chronischer Myelose. Klin.
Wschr. **41,** 669 (1963). — **Friedenwald, J. S.,** and **B. Becker:** The histochemical lokalization
of glucuronidase. J. cell. comp. Physiol. **31,** 303 (1948). — **Friederici, L.:** Histochemische
Methoden in der Hämatologie. Klin. Wschr. **33,** 1020 (1955).

**Galehr, O.,** u. **F. Plattner** (1928): Zit. nach J. Zajicek, Studies on the histogenesis of blood
platelets and megakaryocytes. Acta physiol. scand. **40** Suppl. 138 (1957). — **Gedigk, P.,** u.
**R. Fischer:** Über die Anpassung der Enzymaktivität von Histiocyten an funktionelle Leistungen. Klin. Wschr. **38,** 806 (1960). — **Giercke, G. v.:** Herstellung von Dauerpräparaten
mit Oxydasereaktion. Zbl. allg. Path. path. Anat. **27,** 318 (1916). — **Gömöri, G.:** Microtechnical demonstration of phosphatase in tissue sections. Proc. Soc. exp. Biol. (N.Y.) **42,**
23 (1939). ~ Distribution of acid phosphatase in the tissue under normal and pathologic
conditions. Arch. Path. **41,** 121 (1941). ~ The microtechnical demonstration of sites of lipase
activity. Proc. Soc. exper. Biol. (N.Y.) **58,** 362 (1945). ~ The histochemistry of esterases.
Int. Rev. Cytol. **1,** 323 (1952). ~ Microscopic histochemistry. Principles and practice. Chicago:
Chicago University Press 1952. ~ Chloracyl esters as histochemical substrates. J. Histochem.
Cytochem. **1,** 469 (1953). ~ Oxidase reaction of myeloid elements. J. Histochem. Cytochem. **1,**
486 (1953). ~ Enzymatic hydrolysis of acylnaphthylamines. Proc. Soc. exp. Biol. (N.Y.) **87,**
570 (1954). — **Gössner, W.:** Histoenzymatische Untersuchungen über Tuberkulose. Verh.
dtsch. Ges. Path. **39,** 152 (1956). ~ Histochemischer Nachweis hydrolytischer Enzyme mit Hilfe
der Azofarbstoffmethode. Untersuchungen zur Methodik und vergleichenden Histotopik der
Esterasen und Phosphatasen bei Wirbeltieren. Histochemie **1,** 48 (1958). ~ Methodische
Grundlagen der Zyto- und Histochemie hydrolytischer Enzyme. In: H. Merker (Herausgeb.),
Zyto- und Histochemie in der Hämatologie. Berlin-Göttingen-Heidelberg: Springer 1963. —

**Goldberg, A. F.:** Acid phosphatase activity in Auer bodies. Blood **24,** 305 (1964). — **Goldberg, A. F.,** and **T. Barka:** Acid phosphatase in human blood cells. Nature (Lond.) **195,** 297 (1962). — **Gräff, S.:** Eine Anweisung zur Herstellung von Dauerpräparaten bei Anwendung der Naphthol-blau-Oxydasereaktion mit einigen Bemerkungen zur Theorie und Technik der Reaktion. Zbl. allg. Path. path. Anat. **27,** 313 (1916). — **Graham, G. S.:** Benzidine as a peroxidase reagent for blood smears and tissues. J. med. Res. **39,** 15 (1918). — **Grignaschi, V. I., A. M. Sperperato, M. J. Echteverry** y **A. J. L. Macario:** Un nuevo cuardo citoquimico. Rev. Asoc. méd. argent. **77,** 218 (1963). — **Gross, S.,** and **V. Kiefer:** The identification of intranuclear hemoglobin. Amer. J. clin. Path. **42,** 559 (1964). — **Grusnick, D.:** Das Verhalten der alkalischen Leukocyten-phosphatase bei verschiedenen Erkrankungen des Blutes und der blutbildenden Organe. Inaug.-Diss. Freiburg 1959.

**Hardin, E. B., W. N. Valentine, J. H. Fallette,** and **J. S. Lawrence:** Esterase and lipase activity of leucocytes and erythrocytes in health and disease. Amer. J. med. Sci. **229,** 397 (1955). — **Hasegawa, K.:** On a method of determining seed viability by a certain reagent. Jap. J. Bot. **8,** 1 (1936). — **Hayhoe, F. G. J.,** and **D. Quaglino:** Cytochemical demonstration and measurement of leucocyte alkaline phosphatase activity in normal and pathological states by a modified azodyecoupling technique. Brit. J. Haemat. **4,** 375 (1958). — **Hayhoe, F. G. J., D. Quaglino,** and **R. Doll:** The cytology and cytochemistry of acute leukaemias. London: Her Majesty's Stationery office, F. Mildner and sons 1964. — **Henning, N., S. Witte** u. **O. Strubelt:** Enzymatische Untersuchungen über den Leukocytenzerfall. In: H. Merker (Herausgeb.), Zyto- und Histochemie in der Hämatologie. Berlin-Göttingen-Heidelberg: Springer 1963. — **Higashi, O.:** The peroxidase picture of erythrocytes in anemia. Tohoku J. exp. Med. **58,** 315 (1953). — **Hoffman, G. T., A. T. Rottino,** and **K. G. Stern:** Demonstration by the Nadi-reaction of cytochrome oxidase activity in cells of the lymphoid and myeloid series obtained from normal individuals and patients suffering from Hodgkins and other diseases. Blood **6,** 1051 (1951). — **Holt, S. J.:** A new principle for the histochemical localization of hydrolytic enzymes. Nature (Lond.) **169,** 271 (1952). — **Holt, S. J.,** u. **D. G. O'Sullivan** (1958): Zit. nach F. Duspiva, Mikroskopisch-histochemische Enzymnachweise. In: H. U. Bergmeyer (Herausgeb.), Methoden der enzymatischen Analyse. Weinheim/Bergstr.: Chemie GmbH 1962. — **Hopkinson, D. A., N. Spencer,** and **H. Harris:** Genetical studies on human red cell acid phosphatase. Amer. J. human Genet. **16,** 141 (1964). — **Horn, R. G., S. S. Spicer,** and **K. B. Wetzel:** Phagocytosis of bacteria by heterophil leucocytes. Amer. J. Path. **45,** 327 (1964). — **Hunter, R. L.,** and **M. S. Burstone:** The zymogram as a tool for the characterisation of enzyme substrate spezifity. J. Histochem. Cytochem. **8,** 58 (1960). — **Hunter, R. L.,** and **C. L. Markert:** Histochemical demonstration of enzymes separated by zone electrophoresis in starch gels. Science **125,** 1294 (1957).

**Izak, G.,** and **A. de Vries:** Studies on lipophagocytosis. I. Lipophagocytosis by human white blood cells in vitro and in vivo. J. Lab. clin. Med. **55,** 564 (1960).

**Kaplow, L. S.:** A histochemical procedure for localizing and evaluating leucocyte alkaline phosphatase activity in smears of blood and marrow. Blood **10,** 1023 (1955). — **Kaplow, L. S.,** and **M. S. Burstone:** Cytochemical demonstration of acid phosphatase in hematopoietic cells in health and various hematological disorders using azo dye techniques. J. Histochem. Cytochem. **12,** 805 (1964). — **Keilin, O.,** u. **E. F. Hartree:** Cytochrome und cytochrome Oxydase. Proc. roy. Soc. B **127,** 167 (1939). — **Kenny, J. J.,** and **W. C. Moloney:** Leucocyte alkaline phosphatase. Behavior during prolonged incubation and infection in normal and leukemic leucocytes. Blood **12,** 295 (1957). — **King, M. J., E. M. Gillis,** and **A. G. Baikie:** alkaline phosphatase activity of polymorphs in mongolism. Lancet **1962 II,** 1302. — **Klebs, E.** (1868): Zit. nach A. G. E. Pearse, Histochemistry. Boston: Little, Brown & Co. 1960. — **Kleihauer, E.:** Beitrag zur Frage der postnatalen HbF-Bildung. III. Internat. Erythrozyten-Symposion. Leipzig: Geest & Portig 1960. S. 69. ~ Methode und Mechanismus des Nachweises von Methämoglobin in Erythrocyten eines Blutausstriches. Klin. Wschr. **42,** 853 (1964a). ~ Method and application of the demonstration of methemoglobin in single red cells of blood smears. Abstr. Xth Congr. Internat. Soc. of Hematology. Stockholm: Ljunglöfs 1964b. K: 51. — **Kleihauer, E.,** u. **K. Betke:** Praktische Anwendung des Nachweises von HbF-haltigen Zellen in fixierten Blutausstrichen. Internist (Berl.) **1,** 292 (1960). ~ Elution procedure for the demonstration of methemoglobin in red cells of human blood smears. Nature (Lond.) **199,** 1196 (1963a). ~ Int. Symposion über molekulare Zellphysiologie. Berlin 1963b. ~ Die färberische Darstellung von HbF in roten Blutzellen und ihre praktischen Anwendungsgebiete. In: H. Merker (Herausgeb.), Zyto- und Histochemie in der Hämatologie. Berlin-Göttingen-Heidelberg: Springer 1963. — **Klett, A.:** Zur Kenntnis der reduzierenden Eigenschaften der Bakterien. Z. Hyg. Infekt.-Kr. **33,** 137 (1900). — **Knoll, W.:** Das morphologische Blutbild der Säugetiere. Z. mikr.-anat. Forsch. **30,** 116 (1932). — **Koelle, B.:** Cytological distributions and physiological functions of cholinesterases. In: O. Eichler and A. Farah (Herausgeb.), Handbuch der experimentellen Pharmakologie, Erg.-Werk, Bd. 15, S.187. Berlin-Göttingen-Heidelberg: Springer 1963. — **Koelle, B.,** and **J. S. Friedenwald:** A histochemical method for localizing cholinesterase activity. Proc. Soc. exp. Biol. (N.Y.) **70**, 617 (1949). — **Koler, R. D., A. J. Seaman, E. E. Osgood,** and **P. Vanbellinghen:** Myeloproliferative diseases. Diagnostic value of the leucocyte alkaline phosphatase test. Amer. J. clin. Path. **30**, 295 (1958). — **Koppel, J. L.,** and **J. H. Olwin:** Dehydrogenase activity of human blood platelets. Proc. Soc. exp. Biol. (N.Y.) **86**, 641 (1954). — **Kossa, J. v.:** Über die im Organismus künstlich erzeugbaren Verkalkungen. Beitr. path. Anat. **29**, 163 (1901). — **Kreibisch, C.** (1910): Zit. nach E. Undritz, Die Peroxydasereaktionen und ihre praktische Bedeutung. In: H. Merker (Herausgeb.), Zyto- und Histochemie in der Hämatologie. Berlin-Göttingcu/Heidelberg: Springer 1963. — **Krug, K.:** Die alkalische Leukocytenphosphatase und ihre Bedeutung für die moderne hämatologische Diagnostik. Fortschr. Med. **82**, 609 (1964). — **Kuhn, R.,** u. **D. Jerschel:** Über Invertseifen. VIII. Reduktion von Tetrazoliumsalzen durch Bakterien, gärende Hefe und Samen. Ber. dtsch. chem. Ges. **74 B**, 949 (1941).

**Lakon, G.:** Das Schwinden der Keimfähigkeit der Samen insbesondere der Getreidefrüchte. Ber. dtsch. bot. Ges. **57**, 101 (1939). — **Lambers, K.:** Die alkalische Granulocytenphosphatase in der klinischen Diagnostik. Verh. Dtsch. Ges. Inn. Med. 66. Kongr. 1960, S. 1056. — **Lambers, K.,** u. **P. Bauer-Sic:** Hydrolytische Enzyme in der klinischen Diagnostik. In: H. Merker (Herausgeb.), Zyto- und Histochemie in der Hämatologie. Berlin-Göttingen-Heidelberg: Springer 1963. — **Langner, R.,** u. **G. K. Steigleder:** Läßt sich eine Naphthol-AS-D-Chlorazetat-Esterase-Aktivität in den basophilen Granulocyten des Blutes nachweisen? Klin. Wschr. **44**, 900 (1966). — **Lazarow, A.,** and **S. J. Cooperstein:** Studies on the enzymatic basis for the Janus green staining reaction. J. Histochem. Cytochem. **1**, 234 (1953a). ~ Studies on the mechanism of Janus green B staining of mitochondria. I. Review of the literature. Exp. Cell Res. **5**, 56 (1953b). — **Leder, L. D.,** u. **R. Nicolas:** Cytologische Untersuchungen zur Genese der Makrophagen an Hautfensterpräparaten. Frankfurt. Z. Path. **72**, 632 (1963). — **Lennert, K.:** Cytologie und Lymphadenitis. In: R. Rössle und E. Uehlinger (Herausgeb.), Handbuch der speziellen pathologischen Anatomie und Histologie, Bd. I, Teil 3, Bandteil A: Lymphknoten. Berlin-Göttingen-Heidelberg: Springer 1961. — **Lennert, K.,** u. **H. Löffler:** Zur Zytochemie der Lymphknotenzellen. 7. Kongr. d. Europ. Ges. für Haematologie. London 1959. — **Lennert, K., H. Löffler** u. **F. Grabner:** Fermenthistochemische Untersuchungen des Lymphknotens. Virchows Arch. path. Anat. **335**, 491 (1962). — **Lennert, K., H. Löffler** u. **L. D. Leder:** Fermenthistochemische Untersuchungen am lymphoretikulären Gewebe. In: H. Merker (Herausgeb.), Zyto- und Histochemie in der Hämatologie, S. 363. Berlin-Göttingen-Heidelberg: Springer 1963. — **Lennert, K.,** u. **H. Rinneberg:** Fermenthistochemische Untersuchungen des Lymphknotens. II. Adenosintriphosphatase und 5-Nucleotidase im Lymphknotenschnitt. Klin. Wschr. **39**, 923 (1961). — **Lennert, W.,** and **L. D. Leder:** Enzyme histochemistry of monocytes, exsudate macrophages and lymphoretical tissue. Proc. 9th Congr. europ. Soc. Haemat. Lisbon. Basel: S. Karger 1963, p. 120. — **Lerner, A. B.:** Metabolism of phenylalanine and tyrosine. Advanc. Enzymol. **14**, 73 (1953). — **Lewis, S. M.,** and **J. V. Dacie:** Neutrophil (leucocyte) alkaline phosphatase in paroxismal nocturnal haemoglobinuria. Brit. J. Haemat. **11**, 549 (1965). — **Lillie, R. D.,** and **H. J. Burtner:** Stable sudanophilia of human neutrophil leucocytes in relation to peroxidase and oxidase. J. Histochem. Cytochem. **1**, 8 (1953). — **Lison, L.:** Histochimie animale. Paris: Gauthier-Villars 1936. — **Löffler, H.:** Cytochemischer Nachweis von unspezifischer Esterase in Ausstrichen. Klin. Wschr. **39**, 1220 (1961). ~ Enzymcytochemische Befunde bei unreifzelligen Leukosen. In: H. Merker (Herausgeb.), Zyto- und Histochemie in der Hämatologie. Berlin-Göttingen-Heidelberg: Springer 1963. — **Löffler, H.,** u. **W. Berghoff:** Eine Methode zum Nachweis saurer Phosphatase in Ausstrichen. Klin. Wschr. **40**, 363 (1962). — **Löffler, H.,** u. **J. C. F. Schubert:** Cytochemische Unterschiede zwischen Plasmazellen und Myelomzellen. Klin. Wschr. **41**, 484 (1963). — **Löhr, G. W.,** u. **H. D. Waller:** Enzymverteilungsmuster und Energiestoffwechsel normaler und leukämischer weißer Blutzellen des Menschen. Dtsch. med. Wschr. **89**, 171 (1964). — **Lopes Cardozo, P., L. Bokma** u. **N. Doesburg:** Die klinische Handhabung des alkalischen Phosphataseindex für Leukocyten. In: H. Merker (Herausgeb.), Zyto- und Histochemie in der Hämatologie, S. 313. Berlin-Göttingen-Heidelberg: Springer 1963. — **Lorbacher, P.:** Zur Anwendung enzymhistochemischer Methoden an bioptisch gewonnenem Knochenmarkgewebe. 10. Tagg Dtsch. Ges. Hämat., Tübingen 1964. — **Lorbacher, P.,** u. **R. Fischer:** Über den sog. „Nothing Dehydrogenase"-Effekt an Gewebsschnitten und Blutausstrichen. In: T. H. Schiebler, A. G. E. Pearse und H. H. Wolff (Herausgeb.), Zweiter internat. Kongr. f. Histo- und Zytochemie. Berlin-Göttingen-Heidelberg: Springer 1964, S. 223

**Mähr, G.:** Der cytochemische Nachweis der Zelldehydrogenasen des Blutes. Acta haemat. (Basel) **27**, 54 (1962). — **Marcuse, P. M.,** and **J. Cochran:** Staining of leucocytes by the tetrazolium method: Correlation of results with the leucocyte count and with the clinical classification. Blood **17**, 738 (1961). — **Marmont, A., L. Correale** e **A. C. Negrini:** La fosfatasi alcalina leucocitaria in ematologia. Arch. E. Maragliano Pat. Clin. **19**, 231 (1963). — **Menten, M. L., J. Junge,** and **M. H. Green:** Distribution of alkaline phosphatase in kidney following the use of histochemical azo dye test. Proc. Soc. exp. Biol. (N.Y.) **57**, 82 (1944). — **Merker, H.:** Die alkalische Leukocytenphosphatase und ihre diagnostische Bedeutung. Klin. Wschr. **38**, 1228 (1960). ~ Cytochemische Beobachtungen bei Erythropathien unter besonderer Berücksichtigung von Glykogen und freiem Eisen. Schweiz. med. Wschr. **91**, 1209 (1961). ~ Der Aktivitätswechsel der alkalischen Neutrophilenphosphatase im Pyrexal-Reizversuch und die Bedeutung dieses Testes für die Klinik einiger Blutkrankheiten. Folia haemat. (Frankfurt), N.F. **6**, 153 (1961). ~ Benzol und die Früherkennung seiner blutschädigenden Wirkung. Med. Klin. **57**, 1254 (1962). ~ Grundlagen zur klinisch-morphologischen Blutdiagnostik mit Hydrolasen. In: H. Merker (Herausgeb.), Zyto- und Histochemie in der Hämatologie, S. 233. Berlin-Göttingen-Heidelberg: Springer 1963. ~ Fermentreaktionen an Blutzellen und ihre Bedeutung in der Hämatologie. In: W. Keiderling (Herausgeb.), Beiträge zur inneren Medizin. Stuttgart: F.K. Schattauer 1964. ~ Über unspezifische Erythrocytenesterasen und ihre Beziehungen zur Erythrocytenregeneration. Folia haemat. (München), N.F. **9**, 366 (1964). ~ Die alkalische Leukocytenphosphatase — ihre hämatologische und allgemein-klinische Bedeutung. Dtsch. med. Wschr. **90**, 484 (1965). — **Merker, H.** (Herausgeber): Zyto- und Histochemie in der Hämatologie. 9. Freiburger Symposion. Berlin-Göttingen-Heidelberg: Springer 1963. — **Merker, H., G. L. Castoldi** u. **A. H. Linde:** Cholindehydrogenase in den Phagocyten des Blutes und des entzündlichen Exsudates. Schweiz. med. Wschr. **95**, 1446 (1965). — **Merker, H.,** u. **L. Heilmeyer:** Die alkalische Phosphatase neutrophiler Leukocyten. Dtsch. med. Wschr. **85**, 253 (1960). — **Merker, H.,** u. **Chun Yiu Hui:** Alkalische Phosphatase und Glykogengehalt der reifen Neutrophilen im Verlauf von idiopathischen myeloproliferativen Erkrankungen. Verh. dtsch. Ges. inn. Med. **67**, 1050 (1961). — **Merker, H., V. Tsigalidou** u. **K. Schröder:** Unspezifische Esterasen bei Erkrankungen und Reaktionen des erythropoetischen Systems. Proc. VIII. Congr. europ. Soc. Haemat. Basel: S. Karger 1962 (476). — **Michaelis, L.:** Die vitale Färbung, eine Darstellungsmethode der Zellgranula. Arch. mikr. Anat. **55**, 558 (1900). — **Mitus, W. J., L. J. Bergna, J. B. Mednicoff,** and **W. Dameshek:** Alkaline phosphatase of mature neutrophils in chronic forms of the myeloproliferative syndrome. Amer. J. clin. Path. **30**, 285 (1958). — **Mitus, W. J., J. B. Mednicoff, B. Wittels,** and **W. Dameshek:** Neoplastic lymphoid reticulum cells in the peripheral blood: A histochemical study. Blood **17**, 206 (1961). — **Moloney, W. C., K. McPherson,** and **L. Fliegelman:** Esterase activity in leucocytes demonstrated by the use of naphthol-AS-D chloracetate substrate. J. Histochem. Cytochem. **8**, 200 (1960). — **Monis, B., M. Banks,** and **A. M. Rutenburg:** β-D-Glucuronidase activity in malignant neoplasms of man. A histochemical study. Cancer (N.Y.) **13**, 386 (1960). — **Monis, B., M. M. Nachlas,** and **A. M. Seligman:** Histochemical study of 3 dehydrogenase systems in human tumors. Cancer (N.Y.) **12**, 1238 (1959). — **Motulsky, A. G.,** and **J. M. Campbell-Kraut:** Population genetics of glucose-6-phosphate dehydrogenase deficiency of the red cell. Proc. conf. on genetic polymorph and geograph. variations in diseases 1960. — **Müller, D.:** Die Aktivität der alkalischen Leukocytenphosphatase unter zytostatischer Stoßtherapie beim Malignomkranken. Med. Klin. **59**, 7 (1964).

**Nachlas, M. M., D. T. Crawford, T. P. Goldstein,** and **A. M. Seligman:** The histochemical demonstration of cytochrome oxidase with a new reagent for the nadi reaction. J. Histochem. Cytochem. **6**, 445 (1958). — **Nachlas, M. M., D. T. Crawford,** and **A. M. Seligman:** The histochemical demonstration of leucine aminopeptidase. J. Histochem. Cytochem. **5**, 264 (1957). — **Nachlas, M. M., D. G. Walker,** and **A. M. Seligman:** A histochemical method for the demonstration of diphosphopyridine nucleotide diaphorase. J. Biophys. Biochem. Cytol. **4**, 29 (1958). — **Nees, F.:** Über die lipolytische Fähigkeit der weißen Blutkörperchen. Biochem. Z. **124**, 156 (1921). — **Nishiyama, Y.,** and **I. Kabayashi:** Histochemical demonstration of catalase. Acta path. jap. **3**, 133 (1953). — **Novicoff, A.-B., H. Baufay** et **C. de Duve:** Electron microscopy of lysosome-rich fractions from rat liver. J. biophys. biochem. Cytol. **2**, Suppl. 179 (1956).

**Oda, T., S. Akagi, H. Okazi, H. Hyashi, H. Sanada,** and **K. Namba:** The succinooxidase system of cancer cells. J. Okayama med. Ass. **70**, 101 (1959). — **Otten, E.:** Cytologische und fermentcytochemische Untersuchungen an ausgewanderten Zellen im Rebuck'schen Hautfenster. Inaug.-Diss. Freiburg 1964.

**Pearse, A. G. E.:** Demonstration of "oxidase" and other granules in leucocytes by means of substituted thioindoxyls. J. Histochem. Cytochem. **2**, 475 (1954). ~ Histochemistry. Boston: Little, Brown & Co. 1960. — **Plenert, W.:** Cytochemische Studie über das Verhalten der alkalischen Phosphatase der Leukocyten beim Neugeborenen. Folia haemat. (Lpz.) **75**, 3 (1958). ~ Cytochemische Phosphatasereaktionen zum Studium von Knochenmarkspunktaten. Klin. Wschr. **37**, 825 (1959). ~ Der Phasenwandel der Aktivität der alkalischen Granulocytenphosphatase im Kindesalter. Z. Kinderheilk. **87**, 218 (1962). — **Plum, C. M.:** Die alkalische Phosphatase in den Zellen des normalen und pathologischen Knochenmarkes und des peripheren Blutes. Acta haemat. (Basel) **4**, 73 (1950).

**Quaglino, D.:** Aspects of dehydrogenase cytochemistry. Proc. VIII. Congr. europ. Soc. Haemat. Basel: S. Karger 1962 (20). — **Quaglino, D.,** and **F. G. J. Hayhoe:** Acetone fixation for the cytochemical demonstration of dehydrogenases in blood and bone marrow cells. Nature (Lond.) **187**, 85 (1960). ~ Phosphorylase activity in haemic cells. Nature (Lond.) **194**, 929 (1962).

**Rinneberg, H.,** u. **K. Lennert:** Fermenthistochemische Untersuchungen des Lymphknotens. III. Adenosintriphosphatase und 5-Nucleotidase in den Zellen des Lymphknotentupfpräparates. Klin. Wschr. **39**, 971 (1961). — **Ritter, H. B.,** and **J. J. Oleson:** A peroxidase reaction in paraffin section. Arch. Path. **43**, 330 (1947). — **Rosenzajn, L.,** and **P. Efrati:** Cytochemical and phase-contrast observations on Gaucher-cells. Acta haemat. (Basel) **25**, 43 (1961). — **Rosenzajn, L., G. Marshak,** and **P. Efrati:** Acid phosphatase activity in normal human blood and bone marrow cells as demonstrated by the azo dye method. Acta haemat. (Basel) **30**, 310 (1963). — **Rubini, J. R.:** A role for alkaline phosphatase in controlling DNA synthesis. J. clin. Invest. **42**, 974 (1963). — **Rudolph, G.,** u. **G. Schmitz:** Zytochemische Nachweismethoden spezifischer Dehydrogenasen in menschlichen Thrombocyten. Folia haemat. (Frankfurt), N.F. **6**, 4 (1962). — **Rytömaa, T.:** Role of peroxydase activity of neutrophils and eosinophils in kinetics of granulocytes. Proc. VIII. Congr. europ. Soc. Haemat. Wien 1961. Basel: S. Karger 1962. Nr 32.

**Sailer, S., F. Sandhofer** u. **H. Braunsteiner:** Bestimmung der Glucose-6-Phosphatdehydrogenase-Aktivität in den Erythrocyten zur Erkennung von hypo- und aplastischer Erythropoese. Acta haemat. (Basel) **30**, 193 (1963). — **Sato,** and **Sekiya** (1926): Zit. nach E. Undritz, Die Peroxydasereaktionen und ihre praktische Bedeutung. In: H. Merker (Herausgeb.), Zyto- und Histochemie in der Hämatologie. Berlin-Göttingen-Heidelberg: Springer 1963. — **Scarpelli, D. G., R. Hess,** and **A. G. E. Pearse:** The cytochemical lokalization of oxidative enzymes. I. Diphosphopyridine nucleotide diaphorase and triphosphopyridine nucleotide diaphorase. J. biophys. biochem. Cytol. **4**, 747 (1958). — **Schreiner, O.,** and **M. X. Sulivan:** Reduction by roots. Bot. Gaz. **51**, 121 (1911). — **Schubert, J. C. F.,** u. **F. Katzenmeier:** Der zytochemische Nachweis der Leucinaminopeptidase in menschlichen Blut- und Knochenmarkausstrichen. In: H. Merker (Herausgeb.), Zyto- und Histochemie in der Hämatologie, S. 329. Berlin-Göttingen-Heidelberg: Springer 1963. — **Schubert, J. C. F.,** u. **H. Martin:** Zytochemischer Nachweis alkalischer Phosphataseaktivität in Myeloblasten. Med. Welt **11**, 531 (1965). — **Schubert, J. C. F.,** u. **H. Rinneberg:** Der histochemische Nachweis der Adenosintriphosphatase bei pH 7,2 in eosinophilen Granulocyten und Plasmazellen des menschlichen Knochenmarkausstriches. Folia haemat. (Frankfurt), N.F. **6**, 1 (1961). ~ Der cytochemische Nachweis von Adenosintriphosphat spaltenden Fermenten bei pH 7,2 in menschlichen Knochenmarkausstrichen. Blut **8**, 282 (1962). — **Schümmelfeder, N.:** Probleme der Fermenthistochemie. Folia haemat. (Frankfurt), N.F. **6**, 117 (1961). — **Schröder, K.:** Über die cytochemische Darstellung und das Verhalten der α-Naphthylazetat-Esterase in menschlichen Blutzellen. Inaug.-Diss. Freiburg 1960. — **Schulze, W. H.:** Die Oxydasereaktion an Gewebsschnitten und ihre Bedeutung für die Pathologie. Betr. path. Anat. **45**, 127 (1909). — **Scott, E. M.:** The relation of diaphorase of human erythrocytes to inheritance of methemoglobinemia. J. clin. Invest. **39**, 1176 (1960). — **Seabra, P.:** Oxidase and lipase of the leucocyte. Ann. N.Y. Acad. Sci. **59**, 1022 (1955). — **Seligman, A. M., M. M. Nachlas, L. H. Manheimer, O. M. Friedman,** and **G. Wolf:** Development of new methods for the histochemical demonstration of hydrolytic intracellular enzymes in a program of cancer research. Ann. Surg. **130**, 333 (1949). — **Seligman, A. M.,** and **A. M. Rutenburg:** The histochemical demonstration of succinic dehydrogenase. Science **113**, 317 (1951). — **Seligman, A. M., K. C. Tsou, S. H. Rutenburg,** and **R. B. Cohen:** Histochemical demonstration of β-D-glucuronidase with a synthetic substrate. J. Histochem. Cytochem. **2**, 209 (1954). — **Siegert, R., K. W. Brückel** u. **W. Ried:** Über reduzierende Eigenschaften des menschlichen Blutes. Z. ges. exp. Med. **117**, 626 (1951). — **Struve, H.:** Über die Einwirkung des aktiven Sauerstoffs auf Pyrogallussäure. Justus Liebigs Ann. Chem. Pharm. **163**, 160 (1872). — **O'Sullivan, M. A.,** and **C. V. Pryles:** A comparision of leucocyte alkaline phosphatase determinations in 200 patients with mongolism and in 200 "familial" controls. New Engl. Med. **268**, 1168 (1963).

**Takamatsu, H.:** Histologische und biochemische Studien über die Phosphatase. I. Histochemische Untersuchungsmethodik der Phosphatase und deren Verteilung in verschiedenen Organen und Geweben. Trans. jap. path. Soc. **29**, 492 (1939). — **Takeuchi, T.:** Histochemistry of enzymes in blood cells. Acta haemat. jap. **21**, (2) Suppl. 371 (1958). — **Takeuchi, T.,** and **K. Kinoshita:** Histochemical demonstration of phosporylase in blood and bone marrow cells. Blood **11**, 375 (1956). — **Takeuchi, T.,** and **H. Kuriaki:** Histochemical detection of phosphorylase in animal tissues. J. Histochem. Cytochem. **3**, 153 (1955). — **Takeuchi, T., N. Tadokoro,** and **H. Ide:** Histochemical study on glycogen synthesis from glucose-1-phosphate in blood cells under normal and pathological conditions. J. Histochem. Cytochem. **10**, 572 (1962). — **Takikawa, R., H. Takahashi, S. Kawabata,** and **H. Ohta:** Biochemical properties of the isolated neutrophilic granules of leucocytes. Proc. VIII. Congr. europ. Soc. Haemat. Basel: S. Karger 1962 (23). — **Tanaka, K. R., W. N. Valentine,** and **R. E. Fredericks:** Diseases or clinical conditions associted with low leucocyte alkaline phosphatase. New Engl. J. Med. **262**,

912 (1960). — **Tashian, R. E.:** Genetic variation and evolution of the carboxylic esterases and carboxic anhydrases of primate erythrocytes. Amer. J. hum. Genet. **17**, 257 (1964). — **Tashian, R. E.,** and **M. W. Shaw:** Inheritance of an erythrocyte acetylesterase variant in man. Amer. J. hum. Genet. **14**, 295 (1962). — **Thompson, R. B., J. W. Mitchener,** and **T. H. J. Huisman:** Studies on the fetal hemoglobin in the persistent high Hb-F anomaly. Blood **18**, 267 (1961). — **Tönz, O.,** u. **K. Betke:** Einfacher Farbtest zur Bestimmung der Glukose-6-Phosphatdehydrogenase in menschlichen Erythrocyten. Klin. Wschr. **40**, 649 (1962). — **Tönz, O.,** u. **E. Rossi:** Morphological demonstration of two red cell populations in human females heterocygous for glucose-6-phosphate dehydrogenase deficiency. Nature (Lond.) **202**, 606 (1964). — **Trubowitz, S., M. A. Feldman, C. Benante,** and **V. M. Hunt:** The alkaline phosphatase content of the human polymorph-nuclear leucocyte in blood and marrow. Amer. J. clin. Path. **31**, 481 (1959). — **Trubowitz, S., D. Kirman,** and **B. Masek:** The leucocyte alkaline phosphatase in mongolism. Lancet **1962 II**, 486

**Undritz, E.:** Hämatologische Tafeln Sandoz. Nürnberg Sandoz A.G. 1952. ~ Die Peroxydasereaktion und ihre praktische Bedeutung. In: H. Merker (Herausgeb.), Zyto- und Histochemie in der Hämatologie. Berlin-Göttingen-Heidelberg: Springer 1963. ~ Zur Aktivität der alkalischen Phosphatase bei der chronischen myeloischen Leukämie. Schweiz. med. Wschr. **95**, 1515 (1965). — **Undritz, E.,** u. **P. Hegg:** Die morphologisch-hämatologische und cytologische Untersuchung eingetrockneter Blutflecken. Schweiz. med. Wschr. **89**, 1088 (1959). ~ Die morphologische Untersuchung eingetrockneter Blutflecken. II. Teil: Anwendung an einem Beispiel. Schweiz. med. Wschr. **90**, 1223 (1960).

**Verkauteren, R.:** A cytochemical approach to the problem of the significance of blood and tissue eosinophilia. Enzymologia **14**, 340 (1951). ~ A study of leukocyte metabolism by the tetrazolium reduction method. Enzymologia **18**, 97 (1957).

**Wachstein, M.:** Alkaline phosphatase activity in normal and abnormal human blood and bone marrow cells. J. Lab. clin. Med. **31**, 1 (1946). ~ Reduction of potassium tellurite by living tissue. Proc. Soc. exp. Biol. (N.Y.) **72**, 175 (1949). ~ Histochemical demonstration of reducing activity in normal and leukemic blood and bone marrow cells. Proc. Soc. exp. Biol. (N.Y.) **73**, 306 (1950). ~ Histochemistry of leucocytes. Ann. N.Y. Acad. Med. **59**, 1052 (1955). ~ The present status of histo- and cytochemistry of blood and bone marrow cells. Proc. VIII. Congr. europ. Soc. Haemat. Basel: S. Karger 1962. — **Wachstein, M.,** and **E. Meisel:** Histochemistry of hepatic phosphatases at a physiological pH with special reference to the demonstration of bile canaliculi. Amer. J. clin. Path. **27**, 13 (1957). ~ **Wachstein, M., E. Meisel,** and **A. Niedzwiedz:** Histochemical demonstration of mitochondrial adenosine triphosphatase with the lead adenosine triphosphate technique. J. Histochem. Cytochem. **8**, 387 (1960). — **Wachstein, M.,** and **G. Wolf:** The histochemical demonstration of esterase activity in human blood and bone marrow smears. J. Histochem. Cytochem. **6**, 457 (1958). — **Wasastjerna, C., B. Jeglinsky,** and **C. E. Nylund:** The effect of x-ray treatment on leucocyte alkaline phosphatase in cancer patients. Acta med. scand. **173**, 505 (1963). — **Wendt, F.,** u. **C. Budde:** Das Verhalten der alkalischen Leukocytenphosphatase während der Initialphase der Fieberreaktion nach der Injektion von bakteriellem Endotoxin und endogenem Pyrogen beim Menschen. Fol. haemat. (Frankfurt), N.F. **6**, 149 (1961). — **Winkler, F.:** Der Nachweis der Oxydasen in den Leukocyten mittels der Dimethylparaphenylendiaminreaktion. Folia haemat. (Leipzig) **4**, 323 (1907). — **Wislocki, G. B.,** and **E. W. Dempsey:** Observations on the chemical cytology of normal blood and hemopoietic tissues. Anat. Rec. **96**, 249 (1946). — **Wolf, U., H. Merker** u. **W. Böckelmann:** Chromosomenuntersuchungen bei chronisch-myeloischer Leukämie. Klin. Wschr. **44**, 12 (1966). — **Wolff, J.:** Neugeborenen-Anämie durch Einströmen fetalen Blutes in den mütterlichen Kreislauf. Arch. Kinderheilk. **163**, 26 (1961). — **Woodliff, H. J.:** Cytochemistry of L 1210 cells. Nature (Lond.) **191**, 1313 (1961). — **Wulff, H. R.:** Histochemical studies of leucocytes from an inflammatory exsudate. V. Alkaline and acid phosphatases and esterases. Acta haemat. (Basel) **30**, 159 (1963). — **Wulff, H. R.,** and **M. Sørensen:** A new technique for the histochemical demonstration of phosphorylase in blood films. Acta haemat. (Basel) **35**, 304 (1966).

**Xefteris, F., W. J. Mitus, I. B. Mednicoff,** and **W. Dameshek:** Leucocytic alkaline phosphatase in Busulfan induced remissions of chronic granulocytic leukemia. Blood **18**, 202 (1961).

**Zajizek, J.:** Studies on the histogenesis of blood platelets. Acta haemat. (Basel) **12**, 238 (1954). ~ Studies on the histogenesis of blood platelets and megakaryocytes. Acta physiol. scand. **40**, Suppl. 138 (1957). — **Zimmermann, H.,** and **A. G. E. Pearse:** Limitations in the histochemical demonstration of pyridine nucleotide-linked dehydrogenases ("Nothing dehydrogenase"). J. Histochem. Cytochem. **7**, 271 (1959). — **Zipursky, A., A. Hull, F. D. White,** and **L. G. Israels:** Foetal erythrocytes in the maternal circulation. Lancet **1959 I**, 451.

*Polysaccharide und Lipide*

**Ackerman, G. A.:** Microscopic and histochemical studies on the Auer bodies in leucemic cells. Blood **5**, 847 (1950). ~ A modifikation of the Sudan black B technique for the possible cytochemical demonstration of masked lipids. Science 115, 629 (1952). — **Ackerman, G. A., I. A. Grasso,** and **R. A. Knouff:** Morphological and histochemical studies of the leukemic cells from a patient with atypical myeloblastic, leukemia with special reference to intracytoplasmatic mucopolysaccharide vacuols and fibrillar formation. Blood 16, 1253 (1960). — **Ackerman, G. A., R. A. Knouff,** and **H. A. Hoster:** Cytochemistry and morphology of neoplastic and non-neoplastic human lymphnode cells with special reference to Hodgkin's disease. J. nat. Cancer Inst. 12, 465 (1951). — **Astaldi, G., E. Bernardelli** e **E. G. Rondanelli:** Ricerche sul contenuto in clicogeno delle cellule del sangue e del midollo osseo. Hematologica (Pavia) 36, 749 (1952). — **Astaldi, G., E. G. Rondanelli,** and **E. Strosseli:** Positività alla reazione di Hotchkiss di una percentuale die eritroblasti della Thalassemia major (Morbo di Cooley). Boll. Soc. ital. Biol. sper. 28, 1081 (1952). ~ An abnormal substance present in the erythroblasts of Thalassaemia major. Cytochemical investigation. Acta haemat. (Basel) 12, 145 (1954). — **Astaldi, G., E. G. Rondanelli, E. Strosseli** e **P. Corini:** Analogie e differenze di compartamento istochimico fra la sostanza PAS-positiva degli eritroblasti della Thalassemia major e quella degli eritroblasti in casi di leucemia mieloide. Boll. Soc. ital. Emat. 3, 90 (1935). — **Astaldi, G., u. E. Strosseli:** Histochemische Untersuchungen an den Leukoblasten und Leukocyten der konstitutionellen Alder'schen Anomalie. Schweiz. med. Wschr. 88, 991 (1958). ~ Histochemical findings in hematologic anomalies. Tex. Rep. Biol. Med. 20, 295 (1962). — **Astaldi, G., E. Strosseli,** and **S. Sauli:** Histochemical research on erythroblasts PAS-positivity under various pathological conditions. Proc. 9th Congr. europ. Soc. Haemat. Lisbon 1963. Basel and New York: S. Karger 1963. — **Astaldi, G.,** and **L. Verga:** The glycogen content of the cells of lymphatic leukemia. Acta haemat. (Basel) 17, 129 (1957).

**Baesich, P.:** On the staining of lipoid granules in leukocytes. J. Anat. (Lond.) 70, 267 (1935). — **Baldini, M., H. H. Fudenberg, D. Fukutake,** and **W. Dameshek:** The anemia of the DiGuglielmo syndrom. Blood 14, 334 (1959). — **Bakalos, D.:** Monocyte precursors and their significance. Atlas of bone marrow and lymph node cytology. Athen: G. Parissianos 1965. — **Bakalos, D.,** and **I. Fragiskos:** Sudanophila of the monocytes and its significance in the concept of acute leukemia. Blut 10, 190 (1964). — **Baker, J. R.:** The histochemical recognition of lipine. Quart J. micr. Sci. 87, 409 (1946). — **Barka, T.,** and **P. J. Anderson:** Histochemistry. New York: Harper & Row 1963. — **Bauer, H.:** Mikroskopisch-chemischer Nachweis von Glykogen und einigen anderen Polysacchariden. Z. mikr.-anat. Forsch. 33, 143 (1933). — **Berenbaum, M. C.:** The histochemistry of bound lipids. Quart. J. micr. Sci. 99, 231 (1958). — **Berg, O. N.:** A histological study of masked lipids. Acta path. microbiol. scand. Suppl. 40, (1951). — **Bergström, I.,** and **L. Jacobsson:** Hereditary benign erythroreticulosis. Blood 19, 296 (1962). — **Bessis, M., D. Alagille** et **J. Breton-Gorius:** Particularities des erythroblastes et des erythrocytes dans la maladie de Cooley. Rev. Hémat. 13, 538 (1958). — **Best, F.:** Über Karminfärbung des Glykogens und der Kerne. Z. wiss. Mikr. 23, 319 (1906). — **Björnberg, Ö.:** Cytochemical studies on glycogen content of lymphocytes in lymphatic leukemia and reactive lymphocytosis. Acta med. scand. 173, 451 (1963). — **Bloom, M. L.,** and **G. B. Wislocki:** The localisation of lipids in human blood and bone marrow cells. Blood 5, 79 (1950). — **Bover, G. F.:** Atlas of blood cytology. New York: Grune & Stratton 1964. — **Braunsteiner, H.:** Mastzellen und basophile Leukocyten. In: H. Braunsteiner (Herausgeb.), Physiologie und Physiopathologie der weißen Blutzellen. Stuttgart: Georg Thieme 1959. — **Bruhn, H. O.:** Zur Anwendung der PAS-Reaktion bei der Diagnose der unreifzelligen Monocytenleukämie. Blut 11, 306 (1965).

**Cain, A. J.:** The histochemistry of lipoids in animals. Biol. Rev. 25, 73 (1950). — **Chatterjea, J. B., A. B. Chowdburg, R. N. Ray, C. R. Das Gupta,** and **H. N. Ray:** Cytochemical aberration in the normoblasts of Cooley's anaemia. Bull. Calcutta Sch. trop. Med. 4, 57 (1956). — **Cohn, Z. A.,** and **J. G. Hirsch:** The isolation and properties of the spezific granules of rabbit polymorphnuclear leukocytes. J. exp. Med. 112, 983 (1960).

**Daddi, L.:** Nouvelle méthode de colorer la graisse dans les tissues. Arch. ital. Biol. 26, 143 (1896). — **Dameshek, W.:** "Thalassaemia" or what's in a name (Editorial). Blood 10, 293 (1955). — **Daniell, W.:** Studies of megacaryocyte glycogen. I. A semiquantitative method of measurement. Effect of phlebotomies in joung adults. Blood 14, 60 (1959). — **Deane, H. W.:** Intracellular lipids: Their detection and significance. In: S. L. Palag (ed.), Frontiers in cytology. New Haven: Yale Univ. Press 1958. — **Deuel, H. J.:** The lipids, Bd. 2. New York: Intersci. Publ. 1955. — **Diezel, P. B.:** Histochemische Untersuchungen an primären Lipoidosen: Amaurotische Idiotie, Gargoylismus, Niemann-Pick'sche Krankheit, Gaucher'sche Krankheit mit besonderer Berücksichtigung des Zentralnervensystems. Virchows Arch. Path. Anat. 326, 89 (1954).

**Edgar, G. W. F.,** and **C. H. M. Donker:** Influence of lipid solvents on sphingolipids (sphingomyelins, cerebrosides, gangliosides) in tissue sections. Acta neurol. psychiatr. belg. 57, 451 (1957). — **Eggstein, M.:** Über Erythrocytenlipide beim Menschen. In: H. Merker (ed.), Zytound Histochemie in der Hämatologie, S. 452. Berlin-Göttingen-Heidelberg: Springer 1963.

**Ferrara, A.:** Aspetti citochimici delle cellule ematiche di una emopatia benzolica. Bull. Soc. ital. Emat. **2**, 384 (1954). — **Fessas, Ph.,** and **Th. Papayannopoulou:** Cytochemical observations on thalassaemia. Acta haemat. (Basel) **34**, 1 (1965). — **Feulgen, R.,** u. **K. Voit:** Über einen weit verbreiteten festen Aldehyd. Pflügers Arch. ges. Physiol. **206**, 389 (1924). — **Friedstein, D.:** Folia haemat. (Leipzig) **12**, 239 (1911). — **Friederici, L.:** Histochemische Methoden in der Haematologie. Klin. Wschr. **33**, 1020 (1955).

**Gedigk, P.:** Histochemische Darstellung von Kohlehydraten. Klin. Wschr. **30**, 1057 (1952). — **Gedigk, P.,** u. **R. Gross:** Cytochemie der Eosinophilen. In: H. Braunsteiner (ed.), Physiologie und Physiopathologie der weißen Blutzellen. Stuttgart: Georg Thieme 1959. — **Gibb, R. P.,** and **R. E. Stowell:** Glycogen in human blood cells. Blood **4**, 569 (1949). — **Gömöri, G.:** A new histochemical test for glycogen and mucin. Amer. J. clin. Path. **10**, 177 (1946). ~ Histochemical staining methods. In: M. B. Visscher (ed.), Methods in medical research, vol. 4, p. 14. Chicago: The Year Book Publ. Inc. 1951. — **Graumann, W.:** Ergebnisse der Polysaccharidhistochemie: Mensch und Säugetiere. In: Handbuch der Histochemie, Herausgeb. W. Graumann u. K. Neumann, Bd. II, Teil 2. Berlin-Göttingen-Heidelberg: Springer 1964.

**Hansson, H., F. Linell, L. R. Nilson, L. Söderhjelm** u. **E. Undritz:** Die Chediak-Steinbrinck-Anomalie resp. erblich konstitutionelle Riesengranulation (Granulagiganten) der Leukocyten in Nordschweden. Folia haemat. (Frankfurt), N.F. **3**, 2 (1959). — **Harms, H.:** Handbuch der Farbstoffe für die Mikroskopie, Teil II, S. 55ff. Kamp-Lintfort: Staufen-Verlag 1957. — **Hayhoe, F. G. J.:** The cytochemical demonstration of lipids in blood and bone marrow cells. J. Path. Bact. **65**, 413 (1953). ~ Leukaemia. Research and clinical practice. London: J. & A. Churchill Ltd. 1960. ~ Cytochemical techniques in diagnostic haematological cytology. Proc. 7th Congr. Europ.-Soc. Haemat. London 1959, part. II/1, p. 331. Basel: S. Karger 1960. — **Hayhoe, F. G. J.,** and **D. Quaglino:** Refractory sideroblastic anaemia and erythremic myelosis: possible relationship and cytochemical observations. Brit. J. Haemat. **6**, 381 (1960). — **Hayhoe, F. G. J., D. Quaglino,** and **R. Doll:** The cytology and cytochemistry of acute leukaemias. A study of 140 cases. London: Her Majestys Stationery Office 1964. — **Hayhoe, F. G. J., D. Quaglino,** and **R. J. Flemans:** Consecutive use of Romanowsky and periodic acid-Schiff techniques in the study of blood and bone marrow cells. Brit. J. Haemat. **6**, 23 (1960). — **Heckner, F.:** Cytochemische Darstellung der Polysaccharide in den Zellen des Blutes und der blutbildenden Gewebe. Acta haemat. (Basel) **16**, 1 (1956). ~ Polysaccharidarstellung in den Megakaryocyten. Ein Beitrag zu ihrer funktionellen Morphologie. Acta haemat. (Basel) **17**, 16—24 (1957). — Färbechemie. In: Handbuch der Hämatologie, Bd. II, Herausg. L. Heilmeyer u. A. Hittmair. Berlin-Göttingen-Heidelberg: Springer 1959. ~ Polysaccharide in Blut- und Knochenmarkzellen. In: H. Merker (ed.), Zyto- und Histochemie in der Haematologie. Berlin-Göttingen-Heidelberg: Springer 1963. — **Heckner, F.,** u. **R. Strufe:** Cytochemischer Polysaccharidnachweis mit Natriumperjodat. Klin. Wschr. **34**, 326 (1956). — **Hermannsky, F.,** u. **J. Fleischmann:** Cytochemische Polysaccharidstudien an Blutzellen und hämopoetischen Geweben. [Polnisch.] Sborn. lék. **53**, 182 (1951). — **Hertl, M.:** Zytochemische Untersuchungen an Knochenmarkzellen. Folia haemat. (Frankfurt), N.F. **3**, 269 (1959). ~ Morphologische und cytochemische Untersuchungen an Zellen der akuten Leukose. Folia haemat. (Frankfurt), N.F. **3**, 296 (1959). ~ Zytochemische Untersuchungen an Lymphocyten und Monocyten des strömenden Blutes. Ärztl. Forsch. **14**, 40 (1960). — **Hitzenberger, G.,** u. **E. Keibl:** Cytochemische Untersuchungen zur Frage der Thrombocytenabstammung. Wien. klin. Wschr. **66**, 669 (1954). — **Hotchkiss, R. D.:** A microchemical reaction resulting in the staining of polysaccharide structures in fixed tissue preparations. Arch. Biochem. **16**, 131 (1948). — **Hui, Chun-Yiu:** Über den Glykogengehalt der Blutzellen bei myeloproliferativen Erkrankungen mit besonderer Berücksichtigung der alkalischen Phosphatase. Inaug.-Diss. Freiburg 1962.

**Jamra, M.,** e **Th. F. Lorenzi:** Fórmula megacariocitária. Etudo morphológico e citochimico das megacariócitos nos purpuras plaquetopenicas. Rev. Hosp. clin. **16**, 174 (1961). — **Jean, G., L. Racine, R. Marx** u. **A. Gautier:** Ultrastrukturelle Steatose im Hyalomer pathologischer Thrombocyten. In: H. Merker (ed.), Zyto- und Histochemie in der Hämatologie, S. 447. Berlin-Göttingen-Heidelberg: Springer 1963. — **Jones, O. P.:** Mitochondria and their relation to the so-called hyaloplasma. J. Lab. clin. Med. **32**, 700 (1947).

**Kawakita, Y.,** and **K. Horie:** Studies on periodic acid-Schiff rection of erythroblasts. Proc. 2nd Congr. Asian. Pacif. Soc. Hemat. Manila 1961, pp. 5. Nagoya, Japan 1962. — **Krauss, H.-J.:** Über die diagnostische Bedeutung von Sideroblasten, Perjodsäure-Schiff-positiven Erythroblasten und eisenspeichernden Reticulumzellen bei verschiedenen Anämien. Inaug.-Diss. Freiburg 1964. — **Kruckenberg, H.:** Untersuchungen zur cytochemischen Glykogendarstellung. Inaug.-Diss. Med. Göttingen 1954.

**Lajthy, L. G.:** High resolution autoradiography: isotope uptake of individual cells. J. photogr. Sci. **2**, 130 (1954). — **Lambers, K.:** Cytochemische Untersuchungen an Blutzellen und ihre Bedeutung für die Klinik der Blutkrankheiten. Internist (Berl.) **1**, 269 (1960). — **Lambers, K.,** u. **M. Eggstein:** Der Fettgehalt der Granulocyten und ihrer Vorstufen unter normalen und pathologischen Bedingungen. Verh. dtsch. Ges. inn. Med. **65**, 191 (1959). — **Leblond, C. P.:** Distribution of periodic acid-reactive carbohydrates in the adult rat. Amer. J. Anat. 86, 1 (1950). — **Lennert, K.:** Die Histochemie der Fette und Lipoide. Z. wiss. Mikr. **62**, 368 (1955). ~ Lymphknoten, Cytologie und Lymphadenitis. In: Handbuch der speziellen pathologischen Anatomie und Histologie, Bd. I, Teil 3a. Berlin-Göttingen-Heidelberg: Springer 1961. — **Lillie, R. D.:** Reticulum staining with Schiff reagent after oxydation by acidified sodium periodat. J. Lab. clin. Med. **32**, 910 (1947). — **Lillie, R. D.,** and **A. J. Burtner:** Stable sudanophilia of human neutrophil leukocytes in relation to peroxidase and oxidase. J. Histochem. Cytochem. 1, 8 (1953). — **Lison, L.:** Sur les nouveaux colorants histologiques spezifiques des lipides. C.R. Soc. Biol. (Paris) **115**, 173 (1934). ~ Histochimie animale. Methodes et problemes. Paris: Gauthier-Villars 1936. ~ Sur la recherche histochimique des oxydases par la réaction du bleu d'indophénol. Le cas des lipides. Bull. Soc. Chim. biol. **18**, 185 (1936). ~ Histochimie et cytochimie animals. Principes et méthodes. Paris: Gautier-Villars 1953.

**Mähr, G.:** Zur Methodik und Spezifität des Glykogennachweises in den Leukocyten mittels der PAS-Reaktion. Acta haemat. (Basel) **32**, 108 (1964). — **Mauri, C.:** Über Lipide und ihre Bedeutung in den Zellen der blutbildenden Systeme. In: H. Merker (ed.), Zyto- und Histochemie in der Hämatologie, S. 433. Berlin-Göttingen-Heidelberg: Springer 1963. — **Mauri, C.,** and **V. Silingardi:** Histochemical localisation of lipids in the nuclei of human blood and hemopoietic cells. Experientia (Basel) **19**, 622 (1963). — **McManus, J. F. A.:** Histological demonstration of mucin after periodic acid. Nature (Lond.) **158**, 202 (1946). — **McNary, F.:** Dithizone staining of myeloid granules. Blood **12**, 644 (1957). — **Meier, W.:** Untersuchungen zur Theorie der Fettfärbung. Z. wiss. Mikr. **64**, 193 (1959). — **Merker, H.:** Zytochemische Beobachtungen unter besonderer Berücksichtigung von Glykogen und freiem Eisen. Schweiz. med. Wschr. **91**, 1209 (1961). ~ Unveröffentlichte Beobachtung (1963). ~ The differentiation between anaemia refractoria sideroblastica and erythremic myelosis by cytochemical methods. Proc. IX. Congr. Europ. Soc. Haemat. Lisbon, pp. 290. Basel: S. Karger 1963. — **Merker, H.,** u. **S. Buharali:** Unveröffentlichte Beobachtungen. — **Merker, H.,** u. **Chun Yiu Hui:** Alkalische Phosphatase und Glykogengehalt der reifen Neutrophilen im Verlauf von idiopathischen myeloproliferativen Erkrankungen. Verh. dtsch. Ges. inn. Med. **67**, 1050 (1961). — **Merker, H., J. Michelogianakis** u. **A. H. Linde:** In Vorbereitung. — **Mettenheimer, C.:** Mitteilungen über das Myelin. Korr.-Bl. Verein gemeinsch. Arb. Förd. wiss. Heilk. **31**, 467 (1858). — **Michels, N.:** The mast cells. In: H. Downey, Handbook of hematology, vol. 1. New York: P. B. Hoeber 1938. — **Mitus, W. J., L. J. Bergna, J. B. Mednicoff,** and **W. Dameshek:** Cytochemical studies of glycogen content of lymphocytes in lymphocytic proliferation. Blood **13**, 748 (1958). — **Moeschlin, S.:** Erythroblastosen, Erythroleukämien und Erythroblastämien. Folia haemat. (Leipzig) **64**, 262 (1940).

**Pearse, A. G. E.:** The nature of Russel bodies and Kurloff bodies. Observations on the cytochemistry of plasma cells and reticulum cells. J. clin. Path. 2, 81 (1949). ~ Histochemistry. Boston: Little, Brown & Co. 1960. — **Perugini, S.:** Sul significato dell'affinatà des granuli neutrofili dei leucociti per i coloranti tipo sudan. Experientia (Basel) **10**, 381 (1954). — **Perugini, S., P. Capra-Marzani, V. Rossi** e **M. Soldati:** Alterazione citomorfologiche e citochimiche dei leucociti nella tubercolosi polmonare cronica evolutiva. Arch. E. Maragliano Pat. Clin. 9, 459 (1954). — **Perugini, S.,** et **M. Soldati:** Modificazioni citochimiche degli eritroblasti e degli erotriciti in condizioni patologiche. Atti. XIII. Congr. Soc. ital. Emat. Roma 1955, pp. 397. ~ Cytochemical studies of the megacaryocytes and platelets in pathological conditions. Schweiz. med. Wschr. **86**, 1437 (1956).

**Quaglino, D.,** and **F. G. J. Hayhoe:** Observations on the periodic acid-Schiff reaction in lympho-proliferative diseases. J. Path. Bact. **78**, 521 (1959). ~ Periodic acid-Schiff positive erythroblasts with special reference to DiGuglielmo's disease. Brit. J. Haemat. 6, 26 (1960). ~ Phosphorylase activity in haemic cells. Nature (Lond.) **194**, 929 (1962).

**Rheingold, J. J.,** and **G. B. Wislocki:** Histochemical methods applied to hematology. Blood 3, 641 (1948). — **Robineaux, R., S. Bazin** et **A. Delauney:** Étude qualitative et quantitative de la glycogénèse des leucocytes polynucléaires. C.R. Congr. int. europ. Hémat. 3, 124 (1951). — **Romeis, B.:** Mikroskopische Technik. München 1948. — **Rondanelli, E. G.:** Biochemistry of specific granules in mast-leucoblasts, mast-leucocytes and mast-cells in normal and pathological conditions. A cytochemical evoluation. Rev. belge Path. **24**, 329 (1955). — **Rondanelli, E. G., P. Corini** e **R. Colombi:** Anomalia citochimica del citoplasma eritroblastico in eosi·di anemia da Benzolismo cronico. Haematologica **10**, 1483 (1957). — **Rohr, K.:** Das menschliche Knochenmark, 2. Aufl. Stuttgart: Georg Thieme 1949. — **Ruyter, J. H. C.:** Histo-chemisch aantoonbare polysachariden in de bloed-cellen van de mens. Ned. T. Geneesk. **99**, 3245 (1955).

**Sansone, G.,** e **E. Bertolotti:** Su di un'anomalia citochimica degli eritroblasti e degli eritrociti nel prematuro anemico. Boll. Soc. ital. Biol. sper. **34**, 518 (1958). — **Schilling, V.:** „Erythrokonten", Stäbchen in Erythrozyten, bei Anaemia perniciosa und einigen nahestehenden Krankheitsbildern. Klin. Wschr. **7**, 785 (1928). — **Schleicher, E. M.:** Giant ortho-chromatic erythroblast. J. Lab. clin. Med. **29**, 127 (1944). — **Schultz, A.:** Eine Methode des mikrochemischen Cholesterinnachweises am Gewebsschnitt. Zbl. allg. Path. path. Anat. **35**, 314 (1924). — **Schultze, M.:** S.-B. Niederrhein. Ges. Natur- u. Heilkunde zu Bonn, S. 61, Sitzg. vom 7. 7. 1864. — **Sehrt, E.:** Die histologische Darstellung der Lipoide der weißen Blutzellen (neutro- und eosinophile Leukocyten, Mastzellen, Übergangszellen und Mono-nukleäre) und die Beziehung dieser Lipoide zur Oxydasereaktion. Münch. med. Wschr. **74**, 139 (1927). — **Sheehan, H. L.:** The staining of leukocyte granules by sudan black B. J. Path. Bact. **49**, 580 (1939). — **Sheehan, H. L.,** and **G. W. Storey:** An improved method of staining leukocyte granules with sudan black B. J. Path. Bact. **59**, 336 (1947). — **Smith, Chr.:** Glycogen in basophilic leucocytes in human blood smears. Proc. Soc. exp. Biol. (N.Y.) **72**, 209 (1949). — **Smith, Chr.,** and **F. S. Thomas:** Studies on the thymus of the mammal. III. Glycogen in the cortical cells of the thymus. Anat. Rec. **106**, 17 (1950). — **Smith, J. L.:** On the simultaneous staining of neutral fat and fatty acids by oxacine dyes. J. Path. Bact. **12**, 1 (1908). — **Smith, J. L.,** and **W. Mair:** The application of Weigerts myelin method to the staining of fat. J. Path. Bact. **12**, 134 (1908). — **Stegagno, G. A.,** e **C. Pollitzer:** Recherche citochimiche sui polisaccharidi e lipidi delle cellule ematiche e midollori di bambini affetti da Thalassemia major (morbo di Cooley). Arch. ital. Pediat. Puericult. **16**, 247 (1953). — **Storti, E.:** L'isto-chimica applicata all' ematologia. IIIe Congr. Soc. Europ. Hémat. Rome, p. 79—112, 1951. — **Storti, E.,** and **S. Perugini:** Cytochemical researches on the lipids of the hematic cells and with particular attention to those of acute leucosis. Acta haemat. (Basel) **5**, 321 (1950). — **Storti, E., S. Perugini** e **M. Soldati:** Le modificazioni del contento polisaccharidico delle cellule ematiche in oleure emopatie e malatie infettive. Pub. Chim. Biol. Med. **1**, 3—24 (1953). ~ Cytochemical investigations of normal megacaryocytes and platelets. Acta haemat. (Basel) **10**, 144 (1953). — **Suigyama, K.:** The periodic acid-Schiff reaction of blood cells and the appearance of pigmented leukocytes in various vertebrates. Okajimas Folia anat. jap. **27**, 194 (1955).

**Turchini, J.,** et **L. Khau van Kien:** Différents degrés de synthèse héparinique au niveau des basophiles dans le sang normal et au cours de certaines leucoses. C.R.Soc. Biol. (Paris) **148**, 2065 (1954).

**Ueda, M.:** Histochemical studies of lipids. Hyogo. J. med. Sci. **1**, 29 (1952). — **Undritz, E.:** Haematologische Tafeln Sandoz. Nürnberg: Sandoz A.G. 1952. ~ Die Reticulumzelle. 8. Kongr. Europ. Ges. Hämatologie, Wien 1961. ~ Persönliche Mitteilung (1963).

**Verkauteren, R.:** On the cytochemistry of leucocytes. Verh. vlaam. Akad. Geneesk. Belg. **17**, 263 (1955). — **Verloop, M. C.:** Zur Differentialdiagnose der essentiellen sidero-achrestischen Anämien unter Berücksichtigung cytochemischer Befunde. In: H. Merker (Hrsgb.), Zytochemie und Histochemie in der Hämatologie, S. 553. Berlin-Göttingen-Heidel-berg: Springer 1963. — **Verloop, M. C.,** and **C. C. Bos:** Differential diagnosis between Björk-man's anaemia refractoria sideroblastica and erythremic myelosis (DiGuglielmo's disease). Proc. 9. Congr. europ. Soc. Haemat. Lisbon. Basel: S. Karger 1963.

**Wachstein, M.:** The distribution of histochemically demonstrable glycogen in human blood and bone marrow cells. Blood **4**, 54 (1949). ~ Histochemistry of leukocytes. Ann. N.Y. Acad. Sci. **59**, 1052 (1955). — **Wislocki, G. B., H. Bunting,** and **E. W. Dempsey:** Further observations on the chemical cytology of megakaryocytes and after cells of haemopoietic tissues. Anat. Rec. **98**, 527 (1947). — **Wislocki, G.B.,** and **E. W. Dempsey:** Observations on the chemical cytology of normal blood and hemopoietic tissues. Anat. Rec. **96**, 249 (1946). — **Wislocki, G. B., J. J. Rheingold,** and **E. W. Dempsey:** The occurence of the periodic acid-Schiff reaction in various normal cells of blood and connective tissue. Blood **4**, 562 (1949).

**Zorzoli, G.:** Recherches histochimiques sur l'oreille interne. C.R. Ass. Anat. **86**, 785 (1955).

### Anorganische Substanzen

**Amann, R.:** Probleme, Möglichkeiten und Bedeutung des Nachweises von Zink und Kupfer in Blutzellen. In: Zyto- und Histochemie in der Hämatologie (Hrsg. H. Merker), S. 593. Berlin-Göttingen-Heidelberg: Springer 1963. ~ Histochemischer Schwermetallnachweis in Blut- und Gewebsmastzellen. Proc. XIII. Congr. europ. Soc. Haemat. Basel: S. Karger 1962 (18). — **Amann, R.,** u. **H. P. Wolff:** Schwermetalle in Leukocyten. Z. exp. Med. ges. **127**, 281 (1956). — **Anagnostou, E.,** u. **R. Bilger:** Untersuchungen über siderophile Einschluß-körperchen in den Erythroblasten und Erythrocyten. V. Kongr. Europ. Ges. Hämatologie, Freiburg 1955. — **Arvy, L.:** Contribution à l'histochémie des métaux du sang. Ann. Histochim. **4**, 137 (1959).

**Berendes, M.:** The proportion of reticulocytes in the erythrocytes of the spleen as compared with those of the circulating blood, with special reference to hemolytic states. Blood **14**, 558 (1959). — **Bernauer, W.:** Neue Untersuchungen über Sideroblasten und Sierocyten. Inaug.-Diss. Freiburg 1957. — **Bessis, M.:** Étude en microscope électronique de la destinée d'une molécule dans l'organisme: La ferritine et le cycle hémoglobinique du fer. Bull. Acad. nat.

Méd. (Paris) 23/24, 429 (1958). ~ Erythropoiesis as seen with the electron microscope. In: The kinetics of cellular proliferation (ed. F. Stohlman jr.). New York: Grune & Stratton 1959. — Bessis, M., and J. Breton-Gorius: Iron particles in normal erythroblasts and normal and pathological erythrocytes. J. biophys. biochem. Cytol. 3, 503 (1957). ~ Trois aspects du fer dans des coupes d'organes examinées en microscope électronique (ferritine et dérivés, dans les cellules intestinales les érythroblastes et les cellules réticulaires. C. R. Acad. Sci. (Paris) 245, 1271 (1957). ~ Aspects de la molécule de ferritine et d'apoferritine en microscope électronique. C.R. Acad. Sci. (Paris) 250, 1360 (1960). ~ Iron metabolism in the bone marrow as seen by electron microscopy: A critical review. Blood 19, 635 (1962). — Bilger, R., u. K. H. Tetzner: Über siderophile Einschlußkörperchen in den Zellen des erythropoetischen Systems. Acta haemat. (Basel) 9, 137 (1953). — Björkman, S. E.: Chronic refractory anemia with sideroblastic bone marrow. A study of four cases. Blood 11, 250 (1956). — Bothwell, T. H., and C. A. Finch: Iron metabolism. Boston: Little, Brown & Co. 1962. — Bowman, W. D.: Abnormal (ringed) sideroblasts in various hematologic and non-hematologic disorders. Blood 18, 662 (1961). — Brüschke, G.: Zur Physiologie und Pathophysiologie des Siderocyten. Schweiz. med. Wschr. 92, 202 (1962). ~ Der Siderocyt. Berlin: Akademie-Verlag 1962. — Brunner, E., u. U. Frühwald: Die Bestimmung des Zinkgehaltes der Leukocyten als Möglichkeit der Frühdiagnose des Karzinoms. Wien. klin. Wschr. 78, 33—34 (1966). — Bunting, H.: The histochemical detection of iron in tissues. Stain. Technol. 24, 109 (1949).

Caroli, J., J. Bernard, M. Bessis, A. Combrisson, R. Malassenet et J. Breton-Gorius: Hémochromatose avec anémie hypochrome et absence d'hémoglobine anormale. Presse méd. 65, 1991 (1957). — Case, R. A. M.: Siderocytes in mammalian blood. Nature (Lond.) 152, 599 (1943). — Chauncey, H. H., and F. Lionetti: Histochemical use of dithizone. Fed. Proc. 11, 196 (1952). — Crosby, W. H.: Rôle de la rate dans la sphérocytose héréditaire. Sang 24, 477 (1953). ~ Siderocytes and the spleen. Blood 12, 165 (1957).

Dacie, J. V., and J. Doniach: Basophilie property of iron-containing granules in siderocytes, J. Path. Bact. 59, 684 (1947). — Daum, S. Zinc metabolism. Čas. Lék. čes. 93, 171 (1954). — Dennes, E., R. Tupper, and A. Wormall: Zinc content of erythrocytes and leukocytes of blood of normal and leukemic subjects. Nature (Lond.) 187, 302 (1960). ~ The zinc content of erythrocytes and leukocytes of blood from normal and leukemic subjects. Biochem. J. 78, 578 (1961). ~ Studies on zinc in blood; transport of zinc and incorporation of zinc in leukocytes. Biochem. J. 82, 466 (1962). — Doniach, I., H. Grüneberg, and J. E. G. Pearson: The occurence of siderocytes in adult human blood. J. Path. Bact. 55, 23 (1943). — Douglas, A. S., and J. V. Dacie: The incidence and significance of iron containing granules in human erythrocytes and their precursors. J. clin. Path. 6, 307 (1953).

Ehrenstein, G. v., u. D. Lockner: Physiologischer Erythrocytenabbau. Acta haemat. (Basel) 22, 129 (1959). — Essner, E., and A. B. Novikoff: Human hepatocellular pigments and lysosomes. J. Ultrastruct. Res. 3, 374—391 (1960).

Farrant, J. L.: An electron microscopy study of ferritin. Biochim. biophys. Acta (Amst.) 13, 569 (1954). — Fredericks, R. E., K. R. Tanaka, and W. N. Valentine: Zinc in human blood cells: Normal values and abnormalities associated with liver disease. J. clin. Invest. 11, 1651 (1960). ~ Variations of human blood cell zinc in disease. J. clin. Invest. 43, 304—315 (1964). — Friderici, L.: Der Erythrocyt. Heidelberg u. Frankfurt 1958.

Gedigk, P.: Die funktionelle Bedeutung des Eisenpigmentes. Ergebn. allg. Path. path. Anat. 38, 1—45 (1958). ~ Zur Morphologie der Eisenspeicherung in der Zelle. In: Histochemie der Mineralstoffe (Hrsg. T. H. Schiebler). Acta Histochem. (Jena), Suppl. III, 179 (1963). — Gedigk, P., u. G. Strauss: Zur Histochemie des Hämosiderins. Verh. dtsch. Ges. Path. 37, 240 (1953). — Gibson, J. C., B. L. Vallee, R. G. Fluharty, and J. E. Nelson: Studies on the zinc content of the leukocytes in myelogenous leukemia. Acta contra Cancrum 6, 1102 (1950). — Gömöri, G.: Microtechnical demonstration of iron. Amer. J. Path. 12, 655 (1936). — Gössner, W.: Histochemischer Nachweis einer organischen Trägersubstanz im Hämosiderinpigment. Virchows Arch. path. Anat. 323, 685 (1953). — Greenberg, D. M.: Intermediary metabolism and biologic activities of ferritin. II. Metabolism and function of iron. Ross. Lab. Columbus, Ohio 1956, pp. 33—35. — Gross, F. (ed.): Iron metabolism. Ciba-Symposion. Berlin-Göttingen-Heidelberg: Springer 1964. — Grünberg, H.: Siderocytes: A new kind of erythrocytes. Nature (Lond.) 148, 139 (1941).

Hale, C. W.: Histochemical demonstration of acid polysaccharides in animal tissues Nature (Lond.) 157, 802 (1946). — Hampton, J. K., and I. B. Kahn: Uptake and storage of radioactive iron by mouse liver. Amer. J. Physiol. 174, 226 (1953). — Hausmann, K.: Cytochemische Differenzierung und Lokalisation locker gebundener Schwermetalle in Blut- und Knochenmarkzellen. X. Kongr. Europ. Ges. Hämatologie, Straßburg 1965. — Hayhoe, F. G. J., and D. Quaglino: Refractory sideroblastic anaemia and erythremic myelosis. Possible relationship and cytochemical observations. Brit. J. Haemat. 6, 381 (1960). — Heilmeyer, L.: Ferritinstudien. Dtsch. med. Wschr. 80, 1377 (1955). ~ Durch Eisenstoffwechselstörungen bedingte Anämien. Wien. klin. Wschr. 73, 181 (1961). ~ Die sideroachrestischen Anämien.

Folia haemat. (Frankfurt), N.F. **6**, 1 (1961). ~ Morphologie, Funktion und Bedeutung der Sideroblasten. Wiener Z. inn. Med. **44**, 1 (1963). — **Heilmeyer, L.,** u. **R. Clotten:** Störungen des Porphyrinstoffwechsels bei Anämien. Münch. med. Wschr. **103**, 789 (1961). — **Heilmeyer, L., J. Emmrich, H. H. Hennemann, W. Keiderling, M. Lee, R. Bilger** u. **H. Schubothe:** Über eine chronische hypochrome Anämie bei zwei Geschwistern auf der Grundlage einer Eisenverwertungsstörung (Anaemia hypochromica sideroachrestica hereditaria). Folia Haemat. (Frankfurt), N.F. **2**, 61 (1958). — **Heilmeyer, L.,** u. **I. Heilmeyer:** Der Eisenstoffwechsel. In: Handbuch der gesamten Hämatologie, 2. Aufl., Bd. I/1 (ed. L. Heilmeyer und A. Hittmair). München: Urban & Schwarzenberg 1959. — **Heilmeyer, L., W. Keiderling** u. **G. Stuwe:** Kupfer und Eisen als körpereigene Wirkstoffe und ihre Bedeutung beim Krankheitsgeschehen. Jena: Gustav Fischer (1941. — **Heilmeyer, L., W. Keller, O. Vivell, K. Betke, F. Wöhler** u. **W. Keiderling:** Die kongenitale Atransferrinämie. Schweiz. med. Wschr. **91**, 1203 (1961). — **Heilmeyer, L., H. Merker, H. P. Wetzel, D. Klemm, P. Burmeister** u. **R. Haas:** Atransferrinämie bei nephrotischem Syndrom. Dtsch. med. Wschr. **90**, 1649 (1965). — **Heilmeyer, L.,** u. **K. Plötner:** Das Serumeisen und die Eisenmangelkrankheit. Jena: Gustav Fischer 1937. — **Heilmeyer, L., W. Keiderling** u. **F. Wöhler:** Der Eisenstoffwechsel beim Infekt und die Entgiftungsfunktion des Speichereisens. Dtsch. med. Wschr. **83**, 1965 (1958). — **Hoch, F. L.,** and **B. L. Vallee:** Extraction of zinc containing protein from human leukocytes. J. biol. Chem. **195**, 531 (1962). — **Huber, B.:** Ein Beitrag zum Vorkommen der Genese der Siderocyten. Inaug.-Diss. Freiburg 1954. — **Hutchison, H. E.:** The significance of stainable iron in sternal marrow sections. Blood **8**, 236—248 (1953).

**Jung, F.:** Das Schicksal toxisch veränderter roter Blutzellen in der Milz. Klin. Wschr. **36**, 63—66 (1958).

**Kaplan, E., W. W. Zuelzer,** and **C. Mouriquand:** Sideroblasts: A study of stainable non hemoglobin iron in marrow normoblasts. Blood **9**, 203 (1954). — **Keiderling, W.:** Eisenstoffwechsel. Stuttgart: Georg Thieme 1959. — **Kerp, L.,** u. **H. Kasemir:** Zum Vorkommen von Zink in den Mastzellen. In: Zyto- und Histochemie in der Hämatologie (Herausg. H. Merker), S. 606. Berlin-Göttingen-Heidelberg: Springer 1963. — **Kerr, D. N. S.,** and **A. R. Muir:** A demonstration of the structure and disposition of ferritin in the human liver cell. J. Ultrastruct. Res. **3**, 313 (1960). — **Koch, H. J., E. R. Smith, N. F. Shimp,** and **J. Connor:** Analysis of trace elements in human tissues. Cancer (N.Y.) **9**, 499 (1956). — **Kohn, R., L. Heilmeyer** u. **R. Clotten:** Reversible pyridoxin-sensible symptomatische sideroachrestische Anämie unter Isoniazidbehandlung bei einer käsigen Lymphknotentuberkulose mit Pleuritis exsudativa. Dtsch. med. Wschr. **87**, 1765 (1962). — **Krauss, H. J.:** Über die diagnostische Bedeutung von Sideroblasten, Perjodsäure-Schiff-positiven Erythroblasten und eisenspeichernden Reticulumzellen bei verschiedenen Anämien. Inaug.-Diss. Freiburg 1964.

**Lajtha, L.,** and **H. D. Suit:** Uptake of radioactive iron (Fe59) by nucleated red cells in vitro. Brit. J. Haemat. **1**, 55 (1955). — **Laufberger, V.:** Über die Kristallisation des Ferritins. Bull. Soc. Chim. biol. (Paris) **19**, 1573 (1937). — **Lillie, R. D.:** Histopathologic technic and practical histochemistry. New York: The Blakiston Co. Inc. 1954. — **Lindner, E.:** Der elektronenmikroskopische Nachweis von Schwermetallen. In: Histochemie der Mineralstoffe (Hrsg. T. H. Schiebler). Acta histochem. (Jena), Suppl. III, 98 (1963). — **Logothetopoulos, J.:** Intravital chelation of zinc in the prostate of the rat. Amer. J. Path. **37**, 357 (1960). — **Ludewig, S.:** Hemosiderin, iron extraction studies. Proc. Soc. exp. Biol. (N.Y.) **100**, 299—301 (1959). — **Lüdin, H.:** Die Organpunktion in der klinischen Diagnostik. Basel: S. Karger 1955.

**Mager, M., F. F. McNary,** and **F. Lionetti:** The histochemical detection of zinc. J. Histochem. Cytochem. **1**, 493 (1953). — **Mallory, F. B.,** and **F. Parker:** Fixing and staining methods for leads and copper in tissues. Amer. J. Path. **15**, 517 (1939). — **Marti, H. R.:** Zur Differentialdiagnose der sideroachrestischen Anämien. Schweiz. med. Wschr. **91**, 1207 (1961). — **Mazur, A., I. Litt,** and **E. Shorr:** Chemical properties of ferritin and their relations to its vasodepressor activity. J. biol. Chem. **187**, 473 (1950). — **McCurdy, P. R.:** Isoniazid conditioned pyridoxine responsive anemia. Clin. Res. **11**, 59 (1963). — **McFadzean, A. J. S.,** and **L. J. Davis:** Iron staining erythrocyte inclusions with especial reference to aquired hemolytic anemia. Glasg. med. J. **28**, 237 (1927). — **McNary, F.:** Dithizone staining of myeloid granules. Blood **12**, 644—648 (1957). ~ The histochemical demonstration of trace metals in leukocytes. J. Histochem. Cytochem. **8**, 124 (1960). — **Merker, H.:** Zytochemische Beobachtungen bei Erythropathien unter besonderer Berücksichtigung von Glykogen und freiem Eisen. Schweiz. med. Wschr. **91**, 1209 (1961). ~ The differentiation between anaemia refractoria sideroblastica and erythremic myelosis by cytochemical methods. Proc. 9th Congr. europ. Soc. Haemat., Lisbon 1963. Basel: S. Karger 1963. — **Michaelis, L.:** Ferritin and Apoferritin. Advanc. Protein. Chem. **3**, 53 (1947). — **Morse, W. I.:** Stainable ferric iron particles in erythroid marrow cells and erythrocytes. Canad. med. Ass. J. **72**, 418 (1955). — **Mouriquand, C.:** Le sidéroblast: étude morphologique et essai d'interprétation. Rev. Hémat. **13**, 79 (1958).

**Nylander, G.:** On the placental transfer of iron. An experimental study in rat. Acta physiol. scand. **29**, Suppl. 107 (1953).

Okamoto, K.: Biologische Untersuchungen der Metalle. Trans. Soc. Path. Jap. 32, 99 (1942). — Pappenheimer, A. M., W. P. Thompson, D. D. Parker, and K. E. Smith: Anemia associated with unidentified erythrocytic inclusions, after splenectomy. Quart. J. Med. (N.S.) 14, 75 (1945). — Pearse, A. G. E.: Histochemistry. Theoretical and applied. Boston: Little, Brown & Co. 1960. — Perls, M.: Nachweis von Eisenoxyd in gewissen Pigmenten. Virchows Arch. path. Anat. 39, 42 (1867). — Plum, C. M.: Über Kupfer, Zink und Mangan in Blutkörperchen unter normalen und pathologischen Bedingungen. In: H. Merker (Herausgeb.), Zyto- und Histochemie in der Hämatologie, S. 482. Berlin-Göttingen-Heidelberg: Springer 1963. — Pratt, P. T., and M. E. Johnson: Marrow iron stores in anaemia. Arch. intern. Med. 93, 725 (1954). — Pribilla, W.: Das Verhalten des Ferri-Saccharates im Organismus und seine therapeutischen Bedeutungen. Naunyn Schmiedebergs Arch. exp. Path. Pharmak. 217, 508 (1953).

Quinke, H. J.: Über das Verhalten der Eisensalze im Tierkörper. Arch. Anat. Phys. 1868, 757.

Rašcović, D., and M. A. Gerebtzoff: Zytochemical localization of zinc in blood and bone marrow. cells. In: Histochemie der Mineralstoffe (Hrsg. T. H. Schiebler). Acta histochem. (Jena), Suppl. III, 165—175 (1963). — Rath, C. E., and C. A. Finch: Sternal marrow hemosiderin: A method for the determination of available iron stores in man. J. Lab. clin. Med. 33, 81 (1948). — Redleaf, P. D.: Pyridoxine-responsive anemia in a patient receiving isoniazid. Dis. Chest. 42, 222 (1962). — Richter, G. W.: Electron microscopy of hemosiderin; presence of ferritin and occurence of cristalline lattices in hemosiderin deposits. J. biophys. biochem. Cytol. 4, 55 (1958). ~ Internal structure of apoferritin as realed by the negative staining technique. J. biophys. biochem. Cytol. 6, 531 (1959). ~ The cellular transformation of injected colloidal iron complexes into ferritin and hemosiderin in experimental animals. J. exp. Med. 109, 197 (1959). ~ The nature of storage iron in idiopathic hemochromatosis and hemosiderosis. J. exp. Med. 112, 551 (1960). — Rush, R. M., and J. H. Yoe: Colorimetric determination of zinc and copper with 2-carboxy-2'-hydroxy-5'-sulfoformacylbenezene (zincon). Anal. Chem. 26, 1345 (1954).

Sandritter, W., B. Thorell, W. Schubert u. G. Schlüter: Mikrospektrophotometrische Untersuchungen am Hämosiderin. Virchows Arch. path. Anat. 340, 352—359 (1966). — Schmeltzer, W.: Der mikrochemische Nachweis von Eisen in Gewebselementen mittels Rhodanwasserstoffsäure und die Konservierung der Reaktion in Paraffinöl. Z. wiss. Mikr. 50, 99 (1933). — Schreiber, M., W. Sandritter u. P. Gedigk: Ultraviolettmikrospektrophotometrische Untersuchungen am Eisenpigment. Virchows Arch. path. Anat. 333, 288—293 (1960). — Schwietzer, H. G.: Untersuchungen über das Hämosiderin. Acta haemat. (Basel) 10, 174 (1953). — Shoden, A., B. W. Gabrio, and C. A. Finch: The relationship between ferritin and hemosiderin in rabbits and man. J. biol. Chem. 204, 823 (1953). — Shoden, A., and P. Sturgeon: Hemosiderin. I. A physico-chemical study. Acta haemat. (Basel) 23, 376 (1960). — Shoden, R., and G. W. Richter: On the extraction and staining of ferritin. Folia haemat. (Frankfurt) 4, 180—183 (1960). — Smirnov, A. A.: Polarografic method for the determination of zinc in blood erythrocytes. Biochim. 13, 79 (1948). — Sondhaus, C. A., and B. Thorell: Microspektrophotometric determination of non-hem iron in maturing erythroblasts and its relationship to the endocellular hemoglobin formation. Blood 16, 1285 (1960). — Stampel, B.: Die intravitale histochemische Darstellung des Zinks durch Dithizon. Acta histochem. (Jena) 8, 406 (1959). — Stockenius, W.: Morphologische Beobachtungen beim intrazellulären Erythrocytenabbau und der Eisenspeicherung in der Milz des Kaninchens. Klin. Wschr. 35, 760 (1957). — Szmigielski, St., and J. Litwin: The histochemical study of zinc content in granulocytes in normal adults in hematologic disorders. Blood 25, 56 (1965).

Timm, F.: Zur Histochemie des Zinks. Dtsch. Z. ges. gerichtl. Med. 47, 428 (1958). ~ Der histochemische Eisennachweis. Histochemie 2, 143—149 (1960). — Timm, F., u. R. Neth: Zur Histochemie der Langerhans'schen Inseln. Z. Naturforsch. 13b, 538 (1958). — Trubowitz, S.: Isolation, purification, properties of alkaline phosphatase from human leukocytes (abstract). Blood 15, 419 (1960).

Undritz, E.: Die regionären Monocyten der Blutkörperchennester. Folia haemat. (Lpz.) 70, 32 (1950).

Vallee, B. L.: Biochemistry, physiology and pathology of zinc. Physiol. Rev. 39, 443 (1959). — Vallee, B. L., and J. B. Gibson: The zinc content of whole blood plasma, leukocytes and erythrocytes in the anemias. Blood 4, 455 (1949). — Vallee, B. L., F. L. Hoch, and W. L. Hughes: Soluble zinc-containing protein extracted from human leukocytes. Arch. Biochem. 48, 347 (1954). — Verloop, M. C.: Zur Differentialdiagnose der essentiellen sideroachrestischen Anämien unter Berücksichtigung zytobiochemischer Befunde. In: Zyto- und Histochemie in der Hämatologie (Hrsg. H. Merker), S. 553. Berlin-Heidelberg-Göttingen: Springer 1963. — Verloop, M. C., and C. C. Bos: Differentialdiagnosis between Björkman's anaemia refractoria sideroblastica and erythremic myelosis (DiGuglielmo's disease). Proc.

9th Congr. europ. Soc. Haemat., Lisbon 1963. Basel: S. Karger 1963. — **Voigt, G. E.:** Histochemische Untersuchungen über das Zink im menschlichen Pankreas beim Diabetes mellitus. Acta path. microbiol. scand. **41**, 381 (1957).

**Weinfeld, A.:** Storage iron in man. Acta med. scand., Suppl. 427, Göteborg 1964. — **Wells, C. L.,** and **J. J. Wolken:** Microspectrophotometry of haemosiderin granules. Nature (Lond.) **193**, 977—978 (1962). — **Wöhler, F.:** Über die Natur des Hämosiderins. Acta haemat. (Basel) **23**, 342—375 (1960). — **Wöhler, F.,** u. **H. Bielig:** Über die Natur des Hämosiderins. In: W. Keiderling, Eisenstoffwechsel, S. 82—92. Stuttgart: Georg Thieme 1959. — **Wöhler, F.,** u. **M. Körte:** Zur Beeinflussung des Eisenstoffwechsels durch Hormone, Vitamine und reduzierende Substanzen. Naunyn-Schmiedebergs Arch. exp. Path. Pharmak. **230**, 502 (1957). — **Wolff, H. P.:** Der normale Zinkgehalt in Blut, Serum und Erythrocyten. Dtsch. Arch. klin. Med. **197**, 263 (1950). ~ Untersuchungen zur Pathophysiologie des Zinkstoffwechsels. Klin. Wschr. **34**, 409 (1956). ~ Pathophysiologie und Klinik des Zinkstoffwechsels. Verh. Dtsch. Ges. inn. Med., S. 338. München: Bergmann 1964. — **Wolff, H. P., H. Maske, B. Stampel** u. **F. Baumgarten:** Untersuchungen über den Dithizondiabetes. Naunyn-Schmiedebergs Arch. exp. Path. Pharmak. **216**, 440 (1952). — **Wintrobe, M. M.:** The roles of copper and of pyridoxine in metabolism, with special reference to erythrocyte production. In: W. Keiderling (Herausgeb.), Grundlagenforschung in ihrer Bedeutung für die klinische Medizin, S. 155. Stuttgart: F. K. Schattauer 1965.

# Die diagnostischen Organpunktionen

Von

## W. Hunstein

Mit 20 Abbildungen

## I. Knochenmark

Die Bildung der roten und weißen Blutkörperchen (außer Lympho- und Mono-cyten) sowie der Blutplättchen findet beim Erwachsenen normalerweise im roten Knochenmark statt. Hämatologische Krankheiten, die auf einer abnormalen Zell-produktion im Knochenmark beruhen, lassen sich zumeist durch eine Unter-suchung der Knochenmarkzellen aufklären oder näher analysieren, so daß die Ge-winnung von Markzellen ein häufig benutztes Hilfsmittel bei der Diagnose von Blutkrankheiten darstellt.

Mit der Einführung der heute allgemein üblichen Aspirationspunktion durch den Russen ARINKIN im Jahre 1929 hat die hämatologische Cytologie ihre ent-scheidende Anregung erfahren (SEGERDAHL, 1935). ,,Durch einen harmlosen und für den Patienten wenig schmerzhaften Eingriff ist jederzeit die Prüfung des blutbildenden Markorgans möglich. Dabei können diese Untersuchungen im Laufe einer Erkrankung beliebig oft wiederholt werden, so daß aus dem Momentbild einer Punktion der Film eines physiologischen bzw. pathophysiologischen Vor-gangs wird.`` (HEILMEYER und BEGEMANN, 1951.)

Über die diagnostische Bedeutung hinaus verdanken wir der Markanalyse bei Mensch und Versuchstier eine Fülle von Einzelbeobachtungen und von all-gemeinen Erkenntnissen. Diese sind im Handbuch der gesamten Hämatologie (HEILMEYER und HITTMAIR) sowie in zahlreichen Monographien (z. B. ROHR, 1960; STOHLMAN, 1959; HARRIS, 1963; BRAUNSTEINER, 1959; REMMELE, 1963; u. v. a.) umfassend berücksichtigt. Im übrigen wird auf die speziellen Kapitel in diesem Handbuch verwiesen.

Für die Gewinnung von Knochenmark zu diagnostischen Zwecken kennen wir folgende Methoden: 1. Aspiration, 2. Trepanation, 3. chirurgische Excision. Diese letzte Möglichkeit bedarf keiner eingehenderen Besprechung.

## Die Aspirationspunktion

Das Prinzip dieser Punktionsweise beruht auf dem Ansaugen von Zellkom-plexen mit Hilfe einer in die Markhöhlen eingeführten stabilen Hohlnadel (Troi-kart) und einer Aspirationsspritze.

Diagnostisch ausreichendes Markmaterial kann aus dem Brustbein, dem Beckenkamm, den Rippen und den Dornfortsätzen der Lendenwirbelsäule (vgl. RHEINGOLD et al., 1949), gegebenenfalls auch der unteren Brustwirbelsäule aspiriert werden. Bei Kindern unter 2 Jahren empfiehlt es sich, die Punktion im oberen Drittel der Tibia, an deren medialen Fläche vorzunehmen.

## Die Sternalpunktion

Am besten eingebürgert hat sich die Sternalpunktion, obwohl die Aspiration an den oben genannten anderen Lokalisationen prinzipiell die gleichen Ergebnisse liefern soll (z. B. RUBINSTEIN, 1948; weitere Literatur s. bei ROHR, 1960; BENNIKE et al., 1956), und dabei weniger schmerzhaft ist. BENNIKE et al. (1956) fanden jedoch, daß die Sternalpunktion gegenüber der Beckenkamm- und Dornfortsatzpunktion als diagnostische Methode wertvoller ist bezüglich Qualität des aspirierten Markes und Einfachheit der technischen Durchführung.

Von ARINKIN wurde als *Punktionsort* das Manubrium sterni angegeben. Dieses soll aber einen dichteren trabeculären Knochen enthalten und — zumindest bei älteren Patienten — einen größeren Fettgehalt aufweisen als das übrige Sternum (DENST und MULLIGAN, 1950). Im allgemeinen wird heutzutage in das Corpus sterni zwischen der 2. und 3. Rippe eingegangen. Die vordere Compacta des Brustbeines ist hier zwischen 0,5 und 1,0 mm breit, die Markhöhle selbst zwischen 5 und 15 mm tief. Nach ROHR (1960) beträgt ihre Tiefe beim Erwachsenen wohl selten weniger als 5 mm. Zu beachten ist, daß die hintere Corticalis häufig dünner ist als die vordere.

## Punktionsinstrumente

Anstelle der von ARINKIN zunächst verwandten Lumbalpunktionsnadel wurden in der Folgezeit kürzere und dickere Nadeln mit größerem Lumen vorgezogen.

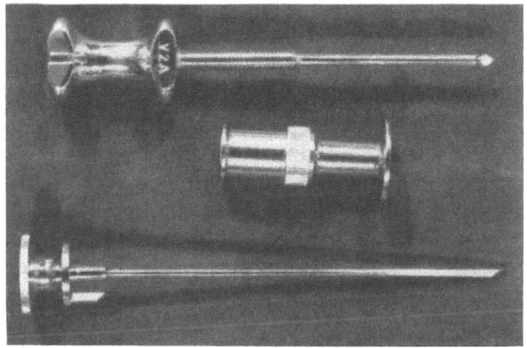

Abb. 1. Aspirationsnadel nach KLIMA

ROHR (1960) verlangt wie auch DACIE und LEWIS (1963) von einer zuverlässigen Punktionsnadel die Erfüllung folgender Kriterien:

1. Die Nadel muß kurz sein (nicht länger als 5 cm; mit Handgriff nicht länger als 8 cm).

2. Die Nadel soll eine relative Weite von 1—2 mm mit genau eingepaßtem Mandrin haben.

3. Die Nadel soll eine verstellbare Arretierung haben, um ein Durchstoßen der hinteren Compacta zu verhindern. Zudem soll die kurz angeschliffene Nadelspitze stets scharf sein.

An unserer Klinik ist die Nadel nach KLIMA-ROSEGGER (1935) in Gebrauch (vgl. Abb. 1). Andere, im Prinzip ähnliche Instrumente, wurden von ROHR, SALAH, HENNING und KORTH (1934), REICH (1934) u. v. a. (Literatur s. bei ROHR, 1960) angegeben. POWSNER (1965) entwickelte eine manuell eindrehbare Nadel, die zur Aspiration von Mark aus besonders dichtem Knochen geeignet sein soll.

## Punktionstechnik

Nach Reinigung und nötigenfalls Rasur der Haut über dem Corpus sterni und nach Desinfektion werden Haut und vor allem das angrenzende Periost mit 5—10 ml Anaesthesierungsflüssigkeit (z.B. 1—2%iges Novocain-Hoechst) *ohne*

Adrenalinzusatz infiltriert. Nach eingetretener Anaesthesie wird mit der Punktionsnadel mit eingelegtem Mandrin und eingestellter Arretierung auf der Höhe zwischen
2. und 3. Zwischenrippenraum eingegangen (vgl. Abb. 2a). Nadelführung senkrecht
zum Brustbein. Hat die Nadelspitze den Knochen erreicht, wird die Arretierung
so eingestellt, daß sie ein weiteres Vordringen von etwa 5 mm erlaubt. Die
Corticalis wird sodann unter gleichmäßiger, kräftiger Drehbewegung durchstoßen. Die dabei aufzuwendende Kraft variiert, kann aber ganz erheblich sein.
Das Eindringen der Nadel in den Markraum ist an dem Nachlassen des Wider-
standes zumeist leicht bemerkbar; mitunter hört man ein leises Knacken. Der
Mandrin wird entfernt und man setzt eine genau passende luftdicht abschließende
Spritze in die Nadelöffnung ein. Es ist empfehlenswert, eine größere Spritze von
20 ml Inhalt zu verwenden, weil nur sie eine kurze, *kräftige* Aspiration erlaubt,
die in der Mehrzahl der Punktionen sofort zu einem positiven Ergebnis führt mit
der Gewinnung von 0,2—0,5 ml Marksaft. Die Aspiration ruft zumeist einen kurz-
dauernden, lebhaften Schmerz im oberen Thoraxgebiet hervor, auf den man den
Patienten vor der Punktion aufmerksam machen sollte. Als besonders schmerzhaft
gilt die Aspiration bei einer dekompensierten perniziösen Anämie. Läßt sich kein
Mark aspirieren, muß — nach Einsetzen des Mandrins — die Lage der Nadel verändert werden, unter Umständen ist ein erneutes Eingehen unmittelbar neben
dem ersten Punktionsort vonnöten.

*Zwischenfälle* lassen sich bei Einhalten einer korrekten Punktionstechnik vermeiden. Bis 1956 wurden etwa 20 Todesfälle nach Sternalpunktionen mitgeteilt
(Bennike et al., vgl. auch Jama, 1957; Bakir, 1963), die ganz überwiegend auf
penetrierende Verletzungen der rechten Herzkammer oder der großen Gefäße mit
Hämoperikard beruhen. An unserer Klinik sind nach über 10000 Sternalpunktionen keine tödlichen Zwischenfälle eingetreten. Ebenso ist mit anderen Komplikationen, z. B. stärkeren Nachblutungen oder Infektionen, selbst bei schwerer
hämorrhagischer Diathese oder Agranulocytose bei entsprechendem Vorgehen
(Sterilität, gegebenenfalls digitale Wundkompression, am besten durch den
Patienten selbst) nicht zu rechnen.

## Aspirationspunktion des Beckenknochens

Als weitere Punktionsstelle bietet sich der Beckengürtel an (Rubinstein,
1948). Die Nadel kann entweder etwa 2 cm hinter und unter der Spina iliaca
ventralis, also von lateral, eingestoßen werden (vgl. Abb. 2b), der Einstich kann
aber auch von ventral durch die obere vordere Spina iliaca erfolgen (Leffler,
1957; vgl. Abb. 5). Andere Autoren bevorzugen das hintere Ileum (vgl. Abb. 2c,
Biermann, 1952; Emery, 1957). Hier kann mehrfach angesaugt werden (Bierman
und Kelly, 1956), was für die Gewinnung größerer Markmengen zur Transfusion
oder Konservierung bedeutsam ist. Für diese Zwecke wurden verschiedene
Techniken angegeben (Pegg und Kemp, 1960; Wilson, 1959); Miller (1961)
hat eigens eine Spezialnadel mit mehreren seitlichen Löchern entwickelt, mit der
sich bis zu vier Spritzen mit 25—35 ml Markinhalt durch die gleiche Punktionsstelle gewinnen lassen sollen.

Ein anderer Vorteil der Markaspiration am Beckenkamm wird darin gesehen,
daß der Eingriff kaum schmerzhaft ist und daß der Patient bei Seitenlage die ihn
unnötig aufregenden Manipulationen nicht beobachten kann (Bopp und Bleiching, 1960; Dacie und Lewis, 1963).

## Dornfortsatzpunktion

Auch aus dem Dornfortsatz lassen sich beim Erwachsenen diagnostisch ausreichende Markmengen aspirieren (Heidenreich und Heidenreich, 1936;

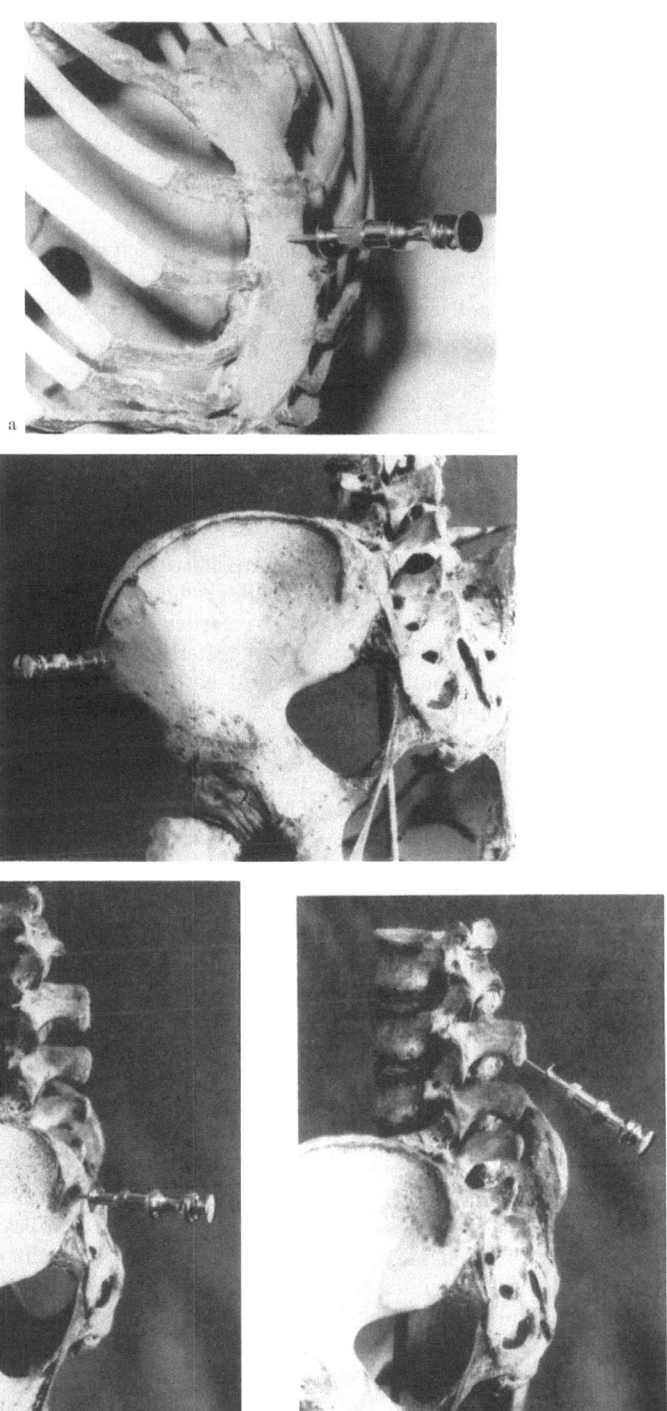

Abb. 2a—d. Topographie der Punktionsstellen bei Aspiration. a Sternum; b Spina iliaca ventralis; c Spina iliaca dorsalis; d Dornfortsatz

de Weerdt, 1939; Bickel und Della Santa, 1949; Loge, 1948). Die Punktion selbst ist nicht schwierig, wenn zum Eindringen in den Knochen auch ein größerer Kraftaufwand erforderlich ist. Die Nadel wird in den Dornfortsatz der Lendenwirbelkörper etwas paramedian 1—3 cm tief eingestoßen (vgl. Abb. 2d), wobei der Patient entweder auf einer Seite liegen oder leicht gebückt sitzen kann.

## Rippenpunktion

Die Punktion der Rippen gilt als technisch schwierig und wegen der Verletzungsmöglichkeit von Intercostalnerven und -gefäßen als nicht ungefährlich (Miale, 1962). Sie sollte daher nur zur cytologischen Abklärung von röntgenologisch erfaßten Rippenläsionen angewendet werden.

## Weiterverarbeitung des Aspirates

Das aspirierte Mark kann je nach Fragestellung verschieden weiterverarbeitet werden.

1. Es können Ausstriche angefertigt werden (vom Knochenmarkblut und/oder Markbröckeln).

2. Es können histologische Schnitte angefertigt werden (vgl. S. 258).

3. Man kann das Mark zur bakteriologischen Untersuchung geben. Hierfür spritzt man einen Teil des Aspirates in ein steriles Röhrchen mit 1 ml einer 1%igen Natriumcitratlösung. Der Nachweis des Microbacterium tuberculosis soll am besten gelingen, wenn vom frischen Aspirat Kulturen angelegt werden oder indem man Meerschweinchen mit dem Marksediment nach Zentrifugieren inoculiert (Miale, 1962).

Bei speziellen Fragestellungen sind cytochemische Untersuchungen unerläßlich (z.B. Sideroblastenfärbung, PAS-Reaktion, Autoradiogramme bei Thorotrastose usw.; vgl. Kapitel Färbungen).

## Ausstrichtechniken

Ebenso wichtig wie die sorgfältige und korrekte Durchführung der Punktion ist das sorgsame Anfertigen von Ausstrichen, da nur solche eine zuverlässige diagnostische Beurteilung erlauben. In unserer Klinik werden routinemäßig Ausstriche nach drei verschiedenen Methoden angefertigt.

1. Ausstriche vom Knochenmark*blut*. Unmittelbar nach Beendigung der Aspiration werden aus der Spritze je ein Tropfen Aspirat auf drei bis vier sorgfältig entfettete und gereinigte Objektträger gebracht und davon mit geschliffenen Gläsern Ausstriche in der üblichen Art angefertigt.

2. Ausstriche von Mark*bröckeln*. Der Rest des Markpunktates wird in einem Uhrglasschälchen mit einigen Tropfen einer 3,8%igen Natriumcitratlösung versetzt. Man hat auf diese Weise die Möglichkeit, im Anschluß an die Punktion in aller Ruhe Markbröckel zu gewinnen, die man mit Hilfe eines nicht zu spitzen Metall- oder Holzstabes oder mit einem gekanteten Deckglas in Mäander- oder Wellenform auf mehreren Deckgläsern ausstreicht. Dabei lösen sich zunächst die Einzelzellen aus dem Markverband, während man am Ende des Ausstrichbandes vorwiegend die fest im Verband haftenden Elemente, also vor allem die Reticulumzellen, findet.

3. Mark*bröckel-Quetsch*präparat. Hierbei werden Bröckel zwischen zwei Objektträgern soweit gequetscht, daß man eine möglichst vollständige Ausbreitung des Gewebsbröckels erreicht, ohne die Einzelzellen zu zerstören. Man geht dabei so vor, daß man die beiden Objektträger ohne jede Druckanwendung vorsichtig

gegeneinander abzieht. Diese Technik erlaubt einen verläßlichen Einblick in den Zellreichtum des Markes (KABELITZ, 1962) und erleichtert den Nachweis umschriebener, fleckförmiger Markprozesse (vgl. Abb. 3). Die Bröckel kann man aus dem Citrat-Mark-Gemisch entnehmen oder, nach ROHR (1960), von dem direkt auf Objektträger ausgespritzten Material zunächst das störende Blut mit Fließpapier oder Gazetupfern absaugen. DACIE und LEWIS (1963) saugen das Markblut mit einer feinen Pasteur-Pipette ab, HITTMAIR (1960) läßt das Blut durch Kanten der Objektträger ablaufen und erreicht so eine Trennung der Markbröckel vom Markblut.

Abb. 3. Beispiele für Markbröckelausstrich, Markbröckel-Quetschpräparate, Knochenmarkblutausstrich

Die Ausstriche werden nach gründlicher Lufttrocknung — unbesehen der unterschiedlichen Ausstrichtechnik — wie Ausstriche von peripherem Blut gefärbt. Wichtig ist eine sofortige Beschriftung mit Name und Punktionsdatum bzw. mit einer Punktionsnummer.

## Markhämatokrit bzw. Konzentrat

Eine Reihe von Untersuchern zentrifugiert das Aspirat in der Absicht, ein Markkonzentrat zu gewinnen zur Bestimmung der Relation zwischen Markzellen, peripherem Blut und Fett (vgl. LIMARZI, 1947; MARMONT und FUSCO, 1951). Man unterscheidet im Zentrifugat von oben nach unten vier Schichten: Fett, Plasma, kernhaltige Zellen, rote Blutkörperchen. Das Bestimmen der Schichthöhen hat nur sehr begrenzten diagnostischen Wert (WINTROBE, 1961), doch mag ein Zellkonzentrat bei sehr zellarmen Präparaten sinnvoll sein. PITKÄNEN und NIKKILÄ (1959) haben eine Methode angegeben, um die Markzellen von Erythrocyten zu trennen.

## Absolute Zellzahlen

Da sich das Aspirat aus Blut, Fett und Zellmark zusammensetzt, sind die gefundenen enormen Schwankungen bei der Bestimmung der absoluten Zellzahl (größtenteils Kammerzählungen) leicht erklärbar. Die Angaben schwanken zwischen $10000—250000/mm^3$ (vgl. ROHR, 1960, WEICKER, 1964). Schon SEGERDAHL fand bei ihren Untersuchungen an einem größeren Krankengut, daß mit der Punktatmenge die absolute Zahl der kernhaltigen Zellen abnimmt. Dies ist eine

Ta-

| | ARINKIN | ES-CUDERO und VARELA | HOLMES und BROUN | NORDENSON | SEGER-DAHL | PICENA |
|---|---|---|---|---|---|---|
| I. Proerythroblasten | ⎫ 5,7—16,0 | 5,5 | ⎫ 5,2 | 0—6,0 | ⎫12,0 | 0,8 |
| Makroblasten | ⎬ | 13,0 | ⎬ | 1,0—16 | ⎬ — | 7,6 |
| Normoblasten | ⎭ | 8,5 | 6,9 | 26—184 | ⎭30,0 | 9,9 |
| II. Myeloblasten | 1,0—2,4 | 5,5 | 2,4 | 0,25—5,5 | 1,3 | 3,5 |
| Promyelocyten | 1,0—2,8 | 9,0 | — | 1,25—8,25 | 1,4 | 3,6 |
| Neutrophile ⎫ | 4,5—8,6 | 20,5 | ⎫ | 4,25—18,0 | 16,0 | 7,6 |
| Eosinophile ⎬ Myelocyten | 0,3—1,0 | 0,9 | ⎬ 7,0 | 0—6,25 | 1,4 | 1,3 |
| Basophile ⎭ | — | 0,2 | ⎭ | 0—0,5 | — | 0,1 |
| Neutrophile ⎫ | 1,4—3,4 | 27,43 | 6,7 | 12,5—42,0 | 15,7 | 22,5 |
| Eosinophile ⎬ Metamyelocyten | 0,3—1,0 | 0,73 | — | — | — | 1,0 |
| Basophile ⎭ | — | — | — | 5 — | — | — |
| Neutrophile ⎫ | — | — | 14,0 | 2,25—10,75 | 10,0 | — |
| Eosinophile ⎬ Stabkernige Leukocyten | — | — | — | — | — | — |
| Basophile ⎭ | — | — | — | — | — | — |
| Neutrophile ⎫ | 41,0—55,0 | — | 17,4 | 14,25—35,0 | 21,0 | 24,2 |
| Eosinophile ⎬ Segmentkernige Leukocyten | 0,6—4,0 | — | 1,0 | 0,25—7,5 | 1,5 | 1,5 |
| Basophile ⎭ | 0,1—0,7 | — | 0,3 | 0—0,75 | 0,14 | 0,2 |
| III. Lymphocyten | 7,3—16,5 | — | 24,9 | 7,5—38,0 | 17,0 | 9,5 |
| IV. Monocyten | 2,1—9,3 | — | 9,0 | 0—5,0 | 2,0 | 2,4 |
| V. Megakaryocyten | 0,06—6,1 | — | — | 0—1,0 | 0,03 | — |
| VI. Reticulumzellen | — | 9,86 | — | — | 0,03 | — |
| Plasmazellen | 0,3—0,9 | — | — | 0—3,25 | 0,4 | 0,4 |
| VII. Ferratazellen | — | 2,23 | — | 3,0—40,0 | — | — |
| VIII. Nicht zu differenzierende Zellen | — | — | — | 0—4,5 | — | — |
| Megaloblasten | — | — | — | — | — | — |
| Hämocytoblasten | — | — | — | — | — | — |

Folge der Beimengung von peripherem Blut, wie Berlin et al. (1950) und Fadem und Berlin (1951) mit $P^{32}$ nachzuweisen vermochten. Osgood (1954) berichtet über Zahl und Verteilung der Blutbildungszellen des Menschen und errechnet wie Patt (1957) den totalen Zellgehalt unter Zugrundelegung der Kinetik der Erythropoese; während sich Suit (1957) methodisch des radioaktiven Eisens bediente. Bei der Berechnung des totalen Zellgehaltes im Knochenmark kommt Harrison (1962) mit der $Fe^{59}$-Methode auf die Zahl von $10,4 \times 10^9$ kernhaltige Zellen/kg Körpergewicht. Sandkühler und Gross (1956) haben versucht, eine neue Zählmethode an geeigneten Ausstrichpräparaten zu standardisieren, indem sie ein Spezialocular mit Zählnetz entwickelten. Andere Autoren bedienten sich der elektronischen Zellzählung (Fly und Powsner, 1961; Baumgarten und Borovicézny, 1963). Patt (1957) gibt absolute Zellzahlen für Mensch und Tier an: Mensch $3,4 \times 10^9$, Hund $6,7 \times 10^9$, Ratte $22,0 \times 10^9$ für die rote Reihe und Mensch $8,3 \times 10^9$, Hund $11,5 \times 10^9$, Ratte $27,0 \times 10^9$ Zellen/kg Körpergewicht für die weiße Reihe.

## Beurteilung des Aspirates

Schon die *makroskopische* Betrachtung des aspirierten Markes kann gewisse Aufschlüsse geben. Normalerweise ist das Mark eher spärlich, es lassen sich nur einzelne rot-graue Flöckchen im Aspirat erkennen. Bei hyperplastischem Mark kann auch das Punktat gewebsreich sein. Eine Hyperplasie der Erythropoese

belle 1

| Klima | YOUNG und OSGOOD | WEIL und PERLÈS | FIESCHI | RÉVOL | HENNING und KEILHACK | MAR-KOFF | TEMPKA und BRAUN | SCHNETZ und GREIF | ROHR | HEILMEYER und HÄCKEL |
|---|---|---|---|---|---|---|---|---|---|---|
| 1,5 | 5,4—20,0 | 1,0 | 3,56 | 0,5—1,5 | 1,8 | 0,01 | [1] | 0,05—1,9 | 5 | 1,2(0,5—2,6) |
| 7,0 |  | 15—20,0 | 11,5 | 10—38 | 6,4 | 2,5 | — | 1,9—64 | 9 | 5,4(0,6—10) |
| 18,0 |  |  | 9,4 |  | 21,5 | 10,55 | — | 9,8—25,7 | 16 | 22(6,4—33) |
| 1,0 | 0—1,2 | 0,5—1,5 | 1,52 | 0,75—3,5 | 0,6 | 1,5 | 4,6—7 | 1,1—6 | 1 | 2,8(1,8—4,0) |
| 3,0 | 0—7,8 | 1—2 | 2,98 | 2—7 | 2,4 | 3 | 3,7—6,8 | 1,4—2,1 | 4,0 | 3,2(1,2—6,0) |
| 14,0 | 0—2,6 | 30—35 | 12,4 | 10—20 | 7,9 | 12,0 | 0,5—0,6 | 0,2—14,5 | 13 | 23,9 |
| 1,0 | 0—0,4 | 0,5—1,5 | 2,2 | 0,5—2,0 | 1,6 | 1,5 | 12,7—13,3 | 0,4—1,7 |  | (15,3—29,6) |
| — | — | — | 0,1 | — | 0,1 | 0,05 | 1,5—2,6 | 0,1—0,2 |  |  |
| 14,0 | 1,8—9,8 | 10—15 | 9,76 | 10—25 | 6,3 | 18,5 | 14,3—16,7 | 4,5—18,2 | 7 | 20 |
| 0,5 | 0—2,0 |  | — | 0,5—2,0 | 0,8 | 0,4 | 0,3—3,6 | — |  | (14,3—25,5) |
| — | — |  | — | — | 0,1 | 0,05 | 0,0—0,1 | 0,01—0,04 |  |  |
| 11,0 | 15,8—33,0 | 24—30 | 13,2 |  | 34,3 |  | 17—22,5 | 2,2—14,2 | 41 | 23,4 |
| — | 0—1,6 |  |  |  | 1,5 | 13 | 0,5—1 | — |  | (17,8—30,2) |
| 0,4 | 0—0,6 |  |  | 10—35 | 0,1 |  | 0,0—0,16 | — |  |  |
| 18,0 | 7,4—25,2 | 0,5 selten | 17,64 | 0,5—1,0 | 8,2 | 31 | 16,1—20,3 | 17,2—34,2 | 17 | 20(10—28) |
| 0,7 | 0—1,0 |  | 2,4 | 0—0,25 | 0,7 | 3 | 0,6—2,5 | 0,9—1,7 | 4,0 | 2,4(1,3—4,8) |
| — | 0—0,2 |  | — |  | — | 0,5 | 0,2—0,3 | 0,15—0,2 | 0—1 |  |
| 7,0 | 4,8—16,0 | 14—21 | 4,18 | 6—15 | 2,7 | 15 | 2,7—3,2 | 9,9—21,2 | 11,0 | 3,6(0,4—8,6) |
| 1,0 | 0—4,2 | 2—3 | 2,44 | 2—6 | 0,7 | 1,5 | 0,5—0,7 | 1,1—1,9 | 2,0 | 0,4(0,4—1,4) |
| — | 0—0,2 | — | — | 0,1—0,5 | 0,1 | — | — | — | — | — |
| 0,5 | — | — | 1,78 | 5—25 | 1,6 | 1 | 1,3—3,7 | — | 8,0 | 33—94 |
| 1,0 | 0—1,0 | 0,5—1,0 | 0,96 | 1—4 | 0,1 | 0,5 | 0,2—1,6 | 0,4—1,3 |  | 4(2—6) |
| — | — | 0,2—0,5 | — | 0,25—3,0 | 0,3 | — | — | — | — | — |
| — | 12,8—31,8 | — | 2,9 | — | 0,7 | — | 0,0—3 | — | — | — |
| — | — | 2,5—3,0 | — | — | — | — | — | — | — | — |
| — | — | 0,5—1,5 | 0,24 | 0,5—1,5 | — | — | — | — | — | — |

läßt sich an einer dunkelroten Markfarbe erkennen (z. B. bei Hämolysen, Perniciosa, Polyglobulie). Stark fetthaltiges gelbes Mark findet sich bei aplastischen Anämien, manchmal bei Lebercirrhosen, bei gewissen Infekten sowie nach Röntgenbestrahlung und Cytostatica-Behandlung. Läßt sich kein Mark aspirieren, so spricht man von trockener Markpunktion (Punctio sicca). In diesen Fällen ist eine Wiederholung der Punktion an anderer Stelle bzw. eine Probetrepanation indiziert (vgl. S. 262).

Vor der zahlenmäßigen *Differenzierung* mit der Ölimmersion sollte *stets* eine Durchmusterung der Präparate mit 100—200facher Vergrößerung erfolgen (ROHR, 1960). Man bekommt so einen besseren Eindruck von der Zelldichte und -zusammensetzung, auch gelingt oftmals der Nachweis umschriebener Infiltrate oder markfremder Elemente (HUNSTEIN et al., 1964). Die Ergebnisse der Zelldifferenzierung des Knochenmarkes werden nach ROHR (1960) als *Myelogramme* bezeichnet. Die zahlenmäßige Ausbeute der einzelnen Myelogramme ist erheblichen Schwankungen unterworfen. Einen Überblick über die Ergebnisse der verschiedenen Autoren gibt die aus der 4. Auflage dieses Handbuches übernommene Tabelle 1 sowie die Tabelle 2, die auf neueren Angaben beruht. Die zum Teil beträchtlichen Schwankungen sind bedingt:

1. durch verschiedene Ausstrichtechnik mit unterschiedlich großer Beimengung peripheren Blutes und

2. durch Schwankungen im Aufbau der Markstruktur.

Tabelle 2. *Normale Streubreite der Myelogramme.* Dacie und Lewis *stützen sich auf die Angaben sechs anderer Autoren*

| | Dacie und Lewis 1963 | Miale 1962 | Rohr 1960 | Wintrobe 1961 |
|---|---|---|---|---|
| Reticulumzellen . . . . | 0,1—2% | 0,2—2% | } 1,6—16,8% | 0,1—2,0% |
| Plasmazellen . . . . . | 0,1—3,5% | | | 0—2,0% |
| Hämocytoblasten . . . | 0,1—1% | — | — | — |
| Myeloblasten . . . . . | 0,1—1% | 0,3—5% | 0,6—2,3% | 0,3—5,0% |
| Promyelocyten . . . . | 0,5—5% | 1—8% | 1,7—6,7% | 1,0—8,0% |
| Myelocyten . . . . . . | — | 0,9—20% | 7,1—21% | — |
| neutrophil . . . . . | 5—20% | 5—19% | — | 5—19% |
| eosinophil . . . . . | 0,1—3% | 0,5—3% | — | 0,5—3,0% |
| basophil . . . . . . | 0—0,5% | 0—0,5% | — | 0—0,5% |
| Metamyelocyten . . . | } 10—30% | 5,6—22% | 4,1—10% | } 13—32,0% |
| Stabkernige . . . . . . | | 6—36% | 33,8—50,6% | |
| Segmentkernige . . . . | | 8,7—27% | | |
| neutrophil . . . . . | 7—25% | 7—30% | 11,4—29,2% | 7—30,0% |
| eosinophil . . . . . | 0,2—3% | 0,5—4% | 1,8—6,0% | 0,5—4,0% |
| basophil . . . . . . | 0—0,5% | 0—0,7% | 0,1—1,0% | 0—0,7% |
| Lymphocyten . . . . . | 5—20% | 2,7—24% | 4,9—18,0% | 3—17,0% |
| Monocyten . . . . . . | 0—0,2% | 0,7—2,8% incl. Monoblasten | 0,6—2,8% | 0,5—5,0% |
| Proerythroblasten . . . | 0,5—5,0% | 0,2—2,4% | 0,8—10,4% | 1,0—8,0% |
| Makroblasten . . . . . | 2—20% | basophile Normoblasten 1,5—5,8% | 2,4—18,8% | } 7—32,0% |
| Normoblasten . . . . | 2—10% | polychromatische Normoblasten 5—26,4% ortho-chromatische Normoblasten 1,6—21% | 6,2—28,6% | |

In Analogie zu peripheren Blutbild (Hämogramm) bezeichnet man eine Vermehrung der granulo- oder erythropoetischen Vorstufen als Linksverschiebung, eine Betonung der reiferen Zellen als Rechtsverschiebung. Für die diagnostische Auswertung ist es wichtig, sich vor Augen zu halten, daß sich die Klassifikation der Zellen in verschiedenen Reifestufen nicht nach gleichmäßigen Abständen innerhalb der Gesamtreifedauer richtet, sondern nach morphologischer Unterscheidbarkeit (Heilmeyer und Begemann, 1951).

Auf die Probleme der Proliferationskinetik, der Teilung und Reifung der Knochenmarkzellen wird in den speziellen Kapiteln eingegangen; ebenso wird dort die Morphologie der Blutzellsysteme beschrieben sowie das Markreticulum.

## Die Trepanopunktion

Bis zur Einführung der Aspirationspunktion sind alle Markpunktionen als Trepanopunktionen durchgeführt worden (z.B. Pianese, 1903; Ghedini, 1908, 1910 und 1911; Wolff, 1908; Seyfarth, 1923). Das nach Entfernung der Compacta mit einem scharfen Löffel oder Platinösen herausgekratzte Mark wurde in der Regel cytologisch und histologisch untersucht, eine Forderung, der sich auch Arinkin 1929 angeschlossen hatte. Um jedoch Aspiratbröckel histologisch aufarbeiten zu können, ist wegen der Kleinheit der Objekte, die meist unter 1 mm liegen, mit mancherlei technischen Schwierigkeiten zu rechnen. Ihnen kann man auf verschiedenen Wegen begegnen, sei es, daß die Aspiratbröckel in Celloidin, in Tierorganen oder auf Fibrinschaum (Hertl, 1959) fixiert werden, sei es, daß

man das Aspirat zentrifugiert (KÖNIGSTEIN und MÄHR, 1959), nach Agglutination
fixiert (BERMAN und AXELROD, 1947; NEUMARK, 1951) oder auf Filtrierpapier
ausspritzt (LUBITZ et al., 1952) und weiterverarbeitet (vgl. auch RAMAN, 1955;
BERMAN, 1953; DACIE und LEWIS, 1963). Der Diagnostik durch die Zellaspiration
sind aber Grenzen gesetzt, wenn sich kein Mark aspirieren läßt. In solchen Fällen
kann nur eine chirurgische Knochenexcision (z.B. Rippe, HUTT et al., 1952) oder
eine Trepanopunktion weiterhelfen.

## Punktionsmethoden

Es lassen sich zwei Wege der Gewebsentnahme unterscheiden, wenn man von
einem durch FAVORITE (1939) angegebenen Drehbohrer mit Hohlkehle und der
durch McFARLAND und DAMESHEK (1958) auch für die Markbiopsie empfohlenen
und von CONRAD und CROSBY (1961) modifizierten Silverman-Nadel (1938) absieht. Die normale Silverman-Nadel ist zur Knochenbiopsie nach eigenen Erfahrungen und nach Literaturangaben weniger geeignet (HIRTE und CUNNINGHAM,
1963; POWSNER, 1965), weil eine starke mechanische Gewebsalteration erfolgt.
Es liegen aber auch positive Berichte vor (ELLIS et al., 1964; BRODY und FINCH,
1959; WESTERMAN et al., 1960; PEARSON et al., 1960; LEY et al., 1961).

Auf der einen Seite stehen Methoden, die mit glattrandigen, als Stanzen benutzten Hohlnadeln arbeiten. Auf der anderen Seite gibt es Instrumente, bei
denen das Gewebe durch einen gezahnten Bohrkranz entnommen, also heraus-
gebohrt wird. Den mit einem Bohrkranz versehenen Instrumenten haftet der
Nachteil an, daß die Randpartien der Gewebszylinder stärker mechanisch verändert sein können, so daß manchmal die diagnostische Beurteilbarkeit beeinträchtigt wird.

## Methoden mit glattrandigen Nadeln

Die Nadel nach BARTELHEIMER und SCHMITT-ROHDE (1957) wird als scharfe,
rundgeschliffene Hohlnadel wie eine Stanze mit einem kleinen Metall- oder Plastik-

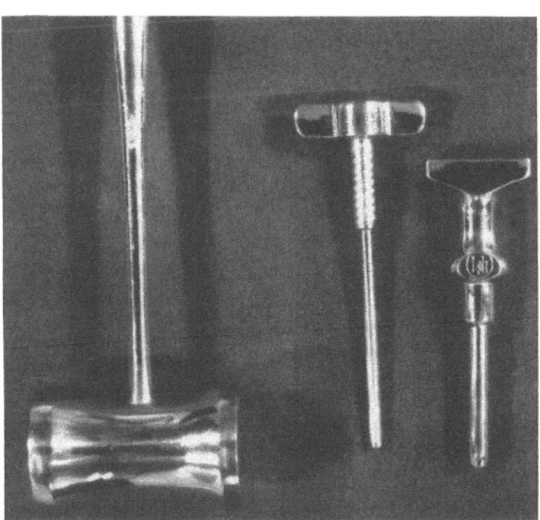

Abb. 4. Trepanationsbesteck nach BARTELHEIMER und SCHMITT-ROHDE

hammer in den Knochen eingetrieben, vorzugsweise am Beckenkamm, unterhalb
der Spina iliaca von ventral aus. Die eigentliche Nadel ist 3 oder 4 cm lang, ihr
Lumendurchmesser beträgt 3 mm (vgl. Abb. 4).

Das Punktionsbesteck nach Waitz besteht aus einer Führungshülse mit angerauhter Spitze, eine angeschliffenen Stanznadel und einem Mandrin zum Ausstoßen des Trepanates. Eine von Ceoara et al. (1958) empfohlene Nadel beruht auf dem gleichen Prinzip. Mathé und Seman (1963) benutzen das Besteck nach Waitz bei ihrer in einer Monographie zusammengefaßten Studie über „Aspects histologiques et cytologiques des leucémies et hématosarcomes". Empfohlen wird die Entnahme von Knochenstückchen aus dem Sternum durch Eindrücken oder Hin- und Herdrehen der Nadel.

Reddy (1952) entwickelte ein Instrument in Anlehnung an die Klimasche Punktionsnadel. Es besteht aus einer Führungshülse und einem zugespitzen, angeschliffenen Trepan und kann zur Sternum- oder Rippenbiopsie benutzt werden. Die Nadel wird dabei in einem Winkel von 30° parallel zur Oberfläche des Knochens aufgesetzt und schräg in das Mark eingedrückt. Es wurde von dem indischen Autor ursprünglich zur Gewinnung von blutfreien Markbröckeln zur cytologischen und bakteriologischen Markuntersuchung angegeben.

## Nadeln mit gezahntem Bohrkranz

Ein mit einem Elektromotor angetriebener Hohlzylinder, wahlweise mit gezahntem Bohrkranz oder geschliffener Stirnseite versehen, wurde von Burkhardt (1956) entwickelt, der Vorgang der Beckenkammpunktion mit diesem Instrument als Myelotomie bezeichnet. Die Größe der mit Burkhardts Myelotom gewonnenen Gewebszylinder liegt zwischen 6—14 mm Länge und 3—4 mm Durchmesser. Burkhardt hat sein Instrumentar neuerdings (1966) wesentlich verbessert. Die Gewebsentnahme und -aufarbeitung nach Burkhardt stellt derzeit die Methode der Wahl dar.

Auch das von Notter und Labhart (1953) angegebene Instrumentar beruht auf dem Prinzip eines gezahnten Hohlbohrers, der mit einem Handbohrapparat nach Stille angetrieben wird. Diese Methode ist bei Erkrankungen mit Blutungsneigung weniger zu empfehlen, da sie eine vergleichsweise große Hautincision erfordert.

Manuell in den Knochen einzudrehende Bohrhohlnadeln haben Turkel und Bethell (1943) angegeben (s. Turkel, 1957). Das Besteck besteht aus einer äußeren Führungsnadel mit angeschliffenem Stilett, einer inneren Bohrnadel mit gezahnter Krone und einem Stab zum Ausdrücken des Bohrzylinders. Eine ähnliche Nadel wurde später auch von Bernstock und Sterndale (1951) empfohlen. Bevorzugter Punktionsort ist bei dem Vorgehen nach Turkel und Bethell der Beckenkamm (vgl. Hunstein und Wendt, 1962), doch lassen sich mit besonders langen Nadeln bei gegebener Indikation (z. B. Metastasenverdacht) selbst die Wirbelkörper anbohren (Siffert und Arkin, 1949; vgl. Ackermann, 1963).

Die Nadeln nach Sacker und Nordin (1954) oder Giebel (1963) unterscheiden sich von der Turkelschen Konzeption nur darin, daß auch die äußere Führungsnadel gezahnt ist, um ein besseres Haften am Periost zu gewährleisten. Williams und Nicholson (1963) haben das Instrument gering modifiziert, indem sie es mit einem handlichen Griff versehen haben. Die Nadel ist vornehmlich an englischen Kliniken in Gebrauch (Lewis und Szur, 1963). Zu nennen ist noch die Nadel nach Mazabraud, die im Vergleich zum Turkelschen Trepan die Entnahme eines etwas größeren und längeren Fragments erlauben soll (Marchal und Duhamel, 1962). Über gute Ergebnisse bei der Knochenbiopsie mit der Nadel nach Craig (1956) berichteten Hartman und Sombeck (1962) sowie Cramer (1964).

## Wahl des Punktionsortes

Die Mehrzahl der Untersucher bevorzugt als Punktionsort den Beckenkamm (z. B. BURKHARDT, 1956; BARTELHEIMER und SCHMITT-ROHDE, 1957; PRIBILLA und OETTGEN, 1958; PAPAGEORGIOU und SCHMITT-ROHDE, 1960; CZITOBER, 1961; HUNSTEIN und WENDT, 1962; NITSCHKE und GIEGLER, 1962; LEWIS und SZUR, 1963, u. v. a.), andere wählen das Sternum (MATHÉ und SEMAN, 1963). Die Spina iliaca ventralis ist aus mehreren Gründen für eine Trepanopunktion geeigneter als das Sternum: hier ist die Punktion ohne jede Gefahr durchführbar. Größere Gefäße, parenchymatöse Organe, Nerven oder Hohlräume (z. B. Ureteren, Darm) haben keine engeren topographischen Beziehungen zur Crista iliaca und können daher nicht verletzt werden. Zudem ist der Knochen leicht zugänglich, weil er unmittelbar subcutan liegt. Schließlich verursacht die Punktion des Beckenkammes nur geringe Unannehmlichkeiten (vgl. Abb. 5).

Nach früheren (MECHANIK, 1926) und neueren Angaben (BENNIKE et al., 1956; OTTO, 1959; ELLIS, 1961; HASHIMOTO, 1962; s. auch ROHR, 1960; UEHLINGER, 1963) verhalten sich Zellzusammensetzung und Zellreichtum in Sternum, Beckenkamm und Dornfortsätzen beim gleichen Individuum identisch. Bei der Punktion der Crista iliaca entspricht die diagnostische Aussagemöglichkeit

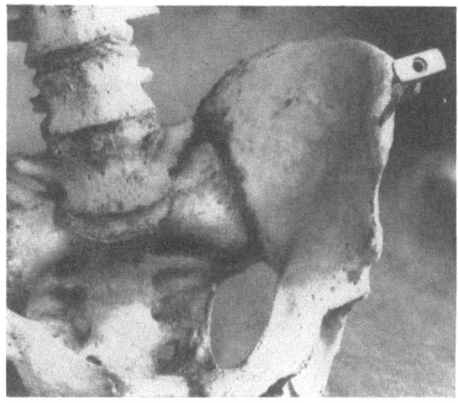

Abb. 5. Topographie bei Beckenkammbiopsie nach BARTELHEIMER und SCHMITT-ROHDE

also ganz der einer Sternalpunktion. Bei der Suche nach Knochenmetastasen ist zudem zu bedenken, daß die Spina iliaca ventralis neben der Wirbelsäule ein Prädilektionsort für Beckenmetastasen ist (OESER u. KUNZE, 1964).

## Verarbeitung des Biopsiematerials

Bei Anwendung der üblichen histologischen Methoden müssen die Biopsiezylinder zunächst entkalkt werden, wofür verschiedene Verfahren verwendbar sind (vgl. ROMEIS). Wir entkalken mit dem Susa-Heidenhainschen Gemisch (HUNSTEIN und WENDT, 1962). Für histochemische Fragestellungen ist die Entkalkung mit herkömmlichen Methoden ungeeignet, da hierbei die meisten Fermentsysteme zerstört werden. Die Entkalkung mit Äthylendiaminotetraessigsäure (EDTA) erhält dagegen eine ausreichende Enzymaktivität (SREEBNY und NIKIFORUK, 1951; BIRGE und IMHOFF, 1952; ROSIVAL und TOMIK, 1963; bezüglich Einzelheiten der Methode s. BALOGH, 1962).

Die in der Elektronenmikroskopie übliche Methacrylateinbettung läßt sich auch in der Lichtmikroskopie anwenden (HOUCK und DEMPSEY, 1954). Dabei kann das Biopsiegewebe entweder mit Osmiumoxyd, Formol, HELLYS oder ZENKERs Lösung fixiert werden (HOUCK und DEMPSEY, 1954). Zur Färbung von osmiumfixiertem Gewebe verwendet man am besten eine 1:10 verdünnte Giemsa-Stammlösung, mit der die Schnitte direkt gefärbt werden können (FLAX und CAULFIELD, 1962) oder nach Entfernung des Plastikmaterials mit Xylol. Außerdem können die PAS-Reaktion, die Feulgen-Reaktion (LEUCHTENBERGER et al., 1955) oder andere basische Farbstoffe verwendet werden (BENCOSME et al., 1959; RICHARDSON et al., 1960).

## Indikationen

Die Anwendung der Trepanopunktion ist bei bestimmten Erkrankungen unerläßlich, bei anderen stellt sie eine wertvolle zusätzliche diagnostische Maßnahme dar. Daher läßt sich zwischen absoluten und relativen Indikationen unterscheiden. PRIBILLA und OETTGEN (1958), MARCHAL et al. (1959), BARTELHEIMER und PAPAGEORGIOU (1963), PAPAGEORGIOU und SCHMITT-ROHDE (1960), BURKHARDT (1956), CZITOBER (1961, 1963), HUNSTEIN und WENDT (1962), HAAS (1954), PAPAGEORGIOU, 1962, 1963; NOVOTNY (1964), HUNSTEIN (1964), ELLIS et al. (1964) u. v. a. haben sich in den letzten Jahren erneut mit der Bedeutung der Markbiopsie bei hämatologischen Fragestellungen auseinandergesetzt (frühere Literatur z. B. DAMESHEK, 1937).

Eine *absolute Indikation* zur Biopsie ist bei allen Erkrankungen gegeben, die zu einer Markverödung oder Obturation führen, bei denen also durch eine Sternal-

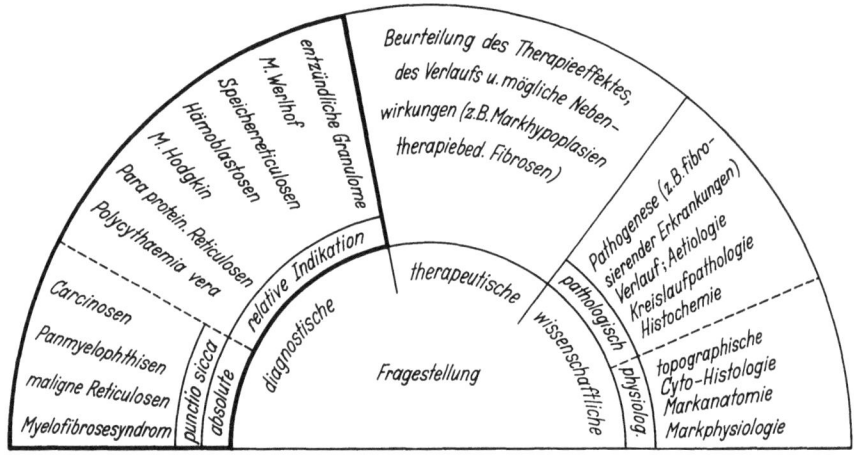

Abb. 6. Indikationen zur histologischen Knochenmarkuntersuchung bei hämatologischen Erkrankungen

punktion wegen Zellarmut des Aspirates keine Diagnosestellung möglich ist. Die in solchen Fällen sonst übliche, umständliche und unzuverlässige *indirekte* Methode zur Diagnose von hämatologischen Erkrankungen, z. B. der Osteomyelofibrose, sollte zugunsten der *direkten* Biopsiemethode verlassen werden (BARTELHEIMER, 1963; GIEGLER, 1963; SCHULZ, 1964). Wir zählen folgende Krankheiten zu den absoluten Indikationen: Osteomyelofibrosen, Panmyelophthisen, maligne Retikulosen, Knochencarcinosen (vgl. Abb. 6).

Bei den *relativen Indikationen* ist das Ziel der zusätzlichen bioptischen Untersuchung eines Bohrzylinders, Markveränderungen nachzuweisen, die sich auf Grund cytologischer Ausstrichpräparate nicht regelmäßig erfassen lassen.

Die Frage nach dem Zellreichtum oder der Zellzusammensetzung läßt sich histologisch besser beantworten als cytologisch (CAPELL et al., 1947; BERMAN, 1947; WINTROBE, 1961; CUSTER, 1933, 1949). Ebenso können fleckförmig umschriebene Infiltrationen nachgewiesen werden (ROHR, 1960; WINTROBE, 1961; MIALE, 1962). Schließlich sind auch granulomatöse Markprozesse (s. Abb. 7 und 8, S. 263) histologisch eher zu erfassen (PEASE, 1952; SCHLEICHER, 1949a, b; HUNSTEIN et al., 1964). Mit einem positiven Untersuchungsergebnis ist dabei um so eher zu rechnen, als nach den Untersuchungen von HASHIMOTO (1962) bei Tuberkulose, Carcinom und Sarkommetastasen, beim M. Hodgkin, dem multiplen Myelom und anderen Erkrankungen fast ausschließlich das blutbildende Mark betroffen wird, nicht aber das Fettmark.

Abb. 7                                                                                                                           Abb. 8

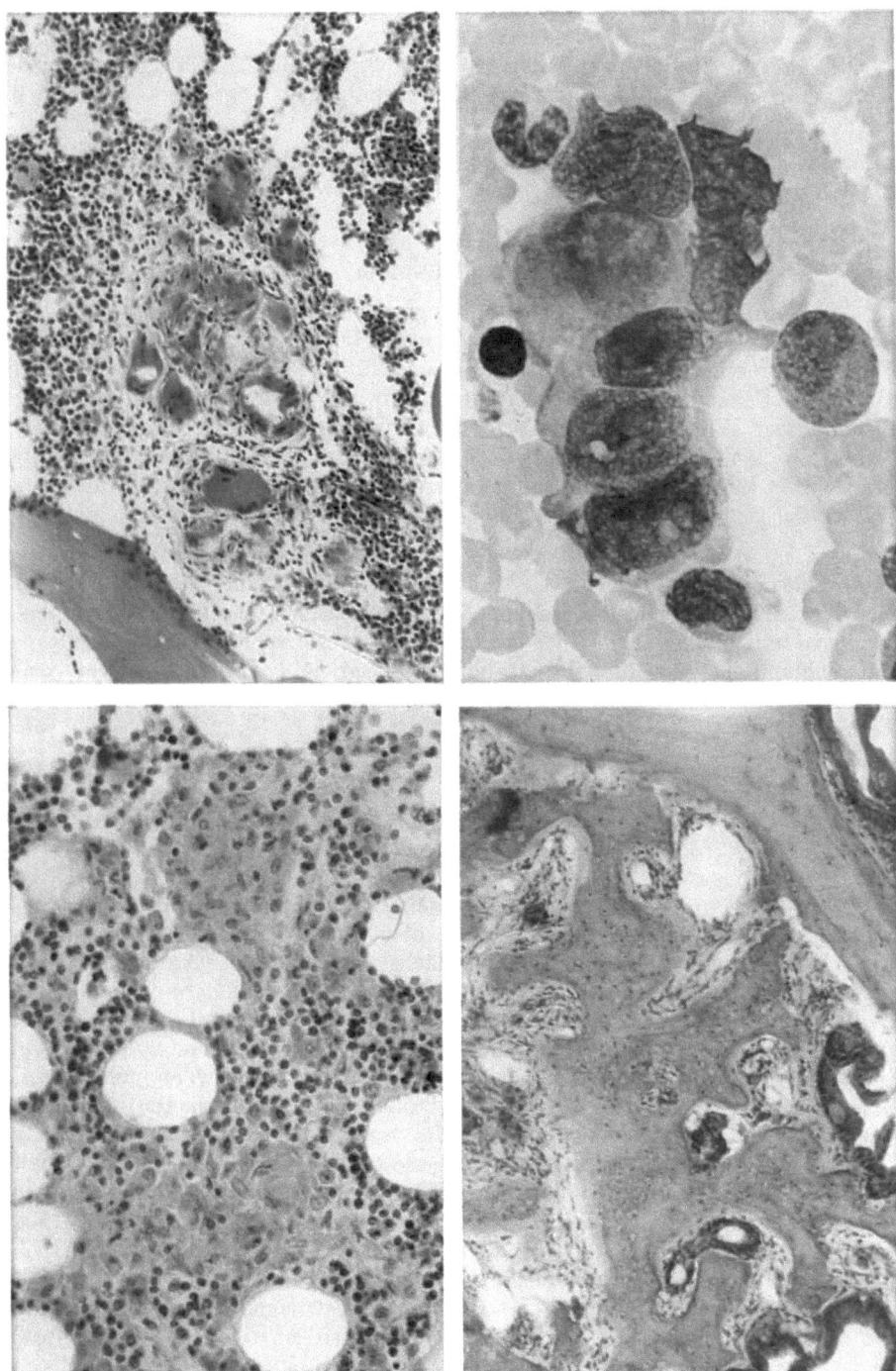

Abb. 9                                                                                                                           Abb. 10

Abb. 7. Riesenzellhaltiges Granulom bei M. Boeck mit Befall des Knochenmarkes. Klinisch Nephrocalcinose
und γ-M-Paraproteinämie
Abb. 8. Nest von Tumorzellen im Bröckel-Quetschpräparat bei Magencarcinom (33jährige Frau mit hämor-
rhagischer Diathese)
Abb. 9. Miliartuberkulose mit Befall des Knochenmarkes. Starke lymphoidzellige Metaplasie. Im peripheren Blut
Pancytopenie
Abb. 10. Histo-Biopsie des Beckenkammes bei osteoplastischer Metastasierung eines Mamma-Carcinoms

Von den Indikationen mit diagnostischen Fragestellungen lassen sich solche mit therapeutischen und wissenschaftlichen Problemen abgrenzen (vgl. Abb. 6, S. 262).

*Gegenindikationen* gibt es wie bei dem Sternalpunktat praktisch nicht, wenn die Trepanation unter entsprechenden Kautelen durchgeführt wird.

## Komplikationen

Als Komplikationen sind Nachblutungen bzw. Hämatome möglich. Diese lassen sich in der Regel vermeiden, wenn man für eine sorgfältige $1/_2$—1stündige Wundkompression und bei Blutungsneigung für ausreichende Bettruhe sorgt. Bleibt die Behandlung einer Nachblutung mit den üblichen Hämostyptica bei gleichzeitiger Wundkompression erfolglos, injiziert man einige Tropfen steriles Topostasin in den Wundkanal. Bei schweren Thrombopenien besteht zudem die Möglichkeit, kurz vor dem Eingriff eine Thrombocytenkonserve zu transfundieren, wie wir das mit ausgezeichnetem Erfolg mehrfach getan haben.

Eine *ergänzende Untersuchungsmöglichkeit* des Markorganes sehen EDWARDS et al. (1964) in der Gabe von $Au^{198}$ und $Au^{199}$, weil die hämopoetische Aktivität eng mit der Aktivität des RES gekoppelt ist. So vermochten diese Autoren lokale Läsionen mit kolloidalem $Au^{198}$ nachzuweisen sowie eine Änderung der Ausdehnung und der Verteilung des blutbildenden Markes. Die Möglichkeit von Spätschäden beschränkt die Anwendbarkeit dieser Scanner-Methode auf ausgewählte Fälle.

## II. Technik und allgemeine Ergebnisse der Lymphknotenpunktion
### Historisches

Die ersten Punktionen von vergrößerten Lymphknoten sollen um die Jahrhundertwende ausgeführt worden sein, wobei es den Untersuchern auch hier, ähnlich wie bei der Sternalpunktion, zunächst auf den Nachweis von Bakterien oder Parasiten ankam (LEIBER, 1961). WARD hat dann 1914 darauf hingewiesen, daß man auch das auf Objektträger ausgestrichene Zellmaterial diagnostisch beurteilen kann. HIRSCHFELD (1917), später GUTHIE (1921) haben die Lymphknotenpunktion als diagnostisches Hilfsmittel für den Routinegebrauch empfohlen. Seither sind zahlreiche Monographien und größere Übersichtsarbeiten erschienen, besonders nach den Untersuchungen von PAVLOVSKY (1934) [z.B. INTROZZI, 1935; STAHEL, 1939; TISCHENDORF, 1942; STRUNGE, 1944; BEGEMANN, 1953; LOPES CARDOZO, 1954; NEUMANN, 1954; LÜDIN, 1955 (Lit.), ANDRÉ und DREYFUS, 1955; MARSHALL, 1956; MORALES PLEGUEZUELO, 1958; vgl. auch STOBBE, 1959; LENNERT, 1961; LEIBER, 1961 (Lit.), s. auch STREICHER und SANDKÜHLER, 1953; LEIBETSEDER, 1964]. Außerdem gibt es unzählbare Publikationen in Fachzeitschriften, in denen der Lymphknotenpunktion als diagnostische Methode zum Teil zugestimmt wird — in denen sich aber auch kritisch ablehnende Äußerungen finden. Von den Veröffentlichungen seien erwähnt: DOWNEY und STASNEY (1936); MOESCHLIN (1941), LÜDIN (1948), TRAUTMANN (1951), TISCHENDORF (1951 [Lit.], 1957), MORRISON et al. (1952), CHEVALIER et al. (1953), LUKAS (1955, Lit.), WILDHAGEN (1956), MEYER und MOESCHLIN (1958), ZACH (1958), MORALES PLEGUEZUELO (1955, 1956), LENNERT (1957a, b), LOPES CARDOZO (1958), HECKNER (1958), MARCHAL et al. (1959), LEIBER und RIND (1958), STICH (1962), SCHRICKER und WITTE (1963), LEIBER (1963).

## Technik der Lymphknotenpunktion

Die Methode der Lymphknotenpunktion, die mehrfach ausführlich beschrieben wurde (Lit. s. bei TISCHENDORF, 1951), ist denkbar einfach.

Zur Vermeidung irreführender Ergebnisse sollte man inguinale Lymphknoten nicht punktieren (WINTROBE, 1961), es sei denn, diese sind sicher vergrößert. Die Punktion der cervicalen, nuchalen, claviculären oder axillären Lymphknoten ist also in der Regel vorzuziehen.

## Vorgehen

Der vergrößerte Lymphknoten wird nach Desinfektion der Haut mit zwei Fingern fixiert. Vor der Punktion ist eine Lokalanaesthesie mit einer ganz dünnen Nadel (Stärke 14—16) anzuraten, da sie gegebenenfalls ein mehrfaches Eingehen erlaubt und die Belästigung ängstlicher Patienten auf ein Minimum reduziert. Dabei ist jedoch eine Injektion des Anaestheticums ins Innere des Lymphknotens zu vermeiden, da diese zu osmotischen Zellschädigungen führen kann (LÜDIN, 1955). Nach der Anaesthesie sticht man den Lymphknoten mit einer dünnen Kanüle (Stärke 1 oder 2) an, die man auf eine 10—20 ml Injektionsspritze aufgesetzt hat. Dabei spürt man das Eindringen in den Lymphknoten zumeist an der von dem umgebenden Gewebe abweichenden Konsistenz. Unter leichten Dreh- oder Wackelbewegungen (der angestochene Lymphknoten macht bei richtiger Lokalisation der Nadel solche Wackelbewegungen mit!) versucht man durch mehrfache kräftige Aspiration, etwas Gewebe zu gewinnen. Herausziehen der Nadel erst nach Beendigung der Aspiration! Im allgemeinen wird kein Aspirat in der Spritze sichtbar, da man nur wenig Gewebsbrei ansaugen kann. Um diesen untersuchen zu können, wird im Anschluß an die Punktion die Kanüle von der Spritze entfernt, der Spritzenstempel zurückgezogen und der mutmaßliche Nadelinhalt sodann auf einen Objektträger ausgeblasen. Das in der Regel spärlich wirkende Aspirat streicht man wie einen Blutausstrich mit einem geschliffenen Deckglas aus. Die Färbung erfolgt wie beim peripheren Blutausstrich.

Bei einschmelzenden Lymphknotenprozessen läßt sich zumeist Eiter oder Käse in die Spritze ansaugen. In solchen Fällen sollte man unbedingt einen Teil des Aspirates in sterilen Röhrchen zur bakteriologischen Untersuchung einschicken.

Solide Gewebszylinder kann man zumeist nicht zu brauchbaren Ausstrichen verarbeiten, da die Zellen zu Chromatinschlieren zerdrückt werden oder sich nicht in einer dünnen Schicht ausbreiten.

Zur Punktion lassen sich auch größere Nadeln verwenden, so ziehen MARCHAL et al. (1959) eine Silverman-Nadel vor; wir selbst benutzen manchmal eine Menghini-Nadel. LÜDIN (1955) benutzt eine Nadel mit kleinem Handgriff und Mandrin, wodurch sich das Eindringen lymphknotenfremden Gewebes in die Nadel vermeiden läßt.

## Indikationen und Bedeutung der Lymphknotenpunktion

Vom Standpunkt des Klinikers stellt jede diagnostisch unklare Lymphknotenvergrößerung eine Punktionsindikation dar, denn „sobald ein Lymphknoten palpabel wird, ist er auch punktabel" (HITTMAIR, 1961). Nach LÜDIN (1955) eignet sich die Lymphknotenpunktion „in erster Linie zur Diagnose derjenigen pathologischen Prozesse, welche mit charakteristischen cytologischen Veränderungen einhergehen, das Organ diffus durchsetzen und keine stärkere Bindegewebsdurchsetzung hervorrufen". Nach der Meinung namhafter Kliniker (HEILMEYER und

Begemann, 1951; Wintrobe, 1961) hat sich die Punktion zur Diagnose der Lymphogranulomatose, der Tuberkulose, der infektiösen Mononucleose, bei den „malignen Retikulosen", dem Lymphosarkom und bei metastasierenden Tumoren bewährt. Dabei kann der Vergleich zwischen histologischem Schnitt und Ausstrichpräparat die cytologische Diagnose verbessern und deren positive Resultate vermehren (Picard et al., 1960). Wenn irgend möglich, sollten nach Leiber (1963) Cytologie und Histologie gleichzeitig und nebeneinander angewandt werden, weil sich beide Methoden wirksam ergänzen. Der klinische Pathologe Miale (1962) betont eigens, daß die Untersuchung von Lymphknotenausstrichen oder von Tupfpräparaten (von excidierten Lymphknoten) schon zu einem Zeitpunkt eine richtige Diagnosestellung erlauben können, in denen die histopathologische Diagnose noch unsicher sei. Auch Stich (1962) hat die diagnostische Bedeutung der Lymphknotenpunktion erneut betont.

Demgegenüber wird aus der Sicht des pathologischen Anatomen der diagnostischen Lymphknotenpunktion in den meisten Fällen nur ein orientierender Charakter zugebilligt (Lennert, 1964). Das histologische Präparat sei *diagnostisch* dem Ausstrich immer gleichwertig, meist sogar überlegen. Lennert (1961, Lit.), der die Möglichkeiten und Grenzen der rein cytologischen Lymphknotendiagnostik auch an Tupfpräparaten erarbeitet hat, mißt der histologischen Diagnostik größere Zuverlässigkeit bei.

Tabelle 3. *Resultate von 354 Lymphknotenpunktionen* (aus Lüdin, 1955)

| | | |
|---|---|---:|
| *Punktate mit klinischer Bedeutung* . . . . . . . . | | 305 = 86% |
| 1. Sichere cytologische Diagnose . . . . . . . . . | | 200 = 56% |
| a) für die klinische Diagnose unerläßlich . . . . | 96 = 27% | |
| b) Bestätigung der klinischen Diagnose . . . . | 103 = 29% | |
| 2. Übrige klinisch verwertbare Befunde . . . . . | | 105 = 30% |
| *Punktate ohne klinischer Bedeutung* . . . . . . . | | 49 = 14% |
| 3. Uncharakteristische Befunde . . . . . . . . . . | | 11 = 3% |
| 4. „Leere" Punktate . . . . . . . . . . . . | | 38 = 11% |
| Total | | 354 |

Für beide Ansichten gibt es eine Reihe theoretischer und praktischer Argumente. Für den Kliniker bietet die Drüsenpunktion mehrfache Vorteile: Der Eingriff ist sehr klein und kann jederzeit auch ambulant durchgeführt werden. Er ist deswegen selbst sehr ängstlichen Patienten durchaus zumutbar. Eine Nachbehandlung ist überflüssig, die Punktion heilt ohne Narbe aus. Die sofortige Färbung und Untersuchung der Präparate erlaubt zudem unter Umständen eine schnelle Diagnosestellung. Lüdin (1955) hat die Resultate von 354 Lymphknotenpunktionen tabellarisch zusammengefaßt (vgl. Tabelle 3). Lüdin fand bei der Auswertung seiner Punktate, daß 86% der von ihm durchgeführten Untersuchungen für die klinische Beurteilung von Bedeutung waren. Zu ähnlichen Ergebnissen kamen Schricker und Witte (1963) bei der Auswertung von 465 Punktaten. Diese Autoren hatten eine Trefferquote von 69%. Dabei erwies sich in jedem fünften Fall (= 21,9%) die Punktion für die klinische Diagnostik als unerläßlich.

Fraglos wird die diagnostische Treffsicherheit der zur Rede stehenden Methode gegenüber der Sternalpunktion durch einige Faktoren eingeengt. Einerseits kann nur eine wesentlich geringere Menge Zellmaterial aspiriert werden, zum andern ist im Lymphknoten eher mit umschriebenen herdförmigen Prozessen zu rechnen als im Knochenmark.

Der folgende Fallbericht mag verdeutlichen, daß — bei aller Kritik und Zurückhaltung im Einzelfall — die Wertschätzung der Lymphknotenpunktion noch immer ihre Berechtigung hat.

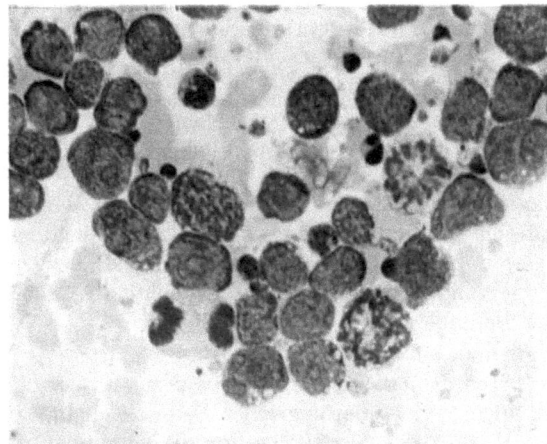

Abb. 11

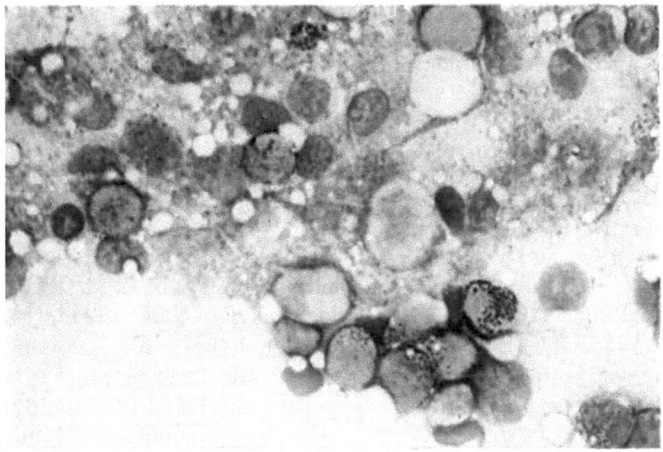

Abb. 12

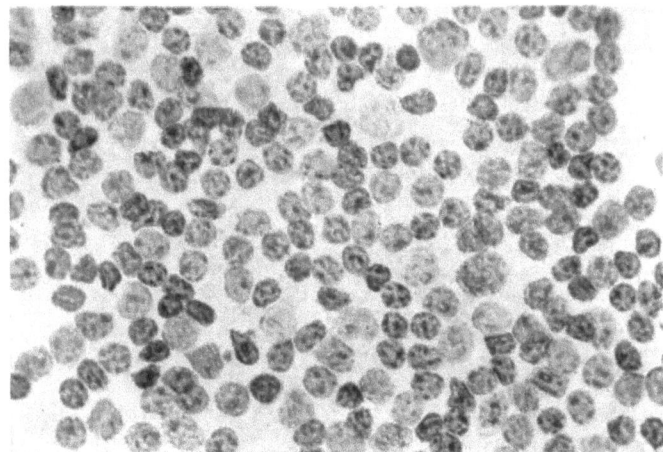

Abb. 13

Abb. 11. Lymphoblastisches Lymphosarkom. Zahlreiche Mitosen

Abb. 12. Lymphknotenpunktat bei chronischer myeloischer Leukämie mit raschem Verlauf. Zahlreiche atypische Promyelocyten. Zwischen den erhaltenen Zellen der für chronische myeloische Leukämien typische Cytoplasmaschutt aus zerquetschten Zellen

Abb. 13. Monotones Zellbild bei chronischer lymphatischer Leukämie

17jähriges Mädchen, seit 4 Wochen cervical und nuchal mäßig derbe, gut abgrenzbare indolente Lymphknotenschwellungen von Pflaumenkerngröße. Keine Splenomegalie. Allgemeinbefinden kaum gestört. Bei der Probepunktion wurden sehr zellreiche Präparate angefertigt und die Diagnose eines unreifzelligen Lymphosarkoms gestellt. Anschließend noch Probeexcision. Histologische Diagnose: unspezifische Lymphadenitis, eventuell Toxoplasmose. Nach 3 Monaten rapide Zunahme der Lymphknotenschwellungen am Hals mit Generalisation. Erneut cytologische und histologische Untersuchung. Jetzt übereinstimmendes Urteil: lymphoblastisches Lymphosarkom (vgl. Abb. 11, S. 267).

Zur Diagnostik intrathorakaler Erkrankungen wurde von Daniels (1949) eine chirurgische Methode zur bioptischen Untersuchung von präskalenischem Lymphgewebe angegeben, die hier nur am Rande erwähnt sei. Eine neue ausgedehnte Bewertung dieser Methode findet sich bei Klingenberg (1964) an Hand postmortaler Befunde.

Von Röntgenologen wird seit 1956 (Bruun und Engeset) die Lymphographie mit dünnflüssigen Kontrastmitteln propagiert (Lit. s. bei Fuchs, 1965), wobei deren Wert auch von hämatologischer Seite beleuchtet wurde (z.B. Marchal et al., 1961; Malamos et al., 1959). Für die Cytodiagnostik von Belang ist das Auftreten von Fremdkörperriesenzellen in den Randsinus nach einer Kontrastmittelinjektion. Solche Riesenzellen im histologischen Schnitt wurden z.B. von Weissleder et al. (1964) beschrieben (vgl. Abb. 17, S. 271).

## Beurteilung der Punktate

Bei der Beurteilung der Ausstriche ist die Anfertigung eines Adenogramms durch „Auszählen" weniger erfolgversprechend (Forteza und Bover, 1947), als das sorgsame Durchmustern aller bei der Punktion angefertigten Ausstriche (Begemann und Harwerth, 1966). Bezüglich der Klassifizierung und der morphologischen Charakteristica der einzelnen Zelltypen muß auf Lennert (1957b, 1961) und Leiber (1961) verwiesen werden (vgl. auch Tabelle 4, s. Abb. 14).

Die *Ergebnisse* der Lymphknotenpunktion können im Rahmen dieses Beitrages nur in beschränktem Umfang und mehr allgemein besprochen werden. Der am Speziellen und am Detail Interessierte wird auf die einschlägige Literatur verwiesen. Einen Einblick in die unterschiedlichen Ergebnisse des klinischen Cytologen und des pathologischen Anatomen erlauben die Tabellen 5 und 6.

Tabelle 4. *Diagnosestellung aus dem Lymphknotenpunktat* (aus Lüdin, 1955)

|  | Anzahl der Fälle | Diagnose nur im Drüsenpunktat zu stellen |
|---|---|---|
| *a) Reaktive Veränderungen* | | |
| Akute eitrige Lymphadenitis | 6 | 4 |
| Mononucleosis infectiosa . . . | 64 | 29 |
| Rubeolen . . . . . . . . . | 15 | 3 |
| Tuberkulose und Morbus Boeck | 15 | 11 |
| Allergische Reaktionen . . . . | 6 | 2 |
| *b) Myelosen und Lymphadenosen* | | |
| Akute Myelosen . . . . . . . | 4 | 2 |
| Lymphadenosen . . . . . . . | 17 | 2 |
| *c) Maligne Tumoren* | | |
| Lymphosarkome . . . . . . . | 10 | 6 |
| Retothelsarkome . . . . . . | 6 | 4 |
| Maligne Retikulosen . . . . . | 2 | — |
| Lymphogranulomatosen . . . | 22 | 10 |
| Krebsmetastasen . . . . . . . | 33 | 23 |
| Total | 200 | 96 |

## Entzündliche Lymphknotenveränderungen

verlaufen akut oder chronisch reversibel unter dem Bild der unspezifischen Lymphadenitis. Hyperplastische Lymphknotenreaktionen (einfache Hyperplasien) lassen sich bei den verschiedensten Prozessen nachweisen, sie sind besonders häufig im Halsbereich (BECKER, 1964). Die unspezifische Lymphadenitis zeigt nach LENNERT (1963) zwei Erkrankungsgipfel: im Kindesalter und im 5.—6. Lebensjahrzehnt. Die große Zahl unspezifischer Lymphadenitiden bei Kindern ist Folge häufiger Strepto- und Staphylokokkeninfekte (BECKER, 1964).

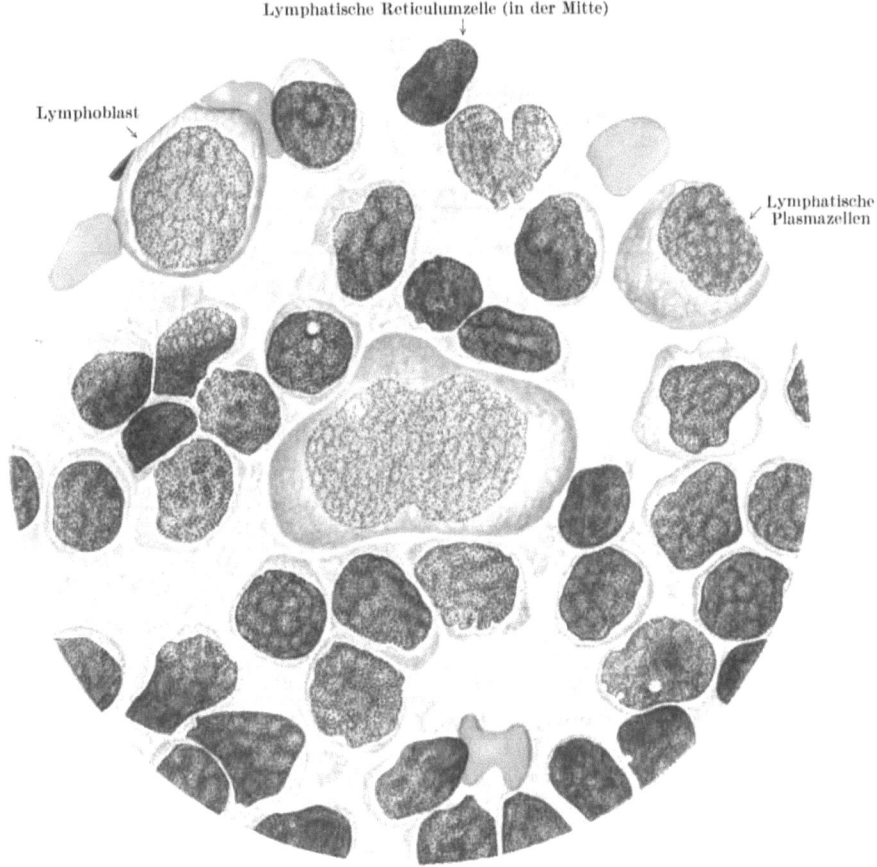

Abb. 14. Normales Lymphknotenpunkta

Auch bei allergischen Zuständen, als unspezifisches Frühstadium bei Tuberkulose, beim M. Boeck, selbst bei M. Hodgkin (LENNERT, 1958) oder bei idiopathischen ,,Retikulosen" (STREICHER und SANDKÜHLER, 1953) kann es zu solchen Reaktionen kommen.

Mit den hyperergischen Lymphknothyperplasien hat sich BEGEMANN (1953) ausführlich auseinandergesetzt. BETKE (1952) beschrieb die Cytologie des unspezifischen Lymphoms im Kindesalter.

Das cytologische Bild der Entzündung und die verschiedenen Formen der reaktiven Hyperplasie hat LEIBER (1961) ausführlich dargestellt und belegt. Er hat auch die verschiedenen cellulären Reaktionsweisen des Lymphknotens auf

Tabelle 5. *Übersicht über 770 Halslymphknoten-Biopsien der Jahre 1960—1962*
*aus dem Pathologischen Institut Heidelberg* (aus Lennert, 1964)

Dazu wären noch 6 Fälle zu zählen, deren Diagnose nur mit Wahrscheinlichkeit zu stellen war.

| Diagnosen | Fälle von HNO-Ärzten % | Fälle von übrigen Einsendern % | Gesamtzahl der Fälle % |
|---|---|---|---|
| Unspezifische Lymphadenitis und reaktive Hyperplasie | 37,3 | 24,7 | 29,8 |
| Banale eitrige Lymphadenitis | 1,66 | 0,63 | 1,04 |
| Katzenkratzkrankheit | 0,34 | — | 0,13 |
| Tuberkulose | 15,3 | 35,55 | 27,55 |
| Sarkoidose | 0,66 | 1,9 | 1,41 |
| Epitheloidzellige Tbc oder Sarkoidose | — | 0,63 | 0,39 |
| Toxoplasmose (Piringer) | 3,34 | 2,75 | 2,97 |
| M. Pfeiffer | — | 0,42 | 0,26 |
| Röteln | — | 0,21 | 0,13 |
| **Lymphadenitiden, Gesamtzahl** | **58,6** | **66,8** | **63,67** |
| Lymphogranulomatose (klassisch) | 4,0 | 9,8 | 7,53 |
| Paragranulom | — | 0,21 | 0,13 |
| Hodgkin-Sarkom | — | 0,42 | 0,26 |
| Mycosis fungoides | — | 0,21 | 0,13 |
| Großfollikuläres Lymphoblastom (Brill-Symmers) | — | 0,42 | 0,26 |
| Lymphosarkom | 1,1 } 1,8 | 1,28 } 2,77 | 1,17 } 2,34 |
| Lymphadenose | 0,7 | 1,49 | 1,17 |
| Reticulosarkom | 2,8 } 2,8 | 3,62 } 3,83 | 3,25 } 3,38 |
| Retikulose | — | 0,21 | 0,13 |
| **Maligne Neubildungen des blutbildenden Gewebes, Gesamtzahl** | **8,6** | **17,6** | **14,3** |
| Tumormetastasen | 32,8 | 15,6 | 22,3 |

pathogene Reize besprochen und in seinem ,,schematischen Lymphogramm‘‘ graphisch dargestellt. An der cellulären Reaktion auf einen Reiz können sich die verschiedenen, im Lymphknoten vorkommenden Zelltypen in unterschiedlicher Intensität beteiligen. Die wichtigsten Teilerscheinungen der unspezifischen Lymphadenitis hat Lennert (1964) dargestellt. Man kann unterscheiden zwischen einer Stammzellenhyperplasie, einer lymphatischen Hyperplasie, einer Reticulumzellhyperplasie. Des weiteren kommen Plasmazellhyperplasien, Mastzellenhyperplasien (vgl. Lennert und Illert, 1959) vor, sowie Infiltrationen mit eosinophilen und neutrophilen Leukocyten. Letztere entsprechen dem Bild der akuten eitrigen Lymphadenitis, unter Umständen mit Einschmelzung. Da man neben zahlreichen Granulocyten und Zelltrümmern gelegentlich Bakterienhaufen ausmachen kann, empfiehlt es sich, eine Gramfärbung durchzuführen. Das Zellbild der eitrigen Lymphadenitis besitzt vor allem differentialdiagnostische Bedeutung bei der Abklärung umschriebener Drüsenschwellungen und zur Unterscheidung bakterieller Infekte von der Mononucleosis infectiosa, Rubeolen, Tuberkulose (Lüdin, 1955). Nach Moore et al. (1957) können sich nach unspezifischen Hyperplasien im weiteren Verlauf ,,Kollagenkrankheiten‘‘ und bösartige Tumoren entwickeln.

Grundsätzlich ist mit Lüdin (1955) zu sagen, daß lokale und allgemeine Infekte zum Bild einer unspezifischen retikulären Reaktion führen können. Ein solcher Befund hat seine Bedeutung für eine Diagnosestellung per exclusionem, obwohl er keinerlei Rückschlüsse auf die Art der Erreger erlaubt (Lüdin, 1955).

Abb.15 Abb. 16

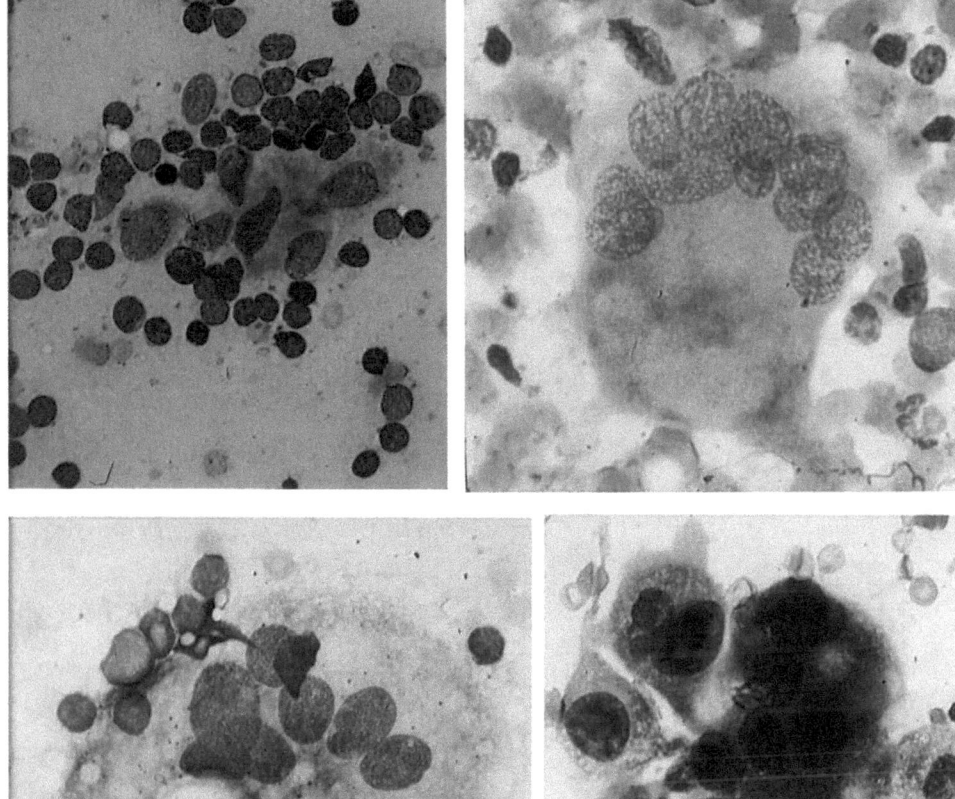

Abb. 17 Abb. 18

Abb. 15. Schuhsohlenförmige Epitheloidzellen bei M. BOECK
Abb. 16. Langhanssche Riesenzelle bei verkäsender Lymphknotentuberkulose
Abb. 17. Lymphknotenpunktat 2 Monate nach Lymphangiographie. Mehrkernige Riesenzelle mit vacuolig gespeichertem Kontrastmittel
Abb. 18. Inguinale Lymphknoten-Metastase bei Ovarial-Carcinom

### a) Tuberkulose und tuberkuloide Lymphadenitiden

Für die voll ausgebildete Tuberkulose und den M. Boeck sind Epitheloid- und Langhanssche Riesenzellen kennzeichnend (vgl. Abb. 15 und 16), während das Frühstadium völlig unspezifisch sein kann (TISCHENDORF). Andererseits finden sich Epitheloid- und Riesenzellen vom Langhansschen Typ aber auch bei einer Reihe von anderen Prozessen, z. B. bei Brucellosen, als tuberkuloide Reaktion bei Carcinomen, beim Melkerson-Rosenthal-Syndrom (rezidivierende Facialisparesen, Lippenschwellung, Lingua plicata und selten Halslymphknotenschwellungen (vgl. Schuermann, 1958) bei Toxoplasmose, Katzenkratzkrankheit usw. Lennert (1957a) hat die Differentialdiagnose der epitheloidzelligen Lymphknotenreaktionen dargestellt. Auch beim Lymphogranuloma inguinale können Herde von Epitheloidzellen, unter Umständen einzelne Riesenzellen vom Langhans-Typ vorkommen (Goetz, 1963; klinisches Bild s. bei Nauck, 1962).

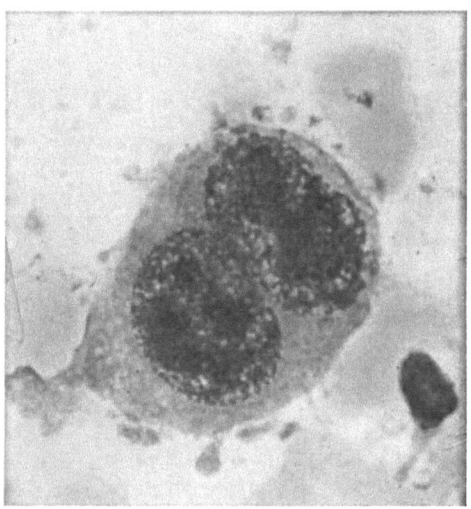

Abb. 19

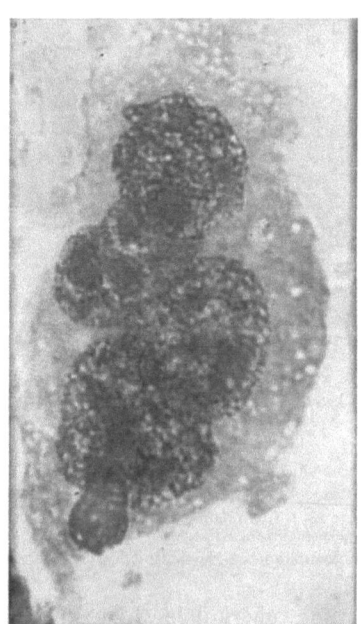

Abb. 20

Abb. 19 u. 20. Dorothy-Reed- und Sternberg-Zelle bei maligner Lymphogranulomatose Hodgkin

## b) Toxoplasmose

Größeres Interesse hat in letzter Zeit die glanduläre Toxoplasmose gefunden. Bezüglich der umfänglichen Literatur über die verschiedenen Manifestationen dieser Erkrankung sei auf folgende Monographien verwiesen: Thalhammer (1957),

Tabelle 6. *Morphologie und Synonyma der Germinoblasten und basophilen Stammzelle*
(aus Lennert, 1957 b)

| | Basophile Stammzelle | Großer Germinoblast | Mittlerer und kleiner Germinoblast |
|---|---|---|---|
| Zellgröße in μ . . | 16—31 | 15—19 | 10—15 |
| Kerngröße in μ . . | 16—22 | 14—18 | 10—14 |
| **Kern:** | | | |
| Lage . . . . . | zentral-exzentrisch | etwa zentral | desgl. |
| Form . . . . . | plumpoval-rundlich | rundlich, evtl. leicht eingebuchtet | desgl. |
| Chromatin . . . | feinretikulär, scharf | retikulär, *blaß* | meist *verwaschen, blaß* |
| **Nucleolen:** | | | |
| Zahl . . . . . . | 1—3—6 | bis 6 | bis 4 |
| Größe . . . . . | sehr groß, polymorph | mittelgroß | desgl. |
| Farbe . . . . . | *blau* | *hell* | desgl. |
| Deutlichkeit . . | + — | + | + |
| **Plasma:** | | | |
| Breite . . . . . | *breit* | *schmal* | *sehr schmal* |
| Farbe . . . . . | dunkelblau | dunkelblau | desgl. |
| Begrenzung . . | scharf | scharf | desgl. |
| Vacuolen . . . | meist reichlich | oft einige | desgl. |
| Azurgranula . . | — | — | — |
| Synonyma . . . . | Makrolymphocyt (Maximow) | desgl. | Mesolymphocyt (Maximow) |
| | junge Rundzelle (Stahel) | desgl. ? | Lymphogenie ? (Amano u. Mitarb.) |
| | große lymphatische Reticulumzelle (Moeschlin, Heilmeyer und Begemann) | desgl. | lymphoide Reticulumzelle ? (viele Autoren) |
| | Hämocytoblast (Pavlowsky, Bessis, André und Dreyfus, Lucas) | desgl. | kleiner Lymphoblast (Sandkhüler) |
| | indifferente endotheliale Zelle (Tischendorf) | desgl. | Lymphoblast (Lucas) |
| | hämatopoietische Reticulumzelle (Sundberg) | desgl. | |
| | Lymphogonie (Amano u. Mitarb.) | desgl. | |
| | Adenoblast (Sandkühler) | desgl. ? | |
| | großkernige Reaktionsform (Klima) | | Keimzentrenzelle (Moeschlin, Horster) |
| | große, mesenchymale Reizform (Wienbeck) | | Prolymphoblast (Bessis) |

Hellbrügge (1957), Siim (1961), Kabelitz (1962), Francois (1963) (mit 3000 Literaturangaben!), Langer (1963), Tenhunen (1964); vgl. auch Kirchhoff und Kräubig (1962), Lennert (1961, 1964), Genz (1963).

Als morphologisches Substrat der Toxoplasmose gilt die epitheloidzellige Lymphadenitis, im deutschen Sprachgebiet oft auch epitheloidzellige Lymphadenitis Piringer-Kuchinka (1952) genannt, obwohl nach Tenhunen (1964) als erste Saxén et al. (1958) auf die diagnostische Bedeutung der von Piringer-Kuchinka beschriebenen histologischen Kriterien hingewiesen haben sollen (vgl. aber Piringer-Kuchinka et al., 1958).

Der auslösende Parasit Toxoplasma gondii ist cytologisch und histologisch nur in seltenen Fällen nachweisbar (Bachmann et al., 1962). Nach Lennert (1964) werden Toxoplasmacysten meist mit Kerntrümmern verwechselt, die man in den vermehrten und vergrößerten Reticulumzellen der Keimzentren finden kann (Kabelitz, 1962). Der Parasit selbst mißt zwischen 2 und 4 μ in der Breite und zwischen 4—7 μ in der Länge (Tenhunen, 1964). Sein Cytoplasma enthält PAS-positive Körnchen (Frenkel 1953; Jacobs, 1953; Goldman, 1961). Elektronenoptisch ließen sich distinkte Zellorganellen nachweisen (Gustafson et al., 1954).

Im Ausstrichpräparat, das nicht als sonderlich charakteristisch angesprochen wird, finden sich neben einer retikulären Hyperplasie nestweise angeordnete Epitheloidzellen. Auch hier sieht man zahlreiche Reticulumzellen, die mit Zelltrümmern beladen sind. Bei diesen homogen blauschwarzen schollenartigen Zelleinschlüssen soll es sich überwiegend um Lymphocytenkerne handeln (Kabelitz, 1962). Bachmann et al. (1962) sehen solche reichlich vorhandenen „Kerntrümmerphagen" in Verbindung mit halbmondförmigen Zelleinschlüssen für charakteristisch an und sind von derem diagnostischen Wert überzeugt.

Die folgende Schemazeichnung zeigt die Lokalisation der Toxoplasmose im Vergleich zur Tuberkulose, unspezifischen Entzündungen, malignen Lymphomen und Metastasen.

### c) Mononucleosis infectiosa

Mit der Cytologie der Mononucleosis infectiosa im Lymphdrüsenpunktat haben sich seit Downey und Stasney (1936) noch viele andere Autoren befaßt (z.B. Lüdin, 1948, 1955; Moeschlin, 1941; Sohier, 1943; Hoagland und Gill, 1955; Meythaler u. Häupler, 1962, Lit.; vgl. Leibowitz, 1953). Lüdin (1955) hat das Zellbild genau beschrieben und abgegrenzt: „Neben Lymphocyten, endothelialen Formen und Plasmazellen verschiedener Reife finden sich große retikuläre Elemente, welche dem Zellbild schon bei schwacher Vergrößerung ein charakteristisches Gepräge verleihen. Sie haben meist eine unregelmäßige Form. Ihr Protoplasma ist schmal, ungranuliert, von hellblauer Farbe; es erscheint homogen oder von wolkigen Aufhellungen durchsetzt. Die Kerne sind rund, oval oder gebuchtet und nehmen den größten Teil der Zelle ein. Ihr Chromatin bildet dichtgelagerte, ungleiche Schollen oder Balken, welche Lücken wechselnder Größe freilassen. Dazwischen erkennt man undeutlich 2—3 hellblaue Nucleolen. Diese Zellen, welche als Vorstufen der sog. Drüsenfieberzellen im peripheren Blut zu gelten haben, unterscheiden sich durch ihre grobmaschige Kernstruktur von anderen retikulären Elementen. So weisen die Plasmazellvorstufen eine feinkörnige, regelmäßige Chromatinzeichnung auf, welche derjenigen unreifer Megaloblasten des Perniciosamarkes gleicht. Unspezifische Reticulumzellen, welche beim Drüsenfieber vermehrt sein können, sind durch ihre lockere, netzartige Kernstruktur und das beinahe farblose Protoplasma gekennzeichnet".

Nach Lüdin ist beim M. Pfeiffer das Drüsenpunktat zur Diagnosestellung ganz besonders geeignet und dem histologischen Schnitt überlegen, weil dieser nur eine retikuläre Hyperplasie zeigt. Auch Lennert (1964), der als histologisches Hauptcharakteristikum die bunte Pulpahyperplasie und die unreife Sinushistiocytose bezeichnet, vermag die lymphoiden und monocytoiden Zellen im Lymphknoten selbst kaum zu identifizieren, wohl aber in den efferenten Lymphgefäßen. Darüber hinaus kann man nach Lüdin im Lymphdrüsenpunktat Erkrankungen, die mit einem ähnlichen klinischen Bild einhergehen, sicher abtrennen, so Masern, Scharlach, Diphtherie, sekundäre Lues, allergische Drüsenschwellungen. Schließlich erlaubt die Drüsenpunktion beim M. Pfeiffer natürlich auch eine frühzeitige Abgrenzung gegen leukämische und andere neoplastische Erkrankungen, z. B. die aleukämische Lymphadenose, das Lymphosarkom und maligne Retikulosen, die unter Umständen mit einem Drüsenfieber-ähnlichen peripheren Blutbild einhergehen und verlaufen können. Dies ist auch als Mesantoin-Nebenwirkung ohne Lymphadenopathie bekannt (REWERTS, 1965).

Bei den *Rubeolen*, die der Internist seltener zu Gesicht bekommen dürfte, finden sich im Punktat gehäuft unreife Plasmazellen, die als eine Stammzellenhyperplasie imponieren (LENNERT, 1964). Diese Zellen entwickeln sich nach den Untersuchungen von MOESCHLIN (1941) zu den „lymphatischen" Plasmazellen des peripheren Blutes.

Die cytologische Abgrenzung gegen die Mononucleosis infectiosa kann Schwierigkeiten bereiten, da es auch bei dieser Erkrankung zu einer starken Vermehrung der Plasmazellen kommen kann.

Die *Katzenkratzkrankheit*, von MOLLARET et al. und DEBRÉ et al. (1950) näher beschrieben, zeigt das Bild der unspezifischen Entzündung mit starker reticuloendothelialer Hyperplasie. Es kommen retikuläre Riesenzellen vor, die Sternberg- oder Langhans-Zellen sehr ähneln können. In späteren Stadien findet sich ein epitheloidzelliges Granulom. Die Verschiedenartigkeit des histologischen Bildes erklärt, daß es bei einer Punktion leicht zu cytologischen Fehldiagnosen kommen kann (GOETZ, 1963; s. auch GSELL und GSELL-BUSSE, 1957; bezüglich der Therapie vgl. ECKHARDT und LEVINE, 1962).

Die *Tularämie* macht nach LENNERT (1964) ein praktisch identisches Bild.

Erwähnt werden müssen noch die *medikamentös bzw. reaktiv bedingten tumorartigen Lymphadenopathien*. Diese entwickeln sich besonders nach Hydantoinpräparaten (vgl. CHIARI, 1951; SALTZSTEIN et al., 1958; SALTZSTEIN und ACKERMAN, 1959; IPPEN, 1959). Klinisch und morphologisch lassen sich solche reaktiven Lymphknotenvergrößerungen unter Umständen nicht von autonom proliferativen Wucherungen unterscheiden, zumal auch Hepatosplenomegalien vorkommen. Auch im Ausstrichpräparat gibt es keine verläßlichen Kriterien. DÉVÉNYI (1964) hat einen Fall einer solchen Lymphadenopathie beschrieben, der Folge des Antipyreticums Amidazophen sein könnte, zumal UHER (1961) tierexperimentell beim Kaninchen mit Salicyl und Phenacetin reaktive „Retikulosen" zu erzeugen vermochte. CANNEMEYER et al. (1955) haben nach PAS-Gaben Überempfindlichkeitsreaktionen gesehen mit einem Zellbild wie bei Mononucleosis infectiosa.

STACHER (1963) berichtet über ungewöhnliche lymphatische Reaktionen bei malignen Tumoren (Hypernephrom, Magencarcinom), bei Entzündungen (Colitis, Bronchitis, Tbc) und allergischen Prozessen (Ekzem). Extrem selten kann sich hinter eine Lymphadenopathie auch eine primäre Amyloidose der Lymphknoten verbergen (MACKENZIE, 1963).

## Proliferative Lymphknotenerkrankungen

Für die Differentialdiagnose der lymphoproliferativen Systemerkrankungen kann die cytologische Untersuchung eines Aspirates oftmals erfolgreich angewandt werden, wenn auch klinisch (GROSS, 1963) und pathologisch-anatomisch (LENNERT, 1964) die Abgrenzung einer chronischen Lymphadenose von einem Lymphosarkom bzw. einer Lymphosarkomatose beträchtliche Schwierigkeiten verursachen kann. Auf die noch immer bestehenden, mannigfachen nomenklatorischen Differenzen der lympho-proliferativen Erkrankungen kann hier nicht eingegangen werden. Klassische Fälle der chronischen Lymphadenose, des Lymphosarkoms und des

Retothelsarkoms sowie maligne Lymphoretikulosen und der M. Hodgkin bieten in der Regel ein recht charakteristisches morphologisches Substrat.

Die *chronische Lymphadenose* wird durch ein monotones Zellbild erkennbar, wobei kleine reife Lymphocyten in zumeist sehr zellreichen Ausstrichen rasenartig ausgebreitet sind (Abb. 13, S. 267); doch zeigt die chronische Lymphadenose klinisch wie morphologisch ein vielgestaltiges Bild (Schoen et al., 1953).

Das *Lymphosarkom* läßt sich von der Lymphadenose abgrenzen durch die Unreife der größeren Zellen, die untereinander eine deutliche Polymorphie zeigen. Kennzeichnend sind die großen, als Aufhellungen imponierenden Nucleolen (vgl. Abb. 11). Kernteilungsfiguren sind vermehrt vorhanden. Im Kindesalter ist eine Verwechslungsmöglichkeit mit einem Sympathoblastom gegeben, zumal sich auch bei dieser Erkrankung Drüsenschwellungen supraclaviculär und im Hals- und Nackenbereich finden (Mikulowski, 1962).

„Ähnliche Kriterien wie für die Differentialdiagnose lymphatischer Tumorbildungen gelten auch für die Beurteilung retikulärer Wucherungen" (Lüdin, 1955). Das *Retothelsarkom* zeichnet sich durch Polymorphie und Unreife der Zellen aus. Diese Kriterien lassen sich im Einzelfall nur schwer festlegen, zumal bisweilen mehrkernige Riesenzellen zu beobachten sind. Solche Formen erschweren die Abgrenzung besonders gegen die maligne Lymphogranulomatose Hodgkin (vgl. Heckner, 1958).

Die *maligne Lymphoretikulose* zeigt zumeist, ähnlich wie die chronische Lymphadenose, ein gleichförmiges Bild. Hierbei ist das Zellbild unreifer, Nucleolen herrschen vor. Gitterfasern lassen sich unter Umständen auch im cytologischen Ausstrichpräparat nachweisen (Brücher, 1963).

Beim seltenen großfollikulären Lymphoblastom (M. Brill-Symmers; vgl. Bilger, 1954) liegt nach Lennert (1964) auch die histologische Diagnostik noch „sehr im Argen". Die Diagnose der Brill-Symmersschen Erkrankung läßt sich — wenn überhaupt — zuverlässig nur an histologischen Schnittpräparaten stellen (Chevalier et al., 1953; Lennert, 1964). Es werden zwei Formen unterschieden (vgl. Lennert, 1964): 1. der großzellige Typ mit der Wucherung großer lymphatischer Reticulumzellen (lymphoblastischer Typ = Germinoblastom) und der kleinzellige Typ (lymphocytärer Typ = Germinocytom). Die diagnostischen Schwierigkeiten in der cytologischen Beurteilung werden erhöht durch das gelegentliche Vorkommen von mehrkernigen Riesenzellen (Bilger, 1954). Neben dem ungewöhnlichen Übergang in eine „sarkomatöse Endphase" wurde über eine leukämieartige Ausschwemmung der gewucherten Zellen ins periphere Blut berichtet. Dabei treten Zellen auf, die von Rosenthal et al. (1952) als „Hämatogonien" bezeichnet wurden.

*Plasmocytome* finden sich als extramedulläre Formen extrem selten primär im Lymphknoten (Lennert, 1964), dann aber häufiger im Halsbereich. Kleimans (1956) hat ein generalisiertes Lymphdrüsenplasmocytom beschrieben. Weitere Literatur s. bei Churng und Gordon (1950); Nelson und Lyons (1957). Morphologisch sind solche Lymphknotenplasmocytome von medullären Formen nicht zu unterscheiden. Die Abgrenzung hat zu erfolgen gegen plasmazellreiche Lymphadenitiden, z. B. beim Ulcus molle (Goetz, 1963), Rubeolen, bei Streptokokkeninfekten (Ringertz und Adamson, 1948; u. a.).

Die *maligne Lymphogranulomatose Hodgkin* ist durch das Auftreten großer retikulärer einkerniger (Hodgkin-) oder mehrkerniger (Sternberg-)Zellen gekennzeichnet (Abb. 19 und 20, S. 272). Es besteht ein Pleomorphismus mit Vermehrung der Eosinophilen und neutrophilen Granulocyten, Plasmazellen, Monocyten bei gleichzeitigem Vorhandensein von Lymphocyten verschiedener Reifestufen, Epitheloidzellen, Fibroblasten (vgl. Leibetseder, 1964; Heckner, 1958; u. v. a.); s. auch Begemann und Rastetter in diesem Handbuch.

Die Hodgkin- und Sternberg-Zellen eignen sich dank ihrer Größe sowohl für cytohistologische Studien (ALTMANN, 1964) als auch für cytologische Untersuchungen (HUNSTEIN und WAGNER, 1964). Übergangsbilder vom Hodgkin-Sarkom zum Reticulosarkom sind cytologisch oft nur schwer zu klassifizieren.

Das maligne Lymphom Hodgkin gilt als eine Domäne der cytologischen Lymphknotendiagnostik (TRAUTMANN, 1951; LOPES-CARDOZO, 1958; vgl. LEIBER und RIND, 1958; PICARD et al., 1960; MIALE, 1962; LEIBETSEDER, 1964; u.v.a.), was jedoch nicht unwidersprochen blieb (GELLER und LACHER, 1966).

## Lymphknoten bei myeloischen Leukosen und Myelofibrosen

In Initialstadien der chronischen myeloischen Leukämie sind Lymphknotenschwellungen ungewöhnlich (SCOTT, 1957). Gleichwohl gelingt in einem Viertel der Fälle der Nachweis von Lymphknotenvergrößerungen in Form geringer, generalisierter Schwellungen. Im späteren Verlauf der Erkrankung hat die Mehrzahl der Patienten eine diskrete generalisierte Lymphadenopathie (HAYHOE, 1960). Eine frühe und nennenswerte Lymphadenopathie bei chronischer Myelose spricht, wie schon lange bekannt, für einen rapiden Verlauf (Abb. 12, S. 267). (ÉMILE-WEIL und ISCH-WALL, 1930; SCOTT, 1957.) JANSSEN (1956) hat die Topik und Ausbreitung der Leukämien im Lymphknotensystem pathologisch-anatomisch untersucht.

Bei akuten *Myeloblasten-Leukämien* sind die Lymphknoten häufiger befallen, fast regelmäßig bei der extrem seltenen akuten Eosinophilen-Leukämie (Lit. s. bei ACKERMAN, 1964; eigene Beobachtungen). LÜDIN (1955) konnte die Diagnose einer akuten Leukose bei ,,leerem Sternalmark'' in zwei Fällen allein aus dem Lymphknotenpunktat stellen.

Erkrankungen aus dem *Myelofibrose-Syndrom* zeigen eine myeloide Metaplasie der Lymphknoten nur selten so ausgeprägt, daß eine Lymphknotenpunktion diagnostisch hilfreich wäre. Im positiven Fall ist im Aspirat mit roten und weißen Vorstufen zu rechen sowie mit Megakaryocyten.

## Metastasen

*Carcinom-Metastasen* sind im cytologischen Ausstrichpräparat von Lymphknotenmetastasen leicht zu erkennen. Ihr Nachweis gelingt besonders gut bei schwacher Vergrößerung, weil sich die Tumorzellen vom Zellbild des lymphatischen

Tabelle 7. *Die zugehörigen Primärtumoren bei 123 Halslymphknoten-Metastasen* (aus LENNERT, 1964)

| | HNO-Ärzte | Übrige Ärzte | Gesamt |
|---|---|---|---|
| Larynx-Carcinom . . . . . . . | 27 | 3 | 30 |
| Zungen-Carcinom . . . . . . . | 16 | — | 16 |
| Tonsillen-Carcinom (Pl.ep. Ca.) | 9 | — | 9 |
| Epipharynx-Carcinom (Pl.ep. Ca.) | 9 | 1 | 10 |
| Schmincke-Tumor . . . . . . | 3 | — | 3 |
| Hypopharynx-Carcinom . . . . | 1 | 2 | 3 |
| Mundschleimhaut-Carcinom . . | 2 | 1 | 3 |
| Speicheldrüsen-Carcinom . . . . | 5 | — | 5 |
| Ohrmuschel-Carcinom . . . . . | 1 | — | 1 |
| Gehörgangs-Carcinom . . . . . | 1 | — | 1 |
| Lippen-Carcinom . . . . . . . | 2 | — | 2 |
| Haut-Carcinom des Gesichts . . | — | 1 | 1 |
| Bronchial-Carcinom . . . . . . | 2 | 23 | 25 |
| Mamma-Carcinom. . . . . . . | — | 11 | 11 |
| Collum-Carcinom . . . . . . . | 1 | 1 | 2 |
| Magen-Carcinom . . . . . . . | — | 1 | 1 |
| | 79 | 44 | 123 |

Gewebes deutlich abheben (Abb. 18, S. 271). Lüdin (1955) führt an, daß von seinen 33 Patienten mit Krebsen verschiedener Lokalisation 23mal die Diagnose nur durch den Nachweis von Geschwulstzellen aus dem Drüsenpunktat sich stellen ließ. Selbstverständlich ist eine Artdiagnose des Tumors in der Regel nicht möglich (Stich, 1962). Lennert (1964) hat eine Tabelle der Primärtumoren bei 123 bioptisch untersuchten Halslymphknotenmetastasen angegeben (vgl. Tabelle 7).

## Literatur
### *Knochenmarkpunktion*

**Ackermann, W.:** Application of the trephine for bone biopsy. J. Amer. med. Ass. **184,** 11—17 (1963). — **Arinkin, J.:** Die intravitale Untersuchungsmethodik des Knochenmarks. Folia haemat. (Lpz.) **38,** 233—240 (1929).

**Bakir, F.:** Fatal sternal puncture. Report of a case. Dis. Chest **44,** 435—438 (1963). — **Balogh, K.:** Decalcification with versene for histochemical study of oxidative enzyme systems. J. Histochem. Cytochem. **10,** 232—233 (1962). — **Bartelheimer, H.:** Die klinische Bedeutung der Knochenbiopsie. Verh. dtsch. Ges. Path. **47,** 129—137 (1963). — **Bartelheimer, H., u. A. Papageorgiou:** Die Knochenmarksbiopsie als Methode der Haematologie. Dtsch. med. Wschr. **88,** 358—364 (1963). — **Bartelheimer, H., u. J. M. Schmitt-Rohde:** Die Biopsie des Knochens als differentialdiagnostische klinische Methode. Klin. Wschr. **35,** 429—440 (1957). — **Baumgarten, E., u. K. G. v. Boroviczény:** Bestimmung der absoluten Zellzahl im Knochenmarkbröckel. Folia haemat., N.F. **7,** 56—63 (1963). — **Bencosme, S. A., R. S. Stone, H. Latta,** and **S. C. Madden:** A rapid method for localisation of tissue structure or lesions for electron microscopy. J. biophys. biochem. Cytol. **5,** 508—510 (1959). — **Bennike, T., H. Gormsen,** and **B. Møller:** Comparative studies of bone marrow punctures of the sternum, the iliac crest and the spinous process. Acta med. scand. **155,** 377—396 (1956). — **Berlin, N. I., T. G. Hennessy,** and **J. Gartland:** Sternal marrow puncture: the dilution with peripheral blood as determined by P$^{32}$ labelled red cells. J. Lab. clin. Med. **36,** 23—28 (1950). — **Berman, L.:** Technics used in the study of aspirated sternal marrow. Amer. J. clin. Path. **17,** 631—636 (1947). ~ A review of methods for aspiration and biopsy of bone marrow. Amer. J. clin. Path. **23,** 385—391 (1953). — **Berman, L.,** and **A. R. Axelrod:** Aspiration of sternal bone marrow. Amer. J. clin. Path. **17,** 61—66 (1947). — **Bernstock, L.,** and **H. Sterndale:** An instrument for combined sternal biopsy and aspiration. J. clin. Path. **4,** 378—380 (1951). — **Bickel, G.,** et **R. Della Santa:** La ponction spino-vertébrale, méthode nouvelle d'exploration de la moelle osseuse. Acta haemat. (Basel) **2,** 133—141 (1949). — **Bierman, H. R.:** The posterior iliac crest: an additional safe site for bone marrow aspiration. Calif. Med. **77,** 138—142 (1952). — **Bierman, H. R.,** and **K. H. Kelly:** Multiple marrow aspiration in man from the posterior ilium. Blood **11,** 370—374 (1956). — **Birge, E. A.,** and **C. E. Imhoff:** Versenate as a decalcifying agent for bone. Amer. J. clin. Path. **22,** 192—193 (1952). — **Boll, I., u. G. Fuchs:** Vereinfachtes Verfahren zur kurzfristigen Kultivierung von menschlichem Knochenmark in vitro. Blut **7,** 257—272 (1961). — **Bopp, K. Ph., u. E. P. Bleiching:** Zur Knochenmarkpunktion am Beckenkamm. Münch. med. Wschr. **102,** 1858—1859 (1960). — **Braunsteiner, H.:** Physiologie und Physiopathologie der weißen Blutzellen. Stuttgart: Georg Thieme 1959. — **Brody, J. I.,** and **S. C. Finch:** Bone marrow biopsy needle. Amer. J. med. Sci. **238,** 140—145 (1959). — **Burkhardt, R.:** Die Myelotomie. Blut **2,** 267—276 (1956). ~ Technische Verbesserungen und Anwendungsbereich der Histo-Biopsie von Knochenmark und Knochen. Klin. Wschr. **44,** 326—334 (1966).

**Capell, D. F., H. E. Hutchison,** and **G. H. Smith:** Marrow biopsy, preparation and use of Paraffin sections from sternal puncture material. Brit. med. J. **1947 I,** 403—404. — **Ceoara, B., R. Slama** et **J. Chome:** Zit. nach Mathé et Seman, Rev. franç. Et. clin. biol. **3,** 905 (1958). — **Conrad, M. E.,** and **W. H. Crosby:** Bone marrow biopsy: modification of the Vim-Silverman needle. J. Lab. clin. Med. **57,** 642—645 (1961). — **Craig, F. S.:** Zit. nach Hartmann and Sombeck, J. Bone Jt. Surg. A **38,** 93 (1956). — **Cramer, L. E.:** Needle biopsy of bone. Surg. Gynec. Obstet. **118,** 1253—1956 (1964). — **Custer, R. P.:** An atlas of blood and bone marrow. Philadelphia: W. B. Saunders & Co. 1949. ~ Studies on the structure and function of bone marrow. III. Bone marrow biopsy. Amer. J. med. Sci. **185,** 617—624 (1933). — **Czitober, H.:** Die Knochenmarksbiopsie in der hämatologischen Diagnostik. Wien. Z. inn. Med. **42,** 385—395 (1961). ~ Probleme und Ergebnisse der Knochenmarksbiopsie bei Blutkrankheiten. Blut **9,** 104—128 (1963).

**Dacie, J. V.,** and **S. M. Lewis:** Practical haematology. 3rd edit. London: A. Churchill 1963. — **Dameshek, W., H. H. Henstell,** and **E. H. Valentine:** Comparative value and limitations of trephine and puncture methods for biopsy of sternal bone marrow. Ann. intern. Med. **11,** 801—818 (1937). — **Denst, J.,** and **R. M. Mulligan:** The distribution of bone marrow in the human sternum. Amer. J. clin. Path. **20,** 610—613 (1950).

**Edwards, C. L., G. A. Andrews, B. W. Sitterson,** and **R. M. Kniseley:** Clinical bone marrow scanning with radioisotopes. Blood **23**, 741—756 (1964). — **Ellis, L. D., W. N. Jensen,** and **M. P. Westerman:** Needle biopsy of bone and marrow. Arch. intern. Med. **114**, 213—221 (1964). — **Ellis, R. E.:** The distribution of active bone marrow in the adult. Phys. in Med. Biol. **5**, 255—258 (1961). — **Emery, J. L.:** The technique of bone marrow aspiration in children. J. clin. Path. **10**, 339 (1957).

**Fadem, R. S.,** and **I. Berlin:** Comparisons between bone marrow differentials prepared from particles and from random samples of aspirate and determinations of the dilution of aspirate with peripheral blood utilizing radioactive phosphorus ($P^{32}$). Blood **6**, 160—174 (1951). — **Favorite, G. O.:** Instrument for obtaining bone marrow. J. Lab. clin. Med. **25**, 199—201 (1939). — **Flax, M. H.,** and **J. B. Caulfield:** Use of metharcrylate embedding in light microscopy. Arch. Path. **74**, 387—395 (1962). — **Fly, M. N.,** and **E. R. Powsner:** Electronic counting of cells from human bone marrow. Amer. J. clin. Path. **36**, 224—226 (1961).

**Ghedini, G.:** Per la patogenesi e par la diagnosi delle malattie del sangue e degli organi emopoetici. Punctura esplorativa del midollo osseo. Clin. med. ital. **1908**, 724. ∼ Neue Beiträge zur Diagnostik der Krankheiten der hämatopoetischen Organe mittels Probepunktion des Knochenmarks. Wien. klin. Wschr. **23**, 1840—1847 (1910). ∼ Die Technik der Knochenmarkspunktion. Wien. klin. Wschr. **24**, 284 (1911). — **Giebel, M. G.:** Eine sägeartig gezahnte Knochenpunktionskanüle. Chirurg **34**, 423 (1963). — **Giegler, I.:** Osteomyelosklerose und intravitale Knochenbiopsie. Folia haemat. (Lpz.) **81**, 206—215 (1963).

**Haas, W.:** Über die Grenzen der Knochenmarkspunktion und den Wert der Knochenmarkstrepanation für die Diagnose der Retikulosen. Z. ges. inn. Med. **9**, 431—438 (1954). — **Harris, J. W.:** The red cell. Cambridge, Mass.: Harvard University Press 1963. — **Harrison, W. J.:** The total cellularity of the bone marrow in man. J. clin. Path. **15**, 254—259 (1962). — **Hartmann, J. T.,** and **J. B. Sombeck:** Use of the Craig needle for biopsy of bone. Cleveland Clin. Quart. **29**, 200—202 (1962). — **Hashimoto, M.:** Pathology of bone marrow. Acta haemat. (Basel) **27**, 193—216 (1962). — **Heidenreich, A. J.,** et **C. L. Heidenreich:** La biopsia della medulla ossea per puncion de la apofises espinosas de las vertebras lumbares. Pren. méd. argent. **12**, 2818—1826 (1936). — **Heilmeyer, L.,** u. **H. Begemann:** In: Handbuch der inneren Medizin, Bd. 2. Berlin-Göttingen-Heidelberg: Springer 1951. — **Heilmeyer, L.,** u. **A. Hittmair:** Handbuch der gesamten Hämatologie. München: Urban & Schwarzenberg 1957. — **Henning, N.,** u. **J. Korth:** Die diagnostische Sternalspülung. Klin. Wschr. **13**, 1219—1220 (1934). — **Hertl, M.:** Methode zur Untersuchung einer Zellsuspension im Schnitt. Klin. Wschr. **37**, 161 (1959). — **Hirte, W. E.,** and **T. Cunningham:** Bone marrow biopsies with a Silverman-needle. Canad. med. Ass. J. **89**, 203—206 (1963). — **Hittmair, A.:** Technik der Organpunktion. In: Handbuch der gesamten Hämatologie von Heilmeyer u. Hittmair, Bd. II, Teil 2, 2. Halbband, S. 171—186. München: Urban & Schwarzenberg 1960. — **Houck, C. E.,** and **E. W. Dempsey:** Cytological staining procedures applicable to methacrylat-embedded tissues. Stain Technol. **29**, 207—211 (1954). — **Hunstein, W.:** Die Beckenkammbiopsie in der Differentialdiagnostik hämatologischer Erkrankungen. Ergebn. Labor.-Med. **1**, 33—40 (1964). ∼ Ref. Dtsch. Haematol.-Kongr. Tübingen 1964. — **Hunstein, W., Ch. Hauswaldt** u. **H.-G. Harwerth:** Unerwartete Diagnosen aus dem Knochenmark bei nicht-hämatologischen Erkrankungen. In: Beiträge zur Inneren Medizin. Stuttgart: Schattauer 1964. — **Hunstein, W.,** u. **F. Wendt:** Die Knochenbiopsie nach Turkel und Bethell. Dtsch. med. Wschr. **87**, 2358—2361 (1962). — **Hutt, M. S. R., P. Smith, A. E. Clark,** and **J. L. Pinninger:** The value of rib biopsy in the study of marrow disorders. J. clin. Path. **5**, 246—249 (1952).

**J. A. M. A.:** Editorials and comments: Death following sternal puncture. J. Amer. med. Ass. **156**, 992 (1954).

**Kabelitz, H.-J.:** Sternalpunktion. Technik und Auswertung. Tägl. Prax. **3**, 329—336 (1962). — **Klima, R.,** u. **H. Rosegger:** Zur Methodik der diagnostischen Sternalpunktion. Klin. Wschr. **14**, 541—542 (1935). — **Königstein, R. P.,** u. **G. Mähr:** Zur Methodik der histologischen Untersuchung von Punktionsmaterial aus dem Knochenmark. Wien. Z. inn. Med. **40**, 17—20 (1959).

**Leffler, R. J.:** Aspiration of bone marrow from the anterior superior iliac spine. J. Lab. clin. Med. **50**, 482—484 (1957). — **Leuchtenberger, G., P. F. Doolin,** and **A. H. Kutsakis:** Buffered osmium tetroxide ($OsO_4$) fixation for cytological and Feulgen Microspectrophotometric studies of human rectal polyps. J. biophys. biochem. Cytol. **1**, 385—390 (1955). — **Lewis, S. M.,** and **L. Szur:** Malignant myelosclerosis. Brit. med. J. **1963 II**, 472—477. — **Ley, A. B., R. A. Prendergast,** and **W. H. Hartmann:** Silverman needle biopsy of bone marrow. Med. Clin. N. Amer. **45**, 553—561 (1961). — **Limarzi, L. R.:** Evaluation of bone marrow concentration techniques. J. Lab. clin. Med. **32**, 732—736 (1947). — **Loge, J. P.:** Spinous process puncture. A simple clinical approach for obtaining bone marrow. Blood **3**, 198—204 (1948). — **Lubitz, J. M., T. J. Greenwalt,** and **B. Dessel:** Preparation of aspirated marrow for sectioning. Amer. J. clin. Path. **22**, 291—293 (1952).

Mathé, G., et G. Seman: Aspects histologiques et cytologiques des leucémies et hématosarcomes. Paris: Librairie Maloine S.A. 1963. — Marchal, G., and G. Duhamel: Atlas de biopsies de la moelle osseuse. Paris: S. P. E. I. 1962. — Marchal, G., G. Duhamel et S. Perlès: La trépano-ponction de la moelle osseuse dans les hémopathies. Sem. Hôp. Paris 35, 2624—2630 (1959). — Marmont, A., and E. Fusco: Quantitative studies on aspirated human bone marrow, with special reference to the hematocrit patterns in major blood disorders. Acta med. scand. 139, 387—411 (1951). — Mazabraud: Zit. nach Marchal and Duhamel (1962). — McFarland, W., and W. Dameshek: Biopsy of bone marrow with the Vim-Silverman needle. J. Amer. med. Ass. 166, 1464—1466 (1958). — Mechanik, N.: Untersuchungen über das Gewicht des Knochenmarkes des Menschen. Z. ges. Anat. 79, 58—99 (1926). — Miale, J. B.: Laboratory medicine: hematology, 2nd edit. St. Louis: C. V. Mosby Co. 1962. — Miller, D. G.: A multihole needle for the aspiration of large quantities of bone marrow. J. Lab. clin. Med. 58, 156—160 (1961).

Neumark, E.: Bone marrow biopsy. Med. Illustr. (Lond.) 5, 421—426 (1951). — Nitschke, U., u. I. Giegler: Die Beckenkammbiopsie in der internistischen Diagnostik. Med. Welt 1962, 639—644. — Notter, B., u. A. Labhart: Die Knochenbiopsie. Schweiz. med. Wschr. 83, 1063—1065 (1953). — Nowotny, P.: Die diagnostische Bedeutung der Knochenmarkbiopsie bei Retikulosen. Folia haemat. (Lpz.) 81, 288—296 (1964).

Oeser, H., u. H. Kunze: Die Beckenkamm-Metastase. Fortschr. Röntgenstr. 100, 390—394 (1964). — Osgood, E. E.: Number and distribution of human hemic cells. Blood 9, 1141—1154 (1954). — Otto, K.: Vergleichende bioptische und postmortale Untersuchungen am Skelettsystem bei Osteopathien verschiedener Genese. Ärztl. Forsch. 13, 3—19 (1959).

Papageorgiou, A.: Die Knochenveränderungen der Myelofibrose und Osteomyelofibrosen. Acta haemat. (Basel) 28, 201—221 (1962). ~ Strukturumwandlungen des Knochens und Knochenmarkparenchyms bei Myelofibrose. Folia haemat., N.F. 8, 269—277 (1963). — Papageorgiou, A., u. J. M. Schmitt-Rohde: Vergleichende Untersuchungen von Sternalmarkausstrichen mit der Knochen-Mark-Biopsie beim diffusen Plasmocytom. Dtsch. Arch. klin. Med. 206, 574—582 (1960). — Patt, H. M.: A consideration of myeloid-erythroid balance in man. Blood 12, 777—787 (1957). — Pearson, H. A., W. McFarland, and T. E. Cone jr.: Biopsy of bone marrow with Silverman needle in children. Pediatrics 26, 310—314 (1960). — Pease, G. L.: The significance of granulomatous lesions in bone marrow aspirations. Amer. J. clin. Path. 22, 107—116 (1952). — Pegg, D. E., and N. H. Kemp: Collection, storage, and admistration of autologous human bone-marrow. Lancet 1960 II, 1426—1429. — Pianese, G.: Di alcuni effetti immediati e lontani della splenectomia nella cavia. Gazz. int. Med. Chir. 6, 240 (1903). Zit. nach Rohr (1960). — Pitkänen, E., and E. Nikkilä: The separation of the hematopoetic tissue from human bone marrow biopsies. Scand. J. clin. Lab. Invest. 11, 407—408 (1959). — Powsner, E. R.: An improved needle for aspiration of bone marrow from dense bone. Amer. J. clin. Path. 43, 85—88 (1965). — Pribilla, W., u. H.F. Oettgen: Die Knochenbiopsie als diagnostische Methode bei generalisierten Markerkrankungen. Folia haemat., N.F. 2, 377—392 (1958).

Raman, K.: A method for sectioning aspirated bone-marrow. J. clin. Path. 8, 265—266 (1955). — Reddy, D. G.: New needle for obtaining undiluted bone marrow. Amer. J. clin. Path. 22, 1137—1141 (1952). — Reich, C.: A modified technic for sternal puncture and its value in hematologic diagnosis. J. Lab. clin. Med. 20, 286—290 (1934). — Remmele, W.: Die humorale Steuerung der Erythropoiese. Berlin-Göttingen-Heidelberg: Springer 1963. — Rheingold, J. J., L. Weisfuse, and W. Dameshek: Multiple sites for bone-marrow puncture. New Engl. J. Med. 240, 54—56 (1949). — Richardson, K. C., L. Jarett, and E. H. Finke: Embedding in epoxy resins for ultrathin sectioning in electron microscopy. Stain. Technol. 35, 313—323 (1960). — Rohr, K.: Das menschliche Knochenmark, 3. Aufl. Stuttgart: Georg Thieme 1960. — Romeis, B.: Mikroskopische Technik, 15. Aufl. München: R. Oldenbourg 1948. — Rosival, V., and F. Tomik: Decalcification with Äthylendiamintetraessigsäure. Zbl. allg. Path. path. Anat. 104, 196—198 (1963). — Rubinstein, M. A.: Aspiration of bone marrow from the iliac crest. J. Amer. med. Ass. 137, 1281—1284 (1948).

Sacker, L. S., and B. E. C. Nordin: A simple bone biopsy neddle. Lancet 1954 I, 347. — Salah: Zit. nach Dacie, J. V., and S. M. Lewis, Practical haematology, 3rd edit. London: Churchill 1963. — Sandkühler, S., and E. Gross: Normal bone marrow total cell and differential values by quantitative analysis of particle smears. Blood 11, 856—862 (1956). — Schleicher, E. M.: (a) Reticulo-epitheloid cell granulomas in bone marrow in herpes zoster; report of case. Amer. J. clin. Path. 19, 981—984 (1949). ~ (b) Reticulum hyperplasia and proliferation of lymphoid cells in the bone marrow in infections mononucleosis. Acta haemat. (Basel) 2, 242—246 (1949). — Schulz, K.: Die Bedeutung der intravitalen Knochenbiopsie zur Diagnostik der Osteomyelosklerose. Folia haemat. (Lpz.) 81, 249—256 (1964). — Segerdahl, E. (Isa): Über Sternalpunktionen. Acta med. scand., Suppl. 64 (1935). — Seyfarth, C.: Die Sternumtrepanation, eine einfache Methode zur diagnostischen Entnahme von Knochenmark bei Lebenden. Dtsch. med. Wschr. 49, 180—181 (1923). — Siffert, R. S., and A. M. Arkin: Trephine biopsy of bone with special reference to the lumbar vertebral bodies. J. Bone Jt. Surg. A **31**, 146—149 (1949). — **Silverman, I.:** New biopsy needle. Amer. J. Surg. **40**, 671—672 (1938). — **Sreebny, L. M.,** and **G. Nikiforuk:** Demineralisation of hard tissues by organic chelating agents. Science **113**, 560 (1951). — **Stodtmeister, R.,** and **S. Sandkühler:** Osteosklerose und Knochenmarkfibrose. Stuttgart: Georg Thieme 1953. — **Stohlman, F.:** The kinetics of cellular proliferation. New York and London: Grune & Stratton 1959. — **Suit, H. D.:** A technique for estimating the bone marrow cellularity in vivo using ⁵⁹Fe. J. clin. Path. **10**, 267—269 (1957).

**Turkel, H.:** Trephine technique of bone marrow infusions and tissue biopsies. Detroit: K. Schaltenbrand 1957. — **Turkel, H.,** and **F. H. Bethell:** Biopsy of bone marrow performed by a new and simple instrument. J. Lab. clin. Med. **28**, 1246—1251 (1943).

**Uehlinger, E.:** Handbuch der gesamten Hämatologie, Bd. IV. München u. Berlin: Urban & Schwarzenberg 1963.

**Waitz:** Zit. nach Mathé u. Seman. — **Weerdt, W. de:** Recherches hématologiques sur la biopsie medullaire. Rev. belg. Sci. méd. **11**, 297—305 (1939). — **Weicker, H.:** Die Entstehung des roten Blutkörperchens als Grundlage einer Einteilung der Anaemien. Paediat. Fortb.kurse **11/12**, 48—70 (1964). — **Westerman, M. P., M. Sachs,** and **W. N. Jensen:** Bone marrow biopsy: evaluation. Clin. Res. **8**, 219 (1960). — **Williams, J. A.,** and **G. I. Nicholson:** A modified bone-biopsy drill for outpatient use. Lancet **1963** I, 1408. — **Wilson, R. E.:** Technics of human-bone-marrow procurement by aspiration from living donors. New Engl. J. Med. **261**, 781—785 (1959). — **Wintrobe, M. M.:** Clinical hematology, 5th edit. Philadelphia: Lea & Febiger 1961. — **Wolff, A.:** Über eine Methode zur Untersuchung des lebenden Knochenmarks von Tieren und über das Bewegungsvermögen der Myelozyten. Dtsch. med. Wschr. **29**, 165—167 (1903).

### *Lymphknotenpunktion*

**Ackerman, G. A.:** Eosinophilic leukemia. Blood **24**, 372—388 (1964). — **Altmann, H.-W.:** Zur Kenntnis der Kerngestalt, des Cytozentrum und der Mitosestörungen in Sternbergschen Riesenzellen. Klin. Wschr. **42**, 1117—1122 (1964). — **André, R.,** et **B. Dreyfus:** La ponction ganglionnaire. Atlas de cytologie ganglionnaire pathologique. Langres, Expansion Scientifique Française 1955.

**Bachmann, F., G. Keiser** u. **A. C. Martenet:** Die erworbene Erwachsenentoxoplasmose. Helv. med. Acta **29**, 74—99, 156—182 (1962). — **Becker, W.:** Erkrankungen der Halslymphknoten. Anatomie, Differentialdiagnose und Therapie. Dtsch. med. Wschr. **89**, 773—778 (1964). — **Begemann, H.:** Klinische und experimentelle Beobachtungen am immunisierten Lymphknoten. Freiburg i. Br.: H. F. Schulz 1953. — **Begemann, H.,** u. **H.-G. Harwerth:** Praktische Hämatologie. Stuttgart: Georg Thieme 1966. — **Betke, K.:** Die Cytologie des unspezifischen Lymphoms im Kindesalter. Mschr. Kinderheilk. **100**, 292—299 (1952). — **Bilger, R.:** Das großfollikuläre Lymphoblastom. (Die Brill-Symmerssche Krankheit.) Ergebn. inn. Med. Kinderheilk., N.F. **5**, 642—706 (1954). — **Brücher, H.:** Hämatologische Befunde bei Retikulosen. Folia haemat., N.F. **8**, 234 —237 (1963). — **Bruun, S.,** and **A. Engeset:** A new method for the visualization of enlarged lymph nodes and lymphatic vessels. (Preliminary report.) Acta radiol. (Stockh.) **45**, 389—395 (1956).

**Cannemeyer, W., J. R. Thompson,** and **M. R. Lichtenstein:** Severe Para-Aminosalicylic acid hypersensitivity; blood and lymph node studies. Blood **10**, 62—75 (1955). — **Chevalier, P., T. Bernard, W. Rilsk-Pasquier** et **D. Christol:** Sur 12 cas de lymphome giganto-folliculaire (Maladie de Brill-Symmers). Sang **24**, 665 —699 (1953). — **Chiari, H.:** Über die feingewebliche Bild der bei Mesantoinbehandlung zu beobachtenden Lymphknotenschwellung. Wien. klin. Wschr. **1951**, 1015—1019. — **Churng, J.,** and **A. J. Gordon:** Multiple myeloma: lesions of the extra-osseous hepatopoietic system. Amer. J. clin. Path. **20**, 934 (1950).

**Daniels, A. G.:** A method of biopsy useful in diagnosing certain intrathoracic diseases. Dis. Chest **16**, 360—367 (1949). — **Debré, R., L. Lamy, M.-L. Jammet, L. Costil** et **P. Mozzicona:** La maladie des griffes de chat. Bull. Soc. méd. Hôp. Paris IV, **66**, 76 (1950). — **Dévényi, I.:** Tumorartige, medikamentös bedingte Lymphadenopathie. Zbl. allg. Path. path. Anat. **105**, 535—537 (1964). — **Downey, H.,** and **J. Stasney:** Pathology of lymph nodes in infections mononucleosis. Folia haemat. (Lpz.) **54**, 417—438 (1936).

**Eckardt, W. F.,** and **A. I. Levine:** Corticosteroid therapy of cat-scratch disease. Arch. intern. Med. **109**, 463—468 (1962). — **Emile-Weil, P.,** et **P. Isch-Wall:** Le syndrome spleno-adenique de la leucemie myeloide. Ann. Méd. **27**, 124—132 (1930).

**Francois, J.:** La toxoplasmose et ses manifestations oculaires. Paris: Masson & Cie. 1963. — **Frenkel, J. K.:** Infections with organisms resembling toxoplasma. VI. Int. Congr. Microbiol. Rome **2**, 556—557 (1953). — **Fuchs, W. A.:** Lymphographie und Tumordiagnostik. Berlin-Göttingen-Heidelberg: Springer 1965.

**Geller, W.,** and **M. J. Lacher:** Hodgkins disease. Med. Clin. N. Amer. **50**, 819—832 (1966).— **Genz, H.:** Die Symptomatik der erworbenen und angeborenen Toxoplasmose. Internist (Berl.) **4**, 417—421 (1963). — **Goetz, M.:** Über die Differentialdiagnostik inguinaler Lymphknotenschwellungen. Z. ärztl. Fortbild. **57**, 1148—1155 (1963). — **Goldman, M.:** Classification of toxoplasma. Surv. Ophthal. **6**, 700—720 (1961). — **Gross, R.:** Pathologie und Klinik der Lymphozytopoese. Dtsch. med. J. **14**, 319—328 (1963). — **Gsell, O., u. M. Gsell-Busse:** Die Katzenkratzkrankheit. Ergebn. inn. Med. Kinderheilk. (N.F.) **8**, 76—122 (1957). — **Gustavson, P. V., H. D. Agar,** and **D. I. Cramer:** An electron microscope study of toxoplasma. Amer. J. trop. Med. Hyg. **3**, 1008—1021 (1954). — **Guthie, O. G.:** Gland puncture as a diagnostic measure. Bull. Johns Hopk. Hosp. **32**, 266—269 (1921).

**Hayhoe, F. G. J.:** Leukaemia. London: Churchill Ltd. 1960. — **Heckner, F.:** Cytologie und Klinik der Lymphogranulomatose. Ergebn. inn. Med. Kinderheilk., N.F. **10**, 512—598 (1958). — **Heilmeyer, L., u. H. Begemann:** Handbuch der inneren Medizin, Bd. II, 4. Aufl. Berlin-Göttingen-Heidelberg: Springer 1951. — **Hellbrügge, Th. F.:** Konnatale Toxo- plasmose. München-Gräfelfing: Werk-Verlag Dr. E. Banaschewski 1957. — **Hirschfeld, H.:** Zit. nach H. J. Streicher u. St. Sandkühler, Klinische Zytologie. Stuttgart: Georg Thieme 1953. — **Hittmair, A.:** Technik der Organpunktionen. In: Handbuch der gesamten Hämato- logie, Bd. 2, Teil 2, 2. Halbband, S. 171—186. München: Urban & Schwarzenberg 1960. — **Hoagland, R. J., u. E. Gill:** Die diagnostischen Kriterien der infektiösen Mononucleose. Dtsch. med. Wschr. **80**, 214—217 (1955). — **Hunstein, W., u. B. Wagner:** Über Zentriolen in Hodgkin- zellen. Folia haemat. (Frankfurt), N.F. **9**, 1—14 (1964).

**Introzzi, P.:** La biopsia delle ghiandole linfatiche. Milano 1935. — **Ippen, H.:** Mesantoin- schädigung und Mononucleosis infectiosa. Dtsch. med. Wschr. **84**, 683—686 (1959).

**Jacobs, L.:** The biology of toxoplasma. Amer. J. trop. Med. Hyg. **2**, 365—389 (1953). — **Janssen, W.:** Zur Topik und Ausbreitung der Leukämien im Lymphknotensystem. Virchows Arch. path. Anat. **329**, 13—34 (1956).

**Kabelitz, H. J.:** Klinik der erworbenen Toxoplasmose. Stuttgart: Ferdinand Enke 1962. — **Kirchhoff, H., u. H. Kräubig:** Toxoplasmose. Göttinger Symposion 18.—19. 11. 1960. Stutt- gart: Georg Thieme 1962. — **Kleimans, M.:** Plasmocitoma ganglionar. Pren. méd. argent. **1956**, 1702—1705. — **Klingenberg, I.:** Histopathologic findings in the prescalene tissue from 1000 postmortem cases. Acta chir. scand. **127**, 57—66 (1964).

**Langer, H.:** Intrauterine Toxoplasma-Infektion. Stuttgart: Georg Thieme 1963. — **Leiber, B.:** Der menschliche Lymphknoten. München: Urban & Schwarzenberg 1961. ~ Die zytologi- sche Differentialdiagnose der reaktiven Hyperplasie des Lymphknotens. Folia haemat. (Frank- furt), N.F. **8**, 150—169 (1963). — **Leiber, B., u. H. Rind:** Die Methode der vergleichenden Zyto- histologie in der Diagnostik maligner Lymphome. Med. Bild 1, 2—3 (1958). — **Leibetseder, J. B.:** Die wichtigsten Organpunktionen. In: Handbuch der gesamten Hämatologie, Bd. 5, Teil 3, 1. Halbband, S. 462—483. München u. Berlin: Urban & Schwarzenberg 1964. — **Leibowitz, S.:** Infectious monoculeosis. New York: Grune & Stratton 1953. — **Lennert, K.:** (a) Die differen- tialdiagnose der epitheloidzelligen Lymphknotenreaktionen. Klin. Wschr. **35**, 1097—1098 (1957). ~ (b) Über die Erkennung von Keimzentrumszellen im Lymphknotenausstrich. Klin. Wschr. **35**, 1130—1132 (1957). ~ Die Frühveränderungen der Lymphogranulomatose. Frank- furt. Z. Path. **69**, 103—122 (1958). ~ Lymphknoten. Diagnostik in Schnitt und Ausstrich. A. Cytologie und Lymphadenitis. In: Handbuch der speziellen pathologischen Anatomie und Histologie, Bd. 1/3. Berlin-Göttingen-Heidelberg: Springer 1961. ~ Die Pathologie der Hals- lymphknoten. Arch. Ohr.-, Nas.- u. Kehlk.-Heilk. **182**, 305—307 (1963). ~ Pathologie der Halslymphknoten. Berlin-Göttingen-Heidelberg: Springer 1964. — **Lennert, K., u. E. Illert:** Die Häufigkeit von Gewebsmastzellen im Lymphknoten bei verschiedenen Erkrankungen. Frankfurt. Z. Path. **70**, 121—131 (1959). — **Lopes Cardozo, P.:** Clinical cytology. Leyden 1954. ~ Die cytologische Diagnostik der Hodgkinschen Krankheit mit Hilfe der (May-Grün- wald-)Giemsa-Färbung. Ned. T. Geneesk. **102**, 1406 (1958). — **Lucas, P. F.:** Lymph node smears in the diagnosis of lymphadenopathy: A review. Blood 10, 1030—1054 (1955). — **Lüdin, H.:** Die Diagnose der Mononucleosis infectiosa im Lymphknotenpunktat. Schweiz. med. Wschr. **78**, 982—983 (1948). ~ Die Organpunktion in der klinischen Diagnostik. Basel u. New York: S. Karger 1955.

**Mackenzie, D. H.:** Amyloidosis presanting as lymphadenopathy. Brit. med. J. **1963 II**, 1449—1450. — **Malamos, B., S. D. Moulapoulos,** and **A. Sarkas:** Lymphadenography: its uses in haematology. Brit. med. J. **1959 II**, 1360—1361. — **Marchal, G., J. Bernard, N. Arvay, G. Bilski-Pasquier, E. Coiffier** et **J.-D. Picard:** La lymphographie dans le dépistage des adéno- pathies profondes. Son intérêt dans le diagnostic et le pronostic des hémopathies malignes. Presse méd. **69**, 2253—2256 (1961). — **Marchal, G., G. Duhamel** et **S. Perlès:** Notre expérience de la ponction-biopsie du ganglion lymphatique. Sem. Hôp. Paris **35**, 2630—2631 (1959). — **Marshall, A. H. E.:** An outline of the cytology and pathology of reticular tissue. Edinburgh and London: Oliver & Boyd 1956. — **Meyer, P., u. S. Moeschlin:** Das Lymphdrüsenpunktat der Katzenkratzkrankheit. Schweiz. med. Wschr. **88**, 1070—1071 (1958). — **Meythaler, F., u. W. Häupler:** Die infektiöse Mononukleose. Stuttgart: Ferdinand Enke 1962. — **Miale, J. B.:** Laboratory medicine: hematology, 2nd edit. St. Louis: C. V. Mosby Co. 1962. — **Mikulowski, V.:** Diagnostische Kriterien des Sympathoblastoms (Sympathogonioms) im Kindesalter. Mschr. Kinderheilk. **110**, 457—462 (1962). — **Moeschlin, S.:** Die Genese der Drüsenfieberzellen (Mononucleosis infectiosa) an Hand von Drüsen-, Sternal- und Milzpunktaten. Dtsch. Arch. klin. Med. **187**, 249—268 (1941). — **Mollaret, P., J. Reilly, R. Bastin** et **P. Tournier:** Sur une adénopathie régionale subaiguë et spontanément curable avec intradermoréaction et lésions ganglionaires particulières. Bull. Soc. méd. Hôp. Paris IV, **66**, 429—449 (1950). — **Moore, R. D., A. S. Weisberger,** and **E. S. Bowerfind:** An evaluation of lymphadenopathy in systemic disease. Arch. intern. Med. **99**, 751—759 (1957). — **Morales Pleguezuelo, M.:** La significacion ondadera del adenograma. Resultados del estudio comparativo de cortes e impromptas. Rev. clín. esp. **59**, 383—389 (1955). ~ La significacion oudadura del adenograma. Resultados del estudio comparativo de cortes e impromptas. Rev. clín. esp. **59**, 364 (1956). ~ La citologia real de los ganglios linfaticos. Editonal Paz Montalvo 1958. — **Morrison, M., A. A. Samwick, J. Rubinstein, M. Stich,** and **L. Loewe:** Lymph node aspiration. Clinical and hematologie observations in 101 patients. Amer. J. clin. Path. **22**, 255—262 (1952).

**Nauck, E. G.:** Lehrbuch der Tropenkrankheiten. Stuttgart: Georg Thieme 1962. — **Nelson, M. G.,** and **A. R. Lyons:** Plasmocytoma of lymph glands. Cancer (Philad.) **10**, 1275—1280 (1957). — **Neumann, H.:** Die diagnostische Lymphknotenpunktion. Hannover 1954.

**Pavlovsky, A.:** La punción ganglionar. Buenos Aires: A. Lopes 1934. — **Picard, R., J. Kerneis, Y. Bruneau** et **A. Gordeff:** La confrontation histo-cytologique des ganglions biopsies. Sou intérêt dans le diagnostic des adenopathies et particulièrement dans la maladie de Hodgkin. Presse méd. **68**, 1203—1206 (1960). — **Piringer-Kuchinka, A.:** Eigenartiger mikroskopischer Befund an exzidierten Lymphknoten. Verh. dtsch. Ges. Path. 1952, 352. — **Piringer-Kuchinka, A., I. Martin** u. **O. Thalhammer:** Über die vorzüglich cerviconuchale Lymphadenitis mit kleinherdiger Epitheloidzellwucherung. Virchows Arch. path. Anat. **331**, 522—535 (1958).

**Rewerts, G.:** Mesantoin-Nebenwirkung und lymphoidzellige Reaktion. Münch. med. Wschr. **107**, 956—957 (1965). — **Ringertz, N.,** and **C. A. Adamson:** Zit. nach Lüdin (1955). Acta path. microbiol. scand. **25**, 192 (1948). — **Rosenthal, N., O. H. Dreskin, I. L. Vural,** and **F. G. Zak:** The significance of hematogones in blood, bone marrow and lymph node aspiration in giant follicular lymphoblastoma. Acta haemat. (Basel) **8**, 368—377 (1952).

**Saltzstein, S. L.,** and **L. V. Ackerman:** Lymphadenopathy induced by anticonvulsant drugs and mimicking clinically and pathologically malignant lymphomas. Cancer (Philad.) **12**, 164—182 (1959). — **Saltzstein, S. L., J. C. Jaudon, S. A. Luse,** and **L. R. Ackerman:** Lymphadenopathy induced by ethotoin (Peganone). Clinical and pathological mimicking of malignant lymphoma. J. Amer. med. Ass. **167**, 1618—1620 (1958). — **Schoen, R., F. Heckner** u. **A. Marsch:** Das vielseitige Erscheinungsbild der lymphatischen Leukämie. Dtsch. med. Wschr. **78**, 515—518 (1953). — **Schricker, K. Th.,** u. **S. Witte:** Die Bedeutung der Lymphknotenpunktion für die klinische Diagnostik. Folia haemat. (Frankfurt), N.F. **8**, 218—221 (1963). — **Schuermann, H.:** Krankheiten der Mundschleimhaut und der Lippen. München: Urban & Schwarzenberg 1958. — **Scott, R. B.:** Leukaemia: chronic myeloid leukaemia. Lancet **1957** I, 1099—1103. — **Siim, J. Chr.:** Toxoplasmosis acquisita lymphonodosa. Copen hagen: Munksgaard 1961. — **Sohier, H.:** La mononucléose infectieuse. Paris: Masson & Cie. 1943. — **Stacher, A.:** Ungewöhnliche lymphatische Reaktionen. Folia haemat. (Frankfurt), N.F. **8**, 208—212 (1963). — **Stahel, R.:** Diagnostische Drüsenpunktion. Leipzig: Georg Thieme 1939. — **Stich, M. H.:** Lymph node aspiration. Amer. J. med. Sci. **243**, 1—12 (1962). — **Stobbe, H.:** Hämatologischer Atlas. Berlin 1959. — **Streicher, H. J.,** u. **St. Sandkühler:** Klinische Zytologie. Stuttgart: Georg Thieme 1953. — **Strunge, T.:** La ponction des ganglions lymphatiques. Copenhagen: Munksgaard 1944.

**Tenhunen, A.:** Glandular toxoplasmosis. Occurence of the disease in Finland. Acta path. microbiol. scand., Suppl. 172 (1964). — **Thalhammer, O.:** Die Toxoplasmose bei Mensch und Tier. Wien u. Bonn: Wilhelm Maudrich 1957. — **Tischendorf, W.:** Morphologisch-klinische Betrachtungen bei Erkrankungen des lymphatischen Gewebes. Leipzig: Georg Thieme 1942. ~ Cytodiagnostik des Lymphknotenpunktates. Ergebn. inn. Med. Kinderheilk., N.F. **2**, 183—263 (1951). ~ Lymphknoten in: Handbuch der gesamten Hämatologie, Bd. I, Teil 1, S. 453—488. München-Berlin-Wien: Urban & Schwarzenberg 1957. — **Trautmann, F. O. P.:** Über diagnostische Punktionen verschiedener kranker menschlicher Gewebe unter besonderer Berücksichtigung der diagnostischen Lymphdrüsenpunktion. Z. ges. inn. Med. **6**, 330—342 (1951). — **Turunen, M.:** The diagnostic significance of lymph node biopsies made in hospital outpatient departments. Acta chir. scand. **126**, 53—57 (1963).

**Uher, W.:** Ein Beitrag zur Kenntnis der reaktiven Reticulosen, zugleich der chronischen Intoxikation mit salicyl- und phenacetinhaltigen Analgetica. Zbl. allg. Path. path. Anat. **102**, 237—245 (1961).

**Ward:** 1914, zit. nach F. Leiber (1961). — **Weissleder, H.,** u. **P. Obrecht:** Diagnostische Probleme bei der Lymphangioadenographie. Fortschr. Roentgenstr. **100**, 81—89 (1964). — **Wildhagen, F. K.:** Über den Wert der Lymphknotenpunktion. Medizinische **44**, 1560 (1956). — **Wintrobe, M. M.:** Clinical hematology. Philadelphia: Lea & Febiger 1961.

**Zach, J.:** Über den Wert der Lymphknotenpunktion. Medizinische **1**, 193 (1957).

# Technik und allgemeine Ergebnisse
# der Milzpunktion

Von

## W. Hunstein

Mit 1 Abbildung

## Historisches

In gleicher Weise wie bei der Sternal- und Lymphknotenpunktion wurde die Milzpunktion ursprünglich zur Diagnostik bakterieller Erkrankungen eingeführt. VIDAL soll als erster schon Ende des letzten Jahrhunderts die Milzpunktion zur Typhusdiagnose praktiziert haben. Später (NICOLLE, 1909; weitere Lit. s. bei MOESCHLIN, 1947) erlangte die Milzpunktion Bedeutung bei der Diagnostik der Leishmaniosen. NAGY (1924) verdanken wir die erste klinische Arbeit, wobei er besonders den diagnostischen Wert der Milzpunktion betonte. INTROZZI (1932), STORTI (1935) wandten die Milzpunktion beim malignen Lymphogranulom erfolgreich an. WEIL et al. (1934), WEIL (1936) legten dann als erste systematische Befunde bei Splenomegalie vor. MOESCHLIN hat 1947 eine Monographie über die Milzpunktion vorgelegt, die heute noch das Standardwerk bezüglich Technik, diagnostischer und hämatologischer Ergebnisse darstellt, auf welches eigens verwiesen sei. Seither sind noch eine Reihe von Publikationen erscheinen, die sich mit der diagnostischen Aussagekraft der Milzpunktion bei verschiedenen Erkrankungen befassen (BLOCK und JACOBSON, 1950; BLOCK, 1952; SHAPIRO und WATSON, 1953; MORRISON et al., 1951; JOHANSEN, 1951; CHATTERJEA et al., 1952; WATSON et al., 1955; SHIELDS und HARGRAVES, 1956; LÜDIN, 1955, 1956; NITSCHKOFF, 1960).

## Technik

Es wurden verschiedene Methoden angegeben. Am weitesten Verbreitung hat das von MOESCHLIN (1947) angegebene transcostale Vorgehen gefunden, das HEILMEYER (1951) wie folgt beschreibt: „Es wird eine mit einem Mandrin versehene Nadel von etwa 10 cm Länge und 0,8—1 mm Durchmesser verwendet. Außerdem soll die Nadel mit einer verstellbaren Arretierungsvorrichtung versehen sein. Die Punktion selbst wird in flacher Rückenlage bei Atemstillstand und in tiefster Inspiration vorgenommen. Vor der Punktion verschafft man sich durch Perkussion und Palpation ein genaues Bild von der topographischen Lage der Milz. Dabei wird die Milz zunächst bei mittlerem Zwerchfellstand, dann in tiefer Inspiration perkutiert und anschließend zeichnet man sich die oberste Grenze der Dämpfung, die bei leiser Perkussion gleichzeitig der untersten Zwerchfellgrenze entspricht, ein. Die Punktion soll mindestens 6—7 cm unterhalb dieser Stelle innerhalb der absoluten Dämpfungszone erfolgen. Die Punktionsstelle liegt fast regelmäßig 4—5 cm lateral vom Rippenbogenrand zwischen der vorderen und mittleren Axillarlinie im 9. oder 10. Intercostalraum (vgl. Abb. 1). Nach eingehender Desinfektion der Punktionsstelle erfolgt nun die Anaesthesie mittels einer langen Nadel und einer sterilen 2%igen Novocainlösung. Dabei wird zunächst eine Hauptquaddel gesetzt, anschließend geht man 1—2 cm vorsichtig

senkrecht in die Tiefe und fordert den Patienten nun auf, flach und schnell zu
atmen. Geht man nun weiter langsam senkrecht tiefer, so spürt man nach etwa
1—2 mm mit dem an den Nadelansatz gelegten Finger in der Mehrzahl der Fälle
deutlich das Kratzen der Nadelspitze auf der sich infolge der Atmung bewegenden
Milzkapsel. Vor dem Herausziehen der Nadel merkt man sich mit der Fingerkuppe
genau die erreichte Einstichtiefe. Sollte die Vibration nicht fühlbar werden, so
fixiert man sich genau die Länge der Nadel beim Auftreten des leichten Peri-
tonealschmerzes, die fast dem gleichen Abstand wie bis zur Milzkapsel entspricht.
Für die Milzpunktion selbst addieren wir zu dem gefundenen Abstand der Milzkapsel von der Hautoberfläche noch etwa

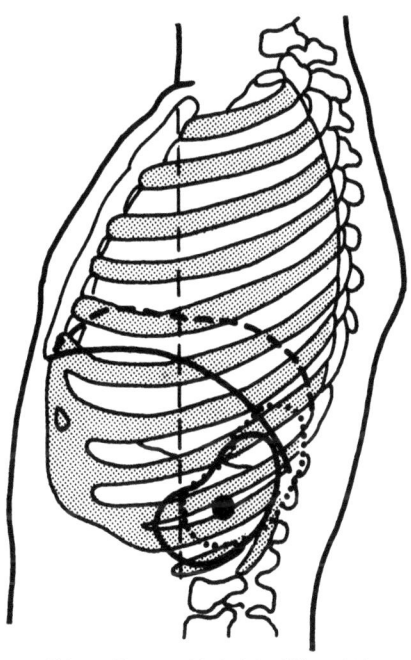

1 bis höchstens 2 cm und stellen die
Arretierung der Milzpunktionsnadel nun
auf diese Tiefe ein. Auf diese Weise haben
wir die Sicherheit, daß wir niemals tiefer
als höchstens 1—2 cm in die Milz hinein-
stechen und daß wir die am Milzhilus eintretenden großen Gefäße vermeiden. Anschließend wird die Punktionsnadel durch
die frühere Einstichstelle durch das sub-
cutane Fettpolster bis in den Zwischenrippenraum eingeführt. Hierauf wird der
Mandrin entfernt und eine gut saugende
20 cm³ Rekordspritze auf die Punktionsnadel aufgesetzt. Hierauf fordert man den
Patienten auf, tief einzuatmen und die Luft
anzuhalten. Die Inspirationsstelle ist eine
grundlegende Vorbedingung für die Harm-
losigkeit der Milzpunktion. Um das Ent-
weichen von Atmungsluft durch die Nase
zu vermeiden, kann man den Patienten
zusätzlich auffordern, die Nase mit der
einen Hand zuzuhalten. Bei Inspirations-
stellung und Atemstillstand sticht man nun
rasch in die Milz ein, wobei man, sobald die

Abb. 1. Topographie bei der Milzpunktion
(aus MOESCHLIN)

Arretierung ein weiteres Vordringen der Nadel verhindert, 1—2mal rasch und
kurz aber kräftig aspiriert. Bevor die Nadel samt der Spritze wieder herausgezogen
wird, sollte man darauf achten, daß der negative Druck in der Spritze wieder ausgeglichen wird, um auf diese Weise die Aspiration von Muskelgewebe oder
Anaesthesierungsflüssigkeit oder Blut in den Spritzenraum zu verhindern. Bei
richtiger Ausführung der Punktion gelangt in der Regel kein Blut bis in die Spritze
und aus der Nadel lassen sich lediglich einige Tropfen blutig seröser Flüssigkeit
und eventuell kleinere Gewebsbröckel ausblasen. Von dem gewonnenen Milz-
material werden Ausstriche angefertigt in ähnlicher Weise, wie das bei der
Knochenmarkspunktion beschrieben worden ist. Auch hier können größere Ge-
webspartikel fixiert und zur histologischen Untersuchung verwendet werden. Im
Anschluß an die Punktion soll man den Patienten auf jeden Fall 1 Std ruhig liegen-
lassen, dann darf er wieder eine Mahlzeit zu sich nehmen, bleibt aber für weitere
6 Std bettlägerig. Eine Eisblase auf die Milzgegend ist nicht notwendig. Wenn
die Punktion mit der beschriebenen Technik auch als durchweg harmlos bezeichnet werden kann, so ist doch zu betonen, daß sie zweckmäßigerweise nur von
Ärzten durchgeführt wird, die sich speziell mit dieser Methode vertraut gemacht
haben."

Die *transcostale* Milzpunktion erfolgt also im Atemstillstand im 8.—9. ICR der hinteren Axillarlinie bei maximaler Inspiration. Auf das Anhalten der Atmung ist besonders zu achten, weil die intercostal fixierte Nadel der respiratorischen Organfixierung nicht folgen kann und die Gefahr der Milzverletzung besteht. RÖSCH et al. (1958) üben mit ihren Patienten vor dem Eingriff sorgsam den Atemstillstand, während SELDINGER (1957) eine Hohlnadel benutzt, die in einem Katheter steckt, so daß die Nadel nach gelungener Punktion entfernt werden kann und eine Verletzung der Milzkapsel durch die starre Nadel umgangen wird. ETTER (1963) beschreibt eine ungefährlichere Abwandlung der Milzpunktion nach MOESCHLIN, die er durch Anaesthesierung des linken N. phrenicus am Hals supra-claviculär hinter dem lateralen Ansatz des M. sternocleidomastoideus erreicht. Die Milz wird auf diese Art für 2—3 Std durch eine vollständige Zwerchfell-lähmung stillgelegt.

Bei der *transabdominalen* Punktion wird im linken oberen Quadranten des Organes unmittelbar unter der Rippengrenze eingegangen. Dieser Weg kann selbstverständlich nur bei einem großen Milztumor beschritten werden.

Eine Biopsie mit der Silverman-Nadel gilt zu Recht als besonders gefährlich (BLOCK und JACOBSON, 1950). Wir selbst bevorzugen seit einer Reihe von Jahren die Punktion der Milz mit der Menghini-Nadel unter Sicht des Auges bei der Laparoskopie.

Neben der Punktion der Milz wird in neuerer Zeit auch versucht, Erkrankungen dieses Organes mittels radioaktiven Isotopen zu diagnostizieren (z. B. WINKELMAN et al., 1960). Dabei werden mit Chrom$^{51}$ markierte Erythrocyten durch Erhitzen geschädigt und reinjiziert (WAGNER et al., 1962; JAMMET et al., 1962). Nach WAGNER et al. (1962) ist dieses Verfahren wertvoll bei der Diagnostik unklarer Tumoren im linken Oberbauch, bei klinisch nicht entdeckbaren Splenomegalien, raumfordernden Prozessen der Milz, zur quantitativen Milzgrößenbestimmung sowie zur Klärung der Frage, ob funktionell aktives Milzgewebe vorhanden ist. Auch ist der Nachweis von akzessorischen Nebenmilzen nach Splenektomie „eigentlich nur szintographisch möglich" (FISCHER und WOLF, 1963).

## Indikationen

Die kritische Beurteilung des Risikos einer Milzpunktion und ihrer dia-gnostischen Möglichkeiten schränkt deren Anwendung weitgehend ein (LÜDIN, 1955). Vergleicht man die Lymphknotenpunktion mit der Milzpunktion, so wird deutlich, daß die blinde Milzpunktion nicht zu den einfachen und gefahrlosen diagnostischen Maßnahmen zählt, wenngleich ihre Gefährlichkeit zumeist über-schätzt wird. Eine Milzpunktion ist nur indiziert, wenn alle anderen diagnosti-schen Möglichkeiten (Routine-Blutuntersuchung, Sternalpunktion, Lymphknoten-punktion) erschöpft sind. Und auch dann sollte man wegen der möglichen Ge-fahren (Milzruptur, intraabdominelle Nachblutung, Darmverletzung) tunlichst nur unter Sicht des Auges punktieren, also bei einer Laparoskopie.

LÜDIN (1955) hat neben 1197 Knochenmarkpunktionen und 354 Lymph-knotenpunktionen im gleichen Zeitraum nur 20 Milzpunktionen durchgeführt, was die relativ geringe diagnostische Bedeutung der blinden Milzpunktion unter-streicht und zeigt, daß es sich bei ihr keinesfalls um eine Routinemethode handelt. Seit die Möglichkeit besteht, unter Sicht des Auges zu punktieren und mit der Menghini-Nadel auch für eine histologische Untersuchung ausreichend große Stanzzylinder zu entnehmen, pflegen wir die Milzpunktion wieder routinemäßig bei allen diagnostisch unklaren Splenomegalien durchzuführen.

## Kontraindikationen

Nach MOESCHLIN ist eine Milzpunktion ein ungefährlicher Eingriff, wenn man bei richtiger Technik und Indikationsstellung folgende von MOESCHLIN angegebenen Bedingungen einhält.

1. Die Punktion darf nur bei deutlich vergrößerter Milz durchgeführt werden.

2. Bei hämorrhagischer Diathese hat die Punktion zu unterbleiben, ebenso

3. bei frischer septischer Milzschwellung oder bei schmerzhafter Milz (Kapselspannung oder Infarkt).

4. Benommene Patienten dürfen nicht punktiert werden.

5. Die Punktion hat unter streng aseptischen Kautelen zu erfolgen (LÜDIN 1955, betont, daß sich die Punktion der Milz bei Mononucleosis infectiosa verbietet wegen der zahlreichen Beobachtungen von spontaner Milzruptur bei dieser Erkrankung).

## Auswertung

Das gewonnene Material muß sehr rasch, d. h. unmittelbar nach der Punktion, mit der Kante eines geschliffenen Deckglases ausgestrichen werden, da es auffallend rasch gerinnt. Durch prozentuales Erfassen der einzelnen Zellarten kann ein sog. Splenogramm aufgestellt werden (z. B. MOESCHLIN, 1947; SHIELDS und HARGRAVES, 1956), doch ist wie bei der Lymphknotenpunktion ein sorgfältiges Durchmustern der Ausstriche diagnostisch erfolgversprechender.

## Ergebnisse

Auf die einzelnen Befunde bei der Milzpunktion bei den verschiedenen Krankheiten wird im speziellen Teil eingegangen. An dieser Stelle sollen nur einige auffallende und für das Verständnis der Physiologie der hämopoetischen Organe besonders wichtige Tatsachen erwähnt werden. So fand MOESCHLIN bei akuten und chronischen Entzündungen in wechselndem Maße Erythroblasten und myeloische Vorstufen in der Milz. Daraus ist zu schließen, daß eine hämopoetische Metaplasie der Milz viel häufiger ist als im allgemeinen angenommen wird. Auffallend ist ferner, daß bei den chronischen myeloischen Leukämien häufig die Milz mehr erythropoetische Zellen als das Knochenmark aufweist. Ferner ist es interessant, daß das Verhalten der Mitosen in Knochenmark und Milz nach Einwirkung verschiedener die Mitose beeinflussender Medikamente verschieden ist. Diagnostisch besonders wichtig ist die Milzpunktion bei Tuberkulosen, bei manchen auf das Abdomen beschränkte Lymphogranulomatosen und zum Nachweis bestimmter Erreger, besonders der Leishmaniosen (KALA AZAR).

Die Möglichkeiten der Cytodiagnostik entsprechen denen der Lymphknotenpunktion. Darüber hinaus kann mit dem Nachweis charakteristischer Zellen bei Speicherkrankheiten gerechnet werden. Bei Kenntnis der diagnostisch wichtigen Befunde der Lymphknotenpunktate bereitet die Beurteilung von Milzausstrichen keine Schwierigkeiten (LÜDIN, 1955), so daß sich eine Besprechung der Befunde einzelner Krankheiten erübrigt.

Die Bewertung der Milzpunktion führt erwartungsgemäß zu unterschiedlichen Resultaten. Bei SHIELDS und HARGRAVES (1956) brachte die Milzpunktion eine unmittelbare Diagnose in 15%, bestätigte oder half in anderer Weise in 33%, brachte keinen verwertbaren Befund in 35%, weitere Verwirrung in 12% und verleitete in 5% zu Fehldiagnosen bei 60 punktierten Fällen. NITSCHKOFF (1960) hält die Punktion als Routineverfahren für den klinischen Betrieb als entbehrlich. DAMESHEK (1957) stellt die Bedeutung der Milzpunktion in der Differentialdiagnose der Splenomegalien heraus. Bei 500 Punktionen mit dünner Kanüle hat er nur drei mäßige Reaktionen, keine tödlichen Komplikationen gesehen. Lévy (1959) geht auf die Bedeutung der Milzpunktion bei der Diagnose der Osteo-myelosklerose besonders ein, ebenso wie Mannheimer und Reimer (1954), Leonardi und Bertin (1959) u. v. a.

Aus der Fülle der weniger bekannten Einzelbeobachtungen seien folgende er-wähnt: Primäre Hämangiosarkome der Milz kommen gelegentlich vor und lassen sich durch Nadelbiopsie nachweisen (z. B. Wachstein, 1953); auch Hämangiome der Milz sind beschrieben (Mohler et al., 1965), sie haben eine erhöhtes Punktions-risiko. Das sog. Splenom der Milz ist nur histologisch zu verifizieren (vgl. Berge, 1965), ebenso wie das von Hickling (1960, 1964) beschriebene Riesenfollikel-lymphom der Milz, das sich durch Splenektomie heilen oder zumindest sehr günstig beeinflussen lassen soll. Die primären malignen Neoplasien der Milz haben Gupta et al. (1965) zusammengestellt.

Auf das Vorkommen extramedullärer Blutbildungsherde bei Krebsmetastasen in der Milz haben Gross und Marymont (1963) erneut aufmerksam gemacht. Bei intrasinusoidalen Absiedelungen fanden sie Blutbildungsherde in 91%, gegen 21% bei knotenförmigen Sekundärtumoren. Die Metastasenhäufigkeit in der Milz liegt bei der histologischen Untersuchung nach Shocket und Dembrow (1963) zwischen 4—10%.

Verkalkte Echinococcuscysten der Milz gelten als extreme Rarität (Katz und Pan, 1958). Soler-Bechara und Soscia (1964) haben kürzlich einen solchen Fall beschrieben. Das Ausfließen von Cysteninhalt in die Peritonealhöhle kann zum plötzlichen Tod führen durch eine anaphylaktische Reaktion oder es können infektiöse Scolices ausgesät werden. Differentialdiagnostisch sind verkalkte Epi-dermoidcysten in Erwägung zu ziehen (Green et al., 1963).

Punktförmige Verkalkungen der Milz wurden bei Sichelzellanämien beob-achtet (Hemley et al., 1963).

## Literatur

Berge, Th.: Splenoma. Acta path. microbiol. scand. 63, 333—339 (1965). — Block, M.: Sarcoid diagnosed by needle biopsy of the spleen; report of a case. J. Amer. med. Ass. 149, 748 (1952). — Block, M. H., and L. O. Jacobson: Splenic puncture. J. Amer. med. Ass. 142, 641—647 (1950).

Chatterjea, J. B., C. M. Arrau, and W. Dameshek: Splenic puncture. Brit. med. J. 1952 I, 987—990.

Dameshek, W.: Splenomegaly — a problem in differential diagnosis. (Symposium on diagnosis in general practice.) Med. Clin. N. Amer. 41, 1357—1367 (1957).

Etter, H.: Eine ungefährliche Milzpunktion für die Splenoportographie. Radiol. clin. (Basel) 32, 559—621 (1963).

Fischer, J., u. R. Wolf: Grundlagen und Technik der Milzszintigraphie. Acta hepato-splenol. (Stuttg.) 10, 209—227 (1963).

Gross, St., and J. H. Marymont: Extramedullary hematopoiesis and metastatic cancer in the spleen. Amer. J. clin. Path. 40, 194—196 (1963). — Gupta, T. D., B. Coombes, and R. D. Brasfield: Primary malignant neoplasms of the spleen. Surg. Gynec. Obstet. 120, 947—960 (1965).

Hickling, R. A.: Zit. nach Hickling (1964). Brit. med. J. 1960 I, 1464. ~ Giant follicle lymphoma of the spleen. A condition closely related to lymphatic leukaemia but apparently curable by splenectomy. Brit. med. J. 1964 II, 787—790.

Introzzi, P. (1932): Zit. nach Moeschlin (1947).

Jammet, H., R. Gongora, G. Bilski-Pasquier, G. Duhamel et G. Marchaz: L'autogamma-graphie splénique. Sem. Hôp. Paris 38, 1047 (1962). — Johansen, Ch.: Diagnostik milt-punktur: Erfaringen bed undersogelse af 300 punktater. Ugeskr. Laeg. 113, 933—937 (1951).

Katz, A. M., and C. T. Pan: Echinococcus disease in United States. Amer. J. Med. 25, 759—770 (1958).

Leonardi, P., e G. Bertin: Reperti bioptici spleno-epatici nell'osteo mielosclerosi. Riv. Anat. pat. 15, 368—376 (1959). — Lévy, C. M.: La splénomégalie myéloïde de l'adulte.

France méd. **22**, 395—401 (1959). — **Lüdin, H.:** Die Organpunktion in der klinischen Diagnostik. Basel u. New York: S. Karger 1955. ~ Die Milzpunktion in der klinischen Diagnostik. Bull. schweiz. Akad. med. Wiss. **12**, 218—223 (1956).

**Mannheimer, Eva,** u. **E. E. Reimer:** Das Splenogramm der osteomyelosklerotischen Hämopathien. Wien. Z. inn. Med. **35**, 114 (1954). — **Moeschlin, S.:** Die Milzpunktion. Basel: Benno Schwabe & Co. 1947.

**Nagy, G. v.:** Über die Technik der Milzpunktion und ihren diagnostischen Wert. Klin. Wschr. **3**, 274 (1924). — **Nicolle, Ch.** (1909): Zit. nach Moeschlin. — **Nitschkoff, St.:** Über die praktische Bedeutung der Milzpunktion. Dtsch. Gesundh.-Wes. **15**, 2507—2510 (1960).

**Rösch, J., J. Bret** u. **M. Liskova:** Die Splenoportographie in der Diagnostik der Splenomegalie. Fortschr. Röntgenstr. **89**, 249—268 (1958).

**Seldinger, S. J.:** A simple method of catheterization of the spleen and liver. Acta radiol. (Stockh.) **48**, 93—96 (1957). — **Shields, J. W.,** and **M. M. Hargraves:** An evaluation of splenic puncture. Proc. Mayo Clin. **31**, 440—453 (1956). — **Shocket, E.,** and **V. D. Dembrow:** Splenic metastases from a melanoma of the nasal mucosa. The only thoraco-abdominal manifestation. Amer. J. Surg., N. S. **106**, 949—953 (1963). — **Soler-Bechara, J.,** and **J. L. Soscia:** Calcified echinococcus (Hydratid) cyst of the spleen. J. Amer. med. Ass. **187**, 62—63 (1964). — **Storti, E.** (1935): Zit. nach Moeschlin.

**Vidal** (1890): Zit. nach Nagy.

**Wagner jr., H. N., J. G. McAfee,** and **J. W. Winkelman:** Splenic disease diagnosis by radioisotope scanning. Arch. intern. Med. **109**, 673—684 (1962). — **Watson, R. J., H. D. Shapiro, R. R. Ellison,** and **H. C. Lichtman:** Splenic aspiration in clinical and experimental hematology. Blood **10**, 259—271 (1955). — **Weil, P. E.:** La ponction de la rate. Paris: Masson & Cie. 1936. — **Weil, P. E., P. Isch-Wall** et **S. Perlés:** Diagnostic de la maladie de Hodgkin par la ponction ganglionnaire. Presse méd. **1936**, 1540. — **Winkelman, J. W., H. N. Wagner jr., J. G. McAtee,** and **J. M. Mozley:** Visualization of the spleen in man by radioisotope scanning. Radiclogy **75**, 465—466 (1960). — **Wintrobe, M. M.:** Clinical hematology, 5th ed. Philadelphia: Lea & Febiger 1961.

# Färbemethoden

Von

## K. G. v. Boroviczény

Mit 4 Abbildungen

## I. Allgemeines

### Technische Vorbedingungen

Bei allen hämatologischen Färbemethoden erhält man nur dann gute Resultate, wenn man in jeder Hinsicht einwandfreie Präparate hat. Als erste Voraussetzung dafür ist die Verwendung tadellos *gereinigter Objektträger*. Die im Handel erhältlichen Objektträger sind im allgemeinen gut gereinigt und können ohne weiteres für Blut- und Knochenmarkausstriche verwendet werden. Bei einigen Fabrikaten ist aber die Reinigung ungenügend, weswegen im folgenden eine Reinigungsmethode beschrieben werden soll, die auch Anwendung findet, wenn man aus Sparsamkeitsgründen gezwungen ist, einmal gebrauchte Objektträger (die aber nicht den geringsten Kratzer aufweisen dürfen) nochmals zu verwenden.

Man verwende nur Objektträger aus farblosem, fehlerfreiem Glas. Sie werden zuerst in warmem Seifenwasser oder in warmem Wasser mit einem synthetischen Spülmittel gründlich gereinigt, gut abgespült und für 24 Std in 10%ige Kalilauge oder in verdünnte Chromschwefelsäurelösung eingelegt, welche man durch Auflösen von 100 g Kaliumbichromat in 1000 ml Wasser und anschließender langsamer Zugabe von 100 ml konzentrierter Schwefelsäure, herstellt. Nach dieser Behandlung werden die Objektträger für einige Stunden in fließendem Wasser gewässert und darauf für weitere 24 Std in eine Mischung von Äther/Äthylalkohol (1:1) gebracht. Man nimmt die Objektträger mit der Pinzette aus der Lösung, trocknet sie mit einem sauberen Leinentuch und poliert sie mit einem ebenfalls sauberen, nur für diese Arbeit reservierten Hirschleder. Man verpackt sie paarweise in dünnes, faserfreies Schreib- oder Durchschlagspapier. Der so gewonnene Vorrat an sauberen Objektträgern wird am besten in einer geschlossenen Schachtel, vor Staub geschützt, aufbewahrt. Bei der Reinigung und beim Verpacken dürfen die Gläser nur an den Kanten und nie an den Flächen angefaßt oder berührt werden.

Die zweite technisch wichtige Vorbedingung ist die tadellose *Qualität* der verwendeten *Lösungen* und *des Wassers*. Man verwende entweder die fertig beziehbaren Farblösungen renommierter Firmen oder man setzt die Farblösungen selbst an. Im letzteren Falle ist ein besonderes Gewicht darauf zu legen, daß nur Lösungsmittel, Reagentien und Farbsubstanzen höchsten Reinheitsgrades verwendet werden. Ganz besonders soll hier auch auf die Qualität des verwendeten Wassers hingewiesen werden. Man sollte grundsätzlich nur frisch destilliertes Wasser verwenden oder gepuffertes Wasser (auch zum Spülen), da das destillierte Wasser beim Stehen aus der Luft Kohlensäure aufnimmt und in kurzer Zeit sauer wird.

## Blutentnahme

Für Blutausstriche wird meistens *Capillarblut* verwendet, das man beim Erwachsenen der Fingerkuppe, beim Säugling der Ferse entnimmt. Wichtig ist eine gute Desinfektion der Einstichstelle und eine gute Durchblutung des Fingers (u. U. Warmwasserbad). Als Instrument verwendet man am besten die heute von vielen Firmen in den Handel gebrachte steril abgepackten kleinen Lanzetten, die nach einmaligem Gebrauch weggeworfen werden. Blutausstriche können auch dem Ohrläppchen entnommen werden, dabei ist aber folgendes zu beachten: Wird das Ohrläppchen ohne vorheriges Reiben angestochen, so erhält der erste spontan hervorquellende Blutstropfen Monocyten und u. U. andere blutfremde große Zellen (z. B. Tumorzellen), angereichert. Will man dem Ohrläppchen Blut für die üblichen hämatologischen Routineuntersuchungen entnehmen, so muß die Durchblutung im Ohrläppchen erst durch gründliches Reiben gut in Gang gebracht werden und die Blutentnahme erst danach erfolgen. In jedem Falle ist bei der Entnahme von Capillarblut sehr darauf zu achten, daß nur spontan austretendes Blut entnommen wird, weil sonst Gewebssaft ausgepreßt und damit die Zusammensetzung verfälscht wird. Bei einer Venenpunktion kann ohne weiteres auch ein frischer Tropfen des *Venenblutes* für die Anfertigung von Blutausstrichen verwendet werden.

## Anfertigung der Ausstriche

Heute werden fast ausschließlich *Objektträgerausstriche* angefertigt und untersucht. Als Ausstrichgläschen verwendet man die gewöhnlichen Zählkammer-Deckgläschen oder besser die von UNDRITZ (1959) beschriebenen speziellen Ausstrichgläschen. Sie müssen planparallel, rechtwinklig und scharfkantig geschliffen sein. Man arbeitet heute allgemein nach der von JANCSÓ (1896) beschriebenen Methode des nachgezogenen Bluttropfens. Das Blut soll mit der Fläche, ganz

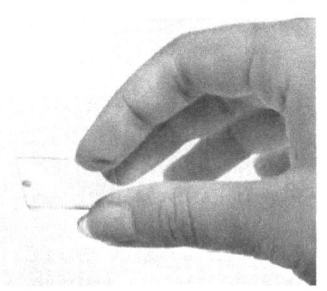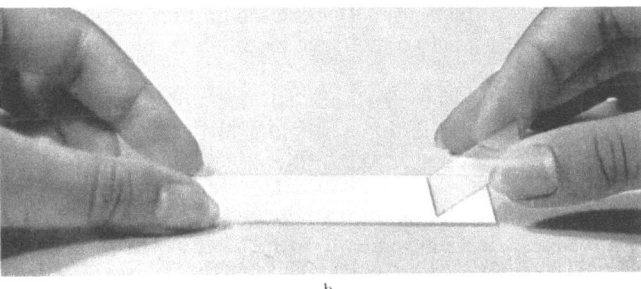

a                                                    b

Abb. 1a u. b. Herstellung des Objektträgerausstriches. a Abnahme eines Bluttröpfchens mit dem Ausstreich-gläschen; b Ausstreichen. (Nach JANCSO und ROSENBERGER 1896)

an der vorderen Kante abgehoben werden (s. Abb. 1a). Den Objektträger für den Blutausstrich legt man auf einen Tisch, hält ihn mit Daumen und Zeigefinger der linken Hand an einem Ende fest und setzt das Ausstrichgläschen mit seiner vorderen Kante am andern Ende in spitzem Winkel auf, neigt das Gläschen so weit, bis sich das Bluttröpfchen im Winkel hinter dem Ausstrichglas gleichmäßig ausbreitet. Nun wird das Ausstrichgläschen mit gleichmäßigem, leichtem Druck und gleichmäßiger Geschwindigkeit unter Beibehaltung des spitzen Winkels über den Objektträger geschoben, wobei hinter dem Gläschen der Ausstrich entsteht (Abb. 1b).

Es ist zu beachten, daß durch schnelles Ausstreichen die Präparate dicker, durch langsames Ausstreichen dünner werden. Auch der Winkel zwischen Ausstrichgläschen und Objektträger beeinflußt die Dicke der Präparate. Je spitzer der Winkel, je dünner das Präparat. Ausstrichwinkel und Ausstrichgeschwindigkeit sollen so gewählt werden, daß der Tropfen vollständig ausgestrichen ist, bevor man das Ende des Objektträgers erreicht hat. Der Blutausstrich darf die Kanten des Objektträgers nirgends berühren und soll so dünn sein, daß die Erythrocyten dicht nebeneinander und nicht übereinander liegen. Bei Polycythämien muß besonders dünn ausgestrichen werden, bei schweren Anämien etwas dicker als gewöhnlich. Der fertige Ausstrich trocknet rasch und kann nach einigen Minuten gefärbt werden.

Wichtig: Ungefärbte Ausstriche sind vor Fliegen zu schützen und dürfen nicht berührt werden (Objektträger immer an der Kante anfassen). Bei der Herstellung von Blutausstrichen sollte man nicht sprechen, husten oder gar nießen, weil sonst feinste Speicheltröpfchen auf den Objektträger fallen und eine Hämolyse verursachen. Werden Objektträger oder Ausstrichgläschen verwendet, die nicht richtig entfettet sind, so entstehen Löcher (Fenster) im Ausstrich. Die zum Ausstreichen benützte Kante des Ausstrichgläschens muß scharf geschliffen und schartenfrei sein, da sonst ungleichmäßige Ausstriche mit „Fahnen" entstehen.

Die Knochenmarkausstriche werden entweder als Bröckelausstriche nach PAPPENHEIM (1899), SCHLEICHER (1945) und BRINKMAN (1950) oder als Quetschpräparat nach GRAWITZ (1902) und NEUMANN (1869) oder mit der kombinierten Technik nach UNDRITZ (1959) angefertigt. Nähere Angaben sind im Kapitel „Das Knochenmark" beschrieben.

Die noch von ROBERT KOCH (1877) eingeführte Technik des *Deckglas-Ausstriches* wird heute kaum mehr ausgeübt. Man faßt ein Deckglas an seinen Kanten mit trockenen Fingerspitzen an, nimmt damit einen Tropfen des Blutes ab, legt es vorsichtig und leicht auf ein zweites Deckglas. Das Blut läuft nun in dünner Schicht auseinander. Gerade ehe der Tropfen sich vollständig ausgebreitet hat, faßt man die beiden Deckgläser an den gegenüberliegenden Ecken mit Pinzetten vorsichtig an und zieht sie ziemlich rasch, vor allem aber gleichmäßig horizontal auseinander.

Eine weitere Technik ist der von ROSS (1907) und SCHILLING (1920) eingeführte *dicke Tropfen*. Mit der Mitte eines Objektträgers wird ein größerer Bluttropfen von der Fingerkuppe abgehoben und mit der Ecke eines anderen Objektträgers auf ca. 15—20 mm Durchmesser ausgebreitet und gut getrocknet. Nach dem vollständigen Trocknen bedeckt man den Bluttropfen mit wenig Leitungswasser, das sich alsbald rotfärbt. Es wird abgegossen und noch 1—2mal durch frisches Wasser ersetzt, bis sich die Wassertropfen nicht mehr färben. Danach wird die Färbung durchgeführt.

## Fixieren

Unter Fixieren versteht man jene vorbereitende Eiweißcoagulation des Zellinhaltes, die die Hämolyse verhindert und die nachfolgende Färbung ermöglicht. In der Hämatologie werden physikalische und chemische Färbemethoden angewendet. Die physikalische Methode, die *Hitze-Fixation* ist historisch und wird heute nur noch in Ausnahmefällen angewendet. Als chemisches Fixationsmittel hat sich heute in allererster Linie das *Methanol* durchgesetzt. Bei Spezialfärbungen und cytochemischen Methoden werden aber auch absoluter Äthylalkohol, Ätheralkohol, Aceton, Formol, *Osmiumsäure* und andere Fixationsmittel verwendet. Letztere besonders in der elektronischen Präparationstechnik. Es ist von größter Wichtigkeit, daß das Fixierungsmittel alle Zellen des Präparates vollständig durchdringt. Bei den normalen dünnen Blutausstrichen liegen die einzelnen Zellen nebeneinander. Die Dicke des Präparates beträgt höchstens 2 $\mu$m, die Methanolfixation ist in wenigen Sekunden durchgeführt. Bei Knochenmark-Bröckelausstrichen können mitunter Zellen in mehreren Schichten übereinander liegen, weswegen dort eine wesentlich längere Fixationszeit eingehalten werden muß.

## Betrachtungen des Präparates

Die am meisten geübte mikroskopische Untersuchungstechnik der hämatologischen Präparate ist die *Hellfeld-Durchlichttechnik,* und zwar meistens mit einem Immersionsobjektiv. Es ist vorteilhaft, wenn man zum Durchmustern des Präparates eine möglichst kleine Vergrößerung und zum Beurteilen der einzelnen Zellen eine größere Vergrößerung benützen kann, was am besten mit der wechselweisen Benützung eines 40iger und eines 100er Immersionsobjektives erreicht werden kann. Für die visuellen Untersuchungen sind die einfachen Achromaten in jeder Hinsicht ausreichend. Für mikrophotographische Zwecke verwende man Planobjektive, für Farbentnahmen möglichst Fluorite oder noch besser Apochromate. Zu beachten ist, daß die nützliche Gesamtvergrößerung (gleich ob bei der visuellen Beobachtung oder der Mikrophotographie) den tausendfachen Wert der Apertur des Objektives niemals überschreiten soll.

Die *Phasenkontrast-Mikroskopie* wird besonders zur Beobachtung der lebenden Zelle, z. B. in der Zellkultur, herbeigezogen (RIND 1958). Eine neuerdings vorgeschlagene Technik ist die sog. „*Reflexmikroskopie*" (WESTPHAL 1963), während die *polarisationsmikroskopische* und *interferenzmikroskopische* Technik in der Hämatologie noch wenig Anwendung findet. Die *fluorescenzmikroskopischen* (KOSENOW 1956) und *mikrospektralphotometrischen* Untersuchungsmethoden sind im Kapitel „Cytochemie" abgehandelt. Die *elektronenmikroskopischen* Beobachtungen geben über Lichtmikroskopie nicht wahrnehmbarer Zellstrukturen Aufschluß und sind im Kapitel „Allgemeine Morphologie" der Zelle besprochen.

## Färbung

Zur Anfärbung der hämatologischen Präparate werden heute ausschließlich organische Farbstoffe verwendet. Eine sehr ausführliche Zusammenstellung aller mikroskopischen Farbstoffe der verschiedenen Färbetheorien gibt HARMS (1959). Wir unterscheiden in der Hämatologie unter den sog. „*panoptischen*" *Färbemethoden* (die wichtigsten Methoden sind auf den folgenden Seiten beschrieben), die die allgemeine Differenzierung der hämatologischen Präparate ermöglichen und den *Spezialfärbungen.* Es wird heute eigentlich nurmehr die Reticulocytenfärbung zu den Färbemethoden gezählt, während andere, wie z. B. die Kernfärbungen nach STOCKINGER und KELLER, oder nach UNDRITZ, die Granulafärbung nach ALTMANN und SCHRIDDE, die Anfärbung der basophilen Granula nach UNDRITZ, die Methylgrün-Pyraninfärbung, die Sudanfärbung und die Fluorescenzfärbung zu den cytochemischen Methoden gezählt werden und auch dort besprochen sind. Dasselbe gilt auch für die in ihren Ergebnissen noch keineswegs bestätigte Methode von RAUCHENBERG (1960/61).

# II. Spezielles

## Jenner-May-Grünwald-Färbung

(JENNER, 1899; MAY und GRÜNWALD 1902)

**Prinzip.** Die lufttrockenen Ausstriche werden mit, in reinem Methanol gelösten, Eosin-Methylenblau übergossen, mittels dieser Lösung fixiert und angefärbt, wobei der Färbeeffekt durch vorsichtiges Spülen verstärkt wird.

**Lösungen** (in Klammer die Vorschrift von May-Grünwald 1904). Gleiche Teile einer 1,2(0,1)%igen wäßrigen Eosinlösung und einer 1(0,1)%igen wäßrigen Methylenblaulösung werden gemischt, einen (einige) Tage stehen gelassen, der Niederschlag filtriert, gewaschen und getrocknet und dann zu 0,5% (bis zur Sättigung) in Methanol gelöst. Die Lösung (pH $\approx$ 7,5) ist fertig erhältlich: Jenner's stain (20395 Chroma; 516 Gurr; 9797 Hopkin & Williams); May-Grünwald-Lösung (20447 Chroma; 63590 Fluka; 527 Gurr; R 912 Hellige; 9807 Hopkin & Williams; 1352 Merck). Die Lösung ist unbegrenzt haltbar.

**Arbeitsvorschrift.** Das lufttrockene Präparat wird in eine, die Färbelösung enthaltende Cuvette getaucht, oder auf der Färbebank mit der Lösung übergossen. Nach 1—3 (2) min wird vorsichtig etwa 10 sec mit destilliertem Wasser gespült. Bei Zimmertemperatur trocknen.

**Ergebnis** siehe Abb. 4. Da es im Handel sowohl die Jennersche als auch die May-Grünwald-Lösung nebeneinander angeboten werden, sind sie in der Abb. 4 besonders berücksichtigt, obgleich das Ergebnis naturgemäß praktisch identisch ist. Alleine wird die Jenner-May-Grünwald-Lösung kaum noch verwendet.

**Bemerkungen.** May und Grünwald lösen später (1904) 1% Farbstoff in 2 Teilen Methanol und 1 Teil Glycerin; 2 min fixieren und färben, danach die gleiche Menge destilliertes Wasser zufügen, mischen und 5—15 min einwirken lassen, am Ende mit destilliertem Wasser differenzieren, bis der Ausstrich rosafarben erscheint.

## Leishman-Färbung
### (Leishman 1901)

**Prinzip.** Das lufttrockene Präparat wird mit der Farblösung, die hitzepolychromatisiertes Methylenblau-Eosin in Methanol enthält, fixiert und anschließend durch Wasserzugabe gefärbt.

**Lösung.** Eine mit 0,5% Natriumcarbonat versetzte wäßrige 1%ige Methylenblaulösung wird 12 Std auf 65° C erhitzt, dann 10 Tage bei Zimmertemperatur stehen gelassen. Gleich viel 0,1% wäßriger Eosinlösung (BA extra) zugeben, 6—12 Std immer wieder umrühren, dann den Niederschlag filtrieren, waschen und zu 0,15% in reinem Methanol lösen. Der Farbstoff ist unbegrenzt, die Lösung (pH $\approx$ 6,8) monatelang haltbar. Der Farbstoff (161 Gurr; 9630 Hopkin & William, 1350 Merck) und die Lösung (519 Gurr; R 908 Hellige; 9798 Hopkin & William) ist fertig erhältlich.

**Arbeitsvorschrift.** Das lufttrockene Präparat wird auf der Färbebrücke mit 3—4 Tropfen Lösung bedeckt, $^1/_2$ min hin- und hergeschwenkt, dann werden 6—8 Tropfen destilliertes Wasser zugegeben, gut vermischt und 5 min stehengelassen. Mit destilliertem Wasser spülen, dieses noch 1 min auf dem Präparat gelassen, danach bei Zimmertemperatur trocknen.

**Ergebnis** siehe Abb. 4.

**Bemerkungen.** Diese Färbemethode wird in der hämatologischen Technik in britischen Ländern angewendet.

## Wright-Färbung
### (Wright 1902)

**Prinzip.** Der lufttrockene Ausstrich wird mit der Farblösung, die durch Alkali- und Hitzeeinwirkung polychromatisiertes Methylenblau-Eosin in Methanol gelöst enthält, fixiert und anschließend durch Wasserzugabe gefärbt.

**Lösung.** Eine mit 0,5% Natriumcarbonat versetzte 1%ige wäßrige Methylenblaulösung wird 1 Std im Autoklaven erhitzt, danach im Wasserbad auf Zimmertemperatur abgekühlt. Es wird dann so lange 0,1% wäßrige Eosinlösung (wasserlöslich, gelblich) zugegeben (etwa bis 5:1), bis das Gemisch purpurfarben wird, eine metallisch glänzende Haut auftritt und sich ein Niederschlag bildet. Der Niederschlag wird filtriert und getrocknet und bis zur Sättigung (0,3%) in Methanol gelöst, die Lösung wird filtriert und es wird noch $1/_4$ Teil reines Methanol zugegeben. Die Lösung (pH $\approx$ 7,5) ist unbegrenzt haltbar, sie kann fertig bezogen werden (20855 Chroma; 602 Gurr; R 948 Hellige; 9895 Hopkin & William; 383 Merck).

**Arbeitsvorschrift.** Die lufttrockenen Präparate werden auf der Färbebank mit der Lösung bedeckt, nach 1 min tropfenweise destilliertes Wasser zugeben, bis sich auf der Oberfläche eine metallisch glänzende Haut bildet, 2—3 min einwirken lassen. Mit destilliertem Wasser spülen, bis die ursprünglich bläulich angefärbten Erythrocyten einen rosa Farbton annehmen. Bei Zimmertemperatur (zwischen Fließpapier) trocknen.

**Ergebnis** siehe Abb. 4.

**Bemerkungen.** Es handelt sich um eine Weiterentwicklung der Leishman-Färbung, welche eine Modifikation der Jenner-Färbung war. Es ist vorteilhaft, das bei der Färbung benützte Wasser auf pH 6,2—6,4 zu puffern. Diese Färbemethode ist die am meisten gebrauchte Routinemethode in Amerika.

## Giemsa-Färbung
### (GIEMSA 1904)

**Prinzip.** Die alkoholfixierten Präparate werden mit einer Methylenazur-Methylenblau-Eosin-Lösung gefärbt.

**Lösung.** 3 g Azur II-Eosin und 0,8 g Azur II (= Methylenazur und Methylenblau) werden bei 60° C in 250 ml Glycerin gelöst und dann die gleiche Menge ebenso vorgewärmtes Methanol zugegeben. Nachdem die Lösung 1 Tag bei Zimmertemperatur gestanden hat, wird filtriert. Die so konzentrierte Lösung (pH $\approx$ 8) ist unbegrenzt haltbar, sie kann fertig bezogen werden (20310 Chroma; 48900 Fluka; 482 Gurr; R 891 Hellige; 9770 Hopkin & William; 9204 Merck).

**Arbeitsvorschrift.** Die mit Äthanol oder Methanol fixierten Präparate werden mit einer frisch verdünnten (1 Tropfen Lösung pro 1 ml auf 30—40° C vorgewärmtes frisches bidestilliertes Wasser) Giemsa-Lösung übergossen, nach 10 bis 15 min wird gespült und getrocknet.

**Ergebnis** siehe Abb. 4. An dieser Stelle soll kurz darauf hingewiesen werden, daß die spezifische Granulation der Blutbasophilen durch Fixieren mit reinem Methanol herausgelöst wird. Deswegen finden wir bei der Original Giemsa-Färbung die Basophilen ungranuliert. Bei allen anderen hier besprochenen Methoden wird zum Fixieren ein mit Farbstoffen und Elektrolyten weitgehend gesättigtes Methanol verwendet, dadurch werden die basophilen Granula bei diesen Methoden erhalten (UNDRITZ 1952, BOROVICZÉNY 1962).

**Bemerkungen.** Das zur Verdünnung benutzte Wasser muß streng neutral (oder auf pH 7,1—7,2 gepuffert) sein. Besonders schöne Ergebnisse können erzielt werden, wenn man die Präparate auf Zündhölzer in eine Petrischale legt und 24 Std mit stark verdünnter Lösung unterschichtet.

## Kombinierte May-Grünwald-Giemsa-Färbung nach PAPPENHEIM
### (PAPPENHEIM 1908)

**Prinzip.** Das lufttrockene Präparat wird nach JENNER-MAY-GRÜNWALD fixiert und gefärbt, dann auch noch nach der Methode LEISHMAN-GIEMSA gefärbt.

**Lösungen.** May-Grünwald-Lösung und Giemsa-Lösung (s. dort).

**Arbeitsvorschrift.** Die lufttrockenen Präparate werden mit May-Grünwald-Lösung bedeckt, nach 3 min wird die gleiche Menge destilliertes Wasser tropfenweise zugegeben, gut mischen, 1 min einwirken lassen, dann abgießen (nicht spülen) und die Präparate mit einer frischverdünnten Giemsa-Lösung bedecken. Nach etwa 15 min spülen, bis das Präparat eine Rosafärbung annimmt, bei Zimmertemperatur trocknen.

**Ergebnis** siehe Abb. 4.

**Bemerkungen.** Diese Methode ist eine der am weitesten verbreiteten panoptischen Methoden in der Hämatologie.

## Schnellfärbemethode nach Boroviczény-Csemniczky
### (Boroviczény 1961)

**Prinzip.** Das lufttrockene Präparat wird erst in einer leicht alkalischen methanolischen Toluidinblau-Safraninlösung fixiert und gefärbt, dann erfolgt die Differenzierung und Gegenfärbung in einer leicht sauren Eosinlösung.

**Lösungen.** a) 1 g sekundäres Kaliumphosphat, 0,5 g primäres Kaliumphosphat, 1 g Toluidinblau, 0,5 g Safranin und 0,1 g Cialit werden in 1 Liter 80% Methanol gelöst (pH $\approx$ 8,6).

b) 0,5 g sekundäres und 2,5 g primäres Kaliumphosphat, sowie 1 g Eosin und 0,1 g Cialit werden in 1 Liter destilliertes Wasser gelöst (pH $\approx$ 6,2). Beide Lösungen sind unbegrenzt haltbar und können fertig bezogen werden (15 640 und 15 650 Fluka).

**Arbeitsvorschrift.** Das lufttrockene Präparat wird erst in der die Lösung a) enthaltenden Cuvette 7—8 sec hin- und hergeschwenkt, dann in destilliertes Wasser gespült, dann in die Lösung b) enthaltenden Cuvette ganz kurz (1 sec) gefärbt, nochmals mit Wasser gespült und bei Zimmertemperatur getrocknet (s. Abb. 2a—e).

**Ergebnis** siehe Abb. 4. Auch das Ergebnis dieser neuerdings vielfach verwendeten Methode entspricht weitgehend dem gewohnten Bild der bisher besprochenen Methoden. Bemerkenswert ist die vorteilhafte Abweichung des Färbeergebnisses bei den lymphatischen Elementen, wodurch eine bessere Differenzierung ermöglicht wird (Boroviczény 1962, 1963).

**Bemerkungen.** In der Lösung a) können die Präparate beliebig lange belassen werden, es tritt keine Überfärbung auf. Da die Lösung b) nicht nur färbt, sondern auch differenziert, verblaßt beim Überschreiten der angegebenen Zeit die Kernfärbung. In diesem Falle kann die ganze Färbung ohne Vorbehandlung wiederholt werden. Die Cuvetten müssen sofort nach der Entnahme der Präparate zugedeckt werden, da sonst in der Lösung a) Methanol verdunstet und die Blutbilder nicht einwandfrei fixiert werden. Die Methode wird wegen ihrer besonderen Einfachheit und Schnelligkeit, die alle anderen Methoden weit übertrifft, besonders geschätzt (Csemniczky und Czigler 1962; Rey und Schimke 1963).

## Brillantkresylblaufärbung nach Heilmeyer und mit der Levaditi-Technik
### (Heilmeyer 1931; Levaditi 1901)

**Prinzip.** Die Substantia granulo-filamentosa der Erythrocyten wird mit Brillantkresylblau supravital angefärbt.

**Lösungen.** In physiologischer Kochsalzlösung wird 1% Brillantkresylblau gelöst.

Zur Levaditi-Technik benötigt man alkoholische Brillantkresylblaulösung (1%). Zur Nachfärbung wird Methanol (oder Jenner-May-Grünwald-Lösung) und Giemsa-Lösung benötigt.

**Arbeitsvorschrift.** 0,1 ml Blut und 0,025 ml Brillantkresyllösung werden in einem ausgehöhlten Paraffinblöckchen für 15—40 min in eine feuchte Kammer

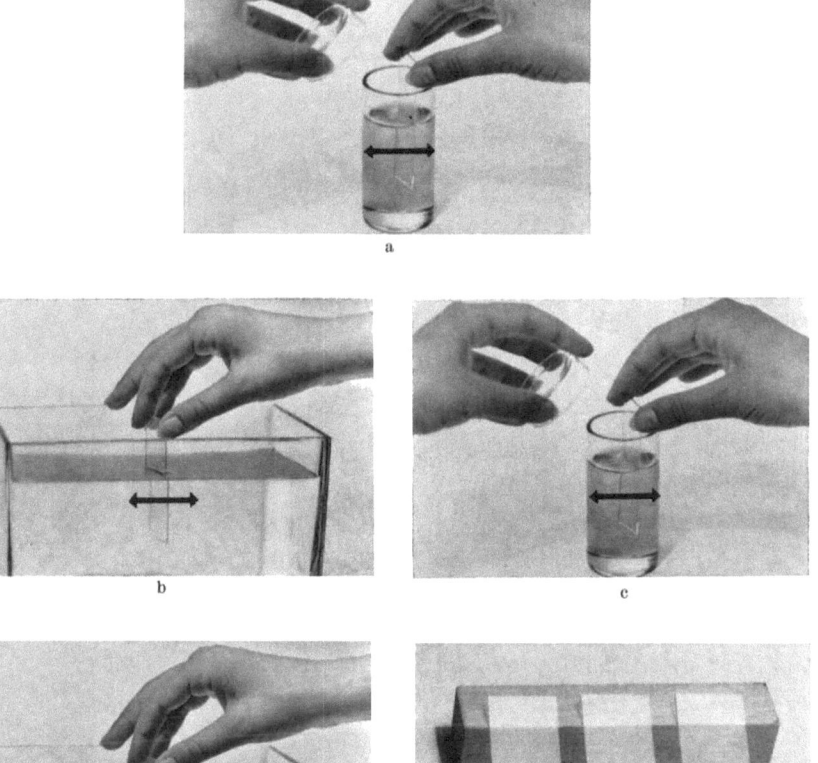

Abb. 2a—e. Schnellfärbemethode. a 7—8 sec fixieren und färben in der blauen Lösung; b kurz spülen; c ganz kurz (max. 1 sec) gegenfärben in der roten Lösung; d sofort nochmals kurz spülen; e bei Zimmertemperatur trocknen (Nach BOROVICZÉNY und CSEMNICZKY 1955)

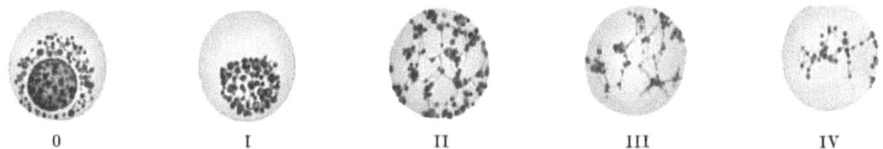

Abb. 3. 0—IV. Ergebnis der Reticulocytenfärbung nach HEILMEYER-CORTGIESE (Nachfärbung: GIEMSA). Reticulocyten verschiedenen Reifegrades. (Nach HEILMEYER-BEGEMANN 1955)

gebracht, danach wird mit der Mischung ein Objektträgerausstrich angefertigt, dieser getrocknet und nach GIEMSA oder nach MAY-GRÜNWALD-GIEMSA fixiert und gefärbt.

| Färbemethode | Zellart | | | | |
|---|---|---|---|---|---|
| | Neutrophile | | | Eosinophile | Basophile |
| | Promyelocyten | Segmentkernig | | | |
| | | normal | toxisch granuliert | | |

JENNER

MAY-GRÜNWALD

LEISHMAN

WRIGHT

GIEMSA

PAPPENHEIM MAY-GRÜNWALD-GIEMSA

BOROVICZÉNY CSEMNICZKY

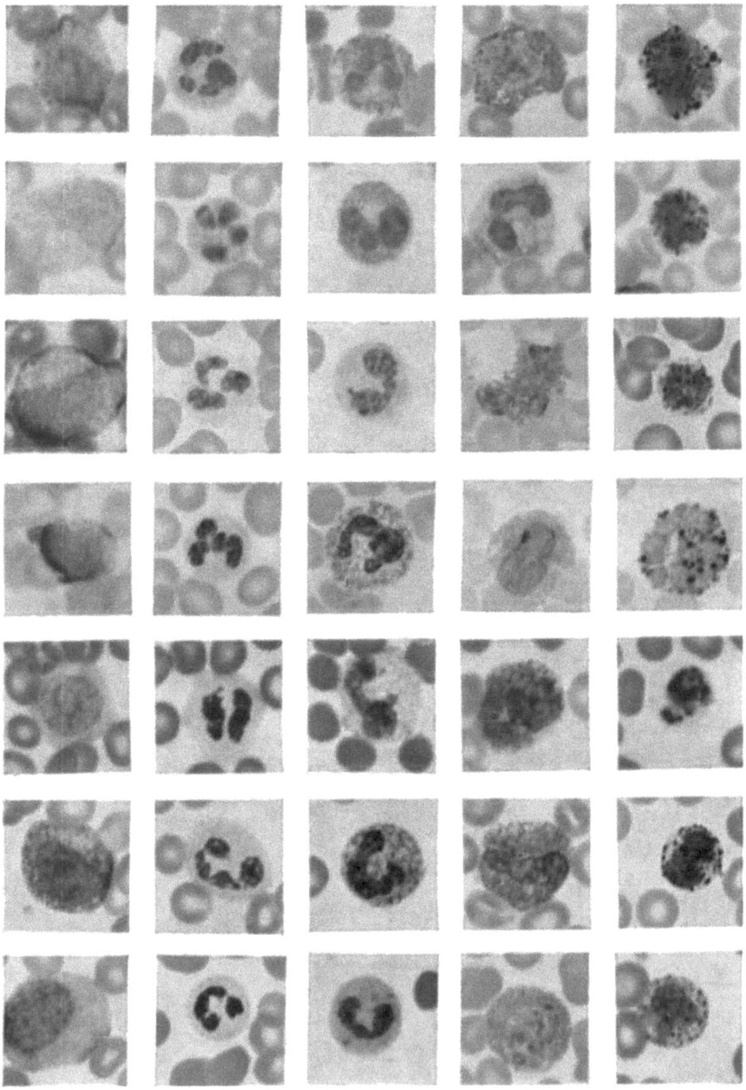

Abb. 4. Ergebnis der Blutbildfärbung mit den Methoden nach JENNER, MAY-GRÜNWALD,

Bei der Levaditi-Seyfarth-Technik läßt man einen Tropfen alkoholische Brillantkresyllösung am Objektträger eintrocknen (haltbar); 2—3 Bluttropfen werden auf den präparierten Objektträger gebracht, mit Hilfe eines zweiten (u. U. ebenfalls präparierten) Objektträgers gut mit dem Farbstoff vermischt (indem man die Objektträger öfters aufeinanderlegt und wieder abhebt),

| Zellart | | | | |
| --- | --- | --- | --- | --- |
| Monocyten | Lymphocyten | | Normoblasten | Plättchen |
| | große | kleine | | |

LEISHMAN, WRIGHT, GIEMSA, PAPPENHEIM und BOROVICZÉNY-CSEMNICZKY

dann wird das Blut mit einem Ausstrichgläschen zusammengekratzt und auf einen sauberen Objektträger ein Ausstrich angefertigt, der dann ebenfalls nach GIEMSA, MAY-GRÜNWALD oder BOROVICZÉNY-CSEMNICZKY fixiert und ange-färbt wird.

**Ergebnis** siehe Abb. 3.

Tabelle 1. *Die wichtigsten mikroskopischen Farbstoffe und deren Bezugsquellen*
(Boroviczény: Färbemethoden)

| Name (Synonyma) des Farbstoffes | Nummer bei | | Mol.-Gewicht | Löslichkeit in | | Bestellnummern bei einigen größeren Firmen für mikroskopische Farbstoffe: | | | | | |
| --- | --- | --- | --- | --- | --- | --- | --- | --- | --- | --- | --- |
| | Colour Index | Schultz | | Wasser | Äthanol | Chroma | Fluka | Gurr | Hellige | Hopkin & William | Merck |
| Azur A (Dimethylthionin) | 52005 | | 291,8 | keine | | 10170 | | 44 | R-763 | 9572 | |
| Azur B (Trimethylthionin) | 52010 | | 305,9 | gut | | 10175 | | 45 | R-764 | 9573 | |
| Azur C (Monomethylthionin) | | | 277,8 | | | 10180 | 11680 | 46 | R-765 | | |
| Azur I (Methylenazur, Gemisch aus Azur A+B+C, hauptsächlich Azur B) | | 1039 | Gemisch | gut | wenig | | | | | | 9211 |
| Azur II (Azur I+Methylenblau) | | | Gemisch | gut | wenig | 10155 | 11660 | 41 | R-766 | 9568 | |
| Azur II-Eosin (eosinsaures Azur II) | | | Gemisch | keine | gut | 10160 | 11670 | 42 | R-767 | 9569 | |
| Azurgemisch (Azur II+eosinsaures Azur II) | | | Gemisch | | | 10165 | 11690 | 43 | | 9574 | |
|   nach Giemsa | | | | | 0,5% | 10185 | 11706 | 139 | R-797 | 9618 | 9203 |
|   nach Leishman | | | | | 0,8% | 10680 | | 161 | R-806 | 9630 | 1350 |
|   nach Wright | | | | | | 10690 | | 313 | R-855 | 9696 | 9278 |
| Brillantkresylblau | 51010 | 992 | 289,7 | 2% | 0,5% | 10310 | 16030 | 61 | R-773 | 9582 | 1280 |
| Eosin gelblich (Eosin Y) | 45380 | 881 | 691,9 | 44% | 2% | 10660 | 45240 | 108 | R-787 | 9607 | 1345 |
| Eosinsaures Methylenblau (Methylenblau-Eosin) | | | 1214,6 | 0,02% | 0,5% | | | | | | |
|   nach Jenner | | | | | | 10675 | 45250 | 158 | R-805 | 9636 | 1352 |
|   nach May und Grünwald | | | | | | 10685 | | 173 | R-811 | 9628 | |
| Methylenblau (Tetramethylthionin) | 52015 | 1038 | 319,9 | 3% | 1,5% | 11050 | 66720 | 183 | R-820 | 9638 | 1283 |
| Safranin O (Safranin T) | 50240 | 967 | Gemisch | 2% | 2% | 11500 | 84120 | 273 | R-846 | 9673 | 1282 |
| Toluidinblau O | 52040 | 1041 | 305,8 | 3% | 0,5% | 11645 | 89640 | 298 | R-853 | 9688 | 1273 |

Erläuterungen: Colour Index = Rowe, F. N. (ed.): Colour Index, 2. ed. (Soc. Dyers and Colourists, 1956). — Schultz = G. Schultz: Farbstofftabellen, 7. Aufl. (Akademie Verlag, Leipzig 1931). — Chroma = Chroma Ges., 7 Stuttgart-Untertürkheim, Hindelangerstr. 19 (Kalalog M 10). — Fluka = Fluka AG, CH 9470 Buchs; SG (Schweiz) (Katalog 6, 1966). — Gurr = G. T. Gurr Ltd., London SW 6, 136;144 New Kings Road (Katalog J, 1964). — Hellige = Hellige Inc., Garden City/N-Y. (USA), 877 Stewart Ave (Katalog 60). — Hopkin & William = Hopkin & William Ltd., Chadwell Heath/Essex (England), Freshwater Rd. (Katalog 1964). — Merck = E. Merck AG, 61 Darmstadt, Frankfurter Str. 250 (Katalog 1963/64).

Es sei ausdrücklich darauf hingewiesen, daß die Angaben über die Bestellnummern (bei den Farbstofflösungen im Text und den Farbstoffsubstanzen hier in der Tabelle) der genannten 6 Firmen nur bedeutet, daß uns die Kataloge und z. T. die Farbstoffe und Lösungen dieser Firmen bekannt waren. Andere Firmen liefern sicherlich genauso gute Farbstoffe und Lösungen.

Wir haben die hier angegebenen Vorschriften alle ausprobiert, indem wir im Reagentienlabor der Med. Univ.-Klinik Freiburg/Br. (E. KRAUS) die Färbelösungen gemäß den hier angegebenen Rezepten anfertigen ließen und dann mit diesen Lösungen, aber auch mit von den angegebenen Firmen fertig bezogenen Lösungen die Färbungen durchführten, das Ergebnis dieser Versuche ist in Abb. 4 wiedergegeben. Diese Abbildung soll einen Vergleich der verschiedenen gebräuchlichen panoptischen Färbemethoden ermöglichen. Es wurden von einer gesunden Person, und von je einem Patienten mit einer chronischen Myelose und mit einer hämolytischen Anämie einige Blutausstriche angefertigt und diese Ausstriche anschließend nach den verschiedenen Methoden gefärbt. Die segmentkernigen Neutrophilen, die Monocyten und Lymphocyten, sowie die Plättchen wurden vom Blutbild der gesunden Person photographiert, die Promyelocyten, Eosinophilen, Basophilen und Normoblasten von der chronischen Myelose, die toxisch granulierten neutrophilen Segmentkernigen von der hämolytischen Anämie.

## Literatur

**Badertscher, J. A.:** Staining fibrin network in blood smears. Stain Technol. **27**, 217—220 (1952). — **Bell, W. H.:** A note regarding the use of Wright stain. Amer. J. clin. Path. **20**, 900 (1950). — **Boroviczény, K. G. v.:** Neue hämatologische Schnellfärbemethode, für den praktischen Arzt. Schweiz. med. Wschr. **91**, 1195f. (1961). ~ Eine hämatologische Schnellfärbemethode. Folia haemat. (Frankfurt), N. F. **6**, 424—429 (1962). ~ Eine neue hämatologische Schnellfärbemethode. Ther. Mh. (Mannheim) **13**, 156—170 (1963). — **Boroviczény K. Gy.,** és **Csemniczky F.:** Uj vérképgyorsfestési eljárás. Legf. Ert. Budapest **3**, 5f. (1955). — **Brecher, G.:** New methylenblue as reticulocyte stain. Amer. J. clin. Path. **19**, 895f. (1949). — **Brinkmann, E.:** Zur Technik des Knochenmarkausstriches. Med. Welt **1950**, 29f.

**Case, W. T.:** Complete method for consistent blood staining. Amer. J. med. Technol. **16**, 74—77 (1950). — **Csemniczky, F.,** u. **S. Cziegler:** Ein Schnellfärbeverfahren für frische Gefrier-(Kryostat-) und Paraffinschnitte. Mikroskopie **17**, 241—245 (1962).

**Fuccillo, D. A.:** Modified Wright's stein. Med. Techn. Bull. **8**, 25f. (1957).

**Giemsa, G.:** Eine Vereinfachung und Vervollkommnung meiner Methylazur-Methylenblau-Eosin-Färbemethode. Zbl. Bakt., I. Abt. Orig. **37**, 308—311 (1904). ~ Zur Praxis der Giemsafärbung. Zbl. Bakt., I. Abt. Orig. **91**, 343—346 (1924). — **Grawitz, E.:** Klinische Pathologie des Blutes, 2. Aufl. Berlin: Enslin 1902. — **Groß, R.:** Einiges zur May-Grünwald-Giemsa-Färbung von Blut- und Organausstrichen. Medizinische **1952**, 540—542.

**Harms, H.:** Handbuch der Farbstoffe für die Mikroskopie. Kamp-Lintfort: Staufe 1959. Mit außerordentlich reichhaltigem Literaturverzeichnis. — **Heckner, F.,** u. **A. Marsch:** Klinisch-hämatologische Untersuchungen zur basophilen Punktierung der Erythrozyten. Medizinische **1954**, 1302. — **Heilmeyer, L.:** Blutfarbstoffwechselstudien. Dtsch. Arch. klin. Med. **171**, 123—153 (1931). — **Heilmeyer, L.,** u. **H. Begemann:** Atlas der klinischen Hämatologie und Zytologie. Berlin-Göttingen-Heidelberg: Springer 1955. — **Heilmeyer, L.,** u. **A. Oortgiese:** Verbesserte Methode zur gleichzeitigen Zählung von Reticulocyten und Thrombocyten. Zbl. inn. Med. **55**, 737—740 (1934). — **Hittmair, A.:** Die Färbung der Trockenpräparate. In: Hirschfeld-Hittmair's Handbuch der allgemeinen Hämatologie, Bd. II/1, S. 125—168. Wien: Urban & Schwarzenberg 1933.

**Jancsó, M.,** u. **M. Rosenberg:** Blutuntersuchungen der im Jahre 1894 vorgekommenen Malariafälle. Dtsch. Arch. klin. Med. **57**, 449—522 (1896). — **Jenner, L.:** A new preparation for rapidly fixing and staining blood. Lancet **1899 I**, 370f.

**Klare, K.-H.:** Methode und Ergebnisse der hämatologischen Schnellfärbemethode nach Boroviczény. Vortr. Symp. Hämat. 17./18. 4. 1964 Rostock. — **Koch, R.:** Verfahren zur Untersuchung, zum Conservieren und Photographieren der Bacterien. Beitr. Biol. Pflanz. **2**, 399—434 (1877). — **Kosenow, W.:** Lebende Blutzellen im Fluoreszens- und Phasenkontrastmikroskop. Basel: S. Karger 1956. — **Kroll, W.:** Die Entwicklung der hämatologischen Färbemethoden. Diss. Freiburg/Br. 1965.

**Leishman, W. B.:** Simple and rapid method of producing Romanowsky staining in malarial and other blood films. Brit. med. J. **1901 II**, 757f. — **Lennert, K.:** Zur Praxis der pathologisch-anatomischen Knochenmarksuntersuchung. Frankfurt. Z. Path. **63**, 267 (1952). — **Levatidi, C.:** Un cas de leucémie myélogene. J. Physiol. Path. gén. **3**, 424—438 (1901).

**May, R.,** u. **L. Grünwald:** Über Blutfärbungen. Zbl. inn. Med. **23**, 265—270 (1902). ~ Beiträge zur Blutfärbung. Dtsch. Arch. klin. Med. **79**, 468—497 (1904).

**Neumann, E.:** Über die Bedeutung des Knochenmarkes für die Blutbildung. Arch. Heilk. 10, 68—102 (1869).

**Pappenheim, A.:** Vergleichende Untersuchungen über die elementare Zusammensetzung des tothen Knochenmarkes einiger Säugethiere. Virchows Arch. path. Anat. 157, 19—76 (1899). ~ Panoptische Universalfärbung für Blutpräparate. Med. Klin. 4, 1244 (1908). — **Propp, S.:** An improved technic of bone marrow aspiration. Blood 6, 585—599 (1951).

**Rauchenberg, M.:** Der Erythrozyt und Erythroblast im Licht einer neuen Färbemethode. Folia haemat. (Lpz.) 77, 396—436 (1960); 78, 150—204 (1961). — **Reich, C.:** Modified Wright's stain. Amer. J. clin. Path. 24, 881 (1954). — **Rey, W., u. K. Schimke:** Erfahrungen mit der panoptischen Schnellfärbemethode nach Boroviczény. Med. Klin. 45, 1833—1835 (1963). — **Rind, H., u. F. Otto:** Die Phakopräparatfärbung. Folia haemat. (Lpz.) 72, 113—123 (1954). — **Rind, H.-J.:** Atlas der Phasenkontrasthämatologie. Berlin: Akademieverlag 1958. — **Ross, C.:** Two modifications of the Leishman stain. J. med. Res. 15, 435—438 (1907). — **Rove, F. N.** (ed.): Colour index, 2. ed. (Soc. Dyers and Colourists 1956).

**Schilling, S. J.:** An aid in making better Wright's blood stains. J. Amer. vet. med. Ass. 130, 509 (1957). — **Schilling, V.:** Anleitung zur Diagnose im dicken Tropfen. Jena: Gustav Fischer 1920. — **Schleicher, E. M.:** Method for making imprints and direct smears from gross marrow units. Amer. J. clin. Path. 9, 8f. (1945). — **Schultz, G.:** Farbstofftabellen, 7. Aufl., I—II 1931; Ergänzungsband I 1934; Ergänzungsband II 1939. Leipzig: Akademieverlag. — **Silvermann, J.:** Stain for granules in normal human erythrocytes. J. Lab. clin. Med. 46, 885—887 (1955).

**Undritz, E.:** Die Brauchbarkeit der Granulozytenfärbung im Trockenpräparat nach Hirschfeld: Folia haemat. 56, 185—188 (1936). ~ Hämatologische Tafeln, 2. Aufl. Basel: Sandoz 1952. ~ Herstellung von Blut- und Knochenmarkausstrichen. Triangel (Basel) 4, 36—40 (1959).

**Vromann, L.:** Texchrome siluette staining for platelets. Amer. J. clin. Path. 19, 681—684 (1949).

**Watts, R. H.:** Selective staining of eosinophil leucocytes in blood films. Stain Technol. 28, 159 (1953). — **Westphal, A.:** Einführung in die Reflexmikroskopie. Stuttgart: Georg Thieme 1963. — **Wright, J. H.:** A rapid method for the differential staining of blood films and malarial parasites. J. med. Res. 7, 138—144 (1902).

# Diagnostische Anwendung von Radionukliden in der Hämatologie

Von

## W. Keiderling und P. Pfannenstiel

In der hämatologischen Diagnostik werden radioaktive Substanzen als Indicatoren vor allem zur Bestimmung des Blutvolumens wie zum Nachweis von Blutbildungs- und Blutabbaustörungen benutzt. Bei den verwendeten Spürsubstanzen handelt es sich hauptsächlich um radioaktives Chrom und radioaktiven Phosphor zur Markierung der Blutzellen und der Plasmaproteine, um radioaktives Eisen für ferrokinetische Untersuchungen sowie um mit radioaktivem Kobalt markiertes Vitamin $B_{12}$ zur Diagnostik der perniziösen Anämie (Schillingtest).

## I. Bestimmung des Blutvolumens

Die Bestimmung des Blutvolumens beruht auf der Verdünnung eines Indicators in der Gesamtzahl der zirkulierenden Erythrocyten oder im zirkulierenden Plasma. Da *Farbstoffindicatoren* in exakter Menge schwer zu injizieren sind (Rückstand in der Injektionsspritze), teilweise in das umliegende Gewebe diffundieren, sich an die Capillargefäßwände adsorbieren und vom reticuloendothelialen System phagocytiert werden, fallen bei diesen Methoden (s. S. 25) die Verdünnungsfaktoren und damit die Plasmavolumina meist zu groß aus.

Die indirekte Bestimmung des Gesamtblutvolumens aus dem Plasmavolumen über den peripheren Hämatokrit ist ein weiterer Unsicherheitsfaktor, da infolge unterschiedlichen Gefäßdurchmessers und unterschiedlicher Blutviscosität der periphere Hämatokrit mit dem Ganzkörperhämatokrit nicht identisch ist. Das Verhältnis von Ganzkörperhämatokrit zu peripherem venösem Hämatokrit beträgt im Mittel 0,92. Für eine exakte Bestimmung des Gesamtblutvolumens sollten daher die Volumina von Erythrocyten und Plasma mit zwei verschiedenen *radioaktiven Indicatoren* gleichzeitig unter identischen physiologischen Voraussetzungen bestimmt und dann addiert werden.

## 1. Erythrocytenvolumen

Sechswertiges anionisches Chrom in der Form des Natriumchromat ($Na_2CrO_4$) dringt in die Erythrocyten ein und bindet sich fest an den Eiweißanteil der Zellmembran und des Hämoglobinmoleküls. Dabei wird es zu dreiwertigem Chromchlorid ($CrCl_3$) reduziert. Nach Hämolyse freiwerdendes kationisches $CrCl_3$ vermag die Membran anderer Erythrocyten nicht zu durchdringen.

Mit dem Radionuklid $^{51}Cr$ markiertes $Na_2^{51}CrO_4$ ist daher eine ideale Substanz zur Markierung der Erythrocyten. Infolge hoher spezifischer Aktivität von ungefähr 100 mC $^{51}Cr$/mg Cr sind die chemisch zur Anwendung kommenden Chrommengen so gering, daß sie keine toxischen Nebenwirkungen ausüben. $^{51}Cr$ hat eine günstige physikalische Halbwertszeit von 27,8 Tagen und eine dem radioaktiven Jod ($^{131}J$) ähnliche Gammaenergie von 0,32 Mev, die einen einfachen Nachweis der Gammastrahlung mit einem Szintillationszähler ermöglicht.

Zur ⁵¹Cr-*Markierung* der Patientenerythrocyten werden 50 ml Venenblut in ACD-Stabilisator mit 1—2 μC ⁵¹Cr/kg Körpergewicht versetzt. Nach guter Durchmischung und 30minütiger Inkubation bei 37⁰ C wird das nach dieser Zeit noch im Serum befindliche $Na_2^{51}CrO_4$ zu $^{51}CrCl_3$ durch Zusatz von 50 mg Ascorbinsäure reduziert und das Plasma durch dreimaliges Waschen abgetrennt, um nach Reinjektion der in physiologischer Kochsalzlösung suspendierten ⁵¹Cr-markierten Erythrocyten im Patientenkreislauf einen weiteren unkontrollierten Einbau von ⁵¹Cr in andere Erythrocyten durch das überschüssige nichtreduzierte $Na_2^{51}CrO_4$ zu verhindern. Wegen meßtechnischer Vorteile und einer geringeren Strahlenbelastung des Patienten sollte immer die in vitro-Markierung der in vivo-Methode vorgezogen werden, bei der ca. 400 μC $Na_2^{51}CrO_4$ in größerer Menge langsam intravenös verabreicht werden müssen.

Aus der Verdünnung der injizierten ⁵¹Cr-Menge mit den zirkulierenden Erythrocyten läßt sich das Erythrocytenvolumen einfach berechnen:

$$\text{Erythrocytenvolumen (ml)} = \frac{{}^{51}\text{Cr in 1 ml markierten Erythrocyten}}{{}^{51}\text{Cr in 1 ml Erythrocyten nach Durchmischung}}$$

Da die Durchmischung unter bestimmten Bedingungen wie z.B. bei großer Milz, Dehydratation, Vasoconstriction, Shunts u.a.m. verzögert sein kann, sollten immer mehrere Blutentnahmen während der ersten Stunde nach der Injektion der ⁵¹Cr-markierten Erythrocyten erfolgen. Eine vollständige Durchmischung ist dann erreicht, wenn zwei Blutproben die gleiche ⁵¹Cr-Radioaktivität besitzen.

*Normalwerte:* Männer  27—33 ml Erythrocyten/kg Körpergewicht;

Frauen  23—30 ml Erythrocyten/kg Körpergewicht.

## 2. Plasmavolumen

Dreiwertiges kationes Chrom in der Form von $CrCl_3$ bindet sich durch starke Affinität zur Aminogruppe des Lysins an die Plasmaproteine, ohne deren physiologische Eigenschaften zu verändern. Mit ⁵¹Cr-markiertes Chromchlorid kann daher in einer Dosis von 50—100 μC $^{51}CrCl_3$ durch direkte intravenöse Injektion zur Bestimmung des Plasmavolumens benutzt werden. Es wird dabei das gleiche Prinzip wie bei der Berechnung des Erythrocytenvolumens angewandt. Neuerdings hat sich die Anwendung von mit Radiojod (¹³¹J, ¹²⁵J) markiertem Humanserumalbumin als Indicator durchgesetzt. Wegen des kontinuierlichen extravasalen Eiweißverlustes muß bei der Bestimmung des Plasmavolumens durch Extrapolation von verschiedenen Meßproben die tatsächliche Verdünnung des radioaktiven Indicators theoretisch ermittelt werden.

$$\text{Plasmavolumen (ml)} = \frac{{}^{131}\text{J-Radioaktivität des injizierten Humanalbumin}}{{}^{131}\text{J-Radioaktivität in 1 ml Patientenplasma nach Durchmischung}}$$

*Normalwert:* 41 ml/kg Körpergewicht.

## 3. Gesamtblutvolumen

Wegen der in der Einleitung zu diesem Kapitel erwähnten Diskrepanz zwischen Ganzkörperhämatokrit und peripherem Hämatokrit ist die indirekte Berechnung des Gesamtblutvolumens entweder aus dem Erythrocytenvolumen oder dem Plasmavolumen nur annäherungsweise möglich. Die Kombination der unter I, 1 und I, 2 beschriebenen Verfahren ist daher die Methode der Wahl für die Gesamtblutvolumenbestimmung. Dabei wird zunächst Blut für die Erythrocytenmarkierung mit ⁵¹Cr entnommen und durch die gleiche Nadel ¹³¹Jmarkiertes Humanserumalbumin injiziert. Nach der letzten Blutentnahme für die Plasmavolumenbestimmung werden die $^{51}$Cr-markierten Erythrocyten reinjiziert. Zur gleichzeitigen Messung des Plasma- und Erythrocytenvolumens eignen sich am besten $^{125}$J-markiertes Humanserumalbumin und $^{51}$Cr-markierte Erythrocyten, da sich beide Radionuklide auf Grund ihrer unterschiedlichen Gammaenergie unabhängig voneinander nachweisen lassen (Doppelmarkierungstechnik). Für derartige Blutvolumenbestimmungen stehen heute schnell und exakt arbeitende vollautomatische Meßinstrumente zur Verfügung.

*Normalwerte:* 66—71 ml/kg Körpergewicht.

Die Radioaktivitätsmengen, die man für Blutvolumenuntersuchungen benötigt, haben nur geringe Strahlenbelastungen des Patienten zur Folge, so daß die Messungen wiederholt werden können. Die Ganzkörperstrahlendosis von 90 µC $^{51}$Cr beträgt bei einem 70 kg schweren Mann nur etwa 0,09 rad.

## II. Untersuchung des Erythrocytenumsatzes

Die radioaktive Markierung von Erythrocyten mit dem Radionuklid $^{51}$Cr wurde ursprünglich nur zur Bestimmung des Erythrocytenvolumens nach dem Isotopenverdünnungsprinzip angewandt (Methodik s. I, 1). Man kann aber auch aus dem zeitlichen Abfall der $^{51}$Cr-Radioaktivität der markierten altersgemischten Erythrocytenpopulation im zirkulierenden Blut Rückschlüsse auf die Lebensdauer roter Blutkörperchen ziehen, da die Erythrocyten das $^{51}$Cr erst wieder freigeben, wenn sie nach Erlangung ihrer Altersgrenze dem physiologischen Zellabbau verfallen.

### 1. Bestimmung der Erythrocytenlebenszeit

Zur Bestimmung der Erythrocytenlebenszeit wird nach Injektion $^{51}$Cr-markierter Erythrocyten bis zu 3 Wochen lang die $^{51}$Cr-Radioaktivität im Blut gemessen und nach Korrektur für den physikalischen $^{51}$Cr-Zerfall gegen die Zeit in ein halblogarithmisches Koordinatensystem eingetragen.

Dabei ergibt sich eine etwa exponentiell abfallende Kurve, die im Normalfall nach 25—35 Tagen 50% des Ausgangswertes erreicht. Mit Hilfe anderer Methoden (z.B. der Differentialagglutination, s. Kapitel Erythrocytenumsatz, oder der unten beschriebenen Zellmarkierung mit anderen radioaktiven Indicatoren wie DF$^{32}$P) findet man dagegen eine normale „Halbwertszeit" von etwa 60 Tagen für die Elimination gealterter Erythrocyten aus dem Blutkreislauf. Diese Diskrepanz beruht auf einer langsamen Elution des Chroms aus den Erythrocyten in vivo. Der tägliche $^{51}$Cr-*Verlust durch Elution* beträgt im Mittel etwa 1%, so daß die echte Absterbefunktion der $^{51}$Cr-markierten Erythrocytenpopulation durch eine entsprechende rechnerische Korrektion ermittelt werden kann. Im allgemeinen wird auf diese umständliche Korrektur verzichtet und die „Halbwertszeit" der $^{51}$Cr-Radioaktivität als „*scheinbare halbe Erythrocytenlebenszeit*", kurz als $^{51}$Cr T/2 angegeben.

Ist die Reduktion der Erythrocytenlebensdauer durch einen Defekt an den roten Blutkörperchen selbst bedingt, wie z.B. bei der Sichelzellanämie und der paroxysmalen nächtlichen Hämoglobinurie, so ergibt sich infolge erheblicher Schwankungen in der Lebenszeit der einzelnen Zellen meist ein biphasischer Verlauf der Absterbekurve, aus der durch Extrapolation des linearen Kurvenanteils die mittlere Lebenszeit annäherungsweise ermittelt werden kann. Liegt der Verkürzung der Erythrocytenlebenszeit ein Destruktionsprozeß zugrunde, wie z.B. bei den hämolytischen Anämien, findet sich eine lineare Absterbekurve. Wertvolle zusätzliche Informationen zu der Frage, ob es sich um eine Störung an der Zelle selbst oder um einen anderen destruktiven

Prozeß handelt, erhält man oft durch die Messung der Lebenszeit normaler $^{51}$Cr-markierter Spenderzellen im Kreislauf des Patienten bzw. durch Messung der Lebenszeit der $^{51}$Cr-markierten Erythrocyten des Patienten im Kreislauf eines Gesunden.

Der $^{51}$Cr-T/2-Wert kann nur dann für die Erythrocytenlebenszeit repräsentativ sein, wenn während der Untersuchung ein Gleichgewicht zwischen Erythrocyten-aufbau und -abbau besteht und sich der Hämatokrit bzw. das gesamte Erythro-cytenvolumen während dieser Zeit nicht verändert. Bei der Beurteilung der $^{51}$Cr-T/2-Werte müssen deshalb Bluttransfusionen bzw. äußere oder innere Blutungen berücksichtigt werden.

Zur radioaktiven Markierung von Blutzellen stehen neben $^{51}$Cr verschiedene andere Radiopharmazeutika zur Verfügung. Bei der $^{51}$Cr-Methode wird eine alters-gemischte Population von roten Blutkörperchen mit dem Indicator versetzt. Zur Markierung einer alterseinheitlichen Erythrocytenpopulation verwendet man $^{15}$N- oder $^{14}$C-Glycin. Jedoch kann $^{15}$N aus meßtechnischen und $^{14}$C aus strahlen-biologischen Gründen in der Klinik nicht routinemäßig angewandt werden.

Neuerdings wird mit Radiophosphor ($^{32}$P) markiertes *Diisopropylfluorphosphat* (DF$^{32}$P) verwendet, um Erythrocyten, Granulocyten und Thrombocyten zu markieren. DFP ist wie das E 605 ein Phosphorsäureester und hat die Eigen-schaft, die unspezifischen Cholinesterasen der Blutzellen durch irreversible Bin-dung zu hemmen. Da bei intravenöser Applikation des DF$^{32}$P (in einer Dosis von etwa 100—200 µC entsprechend einer Substanzmenge von 0,5—1,5 mg) die oben genannten Zelltypen gleichzeitig durch $^{32}$P markiert werden, liegt bei Lebenszeit-bestimmungen die Hauptschwierigkeit in der Trennung und Anreicherung der Erythrocyten, vor allem aber der Thrombocyten und Granulocyten.

Für die klinische Routinediagnostik der hämolytischen Erkrankungen reicht die $^{51}$Cr-Methode aus. Dagegen ist für systematische Untersuchungen mancher Blutkrankheiten mit geringerer Verkürzung der Erythrocytenlebenszeit die DF$^{32}$P-Methode unbedingt vorzuziehen, da Werte von 60—100 Tagen z.B. bei Myelopathien und sekundären Anämien mit der $^{51}$Cr-Methode wegen der Verzerrung des Kurvenverlaufs durch die oben beschriebene Chromelution nicht mehr sicher von Normalwerten unterschieden werden können. Außer-dem gibt die in vivo-Markierung mit DF$^{32}$P im Gegensatz zu den in vitro-Markie-rungen mit $^{51}$Cr die Sicherheit, daß die Erythrocyten durch den Markierungs-vorgang nicht geschädigt werden. Eine Radioaktivitätsmessung von der Körper-oberfläche aus zur Lokalisation des Erythrocytenabbaus ist allerdings mit der DF$^{32}$P-Methode nicht möglich, da $^{32}$P keine Gammastrahlen aussendet und nicht mit Szintillationszählern erfaßt werden kann.

## 2. Lokalisation der Erythrocytensequestration

Bei verkürzter Erythrocytenlebenszeit ist es oft von Interesse, die Organe zu bestimmen, die hauptsächlich für die beschleunigte Entfernung der Erythrocyten aus dem Kreislauf verantwortlich sind. Daher wird die $^{51}$Cr-Radioaktivität neben den Messungen im Blut außerdem von der Körperoberfläche her über der Milz, der Leber und dem Herzen mit einem kollimierten Szintillationszähler bestimmt.

Individuelle anatomische Verhältnisse und die Miterfassung anderer blut-reicher Strukturen werden durch die Bildung von Quotienten der relativen über den verschiedenen Organen zu gleicher Zeit gemessenen $^{51}$Cr-Radioaktivitäts-werte kontrolliert. Der *Milz/Leberquotient*, der das Verhältnis der über der Milz zu der über der Leber gefundenen $^{51}$Cr-Radioaktivität ausdrückt und der normalerweise etwa 1 beträgt, ist von Bedeutung für die Beurteilung einer verstärkten erythroklastischen Milzfunktion. Eine solche Untersuchung kann für die Indikation zur Splenektomie bei hämolytischen Erkrankungen von Wert sein.

### 3. Nachweis und quantitative Bestimmung okkulter Blutungen

Gastrointestinale Blutungen lassen sich nach Injektion von $^{51}$Cr-markierten Erythrocyten durch den Abfall der $^{51}$Cr-Blutradioaktivität und durch $^{51}$Cr-Radioaktivitätsmessungen im Stuhl aufdecken. Wenn man die $^{51}$Cr-Radioaktivität des Stuhls mit derjenigen in 1 ml Blut vergleicht, ist außerdem eine quantiative Bestimmung des täglichen gastrointestinalen Blutverlustes auf einfache Weise nach folgender Formel möglich:

$$\text{ml Blut im Stuhl/24 Std} = \frac{^{51}\text{Cr-Radioaktivität im 24 Std-Stuhl}}{^{51}\text{Cr-Radioaktivität in 1 ml Blut}}.$$

Auf dem gleichen Prinzip beruht die quantitative Messung des Menstruationsblutes.

## III. Untersuchungen des Eisenstoffwechsels

In der Erforschung des Eisenstoffwechsels wurden durch die Indicatortechnik mit Radioeisen ($^{59}$Fe) Untersuchungen über die Geschwindigkeit und Größe der Absorptions-, Ausscheidungs-, Transport-, Utilisations- und Speicherungsvorgänge des Eisens möglich. Für Markierungszwecke stehen $^{59}$Fe-Präparate mit hoher spezifischer Aktivität von 1,5—3 µC/µg Eisen zur Verfügung. Die Durchführung einer ferrokinetischen Stoffwechselanalyse erfordert im allgemeinen nur eine Dosis von 5—10 µC $^{59}$Fe, so daß das dynamische Gleichgewicht des Eisenstoffwechsels nicht gestört wird. $^{59}$Fe zerfällt mit einer physikalischen Halbwertszeit von 45,1 Tagen unter Emission von Beta- und Gammastrahlung. Trotz der relativ langen Halbwertszeit beträgt bei der diagnostischen $^{59}$Fe-Anwendung die Strahlenbelastung für den Patienten meist weniger als 1 rad.

### 1. Gastrointestinale Eisenabsorption

Auf Grund der quantitativen Aussagemöglichkeit ist die Untersuchung der Eisenabsorption mit Hilfe von $^{59}$Fe der weit verbreiteten Methode der Bestimmung des Serumeisenanstiegs nach oraler Verabreichung eines Eisenpräparates überlegen. Hierzu wird auf nüchternen Magen eine Radioeisenlösung verabreicht, die in 4 ml Wasser 4 mg Ferrum reductum, 500 mg Ascorbinsäure und ca. 1 µC $^{59}$Fe als Eisencitrat enthält.

Die Bestimmung des nicht absorbierten $^{59}$Fe-Anteils erfordert eine vollständige Stuhlsammlung über etwa 6 Tage sowie die Verarbeitung der Stuhlportionen in geeignete Meßproben. Hierfür hat sich die trockene Stuhlveraschung besonders bewährt. Das einfachere Verfahren ist die Messung der Körper-$^{59}$Fe-Radioaktivität mit einem sog. „*whole body counter*", jedoch ist der apparative Aufwand erheblich.

Durchschnittlich wird beim Gesunden ein Drittel des Eisens aus dem Probetrunk absorbiert. Die Ergebnisse können durch verschiedene Faktoren, z.B. durch die nicht radioaktive Eisenmenge im Probetrunk, die chemische Form der Eisenverbindung, aber auch durch die Verhältnisse im Magen-Darmkanal des Patienten beeinflußt werden, was bei der Beurteilung pathologischer $^{59}$Fe-Absorptionswerte zu berücksichtigen ist.

## 2. Eisenbindungskapazität des Serums

Die Bestimmung der Eisenbindungskapazität des Serums ist bei der Differentialdiagnose verschiedener Anämieformen von praktischem Wert.

1 ml Serum wird in vitro mit einer $^{59}$Fe-Lösung bekannter spezifischer Aktivität übersättigt und das überschüssige, nicht gebundene $^{59}$Fe nach zehnminütiger Inkubationszeit durch Absorption z.B. an Magnesiumcarbonat entfernt. Durch $^{59}$Fe-Radioaktivitätsmessung vor und nach Beseitigung des überschüssigen $^{59}$Fe läßt sich die sog. *latente* Eisenbindungskapazität und durch Addition des photometrisch bestimmten Serumeisenspiegels die *totale* Serumeisenbindungskapazität berechnen. Die totale Eisenbindungskapazität ist beim Eisenmangel erhöht, bei Tumoren und Infekten erniedrigt.

## 3. Intermediärer Eisenstoffwechsel

Die Verfolgung des Eisenstoffwechsels durch Markierung mit $^{59}$Fe erlaubt klinisch wertvolle Rückschlüsse auf die Funktion des blutbildenden Systems. Folgende Untersuchungstechnik hat sich besonders bewährt:

Ca. 5—10 µC $^{59}$Fe verdünnt in 10 ml physiologischer Kochsalzlösung werden intravenös injiziert. Für die Bestimmung der *Plasmaeisenclearance* werden in den ersten 3 Std nach der Injektion mehrere Blutproben entnommen, um graphisch die Halbwertszeit der Abwanderung des transferringebundenen Plasmaeisens zu ermitteln. Normalerweise findet sich eine „Halbwertszeit" von 70—140 min, d.h. nach dieser Zeit ist nur noch die Hälfte der $^{59}$Fe-Anfangsradioaktivität im Plasma nachweisbar.

Der *Plasmaeisenumsatz* läßt sich bei bekannter Plasmaeisenkonzentration und bei bekanntem Plasmavolumen pro Zeiteinheit bzw. Liter Vollblut berechnen. Er beträgt normalerweise 200—400 µg Fe/Std/l Vollblut.

Durch tägliche Messung der $^{59}$Fe-Radioaktivität pro ml Erythrocyten läßt sich die Geschwindigkeit des $^{59}$Fe-Einbaus in die roten Blutkörperchen in Prozent der applizierten $^{59}$Fe-Dosis — am 8.—10. Tag normalerweise 70—90% — ermitteln und die *$^{59}$Fe-Utilisation* in Form von Kurven als Zeitfunktion darstellen. Aus der $^{59}$Fe-Abwanderungskurve aus dem Plasma kann man durch mathematische Analyse die Größe des labilen Eisenpools und des mobilisierbaren Depoteisens sowie die mittlere effektive Zeit für die Hämoglobinisierung des Erythrons und dessen Lebensdauer berechnen.

Die *$^{59}$Fe-Verteilung* in *den Organen* wird mit dem Szintillationszähler von der Körperoberfläche des Patienten durch Messung der Gammastrahlung über Leber, Milz und Knochenmark (Kreuzbein) im allgemeinen 14 Tage lang verfolgt. Über dem Knochenmark steigt die $^{59}$Fe-Radioaktivität in den ersten Stunden steil an, erreicht nach 1—2 Tagen ein Maximum und fällt infolge Abgabe $^{59}$Fe-markierter Erythrocyten an das periphere Blut anschließend wieder ab. Die $^{59}$Fe-Radioaktivitätskurven über Leber und Milz sind durch einen anfänglichen Abfall und einen späteren Wiederanstieg charakterisiert.

Die $^{59}$Fe-Methodik zur Beurteilung der Erythropoese und die $^{51}$Cr-Methodik zur Beurteilung des Erythrocytenumsatzes werden meist kombiniert durchgeführt, da sich beide Radionuklide auf Grund ihrer unterschiedlichen Gammaenergie mit Diskriminatorgeräten gleichzeitig unabhängig voneinander messen lassen. Mit dieser *Doppelmarkierungstechnik* können neben den unter II und III beschriebenen Untersuchungen auch noch das Plasmavolumen aus der Verdünnung des $^{59}$Fe und das Erythrocytenvolumen aus der Verdünnung der $^{51}$Cr-markierten Erythrocyten zusätzlich auf einfache Weise bestimmt werden, wie es oben unter I,3 für die kombinierte Anwendung von $^{125}$J-markiertem Humanserumalbumin und $^{51}$Cr-markierten Erythrocyten beschrieben wurde.

Bei der Interpretation *ferrokinetischer Untersuchungsergebnisse* müssen sämtliche Faktoren berücksichtigt werden, welche den Eisenstoffwechsel verändern können. Im folgenden werden einige wichtige Befunde aus dem Bereich der Hämatologie erwähnt.

Bei aplastischen Anämien, leukämischen Infiltrationen, Carcinommetastasen, kurz bei „leerem" Knochenmark ist der Plasmaeisenumsatz vermindert und die Eiseneinbaurate in die Erythrocyten herabgesetzt. Entsprechend findet sich kein Anstieg der $^{59}$Fe-Radioaktivität über dem Knochenmark. Die $^{59}$Fe-Radioaktivität in den Eisendepots der Leber und Milz ist erhöht.

Beim Eisenmangel, bei dem der Plasmaeisen-Turnover trotz des niedrigen Serumeisenspiegels normal oder niedrig normal ist, während der Eiseneinbau in die Erythrocyten besonders rasch und vollständig geschieht, erreicht die $^{59}$Fe-Radioaktivitätskurve über dem Knochenmark schnell ein Maximum und fällt steil ab.

Bei hämolytischen Anämien findet sich ein gesteigerter Plasmaeisenumsatz und ein schneller Eiseneinbau in die roten Blutkörperchen und infolge der Erythrocytensequestration in der Milz ein Anstieg der $^{59}$Fe-Radioaktivität in diesem Organ.

Die ineffektive Erythropoese, die man z.B. bei manchen Formen der aplastischen Anämien mit zellreichem Mark, bei der sideroachrestischen Anämie, der perniziösen Anämie, der Thalassaemia major und der Osteomyelosklerose findet, kommt in der Eisenstoffwechselanalyse durch einen erhöhten Plasmaeisen-Turnover und einen erniedrigten sowie verzögerten Eiseneinbau in die Erythrocyten zum Ausdruck. Die Radioaktivitätskurve über dem Knochenmark steigt dabei meist normal an, fällt jedoch infolge der zugrunde liegenden Störung verzögert ab.

Bei der Osteomyelosklerose findet sich infolge der extramedullären Blutbildung in Leber und Milz eine hohe $^{59}$Fe-Anreicherung in diesen Organen, während sich über dem Knochenmark kein Anstieg der $^{59}$Fe-Radioaktivität nachweisen läßt. Diese Untersuchungsmethode ist bei Anämien mit Splenomegalie von differentialdiagnostischem Wert.

## IV. Schillingtest

Durch perorale Verabfolgung eines mit radioaktivem Kobalt im Cyanocobalaminmolekül biosynthetisch markierten Vitamin $B_{12}$-Präparates läßt sich die durch Fehlen des Intrinsic-Faktors bei der perniziösen Anämie gestörte gastrointestinale Absorption von Vitamin $B_{12}$ leicht aufdecken (Schillingtest).

Da der größte Teil des absorbierten Vitamin $B_{12}$ in der Leber gespeichert wird und dort für Monate oder Jahre verbleibt, sollten statt des früher verwandten langlebigen Radionuklids $^{60}$Co mit einer physikalischen Halbwertszeit von 5,3 Jahren nur noch mit $^{58}$Co (physikalische Halbwertszeit: 71 Tage) bzw. $^{57}$Co (physikalische Halbwertszeit: 270 Tage, keine Betastrahlung) zur radioaktiven Markierung des Vitamin $B_{12}$ angewandt werden, um die Strahlenbelastung für den Patienten herabzusetzen. Als sog. „Schillingtest" hat sich das folgende Verfahren bewährt:

Etwa 2 µg Vitamin $B_{12}$ markiert mit etwa 0,5 µC $^{58}$Co oder 0,5 µC $^{57}$Co werden dem Patienten auf nüchternen Magen verabreicht. Aus meßtechnischen Gründen wird nicht die Kobaltradioaktivität im Blut oder in der Leber, sondern die Ausscheidung des radioaktiv markierten Vitamin $B_{12}$ im Urin bestimmt, die natürlich nur dann erfolgen kann, wenn das Vitamin $B_{12}$ die Darmwand passiert hat. Um die renale Ausscheidung zu fördern, werden 2 Std nach der Gabe des radioaktiven Vitamin $B_{12}$-Präparates 1000 $\gamma$ nicht radioaktives Vitamin $B_{12}$ subcutan oder intramuskulär injiziert.

Werden danach im 24 Std-Sammelurin mehr als 8% des verabreichten radioaktiv markierten Vitamin $B_{12}$ ausgeschieden, so ist eine perniziöse Anämie ausgeschlossen. Bei Ausscheidung von weniger als 4% liegt sicher eine enterale Absorptionsstörung für Vitamin $B_{12}$ vor. Zur Differentialdiagnose, ob diese durch Fehlen des Intrinsic-Faktors oder andere Absorptionsstörungen bedingt ist, kann der Schillingtest wiederholt werden, nachdem man dem Patienten ca. 30 mg Intrinsic-Faktor oral verabreicht hat. Die Ausscheidung von radioaktiv markiertem Vitamin $B_{12}$ steigt dann bei der perniziösen Anämie an, während bei anderen Ursachen wie z. B. bei der Sprue die Ausscheidung unverändert niedrig bleibt.

Mit Hilfe des Schillingtestes ist es auf einfache Weise möglich, eine perniziöse Anämie auch in solchen Fällen zu diagnostizieren, in denen infolge von Vitamin $B_{12}$-Prämedikation der Patient klinisch symptomfrei ist. Ferner hat der Schillingtest bei funikulärer Myelose, die ohne Anämiesymptom einhergehen kann sowie bei latentem Vitamin $B_{12}$-Mangel nach Gastrektomie praktische Bedeutung.

## V. Szintigraphische Untersuchungen

### 1. Milz

Mit Hilfe der $^{51}Cr$-*Methodik* ist eine bildliche Darstellung der Milz möglich. Wenn man die mit ca. 300 µC $^{51}$Cr in üblicher Weise markierten Erythrocyten 30 min lang auf 51° C erhitzt, verlieren sie ihre Plastizität, so daß sie bei der Passage durch die Milz sequestriert werden. Etwa 4—48 Std nach Reinjektion einer so behandelten Erythrocytensuspension wird die Milzregion in Bauch- und rechter Seitenlage mit einem Szintigraphen abgetastet, der maßstabgetreu flächenförmig die Radioaktivitätsanreicherung registriert. Fortlaufende $^{51}$Cr-Messungen über der Milz können darüber hinaus einen Aufschluß über die Funktion des reticuloendothelialen Systems geben.

Da diese Methode eine etwa zweistündige Präparationsdauer voraussetzt, wird neuerdings mit Radioquecksilber markiertes *1-Bromomercuri-($^{197}$Hg)-2-hydroxypropan* ($^{197}$Hg-BMHP) zur Erythrocytenmarkierung für die Milzszintigraphie verwendet. Das BMHP setzt sich locker an die Erythrocyten fest und alteriert deren Plastizität gleichzeitig auf chemischem Weg. Die Erythrocytenmarkierung erfolgt mit ca. 300 µC $^{197}$Hg-BMHP direkt in der Spritze, mit der das Patientenblut entnommen wurde, das nach zweiminütiger Durchmischung durch die gleiche Nadel reinjiziert wird. Die Szintigraphie wird etwa 15 min bis 2 Std später von dorsal und rechts lateral durchgeführt. Wegen der nur lockeren Bindung des Quecksilbers an die Erythrocyten tritt das $^{197}$Hg verhältnismäßig rasch in das Plasma über und reichert sich kontinuierlich in den Nieren an, so daß 24 Std nach der $^{197}$Hg-BMHP-Injektion auch eine szintigraphische Darstellung dieser Organe möglich ist.

Die Szintigraphie der Milz erlaubt es, Form-, Größe- und Lageveränderungen sowie Parenchymverluste innerhalb der Milz (Infarkte, Cysten, Nekrosen, Abscesse und Tumoren) optisch festzuhalten. Durch dieses Verfahren ist es ferner möglich, sich ausbildende Nebenmilzen oder splenisierte Lymphknoten frühzeitig aufzudecken. Für die Diagnostik von Oberbauchtumoren kommt der Szintigraphie mit $^{197}$Hg-BMHP größere Bedeutung zu, da sich mit einer einzigen intravenösen Injektion nacheinander und getrennt Milz und Nieren szintigraphisch darstellen lassen. Die Strahlenbelastung für die Milz und die Gonaden ist bei beiden Verfahren verhältnismäßig gering und beträgt z.B. nach Injektion von 400 μC $^{51}$Cr für die Milz 5 rad und für die Gonaden 80 mrad.

## 2. Reticuloendotheliales System

Die Ausdehnung des reticuloendothelialen Systems läßt sich szintigraphisch darstellen mit *Radiogold* ($^{198}$Au) oder mit *Radiotechnetium* ($^{99m}$Tc), die beide in kolloidaler Form von diesem Gewebe gespeichert werden. Um neben Leber und Milz auch das reticuloendotheliale Gewebe des Knochenmarks im Szintigramm erfassen zu können, müssen verhältnismäßig hohe Radioaktivitätsmengen verabreicht werden. Hierbei ist aber die Strahlenbelastung so groß, daß eine Anwendung in der klinischen Routine bis heute für szintigraphische Knochenmarksdarstellungen nicht möglich ist. Die szintigraphische Lokalisierung des erythropoetischen Gewebes mit Radioeisen ist ebenfalls nicht möglich, da die bisher verfügbaren Radionuklide des Eisens (mit Ausnahme des nur im Zyklotron herstellbaren $^{52}$Fe) ungünstige Strahlenqualitäten besitzen.

## 3. Lymphsystem

Die Szintigraphie des Lymphsystems mit *kolloidalem Gold* ($^{198}$Au) kann im Gegensatz zur röntgenologischen Untersuchung, bei der eine intralymphatische Infusion mit öligen Kontrastmitteln notwendig ist, beliebig oft wiederholt werden, da das $^{198}$Au subcutan (z.B. für die Szintigraphie des abdominellen Lymphsystems an beiden Fußrücken) injiziert wird. Bei den ausgezeichneten Bildern der Lymphangio- und Lymphadenographie hat die Szintigraphie des Lymphsystems wegen des geringeren Bildauflösungsvermögens bisher keine besondere klinische Bedeutung erlangt.

## VI. Autoradiographische Methoden

Unter Autoradiographie versteht man die Verwendung photographischer Emulsionen zum Studium der Verteilung radioaktiver Substanzen z.B. in histologischen Präparaten. In der Hämatologie, vor allem in der Strahlenhämatologie (s. dort), wird hauptsächlich mit Tritium ($^3$H) *markiertes Thymidin* verwandt, da sich nach intravenöser Injektion mit diesem Vorläufer der DNS auf einfache Weise Blutzellen markieren und z.B. beim Studium der Myelopoese von ihrer Bildungsstätte an verfolgen lassen.

$^3$H besitzt eine energiearme Betastrahlung, so daß $^3$H-Thymidin dem Patienten in größerer Menge verabreicht werden kann. Wegen der kurzen Reichweite der Betateilchen besteht bei der Schwärzung des über das histologische Präparat gebrachten Films ein hohes Auflösungsvermögen. Auf technische Einzelheiten über die Herstellung von Autoradiographien und ebenso über Methoden für die Färbung der Schnitte durch die photographische Emulsion hindurch kann im Rahmen dieses kurzen Überblicks über die Prinzipien der Anwendung von Radionukliden in der Hämatologie nicht eingegangen werden.

Tabelle. *Physikalische Eigenschaften der für die hämatologische Diagnostik wichtigsten Radionuklide*

| Radionuklid | Halbwertszeit | Zerfallsart | Maximale β-Energie in Mev | Mittlere β-Energie in Mev | γ-Energie in Mev | Anwendung in der Hämatologie | Chemische Form | Dosis in μC |
|---|---|---|---|---|---|---|---|---|
| $^{32}P$ | 14,2 Tage | $\beta^-$ | 1,71 | 0,68 | — | Markierung von Erythrocyten, Granulocyten, Thrombocyten | Diisopropylfluorphosphat (DFP) | 100—300 i.v. |
| $^{51}Cr$ | 27,8 Tage | $\gamma$; K | — | (0,01) | 0,323 | Markierung von Erythrocyten (in vitro) Markierung von Plasmaproteinen | Natriumchromat Chromchlorid | 50—150 i.v. 50—100 i.v. |
| $^{59}Fe$ | 45,1 Tage | $\beta^-$; $\gamma$ | 0,46 0,27 1,56 | 0,12 | 1,1 1,3 0,19 | Ferrokinetische Untersuchungen | Eisencitrat Eisenchlorid | 1—10 oral bzw. iv. |
| $^{57}Co$ | 270 Tage | $\beta$; K | — | (0,077) | 0,014 0,123 0,137 | Vitamin $B_{12}$-Stoffwechseluntersuchungen (Schillingtest) | Cyanocobalamin | 0,5—1 oral |
| $^{58}Co$ | 71 Tage | $\beta^+$; $\gamma$ | 0,472 | 0,034 | 0,805 1,62 | | | |
| $^{60}Co$ | 5,3 Jahre | $\beta^-$; $\gamma$ | 0,306 | 0,1 | 1,17 1,33 | | | |
| $^{99m}Tc$ | 6 Std | $\gamma$; K | — | (0,014) | 0,140 | RES-Szintigraphie | Kolloidales Technetiumsulfid | 3000—10000 i.v. |
| $^{125}J$ $^{131}J$ | 57,4 Tage 8 Tage | $\gamma$; K $\beta^-$; $\gamma$ | — 0,61 0,81 | (0,021) 0,2 | 0,035 0,364 0,6—0,72 | Plasmavolumenbestimmung | Radiojodmarkiertes Humanserumalbumin | 3—20 i.v. |
| $^{197}Hg$ | 2,71 Tage | $\gamma$; K | — | 0,077 | 0,077 0,191 | Milzszintigraphie | 1-Bromomercurihydroxypropan (BMHP) | 300—500 i.v. |
| $^{198}Au$ | 2,69 Tage | $\beta^-$; $\gamma$ | 0,96 0,29 1,37 | 0,34 | 0,41 0,67 1,1 | RES-Szintigraphie einschließlich des Lymphsystems | Kolloidales Radiogold | 250—2000 i.v. (intracutan) |

# Literatur

*Die Seitenangaben beziehen sich auf den Gesamtumfang des zitierten Werkes*

**Behrens, C. F.:** Atomic medicine, 416 p. New York: Thomas Nelson & sons 1964. — **Beierwaltes, W. H., P. C. Johnson,** and **A. J. Solari:** Clinical use of radioisotopes, 456 p. Philadelphia: W.B. Saunders & Co. 1957. — **Boyd, G. A.:** Autoradiography in biology and medicine, 399 p. New York: Academic Press Ind. 1955.

Diagnostic procedures with radioisotopes. Ed. by Abbott Laboratories, Department of radioactive pharmaceuticals, North Chicago, Illinois.

**Fields, Th.,** and **L. Seed:** Clinical use of radioisotopes; a manual of technique, 455 p. Chicago: Year Book Publ. 1961.

**Keiderling, W.,** u. **G. Hoffmann:** Radioisotope in der Hämatologie (Vorträge des I. Internationalen Symposions der Arbeitsgemeinschaft für Radioisotope in der Dtsch. Ges. für Innere Medizin, Freiburg 1962, 474 S. Stuttgart: F.K. Schattauer 1963.

**Lajtha, L. G.:** The use of isotopes in hematology, 83 p. Oxford: Blackwell Sci. Publ. 1961.

Medical Radioisotope Scanning. (IAEA Symposion Athen 1964.) International Atomic Energy Agency, Wien 1964, Vol. II, 470 p.

**Owen, Ch.A.:** Diagnostic radioisotopes, 425 p. Springfield (Ill.): Thomas 1959.

**Quimbi, E.,** and **S. Feitelberg:** Radioactive isotopes in medicine and biology (Basic physics and instrumentation), 343 p. Philadelphia: Lea & Febiger 1963.

**Schwiegk, H.,** u. **F. Turba:** Künstliche radioaktive Isotope in Physiologie, Diagnostik und Therapie, S. 2575. — Berlin-Göttingen-Heidelberg: Springer 1961. — **Silver, S.:** Radioactive isotopes in medicine and biology, 347 p. Philadelphia: Lea & Febiger 1962.

**Vetter, H.,** u. **N. Veall:** Radioisotopen-Technik in der klinischen Forschung und Diagnostik, 470 S. München u. Berlin: Urban & Schwarzenberg 1960.

# Blutgruppen und Bluttransfusion

Von

## Max Matthes

Mit 19 Abbildungen

## A. Blutgruppen

### 1. Allgemeines über Blutgruppen

Der Ausdruck Blutgruppe ist im Grunde genommen ungenau, da die Eigenschaften, die man als Blutgruppe bezeichnet, nicht nur den cellulären Elementen des Blutes anhaften, sondern mit Ausnahme der Zellen des Glaskörpers, der Nerven, der Placenta und des Knorpels sich an allen Körperzellen nachweisen lassen. Außerdem können die meisten Gruppeneigenschaften auch in den Körperflüssigkeiten wie Speichel, Plasma, Urin, Milch etc. nachgewiesen werden. Es gibt ferner Gruppeneigenschaften, die sich nur in Körperflüssigkeiten, wie z. B. dem Plasma finden, aber nicht in den Zellen vorhanden sind (Lewis-Faktor); solche Gruppeneigenschaften sind den Zellen nur äußerlich angelagert.

Wenn man allgemein doch von Blutgruppen spricht, so hat das historische Bedeutung, da solche Zelleigenschaften zuerst an den roten Blutkörperchen durch KARL LANDSTEINER (1901) festgestellt wurden. LANDSTEINER beobachtete, daß Blutkörperchen mancher Menschen, mit Blutseren gewisser Personen zusammengebracht, verklumpen, teilweise auch hämolysieren, mit ihrem eigenen Serum und zum Teil auch mit Blutseren anderer nicht reagieren. LANDSTEINER konnte dabei zeigen, daß hier keine krankhaften Veränderungen vorlagen, sondern es sich um physiologische Vorgänge handelt, während SHATTOCK, der bereits Zusammenballungen menschlicher Erythrocyten im Serum anderer Menschen 1898 beschrieben hatte, hier pathologische Zustände annahm, da er diesen Befund sonst nicht erklären konnte. Es ist das große Verdienst LANDSTEINERs, 2 Jahre später die Regelmäßigkeit, mit der diese Agglutination und teilweise auch Hämolyse auftrat, erkannt zu haben. Damit entdeckte er, daß im menschlichen Serum spezifische Antikörper, und zwar Agglutinine und Hämolysine enthalten sind, welche arteigene, also menschliche Blutkörperchen angreifen. Durch systematische Untersuchungen konnte er eine Gruppeneinordnung herausarbeiten, die unserem heutigen AB0-System entspricht. Auch in den folgenden Jahrzehnten ging die Entdeckung einer Reihe weiterer Blutgruppensysteme auf LANDSTEINER zurück. Die bahnbrechenden Arbeiten wurden 1930 mit dem Nobelpreis ausgezeichnet.

Die verschiedenen Gruppeneigenschaften können nachgewiesen werden, sofern ihre Antigenität stark genug ist, um zur Antikörperbildung zu führen und ihre Verteilung nicht so ubiquitär ist, daß dadurch eine Antikörperbildung praktisch ausgeschlossen ist. Die Blutgruppeneigenschaften (besser Zellgruppeneigenschaften) werden nach den Mendelschen Gesetzen vererbt und bleiben das ganze Leben hindurch konstant. Sie können lediglich in ihrer Reaktionsstärke Schwankungen unterworfen und dadurch teitweise schwer feststellbar sein. Da die Verteilung der Blutgruppenmerkmale zahlenmäßig in Rassen- und Bevölkerungsgruppen unterschiedlich ist, haben diese auch große anthropologische Bedeutung. Bestimmte Blutgruppeneigenschaften gehören zu fest umrissenen Systemen wie AB0-System, Rh-System, MNS-System etc.

Blutgruppeneigenschaften kommen in gleicher oder ähnlicher Form auch vielerorts in der Natur vor. Insbesondere Eigenschaften des AB0-Systems lassen sich an Bakterien und Pflanzen oder auch anderen Tierarten nachweisen. Es ist daher auch sehr fraglich geworden, ob die alten Anschauungen der natürlichen Antikörper im AB0-System ebenso wie in einigen anderen Blutgruppensystemen

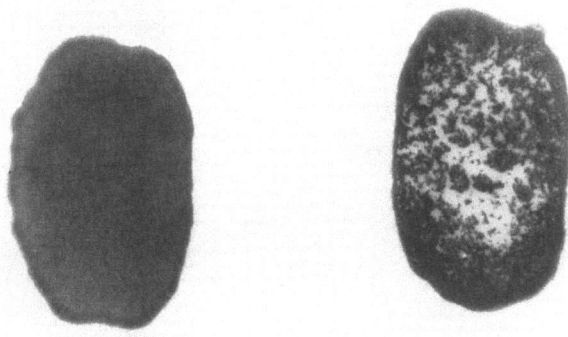

Abb. 1. Agglutination auf dem Objektträger; links negative, rechts positive Reaktion

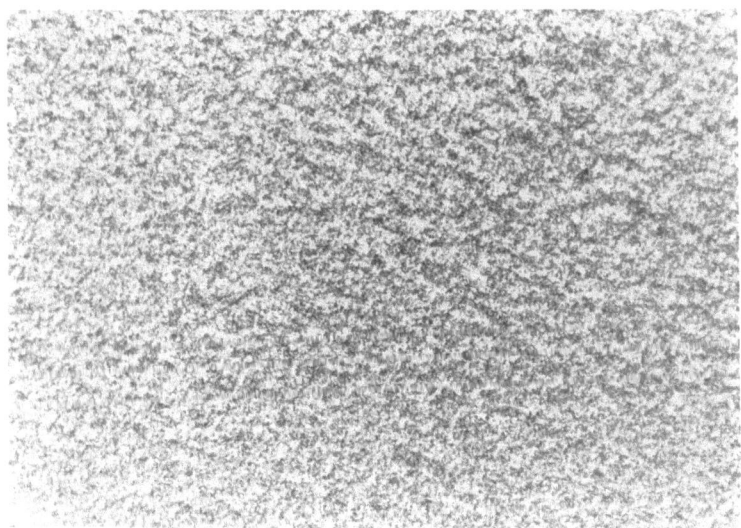

Abb. 2. Normale Blutkörperchenaufschwemmung: annähernd gleichmäßige Verteilung der Erythrocyten. 40fache Vergrößerung

sich noch aufrechterhalten lassen oder ob nicht alle Antikörper immuner Genese sind, wie es SPRINGER (1959, 1962) nachzuweisen versucht hat. Man müßte dann annehmen, daß alle Blutgruppenmerkmale, gegen die sich sog. natürliche Agglutinine finden, ubiquitär in der Natur vorkommen, während die Blutgruppenmerkmale, die nur infolge von Transfusionen oder Schwangerschaften Immunantikörper bilden, weitgehend auf den Menschen beschränkt sind, bzw. in der Natur sonst nur so weit vorkommen, daß ein immunisierender Effekt auf den Menschen nicht eintritt.

Diese Agglutination durch Antikörper ist streng zu unterscheiden von der Geldrollenbildung, wie sie im Blut mit erhöhter Senkungsbeschleunigung beobachtet
wird.

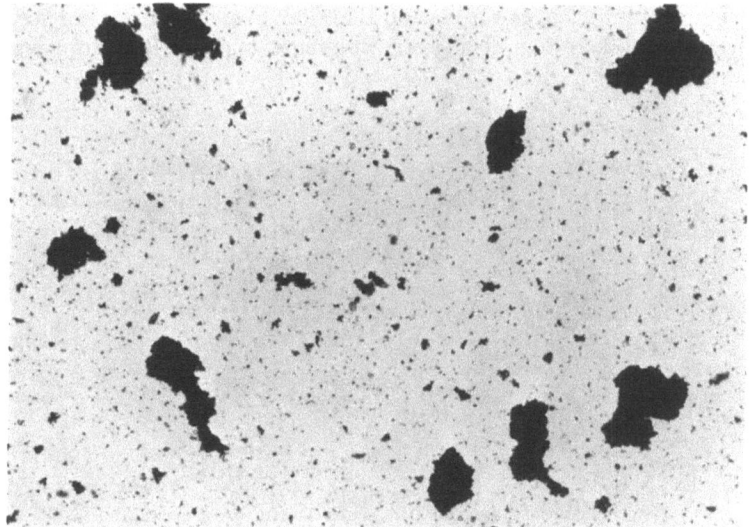

Abb. 3. Die gleiche Aufschwemmung wie Abb. 2 nach Zusatz von agglutinierendem Serum: Agglutination der
Erythrocyten. 40fache Vergrößerung

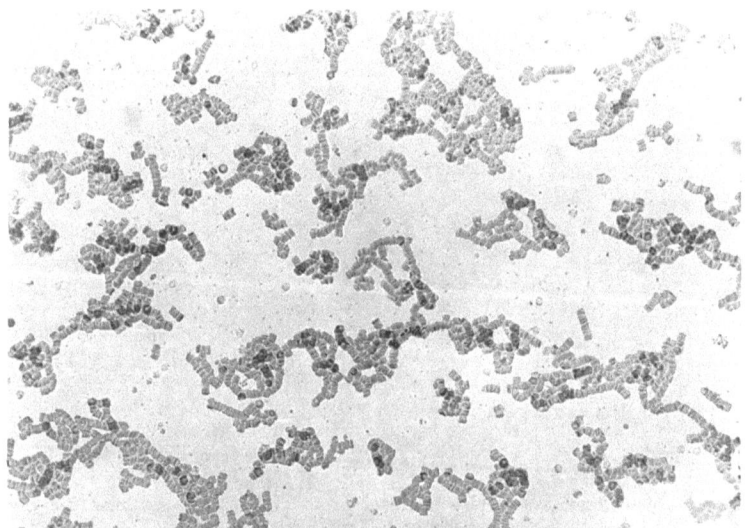

Abb. 4. Pseudoagglutination („Aggregation") bei erhöhter Senkungsgeschwindigkeit der Erythrocyten (Geldrollenbildung) (Phasenkontrastaufnahme)

## 2. Genetik der Blutgruppen

Bei den Blutgruppen handelt es sich um erbliche Merkmale. Die einzelnen
Blutgruppen sind untereinander dadurch getrennt, daß ihre Gene auf verschiedenen Chromosomen liegen, während die Faktoren ein und derselben Blutgruppe
auf dem gleichen Chromosom angeordnet sind. Da der Mensch 24 Chromosomen-
paare besitzt, ist es theoretisch nicht denkbar, daß mehr als 24 verschiedene

selbständige Blutgruppensysteme im Laufe der Zeit entdeckt werden können. Die Vererbung aller bekannten Blutgruppen folgt streng nach den Mendelschen Gesetzen, wobei bei manchen Gruppen ein dominant-recessiver, bei anderen ein kombinanter Erbgang vorliegt. Als klassisches Beispiel eines dominant recessiven Erbganges kann die Blutgruppe AB dienen. Dabei sind die Merkmale A und B untereinander kombinant, während beide über das Merkmal 0 dominant sind. Die Abb. 5 veranschaulicht den Erbgang, wobei aus der Abbildung auch gleich die Häufigkeitsverteilung der Gene zu ersehen ist, sowie die prozentuale Verteilung der Geno- und Phänotypen.

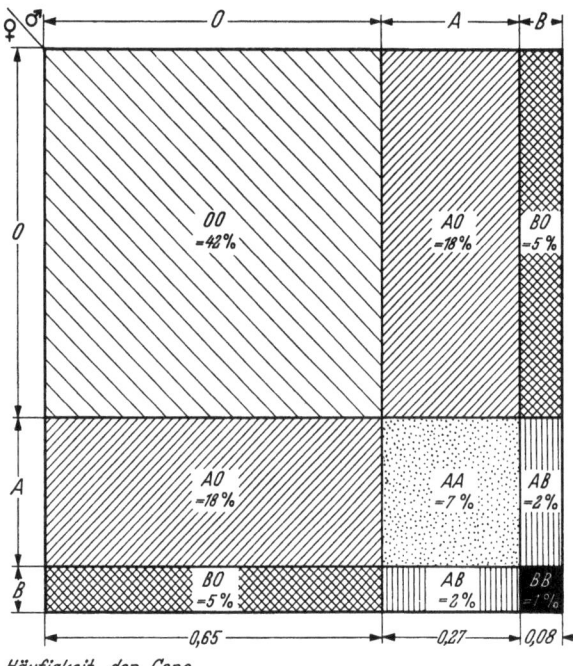

Abb. 5. Häufigkeitsverteilung der Blutgruppe ABO nach 13665 Untersuchungen aus den Jahren 1950—1963 nach W. BITTNER (1963) sowie MATTHES u. DUFNER (1955). Die sechs Genotypen 00, AA, A0, BB, B0, AB entsprechen den vier klassischen Blutgruppen A, B, 0, AB (ohne Berücksichtigung der A-Untergruppen). Die Blutgruppe 0 hat den Genotyp 00, die Blutgruppe A den Genotyp AA und A0, die Blutgruppe B den Genotyp BB und B0, die Blutgruppe AB den Genotyp AB

Hat eine Mutter die Blutgruppe 0 und ihr Kind die Blutgruppe A oder B, dann ist bei letzterem der Genotyp A0 bzw. B0, da von der Mutter das recessive Merkmal 0, vom Vater das dominante Gen A bzw. B vererbt wurde. Die Kinder haben also heterozygot die Blutgruppe A bzw. B. Hat ein Kind jedoch die allelen Gene A und B vererbt erhalten, also die Blutgruppe AB, so liegt hier ein kombinanter Erbgang vor. Im AB0-System besteht eine multiple Allelie, d. h. daß an einem bestimmten Ort der Chromosomen mehrere Faktoren sich gegenseitig ersetzen können. Nach dem 3. Mendelschen Gesetz können sich die Gene unabhängig voneinander kombinieren. Von dieser Regel gibt es aber bei den Blutgruppen Ausnahmen, Liegen Gene in einem Chromosomenpaar eng zusammen, so können sie so fest miteinander verbunden sein, daß eine Trennung im Erbgang nicht vorkommt. Man spricht hier von Genkoppelung. Im Rhesus-System liegt z. B. eine dreifache Genkoppelung mit den Genen C bzw. c, D bzw. d und E bzw. e vor. Dieser von FISHER-RACE angenommene Erbgang wird allerdings von WIENER bestritten, der für die Vererbung innerhalb des Rh-Systems eine achtfache multiple Allelie annimmt. Auf diese Vorstellung soll jedoch hier nicht eingegangen werden, da die Wienersche Hypothese weniger Wahrscheinlichkeit besitzt als die Theorie von FISHER und RACE.

Die Abb. 6 soll die genetische Anordnung des Rh-Systems verdeutlichen, wobei bei dem C-Gen noch die Faktoren $C^w$, $C^u$, $C^x$ und $c^v$ sowie beim E die Faktoren $E^u$ und $E^w$ hinzukommen, so daß auch hier eine multiple Allelie vorliegt. Die Lokalisation der Faktoren F/f und V/v ist noch unklar, auch ist es nicht erwiesen, ob für diese ein 4. oder 5. Genort auf den Rh-Chromosomen angenommen werden muß.

Durch die strenge Erbfolge der Blutgruppen haben diese genetisch erhebliche Bedeutung erlangt. Sie sind eine wesentliche Grundlage für Vaterschaftsnachweise, darüber hinaus sind die Blutgruppen gerade durch das Vorkommen auch in Körperflüssigkeiten ein wichtiges Beweismaterial in gerichtlichen Verfahren, z. B. beim Nachweis von Vergewaltigungen oder in Mordprozessen.

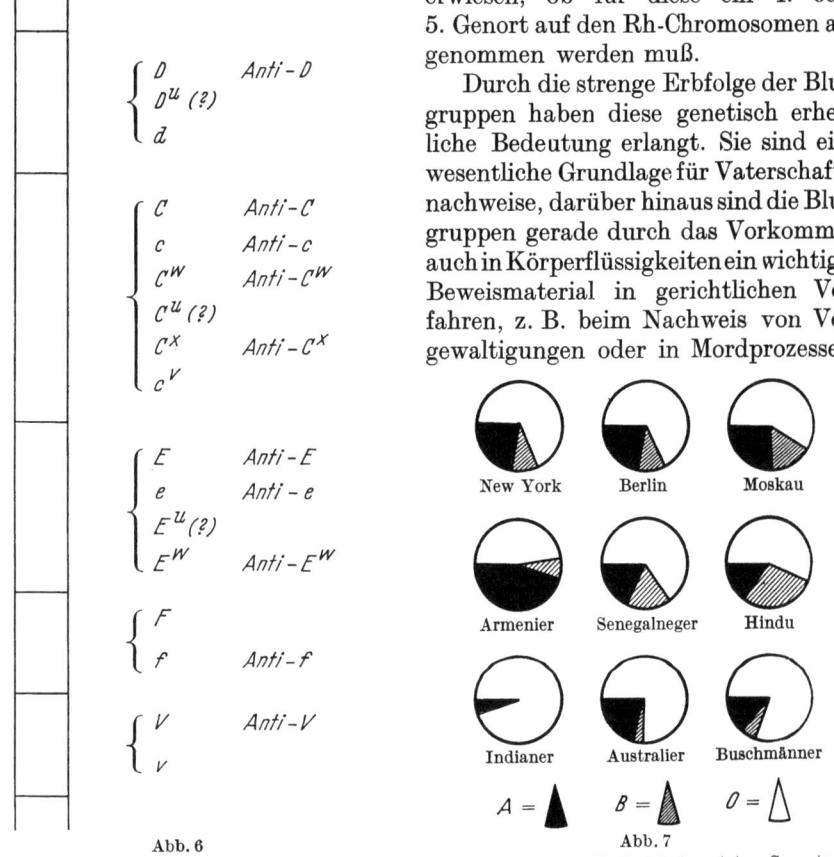

Abb. 6                                    Abb. 7

Abb. 6. Diagramm des Rh-Chromosoms, fußend auf der Voraussetzung, daß die drei festgesetzten Genorte für Allele, wie andere Genorte für Allele, in einer Linie angeordnet sind. Der Platz von f und V ist noch nicht klar. Die für die Genprodukte spezifischen Antikörper werden auch dargestellt. ? = wahrscheinlich kein selbständiges Allel, sondern Varianten von D, C oder E

Abb. 7. Verteilung der Blutgruppengene A, B und 0 bei verschiedenen Völkern (nach SCHIFF)

Die verschiedene Verteilung der Häufigkeit einzelner Blutgruppen in verschiedenen Rassen und das teilweise oder völlige Fehlen bestimmter Merkmale hat die Blutgruppenforschung auch für anthropologische Untersuchungen interessant werden lassen. Bei allen Völkern der Erde kommen die vier Blutgruppen des AB0-Systems vor, variieren aber sehr in ihrer Frequenz. Dabei lassen sich drei Hauptverteilungsarten unterscheiden.

1. Das Gen 0 sehr überwiegend (Indianer).

2. Sehr starkes Überwiegen der Gene 0 und A bei fast völligem Fehlen von B (Australier, gewisse Eskimo- und Lappenstämme, afrikanische Buschmänner, außerdem ein Teil der alpinen und westeuropäischen Bevölkerung sowie die Armenier).

3. Alle drei Gene gemischt vorhanden (die meisten Völker der Erde, jedoch in zahlenmäßig unterschiedlicher Verteilung).

In Europa und Asien nimmt die Häufigkeit der Blutgruppe B von Westen nach Osten zu. In Spanien ist die Blutgruppe B äußerst selten, in Zentralasien dagegen die häufigste Gruppe. Von dort aus nimmt sie nach allen Himmelsrichtungen ab, so daß der Gedanke nahe liegt, daß die B-Eigenschaft in Zentralasien entstanden ist.

Das Gen B wird daher von den mongolischen Hunnen abgeleitet, die es bei ihrer Verdrängung durch die Chinesen nach Ungarn brachten (200—251 n. Chr.). Die zweite Welle kam im ersten Jahrtausend n. Chr. durch die Invasion von Dschingis-Khan nach Europa. Entsprechend der Häufigkeitszunahme des Gens B nach dem Osten hin, nimmt das Gen A nach dort ab, während das Gen 0 in seiner Häufigkeit etwa gleich bleibt.

Ein Beispiel für die Blutgruppenverteilung in Deutschland (Freiburg i. Br.) gibt die nebenstehende Tabelle 1 wieder.

Auch andere Blutgruppengene zeigen unterschiedliche Verteilungen bei einzelnen Völkerschaften, z. B. bei körperlich gleichen Zügen findet man bei den afrikanischen Negern zu einem Drittel die A-Untergruppe $A_2$, während diese bei den ozeanischen Negern völlig fehlt. Innerhalb des MNS-Systems herrscht in Nordasien und Amerika der Faktor M, in Südostasien und Australien dagegen der Faktor N vor. Diese Beispiele ließen sich noch an anderen Blutgruppensystemen willkürlich vermehren.

## 3. Chemische Struktur der Blutgruppen

Auch chemisch läßt sich die Blutgruppenspezifität differenzieren. Die Substanz, die in den Erythrocyten ebenso wie in der Gewebsflüssigkeit und in den Sekreten die Blutgruppenspezifität bestimmt, gehört zu den Mucoiden. Es sind Makromoleküle mit Molekulargewichten zwischen $10^5$ und $10^6$. Sie enthalten L-Fucose, D-Galaktose, N-Acetyl-D-Glucosamine und N-Acetyl-D-Galaktosamine.

Tabelle 1. Die Blutgruppenverteilung in Freiburg i. Br. (nach BITTNER)

| Gruppen | 0 | A | B | AB | M | MN | N | P | p |
|---|---|---|---|---|---|---|---|---|---|
| Zahl der Untersuchten | 3988 | 4091 | 1143 | 426 | 272 | 629 | 200 | 795 | 283 |
| Prozent | 41.33 | 42,40 | 11,84 | 4,41 | 24,70 | 57,12 | 18,16 | 73,73 | 26,25 |

| Gruppen | CcD.ee | CCD.ee | CcD.Ee | ccD.Ee | ccD.EE | ccD.ee | ccdee | Ccdee | ccddEe |
|---|---|---|---|---|---|---|---|---|---|
| Zahl der Untersuchten | 1766 | 940 | 432 | 450 | 174 | 82 | 881 | 71 | 29 |
| Prozent | 36,60 | 19,48 | 8,95 | 9,32 | 3,60 | 1,69 | 18,25 | 1,47 | 0,60 |

| Gruppen | KK | Kk | kk | Fya+ | Fya- | Lua+ | Lua- | Ika+ | Ika- | Lea+b- | Lea-b+ | Lea-b- |
|---|---|---|---|---|---|---|---|---|---|---|---|---|
| Zahl der Untersuchten | 2 | 67 | 507 | 359 | 215 | 13 | 131 | 191 | 102 | 109 | 480 | 30 |
| Prozent | 0,4 | 11,6 | 88,0 | 62,54 | 37,45 | 9,09 | 90,50 | 65,18 | 34,81 | 17,60 | 77,54 | 4,84 |

In den 11 vorkommenden Aminosäuren zeigen die einzelnen Blutgruppenantigene ebenfalls große Ähnlichkeit. Die Blutgruppensubstanzen sind im alkalischen
Milieu sehr labil und zerfallen bei einem pH von 8,5 und 100° C in inaktive Produkte. Die größten Teile dieser Verfallsprodukte bestehen aus Oligosacchariden
mit einem Molekulargewicht, das geringer als $10^4$ ist. Die Oligosaccharide sind
von hoher serologischer Aktivität. Die L-Fucose besteht bei allen Blutgruppensubstanzen im wesentlichen aus einer labilen Form, die bei pH 3,0 und 100° C
zerfällt. Sie wird auch durch verschiedene Enzyme abgebaut, die man aus Clostri-
dium Welchii Typ B, aus Trichomonas foetus sowie aus dem Intestinaltrakt der
Helix pomatia (Weinbergschnecke) erhält. Durch milde Säurehydrolyse entstehen aus den Blutgruppensubstanzen Produkte, die kreuzweise mit dem Pneu-
momokokkentyp XIV-Serum reagieren. Es ist daher anzunehmen, daß beide
Stoffe eine Carbohydratkette enthalten, die von den N-Acetyl-Glucosamin-
Galaktoseverbindungen herrühren. Durch Oxydation wird die serologische
Spezifität der Substanzen zerstört. Es bleibt jedoch der Hauptteil aller Gruppensubstanzen als Makromolekül erhalten, woraus zu folgern ist, daß die Ketten-
bindungen zwischen den Carbohydraten und den Aminosäurekomponenten in
diesen Komplexen nicht restlos zerstört werden. Daraus kann geschlossen werden,
daß die Gruppensubstanzen in ihren grundlegenden Molekularstrukturen übereinstimmen, ihre Zusammensetzung jedoch gewisse quantitative Unterschiede
zeigt. Aus den Untersuchungen von MORGAN (1955, 1959 u. 1960), MORGAN u.
WATKINS (1959) und KABAT (1956 u. 1958) geht hervor, daß die Spezifität der
einzelnen Gene von mehreren verschiedenen aktiven Substanzen bestimmt wird;
wahrscheinlich werden alle Mucoide, die Blutgruppencharakter haben, unter der
Einwirkung der Blutgruppen-Gene aus bestimmten Mucoid-Grundstoffen oder
an Stelle dieser Stoffe gebildet.

## 4. Die verschiedenen Blutgruppen

### a) Das ABO-System[1]

LANDSTEINER hatte zunächst die Blutgruppen A, B, 0 entdeckt. Die wesent-
lich seltenere vierte Blutgruppe AB wurde wenig später durch die Mitarbeiter
LANDSTEINERs DECASTELLO und STURLI (1902) aufgefunden. Bei dem ABO-
Blutgruppensystem finden sich im Serum immer diejenigen Antikörper, die die
Gruppe der eigenen Erythrocyten nicht zur Agglutination bringen können.

Bei Blutgruppe A sind im Serum immer Antikörper Anti-B.

Bei Blutgruppe B sind im Serum immer Antikörper Anti-A.

Bei Blutgruppe 0 sind im Serum immer Antikörper Anti-A und Anti-B.

Bei Blutgruppe AB finden sich im Serum keine Antikörper (Anti-A oder
Anti-B).

Diese natürlichen Antikörper fehlen noch bei Neugeborenen — die Bildung
erfolgt erst im Verlauf des ersten Lebensjahres — sowie bei schwerkachektischen
Patienten und bei Greisen. Durch bestimmte exogene Einflüsse (Sensibilisierung) kann es darüber hinaus noch zur Bildung von Immun-Antikörpern in Form
von inkompletten Antikörpern oder Hämolysinen kommen. Solche exogenen Einflüsse sind z. B. Impfungen mit abgetöteten Bakterien (z. B. Typhus-Impfung),
bei denen durch geringe Reste des Nährbodenmilieus A-Substanz mitinjiziert
wird.

---

[1] Es wird hier ausschließlich die vom Völkerbund 1923 eingeführte internationale Nomenklatur 0, A, B benutzt, auch wenn die Autoren früher andere Nomenklaturen verwandt hatten,
LANDSTEINER z. B.: A, B, C.

Das Vorkommen der Antikörper im Serum dient zur Blutgruppenbestimmung. Hierzu werden Seren mit hohem Antikörper-Titer und guter Avidität ausgesucht und als Testseren bezeichnet. Diese Seren sollen einer staatlichen Prüfung im Paul-Ehrlich-Institut unterzogen sein. Man verwendet im allgemeinen ein Serum Anti-A, ein Serum Anti-B und ein Serum Anti-A + B. Im Ausland wird letzteres weniger häufig benutzt. Die Richtlinien für die Bluttransfusion des Bundesgesundheitsamtes ebenso wie die Richtlinien für die Blutgruppenbestimmungen der Bundesärztekammer schreiben zusätzlich die Bestimmung der Blutgruppe an den Serumeigenschaften, also den Antikörpern des Patienten vor. Hierfür sind Blutkörperchen bekannter Gruppen $A_1$, $A_2$, B und 0 zu verwenden und deren Agglutination im Patientenserum zu prüfen (s. Abb. 13, S. 342).

Um Fehlbestimmungen mit größtmöglicher Wahrscheinlichkeit auszuschließen, ist außerdem eine Doppelbestimmung vorgeschrieben, bei der, sofern es durchführbar ist, die zweite Bestimmung durch einen anderen Untersucher mit einer anderen Testserumcharge und mit einer anderen Blutprobe des Patienten durchgeführt werden soll.

Während man bei der Blutgruppenbestimmung mit Testseren, die heute fast ausschließlich Immun-Testseren mit inkompletten Antikörpern sind, eine möglichst dicke (etwa 50%ige) Erythrocytenaufschwemmung verwendet bzw. Erythrocyten im eigenen Serum, soll die Testerythrocytensuspension (in physiologischer NaCl-Lösung) nur 5%ig sein, da man hier zunächst nur mit dem Vorhandensein von Isoagglutininen rechnen kann.

Auf Einzelheiten der Technik der Blutgruppenbestimmung kann hier aus Raummangel nicht näher eingegangen werden, vgl. hierzu: Ratschläge für Ärzte zur Durchführung von Blutübertragungen, herausgegeben vom Bundesgesundheitsamt, Ausgabe 1962; Merkblatt Nr. 24 D.Ä.V. oder MATTHES-ORTH: Leitfaden der Bluttransfusion (1967).

V. DUNGERN entdeckte zuerst, daß die Blutkörperchen der Blutgruppe A verschieden stark mit dem Serum Anti-A reagierten. Er konnte zeigen, daß es sich hierbei um Gruppenunterschiede handelte und nannte die stärker reagierende $A_1$, die schwächer reagierende $A_2$. Später wurden dann noch Untergruppen $A_3$ und $A_4$ entdeckt. Daß es sich dabei um besondere Gruppen und nicht nur quantitative Variationen handelt, geht aus Immunisierungsversuchen an Tieren hervor. Dabei erhält man spezifische Antikörper gegen $A_1$ und $A_2$. Diese A-Untergruppen kommen auch in der Gruppe AB vor.

RENKONEN zeigte als erster, daß in bestimmten Pflanzensamenextrakten Stoffe enthalten sind, die den menschlichen Antikörpern ähneln und spezifisch die Blutkörperchen der verschiedenen Blutgruppen zur Agglutination bringen. Es ist daher heute möglich, an Stelle der Testseren auch mit Pflanzenextrakten alle Blutgruppen des AB0-Systems zu ermitteln. Durchgesetzt hat sich dieses Verfahren aber bisher nur zur Bestimmung der A-Untergruppen.

Eine schwache B-Eigenschaft ($B_2$ oder $B_3$) kommt ebenfalls vor, wird aber nur sehr selten angetroffen und hat klinisch für die Blutgruppenbestimmung keine Bedeutung. Innerhalb der Untergruppen können irreguläre Antikörper auftreten, bei denen es sich um Kälteantigene handelt. Für Bluttransfusionen stellen sie keine Gefahr dar, da sie in der Kreuzprobe sicher erkannt werden. Am häufigsten beobachtet man diese irregulären Antikörper bei der Blutgruppe $A_2$B in Form des Antikörpers Anti-$A_1$.

Im AB0-System drückt der Faktor 0 nicht etwa das Fehlen von Receptoren aus, sondern stellt genau wie A und B einen Receptor dar, der allerdings sich gegenüber A und B recessiv verhält. Daß 0 ein selbständiger Receptor ist, geht daraus hervor, daß es spezifische Anti-0-Seren gibt, die die Blutkörperchen der

Gruppe 0 zur Agglutination bringen. Dieses Anti-0-Serum unterscheidet sich eindeutig von dem Anti-H-Serum (heterogenetisches Serum nach v. EISLER). v. EISLER hatte Ziegen mit Shiga-Bakterien immunisiert und ein Serum erhalten, das sowohl Shiga-Bakterien als auch menschliche Blutkörperchen agglutinierte. Mit menschlichen Blutkörperchen war aus diesem Serum wohl der Anti-H-Anteil, nicht jedoch der Anti-Shiga-Anteil zu absorbieren, während Shiga-Bakterien beide Antikörper-Anteile absorbierten. Diese Anti-H-Seren agglutinieren am stärksten Erythrocyten der Gruppe 0 und $A_2$ (die pflanzlichen Anti-$A_2$ Testsubstanzen sind ebenfalls in Wirklichkeit Anti-H-Substanzen). Die Beobachtung, daß Anti-H-Seren auch in wechselnder Stärke Erythrocyten der Gruppe A agglutinieren und dabei auch Agglutinationen mit AB-Erythrocyten vorkommen, brachte HIRSZFELD dazu, die Pleiaden-Theorie aufzustellen. Er nimmt dabei an, daß die Gruppe 0 die Grundblutgruppe ist, von der durch Mutation über $A_5$, $A_4$, $A_3$, $A_2$ allmählich $A_1$ durch immer stärkeren Verlust des 0-Anteils entsteht. Eine Modifikation dieser Pleiaden-Theorie wurde von YOKOJAMA, BARBER u. DUNSFORD (1959) aufgestellt.

Dabei hat 0 eine zentrale Stellung, und durch A-Zunahme bzw. -Abnahme entstehen die A-Untergruppen (s. Abb. 8). Es kann hier die Pleiaden-Theorie nicht weiter ausgeführt werden. Einzelheiten s. bei PROKOP u. UHLENBRUCK (1963).

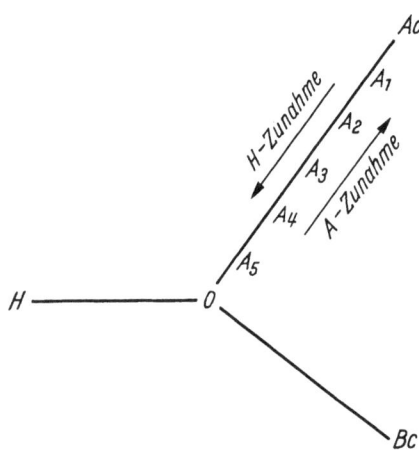

Abb. 8. Eine Modifikation der Pleiadentheorie von HIRSZFELD, nach YOKOYAMA, BARBER und DUNSFORD (1959). Die zentrale Stellung von 0 wird immer anerkannt — nur ist seine Beziehung zu H verschieden aufgefaßt (nach PROKOP-UHLENBRUCH)

## b) Das Rh-System

Das zweite Blutgruppensystem, das klinisch große Bedeutung erlangt hat, ist das Rh-System. Dieses wurde von LANDSTEINER u. WIENER 1940 entdeckt. Sie injizierten Kaninchen rote Blutkörperchen des Maccacus-Rhesus-Affen (daher Rh-Faktor). Das so gewonnene Antikörperserum agglutinierte nicht nur die Erythrocyten des Rhesus-Affen, sondern auch die Erythrocyten von 85% der kaukasischen Menschen. Sie bezeichneten die Erythrocyten, die agglutiniert wurden, als Rh-positiv (Rh) und diejenigen, die nicht zur Agglutination gebracht wurden, als Rh-negativ (rh). Die Rh-Blutgruppe war unabhängig von den damals bekannten Blutgruppen-Systemen AB0, MN und P.

Bald zeigte es sich jedoch, daß der Rh-Faktor nicht nur aus der einen Eigenschaft bestand, die mit dem Serum von Kaninchen, die mit Rhesus-Erythrocyten sensibilisiert waren, nachgewiesen werden konnte. Bei Schwangerschaften wurden Rh-Antikörper gefunden, die eine andere Agglutinationsverteilung hatten. Es soll hier nicht im einzelnen auf die Entdeckungen der verschiedenen Faktoren des Rh-Systems eingegangen werden. Die Faktoren sind daher lediglich in der folgenden Tabelle 2, S. 324 zusammengestellt. Beim Rh-System laufen 2 Nomenklaturen nebeneinander, diejenige von WIENER und WEXLER sowie die von FISHER und RACE.

Der wesentliche Unterschied in der Nomenklatur von WIENER und FISHER-RACE liegt darin, daß sie sich genetisch unterscheiden. Während WIENER annimmt, daß die Rh-Faktoren als Allele in einem einzigen Gen zusammen liegen (sog. multiple Allelie), nimmt die Fisher-Racesche Mehrgentheorie drei dicht beieinander liegende Gene an.

FISHER und RACE nehmen dabei an, daß die Gene in der Reihenfolge d-c-e auf dem Chromosom angeordnet sind, da weiter voneinander liegende Gene des

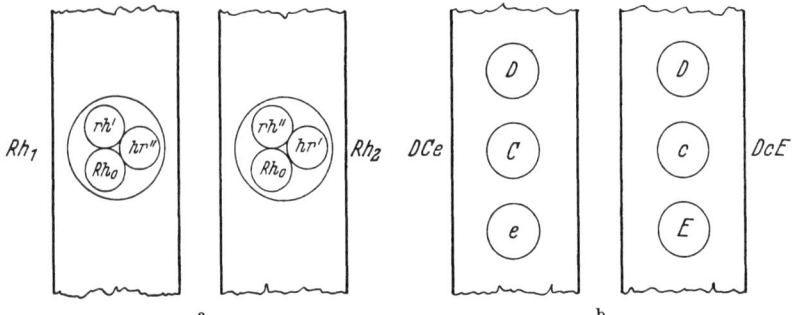

a                                                      b

Abb. 9a u. b. Das entsprechende, die Rh-Eigenschaft(en) tragende Chromosomenstück nach der Auffassung WIENERs (a) und FISHER-RACE (b) (mod. nach PROKOP-UHLENBRUCH)

gleichen Chromosoms eine bessere Möglichkeit haben, bei einem Crossing-over getrennt zu werden. Mittels der Crossing-over-Theorie erklären FISHER und RACE die verschiedene Häufigkeit der Kombination der Rhesus-Chromosomen.

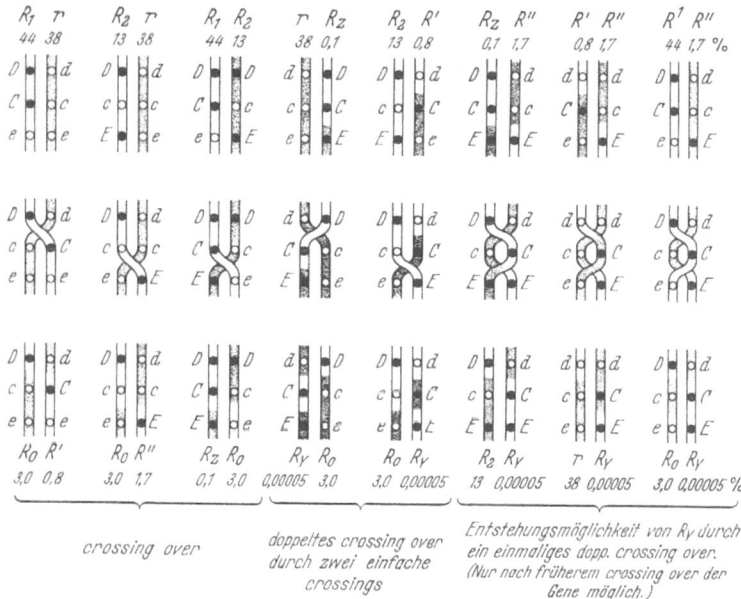

Abb. 10. Entstehung der Rh-Chromosomen durch „crossing-over" aus den häufig vorkommenden Chromosomen (DCe)$R_1$, (dce)r und (DcE)$R_2$

Ein Crossing-over wurde allerdings bisher noch nicht beobachtet. Andererseits wird die Fisher-Racesche Theorie aber auch dadurch gestützt, daß festgestellt wurde, daß zwischen D und C noch ein weiterer Informationspunkt, der als G bezeichnet wird, und zwischen C und E ein Informationspunkt f beobachtet wurde. Das Anti-G wurde von ALLEN u. TIPPET (1958, 1961) festgestellt, während Anti-f bereits 1955 von ROSENFIELD u. Mitarb. sowie SANGER u. Mitarb. beschrieben wurde.

Tabelle 2. *Rh-Genotypen in der englischen Bevölkerung* (modifiziert nach RACE, MOURANT, LAWLER und SANGER, 1948)

| geschätzte Frequenz der Gruppe | Testung mit vier leicht erreichbare Antiseren | | | | seltene Antiseren | | | | | | Genkonstellation | Kurzsymbole | | geschätzte Genotypenfrequenz |
|---|---|---|---|---|---|---|---|---|---|---|---|---|---|---|
| | C+Cw (rh'+rhw) | c (hr') | D (Rho) | E (rh'') | reines C (rh') | reines Cw (rhw) | e (hr'') | f (hrf) | G (rhG) | fragl. d (Hro) | | meist gebraucht | WIENER u. WEXLER, 1956 | |
| 15,1020 | − | + | − | − | − | − | + | + | − | + | cde/cde | rr | rr | 15,1020 |
| 2,0609 | − | + | + | − | − | − | ++ | ++ | ++ | + | cDe/cde | R0r | R0r | 1,9950 |
| | | | | | − | − | + | ++ | ++ | − | cDe/cDe | R0R0 | R0R0 | 0,0659 |
| 0,9376 | − | + | − | + | − | − | + | + | − | ++ | cdE/cde | R''r | r''r | 0,9235 |
| | | | | | − | − | − | − | − | ++ | cdE/cdE | R''R'' | r''r'' | 0,0141 |
| 14,0769 | − | + | + | + | − | − | − | − | ++++ | − | cDE/cDE | R2R2 | R2R2 | 1,9906 |
| | | | | | − | − | − | − | +++ | + | cDE/cdE | R2R'' | R2r'' | 0,3353 |
| | | | | | − | − | ++ | + | +++ | − | cDE/cDe | R2R0 | R2R0 | 0,7243 |
| | | | | | − | − | ++ | ++ | +++ | + | cDE/cde | R2r | R2r | 10,9657 |
| | | | | | − | − | ++ | ++ | +++ | + | cDe/cdE | R0R'' | R0r'' | 0,0610 |
| 0,7644 | + | + | − | − | + | − | ++ | ++ | + | ++ | Cde/cde | R'r | r'r | 0,7644 |
| | | | | | − | + | ++ | ++ | + | − | Cwde/cde | R'wr | r'w | 0,0000 |
| 34,8899 | + | + | + | − | ++ | − | ++ | ++ | ++ | + | CDe/cDe | R1R0 | R1R0 | 2,0922 |
| | | | | | ++ | − | ++ | ++ | ++ | + | CDe/cde | R1r | R1r | 31,6759 |
| | | | | | − | − | + | + | + | − | cDe/Cde | R0R' | R0r' | 0,0505 |
| | | | | | +++ | + | ++ | + | + | + | CwDe/cDe | R1wR0 | R1wR0 | 0,0664 |
| | | | | | +++ | + | +++ | + | + | ++++ | CwDe/cde | R1wr | R1wr | 1,0049 |
| | | | | | − | + | + | − | + | − | Cwde/cDe | R'wR0 | r'wR0 | 0,0000 |
| 0,0234 | + | + | − | + | +++ | − | +++ | + | +++ | − | cdE/Cde | R''R' | r'r' | 0,0234 |
| | | | | | +++ | − | +++ | − | +++ | − | CdE/cde | RyR | ryr | 0,0000 |
| | | | | | +++ | − | +++ | − | +++ | − | CdE/cdE | RyR'' | ryr'' | 0,0000 |
| | | | | | +++ | + | +++ | − | +++ | + | Cwde/cdE | R'wR'' | r'wr'' | 0,0000 |
| | ∔ | + | + | + | + | − | + | + | + | + | CDe/cDE | R1R2 | R1R2 | 11,5000 |
| | | | | | + | − | + | + | + | − | cDe/CDE | R0R] | R0R] | 0,0125 |
| | | | | | + | − | + | + | + | − | CDe/Cde | R1r'' | R1r'' | 0,9685 |
| | | | | | + | − | + | − | + | − | cDE/Cde | R2r' | R2r' | 0,2775 |
| | | | | | + | − | + | − | + | − | CDE/cde | R1r | R]r | 0,1893 |
| | | | | | + | − | − | − | + | + | CdE/cDe | R''R0 | ryR0 | 0,0000 |

| | $R^2R_z$ | $R_2R_z$ | cDE/CDE | 0,0687 |
| | $r''R_z$ | $R_2'R_z$ | cdE/CDE | 0,0058 |
| | $r_yR^2$ | $R_yR_2$ | CdE/cDE | 0,0000 |
| | $R^{1w}R^2$ | $R_1wR_2$ | CwDe/cDE | 0,3648 |
| | $R^{1w}r''$ | $R_1wR_2'$ | CwDe/cdE | 0,0307 |
| | $r'wR^2$ | $R'wR_2$ | Cwde/cDE | 0,0000 |
| | $r'r'$ | $R'R'$ | Cde/Cde | 0,0097 |
| | $r'wr'$ | $R'wR'$ | Cwde/Cde | 0,0000 |
| | $r'wr'w$ | $R'wR'w$ | Cwde/Cwde | 0,0000 |
| | $R^1R^1$ | $R_1R_1$ | CDe/CDe | 16,6097 |
| | $R^1r'$ | $R_1R_1'$ | CDe/Cde | 0,8016 |
| | $R^1R^{1w}$ | $R_1R_1w$ | CDe/CwDe | 1,0539 |
| | $R^1wr'$ | $R_1wR'$ | CwDe/Cde | 0,0254 |
| | $r'wR^1$ | $R'wR_1$ | Cwde/CDe | 0,0000 |
| | $r'wR^{1w}$ | $R'wR_1w$ | Cwde/CwDe | 0,0167 |
| | | $R'wR_1w$ | | 0,0000 |
| | $R^1R_z$ | $R_1R_z$ | CDe/CDE | 0,1985 |
| | $r'R_z$ | $R'R_z$ | Cde/CDE | 0,0048 |
| | $r_yR^1$ | $R_yR_1$ | CdE/CDe | 0,0000 |
| | $R_zR_z$ | $R_zR_z$ | CDE/CDE | 0,0006 |
| | $R'wR_z$ | $R_1wR_z$ | CwDe/CDE | 0,0062 |
| | $r_yR^{1w}$ | $R_yR_1w$ | CdE/CwDe | 0,0000 |
| | $r'wR_z$ | $R'wR_z$ | Cwde/CDE | 0,0000 |
| | $ryr'$ | $R_yR'$ | CdE/Cde | 0,0000 |
| | $ryry$ | $R_yR_y$ | CdE/CdE | 0,0000 |
| | $ryr'w$ | $R_yR'w$ | CdE/Cwde | 0,0000 |
| | $r^Gr$ | $R^GR$ | Gde/cde | 0,0010 |
| | $r^Gr^GG$ | $R^GR^GG$ | Gde/Gde | 0,0000 |

13,4178  0,0097  18,5073  0,2101  0,0000

Das Anti-G entspricht Anti-CD-Seren, wobei das Gen G nur von diesen, aber nicht von Anti-C- oder Anti-D-Seren agglutiniert wird.

**C-Varianten.** Während man zunächst annahm, daß einem C auf dem Gen-Ort ein c, einem D ein d und einem E ein e entsprach, wurden weitere Varianten zu diesen als positiv und negativ bezeichneten Faktoren gefunden. Wesentliche Bedeutung hat vor allen Dingen das $C^w$ erhalten, da es bei über 2% der Bevölkerung vorkommt. Auch das Anti-$C^w$ ist recht häufig. Die meisten der industriell zu beziehenden Testseren Anti-C enthalten zusätzlich auch ein Anti-$C^w$. Reine Anti-C-Seren sind sehr selten. Ebenso enthalten die Anti-C-Seren auch eine Komponente für $C^x$, obgleich der Faktor $C^x$ auch nur sehr selten festzustellen ist (STRATTON u. RENTON, 1954). Eine weitere Variante ist das $c^v$. Diese wurde allerdings 1960 von RACE, SANGER u. LAWLER widerrufen. Während diese Faktoren selbständige

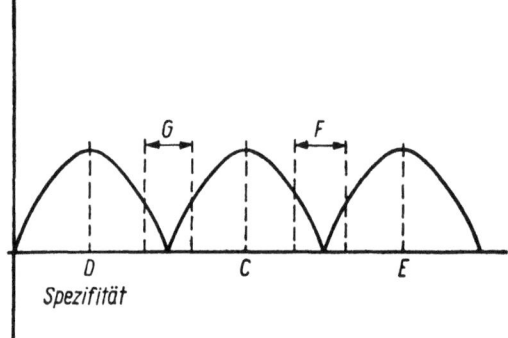

Abb. 11. Informationsbereiche des Rh-Abschnitts auf dem entsprechenden Chromosom (nach HELMBOLD, 1959)

Gene darstellen, die mit entsprechenden Anti-Seren zu erfassen sind, scheint das $C^u$ dem $D^u$ zu entsprechen (RACE u. SANGER, 1951). Auf weitere Varianten wie $C^n$ sowie die Anti-Ce-Spezifität kann hier nicht näher eingegangen werden.

**D-Varianten.** Während die bei dem C-Faktor beschriebenen Varianten echte Gene sind, die mit entsprechenden Anti-Seren erfaßt werden können, ist die Variante $D^u$ eine Abschwächung des Faktors D, der in verschiedenen Stärkegruppen vorkommt. Unter normalen Testbedingungen reagiert das $D^u$ wie d und ist nur unter Zuhilfenahme besonderer Testverfahren wie des Coombstestes nachweisbar. Es gibt daher auch kein spezielles Anti-$D^u$-Serum. Nach den Richtlinien für die Bluttransfusion ist bei Spendern, die im D-Faktor negativ getestet werden, eine Bestimmung auf $D^u$ durchzuführen. Rh-negative Patienten können durch Spender mit dem Merkmal $D^u$ sensibilisiert werden und Antikörper Anti-D bilden. Umgekehrt kann aber auch ein Patient, der zur Gruppe $D^u$ gehört, durch Rh-positives Blut zur Antikörperbildung Anti-D angeregt werden. Ein Träger des Merkmales $D^u$ ist daher immer als Patient Rh-negativ und als Spender Rh-positiv.

Nach Untersuchungen von CEPPELLINI u. Mitarb. (1955) sowie LEVINE u. Mitarb. (1957) gibt es zwei verschiedene $D^u$-Typen. Bei dem einen handelt es sich um ein abgeschwächtes D, das erblich ist und nach den Mendelschen Gesetzen von den Eltern auf die Kinder übergeht. Der andere Typ, den CHOWN u. LEWIS (1957) nachweisen konnten, kommt durch einen Positionseffekt (Genwechselwirkung) zustande. Dabei wird das von einem Elternteil ererbte D durch ein von dem anderen Elternteil kommendes isoliertes C abgeschwächt ($CD^ue/Cde$). Bei den nächsten Nachkommen kann dann das $D^u$ des Elternteiles wieder als D in Erscheinung treten (z. B. CDe/cde). LEVINE (1964) empfiehlt, einem $D^u$-Patienten dieses Types nur ein mit einem Anti-c-Serum als negativ ausgetestetes Blut zu transfundieren, also ein Blut, das CC oder $CC^w$ hat (z. B. CDe/CDe). Es wird diese Forderung damit begründet, daß das Gen c in seiner antigenen Stärke gleich dem Gen D folgt. Die Gefahr, daß der $D^u$-Patient ein Anti-D bildet, sei wesentlich geringer, als daß ein Anti-c entsteht. Die Beobachtung, daß Erythrocyten von $D^u$-Trägern durch Anti-D-Seren zur Agglutination gebracht werden können, umgekehrt aber auch ein Anti-D auftreten kann, ohne daß dieses Anti-D die eigenen $D^u$-Zellen agglutiniert, brachte WIENER u. Mitarb. (1957, 1960) darauf, daß der Faktor D ($Rh_0$) aus verschiedenen assoziierten Faktoren besteht. Sie nannten diese Faktoren $Rh^A$, $Rh^B$ und $Rh^C$ usw. Entsprechend nehmen sie an, daß ein Serum Anti-D sich auch aus den Faktoren Anti-$Rh^A$, Anti-$Rh^B$, Anti-$Rh^C$, Anti-$Rh^D$ usw. zusammensetzt. Der Faktor $D^u$ würde danach ein unvollständiges D sein, bei dem mehrere dieser Anteile fehlen. Bei der Sensibilisierung mit D-Zellen kann der Betreffende dann die Antikörper der ihm fehlenden Anteile selbst bilden. Er bildet demnach auch ein unvollständiges Anti-D. 1959 erweiterten dann UNGER, WIENER u. KATZ diese Theorie. In ihrer Schreibweise bedeutet ein mit gotischem $\Re$ mit lateinischen h und kleinem hochgesetztem a $\Re h^a$, daß der Faktor $Rh^A$ fehlt. Sie stellten nun fest, daß zwischen dem $Rh^A$ und dem $\Re h^a$ noch ein $Rh^A$ in abgeschwächter Form vorkommt. Diese abgeschwächte Form bezeichnen die Autoren mit $\Re h^\alpha$ mittleren Grades, mit $\Re h^\alpha$ niedrigen Grades, bzw. $\Re h^\beta$ mittleren und niedrigen Grades usw. Auf diese sehr interessanten Hypothesen, die aber sowohl an die Sprechweise als auch an die Schreibweise sehr hohe Anforderungen stellen, kann hier aus Raumgründen nicht weiter eingegangen werden (s. auch WIENER u. Mitarb. (1960) und PROKOP-UHLENBRUCK (1963)).

Bei dem Typ D—— (früher auch —D— geschrieben) der erstmals 1950 von RACE u. Mitarb. beschrieben wurde, sind die Gen-Orte für C und E nicht besetzt. Es konnte bisher auch nicht nachgewiesen werden, daß sie evtl. mit einer C- oder E-Varianten besetzt wären. Diese Befunde sind auch eine weitere Stütze der Fisher-Raceschen Drei-Gen-Theorie und sprechen auch für die Gen-Anordnung D-C-E. Man nimmt an, daß durch eine Chromosomen-Delation die Gen-Orte für C und E verlorengegangen sind. WIENER schreibt diese Variante so, daß er über die Bezeichnung $Rh_0$ 2 Striche setzt: $\overline{\overline{Rh_0}}$ (WIENER, UNGER u. SACHS, 1960). Kürzlich wurde durch BOETTCHER (1964) für diese Rh-Delation eine Entwicklungstheorie aufgestellt, die sich an die Pleiadentheorie des AB0-Systems in der Modifikation von MORGAN u. WATKINS (1959) stark anlehnt. Beispiele mit völligem Fehlen von Rh-Antigenen wurden durch HENNINGSEN (1958), PROKOP u. SCHNEIDER (1960), VOS u. Mitarb. (1961) sowie LEVINE u. Mitarb. (1964) beschrieben, die sich als ———/——— darstellen. Erstere weisen allerdings darauf hin, daß auch eine Formel d——/d—— denkbar wäre, da man ein evtl. vorhandenes d wegen Fehlens des Serums Anti-d nicht feststellen kann. Im ganzen sind bisher fünf solcher Familien mit homo- oder heterozygotem Vorkommen von ———/——— bzw. R/——— bekannt.

**E-Varianten.** Entsprechend dem $D^u$-Typ wurde auch ein abgeschwächtes E als $E^u$ beschrieben, ist aber im Gegensatz zum $D^u$ immer von einer einheitlichen Stärke (CEPPELINI u. Mitarb., 1950; SUSSMANN, 1955). $E^u$ kommt sehr viel seltener als $D^u$ vor. Als selbständiges Gen wurde eine Variante $E^w$ (GREENWALT u. SANGER, 1955) beobachtet, die dem $C^w$ entspricht, aber dessen Häufigkeit $< 0,001\%$ ist (LEVINE, 1964). Auch Anti-E-Seren enthalten häufig eine Komponente für $E^w$. Eine weitere Variante $e^s$ wurde von SANGER u. Mitarb. (1960) beschrieben. Dieser Faktor ist ein Allel auf dem E-Ort. Er darf nicht mit dem von SHAPIRO (1957) beschriebenen $hr^s$ verwechselt werden, der ähnlich der Wienerschen Auffassung vom $D^u$ eine Verlustvariante des e zu sein scheint. In der Wienerschen Schreibweise wird das Symbol für den $hr^s$-Typ $Rh_0$ und für den Geno-Typ $\Re^0$ geschrieben.

Es ist noch eine ganze Reihe weiterer Varianten im Rh-System beschrieben worden, auf die hier aber aus Raummangel nicht eingegangen werden kann.

Da die Wienersche Nomenklatur sehr umständlich und schwer verständlich ist, wird, obgleich diese die ältere ist, im weiteren die Fisher-Racesche Nomenklatur benutzt.

Verschiedentlich wurde das spontane Auftreten von Anti-D, Anti-E und Anti-C$^w$ beschrieben. Besonders interessant ist dabei ein von Dahr u. Knüppel (1951) beschriebener Fall eines Anti-D ohne Anhalt für eine Sensibilisierung bei einem rh-negativen Mann, bei dem ein Nierenschaden vorlag. Prokop u. Uhlenbruck (1963) halten es daher für möglich, „daß der bei Nephritikern bekannte und vermehrte Blutzerfall (vgl. Leupold, 1962) einen gewissen Einfluß auf die Produktion von Antikörpern besitzt."

Ohne nachweisbare Sensibilisierung entstehen auch spezifische Auto-Antikörper, vor allem bei erworbenen hämolytischen Anämien. Spezifische Auto-Antikörper Anti-D bei Rh-positiven Patienten beschrieben Dacie (1954), Dacie u. Cutbush (1954) sowie van Loghem u. Mitarb. (1954, 1955). Tabelle 3, S. 329.) Weiner u. Mitarb. (1953) hatten bei einer Patientin mit der Gen-Struktur CCD.ee, die an einer erworbenen hämolytischen Anämie erkrankt war, durch Absprengung der Auto-Antikörper von den Erythrocyten zeigen können, daß diese die Spezifität Anti-e hatten. Da Anti-e eine Agglutinationsrate von ca. 98% hat, war dieser „spezifische Auto-Antikörper" zunächst als ein unspezifischer Auto-Antikörper aufgefaßt worden. Weiner glaubt daher, daß alle sog. unspezifischen Auto-Antikörper in Wirklichkeit spezifischen Charakter haben und sich die Spezifität in vielen Fällen nicht feststellen läßt, da dieser Auto-Antikörper spezifisch gegen ein ubiquitär vorkommendes Gen gerichtet ist, das eine Häufigkeit von über 99,99% hat.

Ebenfalls einen Auto-Antikörper Anti-e fanden Flückiger u. Mitarb. (1955). Möglicherweise war in diesem Serum auch ein Auto-Antikörper Anti-Kell vorhanden. Holländer (1953) hatte bei einem Patienten, der selbst CcD·ee war, einen Auto-Antikörper Anti-C beobachtet. Weitere Mitteilungen über spezifische Auto-Antikörper, vor allem innerhalb des Rh-Systems, sind von Speiser (1957), Kissmeyer-Nielsen (1956), Gold u. Mitarb. (1958) sowie Holländer u. Batschelet (1957) u. a. gemacht worden. Holländer (1955) konnte nachweisen, daß eine Patientin mit der Rh-Gruppe CcD·ee, die einen Auto-Antikörper Anti-D hatte, transfundierte (Rh-(D)Erythrocyten innerhalb von 3 Tagen abbaute, rh-(d)Erythrocyten aber in ihrem Kreislauf 31 Tage überlebten. Bei hämolytischen Anämien mit Auto-Antikörpern ist es daher erforderlich, durch Absprengung der Antikörper von den Patienten-Erythrocyten zu prüfen, ob Auto-Antikörper mit einer Blutgruppenspezifität vorliegen. In einem solchen Fall muß ein Blut transfundiert werden, gegen das der bestehende Antikörper nicht wirksam ist. Das Transfusionsblut muß also in der Gruppe des Auto-Antikörpers gruppenfremd sein.

Prokop u. Kerde (1963) zeigten, daß Rh-Antikörper auch im Speichel ausgeschieden werden. Eine Ausscheidung wurde erst von einem Serum-Titer 1:256 an gefunden, eine Parallelität zwischen Serum- und Speichel-Titer fand sich jedoch nicht (Prokop, 1965).

## c) Das Kell-System

Das Kell-Blutgruppensystem wurde 1946 von Coombs, Mourant u. Race entdeckt. Es trägt seinen Namen nach der Patientin, bei der zuerst der Antikörper nachgewiesen wurde (Frau Kellacher). In den folgenden Jahren wurde dieser Antikörper noch von verschiedenen anderen Autoren nachgewiesen. Die Bezeich-

Tabelle 3. *Spezifische Autoantikörper bei erworbenen hämolytischen Anämien*
(nach VAN LOGHEM u. Mitarb., 1955)

| Diagnose | Blutgruppen | Direkter Coombs-Test | Autoantikörper | |
|---|---|---|---|---|
| | | | Erythrocyteneluat | Serum |
| 1. Erw. häm. An. | 0 CcDee | positiv 1/1024 | anti-c | keine freien Autoantikörper |
| 2. Erw. häm. An. | A MM ccDEe | positiv 1/512 | anti-c + anti-e | freie Autoantikörper |
| 3. Chron. lymph. Leukämie + erw. häm. An. | 0 MM ccddee | positiv 1/1024 | nicht untersucht | anti-c anti-e |
| 4. Erw. häm. An. | 0 MN CcDee | positiv 1/512 | anti-c + anti-e | freie Autoantikörper |
| 5. Thrombopenie | B CcDee | positiv 1/256 | anti-D | keine freien Autoantikörper |
| 6. Erw. häm. An. | 0 MsNs P CcDee Le(a—) Le(b+) | positiv 1/4000 | anti-D | anti-D |
| 7. Megakaryoc. thromb. Purp. nach Segmentectomie | B MsNs P CcDee Le(a+) | positiv 1/128 | anti-D | keine freien Autoantikörper |
| 8. Erw. häm. An. | B MsNs P CcDee K— Le(a—) Le(b—) Fy(a+) | negativ | anti B + anti M ( ?) + nicht identifizierte Kälte antikörper | anti B + anti M ( ?) + nicht identifizierte Kälteantikörper |
| 9. Erw. häm. An. + Pneumonie | 0 MM pp ccDEe Le(a—) Le(b+) | positiv 1/256 | anti-0 | nicht identifizierte Kälteantikörper |
| 10. Perniziöse Anämie + erw. häm. An. | A MN S P CcDee kk Lu(a—) Fy(a—) | positiv 1/64 | anti Jka + nicht identifizierte Antikörper | anti Jka + nicht identifizierte Antikörper |
| 11. Erw. häm. An. | B MN pp CcDEe Le(b—) | positiv 1/4000 | anti-D + anti-E | freie Autoantikörper |
| 12. Lymph. Leukämie + erw. häm. An. | 0 MN P ss CcDEe Le(a—) Le(b—) | positiv 1/16000 | anti-D | freie Autoantikörper |

nungen Anti-Si (WIENER u. GORDON), Anti-And (DUNSFORD), Anti-Lazarus
(LEVINE u. Mitarb.), Anti-P.L. (VOGEL u. ROSENFIELD) wurden, nachdem ihre
Identität mit Kell festgestellt war, wieder aufgegeben.

Ein korrespondierender Antikörper wurde von LEVINE u. Mitarb. (1949) entdeckt. Dieser ebenfalls nach dem Patienten gegebene Name Anti-Cellano ist auch
heute noch oft gebräuchlich, allerdings bürgert sich die Bezeichnung Anti-k
immer mehr ein.

Das Kell-Blutgruppensystem hat für die Bluttransfusion erhebliche Bedeutung, da Anti-K gar nicht so selten gebildet wird. HAASE (persönliche Mitteilung)
schließt daher sämtliche Blutspender mit K von Blutentnahmen aus, was jedoch
einen Verlust von 8% aller Spender bedeutet.

1957 wurde ein weiteres Allel zu K und k entdeckt, das die Bezeichnung Kp[a]
erhielt (ALLAN u. LEWIS). Auch ein Anti-Kp[b] wurde entdeckt (alte Bezeichnung

Rautenberg). Kp$^a$ und Kp$^b$ nehmen etwa die Stellung im Kell-System wie Cc im Rh-System ein. Daß das System aber noch erheblich komplizierter ist, geht daraus hervor, daß auch Phänotypen K-minus, k-minus, Kp(a-minus, b-minus) gefunden wurden (Kaita u. Mitarb., 1959).

### d) Das Duffy-System

1950 wurde von Cutbush u. Mitarb. ein weiteres Blutgruppensystem entdeckt, das die Bezeichnung Duffy erhielt. Um Verwechslungen mit dem D des Rh-Systems auszuschließen, wurden die Gene mit Fy$^a$ und Fy$^b$ bezeichnet. Der Antikörper Anti-Fy$^b$ wurde bereits 1951 von Ikin u. Mitarb. nach gewiesen. Ein Anti-Fy$^b$ wurde bisher nur selten beobachtet, so daß es als Testserum nur gelegentlich zur Verfügung steht. 1955 konnten Sanger u. Mitarb. bei Negern Probanden feststellen, die sowohl Fy$^a$-negativ als auch Fy$^b$-negativ waren, so daß es eventuell auch noch einen Typ Fy$^c$ gibt. Da aber bisher noch kein entsprechendes Anti-Serum gefunden wurde, ist der Receptor für Fy$^c$ noch rein hypothetisch.

Auch im Duffy-System sind durch Transfusionen Sensibilisierungen und Transfusionszwischenfälle beschrieben worden.

### e) Das Lutheran-System

Das Lutheran-System wurde 1946 von Callender u. Race entdeckt. 1956 entdeckten Cutbush u. Chanarin den korrespondierenden Antikörper Anti-Lu$^b$. Ein Lu$^{(a-b-)}$-Typ wurde 1961 von Crawford u. Mitarb. beschrieben. Ob es sich in diesem Fall, wie Crawford u. Mitarb. annehmen, um eine „Amorphie" handelt oder ob auch hier ein hypothetisches Lu$^c$ anzunehmen ist, muß noch offen gelassen werden.

Durch das Lutheran-System können Bluttransfusionszwischenfälle hervorgerufen werden. Nach eigener Beobachtung verläuft ein solcher Zwischenfall zwar mit einer massiven Hämoglobinurie, aber ohne wesentliche klinische Beeinträchtigung des Patienten. Man muß daher annehmen, daß durch geringe Avidität der Antikörper die Antigen-Antikörperreaktion sehr milde abläuft, während aber doch gleichzeitig eine massive Hämolyse einsetzt.

Darnborough u. Mitarb. (1963) beschrieben einen Antikörper Anti-Lu$^a$ u. Lu$^b$. Die Patientin war Lu$^{(a-b-)}$.

### f) Das Lewis-System

Bei dem Lewis-System, das 1946 von Mourant entdeckt wurde, handelt es sich eigentlich nicht um ein Blutgruppen-System, sondern um ein Plasmagruppen-System. Die genetischen Receptoren sind nicht in den Erythrocyten enthalten, sondern liegen in der Plasmahülle, die die Erythrocyten umgibt. Daher sind die Lewis-Faktoren von den Erythrocyten abwaschbar. Bringt man Erythrocyten, die mit den Lewis-Antikörpern negativ reagieren, in das Plasma eines Menschen, der Le$^a$ bzw. Le$^b$ positiv ist, so können die Erythrocyten mit den Faktoren aufgeladen werden, so daß sie jetzt ebenfalls eine positive Reaktion ergeben. Als Antikörper sind Anti-Le$^a$ und Anti-Le$^b$ bekannt. Das Lewis-Gruppensystem hat enge Beziehung zu den Non-Sekretoren- und Sekretoreneigenschaften des AB0-Gruppensystems. Grubb konnte bereits 1948 zeigen, daß Personen, die die Gruppe Le$^a$ hatten, Non-Sekretoren waren, also keine A-, B- oder H-Substanzen ausschieden. Trotzdem konnte Le$^a$ im Speichel nachgewiesen werden. Diejenigen Personen, die Le$^a$- waren, waren dagegen fast immer AB0-Ausscheider, schieden aber Le$^a$ gar nicht oder nur sehr gering aus. Es lassen sich auch durch chemische

Methoden, Elektrophorese oder Ultrazentrifugation die AB0- bzw. H- und die Le-Gruppensubstanzen nicht voneinander abtrennen (MORGAN u. WATKINS, 1959).

Das Lewis-System wird dadurch kompliziert, daß es auch Typen $Le^{a-,\ b-}$ gibt. Diese können sowohl Ausscheider als auch Nicht-Ausscheider sein. Hier muß wiederum an ein drittes Gen des Systems gedacht werden. Tatsächlich konnten auch ISEKI u. Mitarb. (1957) einen Antikörper nachweisen, der nur mit $Le^{a-,\ b-}$ reagierte. Sie nannten diesen Anti-$Le^c$. Ein gleicher Fall wurde kürzlich auch von LODGE u. Mitarb. (1965) beschrieben. Bei den Anti-$Le^b$-Testseren gibt es solche, die nur mit Blutkörperchen der Gruppen 0 und $A_2$ eine $Le^b$-Bestimmung erlauben und solche, die mit allen AB0-Blutgruppen entsprechend reagieren können.

Blutplättchen enthalten ebenfalls $Le^a$-Substanz bei $Le^a$-Trägern (ANDREE, 1962). Das $Le^a$ der Blutplättchen konnte nicht abgewaschen werden, so daß die $Le^a$-Substanz bei den Zellen doch „bodenständig" zu sein scheint.

Ernste Transfusionszwischenfälle durch die Antikörper Anti-$Le^a$ bzw. Anti-$Le^b$ dürften sehr selten sein, sind aber gelegentlich beschrieben worden.

## g) Das MNS-System

Das MN-Blutgruppensystem wurde bereits 1927 von LANDSTEINER u. LEVINE beschrieben. 1947 wurde es durch WALSH u. MONTGOMERY durch die Entdeckung des Faktors S erweitert. Ein Anti-s wiesen LEVINE u. Mitarb. (1951) bei einer Frau mit einem erythroblastotischen Kind nach. In der folgenden Zeit wurden die Antikörper des MNS-Systems häufig gefunden. Sie kommen auch als Isoagglutinine vor. Im allgemeinen handelt es sich um Kälteantikörper, die selten einen Titer mit einer Wärmeamplitude bis zur Körpertemperatur erreichen. Es sind aber Transfusionszwischenfälle mit hämolytischen Reaktionen sowie Erythroblastose bei Neugeborenen (LEVINE u. Mitarb., 1952) mehrfach mitgeteilt worden.

Auf die seltenen und schwachen Formen des MNS-Systems kann hier nicht eingegangen werden. Man rechnet jetzt auch die Eigenschaften Henshaw, Hunter, Vw, $Mi^a$, Vr, $St^a$ und $Ri^a$ dazu. Eine klinische Bedeutung kommt den dazugehörigen Antikörpern mit Reaktionsoptimum unter $37^0$ im allgemeinen nicht zu.

## h) Das P-System

Der Faktor P wurde 1930 ebenfalls von LANDSTEINER u. LEVINE entdeckt. Ähnlich wie bei der Gruppe A sieht man auch hier unterschiedliche Stärken der Agglutination, die mit $P_{stark}$, $P_{mittel}$, $P_{schwach}$ bezeichnet werden. P-negativ wird durch p ausgedrückt. Zum P-Blutgruppensystem gehören auch die Faktoren Tj und $P^k$. Bei Tj wurden die Gene $Tj^a$ und $Tj^b$ angenommen. Der Antikörper Anti-$Tj^a$ wurde zuerst bei einer Frau mit einem Tumor (T), die Jay hieß, gefunden. Das zunächst als Tumor-Antigen gedeutete Tj wurde später erst als zum P-System gehörig festgestellt. Das Anti-$Tj^a$ ist ein Anti-$P_1$ + Anti-$P_2$, wobei das Anti-$P_1$ dem sonst als Anti-P bezeichneten Antikörper entspricht. $P^k$ wurde bei einer Frau entdeckt, die mit Anti-P-Seren positiv reagierte, aber selbst ein Anti-P in ihrem Serum hatte. Man nimmt daher heute auch für das P-System eine multiple Allelie mit den allelen Genen $P_1$, $P_2$, $P^k$ und p an, wobei $P_1$ über $P_2$, $P^k$ und p, $P_2$ über $P^k$ und p und $P^k$ über p dominant sind. Auch die Antikörper des P-Gruppensystems kommen als Isoagglutinine vor, deren Wirksamkeit oft auch bei $37^0$ noch vorliegt. Kürzlich wies PROKOP (1965) einen Zusammenhang zwischen dem Vorkommen des Anti-$Tj^a$ (Anti-$P_1$ + $P_2$) mit Ascaridiasis nach. In Ascariden und Ascarideneiern findet sich reichlich P-Substanz, die zu Sensibilisierungen bei Wurmbefall führt. Vereinzelt sind Transfusionsstörungen durch Anti-$P_1$ + $P_2$ oder

Tabelle 4. *Blutkörperchen-Merkmal-Systeme*

| System | Gruppen-bezeichnung | Verteilung % | Antikörper-bezeichnung | Antikörpertyp | Nachweis der Iso- und Immun-Antikörper Technik | Temp. °C | Klinische Bedeutung hämolytische Trans-fusions-Reaktion | Neugeborenen-Erythroblastose |
|---|---|---|---|---|---|---|---|---|
| AB0 | A₁ | 35 | Anti-B (β) | komplette Antikörper | NaCl | 4, 20, 37 | häufig | Anti-A häufig (überwiegend von 0-Müttern |
| | A₂ | 8 | (Anti-A₂) (α₂) (Anti-A₁) (α₁) | inkomplette Antikörper | Albumin | 37 | Anti-A₁ u. Anti-A₂ ohne Bedeutung | Anti-B gelegentlich Anti-A₁ u. Anti-A₂ ohne Bedeutung |
| | B | 11 | (Anti-A (α) | | | | | |
| | A₁B A₂B 0 | 3 1 42 | (Anti-A₂) (α₂) (Anti-A₁) (α₁) Anti-A u. B (α u. β) | Hämolysin | Hämolysin-test | 37 | | |
| Rh | Cc Dd ee CC DD ee Cc DD ee Cc DD Ee cc DD EE cc Dd Ee cc Dd ee cc dd ee weitere Kombinationen unter 1% | Rh+ { 32 17 2 12 2 11 2 } rh— 15 | Anti-D Anti-C Anti-c Anti-E Anti-e (Anti-d)* | komplette Antikörper inkomplette Antikörper | NaCl Albumins AHG- AHG-Ketten-test Enzym-Test | 37 37 | Anti-D häufig Anti-C, c, E, e gelegentlich Anti-d sehr selten (?) | Anti-D häufig Anti-C, c, E, e gelegentlich Anti-Cw, Cx, Ew gelegentlich Anti-d sehr selten (?) |
| Kell (Cellano) | KK kk Kk | 0,1 93,1 6,8 | Anti-k Anti-K | komplette Antikörper inkomplette Antikörper | NaCl AHG-Test Albumin Enzym-Test | 4 (20—)37 | gelegentlich | Anti-K gelegentlich Anti-k selten |
| Duffy | Fy(a+b−) Fy(a+b+) Fy(a−b+) | 17 49 34 | (Anti-Fyb)** Anti-Fya | komplette Antikörper inkomplette Antikörper | NaCl AHG-Test | 4—37 37 | gelegentlich | sehr selten (Anti-Fya) |

| | | | | | | | | |
|---|---|---|---|---|---|---|---|---|
| Lewis | Le(a+b−) | 22 | Anti-Le$^b$ | } komplette Antikörper | NaCl | 4—25 | selten | keine |
| | Le(a−b+) | 72 | Anti-Le$^a$ | | | | | |
| | Le(a−b−) | 6 | Anti-Le$^a$ u. Le$^b$ | } Hämolysin | Hämolysin-Test | 37 | | sehr selten |
| | Le(a+b+) | ? | — | | | | | |
| Lutheran | Lu(a+b−) | 7,5 | (Anti-Lu$^b$) | } komplette Antikörper | NaCl | 37 manchmal auch 12—18 | selten | keine (bzw. extrem selten) |
| | Lu(a−b+) | 92,3 | (Anti-Lu$^a$) | | | | | |
| | Lu(a+b+) | 0,2 | — | | | | | |
| | Lu(a−b−) | unter 0,1 | | | | | | |
| Kidd | Ik(a+b−) | 24 | (Anti-Ik$^b$) | } komplette Antikörper | NaCl | 37 | sehr selten (keine Hämolyse) | sehr selten (Anti-Ik$^a$) |
| | Ik(a+b+) | 54 | — | | | | | |
| | Ik(a−b+) | 22 | (Anti-Ik$^a$) | } inkomplette Antikörper | AHG-Test | 37 | | |
| | Ik(a−b−) | ? | | | | | | |
| MNSs | MS | 20 | Anti-N | } komplette Antikörper | NaCl | 4—25 | selten (S) | selten (auch durch Anti-Mi$^a$ und Anti-V$_w$) |
| | Ms | 8 | Anti-M | | | | | |
| | MNS | 28 | Anti-S | } Anti-S u. Anti-s auch als inkomplette Antikörper | NaCl AHG-Test | 37 | | |
| | MNs | 22 | | | | | | |
| | NS | 7 | (Anti-s)** | | | | | |
| | Ns | 15 | | | | | | |
| P | P | 76 | Arti-P | } komplette u. inkomplette Antikörper | NaCl Albumin Enzym-Test | 4 | sehr selten (fraglich) | selten |
| | p | 24 | | | | | | |
| Tj | Tj$^a$ | fast 100 | (Anti-Tj$^a$)** | } komplette Antikörper | NaCl | 20 | sehr selten | sehr selten |
| | Tj$^b$ | sehr selten | (Anti-P+P$_1$) | } inkomplette Antikörper Hämolysin | AHG-Test Hämolysin-Test | 20 37 | sehr selten | sehr selten |
| Familiengruppen | | | | | | | sehr selten | sehr selten |

* Fraglich.  ** Sehr selten.

Anti-$P_1$ beschrieben worden. Der Nachweis von Antikörpern des P-Systems ist neben den einfachen Agglutinationstechniken, besonders auch durch Enzymteste, die die Reaktion verstärken, leicht durchzuführen. Da auch Hämolysine vorkommen, ist bei den Untersuchungen mit nicht inaktivierten Seren auch auf Hämolysine zu achten. Die Antikörper kommen relativ häufig vor. Es empfiehlt sich, bei positiven, insbesondere im Enzymtest stark positiven Kreuzproben eine erneute Kreuzprobe mit P-negativem(pp)Blut anzusetzen.

### i) Weitere Gruppensysteme

Es wurde noch eine ganze Reihe weiterer Blutgruppensysteme beschrieben, die aber für die Bluttransfusion bisher noch keine wesentliche Bedeutung haben. Die wichtigsten dieser Systeme sind mit in der Übersichtstabelle aufgeführt (Tabelle 4, s. S. 332—333). Außerdem ist eine ganze Reihe sog. Familienantigene beschrieben worden. Die entsprechenden Gene dieser Blutgruppen sind nur innerhalb einzelner Familien nachgewiesen worden. Eine Zusammenstellung von einigen Individual-Antigenen gibt Tabelle 5 (s. S. 335), die dem Buch von PROKOP-UHLENBRUCK entnommen worden ist. Bei den Familien-Antigenen kann nicht gesagt werden, daß diese Gruppen tatsächlich nur auf einzelne Familien beschränkt sind. Es wurde früher auch von anderen Blutgruppensystemen angenommen. Bei Antigenen von sehr großer Seltenheit können diese zwar gehäuft in einzelnen Familien auftreten, während ein Großteil der Untersuchten anderer Populationen dieses Antigen nicht hat. Damit ist aber nicht ausgeschlossen, daß dieses in anderen Familien auch wieder in größerer Zahl vorkommen kann. Insbesondere wird ein solcher Faktor in Verwandtenehen auch homozygot am leichtesten gefunden.

### k) Leukocyten- und Thrombocytengruppen

Neben den erythrocytären Blutgruppen-Antigenen kommen auch Antigene vor, die sich offensichtlich nur an Leukocyten und Thrombocyten befinden, aber nicht an den Erythrocyten. Von den Leukocyten-Antikörpern ist bekannt, daß sie Transfusionsreaktionen auslösen, und zwar dürften die meisten der Fieberreaktionen nach Bluttransfusionen auf Leukocyten-Antikörper zurückzuführen sein.

Auch ein tödlicher Transfusionszwischenfall durch Leukocyteninkompatibilität wurde von FELBO u. JENSEN (1962) beschrieben. Die ersten Hinweise auf die Möglichkeit der Transfusionsreaktionen durch Leukocyten-Antikörper gaben GOUDSMIT u. VAN LOGHEM (1953) sowie DAUSSET (1954). 1956 konnten VAN LOGHEM u. Mitarb. den Nachweis erbringen, daß eine Transfusionsreaktion durch Leukocyten-Antikörper ausgelöst war. Weiter berichteten über Transfusionsstörungen durch Leukocyten und die bessere Verträglichkeit von leukocytenfreiem bzw. leukocytenarmem Blut BRITTINGHAM u. CHAPLIN (1957), VAN LOGHEM (1958) DAUSSET u. Mitarb. (1957, 1958), PAYNE (1957, MAUPIN u. Mitarb. (1958), CHAPLIN u. Mitarb. (1959), ENGELFRIET u. VAN LOGHEM (1961), CASSEL u. Mitarb. (1962), GREENWALT u. Mitarb. (1962), BRIDGES u. Mitarb. (1962), GADBOYS u. Mitarb. (1963) u.a.

Thrombocyten-Antikörper bilden sich sehr häufig, fast regelmäßig bei Thrombopenien nach Bluttransfusionen und besonders nach Thrombocytentransfusionen. Die anfängliche Überlebenszeit von transfundierten Thrombocyten im Patientenkreislauf von 4—6 Tagen sinkt nach der 5. und 6. Thrombocytentransfusion auf wenige Stunden ab (WEINREICH, 1955; MATTHES u. SICKINGER, 1956a, b; EYQUEM u. MAUPIN, 1959). Eine umfassende Darstellung der Problematik der Plättchentransfusion gaben kürzlich CRONKITE u. JACKSON (1961).

Tabelle 5. *Zusammenstellung einiger Individualantigene* (nach PROKOP-UHLENBRUCK)

| Name | Autor | Merkmalsträger in der Sippe | Anzahl unausgelesener Blute, die das Merkmal nicht trugen | ausgeschlossene Individual-antigene | Ursache des Inerscheinungtretens; Gelegenheit der Auffindung |
|---|---|---|---|---|---|
| Levay | CALLENDER und RACE (1946) | 3 von 7 | 350, später wurde die Zahl erhöht | in den späteren Jahren wurden mehrere ausgeschlossen | Transfusionsfolge; weitere Antikörper in diesem Serum: $Cw$, c, $Lu^a$ |
| Gr | GRAYDON (1946) | in der ersten Sippe 4 Merkmalsträger | 61 Weiße, 91 Papuas, 39 australische Ureinwohner | | ist identisch mit Vw; nur aus historischen Gründen hier vermerkt |
| Jobbins | GILBEY (1947) | 2 von 4 | 120 | | Neugeborenenerythroblastose; neben Anti-D |
| „Becker" | ELBEL und PROKOP (1951) | 3 von 7 | 272 | By | Neugeborenenerythroblastose ? Reihenfehlgeburten |
| „Mo" | PROKOP, ROTH und LANGEN-DÖRFER (1951) | 1 (Ehemann) | 36, ausgeschlossen wurde: AB0, M, N, P, C, c, D, E, e, Cw, K, k, S, s, $Le^a$, $Le^b$ | Becker | Syphilis des Kindes; Placentitis syphilitica Ursache der Immunisierung |
| Ven | VAN LOGHEM und VAN DER HART (1952) | — | 170 | Graydon | Neugeborenenerythroblastose |
| „Sco" | NAGEL (1953) | 2, und zwar Ehemann und seine Mutter | 70, darunter M, N, Kell, CcDEe, $Le^a$ | Becker | Fehlgeburten, Totgeburten |
| $W_1^a$ | HOLMAN (1953) | — | 1004 | Levay, Graydon, Ven, $Lu^a$ (ALLEN, 1961) | Neugeborenenerythroblastose |
| $Be^a$ (Berrens) | DAVIDSOHN u. a. (1953) | 4 von 7 | 448 (später erweitert) | Levay und viele andere in den folgenden Jahren | Neugeborenenerythroblastose |
| Ca (Cavaliere) (nach ALLEN mit $Wr^a$ identisch) | WIENER und BRANCATO (1953) | 4 von 7 | 48 | $Be^a$ | Neugeborenenerythroblastose |
| Rm | VAN DER HART, BOSMAN und VAN LOGHEM (1954) | — | 200 | Levay, Ven, $Wr^a$, $Be^a$, By | Gravidität |
| By | SIMMONS und WERE (1955) | — | 500 Weiße, 24 australische Ureinwohner | Levay, Gr, Becker, Ven, $Wr^a$, $Be^a$, Ca, Rm | Gravidität |
| $Sw^a$ (Swann) | CLEGHORN (1959) | Blutspenderin und 4 weitere | über 30000 | zahlreiche andere (CLEGHORN, 1961) | Transfusion |
| $Z^a$ | HIRSZFELD (1960), Lehrbuch (1961) | 1 von 15 | 1100 | — | Gravidität |
| Bi (Biles) | WADLIGTON, MOORE und HARTMANN | — | 1100 Amerikaner u. a. | u. a. Levay, $Be^a$ usw. | Gravidität |

## 1) Serum-Gruppen

In den letzten Jahren wurde auch gezeigt, daß das Blutplasma bzw. -serum erbliche Gruppen enthält. Bereits 1938 wurden von JAYLE u. POLONOVSKI die *Haptoglobine* entdeckt, aber erst 1955 konnten dieselben Autoren die Bedeutung für die Klinik nachweisen (s. auch Kapitel: W. MÜLLER, Die Plasmaeiweißkörper). Von großem Interesse ist diese Gruppe in der forensischen Medizin. Nachgewiesen werden die Haptoglobine durch die Stärkegel-Elektrophorese. Diese von SMITHIES (1955) eingeführte Technik erlaubt eine Auftrennung der Eiweißkörper entsprechend ihrer durch die Lage und Größe bedingten Wanderungsgeschwindigkeit. Die Haptoglobine werden in die Typen 1-1, 2-1 und 2-2 eingeteilt. Die Haptoglobingruppen vererben sich kombinant nach den Mendelschen Gesetzen. Transfusionsreaktionen durch Unterschiede der Haptoglobingruppen sind bisher nicht beobachtet worden.

Durch GRUBB wurde 1956 ein weiteres Serumgruppensystem entdeckt, die *Gm-Serumgruppen*. GRUBB (1956, 1958, 1959) sowie GRUBB u. LAURELL (1956) beobachteten, daß die Präcipitation Rh-sensibilisierter menschlicher Erythrocyten durch Rheumatiker-Seren bei Zusatz anderer menschlicher Seren teilweise gehemmt wird, so daß diese Seren in zwei Gruppen eingeteilt werden können. Da diese Hemmwirkung von der Gammaglobulin-Fraktion ausgelöst wird, wurde diese Serumgruppe als Gm bezeichnet. Zur Testung werden vorwiegend im Faktor D homozygote Erythrocyten benutzt. Nach PROKOP u. UHLENBRUCK (1963) können aber auch heterozygote Rh-positive Zellen verwendet werden. Da die Reaktion am besten bei niedrigen Temperaturen abläuft, empfehlen diese Autoren die Verwendung von Erythrocyten des Typs 0 N Rh + p, weil die am häufigsten vorkommenden Kälteantikörper des Typs Anti-M oder Anti-P dabei nicht stören. Diese Erythrocyten werden mit bestimmt ausgesuchten Rh-Seren sensibilisiert. Gleichzeitig wird das zu untersuchende Serum 1:4 verdünnt und zu gleichen Teilen mit einem Anti-Gm$^a$-Serum vermischt. Meistens wird dieses in einer Verdünnung von 1:10 benutzt. Die Verdünnung des zu untersuchenden Serums ist deswegen erforderlich, weil Gm-(a—)Seren auch in geringen Mengen Gm haben. Zu dieser Serummischung kommen dann die sensibilisierten Rh-Erythrocyten hinzu. Nach Durchmischung bleibt das Reaktionsgemisch zunächst 2 Std bei Zimmertemperatur und anschließend 1 Std bei Kühlschranktemperatur stehen. Danach wird die Präcipitation (Agglutination) abgelesen. Tritt keine Präcipitation auf, so ist das Serum Gm(a+) (Hemmung vorhanden), ist eine Präcipitation erfolgt, so ist das Serum Gm(a—) (Hemmung fehlt). Bei den Anti-Gm$^a$-Seren wird der RAGG- von dem SNAGG-Typ unterschieden. Die RAGG-Seren stammen von Patienten mit akuter rheumatischer Polyarthritis. Sie haben meistens einen höheren Titer und geben eine ausgesprochene Prozone. Bei konzentrierter Anwendung tritt oft auch eine Hemmung von Gm-negativen Seren auf. Bei dem SNAGG-Typ, der gelegentlich bei Gesunden gefunden wird, tritt nur selten eine leichte Prozone auf; eine Hemmung durch Gm-negative Seren findet kaum statt. Durch HESS u. BÜTLER wurden 1962 Anti-GM-Seren über Rhesusaffen als Mittlertiere hergestellt. Sie konnten bei entsprechender Verdünnung aus den Seren der Rhesusaffen ein Anti-Gm$^a$-Serum und gleichzeitig auch ein Anti-Gm$^b$-Serum erhalten. 1959 wurde von HARBOE u. LUNDEVALL ein weiterer Gm-Typ gefunden, der mit einem Serum, das als Anti-Gm$^x$ bezeichnet wurde, reagierte. Diese neue Gammaglobulin-Eigenschaft erhielt daher den Namen Gm$^x$. In der Folgezeit wurden von verschiedenen anderen Autoren weitere Anti-Gm$^x$-Seren dargestellt. Der Aufbau des Gm-Systems ist sehr kompliziert und noch nicht völlig geklärt. So konnte nachgewiesen werden, daß die Gruppe Gm$^b$ bei Weißen und Schwarzen nicht identisch sein kann. Es wird im Gm-System noch ein weiteres Gen angenommen, das Gm(c) bzw. Gm[like] bezeichnet wird.

HOPPE klärte einen von FISCHER beobachteten Transfusionszwischenfall als durch Anti-Gm[a] ausgelöst auf. HOPPE konnte noch einen zweiten Fall, der ebenfalls durch Anti-Gm[a] verursacht war, in seinem Material nachweisen. Das klinische Bild äußert sich durch eine Fieberreaktion mit Blutdruckabfall ähnlich den Reaktionen durch Leukocyten-Antikörper (persönliche Mitteilung von HOPPE, zur Publikation vorgesehen).

Neben diesem Gm-Serumgruppensystem gibt es noch ein zweites, das *Gm₂-Serumgruppensystem*. Die ursprüngliche Bezeichnung war „InV"-System. Dieses System wurde 1960 von ROPARTZ u. Mitarb. entdeckt. Es gibt dabei die Faktoren $Gm_2$(a), früher InV(a) und $Gm_2$(b), früher InV(b). Ein Anti-$Gm_2$(b) wurde als SNAGG-Serum von STEINBERG u. Mitarb. gefunden.

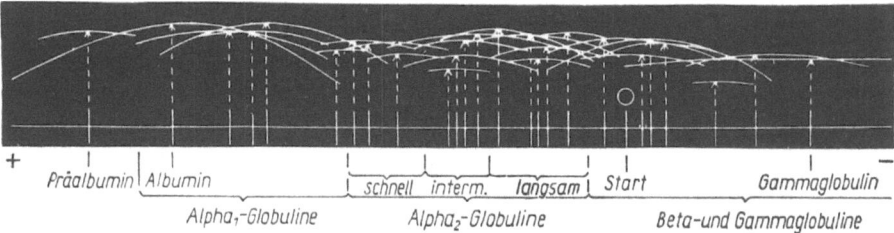

Abb. 12. Aufspaltung eines menschlichen Serums in der Immunelektrophorese (nach PROKOP-UHLENBRUCK

Ein weiteres selbständiges System stellen die *Gc-Serumgruppen* dar (s. auch Kapitel W. MÜLLER, Die Plasmaeiweißkörper). Bei diesem 1959 von HIRSCHFELD entdeckten System erfolgt der Nachweis mit einer Immunelektrophoresetechnik. Dabei wandern die Gc-Gruppen mit den $\alpha_2$-Globulinen. Die Einteilung erfolgt hier wie bei den Haptoglobinen in Gc 1-1, Gc 2-1 und Gc 2-2. Die Gruppe Gc 1-1 wandert am schnellsten, während Gc 2-2 am langsamsten läuft. Dazwischen liegt die Gruppe Gc 2-1 (Abb. 12). Je nachdem, welcher Gc-Typ vorliegt, findet sich innerhalb der $\alpha_2$-Globulinfraktion die entsprechende Linie. Eine Bedeutung für die Bluttransfusion hat dieses System bisher jedoch noch nicht.

Das *Ag-Serumgruppensystem*, das von ALLISON u. BLUMBERG 1961 entdeckt wurde, scheint dagegen für die Transfusionspraxis wieder von größerer Bedeutung zu sein. Der präcipitierende Antikörper Anti-Ag[a] wurde bei einem Patienten, der zahlreiche Transfusionen erhalten hatte, entdeckt. Während dieser Patient die Transfusionen anfänglich gut vertrug, hatte er bei den weiteren Transfusionen Reaktionen mit Fieber bis zu 39° C und mehrere Stunden anhaltende Kopfschmerzen. Später wurde derselbe Antikörper auch in Seren von anderen Patienten, die zahlreiche Transfusionen erhalten hatten, festgestellt. Der Antikörper wurde bisher niemals bei Nichttransfundierten gefunden und nimmt prozentual mit der Häufigkeit der Transfusionen zu. BLUMBERG, BERNANKE u. ALLISON (1962) fanden in 163 Seren von Nichttransfundierten keine Antikörper Anti-Ag, bei 109 Seren von Patienten mit fünf oder mehr Transfusionen in 4,5% und bei 33 Seren von Patienten mit 50 oder mehr Transfusionen in 15,1% ein Anti-Ag. Man vermutet, daß es zwei Gene Ag[A] und Ag[B] gibt. Ein Serum Anti-Ag[b] wurde bisher noch nicht gefunden.

Der Nachweis des Ag erfolgt mit dem Diffusionsverfahren nach OUCHTERLONY. Eine genaue Beschreibung der Technik ist von PROKOP u. UHLENBRUCK (1963) angegeben.

## m) Esterase-Gruppen

Durch LEHMANN u. RYAN wurde 1956 mitgeteilt, daß auch die Cholinesterasen sich in bestimmte erbliche Gruppen einteilen lassen. Im selben Jahr wurden ähnliche Beobachtungen auch von KALOW u. Mitarb. (1956, 1957, 1958) mitgeteilt. Letztere Autoren stellten fest, daß sich bei diesen Gruppen die Fermente typenmäßig unterscheiden, indem sie eine verschiedene Empfindlichkeit gegen bestimmte Fremdstoffe haben. Mittels des Lokalanaestheticums Dibucain (Percain) teilten sie nach dem Grad der Hemmbarkeit die Cholinesterasen in drei Gruppen ein:

1. Normale Cholinesterasen (Hemmung ca. 80% Dn).
2. Intermediärtyp (Hemmung ca. 60% Dn).
3. Atypische Cholinesterasen (Hemmung ca. 10—20% Dn) (Dn = dibucaine number).

Die Dn-Werte haben keine Beziehung zu den herkömmlich bestimmten Esterase-Einheiten.

An einem bisher noch nicht sehr großen Familienmaterial konnte der Erbgang der Esterase-Gruppen nachgewiesen werden. Da innerhalb der drei Gruppen in den Dn-Werten eine erhebliche Streuung der Werte vorkommt, wird diskutiert, daß die Gene nach abnehmender Stärke wie bei den A-Untergruppen unterteilt werden können.

Die von KALOW u. Mitarb. angegebene Bestimmungstechnik kann bei PROKOP u. UHLENBRUCK (1963) nachgelesen werden.

Irgendwelche Beziehungen der Esterase-Gruppen zu Transfusionsreaktionen oder Krankheiten sind bisher noch nicht beobachtet worden.

Die Aufdeckung der Leukocytengruppen, Thrombocytengruppen, Serumgruppen und Esterasegruppen steht erst am Anfang ihrer Entwicklung. Es zeigen sich hier schon deutliche Zusammenhänge mit Transfusionsreaktionen, vor allem Fieber und Schüttelfrost sowie Kreislaufstörungen. Nachdem man früher diese Reaktionen fast immer auf Pyrogene zurückführte, diese aber doch, auch nachdem ausschließlich für Transfusionszwecke pyrogenfreie Einmalsysteme benutzt wurden, in einem bestimmten Prozentsatz bestehen blieben, dürfte es heute weitgehend gesichert sein, daß diese Reaktionen auf Gruppendifferenzen beruhen. Es muß daher jetzt schon gefordert werden, daß bei Patienten, die nach Bluttransfusionen zu Fieberreaktionen neigen, eine Untersuchung auf Serumgruppen-Antikörper, insbesondere des Gm- oder Ag-Types durchgeführt wird.

## 5. Blutgruppen und Krankheiten

Über Zusammenhänge zwischen Blutgruppen und Krankheiten sind Hunderte von Arbeiten veröffentlicht worden, wobei auch „große Persönlichkeiten teils für teils gegen die aufgestellten Beziehungen Material vorgelegt und auch polemisiert haben". Auf diesem Gebiet wird auch die Statistik zum Götzen erhoben und mit statistischen Methoden bald das eine, bald das andere „bewiesen" (PROKOP u. UHLENBRUCK, 1963).

Insbesondere wurde versucht, Zusammenhänge zwischen Magenerkrankungen (Magen- und Duodenalulcera, Carcinome) zu konstruieren. Man kann heute sagen, daß gleichviel Material vorgelegt worden ist, das eine Häufung bei Blutgruppe 0 und eine Normalverteilung zeigt, teilweise auch das Überwiegen anderer Blutgruppen behauptet wird, so daß zusammenfassend nur festgestellt werden kann, daß über eine Beziehung zwischen den Blutgruppen und Krankheiten heute nichts bewiesen ist. Einer der wesentlichsten Fehler der meisten Arbeiten liegt in der zu

geringen Anzahl der Vergleichsstichproben der Normalverteilung. In diesem Zusammenhang ist eine Tabelle von HORNUNG (1940) interessant, die auch PROKOP
u. UHLENBRUCK (1963) wiedergeben.

Tabelle 6. *Auszählung von fünf Stichproben bei je 1000 Mann* (nach HORNUNG, 1940)

|            | A<br>% | B<br>% | A B<br>% | 0<br>% |
|------------|------|------|------|------|
| 1. Tausend | 44,5 | 11,8 | 4,7 | 39,0 |
| 2. Tausend | 42,7 | 12,3 | 4,7 | 40,3 |
| 3. Tausend | 40,2 | 10,0 | 4,2 | 45,6 |
| 4. Tausend | 41,6 | 10,8 | 4,0 | 43,6 |
| 5. Tausend | 43,8 | 11,4 | 3,0 | 41,8 |

HORNUNG schrieb dazu: „Daraus wird deutlich, daß Berechnungen und Vergleiche von Prozentzahlen aus einem kleinen Untersuchungsmaterial Unsinn
sind."

PROKOP u. UHLENBRUCK (1963), bei denen sich über dieses Problem auch eine
sehr große Literaturzusammenstellung befindet, nehmen daher abschließend dazu
Stellung, indem sie schreiben:

„1. Zwischen Blutgruppe und Krankheit besteht keinerlei direkte Beziehung.

Diese Hypothese ist nach dem Vorhergesagten sehr bestechend, jedoch wird sie fragwürdig,
wenn man sie folgendermaßen formuliert: Zwischen Blutgruppen und Krankheit bestehen
keine Beziehungen. Die meisten Untersucher haben sich nämlich bei ihren statistischen Er-
hebungen nur auf *ein* Blutgruppenmerkmal gestützt; das gesamte andere Antigenprofil der
Zellen wird dagegen vernachlässigt. Es könnten sich aber Anhaltspunkte ergeben, wenn man
die gesamten Blutgruppenkonstellationen vergleichen würde, d.h., wenn das Blutgruppen-
antigen im Verband der Oberflächenreceptoren gesehen wird.

2. Zwischen Blutgruppe und Krankheit besteht eine direkte Beziehung.

Auch das ist nach dem oben Erwähnten heute nicht zu vertreten. Es sind bisher keine
Krankheiten bekannt geworden, die nur Träger einer bestimmten Blutgruppe oder Blut-
gruppenkonstellation befallen.

3. Wenn sich keine direkten Beziehungen zwischen Blutgruppen und Krankheiten erkennen lassen, so kann man nur weiterhin prüfen, ob nicht etwa indirekte Beziehungen bestehen. Dem ist vorauszuschicken, daß wir über den ‚Sinn' und die Funktion der Blutgruppenantigene gar nichts wissen. Wir kennen, wie in vorliegendem Buche aufgezeigt worden
ist, ein ungewöhnlich diffiziles und hochdifferenziertes serologisches (und zum Teil immuno-
chemisch erschlossenes) System verschiedener Blutgruppenantigene, also in der Hauptsache
Systeme von Antigenmerkmalen einer oder mehrerer Zellarten.

Diese Antigensysteme geben uns Aufschluß über die Oberfläche dieser Zellen und die
genetischen Faktoren, die solche Oberflächenmerkmale hervorbringen, aber keinen Hinweis
auf eine Funktion. Sie gehören — immunologisch gesehen — zum ‚Fingerabdruck' des
Organismus."

# 6. Antikörper

Antikörper sind Stoffe, die im Serum, in Gewebsflüssigkeiten oder zellständig
auf einem meistens parenteral zugeführten antigenen Reiz auftreten. Die Antikörper sind daher phänologisch durch ihr genetisches und reaktives Verhältnis zu
den Antigenen definiert. Bei der Reaktion eines Antikörpers mit dem entsprechenden Antigen erfolgt eine gegenseitige Bindung am Receptor des Antigens,
wodurch dieser ebenso wie die Bindungsstelle des Antikörpers reaktionsunfähig
wird, solange diese Bindung vorhanden ist.

Die Antikörper gehören ihrer Natur nach zu den Globulinen. Ihre Bildungsstätte liegt demnach an den Ursprungsorten der Eiweißkörper. Die meisten der
Blutgruppen-Antikörper, insbesondere der Immun-Antikörper gehören zu den
Gammaglobulinen, teilweise auch zu den Betaglobulinen. Die Zugehörigkeit zu
einer bestimmten Eiweißfraktion ist für die Nachweistechnik sehr wichtig.

Je nach den Reaktionsformen werden die Antikörper in agglutinierende (NaCl, komplette) Antikörper, in konglutinierende (Albumin, inkomplette) Antikörper und in hämolysierende Antikörper eingeteilt. Der früher benutzte Ausdruck „univalente Antikörper" für die inkompletten Antikörper ist sicher falsch, da es keine Univalenz bei den Antikörpern gibt; solche können nur artefiziell erzeugt werden. Auch ist eine scharfe Trennung von agglutinierenden Antikörpern und Hämolysinen nicht möglich, da diese nach dem Reaktionsausfall getroffene Einteilung unberücksichtigt läßt, daß die Erscheinungsform der Antikörperreaktion von Temperatur- und Zeitfaktoren abhängig ist. Bei Prokop u. Uhlenbruck (1963) findet sich folgende Definition: „Antikörper sind von Plasmazellen (und gewissen Lymphocyten) synthetisierte Immunglobuline, d.h. Globuline, die sich an Immunreaktionen beteiligen (Islicker 1957, Islicker u. Lüscher, 1959 und Franklin, 1962)." Die Autoren heben hervor, daß diese Definition wichtig sei, da entgegen früheren Ansichten nicht alle Gammaglobuline Antikörper und nicht alle Antikörper Gammaglobuline sind.

Man unterscheidet nach der Sedimentationskonstanten in der Ultrazentrifuge 7-S-Antikörper, die ein Molekulargewicht von 160000 haben, von den 19-S-Antikörpern, die zu den Makroglobulinen bzw. $\beta_2$M-Globulinen mit einem Molekulargewicht von 900000 gehören. Während die sog. Immunantikörper, insbesondere die inkompletten Antikörper zum 7-S-Typ gehören, gehören die agglutinierenden Isoantikörper zu den 19-S-Antikörpern. Hierzu gehören praktisch alle im NaCl-Milieu reagierenden Antikörper. Die Bildungsorte der 19-S- und der 7-S-Antikörper dürften unterschiedlich sein (Zucker-Franklin, Franklin u. Cooper, 1962). Man nimmt an, daß die wesentlich größeren 19-S-Antikörper im Gegensatz zu den 7-S-Antikörpern die Placentarschranke nicht durchdringen können, so daß die fetale Erythroblastose nur durch die 7-S-Antikörper ausgelöst werden kann. Allerdings sind davon Ausnahmen beschrieben (zit. nach Kabat, 1956).

Die präparative Trennung der 19-S- und 7-S-Komponenten ist durch Fahey u. Högmann (1963) dargestellt. Die 19-S-Antikörper haben einen relativ hohen Gehalt an Kohlenhydrat (ca. 10%, wovon noch ca. 16% auf N-Acetyl-Neuraminsäure entfallen). Nach Mollison (1961) sollen Hämolysine oft vom Typ 19-S sein. Die quantitativen Verhältnisse der Antikörperfraktionen gehen aus einer Tabelle hervor, die Schultze, Schwick u. Bickhard (1962) zusammengestellt haben.

Tabelle 7. *Gammaglobulinfraktionen des Humanserums mit Antikörperaktivität*

| Fraktion | mg-% | Literatur |
|---|---|---|
| Gammaglobulin S = 7,0 ($\gamma_{ss}$) | 1100—1400 | Wuhrmann u. Wunderly (1957) |
| $\gamma_{1A}(\beta_{2A})$-Globulin | 56—195 | Heremans (1960) |
| $\gamma_{1M}$-Globulin Gesamtfraktion | 39—117 | Heremans (1960) |
| $\gamma_{1M}$-Globulin S = 19,0 | ~35 | Schultze u. Mitarb. (1962) |
| $\gamma_{1M}$-Globulin S > 30,0 | ~50 | Schultze u. Mitarb. (1962) |
| Properdin | 1—2 | Wedgwood (1959) |

Neben dieser Einteilung in 7-S- und 19-S-Antikörper unterscheidet Mollison (1959) noch komplementbindende und nicht-komplementbindende Antikörper. Zu den komplementbindenden Antikörpern gehören diejenigen der AB0-Blutgruppe und das Anti-Jk (Adinolfi u. Mitarb., 1962), während Rh-Antikörper nicht-komplementbindend sind (Polley u. Mollison, 1961; Mollison, 1961). Die Unterteilung der Antikörper in präcipitierende und nicht-präcipitierende Antikörper geht bereits auf Uhlenhut zurück.

# 7. Blutgruppenbestimmung

Nach dem Gesetz über die Ausübung des Berufes der med.-technischen Assistentin vom 21. 12. 1958[1] dürfen Arbeiten auf dem Gebiet der Mikrobiologie einschließlich der Serologie mit Ausnahme von Ärzten, Zahnärzten, Tierärzten sowie Apothekern und Personen mit abgeschlossener naturwissenschaftlicher Hochschulbildung, die über die erforderlichen Fachkenntnisse verfügen, nur von Personen durchgeführt werden, die berechtigt sind, die Berufsbezeichnung „med.-technische Assistentin" zu führen. Sie dürfen sie jedoch nicht in selbständiger Berufstätigkeit ausüben und diese Tätigkeiten nur im Auftrage eines Arztes, Zahnarztes oder Tierarztes vornehmen. Blutgruppenbestimmungen dürfen also nicht von Laborantinnen oder Schwestern gemacht werden.

Für die Blutgruppenbestimmungen selbst liegen zur Zeit zwei sich teilweise widersprechende Richtlinien vor. 1961 wurden vom Bundesgesundheitsamt nach Genehmigung durch die zuständigen Ministerien die „Richtlinien für die Bluttransfusion" herausgegeben. In diesen ist die Blutgruppenbestimmung für Blutspender und Blutempfänger festgelegt. Kürzlich (1964) erschienen die „Richtlinien der Bundesärztekammer für blutgruppenserologische Untersuchungen", deren Geltungsbereich für Patienten, Gravide und zur Prophylaxe vorgesehen ist. Während also für Blutspenderuntersuchungen die Richtlinien des Bundesgesundheitsamtes maßgeblich sind, haben bei Blutgruppenbestimmungen für Patienten beide Richtlinien Gültigkeit. Die Richtlinien der Bundesärztekammer unterscheiden sich von den Richtlinien des Bundesgesundheitsamtes im wesentlichen in folgenden Punkten: 1. Für die Identitätssicherung der Blutproben schreiben die Richtlinien der Bundesärztekammer vor, daß ein diesen Richtlinien als Anlage beigefügtes Formblatt über die Personalien des Patienten auszufüllen ist, dessen Richtigkeit der Patient durch Unterschrift zu bestätigen hat. 2. Während die Richtlinien des Bundesgesundheitsamtes eine Doppelbestimmung der Blutgruppe beim Empfänger dringend empfehlen, ist diese in den Richtlinien der Bundesärztekammer zwingend vorgeschrieben. Außerdem enthalten diese Richtlinien genaue Vorschriften über die Protokollierung der Untersuchungsergebnisse. Für die Rh-Faktorbestimmung wird durch die Bundesärztekammer festgelegt, daß mindestens mit zwei inkompletten, spezifischen, staatlich geprüften Seren vom Typ Anti-D sowie zusätzlich mit einem inkompletten, staatlich geprüften Testserum vom Typ Anti-CDE untersucht wird. Es wird außerdem gesagt, „sogenannte Schnelltestseren sollen möglichst nicht verwendet werden". Bei einem negativen Befund mit den Testseren Anti-D und positiven Befund des Testserums Anti-CDE sind zusätzlich weitere Untersuchungen mit Anti-C- und Anti-E-Seren erforderlich.

Wie der Begleitschein bei bewußtlosen oder am Schreiben gehinderten Patienten handschriftlich bestätigt werden soll, darüber geben die Richtlinien keine Auskunft. Die Verwendung eines Anti-CDE-Serums bei positivem Ausfall der Rh-Bestimmung mit den beiden inkompletten Anti-D-Seren ist wenig sinnvoll, da diese Untersuchung ebenfalls ein positives Ergebnis mit dem Anti-D des Testserums ergeben muß. Auch bei negativem Ausfall der Rh-Untersuchung mit den Anti-D-Seren brauchte u. E. eine Bestimmung mit einem CDE-Serum nur bei Untersuchungen vorgenommen zu werden, die zur Ausstellung von Blutgruppenausweisen oder bei der Schwangeren-Vorsorge-Untersuchung durchgeführt werden. Ein Patient, bei dem die Rh-Bestimmung mit Anti-D-Seren Rh-negativ (rh) ergeben hat, muß immer Blut vom Typ ccddee erhalten, auch wenn die Bestimmung

---

[1] In dem z. Z. beim Bundestag zur Beratung vorliegenden Entwurf der Neufassung dieses Gesetzes finden sich in diesen Punkten keine Änderungen.

mit dem CDE-Serum positiv sein sollte, also in der Blutformel des Patienten ein C- oder ein E-Anteil enthalten ist. Ebenso ist die $D^u$-Bestimmung, die in den Richtlinien der Bundesärztekammer noch vorgeschrieben ist, beim Patienten nicht erforderlich, da in dem Falle, daß ein $D^u$ vorliegt, der Patient grundsätzlich Rh-negatives (rh) Blut transfundiert bekommen muß, es sei denn er hat die Genformel $CCD^u \cdot ee$. Hier liegt ein $D^u$ durch Positionseffekt vor und wegen der Gefahr einer Antikörperbildung Anti-c muß Blut mit den Faktoren CC, also meistens CCDcc-Blut transfundiert werden. Bei jeder Blutgruppenbestimmung beim Patienten, bei der die D-Bestimmung nicht eindeutig positiv ist, wird man immer Blut der Gruppe rh geben.

Unverständlich ist auch in den Richtlinien der Bundesärztekammer die Anweisung, daß bei den Rh-Bestimmungen „sogenannte Schnelltestseren möglichst

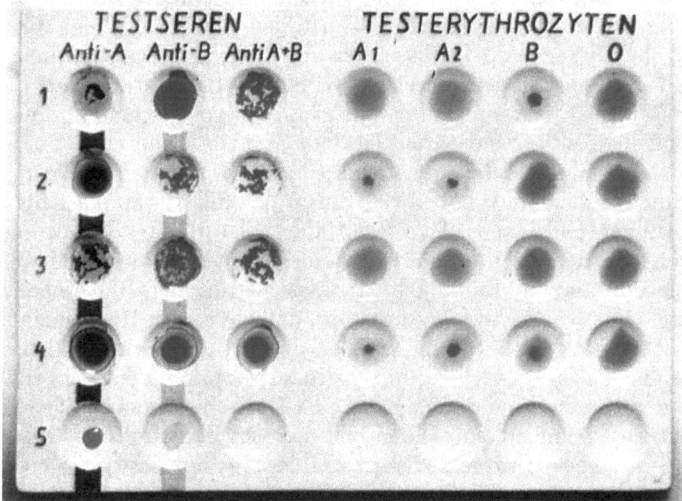

Abb. 13. Der Reaktionsausfall bei der AB0-Blutgruppenbestimmung

nicht verwendet werden" sollen. Diese auf der ganzen Welt verwendeten Seren geben im allgemeinen sehr klare und gut abzulesende Ergebnisse. Gerade für den weniger Geübten stellen sie daher eine große Erleichterung dar. Der wissenschaftliche Beirat der Bundesärztekammer berät zur Zeit gemeinsam mit den interessierten wissenschaftlichen Fachgesellschaften und Organisationen über eine Neufassung der Richtlinien, die dann die bestehenden unterschiedlichen Richtlinien ersetzen soll.

Für die AB0-Blutgruppenbestimmung verwendet man am besten Porzellan-Tüpfelplatten, die speziell für diesen Zweck mit sieben nebeneinander liegenden Feldern, drei für die Testseren und vier für die Testerythrocyten, von der Staatlichen Porzellanmanufaktur Berlin hergestellt werden. Jede dieser Platten hat Raum für fünf Blutgruppenbestimmungen (Abb. 13). Entsprechend der Kennzeichnung wird jedes der sieben Felder mit den entsprechenden Testseren und Testerythrocyten beschickt. Zu dem Serumtropfen kommt eine gleiche Menge der zu untersuchenden Erythrocyten, bei Verwendung von Immunseren in 50%iger Aufschwemmung. In die Felder der Testerythrocyten, die in einer 5%igen NaCl-Suspension benutzt werden, kommen je 1—2 Tropfen des Patientenserums; auch Plasma ist verwendbar. Bei Verwendung von Immuntestseren kann die Bestimmung mit den Testseren nach etwa 1 min abgelesen werden. Das Ergebnis der

Bestimmung mit den Testerythrocyten sollte jedoch nicht vor 5 min nach dem Ansatz (als negativ) abgelesen werden, da die kompletten Antikörper des Patientenserums langsamer reagieren als die inkompletten Antikörper der Immuntestseren. Das Ableseresultat geht aus der Abbildung einer solchen Testplatte hervor.

Anstelle der Tüpfelplatten können auch glatte weiße Porzellanplatten, Glasplatten oder Objektträger verwendet werden. Seit einigen Jahren sind auch von der Industrie Papp- oder Kunststoffkarten herausgebracht, teilweise direkt mit aufgetrockneten Testseren, die sich ebenfalls recht gut für Blutgruppenbestimmungen eignen. Bei der Rh-Bestimmung können allerdings, insbesondere wenn man die Karten nicht anwärmt, Schwierigkeiten auftreten. Der Vorteil dieser Kartentechnik liegt in der Dokumentation des Testergebnisses, da die Karten nach Überkleben des angetrockneten Testansatzes mit Tesafilm aufgehoben werden können. Weitere Techniken sind die Blutgruppenbestimmung auf Lauer-Platten, die besonders Serum-sparend sein soll, sowie die in großen serologischen Laboratorien viel benutzte Röhrchenmethode. Im allgemeinen werden dazu Kahn-Röhrchen verwendet, wobei in jedes Röhrchen 0,1 ml Testserum bzw. 2%ige Testblutkörperchenaufschwemmung und 0,1 ml einer 0,2%igen Aufschwemmung der Patientenblutkörperchen bzw. des Patientenserums hinzugefügt werden. Der Ansatz wird 1 Std bei 37° C inkubiert und dann abgelesen.

Einzelheiten über die Technik sind den Gebrauchsanweisungen, die den Testserumpackungen beigefügt sind, zu entnehmen. Ferner sind die Methoden ausführlich beschrieben in MATTHES-ORTH „Leitfaden der Bluttransfusion" (1967) und in dem Merkblatt des Bundesgesundheitsamtes „Durchführung von Blutübertragungen, Ratschläge für Ärzte" (1963).

## 8. Der Anti-Human-Globulintest (AHG) (Coombstest)

Dieser Test geht von der Tatsache aus, daß die Antikörper zu den Globulinen gehören. Belädt sich ein Erythrocyt mit Antikörpern, so erhält er sozusagen einen Globulinmantel.

Wird ein Tier mit menschlichem Globulin sensibilisiert, so bildet es Antikörper gegen das menschliche Globulin, also einen Anti-Human-Globulinantikörper. Fügt man diesen Antikörper zu den mit Antikörpern beladenen Erythrocyten hinzu, so werden die mit Globulin ummantelten Erythrocyten durch den Anti-Human-Globulinantikörper untereinander verbunden und zur Agglutination gebracht (s. Abb. 14b, c, S. 344).

### a) Der direkte AHG-Test

Der direkte AHG-Test wird angewendet, wenn die Erythrocyten des Patienten in vivo bereits mit Antikörpern beladen worden sind.

Da das menschliche Plasma oder Serum außer den Antikörperglobulinen noch einen großen Anteil anderer Globuline enthält, ist es erforderlich, die nicht an den Erythrocyten haftenden Globuline auszuwaschen. Hierfür werden die zu testenden Erythrocyten dreimal mit physiologischer Kochsalzlösung mit einem Verhältnis von möglichst wenig Erythrocyten zu einer möglichst großen Menge von Kochsalzlösung gewaschen. Anschließend wird eine ca. 5—10%ige Suspension hergestellt und diese zu gleichen Teilen mit dem Coombs-Serum vermischt. Ob der Ansatz im Brutschrank inkubiert oder kurz zentrifugiert wird, muß aus den Gebrauchsanweisungen der jeweiligen Anti-Human-Globulintestseren entnommen werden. Waren die Erythrocyten mit Antikörpern beladen, so tritt eine Agglutination auf, hafteten an den Erythrocyten keine Antikörper, so bleiben die Erythrocyten fein suspendiert, und der AHG-Test ist negativ.

## b) Der indirekte AHG-Test

Bei dem indirekten Anti-Human-Globulintest sind die zu untersuchenden Erythrocyten noch nicht in vivo mit Antikörpern beladen, sondern der Antikörper befindet sich in dem auszutestenden Serum. Um festzustellen, welcher

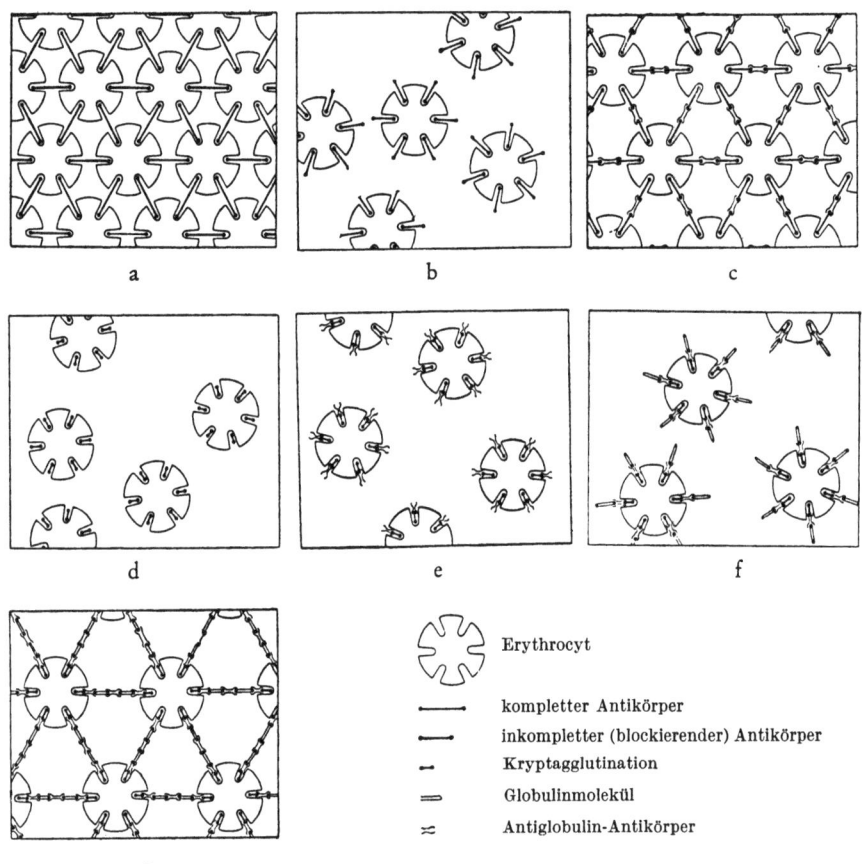

Erythrocyt

⎯⎯⎯ kompletter Antikörper

⎯⎯• inkompletter (blockierender) Antikörper

⎯• Kryptagglutination

⹀ Globulinmolekül

≍ Antiglobulin-Antikörper

Abb. 14 a—g. Schematische Darstellung einer „Agglutination" des *AHG-Testes* und *AHG-Kettenreaktion*. a Agglutination: Die kompletten Antikörper haben sich mit den Receptoren der Blutkörperchen verbunden und damit die Blutkörperchenzusammenballung ausgelöst. Die Receptoren wurden hypothetisch in Krypten der Blutkörperchen verlegt. b Die inkompletten Antikörper blockieren die Blutkörperchenreceptoren. Diese bildliche Darstellung stützt sich auf die Annahme, daß diese Antikörper klein sind und dadurch den Receptor der anderen Blutkörperchen nicht erreichen können. c Die Antiglobulin-Antikörper verbinden sich mit den inkompletten Antikörpern, dadurch kann nun die Blutkörperchenzusammenballung zustande kommen. d Die Blutkörperchenreceptoren sind durch eine hypothetisch noch kleinere Antikörperart (Kryptagglutinine) besetzt. e Die Antiglobulin-Antikörper können die Reaktion noch nicht so weit vervollständigen, daß eine sichtbare Veränderung auftritt. f An die Antiglobulin-Antikörper werden deshalb Globulinmoleküle angelagert. g Durch erneuten Zusatz von Antiglobulin-Antikörpern, die nunmehr mit den Globulinmolekülen reagieren, kommt es zur Blutkörperchenzusammenballung

Antikörper im Serum enthalten ist, ist es erforderlich, daß man die Gruppenstruktur der verwendeten Testerythrocyten möglichst genau kennt. Die Erythrocyten mit bekannter Gruppenstruktur werden in dem zu untersuchenden Serum $^1/_2$—1 Std inkubiert. Nachdem sich jetzt die Erythrocyten bei entsprechenden Receptoren mit Antikörpern beladen haben, also mit einem Globulinmantel umhüllt sind, erfolgt die weitere Untersuchung wie bei dem direkten Coombs-Test.

Die Antikörper werden in zwei große Gruppen eingeteilt, a) diejenigen, die zu den Gammaglobulinen gehören und b) diejenigen, die nicht zu den Gammaglobulinen gehören. Entsprechend hat man bei den Anti-Human-Globulintestseren auch Anti-Gamma- und Anti-non-Gamma-Seren, teilweise auch mit beiden Antikörpern gemischte Seren. Ist ein Erythrocyt mit Antikörpern vom Gamma-Globulintyp beladen, so wird er nur durch ein Anti-Human-Gamma-Globulinserum zur Agglutination gebracht. Das Anti-Human-Beta-Globulinserum erzeugt keine Agglutination. Durch Verwendung der verschiedenen Anti-Human-Globulintestseren kann man Aufschluß über den Charakter des Antikörpers erhalten. Man sollte daher nur solche AHG-Testseren verwenden, die die Art der AHG-Antikörper (Gamma oder Non-Gamma) deklariert haben.

### c) Die AHG-Kettenreaktion

Hier geht man von der Annahme aus, daß der Antikörper so klein ist, daß der AHG-Antikörper nicht in der Lage ist, die beiden Receptoren an den Erythrocyten zu verbinden. Eine ältere Arbeitshypothese nahm hierzu an, daß die Receptoren in Krypten liegen, so daß dadurch eine Bindung mit kleinen Antikörpern nicht möglich ist (Abb. 14d, e, S. 344). Man nennt diese Antikörper daher auch Kryptagglutinine bzw. spricht von Kryptagglutination.

Wahrscheinlicher ist jedoch, daß die Erythrocyten mit Hydrathüllen umgeben sind und sich infolge dieser Hydrathüllen nicht so eng aneinander lagern können, daß eine Agglutination eintreten kann (KLEINE, persönliche Mitteilung). Bei der AHG-Kettenreaktion versucht man nun, diese zu große Entfernung dadurch zu überbrücken, daß man nach der Durchführung des AHG-Testes erneut menschliches Globulin zu den zu untersuchenden Erythrocyten hinzufügt und auf diese einwirken läßt. Die Globulinmoleküle setzen sich dann an die freien Enden des AHG-Serums. Jetzt wird erneut dreimal gewaschen und wieder ein AHG-Serum hinzugefügt, das bei einer entsprechenden Antikörper-AHG-Serum- und Globulinbeladung die Globulinmoleküle untereinander verbindet (Abb. 14f, g).

Eine Modifikation dieser AHG-Kettenreaktion stellt ein von COHEN (1964) angegebener Test dar, bei dem nach der Durchführung des Coombs-Testes direkt dreimal gewaschen und ein Anti-Kaninchenserum hinzugefügt wird, sofern das benutzte AHG-Serum von Kaninchen stammte (sonst ein Anti-Serum entsprechender Tierart). Da die AHG-Antikörper eine Tierart-spezifische Komponente besitzen, erfolgt die Agglutination dieser Antikörper durch das Tier-spezifische, hinzugefügte Serum. Nach Angaben von COHEN soll dieser Test Bedeutung zur Erkennung der AB0-Erythroblastose haben. Eine Bestätigung dieser Mitteilung liegt bisher noch nicht vor.

Eine Freilegung der durch die einfache AHG-Reaktion nicht zur Agglutination zu bringenden Antikörper kann man auch durch eine Fermentbehandlung oder andere dehydrierende Maßnahmen erzielen.

## 9. Fermentteste

Bei den Fermenttesten wird angenommen, daß die Fermente die äußeren Umhüllungen der Erythrocyten angreifen und dadurch tieferliegende Receptoren an die Oberfläche kommen bzw. eine Dehydrierung der Erythrocyten erfolgt. Für letzteres spricht, daß auch durch chemische Mittel, die eine Dehydrierung herbeiführen, eine Agglutination verstärkt bzw. erreicht werden kann. Für die Annahme der Zerstörung der obersten Schicht des Erythrocyten dagegen wird angeführt, daß bestimmte Receptoren (M, N) durch die Einwirkung der Fermente zerstört werden. Für diese Beobachtung bietet die Dehydrierungstheorie wenig Erklärungsmöglichkeiten.

Für die Durchführung der Fermentteste werden im allgemeinen die Fermente Trypsin, Papain, Bromelin und Ficin verwendet. Der Trypsin-Test ist der älteste, ist aber durch die anderen weitgehend zurückgedrängt worden, da der Spielraum zwischen einer ausreichenden Trypsin-Behandlung der Erythrocyten und einer Übertrypsinierung, die zur Spontanagglutination führt, relativ gering ist. Außerdem weisen auch die verschiedenen Trypsin-Präparate sehr unterschiedliche Güte auf. Der Ficin-Test hat sich nur wenig durchsetzen können, da Ficin starke toxische Eigenschaften hat und zu Schleimhautreizungen führt. Für ein Arbeiten mit Ficin ist daher das Tragen einer Schutzbrille erforderlich. Am meisten wird heute der Papain- sowie der Bromelin-Test verwendet.

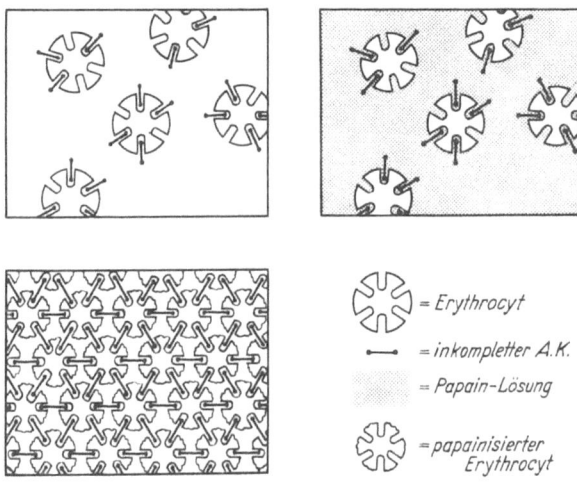

Abb. 15. Schematische Darstellung eines Fermenttestes

**Papain-Test** (ausführliche Beschreibung s. MATTHES-ORTH, 1967). 0,05 g Papain + 4,5 ml physiologische NaCl-Lösung + 0,5 ml 15 mol Sörensen-Phosphatpufferlösung (pH 7,3): 30 min bei 37° C, häufig mischen, zentrifugieren, überstehende Lösung als Stammlösung abnehmen und bei ± 4° C bis zu 8 Tagen lagern.

Papaingebrauchsverdünnung: Stammlösung im Verhältnis 1:10 mit physiologischer NaCl-Lösung verdünnen.

Untersuchung: Blutkörperchen zweimal mit physiologischer NaCl-Lösung waschen, 0,3 ml Papain-Lösung + 0,1 ml Blutkörperchensediment: 60 min bei 37° C im Brutschrank inkubieren. Blutkörperchen dreimal mit kalter physiologischer NaCl-Lösung waschen und von den Blutkörperchen eine ca. 3—5%ige Suspension in physiologischer NaCl-Lösung herstellen. Damit die weiteren Teste durchführen.

Eine vereinfachte Papain-Technik stellt die Verwendung der Eldon-Karte dar. Auf dieser Karte ist die Papain-Gebrauchslösung angetrocknet. Es wird das auf Antikörper zu untersuchende Serum mit den Blutkörperchen auf das entsprechende Feld aufgetragen und mit einem Stäbchen das Papain in Lösung gebracht.

**Bromelintest.** Der Bromelintest ist heute die am meisten verbreitete Enzymtechnik. Es ist ein proteolytisches, pflanzliches Enzym, das aus Ananas gewonnen wird. Der Bromelintest besitzt die größte Breite in der Erfassung kompletter und inkompletter Antikörper. Die Bromelinlösung ist relativ gut haltbar und kann gebrauchsfertig von Industriefirmen bezogen werden. Es wird von den zu untersuchenden Blutkörperchen eine 2%ige Suspension in physiologischer NaCl-Lösung hergestellt. In ein Kahn-Röhrchen kommen gleiche Mengen von zu untersuchendem Serum, Bromelinlösung und Testblutkörperchensuspension. Der

Ansatz bleibt 30 min bei Zimmertemperatur stehen. Danach wird 1 min bei ca. 1000 Touren in der Laborzentrifuge (r = 15 cm) zentrifugiert und das Sediment nach vorsichtigem Aufschütteln auf Agglutination abgelesen.

Bei allen Fermenttesten müssen Kontrollen mitgeführt werden.

# 10. Präcipitationsteste

Präcipitationsteste beruhen darauf, daß an zwei Grenzschichten durch Diffusion an der Stelle einer optimalen Konzentration ein weißlicher Niederschlag entsteht, sog. Ringtest. In abgestuften Verdünnungsreihen werden die gegeneinander zu untersuchenden Lösungen über- bzw. unterschichtet. Nach 60 min Inkubation im Brutschrank bei 37°C wird auf Präcipitation abgelesen.

Durch SMITHIES (1955) wurde die Methode der Zonen-Elektrophorese, bei der die zu untersuchenden Eiweißkörper in einem Stärke-Gel wandern, eingeführt. Mittels dieser Methode werden die Haptoglobin-Serumgruppen nachgewiesen. Es würde in diesem Zusammenhang zu weit führen, die Methode im einzelnen zu beschreiben (genaue Darstellung der Technik und kritische Würdigung der verschiedenen Modifikationen s. PROKOP u. UHLENBRUCK, 1963).

Für den Nachweis der Serumgruppen ist auch die Immun-Elektrophorese von großer Bedeutung. Diese Methode wurde von GRABAR u. WILLIAMS (1953) angegeben und 1955 von SCHEIDEGGER modifiziert. Letztere Technik hat sich heute allgemein durchgesetzt (s. Abb. 12, S. 337).

In eine Schale wird eine 2%ige Difco-Agarlösung in 5—10 mm Dicke ausgegossen. Nach dem Erstarren wird diese in kleine Würfel geschnitten und gründlich in destilliertem Wasser gewaschen, anschließend 72 Std in Wasser liegengelassen. Danach wird der Agar geschmolzen und in destilliertem Wasser wieder auf das Ausgangsvolumen gebracht. Unter luftdichtem Verschluß ist der Agar bei +4°C für längere Zeit haltbar. Zum Gebrauch wird der Agar zu gleichen Teilen mit Veronalpuffer versetzt und auf Objektträger ausgegossen. Zur Verhinderung von Bakterienwachstum empfiehlt sich der Zusatz von Merthiolat 1:10000. Mittels eines Stanzgerätes wird in der Mitte eine 1—2 mm breite Rille ausgestanzt und seitlich zwei Löcher von 1,2 mm ∅. In die runden Löcher kommt das zu untersuchende Serum; der mittlere Schlitz dient zur Aufnahme des präcipitierenden Serums. Die Objektträger werden in eine entsprechende Elektrophoresekammer gebracht, in der die Auftrennung erfolgt (ausführliche Beschreibung der Technik s. PROKOP u. UHLENBRUCK, 1963).

Neben der Immun-Elektrophorese ist auch die Ouchterlony-Technik für den Nachweis mancher Serumgruppen verwendbar.

Bei dieser Technik wird in Petrischalen ein Agar-Gel gegossen, um ein mittleres kreisrundes Loch von 6 mm ∅ werden sechs Löcher außen herum in 4 mm Abstand angeordnet. In das mittlere Feld kommt das antikörperhaltige Serum, die sechs äußeren dienen zur Aufnahme der zu untersuchenden Seren. Durch Diffusion im Agar kommt das antikörperhaltige Serum mit dem zu untersuchenden Serum in Verbindung, und bei optimaler Konzentration bildet sich der Präcipitationsstreifen.

# B. Bluttransfusion

## 1. Allgemeines über die Bluttransfusion

Sieht man von der Mythologie des Altertums (OVID) und den „Blutübertragungen" per os des Mittelalters ab, so wurde die erste geglückte Bluttransfusion 1666 von Tier zu Tier in England durch RICHARD LOWER vorgenommen, nachdem bereits 1656 und in den folgenden Jahren LOWER zahlreiche Versuche in dieser Richtung unternommen hatte. Verschiedene frühere Berichte über Bluttransfusionen von Tieren auf Menschen lassen nicht mit Sicherheit den Schluß zu, daß die hierfür beschriebenen Techniken auch praktisch angewandt worden sind. In dem folgenden Jahr (1667) führte der Franzose JEAN DENIS die erste Blutübertragung von einem Lamm auf den Menschen durch. Nach diesen ersten Versuchen, die noch sehr stark von mystischen Vorstellungen und Aberglauben über Austreibungen von bösen Geistern, Verjüngung und Veredlung des Patienten beherrscht waren, wurde es infolge religiöser Bedenken, Zwischenfällen und staatlicher Beschränkungen in Frankreich sehr ruhig um die Bluttransfusion. In Frankreich wurde festgelegt, daß Transfusionen nur durch Ärzte der Pariser Akademie oder von diesen beauftragten Ärzten durchgeführt werden durften (Scheel, 1803).

Zu einem neuen Aufschwung der Bluttransfusion kam es erst wieder zu Beginn des 19. Jahrhunderts, und 1825 wurde in England durch James Blundell die erste sicher verbürgte Blutübertragung von Mensch zu Mensch durchgeführt. In dieser Zeit kam dann auch erstmalig für die Transfusion defibriniertes Blut zur Anwendung. 1849 berichtete Polli über die Möglichkeit, den Zerfall der Erythrocyten in defibriniertem Blut durch Aufbewahrung in der Kälte zu verzögern. Man kann dieses Datum wohl als die Geburtsstunde der Blutkonservierung bezeichnen. Panum hat dann wenige Jahre später (1863, 1864) über die Transfusion von 24 Std gelagertem defibriniertem Blut berichtet (Tierversuch) und schreibt wörtlich: ,,Auch durch Eis gleich nach der Entleerung abgekühltes und kalt gehaltenes, gequirltes Blut, das unmittelbar vor der Anwendung wieder zur Körpertemperatur erwärmt wurde, erwies sich zur Transfusion vollkommen brauchbar. Es könnte daher z.B. in der Militärchirurgie in Frage kommen, ob diese Konservationsmethode nicht in Betracht kommen könnte, obgleich man natürlich ganz frisch entleertem, gequirltem Blut den Vorzug geben würde." Landois und Du Cornu transfundierten 1873 bereits 4—5 Tage gelagertes Blut.

Ihren großen Aufschwung nahm die Bluttransfusion aber erst durch die Entdeckung der Blutgruppen durch Landsteiner (1900) und den ersten Weltkrieg. In diese Zeit fällt dann auch die Wiederentdeckung des Natriumcitrats als gerinnungshemmendem Mittel durch Agote (1915), Hustin (1914), Lewisohn (1915) sowie Freund und Weil (1915). Robertson (1918) verwandte erstmalig das Natriumcitrat für die Blutkonservierung, nachdem von Rous und Turner (1916) der Zusatz von Dextrose zur Verbesserung der Lagerfähigkeit angegeben worden war. Seine beherrschende Stellung als Konservierungsgrundlage gewann aber das Citrat-Dextrose-Gemisch, nachdem es Mollison (1942) durch die weitere Zugabe von Citronensäure gelang, die Karamelisierung der Dextrose bei der Sterilisation zu verhindern. Dieser ACD-Stabilisator (*A*cidum *c*itricum, *C*itricum sodium, *D*extrose) ist heute der am meisten benutzte Stabilisator bei der Herstellung von Blutkonserven in der ganzen Welt, wobei lediglich die prozentuale Verteilung der einzelnen Bestandteile etwas variiert.

## 2. Physiologie der Bluttransfusion

Eine Blutübertragung stellt für den Empfänger einen ,,Stress" im Sinne Selyes dar. Es finden sich daher auch die ausgesprochenen Stresszeichen mit ihren vegetativen Auswirkungen. Durch die Zufuhr des Spenderblutes wird eine aktive opotherapeutische Wirkung (Marione und Corso, 1957) ausgelöst, was sich durch eine vermehrte Tätigkeit der Hypophyse und der von ihr abhängigen Drüsen bemerkbar macht (Braunsteiner, 1951; Möller, 1953/55; Möller u. Wendland, 1953). Neben diesem hormonellen Geschehen finden auch eine vegetative Beeinflussung im Sinne Hoffs' (1952) und bedingte Reflexe (Pawlov) statt. Durch die passive Übertragung von Antikörpern ebenso wie durch aktive Zufuhr von Antigenen wird in das immunologische Geschehen im Körper eingegriffen.

Von besonderer Bedeutung ist die *Kreislaufbeeinflussung* durch die Bluttransfusion. Sie hängt von den Kreislaufverhältnissen des Patienten, der transfundierten Blutmenge und der Transfusionsgeschwindigkeit im wesentlichen ab. Bei großen Blutverlusten wird durch die Regulationsmechanismen des Körpers die Volumenminderung des Kreislaufes zum Teil ausgeglichen, bei kleineren Blutverlusten sogar oft überkompensiert. Durch Kreislaufumstellung, Flüssigkeitseinstrom aus dem Gewebe sowie Mobilisierung von Depotblut können solche Regulationen erfolgen. Es ist daher auch bei größeren Blutverlusten im allgemeinen zunächst nicht der Ersatz der ganzen verlorenen Blutmenge notwendig.

Erfolgt bei normalem Blutvolumen eine Transfusion, z. B. bei einer chronischen Anämie, so kommt es durch die Blutzufuhr immer zu einer Volumenzunahme. WOLLHEIM u. Mitarb. (1952, 1957) stellten jedoch fest, daß bei Transfusionen bis zu 350 ml und intaktem Kreislauf bei langsamer Übertragung keine meßbare Vermehrung des Blut- und Plasmavolumens eintritt. Durch Regulationen kann die Belastung ausgeglichen werden. Auch der arterielle Blutdruck bleibt hierbei fast unverändert. ZAREWSKI (1956) beobachtete, daß der Wasserhaushalt nach Transfusionen eine zweiphasige Verschiebung erleidet. Kurz nach Transfusionsende bis zu 1 Std kommt es zu einer Hämokonzentration, wobei gleichzeitig eine Gewebshydration besteht. Nach 24 Std setzt eine Umkehr ein. Gleichsinnige Verschiebungen beobachtete RADIONOW (1956). Er sah in den ersten 24 Std nach der Transfusion ein Volumendefizit, während in der zweiten Phase ein starker Lymphstrom in das Gefäßsystem einsetzt, so daß es zu einer Volumenvermehrung über die transfundierte Blutmenge kommt (GULJEEV, 1956). Bei geschädigten Herzen sowie bei relativ schnellen Transfusionen kommt es dadurch zu einer Überladung des Kreislaufsystems mit Lungenödemen und Herzversagen. Neben diesen volumenbedingten Einflüssen spielen aber auch noch die chemischen Zusätze zum Konservenblut eine Rolle. Bei sehr schnellen intravenösen Bluttransfusionen oder bei Leberschäden kommt es zu einer Citratanhäufung mit Abfall des Calciumspiegels im Blut. Hierdurch wird ein Capillarspasmus in den Lungen hervorgerufen, der bei Heparinblut nicht zu beobachten ist. Es kommt zur Rechtsüberlastung des Herzens und oft zu lebensgefährlichen Zuständen. Durch sofortige Calciuminjektionen sind diese im allgemeinen aber gut zu beherrschen. Es ist daher oft behauptet worden, daß bei Schnelltransfusionen das Blut intraarteriell zugeführt werden soll (WHITE u. STRUBBS, 1951; CONN u. Mitarb., 1953; HORTEN u. Mitarb., 1953; HOLLENDER u. BERNER, 1955; HEIM, 1956). Der intravenöse Weg ist aber genauso zulässig, wenn laufend entsprechende Calciumgaben appliziert werden (HEJHEL u. FIRT, 1954; 1955; THEILEN u. Mitarb., 1954; NAKOSANE u. Mitarb., 1954; DETRIE, 1956; GAUER u. HENRY, 1956; FOOTE u. Mitarb., 1961; BUNKER u. Mitarb., 1962; NEALON u. Mitarb., 1963).

Nach MÖLLER u. BIESE (1957) findet man kurze Zeit nach der Transfusion eine Steigerung von Puls und Blutdruck. Beide Werte zeigen nach 2 Std dagegen einen Abfall. Im EKG kann allerdings keine stärkere Abweichung festgestellt werden.

Der Einfluß von Bluttransfusionen auf die Erythropoese ist komplexer Art. Während Erythropoetine, die mit dem Blutplasma des Spenderblutes zugeführt werden, eine Reizwirkung auf die Blutbildung ausüben (zusammenfassende Darstellung: REMMELE, 1963), wird durch eine verbesserte Sauerstoffversorgung die Blutbildung gedrosselt (TRIBUKEIT, 1963); so konnten BIRKHILL u. Mitarb. (1951), MOLLISON (1951) und der Autor in eigenen Versuchen zeigen, daß nach Transfusion von Erythrocytensedimenten entsprechend der Blutmenge die Erythropoese eingeschränkt wurde. BIRKHILL konnte sogar nachweisen, was wir in eigenen Untersuchungen bestätigen konnten, daß nach künstlichen Transfusionspolycythämien die Knochenmarkstätigkeit vollkommen zum Erliegen kommt. Da Appels u. Keller (1957), Keller (1957/58), Egli u. Leller (1958) sowie Heilmeyer u. Mitarb. (1958) nachweisen konnten, daß die Erythropoetine nur im Plasma von Polycythämikern und nach Blutverlusten vorkommen, bei Normalpersonen aber nur in kleineren Mengen nachzuweisen sind, muß angenommen werden, daß bei Blutspendern die Erythropoetine in sehr verschiedenen Mengen vorliegen, je nachdem, wie häufig ein Spender zur Blutentnahme herangezogen wird. Nach theoretischen Erwägungen müßte daher das Blut von Spendern mit kurzen Spendenabständen eine stärkere Reizwirkung auf die Blutbildung des Patienten haben, als nach langen Pausen.

Komplizierter ist die Einwirkung der Bluttransfusion auf die Bildung der Leukocyten. Durch allergische oder Stress-Reaktionen finden Verschiebungen im peripheren Blutbild statt (Wigand 1955,; Peter, 1955). Besondere Einwirkungen auf die Leukopoese sind aber nicht bekannt.

Stephanini u. Mitarb. (1952 b) sowie Sawitzky u. Phillip (1953) fanden nach Bluttransfusionen Thrombocytenstürze. Sie nehmen an, daß hierfür ein im Blut vorkommender Faktor verantwortlich zu machen ist, von dem Stephanini u. Mitarb. (1952 c) glauben, daß er nicht in der Milz gebildet wird, da die Veränderungen in Milz-, Arterien- und Venenblut gleichsinnig verlaufen. Diese Thrombocytenstürze können auch durch Eigenblut- und Eigenplasmatransfusionen ausgelöst werden, wie es Reimer u. Mitarb. (1956) nachweisen konnten. Diese Autoren nehmen daher an, daß der die Thrombopenie auslösende Faktor gebildet oder aktiviert wird, sobald das Blut die geschlossene Gefäßbahn verläßt.

Die Überlebenszeit der transfundierten Erythrocyten im Empfängerkreislauf iiegt in der Norm bei 100—120 Tagen, sofern nicht verkürzende Einflüsse auf die Überlebenszeit im Patientenkreislauf bestehen (Antikörper gegen Blutfaktoren, Autoantikörper, unbekannte krankheitsbedingte Ursachen) oder durch Lagerungsschäden die Überlebenszeit der Spendererythrocyten verkürzt ist. Regelmäßig ist nach der Bluttransfusion ein Initialabfall der Zahl der Spendererythrocyten zu beobachten, der von der Lagerungszeit abhängig ist. Nach den N.I.H.-Vorschriften darf er nach 24 Std nicht mehr als 30% des 21 Tage bei +4⁰ C gelagerten Blutes betragen. Bis zu einer Lagerungszeit von 8 Tagen tritt praktisch kein Verlust an Erythrocyten nach der Transfusion ein (von diesem Zeitpunkt ab nimmt der Initialverlust bis zu 3 Wochen Lagerung ziemlich gleichmäßig auf 20—30% zu) (Schmidt u. Mitarb., 1960 1, 2, 3). Die transfundierten Erythrocyten, die nach 24 Std nicht aus dem Kreislauf eliminiert sind, haben dann eine normale Überlebenszeit (Kleine u. Mitarb., 1964). Von diesem Initialabfall ist der sog. Schnellabfall der Meßwerte bei Überlebenszeitbestimmungen mit $^{51}$Cr zu unterscheiden, der auf einer Elution von Chrom beruht (Kleine u. Mitarb., 1964).

Die Überlebenszeit der transfundierten Leukocyten wird allgemein als kurz angenommen (Hirsch u. Mitarb., 1952, 2 und 1953; Adorf, 1953; White, 1954; Juillard, 1952; v. Dyke, 1951, 1954; u.a.). Eine längere Überlebenszeit nimmt nur Kline u. Mitarb. (1952 a, b) an. Die transfundierten Leukocyten sollen in der Lunge abgefangen und aus dem Kreislauf eliminiert werden (Lamy u. Mitarb., 1952; Lissac u. Mitarb., 1955; Lissac, 1956), was auch durch Markierung der transfundierten Leukocyten nachgewiesen wurde (Bernard u. Mitarb., 1956; Dausset u. Maupin, 1956; Maupin, 1959).

Im Gegensatz zu der sehr kurzen Überlebenszeit der Leukocyten im Empfängerkreislauf scheinen die Thrombocyten eine normale Überlebenszeit zu besitzen (Minor u. Burnett, 1953; Gross, 1955; Stephanini, 1954; Maupin, 1953, 1956; Odell, 1955; Desai u. Mitarb., 1955; Matthes u. Sickinger, 1956a;

COHEN u. GARDNER, 1961; BERZY, 1961; CASTALDI u. Mitarb., 1963; DAVEY u. LANDER, 1963; VODOPICK u. KNISELEY, 1963), was aber auch von den Konservierungsarten abhängig ist (BREDDIN u. Mitarb., 1964; DÓCZY, 1965).

Erst wenn sich im Empfängerkreislauf Thrombocytenantikörper bilden, geht die Überlebenszeit rasch zurück. Die Entstehung dieser Antikörper wird durch häufige Transfusionen begünstigt. Besonders kann beobachtet werden, daß nach Transfusion von Thrombocytenanreicherungen die Überlebenszeit der transfundierten Thrombocyten von Transfusion zu Transfusion sich verkürzt (MINOR u. BURNETT, 1953; STEPHANINI, 1954; MAUPIN, 1953, 1956; GROSS, 1951, 1952, 1953, 1955; JUILLARD, 1952, 1956; HIRSCH u. Mitarb., 1952a, b, 1953; GARDNER u. Mitarb., 1954; WOODS, 1953; GUREVITSCH, 1954; MATTHES u. SICKINGER, 1956a, b; VERGOZ, 1961). Sind im Empfängerkreislauf keine Thrombocytenantikörper vorhanden, beträgt die Überlebenszeit der transfundierten Thrombocyten 2—6 Tage (DE NICOLA, 1951; HIRSCH u. Mitarb., 1952a; MINOR u. BURNETT, 1952, 1953; STEPHANINI u. DAMESHEK, 1953; MAUPIN, 1954, 1955; V. ODELL, 1955; DESAI u. Mitarb., 1955, MATTHES u. SICKINGER, 1956b; HARTERT, 1956; KISS-MEYER-NIELSEN u. Mitarb., 1961; CASTALDI u. FIRKIN, 1963; VODOPICK u. KNISELEY, 1963; DAVEY u. LANDER, 1964). Das Schicksal der transfundierten Thrombocyten ist aber auch von der Herstellung und der Lagerungszeit bis zur Transfusion abhängig, worauf HASSE u. Mitarb. (1962) und LEVIN u. Mitarb. (1964) hingewiesen haben.

Auch auf die Zusammensetzung der *Bluteiweiße* hat die Bluttransfusion Einfluß. Es kommt zwischen Gefäßsystem und Gewebe zu Flüssigkeitsverschiebungen, wofür nach FEDEROV u. Mitarb. (1956) eine erhöhte Gefäßpermeabilität begünstigend in Frage kommt. MESSINEVA (zitiert nach FEDEROV, 1956) konnte das beschleunigte Abströmen der Eiweiße durch radioaktiv markiertes Protein nachweisen. Albumin verläßt dabei den Kreislauf schneller als Globulin (WASSER-MANN, 1952). Nach großen Austauschtransfusionen konnten AUERSWALD u. Mitarb. (1951) sowie MATTHES u. SCHARPF (1956) im Elektropherogramm zeigen, daß ein pathologisches Eiweißspektrum durch Ausgleich zwischen Gewebe und Blut schon bald nach der Transfusion wieder hergestellt ist. Letztere konnten auch durch den Antikörpertiter bei Austauschtransfusionen Neugeborener entsprechende Beobachtungen machen. Im Eiweißmangelzustand wird ferner ein Teil der transfundierten Eiweiße sofort in den Stoffwechsel übernommen. Auch das Globin der Erythrocyten wird bei deren Abbau dem Stoffwechsel nutzbar gemacht (CALLOWAY u. MOWREY, 1953). Diese Autoren wiesen besonders auf den nutritiven Effekt des Globins hin, das zwei Drittel des Gesamtbluteiweißes (ca. 12 g-%) ausmacht. Aber auch zentralgesteuerte regulative Eiweißverschiebungen werden nach Bluttransfusionen beobachtet (MÖLLER, 1960). Bisher wissen wir jedoch noch sehr wenig über die Veränderungen der einzelnen Eiweißfraktionen, da wir diese nur in ihrer groben Zusammensetzung kennen. Die Feinheiten der Eiweißfraktionen, insbesondere der Spureneiweiße, sind noch wenig bekannt. Nur für das Gerinnungssystem liegen Untersuchungen über bestimmte spezifische Faktoren, die zu den Eiweißen gehören, vor.

Wesentlich ist die *Beeinflussung des Gerinnungssystems* durch die Bluttransfusion. Neben einer reinen Substitutionstherapie durch die Transfusion wird auch noch die Bildung bzw. Aktivierung der Gerinnungsfaktoren beim Patienten beeinflußt (ACHENBACH, 1957; MARGGRAF, 1957; DE NICOLA, 1957; SCHWENZER, 1957). Auf Einzelheiten kann hier jedoch aus Raummangel nicht eingegangen werden (s. Kapitel: Die Indikationen zur Bluttransfusion in der Inneren Medizin, S. 359, und Hauptkapitel: Die Blutgerinnung und die hämorrhagischen Diathesen). Hervorgehoben soll an dieser Stelle nur werden, daß bei verschiedenen

Blutungsübeln mehrere Tage altes Konservenblut einen besseren hämorrhagischen Effekt hat als Frischblut (LUTZEYER, 1953).

Durch BERGMANN u. Mitarb. (1962) wurde die Cholinesteraseaktivität in Blut- und Plasmakonserven untersucht. Sie stellten entgegen älteren Anschauungen fest, daß die Cholinesteraseaktivität bei Lagerung in Raumtemperatur nach 9 Wochen um ein Drittel zugenommen hat, bei Kühlschranklagerung dagegen innerhalb von 14 Tagen um 10% abnimmt (Pseudo-Cholinesterase-Aktivität). In Blutkonserven ist ein starker Anstieg während der Lagerung festzustellen, der parallel zu der in der Konserve beginnenden Hämolyse geht und auf das Frei- werden von echter Cholinesterase aus den Erythrocyten zurückgeführt wird. Auch bei Cholinesterase-Mangelzuständen konnte bei Patienten mit gelagertem Plasma ein günstiger therapeutischer Effekt erzielt werden.

## 3. Gesetzliche Bestimmungen, Verordnungen und Richtlinien

Die gesetzlichen Bestimmungen, Verordnungen und Richtlinien, die die Blut- gruppenbestimmungen und Bluttransfusion betreffen, sind durch die Deutsche Gesellschaft für Bluttransfusion 1963 zusammengefaßt und kommentiert worden in der Loseblattsammlung „Das Bluttransfusionswesen", Sammlung von Gesetzen und Richtlinien mit Kommentar. Dieses Sammelwerk wird laufend ergänzt und auf dem neuesten Stand gehalten, so daß hier nur einige wesentliche Punkte herausgegriffen zu werden brauchen.

Die „Richtlinien für die Bluttransfusion" wurden 1961 durch das Bundes- gesundheitsamt neu herausgegeben (Ergänzungen hierzu sind zur Zeit in Be- arbeitung). Unter den Begriff der Bluttransfusion entfallen nach den Richtlinien die unmittelbare Übertragung von Frischblut, die Infusion von Konservenblut, Plasma oder Erythrocytenaufschwemmungen. Der Begriff des Frischblutes ist in den Richtlinien und in den sonstigen Gesetzen und Verordnungen nicht einheitlich geregelt und kann es auch nicht sein, da je nach der Indikationsstellung der Be- griff des Frischblutes wechselt. Vom luesserologischen Standpunkt zählt alles als Frischblut, was nicht älter als 48 Std ist. Von gerinnungsserologischer Seite kann ein Blut, das bereits älter als 6—12 Std ist, nicht mehr als Frischblut bezeichnet werden. Nach dem Kommentar darf hinsichtlich der Erythrocyten als Frischblut keinesfalls ein Konservenblut bezeichnet werden, das älter als 5 Tage ist.

Die Richtlinien legen dann genau die Anforderungen an den Blutspender fest, auf die im nächsten Absatz näher eingegangen wird. Aus dem Kapitel der Blutgruppenbestimmung, das bereits in dem Kapitel „Blutgruppen" (S. 341) behandelt worden ist, sei nochmals hervorgehoben, daß bei allen Blutspendern zwingend Doppelbestimmungen vorgeschrieben sind, d.h. Bestimmung mit zwei verschiedenen Testseren, und daß bei der Bestimmung auch das Rhesusmerkmal $D^u$ berücksichtigt werden muß. Dabei soll die eine Blutgruppenbestimmung durch einen Blutgruppenserologen erfolgen. Zu einer kompletten Blutgruppenbestim- mung gehört sowohl die Bestimmung der Blutkörperchen als auch der Serum- eigenschaften. Für die Blutgruppenbestimmung beim Patienten ist die Doppel- bestimmung empfohlen, jedoch nicht zwingend vorgeschrieben. Für alle Blut- gruppenbestimmungen müssen staatlich geprüfte Testseren benutzt werden.

In dem Abschnitt über die Bluttransfusion selbst wird festgelegt, daß das Spenderblut nur durch den Arzt oder unter Aufsicht des Arztes durch ent- sprechend ausgebildete und erfahrene Hilfskräfte entnommen bzw. übertragen werden darf. In jedem Falle ist die Transfusion durch einen Arzt einzuleiten. Der Kommentar hebt noch hervor, daß die Patienten über die Bluttransfusion auf- geklärt werden müssen und die mündliche Einwilligung erforderlich ist. Wichtig ist die Feststellung im Kommentar, daß bei der Blutübertragung es die Hauptaufgabe des ärztlichen Hilfspersonals ist, nach Transfusion der ersten 50 ml Blut unter Verantwortung des Arztes den weiteren Ablauf der Transfusion zu überwachen. Dazu muß das Hilfspersonal über mögliche Zeichen von Transfusionsreaktionen unterrichtet sein und bei dem Eintreten von Störungen den Arzt sofort benachrichtigen.

Auch bei der Übertragung von Frischblut, also bei der direkten Bluttransfusion, ist es jetzt vorgeschrieben, daß die letzten serologischen Kontrolluntersuchungen auf Lues mit mindestens drei Reaktionen nicht länger als 6 Wochen zurückliegen dürfen. Diese in der Praxis oft nur schwer durchführbare Forderung der Richtlinien wurde in letzter Zeit von verschiedenen Seiten angegriffen (MATTHES u. SIEGRIST, 1962; STEIGNER, 1962, ARNDT-HANSER, 1964; NAGEL, 1964). Es wird darauf hingewiesen, daß für die Blutkonserven nach 48stündiger Lagerung die Durchführung der Luesreaktionen nur noch seuchenhygienische Bedeutung hat und daß es bei Frischblut zweckmäßiger ist, unmittelbar bei der Blutabnahme die Cardiolipin-Flockungs-Reaktion bzw. den RPR-Kartentest durchzuführen, da diese Reaktionen schnell und technisch einfach gemacht werden können und ein hohes Maß an Sicherheit bieten. Das bis zu 6 Wochen tolerierte Intervall zwischen den drei Luesreaktionen und der Transfusion wäre damit ausgeschaltet. Insbesondere bei Dauerblutspendern ist dieses Vorgehen vorteilhaft, da die genannten Reaktionen als erste bei frisch infizierter Lues positiv werden.

Sehr wichtig ist, daß vor jeder Übertragung von Transfusionsblut die Kreuzprobe vorzunehmen ist, auch dann, wenn der Empfänger dieses oder ein blutformel-gleiches Blut bei früheren Transfusionen gut vertragen hat, da er durch die vorausgegangene Transfusion sensibilisiert worden sein kann und Antikörper gebildet hat. Der transfundierende Arzt hat sich von der richtigen Durchführung und dem Ergebnis der Kreuzprobe zu überzeugen und unmittelbar vor der Transfusion die Blutgruppenbefunde des Empfängers mit denen des Spenders oder der Konserve zu vergleichen. Der transfundierende Arzt braucht die Kreuzprobe also nicht selbst durchzuführen. Er kann sich der Hilfe einer geschulten med.-technischen Assistentin mit Erfahrungen auf diesem Gebiet, eines Bluttransfusionsdienstes oder eines geeigneten Laboratoriums bedienen. Es ist bei der Wahl der Technik darauf zu achten, daß auch thermophile und inkomplette Antikörper mit erfaßt werden. Bei Empfängern, bei denen die Möglichkeit einer Isoimmunisierung besteht, also bei allen den Patienten, die bereits mehrere Bluttransfusionen erhalten haben oder bei den Patientinnen, die in der Anamnese Geburten aufweisen, ist die Vornahme eines indirekten Coombs-Testes oder eines Enzymtestes zusätzlich angezeigt und wird sogar von der Mehrzahl der Sachverständigen dieses Fachgebietes für unbedingt erforderlich gehalten (Kongreß der Deutschen Gesellschaft für Chirurgie, München 1965, Symposium der Deutschen Gesellschaft für Bluttransfusion, REISSIGL, 1965).

Wichtig ist ferner, daß nach allen Transfusionen sowohl eine Probe des Empfängerblutes, die vor der Transfusion entnommen wurde, z.B. Kreuztestblutprobe, als auch des Transfusionsrestblutes (Blutkonservenbehälter) mindestens 24 Std aufbewahrt wird. Diese Vorschrift dient dazu, daß bei eventuellen Reaktionen das Restblut und das Patientenblut zu Kontrolluntersuchungen zur Verfügung steht.

Bei allen schweren Transfusionsstörungen muß unter Mitwirkung der erhobenen Befunde die Stelle umgehend benachrichtigt werden, die den Blutspender oder die Konserve zur Verfügung gestellt hat.

Über den Verlauf jeder Bluttransfusion ist ein Transfusionsbericht in doppelter Ausfertigung auszufüllen. Hiervon ist ein Exemplar den Krankenpapieren beizufügen, während das zweite dem zuständigen Bluttransfusionsdienst zurückgeschickt werden muß. Außerdem ist festgelegt, daß alle Abweichungen von den Richtlinien mit einer entsprechenden Begründung in den Krankengeschichten schriftlich fixiert werden. In dem fünften Abschnitt der Richtlinien werden besondere Maßnahmen bei der Herstellung, Lagerung und Verwendung von Konservenblut behandelt. Besonders wichtig ist dabei, daß eine angebrochene Konservenflasche innerhalb von 12 Std verwendet sein muß, andernfalls ist sie zu verwerfen. Auch die Teilung von Konserven ist nur im geschlossenen System zulässig. Da diese als angebrochene Konserven (nur bei Flaschen) gelten, müssen sie ebenfalls innerhalb von 12 Std verbraucht sein.

Aus Raummangel ist hier ein weiteres Eingehen auf die Richtlinien nicht möglich. Alle Ärzte, die Bluttransfusionen durchführen müssen, sollten unbedingt den genauen Wortlaut der Richtlinien mit dem Kommentar der Deutschen Gesellschaft für Bluttransfusion eingehend studieren.

Ergänzt werden die „Richtlinien für die Bluttransfusion" durch das ebenfalls vom Bundesgesundheitsamt herausgegebene Merkblatt „Durchführung von Blutübertragungen. Ratschläge für Ärzte" (Das Bluttransfusionswesen 1963). In diesem Merkblatt sind bewährte Techniken für die Blutgruppenbestimmungen und die serologische Vorprobe (Kreuzprobe) angegeben.

Als weitere Ergänzung zu den Richtlinien für die Bluttransfusion wurden 1961 von der Deutschen Gesellschaft für Bluttransfusion Richtlinien zur Organisation des Bluttransfusionswesens herausgegeben. In diesen ist festgelegt, in welchen Krankenhäusern und in welchem Bereich Blutkonservendepots und Bluttransfusionsdienste einzurichten sind. An Hand von Beispielen ist der Raum- und Personalbedarf von Bluttransfusionsorganisationen aufgeführt. Die Einrichtung einer Blutspendeorganisation nach diesen Richtlinien sichert sowohl den Krankenhausträger als auch die verantwortlichen Ärzte gegen den Vorwurf einer mangelhaften Ausstattung des Bluttransfusionsdienstes und damit gegen den Vorwurf der Fahrlässigkeit.

Das Arzneimittelgesetz vom 16. 5. 1961 in der Fassung der Änderungsgesetze vom 25. 7. 1961 und vom 23. 6. 1964 und des Gesetzes über den Übergang von Zuständigkeiten auf dem Gebiete des Rechts des Gesundheitswesens vom 25.7. 1964 hat Blutkonserven und Blutbestandteile zu Arzneimitteln erklärt. Diese unterliegen der Verschreibungspflicht. Für die Herstellung von Blutkonserven, von Blutplasma- und Serumkonserven sowie deren Bestandteilen und die Abgabe an andere wird eine behördliche Genehmigung verlangt. Für die Herstellungsgenehmigung ist neben der abgeschlossenen Hochschulausbildung der Nachweis einer zweijährigen Tätigkeit in der Arzneimittelherstellung und eine mindestens dreijährige Tätigkeit auf dem Gebiete der Serologie oder medizinischen Mikrobiologie erforderlich. Da Blut und seine Bestandteile Arzneimittel sind, ist durch eine Tätigkeit in einem Bluttransfusionsdienst mit der Herstellung von Blutkonserven und Fraktionen die im Gesetz geforderte mindestens zweijährige praktische Tätigkeit in der Arzneimittelherstellung erfüllt. Unklar ist bisher, was der Gesetzgeber mit dem Begriff „Abgabe an andere" meint. Im allgemeinen wird zu der Auffassung geneigt, daß darunter eine Unterbrechung die Verantwortungskreises zu verstehen ist, also der Fall, daß der Hersteller der Blutkonserve und der transfundierende Arzt nicht ein und dieselbe Person sind. Auf die weiteren Vorschriften dieses Gesetzes, wie z.B. die Beschriftung der Blutkonserven, kann hier nicht eingegangen werden.

In den „Herstellungsregeln für Blutkonservierungssysteme", die von der Deutschen Gesellschaft für Bluttransfusion unter Mitarbeit der Blutspendedienste des Deutschen Roten Kreuzes und der einschlägigen Industrie erarbeitet wurden (Das Bluttransfusionswesen 1963), ist festgelegt, welche Anforderungen an die Fabrikationsräume zu stellen sind, welche Materialien verwendet werden können und welchen Prüfungen die hergestellten Blutkonservierungssysteme zu unterziehen sind. Es ist ferner die Zusammensetzung des Stabilisators angegeben und Vorschriften für die Sterilisation aufgeführt. Die verwendeten Materialien müssen den gültigen DIN-Normen sowie hinsichtlich ihrer Reinheit der jeweils geltenden Fassung des DAB entsprechen. Auch müssen die Blutkonservenflaschen, die Kunststoffbehälter, Verpackungen sowie die Blutabnahme- und Übertragungsgeräte den Vermerk tragen, daß sie die DIN-Vorschriften erfüllen.

Das „Gesetz über die Ausübung des Berufes der medizinisch-technischen Assistentin" vom 21. 12. 1958 (z. Z. liegt dem Deutschen Bundestag ein neuer Gesetzentwurf vor, der die folgenden Punkte aber fast wörtlich übernommen hat) kennt bestimmte „Vorbehaltene Tätigkeiten", unter denen auch das Arbeiten auf dem Gebiet der Mikrobiologie einschließlich der Serologie aufgeführt ist. Diese Vorbehaltstätigkeiten dürften außer den im Gesetz genannten Akademikern nur Personen ausüben, die die Berechtigung haben, die Berufsbezeichnung „medizinisch-technische Assistentin" zu führen. Dazu gehören alle Blutgruppenbestimmungen, Kreuzproben, Antikörperuntersuchungen und Luesreaktionen. Diese Arbeiten dürfen also nicht von Laborantinnen, Arzthelferinnen, Schwestern oder angelerntem Personal gemacht werden.

Das „Europäische Übereinkommen über den Austausch therapeutischer Substanzen menschlichen Ursprungs" vom 15. 12. 1958 wurde durch die BRD mit dem „Gesetz zu dem Europäischen Übereinkommen vom 15. 12. 1958 über den Austausch therapeutischer Substanzen menschlichen Ursprungs" vom 3. 10. 1962 ratifiziert. Blut und Blutbestandteile, die innerhalb der vertragschließenden Staaten untereinander ausgetauscht werden, sind zollfrei. Sie müssen aber den Anforderungen dieses Übereinkommens entsprechen und mit einem in englischer und französischer Sprache abgefaßten Etikett versehen sein.

Durch den Europarat sind Ratschläge für die Abhaltung von Kursen zur Einweisung in die Bluttransfusion veröffentlicht worden: Council of Europe-Commitee of Experts on Public Health. Recommendation of instruction in blood transfusion, die durch den Ministerrat 1963 bzw. 1964 angenommen worden sind und damit auch für die BRD Geltung haben (Das Bluttransfusionswesen 1963).

Da nach juristischer Auffassung Richtlinien von Fachgesellschaften dieselbe Verbindlichkeit haben wie staatliche Vorschriften, ist die Befolgung dieser dringend anzuraten. Aus Raummangel können aus den Richtlinien und Gesetzen nur einige besonders wichtige Punkte hervorgehoben werden. Es empfiehlt sich daher für *jeden*, der Transfusionen durchführen muß, diese im Original nachzulesen.

# 4. Der Blutspender

Man unterscheidet zwischen Dauerblutspendern und Gelegenheitsblutspendern. Der Dauerblutspender ist bei einem Bluttransfusionsdienst registriert und steht diesem auf Abruf bzw. bei Bedarf in gewissen Zeitabständen zur Verfügung. Wegen der häufigeren Blutspenden untersteht er einer laufenden gesundheitlichen Überwachung und bekommt für seine Blutspenden eine Anerkennungsgebühr als Pflegezulage. Eine ärztliche Untersuchung einschließlich einer Röntgenuntersuchung des Thorax soll alle 2 Jahre erfolgen. Eine Hb-Bestimmung muß bei jeder Spende durchgeführt werden. Die Untersuchungen auf Lues dürfen nicht

länger als 6 Wochen vor den jeweiligen Spenden zurückliegen. Bei dem Gelegenheitsspender ist auch eine ärztliche Untersuchung oder nur eine ärztliche Beurteilung durchzuführen sowie eine Hb-Bestimmung und eine serologische Untersuchung auf Lues vorzunehmen. Gelegenheitsspender sollen nicht häufiger als
zweimal im Jahr zum Blutspenden herangezogen werden. Der Spendeabstand bei
Dauerblutspendern soll 12 Wochen, mindestens jedoch 8 Wochen betragen.

Nicht geeignet als Blutspender sind Personen, bei denen sich anamnestisch
die folgenden Krankheiten ergeben:

1. Hepatitis infectiosa.
2. Malaria.
3. Lues.
4. Aktive Tuberkulose.
5. Brucellose in den letzten 2 Jahren.
6. Blutkrankheiten.
7. Typhus oder Paratyphus mit Dauerausscheidung.
8. Andere Salmonellosen mit Dauerausscheidung.
9. Sonstige chronische Krankheiten, bei denen die Blutspende eine Gefährdung des
Spenders oder des Empfängers nach sich ziehen kann.

Ferner sind als Blutspender nicht geeignet:

1. Personen mit reduziertem Allgemeinzustand.
2. Personen mit einem Hämoglobinwert unter 12,8 g-% (80%).
Dieser in den Richtlinien für die Bluttransfusion angegebene Wert erscheint allerdings
sehr niedrig, und es dürfte richtiger sein, alle Personen mit einem Hämoglobinwert unter
13,5 g-% vom Blutspenden zurückzustellen.

Vorrübergehend sind nicht geeignet:

1. Personen mit akuten Krankheiten, auch während der Zeit der Rekonvaleszenz.
2. Personen aus Gebieten, in denen eine übertragbare Krankheit epidemisch auftritt
(Rücksprache mit dem zuständigen Gesundheitsamt).
3. Frauen während der Schwangerschaft und während 6 Monaten nach der Entbindung.
4. Personen, die mit abgeschwächten lebenden Erregern geimpft sind, sollen erst nach
jeweils angemessener Karenzzeit zur Blutspende herangezogen werden (bei Poliomyelitis-
Schluckimpfung 14 Tage).

Spender unter 21 Jahren benötigen die schriftliche Zustimmung ihrer gesetzlichen Vertreter. Liegt die schriftliche Zustimmung nur eines Elternteiles vor, so
ist der Zusatz erforderlich: „Die Einwilligung erfolgt gleichzeitig im Namen des
anderen Elternteiles."

Mit besonderer Sorgfalt müssen alle Personen, die jemals eine Hepatitis durchgemacht haben oder bei denen ein Hepatitisverdacht bestand, vom Spenden ausgeschlossen werden. Die Transfusionshepatitis ist die derzeit größte Gefahr und
gefährlichste Komplikation beim Blutspenden. In den Richtlinien wird daher
auch ausdrücklich festgelegt, „vor jeder Blutspende hat der Spender durch Unterschrift zu bestätigen, daß er keine Lues, Hepatitis oder Malaria durchgemacht
hat".

Blutspender sollen das 18. Lebensjahr erreicht[1] haben und im allgemeinen
nicht über 65 Jahre alt sein.

Neben der Notwendigkeit, ein unschädliches und geeignetes Transfusionsblut
zu gewinnen, ist auch auf den Gesundheitsschutz des Spenders besonders Rücksicht zu nehmen. Dazu gehört auch, daß bei den Spendern eine entsprechende
Kollapsprophylaxe betrieben wird: Eventuell vor der Spende Kreislaufmittel
geben, nicht im Sitzen spenden lassen, nach dem Spenden ausreichend lange ab-
liegen lassen. Auch ist es zweckmäßig, nach der Blutabnahme dem Spender eine
Stärkung (Spenderfrühstück) zu reichen. Letzteres hat auch den Vorteil, daß der

---

[1] Hier liegt in den Richtlinien ein Schreibfehler vor. Es muß richtig heißen „sollen das
18. Lebensjahr vollendet haben". Im Entwurf der neuen Richtlinien ist das bereits korrigiert.

Spender ausreichend lange unter ärztlicher Kontrolle bleibt. Wichtig ist auch der Hinweis für den Spender, daß er 30 min nach der Blutabnahme nicht am öffentlichen Straßenverkehr teilnehmen darf.

## 5. Die direkte Bluttransfusion

Die direkte Bluttransfusion ist durch die Blutkonserve fast vollständig verdrängt worden und hat kaum noch Indikationsgebiete. Ohne besondere Apparate läßt sich eine direkte Bluttransfusion mit Hilfe von mehreren großen 20—50 ml-Spritzen durchführen, die man zweckmäßigerweise zwischen den Blutentnahmen jeweils mit Citrat durchspritzt. Aus diesem Verfahren hat sich das heute am meisten verwendete Tzanck-Braunsche Transfusionsgerät entwickelt. Das Blut wird bei diesem durch eine schwenkbare Spritze über einen Dreiwegehahn vom Spender zum Empfänger übertragen. In einer Modifikation von SCHÄFER ist es für die Austauschtransfusion bei der Neugeborenenerythroblastose eingeführt. Auf ähnlichen Prinzipien wie das Tzanck-Braunsche Gerät sind die Apparate von OEHLECKER sowie die Rotanda-Spritze aufgebaut.

Andere Geräte arbeiten mit Schlauchpumpen, bei denen das Blut durch Quetschen von Schläuchen transportiert wird. Solche Geräte sind das von ERKA mit automatischem Zählwerk sowie das von BECK. Diese Geräte sind sehr bequem zu handhaben. Ein Nachteil ist die ungenaue Transfusionsmenge. Durch das Quetschen in den Schläuchen werden auch die Thrombocyten stark geschädigt. Da das exakte Reinigen der Schläuche schwierig ist, empfiehlt es sich, die Schläuche der Geräte nur einmal zu verwenden und nach jeder Transfusion durch neue zu ersetzen.

## 6. Die indirekte Bluttransfusion (Blutkonserventransfusion)

Die indirekte Bluttransfusion wird heute ausschließlich in der Form der Blutkonserventransfusion durchgeführt. Sie hat die älteren Verfahren vollkommen verdrängt. Bei diesen wurden entweder Behälter aus Material von geringer Benetzbarkeit verwendet oder dem Blut gerinnungshemmende Mittel zugesetzt. Für die Herstellung von Blutkonserven werden Plastikbeutel und auch noch Glasflaschen verwendet. Letztere werden aber immer stärker durch die Blutbeutel verdrängt. Nach REISSIGL (1964) wurden 1962 in USA 80%, in Mexiko 50% und in Österreich 65% der Blutkonserven in Plastikbeuteln abgenommen. 1904 wurden in Österreich bereits bei 90% aller hergestellten Blutkonserven Plastikbeutel verwendet (REISSIGL, 1965a, b; BAUMANN, 1965). In Deutschland liegt die Zahl noch wesentlich niedriger und dürfte bisher noch kaum 20% erreicht haben. Die Vorteile der Plastikbeutel gegenüber den Glasflaschen sind 1. geringere Gefahr bakterieller Verunreinigungen, 2. Unmöglichkeit einer Luftembolie beim Patienten, 3. Unzerbrechlichkeit und damit bessere Zentrifugiermöglichkeit, geringeres Gewicht, weniger Raumbedarf bei der Lagerhaltung. Ferner kommt hinzu, daß mittels Doppel- und Dreifachbeuteln die Trennung der einzelnen Blutbestandteile in einem absolut geschlossenen System möglich ist (MATTHES, 1960; MATTHES u. KLEINE, 1960, 1962, 1963; MATTHES u. SCHMITT, 1962; MATTHES u. ENGBRING, 1965; MATTHES u. Mitarb., 1965; u.a.). Sowohl Plastikbeutel wie Glasflaschen dürfen nur einmal verwendet werden, ebenso die für die Bluttransfusion benutzten Geräte. Das Blut wird in den Plastikbeuteln und Glasflaschen mit dem ACD-Stabilisator nach USP 16 (Formel A bzw. B) ungerinnbar gemacht und stabilisiert. Es ist darauf zu achten, daß nur Gerätschaften mit dem DIN-Zeichen verwendet werden. Die Blutabnahmen und Transfusionen sollen im geschlossenen

System durchgeführt werden. Dieses wird mit den Plastikbeuteln noch besser erreicht, da das Abnahmegerät in den Beuteln bereits eingeschweißt ist. Jeder Lufteintritt in die Blutkonserve bei der Füllung muß unbedingt vermieden werden, da dadurch bakterielle Verunreinigungen entstehen können, wobei besonders die gramnegativen Luftkeime eine große Gefahr darstellen. Diese Luftkeime wachsen optimal bei Zimmertemperatur als kryophile Keime; sie können aber auch bei Kühlschranktemperatur ($+4^0$ C) noch gut wachsen (Pittman, 1953; Matthes, 1959; Matthes u. Mitarb., 1959). Wird eine Blutkonservenflasche nicht zu Ende transfundiert, darf das Blut nicht länger als 12 Std weiterverwendet werden (Gefahr der bakteriellen Verunreinigung). Da in die Blutkonserve in Plastikbeuteln bei der Bluttransfusion keine Luft einströmt (die Beutel fallen in sich zusammen), besteht die Gefahr einer bakteriellen Verunreinigung nicht. Für diese brauchte daher die 12 Std-Grenze nicht zu gelten. Es ist nur erforderlich, daß man den Transfusionsschlauch entweder durch Abknoten oder durch eine Klemme absolut dicht verschließt. Beim Knoten muß man darauf achten, daß beim Zuziehen des Schlauches der Knoten klar durchsichtig wird und sich kein Blut mehr in der Knotenschlinge befindet. Zur Fortsetzung der Transfusion wird dann an der zweiten Auslaßstelle ein neues Transfusionsgerät eingestochen. Man sollte eine solche angebrauchte Blutkonserve in Plastikbeuteln aber auch nicht länger als 48 Std aufbewahren, wobei die Lagerung unbedingt bei Kühlschranktemperatur erfolgen muß.

Das Transfusionsblut soll mit anderen Infusionslösungen möglichst nicht vermischt werden. Durch Traubenzuckerlösung können bei Vermischung mit dem Blut infolge von Verklumpungen Transfusionsstörungen ausgelöst werden. Dreyfus u. Salmon (1952) beobachteten eine gesteigerte Hämolyse. Auch Dextran und Kollidon können durch eine Labilisierung und Pseudo-Agglutination der Erythrocyten Transfusionsstörungen hervorrufen. Medikamente dürfen dem Transfusionsblut nur beigegeben werden, wenn die Verträglichkeit mit dem Blut und dem Stabilisator sicher bekannt ist. Dabei ist zu beachten, daß in einer Blutkonserve durch Medikamente leichter eine Hämolyse als in vivo ausgelöst werden kann.

Bei der Durchführung der Bluttransfusion sind die Richtlinien für die Bluttransfusion des Bundesgesundheitsamtes (1961) bindend. Ihre Außerachtlassung wird als Fahrlässigkeit bzw. Kunstfehler angesehen. Liegen besondere Gründe vor, von den Richtlinien abzuweichen, so muß dieses in den Krankenpapieren aktenkundig gemacht werden.

## 7. Transfusionswege

**a) Intravenöse Transfusion.** Im allgemeinen erfolgt die Transfusion von Blut und Blutbestandteilen in die Cubitalvene. Man kann aber auch jede andere Vene mit ausreichendem Kaliber verwenden. Eine Lokalanaesthesie vor der Venenpunktion, wie sie mancherorts üblich ist, halten wir nicht für erforderlich. Eine Venae sectio sollte nur in akuten Notfällen gemacht werden. Die größtmögliche Schonung und Erhaltung der Venen ist bei jeder Therapie ein dringendes Erfordernis, um für Notsituationen Injektionsmöglichkeiten zu haben. Bevor eine Venae sectio durchgeführt wird, sollte daher eingehend geprüft werden, ob eine Transfusion nicht auf einem anderen Wege möglich ist.

**b) Intraarterielle Transfusion.** Die intraarterielle Transfusion wird häufig bei Überdrucktransfusionen angewendet. Sie ist ausführlich in der Monographie von Hollender u. Berner (1955) behandelt. Über die intraarterielle Transfusion berichteten im gleichen Jahr noch Heim, Danziger, Kalborg und Naish sowie Neve. Für die intraarterielle Transfusion werden im allgemeinen die Aa. radialis, tibialis posterior, carotis, femoralis oder dorsalis pedis in Frage kommen. Eine operative Freilegung der Arterie sollte möglichst vermieden werden wegen der nach der Unterbindung entstehenden Gefahren. Für die intraarterielle Transfusion wählt man im allgemeinen einen Druck von 150—200 mm Hg. Mit diesem Druck ist eine Kreislaufüberlastung nicht zu befürchten.

c) **Intrakardiale Transfusion.** Eine Abart der intraarteriellen Transfusion ist die intrakardiale, die früher häufiger versucht worden ist, u. E. aber wegen der damit verbundenen erheblichen Gefährdung des Patienten nicht vorgenommen werden sollte. Die Transfusion wird im allgemeinen in den rechten Ventrikel gegeben. Nach MÖLLER (1960) sind die Hauptgefahren der intrakardialen Transfusion: Schock, Verletzungen des Reizleitungssystems oder der Coronarien, eventuell auch der A. mammaria int. und die Möglichkeit eines Hämoperikards.

d) **Intraossäre Transfusion.** Die intraossäre Transfusion wurde zuerst von HENNIG angewandt. Sein Mitarbeiter HEINRICH zeigte mit Röntgenkontrastmitteln, daß diese schnell und glatt in das Blutgefäßsystem einströmen. Man kann damit große Blutmengen, am besten als ACD-Blut der Blutkonserve übertragen. Die Einlaufgeschwindigkeit kann etwa so schnell wie bei der intravenösen Transfusion sein, soll aber möglichst über 80 Tropfen/min nicht hinausgehen. Die Technik ist die gleiche wie bei der Sternalpunktion bzw. der Punktion der entsprechenden Knochen zur Markgewinnung. Sobald man nach der Punktion Mark aspirieren kann, prüft man mit einigen ml NaCl-Lösung die Durchgängigkeit des Abflußweges und schließt dann die Transfusion an. Bei sklerosierenden Prozessen und generalisierten Knochenmetastasen haben eigene Erfahrungen gezeigt, daß die Durchführung der intraossären Transfusion meistens nicht möglich ist. Auch ist bei Osteoporose Vorsicht geboten, da die Gefahr der Perforation und intrathorakalen Blutung besteht (MÖLLER, 1960).

e) **Intrakonchale Transfusion.** Unter Verwendung von Spezialnadeln mit mehreren seitlichen Öffnungen kann Blut auch intrakonchal transfundiert werden (RIEDER, 1955; NISSEL u. RIEDER, 1956). Nach den Angaben dieser Autoren soll das Blut auf dem intrakonchalen Weg sehr gut abfließen, so daß auch größere Mengen transfundiert werden können.

f) **Intraperitoneale Transfusion.** Wie schon JACKSON (1953) mit radioaktiv markierten Erythrocyten nachwies, geht das Transfusionsblut bei der intraperitonealen Transfusion schnell in den Kreislauf über, und die Erythrocyten zeigen dort eine normale Überlebenszeit. Diese Befunde wurden von MAUSS (1963) bestätigt. STAHL (1952) beschreibt allerdings nach intraperitonealer Transfusion peritoneale Reizerscheinungen und Verklebungen. Die technische Durchführung der intraperitonealen Transfusion ist bei MÖLLER (1960) beschrieben.

g) **Intrapleurale Transfusion.** Die Resorptionsverhältnisse bei der intrapleuralen Transfusion sollen ähnlich wie bei der intraperitonealen sein. Nach üblicher Pleurapunktion erfolgt die Transfusion. An Literatur werden für diese Transfusionsart von MÖLLER ausschließlich russische Autoren genannt.

h) Von MÖLLER (1960) wird, falls alle anderen Transfusionswege nicht mehr zur Verfügung stehen, auch noch eine *Transfusion in das Corpus cavernosum penis* angegeben, wo auch günstige Abflußverhältnisse vorliegen sollen.

# 8. Indikationen zur Bluttransfusion in der inneren Medizin

Die Indikation zur Transfusion von Blut und Blutbestandteilen muß so streng wie möglich gestellt werden. Nicht nur Transfusionszwischenfälle durch irreguläre Antikörper nicht berücksichtigter Blutgruppensysteme oder durch Blutgruppenfehler infolge menschlicher Unzulänglichkeit machen die Bluttransfusion auch heute noch zu einem gefährlichen Eingriff, sondern ganz besonders kann durch die Übertragung von Krankheiten, in erster Linie der Hepatitis, dem Patienten schwerer Schaden zugefügt werden. BLACKBURN (1965) schreibt: „Blut ist als ein gefährliches Medikament zu betrachten, dem mit demselben Respekt zu begegnen ist wie z. B. dem Morphium." Es darf daher auch nicht wahllos Vollblut gegeben werden, sondern es sind diejenigen Bestandteile des Blutes für die Übertragung auszuwählen, die dem Patienten fehlen bzw. die zur Erreichung des Therapieeffektes erforderlich sind (s. Abschn. 13, Krankheitsübertragung durch Bluttransfusion). Es muß daher vor jeder Bluttransfusion zunächst geprüft werden, ob das Behandlungsziel nicht auch mit anderen weniger gefährlichen Maßnahmen zu erreichen ist.

**a) Der akute Blutverlust.** Schwere akute lebensbedrohliche Blutungen sind in der inneren Medizin selten. Magenblutungen bei Ulcusleiden, Oesophagus-Varicen-Blutungen, Hämoptoe bei tuberkulösen Lungenerkrankungen u. ä. akute Blutungen kommen bei Absinken des Blutdruckes im allgemeinen von selbst zum Stehen. Meistens sind daher in diesen Fällen Bluttransfusionen nicht erforderlich. Es besteht sogar die Gefahr, daß durch eine Bluttransfusion infolge Blutdrucksteigerung die stehende Blutung wieder zu bluten beginnt.

Das Ausmaß einer solchen Blutung kann nur nach dem Gesamteindruck des Patienten beurteilt werden. Die Blutwerte, Erythrocytenzahl und der Hämoglobingehalt geben keinen Hinweis dafür, da bei der akuten Blutung lediglich ein Volumenverlust vorliegt, aber die Zusammensetzung des Blutes primär unverändert bleibt. Erst im Laufe der nächsten Tage kommt es durch Einstrom von Flüssigkeit aus dem Gewebe zu einem Abfall der Erythrocytenzahl und des Hämoglobinwertes. Neben dem Aussehen des Patienten (Blässe) sind Durstgefühl, Unruhe, kalter Schweiß, Kollapsneigung wertvolle Hinweise. Die wichtigsten Anzeichen zur Beurteilung der Blutungsgröße sind aber Pulsfrequenz und Blutdruck. Entsprechende Richtlinien sind in der folgenden Tabelle 8 enthalten.

Tabelle 8. *Blutverlust und Transfusionsindikation im Verhältnis zu Puls und Blutdruck* (nach M. MATTHES: Handbuch der gesamten Hämatologie, 1960)

| Pulsfrequenz | Systolischer Blutdruck in mm Hg | Blutverlust in Vol.-% | Transfusionsindikation |
|---|---|---|---|
| normal | normal | bis 10 | keine |
| bis 100 | über 100 | bis 20 | fraglich |
| bis 120 (eventuell höher) | 90—100 | bis 25 | ja |
| über 120 | 80—90 | bis 30 | dringlich |
| über 120 (meist fliegender, kaum fühlbarer Puls) | unter 80 | über 30 | sehr dringlich (Schnelltransfusion) |

Die in dieser Tabelle angegebenen Werte können nur zur groben Orientierung dienen. Auch bei großen Blutverlusten kann man noch relativ langsame Pulsfrequenz finden. Ebenso kann der Blutdruck schon bei geringen Blutungen infolge eines Schocks sehr niedrig sein. Wesentlich genauer kann man den Blutverlust mit dem Volemetron bestimmen, das WILLIAMS u. FINE (1961) angegeben haben, und über das WILLIAMS u. FRANK (1962) beim Einsatz in der Transfusionstherapie berichteten. Bei diesem Gerät wird der Verdünnungseffekt von radioaktiv markiertem Human-Albumin ($^{131}$J) im Patientenkreislauf gemessen. Durch elektronische Speicherungen kann das Gerät alle Messungen unter Berücksichtigung technisch bedingter Abweichungen automatisch auswerten, so daß innerhalb von 15 min eine exakte Volumenbestimmung vorliegt und danach der Verlust abzuschätzen ist. Über klinische Erfahrungen berichteten in Deutschland ALLGÖWER

u. STUDER (1962) sowie AHNEFELD u. Mitarb. (1963, 1965). Der Meßfehler des Volemetrons soll unter 10% liegen (AHNEFELD u. Mitarb.).

Da bei einer akuten Blutung der Volumenverlust im Vordergrund steht, ist das Wesentliche der Therapie die Auffüllung des Kreislaufes. Bei leichten bis mittelschweren Blutungen sind Blutersatzmittel dafür ausreichend. Erst bei großen Blutverlusten ist auch eine Therapie mit Vollblut angezeigt. HARDER (1958) hat die von verschiedenen Autoren angegebene Schockeinteilung mit der entsprechenden Therapie zusammengestellt. Die folgende Tabelle gibt diese Übersicht in erweiterter Form wieder (Tabelle 9, S. 362).

Bei den Angaben über die Therapie mit Blutersatzmitteln und Vollblut ist davon ausgegangen, daß vor der Blutung annähernd normale Erythrocyten- und Hämoglobinwerte bestanden haben. Hat ein Patient durch wiederholte akute Blutungen vor der Blutung bereits eine Anämie, muß schon bei geringen Blutverlusten bei der Auffüllung des Kreislaufes neben den Blutersatzmitteln auch Blut, am besten in Form von Blutkonserven gegeben werden.

Als Blutersatzmittel eignet sich hier am besten die PPL-Lösung (pasteurisierte Plasmaproteinlösung) oder eine 5%ige Albuminlösung, da diese im Gegensatz zur Plasmakonserve hepatitissicher ist. Auch Serumkonserven sind heute im allgemeinen hepatitissicher. Es gibt jetzt Herstellungsverfahren, bei denen mit Sicherheit eine Hepatitisübertragung durch Serumkonserven ausgeschlossen werden kann. Billiger sind die künstlichen Blutersatzmittel (z. B. Gelifundol, Haemaccel, Macrodex, Periston), bei denen aber zu berücksichtigen ist, daß sie in größeren Mengen gegeben, die Plasmaeiweißkörper aus dem Kreislauf verdrängen können.

**b) Die chronische Blutung.** Bei chronischen Blutungen ist das Volumen in der Gefäßbahn durch den ständigen Flüssigkeitsnachstrom aus dem umgebenden Gewebe nicht vermindert. Hier gibt die Erythrocytenzahl und der Hämoglobinwert ein zuverlässiges Maß für die Stärke des Blutverlustes an. Im allgemeinen wird man bei chronischen Blutungen ohne Bluttransfusionen auskommen können, da bei nicht gestörter Erythropoese der Patient das verlorene Blut selbst nachbilden kann. Unterstützend wirkt dabei die Therapie mit Eisenpräparaten und eiweißreicher Nahrung. Eine relative Transfusionsindikation besteht erst bei einem Absinken des Hämoglobinwertes unter 8 g-% bzw. 2,5 Mill. Erythrocyten. Die absolute Transfusionsindikation ist gegeben, sobald die entsprechenden Werte unter 5 g-% Hämoglobin bzw. 1,5 Mill. Erythrocyten sinken. Es sollen dabei ausschließlich Erythrocytenkonserven, also deplasmatisierte Blutkonserven gegeben werden. Da bei dem normalen Kreislaufvolumen und der verminderten Erythrocytenzahl das Plasma im Kreislauf kompensatorisch vermehrt ist, wäre eine weitere Vermehrung des Plasmas ungünstig, da auch nach der Transfusion von Erythrocytenkonzentraten das Ausgangsplasmavolumen im Kreislauf erhalten bleibt (SCHNEIDER, 1965). Es sind daher auch Infusionen von Blutersatzmitteln kontraindiziert.

**c) Die Anämien.** Die Indikation für eine Bluttransfusion bei den Anämien ist von der Genese und dem Grad der Krankheit abhängig. Dekompensationserscheinungen wie Dyspnoe, Herzklopfen, Unruhe, Kopfschmerzen, Ohrensausen und Schwarzsehen stellen immer eine absolute Transfusionsindikation dar. Die Dekompensationserscheinungen bestehen im allgemeinen erst bei einer Erythrocytenzahl unter einer Million. Bluttransfusionen sollten aber auf jeden Fall bereits erfolgen, wenn die Erythrocytenzahl unter 1,5 Mill. liegt bzw. der Hämoglobinwert weniger als 5 g-% beträgt. Allerdings sollen Patienten mit perniziöser Anämie oft auch bei 3—5 g-% Hämoglobin noch keine Transfusionen benötigen (BLACKBURN, 1965). Im allgemeinen ziehen wir bei so niedrigen Werten aber doch vor, zu transfundieren.

Tabelle 9. *Schockeinteilung verschiedener Autoren*

| Selye | Duesberg | | Griffith RR | Griffith Puls % | | Becher R.R. mm/Hg | Becher Durst Psyche | Becher Blut Vol.-% | Becher Hb % | Haymes Blut-Verlust 10 | 20 | 30 | 40 | 50 % | Tschirren Blut-Verlust ml | Therapie |
|---|---|---|---|---|---|---|---|---|---|---|---|---|---|---|---|---|
| Schockbereitschaft | | I | —10 | +10 | | —20 | normal klar | —20 | —30 | leicht | | | | | bis 1000 | Elektrolyt- oder kolloidale Lösungen |
| Alarmreaktion | Spannungs-kollaps | II | —25 | +25 | | —40 | gesteigert klar-apathisch | —35 | —45 | | | mittel | | | 1000—1500 | kolloidale Lösungen |
| Widerstandsphase Entspannungs-phase | Paralytischer Kollaps | III | 70 mm/Hg | 120 p. M. | | 40 | groß apathisch-komatös | —45 | —55 | | | | | schwer | 1500—4000 | Blut und kolloidale Lösungen 1:1 |
| | Dekompensier-ter Schock | | | | | | | | | | | | | | 4000—7000 | Blut und kolloidale Lösungen 2:1 |

Für die *Eisenmangelanämie*, die *Infektanämie* und die *perniziöse Anämie* besteht bei Erythrocytenwerten über 1,5 Mill. keine absolute Transfusionsindikation. Bei Werten über 2,5 Mill. besteht nach unserer Ansicht überhaupt keine Transfusionsindikation mehr. Mit einer entsprechenden Eisentherapie, einer Infektsanierung bzw. einer Behandlung mit Vitamin B 12, Folsäurepräparaten können diese Anämien im allgemeinen ohne Bluttransfusionen zur Ausheilung gebracht werden. Muß bei einer dieser Anämieformen eine Bluttransfusion erfolgen, so sind Erythrocytenkonserven (deplasmatisiertes Blut) zu transfundieren (DAUSSET, 1952; CAZAL, 1953; MATTHES, 1953c; MARCHAL, 1956; MATTHES u. ORTH, 1967; BERGMANN, 1960; MOLLISON, 1961; KOLB, 1959, 1961, 1963; ORTH, 1965; BLACKBURN, 1965). Durch die Erythrocytenkonserven kann man ohne übermäßige Volumenbelastung relativ viel Blut dem Patienten zuführen. Nur wenn aus technischen Gründen Erythrocytenkonserven nicht gegeben werden können, ist Vollblut in Form von Blutkonserven oder als direkte Transfusion zu übertragen.

Die *angeborenen hämolytischen Anämien* (angeborener hämolytischer Ikterus, Eliptocytenanämie, Sichelzellenanämie und Thalassämie) erfordern fast immer Bluttransfusionen, die auch am zweckmäßigsten als Erythrocytenkonserven gegeben werden. Bei den oft gleichzeitig vorhandenen Herzschäden ist diese Form der Transfusion mit deplasmatisiertem Blut wegen der geringeren Kreislaufbelastung von besonderer Wichtigkeit. DACIE (1954) weist darauf hin, daß durch Transfusionen während der akuten hämolytischen Krise auch die transfundierten Erythrocyten zerstört werden können und rät daher, in diesen Zeiten keine Transfusionen zu geben. Eigene Beobachtungen bestätigen diese Angaben von DACIE.

Bei den *erworbenen hämolytischen Anämien* sind die mit Autoantikörpern am wichtigsten. Da die Autoantikörper (Nachweis durch Antiglobulintest) sich gegen alle Erythrocyten, also auch die transfundierten, richten, werden nach Bluttransfusionen schwere Transfusionshämolysen beobachtet (REIMER und STRATTMANN, 1955, und eigene Beobachtungen). Meistens kommt es aber nur zu einem beschleunigten Abbau der transfundierten Erythrocyten ohne intravasale Hämolyse, jedoch mit einem leichten Ikterus. Die Transfusionen sind häufiger von Fieberreaktionen begleitet. Mit physiologischer Kochsalzlösung plasmafrei gewaschenes Blut wird oft besser vertragen (MATTHES u. ORTH, 1967). Neben den gegen alle Erythrocyten gerichteten Autoantikörpern werden auch erworbene hämolytische Anämien beobachtet, bei denen die Autoantikörper bestimmte Blutgruppenspezifitäten besitzen. Dabei ist der Patient selbst Träger dieser Spezifität. Meistens gehören diese spezifischen Autoantikörper zu Faktoren des Rh-Systems (DACIE u. CUTBUSH, 1954; HOLLÄNDER, 1953/1955; VAN LOGHEM u. Mitarb., 1954/1955; WEINER u. Mitarb., 1953; HOLLÄNDER u. BATSCHELET, 1958) (siehe Kapitel: Die Blutgruppen. Das Rh-System). In diesen Fällen muß für die Blutübertragung ein Blut verwendet werden, das den Faktor, gegen den die Antikörper gerichtet sind, nicht enthält, also ein in diesem Faktor für den Patienten gruppenfremdes Blut. Da neben den spezifischen Autoantikörpern in den meisten Fällen auch noch ein unspezifischer Autoantikörper mit niedrigerem Titer vorkommt, ist auch die Überlebenszeit der mit den spezifischen Autoantikörpergruppenfaktoren nicht agglutinierenden Erythrocyten verkürzt. Patienten mit erworbenen hämolytischen Anämien werden relativ leicht sensibilisiert, so daß bei gehäuften Bluttransfusionen auch mit dem Auftreten von Isoimmunantikörpern zu rechnen ist, die oft neben den Autoantikörpern nur schwer nachweisbar sind (HOLLÄNDER, 1954; VAN LOGHEM u. Mitarb., 1955).

Bei *hämolytischen Anämien mit Kälteantikörpern* werden Bluttransfusionen nur erforderlich, wenn die Wärmeamplitude der Antikörper bis zur Körpertemperatur geht, wobei sich dann oft schwere Anämien ausbilden (SCHUBOTHE, 1958). Auch hier sind dann Erythrocytenkonserven angezeigt, wobei aber darauf geachtet werden muß, daß das Blut nicht kalt in die Vene des Patienten einläuft. Es ist jedoch unzureichend, die Blutkonserve selbst vorher zu erwärmen, da bei dem langsamen Durchlauf durch das Transfusionsgerät das Blut an der Kanüle immer die Zimmertemperatur angenommen hat. Die Erwärmung des Blutes muß daher während der Transfusion im Transfusionsschlauch bis zur Kanüle hin durchgeführt werden (Vorsicht vor Überwärmung!).

Bei allen hämolytischen Anämien mit Autoantikörpern muß mit Schwierigkeiten bei der Blutgruppenbestimmung und mit Fehlbestimmungen gerechnet werden. Insbesondere können konglutinierende Seren leicht zu falsch-positiven Resultaten führen. In diesen Fällen sind unbedingt agglutinierende Testseren, bei denen mit Kochsalzaufschwemmungen gearbeitet wird, anzuwenden. Die Gefährdung der Patienten durch Fehlbestimmungen ist besonders groß, da auch die Kreuzproben oft wegen der Panagglutination nicht durchgeführt werden können. In Zweifelsfällen ziehen wir es daher vor, zunächst hämolysinfreies Blut der Gruppe 0 rh (cde) zu geben und erst, wenn nach Corticoidtherapie die Autoagglutination nachgelassen hat, so daß eine einwandfreie Gruppenbestimmung möglich ist, auf gruppengleiche Transfusionen überzugehen.

Besondere Probleme ergeben sich für die Bluttransfusion bei der chronischen hämolytischen Anämie mit paroxysmaler nächtlicher Hämoglobinurie (Typ Strübing-Marchiafava-Anänie). Da die Hämolyse bei dieser Erkrankung dadurch entsteht, daß infolge einer Abnormität der Erythrocytenstruktur unter der Einwirkung normaler Plasmafaktoren bei Verschiebung des Kationen-Anionen-Verhältnisses im Blut es zu einem Hämoglobinaustritt aus den Erythrocyten kommt, wird durch die Transfusion des Spenderplasmas eine hämolytische Krise verstärkt. Deswegen muß das Blut vor der Transfusion plasmafrei gewaschen werden (DACIE, 1949; DAMESHEK u. NEBER, 1950; MATTHES u. Mitarb., 1951; SCHUBOTHE u. MATTHES, 1951). Vollbluttransfusionen sowohl mit Konservenblut als auch in Form der direkten Transfusion sind daher bei der nächtlichen Hämoglobinurie kontraindiziert. Bei dringender Transfusionsindikation muß, sofern die Möglichkeit zu einer Blutwäsche nicht besteht, zum mindesten eine Deplasmatisierung durchgeführt werden. Soll bei diesen Kranken aus anderen Gründen ein Eiweiß- oder Flüssigkeitsersatz erfolgen, so ist hierfür Albumin anzuwenden.

Durch die Behandlung mit gewaschenen Erythrocyten kann man Patienten mit nächtlicher Hämoglobinurie über Jahrzehnte kompensieren. Ein Patient, bei dem HEILMEYER 1940 die paroxysmale nächtliche Hämoglobinurie diagnostizierte, wurde bei uns alle 4 Wochen mit den gewaschenen Erythrocyten von vier Blutkonserven behandelt, wodurch ein gleichbleibend kompensierter Zustand bis zu seinem Tode vor einem halben Jahr erreicht war. Die Gefahr bei diesen langjährigen Transfusionsbehandlungen besteht in einer Hämosiderose, da die Eisenausscheidung wesentlich geringer ist als die ständige Eisenzufuhr durch die Bluttransfusionen. Es ist daher erforderlich, daß man bei so langwierigen Transfusionsbehandlungen eine therapeutische Eisenausscheidung durchführt. Hierfür bietet sich in neuester Zeit das Präparat Desferal (Desferrioxamin-Methansulfat) an. Näheres über die Behandlung siehe unter den Kapiteln: Eisenstoffwechsel und nächtliche Hämoglobinurie.

Die *aplastischen Anämien* erfordern fast immer Bluttransfusionen. Bei diesen Erkrankungen sind deplasmatisierte Erythrocyten indiziert. Vollblut als Blutkonserven oder als direkte Transfusionen soll nur gegeben werden, wenn keine Möglichkeit zum Desplasmatisieren besteht, da durch Vollblut eine unnötige Volumenbelastung des Kreislaufes eintritt. Mit einer solchen Substitutionstherapie kann man die fehlende Markerholung des Patienten über Jahre kompensieren und auch nach langen Zeiten noch Dauerheilungen beobachten. HEILMEYER (1951) hat über 11 Jahre bei einem Patienten durch 290 Bluttransfusionen die aplastische Anämie erfolgreich behandeln können. Bei einem anderen Fall wurde nach 40 Blutübertragungen eine Dauerheilung erzielt (HEILMEYER u. BEGEMANN, 1951).

**d) Die Panmyelopathien und Thrombopenien.** Betrifft die Markhemmung nicht nur das erythropoetische System, sondern liegt eine *Panmyelopathie* vor, ist die Transfusion von Vollblut zweckmäßiger, um auch die anderen cellulären Elemente möglichst vollständig mit zu verwerten. Wegen der relativen Kurzlebigkeit der Leukocyten und Thrombocyten ist dabei unbedingt Frischblut angezeigt, am besten in Form von Vollblut. Nur bei kreislaufdekompensierten Patienten sollte man durch scharfes Zentrifugieren eine deplasmatisierte Erythrocyten-, Leukocyten- und Thrombocytenkonserve herstellen. Unzweckmäßig sind hier die direkten Transfusionen, da bei diesen der Plättchenverlust sehr hoch ist (70—75% nach STEFANINI, 1954; über 50% nach eigenen Beobachtungen). Die schonendste Übertragung der Thrombocyten erfolgt durch die Abnahme der Blutkonserven in Plastikbehältern und die Übertragung durch Plastikgeräte. Die Blutkonserven sollen möglichst nicht älter als 24 Std sein, aber auch in 2—3 Tage alten Blutkonserven sind die Thrombocyten noch funktionstüchtig. Müssen bei Patienten mit Thrombopenien oder Thrombopathien operative Eingriffe erfolgen oder kommt es zu starken Blutungen, ist die Übertragung von Thrombocytenanreicherungen zweckmäßig (HIRSCH u. Mitarb., 1952; MINOR u. BURNETT, 1952/1953; BRECHER u. CRONKITE, 1953; STEFANINI u. DAMESHEK, 1953; STEFANINI u. Mitarb., 1953; GARDNER u. Mitarb., 1954; STEFANINI, 1954; SICKINGER, 1954; MATTHES u. SICKINGER, 1956a, b; MAUPIN u. VIGNE, 1956; COHEN u. GARDNER, 1961; BERZY, 1961). Technik der Herstellung siehe unter dem Abschnitt: Spezialtransfusionen. Auch die Anwendung von Trockenthrombocytenkonserven (GROSS u. SCHWIEGK, 1957; JACKSON u. Mitarb., 1959) kann nützlich sein, da in diesen getrockneten Thrombocyten die stabilen Gerinnungsfaktoren jahrelang haltbar sind. Die Indikation zur Thrombocytentransfusion muß jedoch sehr streng gestellt werden, da die Fremd-Thrombocyten sehr stark eine Antikörperbildung beim Patienten anregen, so daß die Überlebenszeit von Transfusion zu Transfusion stark zurückgeht. Nach mehrfachen Übertragungen (4—5 Thrombocytentransfusionen) besteht nur noch eine Überlebenszeit von wenigen Stunden (MINOR u. BURNETT, 1952/1953; WEINREICH, 1955/1958; MATTHES u. SICKINGER, 1956a). BELL u. Mitarb. (1956) raten daher, bei Thrombocytentransfusionen eine Cortisontherapie durchzuführen.

**e) Die Gerinnungsstörungen.** Bei allen Blutungsübeln soll eine gezielte Transfusionstherapie angestrebt werden, d.h. es soll eine Substitution mit den fehlenden Gerinnungsfaktoren erfolgen. Nur so lange die Ergebnisse der Gerinnungs- und Faktorenuntersuchungen noch nicht vorliegen, sind Übertragungen mit Frischblut durchzuführen, außerdem natürlich auch bei allen großen Blutverlusten.

Bei den *hämorrhagischen Diathesen* mit Störung der Zahl und Funktion der Blutplättchen [thrombopenische Purpuraformen, Morbus maculosus Werlhofi, essentielle chronische Thrombopenie Frank, akute Thrombopenie, sekundäre symptomatische thrombopenische Purpuraformen auf infektiöser Basis, toxische Thrombopenie, konstitutionelle hereditäre Thrombopathie (WILLEBRAND-JÜRGENS), hereditäre hämorrhagische Thrombasthenie (GLANZMANN)] sind sehr oft Bluttransfusionen erforderlich. Die Indikationsstellung muß aber außerordentlich streng sein, da alle Thrombopenieformen zu Sensibilisierungen neigen. Der Frischbluttransfusion ist der Vorzug zu geben. Wegen der Gefahr der Sensibilisierung sind Thrombocytenanreicherungen nur in Notfällen von unstillbaren Blutungen oder im Rahmen einer Operationsvorbereitung angezeigt. Zweckmäßiger sind

Fibrinogentransfusionen, von denen man bei Thrombopenien gute Therapieerfolge gesehen hat (Cazal, 1956; Egli u. Imdahl, 1956; Stampfli, 1957; Hässig u. Mitarb., 1958; Krebs, 1965; Hässig, 1965, und eigene Erfahrungen). Eine Erklärung hierfür läßt sich zur Zeit noch nicht geben. Hoppe (1965) vermutet, daß die Wirkung durch Thrombocytenfaktoren hervorgerufen wird und nur solche Fraktion I-Präparate diesen Effekt zeigen, bei denen das Plasma bei der Fraktionierung noch Thrombocyten enthält.

Die *Hämophilie A* beruht auf einem Mangel an Faktor VIII (antihämophiler Faktor = AHF)[1]. Der Faktor ist sehr labil und verliert außerhalb des Körpers sehr schnell an Wirksamkeit. Er ist in der Cohn-Frakton I enthalten. Der AHF steht heute als Trockenpräparat zur Verfügung (Gubler, 1961). Die Aktivität der Präparate verschiedener Hersteller ist aber sehr unterschiedlich (Krebs, 1965, und eigene Feststellungen). Uns hat sich von Trockenpräparaten am besten der AHF (Fraktion I) vom Blutspendedienst des Deutschen Roten Kreuzes Baden-Württemberg in Baden-Baden bewährt, das in seiner Wirkung den AHF-Konserven des Zentrallaboratoriums des Blutspendedienstes des Schweizerischen Roten Kreuzes entspricht. Jeder größere Bluttransfusionsdienst ist aber heute auch in der Lage, durch frische Herstellung der Cohn-Fraktion I ein hochaktives AHF-Präparat selbst zu bereiten (siehe Abschnitt: Spezialtransfusionen). Steht ein AHF-Präparat nicht zur Verfügung, kann durch Frischblut (nicht älter als 6 Std!) eine Blutstillung erzielt werden, wobei oft eine Menge von 2—3 ml je kg Körpergewicht des Patienten schon ausreichen kann. Auch Infusionen mit frischem Plasma können gute Dienste leisten. Bei der Transfusionstherapie ist jedoch eine gewisse Zurückhaltung angezeigt, da die Patienten mit Hämophilie A zur Bildung von Hemmkörpern neigen (Deutsch, 1950, 1952, 1957). Sobald es zur Bildung von Hemmkörpern kommt, spricht im allgemeinen die Transfusionstherapie nicht mehr an.

Versagt die Therapie mit Human-AHF, so stehen heute noch tierische AHF-Präparate (Schwein und Rind) zur Verfügung. Die Aktivität dieser Präparate ist bis zu 8000mal so stark wie die der menschlichen Präparate (Bachmann u. Mitarb., 1962). Da sie aber unweigerlich zur Sensibilisierung des Patienten führen, ist die Anwendung des Präparates einer Tierart nur einmal möglich. Nach spätestens 10 Tagen der Therapie mit dem tierischen AHF-Präparat muß die Behandlung abgebrochen werden (Schockgefahr). Für eine Wiederholung kommt nur das Präparat einer anderen Tierart in Frage. Die Anwendung tierischer AHF-Präparate muß daher auf lebensbedrohliche Zustände beschränkt bleiben.

Bei der *Hämophilie B* liegt eine Verminderung des Faktors IX = Cristmasfaktor oder PTC vor. Dieser Faktor ist stabil, so daß sowohl Trockenplasma als auch 10—14 Tage alte Blut- oder Plasmakonserven für die Transfusionstherapie in Frage kommen. Die Isolierung des Christmasfaktors ist wesentlich komplizierter. In Europa erfolgt die Herstellung eines isolierten Christmasfaktors bisher nur im Centre transfusion Sanguine, Paris (Blatrix u. Soulier, 1959; Blatrix u. Mitarb., 1959), im Centre regional de transfusion Sanguine, Strassbourg, und im Bluttransfusionsdienst der Kliniken der Universität Freiburg i. Br. (Matthes u. Mitarb., 1966a).

Die *Parahämophilie* ist durch die Verminderung des Faktors V (Proaccelerin) hervorgerufen. Dieser Faktor gehört zu den labilen Faktoren. Für die Transfusionstherapie muß daher auch wieder Frischblut oder frisches Plasma genommen werden. Daneben ist auch eine Behandlung mit dem isolierten Faktor in einer

---

[1] Die früher übliche Bezeichnung AHG = antihämophiles Globulin sollte nicht mehr verwendet werden, da im anglo-amerikanischen Schrifttum die Abkürzung AHG Antihumanglobulintest = Coombstest bedeutet.

stabilisierten Form möglich, wie er im Präparat ACC 76 „Behring" vorliegt. Dieses Präparat enthält außer dem Faktor V auch noch den Faktor VII und in geringen Mengen den Faktor IX. Für operative Eingriffe sind jedoch diese Maßnahmen meistens nicht ausreichend. Hier empfiehlt es sich, durch eine Wechseltransfusion (MATTHES u. Mitarb., 1965; WINCKELMANN u. Mitarb., 1965) den Faktor V-Spiegel im Blut des Patienten anzuheben. Die Faktor V-Aktivität liegt nach einer Wechseltransfusion bei den Patienten zwischen 40—60%. Da dieses Krankheitsbild auch mit gesteigerter Fibrinolyse einhergehen kann, können gegebenenfalls Fibrinogenpräparate angezeigt sein.

*Fibrinolytische Blutungen* sieht man besonders in der Geburtshilfe. Sie können aber auch bei anderen Operationen sowie im Schock auftreten. Durch eine ständige Fibrinolyse kommt es zu einem totalen Verbrauch des Fibrinogens. Auch der primäre Fibrinogenmangel kann ein ähnliches Krankheitsbild hervorrufen. Ein Fibrinogenmangel kann hereditär sein oder auch infolge bestimmter Krankheiten, z.B. schweren Leberschäden, auftreten. Bei einem hereditären oder erworbenen Fibrinogenmangel ist die Transfusion von Fibrinogen bzw. von Fraktion I angezeigt (ORTH, 1963; KREBS, 1965). Die Herstellung entspricht der vom AHF (Alkoholfraktionierung), jedoch kann auch älteres Plasma dazu verwendet werden. Als Trockenpräparat steht Fibrinogen heute von den Blutspendediensten des Deutschen Roten Kreuzes sowie als Industriepräparat zur Verfügung. Bei einer Afibrinogenämie muß je nach Körpergewicht des Patienten 2—6 g Fibrinogen transfundiert werden. Da in 1 Liter Blut nur 1 g Fibrinogen enthalten ist, kommt man mit einfachen Plasmatransfusionen hier nicht aus. Bei einem Fibrinogenmangel werden nur geringere Mengen (1—2 g) benötigt. Oft genügen bei einer Fibrinogenopenie sogar schon kleine Transfusionen von 200—300 ml, um Blutungen zu stillen. Das Hepatitisvirus findet sich hauptsächlich in der Fraktion I. Es ist daher darauf zu achten, daß nur Einzelspenderplasma benutzt wird. Bei Fibrinolyse ist eine Fibrinogentherapie ebenso wie eine Therapie mit Bluttransfusionen nur bei Versagen anderer Therapiemöglichkeiten oder sehr schwerem Blutverlust anzuwenden. Durch die Transfusion von Fibrinogen wird die Fibrinolyse oft verstärkt, so daß ein Circulus vitiosus entsteht. Es ist in diesem Falle kaum möglich, so viel Fibrinogen in den Kreislauf zu geben, daß die Fibrinolyse damit übertroffen wird (siehe hierzu das Kapitel: Die Blutgerinnung und die hämorrhagischen Diathesen).

Ein *Prothrombinmangel* macht Bluttransfusionen höchstens bei Versagen der Therapie mit Vitamin K notwendig. Da Prothrombin weitgehend stabil ist, können Blutkonserven in der normalen Laufzeit (3 Wochen Glasflaschen, 4 Wochen Plastikbehälter) für die Therapie herangezogen werden. Auch durch die Trocknung wird der Prothrombingehalt im Plasma nicht vermindert; so können auch Plasmakonserven gegeben werden, bei denen nicht die Gefahr einer exogenen Hämochromatose bei häufigerer Anwendung besteht.

Der *Mangel an Hagemannfaktor* (Faktor XII) und an *PTA* (Plasma-Thromboplastin-Antecedent, Faktor XI) macht im allgemeinen keine Transfusionsbehandlung erforderlich. Da die beiden Faktoren relativ stabil sind, ist auch Konservenblut oder Plasma anwendbar. Im allgemeinen kommt man mit kleinen Mengen aus. Lyophilisiertes Plasma ist jedoch nicht wirksam, so daß für eine Plasmabehandlung nur flüssiges Plasma verwendet werden kann. Bei PTA-Mangel ist Serum noch wirksamer als Plasma (DEUTSCH, 1963). Isolierte Präparate stehen von beiden Faktoren noch nicht zur Verfügung.

Bei *vasculär bedingten Blutungsübeln* sind Blut- oder Plasmaübertragungen kausal wirkungslos. Lediglich bei schwereren Blutverlusten kommt eine Substitutionstherapie in Frage. Da jedoch bei den vasculär bedingten Blutungsübeln oft auch andere Gerinnungsstörungen vorliegen, muß entsprechend deren Indikationsgebieten häufig eine Behandlung mit Blut oder Gerinnungsfaktoren durchgeführt werden.

In der folgenden Tabelle 10, die in modifizierter Form von Achenbach (1957) übernommen ist, ist die Therapie bei Blutgerinnungsstörungen nochmals zusammengefaßt.

Tabelle 10

| Mangel an Gerinnungsfaktor | Substituent |
|---|---|
| I Fibrinogen | Human-Fibrinogen |
| | Fraktion I nach Cohn |
| | Konservenblut 21 bzw. 28 Tage, Plasma |
| II Prothrombin | Plasma (frisch oder getrocknet) |
| | Frischblut |
| | Konservenblut, 21 bzw. 28 Tage |
| V Proaccelerin | Frischblut |
| | ACC 76 |
| | Plasma (frisch oder tiefgefroren) |
| | Wechseltransfusion |
| VII Prokonvertin | Frisches Serum oder Plasma |
| | Frischblut |
| | Konservenblut bis 14 Tage alt |
| | ACC 76 |
| VIII Antihämophiler Faktor | Antihämophiler Faktor (AHF) |
| | Fraktion I nach Cohn (aus ganz frischem Plasma) |
| | Plasma von Frischblut |
| | Frischblut |
| IX Antihämophiler Faktor B | Frisches Serum oder Plasma |
| Christmasfactor PTC | Frischblut |
| | Konservenblut bis zu 14 Tage alt |
| | Christmasfaktor PTC |
| XII Hagemannfaktor, XI PTA | Serum |
| | Plasma (flüssig) |
| | Frischblut, Konservenblut, 21 bzw. 28 Tage alt |
| Thrombocyten | Thrombocytenreiches Frischblut (Polycythämiker) |
| | Thrombocytenreiches Plasma |
| | Thrombocytenkonzentrat |
| | Lyophilisierte Plättchen |
| | Fraktion I nach Cohn |

**f) Leukosen und andere Blutkrankheiten.** Bei Leukosen, Reticuloendotheliosen und Lymphogranulomatose sind in weiter fortgeschrittenen Stadien Bluttransfusionen immer erforderlich. Auch hier sollte man den deplasmatisierten Erythrocytenkonserven den Vorzug vor Vollblut geben. Da es bei diesen Krankheitsformen sehr häufig nach Blutübertragungen zu Fieberreaktionen kommt, die heute im allgemeinen auf leukocytäre Antikörper bezogen werden, empfiehlt es sich in solchen Fällen, Versuche mit gewaschenen Erythrocyten durchzuführen. In manchen Fällen sieht man dann weniger Reaktionen. Bei Leukämien wurden von Tzank u. Mitarb. (Bessis u. Dausset, 1950) große Austauschtransfusionen empfohlen und über gute Remissionen berichtet. Matthes (1953b) konnte nach großen Austauschtransfusionen bei Leukämien keine anhaltenden Besserungen beobachten. Dieses Verfahren wird heute kaum noch durchgeführt.

**g) Infektionskrankheiten.** *Akute Infektionskrankheiten* machen Transfusionen nur bei schweren Blutungen erforderlich.

Bei *chronischen Infektionen* können aber die dabei oft auftretenden starken Anämien Bluttransfusionen erforderlich machen, da Infektanämien im allgemeinen sehr therapieresistent sind, solange die Infektion besteht. Sehr zurückhaltend soll man mit Transfusionen nur zur Stimulierung und zur Reiztherapie sein. Hierfür stehen heute weniger gefährliche und besser wirkende pharmazeutische Präparate zur Verfügung. Zur Behebung eines Eiweißmangels, der im Verlauf von Infektionen auftreten kann, ist die Transfusion von hochprozentigem Albumin zweckmäßiger als eine Bluttransfusion. Für eine Immuntherapie sind heute Bluttransfusionen oder Transfusionen von Plasma bzw. Serum auch von Rekonvaleszenten im allgemeinen abzulehnen. Hierfür sind die $\gamma$-Globuline bzw. Hyperimmun-$\gamma$-Globuline geeigneter (BARANDUN u. Mitarb., 1958; STAMPFLI u. Mitarb., 1961; MATTHES, 1962; BARANDUN, 1964; HÄSSIG, 1967).

Bei der Tuberkulose ist die Indikation zur Bluttransfusion besonders streng zu stellen. Im allgemeinen wird man sich auf Bluttransfusionen bei operativen Eingriffen (HYDEN u. PAUL, 1956) sowie nur zum Ersatz und zur Blutstillung bei schweren Hämoptoen beschränken. Bei schweren Anämien können Bluttransfusionen angezeigt sein; sie sind aber dann mit deplasmatisiertem Blut und als ganz langsame Dauertropfinfusion durchzuführen. Eventuell sind vorbeugend gegen Transfusionsreaktionen hier entsprechende Pharmaka anzuwenden, da durch jede Transfusionsreaktion infolge des damit verbundenen Stress eine neue Aussaat hervorgerufen werden kann. Kontraindiziert sind Bluttransfusionen aller Art beim Primärkomplex mit Einschmelzung und Aussaat, bei der Miliartuberkulose sowie bei einer allgemeinen Generalisation, bei der käsigen Pneumonie und allen terminalen Zuständen.

h) **Eiweißmangel.** Bei einer Verminderung des Gesamteiweißes kann man diesen Zustand am besten mit Serumkonserven oder pasteurisierter Plasma-Protein-Lösung (PPL) beeinflussen. Diese beiden Präparationen sind praktisch Hepatitisvirus-frei, im Gegensatz zu der Plasmakonserve. Während die pasteurisierte Plasma-Protein-Lösung vollkommen Hepatitis-sicher ist, allerdings nur noch einen Anteil von 10—20% an Globulinen und Fibrinogenen hat, ist das Hepatitisrisiko bei der Serumkonserve durch das Fehlen des Fibrinogens auf ein Minimum herabgesetzt. Neuerdings sind aber auch die meisten Serumkonserven absolut Hepatitis-sicher, da es heute entsprechende Herstellungsverfahren gibt (Fraktionierung der Serumkonserve, Pasteurisierung der Einzelkomponenten und Wiedervereinigung zur Serumkonserve, sowie chemische Verfahren).

Bei der Verwendung von Plasma, sei es in flüssiger Form oder als Trockenplasma ist darauf zu achten, daß Einzelspenderplasma verwendet wird. Bei Verwendung von Einzelspenderplasma liegt die Gefahr der Hepatitisübertragung nicht höher als bei der Blutkonserve. Bei der Anwendung gepoolten Plasmas, insbesondere von Grosspools, die aus mehreren Tausend Spenderplasmen bestehen, sind im Koreakrieg epidemieartige Ausbrüche von Hepatitis beobachtet worden. Die Versuche, durch UV-Bestrahlung oder auf chemischem Wege das Plasma Hepatitisvirus-frei zu bekommen, sind noch nicht befriedigend gelöst.

Die von CALLOWAY u. MOWREY (1953) empfohlene Transfusion überalterter Blutkonserven zur Therapie von Eiweißmangelzuständen muß bedenklich erscheinen. Zwar wird durch den sehr schnellen in vivo-Abbau der überalterten Erythrocyten eine große Menge Eiweiß für den Stoffwechsel frei — 1 Liter Blut enthält etwa 35 g Plasma- und 75 g Hämoglobineiweiß —, die parenterale Eiweißzufuhr mit Vollblut in großem Umfang kann aber zu störenden Eisenablagerungen in den Organen führen. Außerdem besteht hier auch die Gefahr der Hepatitisübertragung.

Ist nur eine bestimmte Eiweißfraktion im Blute des Patienten vermindert, so soll man spezifisch diese Eiweißfraktion substituieren. Bei einem Albuminmangel sind daher in erster Linie hochprozentige (15—25%ige) Albuminlösungen indiziert. Daneben kann man auch mit gutem Erfolg die PPL-Lösung infundieren, da diese 80—90% Albumin enthält (NITSCHMANN u. KISTLER, 1954, 1955; NITSCHMANN u. Mitarb., 1956; WALKER, 1965: SALSBURY, 1965).

Zu den Eiweißmangelstörungen ist auch die Agammaglobulinämie zu zählen (BARANDUN u. Mitarb., 1958). Bei diesem Krankheitsbild fehlt die Fähigkeit, spontan oder durch Immunisierung Antikörper zu bilden, daher wird sie auch „Antikörpermangelsyndrom" genannt. Die Serumgammaglobuline fehlen dabei vollständig oder sind stark vermindert. Die Therapie erfolgt bei diesen Krankheitsbildern mit Gammaglobulin (BARANDUN u. Mitarb., 1958; MATTHES, 1962; BARANDUN, 1964, HÄSSIG, 1967). Im Gammavenin® steht heute neben den intramuskulär zu injizierenden Gammaglobulinpärparaten auch ein intravenös anwendbares Gammaglobulin zur Verfügung, das allerdings eine kürzere Verweildauer im Kreislauf hat.

Bei allen Eiweißmangelzuständen ist die Infusion von Plasmaersatzmitteln kontraindiziert. Da die Kolloide der Plasmaersatzmittel nur schwer oder gar nicht ins Gewebe übertreten können, müssen zur Aufrechterhaltung des kolloidosmotischen Gleichgewichtes die Plasmaeiweißkörper aus der Gefäßbahn in das Gewebe übertreten, so daß die Bluteiweiße noch stärker absinken.

i) **Herz- und Kreislauferkrankungen.** Bei Herz- und Kreislauferkrankungen ist wegen der Gefahr der Kreislaufüberlastung die Transfusionsindikation besonders streng zu stellen. Die Transfusionen sind besonders schonend durchzuführen. Da Transfusionen im allgemeinen bei Herz- und Kreislauferkrankungen nur bei dem Vorhandensein von Begleitanämien erforderlich werden, wird man hier zur Kreislaufschonung grundsätzlich nur deplasmatisierte Erythrocyten transfundieren. Auch wird man im allgemeinen nur kleine Mengen und diese sehr langsam im Dauertropf geben (MATTHES, 1953c; MÖLLER, 1956a, b; MATTHES u. ORTH, 1967; REIMER u. STATTMANN, 1955; MÖLLER u. BIESE, 1957). Bei dekompensierten Herzkranken sind Bluttransfusionen wegen der Gefahr des Lungenödems nicht ungefährlich. Da bei bestehenden Anämien aber wegen der schlechteren Sauerstoffversorgung des Herzens eine Rekompensation oft nicht eintritt, ohne daß die Anämie behoben ist, wird man gelegentlich gezwungen sein, zu transfundieren. Eine ständige Beobachtung des Patienten ist hier unbedingt erforderlich. Bei den geringsten Anzeichen einer Venendrucksteigerung (MATTHES, 1953c; McMICHAEL, 1953), die sich zuerst in einem Anschwellen der Jugularvenen bemerkbar macht, muß die Transfusion sofort abgebrochen werden. Man sollte bei dekompensierten Kreislaufpatienten nicht über 100, bis höchstens 200 ml Blutkörperchenkonzentrat hinausgehen und den Dauertropf nicht schneller als 10—20 Tropfen/min laufen lassen. Auch sollte man die Transfusion von älteren Blutkonserven wegen des erhöhten Kaliumgehaltes bei diesen Patienten vermeiden.

Die von anglo-amerikanischen Autoren (SILBER u. Mitarb., 1951; WHITE u. STUBB, 1951; BINGHAM, 1952) empfohlene intraarterielle Überdrucktransfusion beim Schockzustand im akuten Herzinfarkt wird unterschiedlich beurteilt. Die von CASE u. Mitarb. (1953), CASE u. SARNOFF (1953), THEILEN u. Mitarb. (1954) angenommene rückläufige Coronardurchblutung bei der intraarteriellen Transfusion läßt sich anatomisch nur sehr schwer vorstellen. Sie wird von anderer Seite (GAUER, 1957) abgelehnt.

LEJFER (1956) hat mit Erfolg durch Bluttransfusionen in die Extremitätenarterien die Entstehung von Gangränen verhindern können.

k) **Nierenkrankheiten.** Die Reaktionshäufigkeit nach Bluttransfusionen liegt bei Nierenkrankheiten höher als bei den meisten anderen Erkrankungen. CONN u. Mitarb. (1956) fanden tierexperimentell nach mehrfachen Transfusionen Nierenveränderungen. Als bevorzugtes Schockorgan wird die Niere durch allergische Reaktionen besonders gefährdet. Es empfiehlt sich daher oft, bei Nierenerkrankungen gewaschene Erythrocytenkonserven zu geben. Auch mit der Transfusion von Leukocyten-armem Blut kann man Transfusionsreaktionen vorbeugen

[DAUSSET u. Mitarb., 1958; CHAPLIN u. Mitarb., 1959; ENGELFRIET u. Mitarb., 1961; CASSEL u. Mitarb., 1962 (Methode); BRIDGES u. Mitarb., 1962; FELBO u. Mitarb., 1962; GREENWALT u. Mitarb., 1962 (Methode); GADBOYS u. Mitarb., 1963]. Durch langsame Tropftransfusionen, besonders in der ersten Stunde, läßt sich bis zu einem gewissen Grad eine Desensibilisierung erreichen und dadurch allergische Reaktionen verhindern. Besteht gleichzeitig ein Eiweißdefizit, ist es günstiger, 15—25%ige Albuminlösungen zusätzlich zu geben, als das Plasma in den Blutkonserven zu belassen.

l) **Leberkrankheiten.** Bei Störungen der Leberfunktion ist der verzögerte Abbau des Citrates zu berücksichtigen. Will man wegen gleichzeitig bestehenden Eiweißmangels Vollblutkonserven geben, ist es erforderlich, das Citrat durch Calciuminjektionen zu neutralisieren. Zur Behandlung der Eiweißmangelzustände sind aber Albumin, PPL oder Serumkonserven zweckmäßiger.

m) **Vergiftungen.** Bei allen schweren Vergiftungen mit Blutgiften ist die Austauschtransfusion als bestes Therapiemittel angezeigt. Es kommen hier vor allen Dingen in Frage Vergiftungen durch Kohlenoxyd, Schwefelwasserstoff, Sublimat, Anilin, Pilzgifte sowie alle hämolysierenden und Methämoglobin bildenden Gifte. Für die Austauschtransfusion genügt im allgemeinen $1/2$—$1/1$ der Blutmenge des Patienten. Dadurch kommen etwa 40—65 Vol.% neues Blut in den Kreislauf, was für die Lebensfunktionen ausreichend ist. Durch die Austauschtransfusionen tritt auch eine entgiftende Wirkung ein, da die Bindefähigkeit der Plasmaeiweiße für die Toxine vergrößert und deren Ausscheidung beschleunigt wird. Neben den Bluttransfusionen sind daher auch Albumin-, PPL-Serum- oder Plasmainfusionen angezeigt. Auch einigen kolloidalen Lösungen, z.B. Periston, wird eine stark entgiftende Wirkung durch Koppelung der Toxinmoleküle an die Kolloide der Plasmaersatzmittel zugeschrieben (SCHUBERT, 1949—1954).

Auf die Indikationen der nicht internen Fachgebiete kann an dieser Stelle nicht eingegangen werden (siehe tabellarische Zusammenstellung).

### Gegenindikationen

Teilweise wurden Gegenindikationen bereits bei den einzelnen Krankheiten mit besprochen. Eine absolute Gegenindikation für Bluttransfusionen besteht bei schweren akuten Pneumonien, bei frischen Embolien, bei Infarkten (außer Schockbehandlung) sowie bei allen Zuständen, bei denen die Gefahr eines Hirnödems vorliegt. Eine relative Gegenindikation, also die Notwendigkeit einer ganz besonders strengen Indikationsstellung, liegt bei Kreislaufdekompensationen, Nierenschäden, Thrombosen, schweren Infektionen (Tuberkulose) und allen Zuständen, die mit der Gefahr eines Lungenödems einhergehen, vor. Sehr zurückhaltend muß die Indikation während einer Schwangerschaft gestellt werden, da bei Transfusionsreaktionen immer die Gefahr besteht, einen Abort auszulösen.

### 9. Spezialtransfusionen

Bei der Indikationsstellung zur Bluttransfusion spricht man heute von einer „gezielten Hämotherapie" bzw. von einer „Bluttransfusion nach Maß" (HÄSSIG, 1965; WILLENEGGER, 1966). So sagte HÄSSIG 1963 auf dem Kongreß der Deutschen Gesellschaft für Bluttransfusion auch bereits, man soll in der Transfusionspraxis immer genau das ersetzen, was verlorengegangen ist. Sind Erythrocyten verlorengegangen, so gebe man Erythrocyten; ist dem Patienten Blut verlorengegangen, so geben man Vollblut; fehlt dem Patienten Plasma, so ersetze man Plasma. Er will damit sagen, daß man bei der Transfusionsindikation immer streng berück-

Tabelle 11. *Indikationen für die Transfusion von Blut und Blutbestandteilen* (nach MATTHES-ORTH)

| | Frischblut | Kons. Blut | Erythrocytenkonzentrat | Plasma flüssig | Plasma gefroren | Plasma getrocknet | Serum | Spezialpräparationen | Plasmaersatzmittel | phys. Salz- oder Zuckerlösung | Bemerkungen |
|---|---|---|---|---|---|---|---|---|---|---|---|
| Blutung, akute mit Schock | ++++ | ++++ | ø | ++ | ++ | ++ | ++ | ø | ++ | (+) | |
| akute ohne Schock | ++++ | ++++ | + | ø | ø | ø | ø | ø | ø | ø | |
| als Hämostypticum | ++++ | ++++ | +++ | + | (+) | (+) | + | ø | ø | ø | |
| chronische, Blutersatz | ++ | +++ | +++ | ø | ø | ø | ø | ø | ø | ø | |
| gynäkologische | ++ | ++ | ø | ø | ø | ø | ø | ++++ | ø | ø | Schwangerenblut bzw. -plasma od. -serum |
| Verbrennung mit Schock, Anfangsbehandlung | + | + | ø | ++ | ++ | ++ | ++ | ++ | ++ | (+) | Bluttransfusionen bei starker Erythrocytenzerstörung, Spezialpräparation: Humanalbuminlösung, PPL Salzlsg. zur Elektrolytregulierung |
| Weiterbehandlung | + | + | ø | ++ | ++ | ++ | ++ | ø | ø | + | |
| Traumatischer Schock ohne Blutverlust | + | + | ø | +++ | +++ | +++ | +++ | + | ++ | (+) | Spezialpräparation: Humanalbumin, PPL |
| Operationsvorbereitung | ++ | +++ | +++ | ø | ø | ø | ø | +++ | ø | ø | Blutkonserven nicht älter als 10 Tage, Spez.-präp. siehe andere Indikationen |
| Operation | ++ | ++ | ø | + | + | + | + | ø | + | + | |
| Operationsnachbehandlung | + | + | + | + | + | + | + | ++ | ++ | ++ | |
| Anämien Mangelanämien (B$_{12}$, Eisen) | ++ | ++ | +++ | ø | ø | ø | ø | ø | ø | ø | Transfusionen bei Therapieresistenz oder Erythrocyten unter 1,5 Mill. |
| konstitutionell hämolytische | ++ | ++ | +++ | ø | ø | ø | ø | ø | ø | ø | |
| erworbene hämol. (serol. bedingt) | ++ | +++ | +++ | ø | ø | ø | ø | ø | ø | ø | eventuell gewaschene Erythrocyten Konservenblut nicht älter als 7 Tage |
| toxisch hämol. | ++ | + | +++ | ø | ø | ø | ø | ø | ø | ø | |
| Erythroblastosen Erwachsenen | ++ | +++ | +++ | ø | ø | ø | ø | ø | ø | ø | |
| Neugeborenen | +++ | ++ | ++ | ø | ø | ø | ø | ø | ø | ø | Konservenblut möglichst nicht älter als 3, höchstens 7 Tage |
| Nächtl. Hämoglobinurie (Strübing-Marchiaf.) | (+) | (+) | +++ | ø | ø | ø | ø | ø | ø | ø | Gewaschenes Blk.-Konzentrat |
| Leukosen, Retikulosen | ++ | + | +++ | ø | ø | ø | ø | ø | ø | ø | |
| Leukopenie, Agranulocytose | ++ | + | ø | ø | ø | ø | ø | ++ | ø | ø | Konservenblut nicht älter als 3 Tage, Spez.-präp.: Leukocytenanreicherung (Leukocytenkonserve?) |
| Thrombopenie | ++ | ++ | ø | ø | ø | ø | ø | +++ | ø | ø | Konservenblut nicht älter als 7 Tage, Spez.-präp.: Thrombocytenanreicherung (Thrombocytenkonserve) bei Blutungen, Fibrinogen |

| Indikation | | | | | | | | | Präparate / Bemerkungen |
|---|---|---|---|---|---|---|---|---|---|
| Prothrombinmangel . . . . . . . | +++ | ++ | ∅ | +++ | +++ | +++ | +++ | ∅ | Konservenblut und Plasma nicht älter als 14 Tage, Vitamin K |
| Fibrinogenmangel . . . . . . . | + | ∅ | + | + | + | + | +++ | ∅ | Konservenblut u. Plasma (tiefgefrorenes Plasma, Trockenplasma) Fraktion I, Humanfibrinogen |
| Komplementmangel . . . . . . | ++ | ∅ | ++ | ++ | ++ | ++ | ∅ | ∅ | Nur mit Schnellpräparation gewonnenes Plasma verwertbar |
| Hämophilie A (Faktor VIII) . . | +++ | ∅ | ++ | ++ | ++ | ++ | ∅ | ∅ | Nur mit Schnellpräparation gewonnenes Plasma verwertbar Fraktion I frisch, Spez.-präp. Antihämophiles Globulin |
| Hämophilie B (Faktor IX) . . | ++ | ∅ | ++ | ∅ | ∅ | ∅ | +++ | ∅ | Spez.-präp.: Faktor IX-Konzentrat, Konservenblut und Plasma nicht älter als 14 Tage |
| Faktor V- und VI-Mangel (Parahämophilie) . . . . . . | ++ | ++ | ++ | ++ | ++ | ++ | ∅ | ∅ | Nur mit Schnellpräparation gewonnenes Plasma verwertbar, ACC 76 |
| Unklare Blutungsübel . . . . . | ++ | ++ | ++ | ++ | ++ | ++ | ∅ | ∅ | |
| Hypoproteinämien u. kindliche Ernährungsstörungen | ++ / ++ | +++ / ++ | ++ / + | +++ / + | +++ / + | ++ / + | +++ / +++ | ∅∅ / ∅ | 2–4 Wochen alte Blutkonserven, Spezialpräp.:Humanalbuminlösung, PPL |
| Herzleiden, Kreislaufdekompensation mit Anämie . . . . | ∅∅ | ∅∅ | ∅∅ | ∅∅ | ∅∅ | ∅∅ | ∅∅ | ∅∅ | Nur Dauertropftransfusion |
| Nierenerkrankungen . . . . . . | + | ++ | ++ | ++ | ++ | ++ | ++ | (+) | Konserven als Dauertropfinfusion, bei gleichzeitiger Anämie Spezialpräp.: Humanalbuminlsg., PPL, Salzlösung zur Elektrolytregulierung |
| Lebererkrankungen mit Anämie | ++ / + | (+) / ++ | ∅ / ++ | ∅ / ++ | ∅ / ++ | ∅ / ++ | ∅ / +++ | ∅ / ∅ | Citratblut nur als Dauertropfinfusion, Spezialpräp.: Humanalbuminlsg., PPL |
| Lebercirrhose . . . . . . . . . | | | | | | | | | |
| Immuntherapie . . . . . . . . | (+) | ∅ | + | + | + | + | + | ∅ | Gammaglobulin, Hyperimmun-Gammaglobulin |
| Infektionskrankheiten (bedingt) | + | + | (+) | ++ | ++ | ++ | ++ | (+) | Spez.-Präp.: Spezifische Humanglobuline Salzlösung zur Elektrolytregulierung |
| Cerebrale Prozesse (Hirnödem) Wundinfektionen, Sepsis . . . | ∅∅ | ∅∅ | ∅∅ | ∅∅ | ∅∅ | ∅∅ | +++ | ∅∅ | Plasma und Albumin hochkonzentriert |

+++ = hauptsächlich indiziert; ++ = indiziert; + = beschränkt indiziert; (+) = notfalls noch anwendbar; ∅ = nicht indiziert; ∅∅ = kontraindiziert.

sichtigen soll, was dem Patienten fehlt. Diese gezielte Therapie mit Blutbestandteilen (fälschlich auch als Blut- und Plasmaderivate bezeichnet; Derivate sind
durch chemische Einwirkungen veränderte Blutbestandteile) ist nicht nur aus
ökonomischen Gründen zweckmäßig, da mit einer Blutkonserve oft mehreren
Patienten geholfen werden kann, sondern das Wesentliche ist, daß die Therapie
für den Patienten schonender gestaltet wird. Bei einer Anämie z. B. ist das Gesamt-
plasmavolumen sogar vermehrt, und lediglich die Erythrocyten sind vermindert.
Durch Vollblut würde man das bestehende Zuviel an Plasma noch vergrößern
und den Kreislauf unnötig belasten. Die gezielte Hämotherapie erfordert eine Aufteilung der einzelnen Blutkonserven, die heute mit relativ einfachen Mitteln unter
aseptischen Kautelen durchgeführt werden kann. Hierüber berichteten ORTH
(1964) und HÄSSIG (1964).

Über die Indikation der Therapie mit Blutbestandteilen: siehe vorhergehendes
Kapitel. Hier sei nur kurz auf die Technik der Aufarbeitungsmethoden eingegangen. Da die Asepsis bei Anwendung von Kunststoffbehältern zur Blutkonservierung und -aufteilung viele technische und medizinische Vorteile hat und daher
in Kürze auch die Glasflaschen auf diesem Transfusionssektor verdrängt haben
dürfte, soll nur noch auf diese eingegangen werden.

**a) Erythrocytensedimenttransfusion.** Die Erythrocytensedimenttransfusion ist
überall dort anzuwenden, wo es lediglich auf eine Vermehrung der Erythrocyten
im Kreislauf des Patienten ankommt, ohne daß ein Volumenverlust vorliegt
(MATTHES, 1954; MATTHES u. ORTH, 1967; BERGMANN, 1960; KOLB, 1961, 1963).

Um die Erythrocytensedimentkonserve zu gewinnen, ist es am besten, die Blutkonserve
in einem Doppelbeutel vom Spender abzunehmen.

Ist durch Zentrifugieren oder Sedimentation eine Trennung der Erythrocyten vom Plasma
erfolgt, wird nach Legen von zwei Schlingen in den Überleitungsschlauch mittels einer
Quetsche das überstehende Plasma in den kleinen anhängenden leeren Beutel hinübergedrückt.
Sobald Erythrocyten am Beginn des Schlauches erscheinen, werden die Schlingen zugezogen
und der Schlauch zwischen den Knoten durchtrennt. Anstelle der Knoten kann man die
Schläuche auch mit Spezialzangen durch Plomben verschließen oder zuschweißen.

Da bei diesem Verfahren weder die Plasma- noch die Erythrocytensedimentkonserve mit Außenluft in Berührung kommen konnte, ist eine bakterielle Verunreinigung der beiden Blutbestandteile durch das Aufteilungsverfahren unmöglich. Die Erythrocyten einer solchen Sedimentkonserve sind je nach der
Menge des Restplasmas unterschiedlich lange haltbar. Wurde die Aufteilung nach
einer Sedimentation im Kühlschrank durchgeführt, reicht das verbliebene
Dextrosecitratplasma zwischen den Erythrocyten noch für eine einwöchige Konservierung aus. Wird für 20—30 min mit ca. 500 g die Blutkonserve zentrifugiert,
kann eine etwa viertägige Lagerungszeit des Sedimentes angenommen werden.
Wird dagegen für eine optimale Plasmaausbeute höher zentrifugiert (900—1500 g),
dann sind die Erythrocytensedimente nur noch 24—48 Std lagerfähig.

**b) Plasmatransfusion.** Für die Gewinnung der Plasmakonserve eignet sich
ebenfalls am besten der Doppelbeutel. Um eine möglichst große Plasmaausbeute
zu erhalten, wird dabei mit 1500—1600 g ca. $^1/_2$ Std zentrifugiert. Danach wird
das Plasma in den zweiten Beutel wie oben beschrieben hinübergedrückt.

Soll das Plasma nicht gruppengleich gegeben werden, ist darauf zu achten,
daß es absolut frei von Erythrocyten (Gruppe A, B oder AB) ist und keine Hämolysine gegen A oder B enthält. Nur hämolysinfreies bzw. -armes Plasma ist ohne
Berücksichtigung der Blutgruppe anwendbar. Die bei der Gewinnung der Plasmakonserve anfallenden Erythrocytensedimente können am gleichen und folgenden
Tage noch zur Transfusion ausgegeben werden. Da das nach dem scharfen Zentrifugieren zwischen den Erythrocyten verbliebene Glucosecitratplasma zu gering

ist, um den Stoffwechsel über längere Zeit aufrechterhalten zu können, sind diese Sedimente aber nicht lagerfähig, es sei denn, daß sie mit Nährlösungen wieder aufgefüllt werden (SPIELMANN, 1964; KLEINE u. MATTHES, 1964). Ein Poolen von Plasma soll nur soweit erfolgen, wie der Patient Plasma als Gesamtmenge benötigt (Hepatitisgefahr!).

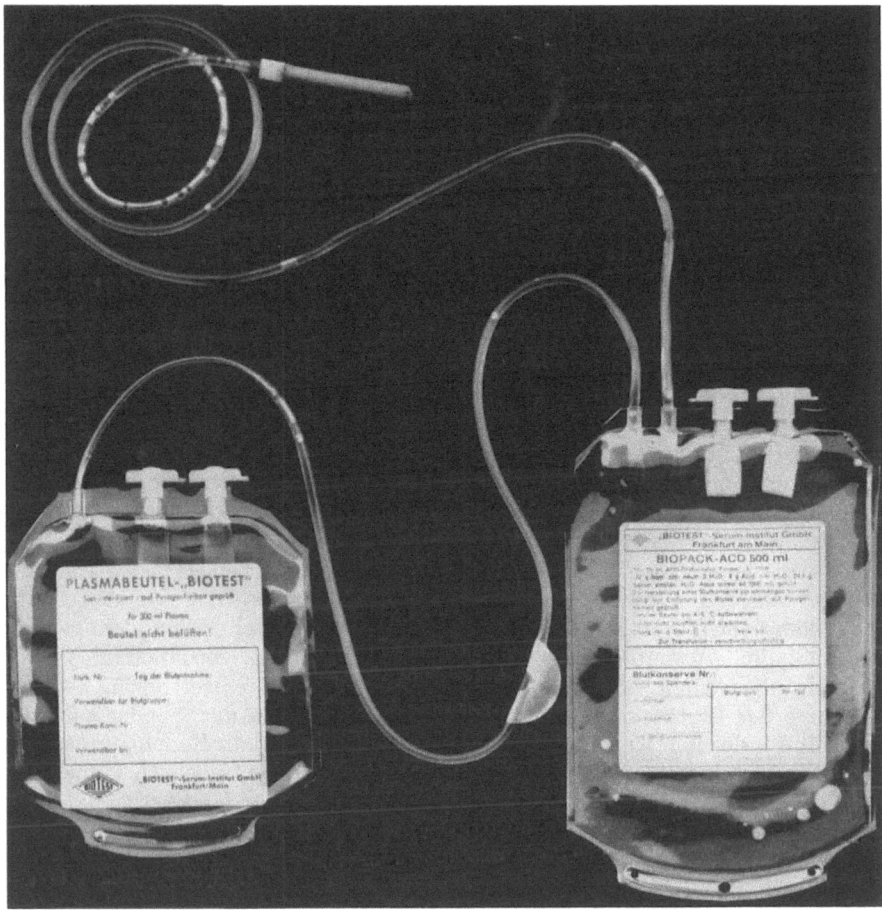

Abb. 16. Doppelbeutel zur Aufteilung von Blutkonserven

**c) Thrombocytentransfusion.** Für die Thrombocytentransfusion kann man sowohl plättchenreiches Plasma als auch Plättchen- bzw. Thrombocytenkonserven verwenden. Um plättchenreiches Plasma zu gewinnen, sind Blutabnahmen bei Polycythämikern am günstigsten.

Zur Herstellung eines plättchenreichen Plasmas werden die Doppelbeutel bei 200—400 g 15 min zentrifugiert (die Blutkonserven sollen nicht älter als 24, höchstens 48 Std alt sein). Das überstehende Plasma wird in den kleinen Beutel hinübergedrückt, der nun das plättchenreiche Plasma enthält. Will man eine Thrombocytenkonserve herstellen, werden die Doppelbeutel erneut zentrifugiert, wobei man den Erythrocytenbeutel und den Plasmabeutel in zwei nebeneinanderliegende Zentrifugenbecher einsetzen kann oder den Erythrocytenbeutel in einen Becher auf den Plasmabeutel stellt. Dann wird 10—15 min bei 1000—1200 g zentrifugiert. Nun befinden sich die Thrombocyten am Boden des Plasmabeutels. Das überstehende Plasma wird in den Erythrocytenbeutel zurückgedrückt.

Man erhält jetzt eine thrombocyten- und leukocytenarme Vollblutkonserve, die eine normale Lagerfähigkeit besitzt. Solche Konserven sind besonders zweckmäßig bei Patienten, die zu Fieberreaktionen nach Transfusionen neigen (Cassel u. Mitarb., 1962). In dem Beutel mit den Thrombocyten sollen etwa 20—25 ml Plasma zurückgelassen werden. In diesem Restplasma werden die durch das Zentrifugieren zusammengelagerten Thrombocyten wieder suspendiert. Für eine Thrombocytentransfusion bei einem Erwachsenen werden vier Blutkonserven benötigt. Für die Transfusion selbst werden von drei Konserven die resuspendierten Thrombocyten in den vierten Beutel übergeführt und durch ein Spezialtransfusionsgerät mit einer silikonisierten Nadel dem Patienten möglichst bald nach der Präparation der Thrombocytenkonserve transfundiert [Verfahren nach Tobin u. Friedman (1960) in Modifikation von Matthes (Matthes u. Mitarb., 1965)]. Um das Hepatitisrisiko bei den Thrombocytentransfusionen zu reduzieren, nehmen Engbring u. Matthes (1965) von zwei Spendern je zwei Blutkonserven in Doppelplastikbeutel ab. Die Thrombocyten werden aus diesen vier Konserven nach der beschriebenen Technik isoliert. Die Spender erhalten ihre plättchenarmen Blutkonserven anschließend wieder retransfundiert. Der Blutverlust für den einzelnen Spender beträgt bei diesem Verfahren nicht mehr als 50—80 ml Blut. Es kann daher die Plasmapherese von den gleichen Spendern mehrfach hintereinander wiederholt werden. Nach fünfmaliger Wiederholung ist noch keine signifikante Veränderung der Blutwerte festzustellen. Erst nach 15—20 Plasmapheresen von je 1 Liter Blut in zweitägigen Abständen kommt es zu einem Absinken des Gesamteiweißes und einer Verschiebung im Elektrophoresediagramm mit Abnahme des Albumins und relativer Zunahme der Globuline, ohne daß dabei aber pathologische Werte erreicht werden (Matthes u. Mitarb., 1966; Matthes, 1967). Amerikanische Autoren geben an, daß Plasmapheresen bei gesunden Spendern zweimal wöchentlich unbegrenzt fortgesetzt werden können, wobei aber bei der Herstellung von Thrombocytenkonserven der Erythrocytenverlust klein gehalten und einkalkuliert werden muß. Die große Blutabnahme von 1000 ml Vollblut wird im allgemeinen von Dauerblutspendern ohne weiteres vertragen. Zwischen Abnahme der Blutkonserven und Retransfusion erhalten die Spender außerdem eine Infusionslösung (Ringerlösung), um den Schlauch und die Nadeln durchgängig zu halten und bei einem Kollaps sofort den Kreislauf auffüllen zu können.

Hasse u. Mitarb. (1962) haben empfohlen, zum Abzentrifugieren der Thrombocyten eine geringe Menge Erythrocyten mit in den Plasmabeutel zu überführen. Durch das höhere spezifische Gewicht sinken die Erythrocyten zuerst zu Boden, so daß sich die Thrombocyten auf dieses Polster auflagern. Dadurch soll die Schädigung der Thrombocyten durch das scharfe Zentrifugieren vermindert werden. Dóczy (1965) verwendet zur Herstellung von Thrombocytenkonserven Nipagin als Konservierungsmittel. So hergestellte Thrombocytenkonserven sollen 28 Tage lagerfähig sein.

Die Indikationsstellung für die Transfusion von Thrombocytenkonserven oder plättchenreichem Plasma soll außerordentlich streng sein. Diese Präparationen sollten nur dann gegeben werden, wenn ein operativer Eingriff vorzunehmen ist oder eine lebensbedrohliche Blutung auftritt. Bei der Transfusion von plättchenreichem Plasma oder Thrombocytenkonserven werden sehr schnell Thrombocyten-Antikörper gebildet (van Rood und Loeliger, 1959). Dadurch ist bei jeder weiteren Thrombocytentransfusion der Effekt erheblich vermindert. Nach vier bis fünf Thrombocytentransfusionen ist die Überlebenszeit der transfundierten Plättchen auf wenige Stunden abgesunken.

Andere Verfahren zur Thrombocytenkonservenherstellung, bei denen die Sedimentation der Erythrocyten durch Zusatz von Dextran oder Polyvinylpyrolidon bestimmter Molekulargewichte erfolgt, werden heute nicht mehr angewandt, da die Erythrocyten bei diesen Verfahren für andere Transfusionen nicht mehr verwendbar sind.

**d) Leukocytentransfusion.** Leukocytentransfusionen haben im allgemeinen wenig Wert. Die transfundierten Leukocyten werden sofort im Lungenfilter abgefangen (MAUPIN und VIGNE, 1959). Zur Gewinnung der Leukocytenkonserven werden im ersten Arbeitsgang die Doppelbeutel nur mit 150—200 g für 30—45 min zentrifugiert. Die weitere Präparation erfolgt wie bei der Thrombocytenkonserve. Die Leukocytenkonserve enthält gleichzeitig einen großen Anteil Thrombocyten. Eine weitere Trennung der Thrombocyten und Leukocyten ist nur mit größerem Arbeitsaufwand möglich.

Besonders hohe Leukocytenwerte kann man erhalten, wenn man für die Transfusion bzw. Präparation der Leukocytenkonserven das Blut von Patienten mit myeloischer Leukämie nimmt. FREIREICH u. Mitarb. (1964) stellten aber ebenfalls fest, daß nur 5% der transfundierten Leukocyten im Empfängerkreislauf bleiben.

**e) Fraktionen.** Relativ einfach ist auch im klinischen Betrieb die *Cohn-Fraktion I* herzustellen. Verwendet man dazu ganz frisches Plasma und wird die Präparation unter genügender Eile vorgenommen, erhält man dabei auch ein sehr wirksames *AHF-Präparat.*

Technisch geht man dabei so vor (MATTHES u. Mitarb., 1965), daß man 1 Liter menschliches Citrat oder ACD-Plasma gewinnt. Im allgemeinen werden dafür vier Blutkonserven, in Doppelbeuteln abgenommen, benötigt. Nach 20minütigen Zentrifugieren bei ca. 1000—1200 g (falls vorhanden: Kühlzentrifuge bei +2° C) wird das überstehende Plasma in den zweiten Beutel hinübergedrückt. Die Plasmabeutel werden abgetrennt und kommen in Eiswasser oder in ein Kühlbad (Wasserbad, das an Stelle von Wasser mit einem Glysantinwassergemisch — falls nicht vorhanden, geht auch ein Alkoholwassergemisch — gefüllt ist und bei dem mittels eines Kühlaggregates über einen Thermostaten die Glysantinwassertemperatur auf 0° bis —1° C geregelt ist). Sobald die Beutel eine Temperatur von 0° C erreicht haben (bei Kühlzentrifuge nach ca. 15 min), werden 91 ml 96%igen auf 0° C vorgekühlten Äthylalkohols, der steril und unvergällt sein muß, durch den Schlauch in den Beutel gespritzt. Dabei muß der Beutel in seiner Kühllösung ständig bewegt werden, da durch die Mischung mit Alkohol sich das Plasma etwas erwärmt. Sobald das Plasma wieder eine Temperatur von 0° C erreicht hat (nach ca. 5 min), werden die Beutel kurzfristig bei ca. 1000—1200 g für 7 min zentrifugiert. Der weiße Niederschlag besteht hauptsächlich aus Fibrinogen und AHF. Nach Herausdrücken des Überstandes, der für weitere Fraktionierungen (z. B. Albumin) verwendbar ist, werden ein paar Milliliter physiologischer Kochsalzlösung unter weiterer Kühlung zugegeben und der Niederschlag mit der Kochsalzlösung zu einem feinen Brei bereitet (durch Kneten des Niederschlages im Beutel). Danach wird weiter auf 25° C erwärmte Kochsalzlösung hineingegeben, bis in jedem der vier Beutel ca. 25 ml steriler physiologischer Kochsalzlösung enthalten ist. Jetzt wird die Suspension auf 20—25° C erwärmt, wobei eine klare oder opalescente Lösung entsteht. Der Inhalt von drei Beuteln wird in den vierten Beutel übergeführt, der dann etwa 2 g Fibrinogen mit dem aktiven AHF enthält. Der AHF-Anteil ist bei diesem Verfahren fast doppelt so groß wie bei Trockenpräparaten.

Alle Arbeiten müssen unter aseptischen Bedingungen erfolgen. Der Ausschluß der Spender mit Hepatitis muß besonders genau durchgeführt sein, da in der Fraktion I hauptsächlich des Hepatitisvirus sitzt. Es empfiehlt sich daher auch hier, mit möglichst wenigen Spendern mittels Plasmapherese die Fraktionierungen durchzuführen (s. Thrombocytentransfusion). Ein anderes technisch sehr einfaches Verfahren isoliert das AHF durch Kälteausfällung. Das sofort nach der Blutentnahme in der Kühlzentrifuge gewonnene Plasma wird in einem Trockeneis-Alkohol-Gemisch auf —70° C abgekühlt und 15 min bei dieser Temperatur belassen. Es kann aber auch 6 Monate so gelagert werden. Das Auftauen erfolgt bei +4° C und dauert ca. 20 Std. Durch Zentrifugieren in der Kühlzentrifuge bei +4° C erhält man einen Bodensatz, der aus den das AHF enthaltenden Cryoglobulinen besteht. Die Lösung erfolgt in etwa 10—15 ml Plasma (POOL u. SHANNON, 1965; DJERASSI u. Mitarb., 1965; SIMON u. Mitarb., 1966). Bei eigenen

Untersuchungen konnten wir jedoch keine höhere Aktivität als bei der Alkohol-fraktionierung erhalten, was auch von EGLI (1967) bestätigt wird.

Die weiteren Präparationen wie Albumin und Gammaglobulin sind wesentlich aufwendiger und nur im Großbetrieb durchzuführen. Diese Präparate stehen käuflich durch die Blutspendedienste des Deutschen Roten Kreuzes oder Indu-striefirmen zur Verfügung.

Es sei hier nur noch eine unter klinischen Bedingungen durchführbare Iso-lierung und Konzentration des Christmas-Faktors beschrieben, die kürzlich im Blutspendedienst der Kliniken der Universität Freiburg i. Br. ausgearbeitet wurde CKLEINE u. Mitarb., 1965; MATTHES u. Mitarb., 1965).

*Herstellung einer Christmas-Faktor-Konserve* (Faktor IX). Es werden vier Blutkonserven der entsprechenden Blutgruppe mit dem Ionenaustauscherbeutel von FENWAL JB/2[1] ab-genommen. Diese Beutel werden 15 min bei 2000 g in einer Kühlzentrifuge, Temperatur $+4^0$ C, zentrifugiert. Das überstehende Plasma der Konserven wird in Biotest-Spezialblut-beutel[2] übergeführt, die Tricalciumphosphat und einen eingebauten Magnetrührstab ent-halten. Es soll in jeden Beutel etwa soviel Plasma übergeführt werden, daß die End-konzentration des Tricalciumphosphates knapp $4^0/_{00}$ beträgt. Dieses Gemisch wird 10 min lang bei Zimmertemperatur von Hand geschüttelt. Danach erfolgt erneutes Zentrifugieren für 30 min in der Kühlzentrifuge bei $+4^0$ C und 2500 g bzw. 15 min bei 4200 g. Das über-stehende Plasma wird aus dem Beutel hinausgedrückt (Weiterverwendung zur Herstellung der Fraktion I ist möglich). Das Präcipitat des Tricalciumphosphates wird einmal mit physio-logischer NaCl-Lösung gewaschen, wobei das Waschvolumen dem vorhergehenden Plasma-volumen entsprechen soll. Nach erneutem Zentrifugieren in der Kühlzentrifuge bei $+4^0$ C und 2500 g für 30 min wird die Waschflüssigkeit aus dem Beutel hinausgedrückt und ver-worfen. Um den Christmas-Faktor vom Tricalciumphosphat zu eluieren, verwendet man eine 0,18 molare Trinatriumcitratlösung, deren pH auf 8 eingestellt und die vorher auf $+4^0$ C gekühlt wurde. $^1/_{20}$ des ursprünglichen Plasmavolumens (also ca. 15 ml) wird für die Eluierung in den Plastikbeutel gefüllt und 15 min auf dem magnetischen Schüttler mittels des ein-gebauten Magnetstabes die Elution durchgeführt. Anschließend wird 30 min bei $+5^0$ C mit 4200 g zentrifugiert. Steht eine entsprechend hochtourige Zentrifuge nicht zur Ver-fügung, erhält man auch bei einem 60 minütigem Zentrifugieren bei $+5^0$ C mit 2500 g eine gute Ausbeute. Das überstehende Eluat, das schwach gelb und klar aussehen sollte, enthält den Christmas-Faktor. Diese durch eine Modifikation des Verfahrens von BLATRIX und SOULIER (1959) aufgebaute Technik zur Herstellung des Christmas-Faktors im klinischen Betrieb erfordert eine alsbaldige Verwendung der Präparation. Für eine langdauernde Lage-rung ist eine Trocknung erforderlich. Hierfür müssen zunächst die Lipoproteine durch Alkohol-fällung entfernt werden. Man stellt das mit destilliertem Wasser verdünnte Eluat auf ein pH von 6,8 ein und fügt Alkohol bis zu einer Konzentration von 18% in einem Kältebad von $0^0$ C hinzu. Dann wird in der Kühlzentrifuge bei $0^0$ C mit 4200 g 60 min zentrifugiert. Der gelbe Niederschlag enthält die Lipoproteine. Der Überstand mit dem Christmas-Faktor wird nach Entfernung des Niederschlages auf ein pH von 5,1 eingestellt und anschließend bei $0^0$ C die Alkoholkonzentration auf 25% erhöht. Durch Zentrifugieren in der Kühlzentrifuge bei $0^0$ und 4200 g erhält man jetzt im Niederschlag den Christmas-Faktor, der zur Trocknung weiter verarbeitet werden kann.

Die bei der Präparation anfallenden Erythrocytensedimente werden durch Zusatz von Glucosephosphatlösung (KLEINE u. MATTHES, 1964) bis zum Verbrauch lagerfähig gemacht.

*Anreicherung des Labil Factors (Faktor V) im Patienten* s. bei 9g.

**f) Knochenmarkstransfusion.** Verschiedentlich wurden Übertragungen von Knochenmark versucht. Kleine Mengen sind technisch ohne Schwierigkeiten zu übertragen (BEIGELBÖCK u. CLOTTEN, 1951; RAIŠP u. Mitarb., 1964). Größere Mengen — 100 ml und mehr — können dagegen recht erhebliche Beschwerden aus-lösen (DANOPOULOS u. KATSAS, 1953). Durch die Knochenmarksuspension soll versucht werden, eine normale Blutbildung bei aplastischem Mark wieder in Gang zu bringen (HOLLCROFF u. Mitarb., 1953; CONGDON u. LORENZ, 1954;

---

[1] Bezugsquelle: Travenol-International GmbH, 8 München 15, Landwehrstr. 64 a.
[2] Bezugsquelle: „Biotest"-Serum-Institut GmbH, 6 Frankfurt/M-Niederrad, Flughafen-straße 4.

LORENZ u. CONGDON, 1955; BARNES u. Mitarb., 1956), indem eine Ansiedlung des transfundierten Knochemarkes in den Markräumen des Patienten erfolgt (FORD u. HAMERTON, 1956; DAMESHEK, 1957; RAIŠP, 1964; BOND u. Mitarb., 1964). SMITH (1964) fand nach Markierung der Knochenmarkszellen mit $^{59}$Fe bei Versuchen in der Milz eine Eisenaufnahme, die im direkten Verhältnis zur Menge der injizierten Knochenmarkszellen steht und ein Maß der erythropoetischen Integrität der transplantierten Zellen ist. Über Erfolge einer solchen Therapie nach Röntgenbestrahlung und Chemotherapie haben THOMAS u. Mitarb. (1957) berichtet. MATHÉ (1960) hat bei atomaren Strahlenschäden erfolgreich Knochenmarkstransfusionen durchgeführt. Eine zusammenfassende Darstellung erfolgte kürzlich von MATHÉ u. AMIEL (1965). In Spezialplastikbeuteln (Fenwal) haben LOCHTE jr. u. Mitarb. (1959) eine Konservierung des Knochenmarkes bei —79°C in Glycerin durchgeführt. Wieweit die berichteten Therapieerfolge mit Knochenmarkstransfusionen ernsthaften Prüfungen standhalten, läßt sich noch nicht übersehen. Sicher ist nur das Angehen von autologem Mark nachgewiesen. Es ist daher vorgeschlagen worden, allen besonders strahlengefährdeten Personen eigenes Mark zu entnehmen und durch Tiefgefrierung langfristig zu konservieren, um es bei eventuellen Unglücksfällen anwenden zu können (FERREBEE u. Mitarb., 1959).

**g) Blutwechseltransfusion.** Die Blutwechseltransfusion zur Behebung eines Faktor V-Mangels (Labil-Faktor) wurde 1965 durch MATTHES u. Mitarb. für die operative Vorbereitung einer Patientin in die Therapie eingeführt. Mit dieser Technik ist es möglich, auf schonende Weise einen Gerinnungsfaktormangel bei relativ geringem Risiko einer Transfusionshepatitis so weit auszugleichen, daß Operationen durchgeführt oder akute Blutungen gestillt werden können. Die Wechseltransfusion ist vor allem in solchen Fällen sinnvoll, in denen nicht durch Fraktionierung gewonnene konzentrierte Präparate zur Verfügung stehen.

Das Verfahren geht auf die von SALISBURY (1949, 1950, 1953, 1958) angegebene Methode der „cross-transfusion" zurück (siehe 9h: Die Austauschtransfusion in der inneren Medizin), der mit einer Spezialapparatur zwischen einem Patienten und einem Spender einen Blutaustausch von variabler Menge zwischen 0,5 und 10 l/h durchführen konnte. Er benutzte diese Methode, um bei Urämikern die harnpflichtigen Substanzen über die Nieren des gesunden Spenders auszuscheiden. In der Modifikation von MATTHES u. Mitarb. (1965) wurde folgendermaßen vorgegangen.

*Technik.* In übliche Blutkonserven-Plastikbeutel oder auch Blutkonserven-Flaschen werden zunächst, je nach der Konstitution, bei dem Patienten und dem Spender 1—2 Blutkonserven abgenommen. Um bei dem Spender möglichst spät einen Verdünnungseffekt des dem Patienten fehlenden Faktors eintreten zu lassen, werden die ersten ein oder zwei Konserven des Patienten bis zum Ende der Wechseltransfusion zurückgehalten. Der Patient bekommt dann die Konserven des Spenders unter Überdruck transfundiert, während gleichzeitig die nächste Konserve ihm abgenommen wird. Nach der Transfusion von jeweils zwei Konserven werden dem Patienten bzw. dem Spender 10 ml 20%iges Calciumgluconat injiziert, da durch die Erniedrigung des Calciumspiegels im Blut als Folge der transfundierten Citratmengen die Empfindlichkeit für allergische Reaktionen ansteigt. Eine Heparinisierung von Patient und Spender kann die Wechseltransfusion erleichtern, darf aber nur dann vorgenommen werden, wenn beim Patienten dadurch keine Blutungsgefahr ausgelöst wird und der beim Patienten anzureichernde Faktor durch das Heparin nicht ungünstig beeinflußt wird. Je nach Körpergewicht von Patient und Spender wird die Wechseltransfusion mit 6—8 Konserven von 600 ml ACD-Blut (bzw. 7—9 Konserven von 500 ml ACD-Blut) durchgeführt. Durch die größere Blutmenge ist kein wesentlicher Anstieg zu erwarten. Durch die Wechseltransfusion kann man bei einem Faktorenmangel einen Anstieg des fehlenden Faktors beim Patienten auf etwa 40—60% des Normalwertes erwarten.

Die Abb. 17 (S. 380) zeigt den Erfolg von zwei Wechseltransfusionen, die bei Faktor V-Mangel gemacht wurden.

Selbstverständlich kann eine Wechseltransfusion nur dann erfolgen, wenn die Anamnese und Untersuchung des Patienten ergeben haben, daß für den Spender keine Gefahr einer Krankheitsübertragung besteht. Aus Sicherheitsgründen ist es zusätzlich ratsam, dem Spender Gammaglobulin zu injizieren.

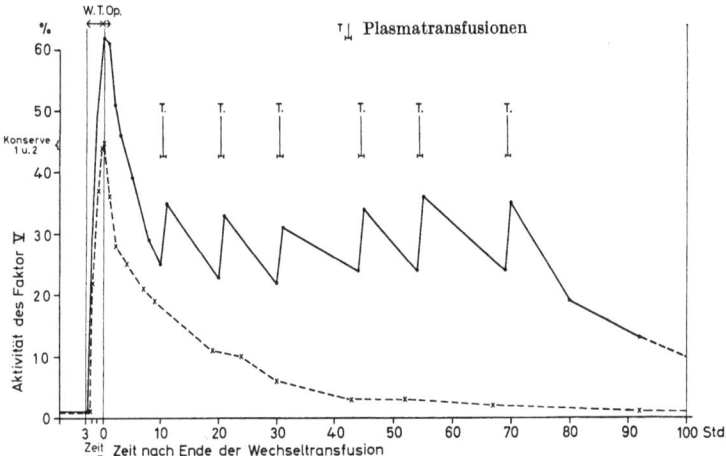

Abb. 17. Blutwechseltransfusion bei einer Patientin mit Faktor V-Mangel [aus Haemat. hung. **6** (1966)]. W. T. = Wechseltransfusion; Op. = operativer Eingriff; ----- = Faktor V-Aktivität im Verlauf einer Probewechseltransfusion (3500 ml Vollblut) und der Nachbehandlung mit Transfusionen von Plasma aus 1000 ml Vollblut (je ein Spender)

In manchen Fällen ist es möglich, durch besondere Maßnahmen den zu übertragenden Faktor beim Spender über die Norm zu steigern. Die Wechseltransfusion hat dann eine entsprechend noch bessere Wirkung.

**h) Austauschtransfusion in der Inneren Medizin.** Die Austauschtransfusion in der inneren Medizin hat nur wenig Indikationsgebiete. Die bei Leukosen in die Austauschtransfusion gesetzten Hoffnungen haben sich nicht erfüllt (Bessis u. Dausset, 1950; Matthes, 1953; Matthes u. Scharpf, 1956).

Mit gutem Erfolg wurde die Austauschtransfusion früher auch bei akuten Urämien zur Ausscheidung der harnpflichtigen Substanzen angewandt (mehrmals mit Mengen von 2—3 Liter Blut), ist aber auf diesem Gebiet heute durch die extrakorporale Dialyse verdrängt worden. Lebensrettend kann sie dagegen bei allen Vergiftungen mit Blutgiften, vor allen Dingen Leuchtgas, wirken. Hier genügen bereits 5—6 Blutkonserven, um eine genügende Anzahl von Erythrocyten als Sauerstoffträger zuzuführen. Bei Blutgiften, die einen Reflux aus den Geweben haben, sind größere Austauschmengen bzw. mehrfache Wiederholungen kleiner Austauschtransfusionen notwendig.

Eines der wichtigsten Indikationsgebiete für die Austauschtransfusion ist der schwere Transfusionszwischenfall mit intravasaler Hämolyse. Die sofort durchgeführte Austauschtransfusion wirkt hier lebensrettend (Frank, 1964; Engbring u. Matthes, 1965; Gaerisch u. Mitarb., 1965). Etwa 6 Std nach dem Transfusionszwischenfall wird der Erfolg der Austauschtransfusion schon geringer, 24 Std nach dem Transfusionsschock sind keine Erfolge mehr zu erwarten. Auch bei anderen Schockzuständen mit akutem Nierenversagen kann durch eine Austauschtransfusion die Nierenblockade durchbrochen und die urämischen Symptome beseitigt werden.

Technisch geht man bei der Austauschtransfusion beim Erwachsenen am besten so vor, daß man an einem Arm die Blutentnahme, am anderen die Bluttransfusion durchführt. Ob dabei für die Transfusion der intraarterielle oder der intravenöse Weg vorzuziehen ist, ist strittig. Auch bei Schnelltransfusionen haben wir bei ausreichenden Injektionen von Calciumgluconat niemals Komplikationen erlebt, ebenso wie Hejhal u. Firt (1954, 1955) u.a. Bei intraarteriellen Transfusionen in die A. radialis besteht dagegen die Gefahr einer Hand-gangrän (GÜTGEMANN, persönliche Mitteilung; HOLLENDER u. BERNER, 1955; HEIM, 1956). KARCHER (1953) empfiehlt eine Heparinisierung des Patienten. Diese kann, wenn gegen das Heparinisieren keine Gegenindikation besteht, nützlich sein, sie ist aber nicht unbedingt erforderlich. KARCHER (persönl. Mitteilung) empfiehlt auch, für die Austauschtransfusion bei Erwachsenen Vollnarkose. MATTHES u. ORTH (1967) halten dagegen lediglich die In-jektion von Morphium, SEE oder entsprechender Präparate für ausreichend. Die Austausch-

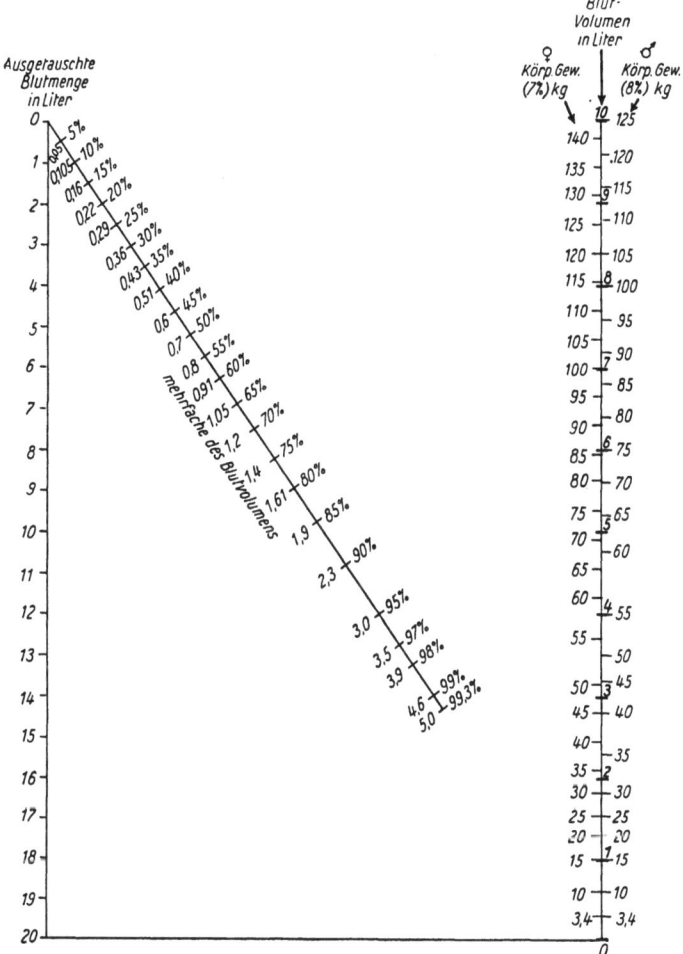

Abb. 18. Normogramm zur Bestimmung der ausgetauschten Blutmenge aus Gesamtblutvolumen (bzw. Körpergewicht) des Patienten und transfundierter Blutmenge

transfusion kann aber auch ohne zentrale Dämpfung durchgeführt werden. Als Transfusions-geschwindigkeit halten MATTHES u. ORTH (1967) 7 min für 500—600 ml Blut für optimal. MÖLLER (1960) empfiehlt 5—8 min. Die Blutentnahme sollte dabei möglichst mit Vakuum erfolgen (Vakuumblutkonservenflaschen, Plastikbeutel in Vakuumboxen). Für die Blut-transfusion sind am zweckmäßigsten komprimierbare Plastikbehälter (Plastikbeutel), da diese die Gefahr einer Luftembolie (ROSENTAL, 1952; u. a.) ausschließen.

Wenn es der Zustand des Patienten erlaubt, ist es zum Einsparen von Blut zweckmäßig, an Stelle der ersten Blutkonserven 2—3 Flaschen Plasmaexpander zu geben und anschließend erst mit den Blutkonserven einzusetzen. Die Aus- und Einfuhr muß dabei genau gemessen werden und sollte ± 500 ml Differenz nicht überschreiten. Es muß aber dabei berücksichtigt werden, daß in den Blutkonserven ca. 20% ACD-Stabilisator enthalten sind, so daß einer Blutkonserve von 500 ml nur 400 ml Vollblut und einer von 600 ml nur 500 ml Vollblut ent-

sprechen. Da bei einer großen Austauschtransfusion im allgemeinen nicht nur frische Blutkonserven zur Verfügung stehen, sondern zum Teil auch auf 2—3 Wochen alte zurück-
gegriffen werden muß, die bereits eine erhöhte Abbaurate im Patientenkreislauf aufweisen,
sollte man die Austauschtransfusion mit 1—2 Sedimentkonserven von bis zu 6 Tage alten
Blutkonserven beenden. Nach Möglichkeit sollte aber darauf geachtet werden, daß die Blutkonserven nicht älter als 1—2 Wochen sind (MATTHES u. ORTH, 1967). Die Forderung von
MÖLLER (1952), nur 1—2 Tage alte Blutkonserven zu verwenden, ist für die Austauschtransfusion bei der Neugeborenenerythroblastose wohl berechtigt, bei der Erwachsenenaustausch-
transfusion aber nicht erforderlich.

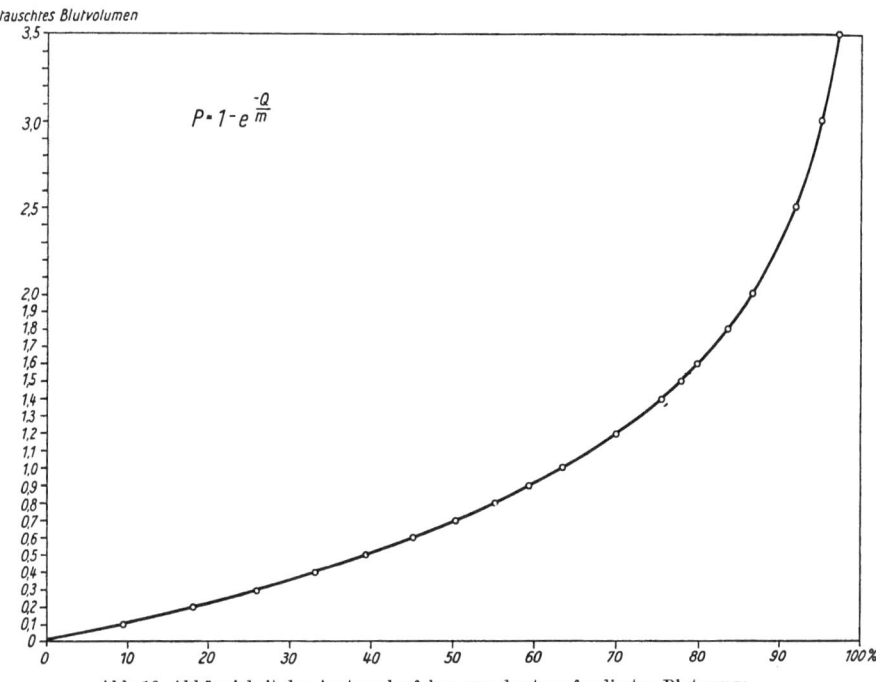

Abb. 19. Abhängigkeit des Austauscherfolges von der transfundierten Blutmenge

Die Berechnung des Mischungsverhältnisses zwischen Patientenblut und Transfusionsblut erfolgt nach der Formel $P = 1 - e^{-Q}$. $P$ gibt den prozentualen Austausch und $Q$ das Mehrfache des Gesamtblutes an, wenn man das Blutvolumen
des Patienten gleich 1 setzt. MATTHES (1953) gibt dafür folgende Werte an:

Transfusion der 0,5fachen Gesamtblutmenge des Patienten = 39,3%iger Austausch

| desgl. | 1,0 desgl. | 63,2% desgl. |
|--------|-----------|--------------|
| ,, | 1,5 ,, | 77,7% ,, |
| ,, | 2,0 ,, | 86,5% ,, |
| ,, | 2,5 ,, | 91,8% ,, |
| ,, | 3,0 ,, | 95,0% ,, |
| ,, | 3,5 ,, | 97,0% ,, |
| ,, | 4,0 ,, | 98,2% ,, |
| ,, | 4,5 ,, | 98,9% ,, |
| ,, | 5,0 ,, | 99,3% ,, |

Eine spezielle Technik für Austauschtransfusionen wurde für Urämien von SALISBURY
(1949, 1950, 1952, 1953, 1958) und von SOLE (1951) angegeben. Hierbei erfolgt der Austausch
als Kreuztransfusion (cross-transfusion) zwischen einem Spender und dem Patienten. Nach
der Originalmethode von SALISBURY wird der Patient mit dem Spender durch Spezialgeräte
für eine direkte Bluttransfusion verbunden. Aber auch die üblichen Transfusionsgeräte sind
verwendbar. Es werden dann zuerst etwa 100—200 ml Patientenblut auf den Spender,
dann umgekehrt die doppelte Menge Spenderblut auf den Patienten übertragen und weiter
im Wechsel immer 200—400 ml Blut hin- und hergegeben. Als Gesamtmenge für eine solche

Kreuztransfusion sind 20—50 Liter Blut (Vogel, 1954) genannt worden, was uns nach Erfahrungen bei anderen Austauschtransfusionen sehr hoch erscheint. In den meisten Fällen dürfte man auch schon mit 7—12 Liter auskommen, wobei mehrfachen kleinen Kreuztransfusionen vor einer großen der Vorzug zu geben ist. Das Verfahren hat aber durch die Einführung der extrakorporalen Dialyse keine größere Bedeutung erlangt, kann jedoch lebensrettend sein, wenn keine „künstliche Niere" zur Verfügung steht. Wir glauben, daß für die Kreuztransfusionen ebenfalls Blutkonserven geeigneter sind (siehe auch 9g: Blutwechseltransfusion). Man muß dann zunächst dem Patienten eine Blutkonserve abnehmen und ihm bei schlechten Kreislaufverhältnissen gleichzeitig den Kreislauf mit Plasmaexpander auffüllen. Parallel dazu nimmt man von dem Spender eine Konserve ab. Sobald beide Konserven abgenommen sind, werden diese im Austausch transfundiert. Nach Ende dieser Transfusion erfolgt erneut die Abnahme einer Konserve usf. Auf diese Weise läßt sich der Blutwechsel an jeweils einem Arm mit einer Kanüle durchführen. Salisbury (1952) sah bei einer Kreuztransfusion einen Zwischenfall, bei dem ein Spender 10 Tage nach der Transfusion mit Schädigung von Leber, Knochenmark und Nieren ad exitum kam, ohne daß ein Zusammenhang mit der Kreuztransfusion gesichert werden konnte.

Eine große Blutaustauschtransfusion wird im allgemeinen am besten durch die Teams der großen Bluttransfusionsdienste durchgeführt, die für diese Zwecke mit eigenen Notrufwagen oder durch Funkstreifenwagen der Polizei zu den Krankenhäusern, in denen die Austauschtransfusionen erfolgen müssen, gebracht werden.

## 10. Sicherungsmaßnahmen bei der Bluttransfusion

**a) Kreuzprobe.** In den Richtlinien für die Bluttransfusion, herausgegeben vom Bundesgesundheitsamt (1961), sind Vorschriften für die Kreuzprobe enthalten (siehe auch B 3: Gesetzliche Bestimmungen, Verordnungen und Richtlinien, S. 58). „Die Kreuzprobe kann nach jeder wissenschaftlich anerkannten Methode durchgeführt werden. Die gewählte Methode muß auch thermophile und inkomplette Antikörper erfassen."

Als wissenschaftlich anerkannte Methoden können heute nur noch solche Techniken angesehen werden, in denen zum mindesten sichergestellt ist, daß im allgemeinen die inkompletten Rh-Antikörper mit erfaßt werden. Es sei aber darauf hingewiesen, daß es auch Rh-Antikörper gibt, die nicht durch die übliche Kreuzprobe angezeigt werden und nur in bestimmten Spezialtechniken sich nachweisen lassen. Die Richtlinien schreiben daher ausdrücklich vor, daß bei Empfängern, bei denen die Möglichkeit einer Isoimmunisierung besteht, die Kreuzprobe durch den indirekten Coombstest bzw. durch Fermentteste zu ergänzen ist (s. unten).

Eine Technik, die die Forderungen der Richtlinien gut erfüllt und die in ihrer Durchführung technisch noch recht einfach ist, wurde von Kleine (1967) angegeben (modifiziert):

*Freiburger Kreuzprobentechnik* (Röhrchenmethode)

| *1. Röhrchen* | *2. Röhrchen* |
|---|---|
| a) 3 Tropfen Patientenserum | 3 Tropfen Spenderserum |
| ⋯⋯⋯⋯⋯⋯⋯⋯⋯⋯ + | ⋯⋯⋯⋯⋯⋯⋯⋯⋯⋯ |
| b) 1 Tropfen Spender-Blk.-2%ige Suspension | 1 Tropfen Patienten-Blk.-2%ige Suspension |
| ⋯⋯⋯⋯⋯⋯⋯⋯⋯⋯ + | ⋯⋯⋯⋯⋯⋯⋯⋯⋯⋯ |
| c) 2 Tropfen 20%ige Albuminlösung | 2 Tropfen 20%ige Albuminlösung |

d) 20 min im Wasserbad bei 37° C stehenlassen und anschließend 1—2 min bei ca. 100 g (=1000 Tour./min 14 cm R) zentrifugieren und mikroskopisch ablesen.

⋯⋯⋯⋯⋯⋯⋯⋯⋯⋯⋯⋯⋯⋯⋯⋯⋯⋯⋯⋯⋯⋯⋯⋯⋯⋯⋯⋯⋯⋯⋯⋯⋯

Zeigt sich bei der mikroskopischen Ablesung eine Pseudo-Agglutination (Geldrollenbildung), so werden 1—2 Tropfen physiologischer NaCl-Lösung zugesetzt und durch Schwenken die Kochsalzlösung mit der Blutkörperchenserumsuspension vermischt. Eine Pseudo-Agglutination soll verschwinden, während eine echte Blutkörperchenzusammenballung unbeeinflußt bleibt, oft sogar sich verstärkt.

Bei Verdacht auf Auto-Antikörper des Patienten empfiehlt es sich, eine Kontrolle im gleichen Mischungsverhältnis zwischen Patientenblutkörperchen und Patientenserum + Albumin mitlaufen zu lassen.

Als Schnellkreuzprobe in Eilfällen erfolgt der Ansatz a—c in gleicher Weise. Dann bleiben die Röhrchen jedoch nur 2 min ruhig stehen und werden anschließend für 2 min bei ca. 100 g (Laborzentrifuge = 1000 Touren/min) zentrifugiert und dann abgelesen. Ist diese Ablesung negativ, wird die Konserve zur Transfusion freigegeben und sofort der Ansatz bei 37° C im Wasserbad nachgeholt.

An Stelle der Röhrchen können auch Objektträger mit entsprechenden Vertiefungen in einer feuchten Kammer verwendet werden.

Ein Vorteil der Röhrchentechnik ist es aber, daß man das erste Röhrchen gleich anschließend für die Durchführung des Coombstestes weiterverwenden kann (s. unten).

**b) Coombstest.** Wie bereits oben erwähnt, soll bei allen Patienten, bei denen mit einer Isoimmunisierung gerechnet werden muß, auch der Coombstest oder ein Fermenttest durchgeführt werden. Solche Patienten sind Frauen, die rh-negativ sind und Schwangerschaften durchgemacht haben, sowie alle Frauen, bei denen in der Vorgeschichte Fehlgeburten oder Geburten mit Erythroblastose-verdacht vorgelegen haben. Ferner muß bei allen Patienten, die bereits Transfusionen bekommen haben, mit einer Isoimmunisierung gerechnet werden. Auch ist der Coombstest bei allen den Fällen zu empfehlen, bei denen die Kreuzprobe nicht einwandfrei negativ erscheint. Ein gelegentliches Versagen des Coombstestes auch bei Rh-Antikörpern dürfte auf die Verwendung von Coombsseren zurückzuführen sein, denen die spezifische Globulinunterfraktion, zu der die Antikörper gehören, fehlen, da das Gammaglobulin keine einheitliche Fraktion ist, sondern sich in zahlreiche Unterfraktionen — z.B. mittels Immunelektrophorese — ausspalten läßt.

*Technik des indirekten Coombstestes* (Antihumanglobulintest = AHG-Test) für die serologische Verträglichkeitsprobe vor Bluttransfusionen.

1. Die Spenderblutkörperchen werden zur Entfernung des Plasmas (antikomplementäre Wirkung des Citrates) einmal mit physiologischer NaCl-Lösung gewaschen.

2. ca. 0,5 ml Patientenserum + 0,1 ml 20—30%ige Albuminlösung + 0,05 ml Spenderblutkörperchen werden bei 37° C zur Sensibilisierung der Spendererythrocyten mit den eventuell vorhandenen Antikörpern im Patientenserum für 30 min bei 37° C oder Zimmertemperatur inkubiert (man kann dafür auch das entsprechende Kreuzprobenröhrchen nach der Ablesung verwenden und mit diesem direkt bei 3. fortfahren).

3. Die inkubierten Blutkörperchen werden dreimal mit reichlich physiologischer Kochsalzlösung zur Entfernung der freien Serumglobuline gewaschen. Auf gründliche Durchmischung der Blutkörperchen mit der Waschflüssigkeit ist zu achten, ebenso darauf, daß sich keine Gerinnsel in den Röhrchen befinden.

4. Nach dem Entfernen der Waschflüssigkeit wird aus dem Blutkörperchensediment eine ca. 5%ige Suspension in physiologischer NaCl-Lösung hergestellt, indem man zu den gewaschenen Blutkörperchen 1 ml NaCl-Lösung zusetzt. Ein Tropfen der Blutkörperchensuspension wird mit einem Tropfen Coombsserum (in Gebrauchsverdünnung) vermischt. Wird ein unverdünntes Coombsserum verwendet, muß durch Austitrieren mit bekannten Rh-Antikörpern die entsprechende Gebrauchsverdünnung erst ermittelt werden. Das kann auf einem vorgewärmten Objektträger oder einer Tüpfelplatte geschehen.

Zweckmäßiger ist es, da die Technik empfindlicher, dem Coombstest im Röhrchen durchzuführen. Dafür gibt man einen Tropfen der 5%igen Suspension in ein Röhrchen zu einem Tropfen Coombsserum und zentrifugiert den Ansatz 1—2 min bei ca. 100 g (Laborzentrifuge = 1000 U/min). Danach werden die Röhrchen am besten gegen eine beleuchtete Milchglasplatte (z.B. Rhesusschaukel) durch vorsichtiges Hin- und Herbewegen abgelesen. Starkes Schütteln ist zu vermeiden, da dadurch Agglutinationen zerstört werden können.

**c) Fermentteste.** Es gibt Antikörper, die nur nach einer Fermentbehandlung der Erythrocyten nachzuweisen sind.

Als Fermente werden Trypsin, Papain, Bromelin und Ficin verwendet. Das Arbeiten mit Trypsin setzt erhebliche Erfahrung voraus, da der Spielraum zwischen einem ausreichenden Trypsinisieren der Erythrocyten und einem Übertrypsinisieren (Spontanagglutination) nur sehr klein ist. Ficin ist schleimhautreizend und erfordert besondere Schutzmaßnahmen für das Personal. Im klinischen Betrieb haben sich Papain und Bromelin bewährt. Kürzlich wurden allerdings auch entgiftete Ficin-Präparate in den Handel gebracht.

Für das Arbeiten mit den Fermenten sind die Gebrauchsanweisungen der Herstellerfirmen zu beachten (siehe auch Kap. A, 9, S. 345).

Bewährt haben sich für die Verträglichkeitstestung bei der Bluttransfusion auch die Eldon-Karten. Bei diesen Karten ist ein Feld für die AB0-Verträglichkeitsprobe vorgesehen, auf das Empfängerserum und Spenderblutkörperchen kommen. Zwei Felder sind für den Papaintest präpariert, auf denen die gebrauchsfertige Papainlösung angetrocknet ist. Der Papaintest wird hier in der Modifikation nach Löw (1955) durchgeführt, bei dem das Enzym mit dem Serum gemischt und dann die Erythrocytensuspension erst zu dieser Serum-Papain-Mischung hinzugefügt wird. Ein Papainfeld dient der Verträglichkeitsprobe, das andere ist ein Kontrollfeld. Für den Coombstest ist das vierte Feld vorgesehen. Auf diesem ist das AHG-Serum aufgetrocknet, und es werden zu dem angetrockneten Serum die nach Vorbehandlung im Patientenserum dreimal gewaschenen Spenderblutkörperchen aufgebracht. Die Karten haben neben ihrer Einfachheit den Vorteil, daß das Ergebnis der Verträglichkeitsuntersuchungen für die Bluttransfusion dokumentarisch festgehalten ist.

**d) Oehleckersche Probe.** Die Oehleckersche biologische Probe dient als zusätzliche Sicherungsmaßnahme. Sie ist besonders geeignet, Unverträglichkeiten innerhalb des AB0-Systems zu erkennen. Bei der biologischen Probe von OEHLECKER werden dem Patienten schnell 10—20 ml Blut übertragen und wenn nach 3—5 min keine Reaktion aufgetreten ist, die gleiche Menge nochmals schnell gegeben. Wird wieder nach einer kurzen Wartezeit von dem Patienten keine Beschwerde angegeben, erfolgt die planmäßige Durchführung der Transfusion. Bei der Blutkonserventransfusion gibt man am zweckmäßigsten zu Beginn ohne Drosselung 10—20 ml, stellt dann auf langsame Tropfenfolge, wartet die 3—5 min ab, wiederholt gegebenenfalls nochmals die schnelle Transfusion von 10—20 ml und stellt dann auf die gewünschte Transfusionsgeschwindigkeit ein.

Darüber hinaus empfehlen die Richtlinien noch die Transfusion als Tropfinfusion durchzuführen (siehe Kapitel 8, S. 359 ff.).

**e) Luesteste.** Zur Vermeidung einer Syphilisübertragung vom Spender auf den Patienten schreiben die Richtlinien bei Frischblut vor: „Es sind nur Blutspender zuzulassen, bei denen innerhalb der letzten 6 Wochen eine serologische Kontrolluntersuchung auf Lues mit mindestens drei Reaktionen durchgeführt wurde. Kann bei besonderer Dringlichkeit vor der Transfusion nur ein Schnelltest durchgeführt werden oder muß die Untersuchung unterbleiben, so ist auf jeden Fall gleichzeitig mit dem transfundierten Blut eine Blutprobe des Spenders für die serologische Untersuchung auf Lues zu entnehmen. Die gleiche Untersuchung ist beim Empfänger vorzunehmen." Für die Übertragung von Konservenblut ist festgelegt, „während der Spende muß eine Blutprobe zwecks Durchführung der serologischen Untersuchung auf Lues abgenommen werden. Die zugehörige Konserve ist nur bei negativem Ausfall der serologischen Reaktion und möglichst erst 72 Std, keinesfalls früher als 48 Std nach ihrer Herstellung freizugeben.

Muß sie aus ärztlicher Indikation vorher abgegeben werden, so ist, wenn das Ergebnis der serologischen Reaktion noch nicht vorliegt, wie bei der Übertragung von Frischblut zu verfahren. Zur serologischen Untersuchung sind zwei anerkannte Methoden, davon möglichst eine mit Cardiolipin-Antigen, anzuwenden."

Diese Forderungen des Bundesgesundheitsamtes stellen nicht nur eine Überforderung der transfundierenden Ärzte dar, sondern müssen heute als überholt angesehen werden. Für Blutkonserven stellt die Untersuchung der Spender auf Lues in erster Linie eine seuchenhygienische Maßnahme dar, da es als sicher erwiesen angesehen werden kann, daß 72 Std, wahrscheinlich bereits 48 Std nach der Blutabnahme das Konservenblut, selbst wenn der Spender infiziert war, nicht mehr ansteckend ist. Für die Frischblutübertragung ist es aber auch zweckmäßiger, daß eine Reaktion auf Lues unmittelbar vor der Transfusion durchgeführt wird, als daß drei Reaktionen angestellt werden müssen, die nicht länger als 6 Wochen zurückliegen dürfen. Da die Cardiolipin-Flockungs-Reaktion technisch so einfach durchzuführen ist, daß jedes klinische Labor sie vornehmen kann, sollte man diese oder den der Cardiolipin-Mikroflockungs-Reaktion entsprechenden RPR-Kartentest in der Zeit, während die Kreuzprobe durchgeführt wird, ebenfalls ansetzen. Nach den Untersuchungen von MATTHES u. SCHMITT (1963), ARNDT-HANSER (1963, 1965), SCHULZE-ICKING-KONERT (1965) sowie HERRMANN-STORFER (1965), ENGBRING (1966) haben sich diese Teste durch ihre große Empfindlichkeit und optimale Spezifität besonders bewährt. Bei dem Cardiolipin-Mikroflockungstest (CMT) wird entsprechend der den Packungen beigefügten Gebrauchsanweisung das Antigen mit der zugehörigen Verdünnungsflüssigkeit gemischt. Das Patientenserum wird 30 min bei 56° C oder 5 min 59° C (Schnellinaktivierung) inaktiviert. 0,05 ml des inaktivierten Patientenserums = 1 Tropfen aus einer Pipette) kommen auf einen Hohlschliffobjektträger zu einem kleinen Tropfen (= 1 Tropfen aus einer Kanüle Nr. 1) Antigenverdünnung und werden 5 min mit der Hand oder 3 min mit einem Schüttelapparat geschüttelt. Die Ablesung des Reaktionsausfalles erfolgt mikroskopisch mit ca. 100facher Vergrößerung. Es empfiehlt sich, eine positive Kontrolle mitlaufen zu lassen, wofür das (positive) Serology-Controlserum „Dade" sich bewährt hat.

Von STEIGNER (1954, 1955) wurde eine Modifikation des CMT angegeben. Die Leistungsfähigkeit dieser Modifikation hat STEIGNER inzwischen durch eine halbe Million Reaktionen erwiesen (STEIGNER, 1963). Bei dieser Modifikation wird die gelegentlich auftretende Prozone des Cardiolipin-Antigens vermieden.

Besonders leicht ist der RPR-Kartentest durchzuführen. Bei dem RPR-Kartentest werden Kohlepartikel verwendet, die durch ein Cardiolipin-Antigen bei einer positiven Lues-Reaktion in die Agglutination mit hereingerissen werden und dadurch als grobe schwarze Flocken in Erscheinung treten. Ein wesentlicher Vorteil dieses Testes ist es, daß das Serum nicht inaktiviert sein muß und daß auch Plasma für die Reaktion verwendet werden kann. Große Kontrollreihen amerikanischer Untersucher (PORTNOY u. Mitarb., 1961; PORTNOY, 1963) ebenso wie die Nachuntersuchungen im Blutspendedienst der Kliniken der Universität Freiburg i. Br. (SCHULZE-ICKING-KONERT, 1965; ENGBRING u. Mitarb., 1966) haben die sehr hohe Empfindlichkeit und Spezifität dieses Testes erwiesen. Auch ist gerade in der Transfusionsserologie die Dokumentation des Ausfalles des Ergebnisses von hohem Wert.

**f) Hepatitissicherung.** Der Vorbeugung einer Hepatitisübertragung durch eine Bluttransfusion kommt heute eine wesentlich größere Bedeutung zu als der Sicherung gegen Syphilisinfektionen. Die Möglichkeiten sind hier allerdings sehr beschränkt. Von serologischen Reaktionen hat sich die Bestimmung der Transaminaseaktivitäten, insbesondere GPT, noch am besten bewährt (RICHTERICH u.

Mitarb., 1961a, b; LENGSFELD, 1962; SCHRICKER u. Mitarb., 1962; STÄMPFLI u. Mitarb., 1962; SCHMITT u. Mitarb., 1963; MATTHES u. Mitarb., 1964). Nach diesen Autoren läßt sich durch Ausschluß der Spender mit erhöhten Transaminasewerten die Zahl der Übertragungen einer ikterischen Hepatitis durch Bluttransfusion um ca. 20% senken. Die Durchführung der GPT-Bestimmung bei den Spendern vor jeder Transfusion ist daher zum mindesten für die großen Blutspendedienste anzustreben, auch wenn die Richtlinien eine derartige Vorschrift noch nicht enthalten. Dem UV-Test ist im allgemeinen der Vorzug zu geben. Für die Suchreaktionen bei den Blutspendern muß aber auch der Farbtest als ausreichend angesehen werden.

In den Richtlinien für die Bluttransfusion des Bundesgesundheitsamtes ist der ständige Ausschluß aller Personen, die jemals eine infektiöse Gelbsucht durchgemacht haben, festgelegt. Es muß dabei aber berücksichtigt werden, daß nur 20% der Hepatitiden ikterisch verlaufen (HÄSSIG, 1960; SCHÖN u. WÜST, 1961; SCHÖN u. Mitarb., 1960; POPPNER u. SCHAFFNER, 1961). Selbst wenn man das bewußte Verschweigen einer durchgemachten Hepatitis bei den Blutspendern unberücksichtigt läßt, können $^4/_5$ der früheren Hepatitiserkrankungen anamnestisch nicht erfaßt werden, da sie den Spendern unbekannt sind.

Es ist daher auch sehr wesentlich, daß katamnestisch alle Transfusionshepatitiden erfaßt werden. Da in den meisten Fällen wohl mehrere Blutspenden durchgeführt wurden, muß jeder Spender, der einem Patienten mit Transfusionshepatitis eine Blutspende gegeben hat, auf der Karteikarte einen Vermerk erhalten und bei einem Wiederholungsfall von weiteren Blutspenden ausgeschlossen werden.

Eine weitere Sicherungsmaßnahme, die im Blutspendedienst der Kliniken der Universität Freiburg i. Br. durchgeführt ist, besteht darin, daß bei jedem Spender, bei dem der GPT-Wert über 30 IE liegt und bei dem dieser Wert bei einer Kontrolle innerhalb von 10 Tagen bestätigt wird, nur weiterspenden darf, wenn eine Leberpunktion durchgeführt worden ist und ergeben hat, daß keine Hepatitis vorliegt oder vorgelegen hat.

Da unter Berücksichtigung der Tatsache, daß nur 20—25% der Hepatitiden ikterisch verlaufen und daher anzunehmen ist, daß auch wesentlich mehr Transfusionshepatitiden übertragen werden, als mit den ikterischen Formeln erfaßt werden können, liegt das Risiko einer Hepatitisübertragung durch eine Bluttransfusion über der vom Bundesgerichtshof angenommenen Grenze von 3% für die Aufklärungspflicht von Gefahren bei ärztlichen Eingriffen. Patienten, die Bluttransfusionen erhalten, sollten daher über dieses Risiko aufgeklärt werden.

## 11. Transfusionszwischenfälle

Eine Einteilung der Transfusionszwischenfälle nach klinisch-symptomatischen Gesichtspunkten ist in modifizierter Form (MATTHES, 1960) nach der Zusammenstellung von MATTHES u. ORTH (1955) erfolgt:

I. *Die Hämolyse-Reaktionen*

    a) mit Hämoglobinämie bzw. Hämoglobinurie

    b) mit verkürzter Überlebenszeit der transfundierten Erythrocyten als Folge von Sensibilisierungen des Empfängers

    c) mit verstärktem (beschleunigtem) Blutabbau als Folge der Primärerkrankung des Patienten

    d) durch hämolysiertes Transfusionsblut

        $\alpha$) bei der Konservenherstellung hämolysiert

        $\beta$) durch Lagerung hämolysiert

        $\gamma$) durch thermische Einflüsse hämolysiert

    e) Hämaturie nach Transfusionen

II. *Die Fieber- und Kreislaufreaktionen*

  a) infolge von bakteriell verunreinigtem Transfusionsblut
  b) infolge pyrogener Substanzen
  c) infolge allergischer Reaktionen
    α) durch Allergie des Patienten
    β) durch Allergie des Spenders
  d) infolge der Primärerkrankung des Patienten
    α) Fieberreaktionen
    β) Volumenüberlastung
  e) infolge von Luftembolie
  f) infolge sonstiger Ursachen

III. *Die Krankheitsübertragung durch Transfusionen*

  a) Hepatitis
  b) Syphilis
  c) Malaria
  d) sonstige Krankheiten

IV. *Störungen durch technische Fehler*

V. *Sonstige Ursachen für Transfusionszwischenfälle und -schäden.*

## I. Die Hämolyse-Reaktionen

**a) Mit Hämoglobinämie bzw. Hämoglobinurie.** Der gefährlichste Zwischenfall bei der Bluttransfusion ist die Hämolysereaktion infolge der Transfusion gruppenfremden Blutes. Die häufigsten Ursachen dieser Zwischenfälle sind Verwechslungen. Die Wichtigkeit einer exakten Beschriftung von Blutproberöhrchen und Blutkonserven sei daher hier nochmals betont (ENGBRING u. MATTHES, 1965). Nach DE GOWIN u. Mitarb. (1949) sowie ANDRÉ u. Mitarb. (1956) beträgt die Mortalität bei diesen Zwischenfällen noch ca. 50—60%, allerdings dürfte die Prognose durch sofortige Austauschtransfusionen erheblich verbessert werden. Die meisten derartigen Zwischenfälle kommen im ABO-System vor. Durch eine Antigen-Antikörper-Reaktion kommt es zu einer intravasalen Hämolyse. Dabei scheinen Immunantikörper eine wesentlich gefährlichere Rolle zu spielen als die Isoagglutinine. Die ersten klinischen Symptome sind Kreuzschmerzen, Hitzegefühl im Kopf, Beklemmungserscheinungen, typische Schocksymptome, manchmal auch Übelkeit, Erbrechen, Stuhl- und Urinabgang, Dyspnoe sowie Fieber, oft mit Schüttelfrost. Wird das akute Schockstadium überwunden, kommt es in den nächsten Tagen zur Oligurie, die sich bis zur Anurie steigern kann. Begleitet wird der akute Hämolyse-Zwischenfall von einem Thrombocytensturz, der oft mit Heparinvermehrung und Fibrinolyse verbunden ist (FRIESEN u. Mitarb., 1952). Diese Gerinnungsstörungen sind bei Patienten in Narkose häufig die wichtigsten Alarmzeichen für eine Fehltransfusion. In den nächsten Tagen kommt es dann zu einer ikterischen Verfärbung des Patienten sowie zu einem erheblichen Rückgang der Erythrocyten- und Hämoglobinwerte, da neben den transfundierten Erythrocyten auch ein großer Teil des Patientenblutes mithämolysiert. Gleichzeitig entwickelt sich das Bild der Urämie. Überlebt der Patient dieses kritischste Stadium, kommt es etwa 1—2 Wochen später zu einer langsam steigenden Harnflut mit isosthenurischem Urin, bei dem das spezifische Gewicht zwischen 1001 und 1005 liegt. Erst mehrere Wochen später normalisiert sich das spezifische Gewicht des Urins langsam und erst jetzt können die harnpflichtigen Substanzen aus dem Blut rasch eliminiert werden. Der schwere Nierenschaden bildet sich völlig zurück (DEROT u. LEGRAIN, 1954; ANDRÉ u. Mitarb., 1956).

Bei Verdacht auf einen Hämolysezwischenfall ist die Transfusion sofort ab-
zubrechen. Um den Verlauf der Reaktion zu mildern, können intravenös Anti-
allergica und Hypnotica gegeben werden. Die sofortige Einleitung der Austauschtransfusion wurde bereits erwähnt. Gelingt es mit der Austauschtransfusion nicht,
die Nierensperre zu durchbrechen, so wird meistens am 4. oder 5. Tag eine extrakorporale Dialyse erforderlich. Weniger bewährt haben sich intestinale Perfusionen
oder intraperitoneale Dialysen. Besteht die Möglichkeit zur extrakorporalen Dialyse
nicht, kann die Blutkreuztransfusion nach SALISBURY (S. 379) lebensrettend wirken.

Eine genaue Überwachung des Wasserhaushaltes ist erforderlich. Es müssen
täglich 600 ml zusätzlich zu der ausgeschiedenen Urinmenge an Flüssigkeit zugeführt werden. Daneben wird eine kochsalz- und eiweißarme Diät gegeben. Bei
Erbrechen und Durchfällen muß außerdem täglich 1 g NaCl ersetzt werden
(ANDRÉ u. Mitarb., 1956). Um einen katabolischen Stoffwechsel zu unterdrücken,
sollen täglich 2500 Calorien verabfolgt werden, wofür sich uns am besten hochprozentige Zuckerlösungen (30—40%ige Dextrose- und Fructoselösung durch
einen Plastikkatheter in die Vena cava) bewährt haben. MOLLISON (1951) hat eine
Emulsion von 400 g Dextrose und 100 g Erdnußöl durch Magen- und Duodenal-
sonde empfohlen. Diese Emulsion wird aber oft von dem Patienten nicht bei sich
behalten. Auf ausreichende Vitamingaben ist zu achten. Sobald der Patient wieder
Nahrung zu sich nehmen kann, sind zur Deckung des Calorienbedarfes Honig,
Sahne, Traubenzucker, gezuckerte Fruchtsäfte, Keks und Butter zu empfehlen.
Während der ganzen Zeit ist auf ein normales Kationen-Anionengleichgewicht
zu achten und einer Verschiebung zur sauren Seite durch Natriumlactat-Infusionen
oder andere Elektrolytlösungen entgegenzuwirken.

**b) Mit verkürzter Überlebenszeit der transfundierten Erythrocyten als Folge von
Sensibilisierungen des Empfängers.** Nicht in allen Fällen braucht eine Transfusionsreaktion durch blutgruppenfremdes Blut zu einem so schweren Krankheitsbild zu
führen. Ist die Avidität des Antikörpers gering und der Antikörpertiter niedrig,
so kommt es lediglich zu einem beschleunigten Abbau der transfundierten Erythrocyten. Der Patient wird subikterisch, und der Transfusionserfolg fehlt. Werden die
Antikörper erst durch die Transfusion selbst gebildet, so kann 8—10 Tage nach
der Transfusion noch ein Ikterus selbst mit Hämoglobinurie auftreten (RANNEY
u. Mitarb., 1954).

**c) Mit verstärktem (beschleunigtem Blutabbau) als Folge der Primärerkrankung
des Patienten.** Ein beschleunigter Blutabbau kann auch die Folge der Primärerkrankung des Patienten sein. Außer den hämolytischen Anämien findet man oft
bei Leukosen durch Autoantikörper eine Verkürzung der Überlebenszeit der transfundierten Erythrocyten, aber auch bei vielen anderen Erkrankungen, wie z.B.
Malignomen, Nierenerkrankungen, Infektionskrankheiten u.a. (SCHLEGEL u.
BÖTTNER, 1951, 1952; BOCK, BÖTTNER u. SCHLEGEL, 1951) wird diese beobachtet.

Auch wenn man einen beschleunigten Blutabbau oft auf Primärerkrankungen
des Patienten beziehen kann, so muß man doch bei häufigen Transfusionen an
eine Sensibilisierung und Antikörperbildung denken und entsprechend den Richtlinien vor der Transfusion neben der Kreuzprobe auch den indirekten Coombstest
und Fermenttest durchführen.

**d) Durch hämolysiertes Transfusionsblut.** Hämolysiertes Transfusionsblut sollte
auch bei leichter Hämolyse nicht transfundiert werden, wenn die Ursache der
Hämolyse nicht sicher bekannt ist. Bei ordnungsmäßig hergestellten Blutkonserven tritt eine Hämolyse erst nach 4—5 Wochen auf (MATTHES u. ORTH, 1967).
Eine vorzeitige Hämolyse ist daher immer verdächtig auf bakterielle Verunreinigungen des Konservenblutes oder auf irgendwelche Fehler in der Lagerung

(Unregelmäßigkeiten in der Kühlung). Liegt dagegen eine Hämolyse bekannter Ursache vor, z.B. Unvorsichtigkeit bei der Vakuumabnahme, so können auch stark hämolytische Konserven ohne Schaden für den Patienten übertragen werden (Hasse, 1953, 1955).

Gefährlich ist eine Hämolyse durch Überhitzen von Blut. Hierbei kommt es zu Eiweißdenaturierungen, die toxisch wirken und schwere Schockwirkungen auslösen können (eigene Beobachtungen). Ob auch Konservenblut nach Gefrierung und Wiederauftauen schädlich ist und Todesfälle hervorrufen kann, wie es Levanto (1954) behauptet, erscheint allerdings nicht gesichert. Eigene Versuche in dieser Richtung ergaben keine Reaktionen bei den Versuchspersonen.

**e) Hämaturie nach Transfusionen.** Die selten zu beobachtenden Hämaturien nach Bluttransfusionen dürften durch latente Nierenschäden und allergische Reaktionen zustande kommen (Matthes u. Orth, 1967).

## II. Die Fieber- und Kreislaufreaktionen

**a) Infolge von bakteriell verunreinigtem Transfusionsblut.** Die Zwischenfälle infolge von bakteriell verunreinigtem Transfusionsblut sind nach den Zwischenfällen durch gruppenfremdes Blut die gefährlichsten Transfusionszwischenfälle. Durch die Einführung der Plastikbeutel in die Bluttransfusion ist die Zahl dieser Zwischenfälle stark zurückgegangen. Zahlreiche Autoren haben tödliche Zwischenfälle infolge bakteriell verunreinigter Blutkonserven beschrieben. In den letzten Jahren waren es Bordom u. Hall (1951), Caldwell (1952), Braude u. Mitarb. (1952, 1953), Rasch (1953), Stevens u. Mitarb. (1953), Heilmeyer u. Mitarb. (1953), Matthes (1953b), Heim (1953a, b), Greenfield (1954), Schostock (1955a, b), Matthes (1955b), Braude u. Mitarb. (1955), Mc Entegart (1956), Heim u. Haase (1957), Schwalm (1957), Lau (1957a, b), Hadnagy (1958), Maycock (1958), Wichelshausen u. Mitarb. (1958), Andresen (1958), Maresch u. Möse (1958). Diese Zwischenfälle werden überwiegend durch gramnegative Bakterien ausgelöst, wobei vor allen Dingen kryophile Keime durch ihre Vermehrungsmöglichkeit bei Kühlschranktemperatur gefährlich sind. Das klinische Bild wird ganz durch einen schweren Kreislaufkollaps beherrscht, wobei im Gegensatz zu dem Zwischenfall durch gruppenunverträgliches Blut dieser Kollaps mit einer Hyperämie der Haut und starker Vasodilatation einhergeht. Als Prodromie sieht man oft Fieber mit und ohne Schüttelfrost, Kopf- und Gliederschmerzen, gelegentlich auch Erbrechen und Diarrhoe. Der Schock ist nur sehr schwer durch ständige Dauertropfinfusionen mit Noradrenalin zu beherrschen, aber oft endet noch nach Tagen die Reaktion mit dem Tode des Patienten. Unterstützt wird die Behandlung durch Corticoide. Die Anwendung von Antibiotica bei diesen Zwischenfällen ist sehr zweischneidig, da durch das akute Absterben der Bakterien infolge der Antibiotica deren Endotoxine in großen Mengen frei werden und den Kollaps verstärken.

Die Schockzustände, die nach Transfusion denaturierten Plasmaeiweißes (Überhitzung) auftreten, zeigen oft ein sehr ähnliches Bild. Außer bei Drucktransfusionen ist daher eine Anwärmung der Blutkonserven vor der Transfusion als gefährlich abzulehnen. Bei der Tropftransfusion ist diese sowieso sinnlos, da das Konservenblut beim Einfluß in die Vene immer die Raumtemperatur wieder angenommen hat, wenn eine Anwärmung nicht im letzten Drittel des Transfusionsschlauches vor der Einmündung in die Nadel erfolgt. Auch in diesen Fällen des Schocks durch denaturiertes Eiweiß ist nur durch Noradrenalin-Dauertropfinfusion der Blutdruck langsam zu normalisieren. Oft erfolgt aber auch hier noch nach Tagen der Exitus.

**b) Infolge pyrogener Substanzen.** Dagegen sind die pyrogenen Reaktionen durch organische, anorganische oder organismische Verunreinigungen der Transfusionsgeräte (RASCH u. HASSE, 1954) im allgemeinen harmlos. Es kommt zu Temperatursteigerungen und Schüttelfrost. Bei Verwendung der Einmaltransfusionsgeräte und Einmaltransfusionsbehälter, wie die Richtlinien für die Bluttransfusion sie empfehlen, sollte es aber nicht mehr zu diesen pyrogenen Reaktionen kommen.

**c) Infolge allergischer Reaktionen.** Die meisten Fieberreaktionen, die nach Bluttransfusionen zu beobachten sind, müssen als allergische Reaktionen aufgefaßt werden. Klinisch sind diese von pyrogenen Reaktionen nicht zu unterscheiden, sofern sie nicht mit Urticaria oder anderen typischen allergischen Erscheinungen einhergehen. In den meisten Fällen dürften diese allergischen Fieberreaktionen auf Differenzen im Plasmaeiweißspektrum zwischen Spender und Patient beruhen. Dafür spricht auch die erhöhte Reaktionshäufigkeit bei drei und mehr Transfusionen (WIGAND, 1955, 1958) und bei Dysproteinämien (MÖLLER, 1958; KRYGER, 1958). Oft dürften Fieberreaktionen aber auch durch Leukocytenantikörper ausgelöst sein, da bei Transfusion von leukocytenfreiem bzw. -armem Blut sich diese Störungen bei den Patienten vermeiden lassen (siehe Transfusionsindikationen).

Allergische Reaktionen durch Übertragung allergischer Antikörper des Spenders auf den Patienten dürften extrem selten sein. Wir sahen bei über 200 000 Transfusionen noch keine solche Reaktion.

Die Therapie der allergischen Transfusionsreaktionen erfolgt symptomatisch mit Antihistaminica, Hypnotica und Calcium. Bei Patienten, die zu allergischen Reaktionen neigen, empfiehlt es sich, vor der Transfusion Corticosteroide zu geben.

**d) Infolge der Primärerkrankung des Patienten.** Bei bestimmten Erkrankungen wird ein vermehrtes Auftreten von Fieberreaktionen beobachtet. Besonders sind dies Blutkrankheiten und Infekte. Wir fassen diese Reaktionen ebenfalls als allergisch auf, also Antigen-Antikörper-bedingt.

Bei Herz- und Kreislauferkrankungen muß besonders auf eine Überlastung und dadurch bedingte akute Dekompensation geachtet werden. Ebenso wie bei allen Schwerstkranken muß daher eine Bluttransfusion mit größter Vorsicht durchgeführt werden, um diesen Komplikationen vorzubeugen (s. Transfusionsindikationen).

**c) Infolge von Luftembolie.** Die früher bei Bluttransfusionen gefürchtete Luftembolie ist heute durch die Verwendung von Plastikbeuteln als Blutkonservenbehälter absolut vermeidbar geworden. Diese Komplikation sollte daher der Geschichte angehören.

**f) Infolge von Thrombosen und Embolien.** RUNGE, HARTERT und NOBEL (1955) fordern bei thrombosegefährdeten Patienten eine Heparinisierung. Sie empfehlen 5000 IE/100 ml ACD-Konservenblut. Einfacher dürfte dann die Transfusion von Heparin-Blutkonserven sein. Auch LAU (1957b) betont die erforderliche Vorsicht bei thrombosegefährdeten Patienten. Wir haben allerdings bei langsamer Tropftransfusion niemals Komplikationen gesehen. Auch durch deplasmatisierte bzw. gewaschene Blutkonserven dürften sich diese Störungen vermeiden lassen.

## III. Die Krankheitsübertragung durch Transfusionen

**a) Hepatitis.** Auf die Übertragungsmöglichkeit der Hepatitis von Spendern auf Patienten und die große Gefahr einer solchen Infektion für den Patienten wurde bereits oben ausführlich hingewiesen. Besonders gefährlich für eine Hepatitisübertragung sind die Plasmapools (ALLEN u. Mitarb., 1954; HÄSSIG, 1955a, b;

Dubs u. Mitarb., 1954; Rosenthal u. Mitarb., 1950; Wallace, 1955; Hässig, 1963). Die Richtlinien für die Bluttransfusion des Bundesgesundheitsamtes schreiben daher vor: ,,Plasmakonserven sollten nicht mehr als 250 ml enthalten. Es ist das Plasma von höchstens zwei Spendern zu verwenden." In den Kommentaren der Deutschen Gesellschaft für Bluttransfusion heißt es dann weiter: ,,Die Begrenzung der Plasmamenge auf 250 ml soll durch die Anwendung des Einzelspenderplasmas die Gefahr einer Hepatitisübertragung einschränken. Kann aus einer 500 ml-Vollblutkonserve eines Spenders mehr als 250 ml Plasma gewonnen werden, so kann dies sinngemäß in eine Einzelspenderplasmakonserve abgefüllt werden." Mit dieser Vorschrift soll verhindert werden, daß ein Patient von unnötig vielen Spendern das Plasma erhält. Muß ein Patient große Mengen Plasma bekommen, so bestehen allerdings auch keine Bedenken, das Plasma von mehreren Spendern in eine Einheit zu poolen.

b) **Syphilis.** Gegenüber der Transfusionshepatitis stellt die Transfusionssyphilis heute nur eine geringe Gefahr dar. In Blutkonserven ist das Treponema pallida nach 2—3 Tagen Lagerung nicht mehr infektiös. Für Frischblut wurde von Schwalm (1952) der Zusatz von Arsenoxyd 10 mg auf eine 500 ml-Blutkonserve empfohlen. Innerhalb weniger Minuten soll das Arsenoxyd das Treponoma pallida abgetötet haben. Wir halten den routinemäßigen Zusatz von Arsenoxyd für nicht ganz unbedenklich; insbesondere dürfte bei Markaplasien ein Arsenzusatz kontraindiziert sein.

c) **Malaria.** Personen, die eine Malaria durchgemacht haben, sind vom Blutspenden auszuschließen. Unter der verbreiteten Malariaprophylaxe können aber Erkrankungen auch abortiv verlaufen und so der anamnestischen Erfassung entgangen sein. Auch wenn in der Anamnese des Spenders eine Malaria nicht vor. gekommen ist, er sich aber in Malariagebieten aufgehalten hat, muß man daher eine beim Patienten nach einer Transfusion auftretende Malaria auf die Blutübertragung beziehen und entsprechende Nachuntersuchungen bei dem Spender einleiten.

d) **Sonstige Krankheiten.** Durch Bluttransfusionen können ferner übertragen werden: Wolhynisches Fieber, Typhus, Brucellosen, Masern, Rubeolen, Varicellen, infektiöse Mononucleose, grippale Infekte, Fleckfieber, Kala-Azar sowie alle Infektionskrankheiten, deren Erreger im Blute vorkommen.

Auch bei Schluckimpfungen mit lebenden Erregern ist eine Übertragung und Virulenzsteigerung der Erreger denkbar. Daher ist von den zuständigen Gesundheitsbehörden eine Sperrfrist für den Blutspender nach solchen Schutzimpfungen — im allgemeinen 14 Tage — festgelegt.

## IV. Störungen durch technische Fehler

Technische Fehler, die den Patienten gefährden, gibt es bei der Blutübertragung mit Plastikbeuteln kaum noch. Für die Übertragung müssen unbedingt Geräte mit Sieben verwendet werden (Transfusionsgerät! — Geräte ohne Sieb = Infusionsgerät). Bei der direkten Transfusion können Krankheiten auf den Spender durch falsches Anschließen der Transfusionsgeräte erfolgen. Auf Fehler wie zu starkes Erhitzen oder Gefrieren der Blutkonserven wurde bereits oben hingewiesen.

## V. Sonstige Ursachen für Transfusionszwischenfälle und -schäden

Bei massiven Transfusionen muß das Natriumcitrat durch Calciuminjektionen kompensiert werden. Überdosierungen des Natriumcitrates zeigen sich durch tetanische Krämpfe und Venendrucksteigerung an. Therapeutisch gibt man

1—3 ml 10%ige Calciumgluconatlösung/100 ml ACD-Blut. Bei älteren Blutkonserven oder bei Blutkonserven, bei denen durch die Abnahme eine Hämolyse aufgetreten ist, kann bei schneller intraarterieller Transfusion das frei gewordene Kalium Störungen auslösen. Bei Blutkonserven ist nach dreiwöchiger Lagerung der Kaliumplasmaspiegel auf 40 mg-% bis zu 135 mg-% angestiegen. Wegen der synergistischen Wirkung des Citrates und Kaliums empfiehlt es sich, bei älteren Konserven Calcium als Antagonisten relativ hoch zu dosieren. MELROSE und WILSON (1953) warnen vor intraarteriellen Transfusionen älterer Blutkonserven bei Schockzuständen, da infolge des hohen Kaliumgehaltes durch unmittelbaren Rückfluß zu den Coronarien Störungen der Herztätigkeit auftreten können. Sie empfehlen, notfalls das kaliumhaltige Plasma abzusaugen und durch Kochsalzlösung oder Plasmaexpander zu ersetzen. GAUER (1956) lehnt allerdings auf Grund theoretischer Überlegungen diese Hypothese ab und hält eine retrograde Durchströmung der Coronarien durch die intraarterielle Transfusion bei den technisch erreichbaren Transfusionsgeschwindigkeiten für unmöglich. Hierfür wären Transfusionsgeschwindigkeiten von über 1 l/min erforderlich. MÜLLER (1965) fordert wegen des erhöhten Kaliumspiegels im Plasma älterer Konserven bei Tubulusschädigungen oder Dysproteinämien nur wenige Tage alte Vollblutkonserven oder Frischplasma anzuwenden.

Abschließend sei bei den Transfusionszwischenfällen auch noch an das Auftreten einer Hämosiderose nach jahrelanger Transfusionstherapie erinnert. Hierdurch kann es zu Lebercirrhose kommen. Neuerdings hat sich zur Ausschwemmung des Eisens durch die Nieren das Desferrioxamin (Desferal) bewährt (WÖHLER, 1964).

Die Betrachtung der zahlreichen Transfusionszwischenfälle und -folgen zeigt, daß auch heute noch den Blutübertragungen eine Reihe von Gefahren anhaftet, die auch bei sorgfältigster Beachtung aller Richtlinien und Vorschriften nicht auszuschalten sind und die oft tödliche Folgen haben. Daraus ergibt sich, worauf nochmals eindringlich hingewiesen werden muß, daß die Indikation zur Bluttransfusion sehr sorgfältig abzuwägen ist und keinesfalls leichtfertig gestellt werden darf.

# C. Blutersatzmittel

Es ist oft zweckmäßig anstelle einer Bluttransfusion, ein Blutersatzmittel zu wählen, besonders dann, wenn keine ausreichende Zeit für die Durchführung der Blutgruppenbestimmung und der Sicherheitsuntersuchungen zur Verfügung steht.

Die Idealforderungen, die an ein Blutersatzmittel für die Volumenauffüllung des Kreislaufes gestellt werden müssen, sind folgende:

1. Isotonie zur Erhaltung des osmotischen Druckes.
2. Isoionie zur Annäherung der Salzzusammensetzung des Blutes.
3. Molekulargröße in einer dem Blut ähnlichen kolloidosmotischen Wirkung.
4. Kolloidosmotischer Druck in der Größenordnung desjenigen des Blutplasmas.
5. Viscosität ähnlich dem Blutplasma.
6. pH-Wert in der Nähe des Plasma-pH.
7. Lange Verweildauer im Kreislauf.
8. Kein Verdrängen der Plasmaeiweiße aus dem Kreislauf durch die kolloidalen Substanzen.
9. Gute Ausscheidung aller Bestandteile des Blutersatzmittels (nierengängig oder Abbau im Stoffwechsel).
10. Keine Speicherung der Bestandteile des Blutersatzmittels im Körper.
11. Keine toxischen Nebenwirkungen.

12. Apyrogenität.
13. Keine Sensibilisierung durch Bestandteile des Blutersatzmittels.
14. Sterilisierbarkeit.
15. Gleichmäßige Zusammensetzung der Produktionschargen.
16. Gute Lagerfähigkeit.
17. Widerstandsfähigkeit gegen Temperatureinflüsse.
18. Einfache Anwendungsmöglichkeit.
19. Geringe Kosten (niedriger als Blutplasma).

Keines der vorhandenen Blutersatzmittel erfüllt gleichzeitig diese Forderungen.

Die Blutersatzmittel können in drei Hauptgruppen eingeteilt werden:
1. Elektrolytlösungen.
2. Kolloidale Lösungen.
3. Lösungen aus menschlichen oder tierischen Blutbestandteilen.

Nach Tschirren (1963) sind für die Therapie mit Blutersatzstoffen folgende Regeln einzuhalten: Blutverluste von 1000—1500 ml können, falls kein Vollblut zur Verfügung steht, ausschließlich mit Blutersatzstoffen behandelt werden (keine Hepatitisgefahr!). Blutverluste von 1500—4000 ml erfordern Vollblutersatz, bei dem bis 1:1 Blutersatzmittel verwendet werden können. Blutverluste von mehr als 4000 ml erfordern 2 Teile Vollblut auf 1 Teil Blutersatzmittel, wobei die Totalmenge der Blutersatzlösungen nicht über 2500 ml beim Erwachsenen betragen soll. Ein Hämatokritwertabfall unter 25% muß vermieden werden.

## 1. Elektrolytlösungen

Die Elektrolytlösungen haben eine sehr kurze Verweildauer im Kreislauf. Es erfolgt eine sehr schnelle Ausscheidung, teilweise durch die Nieren, teilweise aber auch durch Abstrom ins Gewebe, mit Ausbildung von Ödemen. Sie sind daher als Blutersatzlösung ungeeignet und sollten nur als Trägerlösung anderer therapeutischer Mittel dienen oder als Dauertropf zur Ausscheidungsförderung von Stoffwechselschlacken Anwendung finden. Höchstens können sie zur kurzfristigen Überbrückung bis zur Bereitstellung anderer Blutersatzmittel dienen. Auf die Verwendung solcher Lösungen zur Regulierung des Elektrolythaushaltes beim Patienten kann hier nicht eingegangen werden.

## 2. Kolloidale Lösungen

a) *Gelatine.* Bereits 1915 wurde von Hogan die Gelatinelösung als Blutersatz empfohlen. Sie konnte sich jedoch erst in der modifizierten Form der Oxypolygelatine (Campbell u. Mitarb., 1951) durchsetzen. Diese Oxypolygelatine (OPG) bleibt bis zu 10—13°C flüssig. Die „modified fluid gelatin" (MFG von Tourtelotte, 1955) wird sogar erst unter +4°C steif. Diese beiden Präparate haben sich in der Klinik der Blutersatzlösung gut bewährt. Als Oxypolygelatinepräparat hat sich der Plasmaexpander Gelifundol® eingeführt (Lasch, 1965). Durch Polymerisation abgebauter Gelatine haben Schmidt-Thomé u. Mitarb. (1962) eine weitere Blutersatzgelatinelösung herausgebracht, die ebenfalls klinisch sehr gute Wirkungen zeigt und unter dem Namen Haemaccel® bekannt geworden ist. Beide Expander haben sich auch bei uns bei der klinischen Anwendung gut bewährt. Griem u. Mitarb. (1964) berichten über reversible vacuolige Umwandlungen an den Nierenhauptstücken, die von der infundierten Menge abhängig seien und bei allen Gelatineexpandern zu beobachten wären. Eine Bestätigung dieser Angaben liegt aber noch nicht vor.

b) *Polyvinylpyrrolidon.* Durch HECHT und WEESE (1940) wurde das Polyvinylpyrrolidon (PVP) als Blutersatzlösung entwickelt und 1943 unter der Bezeichnung Periston® in die Therapie eingeführt. Besonders im letzten Weltkrieg hat es sich millionenfach bewährt. Das PVP wird als 3,5 %ige Lösung verwendet und hat heute ein mittleres Molekulargewicht von 25000—30000. Es wird durch die Nieren ausgeschieden und macht keine allergischen Erscheinungen. Ebenso wie bei den Gelatinepräparaten sind vom PVP auch keine Beeinflussungen der Blutgerinnung bekannt. Die früher bei Verwendung von großmolekularem PVP beobachteten Speicherungen in Organen haben keine Funktionsstörungen der Speicherorgane zur Folge gehabt. Eine Blockierung des RES wird allgemein verneint.

c) *Dextran.* Weiter hat Dextran (INGELMANN, 1949) als Blutersatzmittel große Bedeutung erlangt. Durch seinen glykogen- und stärkeähnlichen Aufbau aus Glucosemolekülen kann es nach einer vorübergehenden Ablagerung in den Organen im Stoffwechsel zu Kohlensäure und Wasser abgebaut werden, so daß keine Speicherung entsteht (LARIILL u. BRUNNER, 1951; TERRY u. Mitarb., 1953). Durch das Bacterium leuconostic mesenteroides werden aus Glucosemolekülen Polysaccharidketten polymerisiert, die durch Hydrolyse wieder in kürzere Moleküle aufgespalten werden. Bei modernen Dextranpräparaten liegt die Molekülgröße nicht mehr über 150000. Das mittlere Molekulargewicht liegt bei den heutigen Präparaten etwa bei 80000 und damit oberhalb der Nierenschwelle. Insbesondere aus früheren Jahren sind bei Dextranpräparaten, von denen das bekannteste das Macrodex® ist, allergische Reaktionen und Störungen der Blutgerinnung berichtet worden. Solche Beobachtungen können aber nicht verallgemeinert werden, da die Dextranpräparate der verschiedenen Hersteller nicht einheitlich sind.

Neuerdings wurde eine Dextranlösung hergestellt, die ein mittleres Molekulargewicht von 39000 bei einer oberen Grenze von 60000 hat. Diesem Präparat (Reomacrodex®) wird nachgesagt, daß es im Gegensatz zu der agglomerierenden Wirkung der großmolekularen Dextranpräparate eine die Erythrocytenagglomeration vermindernde Eigenschaft hat und daher insbesondere bei traumatischen Schockzuständen günstig sein soll (GELIN, 1958; GELIN u. Mitarb., 1961a, b, 1965).

## 3. Lösungen aus menschlichen oder tierischen Blutbestandteilen

Die zweckmäßigsten Blutersatzmittel sind alle Präparate aus menschlichem Plasma, z.B. Trockenplasma, PPL, Albumin etc. Auf diese wurde schon in einem früheren Abschnitt eingegangen.

a) *Globin aus menschlichen Erythrocyten.* Man hat aber auch versucht, aus dem Hämoglobin der Erythrocyten das Globin abzuspalten und als „Modified Globin" eine Human-Globinlösung als menschliches Eiweiß für den Blutersatz nutzbar zu machen. Diese Untersuchungen gehen auf STRUMIA u. Mitarb. (1945), STRUMIA (1952, 1953) und seine Arbeitsgruppe (1951, 1952a—c) zurück. KYLE u. Mitarb. (1953) heben besonders den nutritiven Wert der Globininfusionen hervor, warnen aber vor der Anwendung bei Nierenerkrankungen. WATERHOUSE u. Mitarb. (1953) sowie PLOUGH u. Mitarb. (1953) berichten jedoch über schlechte Verträglichkeit der Präparate. Gleiche Beobachtungen machte auch SCHÄUBLE (1955), der eine von ZAHN in Deutschland entwickelte Globinlösung untersuchte. Die Arbeiten an der Nutzbarmachung des Globins wurden von verschiedenen Seiten wieder aufgenommen, so daß auf diesem Wege vielleicht noch die Herstellung einer preiswerten arteigenen Eiweißinfusionslösung als Blutersatzmittel für den klinischen Gebrauch gelingen wird.

b) *Tierisches Plasma*. 1944 wurde von EDWARDS eine Methode zur Antigen-freimachung von tierischem Plasma angegeben, die von MASSONS (1951) weiter-entwickelt wurde. Solche desantigenisierten Rinderplasmapräparate wurden 1950/51 in die Therapie eingeführt, haben jedoch noch deutlich antigene und anaphylaktische Wirksamkeit gezeigt (KAWAISHI, 1952; LUFT, 1953; MATTHES, 1953). Das Eiweiß in diesen Präparaten ist denaturiert; vor dem klinischen Gebrauch muß gewarnt werden.

## Literatur

**Achenbach, W.:** Bluttransfusion und Blutgerinnung. Diskussionsbeitrag zu G. Walther, Über Gerinnungswirkungen der Hämolyse. Bibl. haemat. (Basel) **6**, 93, 182 (1957). — **Adinolfi, M., M. J. Polley, D. A. Hunter,** and **P. L. Mollison:** Classification of blood-group anti-bodies as $\beta_2M$ or y globulin. Immunology **5**, 566 (1962). — **Adorf, A.:** Zur Frage der Nach-weisbarkeit, Lebensfähigkeit und Lebensdauer transfundierter Leukozyten. Med. Welt **5**, 145 (1953). — **Ahnefeld, F. W.:** Schock-Probleme in der Diagnostik und Therapie. Bibl. haemat. (Basel) **16**, 115 (1963). — **Ahnefeld, F. W., R. Frey** u. **M. Halmágyi:** Die Blutvolumen-bestimmung mit radioaktiven Isotopen zur Verhütung von Irrtümern in der Anzeigestellung zur Bluttransfusion und Infusion von Blutersatzmitteln. Bibl. haemat. (Basel) **16**, 223 (1963). — **Ahnefeld, F. W., Halmágyi** u. **K. Überla:** Untersuchungen über die Volumen-wirkung von Blut, Plasma und kolloidalen Blutersatzmitteln. Langenbecks Arch. klin. Chir. **313**, 114 (1965). — **Allen, F. H.,** and **S. J. Lewis:** Kpᵃ (Penney), a new antigen in the Kell blood group system. Vox Sang. (Basel) **2**, 81 (1957). — **Allen, F. H.,** and **P. A. Tippett:** A new Rh blood type which reveals the Rh antigen-G. Vox Sang. (Basel) **3**, 321 (1958). ~ Blocking tests with the Rh-antibody anti-G. Vox Sang. (Basel) **6**, 429 (1961). — **Allen, J. G., D. M. Enerson, E. S. Barron,** and **C. Sykes:** Pooled plasma with little or no risk of homologous serum jaundice. J. Amer. med. Ass. **154**, 103 (1954). — **Allgöwer, M.,** u. **E. Studer:** Methodik und Ergebnisse einer Schnellbestimmung des Blutvolumens mit Jod¹³¹ in der Klinik. Langen-becks Arch. klin. Chir. **301**, 123 (1962). — **Allison, A. C.:** Beta-lipoprotein allotypes. Blut **9**, 491 (1963). — **André, A.:** Mise en évidence du facteur Le(a) dans les plaquettes. Verh. 8. Congr. Europ. Ges. Hämat. Wien 1961, S. 484. Separ. Basel u. New York: Karger 1962. — **André, R., B. Dreyfus** et **Ch. Salmon:** Iso-anticorps immun antileucocytes après transfusion. Rev. Hémat. **11**, 390 (1956). — **Andresen, P. H.:** Persönliche Mitteilung 1958. — **Appels, A.,** u. **H. M. Keller:** Tierexperimenteller Nachweis einer Erythrozyten und Reticulozyten vermeh-renden Substanz bei der Polycythaemia vera. Folia haemat. (Frankfurt), N. F. **1**, 309 (1957). — **Arndt-Hanser, A.:** Die Cardiolipin-Mikro-Flockungs-Reaktion und ihre Bedeutung für die Geburtshilfe und das Transfusionswesen. Schweiz. med. Wschr. **18**, 675 (1963). ~ Diskussions-bemerkung zu M. Matthes u. H. Schmitt 1963. Bibl. haemat. (Basel) **16**, 326 (1963). ~ Diskussionsbemerkung auf der 11. Tagg der Dtsch. Ges. für Bluttransfusion. Bad Nauheim 1964 (im Druck nicht erschienen). — **Auerswald, W., H. Braunsteiner** u. **E. E. Reimer:** Elektro-phoretische Studie des Einflusses der Austauschtransfusion auf das pathologische Protein-gleichgewicht bei γ-Plasmozytom. Wien. Z. inn. Med. **32**, 97 (1951).

**Baitsch, H.,** u. **K. G. Liebrich:** Die Haptoglobintypen. Methodik ihrer Bestimmung, Allelenhäufigkeit in einigen Stichproben. Blut **7**, 69 (1961). — **Baitsch, H.,** u. **G. Meier:** Zur Verteilung der Haptoglobintypen in Bayern. Blut **5**, 302 (1959). — **Bamforth, J.:** Cytological examination of the sputum. Practitioner **195**, 1166, 205 (1965). — **Barandun, S.:** Die Gamma-globulin-Therapie. Basel u. New York: S. Karger 1964. — **Barandun, S., H. J. Huser** u. **A. Hässig:** Das Antikörpermangelsyndrom. VI. Congr. soc. europ. hématol. Copenhag. 1957, p. 38. Basel u. New York: S. Karger. — **Baumann, H.:** III. Kongr. Ungar. Hämat. Ges., Budapest 1965 (im Druck). — **Beigelböck, W.,** u. **R. Clotten:** Intrasternale Transfusion von Sternalmark und Blut fiebernder Spender als Behandlungsmethode der Agranulocytose. Klin. Wschr. **29**, 483 (1951). — **Bell, A. D., I. W. Mold, R. A. Oliver,** and **S. Shaw:** Study of transfused platelets in a case of congenital hypoplastic thrombocytopenia. Brit. med. J. **1965**, 4994. — **Bergmann, H.:** Das Erythrozytenkonzentrat in der ambulaten Praxis. Bibl. haemat. (Basel) **11**, 148 (1960). — **Bergmann, H., R. Kilches, S. Sailer, K. Steinbereithner** u. **E. Vonkilch:** Über die Cholinesterase in der Blutkonserve. Anaesthesist **11**, 279 (1962). — **Bergstrand, C. G., P. O. Rudert** et **B. Vahl-quist:** Aminothérapie et exsanguino-transfusion dans la leucémie aiguë. Acta haemat. (Basel) **3**, 3—4, 178 (1950). — **Bernard, J., G. Mathé** et **J. Lissac:** Contribution expérimentale à l'étude du rôle du poumon dans la régulation leucocytaire. 5. Kongr. Europ. Ges. Hämat. 1955, Berlin-Göttingen-Heidelberg 1956, p. 231. — **Berzy, J.:** Preparation and application of thrombo-cyte suspension. Haemat. hung. **1**, 245 (1961). — **Bessis, M.,** et **J. Dausset:** Étude critique des rémissions au cours des leucémics aiguës traitées par exsanguino-transfusions. Rev. Hémat. **5**, 188 (1950). — **Bingham, D.:** Intra-arterial transfusion. Lancet **1952 II**, 157. — **Birkhill, F. R., M. A. Malone,** and **S. M. Levenson:** Effect of transfusion polycythemia upon bone marrow activity and erythrocyte survival in man. Blood **6**, 1021 (1951). — **Blackburn, E. K.:** Indications for blood transfusion. Practitioner **195**, 1166, 174 (1965). — **Blatrix, Ch., et J.P. Soulier:** Préparation d'une fraction riche en prothrombine, proconvertine, facteur stuart et facteur anti-hémophilique B (fraction P.P.B.). Path. et Biol. **7**, 23—24, 2477 (1959). — **Blatrix, Ch., M. Steinbaum** et **J.P. Soulier:** Stabilisation de la fraction P.P.B. Path. et Biol. **7**, 2487 (1959). — **Bock, H.E., B. Böttner** u. **E. Schlegel:** Die Lebensdauer übertragener Erythrozyten bei Nierenkranken. Z. ges. exp. Med. **118**, 459 (1951). — **Boettcher, R.:** The Rh (deletion) phenotypes and the information they provide about the Rh genes. Vox Sang. (Basel) **9**, 641 (1964). — **Bond, V.P., L.E. Feinendegen, E. Heinze,** and **H. Cottier:** Distribution of transfused tritiated cytidine-labeled leukocytes and red cells in the bone marrow of normal and irradiated rats. Ann. N.Y. Acad. Sci. **113**, Art. 2, 1009 (1964). — **Bordon, C.W.,** and **W.H. Hall:** Fatal transfusion reactions from massiv bacterial contamination of blood. New Engl. J. Med. **245**, 760 (1951). — **Braude, A.I., J.F. Lavey,** and **J. Siemienski:** Studies of bacterial transfusion reactions from refrigarated blood. The properties of cold-growing bacteria. J. clin. Invest. **34**, 311 (1955). — **Braude, A.I., J.P. Sanford, J.E. Barlett,** and **O.T. Mallory:** Effects and clinical significance of bacterial contaminants in transfused blood. J. Lab. clin. Med. **39**, 902 (1952). — **Braude, A.I., J. Siemienski, D. Williams,** and **J.P. Sanford:** Overwhelming bacterial shock produced by gram-negative bacilli: A report of four cases with one recovery. Univ. Mich. med. Bull. **19**, 23 (1953). — **Braude, A.I., D. Williams, J. Siemienski,** and **R. Murphy:** Shock-like state due to transfusion blood contaminated with gramnegative bacilli. Arch. Med. **92**, 75 (1953). — **Braunsteiner, H.:** Große Blutaustauschtransfusionen, Physiologie und therapeutische Wirkung. Klin. Wschr. **29**, 435 (1951). — **Brecher, G.,** and **E. P. Cronkite:** The effects of platelet transfusions in dogs made pancytopenic by X-radiation. N.Y. St. J. Med. **53**, 544 (1953). — **Breddin, K., W. Fritzsche** u. **W. Spielmann:** Zur Frage der Thrombocytenkonservierung. Klin. Wschr. **42**, 180 (1964). — **Bridges, J. M., D. A. Boyd,** and **M. G. Nelson:** Leucocyte antibodies and transfusion reactions. Lancet 1962 II, 223. — **Brittingham, T.E.,** and **H. Chaplin jr.:** Febrile transfusion reactions caused by sensitivity to donor leukocytes and platelets. J. Amer. med. Ass. **165**, 819 (1957). ~ The antigenicity of normal and leukemic human leukocytes. Blood **17**, 139 (1961). — **Buchanan, D.I.,** and **K.P. Dierich:** The use of a proteolytic enzyme of streptomyces griseus (protease G) in blood banking. Transfusion (Philad.) **5**, 11 (1965). — **Buhot, S.,** u. **H. Braunsteiner:** L'exsanguino-transfusion dans l'anurie aiguë. Wien. Z. inn. Med. **31**, 1 (1950). — Bundesgesetzblatt I, Nr 47, S. 981 (1958): Gesetz über die Ausübung des Berufs der med.-technischen Assistentin. — Bundesgesetzblatt II, Nr 35, S. 1442 (1962): Gesetz zu dem Europäischen Übereinkommen vom 15. 12. 58 über den Austausch therapeutischer Substanzen menschlichen Ursprungs. — **Bundschuh, G., G. Geserick, Z. Marek** u. **G. Fünfhausen:** Anti-Ag nach 16 Transfusionen — Frequenz von Ag in der Berliner Bevölkerung. Dtsch. Gesundh.-Wes. **18**, 819 (1963). — **Bunker, J.P., H.H. Bendixen,** and **A.J. Murphy:** Hemodynamic effects of intravenously administered sodium citrate. New Engl. J. Med. **266**, 372 (1962).

**Caldwell:** Medico-legal: Death from toxaemia after blood transfusion. Brit. med. J. **1952 I**, 1036. — **Callender S.T.,** and **R.R. Race:** A serological and genetical study of multiple antibodies formes in response to blood transfusion by a patient with lupus erythematosus diffusus. Ann. Eugen. (Lond.) **13**, 102 (1946). — **Calloway, N. O.,** and **F.H. Mowrey:** Red blood cells as source of protein for parenteral use. J. Amer. med. Ass. **152**, 777 (1953). — **Campbell D.H., J.B. Koepfli, L. Pauling, H. Abrahamsen, W. Dandliker, G.A. Feigen, F. Lanni,** and **A. Le Rosen:** The preparation and properties of a modified gelatin (oxypolygelatin) as an oncotic substitute for serum albumin. Tex. Rep. Biol. Med. **9**, 235 (1951). — **Cargill, W.H.,** and **H.D. Brunner:** Metabolism of $C^{14}$-labeled dextran in the mouse. J. Pharm. exp. Ther. **103**, 339 (1951). — **Case, R.B.,** and **S.J. Sarnoff:** Federation of American Societies for experimental biology, thirty-seventh annual meeting, Chicago, Illinois, 1953. Abstracts of papers presented. Fed. Proc. **12**, 1 (1953). — **Case, R.B., S. Sarnoff, Ph. Waithe,** and **L. Sarnoff:** Intra-arterial and intra-venous blood infusion in hemorrhagic shock. J. Amer. med. Ass. **152**, 208 (1953). — **Cassell, M., D. R. Phillips,** and **H. Chaplin jr.:** Transfusion of buffy coat-poor red cell suspensions prepared by dextran sedimentation; description of newly designed equipment and evaluation of its use. Transfusion (Philad.) **2**, 216 (1962). — **Castaldi, P.A.,** and **B. G. Firkins:** Studies of the life span and fate of platelets. Aust. Ann. Med. **12**, 333 (1963). — **Cazal, P.:** Les transfusions de globules rouges déplasmatisés; leur rôle dans le traitement des anémies. Sem. Hôp. (Paris) **29**, 789 (1953). — **Cazal, P., R. Graafland, P. Izarn, M. Mathieu, G. Paleirac** et **I. Fischer:** Le traitement des hémorragies thrombocytopéniques par l'injection de fibrinogène humain à fortes doses. Presse méd. **1956**, 670. — **Cazal, P., R. Graafland, P. Izarn, M. Mathieu, G. Pateirac** et **M. Fischer:** L'action hémostatique du fibrinogène humain à fortes doses. Acta haemat. (Basel) **15**, 337 (1956). — **Ceppellini, R., L.C. Dunn,** and **M. Turri:** An interaction between alleles at the rh locus in man which weakens the reactivity of the $rh^o$ factor ($D^u$). Proc. nat. Acad. Sci. (Wash.) **41**, 283 (1955). — **Ceppellini, R., E.W. Ikin,** and **A.E. Mourant:** A new allele of the rh gene E. Boll. Ist. sieroter. milan. **29**, 123 (1950). —

**Chaplin jr., H., T. E. Brittingham,** and **M. Cassel:** Methods for preparation of suspensions of buffy coat-poor red cells for transfusion. Amer. J. clin. Path. **31,** 373 (1959). — **Chown, B.,** and **M. Lewis:** Occurence of du type of reaction when CDe or cDE is partnered with Cde. Ann. Eugen. (Lond.) **22,** 58 (1957). — **Cohen, P.,** and **F. H. Gardner:** Thrombocytopenic bleeding and preservation of platelets. Blood platelets. Boston: Little, Brown & Co. 1961. — **Colombani, J.,** et **J. Dausset:** Étude du système inhibiteur de la leucoagglutination. Proc. 7. Congr. Internat. Soc. Blood Transfus. 1958 Rom. Basel u. New York: 1959, p. 836. — **Congdon, C. C.,** and **E. Lorenz:** Humoral factor in irradiation protection: Modification of lethal irradiation injury in mice by injection of rat bone marrow. Amer. J. Physiol. **176,** 297 (1954). — **Conn jr., H. L., J. C. Wood, J. C. Rose,** and **Ph. Ibach:** Circulatory and renal affects following transfusion of human blood and its components to dogs. Circulat. Res. **4,** 18 (1956). — **Crawford, M. N., T. J. Greenwalt, T. Sasaki, P. Tippett, R. Sanger,** and **R. R. Race:** The Phenotype [Lu(a—b—)] together with unconventional Kidd groups in one family. Transfusion **1,** (Philad.) **1,** 228 (1961). — **Cronkite, E. P.,** u. **D. P. Jackson:** Die Verwendung von Plättchen-Transfusionen bei hämorrhagischen Erkrankungen. In: Fortschritt der Hämatologie, Bd. II, S. 236. Stuttgart: Georg Thieme 1961. — **Cutbush, M.,** and **I. Chanarin:** The expected blood-group antibody anti-Lu$^b$. Nature (Lond.) **178,** 855 (1956). — **Cutbush, M.,** and **P. L. Mollison:** The Duffy blood group system. Heredity **4,** 383 (1950). — **Cutbush, M., P. L. Mollison,** and **D. M. Parkin:** A new human blood group. Nature (Lond.) **165,** 188 (1950).

**Dacie, J. V.:** Hémoglobinurie nocturne paroxystique ou maladie de „Marchiafava Micheli". Rev. Hémat. **4,** 577 (1949). ~ The hemolytic anaemias, congenital and accquired. London: J. & A. Churchill Ltd. 1954. ~ Haemolytic mechanism in health and disease. Brit. med. J. **1962 II,** 429. — **Dacie, J. V.,** and **M. Cutbush:** Specifity of auto-antibodies in accquired haemolytic anaemia. J. clin. Path. **7,** 1, 18 (1954). — **Dahr, P.,** u. **H. Knüppel:** Über einen natürlich vorkommenden Rh-Antikörper. Z. Immun.-Forsch. **108,** 455 (1951). — **Dameshek, W.:** Bone marrow transplantation a present day challenge. Blood **12,** 321 (1957). — **Daneshek, W.,** and **J. Neber:** Transfusion reactions to plasma constituent of whole blood; their pathogenesis and treatment by washed red blood cell transfusion. Blood **5,** 129 (1950). — **Danopoulos, E.,** u. **G. Katsas:** Therapeutische Ergebnisse der „großen sternosternalen Transfusionen" bei thrombopenischen Syndromen verschiedener Ätiologie. Dtsch. med. Wschr. **1953,** 267. — **Danziger, A.:** Resuscitation from "irreversible shock" by intra-arterial transfusion. Lancet **1955 II,** 701. — **Darnborough, J. R. Firth, C. Giles, K. Goldsmith,** and **M. Crawford:** A "new" antibody Anti-Lu$^a$Lu$^b$ and two further examples of the genotype Lu(a—b—). Nature (Lond.) **198,** 796 (1963). — **Dausset, J.:** La transfusion de globules rouges déplasmatisés où lavés. Presse méd. **60,** 476 (1952). ~ Iso-antigènes et iso-anticorps anti-plaquettes. Proc. 7. Congr. Internat. Soc. Blood Transfus. Rome 1958. Basel and New York: S. Karger 1959, p. 819. — **Dausset, J., J. Colombani** et **J. Evelin:** Présence de l'antigène Rh(D) dans les leucocytes et les plaquettes humaines. Vox Sang. (Basel) **3,** 266 (1958). — **Dausset, J., J. Colombani, R. Jean, P. Caulorte** et **M. Lelong:** Sur un cas d'anémie hémolytique aiguë de l'enfant avec présence d'une hémolysine immunologique et d'un pouvoir anticomplémentaire du sérum. Sang **28,** 351 (1957). — **Dausset, J., A. Fonseca** et **H. Brécy:** Elimination de certains chocs transfusionels par l'utilisation de sang appauvri en leucocytes. Vox Sang. (Basel) **2,** 4, 248 (1957). ~ Technique de préparation et de transfusion du sang appauvrie en leucocytes. Sang **29,** 78 (1958). — **Dausset, J.,** et **B. Maupin:** Indications des dérivés du sang dans le traitement des agranulocytoses. Sang **27,** 20 (1956). — **Davey, M. G.,** and **H. Lander:** The labelling of human platelets with radiochromate. Aust. J. exp. Biol. med. Sci. **41,** 581 (1963). ~ The behavior of infused human platelets during the first 24 hours after infusion. Brit. J. Haemat. **10,** 94 (1964). — **Decastello, A.,** u. **A. Sturli:** Über die Isoagglutinine im Serum gesunder und kranker Menschen. Münch. med. Wschr. **1902,** 1090. — **Derot, M.,** et **M. Legrain:** La néphropathie hémolytique posttransfusionelle. Bull. Soc. méd. Hôp. Paris **4,** 70, 1007 (1954). — **Desay, R., S. Small,** and **I. Mednigoff:** Studies on the survival and metabolic activity of platelets in humans, utilizing radioactive phosphorus. J. clin. Invest. **34,** 930 (1955). — **Deutsch, H.:** Die Hemmkörperhämophilie. Verh. dtsch. Ges. inn. Med. **58,** 550 (1952). ~ Verschiedene Formen der Hämophilie. Thrombos. Diathes. haemorrh. (Stuttg.) **1,** 93 (1957). — **Djerassi, I., P. Bhanchet, Y. Hsieh,** and **I. J. Wolman:** Clinical use of cold precipitated antihemophilic globulin (Factor VIII, CPAG). Transf. **5,** 533 (1965). — **Dóczy, A.:** Mit verschiedenen Konservierungsmitteln hergestellte Thrombozytensuspensionen. Bibl. haemat. (Basel) **20,** 221 (1965). — **Dreyfus, B.,** et **Ch. Salmon:** Sur les inconvénients des perfusions combinées de sang citraté et de sérum glucosé isotonique. Presse méd. **1952,** 845. — **Dubs, P., H. Fellmann, A. Hässig, U. Heim, U. Portmann, W. Schreiner** u. **S. Zumstein:** Zur Frage der Hepatitisübertragung durch ultraviolett bestrahltes lyophilisiertes Mischplasma. Schweiz. med. Wschr. **84,** 1187 (1954). — **Dyke, D. van, A. Contopoulus, B. Williams, M. Simpson, J. Lawrence,** and **H. Evans:** Hormon factors influencing erythropoiesis. Acta haemat. (Basel) **11,** 203 (1954). — **Dyke, D. van,** and **R. Huff:** Life span of white blood cells as measured in irradiated parabiotic rats. Amer. J. Physiol. **165,** 341 (1951).

**Edwards, R.:** Despeciated bovine serum (D.B.S.): a substitute for human plasma. Brit. med. J. **1944** I, 73. — **Egli, H.:** Persönliche Mitteilung (1967). — **Egli, R.,** u. **H. Keller:** Die erythropoietische Wirkung von 11-Dehydrocorticosteron ($\Delta^4$-Pregnen-21-ol-3,11,20-trion-Compound A von Kendall). Acta haemat. (Basel) **20**, 356 (1958). — **Engbring, H.,** u. **M. Matthes:** Vermeidung und Behandlung von Transfusionszwischenfällen infolge Blutgruppen-unverträglichkeit. Münch. med. Wschr. **107**, 47, 2353 (1965). ~ Thrombozytentransfusion. Round Table-Conference 11. Tagg. Dtsch. Hämat. Ges., Innsbruck 1965 (im Druck). — **Engbring, H., M. Matthes** u. **O. Schulze Icking-Konert:** Untersuchungen über die zweckmäßigste Absicherung gegen Luesübertragung durch Bluttransfusionen. Biotest-Mitt. **23**, 17 (1966). — **Engelfriet, C.,** and **J. van Loghem:** Studies on leucocyte iso- and auto-antibodies. Brit. J. Haemat. **7**, 223 (1961). — **Eyquem, A.,** et **B. Maupin:** La transfusion de plaquettes. Bibl. haemat. (Basel) **9**, 78 (1959) (hier auch weitere Literatur).

**Fagard, O.:** Trois cas de leucémie aiguë traités par exsanguino-transfusions répétées. Arch. franç. Pédiat. **6**, 5, 508 (1949). — **Fedoroff, N.:** Étude de diverses modifications fonctionelles provoquées dans l'organisme par une transfusion sanguine. Sang **27**, 218 (1956). — **Feissly, R., A. Gautier** et **I. Marcovici:** Étude au microscope électronique des modifications morphologiques des plaquettes dans le sang conservé. Proc. 7. Congr. Internat. Soc. Blood Transfus. 1958 Rom, Basel et New York: S. Karger 1959, p. 931. — **Felbo, M.,** and **G. Jensen:** Death in childbirth following transfusion of leucocyte incompatible blood. Acta haemat. (Basel) **27**, 113 (1962). — **Ferrebee, J., L. Atkins, H. Lochte jr., R. McFarland, A. Jones, G. Dammin,** and **E. Thomas:** The collection, storage and preparation of viable cadaver marrow for intravenous use. Blood **14**, 140 (1959). — **Flückiger, P., C. Ricci** u. **C. Useri:** Zur Frage der Blutgruppenspezifität von Autoantikörpern. Acta haemat. (Basel) **13**, 53 (1955). — **Foote, A., M. Trede,** and **J. Maloney jr.:** Experimental and clinical study of use of acid-citrate-dextrose (ACD) blood for extracorporeal circulation. J. thorac. cardiovasc. Surg. **42**, 93 (1961). — **Ford, C., J. Hamerton, D. W. Barnes,** and **J. F. Loutit:** Cytological identification of radiation-chimaeras. Nature (Lond.) **177**, 452 (1956). — **Franklin, E.:** The structure, function and significance of the immune globulins. Vox Sang. (Basel) **7**, 1 (1962). — **Freireich, E., R. Levine, J. Whang, P. Carbone, W. Bronson,** and **E. Morse:** The function and fate of transfused leucocytes from donors with chronic myelocytic leukemia in leukopenic recipients. Ann. N.Y. Acad. Sci. **113**, 1081 (1964). — **Friesen, S., W. Harsha,** and **C. Croskey:** Massive generalized wound bleeding during operation with clinical and experimental evidence of bloodtransfusion reaction. Surgery **32**, 620 (1952).

**Gadboys, H., A. Jones, R. Slonim, B. Wisoff,** and **R. Litwak:** The homologous blood syndrome. III. Influence of plasma, Buffy coat and red cells in provoking its manifestations. Amer. J. Cardiol. **12**, 194 (1963). — **Gaerisch, F., W. Usbeck** u. **F. Dietrich:** Therapeutische Maßnahmen nach einer Übertragung von inkompatiblen Blut. Fol. haemat. **85**, 2, 178 (1966).— **Gardner, F., E. Hirsch,** and **D. Howell:** Platelets transfusion utilizing plastic equipment. J. Lab. clin. Med. **43**, 2, 196 (1954a). — **Gardner, F.,** and **G. Tovey:** Potentially dangerous group-0 blood. Lancet **1954** I, 1001. — **Gauer, O.:** Diskussionsbeitrag zum Thema „Zur Geschichte und Entwicklung der arteriellen Bluttransfusion". Bibl. haemat. (Basel) **5**, 99 (1956). ~ Die Wirkungen von Aderlaß und Transfusion auf die wichtigsten Kreislaufabschnitte. Bibl. haemat. (Barel) **6**, 61 (1957). — **Gauer, O.,** u. **J. Henry:** Beitrag zur Homöostase des extraarteriellen Kreislaufs. Klin. Wschr. **24**, 13/14, 356 (1956). — **Gelin, L.:** The significance of intravascular aggregation following injury. Bull. Soc. int. Chir. **18**, 4 (1958). — **Gelin, L.,** and **B. Ingelmann:** Rheomacrodex — a new dextran solution for rheological treatment of impaired capillary flow. Acta chir. scand. **122**, 294 (1961a). — **Gelin, L., L. Sölvell,** and **B. Zederfeldt:** The plasma volume expanding effect of low viscous dextran and macrodex. Acta chir. scand. **122**, 309 (1961b). — **Grabar, P.:** Immunelectrophoretische Analyse. Behring-Werke-Mitt. **30**, 23 (1955); — Biochem. biophys. Acta (Amst.) **17**, 67 (1955). — **Greenfield, J.:** Medico-legal: Death after transfusion of infected blood. Brit. med. J. **1954** II, 934. — **Greenwalt, T.:** Leuko-agglutinins in transfusion practice. Amer. Practit. **10**, 2167 (1959). — **Greenwalt, T., M. Gajewski,** and **J. McKenna:** A new method for preparing buffy-coat-poor blood. Transfusion (Philad.) **2**, 221 (1962). — **Greenwalt, T.,** and **R. Sanger:** The rh antigen Ew. Brit. J. Haemat. **1**, 52 (1955). — **Griem, W., G. Czok** u. **K. Lang:** Histologische und physiologische Untersuchungen an Ratten nach Verabreichung des Plasmaexpanders Gelifundol. Anaesthesist **13**, 321 (1964). — **Gross, R.:** Über den Wert von Bluttransfusionen bei thrombopenischer Blutungsbereitschaft. Dtsch. med. Wschr. **1951**, 1565. ~ Behandlung der Hämophilie. Dtsch. med. Wschr. **1952**, 1363. ~ Die endokrinen Drüsen und ihre nervalen Beziehungen. Neuralmedizin **3**, 167 (1953). ~ Plättchenersatz, Plättchenkonservierung und Plättchentransfusion. Bibl. haemat. (Basel) **2**, 106 (1955). — **Gross, R., G. Löhr** u. **H. Waller:** Physiologische und klinische Probleme der Thrombozytensubstitution. Proc. 7. Congr. Internat. Soc. Blood Transfus. Rom 1958. Basel u. New York: S. Karger 1959. S. 917. — **Gross, R.,** u. **G. Schwick:** Über die Gerinnungsaktivität und intravenöse Anwendung lyophil getrockneter menschlicher Thrombozyten. Klin. Wschr. **35**, 814 (1957). — **Grubb, R.:** Agglutination of erythrocytes coated with "incomplete" anti-Rh by certain rheumatoid arthritic sera and some other sera. The existence of human serum groups. Acta path. microbiol. scand. **39**, 195 (1956). ~ Interaction between rheumatoid arthritic sera and human gamma-globulin. Acta haemat. (Basel) **20**, 246 (1958). ~ Hereditary gamma-globulin groups in man. Ciba Foundat. Sympos. Biochem. Human. Gen. (1959). p. 264. London: Churchill 1959. — **Grubb, R.,** and **A. Laurell:** Hereditary serological human serum groups. Acta path. microbiol. scand. **39**, 390 (1956). — **Gugler, E.:** Zur therapeutischen Anwendung der Fraktion I nach Cohn. Bibl. haemat. (Basel) **12**, 270 (1961) (hier auch weitere Literatur). — **Guljaev:** Zit. nach N. Fedoroff, Étude de diverses modifications fonctionelles provoquées dans l'organisme par une transfusion sanguine. — **Gurevitsch, J.,** and **D. Nelken:** ABO groups in blood platelets. Nature (Lond.) **173**, 356 (1954).

**Haber, G.,** and **R. Rosenfield:** Ficin treated red cells for hemagglutination studies. P. H. Andresen Festschrift. p. 45. Copenhagen: Munksgaard 1957. — **Hadnagy, Cs.:** Zur Frage der Zwischenfälle bei Transfusion mit infizierten Blut- bzw. Plasmakonserven. Klin. Med. (Wien) **13**, 97 (1958). — **Hässig, A.:** Hépatite d'inoculation après transfusion de plasma desséchée effets de l'irradiation aux rayons ultraviolets. V. Congr. Internat. Transfus. Sang. Paris, edit. 1955a, p. 702. ~ Zur Frage der Hepatitisübertragung durch Blut- und Plasmatransfusionen. Bibl. haemat. (Basel) **2**, 127 (1955b). ~ Mitteilung auf d. Symposium „Hämostase und Fibrinolyse" des Zentrallaboratoriums d. Blutspendedienst. d. SRK 1960 in Bern. ~ Zur Verhütung von Krankheitsübertragungen durch die Transfusion von Blut, Plasma und Plasmafraktionen. Bibl. haemat. (Basel) **16**, 270 (1963). ~ Podiumsdiskussion „Therapie mit Blutbestandteilen". Bibl. haemat. (Basel) **20**, 226 (1965). — **Hässig, A., S. Barandun** u. **K. Stampfli:** Zur therapeutischen Verwendung von Plasmafraktionen. Bibl. haemat. (Basel) **9**, 42 (1958). — **Harder, H.:** Sympos. „Erfahrungsaustausch über Plasmaexpander" Bad Dürkheim 1958. — **Hartert, H.:** Gerinnungsverhältnisse beim Empfänger nach Bluttransfusion. Dtsch. Inter. Tagg Leipzig 1956, S. 74. — **Hasse, W.:** Erfahrungen über Lagerungsdauer, Aussehen und Verträglichkeit bei der Infusion von 2600 Blutkonserven. Ärztl. Wschr. **1953**, 715. ~ Über die Anwendung von Blutkonserven jenseits der Vierwochengrenze. Bibl. haemat. (Basel) **2**, 122 (1955). — **Hasse, W., W. Osten** u. **B. Mund-Heller:** Herstellung von Thrombozyten-Konzentraten aus frischen ACD-Konserven. Blut 8, 4 (1962). — **Heilmeyer, L.,** u. **H. Begemann:** Handbuch der inneren Medizin, 4. Aufl., Bd. 2. Berlin-Göttingen-Heidelberg: Springer 1951. — **Heilmeyer, L., P. Marquardt, E. Carl** u. **M. Matthes:** Transfusionszwischenfälle bei Übertragung von Blutkonserven infolge bluteigener Giftstoffentstehung. Dtsch. med. Wschr. **1953**, 931. — **Heim, W.:** Vortragsreferat: Klinische und physiologische Probleme der Blutkonservierung. „Die Bluttransfusion." Dtsch. med. Wschr. 1, 2 (1953a). ~ Vortragsrerferat d. 2. Dtsch. Transfus. Konfer. 1952 Göttingen. „Die Bluttransfusion." Dtsch. med. Wschr. 2, 5 (1953b). ~ Die intraarterielle Bluttransfusion. Bibl. haemat. (Basel) **5**, 83 (1965). — **Heim, W.,** u. **W. Hasse:** Über nicht blutgruppenmäßig bedingte Transfusionszwischenfälle nach Übertragung von Konservenblut. Bib. haemat. (Basel) **6**, 183 (1957). — **Hejhal, L.,** and **P. Firt:** Intraarteriáluí transfuse u. therapic traumatického sóku. Čas. Lék. česk. **92**, 1047 (1953). ~ Le citrate de soude: Cause principale du surmenage et de la défaillance cardiaque au cours des transfusions rapides. V. Congr. Internat. Transfus. Sang. Ed. Paris 1955, p. 543. — **Henderson, J.:** Device for exsanguino-transfusion. Lancet **1950** II, 291. — **Henningsen, K.:** A family study involving a new rare rh-chromosome (d - - - or - - -). Proc. VII. Congr. Intern. Soc. Bloodtransfus. Rome 1958. Basel and New York: S. Karger 1958, p. 667. — **Hirsch, E.:** Transfusion of human blood platelets. N.Y. St. J. Med. **53**, 549 (1953). — **Hirsch, E. O.,** and **F. H. Frank:** The lifespan of transfused human blood platelets. J. clin. Invest. **30**, 649 (1951). — **Hirsch, E.,** and **F. Gardner:** The transfusion of human blood platelets. J. Lab. clin. Med. **39**, 556 (1952a). — **Hirsch, E., F. Gardner,** and **E. Thomas:** Isolation and concentration of human blood platelets: their properties in vitro and in vivo. J. clin. Invest. **31**, 638 (1952b). — **Hoff, F.:** Klinische Probleme der vegetativen Regulation und der Neuralpathologie. Dtsch. med. Wschr. 65, 112, 146 (1952). — **Holländer, L.:** Specificity of antibodies in accquired haemolytic anaemia. Experientia (Basel) 9, 468 (1953). ~ Specifity of antibodies in acquired haemolytic anaemia. Vox Sang. (Basel) 4, 164 (1954). ~ Diskussionsbemerkung. Bibl. haemat. (Basel) **2**, 98 (1955). — **Holländer, L.,** u. **E. Batschelet:** Beitrag zur Spezifität antierythrozytärer Autoantikörper. VI. Congr. Soc. Europ. Hématol. Copenhagen 1957. Basel u. New York: S. Karger 1900. S. 680. — **Holländer, L.,** u. **H. Willenegger:** Technisch bedingte Gefahren bei der Übertragung von Blut und Blutersatzmitteln. Bibl. haemat. (Basel) **16**, 231 (1963). — **Hollcroft, J., E. Lorenz, C. Congdon,** and **L. Jacobson:** Rev. med. Radiol. 7, 115 (1953). Zit. nach M. Matthes, in: L. Heilmeyer u. A. Hittmair, Handbuch der gesamten Hämatologie, 2. Aufl., Bd. 3, Bluttransfusion und Blutersatz. München u. Berlin: Urban & Schwarzenberg 1960. — **Hollender L.,** et **A. Berner:** La transfusion intraarterielle. Paris: Masson & Cie. 1955; s. auch hier weitere Literatur. — **Hornung, H.:** Über die Beziehung der Blutgruppen zu rassischen Merkmalen. Münch. med. Wschr. 5, 125 (1940). — **Hughes-Jones, N., B. Gardner,** and **R. Telford:** The effect of ficin on the reaction between anti-D and red cells. Vox Sang. (Basel) 9, 175 (1964). — **Hyden, H.,** u. **K. Paul:**

Über die Wirkung kleiner Vollblutkonserven nach thoraxchirugischen Eingriffen wegen Lungentuberkulose. Z. Tuberk. **108**, 22 (1956). — **Ikin, E., A. Mourant, H. Pettenkofer,** and **G. Blumenthal:** Discovery of the expected haemagglutinin anti-Fy[b]. Nature (Lond. **168**, 1077 (1951). — **Imdahl, H., H. Egli** u. **K. Kesseler:** Über die hämostyptische Wirkung der Plasmafraktion I nach Cohn. Münch. med. Wschr. **1956**, 1323. ~ **Ingelmann, B.:** Investigations on dextran and its application as a plasma substitute. Upsala Läk-Fören, Förh. **54**, 107 (1949). — **Iseki, S., S. Masaki,** and **K. Shibasaki:** Studies on Lewis blood group system. Proc. Jap. Acad. **33**, 492; **33**, 686 (1957). — **Islicker, H.:** The chemical nature of antibodies. Advances in protein chemistry. New York: Academic Press **12**, 388 (1957). — **Islicker, H.,** u. **E. Lüscher:** Die Chemie der Immunoglobuline. Helv. med. Acta **26**, 152 (1959).

**Jackson, D., D. Sörensen, E. Cronkite, V. Bond,** and **T. Fliedner:** Effectiveness of transfusions of fresh and lyophilized platelets in controlling bleeding due to thrombocytopenia. J. clin. Invest. **38**, 1689 (1959). — **Jackson, H.:** Studies with erythrocytes labelled with radioactive p-jodophenylhydroxylamine. Nature (Lond.) **172**, 80 (1953). — **James, J.:** Control of contamination of transfusion blood. Acta haemat. (Basel) **20**, 221 (1958). — **James, J.,** and **E. Stokes:** Effect of temperature on survival of bacteria in blood for transfusion. Brit. med. J. **1957 II**, 1389. — **Jayle, M., G. Boussier** et **J. Badin:** Electrophorse de l'haptoglobine et de son complexe hémoglobinique. Bull. Soc. Chim. biol. (Paris) **34**, 1063 (1952). — **Jayle, M., G. Boussier** et **M. Batias:** Relations entre le taux de l'haptoglobine, celui des globulines $\alpha_2$ et des mucopolysaccharides circulants en pathologie. C. R. Biol. (Paris) **149**, 46 (1955). — **Julliard, J.:** Problèmes juridiques. Presse méd. **1952**, 518. ~ Colloquium: Die Transfusionshepatitis. V. Congr. Europ. Ges. Hämat. Freiburg 1955. Berlin-Göttingen-Heidelberg: Springer 1956, S. 808. — **Julliard, J.,** et **B. Maupin:** Premiers essais de transfusion à l'homme de leucocytes et de plaquettes marqués au radiophosphore. Presse méd. **60**, 24, 518 (1952). — **Just, O.:** Genese und Therapie des hämorrhagischen Schocks. Internat. Symposion Heidelberg 1965. Stuttgart: Georg Thieme 1966.

**Kabat, E.:** Blood group substances. New York: Academic Press Incorp. 1956. ~ Immunchemische Untersuchungen an Dextranen und Blutgruppensubstanzen. Behringwerk Mitt. **34**, 39 (1958). — **Kaita, H., M. Lewis, B. Chown,** and **E. Gard:** A further example of the Kell blood group phenotype K -, k -, Kp(a—b—). Nature (Lond.) **183**, 1586 (1959). — **Kalborg, R.,** and **J. Naish:** Intra-arterial transfusion in diabetic coma. Lancet **1955 I**, 1152. — **Kalow, W.,** and **R. Davies:** The activity of various esterase inhibitors towards atypical human serum cholinesterase. Biochem. Pharmacol. **1**, 183 (1958). — **Kalow, W., K. Genest,** and **N. Staron:** Kinetic studies on the hydrolysis of benzoylcholine by human serum cholinesterase. Canad. J. Biochem. **34**, 637 (1956). — **Kalow, W.,** and **N. Staron:** On distribution and inheritance of atypical forms of human serum cholinesterase, as indicated by dibucain numbers. Canad. J. Biochem. **35**, 1305 (1957). — **Karcher, G.:** Über Konservenaustauschtransfusionen beim Erwachsenen. Langenbecks Arch. klin. Chir. **274**, 423 (1953). — **Kawaishi, K.:** Detoxication of animal plasma substitute and its clinical evaluation. Hiroshima J. med. Sci. **1**, 97 (1952). — **Keller, H.:** Erypoietisch wirksame Substanzen des Blutserums. Helv. med. Acta **24**, 398 (1957). ~ Hämopoietisch aktive Substanzen des Blutserums bei der Polycythaemia vera und bei verschiedenen Anämien. IV. Congr. Soc. Europ. Hématol. Copenhagen 1957. Basel u. New York: S. Karger 1958, S. 1059. — **Kissmeyer-Nielsen, F., F. Bichel,** and **K. Hanser:** Specific autoantibodies in immuno-haemolytic anaemia. Acta haemat. (Basel) **15**, 189 (1956). — **Kissmeyer-Nielsen, F., C. Madsen,** and **J. Nedergaard:** Platelets in blood stored in untreated and siliconed glass bottles and plastic bags. II. Survival studies. J. clin. Path. **14**, 630 (1961). — **Kleine, N.:** Über die Beurteilung der für Infusions- und Transfusionszwecke erhältlichen Plastikmaterialien. Proc. 8. Kongr. Europ. Soc. Haemat. 1962. Basel u. New York: S. Karger 1963, S. 537a. — **Kleine, M.,** u. **M. Matthes:** Die Lagerung von Erythrozytensedimenten. Haemat. hung. **4**, 145 (1964). — **Kleine, N.:** Blutgruppenserologische Antigen-Antikörper-reaktion in quantitativer und qualitativer Hinsicht. Bibl. haemat. (Basel) **27**, 50 (1967). — **Kleine, N., M. Matthes,** and **H. Schmitt:** A new possibility to prolong time of blood storage. Proc. 9. Congr. Internat. Soc. Bloodtransfus. Mexico 1962. Basel and New York: S. Karger 1964, p. 7. — **Kline, D.,** and **E. Cliffton:** (1) Lifespan of leucocytes in man. J. appl. Physiol. **5**, 79 (1952). ~ (2) The lifespan of leucocytes in the human. Science **115**, 9 (1952). — **Kolb, H.:** Ein geschlossenes System zur Herstellung gewaschener Erythrozyten. Bibl. haemat. (Basel) **9**, 113 (1959). ~ Die klinische Bedeutung der Erythrozyten-Sediment-Transfusion. Bibl. haemat. (Basel) **12**, 64 (1961). ~ Das Erythrozytensediment und seine Indikation. Aus: P. Dahr u. M. Kindler, Transfusionspraxis. Stuttgart: Schattauer 1963. — **Krebs, H.-J.:** Klinische Erfahrungen mit der Cohnschen Plasma-Fraktion I. Bibl. haemat. (Basel) **20**, 211 (1965). — **Kryger, J.:** Non-haemolytic transfusion reactions and dysproteinaemia. VI. Congr. Soc. Europ. Hématol. Copenhagen 1957. Basel and New York: S. Karger 1958, p. 881. — **Kyle, L., W. Hess,** and **W. Walsh:** The effects of modified human globulin in the human subject. J. Lab. clin. Med. **42**, 459 (1953).

**Lamy, M., M. Ausaunaire** et **B. Maupin:** Effet des transfusions de leucocytes dans un syndrom agranulocytaire de l'enfance. Sang **23**, 1 (1952). — **Landois, L.:** Die Transfusion des Blutes in ihrer geschichtlichen Entwicklung und gegenwärtigen Bedeutung. Wien. med. Wschr. **1867**, 465, 484, 500, 545, 565, 577, 657, 675, 738, 753, 771, 791 sowie Beilage zu H. 59. ∼ Die Transfusion des Blutes. Leipzig 1875. — **Landois, L.,** u. **du Cornu:** Diss. Greifswald 1873. (Nach Schürch-Willenegger-Knoll.) — **Landsteiner, K.:** Über Agglutinationserscheinungen normalen menschlichen Blutes. Wien. klin. Wschr. **14**, 1132 (1901). — **Landsteiner, K.,** and **A. Wiener:** An agglutinable factor in human blood recognized by immune sera for rhesus blood. Proc. Soc. exp. Biol. (N.Y.) **43**, 223 (1940). — **Lau, H.:** Diskussionsbemerkung. Bibl. haemat. (Basel) **6**, 216 (1957a). ∼ Methoden und Erfahrungen einer mittleren Blutbank. Dtsch. med. Wschr. **1957**b, 2073. — **Laurell, C.:** Purification and properties of different haptoglobins. Clin. chim. Acta **4**, 79 (1959). — **Laurell, C.,** and **M. Nyman:** Studies on the serum haptoglobin level in haemoglobinemia and its influence on renal excretion of haemoglobin. Blood **12**, 493 (1957). — **Lejler, L.:** Canad. J. Biochem. **34**, 45 (1956). Zit. nach M. Matthes, in: Heilmeyer, 2 u. A. Hittmair, Handbuch der gesamten Hämatologie, 2. Aufl., Bd. 3 Bluttransfusion und Blutersatz. München u. Berlin: Urban & Schwarzenberg 1960. — **Lengsfeld, Ch.:** Die Bedeutung von SGPT-Aktivitätsbestimmungen bei Blutspendern für die Verhütung von Hepatitisübertragungen. Inaug.-Diss. Freiburg 1963. — **Leupold, H.:** Anämie bei Nierenkrankheiten. Dtsch. Gesundh.-Wes. **17**, 44, 1885 (1962). — **Levanto, A.:** Blood transfusion complications and their treatment. Ann. Chir. Gynaec. Fenn **43**, Suppl. 5, 198 (1954). — **Levin, R.,** and **E. Freireich:** Effect of storage up to 48 hours on response to transfusion of platelet rich plasma. Transfusion (Philad.) **4**, 251 (1964). — **Levine, P., M. Backer, M. Wigod,** and **R. Ponder:** A new human hereditary blood property (Cellano) present in 99,8% of all bloods. Science **109**, 464 (1949). — **Levine, P., M. Celano, R. McGee, L. Muschel,** and **T. Griset:** D^u and gene interaction in a family study. P.H. Andresen Festskrift. Kopenhagen: Munksgaard 1957. — **Levine, P., L. Ferraro,** and **E. Koch:** Hemolytic disease of the newborn due to anti-S. Blood **7**, 10, 1030 (1952). — **Levine, P., A. Kuhmichel, M. Wigold,** and **E. Koch:** A new blood factor s, allelic to S. Proc. Soc. exp. Biol. (N.Y.) **78**, 218 (1951). — **Lissac, J.:** Étude du séjour vasculaire des polynucléaires par une méthode utilisant un indicateur fluorescent. Rôle régulateur du poumon. Thèse de Médicine Paris 1956. — **Lissac, J., G. Mathé, M. Boiron** et **J. Bernard:** Contribution expérimental à l'étude du rôle du poumon dans la régulation leucocytaire. Sang **26**, 501 (1955). — **Lochte jr., H., J. Ferrebee,** and **E. Thomas:** In vitro studies on the preservation of marrow cells in glycerol at low temperatures. J. Lab. clin. Med. **53**, 117 (1959). — **Lodge, T., J. Andersen,** and **E. Gold:** Observations on antibodies reacting with adult and cord Le(a—b—) cells, with 0h Le(a—b—) cells and a soluble antigen present in certain salivas. Vox Sang. (Basel) **10**, 1, 73 (1965). — **Loghem, J. van,** and **M. van der Hart:** Varietis of specific antibodies in accquired haemolytic anaemia. Vox Sang. (Basel) **4**, 3/4, 129 (1954). — **Loghem, J. van, M. van der Hart, W. Hijmans,** and **H. Schuit:** The incidence and significance of complete white cell antibodies with special reference to the use of the Coombs consumption test. Vox Sang. (Basel) **3**, 203 (1958). — **Loghem jr., J. van, D. Mendes de Leon** u. **M. van der Hart:** Bluttransfusionen bei hämolytischen Anämien. Bibl. haemat. (Basel) **2**, 84 (1955). — **Loghem, J. van, A. Sauer, M. Hart, J. van der Bok** u. **P. Brinkerink:** Zeldzame immunologische afwigkingen als orozaak van bloed transfusie-reacties bij een lijder aan verworven hemolytische anemie. Overg. Ned. T. Geneesk. **100**, 314 (1956). — **Lorenz, E.,** and **C. Congdon:** Som aspects of the role of hematopoietic tissues in the pathogenesis and treatment of experimental leukaemia. Rev. Hémat. **10**, 476 (1955). — **Low, B.:** A practical method using papain and incomplete Rh antibodies in routine Rh blood grouping. Vox Sang. (Basel) **5**, 94 (1955). — **Lower, R.:** Rich Loweri tractus de corde. London 1669. — **Luff, K.:** Über die Gefahren der Anwendung desantigenisierter heterologer Serumpräparate an Stelle menschlicher Plasma- und Serumkonserven. Journées transf. Genève 1953. Ed. Méd. et Hyg. (Genève) **1953**, 108. — **Lutzeyer, W.:** Die haemostyptische Wirkung der Blutkonserve. Ärztl. Wschr. **1951**, 869. ∼ Verhalten der Serumproteine nach Frischblut, Blutkonserven und Humanalbuminlösung. Langenbecks Arch. klin. Chir. **273**, 295 (1953).

**Marchal, G.:** Les indications médicales des perfusions de globules déplasmatisés et de globules lavés. Sem. Hôp. Paris **1956**, 2027. — **Marchal, G., J. Dausset** et **J. Colombani:** Fréquence des iso-anticorps antiplaquettaires chez les malades polytransfusés. Proc. 8. Congr. Internat. Soc. Blood Transfus., Tokio 1960. Basel-New York: S. Karger 1962, p. 319. — **Maresch, W.,** u. **J. Möse:** Tod im anaphylaktischen Schock nach Übertragung bakterienhaltiger Blut- oder Plasmakonserven. Zbl. Bakt., I. Abt. Orig. **173**, 244 (1958). — **Marggraf, W.:** Bluttransfusion und Blutgerinnung. Bibl. haemat. (Basel) **6**, 108 (1) (1957). — **Marinone, G.,** and **F. Corso:** Pituitary stimulation of erythroblastic mitoses in bone-marrow. Lancet **1955** I, 873 (1). — **Massons, J.:** Études sur l'antigénicité du plasma bovin désanaphylactisé. Rév. Hémat. **6**, 448 (1951). — **Mathé, G.:** Problèmes posés à l'hématologiste par le traitement de sujets irradiés accidentellement à haute dose. Rév. Hématol. **15**, 3 (1950). — **Mathé, G.,** et **J. Amiel:** La greffe de moelle osseuse. Bibl. haemat. (Basel) **23**, 122, part 1 (1965). — **Mathé, G., L. Schwarzenberg** et **M. Larrieu:** Transfusion et greffe de moelle osseuse chez l'homme: Technique.

Sang 30, 784 (1959). — **Matthes, M.:** Transfusionszwischenfälle und ihre Vermeidung. Dtsch. med. Wschr. 78, 8, 269 (1953). ~ Die Austauschtransfusion. Dtsch. med. Wschr. 1953, 409. ~ Serumschock nach Infusion despezifizierten Rinderserums. Journées transf. Genêve. Edit. Méd. et Hyg· (Genêve) 1953, 122. ~ Klinischer Beitrag zur Frage der Gifte im gelagerten Blut. Journées Transfus. Soc. Internat. Transf. Sang. 1953. Genève, Edit. Méd. et Hyg. (Genève) 1953, 126. ~ Die Indikation zur Übertragung von konserviertem oder frischem Blut in der Inneren Medizin. Dtsch. med. Wschr. 78, 47, 1638 (1953). ~ Au subjet de la contamination bactérienne du sang conservé. V. Congr. Internat. Transfus. Sang. Paris, ed. 1955, S. 567. ~ Die Verhütung bakterieller Verunreinigungen von Blutkonserven. Dtsch. med. Wschr. 1959, 483. ~ In: Handbuch der gesamten Hämatologie, 2. Aufl., Bd. 3. München u. Berlin: Urban & Schwarzenberg 1960. ~ Erfahrungsbericht über die Verwendung von Plastikbeuteln für Blutkonserven. Bibl. haemat. (Basel) 11, 162 (1960). ~ Empleo de las gamma globulinas. Sangre (Barcel.) 8, 277 (1963). ~ Plasmapherese zur Gewinnung gerinnungsaktiver Blutplasmafraktionen. IV. Tagg Arbeitsgem. f. Hämatol. u. Blutspendewesen d. DDR, 18.—21. 9. 67, Berlin-O. (im Druck). — **Matthes, M., W. Creutzfeld et H. Schmitt:** L'importance de la détermination de transaminase pour la diminution du risque de l'hépatite dans la transfusion de sang. Proc. IX. Congr. Internat. Soc. Blood Transfus. Mexico 1962. Bibl. haemat. (Basel) 19, 638 (1964). — **Matthes, M., u. H. Engbring:** Erfahrungen aus Blutspendediensten in der Anwendung von Kunststoffen. 5. III, 65. Frankfurt. Med. Forum, Königstein/T., „Biotest" Mitt. 22, 28 (1965). — **Matthes, M., H. Engbring u. W. Bein:** Veränderungen im Blut des Spenders bei forcierten Plasmapheresen. 12. Tagg Dtsch. Ges. Hämatol. 17.—19. 10. 66 in Berlin-W. (im Druck). — **Matthes, M., H. Engbring, N. Kleine u. G. Winckelmann:** Eine einfache Kompensation des Faktor-V-Mangels für operative Eingriffe. III. Ungar. Hämat. Kongr. 1965 Budapest. Hacmat, hung. 6, 93 (1966). — **Matthes, M., u. N. Kleine:** Über die Anwendung von Plastikmaterial in der Blutkonservenherstellung. Blut 6, 300 (1960). ~ Verwendung von Kunststoff (Plastik) in der Transfusion. Hämat. hung. 2, 53 (1962) u. Folia haemat. (Lpz.) 80, 112 (1963). — **Matthes, M., N. Kleine u. H. Engbring:** Die Präparation und Transfusion von Blutbestandteilen im Rahmen eines Krankenhaus-Blutspendedienstes. Folia haemat. (Lpz.) 85, 2, 173 (1966). — **Matthes, H., u. G. W. Orth:** Leitfaden der Bluttransfusion, 2. Aufl. Stuttgart: Gustav Fischer 1967. — **Matthes, M., G.-W. Orth u. A. Köhler:** Klinische Probleme und experimentelle Untersuchungen zur Vermeidung bakteriell bedingter Transfusionsreaktionen. Bibl. haemat. (Basel) 10, 623 (1959). — **Matthes, M., u. H. Scharpf:** Elektrophoretische Studien bei Austauschtransfusionen. Klin. Wschr. 1956, 1190. — **Matthes, M., u. H. Schmitt:** Die Anwendung der Plastikbeutel für Transfusionszwecke und die klinischen Erfahrungen in der Anwendung von Plastikbeuteln bei der Bluttransfusion. Proc. 8. Congr. Europ. Soc. Haemat., S. 537. Basel u. New York: S. Karger 1962. ~ Serologische Reaktionen zur Luesabsicherung bei Blutspendern. Bibl haemat. (Basel) 16, 313 (1963). — **Matthes, M., u. K. Sickinger:** Herstellung von Thrombozytenkonzentraten für Transfusionszwecke bei Verwendung verschiedener Dextran-Fraktionen. Acta haemat. (Basel) 15, 278 (1956a). ~ Über die Brauchbarkeit des Kollidons zur Herstellung von Thrombozytenanreicherungen für Transfusionszwecke. Klin. Wschr. 1956b, 586. — **Maupin, B.:** Les plaquettes sanguines de l'homme. Paris: Masson & Cie. 1954. ~ Compterendu du colloque sur l'aspect sérologique in vitro des anticorps anti-leucocytaires. V. Kongr. Europ. Ges. Hämat. Freiburg/Br. 1955. Berlin-Göttingen-Heidelberg: Springer 1956, S. 841. ~ Techniques de séparation des globules blancs. II. Techniques de séparation globale des leucocytes sanguins. Rev. Hémat. 14, 355 (1959). ~ Studies on platelet granules (sediment fraction of platelet lysates). Proc. VII. Congr. Internat. Soc. Blood Transfus. 1958 Rom. Basel and New York: S. Karger 1959, p. 893. — **Maupin, B., et J. Vigne:** La valeur des transfusions de plaquettes dans les purpuras thrombopéniques. Journées thérapeut. Paris 1956, 211. ~ Transfusions de leucocytes et de plaquettes. Sang 30, 687 (1959). — **Maupin, B., J. Vigne, Ch. Reynier, H. Bonnel, C. Amiel et J. Storck:** Dix ans d'expérience des transfusions sélectives de globules rouges. Vox Sang. (Basel) 3, 283 (1958). — **Mauss, H.-J.:** Erythrozytenlebensdauer nach intraperitonealer Transfusion. Fol. haemat. (Frankfurt), N.F. 8, 405 (1963). — **Maycock, W. d. A.:** Persönliche Mitteilung an James 1958. — **McEntegart, M.:** Dangerous contaminations in stored blood. Lancet 1956 II, 909. — **McMichael, J.:** Pharmakologie des Herzversagens. Darmstadt 1953. — **Melrose, D., and A. Wilson:** Intra-arterial transfusion. The potassium hazard. Lancet 1953 I, 1266. — **Messineva:** Zit. nach N. Fedoroff, Étude de diverses modifications fonctionelles provoquées dans l'organisme par une transfusion sanguine. Sang 27, 218 (1956). — **Minor, A., and L. Burnett:** A method for separating and concentrating platelets from normal human blood. Blood 7, 693 (1952). ~ Clinical experience with transfusions of platelets separated from normal blood. J. Amer. med. Ass. 152, 1225 (1953). — **Möller, H.:** Bluttransfusion und zentrale Regulation. Z. ges. inn. Med. 8, 948 (1953). ~ Blood transfusion and central regulation. V. Congr. Internat. Transfus. Sang., Paris 1954. Paris 1955, S. 580. ~ Bluttransfusionsstörungen infolge von Übertransfusion. Z. ges. inn. Med. 11, 529 (1956). ~ Transfusionsstörungen und Dysproteinämie. VI. Congr. Soc. Europ. Hémat. Copenhagen 1957. Basel u. New York: S. Karger 1958, S. 880. ~ Physiologie und Klinik der Bluttransfusion, 2. Aufl. Jena: Gustav Fischer 1960. — **Möller, H., u. A. Biese:**

Wirkungen der Bluttransfusion auf Herz und Kreislauf. Z. ges. inn. Med. **1957**, 396. — **Möller, H.,** u. **W. Wendland:** Zur Physiologie der Bluttransfusion — Wirkung als Stress. Z. ges. inn. Med. 8, 339 (1953). — **Mollison, P.:** Blood transfusion in clinical medicine. Blackwell Scientific Publications Oxford, First ed. 1951. ∼ Relative importance of blood group antibodies. Brit. med. Bull. **15**, 92 (1959). ∼ Blood transfusion in clinical medicine. Oxford: Blackwell Sci. Publ. Third ed 1961 u. Fourth ed 1967. — **Moore, B.:** The use of papain-EDTA for Rh typing with "incomplete" antisera. J. clin. Path. **15**, 85 (1962). — **Moore, B., M. Greenwood, P. Newstead,** and **G. Miller:** Rh typing using bromelin and incomplete antisera. A preliminary report. — **Moretti, J., G. Boussier** et **M. Jayle:** Réalisation technique et premières applications de l'électrophorèse sur gel d'amidon. Bull. Soc. Chim. biol. (Paris) **39**, 593 (1957). ∼ Nouvelle méthode de purification des protéines par l'électrophorèse dans un gel d'amidon. Bull. Soc. Chim. biol. (Paris) **40**, 59 (1958). — **Morgan, W.:** Chemische Grundlagen der menschlichen Blutgruppenspezifität. Naturwissenschaften **46**, 181 (1959). ∼ Blood group specific mucopolysaccharides. Bull. Soc. Chim. biol. (Paris) **42**, 1591 (1960). — **Morgan, W.,** and **W. Watkins:** Biochemistry of human blood group substances. Brit. med. Bull. **15**, 109 (1959). — **Morton, J.:** Some observations on the action of blood group antibodies on red cells treated with proteolytic enzymes. Brit. J. Haemat. 8, 134 (1962). — **Morton, J.,** and **M. Pickles:** Use of trypsin in the detection of incomplete Rh antibodies. Nature (Lond.) **159**, 779 (1947). ∼ The proteolytic enzyme test for detecting incomplete antibodies. J. clin. Path. 4, 189 (1951). — **Müller, H.:** Die Berücksichtigung des Kaliumgehalts in Vollblut- und Plasma-Konserven bei der Indikationsstellung zur Transfusion. Bibl. haemat. (Basel) **20**, 169 (1965). — **Mustard, J.:** Les plaquettes dans le sang conservé. Brit. J. Haemat. 2, 1, 17 (1956). — **Mustard, J.F.** et **C.Walker:** Influence des techniques de collecte du sang sur le nombre de plaquettes pendant la conservation du sang. Brit. J. Haemat. **3**, 1, 52 (1957).

**Nakasone, N., E. Watkins jr., Ch. Janeways,** and **R. Gross:** Experimental studies of circulatory derangement following massive transfusion of citrated blood; comparison of blood treated with ACD-solution and blood decalcified by ion exchange resin. J. Lab. clin. Med. **43**, 184 (1954). — **Nealon jr., Th.,** and **J. Gibbon jr.:** Prevention of citrate intoxication during exchange transfusion. J. Amer. med. Ass. **183**, 459 (1963). — **Neve, R.:** Intra-arterial transfusion by the femoral route. Lancet **1955** I, 746. — **Nicola, P.** de: Über die Entstehungsdauer der Blutgerinnungsfaktoren und ihre Verweildauer im Kreislauf. Klin. Wschr. **29**, 15/16, 278 (1951). ∼ Probleme der Blutgerinnung in bezug auf Bluttransfusion. Bibl. haemat. (Basel) **6**, 121 (1957). — **Nissel, W.,** u. **W. Rieder:** Eine neue Methode zur Bluttransfusion. Wien. klin. Wschr. **68**, 911 (1956). — **Nitschmann, H.,** u. **P. Kistler:** Eine pasteurisierbare humane Plasmaproteinlösung (PPL), erhalten durch Entsalzen von Plasma mittels Ionenaustauscher. Helv. chim. Acta **37**, 1767 (1954). ∼ A heat stable human plasma protein solution obtained by desalting. V. Congr. Internat. Transfus. Sang. 1954 Paris. Ed. 1955, p. 862. — **Nitschmann, H., P. Kistler, H. Renfer, A. Hässig,** and **A. Joss:** A heat stable human plasma proteinsolution obtained by desalting (PPL). Vox Sang. (Basel) **1**, 183 (1956).

**Odell jr., T., F. Tausche,** and **J. Furth:** Platelet life span as measured by transfusion of isotopically labeled platelets into rats. Acta haemat. (Basel) **13**, 45 (1955). — **Olmer, J., E. Abignoli, M. Lallemand, M. Dongier** et **G. Colonne:** Un propos d'une anurie post-abortum guérie par exsanguino-transfusion et par dialyse péritonéale. Bull. Soc. méd. Hôp. Paris **66**, 13, 589 (1950). — **Orth, G.-W.:** Plasmafraktionen. In: P. Dahr u. M. Kindler, Transfusionspraxis. Stuttgart: Schattauer 1963 (s. dort auch weitere ausführliche Literaturangaben). ∼ Die Stellung der Blutbestandteile im heutigen Transfusionswesen. Bibl. haemat. (Basel) **20**, 184 (1965).

**Passouant, P.,** et **J. Mirouze:** Les limites de l'exsanguino-transfusion. Echec de l'exsanguino-transfusion au cours d'une anurie secondaire à une spirochétose ictéro-hémorrhagique maligne. Paris méd. **40**, 13, 188 (1950). — **Payne, R.:** The association of febrile transfusion reactions with leuko-agglutinis. Vox Sang. (Basel) **2**, 233 (1957). — **Peter, H.:** Sur les altérations de la formule leucocytaire du sang après perfusion de sang, de sérum et de succédanés du plasma chez l'animal. V. Congr. Soc. Intern. Transfus. Sang. Paris. Ed. 1955, p. 587. — **Pirofsky, B.:** The use of bromelin in establishing a standard crossmatch. Amer. J. clin. Path. **32**, 350 (1959). — **Pirofsky, B.,** and **M. Mangum:** Use of bromelin to demonstrate erythrocyte antibodies. Proc. Soc. exp.-Biol. (N.Y.) **101**, 49 (1959). — **Pittman, M.:** A study of bacteria implicated in transfusion readious of and of bacteria isolated from blood products. J. Lab. clin. Med. **42**, 273 (1953). — **Plough, I., P. Teschan,** and **D. Seligson:** The toxic effects of modified human globin. J. Lab. clin. Med. **42**, 224 (1953). — **Polley, M.,** and **P. Mollison:** The role of complement in detection of blood group antibodies. Special reference to the antiglobulin test. Transfusion (Philad.) **1**, 9 (1961). — **Pool, J.G.,** and **A.E. Shannon:** Production of high-potency concentrates of antihemophilic globulin in a closed system. New Engl. J. Med. **273**, 1443 (1965). — **Portnoy, J.:** Modifications of the rapid plasma reagin (RPR) card test for syphilis, for use in large scale testing. Amer. J. clin. Path. **40**, 473 (1963). — **Portnoy, H., J. Brewer,** and **A. Harris:** R.P.R. Card-test for syphilis. Publ. Hlth Rep. (Wash.) **77**, 8 (1962). — **Prokop, O.,** u. **G. Bundschuh:** Bedeutung und Technik der menschlichen Haptoglobine und Gm-Gruppen. Berlin: W. de Gruyter & Co. 1963. — **Prokop, O.,** u. **Ch. Kerde:**

Über Rhesusantikörper im Speichel. Dtsch. Gesundh.-Wes. 18, 288 (1963). — **Prokop, O.,** u. **W. Schneider:** Das Rhesusmosaik R¹/-. Dtsch. Z. ges. gerichtl. Med. **50,** 423 (1960). — **Prokop, O.,** u. **G. Uhlenbruck:** Lehrbuch der menschlichen Blut- und Serumgruppen. Edition Leipzig 1963.

    **Race, R.,** and **R. Sanger:** The Rh antigen Cᵘ. Heredity **5,** 285 (1951). ~ Die Blutgruppen des Menschen, 3. Aufl. (Deutsche Übersetzung von O. Prokop.) Stuttgart: Georg Thieme 1958. — **Race, R., R. Sanger,** and **S. Lawler:** The Rh-antigen called cᵛ: a revocation. Vox Sang. (Basel) **5,** 334 (1960). — **Race, R., R. Sanger,** and **J. Selwyn:** A probable deletion in a human Rh chromosome. Nature (Lond.) **166,** 520 (1950). — **Radionow:** Zit. nach N. Fedoroff, Étude de diverses modifications fonctionelles provoquées dans l'organisme par une transfusion sanguine. Sang **27,** 218 (1956). — **Raisp, I.:** Repeated bone marrow transplantation. Sangre (Barcelona) **9,** 334 (1964). — **Raisp, I., S. Masle** u. **J. Simoniti:** Die Knochenmarkstransplantation bei Regenerationsstörungen des Blutes. Wien. Z. inn. Med. **45,** 142 (1964). — **Rannay, H., E. Kabat,** and **L. Joung:** Blood groups and transfusion reactions. Amer. J. Med. **16,** 878 (1954). — **Rasch, L.:** Vortragsreferat der 2. Dtsch. Transfusionskonferenz 1952 Göttingen. Die Bluttransfusion. Dtsch. med. Wschr. **2,** 6 (1953). — **Rasch, L.,** u. **W. Hasse:** Bluteigene Giftstoffe oder Pyrogene als Ursache von Transfusionsstörungen. Dtsch. med. Wschr. **1954,** 1277. — **Reimer, F.,** u. **E. Mannheimer:** Thrombozytenabsturz nach Blut- und Plasmatransfusionen. V. Kongr. Europ. Ges. Hämat. Freiburg 1955. Berlin-Göttingen-Heidelberg: Springer 1956, S. 603. — **Reimer, E.,** u. **K. Stattmann:** Fehler und Gefahren der Indikationsstellung der Bluttransfusion in der internen Medizin. Anaesthesist **4,** 191 (1955). — **Reissigl, H.:** Die Eignung des Plastikbeutels für die Blutkonservierung und Blutübertragung. Wien. Klin. Wschr. **76,** 83 (1964) (s. hier auch weitere Literatur). ~ Fortschritte durch Verwendung von Plastikmaterial zur Blutkonservierung. Proc. X. Congr. Internat. Soc. Blood Transfus. 1964 Stockholm. Bibl. haemat. (Basel) **23,** 1006 (1965). ~ Proc. 2. Tagg Arb.-Gem. Hämat. u. Blutsp.wesen Erfurt 1965 (im Druck). ~ III. Kongr. Ungar. Hämat. Ges. Budapest 1965. Haemat. hung. (im Druck). — **Remmele, W.:** Die humorale Steuerung der Erythropoese. Berlin-Göttingen-Heidelberg: Springer 1963. — **Renkonen, K.:** Studies in hemagglutinins present in seeds of some representatives of the family of leguminosae. Ann. Med. exp. Biol. Fenn. **26,** 66 (1948). — **Richterich, R., P. Schafroth, J. Colombo** u. **F. Temperlin:** Die Wahl von Enzymeinheiten bei diagnostischen Untersuchungen. Klin. Wschr. **39,** 987 (1961a). — **Richterich, R., F. Verrey, H. Gautier** u. **K. Stämpfli:** Serumenzyme bei Blutspendern. I. Oxalacetat- und Pyruvattransaminase bei Gelbsuchtanamnese. Schweiz. med. Wschr. **91,** 601 (1961b). — **Rieder, W.:** Die intrakonchale Infusion. Münch. med. Wschr. **1955,** 537. — **Rood, J. van, A. van Leeuwen,** and **J. Bernisse:** Leucocyte antibodies in sera of pregnant women. Vox Sang. (Basel) **4,** 428 (1959). — **Rood, J. van,** et **E. Loeliger:** Les critères des transfusions de plaquettes. Sang **30,** 694 (1959). — **Rosenfield, R., P. Vogel, N. Gibbel, R. Sanger,** and **R. Race:** A "new" Rh antibody, anti-f. Brit. med. J. **1953 I,** 975. — **Rosenthal, A.:** Gefahren der Bluttransfusion unter Überdruck. Chirurg **23,** 411 (1952). — **Rosenthal, N., F. Bassen,** and **S. Michael:** Probable transmission of viral hepatitis by ultraviolet-irradiated plasma. J. Amer. med. Ass. **144,** 224 (1950). — **Rosenzweig, A.:** A source possible of bacterial contamination in transfused blood, Amer. J. clin. Path. **27,** 639 (1957). — **Runge, H., I. Hartert** u. **J. Nobel:** Transfusion und Thromboembolie. Bibl. haemat. (Basel) **2,** 116 (1955).

    **Salisbury, P.:** Apparatus for cross transfusion. Proc. Soc. exp. Biol. (N.Y.) **71,** 604 (1949). ~ In: Derra, Handbuch der Thoraxchirurgie, Bd. I, 695ff. Berlin-Göttingen-Heidelberg: Springer 1958. — **Salisbury, P., A. Bolomey,** and **J. Miller:** Cross transfusion. III. Clinical experiences with 6 cases. Amer. J. med. Sci. **223,** 151 (1952). ~ Transfusione crociata (esperienze diniche in sei case). Minerva med. **1,** 879 (1953). — **Salisbury, P.,** and **J. Miller:** Cross transfusion; therapeutic effect in acute mercury nephrosis. Proc. Soc. exp. Biol. (N.Y.) **74,** 16 (1950). — **Salsbury, A.:** Transfusion of blood fractions. Practitioner **195,** 1166, 193 (1965). — **Sample, A., M. Strumia,** and **V. Satta:** Modified globin. III. Determination of modified human globin in blood serum in urine. J. Lab. clin. Med. **40,** 206 (1952). — **Sanger, R., I. Noades, P. Tippet, R. Race, G. Jack,** and **C. Cunningham:** An Rh antibody specific for V and Rˢ. Nature (Lond.) **186,** 171 (1960). — **Sanger, R., R. Race,** and **J. Jack:** The Duffy blood groups of New York negroes. The phenotype Fy(a−b−). Brit. J. Haemat. **1,** 370 (1955). — **Sanger, R., R. Race, R. Rosenfield, P. Vogel,** and **N. Gibbel:** Anti-f and the "new" Rh antigen it defines. Proc. nat. Acad. Sci. (Wash.) **39,** 824 (1953). — **Sawitsky, J.:** A plasma factor for platelet adhesiveness and clot retraction acceleration. Blood **8,** 1091 (1953). — **Scheel, P.:** Zit. E. Schidt, Die Transfusion des Blutes. Copenhagen 1802 (ausführl. alte Literatur). — **Scheidegger, J.:** Une micro-méthode de l'immunoélectrophorèse. Int. Arch. Allergy **7,** 103 (1955). — **Schlegel, B.,** u. **H. Böttner:** Untersuchungen zur Lebensdauer transfundierter Erythrozyten bei kranken Menschen. Klin. Wschr. **29,** 525 (1951). ~ Innere Krankheiten und Lebensdauer transfundierter Erythrozyten. Verh. dtsch. Ges. inn. Med. **58,** 732 (1952). — **Schmidt, H., H. Schmitt, W. Keiderling, M. Matthes** u. **W. Feiser:** Die Radiochrommarkierung als Mittel zur Wertigkeitsbestimmung von Blutkonserven. I. Mitteilung. Acta haemat. (Basel) **23,** 96 (1960). ~ Die Radiochrommarkierung als Mittel zur Wertigkeitsbestimmung von Blutkonserven. III. Mitt. Die Überlebenszeit radiochrommarkierter frischer und gelagerter Erythrozyten. Acta haemat. (Basel) **23**, 208 (1960). — **Schmidt, H., H. Schmitt, M. Matthes** u. **W. Keiderling:** Die Bestimmung der Überlebenszeit frischer und gelagerter Erythrozyten. Proc. VII. Congr. Internat. Soc. Blood Transfus. Rome 1958. Basel u. New York: S. Karger 1959. — **Schmidt-Thomé, J., A. Mager** u. **H. Schoene:** Zur Chemie eines neuen Plasmaexpanders. Arzneimittel-Forsch. **12**, 378 (1962). — **Schmitt, H., M. Matthes** u. **Ch. Lengsfeld:** Erfahrungen mit der Transaminasebestimmung (SGPT) bei Blutspendern zum Ausschluß der anikterischen Hepatitis. Bibl. haemat. (Basel) **16**, 297 (1963). — **Schmitt, H., H. Schmidt, M. Matthes** u. **W. Keiderling:** Die Radiochrommarkierung als Mittel zur Wertigkeitsbestimmung von Blutkonserven. II. Mitt. Acta haemat. (Basel) **23**, 150 (1960). — **Schneider, K.:** Kurz- und langfristige Blutvolumenänderungen nach Infusionen von Erythrozytenkonzentrat und modernen Plasmaexpandern unter Verwendung des Volemetron-Gerätes. Bibl. haemat. (Basel) **20**, 159 (1965). — **Schön, H., B. Englisch** u. **H. Wüst:** Serumfermentuntersuchungen bei einer Hepatitisepidemie. Dtsch. med. Wschr. **85**, 265 (1960). — **Schön, H.,** u. **H. Wüst:** Untersuchungen über eine Hepatitisepidemie. Dtsch. med. Wschr. **86**, 281 (1961). — **Schostock, P.:** Zur Frage bakteriell bedingter Transfusionsstörungen. Bibl. haemat. (Basel) **2**, 83 (1955a). ~ In: Frey-Hügin-Mayrhofer, Lehrbuch der Anästhesiologie. Berlin - Göttingen - Heidelberg: Springer 1955b. — **Schricker, K., H. Schön** u. **H. Wüst:** Untersuchungen zum Ausschluß der Hepatitisübertragung durch Bluttransfusionen. Proc. VIII. Congr. Europ. Soc. Haemat. Wien 1961. Basel u. New York: S. Karger 1962. — **Schubert, R.:** Einfluß von Kollidon auf Tetanustoxin. Ärztl. Forsch. **1949**, 425. ~ Serum- und Gewebswäsche mit künstlichen Kolloiden. Möglichkeiten eines neuartigen Therapieprinzips. Verh. dtsch. Ges. inn. Med. **55**, 303 (1949). ~ Serumsanierung mit künstlichen Kolloiden. Dtsch. med. Wschr. **1949**, 1489. ~ New means of detoxicating body by replacing bileliver system by kidneys as organs of excretion of substances bound to artificial colloids. Gastroenterology **17**, 165 (1950). ~ Änderung des Tropismus durch Fremdvehikel (Kollidon) als Wirkungsprinzip bei der Serum- und Gewebswäsche. Schweiz. med. Wschr. **1950**, 140. ~ Erklärungsmöglichkeiten des Mechanismus bei der Serum- und Zellsanierung mit Kollidon. Ärztl. Forsch. **1950**, 42. ~ Die Anwendung von Periston N zur Serum- und Zellwäsche und ihre klinische Bedeutung. Dtsch. med. Wschr. **1951**, 1487. ~ Quecksilberniere und neuartige Behandlungsmöglichkeiten. Verh. dtsch. Ges. inn. Med. **58**, 234 (1952). ~ Der durch hochprozentige Lösungen von Dextrose, Polyvinylpyrrolidon und Dextran osmotisch erzeugte „künstliche" Aszites. Dtsch. Z. Verdau.- u. Stoffwechselkr. **12**, 56 (1952). ~ Peritoneale Osmotherapie mit Dextrose, Kollidon und Dextran bei der Urämie. Dtsch. Z. Verdau.- u. Stoffwechselkr. **12**, 63 (1952). — **Schubert, R., V. Grasser** u. **H. Peters:** Zur Frage der Kollidonbehandlung bei Urämie. Z. klin. Med. **150**, 65 (1952). — **Schubert, R.,** u. **H. Werner:** Serum mit Gewebssanierung durch Kollidon. Z. ges. inn. Med. **5**, 298 (1950). ~ Osmotherapie unter Anwendung von Kollidon-Dextrose-Gemischen im peritonealen Durchspülverfahren bei Urämie (Versuche am Kaninchen mit Urämie durch hohe Salyrgandosen). Dtsch. Z. Verdau.Krankh. **14**, 99 (1954). — **Schubert, R., H. Werner** u. **K. Genters:** Peritonealspülung mit hydrophilen Kolloiden (Dextran) als osmotherapeutisches Prinzip bei der Urämie. Z. ges. exp. Med. **122**, 308 (1953). — **Schubothe, H.:** Serologie und klinische Bedeutung der Autohämantikörper. Bibl. haemat. (Basel) 8, (1958). — **Schubothe, H.,** u. **M. Matthes:** Die Behandlung der Marchiafavaanämie. Dtsch. med. Wschr. **1951**, 1274. — **Schulze Icking-Konert, O.:** Untersuchungen über den Umfang der notwendigen serologischen Lues-Reaktionen bei der Bluttransfusion unter besonderer Berücksichtigung der Cardiolipin-Reaktion. Inaug.-Diss. Freiburg/Br. 1964. — **Schultze, H., G. Schwick** u. **J. Bickard:** Über die Antikörpernatur des Properdins. Z. Immunforsch. **123**, 307 (1962). — **Schwalm, H.:** Die Transfusion von konserviertem Blut in der Geburtshilfe und Gynäkologie. Stuttgart 1952. ~ Diskussionsbemerkung. Bibl. haemat. (Basel) **6**, 209 (1957). — **Schwenzer, A.:** Der Einfluß von Bluttransfusionen auf die Gerinnungsfaktoren. Bibl. haemat. (Basel) **6**, 154 (1957). — **Sickinger, K.:** Herstellung von Thrombozytenkonzentraten mit verschiedenen Dextran- und Kollidonfraktionen. Inaug.-Diss. Freiburg/Br. 1954. — **Silber, E, B. Levin, G. Beckey,** and **R. Lewy:** Treatment of shock in recent myocardial infarction by intra-arterial transfusion. J. Amer. med. Ass. **147**, 1626 (1951). — **Simson, L. R., H. A. Oberman, J. A. Penner, D. M. Lien,** and **C. L. Warner:** A method for preparing plasma factor VIII (antihemophilic globulin) concentrate. Amer. J. clin. Path. **45**, 373 (1966). — **Smith, L.:** Marrow transplantation measured by uptake of Fe$^{59}$ by spleen. Amer. J. Physiol. **206**, 1244 (1964). — **Smithies, O.:** Zone electrophoresis in starch gels: group variations in the serum proteins of normal human adults. Biochem. J. **61**, 629 (1955). ~ An improved procedure for starch gel electrophoresis: further variations in the serum proteins of normal individuals. Biochem. J. **71**, 585 (1959). — **Sole, A.:** Gekreuzte Austauschtransfusion. Wien. med. Wschr. **105**, 40 (1955). — **Speiser, P.:** Über eine beobachtete temporäre Ausnahme von der Ehrlichschen Regel des horror autotoxicus bei idiopathischer hämolytischer Anämie. Wien. klin. Wschr. **69**, 149 (1957). — **Spielmann, W.:** Erfahrungen aus Blutspendediensten in der Anwendung von Kunststoffen. Biotest-Mitt. **22**, 35 (1965). — **Spooner, E.:** Unpublished report to the Medical Research Council. The causes of blood, serum and plasma in the London Emergency Blood Supply Depots, November 1941—January 1942. 1942. — **Springer, G.:** Einige Aspekte der Möglichkeiten und Grenzen moderner „keimfreier" Methoden für die Wirbeltierimmunologie. Z. Immun.-Forsch. **118**, 228 (1959). — **Stahl, R.:** Die Bluttransfusion in der Inneren Medizin. Stuttgart: Ferdinand Enke 1952. — **Stampfli, K.:** Über die therapeutische Verwendung von Fibrinogen (Fraktion I nach Cohn) bei Fibrinogenmangelkrankheiten und Thrombozytopenien. Ther. Umsch. **9**, 1 (1957). — **Stampfi, K., M. Kaiser** u. **S. Barandun:** Zur therapeutischen Verwendung von Gammaglobulin bei bakteriellen Infektionen. Bibl. haemat. (Basel) **12**, 260 (1961). — **Stampfli, K., A. Neiger, H. Messerli, G. Halle** u. **R. Richterich:** Serumenzyme bei Blutspendern. III. Resultate der Bestimmung der Glutamat-Pyruvat-Transaminase bei 2243 Blutspendern. Schweiz. med. Wschr. **92**, 511 (1962). — **Steigner, K.:** Eine Modifikation des Cardiolipin-Mikroflockungs-Testes (VDRL) zur serologischen Luesdiagnose. Zbl. Bakt., I. Abt. Orig. **161**, 69 (1954). ~ Ergebnisse der serologischen Luesuntersuchungen anläßlich von Blutgruppenbestimmungen. Bibl. haemat. (Basel) **16**, 319 (1963). — **Steigner, K. Fr.:** Modifikation des VDRL-Cardiolipin-Mikroflockungs-Testes zur Luesdiagnose. Ärztl. Wschr. **10**, 535 (1955). — **Stephanini, M., J. Chatterjea, W. Dameshek, C. Welch,** and **O. Swenson:** Studies on platelets. III. The absence of "selective sequestration" and destruction of platelets by the spleen in "idiopathic" thrombocytopenic purpura. Blood **7**, 289 (1952) (1). — **Stephanini, M., J. Chatterjea, W. Dameshek, L. Zannos,** and **E. Santiago:** Studies on platelets. II. The effect of transfusion of platelet-rich polycythemic blood on the platelets and hemostatic function in "idiopathic" and "secondary" thrombocytopenic purpura. Blood **7**, 53 (1952) (2). — **Stephanini, M.,** and **W. Dameshek:** Collection, preservation and transfusion of platelets. New Engl. J. Med. **248**, 797 (1953). — **Stephanini, M., G. Plitman, W. Damashek, I. Chatterjea,** and **J. Mednicoff:** Studies on platelets. XI. Antigenicity of platelets and evidence of platelet groups and types in man. J. Lab. clin. Med. **42**, 723 (1953). — **Stevens jr., A., J. Legg, B. Henry, J. Dille, W. Kirby,** and **C. Finch:** Fatal transfusion reactions from contamination of stored blood by cold growing bacteria. Ann. intern. Med. **39**, 1228 (1953). — **Stratton, F.,** and **P. Renton:** Haemolytic disease of the newborn caused by a new Rh antibody, anti-Cx. Brit. med. J. **1954** I, 962. — **Strumia, M.:** The use of modified human globin. Ann. N.Y. Acad. Sci. **55**, 485 (1952). ~ Reaction to administration of modified human globin. Journées transfus. Genève 1953, ed. Méd. et Hyg. (Genève) **1953**, 70. — **Strumia, M., F. Chornok, A. Blake,** and **W. Kerr:** The use of a modified globin from human erythrocytes as a plasma substitute. Amer. J. med. Sci. **209**, 436 (1945). — **Strumia, M., J. McGraw jr.,** and **G. Heggestad:** Preservation of dried and frozen plasma over a ten-year period. Amer. J. clin. Path. **22**, 313 (1952). — **Strumia, M., J. McGraw jr.,** and **A. Sample:** Modified globin: IV. Some of the physiological properties of modified human globin. J. Lab. clin. Med. **40**, 211 (1952a). — **Strumia, M., A. Sample,** and **M. Dolan:** Modified globin: I. Method for preparation from human erythrocytes. J. Lab. clin. Med. **37**, 959 (1951). ~ Modified globin II. Siehe H. Vars and G. Boxer. ~ Modified globin. III. Determination of modified globin in blood serum and in urin. J. Lab. clin. Med. **40**, 206 (1952b); **40**, 211 (1952c). — **Sussman, L.:** The rare blood factor rh(") or Eu. Blood **10**, 1241 (1955). ~ Current status of the Vel blood group system. Transfusion (Philad.) **2**, 163 (1962). — **Sutugin:** Zit. bei W. Rautenberg, Petersb. med. Z. **13** (1867) (Dissertation) (aus Schürch-Willcnegger-Knoll).

**Terry, R., C. Yuile, A. Golodetz, C. Philipps,** and **R. White:** Metabolism of dextran. A plasma volume expander. J. Lab. clin. Med. **42**, 6 (1953). — **Theilen, E., M. Paul,** and **D. Gregg:** Comparison of effects of intra-arterial and intra-venous transfusion in hemorrhagic hypotension on coronary blood flow, systemic blood pressure and ventricular and diastolic pressure. J. appl. Physiol. **7**, 248 (1954). — **Thomas, E., H. Lochte jr., Wan Ching Lu,** and **J. Ferrebee:** Intravenous infusion of bone marrow in patients receiving radiation and chemotherapy. New Engl. J. Med. **257**, 491 (1957). — **Tobin, J.,** and **I. Friedman:** Platelet transfusion with use of blood in plastic bags from routine storage. J. Amer. med. Ass. **172**, 50 (1960). — **Tourtelotte, D.:** Modified fluis gelatin as a new plasma expander. V. Congr. Internat. Transfus. Sang. 1954 Paris, ed. 1955, p. 950. — **Tribukeit, B.:** Experimentelle Untersuchungen zur Regulation der Erythropoiese unter besonderer Berücksichtigung der Bedeutung des Sauerstoffs. Acta physiol. scand. **58**, 208 (1963). — **Tschirren, B.:** Künstliche Blutersatzstoffe. Schweiz. med. Wschr. **93**, 596 (1963) (s. hier auch weitere Literatur). — **Tzanck, A., B. Maupin, S. Lewi** et **M. Robert:** Note technique sur la préparationde suspensions leucocytaires concentrées, destinées à la transfusion. Bull. Soc. méd. Hôp. Paris **66**, 666 (1950).

**Unger, L.,** and **L. Katz:** The effect of trypsin on the Duffy factor. J. Lab. clin. Med. **38**, 188 (1951). — **Unger, L., A. Wiener,** and **L. Katz:** Studies on blood factors $RH^A$, $Rh^B$ and $Rh^C$. J. exp. Med. **110**, 495 (1959).

**Vars, H.,** and **G. Boxer:** Modified globin. II. Chemical changes in human globin produced by alkaline modification. J. Lab. clin. Med. **39**, 743 (1952). — **Vergoz, D.:** Les transfusion de plaquettes. In: Transfusion Sanguine, p. 77. Paris: Masson & Cie. 1961. — **Vodopick, H.,** and **R. Kniseley:** Sulfur-35 studies in man: platelet survival and plasma and urinary radioactivity assayed by beta scintillation spectrometry. J. Lab. clin. Med. **62**, 109 (1963). — **Vogel, P.**: Current problems in blood transfusion. Bull. N. Y. Acad. Med. **30**, 657 (1954). — **Vos, G.**: The evaluation of specific anti-G (CD) eluate obtained by a double absorption and elution procedure. Vox Sang. (Basel) **5**, 472 (1960). — **Vos, G.**, and **R. Kirk**: A "naturally-occurring" anti-E which distinguishes a variant of the E antigen in Australian aborigines. Vox Sang. (Basel) **7**, 22 (1962). — **Vos, G., D. Vos, R. Kirk**, and **R. Sanger**: A sample of blood with no detectable Rh antigen. Lancet **1961 I**, 14.

**Walker, W.**: Blood substitutes for transfusion. Practitioner **195**, 1166, 187 (1965). — **Wallace, J.**: Homologous serum jaundice. V. Congr. Internat. Transfus. Sang. Paris, ed. 1955, p. 692. — **Walsh, R.**, and **C. Montgomery**: A new human isoagglutinin subdividing the MN blood groups. Nature (Lond.) **160**, 504 (1947). — **Walter, C. W., R. Kundsin** et **L. Button**: Une nouvelle technique de détection de la contamination byctérienne dans une banque de sang utilisant un appareillage de plastique. New Engl. J. Med. **257**, 364 (1957). — **Walter, H., A. Arndt-Hanser, W. Bernhard** u. **G. Heyde**: Über die Häufigkeit der Serumgruppen Hp, Gc und Gm in Südwest-Deutschland. Blut **10**, 225 (1964). — **Wassermann, K.**, u. **H. Mayerson**: Dynamics of lymph and plasma protein eschange. Cardiologia (Basel) **21**, 296 (1952). — **Waterhouse, Ch., E. Keutmann**, and **L. Fenninger**: The use of modified globin as a protein supplement in normal individuals. J. clin. Invest. **32**, 964 (1953). — **Weiner, W., D. Battey, T. Cleghorn, F. Marson**, and **M. Meynell**: Serological findings in a case of haemolytic anemia, with some general observations on the pathogenesis of this syndrome. Brit. med. J. **1953 II**, 125. — **Weiner, W.**, and **G. Vos**: Serology of acquired hemolytic anemias. Blood **22**, 606 (1963). — **Weinreich, J.**: Die Immunthrombocytopenien. Ein neues Gebiet der Immun-hämatologie. Klin. Wschr. **30**, 505 (1955). ~ Die Rolle von Bluttransfusionen bei der Entstehung leukozytärer und thrombozytärer Antikörper. VI. Congr. Soc. Europ. Hémat. Copenhagen 1957, S. 765. Basel u. New York: S. Karger 1958. — **Weisberger, A., R. Guyton, R. Heinle** et **J. Storaalsi**: Le rôle des poumons dans l'élimination des lymphocytes transfusées. Blood **6**, 916 (1951). — **Wheeler, W., A. Luhby**, and **M. Scholl**: The action of enzymes in hemagglutinating systems. II. Agglutination propertiws of trypsin-modified red cells with anti-Rh sera. J. Immunol. **65**, 39 (1950). — **White, C. S.**, and **Stubbs**: Intraarterial-transfusion of blood. J. int. Coll. Surg. **16**, 716 (1951). — **White, L.**: The intravascular life span of transfused leukocytes tagged with atabrine. Blood **9**, 716 (1954). — **Wichelhausen, R., H. Clark, W. Griffing**, and **L. Robinson**: The concealment of heavy bacterial contamination in 25 per cent human serum albumin: Its mechanism and clinical significance. J. Lab. clin. Med. **51**, 276 (1958). — **Wiener, A., J. Geiger**, and **E. Gordon**: Mosaic nature of the $Rh_0$ factor of human blood. Exp. Med. Surg. **15**, 75 (1957). — **Wiener, A.**, and **L. Unger**: Further observations on the blood factors $RH^A$, $Rh^B$, $Rh^C$ and $Rh^D$. Transfusion (Philad.) **2**, 230 (1962). — **Wiener, A., L. Unger**, and **M. Sacks**: Rh-Hr blood types—present status. J. Amer. med. Ass. **172**, 1158 (1960). — **Wiener, A.**, and **I. Wexler**: An Rh-Hr syllabus, second ed. New York: Grune & Stratton 1963. — **Wigand, H.**: Die nicht-hämolytischen Bluttransfusionsstörungen. Berlin-Göttingen-Heidelberg: Springer 1955. ~ Nicht durch Blutgruppen bedingte Transfusionsstörungen vom Standpunkt des Klinikers. Bib. haemat. (Basel) **5**, 30 (1956). — **Williams, J.**, and **J. Fine**: Measurement of blood volume with a new apparatus. New Engl. J. Med. **264**, 842 (1961). — **Williams, J.**, and **H. Frank**: Transfusion therapy guided by blood volume determinations. Amer. J. Surg. **103**, 325 (1962). — **Willenegger, H.**: Rundgespräch zum Thema: Gezielte Hämotherapie („Bluttransfusion nach Maß"). XII. Congr. Dtsch. Ges. Bluttransfus. 1966 Basel. Basel u. New York: S. Karger (im Druck). — **Winchell, H., M. Pollycove, W. D. Loughman**, and **J. H. Lawrence**: Autologous bone marrow transplantation studies in dogs irradiated by $Y^{90}$-DTPA urine-recycling technic. Blood **23**, 44 (1964). — **Winckelmann, G.**, u. **Ch. Walther**: Zur Substitutionsbehandlung bei congenitalem Faktor-V-Mangel. 11. Tagg Dtsch. Ges. Hämat. Innsbruck 1965. Blut (im Druck). — **Witte, S.**: Die Knochenmarktransfusion. Hämatologie und Bluttransfusion, Bd. 2. München: J. F. Lehmann 1963. ~ Möglichkeiten der Knochenmarktransfusion bei der Behandlung von Knochenmarkerkrankungen. Dtsch. med. Wschr. **90**, 1141 (1965). — **Wöhler, F.**: Diagnosis of iron storage diseases with desferrioxamine (Desferal Test). X. Congr. Int. Soc. Haemat. Stockholm 1964. Basel and New York: S. Karger 1965. — **Wollmann, E.**: Bluttransfusion und Blutmenge. 6. Tagg Dtsch. Ges. Bluttransfus. Köln 1957, S. 73. Basel u. New York: S. Karger 1958. — **Wollheim, E., K. Schneider, J. Zissler** u. **M. Eifert**: Veränderungen der aktiven Plasma- und Blutmenge nach Bluttransfusionen. Cardiologia **21**, (Basel) 320 (1952). — **Woods, M., A. Gamble, J. Furth**, and **R. Bigelow**: Control of the postirradiation hemorrhagic state by platelet transfusions. Blood **8**, 545 (1953).

**Yokoyama, M., B. Barrer**, and **I. Dunsford**: The subgroups of blood group B in man. Jutendo med. J. **5** (4), 273 (1959).

**Zareski**: Zit nach N. Fedoroff Fedoroff (1956): Étude de diverses modifications fonctionelles provoquées dans l'organisme par une transfusion sanguine. Sang **27**, 218 (1956). — **Zucker-Franklin, D., E. Franklin**, and **N. Cooper**: Production of macroglobulins in vitro and a study of their cellular rigin. Blood **20**, 56 (1962).

# II. Physiologie und Pathophysiologie des erythrocytären Systems

# Erythrocytenmorphologische Untersuchungsmethoden

Von

## K. G. v. Boroviczény

Mit 69 Abbildungen

## Erythrocytometrische Werte

Als erythrocytometrische Werte bezeichnen wir Meßwerte und weitere daraus errechnete Parameter des Erythrocyten, die uns über Anzahl, Größe, Form, Hämoglobinbeladung usw. der Erythrocyten Auskunft geben. Die Erythrocytenzahl, der Hämoglobingehalt, der Hämatokritwert und der Erythrocytendurchmesser werden im allgemeinen mit Hilfe der zu beschreibenden Methoden bestimmt; aus den so erhaltenen Meßwerten errechnet man den Färbekoeffizienten, die Hämoglobinkonzentration, das Erythrocyteneinzelvolumen und die Erythrocytendicke. Diese acht Parameter ergeben in ihrem Zusammenhang wichtige Hinweise, die differentialdiagnostische und prognostische Schlußfolgerungen ermöglichen. Weitere Erythrocytenmaße, wie das mittlere Gewicht des Einzelerythrocyten, Erythrocytenoberfläche usw. können ebenfalls ausgerechnet oder bestimmt werden, haben aber keine so große Bedeutung.

## Erythrocytenzahl
### Entnahme und Verdünnung des Blutes

Blutentnahme und Herstellung der Verdünnung sind im Prinzip für sämtliche Zählmethoden gleich, weswegen wir sie vor der Besprechung der einzelnen Zähltechniken abhandeln können. Die Zellzahl wird im venösen Blut oder im Capillarblut festgestellt, wobei es bei richtiger Abnahmetechnik keinen wesentlichen Unterschied bedeutet, woher das Blut entnommen worden ist. Darauf, daß man bei der Abnahme des Capillarblutes aus dem Finger richtig einstechen muß und den Finger nicht quetschen darf, braucht an dieser Stelle wohl nicht eingegangen zu werden. Wenig beachtet wird, daß es bei einzelnen schweren hämolytischen Anämien schon bei der Blutentnahme zu einer Hämolyse kommen kann.

Für die Kammerzählung wird das Blut 1:20 (Leukocytenzahl) oder 1:200 (Erythrocytenzahl) verdünnt. Für die Zählautomaten müssen Verdünnungen bis zu 1:80000 hergestellt werden. Bei der Herstellung der Verdünnung können die ersten, manchmal wesentlichen Fehler, auftreten.

Für die Kammerzählung, aber auch für einzelne Blutkörperchenzählautomaten werden immer noch mit Vorliebe Melangeur-Pipetten verwendet. Dabei sind diese Pipetten oft äußerst ungenau (DRUCKREY und FROMME fanden Abweichungen bis zu 272%!). Natürlich sind die heute von renommierten Firmen in den Handel gebrachten Pipetten wesentlich genauer, aber immer noch lange nicht so genau wie die im folgenden beschriebenen Pipetten und dazu äußerst schwer kalibrierbar. Wegen der Ungenauigkeit der Melangeur-Pipette empfahl A. HEGEDÜS, in leere Penicillinfläschchen (in die er noch 1—2 Glasperlen tat) 0,95 bzw. 9,95 ml Verdünnungslösung zu pipettieren und 0,05 ml Blut mit einer Blutzuckerpipette einzuspülen. Diese Methode hat den Vorteil, daß man mit handelsüblichen, leicht

kalibrierbaren Pipetten größere Mengen (also genauer) abmißt und das Verdünnungsverhältnis in pathologischen Fällen leicht beliebig variieren kann. Später
wurde von anderen Seiten die Verwendung verschiedener halbautomatischer

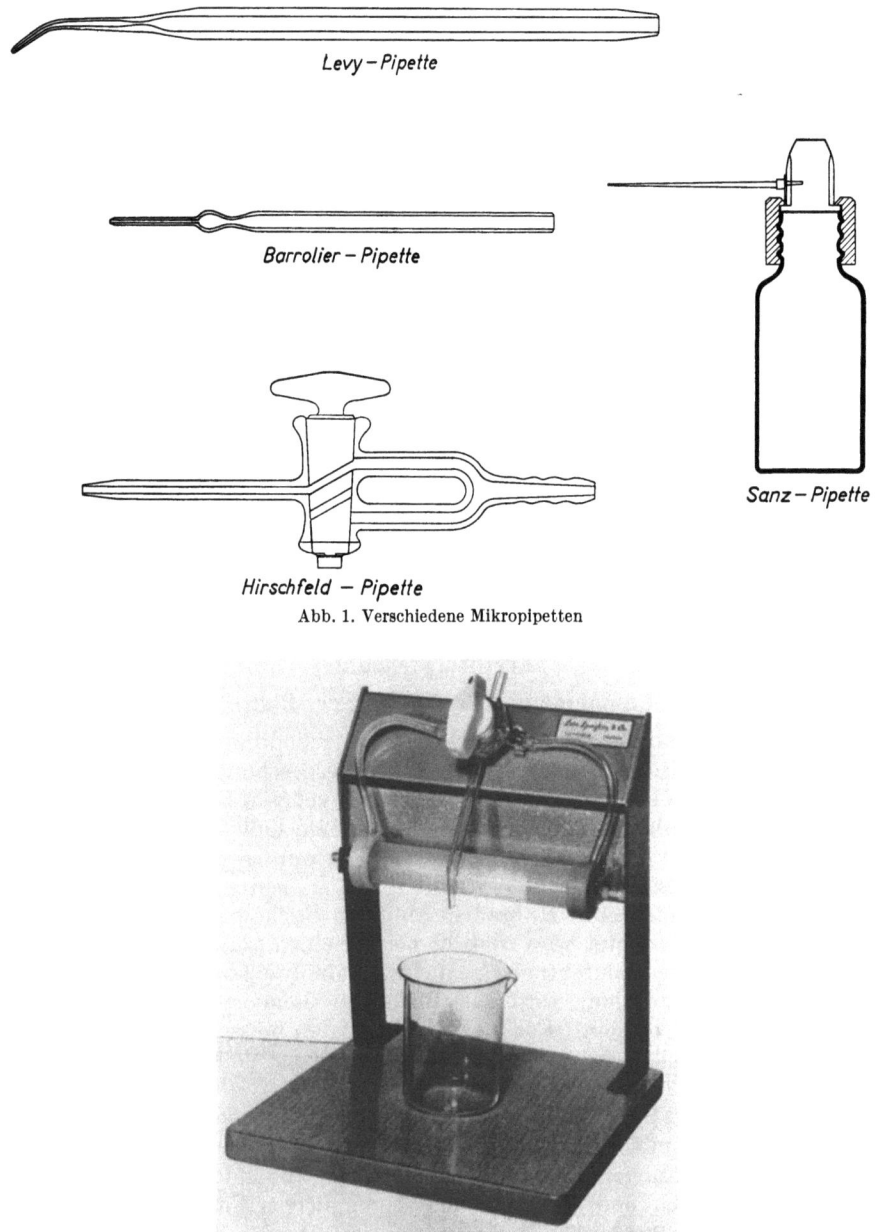

*Levy – Pipette*

*Barrolier – Pipette*

*Sanz – Pipette*

*Hirschfeld – Pipette*

Abb. 1. Verschiedene Mikropipetten

Abb. 2. Automatische Linson-Pipette

Pipetten propagiert, die weitere Vorteile bieten. Bekanntlich schwankt der
Pipettierfehler sehr, je nachdem, ob man sich die Zeit nehmen kann, besonders
vorsichtig zu pipettieren oder ob man schnell arbeiten muß und auch ob man aus-
geruht oder müde ist. Bei Verwendung halbautomatischer Pipetten sind diese von

der Person abhängigen Schwankungen im Pipettierfehler wesentlich geringer. Die Untersuchung mit verschiedenen Systemen (Abb. 1, 2) sind in der Tabelle 1 zusammengefaßt.

Tabelle 1. *Pipettierfehler (nach den Untersuchungen von* BAUMGARTEN, SAFFAR *und* WESTPHALEN)

| Pipettenart | Substrat | Variations-koeffizient |
|---|---|---|
| a) Makropipetten | | |
| Vollpipette . . . . . . . . | 5 ml $H_2O$ | 0,11—0,2% |
| Vollpipette . . . . . . . . | 1 ml $H_2O$ | 0,9—1,5%* |
| Meßpipette 10/0,1 ml . . . . . | 1 ml $H_2O$ | 2,9%* |
| Mikropipette. . . . . . . . | 1 ml $H_2O$ | 0,4% |
| Pipettiergerät nach HOHN . . . | 1 ml $H_2O$ | 0,3% |
| Automatische Linson-Pipette . | 4 ml $H_2O$ | 0,16—0,17% |
| b) Mikropipetten | | |
| Sahli-Pipette . . . . . . . | 0,20 ml Blut | 0,1—1,2% |
| (Lang)-Levy-(Carsberg)-Pipette | 0,02 ml Blut | 0,6—1,9% |
| Sanz-Pipette. . . . . . . . | 0,02 ml Blut | 0,8—1,3% |
| Barollier-Pipette . . . . . . | 0,02 ml Blut | 0,7% |
| Hirschfeld-Pipette . . . . . | 0.02 ml Blut | 1,1—1,3% |
| Meßpipette 0,1/0,001 ml . . . . | 0,02 ml Blut | 0,7% |

*Anmerkung.* Der Pipettierfehler wurde im allgemeinen als $10 \times$-Versuch durchgeführt und der Variationskoeffizient berechnet. Es wurde zu diesem Zwecke meist mit besonderer Aufmerksamkeit pipettiert. Nur bei den mit * gekennzeichneten beiden Werten wurde so pipettiert, wie es im Massenbetrieb routinemäßig geschieht.

Für die Verdünnungslösungen sind zahlreiche Rezepte mitgeteilt worden. Im folgenden seien einige der gebräuchlichsten angegeben.

| | | |
|---|---|---|
| *Hayemsche Lösung:* | Natr. chlor. pur. | 1,0 g |
| | Natr. sulf. pur. | 5,0 g |
| | Hydrarg. bichlor. | 0,5 g |
| | Aqua dest.               ad | 200,0 ml |
| *Toissonsche Lösung:* | Aqua dest. | 160 ml |
| | Glycerin | 30 g |
| | Natr. sulf. | 8 g |
| *Türksche Lösung:* | Acid acet. glac. | 3,0 g |
| | Aqua dest. | 300,0 ml |
| | Gentianaviolettlösung 1%ig | 3,0 ml |
| *Gowers-Kleine-Lösung:* | $Na_2SO_4$ sicc. p.a. | 27,6 g |
| | Acid. acet. glac. p.a. | 166,5 ml |
| | Aqua dest.               ad | 1000 ml |

*Hamilton-Paterson-Jacobson-*Lösung

|  | |
|---|---|
| physiol. Kochsalzlösung | 1000 ml |
| EDTA (Dinatriumsalz) 3%ig | 0,6 ml |
| Formalin 5%ig | 5,0 ml |
| Trispuffer | |
| (0,608 g Trishydroxymethylaminomethan | |
| + 0,1 n HCl 45 ml + Aqua dest ad 100 ml) | 5,0 ml |

Es wird auch physiologische Kochsalzlösung verwendet. Für die Erythrocyten-zählung in Zählkammern sollte man der Toisson-Lösung den Vorzug geben; sie ist sehr viscös und strömt daher laminar in die Kammer, wodurch der Ent-mischungseffekt (s. unten) wesentlich vermindert wird. Die Gowers-Kleinesche Lösung wird bei den Blutkörperchen-Zählautomaten nach der Streulichtmethode und nach dem Moldavanschen Prinzip mit Vorliebe angewendet, während mit der

Hamilton-Paterson-Jacobsonschen Lösung die erste Verdünnungsstufe für die Zählautomaten, die nach dem Coulterschen Prizip arbeiten, angesetzt wird. Mit der Kochsalzlösung sollte man nur die zweite Verdünnungsstufe bei der Zählung mit Zählautomaten ansetzen, unmittelbar bevor die Zählung durchgeführt wird, weil in ihr nach längerem Stehen leicht eine Hämolyse entsteht. Die Hamilton-Paterson-Jacobson-Lösung konserviert die roten und weißen Blutkörperchen 1—2 Tage tadellos, die Gowers-Kleine-Lösung viele Monate lang. In der Hayemschen Lösung kann bei Plasmocytomen mit extrem hohen $\gamma$-Globulinwerten eine Verklumpung der roten Blutkörperchen auftreten, die eine Zählung unmöglich macht.

## Zählkammermethoden

Wie bereits angedeutet wurde, sind die Ergebnisse der Blutkörperchenzählung mit der normalen Zählkammer sehr ungenau; das hat verschiedene Gründe (Tabelle 2), die im folgenden kurz besprochen werden sollen.

Tabelle 2. *Fehler der Kammerzählmethode*

| Fehlerquelle | Gerätefehler | systematischer Fehler | persönlicher Fehler |
|---|---|---|---|
| I. Blutentnahme | | | — |
| II. Verdünnung | | | $s \pm 1\%$ |
|   1. Pipettieren | | | |
|   2. Pipetten | $h \pm 3\%$ | | |
|   3. Verdünnungslösung | — | | |
| III. Zählung | | | |
|   1. Zählvolumen | | | |
|     a) Netzteilung | $s \pm 2\%$ | | — |
|     b) Steghöhe | $h \pm 5\%$ | | |
|     c) Deckglasauflage | + | | $\pm 1$—$20\%$ |
|   2. Entmischung | + | $s \pm 2$—$11\%$ | + |
|   3. Verteilung | | $s \pm 3$—$10\%$ | |
|   4. Auszählung | | — | $s \pm 3,5\%$ |
| IV. Berechnung | | | — |

Zeichenerklärung: s = Mittelwerte bzw. Standardabweichung; h = Höchstwerte laut Werkangaben, in der Praxis oft wesentlich höher! — = vermeidbare Fehler; + = unvermeidbare Fehler unbekannter Größe.

Das Zählvolumen wird bei der Kammer (Abb. 3) durch die Netzteilung (Abb. 4) und die tatsächliche Kammertiefe bestimmt. Der Fehler der Netzteilung pflegt $\pm 2\%$ nicht zu überschreiten. Bei eigenen Messungen (mit dem Ocularschrauben-Mikrometer) fanden wir an Kammern, die von renommierten Firmen in den Handel gebracht werden, meist nur Abweichungen $< 0,5\%$. Wesentlich größer ist die Herstellungstoleranz der Kammertiefe, die i. a. $\pm 5$ μm, d. h. $\pm 5\%$ beträgt. Dieser Wert entspricht auch der britischen Standardvorschrift 748 (Discombe und Meyer, 1957). Entsprechend der Herstellungstechnik liegt dieser Fehler meist im Plusbereich.

Der Fehler der Kammertiefe hängt aber nicht nur von der Herstellungstoleranz ab, sondern auch von der Deckglasauflage. Dünne Deckgläser können sich, wenn man sie auf die Kammer preßt, wölben, minderwertige Fabrikate sind von vornherein gewölbt. Dazu kommt, daß jedes kleinste Staubkörnchen, das auf dem Kammersteg liegt, eine Keiligkeit der Deckglasauflage hervorruft. Endlich weisen Auflagestege und Deckglas oft Kratzer auf, wodurch der sowieso bestehende Deckglasauflagefehler noch wesentlich erhöht wird. Der Deckglasauflagefehler ist von KLEINE (1959) eingehend untersucht worden. Er fand für diesen Fehler Werte bis zu $\pm 20\%$ (meistens im Plusbereich).

Beim Einfüllen der Zählflüssigkeit in die Kammer tritt ein Entmischungseffekt auf („lokaler Verteilungsfehler"). Wegen dieses Entmischungseffekts weisen die vom Einfüllort entfernteren Kammerteile mehr Blutkörperchen auf als die dem Einfüllort näher liegenden. Der Entmischungseffekt ist um so größer, je langsamer die Zählflüssigkeit in die Kammer einströmt. Laut BLUNTSCHLI, ROTHLIN und UNDRITZ (1944) beträgt dieser Fehler bei Verwendung nicht viscöser Verdünnungslösungen im Bereich der Netzteilung normaler Zählkammern $\pm 11\%$. Bei Verwendung viscöser Zählflüssigkeiten, die laminar einfließen, ist der Entmischungseffekt wesentlich kleiner ($\pm 2\%$). Aus diesem Grunde wird von verschiedenen Autoren die Toisson-Lösung bevorzugt. Es ist selbstverständlich, daß sich der Entmischungseffekt noch vergrößert, wenn beim Füllen der Zählkammer Luftbläschen entstehen.

Es bedarf keiner besonderen Erwähnung, daß die Zählflüssigkeit mit den Erythrocyten sorgfältig durchgemischt werden muß, bevor sie in die Kammer gefüllt wird. Trotz sorgfältigster Durchmischung wird aber die Verteilung der Blutkörperchen in der Zählflüssigkeit niemals gleichmäßig sein. Das führt zu dem „statistischen" Fehler. Dieser Fehler ist berechenbar und ist von ABBE, GOSSET u. a. eingehend untersucht worden. Der so entstehende Fehler als

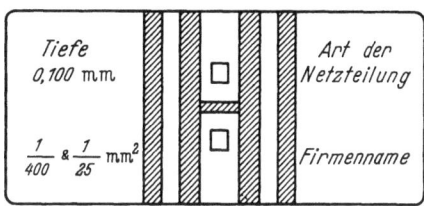

Abb. 3. Zählkammer nach BÜRKER

Variationskoeffizient wird durch die Formel $100 \times n^{-1}$ ausgedrückt, wobei n die Zahl der tatsächlich gezählten Blutkörperchen darstellt. Der statistische Fehler ist um so größer, je weniger Zellen gezählt werden. Bei der Leukocytenzählung ist er also sehr groß, bei den später zu besprechenden Blutkörperchen-Zählautomaten, die in wenigen Sekunden mehrere 10000 Zellen zählen, entsprechend klein.

Endlich soll noch der persönliche Zählfehler erwähnt werden, der dadurch entsteht, daß es einfach nicht möglich ist, die im Mikroskop sichtbaren Zellen irrtumsfrei zu zählen (Abb. 5). Dieser Fehler wird auch weitgehend durch psychische Faktoren beeinflußt und ist nach Untersuchungen COSTERs (1963) abends etwa doppelt so groß wie morgens. Abhilfe kann hier nur geschaffen werden, indem man ein Mikrophoto anfertigt und auf diesem mit einem elektrischen Kontaktstift zählt, was aber für Routinezwecke viel zu umständlich ist.

Fehler bei der Ausrechnung des Resultates sollten bei Geübten nicht vorkommen.

Die besprochenen Fehler und Fehlerquellen ergeben zusammen einen recht erheblichen Gesamtfehler, so daß die Behauptung, daß die routinemäßig durchgeführte Einzelbestimmung der Blutkörperchenzahl in der Zählkammer nur einen Orientierungswert ergebe, als begründet angesehen werden darf. Es ist demnach völlig unzulässig und wirkt grotesk, wenn als Ergebnis einer Kammerzählung die Erythrocytenzahl mit zwei Dezimalstellen angegeben wird.

Da, wie weiter unten gezeigt werden soll, auch bei Verwendung von elektronischen Zählautomaten auf die Kammerzählung als Kontrollmethode nicht ganz verzichtet werden kann, wurden Überlegungen angestellt, wie man, allerdings mit einem großen Aufwand, die Blutkörperchen in der Kammer verläßlichst zählen könnte. Die Verdünnung darf in einem solchen Fall nur mit nachkalibrierten automatischen Pipetten angesetzt werden. Objektive Kammertiefe muß, nachdem die Kammer gefüllt ist, in jedem Falle genau nachgemessen werden. Man hat auch zu diesem Zweck vorgeschlagen (Coster, 1963), die Kammer mit einer Farblösung zu füllen und durch Extinktionsmessung im Photometer die Tiefenbestim-

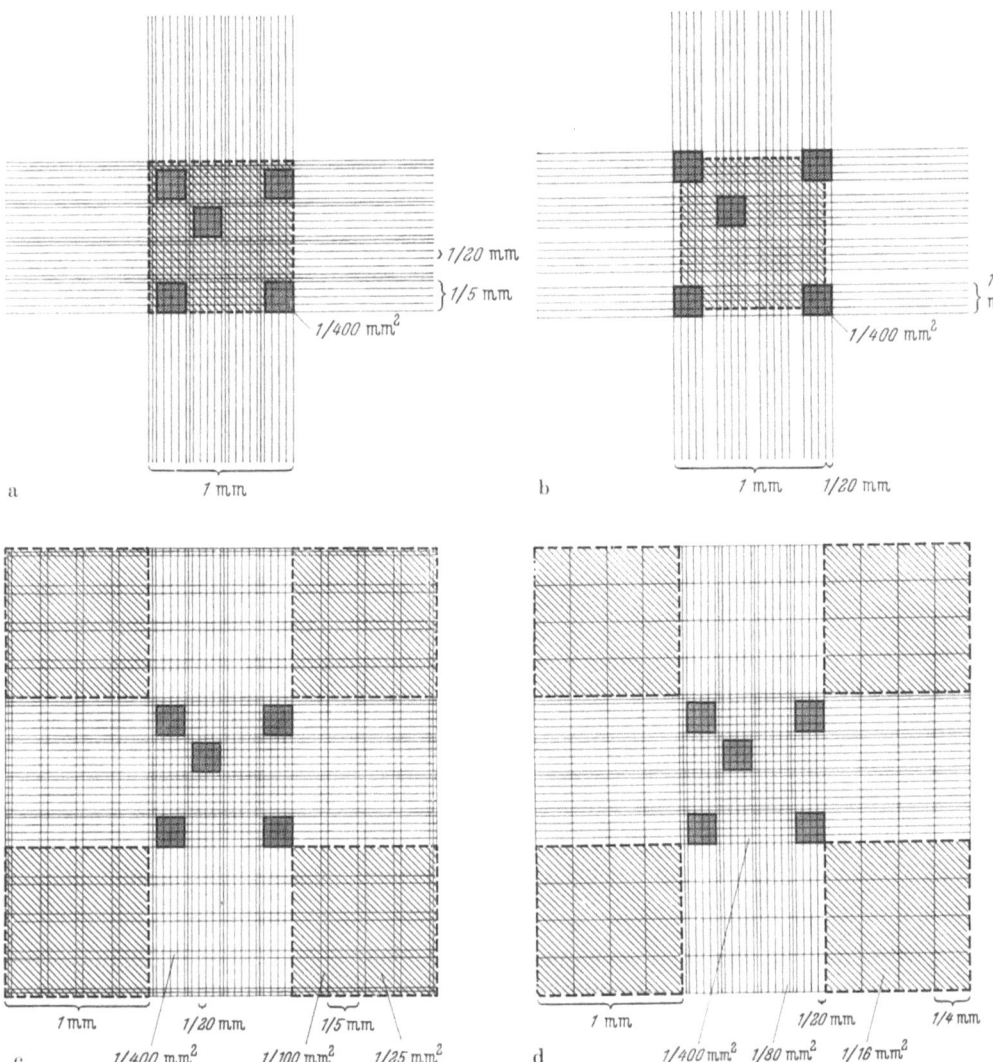

Abb. 4a—h. Die gebräuchlichsten Netzteilungen: a alte Netzteilung nach Thoma; b verbesserte Netzteilung nach Thoma; c Türksche Teilung; d alte Teilung nach Neubauer

mung vorzunehmen. Diese Methode ist für die routinemäßige Kontrolle von Zählkammern sehr geeignet. Höchsten Anforderungen genügt aber die Meßgenauigkeit dieser Methode nicht. Die effektive Kammertiefe muß vielmehr im Interferenzmikroskop (mit Hilfe eines Drehkompensators nach Ehringhaus) gemessen werden. Natürlich muß auch der Brechungsindex der Verdünnungsflüssigkeit jedesmal bestimmt werden. An planen Kammerstellen, deren Tiefe exakt festgestellt worden ist, werden nun mit einem genau bekannten Vergrößerungsmaßstab auf Polaroidpapier Mikrophotos hergestellt. Auf diesen Mikrophotos wird ein unter Berücksichtigung des Vergrößerungsmaßstabes ausgerechneter Kammerbezirk bekannter Größe eingezeichnet und die in diesem Areal liegenden Blutkörperchen (unter Berücksichtigung der bekannten Bürkerschen Regel für die

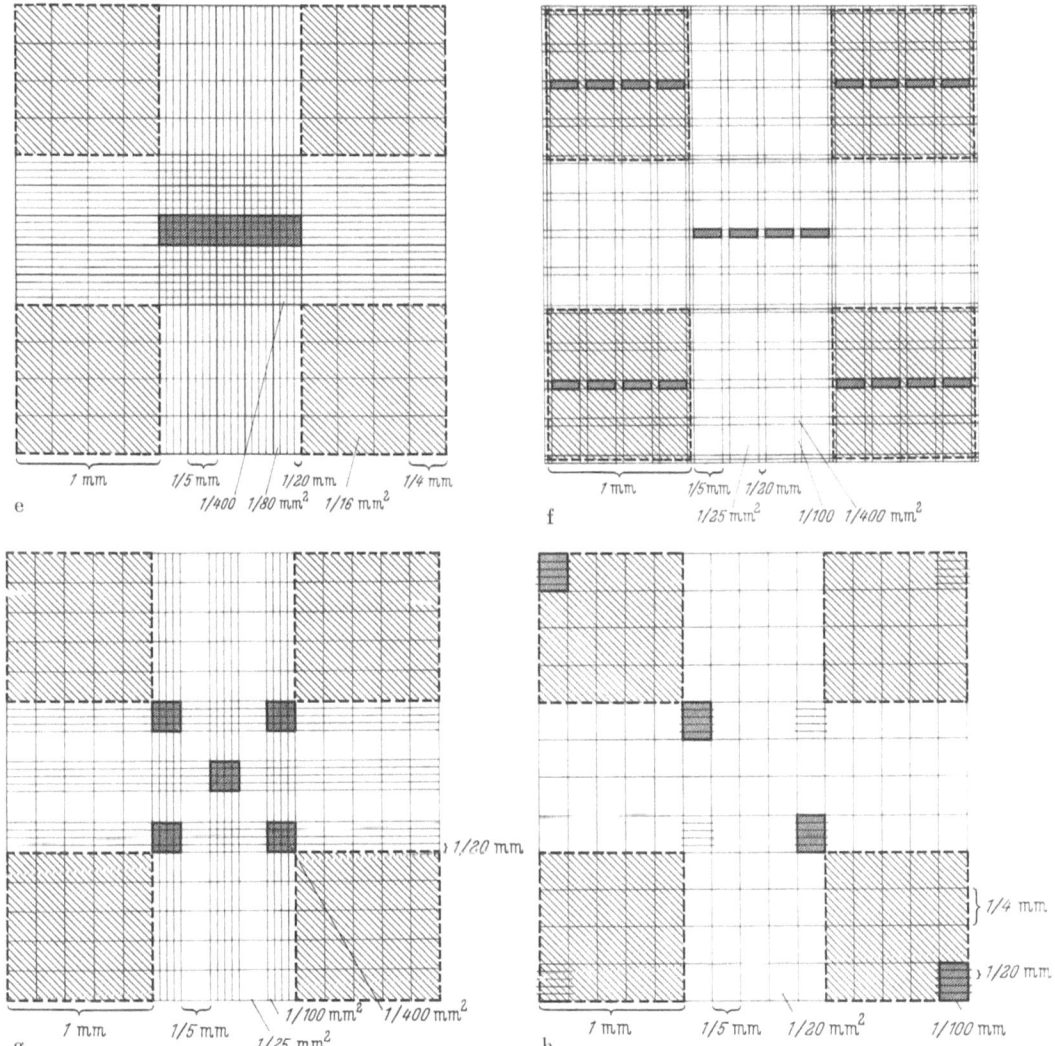

Abb. 4 e—f. e verbesserte Teilung nach NEUBAUER; f Netzteilung nach BÜRKER; g das Schillingsche Kreuznetz; h die Hittmairsche Netzteilung. (Die Zählfläche für die Erythrocyten ist dichter, jene für die Leukocyten dünner schraffiert)

auf der Linie liegenden Zellen) mit Hilfe eines Kontaktstiftes und Zählwerkes ausgezählt. Es müssen auf verschiedenen Bildern mehrere 1000 Zellen gezählt werden, wozu mindestens zehn Kammerfüllungen (aus jeweils neu hergestellten Verdünnungen) verwendet werden sollen. Nur auf diese umständliche Art ist es möglich, eine Kammerzählung so durchzuführen, daß man einen verläßlichen Wert mit bekannter Streuung erzielen kann.

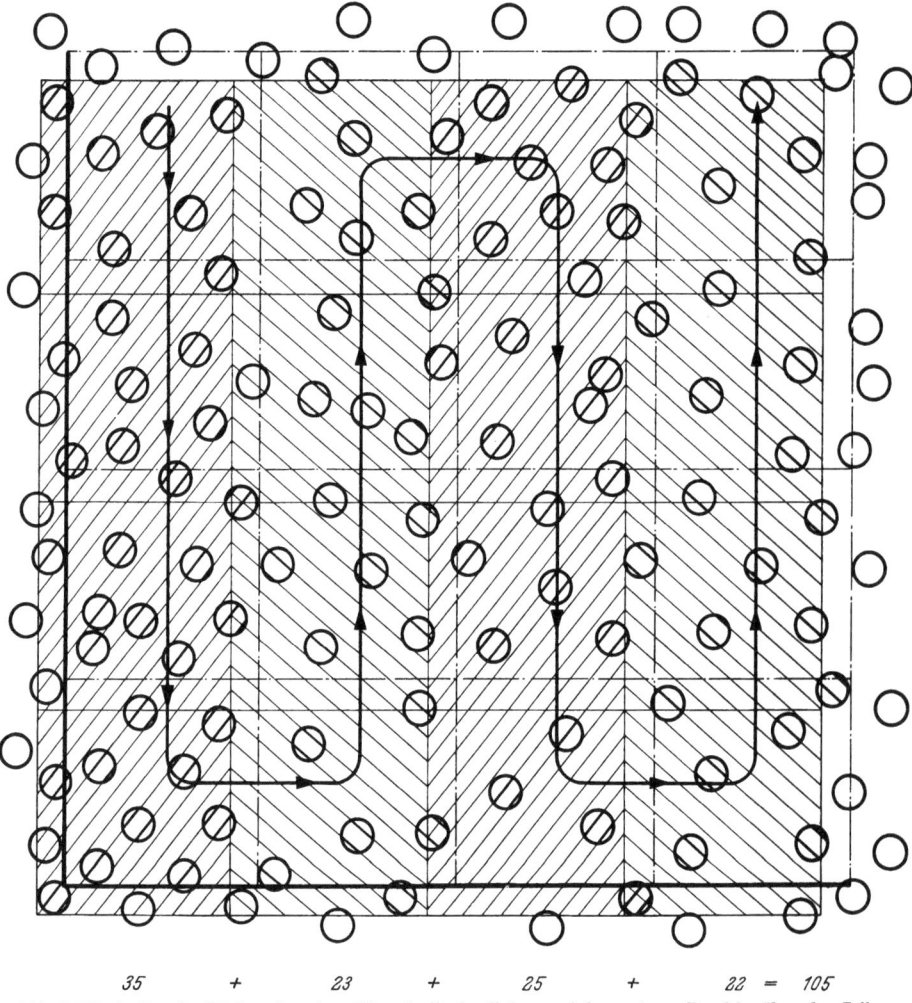

35    +    23    +    25    +    22    =    105

Abb. 5. Illustration der Bürkerschen Auszählregel; die den linken und den unteren Rand berührenden Zellen werden gezählt, die am rechten und oberen Rand liegenden nicht

## Zählapparate

### Diffraktionslicht-Methode von Steinemann, Wilbrandt und Kleine

Die einfachste apparative Methode zur Bestimmung der Erythrocytenzahl ist die Streulichtmethode. Bereits Ende der zwanziger Jahre erkannte man, daß eine einseitige Korrelation zwischen der Erythrocytenzahl und den Ergebnissen von turbidimetrischen Messungen suspendierter Erythrocyten besteht. Untersuchungen über die Lichtstreuung der Erythrocyten-Suspensionen in den dreißiger Jahren ergaben, daß die turbidimetrischen Werte nicht nur von der Erythrocytenzahl, sondern auch vom Erythrocytenvolumen sowie von der Hämoglobinbeladung des einzelnen Erythrocyten abhängen. Um auf diese Weise die Erythrocytenzahl bestimmen zu können, mußten also die beiden letzten Parameter ausgeschaltet werden.

Zu diesem Zwecke konstruierte Wever einen Apparat, der mit einer ring-förmigen Photozelle versehen war. Dieser Apparat, das „Elektro-Haemoskop", kam zu Beginn des vergangenen Jahrzehntes in Gebrauch und fand bald große

Verbreitung. Mit dem Gerät konnte man die Erhöhung oder Erniedrigung der
Erythrocytenzahl sowie deren Ausmaß und den Therapieerfolg verläßlich feststellen und verfolgen. Es stellte sich aber heraus, daß die vom Apparat ange-
zeigten Erythrocytenzahlen besonders bei Anämien, die mit der Verformung von
Erythrocyten einhergehen, fehlerhaft waren.

Eine weitere Verbesserung konnte KLEINE durch die Suspension der Erythrocyten in der Gowers-Lösung erreichen: in der Gowers-Lösung nehmen alle Erythrocyten Kugelgestalt an, so daß der Fehler durch Verformung der Erythrocyten
entfällt. Nach ausgedehnten Untersuchungen konnte KLEINE ferner durch exaktere Festlegung der Abmessung des ringförmigen Photoelementes den durch

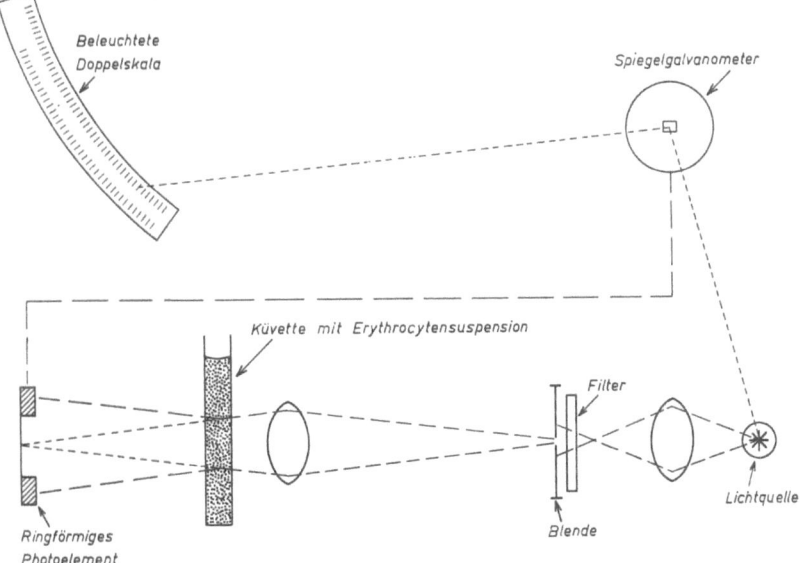

Abb. 6. Schema des Erymat

Anisocytose auftretenden Fehler kompensieren und durch Verwendung monochromatischen Lichtes von entsprechender Wellenlänge gleichzeitig den Einfluß
der Brechungsindex-Unterschiede aufheben. Nach Angaben von KLEINE wurde
nun ein neuer Apparat, der „Erymat", konstruiert, der von Fritz Hellige & Co.,
GmbH, auf den Markt gebracht wird. Seither wurde auch für das in Europa weitverbreitete Präzisionsphotometer „Eppendorf" der Firma Netheler & Hinz ein
nach genau denselben Prizipien arbeitender Aufsatz konstruiert, mittels dessen
auch dieses Photometer für die Bestimmung der Erythrocytenzahl verwendet
werden kann. Die Arbeitsweise dieser Apparate ist sehr einfach. Nach Einschalten
werden die Empfindlichkeit (Justier-Mattscheibe im Apparat) und der Nullpunkt
justiert. Das Blut wird bei der Abnahme 1:2000 mit Gowers-Lösung verdünnt;
die Bestimmung kann sogleich oder nach beliebig langer Zeit durchgeführt werden.
Vor der Messung wird die Suspension umgeschwenkt, in eine Cuvette gefüllt und
die Cuvette in den Apparat geschoben, wonach die Erythrocytenzahl in $10^6/\mu l$
auf einer beleuchteten Skala sofort abgelesen werden kann. Mit diesen Geräten
kann natürlich auch die Hämoglobinbestimmung durchgeführt werden (Abb. 6, 7).

Soll die Eignung eines Apparates zur Bestimmung der Erythrocytenzahl überprüft werden, so kann man wie folgt vorgehen: Der Inhalt einer Blutkonserve
wird durch Zentrifugieren getrennt, dann wird 0; 0,5; 1,0; 1,5 . . . . . 9,5; 10,0 ml

Erythrocytenbrei genommen und der Inhalt der 21 Röhrchen mit dem eigenen Plasma immer auf 10,0 ml ergänzt. Die so hergestellte Verdünnungsreihe wird dann gleichzeitig mit mehreren Blutkörperchenzählapparaten untersucht, das Ergebnis im Diagramm eingetragen, wonach die Regressionsgerade, der Kor-

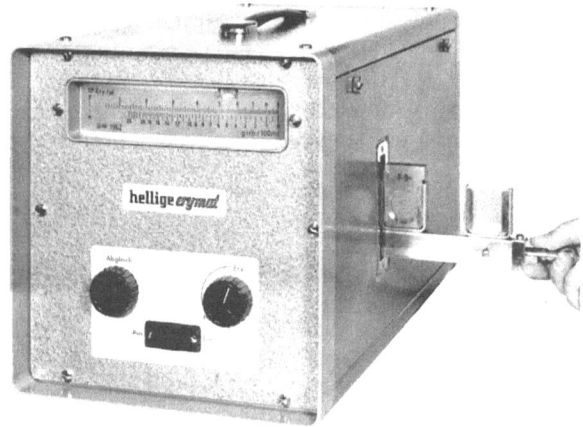

Abb. 7. Erymat

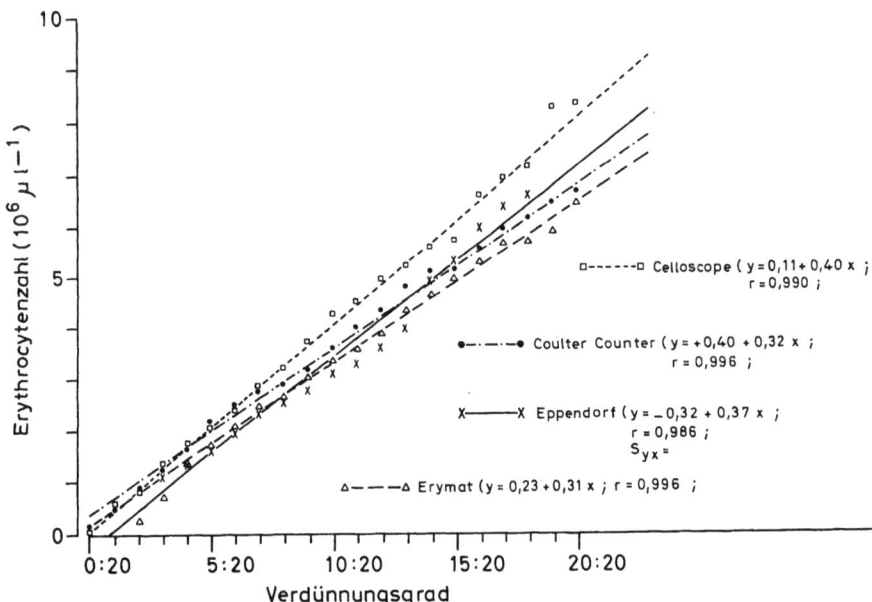

Abb. 8. Vergleichszählungen mit dem Erymat, dem Eppendorf-Photometer, dem Coulter Counter und dem Celloscope

relationskoeffizient, die Streuung und der Variationskoeffizient ausgerechnet werden können. Außerdem sollte man mit den verschiedenen Apparaten bei einer größeren Anzahl von Kranken (bevorzugt hämolytische Diagnosen) Erythrocytenzählungen durchführen. Auf diese Weise sind die in den Abb. 8, 13 und 17 wiedergegebenen Ergebnisse ermittelt worden.

Die nach der Streulichtmethode arbeitenden Apparate haben den großen Vorteil der außerordentlichen einfachen Arbeitsweise. Es muß nur eine Verdünnung hergestellt werden und diese wird in eine Cuvette gefüllt und kann sofort oder zu einem beliebigen Zeitpunkt abgelesen werden. Der ganze Meßvorgang dauert nicht länger als 10—15 sec. Konstruktion und Benützung des Apparates sind dieselben wie eines beliebigen Photometers. Es ist also die jeder technischen Assistentin bekannte Meßtechnik.

Es muß mit Nachdruck darauf hingewiesen werden, daß entgegen den Angaben einzelner Hersteller mit den üblichen Photometern und Nephelometern die Erythrocytenzahl *nicht* bestimmt werden kann.

### Scanning-Methode nach LANGERCRANZ

Die von LANGERCRANZ eingeführte Methode ähnelt eigentlich der visuellen Blutkörperchenzählung am meisten mit dem Unterschied, daß hier der zählende Mensch durch einen kleinen Motor, der die Zählkammer antreibt und durch einen Photomuliplier, der die Zellen zählt, ersetzt worden ist. Der schematische Aufbau dieses Apparates geht aus Abb. 9, 10 hervor. Dieser Apparat führt eine normale

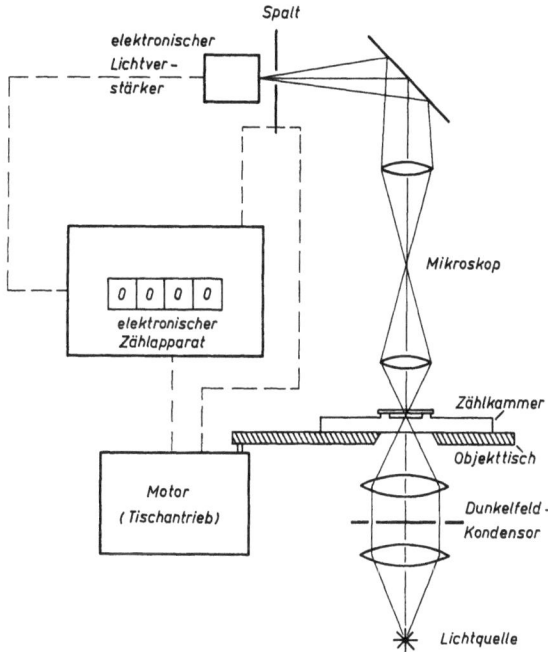

Abb. 9. Schema des Zählautomaten von Casella

Kammerzählung vollautomatisch durch. Das Blut wird 1:1000 verdünnt (übliche Verdünnungslösungen verwendbar) und in eine Zählkammer (ohne Netzteilung) gefüllt und die im Apparat auf den Objekttisch gestellt. Diesen Objekttisch bewegt ein kleiner Elektromotor so, daß die Zählfläche (12,0 × 4,0 mm) mit einem Dunkelfeldmikroskop zeilenweise durchmustert wird. Im Dunkelfeldmikroskop erscheinen die Blutkörperchen als Lichtpunkte, welche durch einen elektronischen Lichtverstärker entsprechend verstärkt und von einem elektronischen Zählgerät einzeln gezählt und registriert werden. Der vor dem elektronischen Lichtverstärker angeordnete Spalt wird während des Zählvorgangs automatisch entsprechend verändert, wodurch der Fehler, der durch die „am Rande" liegenden Blutzellen entstehen würde, kompensiert wird. Der Zählvorgang dauert nahezu 1 min. Ein nach diesen Prinzipien gebauter Apparat wird von der Firma Casella

Ltd., Haxby Road, York, England, auf den Markt gebracht. Von demselben Werk werden auch noch größere Modelle angeboten, mit denen auch Price-Jones-Kurven aufgenommen werden können.

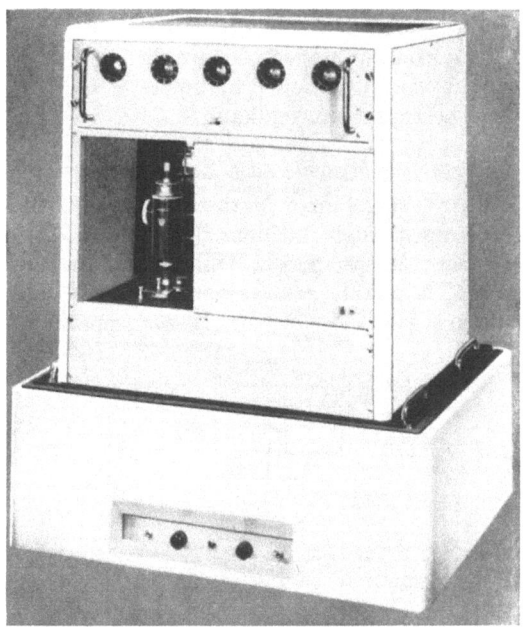

Abb. 10. Der Zählautomat der Fa. Casella

### Capillarmethode nach Moldavan

Bei den nach diesem System konstruierten Apparaten fließt die Zellsuspension durch eine Durchflußcuvette (Abb. 11), die seitlich über einen Dunkelfeldkonden-

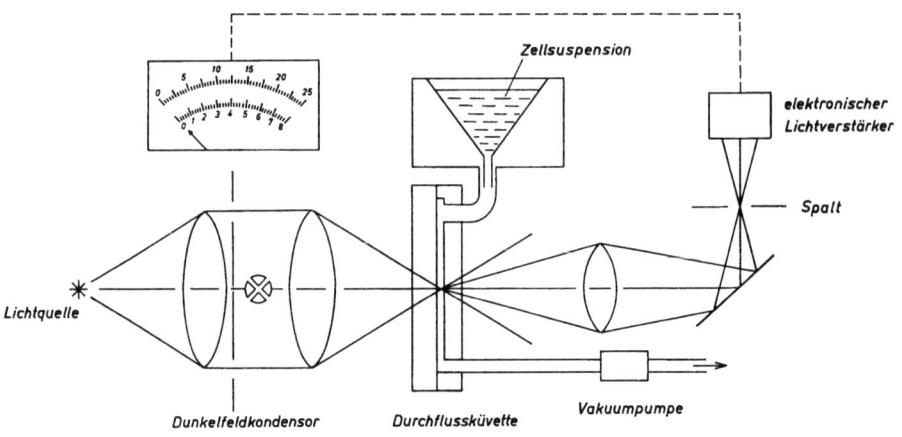

Abb. 11. Schema des Sanborn-Counter

sor beleuchtet wird. Im Focus des Dunkelfeldkondensors, wo die Durchfluß-cuvette zu einer optischen Kammer ausgebaut ist, leuchtet jedes Blutkörperchen kurz auf (wie im Dunkelfeldmikroskop). Die so entstehenden Lichtimpulse werden im Photomultiplier in Stromimpulse umgewandelt. Bei entsprechender Verdün-

nung und Kammerabmessung werden Einzelimpulse entstehen und der Prozentsatz der Zeit, in welchem Lichtimpulse abgegeben werden, ist der Zellkonzen-
tration proportional — unabhängig von der Durchflußgeschwindigkeit. Die Zahl

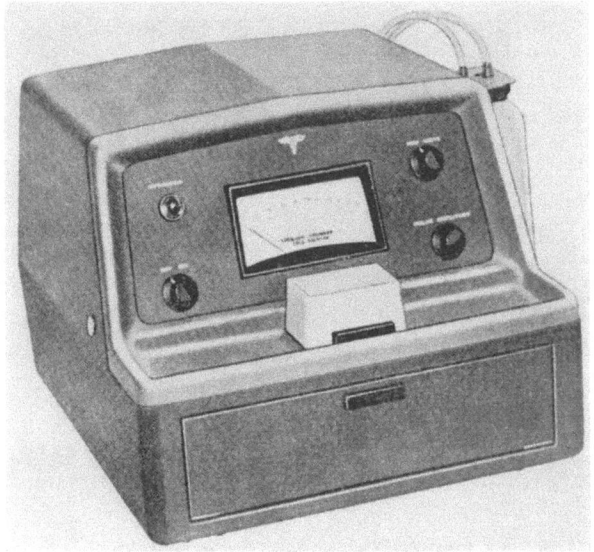

Abb. 12. Zählautomat der Fa. Sanborn

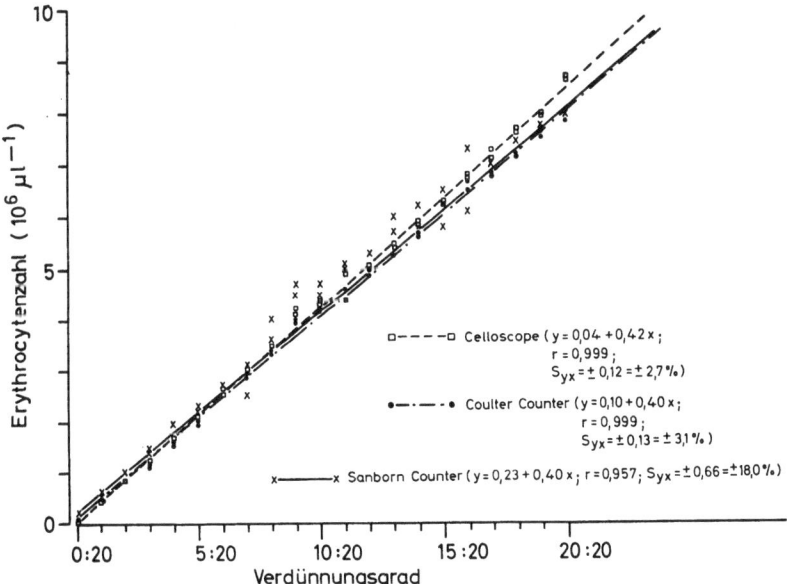

Abb. 13. Vergleichszählungen mit dem Sanborn-Counter, Coulter-Counter und Celloscope

der Blutkörperchen pro Mikroliter Vollblut wird auf einer Skala direkt angezeigt.
Durch entsprechende Einteilung der Skala und entsprechende Konstruktion des
elektronischen Teiles kann der systematische Zählfehler und der Fehler durch
unterschiedliche Zellgröße weitgehend ausgeschaltet werden. Die Empfindlichkeit
des Apparates wird eingestellt, indem durch Drehung einer kleinen Scheibe, die

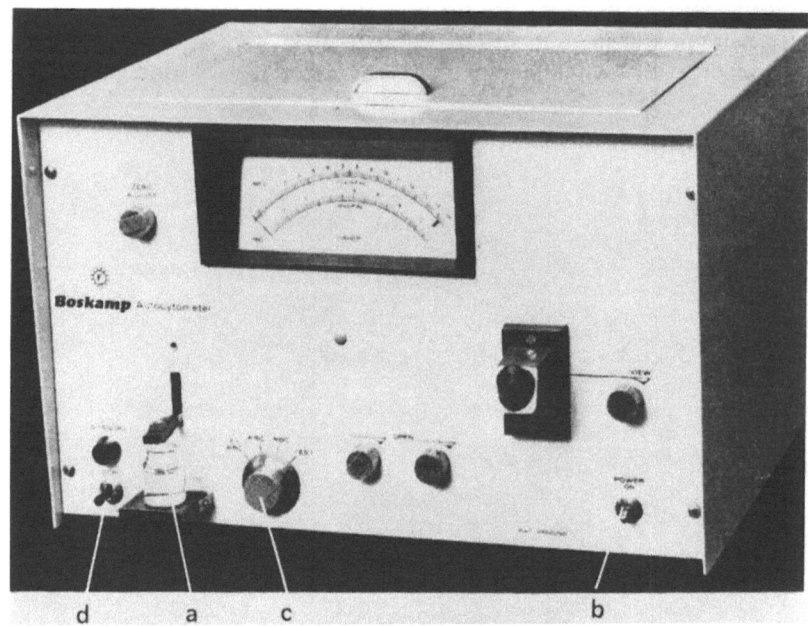

Abb. 14. „Autocytometer" der Fa. Fisher

sich im Dunkelfeldkondensor befindet und kleine Schlitze enthält, definierte Lichtimpulse entstehen, die den Lichtimpulsen bei der Blutkörperchenzählung entsprechen. Nach diesem System funktionieren der Sanborn-Counter (Hersteller: Picker & Harting, 19, South Broadway, White Plains, New York, USA) und das Autocytometer [Hersteller: Fisher Scientific, Pittsburgh (19) 711, Forbes Ave., USA] sowie ein Auto-Analyzersystem.

Der Sanborn-Counter (Abb. 12) ist ein robuster, ausgesprochen für die Routine zugeschnittener Apparat. Er hat einen großen Plastiktrichter, in den man die verdünnten Blutproben einfach hineinschüttet (Verdünnung für die Erythrocytenzählung 1:30000, für die Leukocytenzählung 1:100). Danach muß man nur einen Hebel herunterdrücken und nach etwa 20 sec kann man das Ergebnis auf der Skala ablesen. Die Justierung des Gerätes wird vom Werk bei Lieferung eingestellt und muß angeblich nicht mehr verstellt werden. Ein großer Vorteil des Apparates ist es, daß man die Kammer mit einem einzigen Griff herausnehmen und säubern kann. Ebenfalls vorteilhaft ist die Kontrollampe, die auf Verunreinigungen aufmerksam macht.

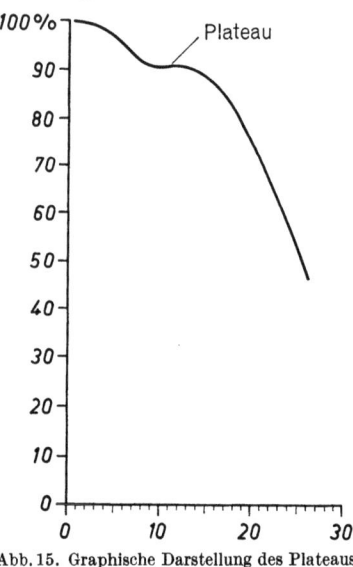

Abb. 15. Graphische Darstellung des Plateaus, bei welchem gezählt werden soll

Das Autocytometer (Abb. 14) arbeitet nach dem gleichen Prizip, weicht aber in der Ausführung in vielen Einzelheiten ab. Die Ableseskala ist etwas länger (aber auch hier fehlt eine Spiegelunterlage). Die Einstellung und Sauberkeit der

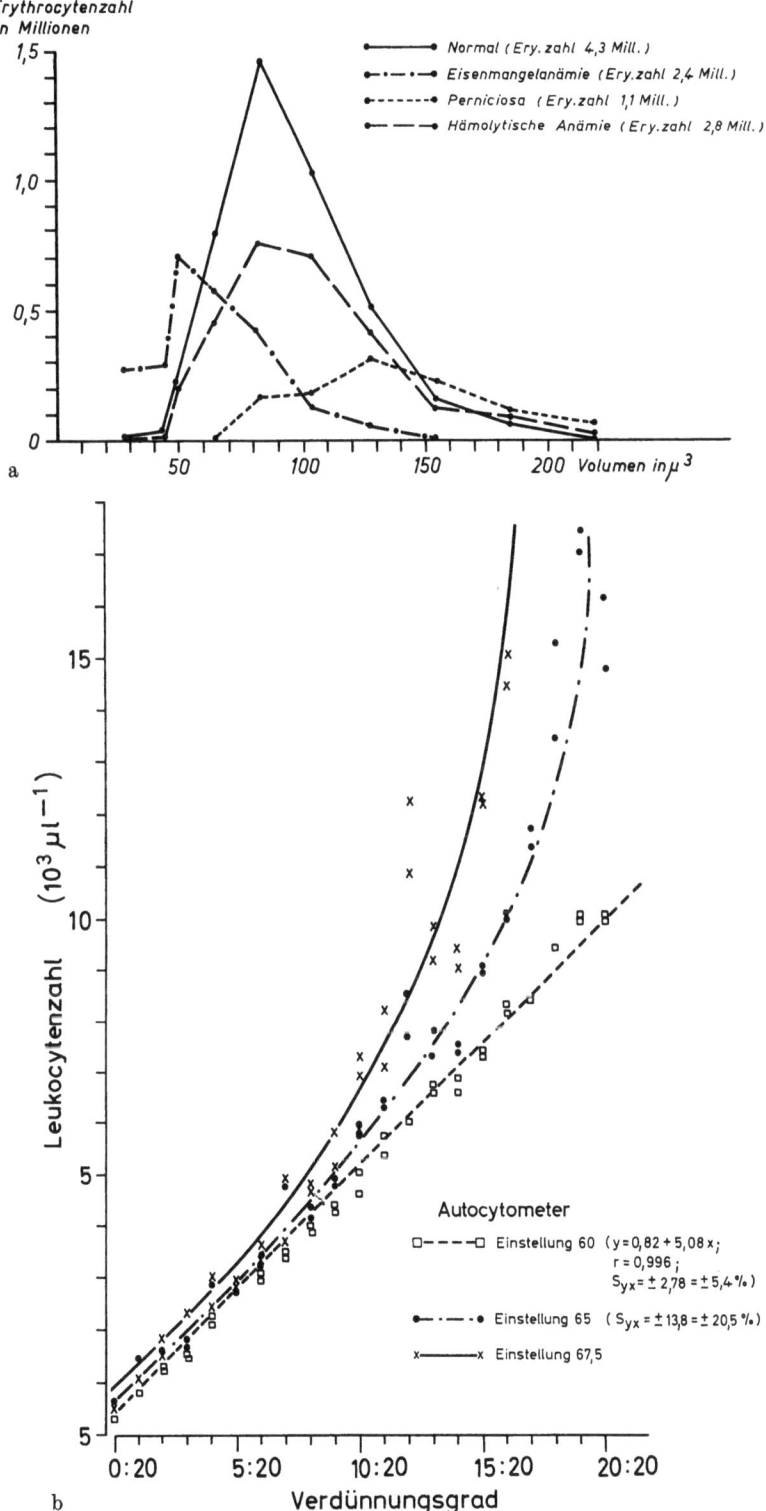

Abb. 16. a Volumenverteilungskurven. b Einfluß einer falschen Diskriminator-Einstellung auf das Zählergebnis

Dunkelfeldsystems kann, wie in einem normalen Mikroskop, visuell überprüft
werden. Ferner kann und soll mit einem Treshold die Justierung des Apparates
dauernd überprüft werden. Mit Hilfe dieses Treshold (Discriminator; eine Einrichtung, die auch sämtliche weiter unten zu besprechenden Apparate aufweisen)
kann man Impulse unter einer einzustellenden Größe aus dem Zählvorgang aus-
schalten. Wird der Zählvorgang bei verschiedenen Einstellungen wiederholt, dann
werden erst Blutplättchen und Verunreinigungen mitgezählt. Dann bekommt man
bei mehreren Einstellungen nahezu denselben Wert, auf dieses „Plateau" soll

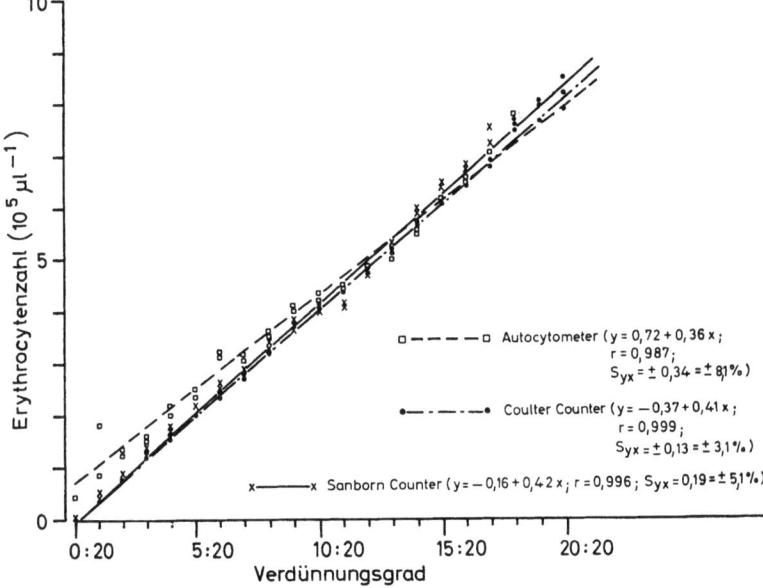

Abb. 17. Vergleichsuntersuchungen mit dem Autocytometer, Coulter Counter und Sanborn Counter

man dann beim eigentlichen Zählen immer einstellen (Abb. 15), hier werden
sämtliche Blutkörperchen gezählt. Dann erhält man immer kleinere und kleinere
Werte bei Einstellungen, bei denen nur die mittelgroßen und größeren Partikelchen
gezählt werden. Auf diese Art kann man eine Volumenverteilungskurve aufstellen (Abb. 16a), wie dies von Ruhenstroth-Bauer u. Mitarb. untersucht
worden ist (1966). Die richtige Einstellung des Treshold ist von größter Wichtigkeit, wie dies auf Abb. 16b illustriert ist. Es wird nochmals betont, daß die Ausführungen über die Tresholdeinstellung für das Autocytometer und für alle im
folgenden besprochenen Zählautomaten gilt.

Beim Autocytometer arbeitet man mit Verdünnungen 1:251 (Leukocytenzählung) 1:63000 (Erythrocytenzählung), was wir als Vorteil hervorheben möchten, da dies in den Laboratorien sowieso vielfach verwendeter Verdünnungsgrad
ist (Hämoglobinbestimmung) und da die erste und zweite Verdünnung mit den
gleichen Pipetten durchgeführt werden kann. Einen weiteren Vorteil des Auto-
cytometers sehen wir darin, daß sich durch seine Konstruktionsmerkmale ein
weiterer Ausbau zu einem vollautomatischen Gerät nahezu anbietet. Aus dem
Gerät hängt ein Plastikschläuchchen, das mit dem Hauptbedienungshebel in Verbindung steht. Es ließe sich leicht einrichten, daß die verdünnten Blutproben aus
einem entsprechend gestalteten Fraktionssammler vollautomatisch entnommen
werden. Man müßte dann nur noch einen Schreiber zum Registrieren der Ergebnisse anschließen.

Auf dem gleichen Prinzip ist es möglich, einen wesentlich einfacheren Zähl-automaten zu konstruieren. Jeder Arzt hat ein Mikroskop, oft ist sogar ein Dunkel-feldkondensor vorhanden. Wenn man in das Mikroskop anstelle der Zählkammer eine entsprechend durchkonstruierte Durchflußcuvette bringt und anstelle des Oculars einen Photomultiplier, so erhält man (bei richtig gewählter Verdünnung) elektrische Impulse, die in einem Zählwerk registriert werden können. Man braucht das Zählwerk nur mit einem verstellbaren Zeitschalter auszurüsten und das System mit einer Standardsuspension, deren Zellzahl bekannt ist, zu justieren. Diese sehr einfache wartungsfreie und äußerst preiswerte Einrichtung ermöglicht es jedem praktischen Arzt die Zellzahl exakt zu bestimmen.

### *Einspritzmethode von* CROSLAND-TAYLOR

Das von GROSLAND-TAYLOR 1953 entwickelte große Blutkörperchenzählgerät (Abb. 18, 19) wird von der Firma Evans Electroselenium Ltd. (St. Andrew's sorks, Halstead, Essex, England) hergestellt. Bei dem EEl-Gerät werden die Blut-

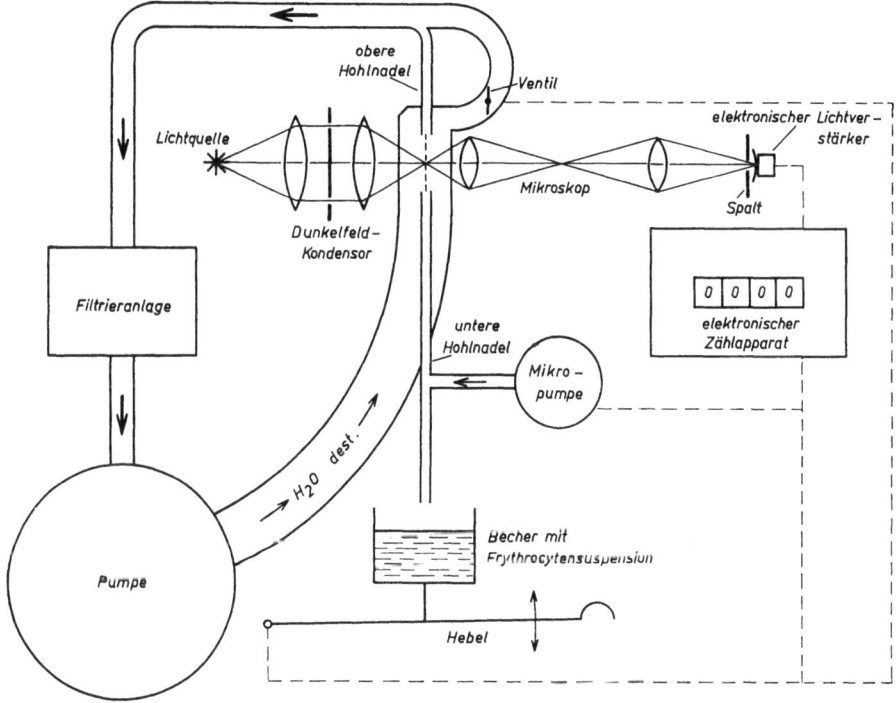

Abb. 18. Schema des EEL-Zählautomaten

körperchen in einem feinen Capillarstrahl durch das Dunkelfeldmikroskop geführt und gezählt. Eine Pumpe unterhält in diesem Apparat einen Wasserkreislauf, welcher durch den Zählraum strömt. Die Zu- und Abflußröhrchen des Zähl-raumes sind so bemessen, daß ein Sog (wie bei einer Wasserstrahlpumpe) entsteht. Bei geschlossenem Ventil hält dieser Sog die Flüssigkeitssäule in der unteren Hohl-nadel gerade im Gleichgewicht; wird aber das Ventil geöffnet, so strömt auch der Inhalt der Hohlnadel in den Zählraum und fließt durch diesen ab. Das Blut wird für die Erythrocytenzählung 1:200 (formol-citrathaltige Kochsalzlösung), für die Leukocytenzählung 1:10 (Cetavlon-Lösung) verdünnt und in einem Glasbecher mit einem Hebel hochgehoben, so daß die untere Hohlnadel in die Blutkörperchensuspension taucht. Zur gleichen Zeit wird automatisch das Ventil geöffnet und dadurch wird die untere Hohlnadel mit der Blutkörperchensuspension durchspült, außerdem wird gleichzeitig das Zählwerk auf 0 gestellt. Wenn der Hebel dann wieder heruntergelassen wird, wird auch das Ventil wieder geschlossen (die Blutkörperchensuspension steht nun in der unteren Hohlnadel) und anschließend die Mikropumpe in Gang gesetzt. Diese Mikropumpe bewirkt, daß ein genau einstellbares Volumen der Blutkörperchensuspension aus der Hohlnadel in den Zähl-

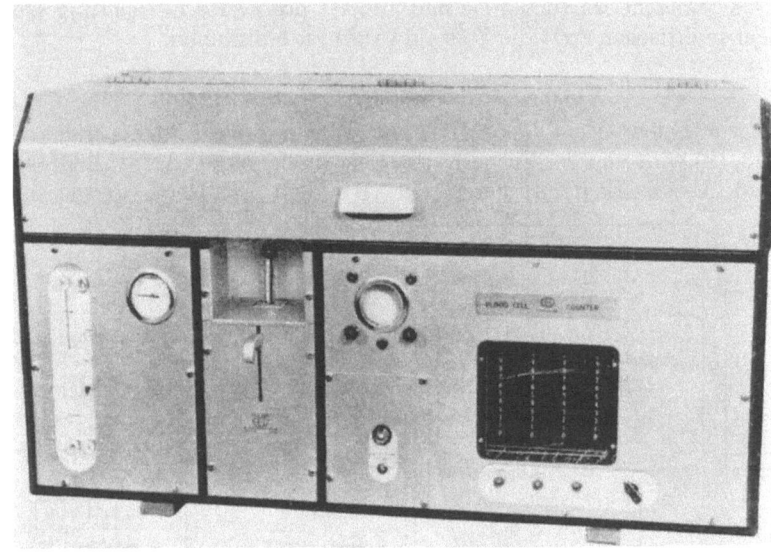

Abb. 19. EEL-Blutkörperchenzählautomat

raum eintritt und im Zählraum durch das strömende Wasser in Form eines feinen Strahles in die obere Hohlnadel geführt wird. Dieser feine Strahl kreuzt im Zählraum die optische Achse eines Dunkelfeldmikroskopes, die Blutkörperchen leuchten auf und diese Lichtimpulse werden vom elektronischen Lichtverstärker aufgenommen und in Form eines verstärkten Stromimpulses dem inzwischen automatisch eingeschalteten elektronischen Zählgerät zugeleitet, welches diese Impulse zählt und registriert. Durch einfaches Heben und Senken des Hebels wird der ganze komplizierte Mechanismus also programmgemäß geschaltet und gesteuert; das Zählergebnis kann in 10 sec am Apparat abgelesen werden. Dieser Apparat (und auch die weiter unten besprochenen) hat auch ein Oscilloscope, auf dem man die einzelnen Impulse während des Zählvorganges sehen und überprüfen kann.

### Elektrische Widerstandsmethode von COULTER

Während die bisher besprochenen Apparate alle optische Geräte waren, ist das von COULTER 1956 beschriebene System ein ganz anderes: es wird hier der Umstand ausgenutzt, daß die Blutkörperchen ein schlechter elektrischer Leiter sind.

Für die Erythrocytenzählung wird das Blut 1:50000 verdünnt, in einen Becher gefüllt und in den Apparat gestellt (Abb. 20). Der Hahn wird kurz geöffnet und das angeschlossene Vakuum hebt das Quecksilber in den rechten Schenkel des U-Röhrchens. Wenn der Hahn wieder geschlossen wird, saugt die langsam sinkende Quecksilbersäule die Erythrocytensuspension durch die Capillare (die

Capillare hat einen Durchmesser von 50 μm und ist in ein Saphirplättchen gebohrt). Das Zählwerk schaltet sich ein, wenn das Quecksilber den Kontakt $K_2$
erreicht und schaltet wieder ab, wenn das Quecksilber den Kontakt $K_3$ erreicht;
damit ist das Zählvolumen auf sehr einfache Weise definiert. Die Blutkörperchen
sind in einer Elektrolytlösung suspendiert, die als guter elektrischer Leiter einen
Kontakt zwischen den beiden Elektroden herstellt. Sowie ein Blutkörperchen
in die Capillare gelangt, tritt eine dem Volumen des Blukörperchens proportionelle
elektrische Widerstandsänderung auf. Diese Widerstandsänderungen werden vom
elektronischen Zählwerk gezählt und registriert. Bei der Entnahme wird erst eine
Verdünnung 1:200 hergestellt, gleich danach oder beliebig später wird aus dieser

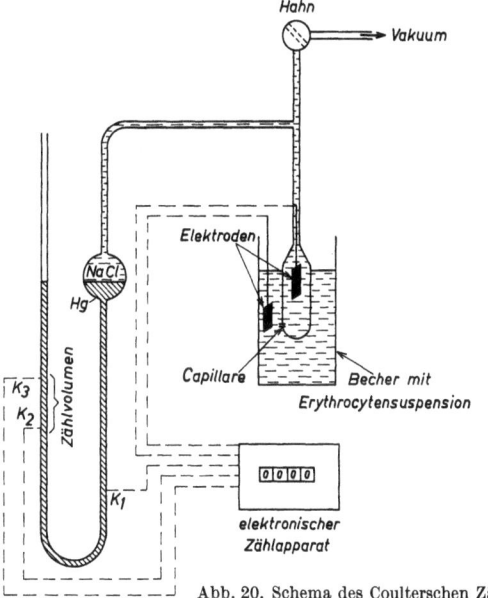

Abb. 20. Schema des Coulterschen Zählautomaten

ersten Verdünnung mittels einer Mikropipette eine kleine Probe entnommen und
1:250 weiterverdünnt. So entsteht die Verdünnung 1:50000 für die Erythrocytenzählung. Der Rest der ersten Verdünnung wird mit etwas Saponin versetzt und
zu einer Endverdünnung von 1:500 weiter verdünnt; damit wird die Leukocytenzählung durchgeführt. Die Zählung im Apparat dauert 24 sec. Auf der Seite des
Apparates ist ein kleines Mikroskop angebracht, durch welches während der
Zählung die Capillare beobachtet werden kann, so daß eine Behinderung des
freien Durchflusses durch Fremdpartikelchen oder Luftbläschen sofort erkannt
und durch Abstreifen mit dem Finger entfernt werden kann. Auf einem Sichtgerät
(Oscillograph, auf der Frontseite des Apparates) werden die Impulse als senk-
rechte Ausschläge dargestellt. Das Oscillogramm veranschaulicht die ungefähre
Größe der Teilchen und dient außerdem ebenfalls zur Funktionsprüfung des gesamten Gerätes.

Der „Coulter Counter" dürfte der zur Zeit am weitesten verbreitete Blut-
körperchenzählautomat sein. Von der Firma wird neben dem kleinen Modell D,
welches sich besonders in Europa durchgesetzt hat, das größere Modell A (hauptsächlich in Amerika verbreitet) angeboten und das ganz große Modell B, mit dem
vollautomatische Volumenverteilungskurven registriert werden können. Neuestens
wird eine interessante Weiterentwicklung angeboten: das volltransistorisierte
Modell F (Abb. 21 a—d).

Nach genau dem gleichen Prinzip arbeitet auch das schwedische Gerät „Cello-scope" (Ljungberg, Stockholm NO, Gyllenstiernsgatan 18). Es ist etwas einfacher, es fehlt das Mikroskop, durch welches man die Capillare beobachten kann, und

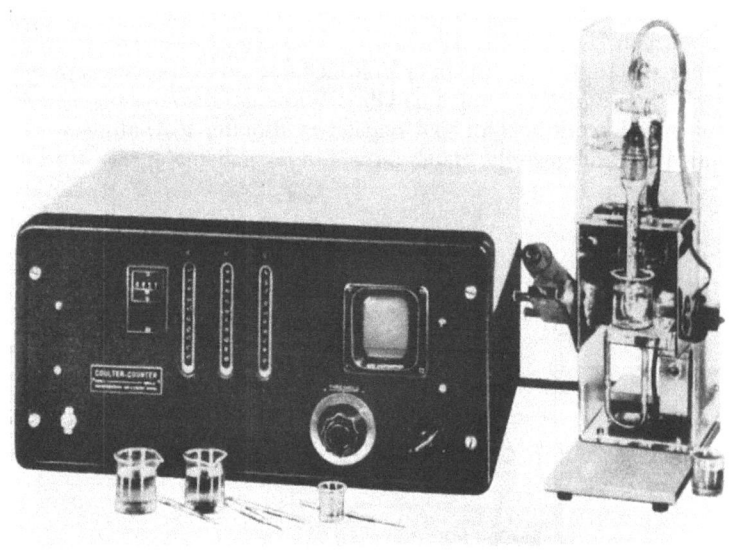

a

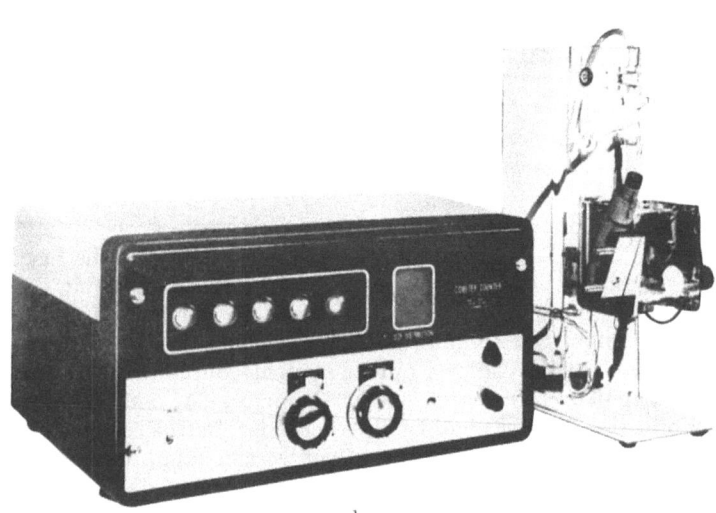

b

Abb. 21. a Coulter Counter Modell A.  b Coulter Counter Modell B Zählgerät

auch die Capillare ist einfacher ausgebildet und besteht aus Glas (Abb. 22). Ergebnisse mit diesem Apparat sind auf Abb. 8 und 13 wiedergegeben. Neuer-dings hat auch diese Firma ein großes Modell (Celloscope 202) herausgebracht.

Eine Zeitlang wurde auch in Holland ein ähnliches Gerät hergestellt (Marius-Cyt-0-Counter). Ein weiteres wird in Dresden hergestellt (Teilchen-Zählgerät TuR ZG 1), noch andere in Ungarn (Abb. 23a und b) und in Italien (Abb. 24).

Es wurde schon wiederholt auf den Koinzidenzfehler hingewiesen, der bei allen
Zählautomaten auftritt. Dieser Fehler ist dadurch bedingt, daß trotz hochgradiger
Verdünnung und kleiner Abmessung der Capillaren zuweilen zwei oder drei Blut-

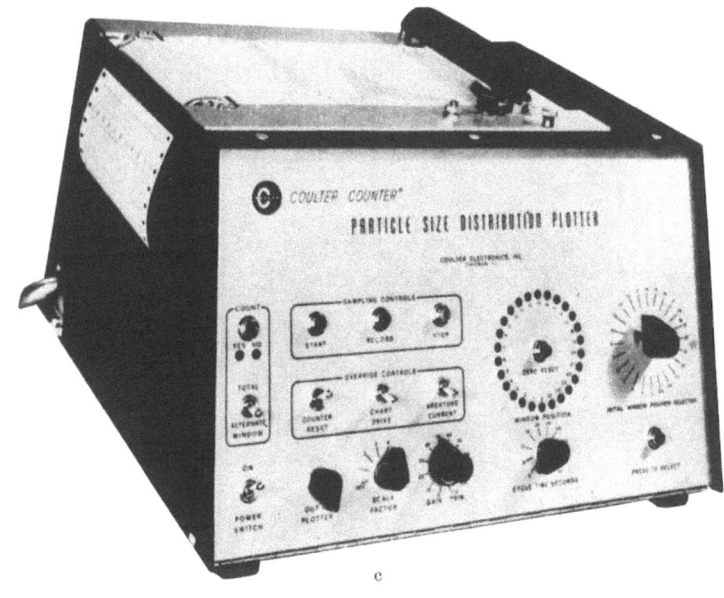

c

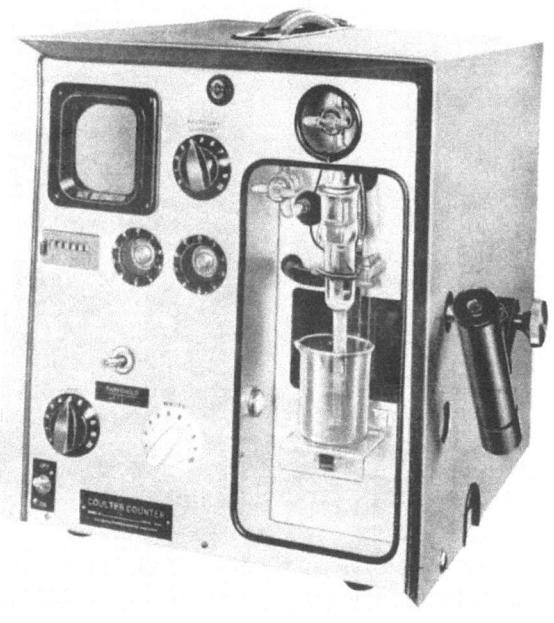

d

Abb. 21. c Registrieranteil zum Coulter Counter Model B. d Coulter Counter Model D

körperchen gleichzeitig oder so nahe hintereinander durch die Capillare treten,
daß nur ein Zählimpuls erfolgt. Die Wahrscheinlichkeit dieses Ereignisses kann
berechnet werden, wenn die Maße der Capillare bekannt sind. Der Quotient

Istwert/Sollwert ergibt sich an Hand der Binominalverteilung aus folgender Formel:

$$\frac{1-P_o}{1-P_0+(P_2+P_3+\ldots+(n-1)\,P_n)}$$

$$P_0=e^{-m} \quad \text{also} \quad 1n\,\frac{1}{po}=m \quad \text{und} \quad P_n=\frac{m^n}{n!}e^{-m}$$

$m=$ durchschnittliche Erythrocytenzahl im dreifachen Capillarvolumen.

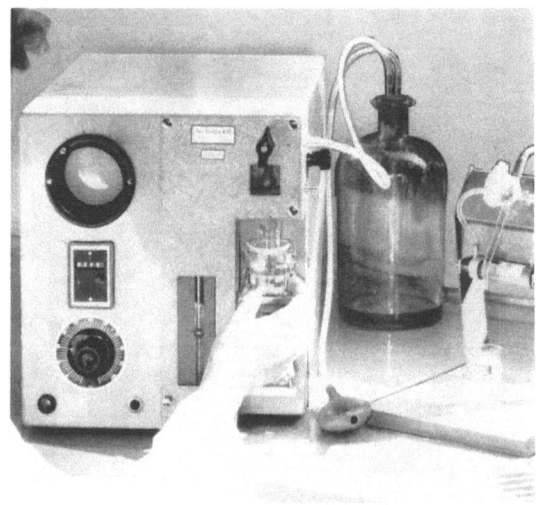

Abb. 22. Der Zählautomat ,,Celloscope‘‘

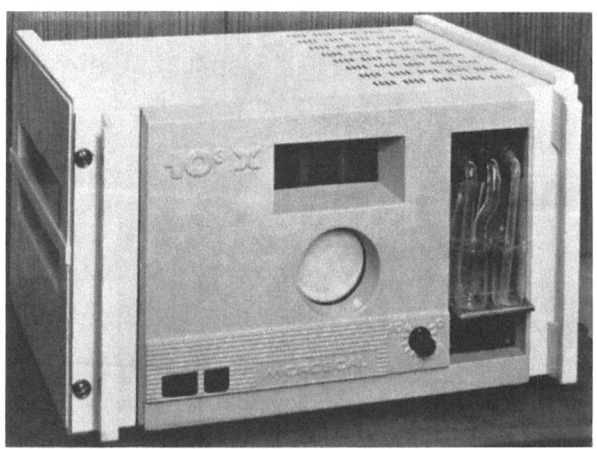

Abb. 23a. Der Microsal-Zählautomat

Dieser Fehler ist bei einzelnen Geräten durch entsprechende Gestaltung der Ableseskala eliminiert. Bei anderen Geräten wird vom Hersteller eine Koinzidenztabelle geliefert, nah der eine Korrektur vorgenommen werden kann.

### *Elektronisch untersuchendes Mikroskop*

Es werden in Forschungsinstituten seit einigen Jahren Versuche mit dem ,,Flying spot‘‘-Mikroskop durchgeführt. Bei diesem System wird das mikro-

skopische Bild elektronisch abgetastet, wodurch Form und Größe der Zellen und
Zellkerne erfaßt und analysiert werden können. Durch geeignete Programmierung
können mit diesen sehr aufwendigen, aber auch außerordentlich vielseitigen Ein-
richtungen zahlreiche cytologische Fragen bearbeitet werden.

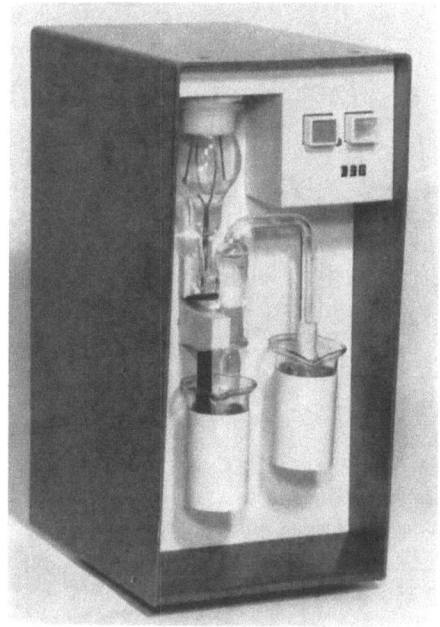

Abb. 23 b. Der Picoscal-Zählautomat

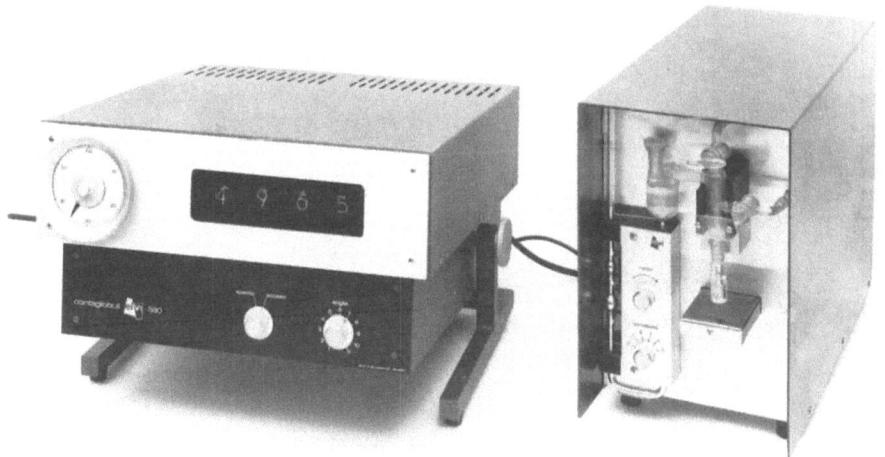

Abb. 24. Der „Elvi" Zählautomat

Bei der regelmäßig gestellten Frage über „Normalwerte" wird meist nicht bedacht, daß die hämatologischen Normalwerte bzw. zumindest die Werte für die
Erythrocytenzahl, Hämoglobingehalt und das Zellpackungsvolumen (Hämatokrit) von Ort zu Ort je nach der Höhenlage verschieden sind. Die in diesem
Kapitel genannten Normalwerte gelten nur für das Tiefland. Über die Normal-

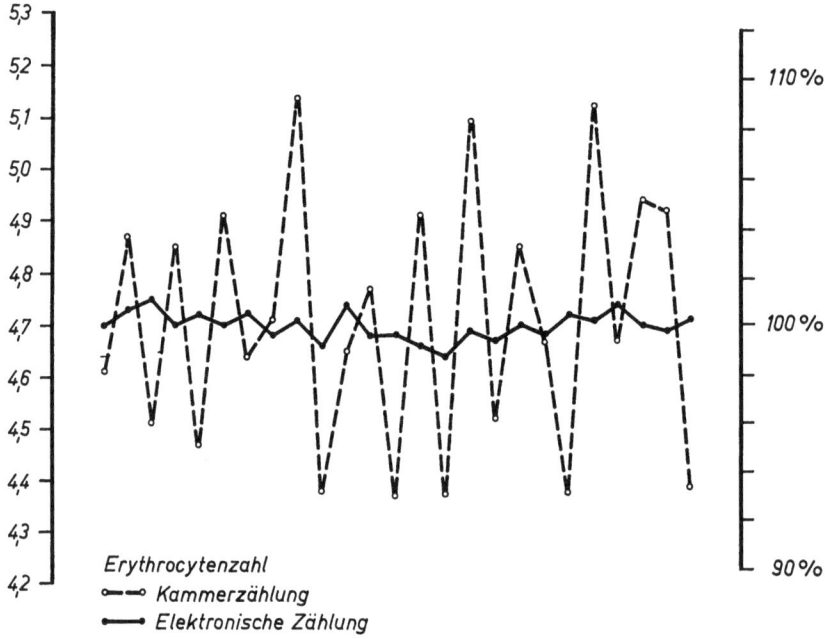

Abb. 25. Vergleichszählungen mit der Zählkammer und dem Celloscope

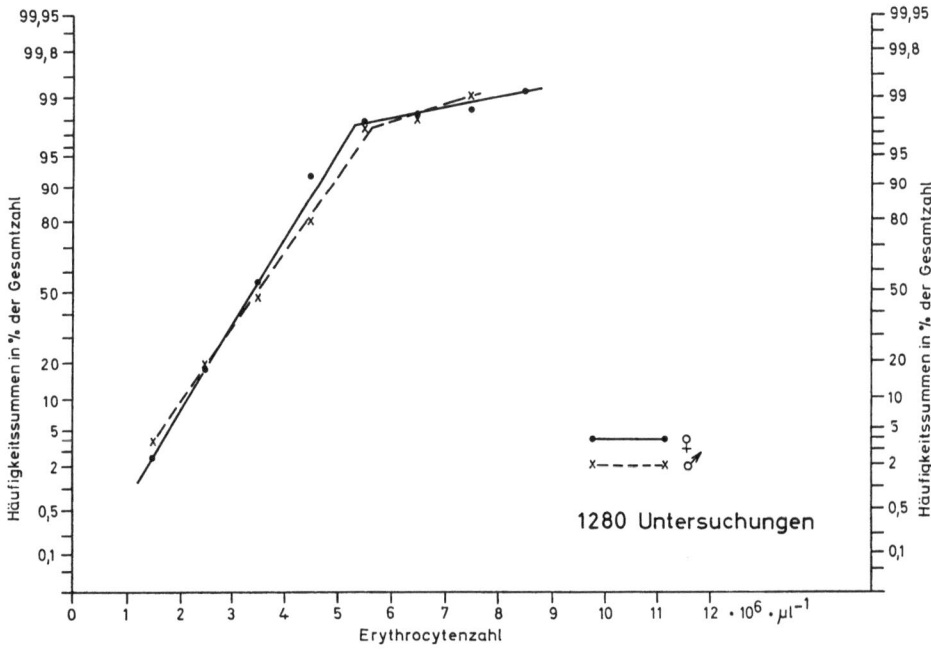

Abb. 26. Die Verteilung der Erythrocytenzahlen bei kranken Menschen

werte bei der Erythrocytenzählung sind kürzlich von Greendyke u. Mitarb.
(1962) ausführliche Untersuchungen vorgenommen worden. Sie fanden bei 950
gesunden amerikanischen Soldaten einen Mittelwert von $5{,}2 \cdot 10^6 \cdot \mu l^{-1}$ mit einem
Bereich ($\pm 2\,s$) von 4,4—6,0 Mio. pro Mikroliter. Kavakita (1965) fand bei 575

japanischen Soldaten 4,99 (4,01—6,00) Mio., also eine sehr gut vergleichbare Zahl. BOROVICZÉNY und CORDES untersuchten die Verteilung der Erythrocytenzahlen bei 1280 *kranken* Menschen und fanden bei den Männern 3,5 (1,3—5,6) Mio., bei Frauen 3,4 (1,5—5,3) Mio. pro Mikroliter (s. Abb. 26). Die Verteilung beim Kranken ist von Interesse einerseits, da interessanterweise die in einem Krankenhaus festgestellten Mittelwerte (wenn diese aus genügend viel Einzeluntersuchungen gebildet sind) sehr konstant sind und als Langzeit-Präzisionskontrolle verwendet werden können, andererseits an den so gewonnenen Extremwerten feststellen kann, wie niedrige bzw. wie hohe Werte vorkommen, wie weit also die Skala eines Instrumentes oder eines Nomogramms reichen soll. Die Blutkörperchenzählung ist unter DIN 58932 genormt.

## Hämoglobinbestimmung

### Allgemeines

Definition: Das Hämoglobin ist ein Chromoproteid. An Hand der bekannten chemischen Struktur der $\alpha$- und $\beta$-Ketten des Globins sowie des Häms kann das Molekulargewicht des wasserfreien Hämoglobins mit 64458 angenommen werden (BRAUNITZER, 1961). Da ein Hämoglobinmolekül vier Eisenatome enthält, beträgt der Eisengehalt des wasserfreien Hämoglobins 0,3466%. Wie viele andere Proteine hat auch das Hämoglobin einen spiralförmigen Aufbau; es ist eine $\alpha$-Helix. Beim Hämoglobin ist diese Spirale vielfach gebogen und geknickt und ergibt ein etwa ellipsoidförmiges Knäuel. Innerhalb der Spirale und um sie herum sowie um das ganze Molekül ist das Hydratationswasser, welches aus Wasserkristallen besteht, sich also in einem eisähnlichen Zustand befindet. Das Hämoglobin enthält pro Gramm Trockensubstanz etwa 0,4 g Hydratationswasser, welches zu etwa einem Drittel irrational (d.h. unbeweglich), zum übrigen Teil etwas lockerer an das Protein gebunden ist. Dieses Hydratationswasser ist ein wesentlicher Bestandteil des Hämoglobinmoleküls, da ohne Wasser das Hämoglobin überhaupt nicht am Gasaustausch teilnehmen kann. Das entwässerte Hämoglobin ist eine funktionsuntüchtige, denaturierte, polymerisierende, hämochromogenartige Substanz.

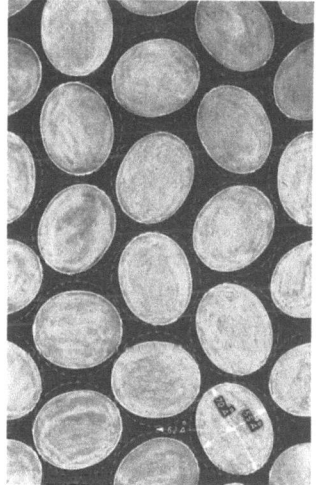

Abb. 27. Schematische Darstellung der Anordnung der Hämoglobinmoleküle im Erythrocyten

Das Häm ist ein Ferroporphyrin mit der Zusammensetzung $C_{34}H_{32}O_4N_4Fe$. Es ist leicht oxydabel und geht durch eine Oxydation reversibel in das Hämatin über, in welchem das Eisen schon dreiwertig ist. Das Hämatin bildet mit Säuren Salze, die Hämine genannt werden. Das Häm ist bei allen Tierarten, Protozoen und Pilzen, welche Hämoglobin bilden, identisch. Das Globin ist artspezifisch. Bei der Hämoglobinbestimmung verhalten sich alle bisher bekannten menschlichen Hämoglobine gleich.

Im Erythrocyten sind die Hämoglobinmoleküle so dicht angeordnet, daß sie gerade noch frei in jeder Richtung rotieren können. Sie sind echt gelöst, aber bereits wie in einem Kristall in „Reih und Glied" ausgerichtet. Die Anordnung der Hämoglobinmoleküle im Zellinneren ist somit ein Zwischenzustand zwischen der Ordnung in einem Kristall und der Unordnung in einer echten Lösung (Abb. 27).

An das komplexgebundene Eisen des Hämoglobinmoleküls kann $O_2$ bzw. $H_2O$ locker, leicht reversibel angelagert werden (Oxygenation), wodurch Oxyhämoglobin bzw. das reduzierte Hämoglobin entsteht; $CO_2$ kann ebenso locker gebunden werden. Dank dieser Eigenschaften ist das Hämoglobin die ideale Trägersubstanz des Gasstoffwechsels. Andere Gase, wie CO und CN, haben eine viel größere Affinität zum Hämoglobin als $O_2$, werden dauerhafter gebunden und können somit das Hämoglobin zum Sauerstofftransport ungeeignet machen. Bei einer *Oxydation* wird das zweiwertige Ferroeisen des Hämoglobins in dreiwertiges Ferrieisen umgewandelt, es entsteht Häm*i*globin (älterer Name: Methämoglobin), welches zum Sauerstofftransport ebenfalls ungeeignet ist. Normalerweise findet man im Erythrocyten Oxyhämoglobin, reduziertes Hämoglobin, $CO_2$-Hämoglobin sowie etwas CO-Hämoglobin und Hämiglobin. Durch die Einwirkung von Alkalien wird das Hämoglobin in ein bisher nicht näher definiertes Produkt umgewandelt, welches Alkalihämatin oder alkalisches Hämoglobin genannt wird. Durch Säureeinwirkung wird das Hämoglobin ebenfalls denaturiert. Die Strukturformeln der verschiedenen Hämoglobinderivate sowie deren Zusammenhänge sind auf Abb. 28 wiedergegeben, dabei sind auch die bei den Hämoglobinbestimmungsmethoden meist verwendeten Reagentien angegeben.

Zur Hämoglobinbestimmung stehen uns verschiedene Methoden zur Verfügung. Die Eisenbestimmung, die gasometrischen Bestimmungsmethoden und die Ferricyanid-Titrationsmehtoden sind ziemlich zeitraubende Eichmethoden, die nur in großen, gut eingerichteten Laboratorien durchgeführt werden. Für die tägliche Routinearbeit eignen sich besser Farbmeßmethoden. Das Hämoglobin und seine verschiedenen Derivate sind rot. Diese rote Farbe entsteht dadurch, daß die Hämoglobinmoleküle das weiße Licht nicht gleichmäßig, sondern in verschiedenen Spektralabschnitten verschieden stark mit einem Maximum in Grün absorbieren s. Abb. 30, 35 und 36). Wenn wir eine Hämoglobinlösung betrachten, so scheint sie eine desto sattere rote Farbe zu haben, je mehr Moleküle sich dem Gang der Lichtstrahlen in den Weg stellen, d. h., je konzentrierter die Lösung oder je größer die Schichtdicke ist. Diese Eigenschaft farbiger Lösungen, welche mit dem Lambert-Beerschen Gesetz ausgedrückt wird, ermöglicht es, durch Farbmessung die Konzentration des Farbstoffes zu bestimmen. Da die Absorption des Lichtes im geometrischen Verhältnis zur Dicke der absorbierenden Schicht bzw. zur Konzentration der absorbierenden Lösung steht, wird sie oft nicht in Prozent der Durchlässigkeit, sondern als deren Extinktion (die in linearem Verhältnis zur Konzentration steht) angegeben. Die Extinktion einer gefärbten Lösung ist der negative Logarithmus der durchgelassenen Lichtmenge, in Bruchteilen des einfallenden Lichtes gemessen. Die Extinktion bezogen auf die Einheit der Schichtdicke (1 cm) drückt der Extinktionskoeffizient aus. Der Extinktionskoeffizient ist direkt proportional der Konzentration und ist somit der einfachste Ausdruck für die relative Konzentration eines Farbstoffes. Ist der Extinktionskoeffizient einer bekannten Konzentration ermittelt, so kann die unbekannte Konzentration durch Bestimmung ihres Extinktionskoeffizienten einfach berechnet werden. Das Lambert-Beersche Gesetz gilt nur für Messungen im monochromatischen Licht. Monochromatisches Licht ist streng einfarbig, hat also nur *eine* Wellenlänge. Die Messung der Extinktionskoeffizienten im monochromatischen Licht ist die genaueste Methode zur Bestimmung der Konzentration einer Farblösung, wobei beim Meßvorgang die Extinktion des Lösungsmittels gleich 0 gesetzt wird, was einer Absorption von ebenfalls 0 oder einer Transmission von 100 % entspricht. Dazu ist noch zu bemerken, daß praktisch alle modernen Photometer eine Doppelskala besitzen. Auf dem einen Teil liest man steigend von links nach rechts, in 100 gleich große Teile (die Prozente) eingeteilt, die Transmission ab, auf dem anderen Teil zeigt die Skala von links nach rechts abfallend in logarithmischer Einteilung die Extinktion. Das Ablesen einer gleichmäßig geteilten Skala erfolgt im allgemeinen mit größerer Präzision als bei einer unregelmäßigen Skala. Zur Messung der Extinktion im monochromatischen Licht benötigt man ein Spektralphotometer — ein teures Gerät, das im allgemeinen nur in größeren Laboratorien

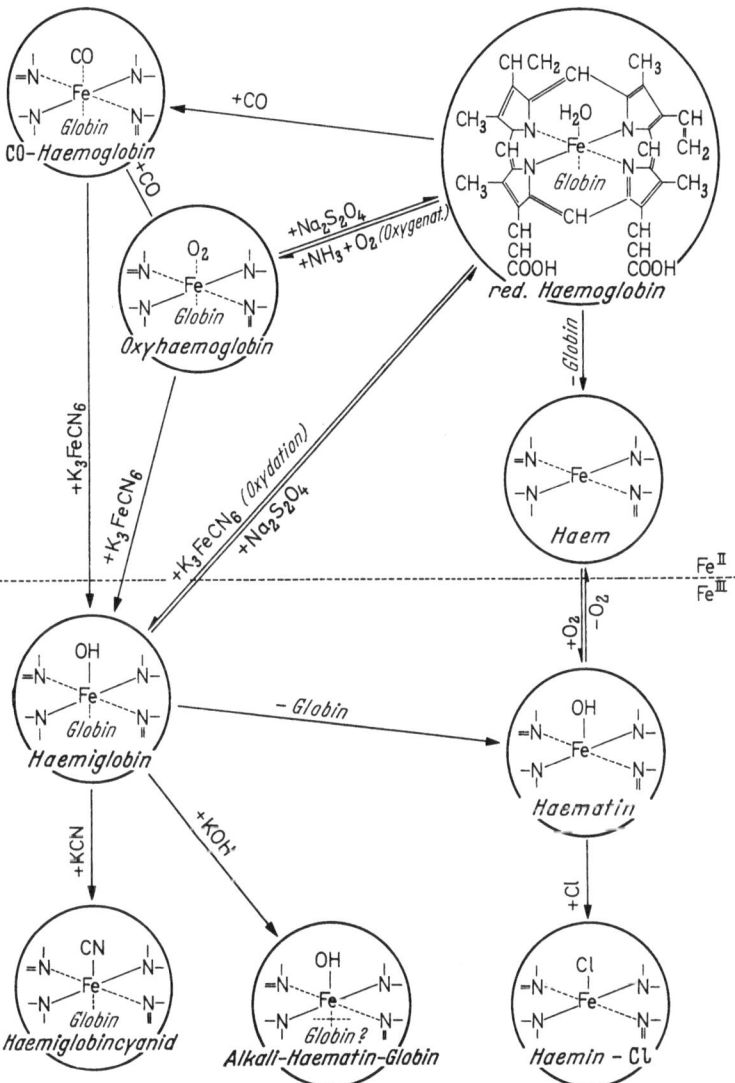

Abb. 28. Strukturformel der wichtigsten Hämoglobin-Derivate

zur Verfügung steht. Die Hämoglobinbestimmung kann aber auch mit Filterphotometern vorgenommen werden; diese sind wesentlich billiger, viel einfacher zu handhaben und ergeben noch genügend genaue Resultate. Man unterscheidet visuelle Filterphotometer und die genaueren photoelektrischen Filterphotometer. Noch einfacher (und billiger), aber meist auch wesentlich ungenauer, sind die Colorimeter, bei denen die Farbe der Hämoglobinlösung visuell mit einer Farbskala (oder einem Farbkeil) verglichen wird; dabei ergeben sich oft Farbtonunterschiede, die die genaue Ablesung erschweren und damit eine wesentliche Fehlerquelle bedeuten.

Um photometrische Hämoglobinbestimmungen durchführen zu können, muß, wie weiter oben ausgeführt wird, erst der Extinktionskoeffizient einer Lösung mit genau bekanntem Hämoglobingehalt ermittelt werden. Dabei begegnet man leider größten Schwierigkeiten, da man nicht einfach „chemisch reines" Hämoglobin kaufen kann, um sich nach Einwaage eine entsprechende Lösung herzustellen. Andererseits gelang es selbst großen Laboratorien, die mit den nötigen Hilfsmitteln ausgerüstet sind, bisher nur selten, Hämoglobinlösungen aus dem Eisengehalt und dem Gasbindungsvermögen mit einem Fehler unter 1—2% zu bestimmen (Remmer, 1960). Auf diesen Umstand ist es zurückzuführen, daß z. B.

Tabelle 3. *Einige „normale" Hämoglobin-Werte, die als 100 Hämometereinheiten benutzt wurden* (nach Schulten, ergänzt)

| Autor, Jahr | 100% HE = g% |
|---|---|
| Quinquand (1873) | 12,5 |
| Haldane (1900) | 13,8 |
| Fleischl (1885) | 14,0 |
| Leichenstern (1878) | 14,1 |
| Wintrobe (1947) | 14,5 |
| King (1947) | 14,8 |
| Stadie (1920) | 15,0 |
| Froehlich (1922) | 15,6 |
| Osgood (1926) | 16,0 |
| Williamson (1916) | 16,9 |
| Sahli (1911) | 17,3 |
| Leitz ( ?) | 18,2 |
| Sahli ( ?) | 21,2 |
| Selekta ( ?) | 23,2 |

die in England seit der Jahrhundertwende benützte Standardisierungsvorschrift nach neueren Untersuchungen (King, 1947, 1948, 1951) um etwa 4% zu niedrige Werte ergibt, die in Deutschland vor 30 Jahren ausgearbeitete Standardisierungsvorschrift (Heilmeyer, 1936) hingegen um 2% gegenüber dem gegenwärtigen Standard zu hohe (Remmer, 1956; Kleine, 1959).

Unglücklicherweise hat Hayem 1877 den Begriff „Hämoglobin in Prozent der Norm" in die Hämatologie eingeführt. Gegen diesen unklaren Begriff wurde sofort und seither sehr oft protestiert, doch leider mit ungenügendem Erfolg. Es wurde eine ganze Reihe von „Normalwerten" festgestellt, die voneinander zum Teil beträchtlich abweichen (s. Tabelle 3, nach Schulten, ergänzt). Diese Unterschiede sind teils methodisch, teils aber auch durch die unterschiedliche Höhenlage, endlich sogar durch kommerzelle Gesichtspunkte (Heilmeyer, 1951) bedingt. Wie die Umfrage einer schweizerischen Firma [Ärztl. Laborat. 8 (1962), 25—31] ergab, werden in Mitteleuropa von vielen Ärzten 100% mit 16 g-% gleichgesetzt, bei einigen bedeuten aber 100% 14,0, 14,5, 15,0, 15,5 oder auch mehr oder weniger g-%. Schon in England bedeuten 100% in den allermeisten Fällen 14,8 g-%, manchmal auch 14,5 oder 15,6 g-%. Es ist wohl selbstverständlich, daß heutzutage eine solche verwirrende Vielfalt der „Maßeinheiten" nicht mehr verwendet werden sollte. Heute muß jedes kleine Krankenhaus, ja jeder Praktiker damit rechnen, daß er gelegentlich Patienten aus dem Ausland oder aus Übersee behandeln muß, dementsprechend müssen die von ihm mitgeteilten Befunde internationale Gültigkeit haben. Man muß fordern, daß jeder Arzt die Hämoglobinbestimmung nach den international anerkannten Standardvorschriften durchführt und das Ergebnis in mval/l, oder in mmol/l, oder in g-% (g/100 ml Blut) mitteilt.

### Hämiglobincyanidmethode

Die vom Internationalen Komitee für Standardisierung in der Hämatologie (ICSH) vorgeschriebene internationale Standardmethode ist die Hämoglobinbestimmung als Hämiglobincyanid, bei der das Hämoglobin durch die Zugabe von Kaliumferricyanid zu Hämiglobin oxydiert, aus welchem in Anwesenheit von Cyan-Ionen Hämiglobincyanid gebildet wird. Dabei werden mit Ausnahme des

Verdoglobins alle im Blut normalerweise vorhandenen Hämoglobinverbindungen erfaßt.

Die Methode wird wie folgt ausgeführt:

Mit einer Sahli-Pipette wird 0,02 ml Blut abgenommen, mit einer Reaktionslösung verdünnt, und nach 3 min oder beliebig später kann das Ergebnis abgelesen werden. Das Verdünnungsverhältnis beträgt je nach Hämometer entweder 1:251 oder 1:101. Es müssen also 5,0 oder 2,0 ml Verdünnungslösung vorgelegt werden. Die Reaktionslösung kann als unbegrenzt haltbares Konzentrat bezogen werden, das auf etwa 1 Liter verdünnt wird; die verdünnte, gebrauchsfertige Reaktionslösung hält sich in braunen Flaschen mehrere Wochen.

Als Reaktionslösung empfehlen VAN KAMPEN und ZIJLSTRA: 200 mg $K_3Fe(CN)_6$, 50 mg KCN, 140 mg $KHPO_4$ und 0,5 ml Sterox SE werden in Wasser gelöst und auf 1 Liter verdünnt. Der pH dieser Lösung soll 7,0—7,4 betragen. Bei Zimmertemperatur in einer schwarzgestrichenen Flasche aufbewahrt, hält diese Lösung mehrere Monate lang. Sie soll regelmäßig kontrolliert werden und darf nicht einfrieren. (Sterox SE ist ein Netzmittel und kann bei der Hartman-Leddon Co., Philadelphia/Pa (USA), bezogen werden. Es ist oft säurehaltig, muß in diesem Falle erst neutralisiert werden. Als gleichwertig kann noch (1,0 ml/l) das Nonidet P 40 der Shell Internat. Chem. Co., London, empfohlen werden.)

Auf den Umstand, daß die Hämiglobincyanidmethode ungefährlich ist, kann nicht oft genug hingewiesen werden.

Die gebrauchsfertige Reaktionslösung enthält neben Kaliumferricyanid, Puffersubstanzen, Lösungsvermittler und Stabilisator nur 0,05 g Kaliumcyanid pro Liter, d.h., daß die zur tödlichen Vergiftung nötige Menge KCN in 4—5 Liter Lösung enthalten ist. Wer also beim ohnehin unvorschriftsmäßigen Pipettieren mit dem Mund etwas Reaktionslösung schlucken sollte, braucht keine Angst zu haben. Bei der schlecht schmeckenden Lösung besteht auch keine Gefahr, daß sie irrtümlich in gefährlichen Mengen getrunken wird. Auch können die Reaktionslösung und die durchgemessenen Blutproben unbedenklich in den Abguß gegossen werden, wobei man jedoch das Wasser laufen lassen sollte. Es ist aber keinesfalls ratsam, die Lösung literweise in den Ausguß oder gar in einen Eimer zu gießen, da dabei durch Säureeinwirkungen schon gefährliche Mengen Cyangas frei werden könnten. Giftig im eigenlichen Sinne des Wortes ist das Konzentrat, das deshalb verschlossen im Giftschrank aufbewahrt werden soll.

Die Hämiglobincyanidmethode ist sehr *verläßlich*, da dabei die meisten Fehler der colorimetrischen Hämoglobinometrie wegfallen oder vernachlässigt werden können. Ein großer Vorteil ist weiterhin der, daß man praktisch zu jedem beliebigen Zeitpunkt ablesen kann. Bei Verdünnung mit der von VAN KAMPEN-ZIJLSTRA angegebenen Reaktionslösung werden in etwa 3 min alle im Blut vorkommenden Hämoglobinderivate (außer Verdoglobin) in Hämiglobincyanid umgewandelt. Die Farbe des Hämiglobincyanids bleibt dann mehrl als 1 Jahr lang völlig unverändert, vorausgesetzt natürlich, daß eine Verunreinigung durch Staub, Bakterien oder Pilze vermiden wird. Wie nachgewiesen wurde, kann der Bilirubinfehler und der Eiweißfehler bei der Hämiglobincyanidmethode vernachlässigt werden, während sich diese Fehlerquellen wie auch der Zeitfehler auf das Ergebnis der Sahli-Methode stark auswirken. Der Leukocytenfehler, auf den als erster schon LEICHTENSTERN hingewiesen hat, tritt nur bei schweren Leukämien auf; in diesen Fällen sollte man vor dem Messen scharf zentrifugieren.

Der Verbreitung der Hämiglobincyanidmethode stand lange Zeit der Umstand im Wege, daß es für sie keine preiswerten Hämometer gab. Es wurden deshalb in Zusammenarbeit mit den Hämometerherstellern neue Apparate entwickelt und auch verschieden gängige Modelle auf die Umstellungsmöglichkeit hin untersucht.

Tabelle 4. *Apparate für die Hämiglobincyanidmethode* *

| Apparat | Hersteller und Typ | Verdünnung | Variations-koeffizient (P=68,3%) | Preis (DM) |
|---|---|---|---|---|
| Präzisions-photometer | Beckman DB, DU<br>Netheler-Hinz, Eppendorf<br>Zeiss Elko II, Elko III, PMQ II<br>  Spe-Pho | 1:251 | 2—3% | 4000—14000 |
| Elektro-hämometer | Evans-Electroselenium-Hämometer<br>Hellige Co. Erymat<br>Ljungberg Linson-Junior<br>Testa Hämotest II<br>Vitatron Hämometer | 1:251 | 4—5% | 400—1400 |
| Visuelle Colorimeter | Hellige Co. Autenrith-Königsberger<br>Zeiss-Ikon Polytest | 1:101 | 6—7% | 150—250 |
| Verdünnungs-hämometer | Link-Hämofix<br>ERKA Cyan-Hämometer | 1:20—120 | 8—9% | 20—50 |
| Filterpapier-skala | Schleicher-Schüll Selekta-<br>  Hämoglobinskala | 0 | 10—11% | 2—3 |

* In die Tabelle sind nur die Hämometer aufgenommen, die in der letzten Zeit von der Hämometerprüfstelle ausführlich getestet wurden. Es gibt zahlreiche andere Fabrikate, mit denen ebenso gute Ergebnisse erzielt werden können. Im angegebenen Variationskoeffizienten ist der Pipettierfehler bei routinemäßigem Arbeiten mit enthalten.

Das Ergebnis dieser von Boroviczény zusammen mit Fodor, Legowski, Roeber und Westphalen durchgeführten Untersuchungen findet sich in Tabelle 4, wo die Apparate in Gruppen zusammengefaßt sind und bei jeder Gruppe der beim Routinebetrieb ungefähr zu erwartende Fehler angegeben ist. Der Variationskoeffizient gibt die Standardabweichung $\sigma$ bzw. s in Prozent des Ergebnisses an, die in etwa zwei Drittel der Fälle nicht überschritten wird; in etwa 95% der Fälle wird der doppelte $\sigma$-Wert, in etwa 99,7% der Fälle der dreifache $\sigma$-Wert nicht überschritten.

Die Präzisionsphotometer, die in den Laboratorien und anspruchsvollen Fachpraxen vorhanden sind, eignen sich alle gut zur Hämoglobinbestimmung. Ist die Wellenlänge veränderbar (Spektralphotometer), so wird bei 540 nm gemessen, während man mit Filterphotometern möglichst nahe zu diesem Maximum mißt (z.B. Hg 546 oder S 53). Bei diesen Photometern wählt man die Verdünnung 1:251 und kann gegen leere Reaktionslösung oder einfach gegen Wasser messen, da die Reaktionslösung bei 540 nm eine Extinktion kleiner als 0,02 cm⁻¹ aufweist. Die Reaktionslösung hat ein Maximum bei 420 nm; man kann deshalb beim Ansetzen der Lösung hier die Extinktion bestimmen und zeitweise kontrollieren, ob die Lösung noch unverändert ist.

Die Elektrohämometer kosten wesentlich weniger, sind aber auch etwas ungenauer als die Präzisionsphotometer. Diese Geräte werden in erster Linie in Laboratorien eingesetzt, in denen sehr viele Hämoglobinbestimmungen durchgeführt werden (Polikliniken, Blutbanken usw.). Sie haben meist eine Durchflußcuvette und eine Skala, auf der man das Ergebnis in g/100 ml (oder mval/l) direkt ablesen kann, was die Arbeit vereinfacht.

Nicht aufgeführt, ist die große Gruppe der einfacheren photoelektrischen Filterphotometer und Colorimeter (Coleman, EEL, Lange, Riele usw.), die sich auch alle zur Hämoglobinbestimmung mit der Hämiglobincyanidmethode eignen. Wie auf Abb. 30 und 31 zu sehen ist, hat das Hämiglobincyanid bei 540 nm ein

sehr breites Maximum. Dieser breite Buckel verträgt auch so manche Ungenauig-
keiten der Filter, die bei billigeren Geräten dieser Gruppe manchmal vorkommen.
Wichtig ist, daß eine Eichkurve aufgestellt und in regelmäßigen Abständen kontrolliert wird, da gerade in dieser Gruppe neben tadellosen Geräten leider auch
(besonders in der unteren Preisklasse) solche mit Konstruktions- und Fertigungs-
fehlern vorzufinden sind. Gemessen wird auch bei diesen Geräten mit dem
Grünfilter.

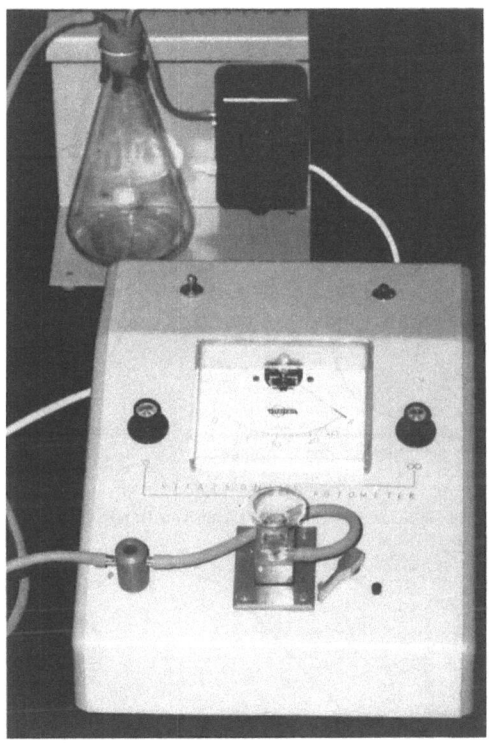

Abb. 29. Das photoelektrische Hämometer der Fa. Vitatron

Von den angeführten visuellen Colorimetern ist das Autenrieth-Königsberger-
Colorimeter der Fa. Hellige & Co. sowie das Zeiss-Ikon-Polytest-Colorimeter seit
Jahrzehnten weitverbreitete Instrumente sind. Beim Farbscheibenhämometer
kann das Ergebnis direkt abgelesen werden; beim Apparat nach AUTENRIETH-
KÖNIGSBERGER besorgt man sich einen Hämiglobincyanidkeil vom Hersteller;
beim Polytest kann der Oxyhämoglobinkeil verwendet werden, doch muß man
eine Eichkurve (s. Abb. 34) anlegen, da die Skala des Oxyhämoglobins nicht für
die Hämiglobincyanidmethode paßt. Wie aus Tabelle 4 hervorgeht, kann man
mit diesen preiswerten (und vielfach schon vorhandenen) Hämometern ganz gute
Ergebnisse erzielen. Bei sorgfältiger Arbeit und Doppelbestimmung wird mit
diesen Hämometern die Genauigkeit vieler drei- bis viermal teurerer photoelektrischer Apparate erreicht, ja oft übertroffen, weil ein einfaches visuelles Colorimeter viel weniger Fehlermöglichkeiten hat als ein photoelektrisches Gerät. Bei
diesen visuellen Hämometern wird mit einer Verdünnung 1:101 gearbeitet.

Die angeführten „Verdünnungshämometer" sind Neukonstruktionen, die nach
der von GOWERS angegebenen Methode (meist als „Sahli-Methode" bekannt),

aber als Hämiglobincyanidhämometer arbeiten. Bei diesen einfachen Hämometern wird niemand Umstellungsschwierigkeiten haben; man arbeitet genau wie mit dem alten „Sahli“: Etwas Reaktionslösung (statt HCl) wird vorgelegt, und 0,02 ml Blut werden mit der Sahli-Pipette eingespült; nach 3 min wird mit der Reaktionslösung weiter bis zur Farbgleichheit verdünnt und dann abgelesen. Man ist aber

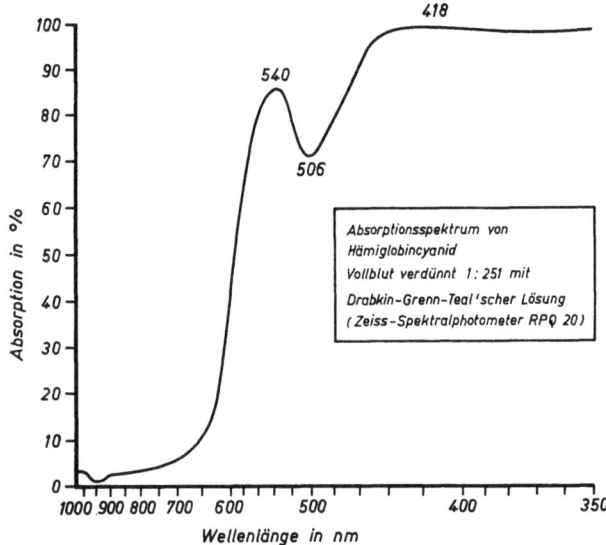

Abb. 30. Das Absorptionsspektrum von Hämiglobincyanid

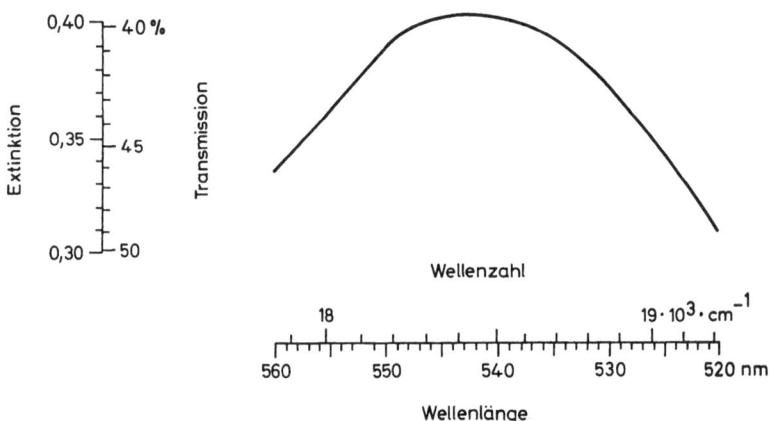

Abb. 31. Teil des Spektrums einer etwa 15 g/100 ml Hämiglobincyanid enthaltenden Standardlösung

nicht, im Gegensatz zur Sahlimethode, zeitgebunden, denn man kann gleich gut nach 3 min wie auch nach 3 Std oder Tagen ablesen. Auch der Eiweißfehler und der Bilirubinfehler machen sich nicht mehr störend bemerkbar. Im Gegensatz zum Sahli-Hämometer kann man diese Hämometer auch leicht selbst prüfen. Der Standard muß genau die gleiche Farbe haben wie eine 198 mg-%ige (= 20 g/100 ml) Standardlösung; die Vierkantcuvette muß eine Schichttiefe von genau 6 mm haben und die 10 g-%-Marke muß einem Inhalt von 1,0 ml, die 20 g-%-Marke einem Inhalt von 2,0 ml entsprechen. Durch Fortfall der genannten Fehlerquellen und durch normgerechte Anfertigung welche den physiologischen Fähigkeiten des Auges angepaßt ist, kann mit diesen Hämometern eine fast doppelt so große Genauigkeit erreicht werden wie mit den alten Sahli-Hämometern. Berücksichtigt man noch den sehr günstigen Preis dieser Hämometer, so ist tatsächlich zu erwarten, daß sich jeder auf die neue Standardmethode umstellt (Abb. 32a, b).

Abschließend muß noch die gute Kontrollierbarkeit der Hämiglobincyanidmethode kurz besprochen werden.

Es wurde bereits darauf hingewiesen, daß die Farbe des Hämiglobincyanids sehr beständig ist und sich jahrelang hält. Dieser Umstand ermöglicht es, Stan-

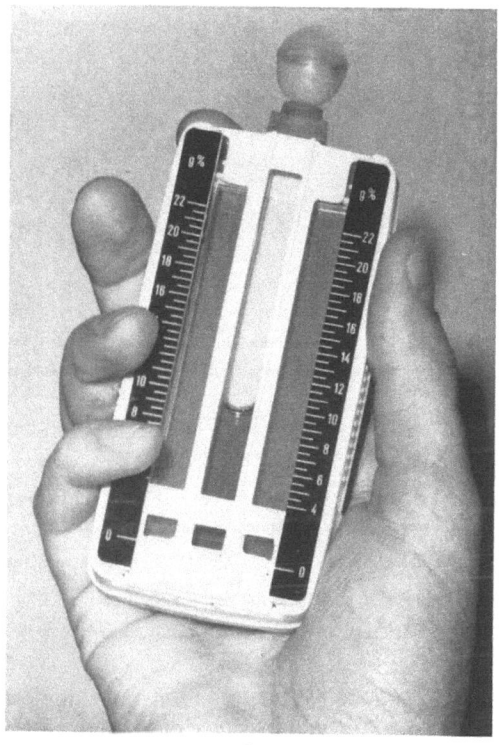
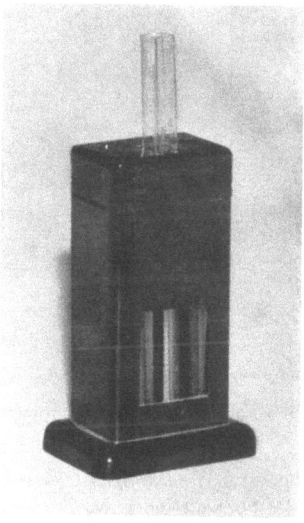

Abb. 32a und b. Verdünnungshämometer für die Hämiglobincyanid-Methode. a Das Hämometer der Fa. Kallmeyer. b Das „Hemotest"-Hämometer der Fa. Link

dardlösungen herzustellen, die steril, in Ampullen abgefüllt in den Handel gebracht werden. Auf diesen Ampullen wird der Hämiglobincyanidgehalt meist in mg-% (richtiger mg/100 ml) angegeben. Dieser Wert soll mit dem Verdünnungsgrad multipliziert werden. Wenn also mit einer Standardlösung, die 59,7 mg-% Hämiglobincyanid enthält, z.B. ein Eppendorf-Photometer kontrolliert werden soll, so wird am Apparat eine Anzeige, die 15,0 g-% entspricht, erwartet, weil

$$59,7 \text{ mg-\%} \cdot 251 = 14984,7 \text{ mg-\%} \approx 15,0 \text{ g-\%}.$$

Wenn aber mit derselben Ampulle ein Farbscheibenhämometer überprüft wird, so sollte man 6,0 g-% ablesen, da

$$59,7 \text{ mg-\%} \cdot 101 = 6029,7 \text{ mg-\%} \approx 6,0 \text{ g-\%}.$$

Entsprechend den Empfehlungen des ICSH soll für die Hämoglobinbestimmung grundsätzlich immer eine Eichkurve aufgestellt und diese in regelmäßigen Abständen kontrolliert werden. Da bei Hämiglobincyanidlösungen das Lambert-

Beersche Gesetz im Konzentrationsbereich von nahezu 0—300 mg-% erfüllt ist (Abb. 33), ist die Aufstellung der Eichkurve denkbar einfach:

Standardlösungen werden in Sätzen zu mindestens drei verschiedenen Konzentrationen sowohl für die Verdünnungsstufe 1:251 wie auch für die Verdünnungsstufe 1:101 hergestellt. Man mißt den Inhalt dieser Ampullen so, wie man fertig verdünntes Blut messen würde, und notiert das Ergebnis. Wenn bei Apparaten, die eine g-%-Skala haben, die abgelesenen Werte mit den Sollwerten (mg-%-Angabe auf der Apulle × Verdünnung) übereinstimmen, so ist der Apparat richtig geeicht. Man kann ohne weiteres damit Hämoglobinbestimmungen durchführen, muß nur die Eichung in regelmäßigen Zeitabständen überprüfen. Wenn die ab-

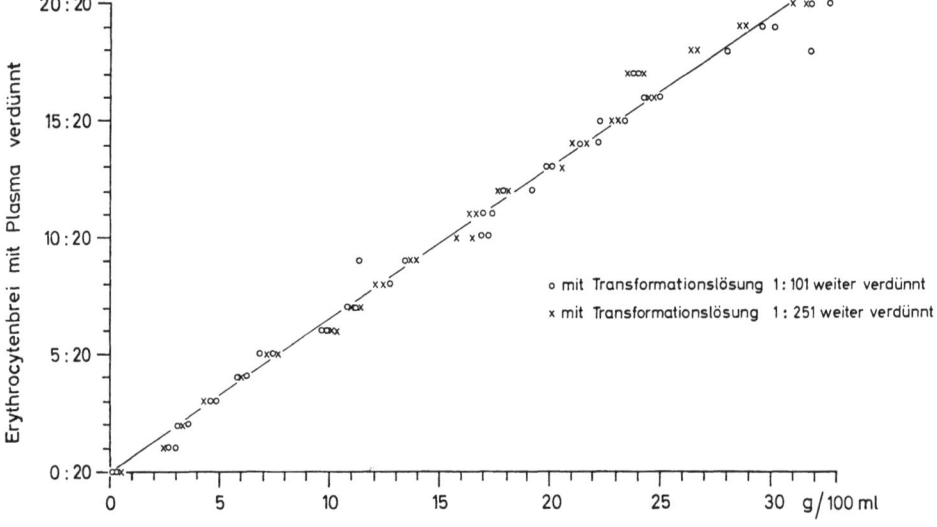

Abb. 33. Die Hämiglobincyanidlösung erfüllt das Lambert-Beersche Gesetz bei 540 nm im Bereich von nahezu 0—300 mg-%

gelesenen Werte nicht den Sollwerten entsprechen oder wenn die Ableseskala anders geteilt ist (z. B. Zentimeter-Skala des Autenrieth-Colorimeters oder Extinktionsskala vieler Photometer), so zeichnet man sich auf ein Millimeterpapier ein Koordinatensystem auf, trägt auf die Ordinate die Apparatanzeige und auf die Abszisse die Konzentration der Standardlösungen ein, verbindet die Meß- und Ablesepunkte miteinander und erhält so drei Punkte, die wieder miteinander verbunden die Eichkurve ergeben (Abb. 34a). Diese Eichkurve ist bei der Hämiglobincyanidmethode in den allermeisten Fällen eine Gerade. (Bei Apparaten, deren Skala in Absorptionsprozente eingeteilt ist, empfiehlt es sich, ein logarithmisch eingeteiltes Papier zur Erstellung der Eichkurve zu verwenden.) Man kann sich noch eine Doppelleiter zeichnen, indem die Teilung der Ordinate und der Abszisse auf die Eichkurve projiziert wird (Abb. 34b); von dieser Doppelleiter kann dann nach jeder Messung das Ergebnis sofort abgelesen werden.

Die Eichkurve sollte in regelmäßigen Zeitabständen, am besten wöchentlich, kontrolliert werden; jedenfalls muß kontrolliert werden, wenn irgendetwas in der Methode verändert wird (neu angesetzte Reaktionslösung, neue Cuvette oder neues Lämpchen am Hämometer usw.).

Die Hämiglobincyanidmethode ist auch vom Deutschen Normenausschuß als Standardmethode empfohlen und im Normblatt DIN 58931/1—4 eingehend beschrieben worden.

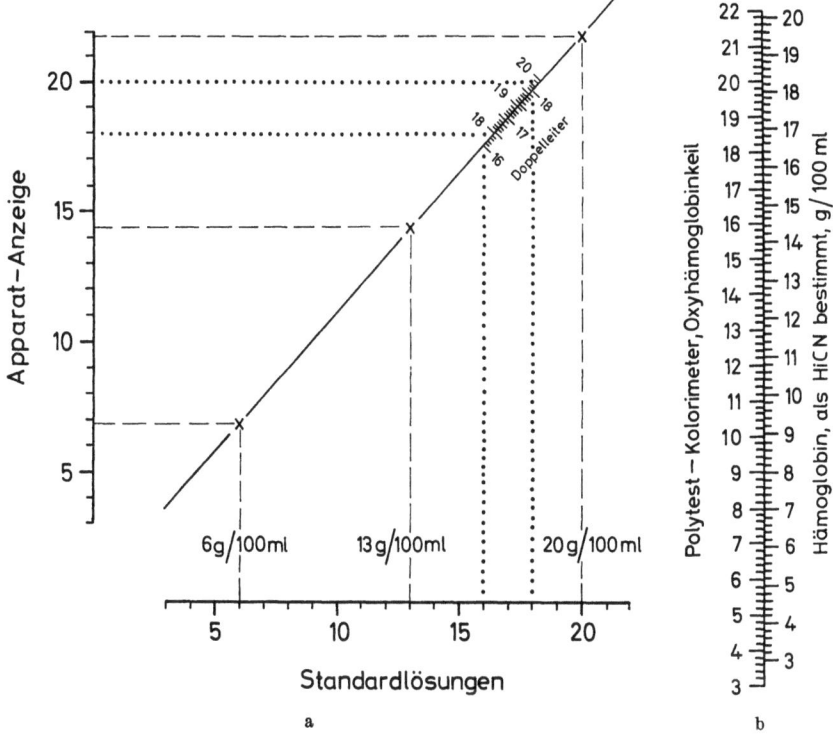

Abb. 34. a Beispiel einer Eichkurve für die Hämiglobincyanid-Methode. b Doppelleiter für den Oxy-Hämoglobinkeil des Polytest-Colorimeter (Zeiss Ikon) für die Hämoglobinbestimmung als Hämiglobincyanid

## Oxyhämoglobinmethode

Wird das Blut in einer schwach alkalischen Lösung 1:100 oder stärker verdünnt, so erhalten wir eine klare rote Lösung und der Sauerstoffgehalt des Wassers reicht aus, um das vorhandene reduzierte Hämoglobin in Oxyhämoglobin überzuführen. Die Verdünnungslösung muß etwas alkalisch sein, da sonst leichte Trübungen (durch Erythrocytenstromata und Globine) entstehen. Meist wird eine 0,04%ige Ammoniaklösung verwendet (1 Liter destilliertes Wasser wird mit 1,6 ml konzentrierter Ammoniaklösung versetzt). Das Absorptionsspektrum des Oxyhämoglobins (Abb. 35) ist seit etwa 100 Jahren bekannt und vielfach untersucht worden. Zur photometrischen Messung wird meistens eines der beiden scharf begrenzten Absorptionsmaxima bei 576 und 540 nm verwendet. Die Oxyhämoglobinmethode ist sehr verbreitet. Sie ist einfach und es gibt viele einfache Colorimeter und Photometer für die Praxis, in denen das Oxyhämoglobin bestimmt werden kann. Auch für die gangbaren größeren Filterphotometer sind Oxyhämoglobin-Bestimmungsmethoden ausgearbeitet (Arbeitsvorschriften werden mit den Geräten geliefert). Das Maximum bei 540 nm (gelbgrün) eignet sich auch gut für die visuelle Photometrie. Man kann schon einige Sekunden nachdem die Verdünnung angesetzt wurde photometrieren und die Lösung ändert ihre Farbe viele Stunden lang nicht. Das Kohlenoxyhämoglobin hat bei 540 nm fast genau die gleiche Extinktion wie das Oxyhämoglobin, so daß es ohne wesentlichen Faktor mitbestimmt wird. Ein Nachteil der Methode ist, daß das Hämiglobin bei 540 nm eine wesentlich geringere Extinktion aufweist als das Oxyhämoglobin, was beim Vorhandensein von Hämiglobin im Blut zu Fehlbestimmungen führt. Dazu kommt noch der Umstand, daß auch Oxyhämoglobin in Anwesenheit von Kupfer-spuren zu Hämiglobin weiteroxydiert wird, so daß die benutzte Lösung und die Geräte streng kupferfrei sein müssen. Ein weiterer Nachteil ist der, daß die Me-thode bei Benutzung einfacherer Geräte nur schwer kontrolliert werden kann. Auch über den genauen Wert des Extinktionskoeffizienten bei 540 nm herrscht noch eine gewisse Unklarheit (Remmer, 1956). Alle diese Gründe haben dazu

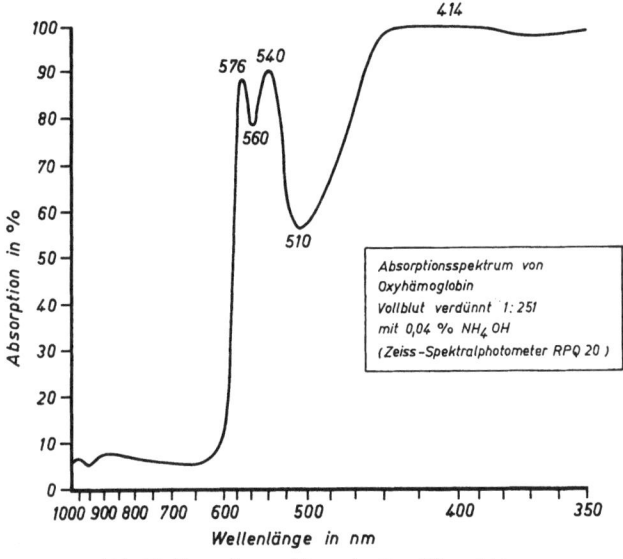

Abb. 35. Absorptionsspektrum des Oxy-Hämoglobins

geführt, daß die Oxyhämoglobinmethode, die lange Zeit die deutsche Standard-methode war, zur Zeit immermehr zugunsten der beschriebenen Cyanhämiglobin-methode verlassen wird. Die gebräuchlichste Oxyhämoglobin-Bestimmungs-methode stammt von Heilmeyer und Sundermann (Heilmeyer, Sunderman, 1936).

### Reduziertes Hämoglobin

Gibt man zum wie bei der Oxyhämoglobinbestimmung mit 0,04%iger Am-moniaklösung verdünnten und hämolysierten Blut einige Körnchen Dithionit (Natrium-Hydrosulfit: $Na_2S_2O_4$), so erfolgt ein Farbumschlag ins bläulich-rote. Oxyhämoglobin und auch Hämiglobin werden in reduziertes Hämoglobin über-geführt (s. Abb. 28). Das reduzierte Hämoglobin hat ein steiles, scharf begrenztes Absorptionsmaximum bei 556 nm (Abb. 36), welches sich zur Messung mit visuellen Filterphotometern gut eignet. Die Dithionitmethode wurde von Bürker ein-geführt, von Heilmeyer und von Mutius (1938) u.a. den praktischen Bedürf-nissen entsprechend modifiziert. Nach erfolgtem Farbumschlag muß gleich photo-metriert werden, da bald Trübungen auftreten.

Ein großer Vorteil dieser Methode gegenüber der Oxyhämoglobinmethode ist der, daß durch Zugabe des Dithionits auch das Hämiglobin (Methämoglobin) wieder reduziert, also mitbestimmt wird. Man muß also nicht darauf achten, daß streng kupferfreie Reagentien und Glasmaterial verwendet werden. Die Methode eignet sich sehr gut für die tägliche Praxis, da die Hämoglobinbestimmung nach der Abnahme sofort (ohne jegliches Zuwarten) oder auch später nach mehreren Stunden durchgeführt werden kann. Ein großer Nachteil auch dieser Methode ist aber, daß es für kleine Laboratorien keine Eichmöglichkeiten gibt.

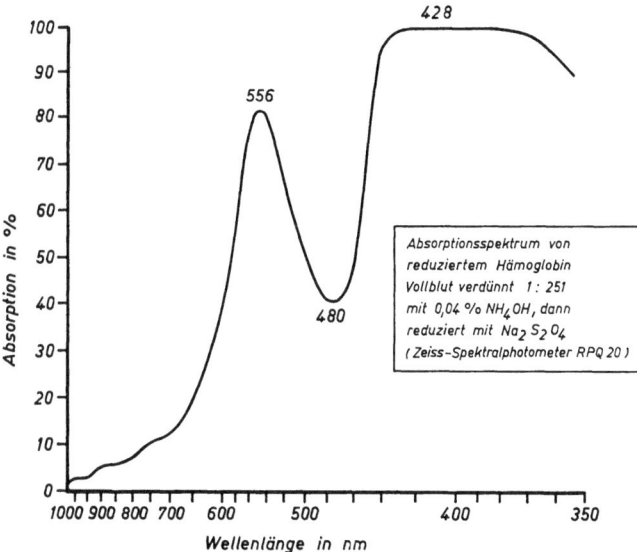

Abb. 36. Absorptionsspektrum des reduzierten Hämoglobins

## Säurehämatin

Die Hämoglobinbestimmung über Salzsäurehämatin (richtiger: Hämin-Cl) wurde von SAHLI noch im vorigen Jahrhundert (1899) eingeführt und fand eine sehr weite Verbreitung. Das „Sahli-Hämometer" ist jedem Arzt bekannt und muß

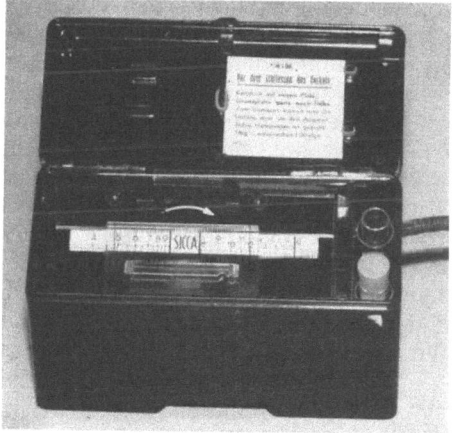

Abb. 37. Das „Sicca"-Hämometer für unverdünntes Blut, welches in reduziertes Hämoglobin überführt wird

nicht näher beschrieben werden. Es ist aber leider nicht genügend bekannt, wie außerordentlich unzuverlässig die mit dem Sahli-Hämometer bestimmten Werte sind. Als erstes soll auf Tabelle 5 verwiesen werden. Bei der Zusammenstellung dieser Tabelle wurde aus einer größten Menge Heparinblut mit verschiedenen Methoden jeweils zehn Bestimmungen durchgeführt, die Mittelwerte und die Standardabweichungen berechnet. Wie aus dieser Tabelle hervorgeht, ergaben sich bereits bei einer sorgfältig durchgeführten Zehnfachbestimmung einer einzigen Blutprobe durch einen Untersucher Abweichungen von 13,8—18,9 g-%. Die große

Tabelle 5. *Aus einer größeren Menge Heparinblut wurde die Hämoglobinbestimmung mittels verschiedener Methoden jeweils zehnmal sorgfältig durchgeführt*

| | Methode | | | | | |
|---|---|---|---|---|---|---|
| | Säurehämatin | Oxyhämoglobin | Reduziertes Hämoglobin | Hämiglobincyanid | | |
| | Ablesung | | | | | |
| | subjektiver Farbvergleich | | Photoelektrische Anzeige | | | |
| | Instrument | | | | | |
| | Sahli-Hämometer | Zeiss-Hämometer | Hellige-Spektral-Hämometer | Hellige-Erymat | Leitz-Filter-photometer | Ljungberg-Hämometer | Zeiss-Spektral-photometer |
| | 13,8 | 18,0 | 15,2 | 15,7 | 16,1 | 14,8 | 14,9 |
| | 15,5 | 17,0 | 16,6 | 14,7 | 16,9 | 14,8 | 14,7 |
| | 18,3 | 16,4 | 15,8 | 15,6 | 16,9 | 14,8 | 14,7 |
| | 15,8 | 16,6 | 17,0 | 15,0 | 16,1 | 15,0 | 14,8 |
| | 16,0 | 16,2 | 16,2 | 14,8 | 17,2 | 14,4 | 14,5 |
| | 16,2 | 15,8 | 16,5 | 15,3 | 16,4 | 14,8 | 15,2 |
| | 15,6 | 16,1 | 162 | 15,4 | 16,1 | 15,0 | 14,9 |
| | 18,0 | 17,8 | 17,0 | 15,2 | 16,1 | 15,3 | 15,1 |
| | 16,2 | 16,4 | 16,0 | 14,7 | 16,6 | 14,8 | 15,1 |
| | 18,8 | 16,0 | 16,0 | 15,8 | 16,6 | 14,8 | 14,8 |
| Mittelwert | 16,42 | 16,63 | 16,25 | 15,22 | 16,40 | 14,85 | 14,88 |
| Variations-koeffizient | ±9,4% | ±4,5% | ±3,4% | ±2,7% | ±2,5% | ±1,5% | ±1,3% |

Streuung hat mehrere Ursachen: Erstens kann bei jeder Bestimmung nur eine einzige Ablesung vorgenommen werden, wenn der Eindruck der Farbgleichheit entsteht. Eine zweite sehr wesentliche Fehlerquelle ist der Zeitfaktor, da bekanntlich die Umwandlung des Hämoglobins in Salzsäurehämatin anfangs schnell, dann langsamer vor sich geht, ein echter Endwert aber nicht erreicht wird. Durch das tropfenweise Zusetzen von Salzsäure, das wiederholte Durchmischen und Ablesen kann aber ein exakter Zeitpunkt für das Ablesen niemals eingehalten werden. Wenn nicht, wie es bei unserer Tabelle der Fall war, das Blut eines einzelnen Patienten untersucht wird, so treten noch weitere Fehlerquellen in Erscheinung: Die Geschwindigkeit der Hämatinbildung ist keineswegs konstant, sondern hängt vom Proteingehalt und der Beschaffenheit des Plasmas sowie der Blutkörperchen ab (Eiweißfehler); dazu kommen noch der Bilirubinfehler und andere mehr. Endlich muß erwähnt werden, daß die Hämometer, wenn überhaupt, so meist nach der alten deutschen Vorschrift geeicht sind und auch dadurch um einige Prozent zu hohe Werte angeben. Wie die übereinstimmenden Befunde zahlreicher Untersucher ergeben (Albers, 1959; Heilmeyer u. v. Mutius, 1938; Macfarlane, King, Wootton u. Gilchrist, 1948; Remmer, 1960; usw.) findet man bei der Hämoglobinbestimmung mit dem Sahli-Hämometer Fehler bis ±30% und mehr.

Ein anderes weit verbreitetes Gerät, das zur Hämoglobinbestimmung immer noch sehr viel benutzt wird, ist das Hämometer der Firma Zeiss-Ikon. Es ist ein sehr handliches, kleines Gerät, bei dem mittels einer beigelieferten Mischpipette mit Salzsäure verdünntes Blut in eine Cuvette gefüllt wird. Genau nach 5 min wird visuell mit einem Farbkeil verglichen, wonach das Ergebnis in g-% abgelesen werden kann. Legovski und Boroviczény haben bei mehreren hundert Patienten Vergleichsuntersuchungen durchgeführt; bei der Abnahme aus der Fingerbeere wurde gleichzeitig Blut für die Bestimmung mit dem Zeiss-Hämometer und für eine Bestimmung als Cyanhämiglobin gewonnen. Nach genau 5 min wurde erst der Hämoglobinwert im Zeiss-Hämometer bestimmt, dann später die Cyan-hämiglobinbestimmung mit einem Spektralphotometer durchgeführt und das Ergebnis in ein Koordinatensystem eingetragen. Wie auf Abb. 38 ersichtlich, werden auch mit dem Zeiss-Hämometer im Durchschnitt zu hohe Werte abgelesen. Man sieht aber auch die enorme Streuung der von uns ermittelten Werte. Die Versuchsreihe, die auf Tabelle 4 wiedergegeben ist, zeigt, daß die Ablesegenauig-keit beim Zeiss-Hämometer wesentlich besser ist als beim Sahli-Hämometer. Dies erklärt sich aus der guten Konstruktion des Gerätes. Die enorme Streubreite der

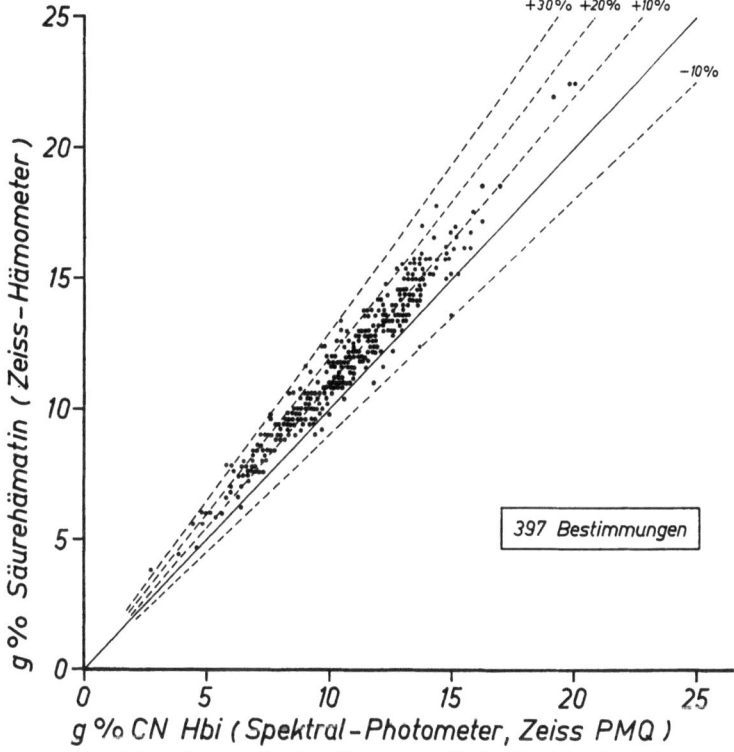

Abb. 38. Kontrolle eines alten Zeiss-Hämometers für die Säurehämatin-Methode

Befunde, die in Übereinstimmung mit anderen Untersuchern (MACFARLANE, KING, WOOTTON, GILCHRIST, 1948) gefunden wurde, ist durch die Insuffizienz der Salzsäure-Hämatin-Methode bedingt.

Die Salzsäure-Hämatin-Methode ist eine unzulängliche, veraltete Methode, vor der nicht genug gewarnt werden kann, da auch mit einem großen (und über-flüssigen) technischen Aufwand keine verläßliche Hämoglobinbestimmung als Säurehämatin durchführbar ist. Aus diesem Grunde wird auch diese Methode in allen neueren deutschen wie internationalen Standardisierungsvorschriften aus-drücklich abgelehnt.

### Hämoglobinskalen

Die von WELKER (1854) beschriebene und von TALLQVIST (1900) weiter-entwickelte Methode ist die einfachste orientierende Hämoglobinbestimmung. Ein Bluttropfen aus der Fingerbeere wird auf ein geeignetes Filterpapier gebracht und nachdem der Blutfleck seinen feuchten Glanz verloren hat, wird seine Farbe mit einer Farbskala verglichen. Die Farbskala besteht aus zehn kleinen Farbtäfelchen, die mit 10%, 20%, 30% .... 100% bezeichnet sind. Die Ablesung soll nur bei

Tageslicht vorgenommen werden. Tallqvist-Skalen werden von verschiedenen Filterpapierfirmen auch heute noch hergestellt, sie sollen eine rasche Orientierung über den Hämoglobingehalt des Blutes am Krankenbett ermöglichen. Vorteile der Methode sind die außerordentliche Einfachheit und Schnelligkeit sowie der Umstand, daß der Untersucher genau weiß, daß nur Orientierungswerte ermittelt werden. Als nachteilig zu nennen ist, daß die Untersuchung nur bei ausreichendem Tageslicht vorgenommen werden kann, daß der Farbton der Farbtäfelchen in vielen Fällen vom Farbton des Blutfleckes abweicht, was die Ablesung sehr erschwert, endlich, daß die Prozentangaben der Tallqvist-Skalen verschiedener Firmen gar nicht miteinander übereinstimmen. Westphalen und Boroviczény haben Untersuchungen mit Tallqvist-Skalen der Firmen: Clay Adams, Down-Mayer-Phelps, Ederol, Glaxo und Selecta angestellt. Sie fanden, daß die 100%-Werte der einzelnen Skalen sehr verschieden waren und tatsächlich Hb-Werten von etwa 15—25 g-% entsprachen! Übereinstimmend mit anderen bekamen sie die besten Resultate mit der alten Originalskala, die noch Tallqvist selbst herausgegeben hatte.

Die Tallqvist-Skala ist ein sehr einfaches Colorimeter. Bei der Colorimetrie wird ein visueller Farbvergleich vorgenommen. Optimale Ergebnisse lassen sich bei der Colorimetrie nur dann erzielen, wenn unter anderem die zu untersuchende Farbe und die Vergleichsfarbe die gleiche spektrale Zusammensetzung haben. Dies ist nun bei der Tallqvist-Skala keineswegs der Fall und die Eigenschaften der Vergleichsfarbe wechseln noch dazu von Auflage zu Auflage, von Druckerei zu Druckerei beträchtlich. Deshalb kann auch die Tallqvist-Skala bei Lampenlicht überhaupt nicht verwendet werden, was ein großer Nachteil ist.

Bei der Photometrie wird die Farbintensität in bestimmten Teilen des Spektrums mit einer veränderlichen Lichtschwächungseinrichtung gemessen. Während bei der Colorimetrie die Vergleichsfarbe aus demselben Stoff wie die zu untersuchende Farbe bestehen sollte, kommt es bei der Photometrie nur auf die Lichtschwächung an, so daß auch ein fremder Stoff unter Einschaltung eines Spektralfilters als Vergleich dienen kann. Da der Blutfarbstoff seine Farbe schon beim Eintrocknen verändert, mußte die Vergleichsfarbe bei der Tallqvist-Skala immer aus fremden Pigmenten hergestellt werden — der Erfolg war einmal besser, manchmal schlechter, konnte aber niemals einwandfrei sein. Es liegt auf der Hand, daß eine wesentliche Verbesserung der Tallqvist-Skala nicht möglich ist, es sei denn, es gelingt, eine ebenso einfache photometrische Methode auszuarbeiten.

Die Hämoglobinskala nach Boroviczény der Firma Schleicher & Schüll ist ein sehr einfaches Photometer. Mit einer grünen Acetatfolie wird die Farbintensität des Hämoglobin im Bereich seines Absorptionsmaximums bestimmt. Als Lichtschwächungseinrichtung dient ein stufenloser, gedruckter Graukeil.

Die Skala besteht aus einem $95 \times 175$ mm großen Heftchen, welches eine kurze Gebrauchsanweisung (englisch, französisch, deutsch), den Graukeil mit Grünfilter und 120 Filterpapierstückchen zur Hämoglobinbestimmung enthält. Nach Hautdesinfektion wird die Fingerkuppe des Patienten — oder das Ohrläppchen, oder beim Säugling die Ferse — wie üblich mit einer Lanzette angestochen, der erste spontan austretende Blutstropfen wird abgewischt, der nächste kann zur Bestimmung verwendet werden. Man reißt ein Stückchen Filterpapier aus dem Heft und durchtränkt es mit dem frisch hervorquellenden Capillarblut. Nach 1—2 sec, wenn der Blutfleck seinen feuchten Glanz verloren hat, soll er durch das Grünfilter mit dem Graukeil verglichen werden. Der Blutfleck wird hinter dem Schlitz, der im Graukeil eingeschnitten ist, auf- und abbewegt (Abb. 39), bis seine Tontiefe der des Graukeiles entspricht. Bei dieser

Gelegenheit sieht man erst, wie fein die Tonabstufung des Graukeiles gehalten ist, der dem oberflächlichen Betrachter erst allzu eintönig erscheint. Die richtige Einstellung bietet auch dem Ungeübten nach ein bis zwei Versuchen keine Schwierigkeit mehr.

Wenn man die richtige Einstellung gefunden hat, kann an den seitlichen Skalen der Hämoglobingehalt des Blutes in g-% (oder in mval) abgelesen werden. Zahlreiche Vergleichsmessungen mit der neuen Hämoglobinskala haben gezeigt, daß diese im Normalbereich und bei Anämien am genauesten ist. Der gewählte Ausschnitt des Graukeiles entspricht den Werten 3—16 g-% bzw. 2,0—10,0 mval (oder 20—100%). Der mittlere Fehler beträgt über die ganze Skala $\pm 14,6\%$, wenn man die seltenen Extremwerte unter 3,0 mval (5 g-%) wegläßt, sogar nur

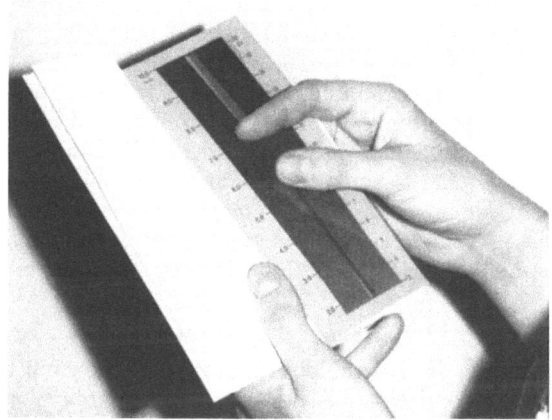

Abb. 39. Die Hämoglobin-Skala nach BOROVICZÉNY (Hersteller Fa. Schleicher & Schüll)

$\pm 10,9\%$. Dies ist für eine so einfache Methode ein gutes Ergebnis. Die neue Hämoglobinskala ist damit etwa so genau wie das alte Sahli-Hämometer. Da es sich aber um eine photometrische Bestimmung handelt und nicht um eine colorimetrische, kann die Bestimmung bei Tageslicht wie auch bei Lampenlicht durchgeführt werden, was einen weiteren wesentlichen Vorteil bedeutet.

## Nichtcolorimetrische Methoden

### Eisenbestimmung

Vor der Einführung der Hämiglobincyanidmethode als internationale Standardmethode wurde die Eisenbestimmung oft als Eichmethode verwendet. Infolge der Standardisierung hat sie ihre Bedeutung eingebüßt, unter anderem auch deshalb, weil sie wegen des im Erythrocyten oft vorhandenen „Nichthämoglobineisens" zu hohe Werte ergibt.

### Gasometrische Methoden

Das Hämoglobinmolekül dient dem Gasstoffwechsel. Es kann pro Atom Eisen 1 Molekül $O_2$ oder CO binden, d.h. 400,0 ml $O_2$ pro 1 g Eisen. Auf dieser Erkenntnis beruhen die zahlreichen gasanalytischen Hämoglobinbestimmungsmethoden. Die Methode von MEYER und andere alte Methoden sind nurmehr von historischem Interesse: heute wird die Methode von VAN SLYKE benützt, welche aber nur in geübten Händen exakte Ergebnisse liefert. Das vorhandene Hämiglobin wird mit Natriumhyposulfit reduziert, dann das gesamte Hämoglobin mit CO gesättigt; anschließend wird das CO durch Kaliumferricyanid in saurem Milieu wieder freigesetzt und manometrisch gemessen.

Die gasanalytisch gewonnenen Hb-Werte liegen etwa 2—3% unter den mit der Eisenbestimmungsmethode gewonnenen.

### Andere Methoden

Erwähnenswert sind noch die titrimetrischen Methoden, die genauer sind, aber das Hämiglobin nicht mit erfassen. Die quantitative Benzidinreaktion, die Bestimmung anhand der optischen Aktivität und die refraktometrische Hämoglobinbestimmung mittels der Bestimmung des spezifischen Gewichtes stammt von WELKER und HAMMERSCHLAG. Vor einigen Jahren haben PHILIPP, VAN SLYKE u. Mitarb. eine Methode auf dieser Basis ausgearbeitet. Es werden 30 Kupfersulfatlösungen benötigt, mit genau eingestelltem spezifischen Gewicht von 1,016—1,074. Wenn man einen Tropfen Plasma oder Blut in diese Lösungen fallen läßt, so bildet sich eine Kupferproteinatschicht, welche den Flüssigkeitsaustausch zwischen dem Tropfen und der Lösung für 10—20 sec verhindert. Man ermittelt jene Lösung, in der der Tropfen gerade schwebt; das spezifische Gewicht des Tropfens ist dann mit dem der Lösung gleich. Es muß erst das spezifische Gewicht des Plasmas (oder Serums) und dann des Vollblutes bestimmt werden. wonach auf einem Nomogramm der Hämoglobingehalt des Blutes abgelesen werden kann. Diese Methode ist viel umständlicher als die photometrische Oxy-Hb- oder Cyanhämiglobinbestimmung und ihre Ergebnisse sind ungenauer.

### Hämoglobinderivate

Auf die Bestimmung der Hämoglobinderivate kann hier nur kurz eingegangen werden. Bezüglich der einzelnen Arbeitsmethoden, deren Vor- und Nachteile sowie die sehr ausführliche Literatur, wird auf die Monographie von SCHWERD (1962) verwiesen.

Vor allem muß an dieser Stelle kurz der forensische Hämoglobinnachweis Erwähnung finden: Als Vorprobe nimmt man die recht unspezifische, aber sehr empfindliche Benzidinreaktion. Eine andere Vorprobe ist die sog. Leuchtprobe, bei der das frisch hergestellte Reagens (0,1 Teil o-Aminophthalsäurehydrazid, 5 Teile Natriumcarbonat und 15 Teile Wasserstoffsuperoxyd auf 100 Teile Wasser) versprüht wird und mit Blutfarbstoff eine violette Chemilumineszenz ergibt und gleichzeitig eine mittels Lupe feststellbare Bläschenbildung durch Wasserstoffsuperoxyd. Als beweisend wird der Nachweis der Teichmannschen Kristalle sowie des typischen Spektrums angesehen.

### Hämiglobin-Nachweis

Das Hämiglobin kommt auch physiologischerweise vor. Die Normalwerte liegen unter 1%. Bei Vergiftungen steigt der Hämiglobinwert an und wird am einfachsten mit dem Spektroskop bzw. quantitativ mit der Zweiwellenlängenmethode nach HÜFNER und HEILMEYER nachgewiesen. Dabei wird einfach die Extinktion bei zwei Wellenlängen gemessen, ein Quotient gebildet und das Ergebnis aus der in Abb. 40a wiedergegebenen Eichkurve abgelesen.

### Kohlenoxydhämoglobin-Nachweis

Auch das CO-Hämoglobin kommt normalerweise im Blut vor. Bei Nichtrauchern beträgt der Gehalt an CO-Hämoglobin meistens weniger als 2%, bei Rauchern 2—4%. Noch höhere Werte (bis zu 10% und mehr) wurden bei Kraftfahrern gefunden. Es erscheint daher wünschenswert, den bei Unfällen üblichen

Blutalkoholnachweis durch die Bestimmung des Kohlenoxydhämoglobinwertes zu ergänzen. Bei Kohlenoxyhämoglobinwerten von 20—60% treten leichtere bis sehr schwere Vergiftungserscheinungen auf, während die Tödlichkeitsgrenze bei etwa 65% liegt.

Ähnlich wie beim Hämiglobinnachweis wird auch der Kohlenoxydhämoglobinnachweis qualitativ mit dem Spektroskop, quantitativ mit der Zweiwellenlängenmethode durchgeführt (s. Abb. 40b).

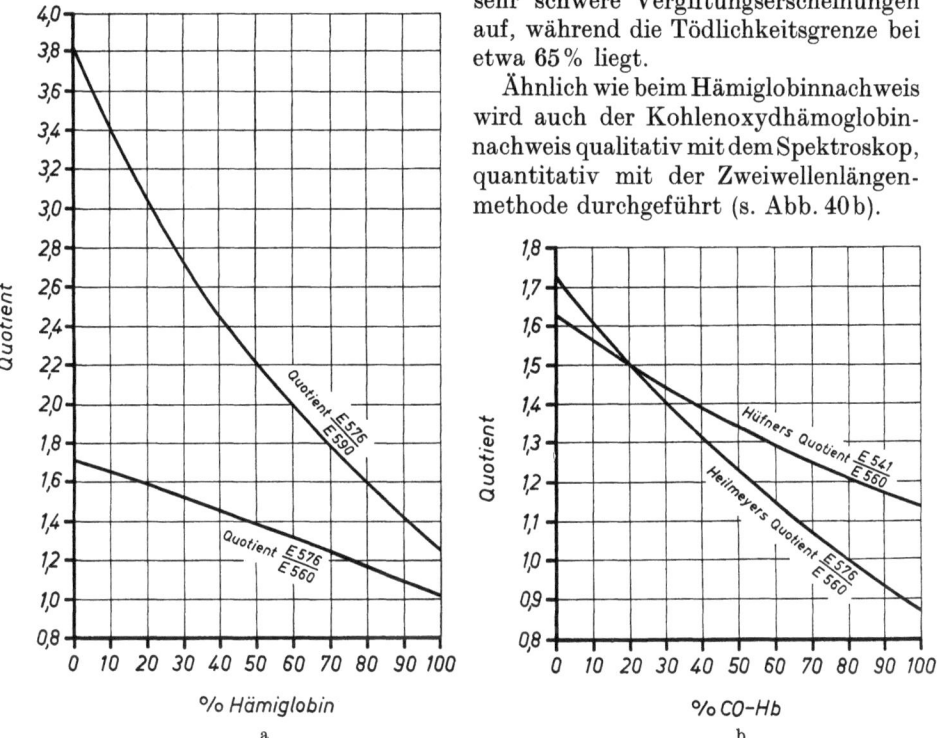

Abb. 40. a Quotienten zur Bestimmung von Hämiglobin (Methämoglobin) im Blut. b Quotienten zur Bestimmung des CO-Hämoglobins im Blut (HEILMEYER, 1933)

### Verdoglobin-Nachweis

Die Verdoglobine (und Verdiglobine) sind grüne Hämoglobinderivate mit nativer Eiweißkomponente, bei denen am Farbstoffanteil eine Oxydation des Tetrapyrrolrings (nicht des Eisens wie beim Hämiglobin!) stattgefunden hat. Normalerweise findet sich im Blut ein Verdoglobingehalt von 0,4%. Bei verschiedenen, vor allem chronischen Vergiftungen finden sich wesentlich höhere Konzentrationen. Besonders häufig wird es bei lang dauerndem Arzneimittelgebrauch (z.B. Phenacetin) beobachtet. Auch bei gleichzeitiger Verabreichung von Sulfonamiden und anderer schwefelhaltiger Mittel sowie bei Darmstörungen kann eine Verdoglobinvergiftung auftreten. Das Verdoglobin wird spektroskopisch (vor und nach Zufügung verschiedener Reagentien) nachgewiesen.

### Hämatin

Das Hämatin ist, wie bereits erwähnt, ein Spaltprodukt des Blutfarbstoffes (s. Abb. 28). Im strömenden Blut tritt Hämatin nur nach einer Hämolyse auf, wenn auch eine Nierenschädigung vorliegt. Zum hämatologischen Nachweis eignet sich eine von SCHWERD ausgearbeitete und an der erwähnten Stelle (SCHWERD, 1962) beschriebene colorimetrische Methode.

### Normalwerte

Betreffend der Normalwerte sei auch hier auf das bei den Erythrocyten Gesagte (s. S. 433) verwiesen. GREENDYKE u. Mitarb. (1962) fanden bei 950 ge-

sunden amerikanischen Soldaten 14,9 (13,0—17,0) g/100 ml Hämoglobin, Kava-
kita bei 575 japanischen Soldaten 16,8 (14,6—19,2) g-%, Boroviczény und
Cordes bei 1296 *kranken* Menschen, bei Männern 12,2 (6,6—20,6) g/100 ml, bei
Frauen 11,0 (5,5—18,7) g/100 ml (s. auch Abb. 41).

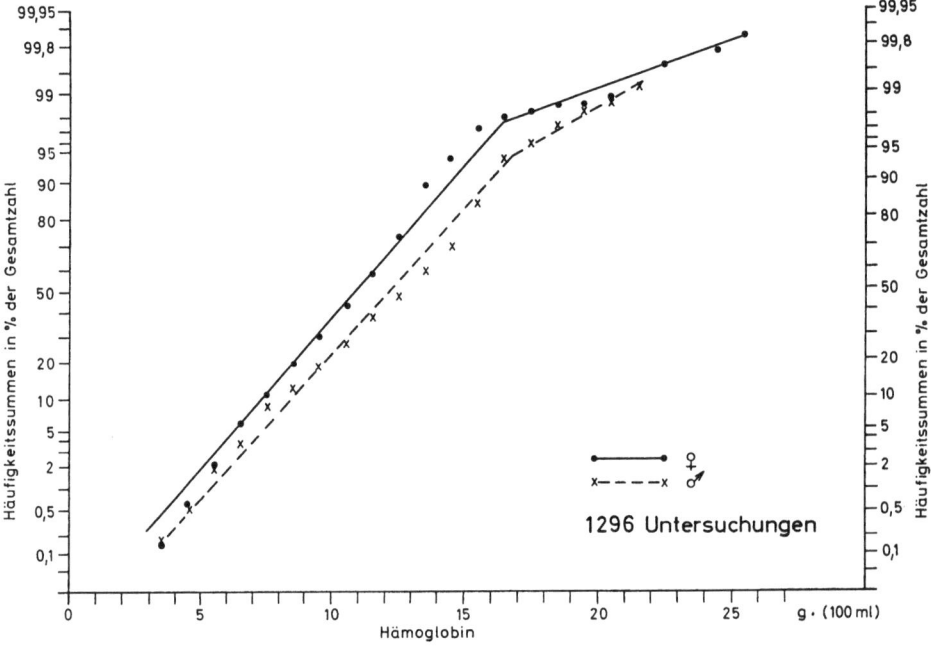

Abb. 41. Die Verteilung von Hämoglobinwerten bei kranken Menschen

## Zellpackungsvolumen

### Allgemeines

Das Zellpackungsvolumen (englisch ,,PCV" = Packed Cell Volume) ist das
Maß für die Relation zwischen dem Erythrocyten- und dem Plasmavolumen. Die
gebräuchlichste Methode ist die Zentrifugen-,,Hämatokrit-Methode", prinzipiell
verschieden davon ist die chemische sowie die elektrische Methode.

### Chemische Methode

Wenn man defibriniertes Blut mit physiologischer NaCl-Lösung mischt und
dann in der Mischung die Blutkörperchen sich absetzen läßt, so wird der Prozent-
gehalt der überstehenden Flüssigkeit an Stickstoff bzw. an Eiweiß von der Menge
der gesetzten Verdünnungsflüssigkeit abhängig sein. Bezeichnet man die zur
Mischung benutzte Blutmenge mit $b$, das zugesetzte Volumen der NaCl-Lösung
mit $s$, den prozentualen Plasmaanteil am Blutvolumen mit $x$, so beträgt die
Menge der verdünnten Plasmaflüssigkeit $b \cdot x + s$. Verwendet man ein bestimmtes
Volumen der Salzlösung-Plasmamischung zur Analyse, so ist dieses Volumen mit
$\dfrac{bx}{bx+s}$ zu multiplizieren, um das darin enthaltene Plasmavolumen zu ermitteln.
In $n$ ml der Mischung sind also $n \cdot \dfrac{bx}{bx+s}$ ml Plasma enthalten. In dieser Plasmamenge wird nun der Eiweißgehalt nach der Kjeldahl-Methode bestimmt. Er be-
trage $e$ g, dann gilt die Gleichung $n \cdot \dfrac{bx}{bx+s} = e$; werden nun zwei Salzlösung-
Plasmamischungen mit verschiedenem Mischungsverhältnis (am besten 1:1 und

1:2) hergestellt, so erhält man folgende zwei Gleichungen, worin mit 1 die Werte der ersten, mit dem Index 2 die Werte der zweiten Mischung bezeichnet sind:

$$1. \quad n \cdot \frac{b_1 \cdot x}{b_1 x + s_1} = e_1; \quad n = \frac{b_1 x + s}{b_1 \cdot x} \cdot e_1;$$

$$2. \quad n \cdot \frac{b_2 x + s_2}{b_2 \cdot x} = e_2; \quad n = \frac{b_2 x + s_2}{b_2 \cdot x} \cdot e_2;$$

woraus folgt: $\quad e_1 \frac{b_1 x + s_1}{b_1} = e_2 \frac{b_2 x + s_2}{b_2}; \quad$ oder $\quad x \cdot (e_1 - e_2) = e_2 \frac{b_2}{s_2} - e_1 \frac{b_1}{s_1}.$

Mit Hilfe dieser Gleichungen kann man aus dem Ergebnis der Eiweißbestimmung je zweier Mischungen das Plasmavolumen $x$ und damit auch das Erythrocytenvolumen berechnen. Macht man statt zwei drei Mischungen, so hat man eine exakte Kontrolle, da man einmal $x$ sowohl aus Mischung 1 und 2 als auch aus Mischung 2 und 3 sowie aus 1 und 3 berechnen kann.

Ferner kann man noch das unvermischte Serum mit zur Bestimmung heranziehen. In diesem Falle ist $s = 0$ und die Gleichung vereinfacht sich wie folgt: $(e_0 - e_1) \cdot x = e_1 \cdot \frac{s_1}{b_1}$, worin $e_0$ den Eiweißgehalt des unvermischten Serums bedeutet.

Die Methode ist natürlich unvergleichlich aufwendiger als die Hämatokritmethode und deshalb auch längst verlassen worden. Wir finden es aber wichtig, hier nochmals darauf zurückzukommen, da man damit die Hämatokritmethode in objektiver Weise überprüfen kann. Die Methode der Gebrüder BLEIBTREU ist vielfach modifiziert worden, indem anstelle der Eiweißbestimmung nach KJELDAHL viscosimetrische, refraktometrische und andere Methoden verwendet worden sind. Heute würde man wohl eher eine photometrische Eiweißbestimmung im UV-Bereich anwenden.

### Elektrische Methode

Die um die Jahrhundertwende vielfach verwendete Methode der Bestimmung des Hämatokritwertes durch Messung der elektrischen Leitfähigkeit des Vollblutes ist jahrzehntelang nicht mehr angewendet worden, bis sie in den fünfziger Jahren wieder aufgegriffen wurde. In der letzten Zeit sind dann Geräte auf den Markt gekommen, mit denen man den Hämatokritwert auf eine sehr einfache Weise bestimmen kann. AVENARIUS und BOROVICZÉNY untersuchten das Gerät „YSI Model 30" der Firma Yellow Springs Instrument & Co., Ohio (Abb. 42).

Die Bedienung des Gerätes ist sehr einfach. Eine Spezialcapillare mit elektrischen Kontaktstellen, die sich sehr leicht mit Blut füllen läßt, wird mit Blut gefüllt, auf den Apparat gesteckt. Man drückt auf einen Knopf und nach 15 sec kann der Hämatokritwert auf der Skala direkt abgelesen werden. Es ist lediglich darauf zu achten, daß beim Füllen der Capillare keine Luftblasen in diese eintreten, da das Ergebnis sonst stark verfälscht wird. AVENARIUS und BOROVICZÉNY haben in verschiedenen Untersuchungsreihen die Geräteanzeige mit der üblichen Hämatokritmethode (hochtourige Zentrifuge, zugeschmolzene heparinisierte Capillaren) verglichen. Die Ergebnisse sind in Abb. 43 zusammengestellt. Die Übereinstimmung besonders der zweiten und dritten Untersuchungsreihe mit dem Hämatokrit sind sehr gut.

Anders verhält es sich natürlich, wenn das Serumeiweiß pathologisch verändert ist. Es finden sich dann zum Teil grobe Abweichungen von der Hämatokritmethode (vereinzelt Fehler in der Größenordnung $\pm$ 20—30 %). Aus diesem Grunde und auch aus preislichen Gründen (das Gerät ist mehr als doppelt so teuer wie eine Hämatokritzentrifuge) dürfte bei der Routinearbeit die Hämatokritmethode immer

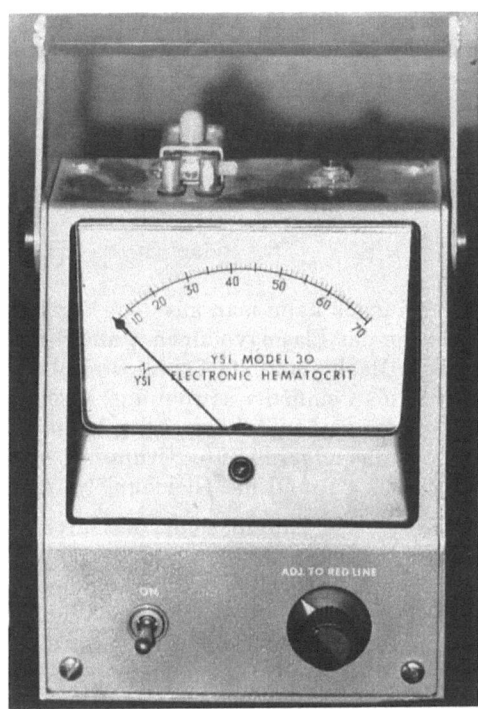

Abb. 42. Das Gerät der Fa. ,,Yellow Spring Instruments" zur Bestimmung des Zellpackungsvolumens mittels elektrischer Widerstandsmessung

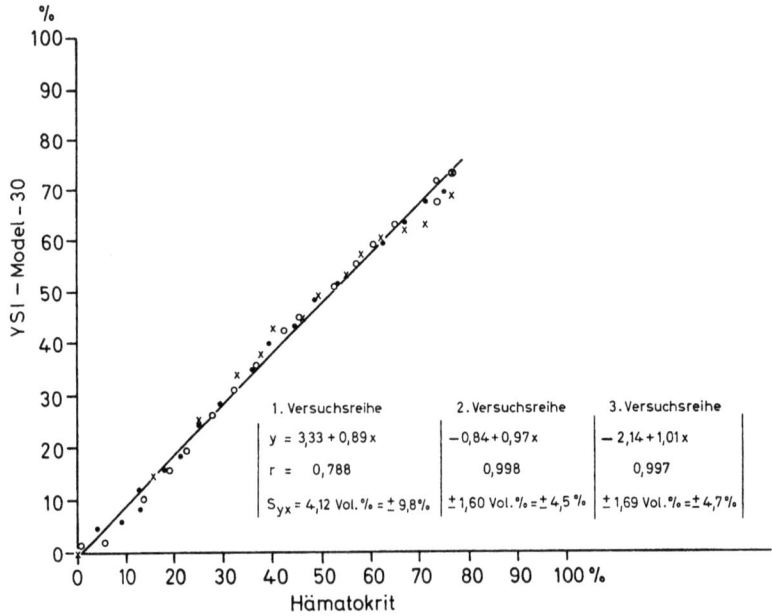

|  | 1. Versuchsreihe | 2. Versuchsreihe | 3. Versuchsreihe |
|---|---|---|---|
| y = | 3,33 + 0,89 x | − 0,84 + 0,97 x | − 2,14 + 1,01 x |
| r = | 0,788 | 0,998 | 0,997 |
| $S_{yx}$ = | 4,12 Vol. % = ± 9,8 % | ± 1,60 Vol. % = ± 4,5 % | ± 1,69 Vol. % = ± 4,7 % |

Abb. 43. Vergleichsuntersuchungen mit dem YSI-Model 30 und der Hämatokrit-Methode

vorzuziehen sein. In besonderen Fällen, bei denen es besonders auf Beweglichkeit oder Geschwindigkeit ankommt, also bei Expeditionen, in Unfallwagen oder auch im Operationssaal ist die elektrische Methode aber durchaus empfehlenswert.

Eine weitere besondere Bedeutung erhielt die Messung der elektrischen Leitfähigkeit durch die neuerdings durch KLEINE (1963) mitgeteilten Befunde. KLEINE mißt den elektrischen Widerstand der Erythrocytensäule im Hämatokritröhrchen, um damit festzustellen, wie komplett die Packung der Erythrocyten ist.

## Hämatokritmethode

Wie aus dem bisher Gesagten hervorgeht, wird für die Bestimmung des Zellpackungsvolumens heute allgemein die Hämatokritmethode vorgezogen. Die Untersuchung des Minimalsedimentes eines ungerinnbar gemachten Blutes nach 1—2 Tagen wird heute nicht mehr geübt. Eigentlich ist die Hämatokritmethode aber daraus hervorgegangen. Bei der einfachen Sedimentierung wirkt auf die Erythrocyten die Anziehungskraft der Erde (Erdbeschleunigung $= g$). In der Zentrifuge wird ein wesentlich größeres Schwerefeld erzeugt, dadurch sondern sich die Erythrocyten viel schneller vom Plasma ab. Ist das Schwerefeld genügend groß, so werden die Erythrocyten zusätzlich deformiert und immer enger aneinandergepreßt, bis sich praktisch kein Plasma mehr zwischen ihnen befindet. Wieweit dabei die haloartig an die Erythrocyten angelagerten Eiweißkörper abgepreßt werden, ist noch nicht genau bekannt.

Zur Bestimmung des Hämatokritwertes wird entweder Capillar- oder venöses Blut verwendet. Es ist wichtig darauf hinzuweisen, daß der Hämatokritwert von capillarem und venösem Blut verschieden ist. Wie HEILMEYER in seiner zitierten Arbeit nachgewiesen hat, ändert sich das Volumen des Einzelerythrocyten je nach dem pH-Wert der umgebenden Flüssigkeit in dem Sinne, daß bei niedrigem pH die Erythrocyten größer werden und zwar offensichtlich im Zusammenhang mit der $CO_2$-Aufnahme des Hämoglobins. Dies erklärt den Unterschied zwischen dem venösen und capillaren Hämatokritwert und macht gleichzeitig deutlich, daß sich der pH-Wert des Blutes im Laufe der Bestimmung des Hämatokritwertes auf keinen Fall ändern darf. Bekanntlich wird das Blut zur Hämatokritbestimmung meistens mit einem Anticoagulans versetzt; Art und Konzentration dieses Mittels sind so zu wählen, daß der pH-Wert des Blutes unbeeinflußt bleibt. Oxalate, Citrate usw. lehnen wir daher ab und verwenden stattdessen Hämatokritröhrchen, die mit den geringsten Mengen Heparin präpariert sind. Bekanntlich sind zahlreiche verschiedene Röhrchen für die Hämatokritbestimmung empfohlen worden (Abb. 44). Es ist auch seit vielen Jahren bekannt (HEILMEYER, 1933), daß der innere Röhrchendurchmesser das Ergebnis beeinflußt: Die in einer Capillare bestimmten Hämatokritwerte sind niedriger als die in einem weiteren Röhrchen bestimmten. Der Grund dafür ist bis heute unbekannt. Es wurden verschiedene Theorien aufgestellt, bisher konnte aber keine bewiesen werden. Nach unseren Untersuchungen lassen sich die engeren Röhrchen besser verschließen und die Ablesegenauigkeit ist besser. Wir fanden sogar Unterschiede zwischen verschieden weiten Capillaren und erhielten die besten Ergebnisse mit solchen, die einen inneren Durchmesser von 0,6 mm aufwiesen. Wir empfehlen daher die Anwendung dieser Capillaren. Die Länge der Capillaren ist auch verschieden, die meisten Firmen bieten solche an, die 75 mm lang sind. Es wäre wohl empfehlenswert, dieses Maß allgemein zu verwenden. Ein wichtiger Umstand, dem bisher viel zu wenig Beachtung geschenkt wurde, ist die Gleichmäßigkeit der Capillaren. Es ist ganz klar, daß, wenn man für die Hämatokritbestimmung statt einer gleichmäßigen Röhre eine mit einem stark konischen Fehler verwendet, fehlerhafte Werte abgelesen werden. Das Material der Röhrchen ist heute ausschließlich Glas, man kann sich aber vorstellen, daß sich für diesen Zweck mit der Zeit geeignete Kunststoffe finden werden. Zwischen den heute verwendeten Glassorten bestehen

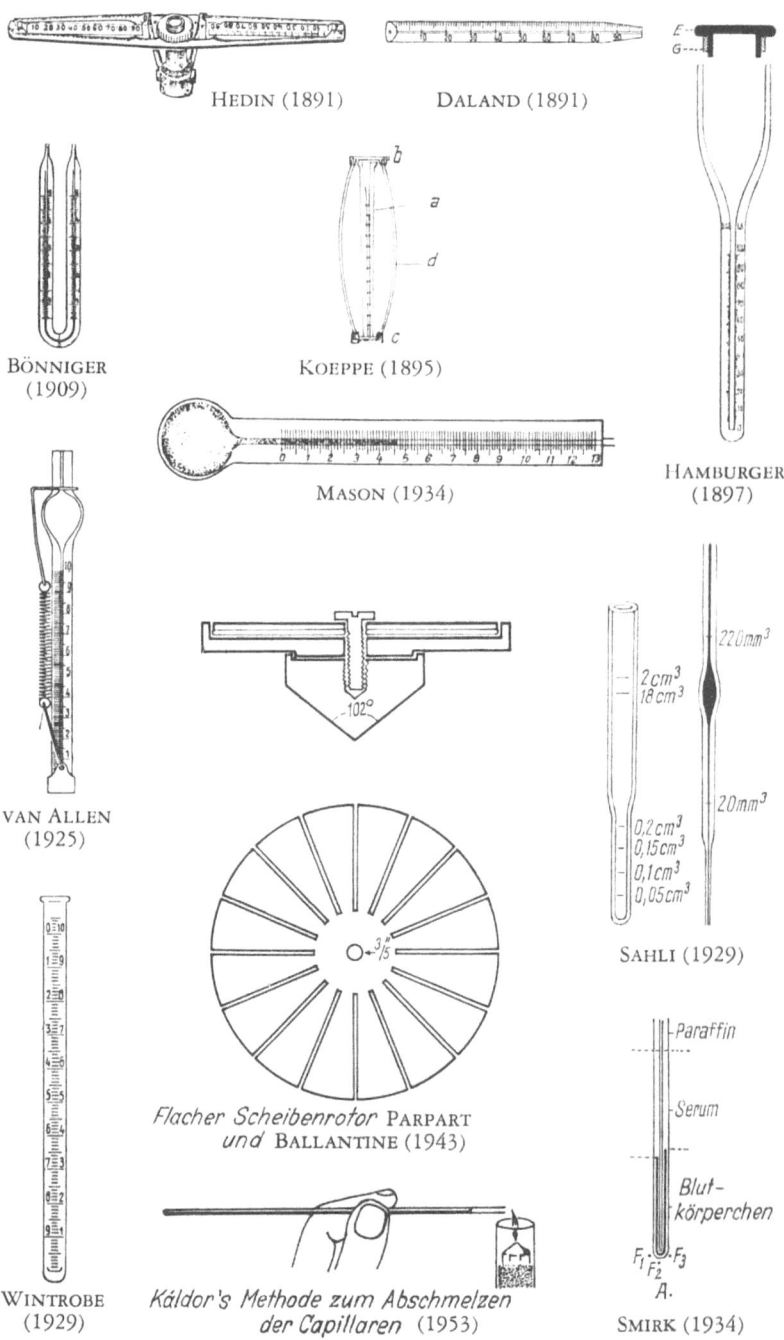

HEDIN (1891)          DALAND (1891)

BÖNNIGER
(1909)

KOEPPE (1895)

MASON (1934)

HAMBURGER
(1897)

VAN ALLEN
(1925)

SAHLI (1929)

Flacher Scheibenrotor PARPART
und BALLANTINE (1943)

WINTROBE
(1929)

Káldor's Methode zum Abschmelzen
der Capillaren (1953)

SMIRK (1934)

Abb. 44. Verschiedene Hämatokrit-Röhrchen

erhebliche Unterschiede betreffend der Abschmelzbarkeit. Vor dem Zentrifugieren muß ja mindestens das eine Ende der Röhrchen gut verschlossen werden. Man kann die Röhrchen zuschmelzen oder mit einer Kittmasse verstopfen. In vereinzelten Fällen wurde aber festgestellt, daß Erythrocyten zwischen Kitt und Glaswand eindrangen. Das Zuschmelzen der Röhrchen hat den Vorteil, daß die Röhrchen entweder völlig verschlossen sind und dann überhaupt keine Blutkörperchen austreten können, oder wenn nicht richtig zugeschmolzen ist, das gesamte Blut aus der Capillare geschleudert wird. Bei genauer Untersuchung findet man aber, daß sich keineswegs alle Glassorten so zuschmelzen lassen, daß ein flacher Boden entsteht, sondern daß das Ende des zugeschmolzenen Röhrchens bei einzelnen Glassorten eine kegelförmige Gestalt aufweist, was natürlich wieder zu Ablesefehlern führt. Die Hersteller von Hämatokritcapillaren sollten daher die Wahl der Glassorte auch nach diesen Gesichtspunkten vornehmen. Eine weitere Fehlerquelle beim Zuschmelzen tritt dann auf, wenn das durch die Flamme er-

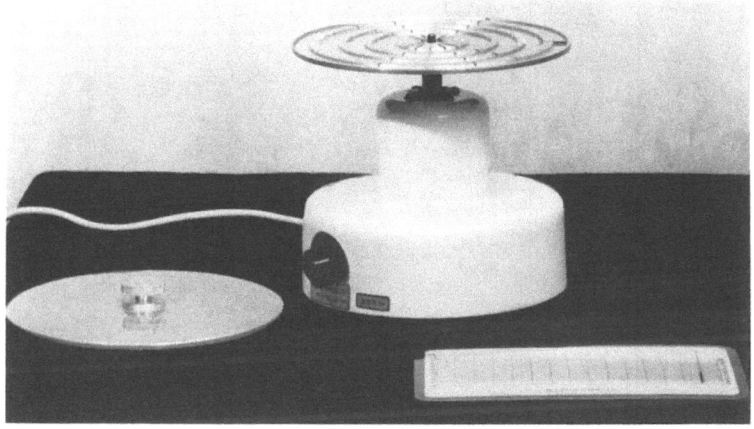

Abb. 45. Mikro-Hämatokrit-Zentrifuge

hitzte Ende der Capillare Plasmaspuren aufweist, die durch die Hitze coagulieren oder gar verkohlen. Man darf deshalb das Blut nur bis 1 cm von jenem Ende entfernt aufziehen, das zugeschmolzen werden soll. Zum Zuschmelzen verwendet man eine heiße spitze Flamme (am besten Mikrobunsenbrenner oder auch die Sparflamme eines normalen Bunsenbrenners). Trotz der dabei möglichen Fehler wird das Zuschmelzen der Röhrchen bevorzugt, da man auf diese Weise genauere Ergebnisse erhält (Variationskoeffizient $\pm 0,4$ bis $\pm 2,1\%$) als beim Verschließen mit Kitt (Variationskoeffizient $\pm 2,3\%$). Die Unterschiede sind allerdings so gering, daß sie nur bei wissenschaftlichen Untersuchungen ins Gewicht fallen, bei Routinearbeiten aber vernachlässigt werden können.

Das wichtigste Gerät bei der Hämatokritbestimmung ist natürlich die Zentrifuge (Abb. 45). Leider ist es seitens der Hersteller vielfach üblich, nur allgemeine Angaben über die Umdrehungszahl/min und nicht die exakten Werte der Zentrifugalbeschleunigung anzugeben. Bedauerlicherweise stimmen selbst bei neuen Zentrifugen nicht einmal die Angaben über die Umdrehungszahlen immer. Endlich muß bedacht werden, daß sich der Motor der Zentrifuge im Laufe der Zeit abnützt, wodurch die Zentrifuge langsamer wird. Es ist deshalb wichtig, daß die tatsächliche Umdrehungszahl kontrolliert und außerdem die Zentrifugalkraft in $g$ ausgerechnet (Abb. 46) wird (WEYER, 1966).

Zu diesem Punkt möchten wir noch folgendes hervorheben: Wenn die Zentrifugalkraft in $g$ ausgerechnet und angegeben wird, so bezieht man sie fast immer auf den Boden des Zentrifugenröhrchens. Dabei ist dieser Wert eigentlich gar nicht von Bedeutung. Bedeutsam ist vielmehr die Zentrifugalkraft, die von innen

auf die Erythrocytensäule drückt. Nun ist es aber so, daß die Erythrocytensäule
bei einer Anämie ganz klein ist, bei einer Polycythämie hingegen groß. Wie weiter
unten gezeigt wird, findet man auch bei Kranken mit verschiedenen Diagnosen
in 98% der Fälle Hämatokritwerte, die kleiner als 60 Vol.-% sind. Aus praktischen Gründen kann man daher dies als Maximalwert ansetzen. Weiter oben
wurde gesagt, daß man das Blut nur bis 1 cm vor dem Ende der Capillare auf-

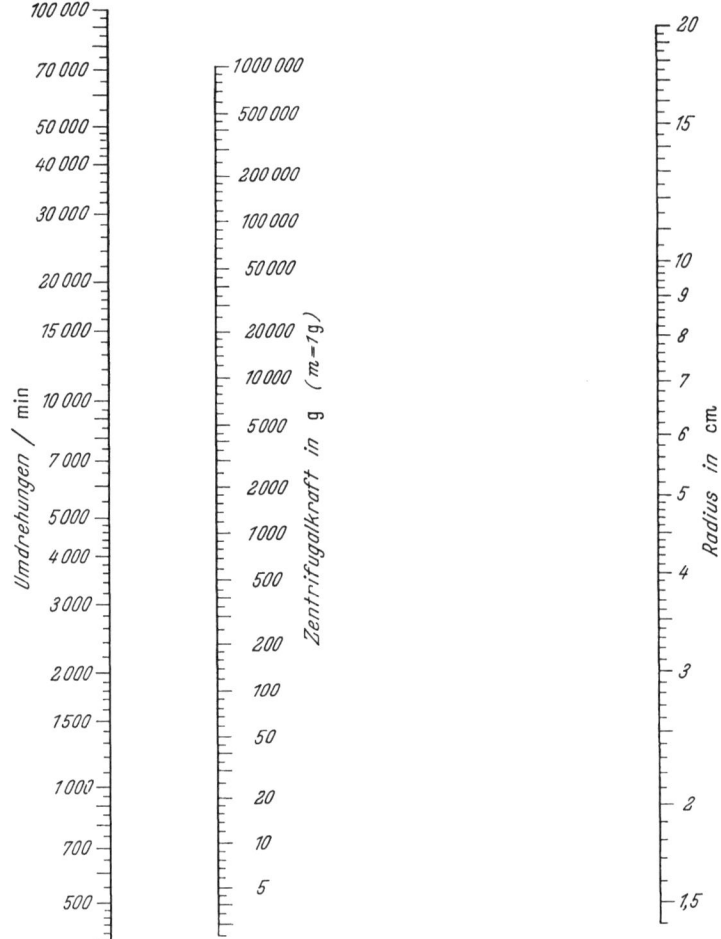

Abb. 46. Nomogramm zur Errechnung der Zentrifugalkraft

ziehen soll, das sind bei einer 75-Capillare 65 mm. 60% von 65 mm sind 39 mm,
wenn man dazu für das abgeschmolzene Ende oder für die Kittmasse noch 2 mm
nimmt, so kommt man auf 41 mm. Der Radius des Zentrifugentellers (von der
Achsenmitte bis zum Auflagepunkt der Röhrchen gemessen minus 41 mm) ist
also jener Punkt, der praktisch nicht unterschritten wird. Aufgrund seiner
Untersuchungen ist Boroviczény der Meinung, daß man für diesen Punkt eine
Zentrifugalkraft von mindestens 5000 g fordern sollte (Abb. 47).

Der so erreichbare Wert ist zwar, wie die Untersuchungen von Kleine (1966)
zeigen, noch keinesfalls der echte Endwert, dürfte aber für die praktischen Anforderungen ausreichen. In diesem Zusammenhang, aber auch im Zusammenhang
mit der immer noch vereinzelt geäußerten Meinung, die Erythrocyten würden

beim hochtourigen Zentrifugieren leicht beschädigt, haben SCHLIMBACH und
BOROVICZÉNY auch Versuche mit der Ultrazentrifuge durchgeführt und konnten
dabei die früher von anderen Untersuchern erhobenen Befunde voll bestätigen.
Sie haben zuerst 24 min bei rund 17000 $g$ zentrifugiert und dann nochmals
24 min bei 200000 $g$. Am Ende des Versuches waren die Erythrocyten intakt, eine
Hämolyse konnte nicht nachgewiesen werden.

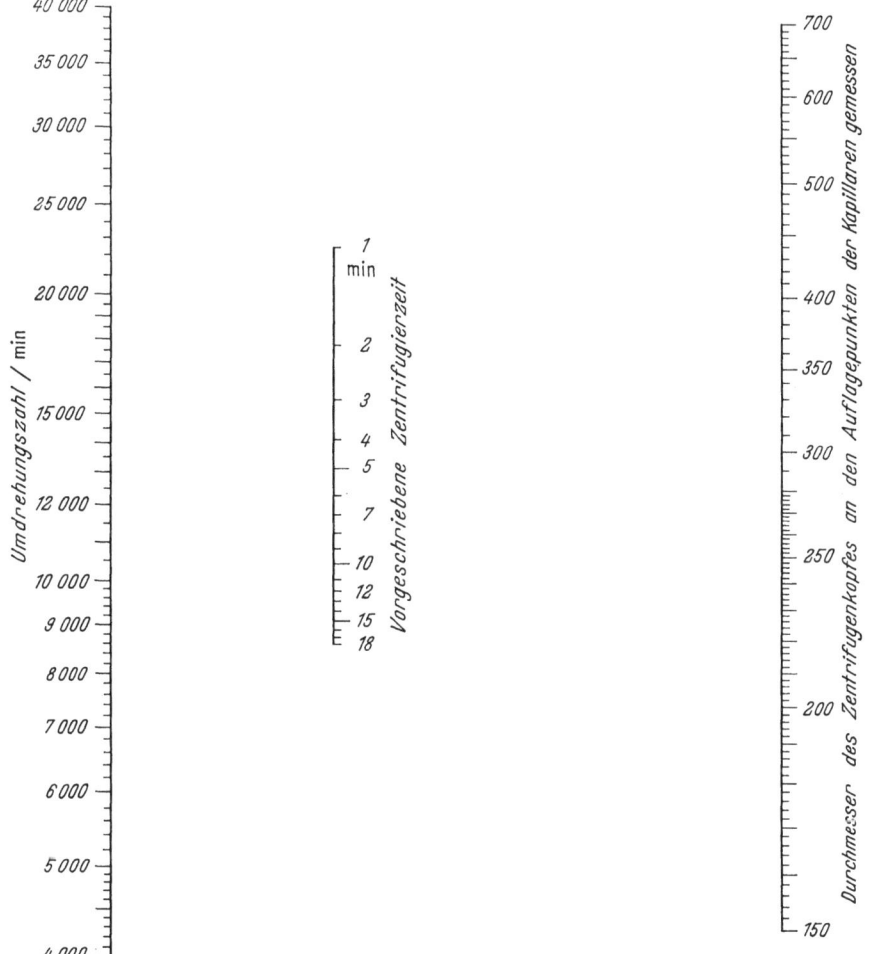

Abb. 47. Nomogramm zur Errechnung der Zentrifugierzeit beim Hämatokritverfahren

Bekanntlich muß man je nach der angewendeten Zentrifugalkraft verschieden
lang zentrifugieren. Zu diesem Punkt sei noch gesagt, daß die Anlaufzeit, also die
Zeit vom Anschalten der Zentrifuge bis die gewünschte Tourenzahl erreicht wird,
und die Bremszeit mit 0,3 multipliziert werden müssen und die Zeit des vollen
Laufes zugerechnet werden.

Nachdem zentrifugiert worden ist, sollte man das Ergebnis sofort ablesen. Ist
dies nicht möglich, so soll man die Röhrchen aus der Zentrifuge nehmen, senkrecht
aufstellen und allerspätestens innerhalb 1 Std ablesen.

Von der Industrie werden zahlreiche Ablesegeräte angeboten; vorzuziehen sind
solche mit einer starken Lupe. Für Routinezwecke genügt es, das Ergebnis in
ganzen Volumenprozenten anzugeben. Bei exakteren Untersuchungen ist aber das

Ablesen und Angeben einer Dezimalstelle durchaus vertretbar. Abgelesen wird am Ende der *roten* Säule. Die weißen Blutkörperchen und die Blutplättchen sind den roten Blutkörperchen aufgelagert und können gesondert abgelesen werden (Leukokrit bzw. Plättchenkrit). Das oberste Ende der Erythrocytensäule ist infolge der Enzymwirkung der Leukocyten oft fast schwarz verfärbt, was das Ablesen erleichtert. Die Bestimmung des Zellpackungsvolumens ist unter DIN 58 933 genormt.

### Normalwerte

Ausführliche Untersuchungen über die Normalwerte bei der Hämatokritbestimmung haben in letzter Zeit Greendyke u. Mitarb. (1962) mitgeteilt. Sie

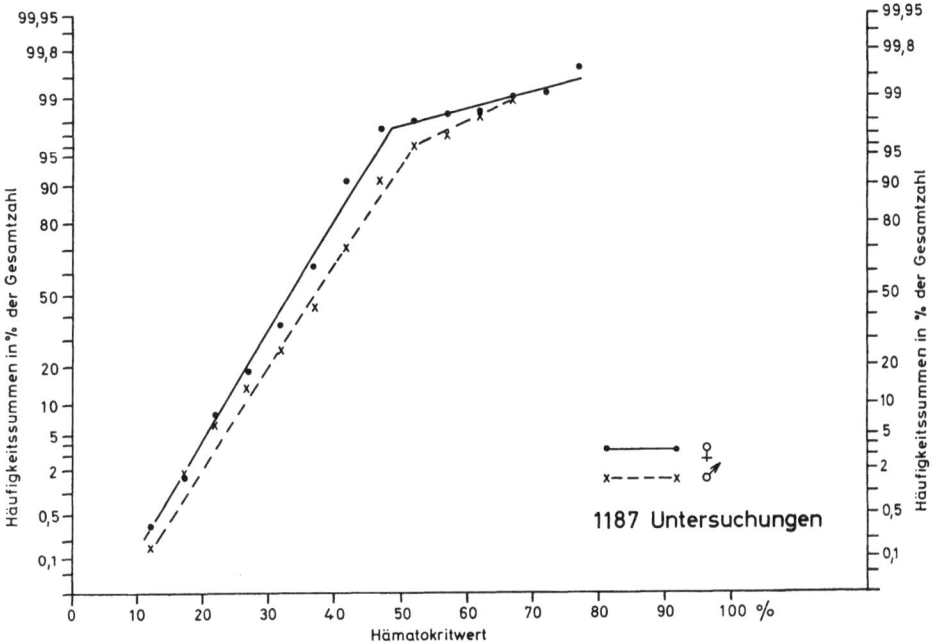

Abb. 48. Die Verteilung der Hämatokritwerte bei kranken Menschen

fanden bei 950 gesunden amerikanischen Soldaten einen Mittelwert von 46 Vol.-% mit einer Streubreite ($\pm 2\,\sigma$) 41—51 Vol.-%. Hoshino (1965) fand bei 3000 Männern in Hiroshima 43,45$\pm$3,89 Vol.-%, bei 5500 Frauen 38,06$\pm$3,32 Vol.-%. Coordes und Boroviczény haben die Werte von nahezu 1200 *Kranken* untersucht und fanden (Abb. 48) bei Frauen 33 (18—49) Vol.-%, bei Männern 37 (21—54) Vol.-%. Die pathologischen Werte liegen also im Durchschnitt niedriger und zeigen eine wesentlich größere Streuung. Interessanterweise findet man aber auch hier, daß die Mehrzahl der Fälle im Wahrscheinlichkeitsnetz eine annähernde Normalverteilung zeigt, während bei den polycythämischen Werten ein deutlicher Knick entsteht.

Es wird heute noch immer wieder behauptet, daß man aus dem Hämatokritwert Rückschlüsse auf die Erythrocytenzahl oder auf den Hämoglobingehalt ziehen könne. Diese Auffassung ist völlig unhaltbar, wie dies aus den in Tabelle 6 aufgezeichneten Werten klar hervorgeht. Andererseits ist manchmal der Hämatokrit als Suchmethode angewendet worden in der Annahme, wenn der Hämatokritwert normal sei, seien auch die übrigen erythrocytometrischen Werte normal.

Tabelle 6

| I-Zahl | Diagnose | Datum | Krit (Vol.-%) | Ery $(10^6 \cdot \mu l^{-1})$ | Hämoglobin (g [100 ml]$^{-1}$) |
|---|---|---|---|---|---|
| 21 12 00 26 | Hypertonie | 6. 7. 62 | **35** | 4,29 | 11,1 |
| 24 10 21 43 | Werlhof | 20. 5. 64 | **35** | 2,39 | 11,9 |
| 12 02 01 98 | Lymphadenose | 13. 5. 63 | **35** | 3,25 | 7,4 |
| 19 05 32 60 | Diabetes mellitus | 29. 5. 62 | **35** | 3,81 | 15,6 |
| 02 03 06 80 | Metastasen | 10. 6. 64 | **35** | 3,84 | 12,2 |
| 08 12 00 95 | Thrombocythämie | 30. 3. 62 | 42 | 5,46 | **12,2** |
| 06 03 13 94 | Pleuritis | 24. 6. 63 | 39 | **3,42** | **12,2** |
| 16 07 08 92 | Laennec-Cirrhose | 20. 6. 63 | 27 | **3,48** | 13,2 |
| 29 05 01 56 | Plasmocytom | 13. 5. 63 | 32 | **3,40** | 9,5 |
| 18 05 15 23 | Myelose | 24. 6. 63 | 37 | **3,48** | 11,8 |
| 30 01 46 09 | Intestinalblutung | 25. 2. 63 | 29 | **3,42** | 9,8 |

Auch diese Anschauung ist unhaltbar. Wie aus den in Abb. 49 wiedergegebenen Befunden hervorgeht, findet man bei kranken Menschen auch bei normalen Hämatokritwerten in mindestens 40% der Fälle pathologische Befunde der anderen erythrocytometrischen Meßwerte.

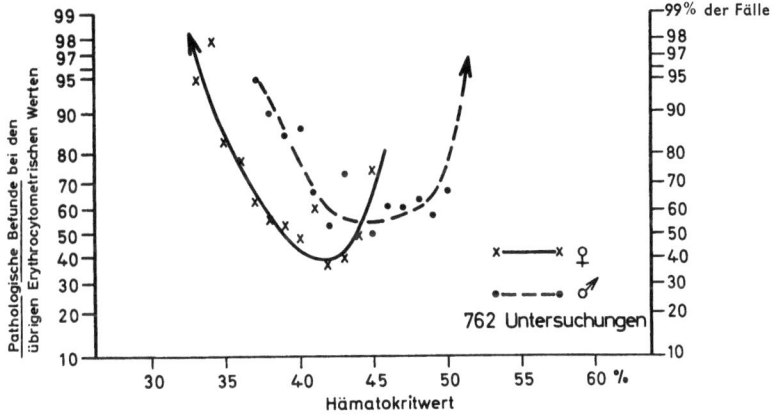

Abb. 49. Pathologische erythrocytometrische Befunde bei normalen Hämatokritwerten

## Erythrocytendurchmesser

Den Erythrocytendurchmesser (englisch MCD = mean corpuscular diameter) kann man entweder im Mikroskop direkt messen oder man kann ihn halometrisch bestimmen.

Der Erythrocytendurchmesser kann feucht oder trocken gemessen werden. Feucht, d.h. im eigenen Serum suspendiert gemessen, erhalten wir den wahren Durchmesser, der etwa 7,7—8,5 μm beträgt. Beim Trocknen und eventuellen Fixieren des Ausstrichpräparates schrumpfen die Erythrocyten ungleichmäßig, deswegen sollte die feuchte Durchmesserbestimmung bevorzugt werden. Aus Bequemlichkeitsgründen wird dennoch der Durchmesser meist im trockenen, ja oft auch im fixierten und gefärbten Präparat bestimmt. Wird der Durchmesser im feuchten Präparat bestimmt, so ist noch darauf zu achten, daß nur in der Mitte des Präparates gemessen wird, da sonst Fehler auftreten.

## Mikroskopische Messung

Der Durchmesser kann im feuchten oder trockenen Präparat mit Hilfe eines Ocularmikrometers direkt gemessen werden. Dazu muß das Ocularmikrometer erst einmal geeicht werden.

Zum Messen eignen sich am besten Mikroskope, die einen Tubus mit Auszug haben. Das Ocularmikrometer wird in das Ocular getan, ein Objektmikrometer (mit Einteilung in $^1/_{100}$ mm) wird mit dem Immersionsobjektiv eingestellt und dann der Tubus so weit herausgezogen, daß zehn Einteilungen des Ocularmikrometers einer Einteilung des Objektmikrometers entsprechen. Man vermerkt die Länge des Tubusauszuges und das Ocularmikrometer ist somit geeicht. Beim vermerkten Tubusauszug und bei Einschaltung desselben Immersionsobjektives und Oculares, wie es zur Eichung verwendet wurde, entspricht einer Einteilung des Ocularmikrometers genau 1 μm. Man kann nun im Ausstrichpräparat (oder besser im feuchten Deckgläschenpräparat) die einzelnen Erythrocyten direkt messen, wobei der Durchmesser auf $^1/_2$ μm genau bestimmt werden kann. Es ist leicht verständlich, daß man unbewußt öfters zu ganzen als zu 0,5 μm-Werten auf- oder abrunden wird, wodurch dann auf der Price-Jones-Kurve (s. unten) bei den $^1/_2$ μm-Werten Einknickungen entstehen.

Genauere Messungen können mittels eines Ocularschraubenmikrometers durchgeführt werden. Im Gesichtsfeld dieses Spezialoculares ist eine feste Skala sichtbar, in welcher sich ein senkrecht zur Skala stehender Strich bewegen läßt. Dieser Strich kann durch eine seitlich angebrachte, drehbare Trommel bewegt werden und eine volle Umdrehung dieser Trommel bewirkt eine Verschiebung des Striches um ein Intervall der festen Skala. Die Trommel trägt an ihrem Umfang eine Skala mit 100 Teilstrichen. Das Ocularschraubenmikrometer wird am besten so geeicht (wie oben beschrieben), daß ein Intervall der festen Skala 0,01 mm entspricht. Ein Skalenteil der Trommel wird dann 0,1 μ entsprechen. Man kann auch photographisch oder durch Verwendung eines Projektionsaufsatzes ein stark vergrößertes Bild der Erythrocyten herstellen und dann dieses ausmessen.

Es sollen an mindestens 200 Erythrocyten jeweils der größte ($D$) und der kleinste ($d$) Durchmesser bestimmt werden, dann ermittelt man die mittleren Einzeldurchmesser $\dfrac{D+d}{2}$.

Der Fehler der Durchmesserbestimmung hängt weitgehend vom angewandten Verfahren ab. Wird der Durchmesser im trockenen Präparat gemessen, so nimmt man dadurch schon von vornherein einen Schrumpfungsfehler von 8—16% in Kauf. Wird mit einem einfachen Ocularmikrometer gemessen, so beträgt der Meßfehler mindestens 0,3—0,5 μm, beim Ocularschraubenmikrometer 0,1—0,2 μm.

## Price-Jones-Kurve

Bei der mikroskopischen Messung des Erythrocytendurchmessers wird meistens nicht nur der Mittelwert errechnet, sondern die Werte werden auch in Gruppen von jeweils 0,5 μm Größenunterschiede eingeteilt und das Ergebnis in Form einer Erythrocytendurchmesserverteilungs-Kurve nach Price-Jones dargestellt (Abb. 50).

Dem Verlauf und der Form der Price-Jones-Kurve als differentialdiagnostischem Kriterium wird ein großer Wert beigemessen, der aber bei der heute allgemein üblichen Technik zumindest als fraglich bezeichnet werden muß (Boroviszény u. Saffar, 1962). Die Ausmessung einer Price-Jones-Kurve ist auch mit einem beträchtlichen Arbeitsaufwand verbunden. Man benötigt zum Messen von nur 200 Zellen mit Hilfe des Zeichenspiegels, des Ocularmikrometers, des Projektionsaufsatzes oder auf einer Mikrophotographie und zur Konstruktion der Kurve mindestens 1 Std, bei Verwendung des Ocularschraubenmikrometers sogar 2—3 Std. Dabei genügen 200 Zellen zu populationsanalytischen Studien keineswegs (Bock u. Jombres, 1939; Boroviczény u. Saffar, 1962), es müssen vielmehr 1500—2000 Zellen gemessen werden, was einen heutzutage unvertretbaren Arbeitsaufwand bedeuten würde. Da vollautomatische Apparate zu diesem Zwecke einen zu großen materiellen Aufwand erfordern würden, führten BEHNKEN

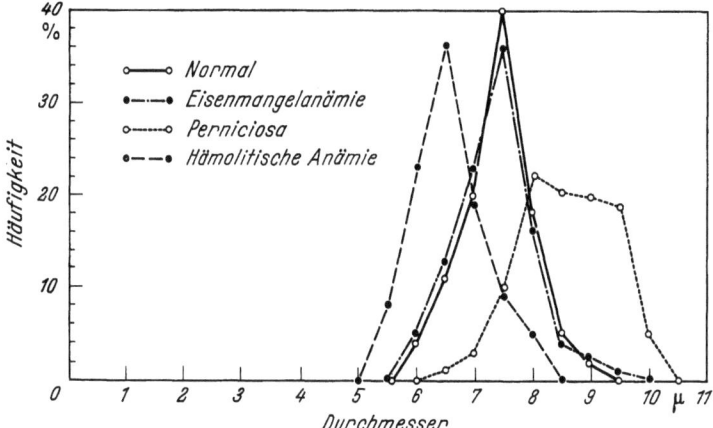

Abb. 50. Price-Jones-Kurve bei verschiedenen Krankheiten

und BOROVICZÉNY Versuche mit dem halbautomatischen „Teilchengrößen-analysator" nach ENDTER durch (STÖBER; WITT u. ARNOLD, 1962) (Abb. 51).

Es müssen Mikrophotographien des zu untersuchenden Blutausstriches in etwa 800facher Vergrößerung angefertigt werden, am einfachsten mit Hilfe einer

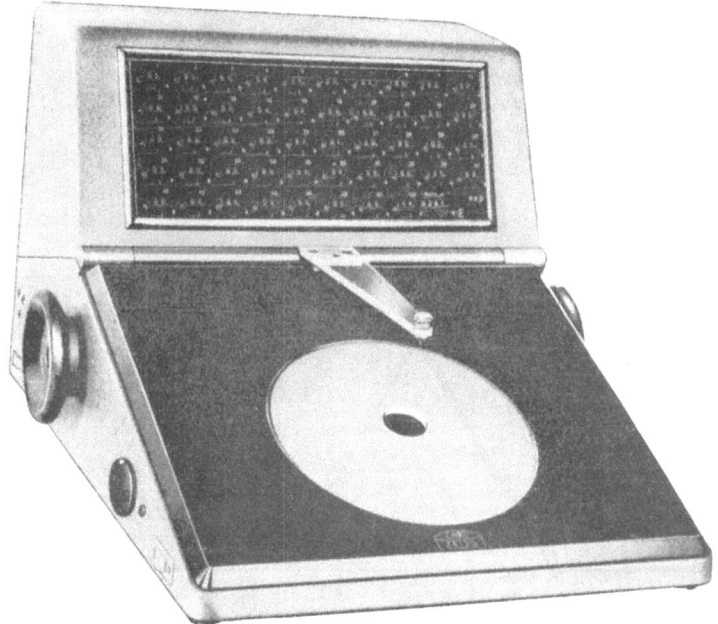

Abb. 51. Der Teilchengrößen-Analysator der Fa. Zeiss

Polaroid-Aufsetzkamera. Das Bild wird auf den Tisch des Apparates gelegt, ein Leuchtfleck wird durch Drehung des auf der Abbildung gut sichtbaren Handrades der Größe des Erythrocyten angepaßt und ein Fußhebel betätigt, worauf der ein-gestellte Erythrocyt von einer Nadel durchstochen (markiert) wird und das dem eingestellten Durchmesser zugeordnete Zählwerk um eine Zahl weiterspringt. Der Apparat hat 48 Zählwerke und ein Summenzählwerk. Auf diese Art werden die

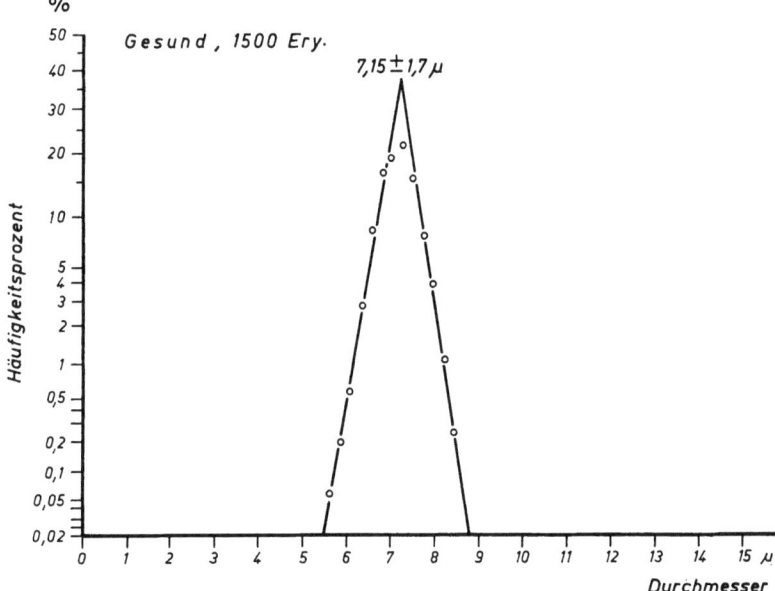

Abb. 52. Normale Price-Jones-Kurve am Häufigkeitspapier

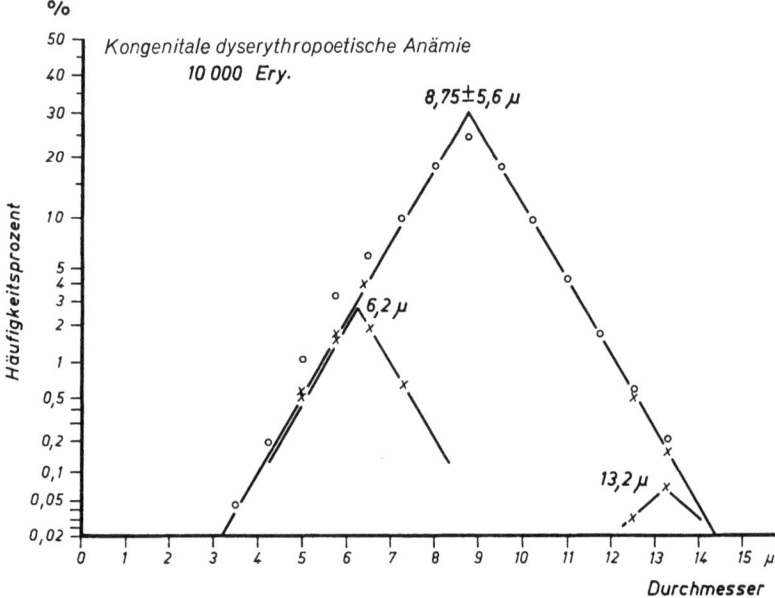

Abb. 53. Price-Jones-Kurve einer kongenitalen dyserythropoetischen Anämie ins Häufigkeitspapier eingetragen

Erythrocyten einer nach dem anderen ausgemessen; wenn man Übung hat, kann man in 1 Std mehr als 2000 Erythrocyten messen.

Das Meßergebnis wird, der Empfehlung von Bugyi (1957) und Wunderlich (1961) entsprechend, in das Häufigkeitsnetz eingetragen und mit Hilfe der Großzahlmethode von DAEVES und BECKEL (1958) analysiert. Auf diese Art erhält man symmetrische Kurven mit der annähernden Form eines Zweiges einer Hyperbel. BEHNKEN und BOROVICZÉNY haben die Asymptoten der Hyperbel eingezeichnet und verlängert, so daß sie einen Winkel bilden, dessen Scheitel den mittleren Durchmesser der Erythrocyten anzeigt, während die beiden Asymptoten auf der Abszisse jenen Bereich abgrenzen, innerhalb dessen 99,96% aller Erythrocyten des betreffenden Patienten fallen (Abb. 52). Wenn einzelne Meßpunkte außerhalb der Hyperbel liegen, so deutet dies eine Mischverteilung an, deren einzelne Populationen mit Hilfe der Großzahlmethode ohne besonderen rechnerischen Aufwand auf graphischem Wege leicht voneinander getrennt werden können (Abb. 53): Man subtrahiert vom Prozentwert des Meßpunktes (o) den Prozentwert des darunterliegenden Punktes der Asymptote (x) und erhält als Ergebnis den Prozentwert der Nebenpopulation im selben Größenbereich. Um eine reproduzierbare Populationsanalyse durchführen zu können, müssen 1500—2000 Erythrocyten gemessen werden.

Die Ordinate des verwendeten Häufigkeitspapieres (Selekta Nr. 299$^1/_2$) ist nach dem Gaußschen Integral, die Abszisse numerisch geteilt. Wie GEBELEIN und HEITE (1950) nachgewiesen haben, sind in der Biologie Normalverteilungen zweiter Art vorherrschend, was auch für die Erythrocytengröße zuträfe, wenn man dem Vorschlag LIEBERHERRS (1937) entsprechend anstelle des Durchmessers die Fläche des Erythrocyten in die Abszisse eintragen würde.

## Halometrie

Eine wesentlich einfachere Methode zur Bestimmung des mittleren Durchmessers ist die Halometrie. Wenn man einen normalen, dünnen Blutausstrich direkt vor das Auge hält und durch den Blutausstrich eine etwas entfernter stehende Lampe betrachtet, so sieht man um die Lampe runde, regenbogenfarbige Ringe. Diese farbigen Ringe, auch Halo genannt, entstehen durch Lichtbeugung an den Erythrocyten des Blutausstriches, und der Durchmesser (bzw. Ablenkungswinkel) dieser Beugungsringe ist umgekehrt proportional zum mittleren Durchmesser der Einzelerythrocyten. Auf diese Weise kann also der Erythrocytendurchmesser einfach und rasch bestimmt werden.

Diese Bestimmungsmethode wurde zuerst am Anfang des vorigen Jahrhunderts von T. YOUNG (1823) entdeckt und beschrieben, geriet aber dann bald in Vergessenheit und wurde mehr als 100 Jahre später von PIJPER (1924—1947) wiederentdeckt. In den zwanziger und dreißiger Jahren fand diese Methode durch die Arbeiten von BOCK (1933—1961) u.a. (EMMONS, 1927; HADEN, 1940; SCHALM, 1939; usw.) eine gewisse Verbreitung, konnte sich aber eigentlich nie wirklich durchsetzen. Die halometrische Erythrocytendurchmesserbestimmung ist heute noch fast genau so umstritten, wie es wenige Jahrzehnte früher die Hämatokritmethode war. Im folgenden sollen die physikalischen Grundlagen der Methode und die Gründe, die für und wider die Halometrie sprechen, kurz geschildert werden. Es wird außerdem eine sehr einfache Apparatur beschrieben, die sich jeder mit geringen Mitteln selbst leicht einrichten kann.

Physikalische Grundlagen der Halometrie: Am Rande kleiner Öffnungen oder Hindernisse wird der Lichtstrahl gebeugt. Das Ausmaß dieser Beugung hängt von der Größe der Öffnung bzw. des Hindernisses und von der Wellenlänge des Lichtes ab. Je kleiner die Öffnung oder das Hindernis und je größer die Wellenlänge des Lichtes, um so ausgeprägter ist die Beugung. Dementsprechend sieht man bei der Beugung von weißem Licht ein Beugungsspektrum. Durch Interferenzerscheinungen treten mehrere Beugungsspektren (I., II., III. usw. Grades) auf. Ist die Öffnung oder das Hindernis kreisrund, so bilden sich aus Symmetriegründen Beugungsringe. Da bei der Beugung an einem Scheibchen der Radius der Beugungsringe nur vom Durchmesser des Hindernisses (und von der Wellenlänge) abhängt, tritt beim Durchgang von Licht durch eine Schicht mit vielen gleichgroßen, im übrigen aber beliebig verteilten Teilchen eine erhebliche Verstärkung der Beugungsringe auf.

Ein ungefärbter Blutausstrich ist im wesentlichen ein Phasenpräparat. Jene Stellen des Ausstriches, auf dem die Erythrocyten gleichmäßig ausgestrichen nebeneinanderliegen, können als optisches Gitter betrachtet werden (BERGANSIUS, 1921), dessen Gitterkonstante der mittlere Durchmesser der Erythrocyten ist. Betrachtet man durch einen solchen Blutausstrich eine (möglichst) punktförmige Lichtquelle, so sieht man die Beugungsringe um die Lampe. Der Durchmesser dieser Farbhöfe ist um so größer, je kleiner der Durchmesser der Erythrocyten ist. Er kann nach folgender Formel berechnet werden:

$$\sin \Theta = \frac{n \cdot \lambda}{2r}$$

$\Theta$ ist der Ablenkungswinkel, n die Ordnungszahl des Beugungsringes, $\lambda$ die Wellenlänge der betreffenden Farbe und $2r$ der mittlere Durchmesser der Erythrocyten (BOCK, 1961).

Der mittlere Erythrocytendurchmesser kann bestimmt werden, indem die Entfernung vom nullten Maximum (weißer Punkt der Lampe in der Mitte) bis zum ersten Beugungsmaximum einer bestimmten Farbe gemessen wird.

Bei den bisher gebräuchlichen Apparaten wurde entweder die Entfernung bis zum gelben (PIJPER) oder bis zum roten (BOCK, 1961) Farbring ausgemessen. Die Feststellung, wo das Licht der Beugungsringe rein gelb oder rein rot ist, ist eine subjektive und verursacht all jenen, die nicht einen überdurchschnittlich guten Farbsinn besitzen, große Schwierigkeiten, wodurch die Messungen unsicher, ungenau und fehlerhaft werden. Wir denken, daß dies ein wesentlicher Grund war, der die Verbreitung dieser ausgezeichneten Methode hinderte. Eine exakte Ausmessung des Bezugsringes kann bei Verwendung monochromatischen Lichtes jeder (auch Farbblinde) leicht durchführen. Vor dem Kriege war die Verwendung von monochromatischem Licht wegen des damals noch nötigen großen technischen Aufwandes nicht möglich. Heute stehen uns gute Interferenzfilter zur Verfügung, deren Verwendung in der Halometrie einen wesentlichen Fortschritt brachte. Ein gutes Interferenzfilter läßt genügend Licht durch, um eine halometrische Bestimmung auch im unverdunkelten Raum durchführen zu können, und ist dabei doch genügend streng monochromatisch [Halbwertbreite 8 nm ($=$Nanometer $=$ m $\cdot 10^{-9}$)], was wichtig ist, da ja die Wellenlänge des Lichtes in die oben beschriebene Formel mit eingeht.

Der von BOROVICZÉNY und SAFFAR aufgebaute und empfohlene Apparat (Abb. 54, 55) wurde in ähnlicher Form von PRYCE (1929) beschrieben. Es werden zwei punktförmige Lichtquellen verwendet, man entfernt sich mit dem Ausstrich vor dem Auge gerade so weit von den beiden Lichtquellen, bis die Beugungsringe I. Grades sich eben berühren (Abb. 56b). Bei dieser Versuchsanordnung muß dann nur der Abstand c zwischen Lichtquelle und Objektträger gemessen werden, um den Erythrocytendurchmesser zu bestimmen. Bei entsprechender Umwandlung der oben angegebenen Formel ist nämlich

$$c = \frac{2r \cdot a}{n \cdot \lambda}.$$

Wir messen immer den Beugungswinkel I. Grades, so daß n $=$ 1 ist. Wir verwenden zur Messung (s. weiter unten) ein Interferenzfilter mit einem Durchlässigkeitsmaximum von 550 nm (oder $0{,}55 \cdot 10^{-3}$ mm) und montieren unsere beiden punktförmigen Lichtquellen in einem Abstand von 220 mm. Wenn wir annehmen, wir hätten ein Präparat mit lauter Erythrocyten, die einen Durchmesser von 10 μ haben, dann wäre

$$c = \frac{10 \cdot 10^{-3} \cdot 110}{1 \cdot 0{,}55 \cdot 10^{-3}} = \frac{1100}{0{,}55} = 2000\,mm = 2\,m\,.$$

Wir müßten uns also genau 2 Meter von den Lampen entfernen, um den Punkt zu finden, wo sich die Beugungsringe I. Grades gerade berühren (110 = halber

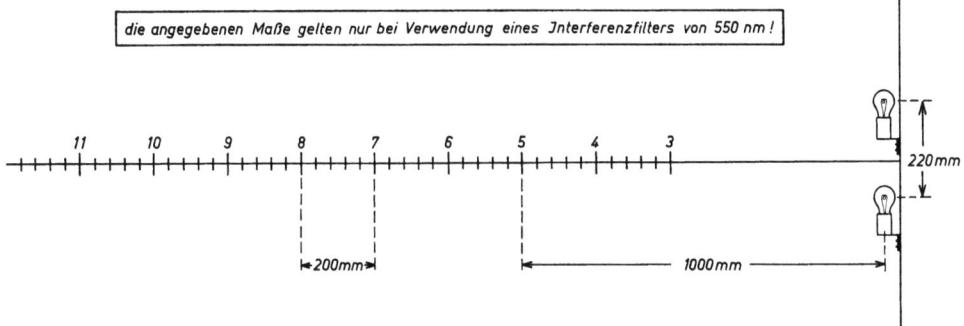

Abb. 54. Schema des Halometers

Lampenabstand [a]). Da es lästig wäre, immer den Abstand c auszumessen, kann man, ohne einen wesentlichen Fehler zu begehen, $\sin \Theta = tg\,\Theta$ setzen, da bereits bei einem mittleren Erythrocytendurchmesser von 5 μm, $\Theta = 5^0 16'$ ist. Aber selbst bei kleineren Erythrocytendurchmessern würde der Fehler durch Messung von tg

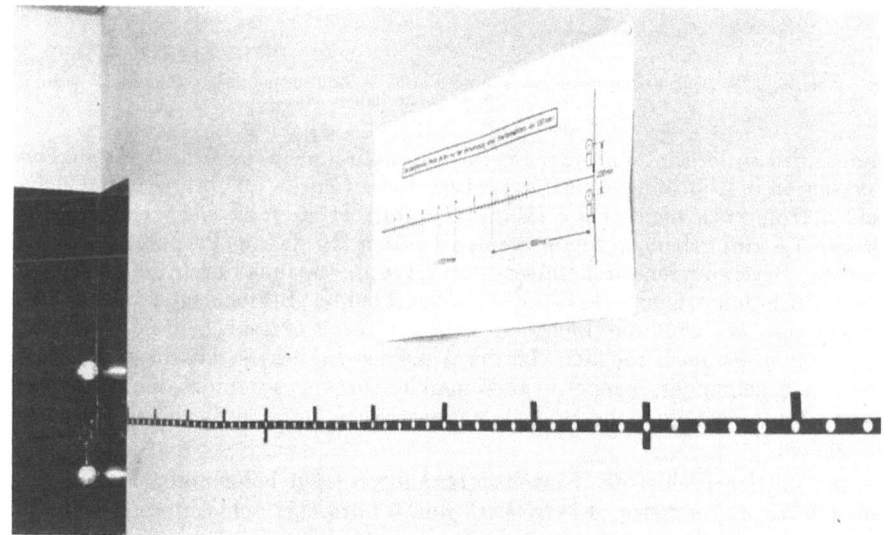

Abb. 55. Halometer

statt sin nie mehr als 0,1 μm betragen. Nach Berücksichtigung des Gesagten kann auf der Geraden b eine ständige Einteilung aufgetragen werden, welche die direkte Ablesung des Erythrocytendurchmessers im μm gestattet. Die genauen Maße der Apparatur sind in Abb. 54 wiedergegeben.

Bestimmung des mittleren Durchmessers: Bei der eigentlichen Bestimmung geht man wie folgt vor: Man nimmt einen tadellos angefertigten dünnen Blutausstrich (ungefärbt oder gefärbt) und hält diesen Ausstrich zusammen mit dem Interferenzfilter dicht vor das Auge (Brille stört nicht). Man stellt sich etwa zur Marke 4 μm auf und sieht die beiden Lichtpunkte von einem hellen, scharf begrenzten, grünen Hof umgeben. Man bewegt den Ausstrich etwas vor den Augen, bis man jene Stelle findet, wo die Lichthöfe am klarsten begrenzt sind und den größten Durchmesser haben (an etwas dickeren Ausstrichstellen werden die Höfe kleiner). Nun bewegt man sich entlang der Einteilung langsam nach rückwärts von den Lampen weg, bis der Punkt erreicht ist, wo sich die beiden Höfe gerade berühren. Wenn man mit dem Präparat um die optische Achse kleine Drehbewegungen ausführt, drehen sich die Höfe wie Räder mit, und man kann den Berührungspunkt sehr leicht erkennen. Dort, wo sich der Objektträger jetzt gerade be-

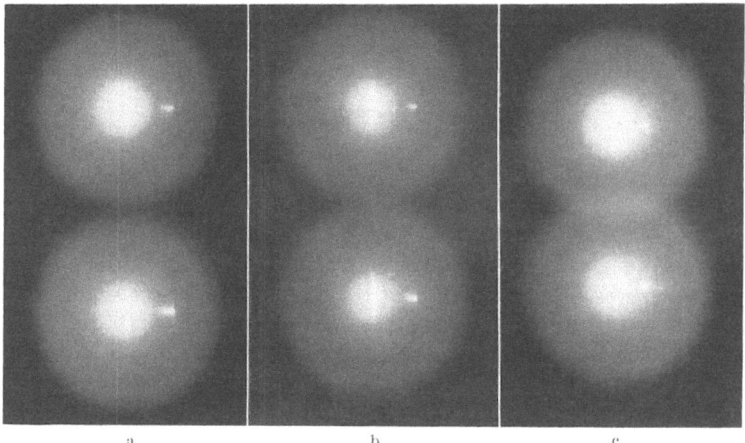

Abb. 56. a Die Beugungsringe berühren sich noch nicht. b Die Beugungsringe berühren sich eben.
c Die Beugungsringe überlappen sich

findet, wird an der Einteilung der Erythrocytendurchmesser in μm abgelesen. Dieser Vorgang ist in Abb. 56a—c wiedergegeben. Bei *a* (Marke 7,2 μm) berühren sich die beiden Höfe noch nicht, bei *b* (Marke 7,4 μm) berühren sie sich eben, und bei *c* (Marke 7,6 μm) gehen sie schon ineinander über. In diesem Präparat beträgt der mittlere Erythrocytendurchmesser also 7,4 μm, was auch durch die Ausmessung einer Price-Jones-Kurve bestätigt werden konnte. Besteht eine pathologische Anisocytose, so sind die Lichthöfe unscharf begrenzt, aber die Durchmesserbestimmung ist noch möglich. Ist der Ausstrich zu dick, so daß die Erythrocyten nicht nebeneinander, sondern übereinander liegen, so findet man keine klar begrenzten Lichthöfe mehr, und die halometrische Durchmesserbestimmung wird unmöglich.

Der mittlere Fehler der Einzelbestimmung beträgt bei geübten Personen und bei *tadellos angefertigten Ausstrichen*! nur 0,1 μm, bei schlechteren Präparaten 0,2—0,3 μm. Vollkommen ungeübte Personen bestimmen den mittleren Durchmesser halometrisch an guten Präparaten mit einem mittleren Fehler von nur 0,2 μm, bei schlechteren Präparaten mit einem mittleren Fehler von 0,5—0,75 μm. In diesem Zusammenhang muß erwähnt werden, daß nach sehr eingehenden Untersuchungen von Biggs und Macmillan der mittlere Fehler der Durchmesserbestimmung mittels der Price-Jones-Methode 0,25 μm beträgt. Anfänger neigen oft dazu, $^{1}/_{2}$—1 μm zu große Durchmesser zu bestimmen, weswegen geraten wird, zu Beginn einige tadellose Präparate halometrisch und mikroskopisch auszumessen, um die Methode einüben zu können.

Abschließend sei noch kurz vermerkt, daß die halometrische Erythrocytendurchmesserbestimmung auch mit jedem Mikroskop durchgeführt werden kann. Durch die Versuche mit dem Diffraktionsapparat nach ABBE ist es bekannt, daß in der hinteren Brennebene des Objektivs ein Haupt- und mehrere Nebenbilder der Lichtquelle erscheinen. Wird ein optisches Gitter oder ein Blutausstrich vor das Objektiv gebracht, so entstehen in der Austrittspupille Beugungsspektren, welche man durch ein Hilfsmikroskop betrachten und mittels eines Ocularmikrometers ausmessen kann. In der Praxis wird wie folgt vorgegangen:

Man entfernt den Kondensor aus dem Mikroskop und stellt mit der kleinen Trockenvergrößerung (10:1) eine geeignete Stelle des Blutausstriches, wo die Erythrocyten gleichmäßig nebeneinander liegen, scharf ein. Nun wird das Interferenzfilter vor die Lichtquelle gebracht und die Leuchtfeldblende ganz verengt

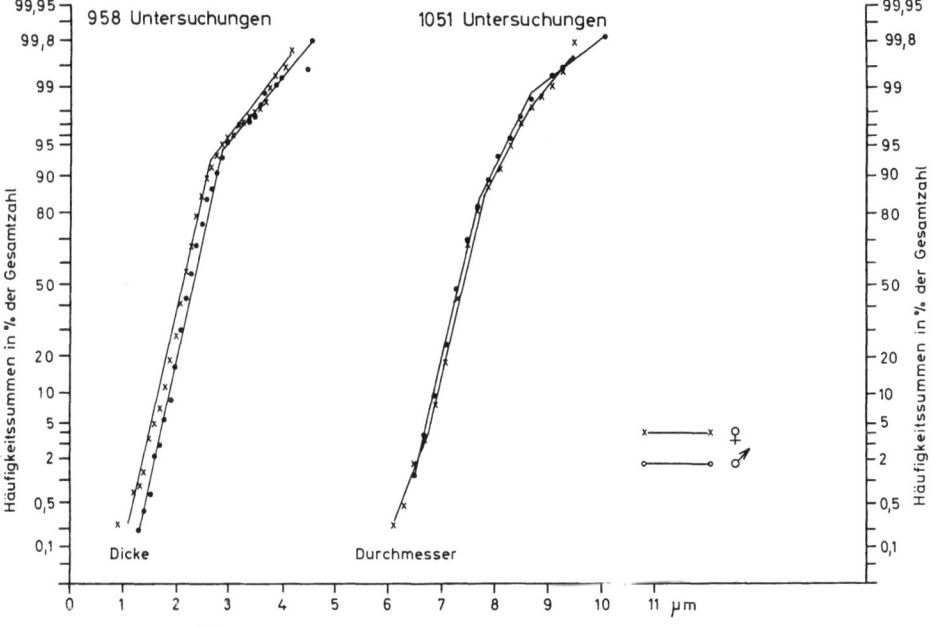

Abb. 57. Die Verteilung der Erythrocytendicke- und Durchmesserwerte bei Kranken

und ein Hilfsmikroskop eingeschaltet. Man sieht die eingeengte Leuchtfeldblende als scharf begrenzten, hellen Fleck in der Mitte des Gesichtsfeldes umgeben von einem ebenfalls genügend scharf begrenzten lichten Hof, der mit Hilfe eines Ocularmikrometers genau ausgemessen werden kann. Die Mikrohalometrie hat den Vorteil, daß man die zur Messung geeigneten Gesichtsfelder im Mikroskop auswählen und einstellen kann.

## Normalwerte

Im Gegensatz zu den anderen erythrocytometrischen Meßwerten liegen über die Erythrocytendurchmesser keine statistisch untermauerten, neuere Untersuchungen vor. Als Normalwert wird allgemein 7,5 (6,9—8,1) μm angenommen. Diese Werte beziehen sich aber auf die getrockneten und fixierten Erythrocyten im Ausstrichpräparat. Werden die Erythrocyten im eigenen Plasma suspendiert gemessen, ergeben sich deutlich höhere Werte. CORDES und BOROVICZÉNY fanden bei 1051 *kranken* Menschen 7,3 (6,5—8,7) μm. Die Verteilung dieser Werte ist in der Abb. 57 wiedergegeben.

## Färbekoeffizient (Hb-Gehalt der Einzelerythrocyten)

Der Färbekoeffizient gibt den mittleren Hämoglobingehalt des Einzelerythrocyten in pg (Picogramm $= g^{-12}$; früher fälschlicherweise auch als $\mu\mu$g oder $\gamma\gamma$ geschrieben) an. Er wird wie folgt ausgerechnet

$$\text{Färbekoeffizient}: \frac{10 \times \text{Hb in g-\%}}{\text{Ery (in } 10^6) \text{ pro } \mu l}$$

Der Färbekoeffizient ist also eine Hämoglobingewichtsangabe, die nichts über die Relation des Hämoglobingehaltes zur Erythrocytengröße aussagt. Sie kann am einfachsten von einem Nomogramm (Abb. 63a) abgelesen werden.

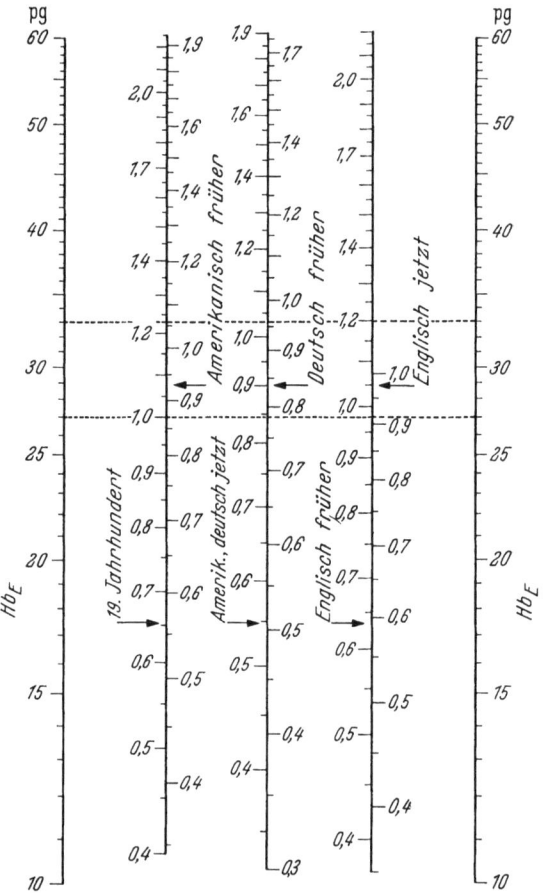

Abb. 58. Der Färbekoeffizient und die verschiedenen Färbe-Indices

Für den Färbekoeffizienten sind als Synonyma vorgeschlagen worden: Mittlerer Hämoglobingehalt des Einzelerythrocyten; Hämoglobinkoeffizient. Als Kurzzeichen wird meist $Hb_E$ verwendet. Englisch: Mean Corpuscular Haemoglobin =MCH.

Anstelle des Färbekoeffizienten wurde früher häufig der „Färbeindex" (Synonyma: Relativer Blutkörperchenwert; Blutkörperchenquotient, Hämoglobinwert, Hämoglobinkoeffizient; englisch: Colorindex; französisch: Valeur globulaire) angegeben. Der Färbeindex ist eine Relativzahl, gebildet aus den Quotienten des Hämoglobingehaltes in Prozent der Norm und der Blutkörperchenzahl in Prozent der Norm. Es war meist üblich, als ,,Norm`` (=100%) den Hämo-globingehalt von 16 g-% und die Erythrocytenzahl von 0,5 Mio. zu nehmen (Abb. 58).

Wenn der Färbekoeffizient vermindert ist, spricht man von einer *Hypo-chromie*, wenn er erhöht ist, von einer *Hyperchromie*. Die differentialdiagnostische Bedeutung des Färbekoeffizienten ist seit 100 Jahren bekannt. Auch heute wird der Färbekoeffizient bei der Einteilung der verschiedenen Anämieformen benützt. Es soll hier darauf hingewiesen werden, daß der Fehler des Färbekoeffizienten sich aus dem Fehlerfortpflanzungsgesetz wie folgt errechnet:

$$\text{Fehler des } Hb_E = \sqrt{(\text{Fehler der Ery-Bestimmung})^2 + (\text{Fehler der Hb-Bestimmung})^2}.$$

Dementsprechend kann der Färbekoeffizient differentialdiagnostisch nur dann verwendet werden, wenn die Erythrocytenzahl und die Hämoglobinbestimmung mit einer genügenden Genauigkeit durchgeführt worden sind.

## Mittleres Erythrocytenvolumen

Das Einzelvolumen der Erythrocyten wird in fl (Femtoliter $= 1 \times 10^{-15} \approx \mu m^3$) angegeben. Es wird meist aus der Erythrocytenzahl und aus dem Hämatokritwert ausgerechnet:

$$\text{Einzelvolumen in fl} = \frac{10 \times \text{Hämatokritwert in \%}}{\text{Eryzahl (in } 10^6) \text{ pro } \mu l^{-1}}.$$

Das mittlere Einzelvolumen kann aber auch aus den Volumenverteilungskurven berechnet werden, welche man mit verschiedenen elektronischen Zählapparaten registrieren kann (s. S. 425).

Anstelle des mittleren Einzelvolumens wurde früher der ,,Volumenindex`` (Synonyma: Volumenwert, Färbeindexvolumen) als Koeffizient des Hämatokrit-wertes in Prozent der Norm und der Erythrocytenzahl in Prozent der Norm berechnet (Abb. 59).

Beim verminderten mittleren Erythrocyteneinzelvolumen sprechen wir von einer Mikrovolumie, beim erhöhten von einer Makrovolumie.

## Hämoglobinkonzentration

Die mittlere Hämoglobinkonzentration des Einzelerythrocyten zeigt wieviel Prozent des Erythrocyten das Hämoglobin ausmacht (und zwar in Gewicht pro Volumen). Sie wird berechnet aus dem Hämoglobingehalt des Blutes und aus dem relativen Blutkörperchenvolumen (Hämatokrit) oder, was gleichbedeutend ist, aus dem Färbekoeffizienten ($Hb_E$) und dem mittleren Einzelvolumen der Erythro-cyten:

$$\text{Hb-Konzentration} = \frac{(\text{Hb in g-\%}) \times 100}{\text{Hämatokritwert in \%}} = \frac{(Hb_E \text{ in pg}) \times 100}{\text{Einzelvolumen in fl}}.$$

Will man die Hämoglobinkonzentration nicht in Gewichtsprozenten, sondern in Volumenprozenten erhalten, so berechnet man den Hämoglobinanteil wie folgt:

$$\text{Hämoglobinanteil (v/v)} = \frac{(\text{Hb in g-\%}) \times 126}{\text{Hämatokritwert in \%}}.$$

Wenn man andererseits mit dem Reziprokwert des spezifischen Gewichts der Erythrocyten multipliziert, so erhält man den gewichtsmäßigen Hämoglobin-anteil:

$$\text{Hämoglobinanteil (g/g)} = \frac{(\text{Hb in g-\%}) \times 91}{\text{Hämatokritwert in \%}}.$$

Früher wurde anstelle der Hämoglobinkonzentration der „Sättigungsindex" (spezifischer Hämoglobingehalt, Blutkörperchenkonzentration, Hämoglobinindex, relativer Färbekoeffizient, Saturationsindex; englisch: Volume colour index) berechnet. Als Quotient des Hämoglobingehaltes in Prozent der Norm durch Hämatokritwert in Prozent der Norm (Abb. 60).

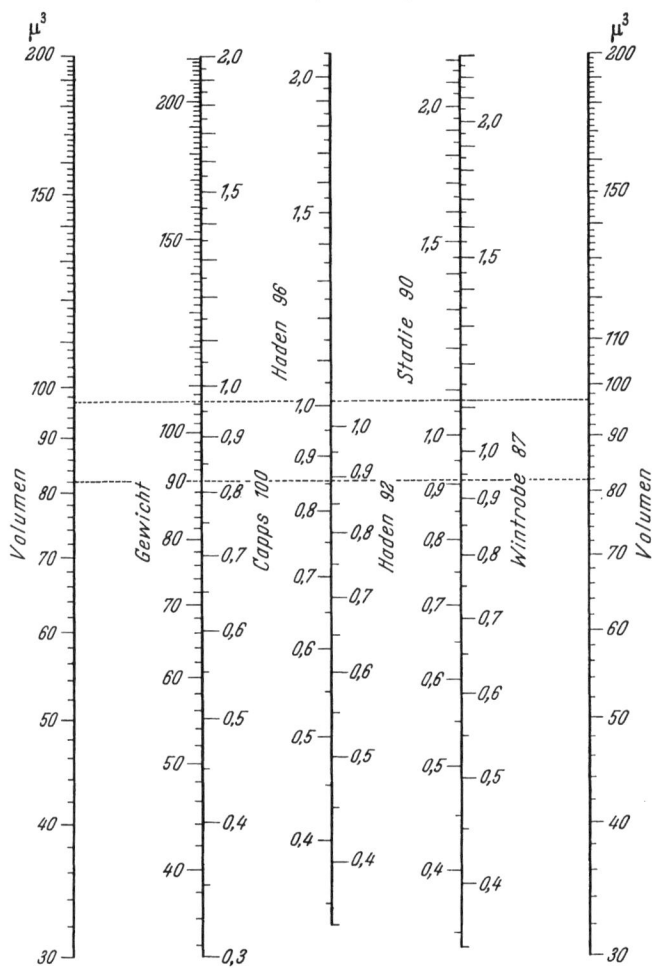

Abb. 59. Das Erythrocyteneinzelvolumen, Einzelgewicht und Volumenindex

Im angloamerikanischen Schrifttum wird die Hämoglobinkonzentration: Mean Corpuscular Haemoglobin Concentration (MCHC) genannt. Französisch: richesse globulaire.

Leider verwechseln gelegentlich sogar Hämatologen den Färbekoeffizienten mit der Hämoglobinkonzentration, deswegen sei hier nochmals auf den Unterschied hingewiesen: Der Färbekoeffizient gibt an, wieviel Hämoglobin der Einzelerythrocyt enthält, unabhängig von der Größe des Erythrocyten, während die Hämoglobinkonzentration den Hämoglobingehalt als Relation des mittleren Erythrocyteneinzelvolumens angibt. Praktisch bedeutet das, daß bei einer Hydrämie (z.B. durch Trinken einer großen Menge Wasser erzeugt) oder bei einer Verschiebung des Blut-pH (z.B. Acidose), wenn sich der Hämatokritwert verändert, auch eine Änderung der Hämoglobinkonzentration auftritt, während der Färbekoef-

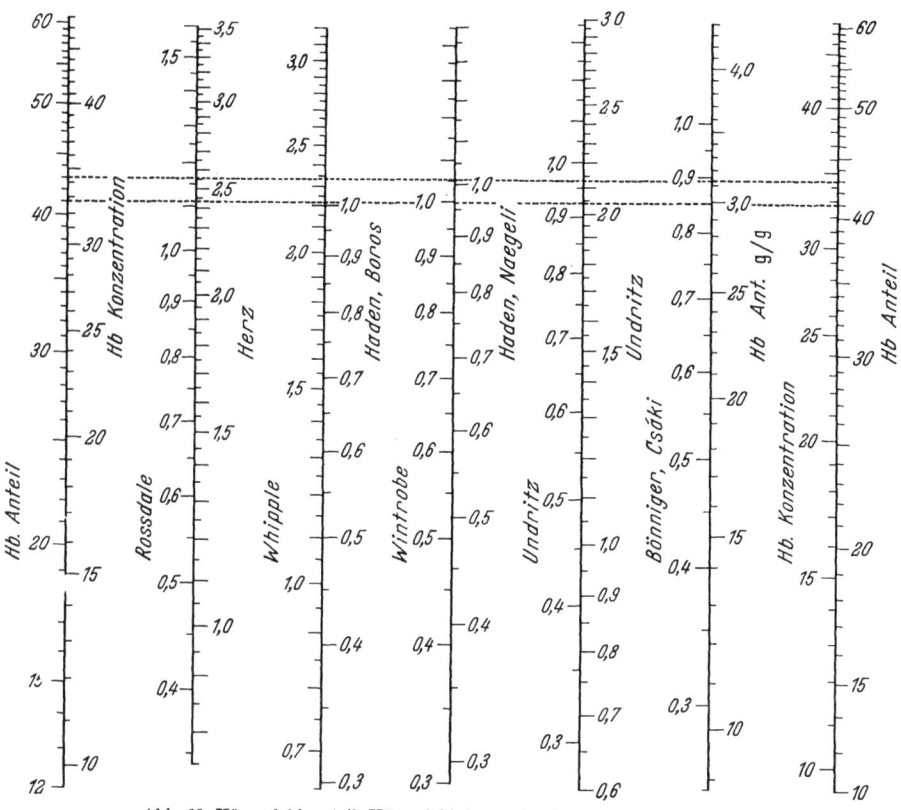

Abb. 60. Hämoglobinanteil, Hämoglobinkonzentration und Sättigungsindex

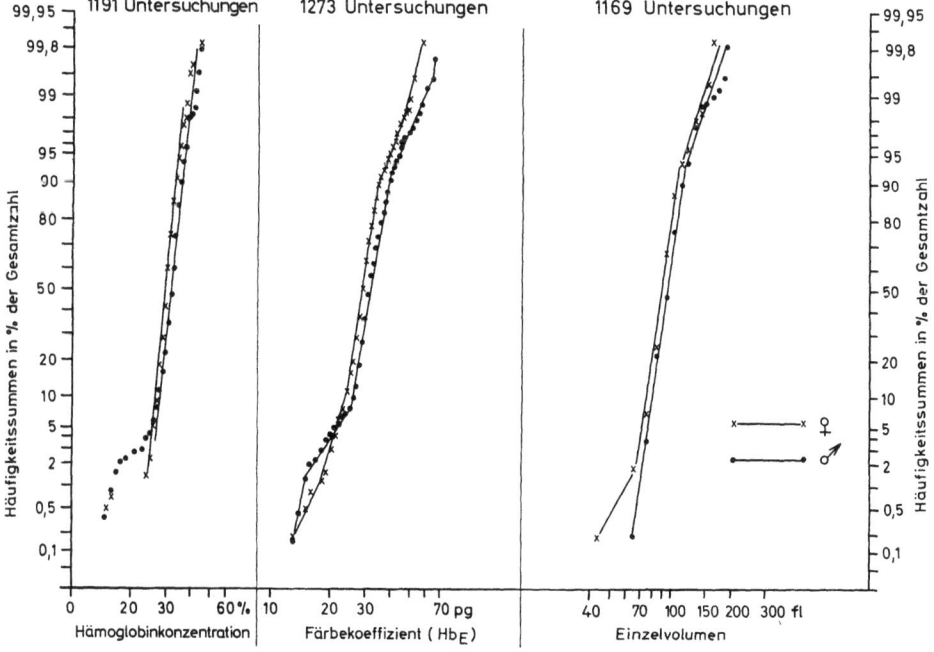

Abb. 61. Die Verteilung der Hämoglobinkonzentration des Färbekoeffizienten und des
Erythrocyteneinzelvolumens bei Kranken

fizient unverändert bleibt. Das Verhältnis des Färbekoeffizienten und der Hämoglobinkonzentration ist auch gut aus dem auf S. 479 wiedergegebenen Nomogramm
resichtlich (Abb. 63 b). Der Zusammenhang zwischen Hämoglobinkonzentration,
Hämoglobinanteil und Sättigungsindex ist aus dem hier wiedergegebenen Nomogramm ersichtlich (Abb. 60). Die Hämoglobinkonzentration ist ein recht konstanter Wert, der im Mittel mit 33% angegeben wird. Bei verminderter Hämoglobinkonzentration sprechen wir von einer Oligochromie, bei erhöhter von einer
Plutochromie.

### Mittlere Erythrocytendicke

Man muß die absolute „Randwulstdicke" von der „mittleren Dicke" der
Erythrocyten unterscheiden, wobei letztere die durchschnittliche Dicke des Erythrocyten (Mittelwert zwischen Randwulst und Delle) ist (Abb. 62). Während die

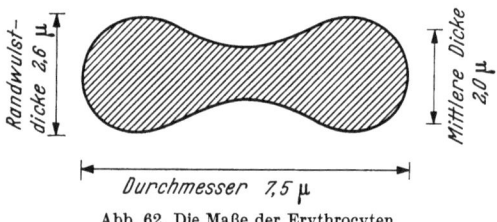

Abb. 62. Die Maße der Erythrocyten

Randwulstdicke bei Geldrollenbildung mikroskopisch direkt gemessen werden
kann, wird die mittlere Erythrocytendicke aus dem mittleren Erythrocyteneinzelvolumen und des mittleren Erythrocytendurchmessers wie folgt berechnet:

Mittlere Erythrocytendicke in µm

$$= \frac{4 \times (\text{mittleres Einzelvolumen in fl})}{(\text{Durchmesser in } \mu\text{m})^2 \times \pi} = 1,274 \frac{\text{Einzelvolumen in fl}}{(\text{Durchmesser in } \mu\text{m})^2} .$$

Die Erythrocyteneinzeldicke kann auch im Interferenzmikroskop gemessen werden
oder nach Schrägbedampfung (mit Schwermetall im Hochvakuum) im normalen
Mikroskop mit dem Ocularschraubenmikrometer. Auf diese Art können Verteilungskurven der Erythrocytendicke aufgenommen werden, die aber wegen des großen
Aufwandes bisher keine Verbreitung gefunden haben (Thoenes, 1958—1961).

Wird die Erythrocytendicke aus dem Volumen und dem Durchmesser berechnet,
so muß berücksichtigt werden, ob der Durchmesser am Trockenpräparat oder
„feucht" gemessen wurde. Das Einzelvolumen wird fast immer aus Erythrocytenzahl und Hämatokritwert (bei der hochtourigen Standardmethode am nativen
Erythrocyten bestimmt) berechnet, während der Durchmesser sehr oft am Ausstrich, also am trockenen Erythrocyten gemessen wird. Beim Eintrocknen
schrumpft der Erythrocyt, worauf bereits hingewiesen wurde. Man mißt einen
geschrumpften, also einen kleineren Durchmesser. Wenn dieser „geschrumpfte"
Durchmesser mit dem „ungeschrumpften" Volumen in Zusammenhang gebracht
wird, d.h. aus diesen beiden Werten die Dicke ausgerechnet wird, so erhält man
eine scheinbar gesteigerte Dicke. Im weiter unten (Abb. 63 b, s. S. 479) wiedergegebenen Nomogramm ist diese Möglichkeit berücksichtigt. Bei erhöhter Dicke
spricht man von Pachocyten, bei dünnen Erythrocyten von Leptocyten.

### Erythrocytennomogramm

Die bisher be prochenen Meßwerte (Erythrocytenzahl, Hämoglobingehalt,
Hämatokritwert, Durchmesser) und die daraus ausgerechneten weiteren Werte
(Hb-Konzentration, Färbekoeffizient, mittleres Einzelvolumen und mittlere
Dicke) stehen in einer engen wechselseitigen Beziehung zueinander, weil die

letzteren aus den ersteren berechnet werden können. Dieser Zusammenhang kann auch mit Hilfe eines entsprechend konstruierten Nomogramms gut demonstriert werden. Ein Nomogramm ist eine graphische Rechenhilfe, es löst jene Rechenaufgaben, für die es konstruiert wurde. Beim Erythrocytennomogramm werden die Meßwerte (Erythrocytenzahl, Hämoglobingehalt, Hämatokritwert und Durchmesser) eingetragen, mit dem Lineal einige Striche gezogen, wonach man die Rechenwerte (Färbekoeffizient, Hämoglobinanteil, Einzelvolumen und Dicke) ablesen kann. Das in der Abb. 63b gezeigte Nomogramm wurde so konstruiert, daß die erythrocytometrischen Werte miteinander verbunden eine Linie oder Kurve ergeben. Die Normalwerte liegen annähernd auf einer Geraden (schraffiert), die pathologischen Werte hingegen ergeben für die einzelnen Krankheitsbilder typische Kurvenformen.

Das Nomogramm wird wie folgt angewendet:

1. Die Meßwerte werden exakt bestimmt und im Nomogramm eingetragen.

2. Bestimmung des Färbekoeffizienten. Die Erythrocytenzahl (Leiter 4) und das Hb (Leiter 3) werden mit einem Lineal eingestellt, mit einer Geraden verbunden, welche dann bis zur Leiter 2 verlängert wird. Der Färbekoeffizient ($Hb_E$) kann links im pg (picogramm $= g \times 10^{-12}$) und rechts in fval (femtoval = Äquivalentgewicht $\times 10^{-15}$) abgelesen werden.

3. Bestimmung des mittleren Erythrocyteneinzelvolumens: Die Erythrocytenzahl wird nun mit dem Hämatokritwert auf Leiter 5 verbunden und die Gerade bis Leiter 6 verlängert.

4. Bestimmung der Hämoglobinkonzentration. Das Einzelvolumen (Leiter 6) und der Färbekoeffizient (Leiter 2) werden mit dem Lineal eingestellt, aber nur die Verlängerung dieser Geraden bis zur Leiter 1 in das Nomogramm eingezeichnet. Auf Leiter 1 kann rechts die Hämoglobinkonzentration, links der Hämoglobinanteil des Einzelerythrocyten abgelesen werden.

5. Bestimmung der mittleren Erythrocytendicke. Das Einzelvolumen (Leiter 6) wird mit dem Durchmesser (Leiter 7) verbunden und diese Gerade bis zur Leiter 8 verlängert.

Aus den bisher besprochenen und im Nomogramm vorkommenden erythrocytometrischen Werten gibt es noch einige weitere Werte und Indices, die aber nur relativ selten bestimmt werden.

## Das mittlere Gewicht des Einzelerythrocyten

Das mittlere Gewicht des Einzelerythrocyten (im anglosächsischen Schrifttum MCW = mean corpuscular weight) kann aus dem mittleren Einzelvolumen und aus dem spezifischen Gewicht berechnet werden. Das spezifische Gewicht des normalen Erythrocyten beträgt 1,0983.

CHIN-CHEN-TING (1947) beschreibt eine Methode zur Bestimmung des mittleren Gewichtes der Erythrocyten. Er fand bei 81 gesunden Personen einen Wert von $96,8 \pm 7$ pg (Schwankungsbreite 88—112 pg). Über das mittlere Gewicht des Einzelerythrocyten in pathologischen Fällen konnte in der Literatur nichts gefunden werden.

## Mittlere Erythrocytenoberfläche

Zur Berechnung der Erythrocytenoberfläche (englisch MCSA = mean corpuscular surface area) sind verschiedene Formeln angegeben worden. Die einfachste und vielleicht auch zutreffendste Formel ist die von PONDER:

$$\text{Mittlere Erythrocytenoberfläche} = 2 \times D^2,$$

wo $D$ den mittleren Durchmesser des Erythrocyten bedeutet.

An dieser Stelle sei kurz an das „Oberflächengesetz" von Bürker erinnert, laut welchem der Hämoglobingehalt des Einzelerythrocyten zur Oberfläche im geraden Verhältnis steht und dieses Verhältnis für einzelne Tierarten spezifisch

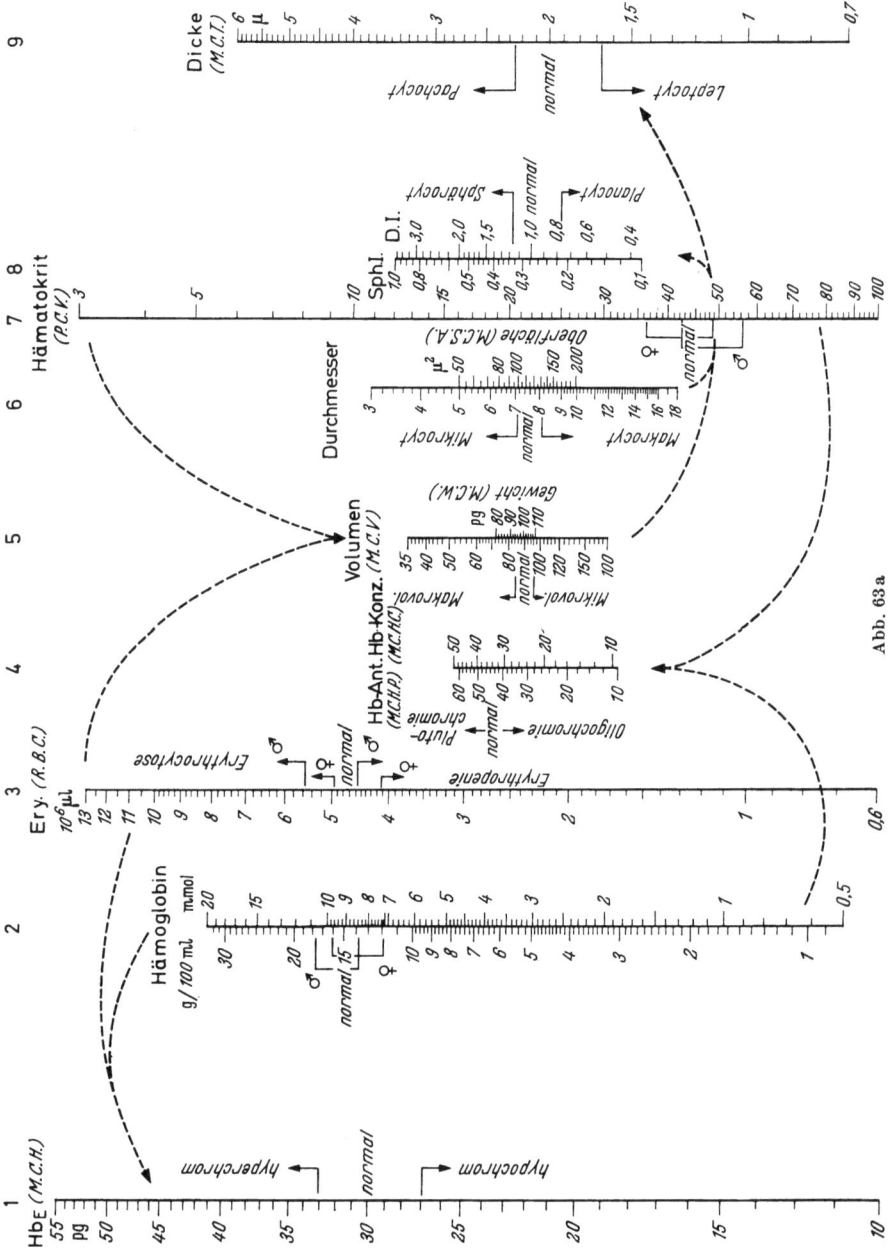

Abb. 63a

ist. Neuere Untersuchungen haben das Bürkersche „Oberflächengesetz" jedoch nicht bestätigt.

### Sphärischer Index und Dickeindex

Der sphärische Index bzw. der Dickeindex gibt das Verhältnis der mittleren Erythrocytendicke zum mittleren Erythrocytendurchmesser desselben Blutes an.

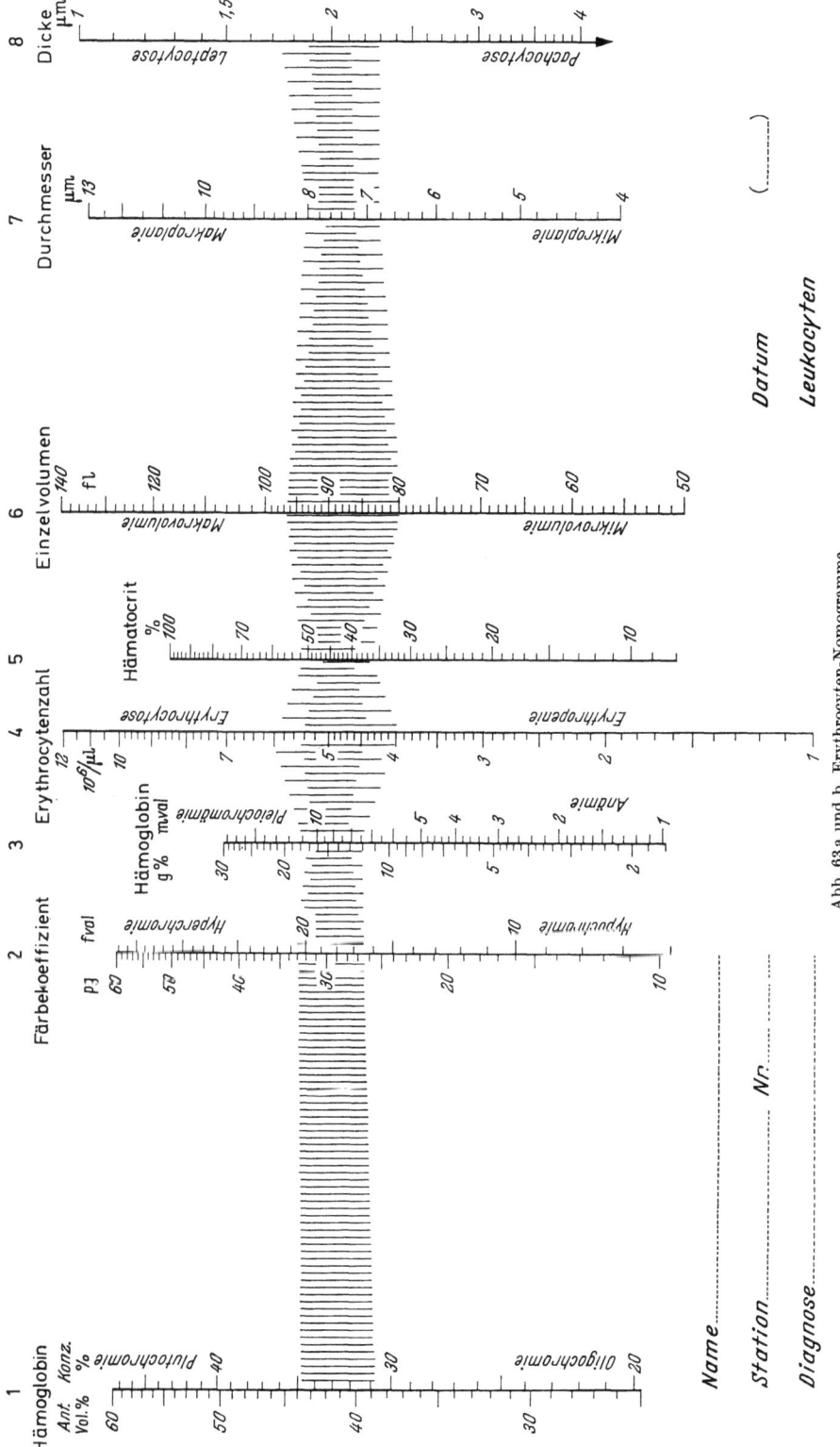

Abb. 63 a und b. Erythrocyten-Nomogramme

Der Begriff „sphärischer Index" ist von Heilmeyer eingeführt worden und wird wie folgt ausgerechnet:

$$\text{Sphärischer Index} = (\text{Erythrocytendicke}) \times (\text{Erythrocytendurchmesser})^{-1} =$$

$$= 1{,}274 \times (\text{Einzelvolumen}) \times (\text{Durchmesser})^{-3}.$$

Boros und László führten den Begriff „Dickeindex" ein, welcher das Verhältnis der tatsächlichen Erythrocytendicke zu jener Erythrocytendicke ausdrückt, welche beim tatsächlichen Erythrocytendurchmesser „normalerweise" vorkommen sollte. Dieser Index wird wie folgt berechnet:

$$\text{Dickeindex} = (\text{Dicke Istwert}) \times (\text{Dicke Sollwert})^{-1}$$

$$= 4{,}608 \times (\text{Einzelvolumen}) \times (\text{Durchmesser})^{-3}.$$

Zwischen dem sphärischen Index und dem Dickeindex besteht also das Verhältnis 1:3,617.

Bugyi (1957) konnte nachweisen, daß die „optmiale", d.h. widerstandsfähigste Erythrocytenform jene ist, die den sphärischen Index von 1,0 aufweist. Bei einem pathologisch erhöhten sphärischen Index (bzw. Dickeindex) sprechen wir von einer Sphärocytose, bei einem erniedrigten von einer Planocytose.

Das Erythrocyteneinzelgewicht, die Erythrocytenoberfläche, der Dickeindex und der Sättigungsindex können (neben den anderen erythrocytometrischen Werten) dem Nomogramm entnommen werden (Abb. 63a).

## Entrundungskoeffizienten

In jedem Blutausstrich findet man einige mehr oder weniger ovale Erythrocyten. Bei bestimmten Krankheiten (z.B. hereditäre Elliptocytose) sind alle Erythrocyten erheblich entrundet. Zur objektiven Messung dieses Phänomens hat Günter den Begriff der „nummerischen Exzentrizität" eingeführt, die wie folgt berechnet wird:

$$\text{Nummerische Exzentrizität} = \sqrt{1\,(b \times a^{-1})^2}.$$

Lieberherr gab den einfacher zu berechnenden „Achsenkoeffizienten" an:

$$\text{Achsenkoeffizient} = 1 - (b \times a)^{-1}.$$

In beiden Formeln ist $a$ die Hauptachse (großer Durchmesser), $b$ die Nebenachse (kleiner Durchmesser). Nach Günter wie auch nach Lieberherr soll man an einer möglichst großen Zahl von Erythrocyten die Haupt- und die Nebenachse messen, die nummerische Exzentrizität bzw. den Achsenkoeffizienten ausrechnen und deren Verteilung überprüfen. Am einfachsten kann dies mit Hilfe des hier mitgeteilten Nomogramms (Abb. 64) gemacht werden.

Hernberg nennt einfach den Unterschied zwischen Haupt- und Nebenachse (in μm ausgedrückt) den „Poikilocytengrad". Die Koeffizienten von Günter, Lieberherr bzw. Hernberg kann man auch in Größenklassen einteilen, prozentual aufschlüsseln und als Entrundungskurve zeichnen.

Reimann und Strancali messen die Hauptachsen und die Nebenachsen der Einzelerythrocyten voneinander getrennt, zeichnen eine Price-Jones-Kurve der Hauptachsen und eine der Nebenachsen, bestimmen die Mittelwerte der Haupt- und Nebenachsen und nennen die Differenz dieser Mittelwerte „Entrundungsgröße".

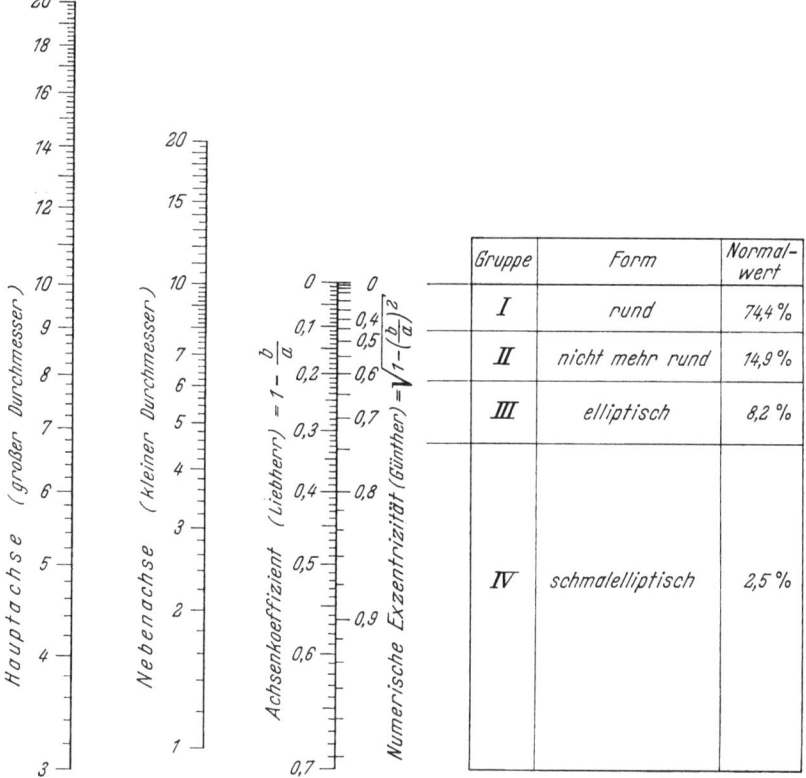

| Gruppe | Form | Normal-wert |
|---|---|---|
| I | rund | 74,4 % |
| II | nicht mehr rund | 14,9 % |
| III | elliptisch | 8,2 % |
| IV | schmalelliptisch | 2,5 % |

Abb. 64. Nomogramm zum Ausrechnen des Achsenkoeffizienten und der numerischen Exzentrizität

## Erythrocytenresistenz

Neben den erythrocytometrischen Messungen sind die verschiedenartigen Bestimmungen der Erythrocytenresistenz für die Praxis von großer Bedeutung. Unter Erythrocytenresistenz wird die Widerstandsfähigkeit der Erythrocyten gegen äußere Einflüsse verstanden. Im angelsächsischen Schrifttum wird im allgemeinen der Begriff Erythrocytenfragilität angewandt, der umgekehrt die Anfälligkeit der Erythrocyten gegen verschiedene Einflüsse ausdrückt. Bekanntlich sind die Erythrocyten von einer Zellmembran umgeben, die normalerweise verhindert, daß das im Erythrocyten vorhandene Hämoglobin aus diesem austritt. Unter verschiedenartigsten äußeren Einwirkungen tritt eine Hämolyse ein, d.h. das Hämoglobin tritt aus den Erythrocyten aus. Zur Deutung dieses Vorganges nahm man früher an, daß die Erythrocytenmembran bei der Hämolyse zerreißt. Neuere (elektronenoptische und andere) Untersuchungen haben aber gezeigt, daß die Erythrocytenmembran bei der Hämolyse nicht zerreißt, sondern lediglich ihre Durchlässigkeit verändert. Dies kann am einfachsten nachgewiesen werden, indem man die Erythrocyten im destillierten Wasser zur Hämolyse bringt, anschließend die praktisch hämoglobinfreien Membranen in eine konzentrierte Hämoglobinlösung bringt und danach durch Einstellung einer physiologischen Salzkonzentration die Permeabilität der Membranen wieder auf normale Werte herabsetzt. Mikroskopisch findet man dann wieder normal wirkende rote Blutkörperchen.

Da die Hämolyse auf verschiedene Weise entstehen kann, unterscheiden wir osmotische, mechanische, chemische, toxische und thermische Resistenz, ferner noch die Elektrohämolyse, die Strahlenhämolyse und die serologische Hämolyse.

Die größte praktische Bedeutung hat die Untersuchung der osmotischen Resistenz, eine in allen Laboratorien eingeführte Routinemethode, ferner die Untersuchung der mechanischen Resistenz, während die anderen aufgezählten Methoden nur bei ganz bestimmten Untersuchungen eine Rolle spielen, so daß diesbezüglich auf das Kapitel der hämolytischen Erkrankungen, ferner auf eine umfassende Zusammenstellung von Matthes (1960) verwiesen wird. Wie in einem früheren Abschnitt dieses Kapitels bereits besprochen, spielt die Elektrohämolyse bei der Erythrocytenzählung mittels der Coulterschen Methode eine gewisse Rolle, da hier die Erythrocytensuspension im elektrischen Feld gezählt wird, wobei eine Hämolyse auftreten kann. Bei der Blutkörperchenzählung spielt auch die chemische Hämolyse durch Saponin oder andere Chemikalien eine Rolle, da bei allen besprochenen Blutkörperchenzählautomaten die Leukocyten nur nach Hämolyse der Erythrocyten gezählt werden können.

## Bestimmung der osmotischen Resistenz

Werden die Erythrocyten in eine hypotone Salzlösung gebracht, so tritt eine Hämolyse auf. Die Bestimmung der osmotischen Resistenz wird so durchgeführt, daß Erythrocyten in Salzlösungen gebracht werden, deren Konzentration genau bekannt ist und man beobachtet, ob eine Hämolyse auftritt oder nicht. Es gibt unzählige Modifikationen dieser Bestimmungsmethode. Am weitesten verbreitet sind jene Methoden, die mit Kochsalzlösungen arbeiten. Auch hier gibt es zahlreiche Varianten betreffend Einhaltung bestimmter pH-Verhältnisse, betreffend Temperatur und Ableseart. Im folgenden soll eine einfache Suchmethode und eine etwas aufwendigere Methode angeführt werden.

Als einfachen Suchtest schlägt Wintrobe (1961) folgendes Vorgehen vor: 180 g Kochsalz, 27,31 g sekundäres Natriumphosphat und 4,86 g primäres Natriumphosphat werden in 2 Liter Wasser gelöst. Diese Stammlösung ist im Kühlschrank monatelang haltbar und entspricht in der Salzkonzentration einer 10%igen Kochsalzlösung. Aus dieser Stammlösung werden zur Untersuchung durch Verdünnung mit destilliertem Wasser 0,85; 0,50 und 0,25%ige Lösungen hergestellt. Je 0,1 ml Venenblut wird in drei Teströhrchen pipettiert und je 1,0 ml swe drei Salzlösungen zugegeben. Normalerweise darf nur im Röhrchen mit der 0,25%igen Salzlösung eine Hämolyse auftreten (hier sollte die komplett sein); wenn auch im Röhrchen mit der 0,5%igen Kochsalzlösung eine Hämolyse zu beobachten ist, so muß eine herabgesetzte Erythrocytenresistenz angenommen werden. Wenn in allen drei Röhrchen eine Hämolyse zu beobachten ist, so ist die Salzlösung falsch angesetzt worden.

Als genauere Methode, die zur quantitativen Auswertung der osmotischen Resistenz immer angewendet werden sollte, wenn Verdacht auf eine pathologische Veränderung besteht, gibt Matthes (1960) die folgende Vorschrift:

Aus wasserfreiem, chemisch reinem NaCl wird eine 20%ige Stammlösung angesetzt. Mit dieser Stammlösung wird in Glasschliffflaschen eine Konzentrationsserie von 0,1—0,72% NaCl mit Intervallen von 0,02% hergestellt und diese Flaschen im Kühlschrank aufbewahrt. Für die Testung werden Kahn-Röhrchen verwendet, die einen möglichst gleichmäßigen Durchmesser haben sollen. Mit der gleichen Pipette, die nach jeder benutzten Lösung gereinigt und getrocknet werden muß, wird 1 ml Lösung in die Röhrchen pipettiert. Ferner kommen in vier Röhrchen je 2 ml destilliertes Wasser. Alle Röhrchen müssen gut verkorkt werden, um Verdunstung zu verhindern, und werden bis zum Gebrauch bei Kühlschranktemperatur aufbewahrt. 2—3 ml venöses Heparinblut werden in einen etwa 150 ml großen Scheidetrichter gebracht, der mit $O_2$, notfalls auch nur mit Luft gefüllt ist. Durch 10 min lange Rotation, bei der das Blut als dünner Film an der

Glasoberfläche verteilt sein muß, erfolgt eine Oxygenisierung. Von dem oxygeni-
sierten oder aerisierten Blut wird jeweils 1 Tropfen in die Röhrchen der Verdünnungsreihe und 2 Tropfen in die Röhrchen mit aqua dest. getan. Durch Kippen
wird der Inhalt der Röhrchen gut gemischt und die Gestelle werden sofort wieder

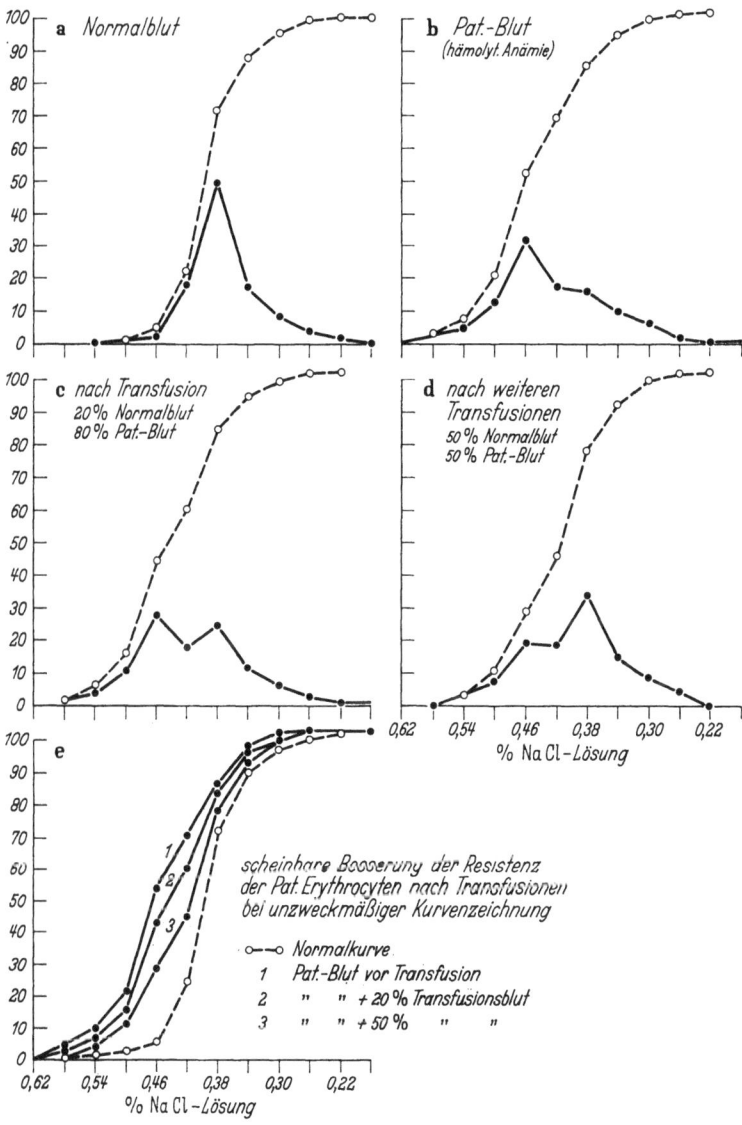

Abb. 65. Hämolysekurven (MATTHES, 1960)

in den Kühlschrank gestellt. Es resultiert bei diesem Vorgehen eine Verdünnung
des Blutes von etwa 1:23. Haben die Röhrchen etwa 30 min im Kühlschrank gestanden, werden sie 5 min bei annähernd 1000—2000 Touren mit den üblichen
Laborzentrifugen ($r =$ etwa 15 cm) zentrifugiert. Für die Ablesung werden von
den Röhrchen mit dem komplett in aqua dest. hämolysierten Blut Verdünnungen
hergestellt, so daß sich ein Vergleichsstandard mit Abstufungen von 10%, beginnend bei 100% bis 0% Hämolyse ergibt.

31*

Das Ergebnis dieser Untersuchung sollte in eine Hämolysekurve eingetragen werden.

Für die Konstruktion der Hämolysekurve trägt man die einzelnen NaCl-Konzentrationen auf der $X$-Achse ein und kann auf der $Y$-Achse entweder die Prozentwerte der in den einzelnen Stufen erhaltenen Hämolyse (Abb. 65, gestrichelte Kurve) oder den jeweiligen Zuwachs an Prozent Hämolyse (Abb. 65, ausgezogene Kurve) einzeichnen. Letzteres Verfahren gibt einen klareren Überblick, worauf Bolten (1949) hingewiesen hat. Er macht besonders darauf aufmerksam, daß bei einfacher Betrachtung der Hämolyse eine verminderte Resistenz durch eine gleichzeitig bestehende Aktivität des Knochenmarkes überdeckt sein kann, da die Reticulocyten eine wesentlich größere Resistenz besitzen als die Normocyten.

Die Überlagerung zweier Zellpopulationen und die dadurch scheinbare Besserung der osmotischen Resistenz im Verlaufe einer Transfusionstherapie gibt die Abb. 65 wieder. Die Abb. 65 zeigt dabei die Möglichkeit der Fehldeutung bei Auftragung der Prozentwerte der einzelnen Konzentrationsstufen, während in den Abb. 65b—d die erhaltenen Resistenzkurven vergleichsweise in beiden Auftragungsarten gegenübergestellt sind. Es ist deutlich zu sehen, daß die 50%-Hämolyse des Patientenblutes bei Auftragung des jeweiligen Zuwachses an Prozent Hämolyse unverändert bei einer bestimmten Konzentration bleibt, also keine Besserung in den Resistenzverhältnissen des Patientenblutes eintreten.

Bei Abweichungen von der Integralkurve einer normalen Verteilung der hämolysierten Blutkörperchen muß man immer an die Superposition zweier Verteilungskurven denken, wie es in den obenstehenden Beispielen (Abb. 65) dargestellt ist. Bei klar herauskommenden superponierten Integralkurven kann man durch Planimetrieren die ungefähre Prozentverteilung der verschiedenen Zellpopulationen ermitteln. Wilbrandt (1955) trägt die Resistenzkurven so auf, daß er aus der Konzentration $c$ und dem Hämolysegrad $H$ den Differentialquotienten $dH/dc$ bzw. die leichter zugängliche Näherung $H/c$ für endliche Intervalle $H$ und $c$ berechnet. Diese glockenförmige Differentialkurve gleicht einer Gaussschen Verteilungskurve, wobei der Scheitelpunkt die 50%-Hämolyse angibt.

Bei der ersten Auftragungsart erhält man die Summationskurve Gaußscher Integrale, während die zweite eine Gausssche Integralkurve zeigt.

## Bestimmung der mechanischen Resistenz

Neben der Bestimmung der osmotischen Resistenz hat besonders in den letzten Jahren die Bestimmung der mechanischen Resistenz eine zunehmende Bedeutung gefunden. In Deutschland am meisten verbreitet ist die von Matthes (1950) angegebene Methode, die dieser Autor 1960 wie folgt beschreibt:

Auf einer vertikal rotierenden Scheibe werden Erlenmeyerkolben von 100 ml Inhalt befestigt. Die Entfernung vom Mittelpunkt muß so gewählt sein, daß keine wesentlichen Fliehkraftwirkungen auftreten. Die Scheibe wird durch einen Motor mittels einer entsprechenden Übersetzung mit 40 Umdrehungen je Minute angetrieben. In dem Erlenmeyerkolben befinden sich zehn Glasperlen von 4 mm Durchmesser. In den Kolben kommt 2 ml durch einen 20%igen Zusatz von Natriumcitrat ungerinnbar gemachtes Blut. Bei der Drehung führen die Glasperlen durch ihre mahlende Bewegung am Boden des Kolbens eine genau dosierte mechanische Belastung auf die Erythrocyten aus. Während einer Drehzeit von 2 Std tritt unter dieser Beanspruchung eine der Resistenz in ihrer Stärke umgekehrt proportionale Hämolyse auf, die photoelektrisch gemessen wird. Selbstverständlich besteht auch die Möglichkeit, Erlenmeyerkolben anderer Größe zu verwenden, nur muß dann durch Änderung der Glasperlenzahl oder -größe bzw. der Umdrehungsgeschwindigkeit oder -zeit dem veränderten Umfang des Bodens des benutzten Kolbens im Verhältnis zu dem in der Originalmethode verwendeten 100 ml-Kolben Rechnung getragen werden. Um vergleichbare Resultate zu erhalten, ist es ferner erforderlich, daß man das zu untersuchende Blut durch Fortnahme oder Hinzufügen von Plasma bzw. einer entsprechenden Verdünnungsflüssigkeit auf einen einheitlichen Hämatokritwert bringt. Diese relativ zeitraubende und ungenaue Einstellung kann man dadurch umgehen, daß man sich eine Eichkurve für den Hämolysegrad des Normalblutes bei verschiedenen Hämatokrit- bzw. Hämoglobinwerten anfertigt.

Anhand dieser Kurve kann man den gefundenen Wert in Prozent Hämolyse für das Blut bei Normalhämatokrit umrechnen. Erlaubt das für die Hämolysebestimmung benutzte Photometer nicht die Verwendung einer Vergleichscuvette, die hier mit dem Plasma vor der Belastung anstelle des sonst üblichen aqua dest. beschickt wird, so muß man die vor Beginn der Untersuchung erfolgte Hämolyse, wie sie in den geringen Spuren fast immer nachzuweisen ist, gesondert bestimmen. Um die gefundene Hämolyse in Prozent angeben zu können, ist ferner die Bestimmung des Gesamthämoglobingehaltes des zu prüfenden Blutes erforderlich. Die mechanische Resistenz ergibt sich dann aus der Formel:

$$\text{M.R.} = \frac{V-P}{H-P} \cdot 100$$

oder bei Messung mit Plasma in der Vergleichscuvette

$$\text{M.R.} = \frac{V}{P} \cdot 100,$$

wobei $V$ die Menge des gelösten Hämoglobins in Grammprozent im Plasma des Versuchsblutes nach der mechanischen Belastung bedeutet. $P$ gibt das Plasmahämoglobin vor der Untersuchung und $H$ das Gesamthämoglobin in Grammprozent an. Durch die Multiplikation mit 100 erhält man den durch Hämolyse freigewordenen Anteil des Gesamthämoglobins der Erythrocyten in Prozent. Die Normalwerte für die Hämolyse liegen bei dieser Methode zwischen 10 und 15%.

## Lichtmikroskopische Untersuchungsmethoden

### Hellfeld-Durchlichtmikroskopie

Seit altersher ist die traditionellste und am meisten angewandte mikroskopische Methode zur Untersuchung der Erythrocyten die Hellfeldmethode, wobei im allgemeinen das panoptisch gefärbte Ausstrichpräparat beobachtet wird. Die Technik ist im Kapitel „Färbemethoden" im einzelnen beschrieben. Bei der Durchmusterung hämatologischer Präparate muß auf die Beurteilung roter Blutkörperchen ganz besonders Gewicht gelegt werden. Im gefärbten Präparat finden wir oft verschiedene morphologische Veränderungen der Erythrocyten, die dem geübten Hämatologen bereits wichtige differentialdiagnostische Hinweise geben. Die normalen Erythrocyten stellen sich im gefärbten Ausstrich als annähernd gleichgroße, runde, rote, in der Mitte meist schwächer gefärbte Scheiben von 7—8 μm Durchmesser dar. Wichtig bei der Beurteilung abweichender Befunde ist die Feststellung, ob es sich um pathologische Veränderungen oder um durch Ausstrichtechnik und Färbung bedingte Artefakte handelt. Artefakte sind z. B. die sog. Stechapfelformen, die durch eine etwas verlangsamte Trocknung hervorgerufen werden, ferner eine längliche Verformung, soweit sie bei allen oder den meisten Erythrocyten eines Blickfeldes in die gleiche Richtung auftritt, und schließlich feinste Farbniederschläge in der Mitte der Erythrocyten. Auch können Erythrocyten im Ausstrichpräparat wie Mikrosphärocyten aussehen, wenn der Objektträger mit einem oberflächenaktiven Mittel gereinigt und anschließend nicht genügend abgespült worden war.

Eine pathologische Veränderung ist die *Anisocytose*, bei der die Blutkörperchen deutlich ungleich groß sind. Über die Veränderungen des Durchmessers sowie über die Entrundung wurde in diesem Kapitel bereits bei der Durchmesserbestimmung des Erythrocyten ausführlich gesprochen. Als *Polychromasie* wird das Phänomen bezeichnet, daß einzelne Erythrocyten bei der panoptischen Färbung mehr blauen Farbstoff aufnehmen. Anisocytose und Polychromasie sind Anzeichen einer verstärkten Erythropoese. Unter *Poikilocytose* versteht man das Vorkommen stark verformter Erythrocyten, die meist Birnen-, Keulen- oder Halbmondformen aufweisen. Wenn die Poikilocyten einen oder mehrere spitze Fortsätze aufweisen, so haben sie eine entfernte Ähnlichkeit mit den Köpfchen von Kletten und werden *Klettenzellen* (Burr-cells) genannt. Eine besondere Abart dieser Veränderung ist die *Sichelzellbildung* (Drepanocytose), die bei der Sichelzellanämie vorkommt und auf Auskristallisation von Hämoglobin-S beruht. Die Sichelzellbildung kommt beim Menschen nur in sauerstoffarmem Milieu vor, kann also im normalen Ausstrich oft nicht gesehen werden. UNDRITZ schlägt vor, das zu untersuchende Blut mit Kohlensäure durchperlen zu lassen, danach mit Hayemscher Lösung zu verdünnen; später werden die Erythrocyten abzentrifugiert, wieder etwas mit Plasma vermischt und erst dann der Ausstrich angefertigt. Bei Eisenmangelanämien werden die sog. *Anulocyten* (Ringformen, Pessarformen) beobachtet. Wie der Name besagt, haben diese Zellen einen schmalen, ringförmigen Rand und eine sehr große Delle.

Die *Targetzelle* (Schießscheibenzelle, Kokardenzelle, mexikanischer Hut) unterscheiden sich von den Anulocyten dadurch, daß das Zentrum der Zelle wieder stärker angefärbt ist, wodurch ein schießscheibenähnliches Bild entsteht. Sehr vereinzelt kommen diese Zellen bei den verschiedensten Anämieformen vor, eine auffallende Häufung dieser Zellen sieht man bei der Mittelmeeranämie.

Bei Polycythämien findet man an dünnen Ausstrichstellen überall ein *mosaikförmiges* Zusammenliegen vieleckiger Erythrocyten. Gelegentlich können bei schweren Paraproteinosen Geldrollenbildungen auch im Ausstrichpräparat beobachtet werden.

In Größe und Form deutlich zu unterscheiden sind die *Megalocyten*, die bei Perniciosa und bei perniciosaähnlichen Anämien vorkommen.

Färberisch ist der Erythrocyt normalerweise völlig strukturlos, die auch im peripheren Blutbild vorkommenden Pronormocyten (Reticulocyten) können nur mittels Supravitalfärbung nachgewiesen werden, wie dies im Kapitel über Färbemethoden bereits abgehandelt worden ist. Als pathologische Innenstrukturen müssen die *basophile Tüpfelung*, die *Heinzschen Innenkörper* (beides bei toxischen Schädigungen), die *Howell-Jolly-Körperchen* (nach Splenektomie) und die *Cabotschen Ringe* aufgezählt werden. Eine besondere Art der basophilen Punktierung ist die von SCHÜFFNER beschriebene *Tüpfelung*, die aber eine mehr rötliche Färbung aufweist und bei den mit Malariaplasmodien befallenen Erythrocyten vorkommt.

Abschließend müssen noch die sog. *Halbmondkörper* erwähnt werden. Das sind ganz blasse, kaum sichtbare Gebilde, etwas größer als Erythrocyten, es handelt sich dabei um die Stromata der beim Ausstreichen mechanisch zerstörten Erythrocyten.

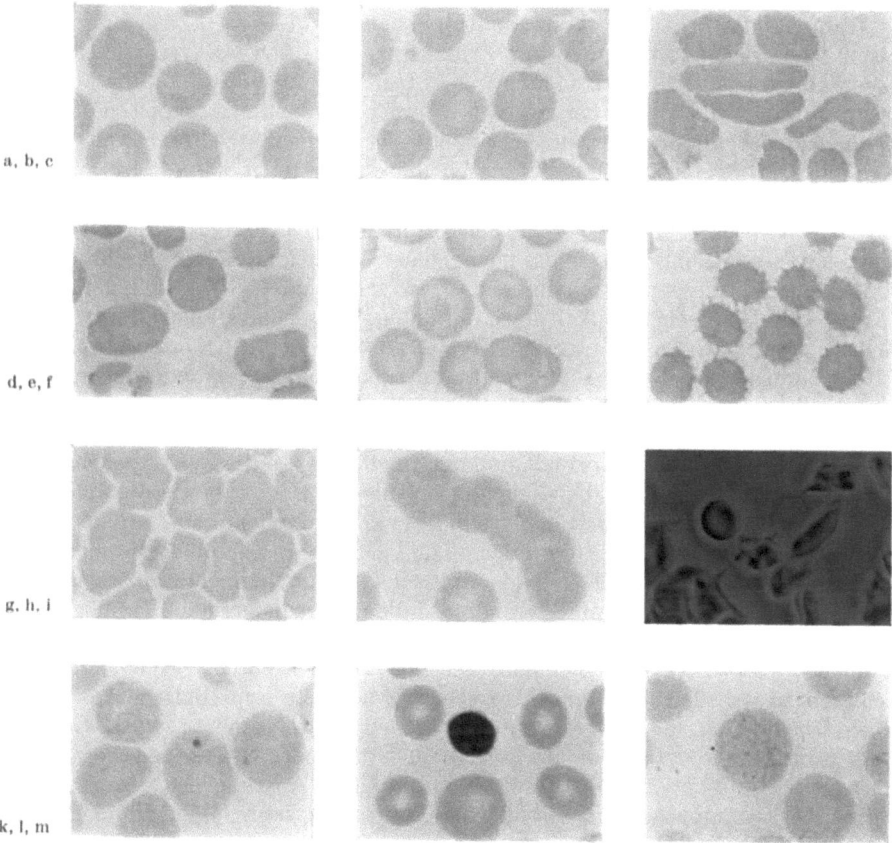

Abb. 66a—m. Pathologische Erythrocytenformen im Blutausstrich. a Anisocytose, b Polychromasie, c Poikilocytose, d Megalocyt und Erythrocytenschatten, e Targetzellen, f Stechapfelformen, g mosaikförmige Anordnung
bei der Polycythämie, h spontane Geldrollenbildung, i Sichelzellen (Phasenkontrastbild eines Nativpräparates),
k Jollykörper und basophile Punktierung, l Erythroblastenkern, m Cabotsche Ringe in basophil punktierten
Erythrocyten. (Vergr. 1000 × )

## Andere Untersuchungsformen

Die Untersuchung der Erythrocyten im Dunkelfeld, im Auflichtmikroskop
(Reflexmikroskopie), im Polarisationsmikroskop sowie mit dem Phasenkontrastverfahren bringt gegenüber der üblichen Hellfeld-Durchlichtmikroskopie keinerlei
wesentliche Vorteile, so daß diese Betrachtungsformen für die Untersuchung der
Erythrocytenmorphologie zur Zeit keine wesentliche Bedeutung haben. Die
Fluorescenzmikroskopie hat nur sofern eine Bedeutung, daß bei geeigneter Konzentration der Fluorescenzfarbstoffe die Leukocyten gut fluorescieren, die Erythrocyten aber überhaupt nicht. Dieser Umstand ist neuerdings dazu ausgenützt
worden, in Blutkörperchenzählautomaten die Leukocyten zu zählen, ohne vorher
die Erythrocyten durch Hämolyse zerstören zu müssen. Die interferenzmikroskopische Untersuchung der Erythrocyten kann zur Bestimmung des Hämoglobingehaltes (Trockensubstanzgehalt) der Erythrocyten verwendet werden, aber
diesbezüglich konnten in der Literatur keine wesentlichen Ergebnisse aufgefunden
werden.

## Elektronenmikroskopische Untersuchungsmethoden

Während die lichtmikroskopische Untersuchung in letzter Zeit mit keinen wesentlichen neueren Befunden zur Erforschung der Erythrocytenstruktur beitragen konnte, sind die elektronenoptischen Untersuchungen, wie dies ja auch zu erwarten war, viel erfolgreicher gewesen. Durch elektronenmikroskopische Untersuchungen ist heute die Struktur der äußeren Erythrocytenmembran weitgehend bekannt. Die Erythrocytenmembran scheint danach etwa 60 Å dick zu sein. Zur Untersuchung der Erythrocytenmembran wird entweder so vorgegangen, daß man ausgewaschene Erythrocytenstromata direkt oder bedampft im Elektronenmikroskop untersucht oder auch nach einer Einbettung im Dünnschnitt. Es werden dabei oft fingerabdruckähnliche, etwas verwaschene Strukturen gefunden, die aber aller Wahrscheinlichkeit nach auf unausgewaschene Hämoglobinreste zurückzuführen sind. Die wichtigsten Ergebnisse oder elektronenmikroskopischen Untersuchungen der Erythrocytenmembran sind jene, die Veränderungen während der Hämolyse betrafen. Bekanntlich wurde früher immer angenommen, daß die Erythrocytenmembran bei der Hämolyse infolge des sich steigernden osmotischen Druckes mechanisch zerreißt und der Inhalt der Erythrocyten austritt. Die elektronenmikroskopischen Untersuchungen haben jedoch bewiesen, daß zumindest bei der osmotischen Hämolyse die Erythrocytenmembran nicht zerrissen wird, sondern nur eine Dehnung erleidet und bei dieser Dehnung, die durchaus reversibel ist, porenähnliche Lücken in der Erythrocytenmembran entstehen, welche genügend groß sind, um Eiweißmoleküle (insbesondere auch Hämoglobinmoleküle) durchtreten zu lassen. Lewis u. Mitarb. empfehlen, für die Untersuchung die Erythrocyten in gepufferter (pH 7,4) isotonischer Kochsalzlösung mehrfach zu waschen und danach in ebenso gepufferte hypotonische Kochsalzlösung zu bringen, bis der gewünschte Hämolysegrad erreicht wird. Danach werden die Erythrocytenstromata abzentrifugiert, wieder mit isotonischer Kochsalzlösung gewaschen und in Osmiumsäure fixiert. Anschließend waschen die Autoren die Osmiumsäure mit destilliertem Wasser aus, zentrifugieren und tropfen das Zentrifugat direkt auf befilmte Trägernetze.

Eingehende Untersuchungen der Erythrocytenmembran bzw. der äußeren Erythrocytenoberfläche sind besonders durch die Abdrucktechnik möglich geworden. Diesbezügliche Befunde werden von Bessis (1960) wie folgt zusammengefaßt: „Man hat, um die Oberfläche der Erythrocyten zu untersuchen, die Abdruckmethode (Bessis und Bricka, 1950) angewendet, die es gestattet, die Oberfläche so zu sehen, wie sie sich auf einem Abdruckfilm darstellt. Die Präparate sind nicht fixiert, die Zellen werden lediglich dehydriert. Dadurch wird ihre Morphologie nur wenig verändert. Die durch chemische Stoffe verursachten Artefakte werden so ausgeschlossen (Abb. 67).

Die Elektronenmikroskopie läßt erkennen, daß die Oberfläche der roten Blutkörperchen oft Unregelmäßigkeiten aufweist, welche die mehr oder weniger runde Form von Krateröffnungen haben und deren Inneres wesentlich mehr modelliert ist als die übrige Zelloberfläche. Der mittlere Durchmesser dieser Gebilde scheint in der Größenordnung von etwa 500—1000 Å zu liegen. Man kann sie bei allen Erythrocyten erkennen, Zahl und Durchmesser sind jedoch bei den einzelnen verschieden. Manchmal sind es drei oder vier mit einem Durchmesser von 0,5—1 $\mu$m dann wieder sind sie kleiner (0,05—0,2 $\mu$m) und dafür zahlreicher, so etwa bis zu 50 Stück. Zahl und Ausmaß scheinen im umgekehrten Verhältnis zu stehen so daß bei normalem Blut die resultierende Oberfläche ungefähr in derselben Größenordnung liegt.

Unter bestimmten experimentellen Bedingungen (Lagerung des Blutes 3 oder 4 Tage lang, Erwärmung auf etwa 55⁰ C, Suspendierung in physiologischer Kochsalzlösung über einige Stunden) nehmen Ausmaß und Zahl der Krater deutlich zu. Man kann bei Präparaten mit veränderten roten Blutkörperchen Myelinfiguren beobachten, die man auch Hömatexodien nennt. Zwischen den Kraterbildungen und den Myelinstrukturen bestehen enge Zusammenhänge (BESSIS et al., 1951, 1952, 1952):

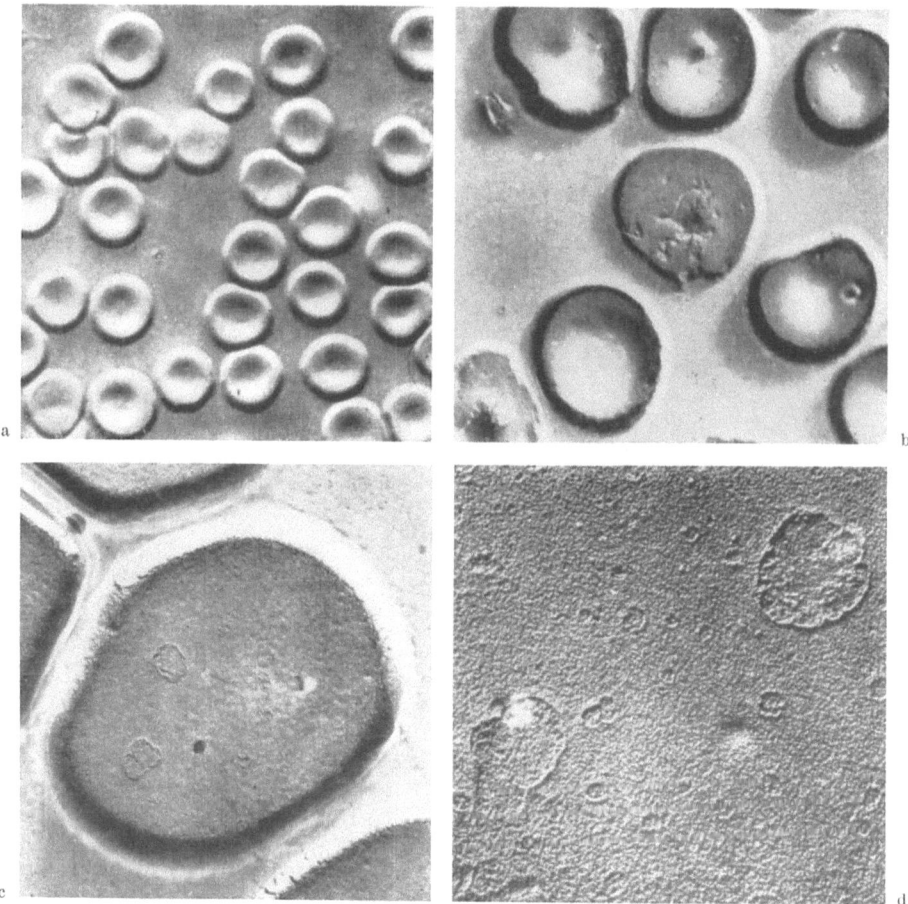

Abb. 67 a—d. Oberflächenabdrücke von Erythrocyten. a Im Lichtmikroskop, b im Elektronenmikroskop 5 000fach vergrößert, c 8000fach vergrößert. Man unterscheidet kraterförmige Gebilde. d 50 000fach vergrößert (nach BESSIS 1960)

1. Die experimentellen Bedingungen und insbesondere die hämolytischen Substanzen, welche zu einer stärkeren Ausprägung der Krater führen, sind dieselben, die das Entstehen der Myelinfiguren begünstigen.

2. Die Kontrasttechnik zeigt, daß die Myelinstrukturen und die Krater Hohlformen sind. In beiden Fällen ist dieses Phänomen auf eine Dehydration von Lipoidkomplexen zurückzuführen, die stark wasserhaltig sind.

3. Die gewöhnliche Form der Myelinfiguren ist die eines an den Enden verdickten Filaments. Die noch an den Blutkörperchen hängenden Myelinfäden zeigen im allgemeinen an dem Ende, welches am Blutkörperchen hängt ‚eine stärkere Auftreibung. Dieser entsprechen nach Form und Größe die angrenzenden Krater.

4. Auch zwischen agglutinierten Blutkörperchen bilden sich derartige Fäden aus. Während der Agglutination sind diese Fäden von der gleichen Beschaffenheit wie die Myelingebilde und stammen wie diese von den Kratern ab (Bessis et al., 1951)."

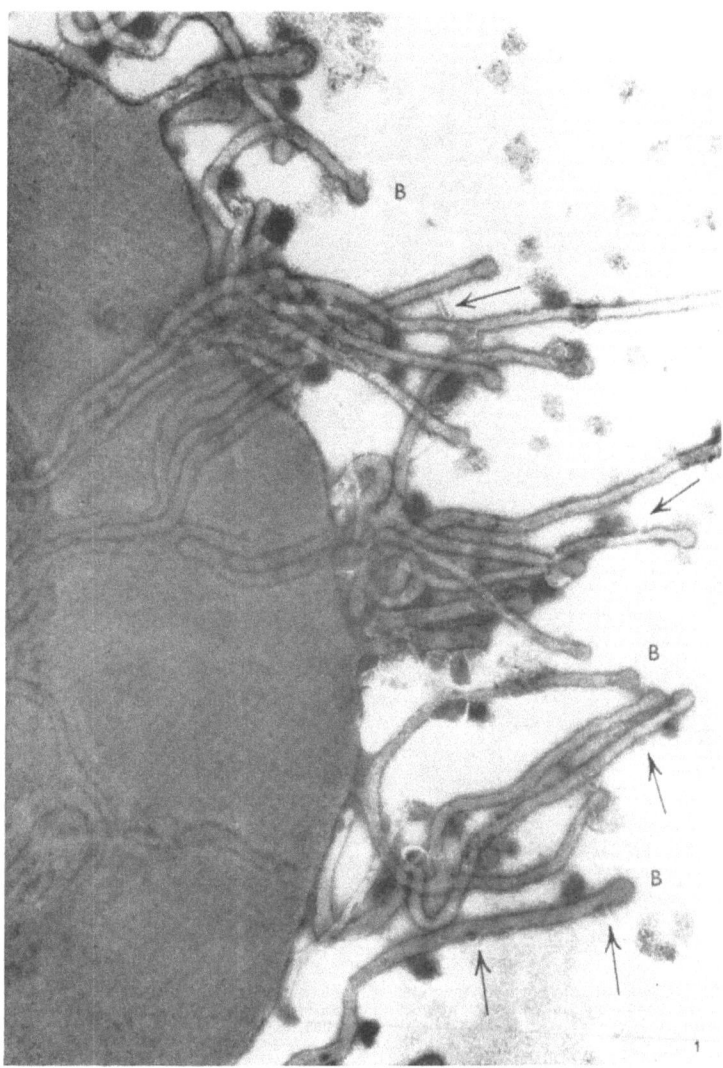

Abb. 68. Stromatolytische Gebilde auf der Erythrocytenoberfläche (Baker 1964)

Eine andere interessante Oberflächenstruktur der Erythrocyten ist von Baker (1964) eingehend untersucht und beschrieben worden. Es handelt sich dabei um bizarre, wurmförmige, lange Ausstülpungen an der Erythrocytenoberfläche, die im Laufe der osmotischen Hämolyse auftreten. Diese sog. stromatalytischen Formen werden von einer 40—60 Å dicken Membran umschlossen, die Ausstülpungen selbst sind 0,2—1 µm dick und können mehrere µm lang sein. Eine Erklärung über die Entstehung und Funktion dieser Formen kann zur Zeit noch nicht gegeben werden (Abb. 68).

Während wir heute bei der Erythrocytenmembran — deren Existenz seit
$1^1/_2$ Jahrhunderten nachgewiesen ist und dennoch bis zur letzten Zeit immer
wieder bezweifelt wurde — über gesicherte Kenntnisse verfügen, ist die Frage der
Innenstruktur immer noch nicht geklärt. Es ist bis heute nicht gelungen, im reifen,
kernlosen menschlichen Erythrocyten eine Innenstruktur nachzuweisen. Eindeutige

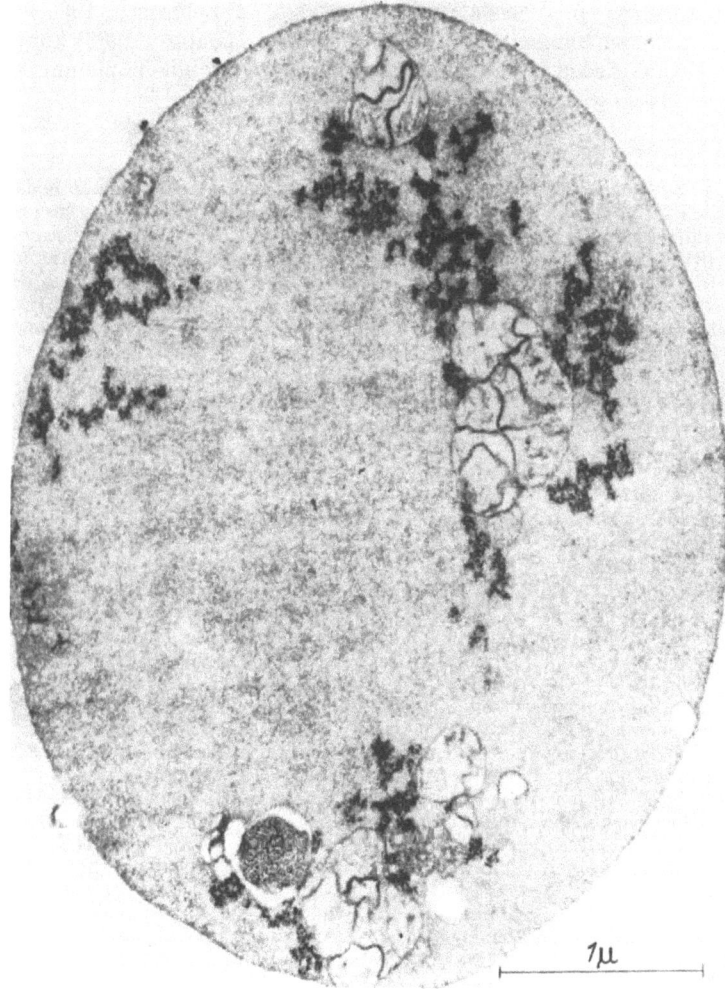

Abb. 69. Dünnschnittaufnahme eines Reticulocyten (STAUBESAND, 1965)

Ergebnisse liegen aber über den Feinbau der Pronormocyten (Reticulocyten) vor.
Diese enthalten Mitochondrien unterschiedlichen Erhaltungsgrades und Vacuolen,
die wahrscheinlich Reste des endoplasmatischen Reticulums bzw. des Golgi-
apparates sind (Abb. 69). Außerdem findet man Ferritinpartikel (zum Teil auch in
kleinen Vacuolen gelegen) sowie zahlreiche Polyribosomen. Die lichtmikroskopisch
durch Supravitalfärbung mit Brillantkresylblau angefärbten „Substantia granulo-
filamentosa" sind sicherlich ein Kunstprodukt, das nicht aus Filamenten, sondern
aus einzelnen Granula besteht, die sich aufreihen können und dadurch ein Netz
bilden. Das elektronenmikroskopische Bild läßt keinen Zweifel daran, daß die ent-

scheidenden Bausteine der Substantia granulo-filamentosa in der elektronen-optischen Größenordnung die Polyribosomen sind. Welche Kräfte sie zur Zusammenballung bringen, ist zur Zeit noch unklar. Die erwähnten Mitochondrien und Vacuolen könnten im lichtmikroskopischen Präparat als Anteile der Substantia granulo-filamentosa in Erscheinung treten, lassen sich im elektronenmikroskopischen Bild aber eindeutig von den Niderschlägen der eigentlichen Substanz abgrenzen (Staubesand, Wittekind und Rentsch, Z. Zellforsch. 1966).

Neuere Untersuchungen von Jensen u. Mitarb. (Blood, 1965) konnten auch die unter pathologischen Umständen auftretende basophile Tüpfelung klären. Es handelt sich dabei wahrscheinlich immer um Ribosomen.

## Literatur

**Adair, G. S.:** Osmotic pressure. In: Alexander and Block's, Analytical methods of protein chemistry, vol. 3, pp. 24—56. Oxford: Pergamon 1961. — **Adams, C. D.:** Electron microscopic and X-ray diffraction observations on centrifuged human red cell ghosts. (Abstract.) J. appl. Phys. **31,** 1845 (1960). ~ The ultrastructure of the human red cell ghost. (Abstract.) Anat. Rec. **136,** 151 152 (1960). — **Adams, G. C.:** A technique for the measurement of erythrocyte diameters. J. clin. Path. **7,** 76—78 (1954). — **Agranoff, B. W., B. L. Vallee,** and **D. F. Waugh:** Centrifugal subfractionation of polymorphonuclear leucocytes, lymphocytes and erythrocytes. Blood **9,** 804—809 (1954). — **Akeroyd, J. H., M. B. Gibbs, S. Vivano,** and **R. W. Robinette:** On counting leucocytes by electronic means. Amer. J. clin. Path. **31,** 188—192 (1959). — **Albers, D.:** Standardisierung der Hämoglobinbestimmung. Ärztl. Lab. **5,** 172—176 (1959). — **Aleksandrowicz, J.:** Elektronenmikroskopie in der Hämatologie. Acta med. Acad. Sci. hung. **6** (Suppl. 1), 135—141 (1954). — **Aleksandrowicz, J., J. Blickarski,** and **A. Feltynowski:** Contribution à la morphologie des granulocytes examinés au moyen du microscope électronique. Acta haematol. (Basel) **9,** 307—310 (1953). ~ Les états fonctionnels des plaquettes sanguines, au microscope électronique. Sang **25** (1), 67—70 (1954). — **Alexander, P.,** and **Z. B. Mikulski:** Differences in the reponse of leukaemic cells in tissue. Biochem. Pharmacol. **5,** 275—282 (FA) (1961). — **Allen, D. W.,** and **J. H. Jandl:** Oxidative hemolysis and precipitation of hemoglobin. II. Role of thiols in oxidant drug action. J. clin. Invest. **40,** 454—475 (1961). — **Allen, D. W., W. A. Schroeder,** and **J. Balog:** Observations on the chromatographic heterogenity of normal adult and fetal human hemoglobin. A study of the effects of crystallisation and chromatography on the heterogenity and isoleucine content. J. Amer. chem. Soc. **80,** 1628—1634 (1958). — **Allen, J. D.,** and **A. V. Gudaitis:** Diluting fluis for electronic counting leucocytes. Amer. clin. Path. **33,** 553—556 (1959). — **Allinson, A. C.:** Recent developments in the study of inhreited anemias. Eugen. Quart. **6,** 155 ff. (1959). — **Ambs, E.:** Die Hämoglobin-Verteilungskurve bei experimentellen Anämien. Zugleich ein Beitrag zur Frage der Reticulocyten. Acta haemat. (Basel) **18,** 336—345 (1957). ~ Durchmesser und Hämoglobingehalt der Erythrocyten. Acta haemat. (Basel) **15,** 302—313 (1956). — **Anders, G.:** Untersuchungen zur Beeinflussung der osmotischen Resistenz der Erythrozyten und der Urethanhämolyse durch Rutin. Z. ges. inn. Med. **10,** 1081 (1956). — **Anderson, E. P.:** An electronic red and white blood cell counter. Canad. J. med. Technol. **7** (1961). — **Anderson, H. M.,** and **J. C. Turner:** Relation of hemoglobin to the red cell membrane. J. clin. Invest. **39,** 1—7 (1960). — **Antonini, E., J. Wyman jr., A. Rossi-Fanelli,** and **A. Caputo:** Studies on the relations between molecular and functional properties of haemoglobin. J. biol. Chem. **237,** 2773—2777 (1962). — **Ardy, R.,** et **J. Storek:** Microdosage colorimétrique de l'hémoglobine. Ann. pharm. franç. **9,** 171 (1951). — **Arends, T.:** El uso del microhematocrito como procedimiento para seleccionar donantes de sangre. Proc. VII. Congr. int. Soc. Blood Transfus., p. 360—365, Rome 1958. — **Arthurton, M.:** Haemoglobin levels in premature infants. Arch. Dis. Childh. **29,** 38 (1954). — **Aschkenasy, A., L. Delmonte** et **A. Eyquem:** Mise en évidence d'une hémolyse anormale dans la carence expérimentale en protéines. C.R. Soc. Biol. (Paris) **150,** 474—476 (1956). — **Avdeev, G. I.:** Ultrastructure of human erythrocytes. [In Russian.] Bjull. èksp. Biol. Med. **48,** 125—126 (1959). — **Avi-Dor, Y., E. Condrea** et **A. de Vries:** Production enzymatique dans le plasma humain d'un facteur provoquant la sphéricité des hématies, par le venin de Vipera palestinae. Rev. franç. Étud. chir. biol. **5,** 819—821 (1960).

**Baker, R. F.:** The fine structure of stromalytic forms produced by osmotic hemolysis of red blood cells. J. Ultrastruct. Res. **11,** 494—507 (1964). — **Bakos, Gy:** Praktische Probleme der Erythrocytenzählung, der Hämoglobin- und Hämatokritbestimmungen. Orv. Hetil. **104,** 2474—2476 (1963). ~ Light absorption of haemoglobin derivates. Haemat. hung. **4,** No 2 (1964). ~ Vergleichende Untersuchungen mit dem ersten ungarischen Cyanhaemiglobin Standard. Orv. Hetil. **105,** 1131 (1964). — **Bancroft, H.:** Introduction à la biocstadistica.

Eudeba, Buenos Aires 1961. — **Barbinov, V. A.:** Simplified method for the determination of the relations between erythrocytes and plasma in the blood. Lab. Delo 8, 16—17 (1962). — **Barbosa, N. de:** Emergency hematocrit. Rev. bras. Med. **9**, 514 (1952). ~ Contribution of the differential counting of leucocytes. J. Rev. bras. Med. **67**, 702—704 (1962). — **Bariety, M.,** et **R. Bonniot:** Seméiologie, p. 19—22. Paris: Masson & Cie. 1963. — **Baufeld, H.:** Erfahrungen mit der elektronischen Erythrozytenzählung. Z. ges. inn. Med. **19**, 501—504 (1964). — **Baumgarten, E.:** Zählung von Blutkörperchen im Blut, Knochenmarkbröckel und Harnsediment mit einem elektronischen Gerät. Diss. Freiburg 1963. — **Baumgarten, K.:** Hämoglobin-Grenzwertbestimmung in Gynäkologie und Geburtshilfe. Geburtsh. u. Frauenheilk. **21**, 993—1000 (1961). — **Bayer, M.:** KMnO$_4$-Fixierung von Blutelementen. In 4th Int. Conf. on Electron Micros., Berlin, 9/58. Proc. 2, 29—32. Berlin-Göttingen-Heidelberg: Springer 1960. ~ Lipoide des Erythrocyten im elektronenoptischen Bild. In: European Regional Conf. on Electron Micros., Delft, 1960. Proc. 2, 726—729. Delft: De Nederlandse Vereniging voor Electronenmicroscopie 1961. — **Bayer, M. E.:** Elektronenoptische Untersuchungen an der Membran des Erythrocyten. Pflügers Arch. ges. Physiol. **270**, 323—331 (1960). — **Beams, H. W.,** and **E. Anderson:** Fine structure of the so-called segregation apparatus in erythrocytes of Necturus. Exp. Cell Res. **20**, 604—607 (1960. — **Beck. Ch., H.-Ch. Mäurer** u. **G. Warnecke:** Blutzellzählung mit automatischen Geräten (Coulter Counter). Acta Medicotechn. (Sonderdruck) **11**, 237—239; 294—298 (1963). — **Begemann, H.:** Blutkörperchenzählung und Hämoglobinbestimmung mit Zitratblut. Dtsch. med. Wschr. **87**, 462 (1962). — **Behnken, L.,** u. **K. G. v. Boroviczény:** Eine halbautomatische Methode zur Bestimmung der Price-Jones-Kurven. Schweiz. med. Wschr. **93**, 1509—1511 (1963). — **Bell, W. N.,** and **C. Slater:** Low particle saline diluent for use in cell counters. Amer. J. clin. Path. **38**, 171—172 (1962). — **Benedek, E.:** The determination of haemoglobin and the standardization of measurements in the form of haemiglobincyanide. Haemat. hung. **3**, 177—194 (1963). ~ Über die Standardisierung der Hämoglobinbestimmungsmethode. Vortrag auf der II. Ungar. Hämatologentagg in Pécs 1963. ~ Die Kritik der Hämoglobinbestimmungen und die Erfolge der Standardsation. Vortrag auf dem Laboratorischen Kongr. in Budapest 1963. ~ The transformation of haemoglobin to cyanhaemiglobin. Haemat. hung. **4**, No 2 (1964). — **Bensons, E. S., B. W. Brown jr.,** and **L. M. Gonyea:** Quality control methods in blood cell enumerations: white blood cell count. Postgrad. Med. **32**, 17—27 (1962). — **Benzadrón, J.,** and **J. J. Morri:** Simplified method for determination of blood proteins, hematocrit and hemoglobin. Bol. Soc. cirurg. Rosario **17**, 85—96 (1950). — **Berg, R. H.:** Three dimensional electric sizing of sub-sieve particles at 6000 per second. Amer. Soc. Test. Mater., Boston, 27. 6. 1958. — **Berger, H., C. Zuber,** and **P. Miescher:** The reduction of methaemoglobin to haemoglobin in the ageing red cell. Gerontologia (Basel) **4**, 220—227 (1960). — **Bergmann, W.,** u. **A. Knoop:** Über das Granulum des Eosinophilen. Z. Zellforsch. **48**, 130—136 (1958). — **Berndt, H.:** Einfluß von Herz- und Lungenerkrankungen auf das Volumen und die Farbstoffkonzentration der Erythrocyten. Acta med. scand. **165**, 41—47 (1959). ~ Die Bedeutung der Erythrocytengröße für die Klinik. Dtsch. Gesundh.-Wes. **14**, 1188—1192 (1959). — **Bernhard, W.:** Electron microscope studies on thin sections of human erythrocytes. Nature (Lond.) **170**, 359—360 (1952). — **Bernhard, W., F. Haguenau** et **R. Lepius:** Coupes ultrafines d'éléments sanguins et de ganglions lymphatiques étudiées au microscope électronique. Rev. Hémat. **10**, 267—282 (1955). — **Bernhard, W., R. Leplus** et **P. E. Elbers:** Étude de coupes ultrafines de globules rouges humains au microscope électronique. Acta haematol. (Basel) **11** (5), 265—279 (1954). — **Bessis, M.:** Studies in electron microscopy of blood cells. Blood **5**, 1083—1098 (1950). ~ Microscopie de phase et microscopie électronique des cellules du sang humain. In: 3rd Congr. Soc. Int. Europ. Hematol. Rome. Proc. 1, 236—239 (1951). ~ Applications à l'hématologie des techniques de cytologie génerale (Ombrage, contraste de phase, microscopie électronique, cytochimie, ultra-centrifugation). Sang **3**, 1—4 (1952). ~ Microscopie électronique des cellules du sang. In: Encycl. Méd. Chir. Sang. **3**, 13000 C 70, 1—9 (1952). ~ Microscopie électronique des cellules du sang. Gaz. Sanit. **24** (9), 451—454 (1953). ~ Phase contrast microscopy and electron microscopy applied to the blood cells. Blood **10** (3), 272—286 (1955). ~ La moelle osseuse humaine examinées au microscope électronique par la technique des coupes. Sem. Hôp. Paris **32** (7), 1—17 (1956). ~ Sidérocytes, sidéroblastes et microscopie électronique. Rev. Hémat. **11**, 474—476 (1956). ~ L'apport de la microscopie électronique à l'étude des anemies. Brux.-méd. **37**, 1321—1336 (1957). ~ Microscopie de phase et microscopie électronique des cellules du sang. Biol. méd. (Paris) **46**, 239—288 (1957). ~ Electron microscopic study of the iron cycle at the normal state and in hypochromic, hypersideremic anemias. In: 7th Congr. Int. Soc. Hematol. Rome, Proc. 1, 438—445 (1958). ~ Étude au microscope électronique de la destinée d'une molécule dans l'organisme: la ferritine et le cycle hémoglobinique du fer. Bull. Acad. nat. méd. (Paris) **142**, 429—442 (1958). ~ Le cycle du fer vu au microscope électronique à l'état normal et dans certaines anémies. Rev. Prat. (Paris) **9**, 1543—1548 (1959). — Étude au microscope électronique du cycle du fer à l'état normal et dans les anémies hypochromes hypersiderémiques. In: 7th Int. Congr. Int. Soc. Hematol.,

Rome 9/7-13/58. Proc. 1, 348—445. Rome: Il Pensiero Scientifico 1959. ~ Elektronenmikroskopie der Blutzellen. In: L. Heilmeyer u. A. Hittmair, Handbuch der gesamten Hämatologie, Bd. 2, S. 31—65. München: Urban & Schwarzenberg 1960. — Bessis, M., D. Alagille et J. Breton-Gorius: Particularites des érythroblastes et des érythrocytes dans la maladie de Cooley. Etude au microscope électronique. Rev. Hémat. 13, 538—551 (1958). — Bessis, M., et J. Breton-Gorius: Sur la strie bordante des érythrocytes des Amphibiens et sur de prétendus "anneauz de Cabot". C. R. Soc. Biol. (Paris) 147, 1134—1136 (1953). ~ Disposition particulière du réticulum endoplasmique des érythroblastes. Etude au microscope électronique. C. R. Acad. Sci. (Paris) 243, 1356—1357 (1956). ~ Incorporation de granules ferrugineux par les érythroblastes, observée au microscope électronique. C. R. Soc. Biol. (Paris) 150, 1903 (1956). ~ Accumulation de granules ferrugineux dans les mitochondries des érythroblastes. C. R. Acad. Sci. (Paris) 244, 2846—2847 (1957). ~ Le cycle du fer dans l'organisme révélé par le microscope électronique. Path. et Biol. Sem. Hôp. 5, 2173—2194 (1957). ~ Étude au microscope électronique du sang et des organes hémopoiétiques dans le saturnisme expérimental. (Cycle du fer figuré). Path. et Biol. Sem. Hôp. 4, 411—428 (1957). ~ Granules ferrugineux les cellules macrophages et les érythrocytes au cours du saturnisme expérimental. Examien du microscope électronique. C. R. Soc. Biol. (Paris) 151, 275 (1957). ~ Étude au microscope électronique des granulations ferrugineuses des érythrocytes normaux et pathologiques. Anémies hémolytiques, hémoglobinopathies. Saturnisme. Rev. Hémat. 12 (1), 43—63 (1957). ~ Iron particles in normal erythroblasts and normal and pathological erythrocytes. J. biophys. biochem. Cytol. 3, 503—504 (1957). ~ Trois aspects du fer dans des coupes d'organes examinées au microscope électronique (ferritine et dérivé dans les cellules intestinales, les érythroblastes et les cellules réticulaires). C. R. Acad. Sci. (Paris) 245, 1271—1272 (1957). ~ Aspect au microscope électronique des corps de Jolly des mégaloblastes. Bull. micr. appl. 9 (5/6), 99—100 (1959). ~ Differents aspects du fer dans l'organisme. I. Ferritine et micelles ferrugineuses. II. Différentes formes de l'hémosiderine. J. biophys. biochem. Cytol. 6, 231—236, 237—240 (1959). ~ Ferritin and ferruginous micelles in normal erythroblasts an d hypochromic hypersideremic anemias. Blood 14, 423—432 (1959). ~ Aspects de la molécule de ferritine et de ferritine et l'apoferritine au microscope électronique. C. R. Acad. Sci. (Paris) 250, 1360—1362 (1960). ~ Diapédèse des réticulocytes et des érythroblastes. C. R. Acad. Sci. (Paris) 251, 465—467 (1960). — Bessis, M., J. Breton-Gorius et N. Barat-Savart: Nouvelles observations sur l'ilot érythroblastique et la rophéocytose de la ferritine. Rev. Hémat. 14, 165—197 (1959). — Bessis, M., J. Breton-Gorius, J.-C. Dreyfus et G. Schapira: Aspect au microscope électronique de l'apoferritine plus ou moins chargée en fer; comparison des images observées dans les cellules avec celles des substances préparées par voie chimique. Rev. franç. Étud. clin. biol. 3, 981—983 (1958). — Bessis, M., J. Breton-Gorius et J.-P. Thiery: Centriole, corps de golgi et aster des leucocytes. Étude au microscope électronique. Rev. Hémat. 13, 363—386 (1958). — Bessis, M., et M. Bricka: Études au microscope électronique sur l'hémolyse, l'agglutination, la forme et la structure des globules rouges. Rev. Hémat. 5, 396—427 (1950). — Bessis, M., M. Bricka et J. Breton-Gorius: Examen de la surface des érythrocytes falciformes au microscope électronique. C. R. Acad. Sci. (Paris) 235, 1433—1434 (1952). ~ Étude sur la transformation disque-sphère des globules rouges humains. 1st Int. Congr. Electron Micros., Paris, 9/50. Proc. 2, 650—655. Paris: Ed. Rev. Opique 1953. ~ Différents aspects de la surface des érythrocytes falciformes au microscope électronique. Rev. Hémat. 8, 222—229 (1953). — Bessis, M., M. Bricke, J. Breton-Gorius, and J. Tabuis: New observations on sickle cells with special reference to their agglutinability. Blood 9 (1), 39—45 (1954). — Bessis, M., M. Bricka et A. Dupuy: Examen au microscope électronique de la surface des globules touges. Origine des hématexodies. C. R. Soc. Biol. (Paris) 145, 1509 (1951). — Bessis, M., G. Nomarski, J. P. Thiery et J. Breton-Gorius: Étude sur la calciformation des globules rouges au microscope polarisant et au microscope électronique. II. L'intérieur du globule. Comparaison avec les cristaux intra-globulaires. Rev. Hémat. 13, 249—270 (1958). — Bessis, M., et J. P. Thiery: Les cellules du sang vues au microscope à interférences (système Nomarski). Rev. Hémat. 12, 518—528 (1957). — Betke, K.: Der menschliche rote Blutfarbstoff. Berlin-Göttingen-Heidelberg: Springer 1954. — Betke, K., A. Baltz, E. Kleihauer u. P. Scholz: Methämoglobingehalt, Methämoglobinreduktion und Sauerstoffverbrauch in jungen und alten Erythrozyten. Blut 6, 203—212 (1960). — Betke, K., J. Greinacher u. E. Leber: Über die Bindung von Hämatin an Plasmaeiweiß. Biochem. Z. 326, 1—8 (1954). — Betke, K., u. I. Rodig: Zur Frage des Volumens der vitalgranulierten Erythrocyten (Reticulozyten). Klin. Wschr. 1955, 911. ~ Erfahrungen mit dem Elektro-Hämoskop. Ärztl. Lab. 2, 95—101 (1956). — Betke, K., u. W. Savelsberg: Stufenphotometrische Hämoglobinbestimmung mittels Cyanhämiglobin. Biochem. Z. 320, 431—439 (1950). — Beutler, E.: The red cell indices in the diagnosis of iron-deficiency anemia. Ann. intern. Med. 50, 313—322 (1959). — Bianchini, P.: La forma degli eritrociti. Studio per una descrizione matematica. Haematologica 43, 135—147 (1958). — Bingham, J. R.: The macrocytosis of hepatic disease, thin, thick and target macrocytosis. Canad. med. Ass. J. 85,

178—185 (1961). — **Bingold, K.,** u. **W. Stich:** Fortschritte auf dem Gebiet des Blutfarbstoffes. Ergebn. inn. Med. Kinderheilk., N. F. **5,** 707—775 (1954) (Lit.). — **Blades, A. N.,** and **H. C. Flavell:** Observations on the use of the Coulter model D electronic cell counter in clinical haematology. J. clin. Path. **16,** 158—163 (1963). — **Blades, A. N.,** et al.: Absolute red cell values and indices. J. med. Lab. Technol. **21,** 230—235 (1964). — **Bloch, E. H.,** and **A. Powell:** Electron microscopy of human erythrocytes from health and disease. (Abstract of demonstration No. 011, Amer. Assoc. of Anatomists, 65th meeting, March 1952). Anat. Rec. **112,** 442 (1952). ~ Electron microscopy of human erythrocytes from healthy and sludged blood. Science **115,** 46—47 (1952). — **Bloch, E. H., A. Powell, H. T. Meryman, L. Warner,** and **E. Kafig:** A comparison of the surfaces of human erythrocytes from health and disease by in vivo light microscopy and in vitro electron microscopy. Angiology **7,** 479—494 (1956). — **Boardman, N. K.,** and **S. M. Partridge:** Separation of neutral proteins on ion exchange resins. Biochem. J. **59,** 543—552 (1955). — **Bock, H. E.:** Die halometrische Erythrozytendurchmesserbestimmung nach Bock. Dtsch. med. Wschr. **86,** 691f. (1961). — **Boerema, I., N. G. Meyne, W. H. Brummelkamp, S. Bouma, M. H. Mensch, F. Kamermans, N. Hanf, M. Stern,** and **W. van Aalderen:** Life without blood. Arch. chir. neerl. **11,** 70—84 (1959). — **Booth, K.,** and **P. E. Thompson Hancock:** A study of the total and differential leucocyte counts and haemoglobin levels in a group of normal adults over a period of two years. Brit. J. Haemat. **7,** 9—20 (1961). — **Boros, J. v., B. v. Boros** u. **E. Fabian:** Ein Fall von spontaner Heinzkörperchenbildung. Die H. K. im Phasenkontrastbild. Medizinische **1954,** 1208—1209. — **Boroviczény, Ch. G. de** (ed.): Erythrocytometric methods and their standardization. Bibl. haemat. **18** (1964). ~ Standardization, documentation and normal values in haematology. Bibl. Haemat. (Basel) **21** (1965). ~ Standardization in haematology. III. Bibl. Haemat. (Basel) **24** (1966). — **Boroviczény, K. G. v.:** Der durchschnittliche Hämoglobinanteil des Erythrocyten. Proc. VII., Congr. Europ. Soc. Haemat., London 1959, II, S. 159—163. Basel u. New York: S. Karger 1959. ~ Hämoglobinbestimmung und Bewertung der Resultate. Dtsch. med. Wschr. **85,** 1943f. (1960). ~ Erfahrungen mit Blutkörperchenzählgeräten. Ärztl. Lab. **8,** 161 (1962). ~ Technische Aspekte der Standardhämoglobinbestimmung. Acta med. techn. **10,** 496f. (1962). ~ Über das Differentialblutbild des Neugeborenen. Proc. 8th Congr. Europ. Soc. Haemat. Wien 1961. Basel u. New York: S. Karger 1962. ~ Elliptozytennomogramm. Schweiz. med. Wschr. **93,** 1499f. (1963). ~ Zur Standardisierung der Blutkörperchenzählung. Nucl.-Med. (Stuttg.) **2,** Suppl. 1, 408 (1963). ~ Bestimmung der Erythrozytenzahl durch Messung der Extinction. Med. Klin. **58,** 855 (1963). ~ Die Bestimmung der Erythrocytenzahl und des Hämoglobingehaltes mit dem neuen „Erymat" nach Kleine. Acta med. techn. **11,** 486—488 (1963). ~ Europäische Standardisierung der Hämoglobinbestimmung. Mat. Med. Nordmark **15,** 152—156 (1964). ~ General remarks on erythrocytometric methods. Bibl. haemat. (Basel) **18,** 1—14 (1964). ~ Neue Zähl- und Meßmethoden in der Hämatologie. In Keiderling's Betr. inn. Med., 283—291 (1964). ~ Über die Hämiglobincyanidmethode. Schweiz. med. Wschr. **94,** 1397—1401 (1964). ~ Erythrocytennomogramm. Pädiat. Prax. **3,** 537f. (1964). ~ On the standardization in haematology. Acta haemat. (Basel) **35,** 193—199 (1966). ~ On the standardization of the blood cell counts. Bibl. haemat. (Basel) **24,** 2—30 (1966). ~ On the standardization of packed cell volume standardization. Bibl. haemat. (Basel) **24,** 83—100 (1966). ~ Über die Hämoglobinbestimmung. Méd. et Hyg. (Genève) **24,** 1276f. (1900). ~ Bestimmung von Erythrocytenzahl, Hämoglobin und Hämatokrit. Dtsch. med. Wschr. **92,** 445f. (1967). ~ Basic requirements of automation equipment. Brit. J. Haemat. **13,** Suppl. 8—10 (1967). ~ On the documentation of laboratory findings. Haemat. Lat. **9,** 261—265 (1967). — **Boroviczény, K. G. v.,** u. **E. Baumgarten:** Leukozytenzählung mit einem elektronischen Apparat. Wien. Z. inn. Med. **43,** 423—432 (1962). — **Boroviczény, K. G. v.,** u. **E. Coordes:** Die Maschinenlochkarte im Routinelabor. Ärztl. Laborat. **11,** 363—373 (1965). — **Boroviczény, K. G. v., R. Gienke** u. **E. Baumgarten:** Erythrozytenzählung mit einem elektronischen Apparat. Wien. Z. inn. Med. **42,** 267—278 (1961). — **Boroviczény, K. G. v.,** u. **H. Saffar:** Halometrische Erythrocytendurchmesserbestimmung. Schweiz. med. Wschr. **92,** 1327—1329 (1962). ~ Über den Hämoglobincyanidstandard. Diskussionsbemerkung. Verh. dtsch. Ges. inn. Med. **70,** 371 (1964). ~ Ergebnisse der erythrocytometrischen Mittelwert analyse. Klin. Wschr. **42,** 1078—1087 (1964). — **Borun, E. R., W. B. Figueroa,** and **S. M. Perry:** Distribution of Fe$^{59}$ tagged human erythrocytes in centrifuged specimens as a function of cell age. J. clin. Invest. **36,** 676—679 (1957). — **Boscovic, S.:** Our experience with the effect of mechanical factors on the resistance of erythrocytes in preserved blood. Med. Ark. **15,** 69—73 (1961). — **Boutroy, R.:** Ann. Biol. clin. **19,** 457—458 (1961). — **Bowdler, A. J.,** et al.: Electronic particle counting applied to the quantitative study of red cell agglutination. Transfusion (Philad.) **4,** 153—168 (1964). — **Boyden, S. V.:** The adsorption of proteins on erythrocytes treated with tannic acid and subsequent hemagglutination by antiprotein sera. J. exp. Med. **93,** 107 (1951). — **Braunitzer, G.:** Vergleichende Untersuchungen zur Primärstruktur der Proteinkomponente einiger Hämoglobine. Hoppe-Seylers Z. physiol. Chem. **312,** 72—84 (1958). ~ Molekulare Struktur der

Hämoglobine. Nova Acta Leopoldina (Lpz.), N.F. **26**, 113—123 (1963). ~ The molecular weight of human haemoglobin. Bibl. haemat. 18, 59—60 (1964). — **Braunitzer, G., R. Gehring-Müller, N. Hilschmann, K. Hilse, G. Hobom, V. Rudloff, and B. Wittmann-Liebold:** Die Konstitution des normalen adulten Humanhämoglobins. Hoppe-Seylers Z. physiol. Chem. **325**, 283—288 (1961). ~ Das normale, adulte Humanhämoglobin. In: Lehmann-Betke, Haemoglobin-Colloquium, Wien 31. 8. 1961, pp. 15—20. Stuttgart: Georg Thieme 1962. — **Braunitzer, G.,** u. **K. Hilse:** Zur Phylogenie des Hämoglobinmoleküls. Die Konstitution des Karpfenhämoglobins. Hoppe-Seylers Z. physiol. Chem. **330**, 234—236 (1963). — **Braunitzer, G.,** u. **V. Rudolf:** Die Hämoglobine. Dtsch. med. Wschr. 87, 959—968 (1962). — **Braunitzer, G., V. Rudloff** u. **N. Hilschmann:** Die Analyse der α- und β-Ketten des adulten normalen Humanhämoglobins aus seinen tryptischen Spaltprodukten. Hoppe-Seylers Z. physiol. Chem. **331**, 1—32 (1963). — **Braunsteiner, H.:** Hämatologische Forschung im Elektronenmikroskop. Wien. Z. inn. Med. **31**, 450—456 (1950). ~ Some clinical applications of the electron microscope. (Abstract', Paper No. 59, Electron Microsc. Soc. of America Meeting, Pocono Manor, Pa., 11/5-7/53). J. appl. Phys. 24, 1422 (1953). ~ Elektronenmikroskopische Befunde an Zellen. In: Int. Symposion klin. Cytodiagnostik, Erlangen, 1957, S. 1—10 (1958). ~ Quelques application de la microscopie electronique en pratique de cytologie clinique. Pathol. et Biol. Sem. Hôp. 34, 665—676 (1958). — **Braunsteiner, H.,** u. **W. Bernhard:** Reticulocyten und Innenkörper im Elektronenmicroskop. Acta haematol. (Basel) **3**, 167—170 (1950). — **Braunsteiner, H., K. Fellinger** u. **F. Pakesch:** Elektronenmikroskopische Untersuchungen des Knochenmarkes. Dtsch. Arch. klin. Med. **200**, 541—549 (1953). ~ Über die Struktur der Retikulozyten. Acta haemat. (Basel) 16, 322—328 (1956). — **Braunsteiner, H., E. Gisinger,** and **F. Pakesch:** Confirmation of a structural abnormity in the stroma of erythrocytes from paroxysmal nocturnal hemoglobinuria (PNH) after hemolysis in distilled water. Blood 11, 753—756 (1956). — **Braunsteiner, H.,** u. **F. Pakesch:** Über die Anwendung der Elektronenmikroskopie in der klinischen Hämatologie. Blut 5, 225—231 (1959). — **Brecher, G., E. F. Jakobek, M. A. Schneiderman, G. Z. Williams,** and **P. I. Schmidt:** Size distribution of erythrocytes. Ann. N.Y. Acad. Sci. 99, 242—246 (1962). — **Brecher, G., M. A. Schneiderman,** and **G. Z. Williams:** Evaluation of an electronic blood cell counter. Amer. J. clin. Path. 12, 1439—1449 (1956). — **Brecher, G.,** and **F. Stohlman jr.:** The macrocytic response to erythropoietin stimulation. In: Erythropoiesis (L. O. Jacobson, and M. Doyle, ed.). New York: Grune & Stratton 1962. — **Brichta, G.:** Zur Hämoglobinbestimmung im Routinebetrieb. Eine kritische Betrachtung der gebräuchlichen Hämoglobinbestimmungsmethoden. Wien. klin. Wschr. 75, 768—771 (1963). — **Brinsfield, D. E., M. A. Hopf, R. B. Gerring,** and **P. M. Galetti:** Hematological changes in long-term perfusion. J. appl. Physiol. 17, 531—534 (1962). — **Brown, C. J., P. L. Frommer, T. J. Hayes,** and **J. F. Quinn:** Blood cell 'Counter' utilizing the direct measurement of particle concentration. J. med. Electr. (1961). — **Brown, I. W.,** and **N. C. Durham:** Photographic method for enumeration of red cell count. J. Lab. clin. Med. 41, 796—801 (1953). — **Bruchhans, L.:** Experiences in the photometric determination of the erythrocyte count. Med. Lab. (Stuttg) 16, 117—120 (1963). — **Brückner, J.,** and **F. B. Desmond:** A spectrophotometrical method for the estimation of carbon monoxide haemoglobin in blood. Clin. chim. Acta 3, 173—178 (1958). — **Brugsch, J.:** Hämoglobin, 2. Aufl. Leipzig: Georg Thieme 1955. — **Brunner jr., A.,** and **A. Vallejo-Freire:** Electron microscopic observations on granules and filaments (reticulosomes) of reticulocytes. Exp. Cell Res. 10, 55—62 (1956). — **Brunner jr., A., A. Vallejo-Freire,** and **P. de Souza Santos:** Electron microscopy of thin sections of reticulocytes. Experentia (Basel) 12, 255 (1956). — **Bubnoff, M. v.,** u. **G. Riecker:** Über die intracelluläre Wasserstoffionenkonzentration und das intra-extracelluläre Reaktionsgefälle. Untersuchungen an Erythrocyten. Klin. Wschr. 39, 23—28 (1961). — **Bucher-Zimmermann, R.:** Elektronenmikroskopische Untersuchungen an Erythrocyten unter spezieller Berücksichtigung der Kälteagglutination. Helv. med. Acta 21, 259—291 (1954). — **Bückert, H.,** u. **I. Raffaele:** Die photometrische Meßgenauigkeit der Spektralphotometer. Chem. Rdsch. 16, 11 (1963). — **Büttner, H.:** Quantitative Methämoglobinbestimmung in der Praxis? Dtsch. med. Wschr. 88, 1254—1255 (1963). — **Bugyi, B.:** Über den zeitlichen Ablauf der Umwandlung von Hämoglobin in Säurehämatin. Folia haemat. (Lpz.) 74, 172—175 (1957). ~ Beiträge zur Cytomorphologie der Erythrocyten. I—VI. Folia haemat. (Lpz.) 74, 158—190 (1957). ~ Ovalität oder numerische Excentrität? Normogramm zur gegenseitigen Umrechnung beider Größen. Folia haemat. (Lpz.) 74, 168—171 (1957). ~ Über Häufigkeitsverteilung der roten Blutkörperchen nach der Größe des Durchmessers, zugleich kritischer Beitrag zur Häufigkeitskurve von Carr-Price. Folia haemat. (Lpz.) 74, 184—180 (1957).

**Candia, G. de:** Indirect measurement of blood volume and of cells as basis of plasma volume and hematocrit; correction of hematocrit obtained by centrifugation. Chir. Pat. sper. **2**, 470—476 (1954). — **Cannan, R. K.:** Proposal for the distribution of a certified stadard for use in hemoglobinometry. Amer. J. clin. Path. **25**, 376—380 (1955). ~ Amer. J. med. Technol. 21, 150—155 (1955). ~ Blood 10, 562—565 (1955). ~ Canad. J. med. Technol. 17, 79—83

(1955). ~ Canad. med. Ass. J. **72**, 455—457 (1955). ~ Canad. Serv. med. J. **11**, 115—120 (1955). ~ Clin. Chem. **1**, 151—156 (1955). ~ J. Lab. clin. Med. **46**, 135—140 (1955). ~ Science **122**, 59—60 (1955). ~ Proposal for a certified standard for use in hemoglobinometry. J. Lab. clin. Med. **521**, 471—476 (1958). ~ Proposal for a certified standard for use in hemoglobinometry. Second and final report. Amer. J. med. Technol. **24**, 247—251 (1958). ~ Blood **13**, 1101—1106 (1958). ~ Clin. Chem. **4**, 246—251 (1958). ~ U.S. armed Forces med. J. **9**, 683—689 (1958). ~ Science **127**, 1376—1378 (1958). ~ Amer. J. clin. Path. **30**, 211—214 (1958). — **Casley-Smith, J. R.:** The haematology of the central Australian aborigine. Aust. J. exp. Biol. med. Sci. **36**, 23—38 (1958). — **Causley, D.,** and **J. Z. Young:** Flying spot microscope use in particle analysis. Research **8**, 430—434 (1955). — **Chaplin jr., H., M. Cassell,** and **G. E. Hanks:** The stability of the plasma hemoglobin level in the normal human subject. J. Lab. clin. Med. **57**, 612—619 (1961). — **Chaplin jr., H.,** and **P. L. Mollison:** Correction for plasma trapped in the red cell column of the hematocrit. Blood **7**, 1227—1238 (1952). — **Chaplin jr., H., P. L. Mollison,** and **H. Vetter:** The body/venous hematocrit ratio: its constancy over a wide hematocrit range. J. clin. Invest. **32**, 1309—1316 (1953). — **Chirico, M.:** Sull'interpretazione matematico-statistica della variabilità morfologica eritrocitaria. La "resistenza alla deformazione" e l'"eterocitosi". Haematologica (Pavia) **41**, 405—424 (1956). — **Chirico, M.,** e **T. Bertolotti:** Azione della milza sulla "resistenza alla deformaziona" eritrocitaria. Osped. maggiore **46**, 403—406 (1958). — **Christensen, J.,** og **E. J. Warburg:** Om fremstillingen of en med blodserum isoton oplosning, pp. 1207—1224. København: J. Jøorgensen 1928. — **Ciznisky, B.:** Ultrarapid centrifuge. Cas. Lék. ces. **93**, 10—13 (1954). — **Clark, P.,** and **R. J. Walsh:** The amount of plasma trapped by red cells in centrifuged and sedimented blood. Aus. J. exp. Biol. med. Sci. **38**, 451—459 (1960). — **Conestabile, E., V. Baccarini** e **E. Cecchi:** I globuli rossi della malattia di Marchiafava-Micheli osservati al microscopio elettronico. R. C. Ist. sup. Sanità **21**, 724—733 (1958). — **Connerty, H. V.,** and **A. R. Briggs:** New method for the determination of whole-blood iron and hemoglobin. Clin. Chem. **8**, 151—157 (1962). — *Contribution.* No. 3026 from the Division of Chemistry and Chemical Engineering. California Institute of Technology Pasadena, Calif., 91, 109. — **Cooke-Yarborough, E. H.,** and **R. E. Whyard:** The automatic counting of red blood cells. Brit. J. appl. Phys., Suppl. **3** 149—156 (1954). — **Coordes, E.:** Zwei Methoden der erythrozytometrischen Mittelwertanalyse. Diss. Freiburg 1967. — **Costa, G.,** and **L. A. Ratto:** Valores normales de globulos rojos y hemoglobina en la ciudad de Cordoba. Rev. Fac. Med., Cordoba (in press). — **Coster, J. F.:** Results of international haematological trials. In: Erythrocytometric methods and their standardization. Proc. Symposium XVIII, 9th Congr. Eur. Soc. Haemat., Lisbon (1963). ~ Untersuchungen von Arbeitern, die ionisierender Strahlung ausgesetzt waren. Nucl.-Med. (Stuttg.) **28**, Suppl. I, 9—407 (1963). ~ International comparative trials of haemoglobinometry. 10th Congr. Int. Soc. Haemat., Stockholm (1964). ~ Results of international haematological trials. Bibl. haemat. **18**, 92 ff. (1964). — **Cotter, H., H. O. Lancaster,** and **R. J. Walsh:** Day-to-day variation of hemoglobin value, hematocrit reading and erythrocyte sedimentation rate in healthy subjects. Aust. Ann. Med. **8**, 109—112 (1959). — **Coulter, W. H.:** High speed automatic blood cell counter and cell size analyzer. Nat. Electron. Conf. Chicaao (1056). — **Coulthard, A. J.:** The annual cycle of blood haemoglobin levels. Clin. chim. Acta **3**, 226—233 (1958). — **Cowles, J., J. Saikkonen,** and **Bo Thorell:** On the presence of hemoglobin in erythroleukemia cells. Blood **13**, 1176—1184 (1958). — **Cox, C. D.:** Preservation of sheep erythrocytes and their use in a rapid plate titration of heterophilic antibodies in infectious mononucleasis. J. Lab. clin. Med. **48**, 298—303 (1956). — **Crane, G. A.,** and **R. M. Sandercroft:** Observations on the EEL blood cell counter. J. med. Lab. Technol. (1959). — **Crosby, W. H.,** and **D. N. Houchin:** Preparing standard solution of cyanmethhemoglobin. Blood **12**, 1132—1136 (1957). — **Crosby, W. H., J. I. Munn,** and **F. W. Furth:** Standardizing a method for clinical hemoglobinometry. U.S. armed Forces med. J. **5**, 693—703 (1954). — **Crossland-Taylor, P. J.:** A device for counting small particles suspended in a fluid through a tube. Nature (Lond.) **171**, 37 (1953). — **Crossland-Taylor, P. J., J. W. Stewart,** and **G. Haggis:** An electronic blood-cell counting machine. Blood **13**, 398—409 (1958). — **Csizmas, L.:** Preparation of formalinized erythrocytes. Proc. Soc. exp. Biol. (N.Y.) **103**, 157—160 (1960). — **Cuadra, M.:** Mechanism of formation of selenoid bodies. Acta haemat. (Basel) **22**, 103—111 (1959).

**Dacie, J. V.:** Practical haematology, 2nd ed. London: Churchill 1956. ~ The haemolytic anaemias, congenital and aquired, Part I: The congenital anaemias, 2nd ed. London: 1960. — **Dacie, J. V.,** and **S. M. Lewis:** Practical haematology, 3rd ed., p. 40. London: Churchill 1963. — **Daeves, K.,** u. **A. Beckel:** Großzahl-Methodik und Häufigkeits-Analyse, 2. Aufl. Weinheim: Verlag Chemie 1958. — **Damminger, K.,** u. **E. H. Graul:** Schnellanalyse geformter Blutelemente mit einem neuen automatischen Zählgerät. Atomprax. **4**, 375—381 (1958). ~ Über den Einfluß inkorporierter Radioisotope auf das periphere Blutbild und deren diagnostische Bedeutung. Atomprax. **5**, 421—425 (1959). ~ Zur hämatologischen Diagnostik des latenten Strahlenschadens. Nucl.-Med. (Stuttg.) **2**, Suppl. 1, 409—416 (1963). — **D'Angelo, G.:** The electronic blood cells counter in routine hematology. Canad. J. med. Technol. **26**,

120—123 (1964). — D'Angelo, G., and M. Lacombe: A practical diluent for electronic white cell counts. Techn. Bull. Reg. med. Technol. 32, 196—200 (1962). — Danielsson, H., and F. Lundmark: The spiral centrifuge, a new laboratory apparatus. Svenska Läk.-Tidn. 54, 2370—2373 (1957). — Dannenberg, E.: Einfache Herstellung von Cyan-Methämoglobin-lösungen zur Benutzung als nationaler Standard. Ärztl. Lab. 3, 205—207 (1957). ~ Korrekte Hämoglobinbestimmung. Ärztl. Lab. 5, 182f. (1959). ~ Vergleiche von Hämatokritbestim-mung und Erythrocytenzählung. Eine Empfehlung zur allgemeinen Standardisierung. Ärztl. Lab. 5, 342—344 (1959). — Danon, D., A. Nevo, and Y. Marikovsky: Preparation of erythro-cyte ghosts by gradual haemolysis in hypotonic aqueous solution. Bull. Res. Coun. Israel E 6 (1), 36—39 (1956). — Darmady, E. M., and S. G. D. Da enport: Haemological technique, 2nd ed. London: Churchill 1958. — Davidsohn, I.: Hemoglobinometry, Guest editorial. J. Amer. med. Ass. 55, 926—927 (1955). — Davidson, E.: The redistribution of the red cells on centrifugation. Acta haemat. (Basel) 23, 92—95 (1960). — Davies, H. G.: Structure in nucleated erythricytes. J. biophys. biochem. Cytol. 9, 671—687 (1961). — Davies, H. G., and M. Spencer: The variation in the structure of erythrocyte nuclei with fixation. J. roy. micr. Soc. 81, Pts. 3/4, 239—240 (1963). — Davis, J. E., H. N. Green, and P. W. Tymms: A relation between the reactivity of human red cells to antiglobulin tests and their surface structure. Nature (Lond.) 191, 923—924 (1961). — Davis, R. E.: A new system for rapid haemoglobin estimations and leucocyte counts. J. clin. Path. 16, 467—468 (1964). — Decision of the Standardizing Committee of the European Society of Haematology concerning Haemoglobinometry. Bibl. haemat., Fasc. 18, 110—111 (1964). — Decision of the Standardizing Committee of the European Society of Haematology. Lisbon, 31st August 1963. Haemat. hung. 4, No 1 (1964). — Dell, H. A., D. S. Hobbs u. M. S. Richards: Ein Gerät zur Zählung mikroskopischer Teilchen und zur Bestimmung ihrer Größenordnung. Philips tech. Rdsch. 12, 1—17 (1960). — Dénes, Zs.: Die Bedeutung des geschrumpften Erythrozyten. Orv. Hetil. 9, 1134f. (1956). — DeMarsh, Q. B., and J. Kautz: Electron microscope observations on several major cell types in bone marrow from the human and the rat. (Abstract.) Anat. Rec. 124, 454—455 (1956). ~ The submicroscopic morphology of Gaucher cells. Blood 12, 324—335 (1957). — DeRobertis, E.: Electron microscope studies of circulating blood cells. 4th Int. Cong. Int. Soc. Hematol. Proc. 67—85 (1952). — Dingman, J. F., D. H. P. Streeten, and G. Thorn: Effect of cortisone on the abnormal distribution of intravascular water in adrenal cortical insufficiency in man. J. Lab. clin. Med. 49, 8—18 (1957). — Discombe, G., u. H. Meyer: Kritische Mitteilung über die Zuverlässigkeit der Erythrozytenzählung. Blut 3, 262—269 (1957). — Dittrich, H.: On the technique and importance of the hematocrit value in relation to other important diagnostic methods in surgery. Langenbecks Arch. klin. Chir. 302, 118—127 (1963). ~ Hämoglobingehalt und Hämatokritwert. Med. Klin. 58, 251—253 (1963). — Don, R. L., D. Orlowski, and J. B. Alsever: Preliminary screening of blood donors with the microhematocrit test for red cell volume and the plasmacrit test for syphilis (HCT-PCT method). Transfusion (Philad.) 2, 36—43 (1962). — Donaldson, R., R. B. Sisson, E. J. King, I. D. P. Wotton, and R. G. MacFalane: Determination of haemoglobin VII. Standardised optical data for absolute estimations. Lancet 1951 I, 874—881. — Douglas, J. R. S., and M. E. Atkinson: Enumeration and sizing of blood cells by means of electrical gating. Med. J. Aust. 47, II, 130—135 (1960). — Drabkin, D. L.: Spectroscopy: photometry and spectrophotometry. Medical physics (ed. by O. Glasser), vol. 1, pp. 967—1008 (1944); vol. 2, pp. 1039—1089. Chicago: Year Book Publ., Inc. 1950. ~ Spectrophotometric studies XV. Hydration of macro sized crystals of human hemoglobin and osmotic concentrations in red cells. J. biol. Chem. 185, 231—245 (1950). ~ Introduction: Heredity and environment in structure of hemoglobin. Fed. Proc. 16, 740—747 (1957) (in: Symposium on Molecular Heterogenity of Haemoglobin). ~ Analysis and inter-pretation of absorption spectra of haemin chromoproteins. Haematin Enzymes 1, 142—170 (1961) (Symposium, ed. by J. E. Falk, R. Lemberg, and R. Morton). London: Pergamon Press. — Drabkin, D. L., and R. Barcelo: Hemoglobin-binding by haptoglobins and hemo-globinuria. Fed. Proc. 22, 597 (1963). — Drastish, L.: Zur Stellung des heutigen Klinikers zu dem Begriff des Färbeindex. Z. ges. inn. Med. 11, 909—911 (1956). — Dreyfus, J. C., G. Schapira, and J. Kruh: Fractionation of red blood cells according to their age. Centri-fugation of blood cells labelled with radioactive iron. C. R. Soc. Biol. (Paris) 144, 792—794 (1950).

Faber, M., and I. Falbe-Hansen: Nonhaem iron in erythrocytes as a precursor for haemo-globin. Nature (Lond.) 184, 1043—1044 (1959). — Fåhraeus, R., and H. G. Boman: The effect of different temperatures upon the erythrocytes, with special regard to their volume, phos-phorus compounds and amount of potassium and the effect of their stay in the spleen. Upsala Läk.-Fören. Förh. 39, 317—348 (1954). — Falk, J. E., akd D. D. Perrin: Spectra and redox potentials of metalloporphyrins and hemoproteins, pp. 56—70, discussion, pp. 71—79; in: Intern. Biochem. Symp. 1959, Camberra "Hematin Enzymes" (publ. 1961). Ref. Chem. Abstr. 58, 11613c (1963). — Fawcett, D. W.: Electron microscopic observations on the marginal band of nucleated erythrocytes. (Abstract.) Anat. Rec. 133, 379 (1959). — Fawcett,

**J. K.,** and **V. Wynn:** Effects of posture on plasma volume and some blood constituents. J. clin. Path. **13,** 304—310 (1960). — **Febvre, H. L.,** et **R. Klein:** Étude au microscope électronique des cellules de la moelle osseuse. 1st Int. Cong. Electron Micros., Paris, 9/50. Proc. 692—696. Paris: Ed. Rev. Optique 1953. — **Feichtmeir, Th. V., K. Nicon, M. A. Hannan, D. B. Bird,** and **L. B. Carr:** Electronic counting of erythrocytes and leucocytes. Amer. J. Path. **35,** 373 (1961). — **Feltynowski, A., E. Sikorska** u. **S. Krauze:** The electron microscope examination of erythrocytes under the action of some amines. Bull. Acad. pol. Sci. **3,** 309—312 (1955), and [in Polish] Roczn. Państ. Zakl. Hig. **4,** 323—328 (1955). — **Fichsel, H., K. Gellissen, H.-W. Walther** u. **H. Weicker:** Der Hämoglobingehalt des Retikulozyten. Folia haemat. (Frankfurt), N.F. **4,** 77—91 (1959). — **Field, E. O.,** and **J. R. P. O'Brien:** Dissociation of human haemoglobin at low pH. Biochem. J. **60,** 656—661 (1955). — **Fischl, J.:** Routine microestimation of iron in hemoglobin. Clin. chim. Acta **4,** 686—690 (1959). — **Fleisch, A. O.:** Klinische Resultate einer neuen Methode (Hämoresistometer) zur Bestimmung der mechanischen Resistenz der Erythrocyten. Schweiz. med. Wschr. **90,** 663—666 (1960). — **Fleisch, H.:** Détermination quantitative de la méthémoglobine et de la méthémalbumine dans le sang. Helv. physiol. pharmacol. Acta **17,** 318—328 (1959). — **Fleisch, H.,** u. **A.:** Der Hämoresistometer. Ein Gerät zur Bestimmung der mechanischen Resistenz der Erythrocyten. Schweiz. med. Wschr. **90,** 186—190 (1960). — **Flood, F. T., E. E. Mandel, R. H. Owing,** and **Ch. F. Federspiel:** Newer standards in hemoglobinometry. J. Lab. clin. Med. **43,** 897—904 (1954). — **Florianovich, N. M., O. Borisova,** and **V. P. Gundarov:** The Sel-2, new model of the automatic erythrocyte counting apparatus. Nov. Med. Techn. **2,** 20—24 (1962). — **Fly, M. N.,** and **E. R. Powsner:** Electroning counting of cells from the bone marrow. Amer. J. clin. Path. **36,** 224—226 (1961). — **Fodor, L.,** u. **K. G. v. Boroviczény:** Neue Hämometer für die Praxis. II. Med. Welt **1965,**(537—539. — **Fok, F. Po-Tun,** and **H. Schubothe:** Studies on various factors influencing mechanical haemolysis of human erythrocytes. Brit. J. Haemat. **6,** 355—361 (1960). — **Foss, O. P., B. Rosenlund,** and **O. Vik:** Nord. Med. **64,** 1350—1353 (1960). ∼ *Foundation* of the Standardizing Committee of the European Society of Haematology, Lisbon, 31st August 1963. Bibl. haemat. (Basel) **18,** 108f., 114f. (1964). — **Frommer, P. L.:** An automatic "counter" for blood cells. Ann. N.Y. Acad. Sci. **99,** 233—241 (1962). — **Fudenberg, H., M. Baldini,** and **J. P. Mahoney:** The body hematocrit/venous hematocrit ratio and the "splenic reservoir". Blood **17,** 71—82 (1961). — **Frank, M.:** The numerical and dimensional evaluation of corpuscles suspended in a conducting medium. R.C. Ist. sup. Sanità **26,** 700—726 (1963). — **Freeman, J. A.:** The ultrastructure and genesis of Auer bodies. Blood **15,** 449—465 (1960). — **Fretwurst, F.,** u. **K. H. Meinecke:** Eine neue Methode zur quantitativen Bestimmung des Kohlenoxydhämoglobins im Blut. Arch. Toxicol. **17,** 273—283 (1959). — **Freundlich, M. H.,** and **H. W. Gerarde:** A new, automatic, disposable system for blood counts and hemoglobin. Blood **21,** 648—655 (1963). — **Furth, F. W.:** Effect of spherocytosis on volume of trapped plasma in the red cell column of capillary and Wintrobe hematocrits. J. Lab. clin. Med. **48,** 421—430 (1956).

**Gabrielli, E. R.,** and **M. Wertheimer:** Standardisation of the electronic counter of blood cells. Amer. J. clin. Path. **36,** 277—280 (1961). — **Gachet, J.,** et **J.-P. Thiery:** Application de la méthode de tirage photographique avec rotations ou translations à l'étude de macromolécules (hémocyanine, hémoglobine, ferritine) et de structures biologiques (centrioles, fibres de flagelle, nucléocapsides virales). J. Microscopie **3,** 253—286 (1964). — **Gäbert:** Die Beziehungen der Erythrocytengröße zur osmotischen und mechanischen Resistenz. Folia haemat. (Lpz.) **75,** 481—500 (1958). — **Gajdos-Török, M.:** Contribution à l'étude de la biosynthèse de l'hème. J. Physiol. (Paris) **51,** Suppl. 1, 1—76 (1959). — **Gallo, V.:** Fehler und Wahrscheinlichkeitsrechnung in der Hämatologie. In: Heilmeyer-Hittmair, Handbuch der gesamten Hämatologie, Bd. II/2, S. 115—121. Wien: Urban & Schwarzenberg 1959. — **Garby, L.,** and **J. C. Vuille:** The amount of trapped plasma in a high-speed microcapillary hematocrit centrifuge. Scand. J. clin. Lab. Invest. **13,** 642 (1961). — **Gasparini, G.,** e **L. Cantoni:** Metodo volumetrico per lo studio della resistenza globulare all'ipotonia salina. Policlinico, Sez. prat. 693—696 (1957). — **Gebelein, H.,** u. **H. J. Heite:** Über die Unsymmetrie biologischer Häufigkeitsverteilungen. Klin. Wschr. **28,** 41—44 (1950). — **Gerbstädt, H.:** Zur Frage des Überschußhämoglobins. (2. Symposium über Fragen der Struktur und Funktion der roten Blutkörperchen, Berlin 24.—26. I. 1957). Folia haemat. (Lpz.) **77,** 124—131 (1960). — **Gerdes, U.:** Über das Auftreten und die Auswirkung eines systematischen Fehlers bei der Erythrocytenzählung in normalem und pathologischem Erwachsenen- und Neugeborenenblut. Diss. Freiburg i. Br. (1963). — **Geubelle, F.,** et **J. Carlier:** Précision d'un nouvel oxymètre à lecture directe. Cardiologia (Basel) **32,** 295—301 (1958). — **Gibson, K. S.,** and **N. A. Belknop:** Permanence of glass standard of spectral transmittance. J. Res. Nat. Bur. Stds. **44,** 463—473 (1950). — **Gienke, R. B.:** Zählung und Volumenbestimmung von Erythrozyten am vollautomatischen Blutkörperchenzählapparat „Celloscope". Diss. Freiburg i. Br. (1910). — **Gold, E. R., W. J. Lockyer,** and **G. H. Tovey:** Use of lyophilized formol treated red cells in blood group serology. Nature (Lond.) **182,** 951 (1958). — **Goldin, L. S.:** Electron microscopy of human erythrocytes. [In Russian.] Dokl. Akad. Nauk SSSR 117 (4), 701 (1957). — Goldschmidt, L., R. L. Rosentahl, and S. Lippert: Observations on the thermal fragility of erythrocytes. Acta haemat. (Basel) 12, 384—392 (1954). — Gomez-Mavtilla, J. M.: The significance of current micro and ultramicro methods. Acta pediát. esp. 21, 61—70 (1963). — Gonser, U., R. W. Grant, and J. Kregzde: Determination of the chemical structure of hemoglobin using the Mössbauer effect. Appl. Phys. Lett. 3, 189—191 (1963). ~ Mössbauer effect in hemoglobin with different ligands. Science 143, 680f. (1964). — Goodman, J. R., Emmet B. Reilly, and R. E. Moore: Electron microscopy of formed elements of normal human blood. Blood 12, 428—442 (1957). — Gosset, W. S.: see Student. — Grant, J. L., M. C. Britton jr., and Th. E. Kurtz: Measurement of red blood cell volume with the electronic cell counter. Amer. J. clin. Path. 33, 138—143 (1960). — Grassini, V., and P. P. Pintor: The technical error of counting methods in haematology. Acta haemat. (Basel) 21, 311—315 (1959). — Graul, E. H., u. K. Damminger: Früh- und Schnelldiagnose sogenannter Strahlenschäden durch Bestimmung der Zahl und Resistenz von zellulären Blutelementen, insbesondere von Thrombozyten mittels eines automatischen Zählgerätes. Med. Klin. 54, 1367—1375 (1959). ~ Über den Einfluß der Radiophosphortherapie auf das periphere Blut bei Polycythämie und eine frühzeitige Erfassung der Blutbildveränderungen. Atomprax. 7, 261—267 (1961). — Green, P., and C. F. J. Teal: Modification of the cyanmethemoglobin reagent for analysis of hemoglobin in order to avoid precipitation of globulins. Amer. J. clin. Path. 32, 216f. (1959). — Greendyke, R. M., W. A. Meriwether, E. T. Thomas, J. D. Flintjer, and M. W. Bayliss: A suggested revision of normal values for hemoglobin, hematocrit and erythrocyte count in healthy adult man. Amer. J. clin. Path. 37, 429—436 (1962). — Grégoire, Ch.: Recordings of clotted hemolymph of insects by electron microscopy. Arch. int. physiol. et biochem. 67, 329—332 (1959). — Gross, S., M. D. Schoenberg, and V. R. Mumaw: Electron microscopy of the red cells in erythropoietic porphyrin. Blood 25, 163—179 (1965). — Gründel, W.: Über das Auftreten eines systematischen Fehlers bei der Erythrozytenzählung. Klin. Wschr. 37, 98—100 (1959). — Günther, H.: Abhängigkeit des Erythrozytenbestandes und seines Geschlechtsunterschiedes von Umwelteinflüssen. Z. ges. inn. Med. 10, 252—256 (1955). — Gutmann, J.: Entwurf und Bau eines Gerätes zur Bestimmung der statistischen Verteilung von Impulshöhen zur Anwendung in der Zellforschung. Diplomarbeit Techn. Hochschule München (1963). ~ Elektronische Verfahren zur Ermittlung statistischer Maßzahlen einiger medizinisch wichtiger Daten. Diss. (Dr.-Ing.) Techn. Hochschule München (1965). — Gutter, F. J., H. A. Sober, and E. A. Peterson: The effect of mercaptoethanol and urea on the molecular weight of hemoglobin. Arch. Biochem. 62, 427—433 (1956).

Habermann, E.: Über die Wirkung tierischer Gifte auf Erythrocyten. Z. exp. Med. 129, 436—464 (1958). — Habermann, E., u. E. Möllert: Zur morphologischen Differenzierung der Hämolyse durch Bienengift, Schlangengift, Lysocithin und Digitonin. Naunyn-Schmiedebergs Arch. exp. Path. Pharmak. 223, 203 (1954). — Habermann, E., u. G. Pohlmann: Morphologische Erythrocytenveränderungen durch α- und β-Hämolysin aus Gasbrandgift. Naunyn-Schmiedebergs Arch. exp. Path. Pharmak. 237, 487—494 (1959). — Häberle, G.: Das postoperative Mangelsyndrom. Diss. Freiburg 1966. — Haggis, G. H.: Electron microscope replicas from the surface of a fracture through frozen cells. J. biophys. biochem. Cytol. 9, 841—852 (1961). — Hale, T., R. Weisman jr., and C. F. Hinz jr.: Mechanisms of destruction of red cells in certain hemolytic conditions. Arch. intern. Med. 96, 574—580 (1956). — Halloran, M. J., W. J. Harrington, V. Minnich, and G. K. Arimura: Electronic demonstration of blood cell agglutinins. Amer. J. clin. Path. 35, 105—108 (1961). — Hampel, K. E.: Persönliche Mitteilung (1962). — Handelé, M. I., and W. G. Zijlstra: Spectrophotometric determination of methemoglobin in human blood. Proc. kon. ned. Akad. Wet., Ser. C 58, 652—658 (1955). — Hanks, G. E., M. Cassell, R. N. Ray, and H. Chaplin jr.: Further modification of the benzidine method for measurement of hemoglobin in plasma. Definition of a new range of normal values. J. Lab. clin. Med. 56, 486—498 (1960). — Harboe, A., and A. Schrumpf: A new approach to the evaluation of the size and thickness of the erythrocytes in hereditary spherocytosis. Acta med. scand. 152, 335—351 (1955). — Harwerth, H. G.: Die Technik des Blutbildes und Fehler bei der Herstellung. Landarzt 35, 1275—1282 (1959). — Hasserodt, U., and J. Vinograd: Dissociation of human carbomonoxyhemoglobin at high pH. Proc. nat. Acad. Sci. (Wash.) 45, 12—15 (1959). — Hatch, A., and T. Balázs: The use of cetavlon in a diluent for counting leucocytes in the Coulter electronic counter. Amer. J. clin. Path. 36, 220—223 (1961). — Haut, A., G. R. Tudhope, G. E. Cartwright, and M. M. Wintrobe: The nonhemoglobin erythrocytic proteins, studied by electrophoresis on strach gel. J. clin. Invest. 41, 579—587 (1962). — Hawkins, W. W.: Hemoglobin levels in old age. Amer. Geriatr. Soc. 4, 24—35 (1956). — Hawkins, W. W., E. Speck, and V. G. Leonard: Variation of the hemoglobin level with age and sex. Blood 9, 999—1007 (1954). — Hawksley, P. G. W.: Automatic particle-sizing by successive counting. Nature (Lond.) 170, 984f. (1952). — Hawksley, P. G. W., J. H. Blackett, E. W. Meyer, and A. E. Fitzsimmons: The design and construction of a photoelectronic scanning machine for sizing microscopic particles. Brit. J. appl. Phys.,

Suppl. **3**, 165—173 (1954). — **Haynes, R. H.:** The viscosity of erythrocyte suspension. A review of theory. Biophys. J. **2**, 95—103 (1962). — **Head jr., C. J.,** and **J. H. Holmes:** Factors affecting hematocrit determination: trapped plasma, its amount and distribution. J. appl. Physiol. **5**, 457—470 (1953). — **Hegdüs, Á.:** Vérképvizsgalatok technikai módositása. Kisér.. Orvostud. **1**, 1—3 (1950). — **Heilmeyer, L.:** Hämoglobingehalt des einzelerythrocyten statt Färbeindex. Dtsch. med. Wschr. **77**, 377 (1952). ~ Die Pathologie der Hämsynthese. Schweiz. med. Wschr. **92**, 1285—1294 (1962). ~ Landschaftlich gebundene Unterschiede des Hämoglobingehaltes. Dtsch. med. Wschr. **87**, 1440 (1962). — **Heilmeyer, L.,** u. **H. Kilchling:** Zur Frage der Hämometereichung. Dtsch. med. Wschr. **76**, 1074—1076 (1951). — **Heilmeyer, L., H. Merker, E. Mölbert** u. **M. Neidhardt:** Zur Mikromorphologie der hereditären hypochromen sideroachrestischen Anämie. Acta haemat. (Basel) **27**, 78—95 (1962). — **Heilmeyer, L.,** u. **K. Plötner:** Zur Standardisierung der Hämoglobinbestimmung. Klin. Wschr. **35**, 49 (1957). — *Hemoglobin standard.* This ist the second and final report on a proposal to establish a certified standard for general use. Science **127**, 1376—1378 (1958). — **Hennemann, G.,** u. **B. Hofmann:** Das Verhalten des reduzierten Glutathion in Abhängigkeit vom Zeitfaktor bei experimenteller Hämolyse. Ärztl. Wschr. **1957**, 822—823. — **Hennemann, H. H., F. Kubowitz, H. Kragen, I. Buttig** u. **Ch. Scheibe:** Untersuchungen üner die mechanische Resistenz der Erythrozyten. Z. ges. inn. Med. **10**, 946—954 (1955). — **Herz, A.:** Über die Vergrößerung des kritischen Hämolysevolumens durch Netzmittel und Emulgatoren. Versuche zur Frage der Dehnbarkeit der Erythrocytenmembran. Folia haemat. (Lpz.) **77**, 181—184 (1960). — **Hesketh, A.:** Elimination of a possible error in hematocrit reading. Canad. J. med. Technol. **17**, 165 (1955). — **Hetland, L. B.:** A simple microhematocrit tube rack. Amer. med. Technol. **28**, 87 (1962). — **Hill, R. J.,** and **W. Konigsberger:** The partial structural formula of the α-chain of human hemoglobin. J. biol. Chem. **236**, PC. 7f. (1961). — **Hilschmann, N.,** u. **G. Braunitzer:** Über die Konstitution der Proteinkomponente des menschlichen Hämoglobins. Blut **5**, 329—334 (1959). — **Hilschmann, N.,** u. **G. Braunitzer:** Die Sequenzanalyse des Humanhämoglobins. Die Analyse des β-Coro-Peptids und des Peptids a Tp 6. Hoppe-Seylers Z. physiol. Chem. **335**, 21—37 (1963). — **Hilse, K.,** u. **G. Braunitzer:** Über Hämoglobine. IX. Isolierung und Charakterisierung der tryptischen Splatprodukte des normalen adulten Humanhämoglobins. Hoppe-Seylers Z. physiol. Chem. **329**, 113—129 (1962). — **Hino, S.:** Simple hematocrit equipment. Clin. all-round Osaka **13**, 1045—1047 (1964). — **Hino, S.,** and **N. Furusawa:** On increasing the speed of hematological tests with special references to the hematocrit method with capillaries using a high-speed centrifuge. Clin. all-round Osaka **12**, 856—862 (1963). — **Hino, S.,** and others: Microhematocrit method. Jap. J. clin. Path. **11**, 419—423 (1963). — **Hinkel, G. K., W. Rose** u. **P. Wunderlich:** Über die elektronische Blutzellzählung mit dem „TuR" ZG 1. 1. Mitt. Das Prinzip des Gerätes und allgemeine Richtlinien für seinen Einsatz. Dtsch. Gesundh.-Wes. **20** (im Druck) (1965); ~ 2. Mitt. Zur Erythrozytenzählung, und 3. Mitt. Zur Bestimmung des Erythrozytenvolumens (in Vorbereitung). — **Hinsberg, K.,** u. **K. Lang:** Medizinische Chemie, 3. Aufl., S. 1023—1050. München: Urban & Schwarzenberg 1957. — **Hinz jr., C. F., J. Abraham,** and **L. Pillemer:** Requirement for properdin in hemolysis of human erythrocytes treated with tannic acid. Proc. Soc. exp. Biol. (N.Y.) **94**, 230—232 (1957). — **Hitsch, F. G., E. C. Tenter, L. A. Wood, W. C. Ballard, F. E. Horan,** and **I. S. Wright:** The electrical conductivity of blood. I. Relationship to erythrocyte concentration. Blood **5**, 1017—1035 (1950). — **Hobom, G.,** u. **G. Braunitzer:** Die Sequenzanalyse des Humanhämoglobins. Die Analyse des a Core-Peptids. Hoppe-Seylers Z. Physiol. Chem. **335**, 1—20 (1963). — **Hodgetts, E.:** The influence of centrifugational treatment upon hematocrit values and the trapped plasma correction factor of sheep blood. Aust. J. exp. Biol. med. Sci. **37**, 97 (1959). — **Höfert, H.-J.:** Meßtechnische Fragen bei der photometrischen Analyse. Ärztl. Lab. **10**, 101—112 (1964). — **Hoff, F., J. Jacobi, H. v. Kress, L. Heilmeyer, B. Schlegel** u. **K. G. v. Boroviczény:** Beschluß der Dtsch. Ges. inn. Med. betreffend Standardisierung der Hämoglobinbestimmung. Folia haemat. (Frankfurt), N.F. **8**, 1—4 (1963). — **Hoffman, J. F.:** On the reproducibility in the observed ultrastructure of the normal mammalian red cell plasma membrane. J. cell. comp. Physiol. **47**, 261—288 (1956). — **Hoffman, J. F., J. Hillier, I. E. Wolman,** and **A. K. Parpart:** New high density particles in certain normal and abnormal erythrocytes. J. cell. comp. Physiol. **47**, 245—259 (1956). — **Hoffmann, R. G.:** Statistics in the practice of medicine. J. amer. med. Ass. **185**, 864 (1963). — **Hofmann, E. C. G.,** u. **S. Rapoport:** Der Einfluß der Hämolyse auf die Atmung von Reticulocyten. Biochem. Z. **326**, 499 (1955). — **Hoitink, A. W. J. H.:** L'utilisation de l'hématocrite pour l'appréciation de la capacité physique et de la résistance à la fatique. Presse méd. **66**, 1616 (1958). — **Holthusen, G. G.:** Electronic enumeration of erythrocytes. Amer. J. clin. Path. **42**, 118—120 (1964). ~ Electronic enumeration of erythrocytes. Techn. Bull. Reg. med. Technol. **34**, 108—110 (1964). — **Holthusen, G. G., F. J. Wenzel,** and **M. A. Kipp:** Evaluation of the Sanborn-Frommer particle counter for counting leucocytes. Amer. J. clin. Path. **39**, 541—543 (1963). — **Holtz, A. H.:** Klinisch-chemisch enquête-onderzock in Nederland. II. Hemoglobin. Ned. T. Geneesk. **106**, 2108—2114 (1962). ~ Results of hematological trials in the Netherlands;

in: Bibl. haemat. Fasc. 18, 86—92 (1964). — **Hopper, Smith, Belt,** and **Whipple:** Blood volume studies. Amer. J. Physiol. 51, 205—220. — **Hořejši, J.,** and **A. Komárková:** The influence of some factors of the red blood cells on the oxygen-binding capacity of haemoglobin. Clin. chem. Acta 5, 392—395 (1960). ~ The effect of SH-groups on the affinity o haemoglobin to oxygen. Clin. chim. Acta 3, 131—136 (1958). — **Horváth, J.:** Erythrocyte count. Orv. Hetil. 104, 2471—2473 (1963). — **Houchin, D. N.,** and **R. W. Robinette:** Preparation of haemoglobin solutions for electrophoretic study and foetal-haemoglobin essay. Lancet **1959** I, 155. — **Hoveid, P.:** Elliptocatosis hereditaria, 3 cases in one family. (Elliptocytosis hereditaria.) T. norske Lageforen. 78, 844—845 mit engl. Zus.fass. (1958) [Norwegisch]. — **Hrazdira, I.:** Contribution to the problem of ultrasonic haemolysis. Scripta med. (Brno) 28, 145—153 mit engl. Zus.fass. (1955) [Tschechisch.] — **Huehns, E. R., N. Dance, G. H. Beaven, J. V. Keil, F. Hecht,** and **A. G. Motulsky:** Human embryonic haemoglobins. Nature (Lond.) 201, 1095—1097 (1964). — **Hug, O., W. Lippert** u. **P. Moser:** Morphologische Veränderungen der roten Blutzellen bei der Hypotoniehaemolyse. Verh. dtsch. Ges. inn. Med. 57. Kongr. 262—264 (1951). ~ Morphologische Veränderungen der Erythrocyten bei der Hypotonie-hämolyse. Naunyn-Schmiedebergs Arch. exp. Path. Pharmak. 214, 308—315 (1952). — **Hummel, K.:** A standard suspension for electronic cell counters. Bibl. haemat. (Basel) 18, 21—28 (1964). — **Hummel, K.,** u. **R. Zöllner:** Über den Einfluß unterschiedlicher Zentrifugier-bedingungen auf die Größe des Porenvolumens bei Sedimenten menschlicher Erythrocyten. Z. ges. exp. Med. 129, 250—263 (1957). — **Humperdinck, K.:** Praktische Erfahrungen mit dem Oxypanhaemometer (Zeiß-Ikon). Med. Klin. 45, 369f. (1950). — **Hutardo, A., A. Melino,** and **E. Delgado:** Influence of anoxemia on the hemopoietic activity. Arch. intern. Med. 75, 284—324 (1954). — **Hutchinson, H. E.:** On determining the packed cell volume. J. clin. Path. 13, 529 (1960). — **Hutchinson, H. E.,** and **M. A. Ferguson-Smith:** The significance of Howell-Jolly bodies in red cell precursors. J. clin. Path. 12, 451—453 (1959). — **Hyde, R. D.,** and **N. F. Jones:** Red-cell volume and total body water. Brit. J. Haemat. 8, 283—289 (1962).

**Iagnow, S., O. Dimitru** et **M. Dumitresco:** L'indice de la surface de l'unité d'hémoglobine. Contributions à l'étude du profil de l'hématie. Sem. Hôp. Paris **1957,** 144—147. — **Ilin, V. G.:** Determination of volume of erythrocytes in Panchenkov's capillaries. Klin. med. 31, 86—87 (1953). — **Ingersoll, L. O.:** Standardization of a new automatic blood cell counter. Amer. J. med. Technol. (1962). — **Ingram, V. M.:** The hemoglobins in genetics and evolution, pp. 80—96. New York and London: Columbia University Press 1963. — **Inoue, N.:** Clinical and experimental study on physicochemical nature of erythrocyte. J. Kyoto Prefect. med. Univ. 58 (Abstr.), p. 35—36 (1955) [Japanisch]. — **Inoue, T.:** Physiological values of the blood of Japanese industrial workers. Jap. J. Ind. Health 6, 381—422 (1964). — **Izak, G., T. Wilner, J. Mager,** and **A. Karshai:** Amino acid activating enzymes in red blood cells of normal anemic and polycythemic subjects. J. clin. Invest. 39, 1763—1770 (1960).

**Jackson, J. F.:** Supravital blood studies, using acridine orange fluorescence. Blood 17, 643—649 (1961). — **Jackson, M. D.,** and **M. E. Nutt:** The accuracy of Meyerstein hematocrit. J. Physiol. (Lond.) 111, 150—159 (1950). ~ Intercellular plasma and its effect on absolute red cell volume determination. J. Physiol. (Lond.) 115, 196—205 (1951). — **Johnson, T. R.:** An improvement of the method for determination of plasma and urine hemoglobin. J. Lab. clin. Med. 53, 495—498 (1959). — **Johnston, P. M.:** Hematocrit values for the thick embryo at various ages. Amer. J. Physiol. 180, 361—362 (1955). — **Jones, A. R.:** A device for rapidly dereiving the hematocrit of blood centrifuged in ungraduated tubes. New Engl. J. Med. 254, 172—174 (1965). — **Jones, O. P.:** Formation of erythroblasts in the fetal liver and their destruction by macrophages and hepatic cells. Anat. Rec. 133, 294—295 (1959). ~ Electron microscope studies of fetal erythropoiesis. In: 7th Congr. European Soc. Haematol., London, 1959. Proc. 2, 79—81. Basel: S. Karger 1960. ~ Electron microscope studies of primitive erythrocytes. 9th Congr. European Soc. Haematol., Lisbon 1963. — **Jones, R. F.:** Determination of packed cell volume by centrifugation. J. clin. Path. 14, 198—199 (1961). — **Jung, F.:** Strukturprobleme am roten Blutkörperchen. III. Der Blutkörperchenschatten. Natur-wissenschaften 37, 254—260 (1950). ~ Strukturprobleme am roten Blutkörperchen. I. Methodische Fragestellungen. Naturwissenschaften 37, 229—233 (1950). ~ Echte und unechte Retikulocyten bei Anämien. Folia haemat. (Lpz.) 74, 258—259 (1956). ~ Eine einfache Schrägbedampfunsanlage zur elektronoptischen und lichtoptischen Untersuchung. Dtsch. Gesundh.-Wes. 11, 358 (1956). ~ Zur Feinstruktir der roten Blutzelle. Folia haemat. (Lpz.) 73, 401—404 (1956). ~ Elektronenoptische Untersuchungen roter Blutkörperchen unter verschiedenen Milieueinflüssen. Klin. Wschr. 35, 943—944 (1957). ~ Elliptocyten. Klin. Wschr. 35, 44—46 (1957). ~ Das Schicksal toxisch veränderter roter Blutzellen in der Milz. Klin. Wschr. 36, 63—66 (1958). — **Jung, F., H. Mattheis, I. Uerlings** u. **W. Rauterberg:** Funktionelle und morphologische Beobachtungen an Elliptocyten. Dtsch. Gesundh.-Wes. 9, 1085—1087 (1954). — **Jung, F., H. Ring** u. **H. Stobbe:** Reticulocyten im Elektronen- und Phasenkontrastmikroskop. 5th Kongr. Europ. Ges. Hämatol. Freiburg, S. 774—775 (1955). ~ Über Retikulocyten. Folia haemat. (Lpz.) 75, 295—316 (1958).

**Kaiwa, H.:** Studies on fragility of blood cells in alkaline medium. I. Technique for quantitative determination of resistance of blood cells to alkali. Jap. J. exp. Med. **27**, 93—98 (1957). — **Káldor, J.:** A microtechnique for measuring the hematocrit value. Med. J. Aust. **13**, 476—478 (1953). — **Kampen, E. J. v., J. J. F. Hasselman,** and **C. A. Graafland:** The pH-resistance of erythrocytes. II. The influence of electrolytes. Clin. chim. Acta **3**, 578—585 (1958). — **Kampen, E. J. v.,** and **W. G. Zijlstra:** Standardization of hemoglobinometry. II. The hemiglobincyanide method. Clin. chim. Acta **6**, 538—544 (1961). ~ Standardisatic von de hemoglobinometric. Ned. T. Geneesk. **106**, 2101—2107 (1962). ~ A simple hemoglobin photometer to be used in standardized hemoglobinometry. Clin. chim. Acta **7**, 147 f. (1962). — **Karakachoff, A. W., E. P. Vitcheff,** and **D. A. Sepetlieff:** The ultramicro method for the determination of the hematocrit. Sem. Hôp. Paris **35**, SE 92—96 (1959). — **Katchalsky, A., D. Danon, A. Nevo,** and **A. de Vries:** Interactions of basic polyelectrolytes with the red blood cell. II. Agglutination of the red blood cells by polymeric bases. Biochim. biophys. Acta (Amst.) **33**, 120—128 (1959). — **Kaufmann-Truninger, E.:** Eine photometrische Methode zur Bestimmung der Erythrozytenresistenz. Röntgen- u. Lab.-Prax. **12**, L 57—L 58 (1959). — **Kaulla, K. N. v.,** u. **W. Henkel:** Heparinadsorption durch Erythrozyten. Schweiz. med. Wschr. **43**, 1128—1130 (1952). — **Kautz, J.,** and **Q. B. DeMarsh:** An electron microscope study of sectioned cells of peripheral blood and bone marrow. Blood **9**, 24—38 (1954). ~ Electron microscopy of sectioned blood and bone marrow elements. Rev. Hématol. **10**, 314—344 (1955). — **Kendrew, J. C.:** Side-chain interactions in myoglobin. Enzyme models and enzyme structure. No. 15. Brookhaven Symposia in Biology, pp. 216—228 (1962). — **Keohane, K. W.,** and **W. K. Metcalf:** An experimental study of the use of Romanowsky stains for estimating the hemoglobin content of red cells. J. Lab. clin. Med. **55**, 486—490 (1960). ~ An investigation of the differing sensitivity of juvenile and adult erathrocytes to methaemoglobinization. Phys. in Med. Biol. **5**, 27—35 (1960). — **Kernen, A. J., H. Wurzel,** and **R. Okada:** A new electronic method for measuring hematocrit, a clinical evaluation. J. Lab. clin. Med. **49**, 635—641 (1961). — **Kilchling, H.:** Zur Technik der Hämoglobinbestimmung. Ärztl. Lab. **2**, 67—71, 91—95 (1956). — **Kilpatrick, G. S.,** and **R. M. Hardisty:** Brit. med. J. **1961 I,** 778. — **King, E. J., R. J. Bartholomew, M. Geiser, S. Ventura, I. D. P. Wootton, R. G. MacFarlane, R. Donaldson,** and **R. B. Sisson:** Determination of haemoglobin. VIII. Accuracy of methods applied to abnormal bloods. Lancet **1951 I,** 1044 f. — **King, E.,** and others: Determination of haemoglobin. Lancet **1947 II,** 201—205, 789—792; **1948 I,** 282—286, 478—483; **1948 II,** 563—566, 971—974; **1951 I,** 874—881, 1044 f. — **Kirschner, A. G.,** and **C. Tanford:** The dissociation of hemoglobin by inorganic salts. Biochemistry **3**, 291—296 (1964). — **Kisch, B.:** Some electron mircroscopic observations on erythrocytes. Exp. Med. Surg. **15** (1), 83—88 (1957). ~ Elektronenmikroskopie des Blutes. Ann. Univ. sarav. **6**, 327 (1958). — **Klare, K.-H.:** Erfahrungen mit der Cyanhämiglobinbestimmung. Verh. Ges. exp. Med. DDR Dresden **1961 I,** 224—227 (1962). — **Klein, H. G.,** u. **F. Zell:** Kohlenoxydhämoglobinbestimmung für die Praxis. Wien. med. Wschr. **1957,** 297 f. — **Kleine, N.:** Die Streuung des Lichtes an suspendierten roten Blutkörperchen. Diss. Freiburg i. Br. (1954). ~ Mitteilungen über Genauigkeitsuntersuchungen am Elektro-Haemoskop. Hellige-Nachr., Freiburg Nr 16 (1956). ~ Über das Auftreten eines systematischen Fehlers bei der Erythrozytenzählung. Klin. Wschr. **37**, 523 (1959). ~ Ein neues Verfahren zur Zählung der roten Blutkörperchen. Ärztl. Lab. **7**, 133—139 (1961). — **Kleine, N.,** u. **K. Plötner:** Zählmethoden und Hämoglobinbestimmung. In: Heilmeyer-Hittmair, Handbuch der gesamten Hämatologie, Bd. II/2, S. 121—129. Berlin: Urban & Schwarzenberg 1959. — **Kleinschmidt, A.:** Morphologische Untersuchungen über die Erythrocytenmembran. Die elektronenmikroskopische Darstellung durch Oberflächenspreitung. Acta haemat. (Basel) **13**, 337—351 (1955). — **Klipstein, F. A.,** and **H. M. Ranney:** Electrophoretic components of the hemoglobin of red cell membranes. J. clin. Invest. **39**, 1894—1899 (1960). — **Knights, E. M., R. P. MacDonald,** and **I. Ploompuu:** An improved ultramicro pipet. Amer. J. clin. Path. **30**, 91 f. (1958). — **Kobayaski, Y.:** On blood count with the EEL blood cell counter. Jap. J. clin. Path. **9**, 453—457 (1961). — **Komán, A., L. Czabafy** és **O. Tözsér:** Automata sejtszámoló készülékkel szerzett tapasztalataink. Kisérl. Orvostud. **13**, 667—670 (1961). — **Komiya, E.** (ed.): Normal values of blood in Japan. Tokyo, Japan: Nanzando 1962. — **Konigsberg, W., G. Guidotti,** and **R. J. Hill:** The aminoacid sequence of the α chain of human hemoglobin. J. biol. Chem. **236**, PC 55—PC 56 (1961). — **Konigsberg, W.,** and **R. J. Hill:** The structure of human hemoglobin. J. biol. Chem. **237**, 3157—3162 (1962). — **Kortüm, J.:** Kolorimetrie, Photometrie und Spektrometrie, IV. Aufl. Berlin-Göttingen-Heidelberg: Springer 1962. — **Kosek, M.,** and **V. Utinek:** Antihaemolytic components of human serum. Čas. Lék. čes. **99**, 459—466 mit engl. u. franz. Zus.fass. (1960) [Tschechisch]. — **Kosenow, W.:** Lebende Blutzellen im Fluoreszenz- und Phasenkonstrastmikroskop. Experimetnelle Prüfungen und vergleichende cytomorphologische Untersuchungen zur Anwendung der supravitalen Fluorchromierung und des Phasenkontrastverfahrens auf Strukturprobleme der Hämatologie. Mit einem Geleitwort von H. Mai. Basel u. New York: S. Karger 1956. — **Kosenow, W.,** u.

**E. Schellong:** Gleichzeitige Kammerzählung und Differenzierung der Leukozyten im Fluores zenzmikroskop. Blut **4**, 66—77 (1958). — **Kubitschek, H. E.:** Electronic counting and sizing of bacteria. Nature (Lond.) **182**, 234 (1958). — **Küster, F. W., A. Thiel** u. **K. Fischbech:** Logarithmische Rechentafeln, 74.—83. Aufl. Berlin: W. de Gruyter & Co. 1958. — **Kumlien, A., K. G. Paul,** and **S. Ljungberg:** A comparison for three methods for the assay hemoglobin. Scand. J. clin. Lab. Invest. **12**, 381—383 (1960). — **Kunkel, H. G.,** and **G. Wallenius:** New hemoglobin in normal adult blood. Science **122**, 288 (1955). — **Kupke, D. W.:** Osmotic pressure. Advanc. Protein Chem. **15**, 57—130 (1960). — **Kuroda, K.,** et **M. Komatsu:** Détermination de la sphérocité des globules rouges. Sang **28**, 875—892 (1957). — **Kutter, D.:** Zur Verläßlichkeit photometrischer Erythrozytenzählung. Ärztl. Lab. **6**, 313—316 (1960). — **Kyle, J. W.,** and **S. G. Richmond:** Use of Wintrobe hematocrit tube in office laboratory. J. Tenn. med. Ass. **44**, 51—54 (1951).

**Lachapele, Blanquet, Meunier** et **Capot:** Image au microscope électronique de stromas de globules rouges obtenus avec divers agents hémolysants. J. méd. Bordeaux **129**, 1138—1144 (1952). — **Lagergren, J.:** The white blood cell count and the erythrocyte sedimentation rate in pertussis. Acta paediat. (Stockh.) **52**, 405—409 (1963). — **Lang, H. R.:** The physics of particle size analysis. Brit. J. appl. Phys., Suppl. **3**, 1—218 (1954). — **Lalli, G.,** e **F. R. Vece:** Tecnica di determinazione spettrofotometrica della COHb in presenza di Hb ed HbO, in euvette da 0,01 cm. Riv. Med. aeronaut. **19**, 359—374 (1956). — **Lark, K. G.,** and **G. Lark:** Changes during the division cycle in bacterial cell wall-synthesis, volume and ability to concentrate free amino acids. Biochem. biophys. Acta (Amst.) **43**, 520—530 (1960). — **Larsen, G.:** Red cell thickness in pernicious anemia. Blood **7**, 874—881 (1952). ~ Red blood cell diameters in wet and dry preparations. Scand. J. clin. Lab. Invest. **7**, 62—68 (1955). — **Latta, H.:** The surface of the mammalian erythrocyte. An electron microscope study of the effect of lipid solvents, fixatives, hypotonicity, and hemolysin (amboceptro) and complement. Blood **7**, 508—521 (1952). — **Laurell, C. B.,** and **M. Nyman:** Studies on the serum haptoglobin level in hemoglobinemia and its influence on real excretion of hemoglobin. Blood **12**, 493—506 (1957). — **Leahy, T.,** and **R. Smith:** Notes on methemoglobin determination. Clin. Chem. **6**, 148—152 (1960). — **LeBouffant, L.,** and **J. L. Soulè:** The automatic size analysis of dust deposits by means of an illuminated slit. Brit. J. appl. Phys., Suppl. **3**, 143—147 (1954). — **Lee, R. E.,** and **J. D. Feldman:** Visualization of antigeneic sites of human erythrocytes with ferritin-antibody conjugates. J. Cell Biol. **23**, 396—401 (1964). — **Leeson, D.,** and **E. B. Reeve:** The plasma in packed cell column of the hematocrit. J. Physiol. (Lond.) **115**, 129—142 (1951). — **Legowski, St.,** u. **K. G. v. Boroviczény:** Exakte Hämoglobinbestimmung in der täglichen Praxis. Dtsch. med. Wschr. **87**, 1953—1960 (1962). — **Lehmann, H.:** Hämoglobinopathien. Verh. dtsch. Ges. inn. Med. **64**, 651—668 (1958). ~ Variations in human haemoglobin synthesis. Brit. med. Bull. **15**, 40—46 (1959). ~ Die Pathologie der Globinsynthese. Schweiz. med. Wschr. **92**, 1294f. (1962). — **Leibetseder, F.:** Vergleich der Erythrocytendurchmesser in Milz und peripherem Blut bei Splenomegalien. 5. Kongr. Europ. Ges. Hämatol., S. 324—329 (1956). — **Letts, H. W.:** An evaluation of the Sanborn cell counter. Techn. Bull. Reg. med. Technol. **32**, 201—207 (1962). — **Lèvy, M.,** et **M. Sapir:** Présentation d'un microhématocrite utilisant le sang capillaire. Arch. Mal. Appar. dig. **39**, 884 (1950). — **Lewi, S.:** Hématocrite et vitesse de sédimentation sanguine. Sem. Hôp., Paris **30**, 3058—3061 (1954). — **Lewis, S. M., D. Danon,** and **Y. Marikovsky:** Electron-microscope studies of the red cell in paroxysmal nocturnal haemoglobinuria. Brit. J. Haemat. **11**, 6 (1965). — **Ling, N. R.:** The attachment of proteins to aldehyde-tanned cells. Brit. J. Haemat. **7**, 299—302 (1961). — **Linke, P. G.:** Zentralnervöse Regulierung der Retikulocytenzahl im peripheren Blut. Folia haemat. (Lpz.) **76**, 342—352 (1959). — **Linman, W. J.,** and **M. J. Long:** Erythrocyte osmotic fragility of rats receiving the thermostable plasma erythropoietic factor. Blood **13**, 226—238 (1958). — **Loeschke, H. H.,** u. **R. Wewer:** Eine Methode zum Zählen von roten Blutkörperchen und Schwebeteilchen in Suspensionen durch photometrische Ausmessung des gebeugten Lichtes. Pflügers Arch. ges. Physiol. **253**, 533—544 (1951). — **Love, W. E.,** and **N. M. Rumen:** Heme-heme interaction in lamprey hemoglobin—an explanation. Biol. Bull. **125**, 353 (1963). — **Low, F. N.,** and **J. A. Freeman:** Electron microscopic atlas of normal and leukemic human blood. New York: McGraw Hill Book Co. 1958. — **Lushbaugh, C. C., N. J. Bassmann,** and **B. Glascock:** Electronic measurement of cellular volumes, II. Frequency distribution of erythrocyte volumes. Blood **20**, 241 (1962). — **Lushbaugh, C. C., J. A. Maddy,** and **N. J. Bassmann:** Electronic measurement of cellular volumes. Univ. Calif. Los Alamos Sci. Lab. LAMS 2526, 372—399 (1961). — **Lushbaugh, C. C., J. A. Maddy, N. J. Bassmann,** and **B. Glascock:** Electronic measurement of cellular volumes; I. Calibration of the apparatus, II. Frequence, distribution of erythrocyte volumes. Blood **20**, 233—248 (1962). — **Lutz, W.:** Über die Brauchbarkeit automatischer Zählapparate. In: Fleischhackers Alm. f. Blutkrankh., S. 77—83. München: Lehmann 1962.

**Macapinlac, M. P., S. F. Camara Besa,** and **A. M. Albino:** Studies with the copper sulfate specific gravity method of blood analysis. III. Comparison of hematocrit values with Wintrobe's method and a micromethod determination. Acta med. philipp. **13**, 91—95 (1956). — **Macfarlane, R. G., A. M. M. Payne, J. C. F. Poole, A. H. Tomilson,** and **H. S. Wolff:** An automatic apparatus for counting red blood cells. Brit. J. Haemat. **5**, 1—16 (1959). — **Magath, T. B., J. Berkson,** and **S. Rolland:** Electronic blood-cell counting. Amer. J. clin. Path. **34**, 203—213 (1960). — **Magda, H.:** Experiences with the use of the Coulter counter, model A. Jap. J. clin. Path. **12**, 294—300 (1964). — **Magos, L.:** Modification of Evelyn and Malley's method for the determination of methaemoglobin. Science **183**, 593 (1960). — **Magos, L.,** u. **M. Szirtes:** Die Bedeutung der Verdoglobin-Bestimmung. Zbl. Arbeitsmed. **6**, 83—86 (1956). — **Maillard, J.-M.:** Résistance mécanique érythrocytaire. Helv. physiol. pharmacol. Acta **19**, 373—383 (1961). — **Mainland, D.:** Elementary medical statistics, 2. ed. Philadelphia: W. B. Saunders Co. 1963. — **Maizels, S.,** and **M. Remington:** Percentage of intracellular medium in human erythrocytes centrifuged from albumin and other media. J. Physiol. (Lond.) **145**, 658—666 (1959). — **Mäurer, H. C.:** Time-saving method for blood cell counting with the Coulter counter. Bibl. haemat. (Basel) **18**, 19—20 (1964). — **Man'I, M.:** Electronen- und Phasenkontrast-mikroskopisches Studium der Hämolyse. Acta Sch. med. Univ. Kioto **32**, 186—194 (1955). — **Mann, J. D., G. St. Woodson, R. G. Hoffmann,** and **R. G. Martinek:** The relation between reported values for hemoglobin and the transfusion rate in a General Hospital. Amer. J. clin. Path. **32**, 225—232 (1959). — **Marti, H. R.:** Die Bestimmung der Hämoglobinkonzentration im Blut. Praxis **51**, 1336—1339 (1962). — **Mason, E. C.,** and **A. Adarraga-Elizaran:** Standardization of hemoglobin solutions by iron determination. J. clin. Path. **16**, 604—606 (1963). — **Massmann, W.:** Die Bestimmung des Hämoglobins als Cyanhämoglobin. Ärztl. Lab. **6**, 316—318 (1960). — **Matioli, G. T., G. F. Bahr, E. Zeitler,** and **R. F. Baker:** Total mass and iron content determination of hemosiderin granules by quantitative electron microscopy. J. Ultrastruct. Res. **13**, 85—91 (1965). — **Matoney, T. E., E. J. Donovan,** and **E. L. Robinson:** Determination of number and size of algae cells with an electronic particle counter. Amer. Inst. biol. Sci. (1962). — **Matsuda, G., R. Gehring-Müller** u. **G. Braunitzer:** Die vollständige Sequenz der α-Kette der langsamen Komponente des Pferdehämoglobins. Biochem. Z. **338**, 669—673 (1963). — **Mattern, C. F., F. S. Brachett,** and **B. J. Olson:** Determination of number and size of particles by electronic gating: Blood cells. J. appl. Physiol. **10**, 56—70 (1957). — **Matthes, M.:** Die Abhängigkeit der Erythrozytenresistenz von operativen Eingriffen. Dtsch. med. Wschr. **1955**, 869. — **Matthes, M.,** u. **H. Scharpf:** Klinische Untersuchungen mit einem neuartigen Gerät zur Bestimmung der Erythrozyten- und Leukozytenzahlen und des Hämoglobingehaltes auf photoelektrischer Grundlage. Klin. Wschr. **29**, 266f. (1951). — **Matthies, H. J.:** Die Wirkung von Formaldehyd auf die Methämoglobinrückbildung in roten Blutzellen. Folia haemat. (Lpz.) **74**, 299 (1956). ~ Methämoglobinrückbildung in Reticulocyten. Naunyn-Schmiedebergs Arch. exp. Path. Pharmak. **229**, 331 (1956). ~ Über den Abbau zelleigener Substrate in roten Blutkörperchen. Folia haemat. (Lpz.) **74**, 243—245 (1956). ~ Zum Problem der Methämoglobinrückbildung in Erythrocyten. Acta biol. med. germ. **1**, 221—228 (1958). — **McAlpine, S. G., A. S. Douglas,** and **R. A. Robb:** Clinical assessment of haemoglobin concentration. Brit. med. J. **1957** I, No 5051, 983—984. — **McGath, T. B.,** and **J. Berkson:** Electronic blood cell counting. Amer. J. clin. Path. **34**, 203—213 (1960). — **McGovern, J. J., A. R. Jones,** and **A. G. Steinberg:** The hematocrit of capillary blood. New Engl. J. Med. **253**, 308—312 (1955). — **McInroy, R. A.:** Microhematocrit for determining packed cell volume and hemoglobin concentration on capillary blood. J. clin. Path. **7**, 32—36 (1954). — **McKenzie, J. M.:** Calibration of an electronic counter and pulse height analyser for plotting erythrocyte volume spectra. US Civil Rekomed. Res. Rep. 63—68, Inst. 1—8 (1963). — **McLain, P. L.:** Comparison of hematocrit methods. Science **106**, 275—276 (1954). — **Mehler, E.:** Ein elektronisches Blutkörperchenzählgerät nach der Methode von H. Coulter. Verh. Ges. exper. Med. Dresden 1961, **1**, 92—96 (1962). — **Melo, J. M. de:** Cell or particle counting by an electronic method. A trial in the tropics. Bibl. haemat. (Basel) **18**, 15—18 (1964). — *Methodische Jury der Arbeitsgemeinschaft der Laboratoriumsärzte Deutschlands:* Hämoglobinbestimmung. Ärztl. Lab. **5**, 176—178 (1959). — **Metz, G.:** Blutkörperchen und Hämoglobinpipette. Ärztl. Wschr. **14**, 234—236 (1959). — **Meyer-Wilmes, J.,** u. **H. Remmer:** Die Standardisierung des roten Blutfarbstoffes durch Hämiglobincyanid I. Naunyn-Schmiedebergs Arch. exp. Path. Pharmak. **229**, 441—449 (1956). — **Mickelson, O., H. Woolard,** and **A. T. Ness:** Decolorization on freezing of ferricyanide-cyanide solution used for hemoglobin determinations. Clin. Chem. **10**, 611—618 (1964). — **Mills, G. C.,** and **H. P. Randall:** Hemoglobin catabolism. II. The protection of hemoglobin from oxidative breakdown in the intact erythrocyte. J. biol. Chem. **232**, 589—598 (1958). — **Minkowski, A.,** and **E. Swierczewski:** The oxygen capacity of the human foetal blood. In: Oxygen supply to the human foetus, pp. 237—253. Oxford: J. Walter and A. C. Turnbull 1959. — **Mölbert, E.:** Elektronenmikroskopische Untersuchungen roter Blutkörperchen unter verschiedenen Milieueinflüssen. Klin. Wschr. **33**, 114—119 (1955). — **Moore, S.,** and **W. Stein:** A modified nynhydrin reagent for the photometric determination of amino acids and related components. J. biol. Chem. **211**, 907—913 (1954). — **Moosberger,**

**J. J.:** Hematocrit interpolation. Med. Arts. Sci. **9**, 61—67 (1955). —**Moro, E.:** Über den Wert der Erythrozytengesamtvolumsmessung bei der Erkennung von Anämien. Wien. klin. Wschr. **1954**, 767—768. — **Morris, F. K., V. E. Loy, K. M. Strutz, L. L. Schloesser,** and **R. F. Schilling:** Hemoglobin concentrations as determined by a methemoglobin method. Studies on 1,000 college students. Amer. J. clin. Path. **26**, 1450—1455 (1956). — **Moskowitz, M.,** and **S. Carb:** Surface alteration and the agglutinability of red cells. Nature Lond.) **180**, 1049—1050 (1957). — **Muir, A. R.,** and **D. N. Kerr:** Erythropoiesis: an electron microscopical study. Quart. J. exp. Physiol. **43**, 106—114 (1958).

**Nahas, G. G.:** Dosage spectrophotométrique rapide de l'hémoglobine et de l'oxyhémoglobine. J. Physiol. (Paris) **47**, 867—881 (1955). — **Nakayama, Y.:** Influence des ions de la solution de sel neutre sur la morphologie des globules rouges. Yokohama med. Bull. **9**, 90—100 (1958). — **Natelson, S.:** Routine use of ultramicro methods in the clinical laboratory. Amer. J. clin. Path. **21**, 1153—1172 (1951). — **Natelson, S.,** and **B. Sheid:** X-ray spectroscopy in the clinical laboratory. IV. Phosphorus; total blood iron as a measure of hemoglobin content. Clin.Chem. **7**, 115—129 (1961). — **Natvig, H.:** Studies on hemoglobin values in Norway. I. Hemoglobin levels in adults. Acta med. scand. **173**, 423—434 (1963). — **Natvig, H., T. Bjerkedal,** and **O. Jonassen:** Studies on hemoglobin values in Norway. II. The effect of supplementary intake of ascorbic acid and iron on the hemoglobin level of school-children and men. Acta med. scand. **174**, 341—350 (1963). ~ Studies on hemoglobin values in Norway. III. Seasonal variations. Acta med. scand. **174**, 351—359 (1963). — **Nelson, M. G.,** and **J. Carville:** Blood cell counting: a comparison of the E.E.L. and Coulter machines. Irish. J. med. Sci. **442**, 447—456 (1962). — **Newman, T. H.:** Adaptor for capillary cell volume tubes. J. med. Lab. Technol. **15**, 196—202 (1958). — **Ninni, M.:** Su alcune caratteristiche morfologiche della membrana dei globuli rossi normali e leucemici osservata al microscopio elletronico. Haematologica **36**, 671—683 (1952). — **Nöller, H. G.:** Das Vorkommen von Erythrocyteneinschlüssen bei Polyglobulien. Klin. Wschr. **32**, 807—809 (1954). — **Norberg, B.,** and **S. Warvenius:** Hematocrit centrifuge. Scand. J. clin. Lab. Invest. **4**, 249—250 (1952).

**O'Brien, B. R. A.:** The partial cytolysis of the amphibian erythrocyte and liver parenchyma cell by a non-ionogenic surface active agent. J. Cell Biol. **20**, 521—525 (1964). — **Öhlin, E.:** Automatisk cellräkningsmetod — speciellt för blodkroppar. Nord. Med. **59**, 577 (1958). — **Ohnsteadt:** Efflux and influx of erythrocyte water. J. gen. Physiol. **44**, 227—233 (1960). — **Oliver, M. M.,** and **M. E. Gilbert:** Microhematocrit capillary tube holder. Med Techn. Bull. **10**, 201—202 (1959). — **Orlic, D., A. S. Gordon,** and **A. G. Rhodin:** An ultrastructural study of erythropoetin-induced red cell formation in mouse splee. J. Ultrastruct. Res. **13**, 516—542 (1965). — **Orthey, G. F.,** and **M. Ingram:** Changes in kinetics of erythropoiesis as reflected in frequency distribution of erythrocyte volume of actuely bled dogs. UR-662 (TID-5400, 31st Ed.) (1965). — **Otis, R. D.,** and **R. Tennant:** Hydrochloric acid for stromatolysis of erythrocytes in Coulter leucocyte counting. Amer. J. clin. Path. **35**, 383—386 (1961). — **Oudheusden, A. P. M. van, J. M. van de Heuvel, G. J. Stekelenburg, L. H. Siertsema,** and **S. K. Wadman:** De ijking van de hemoglobinebepaling op basis von ijzer. Ned. T. Geneesk. **108**, 265 (1964). — **Oulie, C.:** Telling av de röde blodlegemer ved deres elektriske motstand. Nord Med. **62**, 1421—1425 (1959).

**Paterson, R. W.,** and **D. Karlen:** Cetrimide als a lytic agent in the enumeration of white blood cells with the Coulter counter. Amer. J. clin. Path. **36** (1962). — **Paul, K. G.:** Die Darstellung von reinen Häminen. Acta chem. scand. **12**, 1611—1621 (1958). — **Paul, K. G., H. Theorell,** and **Å. Åkeson:** The molar light absorption of pyridine ferroprotoporphyrin. Acta chem. scand. **7**, 1284—1287 (1953). — **Pauly, H.,** and **H. P. Schwan:** The electric conductance and dielectric constant of the interior of erythrocytes. U.S. Office nav. Res. Techn. Rep. **28**, 1—84 (1955). — **Peacock, A. C., G. Z. Williams,** and **H. F. Mengali:** Rapid electronic measurement of cell volume and distribution. J. nat. Cancer Inst. **25**, 63—74 (1960). — **Pease, D. C.:** Marrow cells seen with the electron microscope after ultrathin sectioning. Rev. Hémat. **10**, 300—313 (1955). ~ An electron microscopic study of red bone marrow. Blood **11**, 501—526 (1956). — **Pfeiffer, G.:** Methoden und Geräte zur elektronischen Zählung von Blutkörperchen und zur Bestimmung ihrer Größenverteilung. Nachrichtentechnik **12**, 47—50 (1962). ~ Elektronische Blutkörperchenzählung und Größenverteilungsbestimmung. Z. med. Labortechnik **3**, 57—87 (1962). — **Perutz, M. F.:** The hemoglobin molecule. Sci. Amer. **1964**, 64—76. — **Peterson, R. S.,** and **D. Karlen:** Cetrimide as a lytic agent in the enumeration of white blood cells with the Coulter counter. Amer. J. med. Technol. **29**, 97—104 (1963). — **Philips, R. A., D. D. van Slyke, P. B. Hamilton, V. P. Dole, K. Emerson,** and **R. M. Archibald:** Measurement of specific gravities of whole blood and plasma by standard coppersulfate solutions. J. biol. Chem. **183**, 305—330 (1950). — **Pietrantonj, F. di:** Determination of "trapped plasma" in the red blood cells column of hematocrit with the use of hemoglobin labelled with radioactive chromium. Haemat. lat. (Milano) **3**, 57—67 (1960). — **Piette, M.:** Numération directe en cellule hématimétrique des réticulocytes du sang circulant. Sang **31**, 265—272 (1960). — **Pietz, C.:** Hemolysis reversion of the red blood cell according to the time and conditions of preservation. Bull. Soc. Sci. Poznan, Sér. C, Nr 9, 23—26 (1960). — **Piper, W.,** u. **G. Ruhenstroth-Bauer:** Untersuchungen über die Proteinadsorption an menschlichen Erythrocyten. Klin. Wschr. **1956,** 11—15. — **Pirofsky, B.,** and **H. M. Nelson:** The determination of hemoglobin in blood banks. Transfusion (Philad.) 4, 45—49 (1964). — **Plum, C. M.:** Variatione i erythrocythernes haemoglobinmaetning og volumen. Ugeskr. Låg. **124,** 561—565 (1962). — **Pohlmann, D.:** Das Elektrohämoskop. (Kritische Betrachtung nach klinischer Prüfung.) Ärztl. Lab. **2,** 102—105 (1956). — **Pohlmann, G.,** u. **W. Lutzeyer:** Über den zeitlichen Ablauf der morphologischen Veränderungen an roten Blutkörperchen des Menschen aus Blutkonserven. Naturwissenschaften 46, 673 (1959). — **Pokotinskii, I. S.,** and **T. IA. Luzianina:** The electron microscopy of influenza virus adsorbed on erythrocytes. [In Russian.] Tr. Akad. med. Nauk SSSR. **28,** 14—19 (1953). — **Policard, A., M. Bessis** et **J. Breton-Gorius:** Structures myéliniques observées au microscope électronique sur des coupes de globules rouges en voie de lyse. Exp. Cell Res. **13,** 184—186 (1957). — **Policard, A., M. Bessis** et **M. Bricka:** La fixation des cellules isolées observée au contraste de phase et au microscope électronique. I. Action des differents fixateurs. Bull. Micr. appl. **2,** 29—42 (1952). ~ La fixation des cellules isolées observée au contraste de phase et au microscope électronique. II. Étude sur la congélation-dessiccation (méthode d'Altmann-Gersh). Bull. Micr. appl. **3,** 102—109 (1953). — **Polivoda, A. I.,** and **Yu. P. Vinetskii:** A method of preparing quartz films for electron microscopy in studies of the fine structure of erythrocytes. Biophysics U.S.S.R. Engl. Transl. 4 (5), 100—103 (1959). ~ Electron microscopic study of erythrocytes on quartz and collodium films. Biophysics U.S.S.R. Engl. Transl. 6 (1), 140—141 (1961). — **Ponder, E.,** and **Barreto, D.:** Measurement of mean red cell thickness by the use of a probability function. Nature (Lond.) 178, 265 (1956). — **Ponder, E., M. Bessis** et **J. Breton-Gorius:** Observations au microscope électronique de l'action de différentes hémolysines sur la surface des globules rouges. Rev. Hémat. 8, 276—281 (1953). — **Ponder, E., M. Bessis, J. Breton-Gorius, A. Guinier, P. Antzenberger** et **D. G. Dervichian:** Modifications de la surface et de l'intérieur des érythrocytes. Durant leur conservation en solution A.C.D. Rev. Hémat. 9, 123—126 (1954). — **Ponder, E., M. Bessis, M. Bricka,** et **J. Breton-Gorius:** Modifications de la surface des érythrocytes par différentes agressions (et particulièrement durant l'agglutination) études par microscopie électronique. Rev. Hémat. 7, 550—560 (1952). — **Ponder, E., M. Bessis, M. Bricka** et **J. Gorius:** Nouvelles données sur le mécanisme d'agglutination des érythrocytes. (Examen au microscope à contraste de phase et au microscope électronique.) C.R. Acad. Sci. (Paris) 234, 2645—2646 (1952). — **Ponder, E.,** et **R. V. Ponder:** Transformation disque-sphère des globules rouges humains entre deux surfaces de verre. Rev. franç. Hémat. 2, 223—229 (1962). — **Prirden, E. I.:** Accuracy control of blood cell counts with the Coulter counter. Amer. J. med. Technol. **30,** 1—35 (1964). — **Pryce, J. D.:** Level of haemoglobin in whole blood and red blood-cells, and proposed convention for defining normality. Lancet **1960 II,** 333—336.

**Rabinorich, P. D.:** Method for separation of erythrocytes and plasma. Klin. Med. **32,** 70—71 (1954). — **Rackow, B.:** Über die Struktur des „grünen Hämins". Hoppe-Seylers Z. physiol. Chem. **308,** 66—70 (1957). — **Rappaport, F.,** and **F. Eichhorn:** Simplified hematocrit. Harefuah **31,** 80—81 (1946). — **Rathert, H.:** Erfahrungen mit dem Blutkörperchenzählapparat Sanborn-Frommer. Ärztl. Lab. **10,** 282—287 (1964). — **Reagan, R. L.,** and **A. L. Brueckner:** Electron micrographs of erythrocytes from Syrian hamsters infected with the Doll Kentucky-D strain of equine abortion virus. Trans. Amer. micr. Soc. **74,** 393—397 (1955). — **Reagan, R. L., E. C. Delaha, S. R. Cook,** and **A. L. Bruckner:** Electron microscope study at various hourly intervals of erythrocytes from adult chickens infected with Newcastle disease virus (NDV). Poultry Sci. **33,** 1209—1216 (1954). — **Reagan, R. L., E. C. Delaha, M. T. Stewart,** and **A. L. Bruecker:** Electron micrographs of erythrocytes from Swiss albino mice infected with the Aujeszky strain of pseudorabies virus. Amer. J. vet. Res. **15,** 166—170 (1954). — **Reagan, R. L., M. Geumlek, S. Schang,** and **A. L. Bruecker:** Studies of erythrocytes by electron microscopy from cave bats (Myotis lucifugus) infected intraperitoneally with the California strain of Newcastle disease virus (11, 914). Vet. Med. **51** (2), 78—79 (1956). — **Reagan, R. L., E. D. Palmer,** and **A. L. Brueckner:** Electron microscopy studies of erythrocytes from patient with infectious mononucleosis. Amer. J. Path. **29,** 1161—1163 (1953). — **Reagan, R. L., Sing Chen Chang,** and **A. L. Bruckener:** Electron micrographs of erythrocytes from Swiss albino mice infected with Zika virus. Tex. Rep. Biol. Med. **13,** 934—938 (1955). ~ Electron micrographs of erythrocytes from Swiss albino mice with Uganda "S" virus. Trans. Amer. micr. Soc. **74,** 397—400 (1955). ~ Study by electron microscopy of erythrocytes from cave bats (Myotus lucifugus) infected intraperitoneally with yellow fever virus (17 D strain). Tex. Rep. Biol. Med. **13,** 470—474 (1955). — **Reagan, R. L., Sing Chen Chang, F. S. Yancey,** and **A. L. Brueckner:** Electron microscope studies of erythrocytes from cynomulgus monkeys infected intraperitoneally with the Lederle strain of hog cholera virus. Trans. Amer. micr. Soc. **75,** 187—190 (1956). ~ Electron microscope studies of erythrocytes from suckling jamsters. Studies on cells from animals exposed to the Chang strain of the common cold virus. Arch. Path. **62,** 155—158 (1956). — **Reagan, R. L., F. S. Yancey,** and **A. L. Brueckner:**

Electron microscopy of erythrocytes from young chickens experimentally infected with the Saukett type III and Mahoney type I strains of poliomyelitis. Trans. Amer. micr. Soc.75, 191—195 (1956). — **Rebuck, J. W.**: Erythrocytic antigenic loci in relation to erythrocytic structures with their electron micrography. (Abstract.) Anat. Rec. **112**, 379 (1952). ~ Structural changes in sensitized human erythrocytes observed with the electron microscope. Anat. Rec. **115**, 591—613 (1953). — **Rebuck, J. W., R. W. Monto**, and **R. M. Sturrock**: The structural basis of sickling and its electron microscopy. Fed. Proc. **9**, 340 (1950); Amer. J. Path. **28**, 530 (1952). — **Rebuck, J. W., R. M. Sturrock**, and **R. W. Monto**: Electron microscopy of the sickling process. Henry Ford Hosp. med. Bull. **1**, 29—32 (1953). — **Refsum, H. E.**, and **S. L. Sveinsson**: Spectrophotometric determination of hemoglobin oxygen saturation in hemolyzed whole blood. Scand. J. clin. Lab. Invest. **8**, 67—70 (1956). — **Reimann, F.**, u. **S. Strancali**: Kritische und methodische Bemerkungen zur Bestimmung der Größe und Form der Erythrozyten. Blut **6**, 151—172 (1960). — **Remmer, H.**: Die Standardisierung des roten Blutfarbstoffes durch Hämiglobincyanid. II. Eisengehalt und $O_2$-Bindungsvermögen von menschlichem Blut. Naunyn-Schmiedebergs Arch. exp. Path. Pharmak. **229**, 450—462 (1956). ~ Kritik an dem Verfahren zur Standardisierung von Hämoglobinbestimmungen. Klin. Wschr. **34**, 760f. (1956). ~ Die Reaktion zwischen Globin und Ferricyanid. Biochem. Z. **330**, 232—239 (1958). ~ Kritische Wertung der Hämoglobinbestimmungsmethode. Internist (Berl.) **1**, 232—236 (1960). — u. **J. Meyer-Wilmes**: Die Oxydation von Hämoglobin durch Ferricyanid. Biochem. Z. **330**, 218—231 (1958). — **Ressler, N., N. A. Nelson**, and **I. M. Smith**: Use of an artificial standard for hemoglobin determination. J. Lab. clin. Med. **54**, 304—310 (1959). — **Reule, A.**: Die Prüfung der photometrischen Skala von Absorptions-meßgeräten. Zeiß-Mitt. **1**, 283—299 (1959). — **Rèveilliére, H.**, et **M. Piette**: Détermination précise du diametre érythrocytaire par planimétrie sur microphotographie. Ann. Biol. clin. **19**, 665 671 (1961). — **Rhian, M., S. Evans A.**, and **J. L. Melnick**: The interaction of influenza virus and intact human erythrocytes observed by replica technique in the electron microscope. J. Immunol. **67**, 513—521 (1951). — **Richar, W. J.**, and **E. S. Breakell**: Evaluation of an electronic particle counter for the counting of white blood cells. Amer. J. clin. Path. **31**, 384 (1959). — **Richer, G.**, and **M. v. Bubnoff**: The intracellular quantity of plasma in erythrocyte sediment. Studies on the problem of plasma defect in the chemical analysis of erythrocytes. Z. ges. exp. Med. **132**, 102—106 (1959). ~ Die intercellulare Plasmamenge im Erythrocytensediment. Untersuchungen zur Frage des Plasmafehlers bei der chemischen Analyse von Erythrocyten. Z. ges. exp. Med. **132**, 102—106 (1959). — **Rind, H.**: Kinetik der Erythroblastenentkernung mit Mikrofilmdemonstration (Phasenkontrast). Folia haemat. (Lpz.) **74**, 262 (1956). — **Ringelhann, B.**: Über die Bestimmung von Hämoglobin. Vortrag am Laboratorischen Kongreß, Budapest (1963). — **Ringelhann, B.**, u. **E. Tóth**: Untersuchungen der ACTH-Wirkung auf die osmotische Resistenz der roten Blutkörperchen. Acta med. (Budapest) Suppl. **1**, 6, 105—109 (1954). — **Roberts, F.**, and **J. Z. Young**: A flying spot microscope. Nature (Lond.) **169**, 518 (1952). — **Roche, J., M. Bessis** et **J.-P. Thièry**: Étude au microscope électronique d'hémoglobines et de chlorocruorines d'Annélides. C. R. Soc. Biol. (Paris) **154**, 949—952 (1960). ~ Étude de l'hémoglobine d'Arenicola marina L. au microscope électronique. C.R. Soc. Biol. (Paris) **154**, 73—76 (1960). — **Roeber, H.**, u. **K. G. v. Borovíczény**: Neue Hämometer für die Praxis. I. med. Welt **1964**, 487—485. — **Roechel, I. E.**: A new method for blood cell counting. Bull. Georgetown Univ. med. Cent. **12**, 60f. (1958). — **Römer, M. A.**: Erythrocyten, anders gesehen. (60. Kongr., München, 25.—29. 4. 1954.) Verh. dtsch. Ges. inn. Med. **1954**, 941—943. — **Romana, F.**: Differentiation of anemias by comparison of the erythrosedimentation rate with the hematocrit. Lab. Granada **27**, 501—530 (1959). — **Romanowski, W.**, and **A. Feltynowski**: Structural changes in human erythrocytes subjected to the influence of specific agglutinins, observed with the aid of an electron microscope. Bull. Acad. pol. Sci. **3** (2), 73—75 (1955) (in English). Acta physiol. pol. **2**, 171—176 (1955) [in Polish]. — **Romanowski, W., A. Feltynowski**, and **J. Litwin**: The mechanism of hemolysis caused by ultrasonic irradiation. I and II. In: Stockholm Conf. on Electron Micros. 9/56. Proc. 161. New York: Academic Press 1957. — **Romero**: (Beiträge zur Technik der Blutkörperchenzählung von Dr. Romero.) Laboratorio (Granada) **24**, 501—508 (1957). — **Rosa, J., J.-C. Dreyfus**, and **G. Schapira**: Ageing of haemoglobin. Nature (Lond.) **188**, 753—754 (1960). — **Rosak, M.**: Über die Verwertbarkeit der Blutbildbestimmung nach Wintrobe (Fläschchenmethode) für den Routinebetrieb eines hämatologischen Laboratoriums. Wien. klin. Wschr. **71**, 261—265 (1959). — **Rosenberg, D. M.**: Elektronenoptische Studie der Erythrocytenoberfläche mit Hinsicht auf ihre Fähigkeit der Virusabsorption. Folia haemat. (Lpz.) **77**, 163—168 (1960). ~ **Rosenberg, M.**: Electron microscope study of the surface of fowl erythrocytes. Folia Biol. (Praha) **5**, 268—271 (1959). — **Rosenlund, B.**, and **O. P. Foss**: Automatisk telling av hvite blodlegemer. Nord. Med. **63**, 556—558 (1960). — **Rothbery, H., L. A. Corallo**, and **W. H. Crosby**: Observations on Heinz bodies in normal and splenectomized rabbits. Blood **14**, 1180—1186 (1959). — **Rounds, D. E., R. S. Olson**, and **F. M. Johnson**: The laser as a potential tool for cell research. J. Cell Biol. **27**, 191—197 (1965). — **Rowe, D. S.**, and **M. E. Abrams:** An electronic colloid osmometer and an assessment of its accuracy. The molecular weight of bivine plasma albumin. Biochem. J. **67**, 431—435 (1957). — **Rózsa, G.,** and **S. S. Spicer:** Nature of Heinz bodies. Nature (Lond.) **171**, 84—85 (1953). — **Ruckpaul, K.:** Standardisierung der Hämoglobinbestimmungsmethodik. Z. ärztl. Fortbild. **58**, 114—117 (1964). — **Ruckpaul, K.,** u. **G. Stopp:** Zur Bestimmung des Haemoglobingehaltes mittels der Haemoglobin-(3)-cyanid-Methode. Dtsch. Gesundh.-Wes. **18**, 730—732 (1963). — **Rümke, C. L.:** Die Fehler beim Zählen von Blutzellen in einer Zählkammer. Ned. T. Geneesk. **54**, 3480—3485 (1954). ~ Die Zelldifferenzierung in Blutausstrichen. Triangel **4**, 154—158 (1960). — **Rümke, Ch.:** The accuracy of the leucocyte count. Ned. T. Geneesk. **105**, 2016—2022 (1961). — **Ruhenstroth-Bauer, G.:** Die Struktur der Säugererythrozyten. In: Heilmeyer-Hittmair, Handbuch der gesamten Hämatologie, Bd. II/2, S. 210—228. Berlin: Urban & Schwarzenberg 1960. ~ Die Biochemie der Hämolyse. In: Schubothe, Hämolyse und hämolytische Erkrankungen, S. 22—29. Berlin-Göttingen-Heidelberg: Springer 1961. — **Ruhenstroth-Bauer, G., W. Dölle** u. **K. Zeininger:** Die Wirkung hochsenkender Plasmen auf das Erythrocytenvolumen. (2. Symposium über Fragen der Struktur und Funktion der roten Blutkörperchen, Berlin, 24.—26. 1. 1957.) Folia haemat. (Lpz.) **77**, 185—188 (1960). — **Ruhenstroth-Bauer, G., J. Gutmann, D. Zang** u. **O. Zang:** Zur Volumenverteilung von Erythrozyten. Folia haemat. (Lpz.) **83**, 78—83 (1965). — **Ruhenstroth-Bauer, G., K. Schmidt** u. **K. Zeininger:** Die Änderung des Erythrocytenvolumens bei der Einwirkung von Digitonin. Blut **2**, 287 (1956). — **Ruhenstroth-Bauer, G.,** u. **D. Zang:** Automatische Zählmethoden: Das Coultersche Partikelzählgerät. Blut **6**, 446—462 (1960). — **Rumen, N. M.,** and **W. E. Love:** The six hemoglobins of the sea lamprey (Petromyzon marinus). Arch. Biochem. **103**, 24—35 (1963). — **Rustad, H.:** Correction for trapped plasma in microhematocrit determinations. Scand. J. clin. Lab. Invest. **16**, 677—679 (1964). — **Rusznyák, St.,** u. **E. B. Hatz:** Maßanalytische Bestimmung des Hämoglobins. Biochem. Z. **280**, 242—247 (1960).

**Sabine, J. C.,** and **D. J. Nickolai:** A microhematocrit method and its use with citrated blood. Blood **7**, 1128—1131 (1952). — **Saiger, G. L.:** Observations on the probability of error in medical diagnoses. Ann. intern. Med. **56**, 860 (1962). — **Sanchez, M., C. Tejada,** and **M. A. Guzman:** The microhematocrit. Rev. Med. Guatemala **13**, 3—6 (1962). — **Santavy, F.,** u. **B. Lang:** Zur Frage des Hämoglobingehalts in den Erythrozyten. Z. ges. inn. Med. **14**, 579—582 (1959). — **Saracci, R.:** Rapid control of the statistical validity of an erythrocyte count. Boll. Soc. ital. Biol. sper. **38**, 934—936 (1962). — **Schaub, F.,** u. **C. Maier:** Zur klinischen Bedeutung der mechanischen Resistenz der roten Blutkörperchen. Acta haemat. (Basel) **15**, 90—105 (1956). — **Scheid, H.:** Über Beziehungen zwischen der Dichte des Serums, des nativen Vollblutes und des Hämatokritwertes beim Menschen. Z. ges. exp. Med. **125**, 49—58 (1955). — **Scheidt, R. A.,** and **W. J. Blake:** Use of a suspension of latex particles of known concentration for monitoring the Coulter counter. West. J. clin. Path. **35**, 193f. (1961). — **Schilling, V.:** Über Morphologie der „Innenkörper" der Erythrocyten (Heinz-Ehrlich-Körper) und über die Besonderheiten der „Innenkörperanämie". Folia haemat. (Lpz.) **72**, 311 (1954). ~ Was ist ein Cabot-Ring licht- und elektronenmikroskopisch? Medizinische **17**, 620—622 (1954). ~ Die Morphologie der Erythrocyten. Folia haemat. (Lpz.) **73**, 349—389 (1956). — **Schlegel, B., H. Bräun** u. **A. A. Müller:** Untersuchungen am Hämoglobin intravital gealterter Erythrozyten. Klin. Wschr. **37**, 586—588 (1959). — **Schlegel, B.,** u. **P. Kappest:** Untersuchungen zur intravitalen Erythrocytolyse. Klin. Wschr. **34**, 805—807 (1956). — **Schlenker, F. S.,** and **J. Noll:** Determination of packed cell colume. J. Lab. clin. Med. **39**, 582—594 (1952). — **Schlimbach, H. P.:** Untersuchungen zur Standardisierung des Mikrohämatokrit. Diss. Freiburg 1967. — **Schlomka, G.,** u. **E. Peschel:** Untersuchungen über die Einflüsse des Lebensalters auf die menschlichen Erythrozyten. II. Über das Verhalten der Price-Jones-Kurven in den verschiedenen Lebensaltern. Z. Altersforsch. **11**, 336—350 (1958). — **Schlomka, G.,** u. **W. Platen:** Zum Verhalten des roten Blutbildes bei chronischem $O_2$-Mangel. Folia haemat. (Lpz.) **75**, 576—602 (1958). — **Schluge, H.:** Der Teilchengrößenanalysator. Optar-Ber. **1960** (10), 13—19. — **Schmid, D. O.:** Der Hämatokrit und seine diagnostische Bedeutung. Acta haemat. (Basel) **4**, 22—32 (1950). — **Schmoer, J.:** Über die Bestimmung von Hämatokrit, Elektrolyten, Gesamteiweiß und Serum-Bilirubin auf Säuglingsstationen. Geburtsh. u. Frauenheilk. **21**, 1000—1004 (1961). — **Schneider, I.,** u. **G. A. Ludwig:** Eine neue Zählmethode zur quantitativen Erfassung kleinster Mengen fetaler, in den mütterlichen Kreislauf eingeschwemmter Erythrozyten. Klin. Wschr. **41**, 563—565 (1963). — **Schoen, I.,** and **M. Salomon:** Control of blood haemoglobin determinations by a simple effective method. J. clin. Path. **15**, 44—46 (1962). — **Schroeder, W. A.:** The chemical structure of the normal human hemoglobins. Fortschr. Chem. org. Naturstoff **17**, 323—378 (1959). ~ The hemoglobins. Ann. Rev. Biochem. **32**, 301—320 (1963). — **Schroeder, W. A., R. Shelton, J.** and **I. Cormick:** Further sequences in the $\gamma$ chain of human fetal hemoglobin. Proc. nat. Acad. Sci. (Wash.) **48**, 284—287 (1962). — **Schubart, G., E. Bauereisen, R. Berzon** u. **J. Conrad:** Spektralphotometrie von hämolysiertem Blut im nahen Infrarot. Pflügers Arch. ges. Physiol. **265**, 1—10 (1957). — **Schubothe, H.:** Studien zur thermischen Formveränderung und thermischen Hämolyse roter

Blutkörperchen. (2. Symposium über Fragen der Struktur und Funktion der roten Blutkörperchen, Berlin, 24.—26. 1. 1957.) Folia haemat. (Lpz.) 77, 156—162 (1960). — Schubothe, H., and F. Po-Tun Fok: The quantitative estimation of mechanical haemolysis for clinical application. Brit. J. Haemat. 6, 350—354 (1960). — Schudt, H. P.: Elektronische Verfahren zur automatischen Zählung von Blutkörperchen. Wiss. Z. Hochsch. Elektrotechn. Ilmenau 7, 269—278 (1961). — Schudt, H. P., u. H. Ch. Riessmann: Die elektronische Zählung von Blutkörperchen und anderen Partikelarten nach dem Leitfähigkeitsprinzip. Wiss. Z. Hochsch. Elektrotechn. Ilmenau 8, 247—256 (1962). — Schütz, E., u. W. Künzer: Zur Lokalisierung und Morphologie von Heinzschen Körpern. (Elektronenoptische Untersuchungen an Erwachsenen- und Neugeborenenerythrocyten.) Folia haemat. (Frankfurt), N.F. 5, 41—69 (1961). — Schwerd, W.: Der rote Blutfarbstoff und seine wichtigsten Derivate (Schmidt-Römschild, Lübeck 1962) (Lit.!). — Secretorys Report: Amer. Soc. clin. Pathologists Bull. No 4, 5 December (1962). — Selvyn, J. G.: Technical notes on performing leucocyte counts on the E.E.L. blood cell counter. J. clin. Path. 15, 189—190 (1962). — Seno, S.: Is the reticulum of reticulocytes a preexistent structure or an artefact? Folia haemat. (Lpz.) 77, 214—221 (1960). ~ Die Struktur der Retikulozyten (Okayama/Japan). In: Heilmeyer-Hittmair, Handbuch der gesamten Hämatologie, Bd. II/2, S. 229—234. Berlin: Urban & Schwarzenberg 1960. — Seno, S., Koyo Yoshizawa, Takashi Nakamoto, and Saburo Kanda: A morphologic study of reticulocytes with special reference to the substantia granulofilamentosa. Folia haemat. (Frankfurt) 2, 269—279 (1958). — Setnikar, J., and O. Temelcon: Advantages of the hematocrit method for testing isotonicity of injectable solutions. J. pharm. Sci. 52, 1086—1089 (1963). — Shils, M. E., M. Sass, and L. J. Goldwater: A microhematocrit method and its evaluation. Amer. J. clin. Path. 22, 155—159 (1952). — Simon, K. H.: Chemie und Physiologie des roten Blutfarbstoffes. Materia Medica Nordmark 15, 259—263 (1963). — Simpson, Ch. F., J. M. Kling, and F. C. Neal: The nature of bands in parasitized bovine erythrocytes. J. Cell Biol. 27, 225—235 (1965). — Sipe, C. R., and E. P. Cronkite: Studies on the application of the Coulter electronic counter in enumeration of platelets. Ann. N.Y. Acad. Sci. 99, 262 (1962). — Smithies, O., and G. E. Connell: Biochemical aspects of the inherited variations in human haptoglobins and transferrins. Biochemistry of human genetics, p 178—193 (G. E. W. Wolsteholme and C. M. O'Connor, Ciba Foundation Monograph). Boston: Little, Brown & Co. 1959. — Skolov, N. P.: Bestimmung des Erythrocytenvolumens im Apparat von Pančenkov. Klin. Med. 32, 71—73 (1954). — Sondhaus, C. A., and Bo Thorell: Microspectrophotometric determination of nonhome iron in maturing erythroblasts an dits relationship to the endocellular hemoglobin formation. Blood 16, 1285—1297 (1960). — Sorenson, G. D.: An electron microscopic study of erythropoiesis in the yolk sac. (Abstract.) Anat. Rec. 133, 338—339 (1959). ~ An electron microscopic study of hematopoiesis in fetal liver. (Abstract.) Fed. Proc. 18 (1, Pt. I) 507, (1959). ~ An electron microscopic study of hematopoiesis in the liver of the fetal rabbit. Amer. J. Anat. 106 (1), 27—40 (1960). ~ An electron microscopic study of hematopoiesis in the yolk sac. Lab. Invest. 10 (1), 178—193 (1961). — Spaander, J.: The value of bloodchecks. Symposion on the Med. Supervis. of Workers exposed to Ionizing Radiat. Euratom, Stresa-Ispra (1961). ~ Problems of bloodtransfusion in Europe (Counc. Europe, Strassbourg 1962). ~ Zur Standardisierung der Hämoglobinometrie. In: Strahlenschutz in Forschung und Praxis 4 (im Druck). Freiburg i.Br.: Rombach 1964. ~ Standardization of physical and chemical methods in haematology. In: Bibl. haemat. 18, 102 (1964). — Spaander, J., and P. W. Hellemans: Hemoglobin values of "normal" persons in the Netherlands. Bibl. haemat. 21, 129—131 (1965). — Spaander, J., u. A. H. Holtz: Zur Standardisierung wichtiger Laboratoriumsmethoden der Inneren Medizin. 70. Tagg der Dtsch. GIM, Wiesbaden 1964. — Spriggs, A. I., and R. A. Sladden: The influence of age on red cell diameter. J. clin. Path. 11, 53—55 (1958). — Stavem, P.: Method of estimating the diameter of erythrocytes. Lancet 1958 I, 827—828. — Steffen, J.: Photometrische Bestimmung der Erythrozytenzahl. Ärztl. Lab. 5, 76—78 (1959). — Stengle, J. M., and A. L. Schade: Diurnal-nocturnal variations of certain blood constituents in normal human subjects. Brit. J. Haemat. 3, 117—124 (1957). — Stewart, J. W.: Electronic blood cell counters. Voordr. Acad. Ziekenhuis, Leyden (1961). — Stöber, W., H. J. Witt u. M. Arnold: Teilchengrößenmessungen an anorganischen und biologischen Partikeln. Zeiß-Mitt. 2, 281—308 (1962). — Strecker, B.: Eine Methode der Nacheichung von Pipetten nach Sahli und Blutzucker-Pipetten nach Crecelius. Ärztl. Lab. 5, 323—325 (1959). ~ Eine Methode zur Kontrolle von Blutmischpipetten. Ärztl. Lab. 5, 325 (1959). — Streeten, D. H. P., and G. W. Thorn: Use of changes in the mean corpuscular hemoglobin concentration as an index of erythrocyte hydration. J. Lab. clin. Med. 49, 661—671 (1957). — Strobbe, H.: Methodik im hämatologischen Laboratorium. Dtsch. Gesundhl.-Wes. 14, 1903—1906 (1959). — Strumia, M. M., and L. A. Principato: The air turbine hematocrit for measurement of the relative volume of packed red cells. Amer. J. clin. Path. 20, 419—428 (1950). — Strumia, M. M., A. B. Sample, and E. D. Hart: An improved microhematocrit method. Amer. J. clin. Path. 24, 1016—1024 (1954). ~ Improved microhematocrit method. Correction. Amer. J. clin. Path. 25, 298 (1955). — Suchet, A.: La clinique en fonction des progrès techniques. Rev. Med. **16**, 82—86 (Liège 1961). ~ Coordination et semi-automatisme au laboratoire. Le donneur de sang bénévole **229**, 5—15 (éd. Fed. Nat., 31, rue St-Georges, Paris 1963). — **Sugie, M., E. Ito,** and **Y. Takagaki:** Electron microscopic studies about erythrocytes. Japan. J. Constit. Med. **21**, 69—73 (1956). — **Sugioka, Z.:** Electron microscopy of erythrocytes of various animals. J. Osaka Univ. med. School **5**, 229 (1953). — **Sundermann, F. W.** (ed.): Clinical hemoglobinometry manual from the Naval Medical School at the National Naval Medical Center, Bethesda, Md., September 8, 1954. ~ Maintenance of a high standard of laboratory medical care in hospitals. Canad. med. Ass. J. **78**, 606—610 (1958). ~ Proficiency Test Service Report (1964). — **Sunderman, F. W., R. P. MacFate, D. A. MacFadyen, G. F. Stevenson,** and **B. E. Copeland:** Symposium on clinical hemoglobinometry. Amer. J. clin. Path. **23**, 519—598 (Lit.). — **Sunderman, F. W., F. W. Sunderman, B. E. Copeland, R. P. MacFate, V. E. Martens, H. N. Neumann,** and **G. F. Stevenson:** Hemoglobin standardizations: A commentary on procedures to insure reliable hemoglobinometry. Amer. J. clin. Path. **25**, 489—493 (1955a). ~ Manual of workshop in clinical hemoglobinometry of the American Society of Clinical Pathologists. Amer. J. clin. Path. **25**, 695—713 (1955b). — **Sunderman, F. W.,** and **F. W. Sunderman jr.** (eds.): Hemoglobin, its precursors and metabolites. Philadelphia and Montreal: Lippincott 1964a. — **Sundharagiati, B.,** and **C.-S. Wright:** A clinical and experimental study of the erythrocyte ultrastructure membrane with the electron microscope. J. clin. Invest. **32**, 979—990 (1953). — **Suprunov, F. F.,** and **A. K. Babalva:** Gravimetric method for the determination of the specific gravity of blood, plasma proteins, hemoglobin content and hematocrit values. Vopr. med. Klin. **2**, 452—456 (1956). — **Sylvester, J.:** Comparison of 2 methods of erythrocyte count and hemoglobin determination in normal values using the Hellige Erymat instrument. Med. Lab. (Stuttgart) **16**, 138—141 (1963).

**Terzioglu, M.,** and **M. Bilge:** A comparison of photoelectric hemoglobinometer with colorimetric and gas analytical methods in the determination of hemoglobin. Bull. Fac. méd. Istanbul **18**, 219—229 (1955). — **Texter, E. C., F. G. Hirsch, F. E. Hordan, L. A. Wood, W. C. Ballard,** and **I. S. Wright:** The electrical conductivity of blood. II. Relation to red cell count. Blood **5**, 1036—1048 (1950). — **Thièry, J.-P.:** Étude des réactions cytochimiques du fer au microscope électronique. J. Microscopie **1**, 127—136 (1962). — **Thoenes, W.:** Cellophanschnittmethode zur Dickenbestimmung ausgestrichener Blutzellen. Folia haemat. (Frankfurt), N.F. **3**, 388—394 (1958). ~ Dickenmessung an normalen Erythrozyten. Acta haemat. (Basel) **22**, 265—277 (1959). ~ Pathologische Anisozytose und Erythrozytendicke. Acta haemat. (Basel) **25**, 244—260 (1961). ~ Zur Frage der „Anisopachocytose" von Erythrocyten. Klin. Wschr. **39**, 101—106 (1961). — **Thomson, R. A.:** Evaluation of a disposable tube for determination of sedimentation rate and hematocrit value. Amer. J. clin. Path. **41**, 388—389 (1964). — **Toalson, L. D.,** and **F. V. Lucas:** Heterogeneity of hemin. Blood **20**, 315—321 (1962). — **Tomcsik, J.,** u. **M. Scherrer-Gervai:** Einwirkung der Neutralsalze auf die Erythrocytenmenbran. (20. Jahresverslg, Schweiz. Mikrobiol. Ges., Bern, 17.—18. 6. 1961.) Path. et Microbiol. (Basel) **24**, 945—953 (1961). — **Tompkins, E. H.:** Measurement of erythrocytic diameters with phase microscopy. J. Lab. clin. Med. **43**, 212—214 (1954). — **Tooze, J.:** An investigation by electron microscopy of the nucleoside phosphatase activity of amphibian and mammalian erythrocytes. J. Cell Biol. **26**, 209—217 (1965). — **Tooze, J.,** and **H. G. Davies:** Cytolysosomes in amphibian erythrocytes. J. Cell Biol. **24**, 146—150 (1965). — **Tornita, S.:** Blood cell count of the same sample using various automatic counters. Jap. J. clin. Path. **12**, 301—302 (1964). — **Trinder, P.,** and **F. E. Harper:** A colorimetric method for the determination of carboxyhaemoglobin over a wide range of concentrations. J. clin. Path. **15**, 82—84 (1962). — **Trupin, B. C.:** A comparison of erythrocyte counts by various methods. Amer. J. med. Technol. **29**, 45—51 (1963). — **Tsukamoto, H.:** Standard value of hematology in Japan. Acta haemat. jap. **21**, 38 (1958). ~ Haematological findings of healthy Japanese. Acta haemat. jap. **21**, 854—873 (1958). — **Turner, M. E.,** and **G. S. Eadie:** The distribution of red blood cells in the hemacytometer. Biometrics **13**, 485—495 (1957). — **Tweeddale, D. N.,** and **M. S. Levy:** Laboratory suggestion: a holder for microhematocrit tubes, for use in macrocentrifuges. Techn. Bull. Reg. med. Technol. **27**, 232—234 (1957). — **Tzanck, A.,** et **M. Bessis:** Un nouvel hémo-diffractomètre. Sang **18**, 71—76 (1947).

**Valtis, D. J.,** and **A. G. Baikie:** The influence of red-cell thickness on the oxygen dissociation curve of blood. Brit. J. Haemat. **1**, 146—154 (1955). — **Van Slyke, D. D., R. A. Philips, V. P. Dolf, P. B. Hamilton, R. M. Archibald,** and **J. Plazin:** Calculation of hemoglobin from blood specific gravities. J. biol. Chem. **183**, 349—360 (1950). — **Vasadze, G. Sh.:** Method of determination of hematocrit count with the aid of polyethylene tubes. Lab. Delo **8**, 16—19 (1962). — **Vazquez, O. N., K. Neverly, R. S. Yalow,** and **S. A. Berson:** Estimation of trapped plasma with $J^{131}$ albumin; critic of methods. J. appl. Physiol. **6**, 437—440 (1954). — **Verloop, M. C., E. W. M. Blokhuis,** and **C. C. Bos:** Causes of the differences in haemoglobin and serum-iron between men and women. Acta haemat. (Basel) **21**, 199—205 (1959). — **Vetter, H.:** Zum Problem des venösen Hämatokrits. Wine. Z. inn. Med. **32**, 493—497 (1951).

**Wälsch, J. H.,** and **Z. Sidák:** The increase of packed red cell volume as a criterion of the effective pernicious anaemia treatment. Folia haemat. (Lpz.) 80, 366—389 (1963). — **Wahler, B. E.:** Zum gegenwärtigen Stand der Vorarbeiten für eine Standardisierung der Hämoglobinbestimmung. Verh. Ges. exp. Med. DDR Dresden 1961 1, 215—220 (1962). ∼ Zur Wahl der Methode einer standardisierten Bestimmung der roten Blutfarbstoffe für die medizinische Diagnostik. Verh. Ges. exp. Med. DDR Dresden 1961 1, 220—223 (1962). ∼ Zur Standardisierung der Hämoglobinbestimmung. Verh. Ges. exp. Med. DDR Dresden 1961 1, 235—237 (1962). — **Wallensiek, H.-J.:** Zur submikroskopischen Morphologie von Plasmazellen mit Russelschen Körperchen und Eiweißkristallen. Beitr. path. Anat. 118, 173—202 (1957). — **Waller, H. D., B. Schlegel, A. Müller** u. **G.,W. Löhr:** Der Hämoglobingehalt in alternden Erythrocyten. Klin. Wschr. 37, 898—900 (1959). — **Waller, H. D.,** u. **W. Stahl:** Die Bedeutung der Gesamthämoglobin- (Hb$_T$)-Bestimmung für die Verlaufsbeurteilung hämatologischer Erkrankungen. Dtsch. med. Wschr. 88, 3275—3286 (1963). ∼ Der Gesamthämoglobin-(Hb$_T$)-Gehalt bei chronischen Nierenerkrankungen. Med. Klin. 58, 2130—2135 (1963). — **Walsh, R. J., I. Káldor,** and **H. Cotter:** The effect of ambient temperature on haemoglobin concentration. Austral. J. exp. Biol. med. Sci. 34, 59—64 (1956). — **Walter, A. R.,** and **H. W. Gerarde:** The use of a self-filling, self-measuring disposable dilution micropipette with the Coulter counter. Amer. J. med. Technol. 28, 327—336 (1962). — **Warner, J. w., A. wich,** and **C. E. Hall:** Electron microscope studies of ribosomal clusters synthesizing hemoglobin. Science 138, 1399—1403 (1962). — **Wasastjerna, C.,** and **W. Nyberg:** Microhematocrit method. Nord. Med. 55, 58—60 (1956). — **Watanabe, G.-I.:** Climatic effect on the packet red-cell volume. Brit. J. Haemat. 4, 108—112 (1958). — **Wattling, W.:** Office determination of plasma protein, hemoglobin and hematocrit. J. Amer. Pediat. 50, 120—122 (1960). — **Weatherburn, M. W.,** and **J. E. Logan:** The effect of freezing on the potassium ferricyanide-potassium cyanide reagent used in the cyanmethemoglobin procedure for hemoglobin determination. Clin. chim. Acta 9, 581—584 (1964). — **Weber, G.:** Grundriß der biologischen Statistik, 3. Aufl. Jena: Gustav Fischer 1957. — **Weicker, H.:** Maß-, Mengen- und Zeitrelation zwischen Retikulocyten und Erythrocyten. Folia haemat. (Lpz.) 76, 329—341 (1959). — **Weicker, H., H. Erbsen** u. **M. Wild:** Hämoglobingehalt und Hämoglobinkonzentration der Reticulocyten. Klin. Wschr. 33, 962 (1955). — **Weicker, H., I. Wagner, A. B. Guttmann, F. Krieger, H. F. Lohrey** u. **H. v. Zimmermann:** Der Erythrocytendurchmesser des Kindes. Acta haemat. (Basel) 10, 50—64 (1953). — **Weinrach, S.:** Estudio de los reticulocitos periféricos con el microscopio electrónico. Anales Fac. Med. Montevideo 44, 488—492 (1959). — **Wels, A.:** Über den Einfluß der Trocknungszeit auf die Größe des Erythrozytendurchmessers im Blutausstrich. Blut 4, 301—303 (1958). — **Wells, R. E. jr.,** and **E. W. Merril:** Influence of flow properties of blood viscosity-hematocrit relationship. J. clin. Invest. 41, 1591—1598 (1962). — **Wennig, F.:** Elektronenoptische Untersuchungen an Erythrozyten. Wien. klin. Wschr. 68, 803—805 (1956). — **Westerman, M. P., L. E. Pierce, W. N. Jensen,** and **E. Steele:** A direct method for the quantitative measurement of red cell dimensions. J. Lab. clin. Med. 57, 819—824 (1961). — **Westphalen, H. v.,** u. **K. G. v. Boroviczény:** Orientierende Hämoglobinbestimmung am Krankenbett. Med. Klin. 59, 1057—1059 (1964). — **Wiechowski, W.,** u. **K. Wiechowska:** Die Fehlermöglichkeiten bei der Blutkörperchenzählung. Z. med. Lab. Techn. 1, 221—224 (1960). — **Willoughy, D.:** One pipetting for white blood cells and hemoglobin for use with a Coulter counter. Amer. J. clin. Path. 35, 96 (1961). — **Wilton, A.:** On the relationship between the hemoglobin concentration and the volume of the erythrocytes. Acta path. microbiol. scand. 51, 121 f. (1961). — **Wilton, A.,** u. **S. Brody:** Über die Beziehung von fötalem Hämoglobin zu der Größe der Erythrozyten. Proc. 8th Congr. Europ. Soc. Haemat., Wien 1961. Basel u. New York: S. Karger 1962. — **Winner, H. J.:** The haematocrit in the investigation of anaemia. Clin. J. 7g, 214—216 (1950). — **Wintrobe, M. M.:** Clinical hematology, 5th ed. Philadelphia: Lea & Febiger 1961. — **Wipple, G. H.:** The dynamic equilibrium of body proteins. Hemoglobin, plasma proteins, organ and tissue proteins. Springfield (Ill.): Ch. C. Thomas 1956. — **Wisecup, W. G.,** and **B. G. Crouch:** Evaluation and calibration of an eletronic particle counter for multispecies blood cell enumeration. US Nav. Radiol. Def. Lab. Techn. Rep. 569, 13p. (1962). — **Wolff, H. S.:** An apparatus for counting small particles in random distribution, with special reference to red blood-corpuscles. Nature (Lond.) 165, 967 (1950). — **Wolpers, C.:** Reticulocytes. (Abstract, Paper No 36, Electron Microscope Society of America Meeting, Cleveland, Ohio, 11/6—8/52). J. appl. Phys. 24, 116 (1953). ∼ Elektronenmikroskopische Untersuchungen der Innenstrukturen kernloser Erythrocyten. I. Reticulocyten und Pseudoreticulocyten. Klin. Wschr. 34, 61—69 (1956). — **Wootton, I. D. P.:** Determination of iron in biological material by spectrophotometry of ferric perchlorate. Biochem. J. 68, 197—199 (1958). — **Wunderlich, P.:** Analyse von Price-Jones-Kurven. Folia haemat. (Lpz.) 78, 137—149 (1961). — **Wunderlich, P.,** u. **G. K. Hinkel:** Ergebnisse der elektronischen Blutzellzählung bei Früh- und Neugeborenen. XIII. Congr. paediat. particip. int., Pragae (1965). **Yamanika, T.:** Studies on the hematocrit values of healthy nursing and older infants. Acta pediat. jap. 66, 618—631 (1962). — **Yasuda, H.:** Elektronenoptische Beobachtung der mit hochfrequentem Schall behandelten fixierten Erythrocyten und Bestimmung ihrer Ultra-strukturdichte auf färberischem Wege. Arch. hist. japon. 7, 351—368 (1954). — **Yasuzumi, G.:** Licht- und elektronenmikroskopische Studien an kernhaltigen Erythrocyten. Z. Zell-forsch. **51**, 325—335 (1960). — **Yasuzumi, G.,** an **S. Higashizawa:** Submicroscopic structure of the carp erythrocyte as revealed by electron microscopy. Cytologia (Tokyo) **20**, 280—290 (1955). — **Yasuzumi, G.,** and **S. Okimoto:** On the ultrastructure of the carp erythrocyte. Experentia (Basel) **11** (1), 17 (1955). — **Yasuzumi, G.,** and **Y. Yamamoto:** Electron microscopy of the erythrocyte nuclei of Sebastodes matsubarae. Cytologia (Tokyo) **18**, 240—250 (1953). — **Young, L. E., M. J. Izzo, K. I. Altman,** and **S. N. Swisher:** Studies on spontaneous in vitro autohemolysis in hemolytic disorders. Blood **11**, 977—997 (1956).

**Zacek, J.,** and **J. Rosenberg:** A study of the effect of X-rays upon the ultrastructure of the erythrocyte membrane. Biochim. biophys. Acta (Amst.) **5**, 315—326 (1950). — **Zang, K. D.:** Automatische Zählung und Volumenbestimmung von Zellen auf elektronischem Wege. Dtsch. med. Wschr. **36**, 110—116 (1964). — **Zielhuis, R. L.:** Basophil puntated erythrocyte and reticulocyte counts. Ned. T. Geneesk. **104**, 1409—1411 mit engl. Zus.fass. (1960) [Hol-ländisch]. — **Zijlstra, W. G.:** Die quantitative Bestimmung von Hämoglobin, Oxyhämo-globin, Kohlenoxydhämoglobin und Methämoglobin in kleinen Blutproben mittels Spektro-photometrie. Klin. Wschr. **34**, 384—389 (1956). — **Zijlstra, W. G.,** and **E. J. van Kampen:** Standardization of hemoglobinometry. I. The extinction coefficient of hemiglobincyanide at $\lambda = 540$ m$\mu$ : $\varepsilon_{\text{HiCN}}^{540}$. Clin. chim. Acta **5**, 719—726 (1960). ~ Standardization of hemoglobino-metry. III. Preparation and use of a stable hemiglobincyanide standard. Clin. chim. Acta **7**, 96—99 (1962). — **Zolotnitskara, R. P.:** Determination of erythrocytes and leucocytes in the blood with the aid of the celloscope. Lab. Delo **8**, 14—15 (1962). — **Zwet, J. L. van:** De techniek van het tellen van bloedcellen. T. med. Anal. **20**, 125 (1965).

# Erythropoese und Erythrocytenumsatz

Von

## Hermann Heimpel

Mit 20 Textabbildungen

## 1. Die Entstehung und Entwicklung der roten Blutzellen

### a) Die medulläre Erythropoese

Die wichtigste Funktion der roten Blutzelle ist die Aufnahme, der Transport und die Abgabe des Sauerstoffes im Organismus. Nur in den frühesten Stadien der Embryonalentwicklung ist die Sauerstoffversorgung des Keimes durch die Diffusion aus den mütterlichen Capillaren gewährleistet. Bereits im ersten Fetalmonat bilden sich an verschiedenen Stellen im Mesoderm sogenannte Blutinseln aus, die sich rasch in Gefäßendothel und hämoglobinhaltige Erythroblasten differenzieren, welche den im mütterlichen Capillarkreislauf abgegebenen Sauerstoff aufnehmen und zu den sich differenzierenden Geweben bringen können. Während diese primäre Blutzellbildung überall im Mesoderm erfolgen kann, wird in der weiteren Entwicklung etwa ab dem 2. Keimlingsmonat die Erythropoese zunehmend von dem mesothelialen Gewebe der Leber und der Milz übernommen; man unterscheidet deswegen eine erste Periode der *mesoblastischen* von einer zweiten der *hepatolienalen* Blutbildung. In der zweiten Hälfte der Embryonalzeit tritt die *medulläre* Erythropoese mehr und mehr in den Vordergrund, postnatal werden normalerweise die Erythrocyten nur noch im Knochenmark gebildet. Die extramedulläre Blutbildung oder „myeloische Metaplasie" ist also im extrauterinen Leben immer pathologisch. Beim Säugling und beim Kleinkind hat das reticuloendotheliale Gewebe in Leber und Milz seine potentielle Fähigkeit zur Blutzellbildung noch weitgehend bewahrt, so daß bei Anämien verschiedenster Genese die extramedulläre Blutzellbildung wieder erwachen und zu den als „anaemia pseudoleucaemica infantum" bekannten Blutbildveränderungen mit starker Linksverschiebung aller Zellreihen führen kann. Beim Erwachsenen kommt eine extramedulläre Blutbildung im Sinne einer kompensatorischen reizgesteuerten Reaktion nur bei schwerer chronischer Blutarmut vor; meistens ist die myeloische Metaplasie Ausdruck einer proliferativen Entartungsreaktion reticuloendothelialer Zellen, vor allem bei Osteomyelosklerosen, Polycythämien, chronischen Myelosen und malignen Erythroblastosen. Einzelheiten der extramedullären Blutbildung des Erwachsenen werden an anderer Stelle besprochen.

Die Bildung der Erythrocyten erfolgt ebenso wie die der Granulocyten und Thrombocyten ausschließlich im „roten" Knochenmark, das bis zum Alter von etwa 5 Jahren noch in allen markhaltigen Knochen zu finden ist. Bis zum Alter von 20—30 Jahren nimmt der Zellgehalt der einzelnen Skeletanteile auf Kosten des Fettmarkes verschieden stark ab (CUSTER 1932, CUSTER und AHLFELDT 1932), bis die typische, bereits 1882 von NEUMANN, später von PINEY (1922), ASKANAZY (1932) u. a. beschriebene Verteilung des Erwachsenenmarks erreicht ist. Jetzt findet sich rotes Knochenmark nur noch im Schädel, in den Wirbeln und Rippen, im Sternum, im Becken und in den proximalen Abschnitten der großen Röhrenknochen. Von Huggins und Blocksom (1936) wurde auf Grund von Tierexperimenten die niedrigere Temperatur im Mark der Extremitätenknochen für das physiologische Überwiegen des Fettmarks in diesen Skeletanteilen verantwortlich gemacht. Das Fettmark kann als Reserveraum der Erythropoese angesehen werden, die bei entsprechendem Mehrbedarf bis auf das 10fache der Norm gesteigert werden kann (s. S. 555), wobei das Fettmark wieder durch rotes Mark ersetzt wird. Die Ausbreitung des roten Markes erfolgt dabei im ganzen gesehen von zentral nach peripher, also umgekehrt wie beim physiologischen Rückgang des roten Markes mit steigendem Lebensalter (Custer und Ahlfeldt 1932). Das Ausmaß der kompensatorischen Ausbreitung des roten Knochenmarks hängt nicht nur von der Stärke des regulativen Reizes, sondern in hohem Maße auch von individuellen Faktoren ab, wie die verschieden starke kompensatorischen Erythrocytenmehrbildung trotz gleichen Mehrbedarfs bei verschiedenen Personen zeigt (s. S. 554). In neuester Zeit ist es möglich geworden, durch szintigraphische Untersuchung der Knochen nach Gabe von radioaktivem Eisen (Kraher und Whynne 1958) oder kolloidalem radioaktivem Gold (Edwards u. Mitarb. 1964) die Ausdehnung des roten Knochenmarks auch beim lebenden Menschen darzustellen. Der verbreiteten Anwendung dieser Methode in der Klinik steht bisher noch die große Strahlenbelastung und der erhebliche Zeitaufwand entgegen.

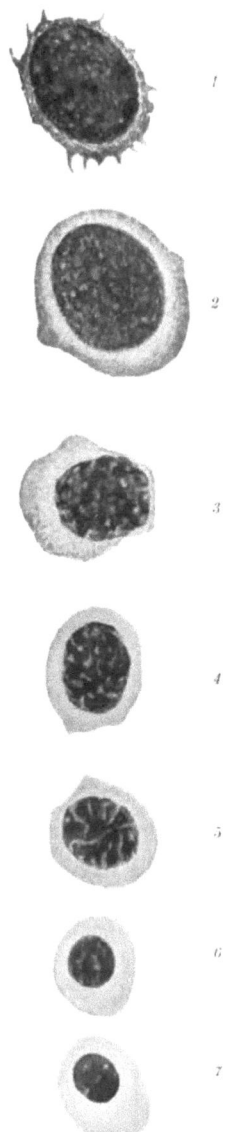

Abb. 1. Entwicklungsreihe der kernhaltigen roten Blutkörperchen beim Erwachsenen. Zelle *1* und *2* Proerythroblasten, *3* basophiler Erythroblast, *4* und *5* polychromatische Erythroblasten, *6* und *7* Normoblasten

Die Geschwindigkeit, mit der Fettmark in rotes Mark umgewandelt werden kann, ist beim Menschen nicht sicher bekannt. Bei Vögeln genügen für die vollständige Umwandlung 48 Std (Doan 1922). Auch bei Kaninchen scheint die Umwandlung rasch vor sich zu gehen, da nach eigenen Beobachtungen an Tieren mit Phenylhydrazinhämolyse die Erythrocytenproduktion innerhalb weniger Tage auf ein Mehrfaches des Normalen angehoben werden kann. Nach cytologischen Untersuchungen von Barta (1963) entstehen dabei im Fettmark zunächst inselförmige Anhäufungen von Reticulumzellen, wenig später tauchen die ersten erythroblastischen Zellen in diesen Inseln auf. Ähnliche Beobachtungen waren vor allem am Vogelknochenmark schon früher gemacht worden (Literatur s. bei Sabin 1928). Die Transformation des Fettmarks scheint also durch Ausdifferenzierung der dort liegenden Reticulumzellen unter dem Einfluß des Erythropoietins zustande zu kommen.

Heftig umstritten war lange Zeit die Frage, ob die Bildung der Erythrocyten im Knochenmark innerhalb oder außerhalb des geschlossenen Gefäßsystems erfolgt. Die Ansicht von Schridde (1908), Maximow (1927) u. a., die eine extravasculäre Erythrocytenbildung annahmen, wurde in neueren lichtmikroskopischen (Dacie und White 1949) und elektronenoptischen (Pease 1956, Weiss 1961) Untersuchungen als richtig bestätigt. Der reife Erythroblast bzw.

der junge Proerythrocyt muß also die Gefäßwand passieren, um in das peripheer Blut zu gelangen.

Während im peripheren Blut des normalen Menschen im Gegensatz zu den Verhältnissen bei den Vögeln und einzelnen Säugetieren (Lama!) nur reife kern lose Erythrocyten vorkommen, finden sich im Knochenmark vorzugsweise die kernhaltigen Vorstufen der roten Blutzellen. Wir unterscheiden dabei verschiedene charakteristische Zellformen, die nach allgemeinen cytologischen Kriterien auch als Reifungsstadien betrachtet werden können (Abb. 1). Ganz allgemein ist die Entwicklung der roten Knochenmarksvorstufen vom jüngsten Erythroblasten zum reifen Normoblasten durch Abnahme des Kernvolumens, Verlust der Kernstruktur und zunehmende Homogenisierung und Oxyphilie des Cytoplasmas gekennzeichnet. Die Kern-Plasmarelation verschiebt sich bei den reiferen Zellformen zugunsten des Plasmas (WEICKER 1953). Die chemischen Kern- und Plasmaveränderungen während der Erythroblastenentwicklung wurden besonders elegant von THORELL (1947) und CARVALHO (1954, 1955) mit der mikrospektrographischen Methode erfaßt. Die Zugehörigkeit der jüngsten Zellen (die noch kein färberisch oder mikrospektrographisch nachweisbares Hämoglobin im Plasma besitzen) zur roten Reihe wurde früher nur nach rein morphologischen Gesichtspunkten, d. h. auf Grund ihrer Ähnlichkeit mit den eindeutig klassifizierbaren, hämoglobinhaltigen reiferen Erythroblasten angenommen; sie wurde in neuerer Zeit durch die autoradiographischen Untersuchungen von LAJTHA und SUIT (1959) sowie ALPEN und CRANMORE (1959) vollauf bestätigt, in denen eine deutliche $Fe^{59}$-Aufnahme in den Proerythroblasten und basophilen Erythroblasten direkt nachgewiesen werden konnte.

Leider ist die Nomenklatur der kernhaltigen roten Zellen trotz mancher Standardisierungsversuche auch heute noch ganz uneinheitlich. Im allgemeinen werden 4—5 Stadien unterschieden, wobei einerseits die kontinuierliche Hämoglobinisierung des Protoplasmas, andererseits die Kernveränderungen (Verlust der Nucleolen, Strukturverlust, Verkleinerung) berücksichtigt werden. Tabelle 1

Tabelle 1

| Kern-klasse | Nomenklatur nach | | | |
|---|---|---|---|---|
| | SABIN (1928) | LEIBETSEDER (1948) | HEILMEYER (1955) | WINTROBE (1961) |
| K 2 | Megaloblast | Basophiler Erythroblast | Proerythroblast | Pronormoblast |
| K 1 | Unreifer Erythroblast | Proerythroblast | | Basophiler Normoblast |
| K $1/_2$ | Reifer Erythroblast | Basophil-polychromatischer Erythroblast | Erythro- oder Makroblasten | Polychromatischer Normoblast |
| K $1/_4$ | | Oxyphil-polychromatischer Erythroblast | | |
| K $1/_8$ | Normoblast | Orthochromatischer Erythroblast | Normoblast | Orthochromatischer Normoblast |

zeigt die Einteilung und Nomenklatur verschiedener Autoren des deutschen und englischen Sprachgebiets, wobei als Bezugssystem die noch zu besprechenden Kerngrößenklassen von LEIBETSEDER (1948) angeführt sind. Weitere Nomenklaturvorschläge stammen von UNDRITZ (1952), ROHR (1960) u. a. Die in den USA versuchte Vereinheitlichung mit der Einführung der neuen Bezeichnungen

Rubriblast, Prorubrizyt, Rubrizyt und Metarubrizyt[1] wird als reine Analogie zur Nomenklatur der weißen Blutzellen der Erythropoese nicht gerecht und hat sich nicht einführen können. Für den Gebrauch in der klinischen Hämatologie erscheint die von HEILMEYER und BEGEMANN (1951, 1955) gegebene Einteilung und Bezeichnung brauchbar. Als *Proerythroblast* wird dabei die größte Zelle der erythropoetischen Reihe bezeichnet, deren Kerndurchmesser nach LEIBETSEDER (1948) und WOLFERS (1951) im Ausstrich etwa 13 $\mu$ beträgt (Abb. 1). Die Chromatinstruktur des Kerns ist zart und relativ homogen, wenn auch oft etwas dichter als beim Myeloblasten; man erkennt immer 1—3 nicht ganz scharf begrenzte Nucleolen. Die jüngsten Proerythroblasten sind von den Myeloblasten morphologisch, elektronenoptisch (MUIR 1958) und cytochemisch (THORELL 1947) nicht zu unterscheiden, weswegen sie z. B. von MAXIMOW (1927), der eine gemeinsame Stammzelle der Erythrocyten und Granulocyten annahm, als „Hämocytoblasten" bezeichnet wurden. Das Plasma ist stets dunkel basophil mit perinucleären Aufhellungen und geringer scholliger Granulation, die sich elektronenoptisch als eine große Anzahl von Mitochondrien (PEASE 1956) erweist. In den *Makroblasten* ist die Chromatinstruktur des Kernes gröber und typischerweise „radspeichenartig" angeordnet; Nucleolen sind nicht mehr zu erkennen. Die bei der praktisch-klinischen Sternalmarkauswertung entbehrliche Unterteilung innerhalb der Erythroblastengruppe erfolgt auf Grund der zunehmenden Farbverschiebung des Protoplasmas von rein basophil nach rein oxyphil bzw. oxyphil-polychromatisch und ist deswegen einer großen Variabilität auf Grund der Färbung und der subjektiven Farbempfindung des Untersuchers unterworfen. Der kontinuierliche Wechsel im Färbeverhalten ist nach den chemischen Untersuchungen von BURMESTER (1937) sowie nach den mikrospektrographischen Beobachtungen von THORELL (1947) und CARVALHO (1954) durch eine fortlaufende Abnahme des RNS-Gehaltes bei Zunahme des Hämoglobingehaltes bedingt. Besonders im Stadium des basophilen Erythroblasten enthält auch der Zellkern Substanzen mit der für das Häm charakteristischen Absorption bei 4150 Å (CARVALHO 1955). Mit der Hämoglobinisierung des Protoplasmas geht normalerweise die Strukturvergröberung und Durchmesserverkleinerung des Kernes innerhalb der Erythroblastengruppe etwa parallel; bei stärkeren Abweichungen dieser Kern- und Plasmareifung spricht man von „Reifungsdissoziation", die Ausdruck einer Hämoglobinbildungsstörung (Eisenmangelanämie, Hämsynthesestörung), einer isolierten Kernreifungsstörung (Perniciosa) oder einer pathologischen Proliferation (Erythroleukose) sein kann. Der *Normoblast* ist als reifste kernhaltige rote Vorstufe durch seinen kleinen (Durchmesser etwa 7 $\mu$) und strukturarmen bis pyknotischen Kern gekennzeichnet; das Protoplasma der Normoblasten ist meist noch leicht polychromatisch, teilweise bereits vollständig oxyphil wie in den reifen Erythrocyten. Daß die vollständige Orthochromie nicht als notwendiges Kriterium für die Einordnung der Zelle als Normoblast im Sinne der hier verwendeten Nomenklatur gefordert werden kann, zeigt die Tatsache, daß besonders bei Zuständen verstärkter Blutmauserung eine Polychromasie selbst bei einem Teil der peripheren Erythrocyten nach Verlust des Kernes noch beobachtet wird.

Die normale Anzahl der roten Vorstufen wird auf S. 258 bei der Zusammensetzung des Knochenmarks besprochen. Als Bezugsgröße für die Auszählung der roten Vorstufen wird die Anzahl der kernhaltigen Knochenmarkszellen insgesamt, die der Granulocyten und Lymphocyten oder die der Granulocyten allein in Form des E:G-Verhältnisses (letzteres vor allem im angelsächsischen Schrifttum)

---

[1] Second report of the Committee for classification of the nomenclature of cells and diseases of the blood and blood-forming organs. Amer. J. clin. Path. **19**, 56 (1949).

verwendet. Bei Bewertung der Zählergebnisse zur Beurteilung der Erythropoese ist immer zu bedenken, daß es sich dabei um Relativwerte handelt, die sich allein durch eine Veränderung des Bezugssystems verschieben können, daß die Zelldichte allgemein vermindert oder vermehrt sein kann und daß die Auswahl der „repräsentativen" Ausstrichbezirke für die Auszählung der nicht unbedingt vorurteilsfreien Willkür des Untersuchers unterliegt. Zahlenmäßige Angaben der einzelnen Reifungsstufen innerhalb der Erythropoese sind (abgesehen von den Angaben nach Kerngrößenklassen) nur bei Übereinstimmung der Nomenklatur und der Einteilungsprinzipien vergleichbar. Ganz allgemein gilt, daß normalerweise reifere Stadien häufiger vorkommen als unreife. Von Heilmeyer (1951) wurde auf Grund von Untersuchungen an 20 Normalpersonen folgende normale Zusammensetzung (bezogen auf 100 weiße Zellen) angegeben: Proerythroblasten 1,2 (0,5—2,6)%; Erythroblasten 5,4 (0,6—10,0)%; Normoblasten 22 (6,4—33)%.

Zu einer verbindlichen und physiologisch fundierten Einteilung der kernhaltigen roten Knochenmarkszellen haben erst die Kernvolumenmessungen von Freerksen (1936), Gallo (1942), Leibetseder (1948), Wolfers (1951) und Weicker (1954a, b) geführt, die methodisch auf die karyometrischen Untersuchungen von Jacobi (1925) an verschiedenen Geweben zurückgehen, aus denen auch die Bezeichnung der Kerngrößenklassen übernommen wurde. Im normalen Knochenmark finden sich nach diesen Untersuchungen fünf „Kerngrößenklassen" der roten Zellen. Auch von Bond u. Mitarb. (1959) werden fünf Erythroblastengruppen entsprechenden Kerndurchmessers angenommen. Der Proerythroblast mit dem Kerndurchmesser von etwa 13 $\mu$ wird nach Leibetseder (1948) als K-2-Proerythroblast bezeichnet, die folgenden Zellgenerationen als K-1-, K-$^1/_2$-Erythroblasten etc. Abb. 2 zeigt die Kerngrößen-Verteilungskurven im normalen Knochenmark des Menschen nach verschiedenen Autoren, deren Ergebnisse befriedigend übereinstimmen. Nach den unten zu besprechenden Vorstellungen von Weicker sind die Kerngrößenklassen Ausdruck der Kernvolumenverkleinerung bei den Teilungen der Erythroblasten; dementsprechend muß sich die relative Anzahl der Zellen jeder Klasse der Kerngröße etwa umgekehrt proportional verhalten, die reifen K-$^1/_8$-Erythroblasten (Normoblasten) sollten also 16mal so häufig vorkommen wie Proerythroblasten. Die von Leibetseder (1948) tatsächlich gefundenen Häufigkeitswerte K-2 1%; K-1 2%; K-$^1/_2$ 8%; K-$^1/_4$ 13%; K-$^1/_8$ 22%) kommen dieser Vorstellung recht nahe. In der klinischen Knochenmarksdiagnostik ist die Verwendung der Kernklassen zur Einordnung der roten Vorstufen wegen der notwendigen zeitraubenden Ausmessung einer genügend großen Anzahl von Zellen nicht möglich. Schulten und Wolfers (1956) gelang es in vergleichenden Untersuchungen selbst am normalen Knochenmarkspunktat nicht, die Kerngrößenklassen ganz mit der Einteilung nach morphologischen Gesichtspunkten in Hinsicht auf Kern und Protoplasma zur Deckung zu bringen, wenn auch eine deutliche Häufung bestimmter morphologischer Merkmale in den einzelnen Klassen erkennbar war.

Während die medulläre Herkunft der roten Blutzellen, die Zuordnung der Erythroblasten einschließlich der Proerythroblasten zum erythrocytären System und das Vorhandensein von fünf Größenklassen der roten Markvorstufen zweifelsfrei feststeht und auch die cytochemischen Veränderungen während der Entwicklung der Erythroblasten weitgehend bekannt sind, herrscht über die „Stammzelle" der Erythropoese, also über die Ursprungszelle des Proerythroblasten, sowie über die Einzelheiten des Teilungs- und Differenzierungsvorganges noch keine Einigkeit. Die ältere Literatur befaßte sich vor allem mit der Frage der Beziehung der verschiedenen Blutzellsysteme untereinander, wobei sich die *monophyletische* Lehre, die eine gemeinsame Stammzelle der Blutzellen auch im post-

natalen Leben postulierte (z. B. MAXIMOW, FERRATA, V. PAPPENHEIM), und die
verschiedenen Richtungen der *polyphyletischen* Lehre (z. B. SABIN, SCHILLING,
EHRLICH, UNDRITZ) gegenüberstanden. Heute ist zumindest die Selbständig-
keit des lymphocytären Systems sicher erwiesen; die noch von YOFFEY (1960)

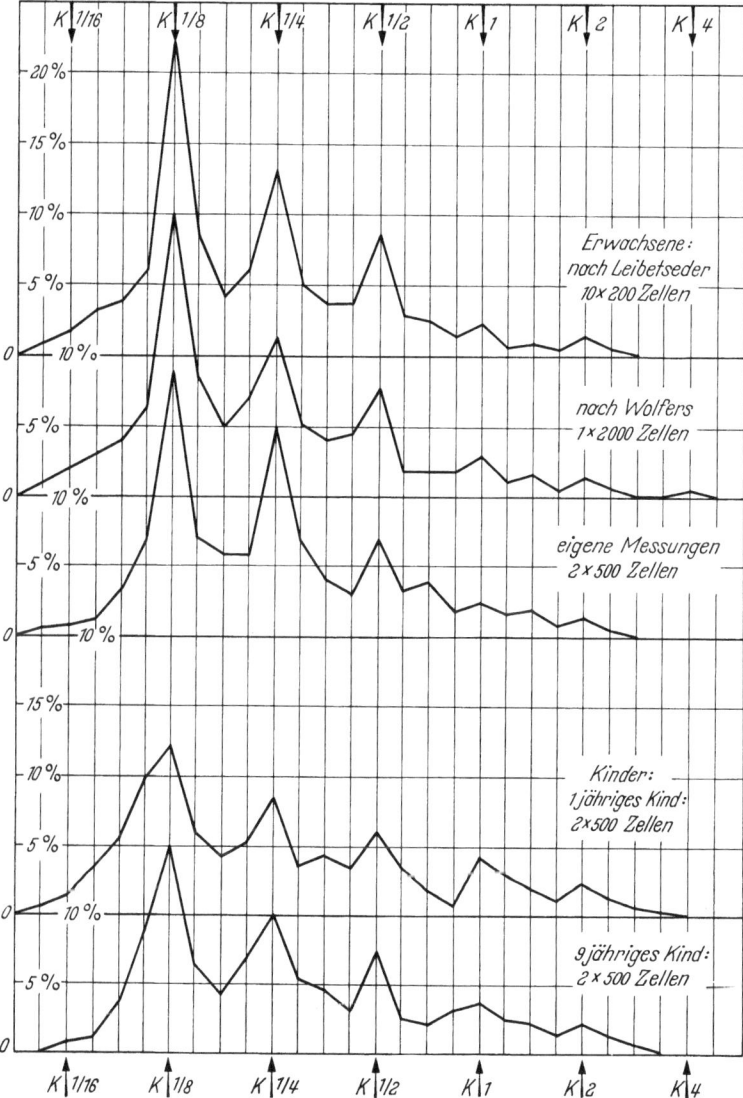

Abb. 2. Kerngrößenverteilungskurven der erythropoetischen Zellen im normalen menschlichen Knochenmark
nach verschiedenen Autoren. (Aus WEICKER 1954a)

festgehaltene Ansicht des möglichen Übergangs kleiner Lymphocyten in erythro-
und granulopoetische Zellen ist nicht nur vom morphologischen Standpunkt
unwahrscheinlich, sondern wird auch durch eine Reihe neuerer experimenteller
Befunde eindeutig widerlegt (BOND 1959, JACOBSON u. Mitarb. 1960, GESNER
und GOWANS 1962). Das erythropoetische System ist wohl normalerweise weitgehend in sich geschlossen, indem nach den unten auszuführenden Vorstellungen
von WEICKER der Proerythroblast selber die Stammzelle der Erythroblasten

darstellt, ähnlich wie der Promyelocyt nach den Vorstellungen ROHRs die Stammzelle der Granulocyten. Zumindest unter pathologischen Bedingungen werden
aber weniger differenzierte Zellen des Knochenmarks als „Reservestammzellen"
zur Proerythroblastenbildung herangezogen, wobei derselbe Zelltyp wahrscheinlich auch zur Differenzierung in Myeloblasten fähig ist (s. auch TRUJILLO und
OHNO 1963). Bei Nagetieren (BRECHER und CRONKITE 1951, SWIFT u. Mitarb.

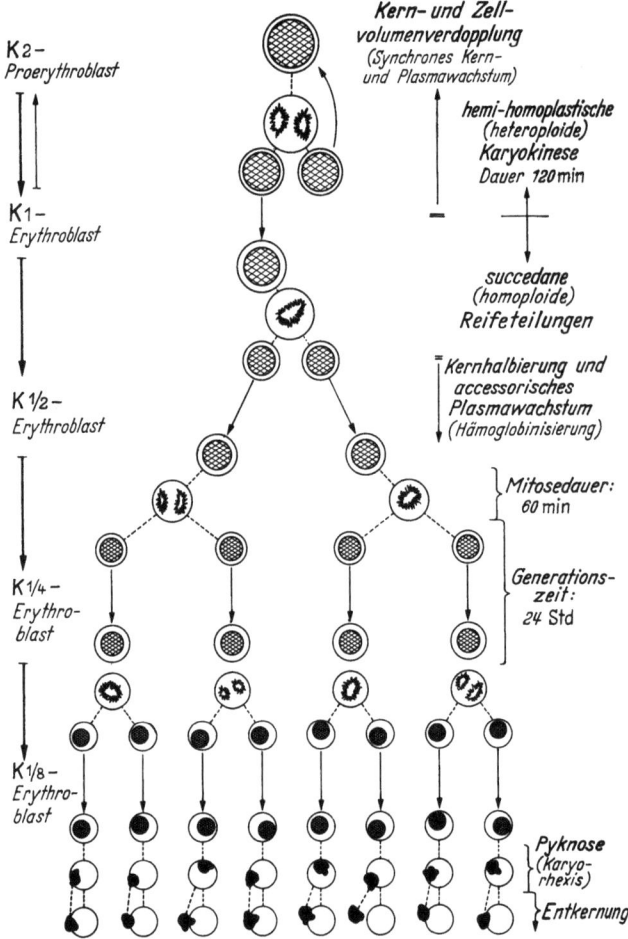

Abb. 3. Modell der normalen Erythropoese. (Nach WEICKER 1953)

1954, JACOBSON 1956) und möglicherweise auch beim Menschen (BOND 1959)
sind potentiell erythropoetische und granulopoetische Stammzellen im peripheren
Blut enthalten, morphologisch als mononucleäre monocytenähnliche Elemente
erscheinend.

Das Stammzellenproblem betrifft nicht nur die morphologische Zuordnung
der Stammzellen und das Spektrum ihrer Entwicklungspotenzen, sondern auch
die Erhaltung des Stammzellenbestandes trotz des täglich notwendigen Nach-
schubes von etwa $200 \times 10^9$ Erythrocyten beim Erwachsenen und den vielfachen
Anforderungen, denen die Erythropoese bei Blutungen und hämolytischen
Erkrankungen ausgesetzt wird (SCHWARZ 1951). Da die sich zum Funktions-
element differenzierende oder heteroplastisch teilende Stammzelle der Regenera-

tion verlorengeht, scheinen Erhaltung des Bestandes und Lieferung des Nach-
schubes zunächst schwer vereinbar zu sein. WEICKER (1953, 1954a, b, 1957) hat
auf Grund umfangreicher Kernmessungen und Mitosezählungen bei verschiedenen Funktionszuständen des Knochenmarks ein Modell der Erythropoese ent-
worfen, das diese Diskrepanz zu überbrücken versucht. Nach WEICKER ist der
Proerythroblast ($K_2$-Proerythroblast) als normale Stammzelle der postnatalen
Erythropoese anzusehen. Der Proerythroblast teilt sich „hemihomoplastisch",
d. h. eine Tochterzelle regeneriert homoplastisch zur Mutterzelle und erhält
damit den Bestand, während die andere Tochterzelle bis zur Teilung im Zustand
des $K_1$-Erythroblasten mit halber Kerngröße verbleibt. Der hemihomoplastischen
Teilung des Proerythroblasten sollen drei (heteroplastische) Succedanteilungen
jeweils mit Halbierung des Kernvolumens und wahrscheinlich mit Reduktion

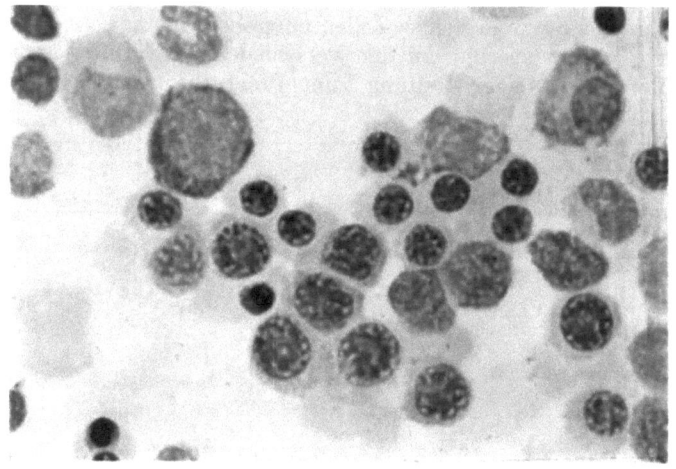

Abb. 4. Erythroblastennest mit Zellen verschiedener Kerngröße

der Chromosomenzahl folgen. Es muß betont werden, daß die im Zentrum der
Weickerschen Theorie stehende hemihomoplastische Teilung eine Erklärungs-
möglichkeit ist, die bisher keine experimentelle Grundlage hat und aus den
Weickerschen Berechnungen keineswegs sicher bewiesen werden kann. Der
Normoblast ($K-\frac{1}{8}$-Erythroblast) ist nicht mehr teilungsfähig. Das geht nicht
nur aus den Berechnungen WEICKERs, sondern auch aus autoradiographischen
Beobachtungen nach Gabe von $H^3$-Thymidin hervor, das selektiv in neugebildete
DNS eingebaut wird (BOND u. Mitarb. 1959, LAITHA und OLIVER 1960). Abb. 3
gibt das Weickersche Schema der normalen Erythropoese in der beschriebenen
Weise wieder. Als morphologisches Substrat seines Erythropoesemodells sieht
WEICKER das Erythroblastennest an, das besonders in zellreichen Knochenmark-
ausstrichen häufig sichtbar ist und neben einem Proerythroblasten die verschie-
denen Kerngrößenklassen mit Überwiegen der kleineren Zellformen enthält
(Abb. 4).

Untersuchungen mit Radioisotopen haben eine Reihe von Befunden erbracht,
welche die Richtigkeit der vorwiegend auf theoretischen Ableitungen beruhenden
Weickerschen Theorie erheblich in Frage stellen. Daß die hemihomoplastische
Proerythroblastenteilung bisher unbewiesen ist, wurde schon erwähnt. Es ist
nach den neueren Kenntnissen über die DNS-Synthese in Erythroblasten unwahrscheinlich, daß die Differenzierung einer Zellform in die andere auf die Mitose-
phase beschränkt sein soll. Die Succedanteilung mit Kernvolumenhalbierung ist

sicher nicht das notwendige Schicksal jeder Zelle, die in das Stadium des $K_1$-Ery-throblasten eingetreten ist. Vor allem ist das Weickersche Modell kein kinetisches Modell, das die regulativen Veränderungen der normalen und pathologischen Erythropoese befriedigend erklärt. Neuere und besser fundierte Modellvorstellungen der Erythropoese wurden von Lajtha und Oliver (1960), Alpen und Cranmore (1959) sowie Stohlman (1959, 1962) auf Grund vorwiegend tierexperimenteller Untersuchungen mit $Fe^{59}$ und $H^3$-Thymidin (DNS-Markierung) entwickelt. Der wichtigste Unterschied zu dem Weickerschen Modell besteht darin, daß die Differenzierung vorwiegend in die Reifungsperiode der Zelle verlegt wird. Außerdem wird eine ständige Differenzierung von morphologisch nicht sicher identifizierbaren Stammzellen in Proerythroblasten angenommen, eine Ansicht, die unter anderem mittels $Fe^{59}$-Autoradiographie des Knochenmarks belegt werden konnte. Alpen und Cranmore nehmen an, daß bei der Teilung des Proerythroblasten zwei gleiche Zellen entstehen, die sowohl die Möglichkeit einer weiteren Differenzierung zu den verschiedenen Erythroblastenformen als auch die Möglichkeit einer Reifung zum Proerythroblasten haben (Abb. 5).

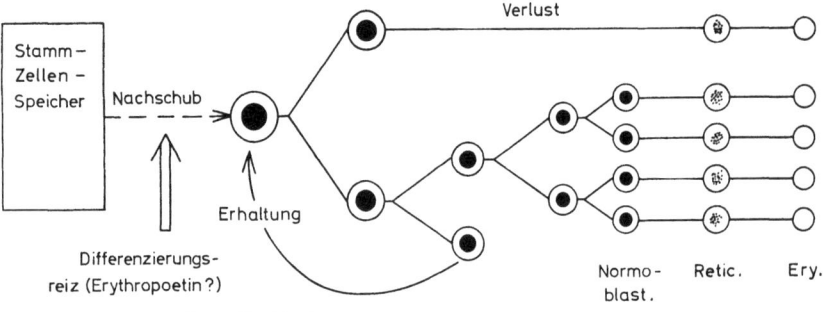

Abb. 5. Modell der Erythropoese. (Modifiziert nach Alpen und Cranmore 1959)

Dem Proerythroblasten ist also auch nach den Vorstellungen von Alpen und Cranmore ein Teil der Stammzellenfunktion zuzusprechen. Bei einem Verhältnis von 1:1 ergäbe sich eine ähnliche Erhaltung des Stammzellenbestandes wie bei der hypothetischen hemihomoplastischen Teilung von Weicker. Es ist zu beachten, daß das in Abb. 5 gezeigte Schema (ebenso wie das Laihtasche und Stohlmansche Modell) ein statistisches Modell ist, in dem das Schicksal einer einzelnen Zelle nicht festgelegt wird. Ein bestimmter Teil der Erythroblasten geht durch Ausdifferenzierung ohne Teilung verloren und wird durch Differenzierung von pluripotenten Stammzellen in Proerythroblasten ersetzt. Im Fließgleichgewicht halten sich Verlust und Ersatz der Proerythroblasten die Waage. Unter erythropoetischen Reizen erhöht sich primär der Anteil der neu differenzierten Proerythroblasten, sekundär auch derjenige der zu Verluste gehenden, so daß sich bei fortbestehendem Stimulus ein neues Gleichgewicht bei erhöhter Umsatzgröße einstellt. Bei Rückkehr zur Normalproduktion wird die Größe des Erythrons durch den noch erhöhten Proerythroblastenverlust wieder normalisiert. Nach den Vorstellungen von Lajtha wird die Differenzierung der Erythroblasten durch die kontinuierliche Veränderung der RNS- und Hämoglobinkonzentration im Protoplasma gesteuert. Der Stammzellenverlust bei erhöhter Differenzierungsrate wird durch regulatorisch gesteuerte Regeneration der Stammzellen wettgemacht. Nach Alpen und Cranmore (1959) und Stohlman (1959, 1962) geht innerhalb des Entwicklungsprozesses ein kleiner Teil der Zellen im Sinne einer ineffektiven Erythropoese zugrunde, während andererseits, beson-

ders bei akutem Erythrocytenbedarf, sich Reticulocyten direkt aus den Pro-
erythroblasten oder gar Stammzellen entwickeln können. In dem (vorwiegend
auf Befunden an Nagern aufgebauten) Stohlmanschen Modell ist sowohl die
Anzahl der zu durchlaufenden Teilungen als auch die Reifungszeit zwischen zwei
Teilungen variabel, der Nachschub der Erythroblasten geschieht vollständig aus
dem nicht morphologisch identifizierbaren Stammzellenspeicher. Eine kritische
Stellungnahme zu den verschiedenen Erythropoesemodellen geht über den
Rahmen dieser Darstellung hinaus, der Interessierte sei auf die Darstellungen
bei ROHR (1960), STOHLMAN (1959), JACOBSON und DOYLE (1962) sowie die
Originalarbeiten WEICKERs (1953, 1954a, b, c) verwiesen.

Die zeitlichen Verhältnisse der Erythropoese wurden von WEICKER ebenfalls
aus wiederholt bestimmten Kerngrößen-Verteilungskurven und dem Mitoseindex
der Erythroblasten berechnet. Als normaler Mitoseindex wird von WEICKER
(1954a) ein Wert von $22,5^0/_{00}$ (bezogen auf sämtliche kernhaltigen roten Zellen)
angegeben, wobei zwischen Kindern und Erwachsenen keine Unterschiede bestehen. Zu ähnlichen Zahlen kamen VIDEBAECK (1941) ($28^0/_{00}$), SCHWARZ (1951)
($30^0/_{00}$) sowie mit besonders subtiler Technik FLIEDNER u. Mitarb. (1959) ($22,4^0/_{00}$),
während die Angaben von FORSSELL (1939), FIESCHI (1940), KIENLE (1943) u. a.
mit $12—18^0/_{00}$ etwas tiefer liegen. Höhere Werte fand lediglich ROHR (zit. nach
ROHR 1960) mit $42^0/_{00}$. KILLMANN u. Mitarb. (1962) konnten keine Schwankungen
der Mitosehäufigkeit im Tagesablauf feststellen. Die Mitose*dauer* wird von JOUR-
NAUD (1953) mit $2^1/_2$ Std angenommen, von OSGOOD (1954) sowie FLIEDNER
u. Mitarb. (1959) nur mit etwa 1 Std. Die letzteren Werte liegen etwa in der
Größenordnung der von v. MÖLLENDORF (1938) in Fibroblastenkulturen direkt
beobachteten Mitosezeiten von 50—100 min. WEICKER (1954c) berechnet für die
Erythroblastenmitosen ebenfalls $1—1^1/_4$ Std, für die hemihomoplastische Karyokinese des Proerythroblasten allerdings $2—2^1/_2$ Std.

Wichtiger als die Mitosezeit ist für die zeitliche Vorstellung des Erythro-
poeseablaufes die Generationszeit, d. h. die Zeit, welche der Erythroblast zwischen
zwei Mitosen innerhalb seiner Kernklasse verbringt. Sie beläuft sich beim Men-
schen nach den gut übereinstimmenden Angaben von WEICKER (1954a, c),
FLIEDNER u. Mitarb. (1959) und LAJTHA und OLIVER (1960) auf etwa 24 Std.
Die Entwicklungszeit vom $K_2$-Proerythroblasten bis zum reifen Normoblasten
beträgt danach 4—5 Tage, ein Wert, der nach kinetischen Untersuchungen mit
Radioeisen auch von POLLYCOVE und MORTIMER (1961) für richtig gehalten wird.
Da der aus dem Normoblasten entstandene Reticulocyt noch etwa 1—2 Tage im
Knochenmark festgehalten wird, kann man die gesamte Entwicklungszeit von
der ersten sicher identifizierbaren Zelle des erythrocytären Systems bis zur Ausschwemmung des Proerythrocyten in das periphere Blut mit etwa 1 Woche
annehmen. Bei kleineren Laboratoriumstieren sind diese Zeiten kürzer (ALPEN
und CRANMORE 1959, ALPEN u. Mitarb. 1962, STOHLMAN 1959, BOND u. Mitarb.
1962). Auch bei erheblicher Steigerung der Erythrocytenproduktion wird die
Mitose- und Generationszeit nicht verkürzt (ALPEN u. Mitarb. 1962, LAJTHA und
OLIVER 1960, ERSLEV 1960). Eine Verkürzung der gesamten Reifungszeit kann
nach den genannten Autoren durch Überspringen einzelner Teilungsschritte
erreicht werden; ob dieser aus Tierexperimenten abgeleitete Mechanismus in der
menschlichen Pathologie vorkommt, ist zweifelhaft.

In ein sinnvolles Modell der Erythropoese müssen sich auch die in der Klinik
beobachteten pathologischen Abweichungen eingliedern lassen. Die regulative
Steigerung der Erythropoese, wie sie bei beschleunigter Erythrocytenelimination
eintritt, wird nach LAJTHA und OLIVER (1960) sowie STOHLMAN (1962) mit einer
vermehrten erythroblastischen Differenzierung der Stammzellen erklärt. Nach

WEICKER werden durch Umwandlung von ,,Reservestammzellen'' neue Proery-throblasten mit hemihomoplastischer Teilungsfähigkeit bereitgestellt, wobei aller-dings die Rückkehr zum normalen Stammzellen- (d. h. Proerythroblasten-)Bestand schwer zu erklären ist. Sehr gut in das Weickersche Schema ordnet sich das familiäre Syndrom der ,,erythroid multinuclearity'' von WOLFF und v. HOFE (1951) ein, da die Kerngröße der mehrkernigen Zellen den bei Verlust der Zell-teilungsfähigkeit und erhaltener Karyokinese zu erwartenden entsprechen. Die *akute Erythroblastopenie* wird mit einem Verlust der hemihomoplastischen Kern-teilungsfähigkeit erklärt, was zur Bildung von Gigantoblasten bei vollständigem Fehlen aller normalen Erythroblastenformen führt. Bei *chronischen aplastischen* Anämien soll zusätzlich die Differenzierungsfähigkeit der Reservestammzellen gestört sein, eine Interpretation, die durch das Fehlen jeglicher extramedullärer Blutbildungsherde auch bei schweren aplastischen Anämien gestützt wird. Die *megaloblastären* Anämien werden von WEICKER und SCHARFENBERGER (1955) und ROHR (1960) mit einer Störung der Succedanteilungen auf Grund des Vitamin $B_{12}$-Mangels bei erhaltener Teilungsfähigkeit des Proerythroblasten erklärt. Da unter dem Reiz der Anämie die erythroblastische Differenzierung der Reticulumzellen zunimmt, findet man eine u. U. exzessive Vermehrung der $K_2$- und $K_1$-Erythro-blasten, die durch Weiterlaufen der Plasmareifung eine relativ erhöhte Hämo-globinkonzentration im Protoplasma aufweisen. Ein Teil dieser Megaloblasten geht bereits im Knochenmark im Sinne einer ineffektiven Erythropoese zu-grunde. WEICKER versucht also den Begriff des ,,maturation arrest'' zur Er-klärung der roten Hyperplasie bei verminderter effektiver Erythrocytenproduk-tion durch den Begriff der ,,Kernteilungshemmung'' zu ersetzen. Eine andere Erklärung gibt LAITHA, der eine Verlängerung der prämitotischen Ruhephasen postuliert. Einzelheiten über die Proliferationsdynamik der megaloblastischen Erythropoese finden sich in dem entsprechenden Kapitel dieses Handbuches.

Über den Vorgang der Normoblastenentkernung besteht immer noch keine vollständige Einigkeit. Von den drei wichtigsten Theorien kann immerhin die Plättchenkerntheorie von SCHILLING (1911), nach der die Thrombocyten aus dem abgelösten Erythroblastenkern entstehen sollen, als sicher unrichtig ad acta gelegt werden. Ein intracellulärer Kernzerfall (Karyorrhexis oder Karyoklasie) ist zwar bei megaloblastischen Anämien, Erythroleukämien und relativ stark gesteigerter Erythropoese zu sehen, hat aber im Normalfall kaum eine Bedeutung. Die Karyolyse, d. h. die fermentative Auflösung des Kerns, wie sie ursprünglich von v. PAPPENHEIM und von NÄGELI vertreten wurde, wird in neuerer Zeit noch von KINKEL und HOFER (1940) sowie von MUIR und KERR (1958) als normaler Entkernungsvorgang angesehen. Am wahrscheinlichsten ist nach neueren elek-tronenoptischen (PEASE 1956, ZAMBONI und PEASE 1961) und autoradiographi-schen (BOND u. Mitarb. 1962) Befunden die Kernausstoßung, die von ALBRECHT (1951), BESSIS und BRICKA (1952) und RIND (1957) an Erythroblastenkulturen direkt kinematographisch festgehalten werden konnte. Die Normoblasten voll-führen dabei in der Vorphase der Entkernung rhythmische Protoplasmakontrak-tionen. BESSIS und BRETON-GORIUS (1960) beobachteten ähnliche Bewegungs-vorgänge auch beim Durchtritt der reifen Normoblasten und der Reticulocyten aus dem extravasculären Raum in die Marksinus. Damit wurde erstmals eine aktive Beteiligung der roten Zellen beim Eintritt in das Gefäßsystem nach-gewiesen, während man früher annahm, die Zellen würden durch den mechani-schen Druck der proliferierenden jüngeren Erythroblasten passiv aus dem fixen Knochenmark verdrängt (SABIN 1928). Über die Faktoren, die den Durchtritt der Reticulocyten durch die Gefäßwand steuern, herrscht allerdings noch weit-gehende Unklarheit.

Durch die Entkernung wird der Normoblast, der nach TRACHTENBERG (1932), BORCHERS und OEFELEIN (1960) u. a. wie alle hämoglobinhaltigen Erythroblasten eine substantia granulofilamentosa besitzt, zum Reticulocyten oder Proerythrocyten (UNDRITZ 1952). Die Reticulocyten verbleiben normalerweise 1—2 Tage im Knochenmark und machen dort einen Teil ihrer Reifung durch, so daß im peripheren Blut nur die reiferen Formen erscheinen (s. Abb. 13, S. 537). Die relativen Reticulocytenzahlen liegen daher im Markblut um ein Vielfaches höher als in der Peripherie, wobei die unterschiedlichen Zahlenangaben auf der methodisch bedingten verschieden starken Beimischung peripheren Blutes zum Knochenmarkaspirat beruhen dürfte (POKROWSKY 1930, UNGRICHT 1938, FORSSELL 1939,

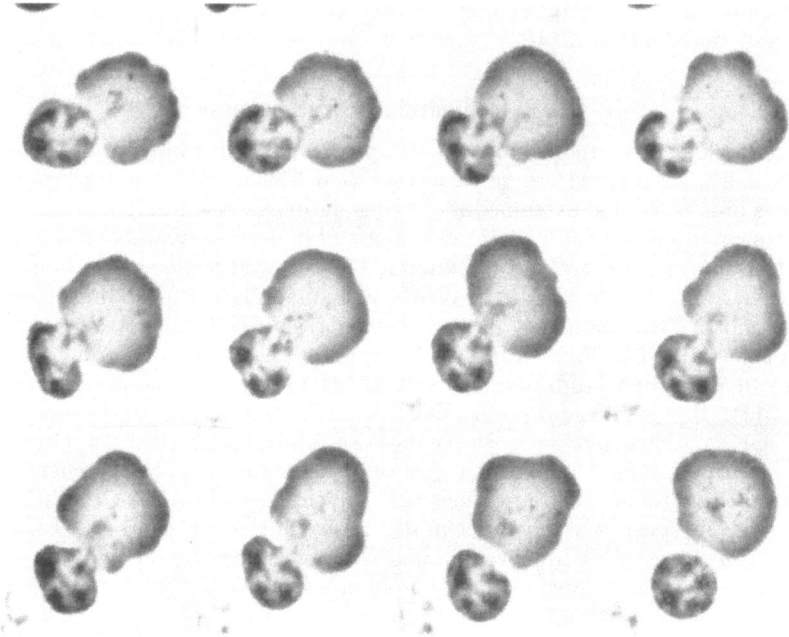

Abb. 6. Ausstoßung des Normoblastenkerns im phasenoptischen Bild. (Nach RIND 1957)

SEIP 1953). Nach Isotopenuntersuchungen von REIFF u. Mitarb. (1958) stammen normalerweise alle nichtretikulierten Markerythrocyten aus dem peripheren Blut. Das Verhältnis Erythroblasten/Reticulocyten im Knochenmark liegt nach diesen Untersuchungen normalerweise bei 1,0, was sich gut in das oben erläuterte Erythropoeseschma einfügen würde. Bei gesteigerter Erythrocytenregeneration kommt es zu einer teilweisen Verschiebung des medullären Reticulocytenbestandes in das periphere Blut, wo jetzt auch die ,,Knochenmarksformen'' erscheinen. Bei der Kontrolle der Reticulocytenausschwemmung spielen zentralnervöse Reize und die Milz (WALDMANN u. Mitarb. 1960) eine Rolle.

Reticulocyten sind größer und leichter als reife Erythrocyten, so daß sie sich beim Zentrifugieren von Blutproben in der oberen Schicht ansammeln. Auf dieser Tatsache beruhen verschiedene Methoden der Reticulocytenanreicherung (RIGAS und KOLER 1961, GARBY und HJELM 1963, weitere Lit. s. dort). Bei gesteigerter Regeneration weisen die Reticulocyten außerdem einen erhöhten Einzelzellhämoglobingehalt auf, was WEICKER zu der Hypothese einer einmaligen Reticulocytenteilung geführt hat (WEICKER und FICHSEL 1955, WEICKER 1955,

1959). Gegen einen solchen Vorgang sprechen Erfahrungen der allgemeinen Cytologie sowie experimentelle Beobachtungen von KÜNZER u. Mitarb. (1955), AMBS (1960) und LAITHA und OLIVER (1960). Nach tierexperimentellen Befunden von BRECHER und STOHLMAN (1961b) wird in der Regenerationsphase unter Verkürzung des Teilungsprozesses eine Population besonders großer und hämoglobinreicher Erythrocyten gebildet, welche eine verkürzte Lebenszeit haben und die von WEICKER gemessenen Werte auch ohne die Annahme einer Reticulocytenteilung erklären können. Wir können also an der Vorstellung festhalten, daß jeder Normoblast nach Entkernung ohne weitere Teilung das Reticulocytenstadium durchläuft. Nur bei pathologischen Entkernungsstörungen (Perniciosa, Erythroleukämie, Polycythämie, extramedulläre Blutbildung) kommen Normoblasten ohne retikuläre Substanz im Knochenmark und im peripheren Blut vor (BORCHERS und OEFELEIN 1960, REIFF u. Mitarb. 1958, UNGRICHT 1938).

## b) Die extramedulläre Erythropoese

Die Fähigkeit des Organismus, auf entsprechende Reize hin das blutbildende Gewebe enorm zu vergrößern, greift in manchen Fällen über den Markraum des Knochens hinaus, so daß extramedulläre Blutbildungsherde entstehen. Sie finden sich vorzugsweise in der roten Pulpa der Milz und in der Leber, wobei das lymphatische Gewebe in Milz und Lymphknoten bis zur weitgehenden Atrophie verdrängt sein kann. Selten können reaktive, extramedulläre Blutbildungsherde im Nieren- und Nebennierenfett, in den Parametrien oder im retroperitonealen Fettgewebe auftreten (FRESEN 1959). Man nimmt heute allgemein an, daß die extramedullären Blutbildungsherde nicht als Metastasen eines spezifischen Gewebes (wie z. B. des Milzgewebes bei der Splenosis) aus zufällig angeschwemmten Markzellen entstehen, sondern durch eine Differenzierung dem im Organ gelegenen pluripotenten Stammzellen zustande kommen. Dementsprechend wird die extramedulläre Blutbildung auch als „myeloische Metaplasie" bezeichnet, sie kann als ein Wiedererwachen der in der Embryonalzeit ubiquitären Fähigkeit der RES-Zellen zur Erythrocytenbildung betrachtet werden. Die Bildung der roten Blutzellen erfolgt dabei stets im Verein mit der Granulocyten- und eventuell der Megakaryocytenbildung.

Bei Kindern und besonders beim Neugeborenen tritt verständlicherweise eine reaktive extramedulläre Blutbildung rascher auf als beim Erwachsenen, was z. B. bei der fetalen Erythroblastose deutlich wird. Beim Erwachsenen wurde eine extramedulläre Erythropoese bei perniziöser Anämie, bei schweren Infekt- und Tumoranämien vorzugsweise mit neoplastischer Infiltration des Knochenmarkes, seltener bei hämolytischen Erkrankungen und anderen Anämieformen beobachtet (FISCHEL 1909, ZIEGLER 1910, ASKANAZY 1911, MEYER und HEINEKE 1905, BRANNAN 1927, Lit.-Übersicht, JORDAN 1942, LYALL 1935, WINTROBE 1936, GATTO u. Mitarb. 1954, WILAND und SMITH 1956, DACIE 1961 u. a.). Daß die disbezüglichen Angaben meist aus der älteren Literatur stammen, mag daran liegen, daß bei den heutigen therapeutischen Möglichkeiten und der verbreiteten Anwendung der Bluttransfusion langdauernde schwere Anämien viel seltener beobachtet werden als früher. Auch tierexperimentell läßt sich eine extramedulläre Erythropoese durch Blutentzug (LEWIN 1932) oder Kobaltapplikation (DAVIS u. Mitarb. 1945) hervorrufen. Interessanterweise kann eine myeloische Metaplasie bei schweren Allgemeininfektionen auftreten, ohne daß eine langdauernde schwere Anämie bestanden haben muß (ASKANAZY 1911, PETRI 1925). Es kann also nicht nur der adäquate Reiz der Blutarmut bzw. der Hypoxie mit ihren Folgen (eine Persistenz der extramedullären Erythropoese wurde z. B. bei Kindern mit Morbus coeruleus beobachtet), sondern auch der unspezifische Reiz der Allgemeininfektion die hämopoetische Potenz der RHS-Zellen zum Vorschein bringen.

Schließlich ist die extramedulläre Blutbildung bei den myeloproliferativen Erkrankungen, besonders bei der Osteomyelosklerose ein von spezifischen oder unspezifischen Reizen primär unabhängiger Proliferationsprozeß im Sinne einer differenzierten Retikulose, wie besonders von ROHR (1956, 1958) betont wurde. Die frühere Annahme, daß die extramedulläre Erythropoese auch in diesen Fällen als kompensatorische Reaktion auf die Knochenmarksverödung mit resultierender Anämie anzusehen sei, ist sicher unrichtig, wie allein die Tatsache beweist, daß bei der Osteomyelosklerose eine massive myeloische Metaplasie bereits vor einer nachweisbaren Einengung des Markraumes auftreten kann.

Als besondere Form der extramedullären Blutbildung sind die tumorförmig wachsenden Metaplasien anzusehen, die besonders paravertebral im Thorax (GLEAVE 1936, PARAF u. Mitarb. 1957, COVENTRY und LABREE 1960, KNOBLICH 1960, HANFORD u. Mitarb. 1960), seltener retroperitoneal (BLAISDELL 1933, LYALL 1935) oder in den Hirnhäuten (GATTO u. Mitarb. 1954, CLOSE u. Mitarb. 1958) in teilweise beträchtlicher Größe gefunden worden sind. Auffälligerweise sind diese Bildungen besonders bei kongenitalen hämolytischen Anämien beschrieben worden, dabei häufig erst im höheren Lebensalter. Im cytologischen Bild überwiegt in diesen Fällen ebenso wie im Knochenmark selber die Erythropoese. Teilweise wurden in den Tumorbildungen auch Fettgewebe und Retikulinfasern, vereinzelt sogar Knochen gefunden, so daß sie als Knochenektopien angesehen werden müssen.

Es ist besonders in neuerer Zeit immer wieder bezweifelt worden, daß die extramedulläre Erythropoese einen wesentlichen Beitrag zu einer Erhaltung des Erythrocytenbestandes bei Anämien leisten kann. Die bei verschiedenen Anämien beobachteten vereinzelten Herde in Milz und Leber haben gegenüber der normalen Gesamtmasse des roten Markes von etwa 1500 g sicher keine große funktionelle Bedeutung, wie schon von ZIEGLER (1910) erkannt wurde. Dagegen kann die viel stärker ausgeprägte myeloische Metaplasie bei der Osteomyelosklerose sicher wesentlich zu der effektiven Erythrocytenproduktion beitragen. So ist in einzelnen Fällen die extramedulläre Erythropoese bei autoptisch verifizierter weitgehender Markverödung imstande gewesen, ein quantitativ fast normales rotes Blutbild aufrechtzuerhalten. Auch die relative Häufigkeit der Normoblasten und der bizarren Poikilocyten bei manchen Osteomyelosklerosen spricht dafür, daß ein beträchtlicher Teil der roten Blutzellen aus den extramedullären Blutbildungsstätten stammen kann.

Im roten Blutbild macht sich die extramedulläre Erythropoese durch eine Erythroblastose, häufig eine mäßige Reticulocytose und eine ausgeprägte Anisocytose und Poikilocytose bemerkbar. Die Lebenszeit der extramedullär gebildeten Erythrocyten ist verkürzt (SZUR und SMITH 1961, NATHAN und BERLIN 1959a). Gleichzeitig kommt es zu einer Linksverschiebung des weißen Blutbildes bis zu Promyelocyten und gelegentlich zum Auftreten von Megakaryocyten im peripheren Blut. Nicht selten sind auffällige Kernanomalien der Erythroblasten im Blut. Wir konnten vor kurzem einen Patienten beobachten, bei dem auf Grund solcher Blutbildveränderungen zunächst die Diagnose einer Erythroleukämie gestellt worden war und bei dem ein Prostatacarcinom mit ausgedehnter Knochenmetastasierung und extramedullärer Blutbildung vorlag. Eine sichere Diagnose der myeloischen Metaplasie ist durch Biopsie aus Milz und Leber möglich, bei stärkerer Ausprägung auch durch Körperoberflächenmessung nach Gabe radioaktiven Eisens (Abb. 7), wobei sich über dem betreffenden Organ eine „Knochenmarkskurve" ausbildet. Mit der letztgenannten Methode ist auch eine quantitative Abschätzung der roten Blutzellbildung an den verschiedenen Stellen des Körpers möglich, was besonders bei der Indikationsstellung zur Splenektomie bei Osteomyelosklerose wichtig geworden ist.

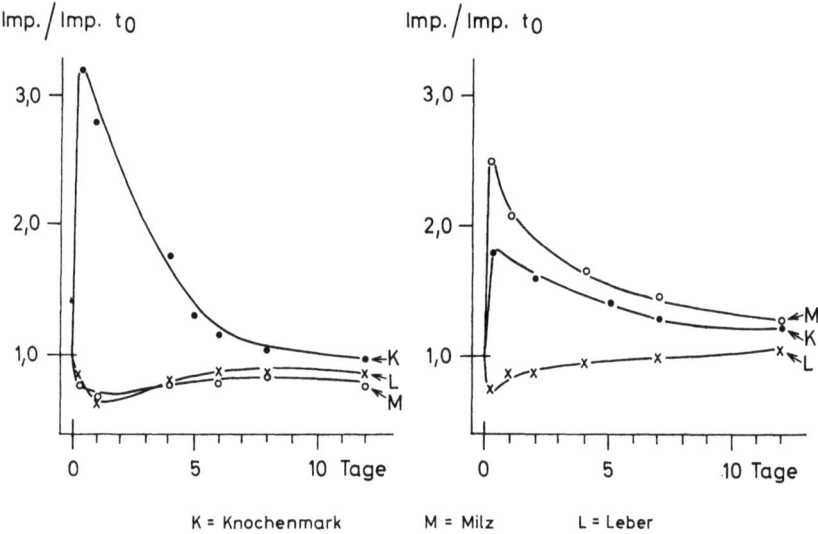

Abb. 7. Radioaktivitätsverlauf über Milz, Leber und Knochenmark nach Injektion von Radioeisen beim Normalen (links) und bei einem Patienten mit extramedullärer Blutbildung in der Milz (rechts)

## 2. Die Lebenszeit der Erythrocyten und die Größe des Erythrocytenumsatzes

### a) Das normale Fließgleichgewicht des erythrocytären Systems

Es ist bekannt, daß die Konzentration der Erythrocyten und des Hämoglobins im Blut gesunder Erwachsener nur geringen zeitlichen Schwankungen unterworfen ist. Diese Stabilität des roten Blutbildes ist Ausdruck eines Fließgleichgewichts zwischen Produktion und Destruktion der roten Blutzellen, die normalerweise etwa 120 Tage in der Blutbahn kreisen, bevor sie zugrunde gehen und durch neue ersetzt werden. Störungen dieses Fließgleichgewichts können primär von einer Veränderung der Produktionsrate oder von einer Veränderung der effektiven Verweildauer der Erythrocyten im peripheren Blut ausgehen. Bei vielen Anämieformen sind beide Faktoren beim Zustandekommen der Erythrocytenbilanzstörungen beteiligt; zwischen den beiden Größen bestehen selbstverständlich regulative Verbindungen, auf die in einem späteren Abschnitt näher eingegangen wird. Es ist deswegen sinnvoll, die quantitativen Aspekte der Erythrocytenproduktion bei Gesunden und Kranken nicht isoliert zu besprechen, sondern den Erythrocytenumsatz unter Einbeziehung der Erythrocytenlebenszeit und ihrer Veränderungen als einheitliches dynamisches System zu betrachten. Auf die Notwendigkeit einer solchen Betrachtungsweise hat HEILMEYER bereits vor vielen Jahren im Rahmen seiner Blutfarbstoffwechselstudien hingewiesen; in neuerer Zeit hat sie durch methodische Fortschritte, insbesondere durch die Einführung einiger Isotopenmethoden in die Hämatologie neuen Aufschwung erhalten, wobei der nicht ganz eindeutige Terminus „Erythrocytenumsatz" (s. unten) besonders im angelsächsischen Sprachgebiet durch den Ausdruck „Erythrokinetik" ersetzt wurde.

Bei erythrokinetischen Untersuchungen müssen die Auf- und Abbauvorgänge nicht nur im peripheren Blut, sondern auch im Knochenmark berücksichtigt werden, da wir heute wissen, daß pathologischerweise hämoglobinhaltige rote Zellvorstufen schon vor der endgültigen Ausreifung im Knochenmark zugrunde gehen können. Wir bezeichnen demgemäß als *totale Erythropoese* die Gesamtheit der im Knochenmark oder in extramedullären Blutbildungsstätten gebildeten Zellen der roten Reihe ohne Rücksicht auf ihr späteres Schicksal, als *effektive Erythropoese* lediglich jenen Zellanteil, der in die periphere Blutbahn ausgeschwemmt wird und dort für eine meßbare Zeit verbleibt. Als Differenz der beiden Größen ergibt sich die *ineffektive Erythropoese*, welche die im Knochenmark bzw. die sofort nach dem Verlassen des Knochenmarks zugrunde gehenden Zellen umfaßt. Bei der Besprechung der erythrokinetischen Untersuchungsmethoden wird zu erörtern sein, welcher Anteil der Erythropoese durch jede Methode erfaßt wird.

Die Gesamtheit des erythropoetischen Systems, also der erythropoetischen Zellen und deren hypothetischen Stammzellen im Knochenmark sowie der zirkulierenden Erythrocyten, wurde von Boycott (1929) mit dem Ausdruck „Erythron" bezeichnet.

Die quantitativen Beziehungen zwischen Produktionsrate und mittlerer Lebenszeit der Erythrocyten lassen sich zunächst in der einfachen Formel

$$M = P \times L$$

erfassen, die für jedes einfache Umsatzsystem gilt. $M$ ist die Menge der insgesamt im Kreislauf zirkulierenden roten Blutzellen, $P$ ist die Menge der in der Zeiteinheit in die Blutbahn eintretenden Erythrocyten und $L$ ihre in derselben Zeiteinheit angegebene mittlere Verweildauer. $M$ wird im allgemeinen in Milliliter gepackter Erythrocyten (oder Gramm Hgb) angegeben, $L$ in Tagen, $P$ dementsprechend in ml/Tag oder g/Tag. Zum Vergleich zwischen verschiedenen Individuen, vor allem zum Vergleich zwischen pathologischen und normalen Umsatzwerten, können die Mengenangaben auf Kilogramm Körpergewicht oder auf 100 ml Vollblut bezogen werden. Besteht ein Fließgleichgewicht im erythrocytären System, wie es beim Gesunden und bei Patienten mit etwa gleichbleibender Anämie angenommen werden kann, so kann in der obengenannten Beziehung selbstverständlich die Produktionsrate durch die in der gleichen Einheit angegebene Destruktionsrate ersetzt werden.

Um Mißverständnisse zu vermeiden, ist es vor allem wichtig, bei quantitativen Angaben über den Erythrocytenumsatz auch terminologisch scharf zwischen *Umsatzgröße* (Produktions- bzw. Destruktionsrate) und *Umsatzzeit* (durchschnittliche Erythrocytenlebenszeit) zu unterscheiden. Nicht selten wird die Verkürzung der Erythrocytenlebenszeit bei chronischen hämolytischen Erkrankungen als „Blutumsatzsteigerung" bezeichnet. Eine solche mißverständliche Gleichsetzung liegt nahe, weil eine stärkere Verkürzung der Erythrocytenlebenszeit in den meisten Fällen von einer kompensatorischen Mehrleistung des erythropoetischen Knochenmarks, also tatsächlich von einer Erhöhung der Erythrocytenumsatzgröße, begleitet ist. Diese Erhöhung der Umsatzgröße kann jedoch bei bestimmten Erkrankungen fehlen oder nur gering ausgeprägt sein, so daß die Zeichen einer erhöhten Destruktionsrate, z. B. die Erhöhung des Serumbilirubins, trotz beschleunigten Erythrocytenabbaus nicht erwartet werden können. Fälschlicherweise wird das Fehlen der „klinischen Hämolysezeichen" nicht selten per se als Hinweis auf das Fehlen einer nennenswerten Erythrocytenlebenszeitverkürzung betrachtet. Daß Umsatzgröße und Umsatzzeit selbst im Rahmen wissenschaftlich-theoretischer Überlegungen nicht immer klar unterschieden werden können, zeigen Beispiele aus der hämatologischen Literatur.

## b) Untersuchungsmethoden

Die Methoden, mit denen man den Erythrocytenumsatz quantitativ zu erfassen sucht, sind in neuerer Zeit vor allem durch die Einführung der Radio-

isotopen in die klinische Diagnostik bereichert worden. Man muß sich darüber
klar sein, daß die Interpretation ihrer Ergebnisse auf vereinfachten Modellvorstellungen beruht, die nur die wichtigsten biologischen Fakten berücksichtigen können; die erhaltenen Ergebnisse sind also semiquantitativ, so daß zur
möglichst korrekten quantitativen Beurteilung des Blutumsatzes mehrere sich
ergänzende Methoden nebeneinander angewandt werden müssen. Eine Übersicht über den gesamten Erythrocytenumsatz — unter Einschluß der ineffektiven
Erythropoese — gibt das Schema der Abb. 8 (s. auch unter anderen GIBLETT

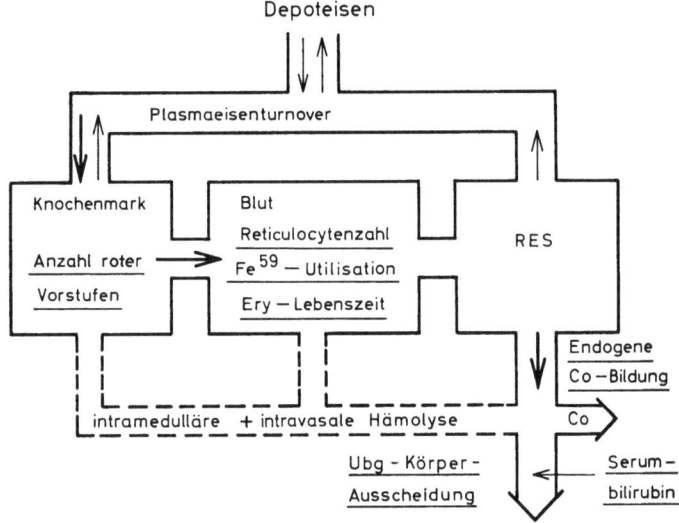

Abb. 8. Schema des Erythrocytenumsatzes. (Modifiziert nach FINCH und NOYES 1961)

u. Mitarb. 1956, BOTHWELL u. Mitarb. 1956, FINCH und NOYES 1961, STOHLMAN
1961, TOCANTINS 1961), aus dem auch die Beziehungen der verschiedenen Untersuchungsmethoden zu den einzelnen Stadien des erythropoetischen Geschehens
erkennbar sind.

Zunächst soll die Erfassung der Umsatzzeit, d. h. die direkte Lebenszeitbestimmung der Erythrocyten, besprochen werden, anschließend die Erfassung
der Produktions- bzw. Destruktionsgröße. Aus der eingangs erläuterten Beziehung $M = P \times L$ geht hervor, daß eine Errechnung der Umsatzgröße aus der
Umsatzzeit und umgekehrt immer möglich ist, so lange ein Fließgleichgewicht
zwischen Erythrocytenauf- und -abbau angenommen werden darf.

### α) Die Bestimmung der Erythrocytenlebenszeit

Die Lebenszeit menschlicher Erythrocyten wurde erstmals 1919 von WINIFRED
ASHBY mit Hilfe der nach ihr benannten Differentialagglutinationstechnik direkt
bestimmt, welche allerdings auf ein bereits von TODD und WHITE (1911) im
Tierversuch angewandtes Prinzip zurückging. Bei der Differentialagglutination
werden Unterschiede im Antigenmosaik von Spender- und Empfängerzellen
dazu benutzt, das Schicksal transfundierter Erythrocyten im Kreislauf zu verfolgen. Am einfachsten ist die Untersuchung bei Spenderzellen der Gruppe 0,
die ohne Gefahr einer Immunisierung einem Empfänger der Gruppe A, B oder AB
übertragen werden können. Die Menge der nach der Transfusion im Empfänger
zirkulierenden 0-Erythrocyten kann an Hand von Blutproben bestimmt werden,
in denen die empfängereigenen Zellen mit Hilfe von Anti A- oder Anti B-Seren

selektiv agglutiniert werden. Analog dazu kann man Antigendifferenzen im MN-System (LANDSTEINER, LEVINE und JANES 1928) oder im Rh-System (MOLLISON und YOUNG 1942) benutzen. Weitere Modifikationen bestehen in der Verwendung von agglutinierenden Heteroantiseren (MORGAN 1943) oder hämolysierenden Isoimmunantiseren (WILLENEGGER 1942, HURLEY und WEISMAN 1954, EADIE und BROWN 1955).

Wird die Konzentration der Spenderzellen fortlaufend verfolgt, so ergibt sich normalerweise ein linearer Abfall, nach 100—130 Tagen sind die letzten Fremderythrocyten aus dem Empfängerkreislauf verschwunden. Wegen methodischer Einzelheiten sei auf die Monographie von MOLLISON (1967) verwiesen. In Deutschland haben vor allem SCHLEGEL und BÖTTNER (1951, 1954) Untersuchungen mit der Ashby-Technik durchgeführt.

Der entscheidende Nachteil der Differentialagglutinationsmethode, die eine äußerst sorgfältige serologische Arbeitstechnik verlangt, liegt in der Unmöglichkeit, die Erythrocytenlebenszeit im eigenen Kreislauf zu bestimmen. Die Ashby-Technik wird seit Einführung der Radiochrommethode zur Erythrocytenlebenszeitbestimmung kaum mehr verwendet; dagegen hat sie ihren Platz im Bluttransfusionswesen durchaus behalten.

Unter den Isotopenmethoden zur Erythrocytenlebenszeitbestimmung nimmt heute die Radiochrom-($^{51}$Cr)Markierung den wichtigsten Platz ein (Einzelheiten und Literatur s. S. 305). $^{51}$Cr wird in vitro in die Blutzellen aufgenommen und kann deswegen sowohl bei der Lebenszeitbestimmung autologer Erythrocyten als auch bei Kreuztransfusionsversuchen verwendet werden. Da die Bindung des $^{51}$Cr an die Erythrocyten teilweise reversibel ist, müssen die Meßwerte zur Ermittlung der echten mittleren Erythrocytenlebenszeit mit bestimmten Korrekturfaktoren umgerechnet werden (MOLLISON und VEALL 1955, MOLLISON 1961). Häufig begnügt man sich damit, die biologische Halbwertzeit der Erythrocytenradioaktivität als „scheinbare halbe Erythrocytenlebenszeit" (EBAUGH, EMERSON und ROSS 1953) anzugeben. Aus den Normalwerten von 25—35 Tagen läßt sich eine scheinbare Schwankungsbreite der mittleren Erythrocytenlebensdauer von etwa 70—150 Tagen errechnen, die sicherlich über die normale biologische Schwankungsbreite (s. S. 547) hinaus geht und durch eine verschieden starke Elution des $^{51}$Cr in vivo bedingt ist. STOHLMAN, SCHNEIDERMAN und BRECHER (1955a) sowie CLINE und BERLIN (1963a) haben in vergleichenden Untersuchungen mit anderen Isotopen festgestellt, daß diese Variation der Elutionsrate bei verschiedenen Blutkrankheiten noch größer ist als bei Gesunden. Bei sehr kurzer Erythrocytenlebenszeit, also bei den hämolytischen Syndromen im engeren Sinne, fällt der Elutionsfaktor kaum ins Gewicht, wie auch simultane Untersuchungen mit anderen Methoden gezeigt haben (EERNISSE und VAN ROOD 1961, GARBY 1962, HEIMPEL u. Mitarb. 1964b). Bei geringerer Verkürzung, also bei scheinbarer halber Lebenszeit von über 15 Tagen, kann die variable Elution jedoch zu recht ungenauen Ergebnissen führen, so daß in diesen Fällen die $^{51}$Cr-Markierung zur quantitativen Erfassung der Erythrokinetik weniger gut geeignet ist.

Als zuverlässigste Methode zur Erythrocytenlebenszeitbestimmung kann heute die Markierung mit radioaktivem Diisopropylfluorophosphat (DF$^{32}$P) gelten, die allerdings aus verschiedenen technischen Gründen (s. S. 306) die für die klinische Routinediagnostik ausreichend genaue $^{51}$Cr-Methode nicht verdrängen konnte. Die Erythrocytenmarkierung erfolgt hier in vivo durch intramuskuläre oder intravenöse Applikation der radioaktiven Substanz, so daß eine Erythrocytenschädigung in vitro ausgeschlossen ist. Die Bindung des DF$^{32}$P ist nach 24 Std praktisch irreversibel, so daß man (ebenso wie mit der Ashby-Technik) echte Absterbekurven einer altersgemischten Erythrocytenpopulation erhält, aus denen die mittlere Erythrocytenlebenszeit errechnet werden kann. Die guten Resultate von Cohen und Warringa, die erstmals 1954 DFP-32 in klinischen Untersuchungen verwendet haben, wurden von späteren Autoren durchweg bestätigt.

Weitere Isotopenmethoden, die $^{59}$Fe (Finch u. Mitarb. 1949), $^{15}$N-Glycin (Shemin und Rittenberg 1946, London u. Mitarb. 1949) oder $^{14}$C-Glycin (Berlin u. Mitarb. 1951, 1954; Berlin u. Mitarb. 1957; Cline und Berlin 1963b) zur Erythrocytenlebenszeitbestimmung verwenden, sind als Routinemethoden ungeeignet und auch in der klinischen Forschung bisher seltener angewandt worden.

Von praktischer Bedeutung ist die Tatsache, daß mit allen beschriebenen Methoden der direkten Erythrocytenlebenszeitbestimmung die effektive Verweildauer der roten Zellen in der Blutbahn erfaßt wird; die Verkürzung der „Erythrocytenlebenszeit" ist also für einen vorzeitigen Erythrocytenabbau nur beweisend, wenn okkulte Blutverluste während der Untersuchung ausgeschlossen werden können.

### β) Die Erfassung der Erythrocytenproduktion

**Anzahl der roten Vorstufen im Knochenmark.** Da die Reifungszeit der erythropoetischen Vorstufen vom Proerythroblasten bis zum Normoblasten bzw. ausschwemmungsfähigen Reticulocyten nicht wesentlich beschleunigt werden kann (Alpen und Cranmore 1959, Lajtha und Oliver 1960, Erslev 1960), muß jede Erhöhung der Erythrocytenproduktion mit einer Vermehrung der erythropoetischen Zellen im Knochenmark einhergehen. Dementsprechend findet man bei gesteigertem peripheren Erythrocytenumsatz, z. B. bei hämolytischen Anämien oder nach Blutverlusten, immer eine Hyperplasie des erythropoetischen Markanteils, die sich sowohl in einer erhöhten Konzentration roter Zellvorstufen im Knochenmarkaspirat als auch in einer Ausbreitung des roten Knochenmarks auf Kosten des Fettmarks zeigt. Intra vitam ist nur die relative Vermehrung der roten Vorstufen zahlenmäßig zu erfassen. Obwohl nach den Untersuchungen von Stasney und Higgins (1937) sowie Bennike u. Mitarb. (1956) die Zusammensetzung des roten Knochenmarks an verschiedenen Stellen des Skelets etwa gleich ist, erlauben diese Zahlenangaben nur eine grobe Abschätzung der veränderten erythropoetischen Knochenmarksleistung. Die Normalwerte für die relative Anzahl der verschiedenen Zellformen im Mark finden sich auf S. 258.

Die Anzahl der roten Knochenmarkvorstufen ist, mit den auf S. 518 erwähnten Einschränkungen, ein Maß der *totalen* Erythropoese. Eine Vermehrung der roten Vorstufen braucht selbstverständlich nicht mit einer Erhöhung der effektiven Erythropoese, also des tatsächlich in die Peripherie gelangenden Zellanteils einherzugehen.

**Reticulocytenzahl.** Die Bestimmung der Reticulocytenzahl im peripheren Blut ist auch heute noch die einfachste und zuverlässigste Methode zur orientierenden Beurteilung der Erythrocytenproduktion und -destruktion. Als Reticulocyten werden diejenigen roten Blutkörperchen bezeichnet, in denen sich bei der Vitalfärbung mit basischen Farbstoffen als Zeichen der Unreife eine feine körnigfädige Netzstruktur, die sog. substantia granulofilamentosa (Sgf), erkennen läßt.

Von Undritz (1952) wird statt der zu Verwechslungen Anlaß gebenden Bezeichnung Reticulocyten der Name Proerythrocyten vorgeschlagen, der sich aber trotz unbestreitbarer Vorteile bisher nicht allgemein durchsetzen konnte.

Die Sgf wurde erstmals 1865 von Erb in den Schatten hämolysierter Erythrocyten beobachtet, 1881 von Ehrlich mit basischen Farbstoffen deutlich dargestellt und als „feine, dichte und elegante Netze" beschrieben. In der Folgezeit wurden dann die vitalgranulierten Erythrocyten, abweichend von der ursprünglichen Ehrlichschen Ansicht, teilweise als Degenerationsformen der roten Blutkörperchen ohne physiologische Bedeutung angesehen, bis vor allem einige italienische Hämatologen überzeugend nachweisen konnten, daß es sich bei den Reticulocyten tatsächlich um normale junge Erythrocyten handelt (Literatur s. bei CESARIS-DEMEL 1907, NINNI 1949, LÖWENSTEIN 1959). Ihre Bedeutung als Regenerationszeichen der Erythropoese wurde vor allem von CESARIS-DEMEL (1907) deutlich erkannt und zur Grundlage einer pathogenetischen Einteilung der verschiedenen Anämieformen gemacht. Weitere wichtige Arbeiten der älteren deutschen Literatur stammen von SCHILLING (1912), ENGEL (1926) und SEYFARTH (1927).

Der alte Streit um die karyogene oder plasmogene Abstammung der Sgf hat nur noch historisches Interesse. Wir wissen heute, daß die der Sgf zugrunde liegende basophile Substanz aus Protoplasmaanteilen der kernhaltigen roten Vorstufen entsteht, womit wir wieder zu der von EHRLICH (1881) ausgesprochenen Ansicht zurückgekehrt sind. In den Reticulocyten findet sich reichlich Ribonucleinsäure (KINKEL u. Mitarb. 1940, DUSTIN 1944, ROST 1962), dagegen keine kernspezifische Desoxyribonucleinsäure. Zu den gleichen Ergebnissen kam THORELL (1947) mit der mikrospektrographischen Methode. Die der Sgf zugrunde liegende basophile Substanz ist mit der polychromatischen basophilen Substanz der jungen Erythrocyten im fixierten Blutausstrich identisch (RIVA 1949, HECKNER 1956), nach den letztgenannten Autoren auch mit der feinen basophilen Tüpfelung, die im Gegensatz zu der pathologischen groben basophilen Tüpfelung z. B. der Bleianämie nur im Dunkelfeld erkennbar wird. Die Reticulocyten lassen sich

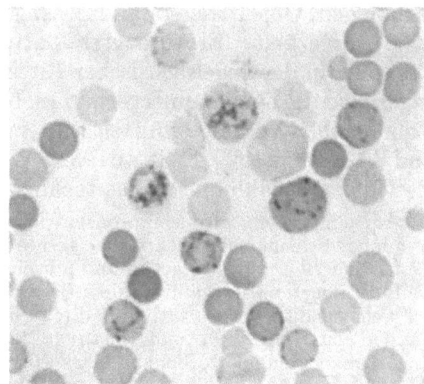

Abb. 9. Reticulocyten eines Patienten mit hämolytischer Anämie

auch phasenoptisch (nach Hämolyse, BRECHER 1948, LÜDIN 1949, SIERING 1955, STOBBE und RIND 1959) oder elektronenoptisch (JUNG und ASEN 1944, SENO u. Mitarb. 1957, BRAUNSTEINER u. Mitarb. 1956, JUNG, RIND und STOBBE 1958) von den reifen Erythrocyten unterscheiden, wobei auch ohne Einwirkung basischer Farbstoffe grobe Granula ohne verbindende Fäden sichtbar werden; elektronenoptisch lassen sich unter anderen Mitochondrien, Ferritinmoleküle, Reste des Golgi-Apparates nachweisen; die Sgf in ihrer charakteristischen Form entsteht dagegen auch nach neueren Vorstellungen aus der basophilen Substanz erst durch den Einfluß der verwendeten Farbstoffe (KOSENOW 1952, WOLPERS 1956, BESSIS und BRETON-GORIUS 1964).

Die Reticulocyten weisen nicht nur morphologisch bzw. färberisch, sondern auch in bezug auf ihr Stoffwechselverhalten wesentliche Unterschiede zu den reifen Erythrocyten auf. MORAWITZ (1909) und WARBURG (1909) stellten einen deutlich erhöhten $O_2$-Verbrauch bei Inkubation reticulocytenreichen Blutes fest, ein Befund, der unter anderen von HEILMEYER und WESTHÄUSER (1932) bei ihren Reticulocytenreifungsversuchen bestätigt werden konnte. In neuerer Zeit hat sich besonders RAPOPORT mit dem Stoffwechsel der Reticulocyten beschäftigt und eine Reihe von aktiven Fermentsystemen (Atmungskette, Citronensäurecyclus, Succinatoxydase) nachweisen können (RAPOPORT und HOFFMANN 1955, RAPOPORT 1957, 1961). Die Atmungsaktivität der Reticulocyten ist nach RAPOPORT etwa 50mal höher als diejenige der reifen Erythrocyten.

Wie Untersuchungen mit $^{59}Fe$ und $^{14}C$-Glycin gezeigt haben, können Reticulocyten Eisen aufnehmen und enzymatisch mit Protoporphyrin zu Häm vereinigen

(WALSH u. Mitarb. 1949, KRUH und BORSOOK 1956, JANDL u. Mitarb. 1956, MORGAN und LAURELL 1963, MALAMOS u. Mitarb. 1962, HEIMPEL u. Mitarb., 1965); auch der Proteinanteil des Hämoglobins kann im Reticulocyten, aber nicht mehr im reifen kernlosen Erythrocyten aufgebaut werden, wie in vitro-Versuche gezeigt haben (BORSOOK u. Mitarb. 1952, KRUH und BORSOOK 1956, ALLEN 1960). Weitere Einzelheiten über die Stoffwechselleistungen und die Enzymausstattung kernloser Proerythrocyten sind auf S. 585 ff. erwähnt.

Die *Anzahl* der Reticulocyten, die im Blut gesunder Menschen gefunden werden, hängt wesentlich von der verwendeten Färbe- und Ausstrichtechnik ab. Die von den älteren Autoren, die meist mit Methylenblau gearbeitet haben, angegebenen Normalzahlen liegen durchweg tiefer als die mit Brillantkresylblau mit geeigneter Färbetechnik gefundenen Werte. Im allgemeinen wird nach Vitalfärbung ein Objektträgerausstrich angefertigt, der relative Anteil der auf 1000 bis 5000 ausgezählte Erythrocyten entfallenden Reticulocyten bestimmt und in Promille (in der angelsächsischen Literatur durchweg in Prozent) angegeben. Dagegen sind die Zählkammerverfahren, bei denen die Anzahl der Reticulocyten in der Volumeinheit Vollblut ermittelt wird, meist wieder verlassen worden (FRIEDLÄNDER und WIEDEMER 1929, FRANKE 1931). Wegen der großen praktischen Bedeutung der Reticulocytenzählung soll das technische Vorgehen hier kurz beschrieben werden.

Am einfachsten wird eine konzentrierte alkoholische Brillantkresylblaulösung in nicht zu dünner Schicht auf Objektträger ausgestrichen und angetrocknet. Auf diese Schicht wird ein frischer Bluttropfen gegeben und mit einem Deckglas bedeckt. Nach etwa 30 min können die Reticulocyten ausgezählt werden. Bessere Ergebnisse liefern allerdings die Färbemethoden, bei welchen das frische Nativblut direkt mit der isotonischen Farblösung vermischt wird. Bei der von HEILMEYER und ORTGIESE (1934) modifizierten Holbollschen Technik wird in einer Leukocytenpipette bis zur Marke 0,5 isotonische Brillantkresylblaulösung aufgezogen und Fingerbeerenblut bis zur Marke 1,0 nachgesaugt. Die Mischung wird in ein Paraffinschälchen ausgeblasen, mit einem paraphinierten Glasstab nochmals gemischt und 20 min in einer feuchten Kammer bei Zimmertemperatur inkubiert. Nach erneuter Mischung werden Objektträgerausstriche angefertigt. Die Reticulocyten werden mit Ocularfenster und Ölimmersion ausgezählt. Ähnlich ist die von DACIE (1956) angegebene Technik, bei der das Blut in kleinen Reagensröhrchen mit der Färbelösung gemischt und inkubiert wird.

Die zuletzt erwähnte Inkubationstechnik liefert etwas höhere Reticulocytenwerte als die anfangs beschriebene Objektträgerfärbung. Eine weitere Verfeinerung besteht in der Dunkelfeldbetrachtung der gefärbten Reticulocytenausstriche, wobei besonders die reifsten Formen mit sehr schwacher Granulation gut sichtbar werden (NIZET 1941, HAENEL 1949, RIVA 1949, HECKNER 1954). Bei der von uns vorgeschlagenen Methode und einer Zählung von insgesamt 1000 Erythrocyten kann man Zahlen von 5—20⁰/₀₀ als normal ansehen. Auch bei einmaliger Zählung gering außerhalb dieser Grenzen liegende Werte können nicht ohne weiteres als pathologisch gelten, da häufige Zählungen bei derselben Normalperson zeitliche Schwankungen bis zu 30⁰/₀₀ bei normalem Mittelwert ergaben (LANGENDORFF und REISNER 1936, R. BERLIN 1951, SEIP 1953). Systematische tageszeitliche Schwankungen konnten nicht nachgewiesen werden (SEIP 1953), dagegen glaubten LANGENDORFF und REISNER (1936) ebenso wie BERLIN (1951) eine mehrtägige Periodik der Reticulocytenschwankungen erkennen zu können (Abb. 10). SEIP (1953) fand bei Frauen durchschnittlich etwas höhere relative Werte als bei Männern (17,3 resp. 13,5⁰/₀₀), während LANGENDORFF und REISNER (1936) in ihrem größeren Material einen solchen Unterschied nicht feststellen konnten.

Bei der Bewertung der Reticulocytenzahlen ist immer zu bedenken, daß der prozentuale statistische Fehler bei den niedrigen normalen Reticulocytenwerten und der üblichen Auszählung von 1000 Zellen groß ist; Tabellen zur einfachen Berechnung des statistischen Zählfehlers wurden von SEIP (1953) und RÜMKE (1960) zusammengestellt.

Eine Vermehrung der Reticulocyten im peripheren Blut findet sich vor allem nach Blutungen, in der regenerativen Phase therapeutisch beeinflußbarer Anämien (z. B. Perniciosa, Eisenmangelanämie) und bei den hämolytischen Erkrankungen mit kompensatorisch gesteigerter Erythropoese. Reticulocytenzahlen bis $400^0/_{00}$ werden nicht selten beobachtet; bei schwersten erworbenen hämolytischen Anämien können in Einzelfällen Werte bis zu $800^0/_{00}$ erreicht werden. Eine Erniedrigung der Reticulocytenzahl kommt seltener vor, z. B. bei einem Teil der aplastischen Anämien. Bei der vollständigen Erythroblastophthise beobachtet man ein totales Fehlen der vitalgranulierten Zellen.

Der quantitativen Beurteilung des Erythrocytenumsatzes aus den Reticulocytenzahlen liegt die Vorstellung zugrunde, daß einerseits jede rote Zelle das Knochenmark als Reticulocyt verläßt, daß andererseits die „Reticulocyten-reifungszeit", d. h. die Persistenz der Sgf nach der Ausschwemmung der Zellen innerhalb der biologischen Schwankungsbreite, konstant ist. Beide Vorstellungen

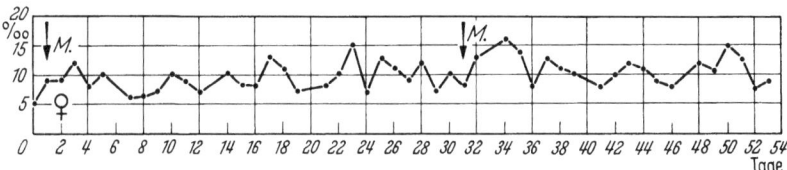

Abb. 10. Zeitliche Schwankungen der Reticulocytenzahl bei einer gesunden weiblichen Versuchsperson. *M* Menstruation. (Nach LANGENDORFF und REISNER 1936)

sind nur bedingt richtig, wobei vor allem zu bedenken ist, daß bei gesteigertem Erythrocytenumsatz die Erythrocyten das Knochenmark in einem früheren Stadium verlassen, so daß die effektive periphere Reifungszeit länger ist als normal.

Es ist gelegentlich diskutiert worden, ob die Angabe der relativen oder der absoluten, auf die Volumeinheit Vollblut bezogene Reticulocytenzahl richtiger ist. Eine solche Diskussion wird überflüssig, wenn man sich vor Augen hält, daß zumindest unter der eingangs postulierten Bedingung des Fließgleichgewichts die „absolute" Zahl ein Ausdruck der Produktionsrate, die relative Zahl ein Ausdruck der Umsatzzeit ist, wie aus dem Schema der Abb. 11 deutlich wird.

Wir finden hier wieder die triviale Bezeichnung $M = P \times L$, wobei lediglich die in Promille angegebene relative Reticulocytenzahl der mittleren Erythrocytenlebensdauer numerisch reziprok ist ($M$ hier Erythrocytenzahl/mm², $P$ Reticulocytenzahl/mm³, $L$ 1000/relative Reticulocytenzahl in Promille). Die absolute Reticulocytenzahl als Ausdruck der Produktions-rate wird entsprechend der kurzen peripheren Reifungszeit von 1—2 Tagen von Störungen des Fließgleichgewichts kaum beeinflußt, während die relative Zahl nur im steady state ein sinnvolles Maß der Umsatzzeit ist. Auch Bluttransfusionen scheinen die absolute Reticulocytenzahl kaum zu verfälschen, wie unter anderem die Tatsache zeigt, daß bei Patienten mit vollständig daniederliegender Erythropoese, die regelmäßig Bluttransfusionen erhalten, nur ganz vereinzelt Reticulocyten zu finden sind (MOESCHLIN und ROHR 1943; HEIMPEL, DOBLER und KEIDERLING 1964).

Eine Erhöhung der Reticulocytenzahl über 100000/mm³ zeigt also in der Regel eine Steigerung der Produktionsrate des Knochenmarks zur Zeit der Untersuchung an, eine Senkung unter 25000/mm³ dementsprechend eine Verminderung (CLINE und BERLIN 1963c). Es ist selbstverständlich, daß diese Aussagen sich nur auf die effektive Erythropoese beziehen. Schwieriger ist die Bewertung der relativen Reticulocytose: Nur bei etwa ausgeglichener Erythrocytenproduktion und -destruktion beweist ein solcher Befund die Verkürzung der effektiven Erythrocytenlebensdauer durch Hämolyse oder chronischen Blutverlust; nach akuten Blutverlusten, akuten hämolytischen Schüben oder in der Regenerationsphase einer Anämie ist die vorübergehende absolute und relative

Reticulocytose dagegen nur Ausdruck der Neueinstellung des Fließgleichgewichts auf ein höheres Niveau.

Schon den ersten Beschreibern der Reticulocyten fiel die unterschiedliche Struktur der Sgf in den einzelnen Zellen auf, was zu verschiedenen Einteilungsversuchen geführt hat (CESARIS-DEMEL 1907, ENGEL 1926, SEYFARTH 1927). Eine sinnvolle und allgemein akzeptierte Einteilung wurde von HEILMEYER und

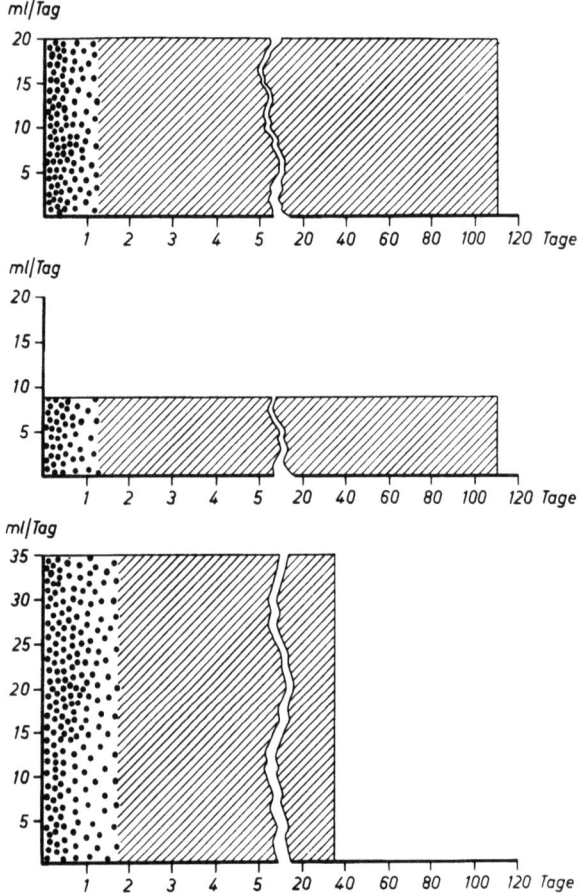

Abb. 11. Reticulocyten- (▦) und Erythrocytenzahl (▨) in der Volumeinheit Vollblut beim Normalen (oben), bei arregeneratorischer Anämie (Mitte) und bei hämolytischer Anämie (unten). Die absolute Reticulocytenzahl entspricht der Fläche des punktierten Feldes, die relative dem Verhältnis der punktierten Fläche zur Gesamtfläche

WESTHÄUSER (1932) angegeben, der ebenso wie TRACHTENBERG (1932) nachweisen konnte, daß die verschiedenen Reticulocytenformen Reifungsstadien entsprechen, die konsekutiv durchlaufen werden. Abb. 12 zeigt die einzelnen Reticulocytenformen entsprechend der von HEILMEYER gegebenen Klassifikation. Gruppe 0 umfaßt die kernhaltigen Reticulocyten, bei denen die Sgf den Kern wie ein dichtes Netz umgibt und die normalerweise nur im Knochenmark vorkommen. Auch die Zellen der Gruppe I, bei denen die Sgf als dichter Knäuel in der Mitte der Zelle liegt, kommen im peripheren Blut des Gesunden nur ausnahmsweise vor; dagegen finden sie sich in größerer Anzahl im Knochenmark (Abb. 13). Später lockert sich der Knäuel auf, und die basophile Substanz breitet sich als lockeres Netz mit breiteren Maschen über die ganze

Zelle aus (Gruppe II). Im Stadium der Gruppe III ist das Netz bereits in Auflösung begriffen: Man sieht neben einzelnen Granula kleinere Netzstücke in unregelmäßiger Verteilung. Diese Form findet sich bereits regelmäßig im Blut des Gesunden und macht dort etwa 30% der gesamten Reticulocyten aus. Am häufigsten findet man in der Peripherie die Gruppe IV, bei welcher die vitalfärbbare Substanz nur noch in vereinzelten Körnchen und Fädchen randständig anzutreffen ist. Im Dunkelfeld werden noch reifere Formen sichtbar, die lediglich kleine, z. T. wandständige Granula enthalten und in die vorliegende Einteilung nicht eingeschlossen sind (NIZET 1941, RIVA 1949, HAENEL 1949). JUNG u. Mitarb. (JUNG 1957, JUNG u. Mitarb. 1958) konnten bei elek-

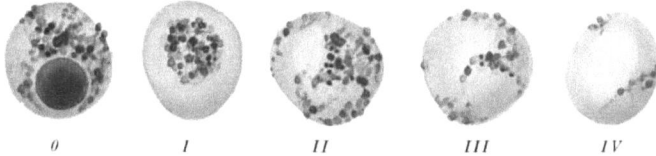

*0*      *I*      *II*      *III*      *IV*

Abb. 12. Reifungsreihe der Reticulocyten nach HEILMEYER. *0* Kernhaltiger Reticulocyt; *I* Knäuelform; *II* Netzform; *III* unvollständige Netzform; *IV* Körnchenform

tronenoptischen Untersuchungen an Kaninchen zwei prinzipiell verschiedene Erythrocytenformen mit Innenstruktur unterscheiden, die bei der Brillantkresylblaufärbung als ,,Reticulocyten" erscheinen. Neben den echten Reticulocyten (Proerythrocyten) treten ,,Pseudoreticulocyten" auf, bei denen es sich wohl um durch die direkte toxische Wirkung des bei den Versuchen verwendeten Phenylhydrazins geschädigte ausgereifte rote Blutkörperchen handelt. Auch bei einer Reihe von angeborenen oder erworbenen hämolytischen Erkrankungen sollen solche Pseudoreticulocyten vorkommen, wie aus gleichzeitigen mikroskopischen bzw. elektronenoptischen und biochemischen Untersuchungen reticulocytenreicher Erythrocytenpopulationen geschlossen wird. Die auch für die Klinik wichtigen Beobachtungen JUNGs sind bisher von anderer Seite noch nicht nachgeprüft worden.

Daß die verschiedenen morphologisch unterscheidbaren Reticulocytenformen verschiedenen physiologischen Reifungsstadien entsprechen, wurde von HEATH und DALAND (1930), HEILMEYER und WESTHÄUSER (1932), NIZET (1947) u. a. bei Inkubationsversuchen in vitro gezeigt. Dabei verschwinden zuerst die Formen der Gruppe I und II, die in die Gruppe III und IV übergehen. Da diese Entwicklung gleichzeitig mit Atmungs-

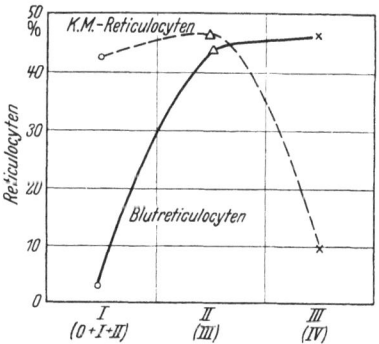

Abb. 13. Verteilung der verschiedenen Reticulocytenformen im Knochenmark (*K.M.*) und im peripheren Blut. (Nach UNGRICHT 1938)

vorgängen abläuft und mit dem Aufhören derselben zu einem gewissen Stillstand kommt, muß es sich dabei um einen vitalen Stoffwechselprozeß handeln. ROST (1962) fand parallel zu dem Verschwinden der Sgf eine vollständige Spaltung der RNS in Mononucleotide. Auch die klinischen und tierexperimentellen Beobachtungen entsprechen der Vorstellung, daß die von HEILMEYER klassifizierten Gruppen verschiedene Reifungsstadien darstellen. Im Knochenmark ist der Anteil der jungen Formen größer als im Blut (UNGRICHT 1938, Abb. 13). Bei gesteigertem Erythrocytenumsatz ist nicht nur die Reticulocytenzahl erhöht, es werden auch viel mehr unreife Formen in der Peripherie gefunden. Bei akuter Steigerung der erythropoetischen Knochenmarksleistung treten zuerst vorwiegend unreife Formen auf (Riddle 1930, Trachtenberg 1932, Minot und Castle 1935). Da die jungen Reticulocytenformen entsprechend ihrem niedrigen spezifischen Gewicht und ihren Oberflächeneigenschaften nicht spontan im Plasma sedimentieren, beobachtet man bei der Bestimmung der Blutsenkungsgeschwindigkeit bei schweren hämolytischen Anämien nicht selten eine „Schleiersenkung", d. h. ein kleinerer Teil der Zellen bleibt über der Erythrocytensäule im Plasma suspendiert (Aberg 1942).

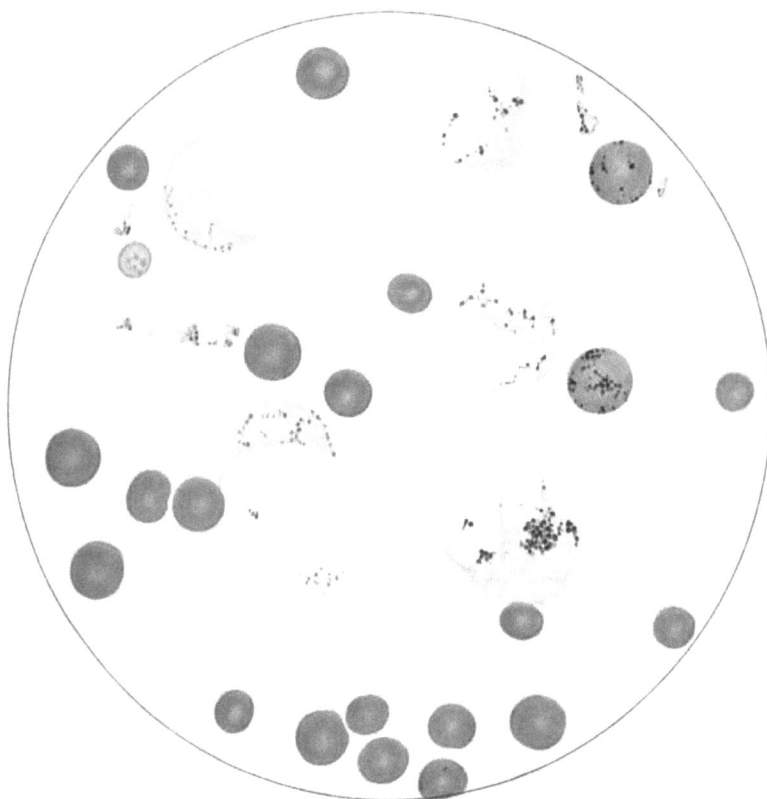

Abb. 14. Achromoreticulocyten im peripheren Blut. Vitalfärbung mit Brillantkresylblau. (Gegenfärbung nach Giemsa)

Neben den morphologisch normalen Proerythrocyten finden sich vereinzelt in normalem Blut, häufiger bei hämolytischen Anämien sog. Achromoreticulocyten, die besonders schön mit Hilfe einer von Eilers (1949) angegebenen Färbemethode sichtbar werden (Abb. 14). Sie sind wahrscheinlich mit den schon früher (Schilling 1912, Lambin und Leto 1930) beschriebenen, in fixierten Ausstrichpräparaten erkennbaren Achromocyten und Halbmondkörpern identisch, also mit hämoglobinarmen Erythrocytenschatten, in denen sich das Stroma teilweise sicheförmig zusammengezogen hat. Während Haenel (1949) und Eilers (1949, 1960) den Achromoreticulocyten eine Bedeutung als Ausdruck bestimmter Proliferationsanomalien zusprechen wollen, bezeichnen andere Autoren, z. B. Undritz (1952) sie als Artefakte. Immerhin scheint es sich um Proerythrocyten zu handeln, deren Membran gegen die Behandlung beim Färben besonders anfällig ist, so daß ihr gehäuftes Vorkommen doch als Zeichen einer Minderwertigkeit angesehen werden kann. Damit kommt man auch den auf S. 526 erörterten Vorstellungen entgegen, nach denen bei gesteigerter Zellproduktion teilweise pathologische Erythrocyten mit sehr kurzer Lebensdauer gebildet werden sollen.

Die mittlere *Reifungszeit* der Reticulocyten, d. h. die Zeitspanne, in der die aus dem Mark ausgeschwemmten Proerythrocyten ihre Sgf verlieren, läßt sich aus der normalen mittleren Erythrocytenlebensdauer von 110—120 Tagen und der normalen relativen Reticulocytenzahl von 5—15$^0/_{00}$ zu 20—40 Std berechnen (s. auch Abb. 11). Nur unter Zugrundelegen der wahrscheinlich nicht zutreffenden Hypothese der peripheren Reticulocytenteilung (WEICKER 1955, 1959; FICHSEL u. Mitarb. 1959) ergeben sich doppelt so lange theoretische Reifungszeiten in vivo. Reifungsstudien *in vitro*, bei denen reticulocytenreiches Blut bei 37° C inkubiert und in entsprechenden Zeitabständen auf den noch vorhandenen Reticulocytenanteil untersucht wurde, ergaben je nach den Versuchsbedingungen der verschiedenen Autoren Reifungszeiten menschlicher Reticulocyten von einigen Stunden (BAAR und LLOYD 1940, BALDINI und PANNACCIULI 1960) bis zu mehreren Tagen (HEATH und DALAND 1930, HEILMEYER und WESTHÄUSER 1932, YOUNG und LAWRENCE 1945, SEIP 1953). Die längsten Zeiten werden von NINNI (1949) mit 4—6 Tagen angegeben. Die Form der in-vitro-Reifungskurven wird teilweise als linear, teilweise als biphasisch oder exponentiell beschrieben. Den normalen Verhältnissen in vivo scheinen die Ergebnisse von HEILMEYER und WESTHÄUSER (1932) und von SEIP (1953) am nächsten zu kommen. Nach den Untersuchungen von RAPOPORT und STRASSNER (1959) können verschiedene Faktoren des Inkubationsmilieus, wie der pH-Wert, die Phosphatkonzentration, der Verdünnungsgrad der Suspension usw., die experimentell ermittelte Reifungszeit beeinflussen, so daß die Ergebnisse nicht quantitativ auf die Verhältnisse in vivo übertragen werden können. Ob den von PLUM u. Mitarb. (PLUM 1942, 1943; JAKOBSEN und PLUM 1942) beschriebenen Reifungsfaktoren in Plasma oder Geweben, die von anderen Autoren (NIZET und ROBSCHEIDT-ROBBINS 1950, RAPOPORT und STRASSNER 1959) nicht nachgewiesen werden konnten, eine physiologische Bedeutung zukommt, ist sehr fraglich.

Einige Autoren verfolgten die Reticulocytenreifung in vivo nach Transfusion reticulocytenreichen Blutes in Patienten mit aplastischer Anämie und kamen dabei zu Ergebnissen, die größenordnungsmäßig mit den heutigen erythrokinetischen Vorstellungen übereinstimmen (MOESCHLIN und ROHR 1943, BAAR und LLOYD 1940, R. BERLIN 1950).

Seitdem es möglich ist, die normale und pathologisch veränderte Erythrocytenlebenszeit direkt zu bestimmen, haben die Reticulocytenreifungsversuche an grundsätzlichem Interesse verloren, so daß auf eine kritische Diskussion der oben geschilderten Beobachtungen unter Hinweis auf die Arbeit von SEIP (1953) verzichtet werden kann. Andererseits ergaben sich bei vergleichender Untersuchung der Reticulocytenzahl und der Erythrocytenlebenszeit immer wieder Diskrepanzen, die pathologische Veränderungen der Reifungsgeschwindigkeit bei bestimmten Erkrankungen, z. B. bei Osteomyelosklerosen mit massiver extramedullärer Blutbildung (NATHAN und BERLIN 1959a, HAURANI und TOCANTINS 1961) oder bei chronischen Panmyelopathien (HEIMPEL, DOBLER und KEIDERLING 1964), nahelegen. Nur ein Teil dieser Diskrepanzen kann mit dem verschiedenen Zeitpunkt der Reticulocytenausschwemmung, z. B. mit der bekannten Linksverschiebung der peripheren Reticulocytenpopulation bei hämolytischen Anämien, befriedigend erklärt werden. BALDINI und PANNACIULI (1960) führten vergleichende Reifungsstudien bei verschiedenen Erkrankungen durch, wobei auch die Alterszusammensetzung der vorliegenden Reticulocytenpopulation

berücksichtigt wurde, und glaubten, einen verzögerten Verlust der Sgf bei Thallas-
ämien, nephrogenen Anämien und bei perniziösen Anämien erkennen zu können.
Ihre Befunde stehen z. T. im Widerspruch zu den von HEILMEYER und WEST-
HÄUSER (1932) erhobenen und sind bisher von anderen Seiten noch nicht bestätigt worden.

**Untersuchungen mit Radioeisen.** Normalerweise befindet sich etwa zwei
Drittel des gesamten Körpereisens im roten Blutzellsystem. Da der Eisenanteil
des Hämoglobins mit 0,34% konstant ist, kann man aus den Stoffwechseldaten
eines in Spürdosis applizierten radioaktiven Eisenpräparates Rückschlüsse auf
die Hämoglobinproduktion ziehen. Auf die Einzelheiten solcher ferrokinetischer
Untersuchungen wird auf S. 308 eingegangen, wo auch die einschlägige Literatur
zusammengestellt ist. Normalerweise verschwindet intravenös injiziertes trans-
ferringebundenes Radioeisen mit einer Halbwertszeit von 70—140 min aus dem
Plasma, um innerhalb 1 Woche zu 70—90% wieder in den peripheren Erythrocyten zu erscheinen. Der überwiegende Anteil des im Plasma umgesetzten Eisens
wird also zur Hämoglobinsynthese in den Erythroblasten verwendet. Zunächst
glaubte man daher, daß die Geschwindigkeit der Plasmaeisenabwanderung
(WASSERMANN u. Mitarb. 1952) oder der Plasmaeisenumsatz (FINCH u. Mitarb.
1949) als quantitatives Maß für die Hämoglobinproduktion anzusehen sei. Da
es sich bald zeigte, daß bei verminderter Erythropoese die Utilisation des Radioeisens niedriger liegt als normalerweise, daß also ein größerer Teil des im Plasma
umgesetzten Eisens in andere Gewebe abwandert, versuchte man einen ,,Hämo-
globineisenturnover" aus Plasmaeisenumsatz und Eisenutilisation zu berechnen
(HUFF u. Mitarb. 1950, 1951; GIBLETT u. Mitarb. 1956 u. a.). Da der so ermittelte
Hämoglobineisenturnover schon beim Gesunden höher liegt als bei Annahme
der heute feststehenden Werte für Erythrocytenlebenszeit und zirkulierende
Hämoglobinmenge zu fordern ist, wurde ein sog. ,,hämopoetischer Index"
aufgestellt (gemessener Hämoglobineisenumsatz/normaler Hämoglobineisenum-
satz), der zur Abschätzung der Hämoglobinproduktion den konventionellen
hämatologischen Methoden überlegen sein sollte. Heute wissen wir, daß nicht nur
bei primären Eisenstoffwechselstörungen (z. B. der Hämochromatose), sondern
auch bei vielen Blutkrankheiten, die das erythropoetische System betreffen, die
Veränderungen des Eisenstoffwechsels so komplexer Natur sind, daß auch der
Vergleich der Eisenstoffwechseldaten mit den empirisch festgelegten Normalwerten keine quantitative Erfassung des Erythrocyten- bzw. Hämoglobinumsatzes in der ursprünglich konzipierten Form erlaubt (BOTHWELL u. Mitarb.
1956, TOCANTINS 1961, STOHLMANN 1961b, KEIDERLING u. Mitarb. 1962).
POLLYCOVE und MORTIMER (1961) sowie neuerdings GARBY u. Mitarb. (1963)
haben Modellvorstellungen entwickelt und mathematisch ausgearbeitet, die eine
bessere Interpretation der Eisenstoffwechseldaten zumindest beim Gesunden erlauben; wieweit die darauf basierenden Umsatzbestimmungen bei pathologischen Veränderungen des erythrocytären Systems noch brauchbar sind,
wird durch gleichzeitige Anwendung verschiedener Untersuchungsmethoden zu
prüfen sein.

Trotz der geschilderten Schwierigkeiten, zu zahlenmäßig korrekten Umsatzwerten zu gelangen, kann die Untersuchung mit $^{59}$Fe für die Beurteilung der
Erythrocyten- bzw. Hämoglobinproduktion auch in der klinischen Diagnostik
wertvoll sein. Stark erhöhte Plasmaeisenumsatzwerte sind meist als Hinweis auf
eine Erhöhung der Hämoglobinproduktion (im Sinne der *totalen* Erythropoese)
zu werten, besonders wenn eine starke initiale Eisenabwanderung in Leber und
Milz durch Körperoberflächenmessungen ausgeschlossen werden kann (KEIDER-
LING u. Mitarb. 1962). Niedrige periphere Utilisationswerte sind im allgemeinen

Ausdruck einer erniedrigten *effektiven* Erythropoese, abgesehen von bestimmten Stoffwechselstörungen, bei denen gleichzeitig eine starke Erhöhung des Plasmaeisenumsatzes gemessen wird und bei denen daher ein großer Teil des Radioeisens aus dem Plasma direkt in die Gewebe des RES abwandert. Die Messung der Radioeisenutilisation gestattet eine gewisse Beurteilung der Knochenmarksfunktion auch dann, wenn nach häufigen Bluttransfusionen eine direkte Lebenszeitbestimmung der Erythrocyten unzuverlässig ist und sich der Anteil der Fremd- und Eigenerythrocyten in der Zirkulation nicht abschätzen läßt. Besonders wichtig sind größere Diskrepanzen zwischen Plasmaeisenturnover (*totale* Hämoglobinproduktion) und Eisenutilisation (*effektive* Hämoglobinproduktion), die Ausdruck einer *ineffektiven* Erythropoese sein können (s. S. 558). Der Wert der Körperoberflächenmessung nach Radioeisengabe zur Lokalisation der Erythropoese, z. B. zum Nachweis extramedullärer Blutbildung in Milz und Leber, ist unbestritten.

### γ) Die Erfassung der Erythrocytendestruktion

**Messung der Urobilinkörperausscheidung** Die Ausscheidung der Tetrapyrrolfarbstoffe in Stuhl und Urin wurde auf Grund der zu Anfang dieses Jahrhunderts entwickelten Vorstellungen über den chemischen Abbau des Hämoglobins vor allem von HEILMEYER (HEILMEYER und KREBS 1931, HEILMEYER und OETZEL 1931, HEILMEYER 1931a, 1931b, 1932b, weitere Lit. s. S. 702) und von WATSON (1931, 1936, 1937a, 1937b) zur Bestimmung des täglich abgebauten Hämoglobins benutzt. Allerdings läßt sich nicht die gesamte umgesetzte Hämoglobinmenge auf diese Weise erfassen. Beim normalen Erwachsenen beträgt die tägliche Urobilinkörperausscheidung[1] im Mittel 150—200 mg, d. h. nur etwa zwei Drittel der Menge, die nach den heute genau bekannten Daten des normalen Hämoglobinumsatzes bei vollständiger Erfassung der Hämoglobinabbauprodukte in Stuhl und Urin zu erwarten wäre. Darüber hinaus konnte mit Hilfe von isotopenmarkierten Porphyrinbausteinen gezeigt werden, daß normalerweise etwa 20% des Sterkobilins nicht aus dem Untergang peripherer Erythrocyten stammen kann (LONDON u. Mitarb. 1950b, WATSON J. G. III 1955, GRAY u. Mitarb. 1950). Die Ausbeute an Hämoglobinabbauprodukten liegt also nur bei 50% der theoretisch zu erwartenden Ausscheidung und ergibt immer nur einen Mindestwert für die insgesamt umgesetzte Blutfarbstoffmenge, wie Abb. 15 anhand der über lange Zeit verfolgten Ausscheidung bei zwei gesunden Versuchspersonen demonstriert. Die Gründe für die Diskrepanz zwischen der geforderten und der tatsächlich bestimmten Menge werden auf S. 699 diskutiert. Da es nach dem Gesagten nicht möglich ist, die Umsatzgröße aus der stöchiometrischen Beziehung zwischen Hämoglobin und den Urobilinkörpern zu errechnen, müssen die Untersuchungsergebnisse wie bei anderen Umsatzbestimmungen zu den empirisch gefundenen Normalwerten in Beziehung gesetzt werden. Selbstverständlich muß man bei einem solchen Vergleich den verschiedenen Körpermaßen der untersuchten Patienten Rechnung tragen und die Ausscheidungswerte auf das Körpergewicht oder das Blutvolumen beziehen (GREPPI 1926, BELLOGOWNA 1928, LICHTENSTEIN und TERWEN 1925). Die Schwankungen der von WATSON (1931, 1937a), HEILMEYER und OETZEL (1931), MILLER u. Mitarb. (1942), SPARKMAN (1939), GIBLETT u. Mitarb. (1956), ENGSTEDT (1957) u. a. angegebenen Normalwerte ist allerdings so groß, daß Differenzen des Körpergewichts bei Erwachsenen kaum von Bedeutung sind. So schwankte die tägliche Urobilinkörperausscheidung bei

---

[1] Als „Urobilinkörper" werden hier sämtliche beim physiologischen Hämoglobinabbau entstehenden Tetrapyrrolfarbstoffe, die mit der Ehrlichschen Aldehydreaktion erfaßt werden können (d-Urobilin, Urobilin IXa, Sterkobilin), bezeichnet.

14 gesunden Versuchspersonen von HEILMEYER und OETZEL (1931) zwischen individuellen Durchschnittswerten von 71—254 mg, obwohl die Ausscheidung über 8—10 Tage gemessen wurde. GIBLETT u. Mitarb. (1956) kamen zu einer ähnlichen Streubreite der Normalwerte bei 19 jungen Männern (73—244 mg/Tag). Wurde die ausgeschiedene Menge bei gleichzeitiger Blutvolumenbestimmung auf die Gewichtseinheit Körperhämoglobin bezogen (mg Ubg./Tag × 100 g Hämoglobin), so ergab sich immer noch eine erhebliche Variation der Ergebnisse bei Gesunden (10,3—22,8 HEILMEYER und OETZEL 1931; 11—21 MILLER u. Mitarb. 1942; 14,0—38,3 GIBLETT u. Mitarb.; 11,3—25,9 ENGSTEDT 1957). Bei Kindern ohne Anzeichen einer Blut- oder Lebererkrankung fanden MILLS und MASON (1952) mit dem Lebensalter steigende Ausscheidungswerte (durchschnittlich

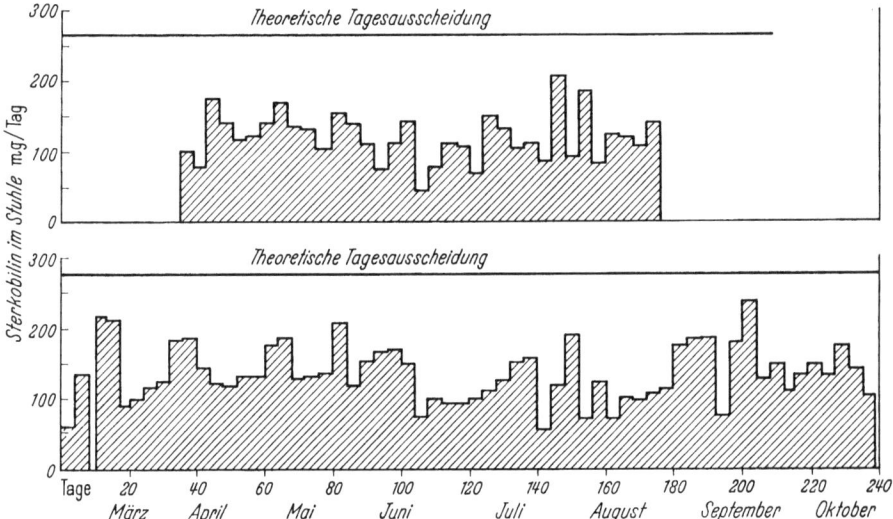

Abb. 15. Urobilinkörperausscheidung im Stuhl bei zwei gesunden männlichen Versuchspersonen.
(Nach WATSON JAMES 1955)

10,9 mg/Tag bei 1—4jährigen, 45,2 mg/Tag bei 10—14jährigen). Auch FRÖLUND (zit. nach WITH 1960) konnte feststellen, daß die Ausscheidung bei Kindern niedriger ist als bei Erwachsenen, wenn die pro Kilogramm Körpergewicht ausgeschiedenen Mengen verglichen werden.

Die Messung der gesamten Urobilinkörperausscheidung ist zum Nachweis einer stark erhöhten Erythrocytenumsatzrate geeignet; dagegen sind geringere Abweichungen entsprechend der großen Schwankungsbreite der individuellen Normalwerte nicht zu entdecken. Auch die Befunde von WATSON JAMES (1955) (s. Abb. 15) sowie von CROSBY und AKEROYD (1952), die bei mehrmonatiger Beobachtung eines Patienten mit konstitutioneller hämolytischer Anämie Schwankungen der Urobilinkörperausscheidung von 500—2000 mg/Tag finden konnten, weisen darauf hin, mit welcher Vorsicht die zahlenmäßigen Ergebnisse dieser Methode zu bewerten sind. Daß bei Obstipation geringere Mengen von Urobilinkörpern mit dem Stuhl ausgeschieden werden, ist schon lange bekannt. Nach den Untersuchungen von FRENCH u. Mitarb. (1956) führt Entkeimung des Darmes mit Breitbandantibiotica ebenfalls zu abnorm niedrigen Ausscheidungsquoten, da die normale Darmflora zur ordnungsgemäßen Umwandlung des Bilirubins in die Urobilinkörper notwendig ist.

Ob der Anteil der ausgeschiedenen Tetrapyrrolfarbstoffe an der insgesamt gebildeten Menge auch bei erhöhter Gesamtausscheidung etwa 50% (wie normalerweise, s. oben) beträgt, ist zunächst eine offene Frage. Bei Vergleich der endogenen CO-Bildung, die nach den Ausführungen auf S. 543 ebenfalls ein Maß der totalen Umsatzgröße ist, mit der Urobilinausscheidung durch ENGSTEDT (1957) zeigte sich, daß bei ausgeprägten hämolytischen Syndromen die aus der Farbstoffausscheidung berechnete Umsatzgröße wesentlich höher lag als die aus der endogenen CO-Bildung berechnete. Dieser wichtige Befund könnte darauf hinweisen, daß der „verlorene Anteil" der Urobilinkörper bei hoher Gesamtausscheidung kleiner wird.

Mit der Urobilinkörperausscheidung wird nicht nur der Untergang der reifen Erythrocyten in der Blutbahn, sondern auch ein etwaiger vorzeitiger Abbau bereits hämoglobinhaltiger Knochenmarkszellen, also die *totale* Erythropoese, erfaßt. Die Hauptbedeutung der besprochenen Methode liegt heute in der vergleichenden Anwendung mit anderen Methoden der Umsatzbestimmung, um eine eventuelle *ineffektive* Erythropoese nachzuweisen. Ebenso sind das indirekte Serumbilirubin und die semiquantitativ bestimmte Urobilinogenausscheidung im Urin selbstverständlich nur ein Maß des totalen Hämoglobinumsatzes; da beide Größen zusätzlich von der Leberfunktion abhängen, sind sie nicht zur quantitativen Bestimmung der Umsatzrate geeignet. Dementsprechend hat sich z. B. zwischen Erythrocytenlebenszeit und Serumbilirubinspiegel bei hämolytischen Erkrankungen keine sichere Korrelation ergeben (EERNISSE und VAN ROOD 1961, WEINREICH und SCHUBOTHE 1959, SCHMIDT und KEIDERLING 1959). Die Methode, den Urobilinkörpergehalt einzelner Stuhlproben ohne Berücksichtigung der ausgeschiedenen Tagesmenge zu messen (SPARKMAN 1939), ist zur Beurteilung des Erythrocytenumsatzes ebenfalls nicht geeignet.

Die pro 100 g Hämoglobin täglich ausgeschiedene Urobilinkörpermenge wurde von HEILMEYER und OETZEL (1931) als „Urobilinmauserungsindex" bezeichnet. Der Urobilinmauserungsindex ist der Erythrocytenlebenszeit reziprok ($M = P \times L$, also $1/L = P/M$. Hier $P$ = Urobilinkörperausscheidung/Tag, $M$ = zirkulierende Hämoglobinmenge) wenn keine, nennenswerte ineffektive Erythropoese vorliegt. Die Berechnung der Erythrocytenlebenszeit mit Hilfe des Urobilinmauserungsindex hat an Bedeutung verloren, seit man die Erythrocytenlebensdauer weit genauer direkt bestimmen kann.

**Endogene CO-Bildung.** Es ist seit längerer Zeit bekannt, daß normalerweise ein geringer Anteil des Blutfarbstoffes als CO-Hämoglobin vorliegt, wobei CO endogen gebildet werden muß (Lit. s. ENGSTEDT 1957). Genauere Untersuchungen über dieses im Stoffwechsel gebildete Kohlenmonoxyd wurden erstmals von SJÖSTRAND (1948, 1949) mit einer neu entwickelten Methode angestellt, wobei der CO-Gehalt der Alveolarluft gemessen wird. Aus technischen Gründen ist es günstiger, die aus diesem Wert berechnete CO-Hämoglobinkonzentration als Maß der CO-Bildung zu nehmen als die tatsächlich ausgeschiedene CO-Menge, obwohl letztere theoretisch die korrekte Bezugsgröße darstellt. Durch Versuche in vitro (SJÖSTRAND 1951, LUDWIG u. Mitarb. 1957) sowie tierexperimentelle Untersuchungen (SJÖSTRAND 1952) konnte nachgewiesen werden, daß das endogen gebildete CO aus den beim Hämoglobinabbau oxydativ gespaltenen α-Methenbrücken des Tetrapyrrolrings stammt. Damit bot sich die Bestimmung der CO-Elimination als klinische Methode zur Bestimmung der Umsatz-(Destruktions-)rate des Hämoglobins an, wobei von vornherein zu erwarten war, daß die im Seitenschluß gebildeten und abgebauten Pyrrolfarbstoffe in die CO-Ausscheidung ebenso eingehen wie in die Gesamtausscheidung der Urobilinkörper, daß die CO-Bildung also ebenfalls als Maß der *totalen* Erythropoese zu betrachten ist. Ausführliche Untersuchungen dieser Frage haben HALLBERG (1955) sowie ENGSTEDT (1957) durchgeführt; dabei zeigte sich eine befriedigende Korrelation des CO-Hb-Gehaltes mit anderen Blutumsatzwerten. Die normalen CO-Hb-Werte liegen nach SJÖSTRAND (1949) und nach ENGSTEDT (1957) meist zwischen 0,4 und

0,6%, nach Hallberg (1955) etwas tiefer (prozentuale Sättigung des Hämoglobins mit CO). Die Methode soll bei vorhandenen Möglichkeiten zu gasanalytischen Arbeiten weniger Zeit als die Bestimmung der gesamten Urobilinkörper erfordern; sie ist auch weniger Störfaktoren (unvollständige Stuhlsammlung, Dysbakterie des Darmes usw.) unterworfen als diese. Trotzdem wird sie bisher nur in wenigen Laboratorien angewandt.

**Haptoglobinspiegel.** Das 1939 zuerst von Jayle beschriebene Haptoglobin, ein Mucoproteid der $\alpha_2$-Fraktion, vermag in vitro wie in vivo freies Hämoglobin in einem bestimmten molaren Verhältnis zu binden. Verschiedene Bestimmungsmethoden für das Haptoglobin wurden von Jayle (1951, 1952), Laurell und

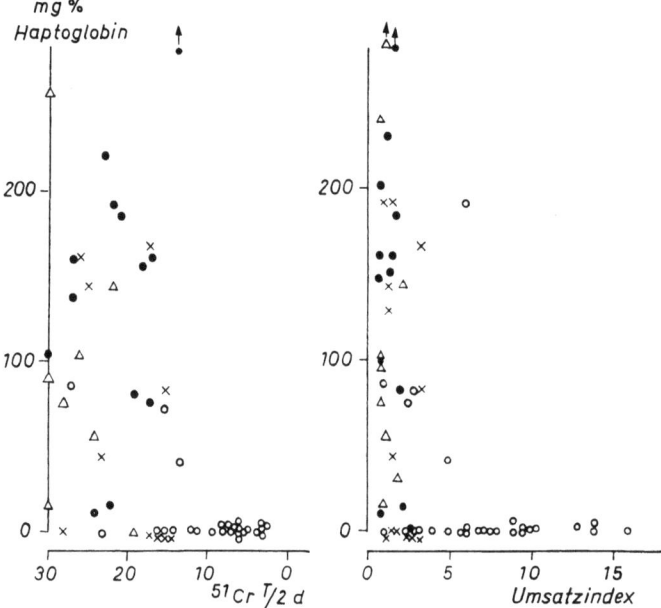

Abb. 16. Abhängigkeit des Serumhaptoglobinspiegels vom Erythrocytenumsatz. Werte unter 40 mg-% Serumhaptoglobin sind sicher pathologisch. Der Umsatzindex wurde aus den auf 100 ml Vollblut bezogenen Umsatzwerten berechnet (normal 1,0). (Nach Kluthe, Heimpel und Schubothe 1964)

Nyman (1957), Connell und Smithies (1959), Lathem und Whorley (1959) sowie Kluthe u. Mitarb. (1963, 1964) angegeben. Da der Hämoglobin-Haptoglobinkomplex relativ rasch aus dem Plasma verschwindet (Laurell und Nyman 1958), wird bei hämolytischen Erkrankungen sehr häufig eine Senkung des Plasmahaptoglobinspiegels gefunden (Nyman u. Mitarb. 1958, Allison und Rees 1957, Brus und Lewis 1959, Reerink-Brongers u. Mitarb. 1962, Whitten 1962, Kluthe u. Mitarb. 1964). Nach den Angaben von Brus und Lewis (1959) sowie von Kluthe u. Mitarb. (1964) ist bei mindestens auf das 3—4fache erhöhtem Erythrocytenumsatz in der Regel eine Ahaptoglobinämie vorhanden. Ein vorzeitiger Hämoglobinabbau im Sinne einer ineffektiven Erythropoese scheint nach einigen Beobachtungen (Owen u. Mitarb. 1960, Heimpel und Kluthe 1964) ebenfalls den Haptoglobinspiegel zu senken. Aber auch bei Leber- oder Nierenerkrankungen kommen erniedrigte Haptoglobinspiegel vor (Nyman 1959 u. a.), ohne daß der Erythrocytenumsatz nachweislich erhöht sein muß (Kluthe u. Mitarb. 1964); umgekehrt können entzündliche Prozesse die Haptoglobinproduktion im Rahmen der allgemeinen Entzündungsreaktion steigern. Die Ergebnisse der Haptoglobinbestimmung sind also vieldeutig und dürfen nur

unter Berücksichtigung weiterer Serumbefunde zur Beurteilung des Erythrocytenumsatzes herangezogen werden.

**Zusammenfassung.** Die besprochenen Methoden sind in Tabelle 2 noch einmal übersichtlich zusammengestellt worden. Wie bereits erwähnt, erhält man
genaue Einblicke in die Dynamik des Erythrocytenumsatzes am besten mit der
gleichzeitigen Anwendung mehrerer Methoden; die Umsatzgröße wird am günstigsten als Index in Vielfachen des Normalwertes angegeben (z. B. Produktions-

Tabelle 2. *Methoden zur Erfassung des Erythrocytenumsatzes*

| | Umsatzgröße | | Umsatzzeit |
| --- | --- | --- | --- |
| | Produktion | Destruktion | |
| Totale Ery-thropoese | Anzahl der roten Knochenmarksvor-stufen Plasmaeisenumsatz | Urobilinkörperausschei-dung Endogene CO-Bildung Serumbilirubin Haptoglobin | |
| Effektive Erythro-poese | Absolute Reticulocyten-zahl Radioeisenutilisation bzw. Hämoglobin-Eisenumsatz | | Direkte Ery-Lebenszeit-bestimmung (ASHBY, $^{51}$Cr, DF$^{32}$P) Relative Reticulocyten-zahl |

$$\text{index aus der Reticulocytenzahl} = \frac{\text{Reticulocyten/mm}}{50\,000}\Big) \text{ (GIBLETT u. Mitarb. 1956).}$$
Alle normalen Indexwerte haben dabei den Wert 1,0; die auf Grund verschiedener
Untersuchungsmethoden ermittelten Indices können direkt miteinander ver-
glichen werden.

Unter den hier besprochenen Untersuchungsmethoden sind für die klinisch-
hämatologische Diagnostik vor allem die Sternalmarkauszählung, die Reticulocytenzählung, die Serumhaptoglobinbestimmung und die Ermittlung der Erythrocytenlebensdauer mit Radiochrom geeignet. Dagegen wird die Messung der
Urobilinkörperausscheidung, die Untersuchung mit Radioeisen, die Messung der
endogenen CO-Bildung und die Erythrocytenlebenszeit-Bestimmung mit DF$^{32}$P
oder der Ashby-Technik vorwiegend wissenschaftlichen Fragestellungen vorbehalten bleiben, vor allem weil diese Methoden teilweise einen erheblichen
apparativen und zeitlichen Aufwand verlangen.

### c) Normaler Erythrocytenumsatz

Die mittlere Erythrocytenlebenszeit, d. h. die durchschnittliche Verweildauer
der roten Zellen in der Blutbahn beträgt beim gesunden Menschen 100—130 Tage.
Etwa 0,8% der zirkulierenden roten Blutkörperchen werden also täglich abgebaut
und durch neue ersetzt. Zu Anfang dieses Jahrhunderts wurde den Erythrocyten
nur eine Lebenszeit von wenigen Wochen zugebilligt, da man einer kernlosen
Zelle keine aktiven Stoffwechselvorgänge und damit keine längere Lebensfähigkeit zutraute. Entblutungs- und Transfusionsversuche an Hunden, bei denen die
zur Normalisierung des Blutbildes notwendigen Zeiten bestimmt wurden, schienen
diese Vorstellungen zu bestätigen. Erstaunlicherweise konnten sie sich bis in
neuere Zeit halten und wurden z. B. noch 1938 von Hämatologen wie ISAACS
(s. auch ASHBY 1948) vertreten, obwohl ASHBY (1919) sowie WEARN u. Mitarb.
(1922) mit Hilfe der Differentialagglutinationstechnik die maximale mittlere

Erythrocytenlebenszeit mit 130 Tagen richtig angegeben hatten und in Deutschland LICHTENSTEIN und TERWEN (1925) sowie HEILMEYER u. Mitarb. (HEILMEYER und OETZEL 1931, HEILMEYER und WESTHÄUSER 1932) auf Grund ihrer Farbstoffwechsel- und Reticulocytenuntersuchungen zu Schätzungen gleicher Größenordnung gelangt waren.

In Tabelle 3 ist eine Reihe von bei gesunden Menschen erhobenen Untersuchungsergebnissen zusammengestellt, wobei aus den Angaben der Literatur diejenigen ausgewählt wurden, die sich auf gesunde freiwillige Versuchspersonen, nicht auf „hämatologisch normale" Krankenhauspatienten beziehen. Soweit in den betreffenden Arbeiten angegeben, wurden die Resultate vorwiegend an männlichen Individuen gewonnen. Man erkennt, daß die Ergebnisse der ver-

Tabelle 3. *Übersicht über die aus der Literatur bekannten Normalwerte für die Erythrocytenlebenszeit*

| Autor | Anzahl der Normalpersonen | Methode | MLZ der Ery Tage | |
|---|---|---|---|---|
| | | | Mittel | Bereich |
| WIENER (1934) . . . . . . . . . | 10 | Differential agglutination[1] | — | 90—120 |
| CALLENDER u. Mitarb. (1945) . . . . | 3 | Differential-agglutination | 120 | 114—126 |
| SHEMIN und RITTENBERG (1946) . . | 1 | $^{15}$N-Glycin | 127 | — |
| CALLENDER u. Mitarb. (1947) . . . . | 6 | Differential-agglutination | 122 | 117—129 |
| LONDON u. Mitarb. (1949) . . . . . | 2 | $^{15}$N-Glycin | — | 109—120 |
| EADIE und BROWN (1955) . . . . . | 2 | Differential-agglutination | 122 | 114—129 |
| POLLYCOVE u. Mitarb. (1956) . . . . | 6 | DF$^{32}$P | — | 105—125 |
| BOVE und EBAUGH (1958) . . . . . | 8 | DF$^{32}$P | 125 | ±11 |
| EERNISSE u. VAN ROOD (1961) . . . | 9 | DF$^{32}$P | — | 113—132 |
| POLLYCOVE und MORTIMER (1961) . . | 13 | $^{59}$Fe | 117 | ±7,5 |
| GARBY (1962). . . . . . . . . . | 6 | DF$^{32}$P | 122 | 106—142 |
| HEIMPEL u. Mitarb. (1964b) . . . . | 10 | DF$^{32}$P | 116 | ±7,5 |

[1] Keine Einzelheiten über die Versuchspersonen angegeben.

schiedenen Methoden gut übereinstimmen und die Mittelwerte der durchschnittlichen Erythrocytenlebenszeit in den einzelnen Versuchsgruppen zwischen 115 und 125 Tagen liegen. Der Streubereich der Normalwerte schließt die biologische Variation und die Fehlerbreite der betreffenden Methode ein. Eigene Untersuchungen an gesunden Studenten (HEIMPEL u. Mitarb. 1964b, FINKE 1964) ergaben mit der DF$^{32}$P-Methode (s. S. 306) einen Normalbereich von 100 bis 130 Tagen (doppelte Standardabweichung, d. h. etwa 95% der zu erwartenden Ergebnisse), der etwa den in Tabelle 3 erwähnten Befunden anderer Autoren entspricht.

Nach CALLENDER u. Mitarb. (1947), R. BERLIN (1951) sowie HOLLINGSWORTH und HOLLINGSWORTH (1955) soll die mittlere Erythrocytenlebenszeit bei Frauen etwas kürzer sein als bei Männern und etwa 110 gegen 120 Tage bei den letzteren betragen. Da diese Angaben nicht auf systematischen vergleichenden Untersuchungen an einer genügend großen Anzahl von Versuchspersonen beruhen, ist ein abschließendes Urteil über die Frage der Geschlechtsdifferenzen in bezug auf die Erythrocytenlebenszeit heute nicht möglich. Die eventuellen Unterschiede sind auf jeden Fall so gering, daß sie in der hämatologischen Diagnostik keine Rolle spielen.

Bei Kindern jenseits des Säuglingsalters ist die Erythrocytenlebenszeit nach vergleichenden Untersuchungen mit der Radiochrommethode ebenso lang wie bei

Erwachsenen (REMENCHIK u. Mitarb. 1958, RASCH u. Mitarb. 1958); dagegen ist nach HOLLINGSWORTH (1955) die Lebensdauer fetaler Erythrocyten wesentlich kürzer.

Dem normalen menschlichen Erythrocytenabbau liegt eine Alterung der Blutzellen zugrunde, die sich biochemisch in einer Abnahme der Enzymaktivität (ALLISON und BURN 1955), z. B. in einer Abnahme der reduzierenden Fermente mit Anstieg des Methhämoglobingehaltes (WALLER u. Mitarb. 1959) äußert. Diese Alterungsprozesse begrenzen die „potentielle Lebenserwartung" (potential life span, EADIE und BROWN 1953) jeder roten Blutzelle auf etwa 120 Tage. Normalerweise geht beim Menschen kein meßbarer Anteil der Erythrocyten vor Erreichen der potentiellen Lebenserwartung zugrunde, im Gegensatz zu manchen Tierarten, bei denen eine „altersunabhängige Elimination" (random destruction) der roten Blutkörperchen aus der Blutbahn im Vordergrund der Hämokatherese steht (EADIE und BROWN 1953, EADIE u. Mitarb. 1960, HEIMPEL u. Mitarb. 1964 b). Die *mittlere Erythrocytenlebenszeit* ist beim gesunden Menschen also der *potentiellen Lebenserwartung* der Erythrocyten zahlenmäßig gleich. Dementsprechend sind Absterbekurven normaler menschlicher Erythrocyten im Kreislauf des Gesunden linear, wenn eine altersgemischte Zellpopulation verfolgt wird, wie dies z. B. bei der Ashby- oder der DF$^{32}$P-Methode der Fall ist (Abb. 17); bei Markierung einer alterseinheitlichen Erythrocytenpopulation z. B. mit $^{15}$N-Glycin bleibt die Isotopenkonzentration über etwa 120 Tage konstant, um dann steil abzufallen (SHEMIN und RITTENBERG 1946). Es ist dabei biologisch verständlich, daß nicht jede Einzelzelle genau die gleiche potentielle Lebenserwartung hat, sondern daß bei jedem Individuum eine gewisse Variation der Erythrocytenlebenszeit um einen Mittelwert zu beobachten ist. Nach MOLLISON (1961), EADIE und BROWN (1953, 1955) sowie POLLYCOVE u. Mitarb. (1956) ist diese Variation auf etwa 10% des Mittelwerts zu schätzen: Bei einer mittleren Erythrocytenlebenszeit von 120 Tagen erreichen also 95% aller Einzelzellen tatsächlich ein Lebensalter von 108—132 Tagen (MOLLISON 1961).

Eine gewisse zusätzliche altersunsystematische Erythrocytenelimination scheint aus bisher unbekannten Gründen bei einzelnen gesunden Menschen, besonders bei Frauen, vorzukommen, wobei der Blutverlust durch die Menstruation zur Erklärung allein nicht ausreicht (CALLENDER u. Mitarb. 1947, EADIE und BROWN 1955).

Die normale Umsatzgröße, d. h. die täglich auf- und abgebaute Erythrocytenmenge, kann aus der mittleren Erythrocytenlebenszeit und dem gesamten Erythrocytenvolumen errechnet werden. Nimmt man bei einem 70 kg schweren Mann ein Erythrocytenvolumen von 2100 ml gepackter Erythrocyten an (30 ml/kg Körpergewicht), so ergibt sich ein täglicher Umsatz von 17 ml Erythrocyten oder 6—7 g Hämoglobin. Naheliegenderweise ist die Umsatzgröße vom Körpergewicht bzw. dem Gesamtblutvolumen abhängig. Dem obengenannten Beispiel entspricht ein Erythrocytenumsatz von 0,25 ml/kg bzw. von 0,4 ml/100 ml Vollblut und ein peripherer Hämoglobinumsatz von 0,09 g/kg bzw. von 0,13 g/100 ml Vollblut. Zu ähnlichen Schätzungen kamen auch CROSBY (1955), GIBLETT u. Mitarb. (1956) u. a. POLLYCOVE und MORTIMER (1961) berechneten aus Eisenstoffwechseluntersuchungen an 13 Normalpersonen ebenfalls eine tägliche Hämoglobinproduktion von 0,13 g/100 ml Vollblut. Bei Frauen dürfte der auf das Körpergewicht oder das Gesamtblutvolumen bezogene Erythrocytenumsatz entsprechend den niedrigeren Erythrocyten- und Hämoglobinwerten etwas kleiner sein als bei Männern. Statistische Angaben über den normalen Erythrocytenumsatz sind bisher nicht möglich, da entsprechende Untersuchungen an einer genügend großen Anzahl von Personen verschiedenen Geschlechts und Alters nicht vorliegen.

Es wurde an anderer Stelle bereits erwähnt, daß die *totale* Erythropoese nicht unbedingt mit der *effektiven* Erythropoese identisch sein muß, sondern daß unter bestimmten Bedingungen hämoglobinhaltige rote Vorstufen bereits im Knochenmark wieder zugrunde gehen können. Nach den Untersuchungen von London u. Mitarb. (1950), Gray u. Mitarb. (1955), Watson J. G. III (1955) u. a., die nach Gabe von $^{15}$N-Glycin einen teilweisen Einbau des Isotops in Sterkobilin schon nach wenigen Tagen beobachten konnten, lag es nahe, auch physiologischerweise eine ins Gewicht fallende ineffektive Erythropoese anzunehmen. Auf der anderen Seite konnten Israels u. Mitarb. (1963) neuerdings zeigen, daß $^{15}$N-Glycin schon wenige Stunden nach der Applikation im Bilirubin der Galle erscheint, während im Häm der peripheren Erythrocyten und des Knochenmarks noch kein schwerer Stickstoff nachweisbar ist. Mindestens ein Teil des initial markierten Bilirubins bzw. Sterkobilins muß danach ohne Umweg über zellgebundenen Blutfarbstoff gebildet worden sein, so daß die erstgenannten Untersuchungsergebnisse für eine physiologische ineffektive Erythropoese nicht beweisend sind. Ein Erythroblastenabbau im Knochenmark, wie er in den Erythrocytenmodellen von Stohlman (1959) und Laitha und Oliver (1960) postuliert wird, kann nur für einen geringen Prozentsatz des totalen Hämoglobinumsatzes beim gesunden Menschen verantwortlich sein.

Der Abbau der Erythrocyten, die ihr potentielles Lebensalter erreicht haben, geht im Gewebe des reticuloendothelialen Systems vor sich, vielleicht nach vorheriger Fragmentation der Zellen (Rous und Robertson 1917, Rous 1923). Der Anteil, der den einzelnen Organen dabei zukommt, ist beim Menschen bisher nicht genau bekannt. Sicherlich spielt die normale Milz nicht die beherrschende Rolle im Erythrocytenabbau, die ihr mangels anderer bekannter Funktionen früher zugeschrieben wurde. Bei Kaninchen und Meerschweinchen wird die Hauptmasse der zugrunde gehenden Erythrocyten in der Leber und vor allem im Knochenmark abgefangen (Miescher 1956, Ehrenstein und Lockner 1958, 1959); diese Befunde können aber bei der obenerwähnten Verschiedenheit der verschiedenen Species in bezug auf den Mechanismus der Erythrocytenelimination nicht einfach auf die Verhältnisse beim Menschen übertragen werden. Eine intravasale Hämolyse spielt beim normalen Erythrocytenabbau sicher keine wesentliche Rolle (Garby und Noyes 1959).

## d) Pathologische Veränderungen des Erythrocytenumsatzes

Jede Anämie kann als Störung des Erythrocytenumsatzes aufgefaßt werden, die durch die physiologischen Regelvorgänge, welche auf die Erhaltung des normalen Blutbildes gerichtet sind, nicht mehr voll ausgeglichen werden kann. Es wurde bereits erwähnt, daß eine Veränderung der Produktionsgröße, der mittleren Verweildauer der Erythrocyten in der Blutbahn oder beides für die Umsatzstörung verantwortlich sein können. Es ergibt sich also von der quantitativen erythrokinetischen Betrachtung her eine sinnvolle Einteilung der Anämien, die besonders in Hinsicht auf die beschriebenen methodischen Fortschritte der neueren funktionellen Hämatologie neben die Klassifikation nach morphologischen (z. B. nach makro-, mikro- und normocytären Anämien) und pathogenetischen (z. B. Mangelanämie, Blutungsanämie usw.) Gesichtspunkten zu stellen ist. Sinnvollerweise wird eine solche Klassifikation auch die entgegengerichtete Bilanzstörung der Polyglobulie und den Sonderfall der kompensierten Hämolyse ohne Anämie umfassen. Eine Einteilung der Störungen des roten Blutbildes nach quantitativen erythrokinetischen Gesichtspunkten soll nicht klinisch bewährte, wenn auch logisch inhomogen klassifizierte Krankheitsbegriffe ersetzen, sondern

Tabelle 4. *Erythrocytenproduktion und Erythrocytenlebenszeit bei verschiedenen Erkrankungen des erythrocytären Systems*

| | Erythrocyten-Produktion | Erythrocyten-Lebenszeit | Krankheitsbild |
|---|---|---|---|
| Polyglobulie | erhöht | normal oder verkürzt | Polycythaemia vera, symptomatische Polyglobulie |
| Normal | normal | normal | Gesunde |
| | erhöht | verkürzt | voll kompensierte Hämolyse oder chronische Blutung (selten) |
| Anämie | stark erhöht | stark verkürzt | hämolytische Anämie (hereditäre Sphärocytose, erworbene h.A. etc.), Blutungsanämie |
| | normal oder erniedrigt | stark verkürzt | aplastische Krise einer hämolytischen Anämie |
| | normal oder etwas erhöht | verkürzt | relative KM-Insuffizienz bei sekundären Anämien, Panmyelopathie, Thalassämie etc. |
| | erniedrigt | normal oder leicht verkürzt | schwerer Eisen- oder Vitamin $B_{12}$-Mangel, Panmyelophthise |
| | erloschen | normal oder verkürzt (Fremderys) | vollständige Panmyelophthise oder Erythroblastophthise |

ein besseres Verständnis der Pathogenese der verschiedenen Anämieformen liefern und eine vorläufige Einordnung bei Erkrankungen unklarer Ätiologie ermöglichen. Tabelle 4 gibt eine solche schematische Einteilung der Störungen des roten Blutbildes, wobei jeweils typische hämatologische Krankheitsbilder als Beispiele aufgeführt sind. Selbstverständlich bestehen fließende Übergänge zwischen den einzelnen hier aufgestellten Typen der Bilanzstörung, eine vollständige Beschreibung des Erythrocytenumsatzes ist nur durch zahlenmäßige Angabe von Erythrocytenlebenszeit und Produktions- bzw. Destruktionsgröße möglich.

In Tabelle 5 sind die Umsatzwerte bei einigen typischen Erkrankungen zahlenmäßig dargestellt, die Angaben beruhen auf eigenen erythrokinetischen Messungen.

Tabelle 5

| | Erythrocyten-Volumen ml | *P* ml/Tag | *D* ml/Tag | Mittlere Lebenszeit Tage |
|---|---|---|---|---|
| Normal . . . . . . | 2200 | 20 | 20 | 110 |
| Reine arregener. Anämie . . . . . | 700 | 7 | 7 | 100 |
| Aplastische Anämie mit hämolytischer Komponente . . | 750 | 15 | 15 | 50 |
| Hämolytische Anämie . . . . . . | 1200 | 120 | 120 | 10 |
| Polycythämie . . . | 3000 | 30 | 30 | 100 |

Es ist im Auge zu behalten, daß infolge der notwendigen Regulationsmechanismen die beiden variablen Größen (Umsatzzeit und Umsatzgröße) voneinander abhängig sind, wobei allerdings nach allgemeiner Übereinstimmung nur die Erythrocytenproduktion sinnvoll geregelt werden kann. Das Spektrum der Bilanzstörungen wird außerdem dadurch eingeschränkt, daß die Erythrocytenlebenszeit nur in einer Richtung, nämlich im Sinne einer Verkürzung pathologisch verändert werden kann. Ältere Beobachtungen, nach denen z. B. bei Hypothyreose (RECHENBERGER zitiert nach HEILMEYER und BEGEMANN 1951) oder bei aplastischen Anämien (TISCHENDORF u. Mitarb. 1950) die Erythrocytenlebensdauer verlängert sein soll, haben sich mit den modernen Untersuchungsmethoden nicht bestätigen lassen (z. B. MCCLELLAN u. Mitarb. 1958). Tierexperimentell wurde eine Verlängerung der Erythrocytenlebenszeit nur beim Murmeltier während des Winterschlafs beobachtet (BRACE 1953). Auf gewisse Zusammenhänge zwischen erythrocytärer Umsatzgeschwindigkeit und allgemeiner Stoffwechselgröße weist auch die Tatsache hin, daß die längsten Erythrocytenlebenszeiten von über 800 Tagen mit Hilfe $^{14}$C-markierter Verbindungen bei Kröten und Schildkröten festgestellt worden sind (ALTLAND und BRACE 1962). Splenektomie soll bei Ratten eine gewisse Verlängerung der Erythrocytenlebensdauer gegenüber dem Normalwert bewirken (BELCHER und HARRIS 1958). An Hunden (WALDMANN, WEISSMANN und BERLIN 1960) und Kaninchen (MIESCHER 1956) konnte dieser Befund nicht bestätigt werden, beim Menschen findet man keine Veränderungen nach der Entfernung einer traumatisch geschädigten Milz (SCHLEGEL und BÖTTNER 1954).

## Polycythämie und Polyglobulie

Bei der Polycythaemia vera kann das zirkulierende Erythrocytenvolumen bis zu Werten von 80 ml/kg Körpergewicht, also bis auf mehr als das Doppelte der Norm erhöht sein. Bei der symptomatischen Polyglobulie ist die Erythrocytenvermehrung meist weniger stark ausgeprägt. Bei beiden Erkrankungen kommt die Vermehrung der zirkulierenden Erythrocytenmenge allein durch eine pathologisch erhöhte Erythrocytenproduktion zustande, die in einer erheblichen Zunahme der roten Knochenmarksvorstufen mit Ausbreitung des roten Marks in die Röhrenknochen und in einer Erhöhung der absoluten Reticulocytenzahlen deutlich wird. Auch der Plasmaeisenumsatz ist bei maximaler erythrocytärer Utilisation des Radioeisens erheblich gesteigert (HUFF u. Mitarb. 1950, HORST, RÖSLER und VILLANUEVA-MEYER 1963). Die erhöhte Destruktionsrate äußert sich in einer gelegentlich zu beobachtenden Hyperbilirubinämie und einer absoluten Vermehrung der täglichen Urobilinkörperausscheidung (HEILMEYER und BEGEMANN 1951). Eine Verlängerung der Erythrocytenüberlebenszeit über den Normalwert hinaus, wie sie auf Grund von Farbstoffwechseluntersuchungen früher diskutiert wurde (HEILMEYER und BEGEMANN 1951), konnte bei direkter Lebenszeitbestimmung niemals nachgewiesen werden. Bei einem Teil der Fälle von echter Polycythämie ist die Erythrocytenlebensdauer, am ehesten auf der Basis eines corpusculären Hämolysefaktors, sogar deutlich verkürzt, während sie bei der Höhenpolyglobulie immer normal sein soll (BERLIN, LAWRENCE und LEE 1951, POLLYCOVE und LAWRENCE 1958, REYNAFARJE u. Mitarb. 1959, RICHTER und BRÜSCHKE 1959, POLLYLOVE u. Mitarb. 1966). Die Erhöhung der Umsatzgröße kann also noch wesentlich stärker sein, als im Ausmaß der Erythrocytenvermehrung deutlich wird. Obwohl genaue Zahlenangaben nicht vorliegen, läßt sich aus den Einzelbefunden der obengenannten Autoren abschätzen, daß maximal eine Steigerung auf etwa das 5fache des Normalwertes vorkommt, die effektive Erythrocytenproduktion also nicht ganz die bei schweren regeneratorischen hämolytischen Anämien beobachteten Werte erreicht.

## Hämolytische Erkrankungen

Die hämolytischen Erkrankungen sind durch eine ausgeprägte primäre Verkürzung der mittleren Erythrocytenlebenszeit mit kompensatorischer Erhöhung der Umsatzgröße durch gesteigerte effektive Erythrocytenproduktion charakterisiert. Da im klinischen Erscheinungsbild die durch den beschleunigten Blutabbau verursachte Anämie einerseits, die durch den erhöhten Hämoglobinumsatz verursachte Hyperbilirubinämie andererseits besonders auffällig sind, werden häufig die Begriffe „hämolytische Anämie" oder „hämolytischer Ikterus" synonym gebraucht. Die Beschleunigung des Erythrocytenabbaus braucht jedoch nicht in jedem Fall mit Anämie und Ikterus einherzugehen, worauf besonders CROSBY (CROSBY und AKEROYD 1952, CROSBY 1955) aufmerksam gemacht hat: Die gesteigerte Hämolyse wird in manchen Fällen durch die gesteigerte Erythropoese voll kompensiert, und die Ausscheidungsfähigkeit der Leber kann so gut sein, daß der Serumbilirubinspiegel trotz des erhöhten Bilirubinumsatzes nicht ansteigt.

Die im Zentrum der Pathogenese der hämolytischen Erkrankungen stehende Verkürzung der mittleren Erythrocytenlebenszeit kann auf der Bildung minder-

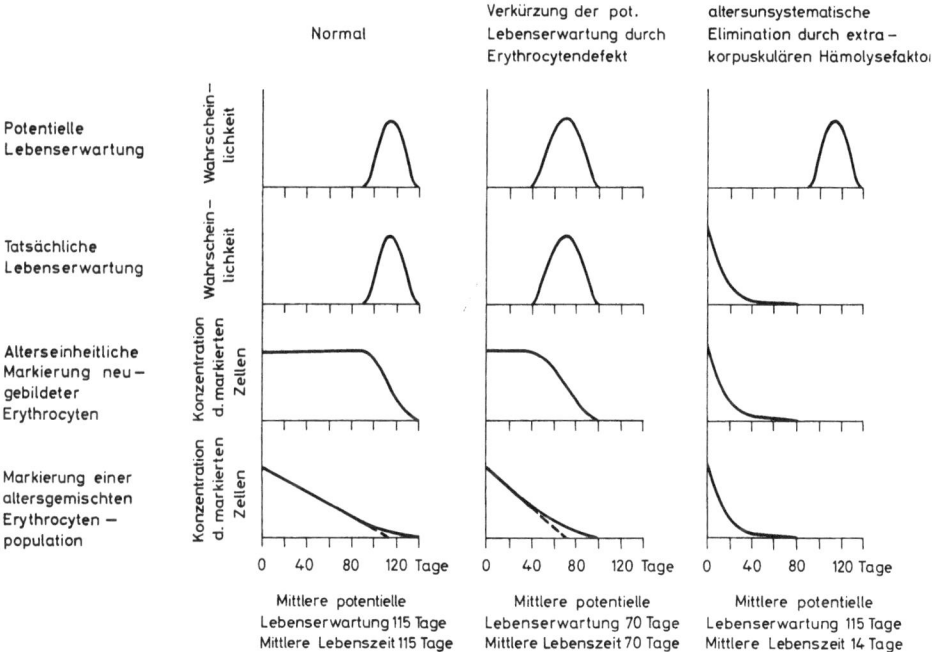

Abb. 17. Schematische Darstellung der Kinetik der Erythrocytendestruktion

wertiger Erythrocyten im Knochenmark oder auf dem Auftreten schädigender Serumsubstanzen, also auf corpusculären oder extracorpusculären Hämolysefaktoren beruhen. Im ersten Fall ist die potentielle Lebenserwartung (s. S. 547) der roten Blutkörperchen durch morphologische oder metabolische Anomalien beeinträchtigt. Die Verweildauer der einzelnen Zellen in der Blutbahn ist (wie unter normalen Bedingungen) etwa gleich, wenn auch im Mittel kürzer als normal. Die Abbaukurven einer altersgemischten Erythrocytenpopulation verlaufen annähernd linear, aber steiler als beim Gesunden (s. Abb. 17). Solche Kurven werden z. B. bei manchen Patienten mit nichtsphärocytärer kongenitaler hämolytischer Anämie (KÄHLER, FRANZ und SCHUBOTHE 1960, DACIE 1961, HEIMPEL, FINKE und KEIDERLING 1964), mit Hämoglobinanomalien (DACIE 1961) und mit paroxysmaler nächtlicher Hämoglobinurie (HEIMPEL, FINKE und KEIDERLING 1964) beobachtet. Häufiger als bei den hämolytischen Erkrankungen im engeren Sinne ist eine Verkürzung der potentiellen Lebenserwartung der Erythrocyten bei der perniziösen Anämie (LOUTIT 1946; SINGER, KING und ROBIN 1948) sowie bei verschiedenen sekundären Anämien (EERNISSE und VAN ROOD 1961, SCHLEGEL und BÖTTNER 1951; HEIMPEL, FINKE und KEIDERLING 1964). Bei manchen hämolytischen Erkrankungen, z. B. bei der paroxysmalen nächtlichen Hämoglobinurie, der Thalassämie und einzelnen Fällen nichtsphärocytärer hämolytischer Erkrankung können ebenso wie bei der kongenitalen Porphyrie mit Hämolyse mehrere Erythrocytenpopulationen verschiedener potentieller Lebenserwartung gebildet werden (BAILEY und PRANKERD 1958; LETMAN 1959, MOLLISON 1961; DACIE 1961; HEIMPEL, FINKE und KEIDERLING 1964, HEIMPEL u. Mitarb. 1967), was sich in einem zweiphasigen Verlauf der Erythrocytenlebenszeitkurven äußert. Allerdings kann aus einem solchen Kurvenverlauf, besonders bei Verwendung der Radiochrommethode, nicht immer mit Sicherheit ermittelt werden, ob tatsächlich verschiedene Erythrocytenpopulationen vorhanden sind oder ob nur eine abnorm weite und unregelmäßige Verteilung der einzelnen Erythrocytenlebenszeiten um den jeweiligen statistischen Mittelwert vorliegt. Die schwierigen mathematischen und biologischen Probleme solcher Kurvenanalysen wurden ausführlich von DORNHORST (1951) und EADIE und BROWN (1953) dargestellt.

Häufiger als eine Verminderung der potentiellen Lebenserwartung findet man bei hämolytischen Anämien einen vorzeitigen Abbau der roten Blutkörperchen ohne Rücksicht auf ihr Lebensalter (random destruction). So wird bei der autoimmunhämolytischen Anämie eine bestimmte Zellmenge in der Zeiteinheit durch die antierythrocytären Autoantikörper zerstört, wobei junge und alte Zellen statistisch gleichmäßig betroffen werden. Die *mittlere* Erythrocytenlebensdauer ist trotz normaler potentieller Lebenserwartung der Zellen von 120 Tagen je nach der Intensität des hämolytischen Faktors mehr oder weniger stark vermindert. Die Abbaukurve einer altersgemischten Erythrocytenpopulation ist nicht mehr linear, sondern nähert sich einer negativen Exponentialfunktion. Der Altersaufbau einer beliebigen Erythrocytenprobe wird zugunsten der jüngsten Zellen verschoben (s. Abb. 17). Eine solche Abbaukinetik findet sich nicht nur bei den erworbenen hämolytischen Anämien, sondern auch bei der hereditären Sphärocytose, obwohl hier ein Defekt des Zellstoffwechsels für die gesteigerte Hämolyse verantwortlich ist. Dieser scheinbare Widerspruch ist damit zu erklären, daß die Milz des Kranken quasi als „extracorpusculärer Hämolysefaktor" gegen die fehlerhaften Erythrocyten wirkt, während die potentielle Lebenserwartung der Sphärocyten im milzlosen Organismus trotz des Stoffwechseldefektes normal ist. Auch bei einem Teil der nichtsphärocytären hämolytischen Erkrankungen liegen die Verhältnisse ähnlich (DACIE und MOLLISON 1943; MOLLISON 1959, 1961; EERNISSE und VAN ROOD 1961; HEIMPEL, FINKE und KEIDERLING 1964).

Mehr als die Kinetik des Erythrocytenabbaus interessiert den Kliniker die Stärke der Erythrocytenlebenszeitverkürzung, die bei den hämolytischen Anämien je nach Art und Schwere der Erkrankung verschieden sein kann. Leichte Verkürzungen auf Werte von 60—100 Tagen kommen im Sinne einer „hämolytischen Komponente" nicht nur bei vielen Blutkrankheiten, sondern auch bei Leber- und Nierenerkrankungen, Tumoren und schweren Infekten vor (SCHLEGEL und BÖTTNER 1951; SCHMIDT und KEIDERLING 1959; LETMAN 1959; BALDINI u. Mitarb. 1959; LOCKNER 1960; BOREL u. Mitarb. 1961; KLEYENSTEIBER, WOLF und WITTE 1963 u. v. a.). $^{51}$Cr-Halblebenszeiten von 15—20 Tagen oder Reticulocytenzahlen von 30—40$^0/_{00}$ berechtigen daher für sich allein noch nicht zu der Annahme einer hämolytischen Erkrankung. Hier sind im allgemeinen stärker veränderte Umsatzwerte zu erwarten. So liegt bei der hereditären Sphärocytose die mittlere Erythrocytenlebensdauer meist zwischen 10 und 25 Tagen, die $^{51}$Cr-T/2 fast regelmäßig unter 15 Tagen (LOUTIT und MOLLISON 1946, CROSBY 1955, WEINREICH und SCHUBOTHE 1959, SCHMIDT und KEIDERLING 1959, PRIBILLA u. Mitarb. 1959, SCHLOESSER u. Mitarb. 1957, EERNISSE und VAN ROOD 1961, BALDINI u. Mitarb. 1959). Die Reticulocytenzahlen bewegen sich am häufigsten zwischen

50 und 300⁰/₀₀. Ähnlich sind die erythrokinetischen Befunde bei den nichtsphärocytären hämolytischen Erkrankungen, wobei die Variation der Erythrocyten-
lebenszeitwerte entsprechend der Inhomogenität dieser Krankheitsgruppe größer
ist als bei den Sphärocytosen. Angaben über den Erythrocytenumsatz bei nichtsphärocytären hämolytischen Anämien finden sich bei CROSBY und AKEROYD
(1952), MOTULSKY u. Mitarb. (1954), EERNISSE und VAN ROOD (1961), KÄHLER,
FRANZ und SCHUBOTHE (1960) u. a. Nach eigenen Beobachtungen führt der
metabolische Defekt der Erythrocyten nicht nur zu einer verminderten Lebensfähigkeit im peripheren Blut; er kann auch eine „Hämolyse" roter Vorstufen im
Knochenmark zur Folge haben („Kurzschlußhämolyse"), die im Sinne einer
ineffektiven Erythropoese wesentlich an der Steigerung des Hämoglobinstoffwechsels beteiligt ist. So konnten wir einige Patienten beobachten, die mit auffällig starker Hyperbilirubinämie, vermehrter Urobilinkörperausscheidung, starker
Vermehrung der roten Knochenmarksvorstufen, Ahaptoglobinämie und mäßiger
Reticulocytose als hämolytische Erkrankung imponierten, bei der direkten Erythrocytenlebenszeitbestimmung jedoch nur gering verkürzte Werte aufwiesen.

Teilweise extreme Beschleunigungen des Erythrocytenumsatzes finden sich
bei den erworbenen, extracorpusculär bedingten hämolytischen Anämien. In
Einzelfällen werden hier relative Reticulocytenzahlen bis zu 800⁰/₀₀ mit starker
Linksverschiebung der Reticulocytenformel erreicht. Bei der direkten Ery-
cytenlebenszeitbestimmung mit Radioisotopen finden sich in diesen Fällen Werte
von nur wenigen Tagen (JANDL u. Mitarb. 1956; SCHLOESSER u. Mitarb. 1957;
PRIBILLA u. Mitarb. 1959; LEWIS, SZUR und DACIE 1960; SCHMIDT und KEIDER-
LING 1960; DACIE 1960; HEIMPEL 1964; u. a.). Wir beobachteten die stärksten
Lebenszeitverkürzungen im floriden Stadium chronischer hämolytischer Anämien
durch Wärmeautoantikörper und klinisch ähnlicher Krankheitsbilder ohne
sicheren Autoantikörpernachweis. Selbstverständlich existieren hier alle Aus-
prägungen bis zu geringen Hämolysen, die überhaupt nur mit Isotopenmethoden
zu erkennen sind. Bei der Kälteagglutininkrankheit kommen so extreme Beschleunigungen des Blutumsatzes wie bei den oben erwähnten Erkrankungen
anscheinend nicht vor. Bei akuten Hämolysen durch Gifte, hämolysierende
Antikörper etc. läßt sich die mittlere Umsatzzeit nicht angeben, da es nicht
zur Einstellung eines neuen Fließgleichgewichts kommt; man kann hier lediglich
abschätzen, ein wie großer Teil der zirkulierenden Erythrocyten im hämolytischen Schub zugrunde gegangen ist. Während sich die pathogenetisch zentrale Verkürzung der Erythrocytenlebensdauer zunächst nur in dem viel-
deutigen Symptom der Anämie äußert, ist das klinische Erscheinungsbild der
hämolytischen Erkrankungen durch die sekundäre Erhöhung der Umsatzrate
der Erythrocyten und des Hämoglobins charakterisiert. Der beschleunigte
Erythrocytenabbau führt über die an anderer Stelle ausführlich besprochenen Regulationsmechanismen zu einer Funktionssteigerung des erythropoetischen Knochenmarks, die sich bei akut einsetzender Hämolyse mit einer
Verzögerung von einigen Tagen zuerst in einem Anstieg der Reticulocytenzahl
manifestiert. Bei Fortwirken des hämolytischen Prozesses stellt sich schließlich
ein neues Fließgleichgewicht mit gleichermaßen erhöhter Produktions- und Destruktionsrate ein, falls die Geschwindigkeit des Erythrocytenabbaus die Reservekapazität des Knochenmarks nicht zu stark übersteigt. Die Anzahl der roten
Knochenmarksvorstufen ist als notwendiger Ausdruck der gesteigerten Erythrocytenproduktion bei vermehrter Zelldichte erhöht, das rote Knochenmark breitet
sich auf Kosten des Fettmarks in die großen Röhrenknochen aus. Die endogene
CO-Bildung (ENGSTEDT 1957) und der Plasma- bzw. Hämoglobineisenturnover
zeigen stark erhöhte Werte (GIBLETT u. Mitarb. 1956, BOTHWELL u. Mitarb. 1956).

Die konsekutiv gesteigerte Destruktionsrate äußert sich in einer Hyperbilirubin-
ämie bei Urobilinogenurie und Erhöhung der täglichen Urobilinkörperausscheidung, die bis zu 2,5 g betragen kann (Bellogowna 1928, Heilmeyer 1932a,
Watson 1937b, Giblett u. Mitarb. 1956, Baldini und Pietrantoni 1957). Das
Haptoglobin ist regelmäßig unter die Nachweisgrenze abgesunken (Nyman,
Gydell und Nosslin 1958; Nyman 1959; Brus und Lewis 1959; Reerink-
Brongers u. Mitarb. 1962; Kluthe, Heimpel und Schubothe 1964). Selten
wird ein zeitweiliges Versagen der kompensatorischen Erythropoese bei kongenitalen oder erworbenen hämolytischen Anämien beobachtet (Crosby und Rapaport 1956, Meyer und Bertcher 1960, Dacie 1960), woraus selbstverständlich
eine schwere Anämie mit hohem Transfusionsbedarf resultiert.

Das Ausmaß der kompensatorischen Mehrproduktion ist nicht nur von der
Intensität des hämolytischen Prozesses, sondern auch von der Art der hämolytischen Erkrankung und in starkem Maß von individuellen Faktoren abhängig.
Bei Sphärocytosen und nichtsphärocytären kongenitalen hämolytischen Erkrankungen wird in ausgeprägten Krankheitsfällen eine Steigerung auf das 6—8fache
des Normalen erreicht, wie sich aus der mittleren Erythrocytenlebenszeit und dem
zirkulierenden Erythrocytenvolumen errechnen läßt (Crosby und Akeroyd
1952; Mollison und Dacie 1943; Motulsky u. Mitarb. 1955; Crosby 1955;
Baldini, Pietrantoni und Tizianello 1959; Gehrmann und Grobel 1961).
In Tabelle 6 sind die Umsatzwerte bei verschiedenen Patienten mit hämolytischen

Tabelle 6. *Erythrocytenumsatz bei verschiedenen hämolytischen Erkrankungen.* Die mittlere
Erythrocytenlebenszeit (MLZ) wurde mit DF$^{32}$P bestimmt. Die aus der MLZ errechnete
Erythrocytenproduktion wurde auf 100 ml Vollblut bezogen. Normalwert des Produktions-
index 1,0, Normalwert der MLZ 115 Tage. (Nach Finke 1964)

| Fall Nr. | Diagnose | MLZ | Reticuloc. | Produktionsindex aus | |
|---|---|---|---|---|---|
| | | Tage | °/$_{00}$ | MLZ | Reticuloc. |
| 15 | Autoimmunhämolytische Anämie . . . . . . | 16 | 140—214 | 6,0 | 9,8 |
| 16 | Autoimmunhämolytische Anämie . . . . . . | 10 | 218—300 | 8,3 | 13,8 |
| 17 | Autoimmunhämolytische Anämie . . . . . . | 6 | 260—380 | 15,2 | 17,8 |
| 19 | Atypische kongenitale hämolytische Anämie . | 39 | 53— 92 | 2,8 | 4,3 |
| 20 | Atypische kongenitale hämolytische Anämie . | 30 | 86— 94 | 3,3 | 5,8 |
| 21 | Hereditäre Sphärocytose . . . . . . . . . . | 14 | 172—173 | 6,1 | 11,6 |
| 22 | Paroxysmale nächtliche Hämoglobinurie . . . | 36 | 57— 65 | 2,1 | 3,0 |
| 23 | Paroxysmale nächtliche Hämoglobinurie . . . | 40 | 58— 78 | 2,1 | 3,6 |

Erkrankungen dargestellt; die Bestimmung der Erythrocytenlebenszeit wurde
mit der DF$^{32}$P-Methode durchgeführt. Typischerweise liegt der aus den Reticulocytenzahlen errechnete Produktionsindex immer über den aus der Erythrocytenlebenszeit errechneten Werten, ohne weiteres erklärbar durch die verfrühte Ausschwemmung der Reticulocyten aus dem Knochenmark infolge des stark beschleunigten Umsatzes. Trotz starker methodisch bedingter Schwankungen
stimmen die Werte der Urobilinkörpergesamtausscheidung größenordnungsmäßig
mit den aus den peripheren Umsatzdaten errechneten Werten überein (Hagen
und MacDonald 1954), es besteht also (mit den bereits erwähnten Ausnahmen
bei manchen nichtsphärocytären kongenitalen hämolytischen Anämien) keine
meßbare ineffektive Erythropoese.

Noch stärker als bei den genannten kongenitalen hämolytischen Anämien
kann der Erythrocytenumsatz bei den erworbenen hämolytischen Erkrankungen
gesteigert sein, bei denen ja in manchen Fällen extreme Verkürzungen der mittleren Erythrocytenlebenszeit auftreten. Erstaunlicherweise können einzelne

Patienten mit chronischen, erworbenen hämolytischen Anämien bei mittleren Erythrocytenlebenszeiten von weniger als 10 Tagen noch ein mit dem Leben zu vereinbarendes Erythrocytenvolumen aufrechterhalten. Nach eigenen Erfahrungen werden dabei maximale Produktionswerte vom 10—15fachen der Norm erreicht. Zu ähnlichen Zahlen kamen auch JANDL u. Mitarb. (1956), während andere Autoren eine 6—8fache Mehrproduktion, wie sie bei der hereditären Sphärocytose vorkommen, für die obere Grenze der Knochenmarkskapazität ansehen (CROSBY und AKEROYD 1952, CROSBY 1955, GIBLETT u. Mitarb. 1956).

Es ist vor allem das Verdienst von CROSBY und AKEROYD (1952), anhand ihrer Umsatzuntersuchungen bei einigen kongenitalen hämolytischen Anämien den Begriff der „maximalen Knochenmarkskapazität" klar definiert zu haben. Diese Autoren haben darauf hingewiesen, daß eine Anämie erst dann eintreten *muß*, wenn die Beschleunigung der Hämolyse die maximale Reservekapazität des Knochenmarks überschreitet, d. h. wenn die mittlere Erythrocytenlebenszeit auf Werte von unter 10 Tagen absinkt. Aus den Überlegungen von CROSBY und AKEROYD wurde später von einer Reihe von Autoren die falsche Feststellung abgeleitet, daß eine Anämie bei normaler Knochenmarksfunktion erst bei einer Beschleunigung der Umsatzzeit auf das 6—8fache eintreten *darf*, daß also jede Anämie bei geringer ausgeprägter Lebenszeitverkürzung als Zeichen einer eingeschränkten Knochenmarksfunktion anzusehen sei. Diese Auffassung ist deswegen unrichtig, weil eine wesentliche Steigerung der Erythrocytenproduktion nur unter dem adäquaten Reiz der Anämie auftritt, so daß die kompensatorische Mehrleistung des Knochenmarks bei stärkerer Hämolyse im allgemeinen hinter der Beschleunigung des Blutumsatzes zurückbleiben wird. Eine gewisse Erniedrigung der Erythrocyten- bzw. Hb-Werte tritt deswegen erfahrungsgemäß bereits bei der Verkürzung der Erythrocytenlebenszeit auf $^1/_3$—$^1/_4$ des Normalwertes auf; das Bild der voll kompensierten hämolytischen Erkrankung mit latenter Blutumsatzsteigerung ist relativ selten (DACIE 1961). Eine nur scheinbare Ausnahme bilden hier die hypochromen Anämien (chronische Blutungsanämie, Thalassaemia minor), bei denen man normale oder sogar erhöhte *Erythrocytenwerte* trotz verkürzter Verweildauer der roten Blutkörperchen in der Peripherie finden kann: Durch die niedrige Hämoglobinbeladung ist die Sauerstofftransportkapazität des Blutes eingeschränkt, was trotz normaler Erythrocytenzahl zur Reizung des erythropoetischen Knochenmarks führt.

Trotz der erwähnten Fehlinterpretation ist die Kenntnis der normalen „Reservekapazität" des erythroblastischen Gewebes für die Beurteilung seiner Funktion von größter Bedeutung. Wenn die Verkürzung der Erythrocytenlebenszeit auf 10—20 Tage bei hereditären Sphärocytosen oder chronischen erworbenen hämolytischen Anämien eine Steigerung der Erythrocytenproduktion auf das 6—8fache der Norm zur Folge hat, während eine gleich starke Lebenszeitverkürzung z. B. bei manchen Hämoglobinanomalien oder bei der nächtlichen paroxysmalen Hämoglobinurie nur mit einer Steigerung auf das 2—4fache beantwortet wird, so ist man berechtigt, im letzteren Fall von einer *relativen* Insuffizienz des Knochenmarks zu sprechen. Die erythropoetische Markfunktion wird damit im Verhältnis zu dem Bedarf an Erythrocyten bzw. Hämoglobin gesehen, der aus dem peripheren Zellverschleiß resultiert (GIBLETT u. Mitarb. 1956, MOORE 1957, COMBRISSON 1958). Eine Verminderung der Erythrocytenproduktion unter die beim Gesunden gefundenen Normalwerte wird dagegen als *absolute* Knochenmarksinsuffizienz bezeichnet. Die relative Markinsuffizienz kann verschieden ausgeprägt sein: Während z. B. bei gewissen Hämoglobinanomalien noch 4—5fache Produktionswerte erreicht werden, geht bei Panmyelopathien die Steigerung der Markproduktion nicht über das 2—3fache des Normalen hinaus.

Die Einführung eines „Kompensationsindex" (ERLANDSON u. Mitarb. 1958, 1959; McCURDY 1962) ist unnötig, da er nichts anderes ausdrückt als den Grad der im pathologischen Fließgleichgewicht stabilisierten Anämie und nichts über die funktionelle Ansprechbarkeit des erythropoetischen Knochenmarks aussagt. Auch der schon früher von WATSON angegebene R:W-(Regeneration:Wastage-)Index hat in der Anämieforschung keine Bedeutung gewonnen.

Auf den Erythrocytenumsatz bei den bisher noch nicht besprochenen Formen hämolytischer Erkrankungen soll hier nur kurz eingegangen werden, Einzelheiten sind bei der Beschreibung der einzelnen Krankheitsbilder an anderer Stelle zu finden. Bei der *paroxysmalen nächtlichen Hämoglobinurie* bleibt die Erythrocytenproduktion oft schon relativ früh hinter der intravasalen Hämolyse zurück. Wir beobachteten in einigen Fällen Produktionsraten von nur dem 2—3fachen der Norm bei erheblicher Anämie. Übergänge zur aplastischen Anämie wurden von anderer Seite beschrieben (LETMAN 1959). Auch bei den hämolytischen Syndromen auf Grund von *Hämoglobinanomalie* besteht im Verhältnis zu der Erythrocytenproduktion bei den eingangs erwähnten hämolytischen Anämien nicht selten eine relative Markinsuffizienz (WEINSTEIN u. Mitarb. 1954; FRONTALI 1954; STURGEON und FINCH 1957; ERLANDSON u. Mitarb. 1958, 1959; SPRAGUE und PATERSON 1958; VULLO und TUNIOLI 1958; PEARSON u. Mitarb. 1960, 1962; MALAMOS u. Mitarb. 1962; McCURDY 1962; HINDAWI und SUBHIYA 1963), wobei zumindest bei der Thalassämie eine ineffektive Erythropoese wesentlich beim Zustandekommen der Anämie beteiligt ist.

### Blutungsanämie

Bei chronischen Blutverlusten ist wie bei verstärkter Hämolyse die Umsatzzeit der Erythrocyten verkürzt, die Produktionsrate (Umsatzrate) zumindest bei ungestörter Knochenmarksfunktion und ausreichenden Eisenreserven erhöht. Dementsprechend hat die chronische oder subakute Blutungsanämie mit den hämolytischen Anämien die Vermehrung der roten Knochenmarksvorstufen und die Reticulocytose gemein; die durch Erythrocytenmarkierung bestimmte Erythrocytenlebenszeit erscheint im Sinne einer zusätzlichen altersunabhängigen Elimination verkürzt. Dagegen fehlen die Zeichen der erhöhten Destruktionsrate, also Hyperbilirubinämie und Urobilinogenurie; die Urobilinkörperausscheidung ist vermindert (HEILMEYER 1931b), der Haptoglobinspiegel nicht gesenkt. Nach akuten schweren Blutungen kann ein Reticulocytenanstieg bis auf 500⁰/₀₀ auftreten (HEILMEYER und BEGEMANN 1951), dessen Gipfel meist am 5.—8. Tag nach der Blutung erreicht wird (FORSSELL 1939). Bei chronischen Blutungen werden Umsatzsteigerungen dieser Größenordnung kaum erreicht, weil der Verlust notwendiger Aufbaustoffe, besonders des Eisens, die Erythropoese bei stärkeren Blutungen bald beeinträchtigt. Tierexperimentell konnte durch Hämolyse und quantitativ vergleichbare Blutverluste eine gleich starke Zunahme der Erythrocytenproduktion erzielt werden (FINCH u. Mitarb. 1949). Ältere Beobachtungen, die teleologisch sinnvoll eine regulative Verlängerung der Erythrocytenlebenszeit nach Blutungen nahelegten (HEILMEYER 1931b), haben sich nicht bestätigt; die nach Aderlaß überstürzt gebildeten Erythrocyten haben im Gegenteil eine verkürzte Lebenserwartung und gehen teilweise bereits kurze Zeit nach Verlassen des Knochenmarks zugrunde (STOHLMAN 1961, NEUBERGER und NIVEN 1951).

### Mangelanämien

Bei der *Eisenmangelanämie* werden minderwertige Erythrocyten gebildet, die sich nicht nur morphologisch und in bezug auf ihren Hämoglobingehalt von normalen Erythrocyten unterscheiden, sondern auch eine verminderte Lebensfähigkeit zeigen (RASCH u. Mitarb. 1958). Dabei ist die Umsatzrate des Hämoglobins (die wegen der starken Hypochromie nicht der Umsatzrate der Erythrocyten gleichgesetzt werden kann) vermindert, was sich in einer Herabsetzung des Plasma- und Hämoglobineisenumsatzes (KEIDERLING u. Mitarb. 1962) und der Urobilinkörperausscheidung bei erhöhtem Urobilinmauserungsindex (HEILMEYER und BEGEMANN 1951) ausdrückt. Auch bei der unbehandelten *perniziösen Anämie* ist die Erythrocytenlebenszeit deutlich verkürzt, wenn auch nicht so stark wie bei den hämolytischen Anämien (LOUTIT 1946, SINGER u. Mitarb. 1948, FINCH u. Mitarb. 1956, JANDL u. Mitarb. 1956). Trotz einer Erniedrigung der absoluten Reticulocytenzahlen (MINOT, MURPHY und STETSON 1928; HEILMEYER 1932b u. v. a.) ist die endogene CO-Bildung und die Urobilinkörperausscheidung ebenso wie bei hämolytischen Anämien erheblich vermehrt, in extremen Fällen bis zu 1000 mg/Tag (ADLER und BRESSEL 1927, BELLOGOWNA 1928, HEILMEYER 1932b, WATSON 1937a, HALLBERG 1955). Man muß also neben der mäßigen Umsatzbeschleunigung eine erhebliche ineffektive Erythropoese annehmen, eine Ansicht, die unter vergleichender Anwendung verschiedener Methoden von FINCH u. Mitarb. (1956) und GIBLETT u. Mitarb. (1956) bewiesen werden konnte. Auf die Steigerung der totalen Erythropoese weist auch die massive Vermehrung der roten Knochenmarksvorstufen sowie die Senkung des Haptoglobinspiegels hin, die durch die Steigerung des peripheren Hämoglobinumsatzes allein nicht zu erklären ist (OWEN u. Mitarb. 1960, NYMAN u. Mitarb. 1958).

### Myelopathien

Die *Panmyelopathie* oder *aplastische* Anämie wurde früher als reine arregeneratorische Form der Blutarmut dem hämolytischen Ikterus und der teilweise zu den hämolytischen Erkrankungen im weiteren Sinne gerechneten perniziösen Anämie gegenübergestellt. Sicherlich nehmen hier die Knochenmarksveränderungen mit Tendenz zu fortschreitender Verminderung der Knochenmarksleistung die primäre pathogenetische Rolle ein. Neuere Untersuchungen haben jedoch gezeigt, daß bei Panmyelopathien eine zusätzliche Erythrocytenlebenszeitverkürzung recht häufig ist, die sicher nicht allein durch Blutverluste bei der meist gleichzeitig bestehenden Thrombopenie bedingt ist, sondern auf einer verminderten potentiellen Lebenserwartung der minderwertigen Erythrocyten beruht (COMBRISSON 1958; BERNARD u. Mitarb. 1958; HENNEMANN und FALCK 1957; MALLARMÉ und BOIVIN 1958; NAJEAN u. Mitarb. 1959; LETMAN 1959; LEWIS 1962; HEIMPEL, DOBLER und KEIDERLING 1964). Eine absolute quantitative Minderleistung des Knochenmarks ist nur bei einem Teil der Kranken mit aplastischer Anämie nachzuweisen; bei manchen zeigt sich sogar eine mäßige Erhöhung der Umsatzrate, d. h. es besteht eine nur relative Knochenmarksinsuffizienz bei beschleunigtem Erythrocytenumsatz durch Blutungen, gesteigerte Hämolyse oder beide Faktoren. Die Untersuchung des Eisenumsatzes ergab genauso wie die Untersuchung der Erythrocytenlebenszeit recht inhomogene Resultate (GEVIRTZ und BERLIN 1961, GIBLETT u. Mitarb. 1956, KEIDERLING u. Mitarb. 1962). Rechnet man zu der Gruppe der Panmyelopathien auch die nicht seltenen Fälle therapierefraktärer Pancytopenie mit vollem Knochenmark, so bietet diese Krankheitsgruppe ein weites Spektrum erythrokinetischer Befunde: Einzelne Fälle mit hyperplastischer Erythropoese, Vermehrung der Reticulocytenzahl und starker Verkürzung der Erythrocytenlebensdauer können als „hämolytische Anämie mit relativer Knochenmarksinsuffizienz" betrachtet werden; bei anderen sind Lebenszeitverkürzung und relative oder absolute Markinsuffizienz gleichermaßen am Zustandekommen der Anämie beteiligt; am anderen Ende des Spektrums steht der Patient mit histologisch nachweisbarer Veröffnung des Knochenmarks und vollständig erloschener Markproduktion.

Auch bei den *Osteomyelosklerosen* mit extramedullärer Blutbildung ist oft eine hämolytische Komponente nachzuweisen (NATHAN und BERLIN 1959a, EERNISSE und VAN ROOD 1961, PENGELLY und WILKINSON 1962, OETTGEN und PRIBILLA 1964). Die Reticulocytenzahlen liegen bei Patienten mit Osteomyelosklerose und extramedullärer Blutbildung oft höher, als nach den übrigen Daten des Erythrocytenumsatzes zu erwarten wäre, ein Befund, der mit der unphysiologischen Bildung und Ausreifung der roten Blutkörperchen im metaplastischen Gewebe zu erklären ist (HAURANI und TOCANTINS 1961, NATHAN und BERLIN 1959a). Der gesamte Erythrocytenumsatz braucht zumindest in den frühen Stadien der Erkrankung durchaus nicht erniedrigt zu sein (NATHAN und BERLIN 1959a, GIBLETT u. Mitarb. 1956, SZUR und SMITH 1961).

### Sekundäre Anämien

Einige erythrokinetische Befunde bei der großen Familie der sekundären Anämien wurden bereits erwähnt. Daß geringe bis mäßige Verkürzungen der Erythrocytenüberlebenszeit dabei die Regel ist, wurde schon von HEILMEYER (1931b) nach Untersuchungen des Farbstoffwechsels vermutet und 1951 von SCHLEGEL und BÖTTNER mit Hilfe der Ashby-Methode an einer größeren Zahl von Patienten nachgewiesen. Nach Einführung der Isotopenmethoden wurde eine große Zahl weiterer Untersuchungen über Erythrocytenlebenszeit- und -umsatz bei Patienten mit sekundärer Anämie veröffentlicht: bei Infektanämien von FREIRICH u. Mitarb. (1957), SCHMIDT und KEIDERLING (1959), HOLLINGSWORTH und HOLLINGSWORTH (1955), STOEBER und KÖLLE (1960), BOCK u. Mitarb. (1962); bei Tumoren und Hämoblastosen von HYMAN u. Mitarb. (1955, 1956), LOCKNER (1960), LETMAN (1959), GIANNOPOULOS und BERGSAGEL (1959), NATHAN und BERLIN (1959b), PRIBILLA (1961), EERNISSE (1961), BRABEC u. Mitarb. (1962), KLEYENSTEIBER, WOLF und WITTE (1963) u. a.; bei Leberkranken von JONES, WEINSTEIN u. Mitarb. (1955), JANDL u. Mitarb. (1956), ALLEN u. Mitarb. (1957), HALL (1960), CAWEIN, HAGEDORN und OWEN (1960), HEIMPEL, FRANZ und SCHUBOTHE (1962), PITCHER und WILLIAMS (1963); bei Nierenkranken von JOSKE, MCALISTER und PRANKERD (1956), DESFORGES und DAWSON (1958), KUROYANAGI (1961), RAGEN u. Mitarb. (1960), LETMAN (1959), BOCK u. Mitarb. (1962), BOREL u. Mitarb. (1961), bei Patienten mit Thyreotoxikose von MCCLELLAN u. Mitarb. (1958). Auf die Einzelheiten der Anämieentstehung, besonders auf die an der Umsatzbeschleunigung ursächlich beteiligten Hämolysefaktoren, kann an dieser Stelle nicht eingegangen werden. Am häufigsten ist bei den sekundären Anämieformen eine mäßige, unspezifische Verkürzung der Erythrocytenlebenszeit mit einer verminderten Ansprechbarkeit des Knochenmarks für erythropoetische Reize, also einer mehr oder weniger starken relativen Markinsuffizienz verbunden. Stärkere Erhöhungen der Umsatzgröße findet man vor allem bei Leber- und Nierenerkrankungen, die ja nicht selten mit einer Anämie mit deutlich erhöhten Reticulocytenzahlen einhergehen. Daß die Erythrocytenproduktion z. B. bei Leberkranken noch erheblich gesteigert werden kann, zeigen die seltenen Fälle von im Verlauf von Leberkrankheiten auftretenden hämolytischen Anämien, die mit allen Zeichen des erhöhten Umsatzes einhergehen.

## e) Ineffektive Erythropoese

Bei der Besprechung des Erythrocytenumsatzes wurde bereits an mehreren Stellen erwähnt, daß unter pathologischen Bedingungen ein Teil der aus den Stammzellen differenzierten roten Knochenmarksvorstufen schon vor der Ausschwemmung in das periphere Blut zugrunde gehen kann, daß die totale und die effektive Erythropoese also nicht immer identisch sein muß. Da der sich aus dieser Erkenntnis ergebende Begriff der ,,ineffektiven Erythropoese" erst in neuerer Zeit in seiner Bedeutung für die Genese der Anämien erkannt und in die Hämatologie eingeführt wurde, sollen die wichtigsten diesbezüglichen Beobachtungen hier nochmals zusammengefaßt werden. Eine Diskrepanz zwischen niedrigen oder doch nur geringfähig erhöhten Reticulocytenzahlen, starker Vermehrung der roten Vorstufen im Knochenmark und erheblich vermehrter Urobilinkörperausscheidung war bei der perniziösen Anämie zwar schon früher aufgefallen, so daß verschiedene Seitenwege des Blutfarbstoffwechsels diskutiert wurden (JEDLICKA 1930, HEILMEYER 1932b, HEILMEYER und BEGEMANN 1951); eine eindeutige Klärung der Verhältnisse war jedoch vor Einführung der Isotopenmethoden nicht möglich. Der eindeutige Beweis einer ineffektiven Erythropoese gelang erst GIBLETT u. Mitarb. (1956), die bei einer Reihe von Anämien den Erythrocyten- bzw. Hämoglobinumsatz vergleichend mit verschiedenen Methoden (Reticulocytenzählung, Sternalmarkauswertung, Messung der Urobilinkörperausscheidung im Stuhl, Ferrokinetik) untersucht haben. Auf Grund ihrer Erkenntnisse definieren wir als ineffektive Erythropoese den Anteil der insgesamt gebildeten kernhaltigen roten Blutzellen, die innerhalb des Knochenmarks zugrunde gehen oder deren potentielle Lebenserwartung so kurz ist, daß ihre Lebenszeit im peripheren Kreislauf nicht mehr meßbar ist. Begriffe wie ,,intramedulläre Hämolyse" oder ,,Kurzschlußhämolyse" werden im selben Sinne gebraucht. Wie bei manchen hämolytischen Erkrankungen haben wir also auch hier verschiedene Zellpopulationen mit kürzerer und längerer Lebenserwartung vor uns, wobei im Gegensatz zu den auf S. 552 besprochenen Fällen der Abbau der kurzlebenden Population schon vor der Ausreifung zum kernlosen Erythrocyten erfolgt.

Auf das Bestehen einer stärkeren ineffektiven Erythropoese weisen uns Diskrepanzen zwischen den die totale und den die effektive Erythropoese betreffenden Untersuchungsergebnissen hin, die in Tabelle 2 aufgeführt wurden. Dabei sind die konventionellen hämatologischen Untersuchungsverfahren, die jedem klinischen Hämatologen zur Verfügung stehen, nicht weniger wichtig als die speziellen Isotopenmethoden. So wird man mit einiger Erfahrung bei Betrachtung des Sternalmarks meist abschätzen können, ob die Hyperplasie des erythropoetischen Anteils der (absoluten) peripheren Reticulocytenzahl etwa entspricht wie bei den meisten hämolytischen Anämien, oder ob im Vergleich zu den Veränderungen im Sternalmark eine relative Reticulocytopenie besteht, wie typischerweise bei der perniziösen Anämie, den Eisenverwertungsstörungen usw. Der Verdacht auf eine Kurzschlußhämolyse wird weiter verstärkt, wenn die Ausscheidung der Urobilinkörper erhöht ist, obwohl die Lebenszeit der Erythrocyten nicht oder nur geringfügig verkürzt gefunden wird. Schließlich weist ein hoher Plasmaeisenumsatz bei erniedrigter Radioeisenutilisation in gleicher Richtung, wenn auch gerade die Eisenstoffwechseldaten aus den auf S. 540 erwähnten Gründen vieldeutig sind und für sich allein eine ineffektive Erythropoese nicht beweisen können. Die Interpretation der ferrokinetischen Befunde mit Hilfe der Multicompartement-Modelle von POLLYCOVE und MORTIMER (1961) bzw. GARBY u. Mitarb. (1963) gibt sichere Resultate, geht aber über die Möglichkeiten auch spezieller hämatologischer Laboratorien meist hinaus.

Zusätzliche Argumente für die Bedeutung der ineffektiven Erythropoese haben die auf S. 541 besprochenen Untersuchungen mit isotopenmarkierten Bausteinen der Hämsynthese, vor allem mit $^{15}$N-Glycin ergeben, die eine quantitative Erfassung des ,,früh erscheinenden" Bilirubin- bzw. Sterkobilinanteils erlauben (LONDON u. Mitarb. 1950b; GRAY, NEUBERGER und SNEATH 1950; WATSON JAMES 1961; ISRAELS u. Mitarb. 1963). Eine Vermehrung dieses Anteils

wurde bei perniziöser Anämie (LONDON und WEST 1950), Thalassämie (GRIN-
STEIN u. Mitarb. 1960, ROBINSON u. Mitarb. 1962), kongenitaler Porphyrie
(GRAY, NEUBERGER und SNEATH 1950; LONDON u. Mitarb. 1950), therapie-
refraktärer kryptogener Anämie mit vollem Mark (sideroachrestische Anämie?)
(WATSON J. G. III 1961) festgestellt. Allerdings läßt sich mit der $^{15}$N-Glycin-
Methode allein nicht entscheiden, ob der erhöhte und verfrühte Farbstoffanfall
wirklich aus zugrunde gegangenen hämoglobinhaltigen Knochenmarkszellen
stammt oder ob das aus anderen Pigmentquellen stammende „synthetische
Bilirubin" (ISRAELS u. Mitarb. 1963) vermehrt ist. Die letztere Möglichkeit wurde
z. B. von ISRAELS, SUDERMANN und RITZMANN (1959) für gewisse Formen der
kongenitalen nichthämolytischen Hyperbilirubinämie in Anspruch genommen.
    Mit der zunehmenden Anwendung erythrokinetischer Methoden wurde in
neuerer Zeit über eine ineffektive Erythropoese bei einer ganzen Reihe von Blutkrankheiten berichtet. Obwohl dabei — im Gegensatz zu den sorgfältigen Untersuchungen von GIBLETT u. Mitarb. (1956), FINCH u. Mitarb. (1956) und HAU-
RANI und TOCANTINS (1961) — teilweise rein methodisch bedingte Diskrepanzen
verschiedener Untersuchungsergebnisse als Beweis für eine ineffektive Erythropoese angesehen wurden (s. dazu auch die Kritik bei TOCANTINS 1961, STOHL-
MAN 1961), kann an ihrer Bedeutung bei bestimmten Anämieformen heute
nicht mehr gezweifelt werden. Am ausführlichsten untersucht wurden bisher die
Verhältnisse bei der perniziösen Anämie (FINCH u. Mitarb. 1956, GIBLETT u.
Mitarb. 1956, STURGEON und FINCH 1957, NYMAN u. Mitarb. 1958, OWEN u.
Mitarb. 1960, s. auch die älteren Ergebnisse von ADLER und BRESSEL 1927;
BELLOGOWNA 1928; WATSON 1931, 1937a; HAGEN und MACDONALD 1954) und
bei der Thalassämie (GIBLETT u. Mitarb. 1956; HAURANI u. Mitarb. 1960; HAU-
RANI und TOCANTINS 1961; PEARSON u. Mitarb. 1960, 1962; ROBINSON u. Mitarb.
1962). Die Ineffektivität der erythropoetischen Zellbildung ist hier dafür verantwortlich, daß das Knochenmark im Sinne einer relativen Insuffizienz (s. S. 555)
auch geringere Verkürzungen der peripheren Erythrocytenlebenszeit schlecht
kompensiert: Obwohl die totale Erythropose unter dem Reiz der Anämie auf
das 5—10fache gesteigert werden kann, erreicht die tatsächlich in die Peripherie
entlassene Zellmenge nur das 2—3fache der Norm. Eine ineffektive Erythropoese kommt weiterhin vor bei der kongenitalen Porphyrie (GRAY, NEUBERGER
und SNEATH 1950, LONDON u. Mitarb. 1950c), bei manchen Formen der nichtsphärocytären kongenitalen hämolytischen Anämien (eigene Beobachtungen), bei
sideroachrestischen Anämien (HEILMEYER 1958, DACIE u. Mitarb. 1959, GARBY
u. Mitarb. 1957, BELL und SEWCHUK 1961, WATSON J. G. III 1961, GREENDYKE
1962, GEHRMANN 1963), bei extramedullärer Blutbildung (HAURANI und TOCAN-
TINS 1961) und bei Erythroleukämien (BALDINI und DAMESHEK 1959, eigene
Beobachtung). In jüngster Zeit wurde eine Gruppe kongenitaler dyserythro-
poetischer Anämien beschrieben, bei denen die ineffektive Erythropoese im
Vordergrund der Pathogenese steht (WENDT und HEIMPEL 1967, HEIMPEL u.
Mitarb. 1967). Nicht ganz einheitlich sind die Befunde bei verschiedenen Hämoglobinanomalien (McCURDY 1962, HAURANI und TOCANTINS 1961, MALAMOS
u. Mitarb. 1962).

## 3. Die Regulation der Erythropoese

### a) Spezifische und unspezifische Regulation

Der Hämoglobinbestand des Organismus ist als Träger des Sauerstofftrans-
ports wie alle wichtigen physiologischen Funktionen einer Regulation unterworfen, die die Einstellung der optimalen Hämoglobin- und Erythrocytenwerte
unter verschiedenen Lebensbedingungen garantiert. Diese Regulation wird einer-

seits in dem relativ geringen Streubereich der Normalwerte bei vergleichbaren Gruppen gesunder Personen, andererseits in dem raschen Ausgleich reversibler Bilanzstörungen deutlich. So werden nach akuten Blutverlusten die Normalwerte der Erythrocyten- und Hämoglobinkonzentration in relativ kurzer Zeit wieder erreicht; umgekehrt nimmt im Tierexperiment die Erythrocytenbildung ab, wenn durch Zufuhr von Fremderythrocyten künstlich eine Polyglobulie erzeugt wird. Da eine Verlängerung der Erythrocytenlebenszeit über den Normalwert hinaus nicht möglich ist und eine *regulative* Verkürzung ebenfalls weder in der menschlichen Pathologie noch im Tierexperiment vorkommt, ist eine Regulation des

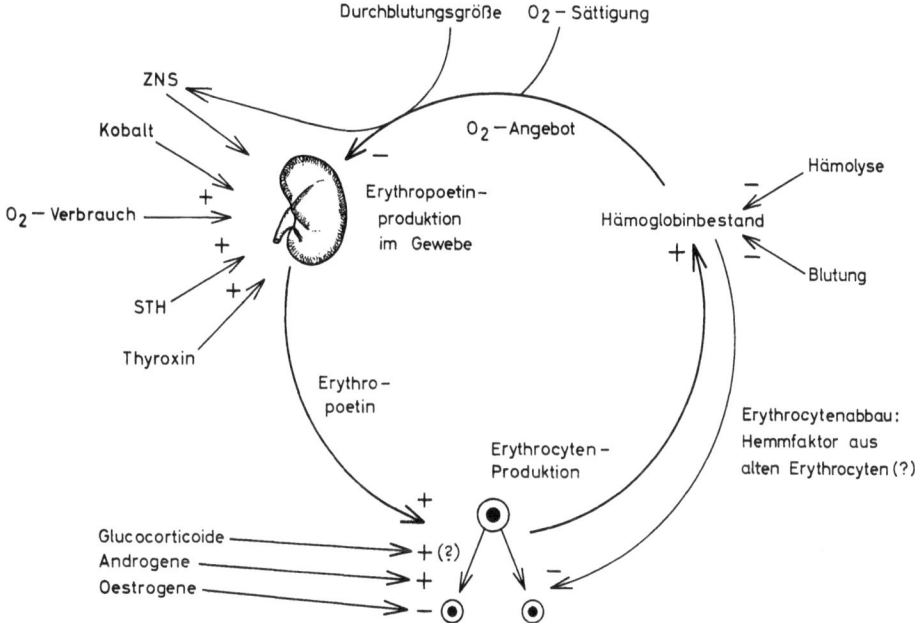

Abb. 18. Schematische Übersicht über die Regulation der Erythropoese

Erythrocytenbestandes nur mit Hilfe der Vermehrung oder Verminderung der Erythrocytenproduktion möglich; alle Regulationsmechanismen müssen also direkt oder indirekt an der Erythropoese angreifen. Wir kennen heute neben zentralnervösen Einflüssen (s. S. 570) eine Reihe humoraler Faktoren, die steuernd auf die Erythrocytenbildung wirken, ohne selber Bausteine der Erythrocyten oder des Hämoglobins zu sein, und können dabei zunächst zwischen einer spezifischen und einer unspezifischen humoralen Regulation unterscheiden (REMMELE 1963). Die spezifischen Faktoren wirken *ausschließlich* auf die Erythropoese und werden nach Art eines Regelkreises ihrerseits durch die Erythrocytenproduktion und -elimination gesteuert, wie das Schema der Abb. 18 zeigt. Dagegen beeinflussen die unspezifischen Faktoren, bei denen es sich um Wirkstoffe verschiedener endokriner Drüsen handelt, die Erythropoese im Sinn einer Nebenwirkung, während ihre spezifische Wirkung auf andere Körperfunktionen gerichtet ist. Sie wirken teilweise indirekt über Faktoren der spezifischen Regulation und werden durch den Hämoglobin- bzw. Erythrocytenbestand des Körpers nach unseren bisherigen Kenntnissen im Gegensatz zu den spezifischen Regulationsfaktoren nicht beeinflußt. Die unspezifisch auf die Erythropoese wirkenden Hormone sind in Abb. 18 mit ihren wahrscheinlichen Angriffspunkten ebenfalls angeführt.

### b) Sauerstoffversorgung und Hämoglobinproduktion

Im Zentrum der spezifischen Regulation der Erythropoese steht sinnvoller-weise die Sauerstoffversorgung des Organismus. Seit den Beobachtungen von BERT (1882) ist bekannt, daß die Hypoxie der stärkste physiologische Reiz der Erythropoese ist. Dabei spielt es keine Rolle, ob der Sauerstoffmangel durch erniedrigten $O_2$-Partialdruck der Einatmungsluft im Höhenklima oder in der Unterdruckkammer, durch eine pulmonale Gasaustauschstörung, durch Stö-rungen der Blutzirkulation mit Minderdurchblutung oder Mischblutcyanose oder durch Verringerung der $O_2$-Transportkapazität des Blutes bei Anämie oder

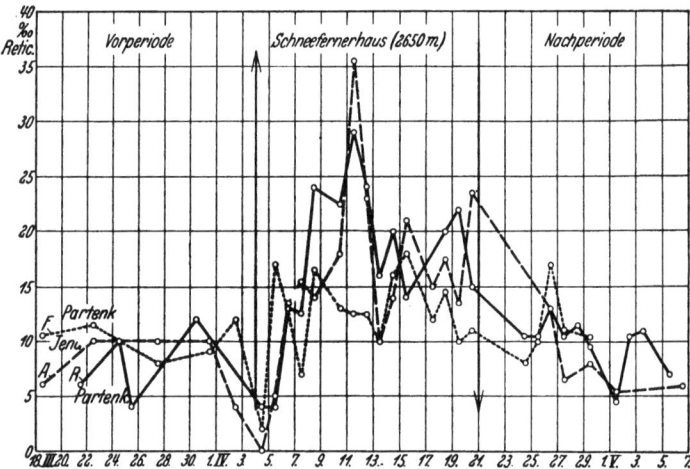

Abb. 19. Reticulocytenbewegungen vor, während und nach dem Aufenthalt auf dem Schneeferner Haus
(Zugspitze 2650 m). (Nach HEILMEYER u. Mitarb. 1933)

Methhämoglobinämie zustande kommt. So beobachtet man schon nach kurzem Aufenthalt des Flachlandbewohners in größerer Höhe eine Reticulocytose, die nach 1 Woche ihr Maximum erreicht und von einem Anstieg der Hämoglobin- und Erythrocytenwerte im Sinne einer echten Höhenpolyglobulie gefolgt wird (BARCROFT 1927, HEILMEYER u. Mitarb. 1933, HURTADO u. Mitarb. 1945, VERZAR u. Mitarb. 1947). Auch der Plasmaeisenturnover ist im Stadium der Höhen-anpassung gesteigert (REYNAFARJE u. Mitarb. 1959). Genau das gleiche läßt sich an Versuchstieren in der Unterdruckkammer beobachten (ERSLEV 1957, TRIBU-KAIT 1963). Jedem Arzt geläufig ist die Steigerung der Erythropoese nach grö-ßeren Blutungen, die mit Vermehrung der roten Knochenmarksvorstufen, Reti-culocytose und Erhöhung des Plasmaeisenturnovers einhergeht, wobei die zeit-liche Aufeinanderfolge der einzelnen Regenerationszeichen dem obenbeschrie-benen zeitlichen Ablauf der normalen Erythropoese entspricht. Eine Zunahme der Erythroblastenmitosen sowie eine Vermehrung der Proerythroblasten ist schon kurze Zeit nach der Blutung feststellbar, es folgen in den nächsten Tagen die Vermehrung der Makro- und Normoblasten sowie der Anstieg der Reticulo-cyten im peripheren Blut, die genau wie bei der akuten Änderung der $O_2$-Zufuhr ihren Maximalwert 5—8 Tage nach der Blutung erreichen (ISTOMANOWA 1930, LINDENBAUM 1930, FORSELL 1939 u. a.). Von HEILMEYER (1951) und RUTHEN-STROTH-BAUER (1950) wurde festgestellt, daß es im Tierexperiment schon aus-reicht, eine größere Blutmenge abzunehmen und sofort wieder zu reinjizieren, um eine Reticulocytenkrise auszulösen; der auf $O_2$-Mangel ansprechnde Receptor des spezifischen Regelkreises scheint also sehr empfindlich auch auf kurzdauernde

Reize zu reagieren. Aus der Fülle der Arbeiten, die sich mit verschiedenen Formen der Hypoxie als dem fundamentalen Stimulus der Erythropoese beschäftigen, seien hier nur die Untersuchungen von BARCROFT (1927), HAMMARSTEN u. Mitarb. (1956), ERSLEV (1957), PILIERO u. Mitarb. (1962), LERTZMANN u. Mitarb., 1962; TRIBUKAIT (1963) sowie MARX und LANDGRAF (1966) genannt; ausführliche Literaturangaben finden sich bei GRANT und ROOT (1952) sowie bei REMMELE (1963). Mit der Frage, ob der $O_2$-Druck oder die $O_2$-Sättigung des Blutes die entscheidende Regelgröße sei, hat sich neuerdings TRIBUKAIT (1963) ausführlich auseinandergesetzt; er kommt wie andere Autoren zu dem Schluß, daß letztlich die Sauerstoffversorgung des Gewebes der wichtigste Faktor ist. Dabei kommt es anscheinend weniger auf die zugeführte Sauerstoffmenge an sich, als auf das Verhältnis Sauerstoffzufuhr zu Sauerstoffverbrauch an, wie die Stimulation der Erythropoese durch Schilddrüsenhormon oder durch Dinitrophenol zeigt (FRIED u. Mitarb. 1957). Umgekehrt sinkt die Erythrocytenproduktion unter konstanter Sauerstoffzufuhr bei Mangel an Schilddrüsenhormon (CRAFTS und MEINECKE 1957) oder im Hunger (FRUHMAN und GORDON 1955) ab. Mit der Depression der Erythropoese unter $O_2$-Atmung und bei Transfusionspolyglobulie haben sich unter anderen REINHARD u. Mitarb. (1944), FRIED u. Mitarb. (1957) sowie GORDON u. Mitarb. (1959) beschäftigt.

Wenn die Sauerstoffversorgung des Gewebes der zentrale Regelfaktor für die Erythropoese ist, liegt es nahe anzunehmen, daß die Erythrocytenproduktion direkt durch die Hypoxie des Knochenmarks stimuliert wird. Das ist jedoch nicht der Fall; die Erythroblastenteilung und die Hämoglobinbildung wird durch lokalen Sauerstoffmangel eher gehemmt (ROSIN und RACHMILEWITZ 1948, THOMAS 1955). Die Gewebshypoxie bewirkt vielmehr das Auftreten eines humoralen Faktors, der seinerseits die Erythropoese stimuliert, wie 1939 von BEER, später von RUHENSTROTH-BAUER (1950) und von REISSMANN (1950) an Parabiosetieren eindeutig nachgewiesen werden konnte. Dabei wurde einem Parabionten Blut bzw. Sauerstoff entzogen, was eine eindeutige Steigerung der Erythropoese bei dem anderen, nichtanämischen bzw. ausreichend mit Sauerstoff versorgten Partner zur Folge hatte. In gleicher Richtung sprechen Befunde von STOHLMAN u. Mitarb. (1954) sowie gleichartige von SCHMID und GILBERTSEN (1955) an Patienten mit offenem Ductus Botalli und Shuntumkehr, bei denen die obere Körperhälfte mit Normalblut, die untere Körperhälfte mit sauerstoffuntersättigtem Mischblut versorgt wird. Im Knochenmark der mit normalem Blut versorgten Körperpartien ist eine mindestens ebenso starke Vermehrung der roten Vorstufen vorhanden wie in den unteren cyanotischen Körperteilen. Die Existenz und zentrale Bedeutung des nach diesen Beobachtungen zu fordernden humoralen Faktors, des Erythropoetins, für die Steuerung der Erythropoese auch beim Menschen kann heute keinem Zweifel mehr unterliegen. Viele Beobachtungen (z.B. SCHOOLEY und GARCIA, 1962; HALVORSEN, 1963; ITO u. Mitarb., 1966) zeigen, daß Erythropoietin nicht nur die pathologisch gesteigerte Erythropoese stimuliert, sondern auch für die Einstellung des physiologischen Fließgleichgewichtes verantwortlich ist.

## c) Eigenschaften, Bildungsort und Wirkungsweise des Erythropoetins

Der humorale Faktor, der nach den obengenannten Untersuchungen das Zwischenglied zwischen $O_2$-Versorgung und Erythropoese darstellt (s. Abb. 18), kommt im Plasma aller gebräuchlichen Laboratoriumstiere nach Blutentzug, Phenylhydrazinhämolyse oder Hypoxieatmung vor und hat den Namen Erythropoetin oder ESF (erythropoietic stimulating factor) erhalten. Im folgenden wird ohne Rücksicht auf die noch fragliche Einheitlichkeit des Wirkstoffes der erste, von Bonsdorff und Jalavisto (1948) geprägte Ausdruck verwendet. Ob die Entdeckung des Erythropoetins tatsächlich auf Carnot und Deflandre (1906) zurückgeht, ist zweifelhaft, da späteren Autoren außer Müller (1912) der Nachweis in der von Carnot und Deflandre angegebenen Weise nie mehr gelungen ist. Zu sicher reproduzierbaren Ergebnissen kamen erst Krumdieck (1943), Bonsdorff und Jalavisto (1948) sowie Erslev (1953), die große Mengen von Anämieplasma auf kleine Laboratoriumtiere übertrugen und eine Reticulocytose sowie nach längerer Anwendung eine Polyglobulie beobachten konnten. Der Nachweis im Urin gelang zuerst Hodgson und Toha (1954), später van Dyke u. Mitarb. (1957) u. v. a. In der Zwischenzeit ist eine kaum noch übersehbare Erythropoetinliteratur entstanden, aus der unter Hinweis auf die mit ausführlichen Literaturangaben versehenen Darstellungen von Gordon (1959), Brecher und Stohlman (1961), Stohlman (1962), Jacobson und Doyle (1962) und insbesondere Remmele (1963) im folgenden nur wenige wichtige Arbeiten genannt werden können. Aus Plasma und Urin läßt sich ein erythropoetisch aktives, eiweißarmes Filtrat herstellen, das infolge der nur partiellen Hitzestabilität des Erythropoetins zwar nur einen Teil der ursprünglichen Aktivität besitzt, aus dem durch Fraktionierung und Reinigung jedoch hochaktive Präparationen gewonnen werden können (Borsook u. Mitarb. 1954, van Dyke u. Mitarb. 1957, Lowy u. Mitarb. 1959, Linman und Bethell 1960, Winkert und Winkert 1961). Goldwasser u. Mitarb. (1962) gelang zuletzt die Herstellung eines Erythropoetinpräparates aus dem Plasma anämischer Schafe, das gegenüber dem Ausgangsmaterial die 64000fache Aktivität besitzt. Obwohl die Reindarstellung des Erythropoetins bisher nicht gelungen ist, ist einiges über seine chemische Natur bekannt: Es handelt sich wahrscheinlich um ein Glykoproteid, das elektrophoretisch mit der $\alpha_2$-Globulinfraktion des Serums läuft und ein Molekulargewicht von etwa 30000 besitzt (Erslev und Lavites 1954; Rambach u. Mitarb. 1957, 1958; Clotten und Clotten 1959; Lowy u. Mitarb. 1959; Rosse und Waldmann 1964). Von einigen Autoren, besonders von Linman und Bethell (1956, 1960), Linman u. Mitarb. (1957) sowie von Keller (1957) wird die Existenz einer zweiten thermostabilen und ätherlöslichen Erythropoetinfraktion von Lipoidcharakter angenommen.

Die größte Schwierigkeit, die der Erythropoetinforschung und insbesondere der diagnostischen Verwendung des Erythropoetintiters in der Klinik heute entgegensteht, ist die Tatsache, daß die quantitative Bestimmung der erythropoetisch aktiven Substanzen bisher nur im Tierversuch möglich ist. Ein chemisches Verfahren zur qualitativen und quantitativen Erythropoetinbestimmung ist nicht bekannt, die Testung an Knochenmarkskulturen ist mit methodischen Schwierigkeiten behaftet und nicht viel weniger aufwendig als die Testung an Kleintieren (Friederici 1963). Als Testtiere werden vor allem Ratten und Mäuse verwendet, deren eigene Erythropoese durch Entfernung der Hypophyse, Hunger, Transfusionspolyglobulie oder Hypoxie (Fogh 1966) gesenkt ist und die dadurch wesentlich empfindlicher sind und deutlicher auf den Reiz des exogenen Erythropoetins reagieren als Normaltiere. Erythropoetin ist nicht species-spezifisch, wenn auch quantitative Unterschiede bei Testung an verschiedenen Tieren vorhanden sein mögen; wegen der Bildung von Antikörpern gegen andere Serumproteine muß man jedoch bei heterologer Testung und mehrmaliger Injektion die obengenannten eiweißarmen Filtrate bzw. daraus gewonnene nichtantigene Präparate verwenden (Gordon 1959). Eine heterologe Immunisierung gegen das Erythropoetin selber scheint es nicht zu geben, da auch bei prolongierter Anwendung am selben Testtier kein Wirkungsverlust eintritt.

Als Maß der Erythrocytenproduktion bei den Testtieren bzw. ihrer Anwendung dient der Anstieg des Erythrocyten- und Hämoglobinbestandes, die Reticulocytenzahl oder der erythrocytäre Einbau von Radioeisen, das den Versuchstieren direkt nach der Injektion des zu testenden Materials gegeben wird (HODGSON u. Mitarb. 1957). Auch die cytologische Untersuchung des Knochenmarks einer isoliert durchströmten Extremität wurde als Testverfahren angegeben (KUNA u. Mitarb. 1957). Bisher existiert noch keine allgemein anerkannte Einheit der Erythropoetinaktivität, was den Vergleich der an verschiedenen Stellen gewonnenen Versuchsergebnisse erschwert; es werden vorläufig Wirkungseinheiten bestimmter Definition (GORDON 1960), Kobalt-Einheiten (s. unten) oder Einheiten eines Standardpräparates verwendet (BANGHAM 1962), das jedoch nur in begrenzter Menge zur Verfügung steht.

Als Bildungsort des Erythropoetins wird nach Untersuchungen an nephrektomierten Tieren bzw. Parabiosepaaren vor allem die Niere angesehen (JACOBSON u. Mitarb. 1957, REISSMANN und NOMURA 1960, REMMELE 1963), nach REEVES u. Mitarb. (1963) speziell die juxtaglomerulären Zellen. Erythropoetin wurde auch im Perfusat isoliert durchströmter Hunde- und Kaninchennieren (FISCHER u. Mitarb. 1962, KURATOWSKA und LEWIATOWSKI 1962) sowie in der Cystenflüssigkeit menschlicher Cystennieren (ROSSE u. Mitarb. 1963) nachgewiesen. Für eine Beteiligung der Niere an der Erythropoetinbildung auch beim Menschen spricht unter anderem der sehr niedrige Erythropoetintiter bei renalen Anämien (s. unten). Die Niere ist aber wahrscheinlich nicht der einzige Bildungsort des Erythropoetins (LANGE und GALLAGHER 1962, ERSLEV 1960). TENYI und HEIMPEL (1966) konnten eine deutliche erythropoetische Wirkung in Gewebsextrakten aus hypertrophischen Nieren und aus nach partieller Hepatektomie regenerierenden Lebern nachweisen. Anscheinend können auch Tumorgewebe Erythropoetin bilden, wie die seltene Tumorpolyglobulie und der Nachweis erythropoetischer Aktivität in der Cystenflüssigkeit extrarenaler Tumoren (WALDMANN und ROSSE 1962) beweist. Eine geringe Erythropoetinproduktion ist auch bei nephrektomierten Tieren noch vorhanden.

Auf welche Weise das Erythropoetin die Erythroblastenproliferation stimuliert, ist im einzelnen noch unbekannt. Wir wissen lediglich, daß der formale Ablauf der Reaktion auf Erythropoetingabe demjenigen nach direktem $O_2$-Mangelreiz vollkommen entspricht. Die Erythropoetineinwirkung ist auch in der Knochenmarkkultur nachweisbar (MATOTH u. Mitarb. 1958). ALPEN und CRANMORE (1959), ERSLEV (1960) sowie LAITHA und OLIVER (1960) nehmen an, daß unter dem Reiz des Erythropoetins eine vermehrte Differenzierung multipotenter Stammzellen zu Erythroblasten eintritt, welche dann ihrerseits eine zeitlich und morphologisch normale Reifung und Entwicklung durchmachen. ALTHOFF und WERNER (1958) sehen den Angriffsort am Proerythroblasten, während z. B. LINMAN und BETHELL (1956), FRUHMANN und FISHER (1962) sowie REMMELE (1963) an einen Einfluß des Erythropoetins auf den späteren Reifungs- und Teilungsablauf glauben. Die letzte Ansicht scheint uns zumindest für die chronische Erythropoetinwirkung auf das menschliche Knochenmark unwahrscheinlich, da die Einteilung der Kerngrößenklassen bei gesteigerter Erythropoese erhalten bleibt (WEICKER 1954a, b) und für eine Verkürzung der Mitose- und Generationszeit bei Steigerung der Erythrocytenproduktion ebenfalls kein Anhalt besteht.

### d) Erythropoetin bei Blutkrankheiten

Erythropoetin läßt sich im Plasma und Urin gesunder Personen nachweisen, allerdings nur in konzentrierter und hochgereinigter Form (GURNEY u. Mitarb. 1957; VAN DYKE u. Mitarb. 1966). Bei direkter Verwendung von Plasma oder

Urin bzw. von unfraktionierten Extrakten liegt der Erythropoetingehalt unter der Nachweisgrenze, so daß menschliches Normalplasma als Kontrolle für Versuche mit aktiven Erythropoetinpräparationen dienen kann. Dagegen ist bei vielen Patienten mit Anämie der Erythropoetintiter erhöht (PILIERO u. Mitarb. 1956, MEDICI u. Mitarb. 1957, GURNEY u. Mitarb. 1957, GORDON 1960, GALLAGHER u. Mitarb. 1960, FRIEDERICI und GERSMEYER 1960, VAN DYKE u. Mitarb. 1961, PENINGTON 1961, LANGE u. Mitarb. 1961, NAETS und HEUSE 1962, NOYES u. Mitarb. 1962, umfassende tabellarische Übersicht s. bei REMMELE 1963), u. U. auf so hohe Werte, daß die tägliche Injektion von nur 1 ml Urin an geeigneten Testratten eine eindeutige Steigerung der Erythrocytenproduktion hervorruft (VAN DYKE u. Mitarb. 1957). Zwischen dem Grad der Anämie und der Höhe des Erythropoetinspiegels besteht insgesamt keine Proportionalität; man kann nur sagen, daß ein deutlich erhöhter Erythropoetintiter *ausschließlich* bei Patienten mit schwerer Anämie, d.h. mit Hämoglobinwerten von unter 8 g-%, vorkommt, jedoch keineswegs immer vorkommen *muß*. Eine relativ gute Korrelation zwischen Hämoglobinbestand und Erythropoetingehalt wurde bei Patienten mit pathogenetisch gleicher, aber verschieden stark ausgeprägter Anämie gefunden (GORDON 1960). Nach Transfusion sinkt die erythropoetische Plasmaaktivität der Anämiepatienten rasch ab (MEDICI u. Mitarb. 1957, GORDON 1960).

Die Angaben über den Erythropoetingehalt bei verschiedenen Blutkrankheiten sind entsprechend den methodischen Schwierigkeiten nicht einheitlich. Übereinstimmend werden jedoch die höchsten Werte bei aplastischen bzw. hypoplastischen Anämien angegeben, daneben gibt es auch einzelne Patienten mit fehlender Erythropoetinaktivität. Konstant erhöhte Werte zeigen auch hämolytische Anämien und schwere Blutungsanämien. Niedrige Erythropoetintiter findet man häufig bei Eisenmangelanämien und sekundären Anämien, bei der Schwangerschaftsanämie (KOSMIN u. Mitarb. 1966) sowie fast regelmäßig bei renal bedingten Anämien, was wiederum auf die Niere als einen wichtigen Bildungsort des Erythropoetins hinweist. Da die Erythropoetinkonzentration im Plasma nicht nur von der Bildung, sondern von dem anscheinend recht raschen Abstrom aus dem Plasma abhängt (ERSLEV 1957, 1960; JACOBSON und DOYLE 1962, S. 106—139), kann man bis jetzt nicht sicher sagen, ob es tatsächlich Anämien auf Grund einer verminderten Erythropoetinbildung gibt, wie dies besonders für die Fälle von aplastischer Anämie mit fehlender Erythropoetinaktivität (GURNEY u. Mitarb. 1957) und für die renalen Anämien (GALLAGHER u. Mitarb. 1960, NAETS und HEUSE 1962) diskutiert worden ist. Therapieversuche mit verschiedenen Erythropoetinpräparationen brachten bisher keine eindeutigen Erfolge (REMMELE 1963).

Bei der *Polycythaemia vera* wurde nicht selten ein erhöhter Erythropoetinspiegel gefunden, eine Tatsache, die mit der heute allgemein angenommenen Klassifizierung der Polycythämie als myeloproliferative Erkrankung nicht recht vereinbar ist. Regelmäßig findet sich eine Aktivitätserhöhung bei kardio-pulmonal bedingter sekundärer Polyglobulie, wie es angesichts der Hypoxiegenese dieser Erscheinung nicht anders zu erwarten ist. Erhöhte Titer findet man auch bei den seltenen Fällen renaler Polyglobulie (CONTOPOULOS u. Mitarb. 1957, KELLER 1957, CLOTTEN und CLOTTEN 1959, KORST u. Mitarb. 1959, JONES u. Mitarb. 1960, FRIEDERICI und GERSMEYER 1960, NOYES u. Mitarb. 1962, LANGE und GALLAGHER 1962).

### e) Die Wirkung von Kobalt auf die Erythropoese

Die schon lange bekannte Wirkung anorganischer Kobaltsalze auf die Erythropoese muß an dieser Stelle erwähnt werden, obwohl dieser Stoff sicher keine Rolle bei der physiologischen Regulation spielt. Kobalt ist jedoch die einzige bisher bekannte körperfremde Substanz, welche eine echte Stimulation der Erythropoese bewirkt, d. h. welche eine Polyglobulie beim Gesunden zu erzeugen vermag. Sowohl bei Versuchstieren als auch bei normalen Versuchspersonen konnte nach der Gabe von Kobaltchlorid eine Steigerung der Erythrocytenproduktion mit Anstieg des Hämoglobins und der Erythrocytenzahl auf sicher übernormale Werte festgestellt werden (WALTNER und WALTNER 1929, KATO 1937, WEISSBECKER und MAURER 1947, DAVIS u. Mitarb. 1945, DAVIS und FIELDS 1958, weitere Lit. s. bei GRANT und ROOT 1952). Dagegen haben die übrigen, früher als „Blutbildungsfaktoren" bezeichneten Stoffe, wie Eisen, Proteine, Aminosäuren, Vitamine der B-Gruppe usw., keinen Einfluß auf die normale Erythropoese. Sie sind vielmehr als notwendige Bausteine bei der Hämoglobin- und Erythrocytenbildung aufzufassen; ihr Fehlen bewirkt eine Mangelanämie, die durch Zufuhr des betreffenden Stoffes wieder behoben werden kann. Eine umfassende Übersicht über die diätetischen Einflüsse im weitesten Sinn gibt CARTWRIGHT (1947); im übrigen werden sie bei den entsprechenden Anämieformen abgehandelt.

Die Wirkung des Kobalts auf die Erythropoese ist tierexperimentell so gut reproduzierbar, daß man sie zur Standardisierung der erythropoetischen Wirksamkeit mit Hilfe der „Kobalteinheit" benutzt hat. Sie beruht nach den heutigen Vorstellungen nicht auf der direkten Wirkung des Elements auf die Erythroblasten, sondern in einer Stimulation der Erythropoetinbildung in der Niere, möglicherweise durch die Hemmung sauerstoffübertragender Zellfermente und damit Erzeugung einer Gewebshypoxie trotz ausreichenden Sauerstoffangebots. So kommt es bei gleichzeitiger Gabe größerer Ascorbinsäuremengen nicht zur Kobaltpolyglobulie (BARRON und BARRON 1937, WEISSBECKER und MAURER 1947). DAVIS u. Mitarb. (1945) sahen bei Kaninchen nach Kobaltbehandlung extramedulläre Blutbildung, so wie man dies auch bei Erythropoetinstimulation beobachten kann; GOLDWASSER u. Mitarb. (1958) sowie GORDON u. Mitarb. (1959) konnten eine vermehrte Erythropoetinbildung bei Tieren mit Kobaltpolyglobulie direkt nachweisen, FISHER u. Mitarb. (1962) dasselbe an mit Kobaltblut durchströmten isolierten Nieren. Anderseits konnten diese Autoren (FISHER u. Mitarb. 1964) auch eine Direktwirkung von Kobalt am perfundierten Hinterbein nachweisen.

Konsequenterweise hat man versucht, Kobalt bei der Behandlung „therapierefraktärer" Anämien einzusetzen. Nach Tagesdosen von etwa 100 mg Kobaltchlorid oral bzw. 10—20 mg intravenös wurden gute Erfolge bei Infekt- und Tumoranämien, renalen Anämien, vereinzelt auch bei aplastischen Anämien erzielt (WEISSBECKER und MAURER 1947, BERK u. Mitarb. 1949, ROBINSON u. Mitarb. 1949, GARDNER 1953, STOHLMAN 1961). Die naheliegende Annahme, daß der Erfolg in diesen Fällen auf der Stimulation der daniederliegenden endogenen Erythropoetinproduktion beruht, harrt noch des Beweises.

### f) Weitere Faktoren der spezifischen humoralen Regulation

Gewisse klinische und tierexperimentelle Beobachtungen lassen Zweifel daran aufkommen, ob der in Abb. 18 dargestellte Regelkreis über $O_2$-Versorgung und Erythropoetin tatsächlich der einzige Weg der spezifischen Regulation ist. Gegen eine solche einheitliche Erklärung spricht vor allem das Vorkommen einer kompensierten Hämolyse, also einer Erhöhung des Erythrocytenumsatzes ohne nachweisbare Anämie, die als Stimulus wirken könnte. Auch chronische kleinere Blutungen können bei ausreichendem Eisenbestand vollkommen durch Mehrproduktion ausgeglichen werden. STOHLMAN (1959c, 1962) hat die Möglichkeit

eines Hemmfaktors in älteren Erythrocyten diskutiert, der bei vorzeitiger Erythrocytenelimination abnehmen würde, und diese Hypothese durch Beobachtungen an Patienten mit kongenitaler Sphärocytose gestützt, bei denen eine Austauschtransfusion, d. h., die Zufuhr älterer Erythrocyten ohne Änderung des
Hämoglobinbestandes, eine Herabsetzung der Erythrocytenproduktion zur Folge
hatten. ERSLEV und MCKENAN (1966) konnten diese Beobachtung allerdings nicht
bestätigen. Ein mit „Erythropenin" bezeichneter Hemmfaktor im Plasma wurde
nach bisher von anderer Seite noch nicht nachgeprüften Angaben von STEINBERG
u. Mitarb. (1959a, b) gefunden.

Vor der Entdeckung des Erythropoetins wurde die Meinung vertreten, daß
Abbauprodukte der Erythrocyten im Sinne einer Reizwirkung an der Regulation
der Erythropoese beteiligt seien (VERZAR und ZIH 1928, HEILMEYER und GITTER
1931, HEILMEYER und BEGEMANN 1951). Von REMMELE (1963) und anderen
Autoren, die allerdings unphysiologisch hohe Dosen verwendeten, wurde tierexperimentell dagegen eine *Hemmung* der Erythrocytenbildung durch Hämoglobin, Bilirubin, Methämoglobin, Hämatoporphyrin und verwandte Stoffe
festgestellt. Vorübergehende unspezifische Reizwirkungen der Hämoglobin- bzw.
Erythrocytenabbauprodukte sind denkbar und werden z. B. durch die Anzeichen einer erhöhten Blutregeneration bei Verschlußikterus nahegelegt; in der
physiologischen Regulation der Erythropoese ist jedoch eine sinnvolle Reizwirkung der Blutabbauprodukte nicht vorstellbar, da ein solcher Mechanismus eine
erhöhte Stimulation als Folge einer Polyglobulie, eine erniedrigte als Folge einer
Anämie bei unveränderter Erythrocytenlebenszeit bedeuten würde.

### g) Unspezifische humorale Regulation

Es ist sicher, daß das System der endokrinen Drüsen eine regulatorische
Wirkung auf die Blutbildung hat. Dafür spricht nicht nur die Anämie, die nach
Entfernung von Hypophyse, Nebennieren, Schilddrüse oder Sexualdrüsen auftritt, sondern auch der sicher endokrin bedingte Unterschied der normalen Blut-
bildwerte bzw. des gesamten Hämoglobinbestandes bei Männern und bei Frauen,
der sich erst nach Eintritt der Geschlechtsreife bemerkbar macht. Die bei
Ausfall bestimmter Hormondrüsen beobachteten Anämien werden an anderer
Stelle abgehandelt; hier soll nur der in Abb. 18 verdeutlichte Einfluß der Hormone
auf die *Regulation*, d. h. auf die Einstellung der Normalwerte und den Ausgleich
von Bilanzstörungen, besprochen werden. Man kann vorausschicken, daß nach
unseren heutigen Kenntnissen keines der klassischen Hormone mit dem Erythropoetin identisch ist, wie dies zeitweise z. B. vom ACTH angenommen wurde.

*Hypophyse*

Beim Ausfall der Hypophyse, also beim Sheehan-Syndrom oder der Simmond-
schen Kachexie, kommt es regelmäßig zur Ausbildung einer deutlichen Anämie.
Eine ebensolche tritt bei Versuchstieren nach Entfernung der Hypophyse bzw.
des Hypophysenvorderlappens (VAN DYKE u. Mitarb. 1952, CRAFTS und MEINEKE
1959) auf und geht auf eine Verminderung der Erythrocytenproduktion zurück
(STODTMEISTER 1936, BERLIN u. Mitarb. 1950, FRUHMAN u. Mitarb. 1954). Die
Tatsache, daß diese Anämien nicht nur durch Gabe von Hypophysenwirkstoffen,
sondern auch durch Testosteron- und Thyroxingabe bei eiweißreicher Kost
behoben werden kann (GORDON 1954, BRECHER und STOHLMAN 1961a) weist
darauf hin, daß nicht das Fehlen eines die Erythropoese stimulierenden Hypo-
physenhormons, sondern der Ausfall nachgeschalteter Hormone oder allgemeiner
Stoffwechselwirkungen für die Depression der Erythrocytenbildung verantwort-

lich sind. Nach den Untersuchungen von Remmele (1963) und von Fisher u.
Mitarb. (1964) hat von den bekannten Hypophysenhormonen nur das STH eine
gewisse stimulierende Wirkung auf das Knochenmark; dagegen wirkt ACTH
ebenso wie FSH und TSH nur bei Vorhandensein der entsprechenden unter-
geordneten Hormondrüsen (Simpson u. Mitarb. 1959, Gordon 1954, Remmele
1963). Hypophysektomierte Ratten reagieren auf Blutentzug mit einer Steigerung
der Erythropoese und der Bildung von Erythropoetin; dieses wird also sicher
nicht in der Hypophyse gebildet.

### Nebenniere

Die Glucocorticoide der Nebennierenrinde haben einen deutlich stimulierenden
Effekt auf die Erythrocytenproduktion, wie in der Polyglobulie der Patienten
mit Morbus Cushing und gesunder mit Hydrocortison behandelter Versuchstiere
(Fisher 1958) deutlich wird. Dieser Effekt zeigt sich auch bei Anämien verschiedener Genese. Der spezifische erythropoetische Wirkstoff wird sicher nicht in der
Nebenniere gebildet, da nebennierenlose Tiere auf Hypoxie genau so reagieren
wie Normaltiere (van Dyke u. Mitarb. 1954).

### Schilddrüse

Die Schilddrüsenhormone wirken stimulierend auf die Erythropoese (Rechenberger zit. nach Heilmeyer und Begemann 1951). Bei Hypothyreose findet
man eine Hypoplasie des roten Knochenmarks mit Anämie, bei Hyperthyreose
eine Vermehrung der roten Vorstufen (Axelrod und Berman 1951). Daß bei
der letzteren trotzdem keine Polyglobulie, sondern gelegentlich sogar eine Anämie
eintritt, liegt an der gleichzeitigen Verkürzung der Erythrocytenlebenszeit
(McClellan u. Mitarb. 1958, Keiderling und Frank 1959), die ihrerseits über
den spezifischen Regelkreis die Erythropoese stimulieren kann. Im übrigen läuft
die Wirkung der Schilddrüsenhormone wahrscheinlich über den gesteigerten $O_2$-Be-
darf der Gewebe und eine gesteigerte Erythropoetinbildung. Eine direkte Wirkung des Trijodthyronins auf das Knochenmark konnte Remmele (1963) wenigstens nicht nachweisen.

### Keimdrüsen

Androgene wirken stimulierend, Oestrogene hemmend auf die Erythropoese
(Arnold u. Mitarb. 1937, Remmele 1963). Die Erythrocytenregeneration ist bei
männlichen Blutspendern stärker als bei weiblichen (Fowler und Barer 1942).
Die stimulierende Wirkung der Androgene zeigt sich nicht nur bei Anämien
(z. B. Gardner und Pringle 1961), sondern auch bei Menschen mit normalem
Blutbild (Kennedy 1962) und normalen Versuchstieren (van Dyke u. Mitarb.
1954), bei denen nach längerer Applikation von Androgenen in höherer Dosierung
(z. B. 50 mg Methyltestosteron täglich beim Menschen) eine echte Polyglobulie
auftreten kann. Androgene wirken also nicht nur im Sinne einer Substitution,
sondern im Sinne einer echten, wenn auch nicht in den spezifischen Regelkreis
eingebauten Stimulation. Wahrscheinlich wirken sie direkt auf das Knochenmark; dasselbe gilt auch für die hemmende Wirkung der Oestrogene (Remmele
1963). Naets und Wittek (1964) nehmen eine Potenzierung der Erythropoetinwirkung durch Androgene an, Alexanian (1966) konnte dagegen eine Erhöhung
der Erythropoetinbildung nachweisen. Die gegensätzlichen Wirkungen der Androgene und Oestrogene hängen mit ihrer anabolen bzw. katabolen Wirkung
zusammen; dafür spricht unter anderem die Tatsache, daß synthetische anabole
Steroide ohne wesentliche geschlechtsspezifische Wirkung die Erythropoese ähnlich
stimulieren wie Testosteron.

*Andere Hormone*

Außer den genannten Hormonen und den Faktoren der spezifischen humoralen Regulation sind bisher keine körpereigenen Verbindungen bekannt, die über die Wirkung der Substitution bei dem entsprechenden Mangel hinaus die Erythropoese stimulieren. Es liegen zwar Angaben über die erythropoetische Wirksamkeit einer ganzen Reihe weiterer Wirkstoffe vor; sie sind aber rein spekulativ, bereits widerlegt oder zumindest noch nicht bestätigt, so daß ihre Besprechung den Rahmen dieser Darstellung überschreitet. Hinweise finden sich bei GRANT und ROOT (1952), GORDON (1959), ERSLEV (1960) und REMMELE (1963).

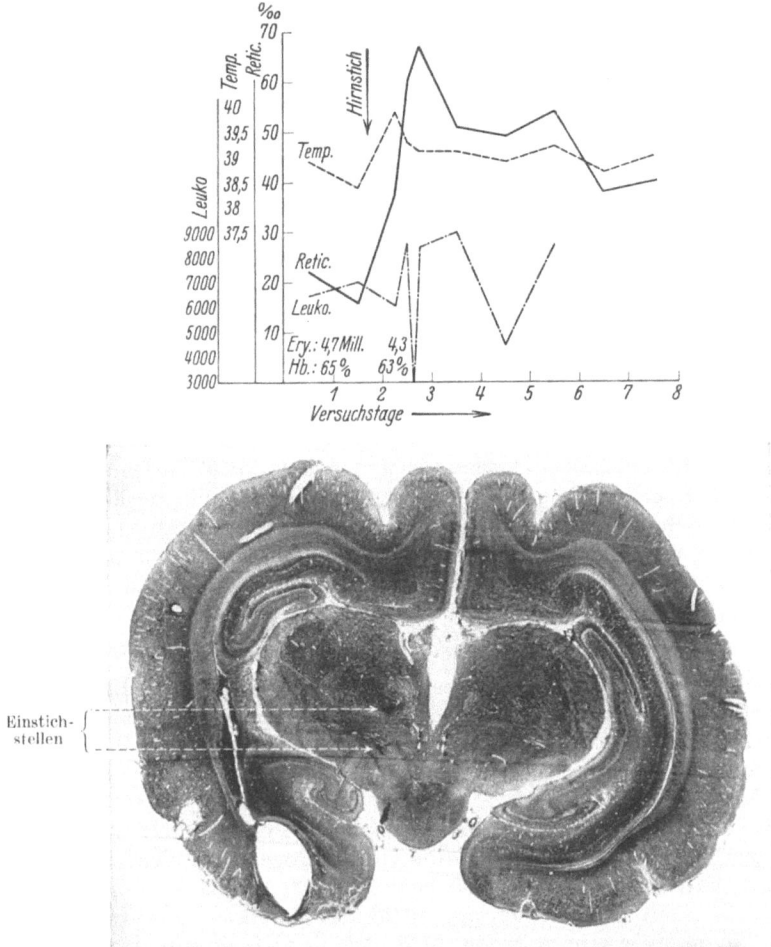

Abb. 20. Reticulocyten-, Leukocyten- und Temperaturbewegung nach Einstich ins Diencephalon des Kaninchens (subthalamische Region). (Nach HEILMEYER und BEGEMANN 1951)

## h) Nervöse Regulation

Das Knochenmark ist mit marklosen Nervenfasern gut versorgt, wie aus ausführlichen Untersuchungen europäischer und japanischer Autoren seit langem bekannt ist. Zentralnervöse Einflüsse spielen ohne Zweifel eine große Rolle bei den Leukocytenbewegungen im peripheren Blut, wie die verschiedenartigsten Tierversuche und zahlreiche klinische Beobachtungen gezeigt haben. Aber auch das rote Blutbild kann vom Zentralnervensystem beeinflußt werden: So sieht man nach Reizung des Hypothalamus bei Kaninchen eine rasch einsetzende, deutliche Reticulocytose (Abb. 20). Diese zuerst von HEILMEYER gemachte Beobachtung konnte von DENECKE (1935), HAYASHIDA (1935), BEER (1939), LINKE (1959) u. a. bestätigt werden, während PILIERO u. Mitarb. (1962) bei gleichartigen Versuchen an Ratten keine Reticulocytose beobachten konnten. Auch die Befunde von GINZBERG und HEILMEYER (1932), die nach Eingriffen am menschlichen Zentralnervensystem in Form von Luftfüllung der Hirnventrikel oder Suboccipitalpunktion kurzfristige Schwankungen der Reticulocytenzahlen beobachteten, sind nicht unwidersprochen geblieben (z. B. HORTLING 1948). Bei zusammenfassender Bewertung der vorliegenden Untersuchungen zu diesem Thema (weitere Lit. s. bei GRANT und ROOT 1952 sowie KOMIYA 1956) kann man jedoch nicht daran zweifeln, daß kurzfristige Änderungen der Reticulocyten- und Erythrocytenzahl durch zentralnervöse Einflüsse zustande kommen können (s. auch BOE und BENGSTAET 1954). Sie beruhen lediglich auf einer Verschiebung jüngerer Zellen aus dem Knochenmark in das periphere Blut, im Gegensatz zu den humoralen Faktoren, welche tatsächlich die Bildung der roten Blutzellen steuern. Wahrscheinlich greifen die neuralen Reizwirkungen ähnlich wie bei den Leukocytenverschiebungen am Gefäßapparat des Knochenmarks an, der ja in enger Beziehung zu der efferenten Markinnervation steht.

Eine direkte Stimulation der Erythrocytenbildung auf neuralem Weg spielt in der Regulation der Erythropoese entgegen den älteren Anschauungen beim Menschen wahrscheinlich keine Rolle. Die Reaktion des erythropoetischen Knochenmarks auf Blutentzug oder Hypoxie wird durch Halsmarkdurchtrennung (RUHENSTROTH-BAUER 1950) oder totale Sympathektomie (GRANT und ROOT 1952) nicht gestört, abgesehen vom Ausbleiben der passageren initialen Reticulocytose. Die Blutbildveränderungen bei Erkrankungen des Zentralnervensystems, speziell der Zwischenhirnregion (Lit. s. bei HEILMEYER und BEGEMANN 1951) müssen durchaus nicht auf einer Veränderung der Erythrocytenproduktion allein beruhen, sie gehen viel eher auf sekundäre Faktoren zurück als auf eine direkte Wirkung der betroffenen Gehirnteile auf die Erythropoese. Eine indirekte Wirkung wäre über das Hypophysen-Zwischenhirnsystem denkbar, außerdem über eine Beeinflussung der Erythropoetinproduktion, wofür RUHENSTROTH-BAUER (1950) und neuerdings HALVORSEN (1961, 1966) Beweise beigebracht haben.

## Literatur

**Aberg, M. L.:** The reticulocytes at the formation of rouleaux and the sedimentation reaction. Acta med. scand. 111, 555 (1942). — **Adler, A.,** u. **M. Bressel:** Urobilinogenbestimmung im Stuhl und Harn mittels der neuen Extraktionsmethode. Dtsch. Arch. klin. Med. 155, 326 (1927). — **Albrecht, M.:** Studien zur Frage der Erythroblastenentkernung an Kulturen von Meerschweinchenknochenmark. Acta haemat. (Basel) 6, 83 (1951). — **Allen, D. W.:** Amino acid accumulation by human reticulocytes. Blood 16, 1564 (1960). — **Allen, F. A., M. H. Carr,** and **A. P. Klotz:** Decreased red blood cell survival time in patients with portal cirrhosis. J. Amer. med. Ass. 164, 955 (1957). — **Allison, A.,** and **W. Rees:** The binding of haemoglobin by plasma proteins (haptoglobins). Brit. med. J. 1957 II, 1137. — **Allison, A. C.,** and **G. P. Burn:** Enzyme activity as a function of age in the human erythrocyte. Brit. J. Haemat. 1, 291 (1955). — **Alpen, E. L.,** and **D. Cranmore:** Observations on the regulation of erythropoiesis and on cellular dynamics by $Fe^{59}$ autoradiographie. In: The kinetics of cellular proliferation, p. 290. New York and London: Grune & Stratton 1959. — **Alpen, E. L., D. Cranmore,** and **E. Johnston:** In: Erythropoiesis. New York: Grune & Stratton 1962. — **Althoff, H.,** u. **H. Werner:** Zum Angriffspunkt der Erythropoetine am Erythron. Folia haemat. (Frankfurt), N.F. 3, 102 (1958). — **Altland, P. D.,** and **K. C. Brace:** Red cell life span in the turtle and toad. Amer. J. Physiol. 203, 1188 (1962). — **Ambs, E.:** Über große und hämoglobinreiche Reticulocyten in der Krise von Anämien. Schweiz. med. Wschr. 90, 413 (1960). — **Arnold, O., H. Hamperl, F. Holtz, K. Jungmann** u. **J. Marx:** Über die Wirkung des Follikelhormons auf Knochenmark und Blut bei Hunden. Naunyn-Schmiedebergs Arch. exp. Path. Pharmak. **186**, 1 (1937). — **Ashby, W.:** The determination of the length of life of transfused blood corpuscles in man. J. exp. Med. **29**, 267 (1919). ~ The span of life of the red blood cell. Blood **3**, 486 (1948). — **Askanazy, M.:** Über die physiologische und pathologische Blutregeneration in der Leber. Virchows Arch. path. Anat. **205**, 346 (1911). — **Axelrod, A. R.,** and **L. Berman:** The bone marrow in hyperthyreoidism and hypothyroidism. Blood **6**, 436 (1951).

**Baar, H. S.,** and **T. W. Lloyd:** The life span of the red blood corpuscles and the maturation time of reticulocytes. J. Physiol. (Lond.) **98**, 12 (1940). — **Baldini, M., H. H. Fudenberg, K. Fukutake,** and **W. Dameshek:** The anaemia of the di Guglielmo syndrome. Blood **14**, 334 (1959). — **Baldini, M.,** e **F. Di Pietrantoni:** L'esame dell'urobilinogeno fecale nella valutazione dell'emolisi. Minerva med. **48**, 1 (1957). — **Baldini, M., F. di Pietrantoni** e **A. Tizianello:** Il cromo radioattivo e la targatura dei globuli rossi. Haematologica **44**, 329 (1959). — **Baldini, M.,** and **I. Pannaciuli:** The maturation rate of reticulocytes. Blood **15**, 614 (1960). — **Bangham, D. R.:** Biological assay and a standard for „erythropoietin". In: Erythropoiesis. New York: Grune & Stratton 1962. — **Barcroft, J.:** Die Atmungsfunktion des Blutes. I. Erfahrungen in großen Höhen. Monographien aus dem Gesamtgebiet der Physiologie der Pflanzen und Tiere. Berlin: Springer 1927. — **Barron, A. G.,** and **E. S. G. Barron:** Mechanism of cobalt polycythemia. Effect of ascorbic acid. Proc. Soc. exp. Biol. (N.Y.) **35**, 407 (1937). — **Barta, I.:** Hämatologie und Klinik des Fettmarks. Folia haemat. (Frankfurt), N.F. **7**, 38 (1963). — **Bailey, J. S.,** and **T. A. J. Prankerd:** Studies in thallassaemia. Brit. J. Haemat. **4**, 150 (1958). — **Beer, A. G.:** Untersuchungen über die Regulation des roten Blutbilds. Verh. dtsch. Ges. inn. Med. **51**, 399 (1939). — **Bell, R. W.,** and **H. W. Sewchuk:** Refractory normoblastic anaemia with sideroblasts in the bone marrow: Disorder of heme synthesis. Amer. J. clin. Path. **35**, 338 (1961). — **Bellogowna, N. S.:** Über den Blutumsatz bei verschiedenen Anämien und die Beeinflussung desselben durch die Behandlung mit Bluttransfusionen, Salvarsan, Arsen, Eisen und Leberdiät. Dtsch. Arch. klin. Med. **162**, 297 (1928). — **Bennike, T., H. Gormsen,** and **B. Møller:** Comparative studies of bone marrow punctures of the sternum, the iliac crest and the spinous process. Acta med. scand. **155**, 377 (1956). — **Berk, L., J. H. Burchenal,** and **W. B. Castle:** Erythropoietic effect of cobalt in patients with or without anemia. New Engl. J. Med. **240**, 754 (1949). — **Berlin, N. I., D. C. van Dyke, W. E. Siri,** and **C. P. Williams:** Effect of hypophysectomy on the total circulating red cell volume of the rat. Endocrinology **47**, 429 (1950). — **Berlin, N. I., J. H. Lawrence,** and **P. J. Elmberger:** Recent advances in the knowledge of total red cell volume, production and destruction. Blood **12**, 147 (1957). — **Berlin, N. I., J. H. Lawrence,** and **H. Lee:** The pathogenesis of the anaemia of chronic leukemia: measurement of the life span of the red blood cell with glycine-2-$^{14}$C. J. Lab. clin. Med. **44**, 860 (1954). — **Berlin, N. I., J. H. Lawrence,** and **H. C. Lee:** The life span of the red blood cell in chronic leukemia and polycythemia. Science **1**, 14, 385 (1951). — **Berlin, R.:** Estimation of the lifespan of erythrocytes by determination of the reticulocyte maturation time in vivo. Scand. J. clin. Lab. Invest. **2**, 37 (1950). ~ Red cell survival studies in normal and leukaemic subjects. Acta med. scand., Suppl. **252** (1951). — **Bernard, J., G. Mathe** et **Y. Najean:** Étude de quarante observations de pancytopénie idiopathique chronique de l'adulte. Sang **29**, 104 (1958). — **Bert, P.:** Sur la richesse en hemoglobine du sang des animeaux vivant sur les hautes lieux. C. R. Acad. Sci. (Paris) **94**, 805 (1882). — **Bessis, M.,** et **J. Breton-Gorius:** Diapèdèse des réticulocytes et des érythroblasts. C. R. Acad. Sci. (Paris) **251**, 465 (1960). ~ Colorations vitales et microscopie electronique. Nouv. Rev. franç. Hémat. **4**, 77 (1964). — **Bessis, M.,** et **M. Bricka:** Aspect dynamique de cellules de sang. Son étude par la microcinématographie en contraste de phase. Rev. Hémat. **7**, 407 (1952). — **Blaisdell, J.-L.:** Extramedullary haematopoiesis in a retroperitoneal tumor. Arch. Path. **16**, 643 (1933). — **Bock, H. E., E. H. Graul, P. Gelinsky, H. Hundshagen, H. Kuni** u. **H. Nieth:** Radioisotopendiagnostik mit Cr-51 und Fe-59 bei nephrogenen und rheumatischen Anämien. In: Radioisotope in der Hämatologie. Nucl.-Med. (Stuttg.), Suppl. **1** zu Bd. 2, 140 (1962). — **Boe, J.,** and **A. M. Benestadt:** Reticulocyte reaction following cerebral ischemia. Investigations of the reticulocytes before and after induced syncope, in a patient with postural hypotension. Acta med. scand. **149**, 345 (1954). — **Bond, V. P.:** Proliferative potentials of bone marrow and blood cells studied by in vitro uptake of H-3-thymidine. Acta haemat. (Basel) **21**, 1 (1959). — **Bond, V. P., T. M. Fliedner, E. P. Cronkite, J. R. Rubini,** and **J. S. Robertson:** Cell turnover in blood und blood-forming tissues studied with tridiated thymidine In The kinetics of cellular proliferation, p. 188. New York: Grune & Stratton 1959. — **Bond, V. P., N. Odartchenko, H. Cottier, L. E. Feindegen,** and **E. P. Cronkite:** The kinetics of the more mature erythrocytic precursors studied with tritiated thymidine. In: Erythropo:esis p. 173. New York: Grune & Stratton 1962. — **Bonsdorff, E.,** and **E. Jalvisto:** A humoral mechanism in anoxic erythrocytosis. Acta physiol. scand. **16**, 150 (1948). — **Borchers, H. G.,** u. **C. Oefelein:** Die Persistenz des Normoblastenkerns als Kriterium einer Störung der Erythrozytenbildung. Med. Mschr. **14**, 797 (1960). —

**Borel, Y., R. Busset, R. A. Collet** et **C. de Deuxchaisnes:** Etude de la demi-vie de erythrocytes par la méthode au chrome-51 dans diverses hémopathies et dans l'insuffisance renale. Schweiz. med. Wschr. **91**, 264 (1961). — **Borsook, H., C. L. Deasy, A. J. Haagen-Smit, G. Keighley,** and **P. H. Lowy:** Incorporation in vitro of labeled amino-acids into proteins of rabbit reticulocytes. J. biol. Chem. **196**, 669 (1952). — **Borsook, H., A. Graybiel, G. Keighley,** and **E. Windsor:** Polycythemic response in normal adult rats to a nonprotein plasma extract from anemic rabbits. Blood **9**, 734 (1954). — **Bothwell, T. H., S. Callender, B. Mallet,** and **L. G. Witts:** The study of erythropoiesis using tracer quantities of radioactive iron. Brit. J. Haemat. **2**, 1 (1956). — **Bothwell, T. H., A. V. Hurtado, D. M. Donohue,** and **C. A. Finch:** Erythrokinetics. IV. The plasma iron turnover as a measure of erythropiesis. Blood **12**, 409 (1957). — **Bove, J. R.,** and **F. G. Ebaugh:** The use of diisopropylfluorophosphate-$P^{32}$ for the determination of in vivo red cell survival and plasma cholinesterase turnover rates. J. Lab. clin. Med. **51**, 916 (1958). — **Boycott, A. E.:** The blood as a tissue: Hypertrophy and atrophy of the red corpuscles. Proc. roy. Soc. Med. **23**, 15 (1929). — **Brabec, V., J. Brousie, B. Friedmann,** and **V. Sebestik:** Zur Frage der gesteigerten Hämolyse in der Pathogenese der Anämie beim bösartigen Lymphogranulom. Folia haemat. (Lpz.) **78**, 16 (1962). — **Brace, K. C.:** Life span of marmot erythrocyte. Blood **8**, 648 (1953). — **Brannan, D.:** Extramedullary haematopoiesis in anaemias. Bull. Johns Hopk. Hosp. **41**, 104 (1927). — **Braunsteiner, H., K. Fellinger** u. **F. Pakesch:** Über die Struktur der Retikulozyten. Acta haemat. (Basel) **16**, 322 (1956). — **Brecher, G.:** The structure of unstained reticulocytes. Proc. Soc. exp. Biol. (N.Y.) **69**, 89 (1948). — **Brecher, G.,** and **E. P. Cronkite:** Postradiation parabiosis and survival in rats. Proc. Soc. exp. Biol. (N.Y.) **77**, 292 (1951). — **Brecher, G.,** and **F. Stohlman:** Reticulocyte size and erythropoietic stimulus. Proc. Soc. exp. Biol. (N.Y.) **107**, 887 (1961b). — **Brecher, G.,** and **F. Stohlman** jr.: Humorale Faktoren in der Erythropoese. In: Fortschritte der Hämatologie, Bd. II, ed. von L. M. Tocantins, übers. von H. Braunsteiner. Stuttgart: Georg Thieme 1961a. — **Brus, I.,** and **S. M. Lewis:** The haptoglobin content of serum in haemolytic anaemia. Brit. J. Haemat. **5**, 348 (1959). — **Burmester, B. R.:** Clinical and spectrophotometric study of immature red blood cells. Folia haemat. (Lpz.) **56**, 372 (1937).

**Callender, S. T., E. O. Powell,** and **L. J. Witts:** Normal red-cell survival in men and women. J. Path. Bact. **59**, 519 (1947). — **Carnot, M. P.:** Sur le mécanisme de l'hyperglobulie provoqueé par le sérum d'animeaux en rénovation sanguine. C. R. Soc. Biol. (Paris) **61**, 344 (1906). — **Carnot, M. P.,** et **Cl. Deflandre:** Sur l'activité des différents organs au cours de la régéneration du sang. C. R. Acad. Sci. (Paris) **143**, 432 (1906). — **Cartwright, G. E.:** Dietary factors in erythropoiesis. Blood **2**, 111, 256 (1947). — **Carvalho, S.:** Estudios sobre a hemoglobinogenese no eritroblasto. Edisco di Gazeta Médica Portuguesa 1954. ~ Microspectroscopy of bone marrow cells. Blood **10**, 453 (1955). — **Cawein, M. J., A. Hagedorn,** and **C. A. Owen:** Anaemia of hepatic disease studied with radiochromium. Gastroenterology **38**, 124 (1960). — **Cesaris-Demel, A.:** Studien über die roten Blutkörperchen mit den Methoden der Färbung im frischen Zustande. Folia haemat. (Lpz.) **4**, Suppl.-H. 1 (1907). — **Cline, M. G.,** and **N. I. Berlin:** An evaluation of $DFP^{32}$ and $Cr^{51}$ as methods of measuring red cell life span in man. Blood **22**, 459 (1963b). — **Cline, M. G.,** and **N. J. Berlin:** Simultaneous measurement of the survival of two populations of erythrocytes with the use of labeled diisopropylfluorophosphate. J. Lab. clin. Med. **61**, 249 (1963a). — **Close, A. S., Y. Taira,** and **D. A. Cleveland:** Spinal cord compression due to extramedullary haematopoiesis. Ann. intern. Med. **48**, 421 (1958). — **Clotten, A.,** u. **R. Clotten:** Untersuchungen über die erythropoetische Plasmawirkung polycythämischer Seren. Klin. Wschr. **37**, 432 (1959). — **Cohen, J. A.,** and **M. G. Warring:** The fate of $P^{32}$-labelled diisopropylfluorophosphat in human body and its use as labelling agent in the study of the turnover of blood plasma and red cells. J. clin. Invest. **33**, 459 (1954). — **Combrisson, A. G.:** Etude du mécanisme de 16 pancytopénies sans splenomégalie à l'aide des hématies marquées par le chrome radioactive. Sang **29**, 143 (1958). — **Connell, G. E.,** and **O. Smithies:** Human haptoglobins: Estimation and purification. Biochem. J. **72**, 115 (1959). — **Contopulos, A. N., R. McCoombs, J. H. Lawrence,** and **M. E. Simpson:** Erythropoietic activity in the plasma of patients with polycythaemia vera and secondary polycythemia. Blood **12**, 614 (1957). — **Coventry, W. D.,** and **R. H. Labree:** Heterotopia of bone marrow simulating mediastinal tumor: A manifestation of chronic haemolytic anaemia in adults. Ann. intern. Med. **53**, 1042 (1960). — **Crafts, R. C.,** and **H. A. Meineke:** Anaemia of hypophysectomised animals. Ann. N.Y. Acad. Sci. **77**, 501 (1959). — **Crosby, W. H.:** The metabolism of hemoglobin and bile pigment in hemolytic disease. Amer. J. Med. **17**, 112 (1955). — **Crosby, W. H.,** and **J. H. Akeroyd:** The limit of hemoglobin synthesis in hereditary hemolytic anaemia. Amer. J. Med. **13**, 273 (1952). — **Crosby, W. H.,** and **H. Rapaport:** Reticulocytopenia in autoimmune hemolytic anaemia. Blood **11**, 929 (1956). — **Custer, R. P.:** Studies on the structure and function of bone marrow. I. Variability of haemopoietic pattern and consideration of method for examination. J. Lab. clin. Med. **17**, 951 (1932). — **Custer, R. P.,** and **F. E. Ahlfeldt:** Studies on structure and function of bone marrow. II. Variations in cellularity in various bones with advancing years of life and their relative response to stimuli. J. Lab. clin. Med. 17, 960 (1932).

Dacie, J. V.: Practical haematology. London: Churchill 1956. ~ The haemolytic anaemias, congenital and acquired, 2nd ed. London: Churchill 1960. — Dacie, J. V., and P. L. Mollison: Survival of normal erythrocytes after transfusion to patients with familial haemolytic anaemia (acholuric jaundice). Lancet 1943 I, 550. — Dacie, J. V., M. D. Smith, J. C. White, and D. L. Mollin: Refractory normoblastic anaemia: Clinical and haematological study of seven cases. Brit. J. Haemat. 5, 56 (1959). — Dacie, J. V., and J. C. White: Erythropoiesis with particular reference to its study by biopsy of human bone marrow. J. clin. Path. 2, 1 (1949). — Davis, J. E., and J. P. Fields: Experimental production of polycythemia in humans by administration of cobalt chloride. Proc. Soc. exp. Biol. (N.Y.) 99, 493 (1958). — Davis, J. E., A. W. McCullough, and R. H. Rigdon: J. Lab. clin. Med. 30, 327 (1945). Zit. nach Grant u. Root 1952. — Denecke, G.: Über die vegetative Regulation der Hämopoese. Verh. dtsch. Ges. inn. Med. 47, 243 (1935). — Desforges, J. F., and J.-P. Dawson: The anaemia of renal failure. Arch. intern. Med. 101, 326 (1958). — Doan, C. A.: Zit. nach Sabin 1928. — Dornhorst, A. C.: The interpretation of red cell survival curves. Blood 6, 1284 (1951). — Dustin, P.: Contribution à l'étude histophysiologique et histochimique des globules rouges des vértebres. Arch. Biol. (Liège) 55, 285 (1944). — Dyke, D. C. van: Sources and properties of human urinary erythropoietin: In: Ciba foundation symposium on haemopoiesis, p. 397. London: Churchill 1960. — Dyke, D. C. van, A. N. Contopoulos, B. S. Williams, M. E. Simpson, J. H. Lawrence, and H. M. Evans: Hormonal factors influencing erythropoiesis. Acta haemat. (Basel) 11, 203 (1954). — Dyke, D. C. van, J. F. Garcia, and J. H. Lawrence: Concentration of highly potent erythropoietic activity from urine of anemic patients. Proc. Soc. exp. Biol. (N.Y.) 96, 541 (1957) — Dyke, D. C. van, J. F. Garcia, M. E. Simpson, R. L. Huff, A. N. Contopoulos, and H. M. Evans: Maintenance of circulating red cell volume in rats after removal of the posterior and intermediate lobes of the pituitary. Blood 7, 1017 (1952). — Dyke, D. C. van, M. Layrisse, J. H. Lawrence, J. F. Garcia, and M. Pollycove: Relation between severity of anemia and erythropoietin titer in human beings. Blood 18, 187 (1961).

Eadie, G. S., and J. W. Brown: Red blood cell survival studies. Blood 8, 1110 (1953). ~ The potential lifespan and ultimate survival of fresh red blood cells in normal healthy recipients as studied by simultaneous $^{51}$Cr tagging and differential hemolysis. J. clin. Invest. 34, 629 (1955). — Eadie, G. S., W. Smith, and I. W. Brown jr.: The use of DFP$^{32}$ as a red cell tag with and without the simultaneous tagging with Cr$^{51}$ in certain animals in the precence or absence of random destruction. J. gen. Physiol. 43, 825 (1960). — Ebaugh, F. G., C. P. Emerson, and J. F. Ross: The use of radioactive chromium (Cr$^{51}$) as an erythrocyte tagging agent for the determination of red cell survival. J. clin. Invest. 32, 1260 (1953). — Edwards, C. L., G. A. Andrews, B. W. Sitterson, and R. M. Kniseley: Clinical bone marrow scanning with radioisotopes. Blood 23, 741 (1964). — Eernisse, J. G., and J. J. van Rood: Erythrocyte survival time determinations with the aid of DF$^{32}$P. Brit. J. Haemat. 7, 382 (1961). — Ehrenstein, G. V., and D. Lockner: Sites of physiological breakdown of the red blood corpuscles. Nature (Lond.) 181, 911 (1958). ~ Physiologischer Erythrozytenabbau. Acta haemat. (Basel) 22, 129 (1959). — Ehrlich, P.: Sitzung der Charité-Ärzte. (Kein Titel.) Berl. klin. Wschr. 1881, 43. — Eilers, Th.: Der latente Erythrozytenumsatz. Klin. Wschr. 27, 29 (1949). ~ Der latente Erythrozytenumsatz; Berechnung und morphologischer Nachweis. Acta haemat. (Basel) 23, 74 (1960). — Engel, H.: Über die Reifegrade der Erythrozyten im kreisenden Blut. Folia haemat. (Lpz.) 33, 21 (1926). — Engstedt, L.: Endogenous formation of carbon monoxide in hemolytic disease. Acta med. scand. 159, Suppl. 332 (1957). — Erb, W.: Zur Entwicklungsgeschichte der roten Blutkörperchen. Virchows Arch. path. Anat. 34, 138 (1865). — Erlandson, M. E., I. Shulman, and D. H. Smith: Rates of destruction and production of erythrocytes in thalassemia. Pediatrics 23, 462 (1959). — Erlandson, M. W., I. Schulman, G. Stern, and H. G. Smith: Studies of congenital hemolytic syndromes. I. Rates of destruction and production of erythrocytes in thalassemia. Pediatrics 22, 910 (1958). — Erslev, A.: Humoral regulation of red cell production. Blood 8, 349 (1953). — Erslev, A. J.: Observations on the nature of the erythropoietic serum factor. II. Erythropoietic activity of serum and bone marrow after time limited exposure to anemic and anoxic anoxia. J. Lab. clin. Med. 50, 543 (1957). ~ Hematology: Control of red cell production. Ann. Rev. Med. 11, 315 (1960). — Erslev, A. J., and P. H. Lavites: Observations on the nature of the erythropoietic serum factor. Blood 9, 1055 (1954).

Fichsel, H., K. Gelissen, H. Walther u. H. Weicker: Der Hämoglobingehalt der Retikulozyten. Folia haemat.(Frankfurt), N.F. 4, 72 (1959). — Fieschi, A.: Semiologie des Knochenmarks. Ein Studium klinischer Morphologie. Ergebn. inn. Med. Kinderheilk. 59, 382 (1940). — Finch, C. A., D. H. Coleman, A. G. Motulsky, D. M. Donohue, and R. H. Reiff: Erythrokinetics in pernicious anemie. Blood 11, 807 (1956). — Finch, C. A., and W. D. Noyes: Erythrokinetics in diagnosis of anemia. J. Amer. med. Ass. 175, 1163 (1961). — Finch, C. A., J. A. Wolff, C. E. Rath, and R. G. Fluharty: Iron metabolism: erythrocyte turnover. J. Lab. clin. Med.

**34**, 1480 (1949). — **Finke, J.**: Die Bestimmung der Lebenszeit menschlicher Erythrozyten mit radioaktivem Diisopropylfluorophosphat (DF$^{32}$P). Inaug.-Diss. Freiburg 1964. — **Fischel, H.**: Myeloische Metaplasie und foetale Blutbildung und deren Histogenese. Berlin: Springer 1909. — **Fischer, J. W., N. P. Sanzari, B. J. Birdwelland,** and **J. J. Crook**: The role of the kidney in erythropoietin production. In: Erythropoiesis. New York: Grune & Stratton 1962. — **Fisher, J. W.**: Increase in circulating red cell volume of normal rats after treature with hydrocortison or corticosterone. Proc. Soc. exp. Biol. (N.Y.) **97**, 502 (1958). — **Fliedner, T. M., E. P. Cronkite, V. P. Bond, J. R. Rubini,** and **G. Andrews**: The mitotic index of human bone marrow in healthy individuals and irradiated human beings. Acta haemat. (Basel) **22**, 65 (1959). — **Forssell, J.**: Morphologische Veränderungen in Blut und Knochenmark bei akuten Blutungsanämien. Acta med. scand., Suppl **101**, (1939). — **Fowler, W. M.,** and **A. P. Barer**: Rate of hemoglobin regeneration in blood donors. J. Amer. med. Ass. **118**, 421 (1942). — **Franke, K.**: Retikulozytenzählung in der Zählkammer. Med. Klin. **27**, 431 (1931). — **Freerksen, E.**: Die Erythrozytengröße als Ausdruck einer quantitativen Kern-Plasma-Relation. Z. Anat. Entwickl.-Gesch. **106**, 462 (1936). — **Freirich, E. J., J. F. Ross, T. B. Bayles, C. P. Emerson,** and **S. C. Finch**: Radioactive iron metabolism and erythrocyte survival studies of the mechanism of the anemia associated with rheumatoid arthritis. J. clin. Invest. **36**, 1043 (1957). — **French, J. M., R. Gaddie,** and **N. M. Smith**: Quart. J. Med. **25**, 333 (1956). Zit. nach With. — **Fresen, O.**: Zu Nosologie und Struktur dystoper markartiger Blutbildungs-herde. Acta haemat. (Basel) **22**, 20 (1959). — **Fried, W., L. Plzak, L. O. Jacobson,** and **W. Goldwasser**: Studies on erythropoiesis. III. Factors controlling erythropoietin production. Proc. Soc. exp. Biol. (N.Y.) **94**, 237 (1957). — **Friederici, L.**: Untersuchungen zum Nachweis eines erythropoetischen Wirkstoffes (Erythropoetin) im Blut. Folia haemat. (Frankfurt) N.F. **7**, 192 (1963). — **Friederici, L.,** u. **E. F. Gersmeyer**: Erythropoetin. Untersuchungen über einen die Erythropoese steigernden Wirkstoff bei Blutkrankheiten. Med. Welt **1960**, 2669. — **Friedländer, A.,** and **C. Wiedemer**: The reticulocyte count in normal and in abnormal conditions. Arch. intern. Med. **44**, 209 (1929). — **Frölund, A.**: Zit. nach With 1960. — **Frontali, G.**: Die Lebensdauer der roten Blutkörperchen bei Mittelmeeranämie. Med. Klin. **49**, 509 (1954). — **Fruhman, G. J., R. Gerstner,** and **A. S. Gordon**: Effect of growth hormone upon erythro-poiesis in the hypophysectomised rat. Proc. Soc. exp. Biol. (N.Y.) **85**, 93 (1954). — **Fruhman, G. J.,** and **A. S. Gordon**: Influence of starvation upon formed elements of blood and bone marrow of the rat. Anat. Rec. **122**, 492 (1955).

**Gallagher, N. I., J. M. McCarthy,** and **R. D. Lange**: Observations on erythropoietic-stimulating factor (ESF) in the plasma of uremic and nonuremic patients. Ann. intern. Med. **52**, 1201 (1960). — **Gallo, V.**: Ricerche di citometria mel tessuto mieloide dei soggetti normali. Haematologica **24**, 245 (1942). — **Garby, L.**: Analysis of red-cell survival curves in clinical practice and the use of Di-iso-propyl-fluorophosphonate (DF$^{32}$P) as a label for red cells in man. Brit. J. Haemat. **8**, 15 (1962). — **Garby, L.,** and **M. Hjelm**: Ultracentrifugal fractionation of human erythrocytes with respect to cell age. Blut **9**, 284 (1963). — **Garby, L.,** and **W. D. Noyes**: Studies an hemoglobin metabolism. I. The kinetic properties of the plasma hemo-globin pool in normal man. J. clin. Invest. **38**, 1479 (1959). — **Garby, L., W. Schneider, O. Sundquist,** and **J. Vuille**: A ferro-kinetic model and its properties. Acta physiol. scand. **59**, Suppl. 216 (1963). — **Garby, L., S. Sjölin,** and **B. Valquist**: Chronic refractory anaemia with disturbed haem metabolism. Brit. J. Haemat. **3**, 55 (1957). — **Gardner, F. H.**: The use of cobaltous chloride in the anemia associated with chronic renal disease. J. Lab. clin. Med. **41**, 56 (1953). — **Gardner, F. H.,** and **J. C. Pringle**: Androgens and erythropoietin. Arch. intern. Med. **107**, 846 (1961). — **Gatto, I., Terrana V.,** e **L. Biondi**: Compressione sul midollo spinale da proli-ferazione osseo nello spazio epiduralo in soggetto affetto da malattia di Cooley splenectomiz-zato. Haematologica **38**, 61 (1954). — **Gehrmann, G.**: Das Pyridoxin-Mangelsyndrom beim Menschen. Ergebn. inn. Med. Kinderheilk., N.F. **19**, 274 (1963). — **Gehrmann, G.,** u. **P. Grobel**: Bestimmung des Hämolyseortes mit $^{51}$Cr bei hämolytischen Anämien. Folia haemat. (Frankfurt). N.F. **6**, 256 (1961). — **Gesner, T.,** and **T. L. Gowans**: Zit. nach Stohlman 1962. — **Gevirtz, N. R.,** and **N. J. Berlin**: Erythrokinetic studies in severe bone marrow failure of diverse etio-logy. Blood **18**, 637 (1961). — **Giannopoulos, P. P.,** and **D. E. Bergsagel**: The mechanism of the anaemia associated with Hodgkins disease. Blood **14**, 856 (1959). — **Giblett, E. R., D. Cole-man, G. Pirzio-Biroli, M. Donohue, A. G. Motulsky,** and **C. A. Finch**: Erythrokinetics: Quanti-tative measurements of red cell production and destruction in normal subjects and patients with anemia. Blood **11**, 291 (1956). — **Ginzberg, R.,** u. **L. Heilmeyer**: Über die zentralnervöse Regulation des Blutes. Arch. Psychiat. Nervenkr. **97**, 719 (1932). — **Gleave, H. H.**: Para-vertebral heterotopia of the bone marrow in a case of acholuric jaundice. J. Path. Bact. **42**, 538 (1936). — **Goldwasser, E., L. O. Jacobson, W. Fried,** and **L. F. Plzak**: Studies on erythro-poiesis. V. The effect of cobalt on the production of erythropoietin. Blood **13**, 55 (1958). — **Goldwasser, E., W. F. White,** and **K. B. Taylor**: On the purification of sheep erythropoietin. In: Erythropoiesis, ed. by L. O. Jacobson and M. Doyle. New York: Grune & Stratton 1962. — **Gordon, A. S.**: Endocrine influences upon the formed elements of blood and blood-forming organs. Progr. Hormone Res. **10**, 239 (1954). ∼ Hemopoietine. Physiol. Rev. **39**, 2 (1959). ∼ Humoral influences on blood cell formation and release. In: Ciba foundation symposion on haemopoiesis. p. 325. London: Churchill 1960. — **Gordon, A. S., J. W. Winkert, B. S. Dornfest, and D. C. Siegel:** Studies on the actions and properties of the circulating erythropoietic stimulating factor. Ann. N.Y. Acad. Sci. **77**, 650 (1959). — **Grant, W. C., and W. S. Root:** Fundamental stimulus for erythropoiesis. Phys. Rev. **32**, 449 (1952). — **Gray, C. H., A. Neuberger, and P. A. Sneath:** Studies in congenital porphyria. 2. Incorporation of $^{15}N$ in the stercobilinogen in the normal and the porphyric. Biochem. J. **47**, 87 (1950). — **Greendyke, R. M.:** Congenital refractory normoblastic anaemia with jaundice and inneffective erythropoiesis. Amer. J. Med. **32**, 611 (1962). — **Greppi, E.:** I valori normali des ricambio emoglobinico. L'indice emolitico. Arch. Pat. Clin. med. **5**, 459 (1926). — **Grinstein, M., Bannermann, R. M., Vavra, J. D., and C. V. Moore:** Haemoglobin metabolism in thalassemia. Amer. J. Med. **29**, 18 (1960). — **Gurney, C. W., E. Goldwasser, and C. Pan:** Studies on erythropoiesis. VI. Erythropoietin in human plasma. J. Lab. clin. Med. **50**, 534 (1957).

**Haenel, U.:** Beobachtungen über Achromoretikulozyten. Schweiz. med. Wschr. **1949**, 843. — **Hagen, P. S., and R. M. MacDonald:** Fecal urobilinogen excretion in hemolytic anaemia: comparison with results of average red cell life determined by radiochromium red cell tagging. J. Lab. clin. Med. **44**, 807 (1954). — **Hall, C. A.:** Erythrocyte dynamics in liver disease. Amer. J. Med. **28**, 541 (1960). — **Hallberg, L.:** Blood volume, haemolysis and regeneration of blood in pernicious anaemia. Scand. J. clin. Lab. Invest. **7**, Suppl. 16 (1955). — **Halvorsen, S.:** Plasma erythropoietin levels following hypothalamic stimulation in the rabbit. Scand. J. clin. Lab. Invest. **13**, 564 (1961). — **Hammerstein, J. F., W. Whitcomb, J. R. Lowell, and P. C. Johnson:** Red cell lifespan and iron turnover in patients with hypoxia due to pulmonary emphysema. J. Lab. clin. Med. **48**, 814 (1956). — **Hanford, R. B., G. F. Schneider, and J. D. McCarthy:** Massive thoracic extramedullary hemopoiesis. New Engl. J. Med. **263**, 120 (1960). — **Haurani, F., G. Bain, G. Wang, and L. M. Tocantins:** Erythrokinetic studies in thalassemic hemoglobinpathies before and after splenectomy. Haemat. lat. (Milano) **3**, 1 (1960). — **Haurani, F. J., and L. M. Tocantins:** Ineffective Erythropoiesis. Amer. J. Med. **31**, 519 (1961). — **Hayashida, M. J.:** Beiträge zur Kenntnis der zentralnervösen Regulation des Blutbildes. Kumamoto med. Soc. **11**, 1326 (1935). Zit. nach Piliero u. Mitarb. 1962. — **Heath, C. W., and G. A. Daland:** The life of reticulocytes. Arch. intern. Med. **46**, 533 (1930). — **Heilmeyer, L.:** Blutfarbstoffwechselstudien. III. Mitt. Blutmauserung und Leberfunktion beim Morbus Basedow. Dtsch. Arch. klin. Med. **171**, 515 (1931a). ∼ Blutfarbstoffwechselstudien. IV. Mitt. Blutfarbstoffwechselregulation bei akuten und chronischen Blutungsanämien sowie bei einigen sekundären Anämien anderer Genese. Dtsch. Arch. klin. Med. **172**, 341 (1931b). ∼ Blutfarbstoffwechselstudien. V. Mitt. Der Farbstoffwechsel beim hämolytischen Ikterus und bei einigen anderen hämolytischen Anämien verschiedener Genese. Wirkung des Leberstoffs (Campolon) und der peroralen Milzverabreichung. Dtsch. Arch. klin. Med. **172**, 628 (1932a). ∼ Blutfarbstoffwechselstudien. VI. Mitt. Die Regenerations- und Farbstoffwechselvorgänge beim Morbus Biermer sowie bei einer Bothriozephalusanämie vor und nach Leberbehandlung. Dtsch. Arch. klin. Med. **173**, 128 (1932b). — **Heilmeyer, L., u. H. Begemann:** Blut und Blutkrankheiten. In: Handbuch der inneren Medizin, Bd. II. Berlin-Göttingen-Heidelberg: Springer 1951. ∼ Atlas der klinischen Hämatologie und Cytologie. Berlin-Göttingen-Heidelberg: Springer 1955. — **Heilmeyer, L., u. A. Gitter:** Klinische Farbmessungen. XI. Mitt. Der Einfluß parenteraler Gaben von Hämoglobin und Hämoglobinabbauprodukten auf den Blutfarbstoffwechsel mit besonderer Berücksichtigung der Harnfarbstoffausscheidung. Z. ges. exp. Med. **77**, 594 (1931). — **Heilmeyer, L., W. Keiderling, R. Bilger u. H. Bernauer:** Über chronische refraktäre Anämien mit sideroblastischem Knochenmark (Anaemia refractoria sideroblastica). Folia haemat. (Frankfurt) **2**, 49 (1958). — **Heilmeyer, L., u. W. Krebs:** Die quantitative Bestimmung des Urobilins und Urobilinogens mit dem Zeiss'schen Stufenphotometer. Biochem. Z. **231**, 393 (1931). — **Heilmeyer, L., u. W. Oetzel:** Blutfarbstoffwechselstudien. II. Mitt. Ergebnisse bei Gesunden. Diätversuche. Der Blutfarbstoffwechsel im Hunger. Dtsch. Arch. klin. Med. **171**, 365 (1931). — **Heilmeyer, L., u. O. Ortgiese:** Verbesserte Methoden zur gleichzeitigen Zählung der Retikulozyten und Thrombozyten für die ärztliche Praxis. Zbl. inn. Med. **55**, 737 (1934). — **Heilmeyer, L., K. Recknagel u. L. Albus:** Blutbestand, Blutzusammensetzung, Blutumsatz und Leberfunktion im Höhenklima. Z. ges. exp. Med. **90**, 573 (1933). — **Heilmeyer, L., u. R. Westhäuser:** Reifungsstudien an überlebenden Retikulozyten in vitro und ihre Bedeutung für die Schätzung der täglichen Hämoglobinproduktion in vivo. Z. klin. Med. **121**, 361 (1932). — **Heimpel, H.:** Radioisotopes in the clinical examination of autoimmune haemolytic disorders. Proc. 9th Congr. europ. Soc. Haemat. Lisbon 1963. Basel and New York: S. Karger 1964, p. 1040. — **Heimpel, H., J. Dobler u. W. Keiderling:** Blutumsatzuntersuchungen mit $^{51}Cr$ bei 50 Patienten mit primärer Panmyelopathie. Klin. Wschr. **42**, 680 (1964a). — **Heimpel, H., J. Finke u. W. Keiderling:** Die Bestimmung der Lebenszeit menschlicher Erythrozyten mit radioaktivem Diisopropylfluorophosphat (DFP$^{32}$) und ihre Anwendung in der Klinik. Dtsch. med. Wschr. **89**, 1463

(1964b). — **Heimpel, H., H. Franz** u. **H. Schubothe:** Untersuchungen über den Blutumsatz bei posthepatitischen und anderen funktionellen Hyperbilirubinämien. Klin. Wschr. **40**, 1029 (1962). — **Heimpel, H.,** and **R. Klute:** Serum haptoglobin as related to red cell turnover rate estimated by Cr⁵¹ or DFP³². Sangre **9**, 163 (1964). — **Hennemann, H. H.,** u. **I. Falck:** Über Kombinationen von aplastischen mit hämolytischen Syndromen. Acta haemat. (Basel) **18**, 219 (1957). — **Hindawi, A. Y.,** and **B. W. Subhiyah:** Study by radiochromium of red-cell-survival and the rôle of the spleen in red-cell elimination in thalassaemia. Brit. J. Haemat. **8**, 266 (1963). — **Hodgson, G., I. Eskuche, D. Yudilevich, P. Hernandez,** and **J. Tohà:** Effect of plasma from bled and phenylhydrazine treated animals on plasma-iron turnover. A test for hemopoietine. Proc. Soc. exp. Biol. (N.Y.) **96**, 826 (1957). — **Hodgson, G.,** and **J. Tohà:** The erythropoietic effect of urine and plasma of repeatedly bled animals. Blood **9**, 299 (1954). — **Hollingworth, J. W.:** Lifespan of fetal erythrocytes. J. Lab. clin. Med. **45**, 496 (1955). — **Hollingsworth, J. W.,** and **D. R. Hollingsworth:** Study of total red cell volume and erythrocyte survival using radioactive chromium in patients with advanced pulmonary tuberculosis. Ann. intern. Med. **42**, 810 (1955). — **Horst, H., H. Rösler** u. **H. Villanueva-Meyer:** 201 Fälle von Polycythämie: P-32-Behandlungsergebnisse, Untersuchungen zur Ferrokinetik (Cr-51 und Fe-59) und über erythropoetische Plasmafaktoren vor, unter und nach Therapie. In: Radiosisotope in der Hämatologie. Nucl. Med. (Stuttg.), Suppl. 1 zu Bd. 2, 361 (1963). — **Hortling, H.:** The influence of electric shok and adrenalin injection on the leukopoiesis and the erythropoiesis. Acta med. scand., Suppl. 101 (1948). — **Huff, R. L., P. J. Elmlinger, J. F. Garcia, J. M. Oda, M. C. Cockrell,** and **J. H. Lawrence:** Ferrokinetics in normal persons and in patients having various erythropoietic disorders. J. clin. Invest. **30**, 1512 (1951). — **Huff, R. L., T. G. Henessy, R. E. Austin, J. F. Garcia, B. M. Roberts,** and **J. H. Lawrence:** Plasma and red cell iron turnover in normal subjects and in patients having various hematopoietic disorders. J. clin. Invest. **29**, 1041 (1950). — **Huggins, C.,** and **B. H. Blocksom:** Changes in outlying bone marrow accompanying a local increase of temperature within physiological limits. J. exp. Med. **64**, 253 (1936). — **Hurtado, A., C. Merino,** and **E. Delgado:** Influence of anoxemia on the hemopoietic activity. Arch. intern. Med. **75**, 284 (1945). — **Hurley, T. H.,** and **R. Weisman:** The determination of the survival of transfused red cells by a method of differential hemolysis. J. clin. Invest. **33**, 835 (1954). — **Hyman, G. A., A. Gellhorn,** and **J. L. Harvey:** Studies on the anaemia of disseminated malignant neoplastic disease. II. Study of the life span of the erythrocyte. Blood **11**, 618 (1956). — **Hyman, G. A., J. E. Harvey,** and **J. E. Geldner:** The pathogenesis of anaemia in patients with carcinoma. Amer. J. Med. **19**, 350 (1955).

**Israels, L. G., J. Skanderbeg, H. Guyda, W. Zingg,** and **A. Zipursky:** A study of the early-labelled fraction of bile pigment: The effect of altering erythropoiesis on the incorporation of [2-¹⁴C] glycine into haem and bilirubin. Brit. J. Haemat. **9**, 50 (1963). — **Israels, L. G., H. J. Sudermann,** and **S. E. Ritzmann:** Hyperbilirubinaemia due to an alternate path of bilirubin production. Amer. J. Med. **27**, 693 (1959). — **Istomanowa, T. S.:** Experimentelle Untersuchungen über Erythropoese. I. Über den Gehalt des Blutes an vitalgranulären Erythrozyten als Maß der Erythropoese. Z. ges. exp. Med. **52**, 140 (1930).

**Jacobsen, E.,** and **C. M. Plum:** On the chemical nature of the reticulocyte ripening principle in liver. Acta physiol. scand. **4**, 272 (1942). ~ Aminoacids and tyrosine-like substances as activators of the reticulocyte ripening principle. Acta physiol. scand. **4**, 278 (1942). — **Jacobson, L. O.:** Hematologic recovery from radiation injury. Prog. Hemat. **1**, 311 (1956). — **Jacobson, L. O.,** and **M. D. Doyle:** Erythropoiesis. New York: Grune & Stratton 1962. — **Jacobson, L. O., E. Goldwasser, W. Fried,** and **L. F. Plzak:** Role of the kidney in erythropoiesis. Nature (Lond.) **179**, 633 (1957). — **Jacobson, L. O., E. L. Simmons, E. K. Marks,** and **E. O. Gastom:** Recent studies on recovery from radiation injury after transplantation of heterologous tissue: effect of payers patsch shielding in irradiated mice. Proc. of the VII. Congr. intern. Soc. Haemat. Tokyo 1960. — **Jandl, J. H.:** Agglutination and sequestration of immature red cells. J. Lab. clin. Med. **55**, 663 (1960). — **Jandl, J. H., M. S. Greenberg, R. H. Yonemoto,** and **W. B. Castle:** Clinical determination of the sites of red cell sequestration in hemolytic anaemias. J. clin. Invest. **35**, 842 (1956). — **Jandl, J. H., J. Inman, R. Simmons,** and **D. Allen:** Transfer of iron from serum iron-binding protein to human reticulocytes. J. clin. Invest. **38**, 161 (1959). — **Jayle, M. F.:** Méthode de dosage de l'haptoglobine sérique. Bull. Soc. Chim. biol. (Paris) **33**, 876 (1951). — **Jayle, M. F.,** and **J. Moretti:** Haptoglobin: Biochemical, genetic and physiopathological aspects. Progr. Hemat. **3**, 342 (1962). — **Jedlicka, V.:** Über die Lebertherapie und das Wesen der perniciösen Anämie. Folia haemat. (Lpz.) **42**, 359 (1930). — **Jones, N. F., R. W. Payne, R. D. Hyde,** and **T. Price:** Renal polycythemia. Lancet **1960 I**, 299. — **Jones, P. N., J. M. Weinstein, R. A. Ettinger,** and **R. B. Capps:** Decreased red cell survival associated with liver disease. Arch. intern. Med. **95**, 93 (1955). — **Jordan, H. E.:** Extramedullary blood production. Physiol. Rev. **22**, 375 (1942). Zit. nach Wintrobe. — **Joske, R., J. M. McAlister,** and **T. A. J. Prankerd:** Isotope investigation of red cell production and destruction in chronic renal disease. Clin. Sci. **15**, 511 (1956). — **Journaud, R.:** Recherches sur un élément peu connu de l'hématopoiése: La durée des mitoses des cells myeloides. Sang

**24**, 355 (1953). — **Jung, F.:** Echte und unechte Retikulozyten bei Anämien. Folia haemat. (Lpz.) **74**, 258 (1957). — **Jung, F.,** u. **H. Asen:** Über Reticulocyten. Klin. Wschr. **23**, 115 (1944). — **Jung, F., H. Rind** u. **H. Stobbe:** Über Reticulocyten. Folia haemat. (Lpz.) **75**, 295 (1958).

**Kähler, H. J., H. Franz** u. **H. Schubothe:** Atypische corpusculäre nichtsphärozytäre hämolytische Erkrankungen: Hämatologische und klinische Untersuchungen in 9 Fällen. Klin. Wschr. **38**, 395 (1960). — **Kato, K.:** J. Pediat. **11**, 385 (1937). Zit. nach Grant u. Root. — **Keiderling, W.,** u. **K. Th. Frank:** Tierexperimentelle Untersuchungen über die Beziehung zwischen Erythrozytenlebenszeit und Schilddrüsenfunktion unter Benutzung der Radiochrommethode. Klin. Wschr. **38**, 379 (1960). — **Keiderling, W., I. Reissner, W. Dischler** u. **G. Hoffmann:** Klinische Studien über die Kinetik des Eisens. In: Radioisotope in der Hämatologie. I. Intern. Symposion Freiburg i. Br. 1962. Nucl. Med. (Stuttg.), Suppl. zu Bd. 2 (1963). — **Keller, H. M.:** Erythropoetisch wirksame Substanzen des Blutserums. Helv. med. Acta **24**, 398 (1957). — **Kennedy, B. J.:** Stimulation of erythropoiesis by androgenic hormones. Ann. intern. Med. **57**, 917 (1962). — **Kienle, F.:** Die Sternalpunktion in der Diagnostik. Leipzig: Georg Thieme 1943. — **Killmann, S. A., E. P. Cronkite, T. M. Fliedner,** and **V. P. Bond:** Mitotic indices of human bone marrow cells. I. Number and cytologic distribution of mitoses. Blood **19**, 743 (1962). — **Kinkel, H.,** u. **W. Hofer:** Zur Frage des erythrozytären Entkernungsvorganges und seines Zusammenhangs mit dem Auftreten und Wiederverschwinden der retikulo-filamentären Substanz. Virchows Arch. path. Anat. **306**, 228 (1940). — **Kleyensteiber, G., F. Wolf** u. **S. Witte:** Ergebnisse der Radiochromierung von Erythrozyten bei klinisch nicht hämatologischen Erkrankungen. In: Radioisotope in der Hämatologie. Nucl.-Med. (Stuttg.), Suppl. 1 ad Bd. 2, 226 (1963). — **Kluthe, R., H. Heimpel** u. **H. Schubothe:** Die Bedeutung der quantitativen Haptoglobinbestimmung in der Diagnostik hämolytischer Erkrankungen. Dtsch. med. Wschr. **89**, 785 (1964). — **Kluthe, R., R. Lumma, W. Müller** u. **H. Müller:** Methodik und klinische Bedeutung der quantitativen Bestimmung des $\alpha_2$-Serumhaptoglobins. Z. klin. Chem. **1**, 42 (1963). — **Knoblich, R.:** Extramedullary haematopoiesis presenting as intrathoracic tumors. Report of a case in a patient with thalassemia. Cancer (Philad.) **13**, 462 (1960). — **Komyia, E.:** Die zentralnervöse Regulation des Blutbildes. Stuttgart: Georg Thieme 1956. — **Korst, D. R., B. E. Whalley,** and **F. H. Bethell:** Erythropoietic activity of plasma in polycythemia. J. Lab. clin. Med. **54**, 916 (1959). — **Kosenow, W.:** Über den Strukturwandel der basophilen Substanz junger Retikulozyten im Fluoreszenzmikroskop. Acta haemat. (Basel) **7**, 360 (1952). — **Kramer, H.,** and **K. N. Wynne:** Method for clinical assesment of marrow hyperplasia in long bones. Lancet **1958 II**, 1045. — **Kruh, J.,** and **H. Borsook:** Hemoglobin synthesis in rabbit reticulocytes in vitro. J. biol. Chem. **220**, 905 (1956). — **Krumdieck, N.:** Erythropoietic substance in the serum of anaemic animals. Proc. Soc. exp. Biol. (N.Y.) **54**, 14 (1943). — **Künzer, W., E. Ambs** u. **D. Schneider:** Untersuchungen über das Retikulozytenvolumen. Z. Kinderheilk. **77**, 90 (1955). — **Kuna, S. A., S. Gordon,** and **H. A. Charipper:** Bone marrow function in isolated perfused hind limbs of rats. Fed. Proc. **16**, 76 (1957). — **Kuratowska, Z.,** and **B. Lewartowski:** Studies on the active principle released by the hypoxic kidney in Tyrode-Solution. In: Erythropoiesis. New York: Grune & Stratton 1962. — **Kuroyanagi, T.:** Anaemia associated with chronic renal failure, with special reference to kinetics of erythron. Acta haemat. jap. **24**, 156 (1961).

**Lajtha, L. G.,** and **R. Oliver:** Studies on the kinetics of erythropoiesis: A model of the erythron. In: Haemopoiesis; cell production and its regulation. Ciba Symposion, p. 289. London: Churchill 1960. — **Lajtha, L. G.,** and **H. D. Suit:** Uptake of radioactive iron by nucleated red cells in vitro. Brit. J. Haemat. **1**, 55 (1955). — **Lambin, P.,** et **A. Leto:** Sur la présence d'hématies semilunaires au cours de l'anemie pernicieuse. Rev. belge Sci. méd. **2** (1930). — **Landsteiner, K., P. Levine,** and **M. L. Janes:** On development of isoagglutinins following transfusions. Proc. Soc. exp. Biol. (N.Y.) **25**, 672 (1928). — **Lange, R. D.,** and **N. I. Gallagher:** Clinical and experimental observations on the relationship of the kidney to erythropoietin production. In: Erythropoiesis. New York: Grune & Stratton 1962. — **Lange, R. D., J. M. McCarthy,** and **N. I. Gallagher:** Plams and urinary erythropoietin in bone marrow failure. Arch. intern. Med. **108**, 850 (1961). — **Langendorff, H.,** u. **A. Reisner:** Untersuchungen über den Normalwert der Retikulozyten beim Menschen. Folia haemat. (Lpz.) **55**, 88 (1936). — **Lathem, W.,** and **W. E. Whorley:** Distribution of extracorpuscular hemoglobin in circulating plasma. J. clin. Invest. **38**, 474 (1959). — **Laurell, C. B.,** and **M. Nyman:** Studies on the serum haptoglobin level in hemoglobinemia and its influence on renal excretion of hemoglobin. Blood **12**, 493 (1957). ~ Haptoglobin als Hämoglobintransporter im Plasma. In: Protides in the biological fluids, p. 194. London 1958. — **Leibetseder, F.:** Erythropoese und Zellkerngröße. Wien. Z. inn. Med. **29**, 397 (1948). — **Letman, H.:** Red cell destruction in the anaemias. Inaug.-Diss. Copenhagen 1959. — **Lewin, O.:** Die morphologischen Veränderungen in den blutbildenden Organen nach akuten Blutverlusten. Beitr. path. Anat. **88**, 349 (1932). — **Lewis, S. M.:** Red cell abnormalities and haemolysis in aplastic anaemia. Brit. J. Haemat.

8, 322 (1962). — Lewis, S. M., L. Szur, and J. V. Dacie: The pattern of erythrocyte destruction in haemolytic anaemia, as studied with radioactive chromium. Brit. J. Haemat. 6, 122 (1960). — Lichtenstein, A., u. A. J. L. Terwen: Über Blutmauserung und Bilirubinausscheidung. Dtsch. Arch. klin. Med. 149, 102 (1925). — Lindenbaum, J. S.: Das Knochenmark in den ersten Stunden und Tagen nach dem Aderlaß. Folia haemat. (Lpz.) 39, 501 (1930). — Linke, P. G.: Zentralnervöse Regulierung der Retikulozytenzahl im peripheren Blut. Folia haemat. (Lpz.) 76, 342 (1959). — Linman, J. W., and F. H. Bethell: The plasma erythropoietic stimulation factor. Observations on circulating erythrocytes and bone marrow of rats receiving protein-free extracts of rabbit plasma. Blood 11, 310 (1956). ~ Factors in the control of haemopoiesis. In: Ciba foundation symposion on haemopoiesis, p. 369. London: Churchill 1960. — Linman, J. W., F. H. Bethell, and M. J. Long: Studies on the nature of the plasma erythropoietic stimulating factor. J. Lab. clin. Med. 51, 8 (1957). — Lockner, D.: Klinische Untersuchungen zur Krebsanämie. Acta haemat. (Basel) 24, 186 (1960). — Löwenstein, L. M.: The mammalian reticulocyte. Int. Rev. Cytol. 8, 135 (1959). — London, I. M., D. Shemin, and D. Rittenberg: Synthesis of heme in vitro by the immature non-nucleated mammalian erythrocyte. J. biol. Chem. 183, 749 (1950a). — London, I. M., D. Shemin, R. West, and D. Rittenberg: Heme synthe sisand red blood cell dynamics in normal humans and in subjects with polycythemia vera, sickle cell anemia and pernicious anaemia. J. biol. Chem. 179, 463 (1949). — London, I. M., and R. West: The formation of bile pigment in pernicious anaemia. J. biol. Chem. 184, 359 (1950). — London, I. M., R. West, D. Shemin, and D. Rittenberg: The origin of bile pigment in normal man. J. biol. Chem. 184, 351 (1950b). ~ Porphyrin formation and hemoglobin metabolism in congenital porphyria. J. biol. Chem. 184, 365 (1950c). — Loutit, J. F.: Discussion on the life and death of the red blood corpuscle. Proc. roy. Soc. Med. 39, 757 (1946). — Loutit, J. F., and P. L. Mollison: Haemolytic icterus (acholuric jaundice), congenital and acquired. J. Path. Bact. 58, 711 (1946). — Lowy, P. H., G. Keighley, H. Borsook, and A. Graybiel: On the erythropoietic principle in the blood of rabbits made severely anemic with phenylhydrazin. Blood 14, 262 (1959). — Ludwig, G. D., W. S. Blakmore, and D. L. Drabkin: Production of carbon monoxide by hemin oxidation. J. clin. Invest. 36, 912 (1957). — Lyall, A.: Massive extramedullary bone marrow formation in a case of pernicious anemia. J. Path. Bact. 41, 469 (1935).

Malamos, B. G. Gyftaki, D. Binopoulos, and M. Kesse: Studies on hemoglobin synthesis and red cell survival in haemoglobinopathy. Acta haemat. (Basel) 28, 124 (1962). — Mallarmé, J., et R. Boivin: Étude sur 24 cas de pancytopénie primitive non leucémique et non splénomégalique. Sang 29, 163 (1958). — Matoth, Y., N. Biezunski, and G. Szabo: J. Lab. clin. Med. 51, 420 (1958). Zit. nach Gordon 1959. — Maximow, W.: Bindegewebe und blutbildende Organe. In: Handbuch der mikroskopischen Anatomie des Menschen, Bd. 2/1. 1927. — McClellan, J. E., C. Donegan, O. A. Thorup, B. S. Leavell, and R. Fitzwater: Survival time of the erythrocyte im myxedema and hyperthyroidism. J. Lab. clin. Med. 51, 91 (1958). — McCurdy, P. R.: Erythrokinetics in abnormal hemoglobin syndromes. Blood 20, 686 (1962). — Medici, P. T., A. S. Gordon, S. J. Piliero, A. L. Luhby, and P. Yuceoglu: Influence of transfusions on the erythropoietic stimulating factor. Acta haemat. (Basel) 18, 325 (1957). — Meyer, E., u. A. Heineke: Über Blutbildung in Milz und Leber bei schweren Anamien. Verh. dtsch. path. Ges. 9, 224 (1905). — Meyer, L. M., and R. W. Bertcher: Acquired hemolytic anemia and transient erythroid hypoplasia of bone marrow. Amer. J. Med. 28, 606 (1960). — Miescher, P.: Experimentelle Studien zum Mechanismus der Erythroklasie im normalen Organismus. Klin. Wschr. 34, 129 (1956). — Miller, E. B., K. Singer, and W. Dameshek: Use of daily fecal output of urobilinogen and the hemolytic indes index in the measurement of hemolysis. Arch. intern. Med. 70, 722 (1942). — Mills, S. D., and H. L. Mason: Values for fecal urobilinogen in childhood. Amer. J. Dis. Child. 84, 342 (1952). — Minot, G. R., and W. B. Castle: The interpretation of reticulocyte reactions. Lancet 1935 II, 319. — Minot, G. R., W. P. Murphy, and R. P. Stetson: The response of reticulocytes to liver therapy, particularly in pernicious anaemia. Amer. J. med. Sci. 175, 581 (1928). — Moellendorf, W. v.: Zur Analyse der Mitose. Schweiz. med. Wschr. 68, 119 (1938). — Moeschlin, S., u. K. Rohr: Aplastische Anämie mit jahrelangem vollständigem Fehlen der Erythroblasten (Erythroblastophthise). Dtsch. Arch. klin. Med. 190, 117 (1943). — Mollison, P. L.: Measurement of survival and destruction of red cells in haemolytic syndromes. Brit. med. Bull. 15, 89 (1959). ~ Further observations on the normal survival curve of Cr-51-labelled red cells. Clin. Sci. 21, 21 (1961). ~ Blood transfusion in clinical medicine, 4. ed. Oxford: Blackwell 1967. — Mollison, P. L., and N. Veall: The use of the Isotope Cr-51 as a label for red cells. Brit. J. Haemat. 1, 64 (1955). — Mollison, P. L., and I. M. Young: In vivo survival in the human subject of transfused erythrocytes after storage in various preservative solutions. Quart. J. exp. Physiol. 31, 359 (1942). — Moore, C. W.: The concept of relative bone marrow failure. Amer. J. Med. 23, 4 (1957). — Morawitz, P.: Über Oxydationsprocesse im Blut. Naunyn-Schmiedeberges Arch. exp. Path. Pharmak. 60, 298 (1909). — Morgan, E. H., and C. B. Laurell: Studies on the exchange of iron between transferrin and reticulocytes. Brit. J. Haemat. 9, 471

(1963). — **Morgan, W. T. J.:** An artificial antigen with bloodgroup A specifity. Brit. J. exp. Path. 24, 41 (1943). — **Motulsky, A. G., W. H. Crosby,** and **H. Rappaport:** Hereditary non-spherocytic hemolytic disease. Blood 9, 749 (1954). — **Motulsky, A. G., E. Giblett, D. H. Coleman, B. Gabrio,** and **G. A. Finch:** Life span, glucose metabolism and osmotic fragility of erythrocytes in hereditary spherocytosis. J. clin. Invest. 34, 911 (1955). — **Müller, P. T.:** Über die Wirkung des Blutserums anämischer Tiere. Arch. Hyg. (Berl.) 75, 290 (1912). — **Muir, A. R.,** and **D. N. S. Kerr:** Erythropoiesis: An electron microscopic study. Quart. J. exp. Physiol. 43, 106 (1958).

**Naets, J. P.,** and **A. F. Heuse:** Measurement of erythropoietic stimulating factor in patients with or without renal disease. J. Lab. clin. Med. 60, 365 (1962). — **Najean, L., L. Meeus-Bith, C. Bernard** et **M. Boiron:** Exploration isotopique de l'érythrocinétique dans 31 cas de pancytopénie idiopathique à moelle histologiquement normale ou riche. Sang 30, 101 (1959). — **Nathan, D. G.,** and **N. I. Berlin:** Studies on the production and lifespan of erythrocytes in myeloid metaplasia. Blood 14, 668 (1959a). ~ Studies of the rate of production and life span of erythrocytes in acute leukaemia. Blood 14, 935 (1959b). — **Neuberger, A.,** and **J. S. F. Niven:** Hemoglobin synthesis in rabbits. J. Physiol. (Lond.) 112, 292 (1951). — **Neumann, E.:** Das Gesetz der Verbreitung des gelben und roten Markes in den Extremitätenknochen. Zbl. med. Wiss. 20, 321 (1882). — **Ninni, M.:** I reticolociti. Morfologia, fisiologia, clinica. Pavia: Tipografia des libro 1949. — **Nizet, A.:** Une nouvelle technique pour l'étude des reticulocytes. Acta biol. belg. 1, 402 (1941). ~ Nouvelles recherches sur le physiopathologie des hématies. III. Durée de maturation normale des réticulocytes de l'homme in vitro et in vivo. Acta med. scand. 127, 424 (1947). — **Nizet, A.,** and **F. S. Robscheidt-Robbins:** Reticulocyte ripening in experimental anaemia and hypoproteinaemia. Blood 5, 648 (1950). — **Noyes, W. D., B. L. Domm,** and **L. C. Willis:** Regulation of erythropoiesis. I. Erythropoietin assay as a clinical tool. Blood 20, 9 (1962). — **Nyman, M.:** Serum haptoglobin. Scand. J. clin. Lab. Invest., Suppl. 39 (1959). — **Nyman, M., K. Gydell,** and **B. Nosslin:** Haptoglobin and erythrokinetics. Protides of the biol. fluids, 6th Coll. 1958, p. 152.

**Osgood, E. E.:** Number and distribution of human hemic cells. Blood 9, 1141 (1954). — **Owen, J. A., J. P. Carew, D. C. Cowling, J. P. Hoban,** and **H. Smith:** Serum haptoglobins in megaloblastic anaemia. Brit. J. Haemat. 6, 242 (1960).

**Paraf, A., G. Decroix** et **J. Caroli:** Anémie hémolytique de l'adulte et 'tumeurs médiastinales'. Hétérotopies medullaires intrathoraciques. Sêm. Hôp. Paris 33, 4231 (1957). — **Pearson, H. A.,** and **W. McFarland:** Erythrokinetics in thalassemia: II. Studies in lepore trait and hemoglobin H. disease. J. Lab. clin. Med. 59, 147 (1962). — **Pearson, H. A., W. McFarland,** and **E. R. King:** Erythrokinetic studies in thalassemia trait. J. Lab. clin. Med. 56, 866 (1960). — **Pease, D. C.:** An electron microscopic study of red bone marrow. Blood 11, 501 (1956). — **Pengelly, C. D.,** and **J. F. Wilkinson:** The frequency and mechanism of haemolysis in the leukaemias, reticuloses and myeloproliferative diseases. Brit. J. Haemat. 8, 343 (1962). — **Penington, D. G.:** The role of the erythropoietic hormone in anaemia. Lancet 1961 I, 301. — **Petri, E.:** Über Blutzellherde im Fettgewebe des Erwachsenen und ihre Bedeutung für die Neubildung der weißen und roten Lymphknoten. Virchows Arch. path. Anat. 258, 37 (1925). — **Piliero, S. J., P. T. Medici,** and **A. Orr:** Influence of hypoxic stimuli upon erythropoesis in hypothalamic lesioned animals. Acta haemat. (Basel) 28, 101 (1962). — **Piliero, S. J., P. T. Medici, B. Pansky, A. L. Luby,** and **A. S. Gordon:** Erythropoietic stimulatin effect of plasma extracts from anemic human subjects. Proc. Soc. exp. Biol. (N.Y.) 93, 302 (1956). — **Piney, A.:** Brit. med. J. 1922 II, 792. Zit. nach Sabin. — **Pitcher, C. S.,** and **R. Williams:** Reduced red cell survival in jaundice and its relation to abnormal glutathione metabolism. Clin. Sci. 24, 239 (1963). — **Plum, C. M.:** A reticulocyte ripening principle. Acta physiol. scand. 4, 259 (1942). ~ Reticulocyte ripening substances in plasma in animals with increased erythropoiesis. Acta physiol. scand. 5, 175 (1943). — **Pokrowsky, W. I.:** Das Verhältnis der Substantia reticulofilamentosa im Knochenmark und im peripheren Blute bei verschiedenen Erkrankungen innerer Organe. Folia haemat. (Lpz.) 39, 265 (1930). — **Pollycove, M., P. Elmlinger, L. A. Sarkes, L. Apt,** and **J. F. Ross:** Radioiron determination of human erythrocyte life span. Clin. Res. Proc. 4, 79 (1956). — **Pollycove, M.,** and **H. Lawrence:** Erythrocyte kinetics in patients with polycythemia vera. Clin. Res. Proc. 6, 191 (1958). — **Pollycove, M.,** and **R. Mortimer:** The quantitative determination of iron kinetics and hemoglobin synthesis in human subjects. J. clin. Invest. 40, 753 (1961). — **Pribilla, W.:** Simultane Anwendung von radioaktivem Eisen (Fe-59) und radioaktivem Chrom (Cr-51) zur Untersuchung der Anämie bei Hämoblastosen. Dtsch. med. Wschr. 86, 1178 (1961). — **Pribilla, W., W. Ernst** u. **W. Röttgen:** Hämatologische Untersuchungen mit radioaktivem Chrom. Klin. Wschr. 37, 23 (1959).

**Ragen, P. A., A. B. Hagedorn,** and **C. A. Owen:** Radioisotopic study of anemia in chronic renal disease. Arch. intern. Med. 105, 518 (1960). — **Rambach, W. A., H. L. Alt,** and **J. A. D. Cooper:** The mode of action and nature of a heat stable plasma erythropoietic factor. Blood 12, 1101 (1957). — **Rambach, W. A., J. A. D. Cooper,** and **H. L. Alt:** Purification of erythropoietin by iron-exchange chromatography. Proc. Soc. exp. Biol. (N.Y.) **98**, 602 (1958). — **Rapoport, S.**: Der Atmungsstoffwechsel bei der Reifung der Erythrozyten. Aktivatoren und Hemmstoffe. Folia haemat. (Lpz.) **74**, 276 (1957). ~ Reifung und Alterungsvorgänge in Erythrozyten. Folia haemat. (Lpz.) **78**, 364 (1961). — **Rapoport, S.**, u. **E. C. G. Hoffmann**: Untersuchungen über den Atmungsstoffwechsel von Retikulozyten. Biochem. Z. **326**, 493 (1955). — **Rapoport, S. M.**, u. **W. Strassner**: Das Verschwinden der substantia reticulo-filamentosa bei Versuchen in vitro. Folia haemat. (Lpz.) **76**, 322 (1959). — **Rasch, C. A., E. K. Cotton, C. R. Griggs,** and **J. W. Harris**: The survival of autotransfused Cr51-labelled erythrocytes in infants with severe iron deficiency anemia. J. Lab. clin. Med. **52**, 938 (1958). — **Reerink-Brongers, E. E., H. K. Prins,** and **H. W. Krijnen**: Haptoglobin and increased haemolysis. Vox Sang. (Basel) **7**, 619 (1962). — **Reiff, R. H., J. Y. Nutter, D. M. Donohue,** and **C. A. Finch**: The relative number of marrow reticulocytes. Amer. J. clin. Path. **30**, 199 (1958). — **Reinhard, E. H., C. V. Moore,** and **L. J. Wade**: Depressants effects of high concentrations of inpired oxygen on erythrocytogenesis. J. clin. Ivest. **23**, 682 (1944). — **Reissmann, K. R.**: Studies on the mechanism of erythropoietic stimulation in parabiotic rats during hypoxia. Blood **5**, 372 (1950). — **Reissmann, K. R.**, and **T. Nomura**: On the role of the kidneys in erythropoiesis. J. Lab. clin. Med. **56**, 940 (1960). — **Remenchik, A., N. Schluckmell, J. M. Dyniewizc,** and **W. R. Best**: The survival of Cr51-labeled autogenous erythrocytes in children. J. Lab. clin. Med. **51**, 753 (1958). — **Remmele, W.**: Die humorale Steuerung der Erythropoese. Berlin: Springer 1963. — **Reynafarje, C., R. Lozano,** and **J. Valdivieso**: The polycythemia of high altitudes: Iron metabolism and related aspects. Blood **14**, 433 (1959). — **Richter, K.**, u. **G. Brüschke**: Die Erythrocytenlebensdauer bei der Polycythaemia vera. Klin. Wschr. **37**, 150 (1959). — **Riddle, M. C.**: Pernicious anaemia. Blood regeneration during early remission. Arch. intern. Med. **46**, 417 (1930). — **Rigas, D. A.,** and **R. D. Koler**: Ultracentrifugal fractionation of human erythrocytes on the basis of cell age. J. Lab. clin. Med. **58**, 242 (1961). — **Rind, H.**: Kinetik der Erythroblastenentkernung. Folia haemat. (Lpz.) **74**, 262 (1957). — **Riva, G.**: Dunkelfelduntersuchungen an Retikulozyten und basophil punktierten Erythrozyten. Schweiz. med. Wschr. **1949**, 840. — **Robinson, J. C., G. W. James III,** and **R. Kark**: Effect of cobaltous chloride on the blood of patients with chronic suppurative infection. New Engl. J. Med. **240**, 749 (1949). — **Robinson, S., Th. Vanier, J. F. Desforges,** and **R. Schmid**: Jaundice in thalassemia minor: A consequence of „Ineffective erythropoiesis". New Engl. J. Med. **267**, 523 (1962). — **Rohr, K.**: Myelofibrose und Osteomyelosklerose (Osteomyeloretikulosesyndrom). Acta haemat. (Basel) **15**, 209 (1956). ~ Der Formenkreis des Myelofibrosesyndroms. Acta haemat. (Basel) **20**, 63 (1958). ~ Das menschliche Knochenmark, 3. Aufl. Stuttgart: Georg Thieme 1960. — **Rosin, A.,** and **M. Rachmilewitz**: Studies on bone marrow in vitro. III. The effect of anoxia and hyperoxia on explanted bone marrow. Blood **3**, 165 (1948). — **Rost, G.**: Über die Veränderungen der säurelöslichen Nukleotide und der RNS bei der Reifung der Retikulozyten. Folia haemat. (Lpz.) **78**, 544 (1962). — **Rous, P.**: Destruction of red blood corpuscles in health and disease. Physiol. Rev. **3**, 75 (1923). — **Rous, P.,** and **O. H. Robertson**: The normal fate of erythrocytes. I. The findings in healthy animals. J. exp. Med. **25**, 651 (1917). — **Rümke, C. L.**: Die Zelldifferenzierung in Blutausstrichen. Triangel (Sandoz) **4**, 154 (1960). — **Ruhenstroth-Bauer, G.**: Versuche zum Nachweis eines spezifischen erythropoetischen Hormons. Naunyn-Schmiedeberges Arch. exp. Path. Pharmak. **211**, 32 (1950).

**Schilling, V.**: Der Säugetiererythrozyt als vollstandige Zelle und seine Beziehung zum Blutplättchen. Münch. med. Wschr. **1911 I**, 445. ~ Arbeiten über die Erythrozyten. Folia haemat. (Lpz.) **14**, 95 (1912). — **Schlegel, B.**, u. **H. Böttner**: Untersuchungen zur Lebensdauer transfundierter Erythrozyten bei kranken Menschen. Klin. Wschr. **29**, 525 (1951). ~ Erythrozytenabbau nach Milzexstirpation. Klin. Wschr. **32**, 692 (1954). — **Schlösser, L. L., O. R. Korst, D. V. Clatanoff,** and **R. F. Schilling**: Radioactivity over the spleen and liver following the transfusion of Cr51-labelled erythrocytes in hemolytic anaemia. J. clin. Invest. **36**, 1470 (1957). — **Schmidt, H. A. E.**, u. **W. Keiderling**: Die Lebenszeit Cr-51-markierter Erythrozyten bei ikterischen Krankheitsbildern. Klin. Wschr. **37**, 335 (1959). ~ Die Lebenszeit Cr-51-markierter Erythrozyten bei hämatologischen Krankheitsbildern vor und nach Splenektomie. Klin. Wschr. **37**, 309 (1960). — **Schmidt, R.**, and **A. S. Gilbertson**: Fundamental observations on the production of compensatory polycythemia in a case of patient ductus arteriosus with reversal blood flow. Blood **10**, 247 (1955). — **Schridde, H.**: Über Regeneration des Blutes unter normalen und pathologischen Bedingungen. Zbl. allg. Path. path. Anat. **19**, 865 (1908). — **Schulten, H.**, u. **H. Wolfers**: Die Einteilung der Erythroblasten. Folia haemat. (Frankfurt), N. F. **1**, 89 (1956). — **Schwarz, E.**: Maturation and proliferation in normo- and megaloblastic erythropoiesis. Acta med. scand. **139**, 445 (1951). — **Seip, M.**: Reticulocyte studies. Acta med. scand. Suppl. 282 (1953). — **Seno, S., K. Yoshikawa, T. Nakamoto, H. Ogo, K. Haba,** and **T. Oda**: The inner structure of reticulocytes (RG) and the mechanism of substantia granulo-filamentosa formation. Acta haemat. jap. **20**, 311 (1957). — **Seyfarth, C.**: Experimentelle und klinische Untersuchungen über die vitalfärbbaren Erythrozyten. Folia haemat. (Lpz.) **34**, 7 (1927). — **Shemin, D.,** and **D. Rittenberg**: The life span of the human red blood cell. J. biol. Chem. 166, 627 (1946). — Siering, H.: Retikulozytenzählung mit dem Phasenkontrastverfahren. Folia haemat. (Lpz.) 73, 1 (1955). — Simpson, M. E., E. S. Evans. and L. L. Rosenberg: Re-evaluation of the evidence for a pituitary erythropoietic hormone. Endocrinology 64, 592 (1959). — Singer, K., J. C. King, and S. Robin: The life span of the megalocyte and the hemolytic syndrome of pernicious anaemia. J. Lab. clin. Med. 33, 1068 (1948). — Sjöstrand, T.: A method for the determination of carboxy-haemoglobin concentrations by analysis of the alveolar air. Acta physiol. scand. 16, 201 (1948). ~ Endogenous formation of carbon monoxide in man under normal and pathological conditions. Scand. J. clin. Lab. Invest. 1, 201 (1949). ~ The in vitro formation of carbon monoxide in blood. Acta physiol. scand. 24, 314 (1951). ~ The formation of carbon monoxide by the decomposition of haemoglobin in vivo. Acta physiol. scand. 26, 338 (1952). — Sparkman, R.: Studies of urobilinogen. Arch. intern. Med. 63, 858 (1939). — Sprague, C. C., and J. C. S.Paterson: Role of the spleen and effect of splenectomy in sickle cell disease. Blood 13, 569 (1958). — Stasney, J., and G. M. Higgins: A quantitative cytologic study of the bone marrow of the adult dog. Amer. J. med. Sci., N.S. 193, 462 (1937). — Steinberg, B., A. A. Dietz, and M. A. Atamer: Mechanism of hematopoiesis. Hemotopoietic regulators in serum albumin. Arch. Path. 67, 496 (1959a). — Steinberg, B., A. A. Dietz, and R. A. Martin: Mechanism of hematopoiesis: Hemocytopoietic factors in human plasma. Acta haemat. (Basel) 21, 78 (1959b). — Stobbe, H., u. H. Rind: Morphologische Beobachtungen an Retikulozyten mit dem Phasenkontrastverfahren. Acta haemat. (Lpz.) 76, 353 (1959). — Stodtmeister, R.: Hypophyse und Blutbildung. Dtsch. med. Wschr. 1936 II, 2010. — Stoeber, E., u. G. Kölle: Die Anämie bei rheumatoider Arthritis im Kindesalter. Z. Rheumaforsch. 19, 104 (1960). — Stohlman, F.: The use of Fe-59 and Cr-51 for estimating red cell production and destruction: An interpretive review. Blood 8, 236 (1961). — Stohlman, F., M. S. Schneiderman, and G. Brecher: The effect of red cell damage on chromium⁵¹ elution. Clin. Res. Proc. 3, 30 (1955a). — Stohlman jr., F.: Observations on the kinetics of red cell proliferation. In: The kinetics of cellular proliferation, p. 318. New York and London: Grune & Stratton 1959a. ~ Observations on the physiology of erythropoietin and its role in the regulation of red cell production. Ann. N.Y. Acad. Sci. 77, 710 (1959c). ~ Humoral regulation of erythropoiesis: VII. Shortened survival of erythrocytes produced by erythropoietine or severe anemia. Proc. Soc. exp. Biol. (N.Y.) 107, 884 (1961a). ~ Erythropoiesis. New Engl. J. Med. 267, 342 (1962). — Stohlman jr., F., C. E. Rath, and J. C. Rose: Evidence for a humoral regulation of erythropoiesis. Studies on a patient with polycythemia secondary to regional hypoxia. Blood 9, 721 (1954). — Sturgeon, P., and C. A. Finch: Erythrokinetics in Cooleys anemia. Blood 12, 64 (1957). — Swift, M. N., N. Taketa, S. C., and V. P. Bond: Regionally fractioned x-irradiation equivalent in dose to total body exposure. Radiat. Res. 1, 241 (1954). — Szur, L., and M. D. Smith: Red cell production and destruction in myelosclerosis. Brit. J. Haemat. 7, 147 (1961).

Tényi, M., u. H. Heimpel: Über die erythropoetische Wirkung verschiedener Gewebe-Suspensionen. Med. Pharmacol. exp. 15, 500 (1966). — Thomas, E. D.: In vitro studies of erythropoiesis. II. The effect of hypoxia on heme synthesis. Blood 10, 612 (1955). — Thorell, B.: Studies on the formation of cellular substances during blood cell formation. Acta med. scand., Suppl. 200 (1947). — Tischendorf, W., A. Frank, M. Wölki u. J. Blohm: Untersuchungen zur Lebensdauer transfundierter Erythrozyten bei inneren Krankheiten und hämolytischen Syndromen. Z. ges. inn. Med. 5, 282 (1950). — Tocantins, L. M. (Edit.): Modern methods for quantitation of red blood cell production and destruction: Erythrokinetics. Blood 16, 225 (1961). — Todd, C., and R. G. White: On the fate of red blood corpuscles when injected into the circulation of an animal of the same species; with a new method for the determination of the total volume of blood. Proc. roy. Soc. B 84, 255 (1911). — Trachtenberg, F.: Retikulozytenstudien. I. Mitt.: Zahl und Differenzierungsformel der Retikulozyten beim Normalen. Folia haemat. (Lpz.) 46, 1 (1932). — Tribukait, B.: Experimentelle Untersuchungen zur Regulation der Erythropoese unter besonderer Berücksichtigung der Bedeutung des Sauerstoffs. Acta physiol. scand. 58, Suppl. 208 (1963). — Trujillo, J. M., and S. Ohno: Chromosomal alterations of erythropoietic cells in chronic myeloid leukemia. Acta haemat. (Basel) 29, 311 (1963).

Undritz, E.: Hämatologische Tafeln Sandoz. Nürnberg: Sandoz AG 1952. — Ungricht, M.: Die Wechselbeziehungen der menschlichen Retikulozyten im Knochenmark und im peripheren Blut. Folia haemat. (Lpz.) 60, 145 (1938).

Verzár, F.: Die Regulation der Erythrozytenzahl in großen Höhen. Schweiz. med. Wschr. 77, 6 (1947). — Verzár, F., u. A. Zih: Bilirubin als ein mögliches erythropoetisches Hormon. Klin. Wschr. 7, 1031 (1928). — Videbaeck, A.: Normal bone marrow punctates from individuals in different age groups. Fol. haemat. (Lpz.) 64, 203 (1941). — Vullo, C., and A. M. Tunioli: Survival studies of thalassemic erythrocytes transfused into donors, into subjects with thalassemia and into normal and splenectomized subjects. Blood 13, 803 (1958).

Waldmann, T. A., and W. F. Rosse: Sites of formation of erythropoietin. In: Erythropoiesis, ed. by L. O. Jacobson and M. Doyle. New York: Grune & Stratton 1962. — Waldmann, T. A., S. M. Weissmann, and N. Berlin: The effect of splenectomy on erythropoiesis in the dog. Blood 15, 873 (1960). — Waller, H. D., B. Schlegel, A. A. Müller u. G. W. Löhr: Der Hämoglobingehalt in alternden Erythrozyten. Klin. Wschr. 37, 898 (1959). — Walsh, R. J., E. D. Thomas, S. K. Chow, R. G. Fluharty, and C. A. Finch: Iron metabolism. Heme synthesis in vitro by immature erythrocytes. Science 110, 396 (1949). — Waltner, K., u. K. Waltner: Kobalt und Blut. Klin. Wschr. 8, 313 (1929). — Warburg, O.: Zur Biologie der roten Blutzellen. Hoppe-Seylers Z. physiol. Chem. 59, 112 (1909). — Wasserman, L. A., I. A. Rashkoff, D. Leavitt, J. Mayer, and S. Port: The rate of removal of radioactive iron from the plasma-an index of erythropoiesis. J. clin. Invest. 31, 32 (1952). — Watson, C. J.: The average daily elimination of urobilinogen in health and disease, with special reference to pernicious anemia. Arch. intern. Med. 47, 698 (1931). ~ Studies of urobilinogen. Improved method for quantitative estimation of urobilinogen in urine and feces. Amer. J. clin. Path. 6, 458 (1936). ~ Studies of urobilinogen. II. Urobilinogen in the urine and feces of subjects without evidence of disease of the liver or biliary tract. Arch. intern. Med. 59, 197 (1937a). ~ Studies of urobilinogen. III. The per diem excretion of urobilinogen in the common forms of jaundice and disease of the liver. Arch. intern. Med. 59, 206 (1937a). — Watson, J. G. III: Stercobilin and hematopoiesis. Amer. J. clin. Nutr. 3, 64 (1955). — Watson, J. G. III, and L. D. Abott: N15-glycine labelling of stercobilin in refractory anaemia. J. clin. Invest. 40, 1051 (1961). — Wearn, J. T., S. Warren, and O. Ames: Length of life of transfused erythrocytes in patients with primary or secondary anemia. Arch. intern. Med. 29, 327 (1922). — Weicker, H.: Das quantitative Gleichgewicht der Erythropoese. Zugleich eine Widerlegung einiger neuerer Erythrozytenbildungshypothesen. Klin. Wschr. 1953, 637. ~ Exakte Kriterin des Knochenmarks: Die Maß- und Mengenrelationen der Erythroblasten als Ausdruck der Reifungs- und Teilungsgesetze der Erythropoese. Schweiz. med. Wschr. 1954a, 245. ~ Metrische Analyse und kombinatorische Logik als Methoden zur Aufschlüsselung erythropoetischer Probleme. Schweiz. med. Wschr. 1954 1124.b, ~ Die Erythroblastenmitosen. Mitosedauer und Phasenverlauf der hemi-homoplastischen Karyokinese des Proerythroblasten und der drei Erythroblasten-Reifeteilungen. Z. klin. Med. 151, 407 (1954c). ~ Quantitative Retikulozytenprobleme. Schweiz. med. Wschr. 1955, 947. ~ Die hemi-homoplastische Teilung des Proerythroblasten — die Lösung des Stammzellenproblems der Erythropoese. Folia haemat. (Lpz.) 74, 49 (1957). ~ Maß-, Mengen- und Zeitrelation zwischen Retikulozyten und Erythrozyten. Acta haemat. (Lpz.) 76, 329 (1959). — Weicker, H., u. H. Fichsel: Das Retikulozytenvolumen. Klin. Wschr. 1955, 1074. — Weicker, H., u. H. Scharfenberger: Das Megaloblasten-Erythroblasten-Problem unter karyo- und cytometrischen Gesichtspunkten. Dtsch. Arch. Klin. Med. 202, 133 (1955). — Weinreich, J., u. H. Schubothe: Vergleichende klinische und hämatologische Untersuchungen bei Patienten mit kongenitalem hämolytischen Ikterus vor und nach Splenektomie. Klin. Wschr. 37, 438 (1959). — Weinstein, J. M., C. L. Spurling, H. Klein, and T. F. Necheless: Radioactive sodium chromate for the study of survival of red blood cells. III. The abnormal hemoglobin syndromes. Blood 9, 1155 (1954). — Weiss, L.: Electron microscopic study of the vascular sinuses of the bone marrow of the rabbit. Bull. John Hopk. Hosp. 108, 171 (1961). — Weissbecker, L., u. R. Maurer: Kobaltwirkungen am Menschen. Klin. Wschr. 24, 855 (1947). — Whitten, C. F.: Studies on serum haptoglobin. New Engl. J. Med. 266, 529 (1962). — Wiener, A. S.: Longevity of the erythrocyte. J. Amer. med. Ass. 102, 1779 (1934). — Wiland, O. K., and E. B. Smith: Morphology of the spleen in congenital hemolytic anemia (hereditary spherocytosis). Amer. J. clin. Path. 26, 619 (1956). — Willenegger, H.: Das Schicksal transfundierter Erythrocyten. Helv. med. Acta 9, 15 (1948). — Winkert, J., and E. Winkert: Purification and physiological effect of human urinary erythropoietin. Trans. N.Y. Acad. Sci., Ser. II, 24, 135 (1961). — Wintrobe, M. M.: Relation of disease of the liver to anaemia. Arch. intern. Med. 57, 289 (1936). ~ Clinical hematology, 5th ed. Philadelphia: Lea & Febiger 1961. — With, T. K.: Biologie der Gallenfarbstoffe. Stuttgart: Georg Thieme 1960. — Wolfers, H.: Erythroblastenkerngröße während der Blutregeneration und ihre Beziehungen zur Erythrozytengröße. Klin. Wschr. 1951, 380. — Wolff, J. A., and F. H. von Hofe: Familial erythroid multinuclearity. Blood 6, 1274 (1951). — Wolpers, C.: Elektronenmikroskopische Untersuchungen der Innenstrukturen kernloser Erythrozyten. I. Retikulozyten und Pseudoretikulozyten. Klin. Wschr. 34, 61 (1956).

Yoffey, J. M.: Quantitative cellular haematology. Springfield (Ill.): Ch. C. Thomas 1960. — Young, L. E., and J. S. Lawrence: Maturation and destruction of transfused human reticulocytes. Evaluation of reticulocyte experiments for the measurement of hemoglobin metabolism. J. clin. Invest. 24, 554 (1945).

Zamboni, L., and D. C. Pease: Vascular bed of red bone marrow. J. Ultrastruct. Res. 5, 65 (1961). — Ziegler, K.: Über die Morphologie der Blutbereitung bei perniciöser Anämie. Dtsch. Arch. klin. Med. 99, 431 (1910).

*Nachtrag*
## Allgemeine Darstellungen

The kinetics of cellular proliferation. Ed. by F. Stohlman jr. New York and London: Grune & Stratton 1959. — Haemopoiesis. Cell production and its regulation. Ciba Foundation Symposium. London: Churchill 1960. — The hemolytic anaemias, congenital and acquired. Part I: The congenital anaemias. Von J.V. Dacie. London: Churchill 1960. — Quantitative cellular hematology. Von J.M. Joffey. Springfield (Ill.): Ch.C. Thomas 1960. — Erythropoiesis. Ed. by L.O. Jacobson and M. Doyle. New York and London: Grune & Stratton 1962. — Die humorale Steuerung der Erythropoese. Von W. Remmele. Berlin-Göttingen-Heidelberg: Springer 1963. — The red cell, production, metabolism, destruction: Normal and abnormal. Von J.W. Harris. Cambridge Ma.: Harvard University Press 1963.

## Einzelarbeiten

**Alexanian, R.:** Erythropoietin excretion in man following androgens. Blood **28,** 1007 (1966).

**Cline, M.J.,** and **N.I. Berlin:** The reticulocyte count as an indicator of the rate of erythropoiesis. Amer. J. clin. Path. **39,** 121 (1963).

**Dyke, D. van, M. Nohr,** and **J.H. Lawrence:** Erythropoietin in the urine of normal and erythropoietically abnormal human beings. Blood **28,** 535 (1966).

**Erslev, A.J.,** and **J.P. McKenna:** Erythropoiesis after exchange transfusion in hemolytic anemia. Blood **27,** 242 (1966).

**Fisher, J.W., B. Roh, C. Couch,** and **W.O. Nithingale:** Influence of cobalt, sheep erythropoietin and several hormones on erythropoiesis in bone marrows of isolated perfused hind limbs of dogs. Blood **23,** 87 (1964). — **Fogh, J.:** A sensitive erythropoietine assay on mice exposed to Co-hypoxia. J. clin. Invest. 18, 83 (1966). — **Fruhman, G.J.,** and **S. Fisher:** The short term effects of a single dose of erythropoietin upon reticulocytes in starved rats. Experentia (Basel) 18, 462 (1962).

**Halvorsen, S.:** Plasma erythropoietin levels in cord blood and in blood during the first weeks of life. Acta paediat. (Stockh.) **52,** 425 (1963). ~ The central nervous system in regulation of erythropoiesis. Acta haemat. (Basel) **35,** 65 (1966). — **Heimpel, R., R. Clotten** u. **L. Heilmeyer:** Untersuchungen über die Hämsynthese. I. Mitt.: Die Bildung von 59-Fe-Hämoglobin in Hämolysaten und Suspensionen aus Kaninchenretikulozyten. Anwendung einer Präcipitationsmethode zur Isolierung des Hämeisens. Acta haemat. (Basel) **24,** 193 (1965). — **Heimpel, H., D. Busch** u. **H. Schubothe:** Erythrozytenelimination und Erythrozytenumsatz bei verschiedenen hereditären hämolytischen Anämien. Klin. Wschr. (im Druck). — **Heimpel, H., C. Wendt, D. Klemm, H. Schubothe** u. **L. Heilmeyer:** Kongenitale dyserythropoetische Anämie. Dtsch. med. Wschr. (im Druck).

**Ito, K.,** and **K.R. Reissmann:** Quantitative and qualitative aspects of steady state erythropoiesis induced in protein starved rats by long term erythropoietin injection. Blood **27,** 843 (1966).

**Kosmin, M.:** Decreased erythropoiesis associated with subnormal urinary erythropoietin activity: the anemia of pregnancy. Blood **28,** 978 (1966).

**Lertzman, M., L.G. Israels,** and **R.M. Cherniack:** Erythropoiesis and ferrokinetics in chronic respiratory disease. Ann. intern. Med. **56,** 821 (1962).

**Marx, H.H.,** u. **W. Landgraff:** Untersuchungen am hämopoietischen System bei chronischem Sauerstoffmangel. Klin. Wschr. **44,** 671 (1966).

**Naets, J.P.,** et **M. Wittek:** Étude du mécanisme d'action des androgènes sur l'érythropoièse. C. R. Acad. Sci. (Paris) **259,** 3371 (1964).

**Oettgen, H. F.,** u. **W. Pribilla:** Die Erythrokinetik bei Osteomyelofibrose (Untersuchungen über die Produktion und Destruktion der Erythrocyten mit $^{51}Cr$ und $^{59}Fe$). Klin. Wschr. **42,** 483 (1964).

**Pollycove, M., H.S. Winchell,** and **J.H. Lawrence:** Classification and evolution of patterns of erythropoiesis in polycythemia vera as studied by iron kinetics. Blood **28,** 807 (1966).

**Reeves, G., L. Lowenstein,** and **S.C. Sommers:** A suggested mechanism of erythropoietic control by iuxtaglomerular cells. Amer. J. med. Sci. **245,** 184 (1963). — **Rosse, W.F.,** and **T.A. Waldmann:** A comparison of some physical and chemical properties of erythropoiesis-stimulating factors from different sources. Blood **24,** 739 (1964). — **Rosse, W.F., T.A. Waldmann,** and **P. Cohen:** Renal cysts, erythropoietin and polycythemia. Amer. J. Med. **34,** 76 (1963).

**Schooley, J.C.,** and **J.F. Garcia:** Immunologic studies on the mechanism of action of erythropoietin. Proc. Soc. exp. Biol. (N.Y.) **110,** 636 (1962).

**Wendt, F.,** u. **H. Heimpel:** Kongenitale dyserythropoetische Anämie bei einem zweieiigen Zwillingspaar. Med. Klin. **62,** 172 (1967).

# Die Biochemie des Erythrocyten, mit Ausnahme des Hämoglobinstoffwechsels

Von

## D. Busch

Mit 12 Abbildungen

## 1. Einleitung

Der Stoffwechsel der roten Blutzelle zeigt — der hochspezialisierten Funktion des $O_2$- und $CO_2$-Transportes angepaßt — gegenüber demjenigen anderer Gewebe erhebliche Abweichungen. Er ist insofern nur noch rudimentär, als im Verlauf der Differenzierung und Reifung der roten Zelle mit Verlust von Kern, Mitochondrien und Ribosomen der Atmungsstoffwechsel zum Erliegen kommt, die Energiebildung auf ein Minimum herabsinkt und damit die Fähigkeit zu Syntheseleistungen verlorengeht, die in kernhaltigen Zellen die Voraussetzung der Reduplikation sind. Die Fülle der Stoffwechselwege kernhaltiger „Normalzellen" ist im Erythrocyten auf ein Mindestmaß eingeschränkt, das auf die zeitlich eng begrenzte Aufgabe des Gastransportes ausgerichtet ist. Über die glykolytische und „direkte" Oxydation der Glucose — ohne eigenen Sauerstoffverbrauch — erhält die rote Zelle das energetische und reduktive Potential, das in differenzierter Weise die Erhaltung der Zellstruktur und -form und die Verfügbarkeit des Hauptinhaltstoffes Hämoglobin gewährleistet. Hämoglobin macht 90% ihres Trockengewichtes (BORUN 1963), 97% der Zellproteine aus. — Eine Reihe nicht mit dem Gastransport verbundener Stoffwechselkapazitäten integriert die roten Zellen auch über jenen hinaus in den Gesamtstoffwechsel des Organismus. — Da der Erythrocyt nicht über die Fähigkeit zur Neubildung von Eiweißen und Lipiden verfügt, führen alternsbedingte Veränderungen dieser Zellbestandteile zu Zelltod und Sequestration.

## 2. Reticulocytenstoffwechsel und -reifung

Die Differenzierung der roten Zelle von ihren kernhaltigen Vorstufen (Erythroblast) über den Normoblasten zum Reticulocyten ist durch den Verlust (Ausstoßung) des Kernes (ALBRECHT 1951, BESSIS 1959), durch Abnahme des Zellvolumens (CHALFIN 1956), des Ribonucleinsäuregehaltes und durch die rasche Zunahme des Hämoglobins (THORELL 1962) charakterisiert.

Schon im Normoblastenstadium verliert die rote Zelle die Fähigkeit zur DNS- und RNS-Synthese[1] und damit zur weiteren Reduplikation (LAJTHA 1959). Auf dieser Stufe beginnt also bereits im weiteren Sinne die „Alterung". Die endgültige Differenzierung im Übergang des Reticulocyten zum Erythrocyten weist aber zunächst wesentliche Besonderheiten und eine eigene Dynamik auf: Sie wird als „Reifung" bezeichnet. Diese Phase ist gesondert zu betrachten.

### a) Reticulocytenstoffwechsel

Der *Reticulocyt* ist nur noch in geringem Umfange zu Syntheseleistungen befähigt. Er verfügt noch über Mitochondrien und eine aktive Atmung (WARBURG 1909, RAPOPORT et al. 1955c, RUBINSTEIN et al. 1953, 1956) mit einem

---

[1] Erklärung der Abkürzungen S. 622.

intakten Pasteureffekt (HINTERBERGER et al. 1962). Es findet sich ein lebhafter
Umbau stickstoffhaltiger Substanzen. Nucleinsäuren werden an Ribonucleasen
gespalten (ROST 1962, JAGEMANN et al. 1965b). Deren Aktivierung ist die Funktion eines bestimmten Reticulocytenstadiums. Proteolytische Enzyme haben im
Reticulocyten hohe Aktivität, die aber während der Reifung in spezifischer Weise
abnimmt (GOETZE et al. 1954, HASCHEN et al. 1965). Sie katalysieren die „aktive
Proteolyse" der Stromaeiweiße (SCHWEIGER et al. 1958) und wahrscheinlich auch
struktureller Enzyme, deren Aktivitätsverlust der Reifung parallel geht und ihren
Verlauf determiniert. Die freigesetzten Aminosäuren dienen als endogenes Substrat der Reticulocytenatmung — nur etwa 20% des gebildeten Gesamt-$CO_2$
stammen aus Glucose (SCHEUCH et al. 1962b, URBAHN et al. 1962, MÜLLER et al.
1965, BUCHMANN et al. 1965, SCHULZE et al. 1964, 1965a, b) — oder sie werden
für die Globinsynthese verwertet (SCHWEIGER et al. 1956, 1958). Die an den Ribosomen der Reticulocyten ablaufende Proteinsynthese betrifft praktisch ausschließlich das Globin (RABINOVITZ et al. 1959; BISHOP, J., et al. 1960, LAMFROM
1960, SCHWEIGER 1964). Parallel läuft die Hämsynthese (s. Beitrag HEILMEYER):
Intensive Hämoglobinbildung — mit Maximum auf der Stufe des frühen polychromatischen Erythroblasten (KRISS et al. 1959) — kennzeichnet die Differenzierung der roten Zelle ebenso wie die Bildung von Häm, die quantitativ der des
Globins entspricht (LONDON et al. 1950, KRUH et al. 1956, 1957, 1960). Zeitlich sind
beide Vorgänge nicht kongruent (NATHAN et al. 1961). Die Synthese von Purin-
(LOWY et al. 1958, 1960a, 1961a) und Pyridin-Nucleotiden (JAFFÉ et al. 1962,
1963), von Pyrimidinen (LOTZ et al. 1962), von Lipiden (O'DONNELL et al. 1958,
MARKS et al. 1960, SLOVITER et al. 1961, RADERECHT et al. 1962) wurde im
Reticulocyten nachgewiesen.

## b) Reifungsveränderungen des Reticulocytenstoffwechsels

Eine drastische Einschränkung des Stoffwechsels folgt während der endgültigen Differenzierung: der *Reifung zum Erythrocyten.* In diesem kurzen Stadium
gehen wesentliche Stoffwechsel- und Syntheseleistungen der Stammzelle verloren.
Dabei steht das *Sistieren des Tricarbonsäure-Cyclus* funktionell im Vordergrund,
d. h. der Verlust der Atmung und die Umschaltung auf einen rein glykolytischen Stoffwechsel. Die Atmungsgröße nimmt auf 1—2% ab, die Glykolyserate
gleichzeitig auf 6—8% (vgl. RAPOPORT 1956b, 1962a). Diese geringe „Rest-Glyko-
lyse" bildet fortan die einzige Energie-(=ATP-)Quelle des reifen Erythrocyten.
Der Pentosephosphatcyclus, der im Reticulocyten 80% des Glucose-$CO_2$ liefert
(vgl. SCHULTZE et al. 1964) macht im reifen Erythrocyten nur noch etwa 10%
des Glucoseumsatzes aus (MURPHY 1960b). Der ATP-Spiegel der Zelle sinkt
auf etwa die Hälfte (RAPOPORT et al. 1944, 1955c). Im gleichen Umfang nimmt
auch der GSH-Gehalt ab (WAGENKNECHT et al. 1962).

Der Verlust der Zellorganellen und Nucleinsäuren und das damit verbundene
Absinken von Atmung und ATP-Syntheserate ist die Ursache einer großen Zahl
*weiterer Stoffwechseleinbußen.* Strukturgebundene oder ATP-abhängige Stoff-
wechselleistungen verkümmern im Verlaufe der Reifung: Die Fähigkeit der
Eiweißsynthese erlischt (SCHWEIGER 1964, KRUH et al. 1956, 1957, 1960), ebenso
zur de novo-Synthese von Häm (LONDON et al. 1950, KRUH et al. 1957), von
Purinen (BISHOP, C. 1960, LOWY et al. 1961b, 1962), von Pyrimidinen (SMITH
et al. 1959, LOTZ et al. 1962), wahrscheinlich auch von Lipiden (RUHENSTROTH-
BAUER 1950, LONDON et al. 1953, O'DONNELL et al. 1958, MARKS et al. 1960,
RADERECHT et al. 1962). Glycerophosphat kann — entgegen früheren Annahmen
(RAPOPORT et al. 1955c, LÖHR et al. 1957, 1958, 1959) — auch im reifen Erythro-
cyten gebildet werden (REINAUER et al. 1964).

Eine Phospholipidsynthese ist jedoch nur noch in geringstem Umfang nachweisbar, sie bleibt im wesentlichen auf der Stufe der Phosphatidsäuren stehen (RADEBRECHT et al., l.c., MULDER et al. 1965). Frühere Mitteilungen über Lipidsynthesen im reifen Erythrocyten werden von anderen Autoren auf die Beimengungen von Leukocyten zurückgeführt (BUCHANAN 1960, MARKS et al. 1960). Der Fettstoffwechsel der Erythrocytenmembran ist vielmehr gekennzeichnet durch Lipid*austausch* zwischen Membran- und Plasmalipiden und Fettsäureeinbau in Monophosphoglyceride an ATP- und CoA-abhängigen Fettsäure-aktivierenden und -übertragenden Enzymen — s. hierzu S. 607 und 619.

Während die de novo-Synthese von Purinnucleotiden erlischt, können Purine und ihre Ribosylderivate für die Nucleosidphosphat- und Nucleotidbildung verwertet werden (LOWY et al. 1960a, 1961b, 1962) (im einzelnen s. S. 596). Die Synthese von NAD und NADP aus Nicotinsäure, in wesentlich geringerem Umfang auch aus Nicotinamid, wurde im reifen menschlichen Erythrocyten nachgewiesen (PREISS et al. 1957, JAFFÉ 1962) [im Kaninchenerythrocyten wird dagegen Nicotinamid besser als Nicotinsäure verwertet (JAFFÉ et al. 1963)]. Die Fähigkeit zur de novo-Synthese von Glutathion wurde durch die Arbeiten von DIMANT et al. (1955), ELDER et al. (1956), GOETZE (1956), MILLER et al. (1962, 1965), BOIVIN et al. (1965) nachgewiesen: Sie ist ATP-abhängig.

Tabelle 1. *Schematische Zusammenstellung von Stoffwechselleistungen roter Zellen in Abhängigkeit von verschiedenen Entwicklungsstadien.* (Aus: J. W. HARRIS, 1963)

|  | Erythroblast | Reticulocyt | Erythrocyt |
|---|---|---|---|
| Zellteilung . . . . . . . . | + | 0 | 0 |
| DNS-Synthese . . . . . . | + | 0 | 0 |
| RNS-Synthese . . . . . . | + | 0 | 0 |
| RNS nachweisbar . . . . . | + | + | 0 |
| Protein-Synthese . . . . . | + | + | 0 |
| Lipid-Synthese . . . . . . | + | + | 0 |
| Häm-Synthese . . . . . . . | + | + | 0 |
| Purin- und Pyrimidinsynthese | + | + | 0 |
| Kohlenhydratstoffwechsel . . | + | + | 0 |
| Tricarbonsäurecyclus . . . | + | + | 0 |
| Glykolyse . . . . . . . . | + | + | ǀ |
| Pentosophosphatcyclus . . | + | + | + |
| Reifung und/oder Alterung . | + | + | + |

Abgesehen von den reifungssynchronen Hemmechanismen einzelner Atmungsenzyme (s. unten) ist der *Modus der Enzymaktivitätsänderung im Erythrocyten während der Reifung* noch völlig im Dunkeln. Der Abbau von Enzymen steht wahrscheinlich mit dem Effekt von Proteasen im Zusammenhang, deren hohe Aktivität ein Kennzeichen bestimmter Reifungsstadien der Reticulocyten ist (s. oben). — Der Verlust der Enzymaktivitäten ist nicht gleichmäßig. Einzelne Enzyme bleiben partiell erhalten. Dadurch sind unter bestimmten künstlichen Bedingungen auch in der reifen roten Zelle Teilsynthesen nachweisbar, die in vivo quantitativ aber keine Rolle spielen dürften. Zum Beispiel werden einzelne Enzyme des Tricarbonsäurecyclus sogar in noch beträchtlicher Aktivität gefunden, vor allem MDH (SARKAR 1964) und IDH (SARKAR et al. 1963). Über die Porphyrinsynthese aus δ-Aminolävulinsäure im reifen Erythrocyten s. Beitrag HEILMEYER. Interessanterweise gilt hier wie für andere Stoffwechselwege, z. B. die Pyrimidinsynthese, daß infolge des Verlustes von Mitochondrien und Ribosomen der Ausfall der strukturgebundenen Enzyme den Ablauf der gesamten Kette blockiert. So sind im reifen Erythrocyten die mitochondrialen Enzyme δ-Aminolävulinsäure-Synthetase und Häm-Synthetase nicht mehr nachweisbar, im Gegensatz zu den plasmatisch lokalisierten Enzymen der zwischenliegenden Reaktionskette. In der Pyrimidinsynthese gilt das für die Dihydroorotsäuredehydrogenase, das einzige strukturgebundene Enzym dieser Synthesekette (SMITH et al. 1959). Dessen Aktivitätsabfall während der Reifung ist stärker als derjenige der weiteren Enzyme der Pyrimidinsynthese (LOTZ et al. 1962). Er blockiert dadurch den gesamten Syntheseweg.

## c) Reifungsveränderungen der Membran

Die Reifungsveränderungen der Erythrocytenmembran betreffen vor allem deren Lipidgehalt. Cholesterin und Phospholipide, vor allem Lecithin, nehmen ab (Ruhenstroth-Bauer et al. 1950, Rapoport et al. 1955b, Rapoport 1962a), dagegen steigt der Gehalt an Lysolecithin (Raderecht et al. 1960, 1962a). Die Verminderung der freien Fettsäuren entspricht der Verminderung der Zelloberfläche so daß ihre Konzentration in der Membran konstant zu bleiben scheint. Der relative Anteil der ungesättigten Fettsäuren steigt dabei aber an (Munn 1958).

## d) Reifungsveränderungen von Zellvolumen und osmotischer Resistenz

Die Abnahme des Zellvolumens während der Reifung ist mit einer Abnahme des Kationengehaltes verbunden (Harris, E. J. 1960), deren Konzentration konstant bleibt (Chalfin 1956).

Das größere Volumen des Reticulocyten, dessen geringere Dichte O. Warburg bereits 1909 beschrieben hat, und seine höhere osmotische Resistenz bilden die Grundlage der gebräuchlichen *Trennungsmethoden alter und junger roter Zellen* (differenzierte Zentrifugation, abgestufte osmotische Hämolyse) (Chalfin 1956, Borun et al. 1957, Simon et al. 1957, Marks 1957, Marks et al. 1958a, Hoffman 1958b, Prankerd 1958, Bernstein 1959, Danon 1961, Rigas et al. 1961, Sass et al. 1963, Garby et al. 1963, Renton et al. 1964). Neuerdings werden hierzu auch Gegenstromverteilungen beschrieben (Walter et al. 1964).

## e) Morphologische Reifungsveränderungen

*Morphologisch* wird die Reticulocytenreifung an Hand des Verlustes der Nucleinsäuren sichtbar gemacht. Die nur elektronenoptisch faßbaren Strukturen der Mitochondrien und Ribosomen des Reticulocyten (Wolpers 1956) sind mit basischen Farbstoffen (wie Brillantcresylblau) bei intravitaler Färbung lichtoptisch darstellbar, da diese an die ultravisiblen Strukturen adsorbiert werden und sie vergröbern. Das auf diese Weise sichtbar werdende Netzwerk (Substantia granuloreticulofilamentosa) gibt diesem Reifungsstadium der roten Zelle den Namen. Es wird als qualitatives (Albrecht et al. 1960) oder quantitatives (vgl. Jung 1965) Maß für die Unreife bzw. die Reifung der roten Zelle verwendet — Methoden, die letztlich mit der großen Ungenauigkeit der Reticulocytenzählung behaftet sind (vgl. Crosby 1961).

## f) Mechanismus der Reticulocytenreifung

Die Frage nach dem Wesen der Vielfalt an Änderungen der Strukturen, des Stoffwechsels und der Funktionen, die die Reifung des Reticulocyten bestimmen, gewinnt um so größeres Interesse, als in diesem der experimentellen Bearbeitung relativ gut zugänglichen Vorgang das allgemein-biologische Problem der Zelldifferenzierung und Spezialisierung berührt wird. Entscheidende Arbeiten, die zur Aufklärung einer wesentlichen Phase des Reifungsprozesses geführt haben, stammen aus Rapoports Arbeitskreis (Rapoport et al. 1955a, d, 1956a, b, Rapoport 1956a, b, 1959, Wagenknecht et al. 1957). Hier wurde gezeigt, daß der Reifung der roten Zelle ein aktiver Stoffwechselprozeß zugrunde liegt. Im Reticulocyten werden spezifische Hemmstoffproteine gebildet, die selektiv die mitochondrialen Atmungsenzyme Succinatdehydrogenase und Cytochromreduktase inaktivieren (Wagenknecht et al. 1958). Die Biochemie dieser Enzymhemmung wurde eingehend untersucht. Ihr Resultat ist das Erliegen der Atmung, nach Rapoport der Schlüsselvorgang der Erythrocytenreifung (vgl. Rapoport 1962a). Die Geschwindigkeit der Permeation der Hemmstoffe durch die Mitochondrienmembran scheint die Geschwindigkeit des Einsetzens der Atmungshemmung und damit des Reifungsvorganges zu bestimmen. Die Hemmstoffe sind Eiweißkörper, deren Aktivität von reduzierten Thiolgruppen und zweiwertigem Eisen abhängt (RAPOPORT et al. 1959, SCHARFSCHWERDT 1965). Sie werden im weiteren Verlauf der Reifung selbst wieder durch Phosphatide (Colaminkephaline) in-

aktiviert, die während der reifungsbedingten katabolen Strukturveränderungen freigesetzt werden (RAPOPORT et al. 1956 a, b). In der reifen Zelle sind dann sowohl Atmungsenzyme als Hemmstoffe nicht mehr nachweisbar.

RAPOPORT sieht in der Reticulocytenreifung ein Beispiel für die generelle Bedeutung intracellulärer Stoffwechselinhibitoren für das Phänomen der morphologischen Differenzierung und funktionellen Spezialisierung von Zellen. Systeme von Hemmstoffen und Inaktivatoren dürften für die differenzierende Umbildung des Stoffwechselprofils bei der Zellreifung allgemein Bedeutung haben (RAPOPORT 1956 a, b).

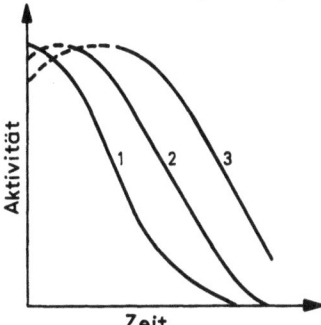

Abb. 1. Abnahme der Atmung (1), des Hemmstoffes der Atmung (2) und des Inaktivators dieses Hemmstoffes (3) während der Reifung des Reticulocyten zum Erythrocyten (aus: RAPOPORT 1956)

# 3. Stoffwechsel des reifen Erythrocyten — Glykolyse, Pentosephosphatcyclus, Nucleosidverwertung

*Zusammensetzung und Bestandteile des Erythrocyten:* Zusammenstellungen der Gehalte roter Blutzellen an Zellinhaltsstoffen (Stoffwechselmetabolite, Nucleotide, Coenzyme, Vitamine, Enzyme und andere Proteine und Proteide, Aminosäuren, Lipide, Polysaccharide, Elektrolyte) sowie der Membranzusammensetzung siehe die ausführlichen Tabellen von HILL und MILLS (1961), PENNELL (1964).

Substrat des „Betriebsstoffwechsels" im reifen Erythrocyten sind, unter physiologischen Bedingungen, vor allem die Hexosen Glucose und Fructose. Zwei Abbauwege stehen zur Verfügung, die in sich mehrfach verknüpft sind: Glykolyse und Pentosephosphatcyclus. Sie sind hier mit weiteren, von ihnen abhängigen Stoffwechselprozessen und dem Stoffwechsel der Nucleoside zusammenfassend dargestellt.

## a) Die Glykolyse

RONA und ARNHEIM (1913) waren es, die erkannten, daß Erythrocyten Glucose verbrauchen, nachdem zuvor die Glykolyse des Gesamtblutes (LEPINE 1890) vornehmlich den Leukocyten zugeschrieben worden war. Der Begriff der „Glykolyse" war von LEPINE damals im Zusammenhang mit Untersuchungen an Blutzellen geprägt worden. Heute weiß man, daß die Glykolyse die einzige Energiequelle des reifen Erythrocyten bildet. Über eine Kette von elf enzymatisch katalysierten Reaktionsschritten wird Glucose bzw. Fructose stufenweise zu Pyruvat und Lactat abgebaut. Die Energieausbeute aus diesem Abbau beruht allein auf der Substratphosphorylierung. Sie ist äußerst gering: Im Verhältnis zur Atmungskettenphosphorylierung in den Mitochondrien kernhaltiger Zellen beträgt der ATP-Gewinn, bezogen auf gleichen Glucoseverbrauch, nur etwa 5%. Darüber hinaus ist der Glucoseverbrauch des Erythrocyten mit wiederum etwa 5% desjenigen atmender kernhaltiger Zellen außerordentlich klein. Die Zahlen machen die quantitative Geringfügigkeit der ATP-Synthese der roten Zelle deutlich.

### α) 2,3-Diphosphoglycerat-(DPG-)Cyclus

Die Reaktionskette der Erythrocytenglykolyse entspricht derjenigen anderer Zellen, jedoch findet sich hier als Besonderheit ein hoher quantitativer Anteil

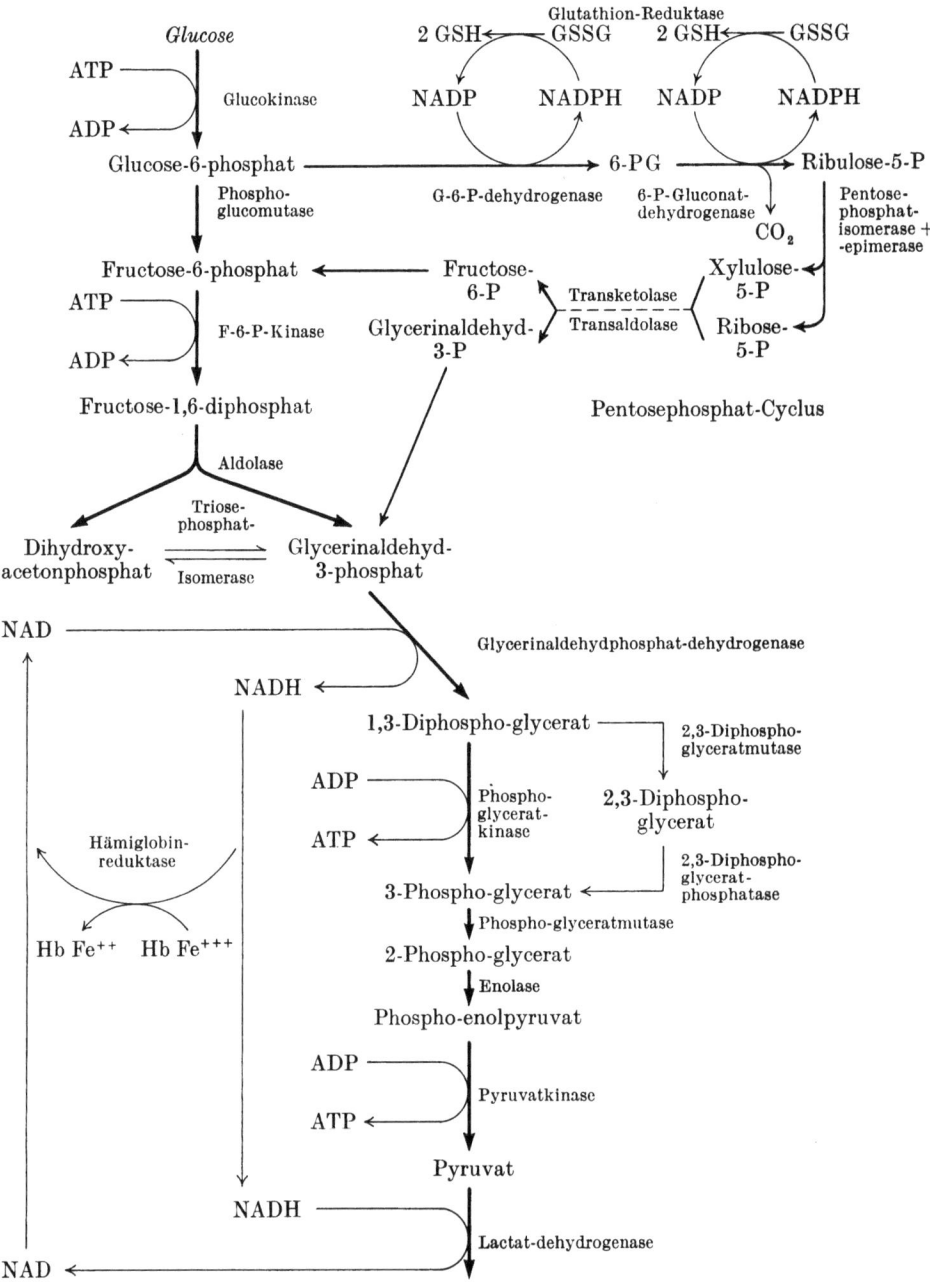

Abb. 2. Abbauwege der Glucose im Erythrocyten. Glykolyse, Pentosephosphat- und 2,3-Diphosphogycerat-Cyclus

eines zwar ubiquitären, in anderen Zellen aber nur in geringstem Umfang ablaufenden Stoffwechselweges: des *2,3-Diphosphoglyceratcyclus (Rapoport-Luebering-Cyclus)* (vgl. Abb. 2 und 3). Dieser Stoffwechselweg ist für die rote Zelle charakteristisch (RAPOPORT et al. 1955e). Er entsteht erst im reifen Erythrocyten (RADERECHT et al. 1960), der — im Gegensatz zu anderen Zellen — erhebliche Mengen an 2,3-DPG (2—3 $\mu$Mol/ml Zellen) enthält (GREENWALD 1925, RAPOPORT et al. 1941). Interessanterweise verfügen einige Species (Schaf, Reh, Ziege, Rind, einige Vögel) nicht über 2,3-Diphosphoglyceratmutase, der 2,3-DPG-Gehalt ist entsprechend geringfügig (JACOBASCH und RAPOPORT 1965a) — der DPG-Cyclus tritt hier völlig zurück.

Die Bildung von 2,3-DPG[1] aus 1,3-DPG und seine Spaltung zu 3-PG wird durch Enzyme katalysiert, die zuerst im Arbeitskreis von RAPOPORT nachgewiesen worden sind: *2,3-Diphosphoglyceratmutase* (RAPOPORT et al. 1950, 1952) und *2,3-Diphosphoglyceratphosphatase* (RAPOPORT et al. 1951, SAUER et al. 1965). Da 3-PG die Bildung von 2,3-DPG beschleunigt, aber dessen Spaltung zu 3-PG hemmt, hat der Cyclus einen *autoregulativen Charakter:* der 3-PG-Pegel steuert den Pegel von 2,3-DPG (RAPOPORT et al. 1955e, GRISOLIA 1959). 2,3-DPG wiederum hemmt

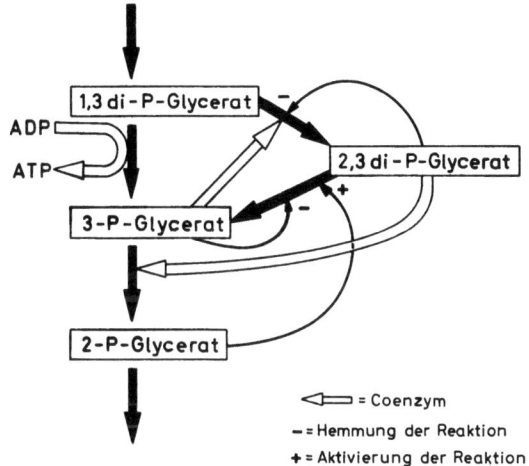

Abb. 3. Diphosphoglyceratcyclus im Erythrocyten („Rapoport-Luebering-Cyclus")

(ebenso wie höhere Konzentrationen von 3-PG) die 2,3-Diphosphoglyceratmutase. Der „direkte" Glykolyseweg über Phosphoglyceratkinase wird deshalb mit Ansteigen des 2,3-DPG-Spiegels anteilmäßig stärker durchlaufen. Die Wirkung von 2,3-DPG als Kofaktor der 3-Phosphoglyceratmutase fällt hierbei nicht ins Gewicht, da für diese zuerst von SUTHERLAND et al. (1949) nachgewiesene Katalyse schon Spuren von 2,3-DPG sättigend sind. — ADP und NADH beschleunigen die Spaltung von 2,3-DPG im in vitro-System: ADP, da es über die Aktivierung der Pyruvatkinasereaktion den Phosphoglyceratspiegel senkt, NADH wahrscheinlich auf dem gleichen Weg über die reduktive Entfernung des Pyruvat (ROIGAS et al. 1964, 1965). Faktoren, die den relativen Durchsatz über den 2,3-DPG-Cyclus beeinflussen, greifen also vor allem auf der Stufe der 2,3-Diphosphoglyceratphosphatase an, welche als Schrittmacherenzym des Cyclus angesehen wird (RAPOPORT et al. 1964b, DE VERDIER et al. 1965, ROIGAS et al. 1965). Der ADP- Spiegel beeinflußt die quantitative Verteilung des Glucoseabbaues auf beide Wege der Erythrocytenglykolyse a) über die Hemmung der Diphosphoglyceratmutase, vermittelt durch Absinken des Glycerinsäurespiegels, b) über die Aktivierung der Phosphoglyceratkinase-Reaktion. So wird bei erhöhtem ADP die relative Rate des 2,3-DPG-Cyclus auf doppelte Weise gedrosselt zugunsten des phosphorylierenden, ATP-bildenden Abbauweges. ATP dagegen inaktiviert die

---

[1] Erklärung der Abkürzungen S. 622.

Phosphoglyceratkinase-Reaktion (Produktenhemmung) und steigert damit sekundär wiederum den Anteil des 2,3-DPG-Cyclus. Auf diese Weise gewinnt die
ATP/ADP-Relation Einfluß auf die Steuerung der relativen Anteile beider Wege
und damit zugleich auf die Steuerung dieser Relation selbst (vgl. hierzu v.a.
Rapoport et al., l.c.).

Der quantitative Anteil des 2,3-DPG-Cyclus an der Glykolyse unter normalen
Bedingungen ist Gegenstand der Diskussion (Rapoport et al. 1955e, 1964b,
Dietze et al. 1964). Gerlach et al. (1958, 1959, 1962) und Bartlett et al. (1961)
nehmen an, daß der Cyclus — entgegen den ursprünglichen Berichten von Rapoport et al. (1955e) und Prankerd (1956b) — nur einen anteilmäßig geringen
Nebenweg der Glykolyse bildet. Roigas et al. (1965) geben neuerdings einen
milieuabhängig wechselnden Anteil des 2,3-DPG-Cyclus am Glucoseabbau zwischen 20 und 70%, Rapoport et al. (1964b) bis zu 80% an (Kaninchenerythrocyt).
Je nach Versuchsbedingungen bzw. in vivo stoffwechselabhängig dürften erhebliche Schwankungen der relativen Rate des Cyclus zu erwarten sein, die auf die
zuvor beschriebenen Regulationen zurückgehen.

### β) Funktion des 2,3-DPG-Cyclus im Erythrocyten

2,3-DPG kann als eine Speicherform des energiereichen Phosphates in der
roten Zelle betrachtet werden, vergleichbar dem Kreatinphosphat in der Muskel-
zelle. Bei seinem Abbau wird in der Pyruvatkinasereaktion ATP gebildet.

In der *Gesamtbilanz* jedoch geht auf dem Weg über 2,3-DPG im Verhältnis zum „direkten"
Triosephosphatabbau über die Phosphoglyceratkinasereaktion Energie verloren: Aus 2,3-DPG
wird Phosphat als anorganisches Phosphat unter Verlust seiner Bindungsenergie freigesetzt.
Der Glucoseabbau über den 2,3-Diphosphoglyceratcyclus bedeutet also in der Gesamtbilanz
keinen ATP-Gewinn und verläuft entsprechend insgesamt ohne ADP-Verbrauch (das in der
Pyruvatkinasereaktion gebildete ATP wird für die glykolyseeinleitende doppelte Phosphorylierung der Glucose verbraucht). Bei Beschreitung des 2,3-DPG-Weges ergibt sich also eine
hinsichtlich des Energiegewinnes „*ineffektive Glykolyse*" (Loos 1965). An Phosphoglyceratkinase dagegen wird 1,3-DPG unter Erhaltung der Energie der Phosphatbindung gespalten,
da dieses Enzym als Phosphoferase wirkt (Bildung von ATP aus 1,3-DPG).
Die Konkurrenz der ADP-abhängigen Phosphoglyceratkinase und der ADP-unabhängigen
Diphosphoglyceratmutase um das oxydierte Produkt der GAPDH-Reaktion *1,3-DPG* ergibt
möglicherweise die Basis einer Anpassung des Glucose-Abbaues an die besonderen Bedingungen der roten Blutzelle durch „Entkoppelung" von Glykolyse und ATP-Bildung: Die
NADH-liefernde Oxydation des Phosphoglycerinaldehyds wird dadurch von dem Umfang
der gleichzeitig im Erythrocyten ablaufenden ATP-verbrauchenden Prozesse in gewissen
Grenzen unabhängig. — Möglicherweise zeichnet sich hier die Funktion dieses hinsichtlich
seiner physiologischen Bedeutung noch nicht geklärten Cyclus ab: 1. Reguliert er die Relation
zwischen Speicherung von Energie (als 2,3-DPG) und ihrer aktuellen Verfügbarkeit (als
ATP), 2. wird die NADH-Bildung unabhängig vom ATP-Verbrauch — ein Mechanismus, der
den besonderen Bedingungen des Erythrocyten mit seinem geringen Energieverbrauch,
aber je nach Umfang der erforderlichen Hämiglobinreduktion wechselnden Bedarf an NADH
entspricht. — Es ist aber daran zu erinnern, daß der 2,3-DPG-Cyclus kein Charakteristikum
von roten Blutzellen schlechthin, sondern wiederum nur bestimmter Tierspecies ist. Er fehlt
z.B. nahezu völlig in den Erythrocyten des Schafes (Jacobasch et al. 1965a).

### γ) Die Regulation der Glykolyse

Diesem Problem gilt in den letzten Jahren das besondere Interesse der Ery-
throcytenforschung. In bezug auf die allgemeinen Grundlagen der biochemischen
Regulationen sei auf spezielle Darstellungen verwiesen. Das Studium dieser
Fragen ist nicht allein die Voraussetzung für das Verständnis der Biochemie der
roten Zelle, sondern insbesondere auch für die Aufdeckung der Wirkungen von
Stoffwechseldefekten auf ihren Gesamtstoffwechsel und ihre Funktionen.

Da im kernlosen Erythrocyten keine Synthesen von Enzymproteinen stattfinden, bleiben die in kernhaltigen Zellen in erster Linie wichtigen regulativen

Prinzipien der Induktion und Repression von Enzymsynthesen hier bedeutungslos. Im reifen Erythrocyten ist die *Regelung der Umsatzgröße* vor allem durch zwei ineinandergreifende Faktoren bestimmt: a) die *Menge und katalytische Aktivität der Enzymproteine*, die nach der Reifung in der roten Zelle verbleibt und sich dann im Verlauf der nun als „Alterung" bezeichneten Zellentwicklung in einer für jedes Enzym kennzeichnenden Weise verändert, und b) die *Umgebungsfaktoren* dieser Enzymproteine, die den Umfang ihrer jeweiligen aktuellen katalytischen Aktivität in der Zelle quantitativ regulieren. Hier kommen kompetitive und inkompetitive allosterische Hemmungen sowie die Aktivierung von Enzymen durch Substrate, unmittelbare oder reaktionsferne Reaktionsprodukte und Kofaktoren zur Geltung. Daneben entscheiden die Konzentrationen von Elektrolyten, pH und andere Reaktionsbedingungen über die jeweilige katalytische Enzymaktivität.

Damit ergibt sich die Umsatzgeschwindigkeit jeder Teilreaktion der Glykolyse im Erythrocyten als Resultante der Einflußnahme einer großen Anzahl verschiedener Faktoren. Das gesamte System ist in kompliziertester Weise in sich verknüpft und muß dialektisch als Ganzes betrachtet werden: Nur das Studium aller seiner wechselnden Bedingungen wird die Kenntnis seiner Regulation ermöglichen. Selbstverständlich ist die Messung jedes Reaktionsschrittes im einzelnen Voraussetzung für das Verständnis des Ganzen, aber die Untersuchung isolierter Reaktionsschritte in vitro (Enzymaktivitätsmessungen unter künstlichen Bedingungen an Hämolysaten) allein reicht für die Beurteilung des Stoffwechselablaufes insgesamt und in vivo in keiner Weise aus. Die quantitativen Aspekte der Kinetik der Teilreaktionen der Glykolysekette in der roten Zelle sind derzeit noch für keinen der Reaktionsschritte befriedigend geklärt. Selbstverständlich fehlen damit wesentliche Voraussetzungen für die Kenntnis ihrer Regulation. So findet man z.B. bei der Berechnung der Umsatzgrößen an Glykolyseenzymen mit Hilfe der Michaelis-Menten-Gleichung höhere Werte, als sie dem gemessenen Glucoseumsatz entsprechen. Die aktuellen Enzymaktivitäten liegen also unterhalb derjenigen, die an Hand der experimentell analysierten Reaktionsbedingungen im Erythrocyten errechnet wurden. So sind *Hemmechanismen* im Spiele, denen für die Regulation des Umsatzes Bedeutung zukommt.

RAPOPORT u. Mitarb. (RAPOPORT et al. 1961, 1963b, AUGUSTIN et al. 1965 u.a.) nehmen an, daß als *begrenzender Schritt der gesamten Erythrocytenglykolyse* die **Hexokinasereaktion** anzusehen ist. Hierfür werden folgende Gründe angeführt: Parallelität der Größe von Hexokinaseaktivität und Glykolyserate bei verschiedenen Tierarten, Übereinstimmung der Veränderung von Hexokinaseaktivität und Glykolyserate bei der in vivo-Reifung von Reticulocyten, Ähnlichkeit der ausgeprägten pH-Abhängigkeit beider Größen (OCKEL et al. 1962), ihre gleichsinnige Magnesium-Abhängigkeit und die Tatsache, daß die Hexokinase unter allen Glykolyseenzymen im Erythrocyten die geringste Aktivität aufweist (GRIGNANI et al. 1960). Die seit langem bekannte (SOLS et al. 1954) und auch für das Enzym aus Erythrocyten bestätigte Hemmbarkeit der Hexokinase durch Glucose-6-Phosphat (ROSE et al. 1964) und ADP (GRIGNANI et al., l.c.) ist die Basis von Regulationen.

Über Eigenschaften der Hexokinase im intakten Erythrocyten und in Hämolysaten wurde unter anderen neuerdings von GARBY et al. (1964) und DE VERDIER et al. (1965) berichtet. GERBER et al. (1965) bestimmten die Halbsättigungskonzentration mit ATP mit $2,3 \cdot 10^{-3}$ M, sie liegt also in der Größenordnung des ATP-Gehaltes im Erythrocyten[1]. Entsprechend beeinflussen Änderungen

---

[1] Die Größe der Michaeliskonstante der Erythrocyten-Hexokinase mit ATP, für die Beurteilung der Probleme der Regulation von hohem Interesse, ist noch Gegenstand der Diskussion. Frühere mit einer indirekten Testmethode erhobene Befunde von GRIGNANI et al. (1960) (: $K_M$ ATP $= 0,31 \cdot 10^{-3}$ M), wonach bei einem ATP-Gehalt normaler Erythrocyten von etwa $2 \cdot 10^{-3}$ M eine weitgehende Sättigung der Hexokinase angenommen wurde, bedürfen nach RAPOPORT (1965b) der Revision. Neuere mittels direkter Teste gemessene Werte für $K_M$ (ATP) liegen wesentlich höher und zwar zwischen $1,1—1,4 \cdot 10^{-3}$ M (DE VERDIER et al. 1965), $1,3 \cdot 10^{-3}$ M (AUGUSTIN et al. 1965), $2,3 \cdot 10^{-3}$ M (GERBER et al. 1965), $2,9 \cdot 10^{-3}$ M

der ATP-Konzentration die Hexokinase-Aktivität erheblich: sie nimmt bei ATP-Mangel ab. Auf diese Weise wird z. B. in gelagerten Erythrocyten das rasch abfallende ATP zum begrenzenden Faktor der Glykolyserate (Bishop, C. 1964). Es setzt diese auch bei der in vivo-Alterung herab. Der Einfluß der Glucosekonzentration ist dagegen geringfügig, da die Halbsättigung (Messung mit intakten Erythrocyten) bei sehr niedrigen Konzentrationen liegt (2—5 mg%, Garby et al. 1964, de Verdier et al. 1965). Die normalen Schwankungen der Blutglucosekonzentration, die beim Menschen mit der intracellulären Glucosekonzentration in der roten Zelle praktisch identisch ist (Murphy 1960a, Augustin et al. 1965) bleiben also immer im Sättigungsbereich. Allerdings ist unter besonderen Bedingungen, z.B. während der Milzpassage, eine Untersättigung mit Glucose zu diskutieren. — Eine die Erythrocytenglykolyse begrenzende Funktion der Hexokinase war auch von Bernstein (1959), Löhr et al. (1962), Chapman et al. (1962), Bishop, C. (l. c.) gesehen worden. — Über die Bedeutung der Hexokinasereaktion bei der in vivo- und in vitro-Alterung der roten Zelle s. S. 617.

Sicher unterliegt aber die Glykolyserate im Erythrocyten nicht einer „Ein-Punkt-Kontrolle" (Rapoport 1965a), sondern wird vielmehr in komplizierter Weise durch das Wechselspiel mehrerer Reaktionsschritte geregelt. Neben der *Hexokinase* kommen nach der gegenwärtigen Kenntnis vor allem die *Phosphofruktokinase-* und *Glycerinaldehydphosphat-Dehydrogenase*-Reaktion ins Spiel.

Lardy et al. (1956) hatten in Hefezellen schon 1956 die Hemmbarkeit der **Phosphofruktokinase** durch ATP gefunden und darin Hinweise auf eine regulative Bedeutung dieses Enzyms für den Glucoseumsatz gesehen. Ramajah et al. (1964) zeigten, ebenfalls an Hefe, daß AMP diese ATP-Hemmung aufhebt, so daß die Relation ATP/AMP den Durchsatz an diesem Enzym kontrollieren könnte. Über die regulative Funktion der Phosphofruktokinase in tierischen Organen, vor allem Leber, Hirn und Muskel, vgl. Übersicht von Bücher et al. (1963), Passonneau und Lowry (1964) und Regen et al. (1964). Für das Erythrocytenenzym vermuteten schon Chapman et al. (1962) eine den Glucoseumsatz beeinflussende Funktion. Neuerdings hat Rapoport (1965a) die Hemmbarkeit der Phosphofruktokinase aus Erythrocyten durch 2,3-DPG nachgewiesen. Auch Versuche von Yoshikawa (1965) und Murphy (1960b) könnten auf Regulation und Geschwindigkeitsbegrenzung auf der Stufe der Phosphofruktokinase auch im Erythrocyten hinweisen. Die für die Hexokinase beschriebene Inaktivierung durch ATP-Mangel kommt in der roten Zelle für die Phosphofruktokinase nicht ins Spiel, da ihre Affinität zu ATP um eine Größenordnung höher liegt, als die der Hexokinase (vgl. Jacobasch et al. 1964, 1965c).

Auch die aktuelle Kapazität der *Glycerinaldehydphosphatdehydrogenase-Reaktion* liegt im Erythrocyten — obgleich die Totalaktivität dieses Enzyms die höchsten Werte der Glykolyseenzyme erreicht und um zwei Größenordnungen größer als die der Hexokinase ist — auf Grund der hochgradigen Untersättigung mit Substraten ebenfalls nur im Bereich des Durchflusses der Hexokinasereaktion, wie Reinauer und Bruns (1964) und Jacobasch und Syllm-Rapoport (1965b) zeigten. Die GAPDH-Reaktion ist jedoch in vivo unter Normalbedingungen in

---

(Jacobasch et al. 1964). E.G. Krebs (zit. nach Gabrio et al. 1965b) gab schon früher $10^{-3}$ M an und Gabrio diskutierte diesen Befund i. S. der ausgeprägten Abhängigkeit der Hexokinase-Aktivität im Erythrocyten von der ATP-Konzentration. — Die differenzierte Beeinflussung des Enzyms durch zahlreiche Faktoren (Produkthemmung s.o., Crane et al. 1955), Einfluß des Ionenmilieus (Ca-Hemmung, Aktivierung durch Phosphat) und der Relation Mg:ATP (Lardy et al. 1956) u.a. sowie die ausgeprägte gegenseitige Abhängigkeit der Wirkung dieser Mechanismen erschwert Vergleich und Bewertung der Ergebnisse, vor allem hinsichtlich ihrer Übertragung auf die in vivo-Situation.

Erythrocyten kein Schrittmacher des Glucosedurchsatzes. Unter besonderen Kautelen wird sie limitierend [niedere Temperaturen, Phosphatmangel (RAPOPORT 1963 b), pH-Steigerung, ACD-Konservierung, Nucleosidabbau (BUSCH 1966)].

Keine dieser Reaktionen darf isoliert betrachtet werden. Eine Fülle direkter *Aktivierungs- und Rückkoppelungsmechanismen* koordiniert das gesamte System. Die Untersättigung der Glykolyseenzyme ist die Basis der Aktivierung durch ihre Substrate. Die geringe Kapazität des ersten Reaktionsschrittes, der Hexokinase, begrenzt jedoch die Glucoseeinschleusung in die Glykolysekette und damit den Substratdruck auf die Folgereaktionen. Rückkoppelungen über die Hemmung der Hexokinase durch Glucose-6-Phosphat, der Phosphofruktokinase durch energiereiche Phosphate, wurden oben erwähnt. Der ATP-Gehalt beeinflußt die Glykolyserate, da er die Hexokinaseaktivität reguliert (TSUBOI et al. 1964 u. a., s. oben). Die Beschleunigung der Glykolyserate durch ADP koppelt diese innerhalb der durch die geringe Kapazität der Hexokinase gesetzten Grenzen an den Umfang der energie-(ATP-)verbrauchenden Reaktionen. ADP aktiviert die Phosphoglyzerat- und Pyruvatkinasereaktion, bewirkt die Verminderung der Konzentration der Phosphoglycerinsäuren und öffnet damit den Abfluß des 2,3-DPG-Depots in die Pyruvatkinasereaktion. Die Senkung des 2,3-DPG-Spiegels hat rückwirkend die Enthemmung der Phosphofruktokinase und damit eine Verminderung des G-6-P-Gehaltes mit entsprechendem Anstieg der Hexokinaseaktivität zur Folge. — Im einzelnen liegen hier noch viele offene Probleme.

### δ) Beziehungen zwischen Glykolyse und Pentosephosphatcyclus

Glucose-6-Phosphat, kompetitiver Hemmstoff der Hexokinase, bildet eine Verzweigungsstelle des Stoffwechsels: Neben dem Embden-Meyerhof-Weg steht für seinen Abfluß der Pentosephosphatcyclus zur Verfügung. Dadurch gewinnt auch dieser eine regulative Bedeutung für den Glucoseumsatz. Weiterhin sind Fructose-6-Phosphat und Glycerinaldehydphosphat gleichzeitig Substrat verschiedener Enzyme (vgl. Stoffwechselschema) und verbinden auf diese Weise beide Stoffwechselwege. Weitere Rückwirkungen ergeben sich aus der Hemmung der G-6-PDH durch anorganisches Phosphat (GLASER et al. 1955), der 6-PGDH durch ATP (GLOCK et al. 1953), aus dem Einfluß des GSH/GSSG-Quotienten auf SH-Enzyme (SCHEUCH et al. 1961 b, RAPOPORT et al. 1963 a).

*Querverbindungen zwischen Embden-Meyerhof-Weg und Pentosephosphatcyclus* sind in der roten Zelle auch durch Enzyme gegeben, die mit den Nucleotiden beider Stoffwechselwege (NADH, NADPH) reagieren: *Glutathionreduktase* (BEUTLER et al. 1963) und *Lactatdehydrogenase* (RAPOPORT und ABABEI 1964 a, ABABEI 1965). Letztere fanden Hinweise dafür, daß die NAD- und NADP-abhängige Lactatdehydrogenase-Aktivität im Erythrocyten verschiedenen Enzymen entspricht, da Anreicherungsversuche Relationsverschiebungen ergaben. Die NADP-abhängige Aktivität macht nur einen geringen Anteil aus. Auf jeden Fall sind hier aber ebenso wie in der Glutathionreduktase-Reaktion beide Koenzyme über ein gemeinsames Substrat (Lactat/Pyruvat) verbunden. Mit Kaninchenmuskel-LDH war die entsprechende Möglichkeit einer Transhydrogenierung schon vor Jahren von HOLZER et al. (1958) beschrieben worden: LDH vermittelt hier die Wasserstoffübertragung von NADPH auf NAD. ABABEI beschreibt weiterhin NADH- und NAD-Oxydasen im Erythrocyten. Es handelt sich um Flavinenzyme, die diese Nucleotide (mit molekularem Sauerstoff?) oxydieren ohne Zwischenschaltung der für Diaphorasen erforderlichen Redoxsysteme. Nachdem die Oxydation von NADPH den Umfang des Pentosephosphatcyclus limitiert, kommt derartigen Reaktionen, deren Relevanz in der roten Zelle der weiteren Klärung bedarf, besonderes Interesse zu. Das gleiche gilt für die NADH-Oxydation, da sie die —

zumindest unter bestimmten Bedingungen die Glykolyserate limitierende — GAPDH-Reaktion beschleunigt. Eigene „Transhydrogenasen", die unmittelbar die Wasserstoffübertragung zwischen NAD und NADP katalysieren, werden im Erythrocyten nicht gefunden (vgl. Szeinberg et al. 1961).

Die enge Verflechtung der Reaktionen des Glucoseabbaues im Erythrocyten und die Fülle der Möglichkeiten ihrer Regulationen zeigen die Schwierigkeiten auf, die Auswirkungen von Stoffwechseldefekten oder besonderer Stoffwechsel-bedingungen auf das Fließgleichgewicht dieser „Fermentketten" (Holzer 1953, 1956) zu beurteilen. Viele Fragen sind in diesem Zusammenhang ungelöst bzw. umstritten und Gegenstand experimenteller Forschung.

### ε) Substrate der Glykolyse außer Glucose

Glykogen ist im reifen Erythrocyten nur in Spuren nachweisbar[1]. Infolgedessen ist die rote Zelle jederzeit auf die Verfügbarkeit von Glucose angewiesen. In unterschiedlichem, durchweg aber geringerem Umfang, können auch eine Reihe anderer Substrate zu Lactat abgebaut werden: vor allem Fructose; weiterhin Mannose, Galaktose, Ribose, Sorbit, Xylit (Spizer et al. 1949, Bernstein 1959, Lachhein et al. 1961 a, b, Hofmann et al. 1962, Bonsignore et al. 1963, Robinson 1963, Reinauer et al. 1964, Hjelm et al. 1965, Bässler et al. 1965). Xylose, Arabinose, Rohrzucker und Lactose werden nicht verwertet. Für die Zuckerphosphate ist die Zellwand wie für alle Phosphatester undurchlässig. — Die *Nucleosidverwertung* wird im folgenden Absatz besprochen. 1938 von Dische erstmals untersucht, hat sie später für die Konservierungstechnik der Erythro-cyten Bedeutung gewonnen. Sie hat darüber hinaus die Untersucher der Biochemie der roten Zelle zu einer großen Zahl experimenteller Arbeiten und einigen bedeutungsvollen Erkenntnissen stimuliert.

### b) Nucleotid-Stoffwechsel, Nucleoside und Lagerung

Der Zusatz von Nucleosiden oder Purin-Nucleosid-Gemischen zu gelagerten Erythrocyten verhindert eine Reihe von Veränderungen, die während der Lage-rung im ACD-Stabilisator auftreten und die Überlebensfähigkeit der konservierten Zellen wirksam herabsetzen: Verminderung des ATP- und 2,3-DPG-Gehaltes (Rapoport 1947, Gabrio et al. 1955a, Prankerd 1956b), die Sphärocyten-bildung (Nakao et al. 1959), Natriumeinstrom und Kaliumverlust (Harris, E. J. et al. 1952, Bernstein 1954, Gabrio et al. 1955, l. c.), Verminderung der osmoti-schen Resistenz (Jaffé et al. 1958) und der mechanischen Resistenz (Ferber et al. 1963). In vivo gehen diese Veränderungen mit der zunehmend raschen Elimination der transfundierten Erythrocyten im Empfänger einher. Durch ent-sprechende Zusätze von Nucleosiden bzw. Purin-Nucleosid-Gemischen zum ACD-Stabilisator wird die Geschwindigkeit ihrer Ausbildung wesentlich vermin-dert und die Haltbarkeit und Überlebenszeit von Konservenblut verlängert.

1954 hatten Finch und Gabrio, inspiriert durch die Arbeiten von Dische (1938, 1951), im Rahmen von Untersuchungen über Lagerungsschäden der roten Zellen (Gabrio et al. 1954a, b, c) die lagerungsverbessernde Wirkung des Zusatzes von Adenosin entdeckt und einen höheren Gehalt an ATP in entsprechend behandelten Erythrocyten gefunden, verglichen mit reinen ACD-Konserven (Finch und Gabrio 1954, Gabrio et al. 1955a, 1956b). Gleich-zeitig zeigten Prankerd und Altman (1954a, b), daß Adenosin wirksamer als Glucose zum Aufbau energiereicher Phosphate im Erythrocyten verwertet wird. Adenosinzusatz hebt den 2,3-DPG-Abfall auf (Finch et al., l.c., Prankerd 1956b). Kurzfristige Inkubation ACD-

---

[1] Glykogengehalt des Erythrocyten vgl. Wagner (1946). Enzyme der Synthese und des Abbaues von Glykogen wurden nachgewiesen (vgl. Cornblath, 1966). Ein aktiver Glykogen-stoffwechsel scheint in geringstem Umfang auch im reifen Erythrocyten vorzuliegen (Moses et al. 1967).

gelagerter Erythrocyten mit Adenosin bewirkt die Restitution auch des ATP noch nach 18wöchiger Lagerungszeit (GABRIO et al. 1955b, SHAFER et al. 1962). Damit wird die in ACD bereits nach 3 Wochen durch ATP-Verlust erloschene Glykolysefähigkeit der roten Zellen wiederhergestellt.

Adenosin besitzt aber erhebliche pharmakologische Kreislaufwirkungen. Deshalb kam der Entdeckung gleichsinniger Effekte des kreislaufunwirksamen Inosins in bezug auf die Haltbarkeitsverlängerung durch GABRIO et al. (1956a) nicht nur theoretisches Interesse zu. Interessanterweise stellte sich heraus, daß die Inosinwirkung auf die Verlängerung der Überlebenszeit gelagerter menschlicher Erythrocyten geringer war als in Erythrocyten des Kaninchens. An Menschenerythrocyten ist der Effekt von Inosin allein gering und wechselhaft (LANGE et al. 1958, MOLLISON 1959). Die Verwendung eines Gemisches aus Inosin und Adenin durch NAKAO et al. (1960a) glich diesen Wirkungsunterschied aus. Damit war ein wesentlicher Fortschritt für die Konservierungstechnik erzielt. Auch Guanosin ist wirksam (PRANKERD 1956a, GABRIO et al. 1956a). Mit einem Inosin-Adenin-Guanosin-Gemisch („IAG") erzielen FISCHER u. Mitarb. eine Verbesserung der mechanischen Resistenz gelagerter Erythrocyten als Parameter ihrer Lebensfähigkeit. 50tägige Lagerung mit IAG-Zusatz entspricht dem Resistenzverlust einer 20tägigen Lagerung in ACD allein (WOSEGIEN et al. 1962, FERBER et al. 1963, FRITZSCHE et al. 1964).

Biochemisch liegen Stoffwechselvorgänge zugrunde, deren Kenntnis auf die zitierten Untersuchungen DISCHEs über den Adenosinstoffwechsel im Erythrocyten zurückgehen. Purine und Purinnucleoside vermögen im Gegensatz zu den Nucleotiden durch die Erythrocytenmembran zu permeieren. Adenosin wird z. T. zu Inosin desaminiert (CONWAY 1939, KALCKAR 1947).

An einer Nucleosid-Phosphorylase wird Inosin bzw. Guanosin unter Aufnahme von anorganischem Phosphat in das entsprechende Purin und Ribose-1-Phosphat gespalten (DISCHE, l. c., KALCKAR , l.c.,, GABRIO et al. 1955c, RUBINSTEIN et al. 1956, HUENNEKENS et al. 1956, LOWY et al. 1958 u. a.). Adenosin selbst dagegen ist nicht Substrat der Phosphorylase (GABRIO et al., l. c., RUBINSTEIN et al. 1956, LOWY et al. 1958). Ribose-1-Phosphat wird an Phosphoribosemutase zu Ribose-5-Phosphat mutiert, welches über den Pentosephosphat-Cyclus zu Fructose-6-Phosphat und Phosphoglycerinaldehyd umgesetzt wird und damit der Substratphosphorylierung in der Glykolyse zur Verfügung steht, ohne zunächst — im Gegensatz zur Glucose — selbst ATP zu verbrauchen. Hier liegt die entscheidende Bedeutung der Nucleoside als „ATP-unabhängige Energiequelle". Sie ist auch in gelagerten Erythrocyten verwertbar, deren Glykolyse auf Grund des absinkenden ATP-Gehaltes zum Erliegen kommt. Gleichzeitig wird NAD hydriert und NADH für die Hämiglobinreduktion zur Verfügung gestellt. Nucleoside sind also Substrate der Lactatbildung in intakten Erythrocyten und in Hämolysaten (RUBINSTEIN et al. 1956, LOWY et al. 1958, JAFFÉ et al. 1959, BERNSTEIN 1959 u. a.). Über die „Rückwärtssynthese" von G-6-P kommt auch die NADPH-Bildung in Gang (REINAUER et al. 1964, FRITZSCHE et al. 1964 u. a.).

Die Fähigkeit, Inosinsäure in Adenylsäure umzuwandeln, fehlt im menschlichen Erythrocyten im Gegensatz zum Kaninchenerythrocyten, so daß die Verwertung von Inosin für die Neubildung von Adenin-Nucleotiden unmöglich ist (BISHOP, C. 1960). Es kommt lediglich zur Verwertung des Riboseanteils mit entsprechender Lactatbildung. Das aus Inosin nach der phosphorolytischen Spaltung entstehende Hypoxanthin wird nicht verwertet. Zugrunde liegt das Fehlen der Enzyme Adenylosuccinat-Synthetase oder (und) Adenylosuccinase in menschlichen Erythrocyten[1] (LOWY et al. 1962). Der gegenüber Adenin geringere Effekt von Inosin bei der Konservierung (MOLLISON 1959, BARTLETT et al. 1961, SHAFER et al. 1961, 1962, BISHOP, C. et al. 1962) ist damit erklärt. Dagegen ist die Frage nach dem Mechanismus des wesentlich günstigeren Adenosineffektes noch ungelöst: Der im Vergleich zu Inosin bessere Effekt in bezug auf die Lagerung und die Erhaltung des ATP-Bestandes ergibt, daß Adenosin nicht quantitativ an Adenosindesaminase zu Inosin gespalten wird. Phosphorylase ist mit Adenosin unwirksam. Die von SHAFER (1962) diskutierte Bildung von Adenin aus Adenosin im Menschenerythrocyten ist also nicht erwiesen worden. Es ist offen, ob eine direkte Phosphorylierung zum Nucleotid (AMP) möglich ist. Es sind auch Adeninkontamina-

---

[1] GTP, das Koenzym bei der Synthese von AMP aus IMP ist dagegen auch im reifen Erythrocyten vorhanden (vgl. BISHOP et al. 1959, CORSINI et al. 1965).

tionen des verwendeten Adenosin als Ursache der beobachteten Stoffwechseleffekte diskutiert worden. Jedenfalls wurde nicht mit Inosin allein, sondern erst bei Inkubation mit Adenosin oder Adenin eine Zunahme des Gesamtadenylsäure-Gehaltes in gelagerten Erythrocyten gefunden (Bartlett 1961). Adenin allein ist als Zusatz zum Stabilisator wirksam (Simon et al. 1962), vor allem in Gegenwart hoher Phosphatkonzentrationen (Beutler et al. 1965), jedoch bei der Inkubation zuerst nur in reinem ACD gelagerter Erythrocyten wirkungslos (Shafer

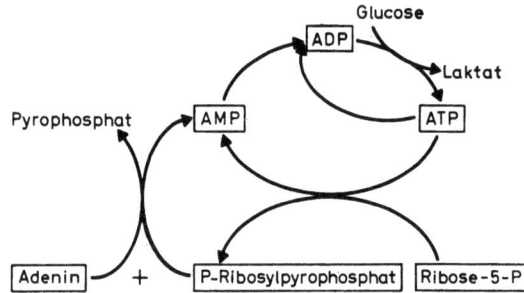

Abb. 4. ATP-Bildung im Erythrocyten aus Adenin und Ribose-5-Phosphat (aus: Rapoport 1962)

et al. 1962). Das aus Ribose-5-Phosphat mit ATP gebildete Phosphoribosylpyrophosphat reagiert mit Adenin zum Mononucleotid, welches dann über die Adenylatkinase-Reaktion zu ADP und über die Glykolyse zu ATP aufgebaut wird (Abb. 4). Nachfolgend sind diese Reaktionen nochmals zusammengefaßt.

Tabelle 2. *ATP-Synthese im Erythrocyten aus Inosin und Adenin über die Glykolyse*

| | | |
|---|---|---|
| Inosin + $P_a$ | Nucleosid-phosphorylase $\longrightarrow$ | Hypoxanthin + Ribose-1-P |
| Ribose-1-P | Phosphoribo-mutase $\longrightarrow$ | Ribose-5-P |
| ATP + Ribose-5-P | Ribosephosphat-pyrophosphokinase $\longrightarrow$ | AMP + 5-P-Ribosyl-Pyro-phosphat |
| Adenin + P-Ribosyl-Pyrophosphat | Adeninphosphoribosyl-transferase $\longrightarrow$ | AMP + PP |
| 2 AMP + 2 ATP | Adenylatkinase $\longrightarrow$ | $\rightarrow$ 4 ADP |
| 4 ADP + 4 $\sim$ ph | Glykolyse $\longrightarrow$ | $\rightarrow$ 4 ATP |

Bilanz:

Inosin + Adenin + $P_a$ + 4 $\sim$ ph    $\longrightarrow$    ATP + Hypoxanthin + PP

$\sim$ ph = energiereiche Phosphatbindung aus der Glykolyse.

Nach: H. Yoshikawa und M. Nakao (1962).

## c) Der Pentosephosphat-Cyclus

Um das Produkt der Hexokinase-Reaktion *Glucose-6-Phosphat* konkurrieren im Erythrocyten zwei Enzyme. Auf der einen Seite steht G-6-P über Phosphohexose-Isomerase im Gleichgewicht mit Fructose-6-Phosphat, womit der Zucker unmittelbar in die Glykolyse eingeschleust wird. Auf der anderen Seite ist Glucose-6-Phosphat Substrat eines oxydierenden Enzyms, welches den Pentosephosphat-Cyclus einleitet: der Glucose-6-Phosphat-Dehydrogenase.

Die Aufdeckung und Kenntnis des sog. „Pentose-Phosphat-Cyclus", dessen fundamentale Bedeutung für sämtliche lebenden Zellen und Gewebe erst später erkannt wurde, ging von Beobachtungen an Erythrocyten aus. Harrop und Barron (1928) studierten die Wirkung von Methylenblau auf die von O. Warburg schon 1909 nachgewiesene Sauerstoffzehrung der roten Zellen. Sie fanden, daß Methylenblau den Glucoseverbrauch der Erythrocyten erheblich steigert und erkannten (Barron und Harrop 1928), daß der Glucose im Erythro-

cyten *zwei Abbauwege* zur Verfügung stehen: ein „oxydativer" und ein zweiter, der zur
Bildung von Milchsäure führt. In einer Reihe klassischer Untersuchungen an Erythrocyten
hat dann OTTO WARBURG das von ihm sog. „Zwischenferment" und dessen Koferment NADP
entdeckt und den Mechanismus der „direkten Glucoseoxydation" aufgeklärt (WARBURG et al.
1931a, 1935). Diese Arbeiten wiesen den Weg, der später zur Aufdeckung eines komplizierten
Kreisprozesses, des Pentose-Phosphat-Cyclus, geführt hat. Eine eingehende Darstellung der
Biochemie dieses Cyclus findet sich z. B. bei HOLLMANN (1961).

Bei der Oxydation des Glucose-6-Phosphates an Glucose-6-Phosphat-De-
hydrogenase wird Wasserstoff auf das Koenzym NADP übertragen. Im folgenden Reaktionsschritt wird durch oxydative Decarboxylierung der 6-Phospho-

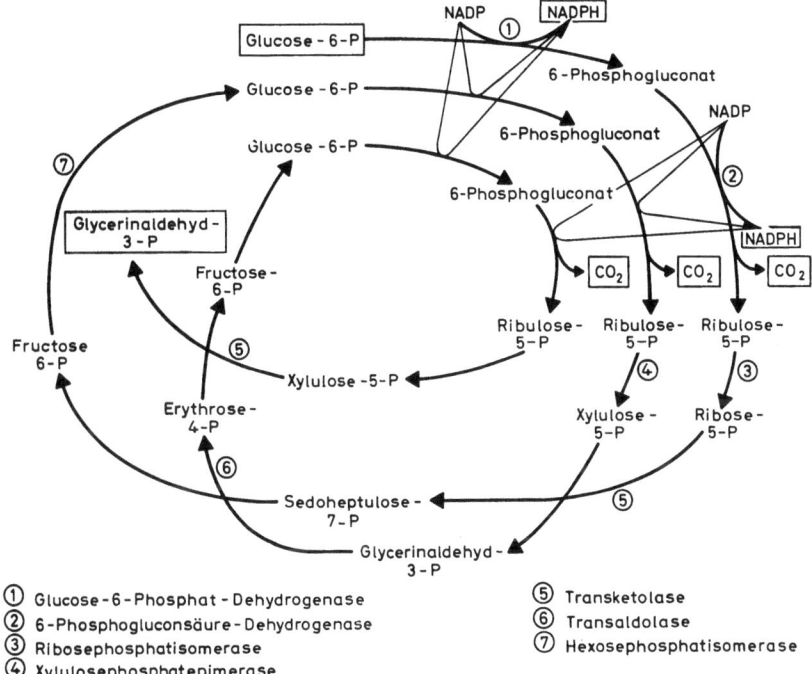

① Glucose-6-Phosphat-Dehydrogenase          ⑤ Transketolase
② 6-Phosphogluconsäure-Dehydrogenase         ⑥ Transaldolase
③ Ribosephosphatisomerase                     ⑦ Hexosephosphatisomerase
④ Xylulosephosphatepimerase

Abb. 5. Pentosephosphatcyclus: Oxydation von Glucose-6-phosphat zu $CO_2$ und Glycerinaldehyd-3-Phosphat
(nach KORNBERG 1961)

gluconsäure Ribose-5-Phosphat und erneut NADPH gebildet. In einer Reihe
weiterer gruppenübertragender Reaktionen (s. Abb. 5) entsteht schließlich Gly-
cerinaldehyd-3-Phosphat und Fructose-6-Phosphat, über die der Cyclus wieder
in den Embden-Meyerhof-Glykolyseweg einmündet. Infolge der Recyclisierung
lautet die Summenformel des gesamten Cyclus: G-6-P + 6 NADP → GAP +
$3 CO_2 + 6 NADPH_2$.

Von den beiden physiologischen Hauptfunktionen des Pentosephosphat-
Cyclus: der Bereitstellung von Ribosephosphat für die Synthese von Nucleotiden
und Nucleinsäuren und der NADP-Reduktion, ist im reifen Erythrocyten nur
noch die zweite bedeutungsvoll. Der Pentose-Phosphat-Cyclus tritt hier als
„NADPH-Generator" auf. NADPH kommt als reduzierendem Agens eine zentrale
Funktion im Erythrocyten zu. Der Anteil der direkten Glucose-Oxydation am
gesamten Glucoseumsatz des reifen Erythrocyten beträgt unter physiologischen
Bedingungen 9—11% (MURPHY 1960b, DE LOECKER et al. 1961). Wahrscheinlich
wird der Umfang, in dem der Cyclus abläuft, durch den Verbrauch von NADPH
bestimmt. Er wird durch Steigerung der NADPH-Oxydation beschleunigt (s. u.). —
Merkwürdigerweise wird aber im menschlichen Erythrocyten im Gegensatz zu

sämtlichen anderen Geweben ein relativ hoher Anteil des oxydierten NADP vom Gesamt-NADP gefunden (Löhr et al., 1963: 55%, Busch 1966: 20—30%), übereinstimmend mit Ergebnissen in anderen Species (Wagner 1965).

### d) Physiologische Funktionen von Glykolyse und Pentosephosphatcyclus im Erythrocyten

Die physiologische Bedeutung des Glucoseabbaues ist in erster Linie in der Bildung von ATP und in der Bereitstellung von NADH und NADPH als reduzierende Äquivalente zu sehen.

#### α) Die Bedeutung des ATP für die rote Zelle

ATP ist der zentrale Energieträger des Erythrocyten. Als Substrat der Hexokinase und Phosphofruktokinase bildet ATP die Voraussetzung des Glucose-

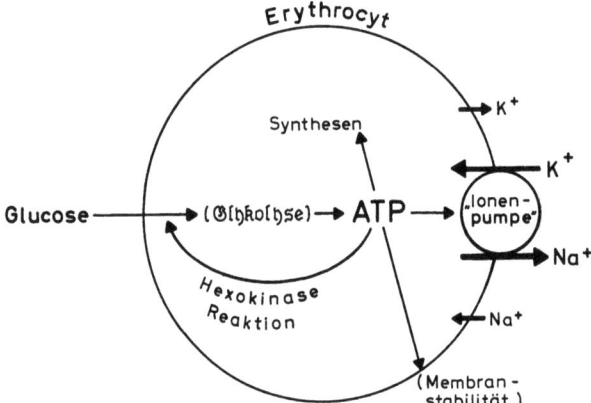

Abb. 6. Schema der ATP-Bildung und -Verwertung im Erythrocyten

abbaues und damit seiner eigenen Regeneration. — Der aktive Ionentransport ist vom ATP abhängig. — Dasselbe gilt für die Syntheseleistungen der roten Zelle, z.B. die Glutathionsynthese (Halbwertszeit des Glutathions 4 Tage) und Nucleotidbildung (s. d.). — Über die ATP-abhängige Acylierung von Lysolecithin in der Membran s. „Phosphatidkreislauf" (S. 608). — Untersuchungen des Arbeitskreises von Nakao und Yoshikawa weisen darauf hin, daß dem ATP eine Bedeutung für die Erhaltung der normalen diskoidalen Form des Erythrocyten zukommt. Diese Untersuchungen von Nakao et al. (1960b, 1961) und Yoshikawa et al. (1962) über die Abhängigkeit der Form der roten Zelle von ihrem ATP-Gehalt haben enge Zusammenhänge gezeigt. Mit dem ATP-Abfall in in vitro-alternden Erythrocyten findet sich eine synchrone Veränderung der Zellform: Der Erythrocyt wird sphärocytär. Durch Inkubation solcher sphärischer Zellen mit Adenin und Inosin läßt sich die Restitution des ATP herbeiführen (s. o.) — gleichzeitig nehmen die Zellen wieder bikonkave Form an. Die Vergiftung frischer Erythrocyten mit Fluorid (einem Hemmstoff der Enolase und damit der Glykolyse) führt ebenfalls zur Kugelzellbildung, anschließende Inkubation mit Adenin und Inosin nach Herauswaschen des Fluorids wieder zur bikonkaven Zellform (Abb. 7, 8). Sogar Erythrocytenschatten („Ghosts"), die durch hypotone Hämolyse von Konservenblut gewonnen wurden, nehmen nach Zusatz von ATP eine konkave Form an. Mehr als die Hälfte des normalen ATP-Gehaltes der roten Zelle scheint erforderlich, um die normale Scheibenform zu erhalten. Nakao und

YOSHIKAWA (l. c.) sehen in diesen Versuchen Hinweise auf ein von PRANKERD et al. (1955) schon früher vermutetes „kontraktiles Protein" in der Erythrocytenmembran, das ATP-abhängig sei.

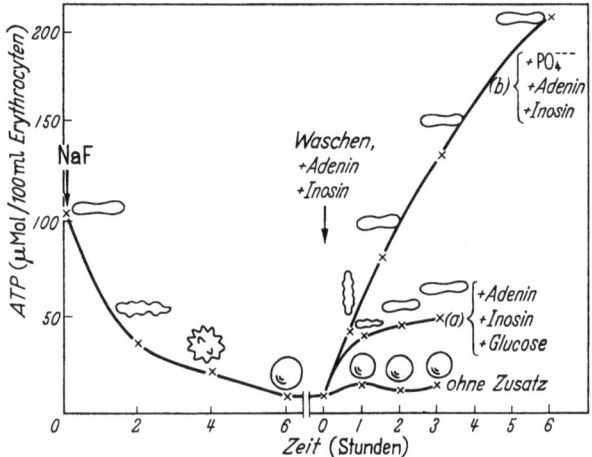

Abb. 7. Formveränderungen gewaschener Erythrocyten bei 6stündiger Inkubation mit NaF (37° C). Anschließend Auswaschen des NaF und Reinkubation mit Adenin, Inosin und Glucose (a) resp. Adenin, Inosin und anorganischem Phosphat (b) (aus: NAKAO et al. 1961)

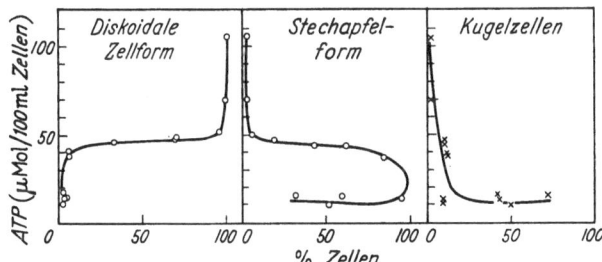

Abb. 8. ATP-Spiegel der Erythrocyten in Relation zur Zellform. Abszisse = Prozentzahl der Zellen der bezeichneten Form; Ordinate = ATP-Spiegel (aus: NAKAO et al. 1961)

## β) Die Bedeutung der hydrierten Coenzyme NADPH und NADH und des Glutathions

Hämoglobin, eine Reihe von Enzymen, sowie bestimmte Komponenten der Membran sind hochgradig oxydationsempfindlich und von der Erhaltung integrierender Thiolgruppen im reduzierten Zustand abhängig. Der Erythrocyt befindet sich jedoch in einem Milieu hoher oxydierender Aktivität. Wenngleich unter normalen Bedingungen Elektronenbrücken zum molekularen Sauerstoff hin nur eine geringe Kapazität haben, so treten doch unter bestimmten physiologischen oder pathologischen Bedingungen oxydierende oder eine Oxydation durch den transportierten molekularen Sauerstoff vermittelnde Substanzen im Blut auf. Die Lebensfähigkeit der roten Zelle ist damit an ihr Vermögen gebunden, derartige Oxydationen durch die Synthese reduzierender Äquivalente zu kompensieren. Diese wirken mittels reduzierender Fermente der spontan ablaufenden Oxydation von Zellinhaltsstoffen entgegen. (Über die Bedeutung dieser Systeme bei arzneimittelinduzierter Oxydation s. Kap. G-6-PDH-Defekt). Hier liegt — neben dem Energiegewinn — die Hauptaufgabe des Stoffwechsels der roten Zelle. Als Reduktionsmittel synthetisiert sie die Coenzyme NADH (Glykolyse) und NADPH (Pentose-Phosphat-Cyclus).

*Hämiglobinreduktion*

NADH wird in erster Linie als Coenzym der Hämiglobinreduktion verwertet (vgl. Review Jaffé 1964, Waller 1964 u. a.). Im Erythrocyten findet in gewissem Umfang eine spontane Oxydation des Hämoglobins statt, das gebildete Hämiglobin ist für den Sauerstofftransport wertlos. Es wird an der von Gibson (1948) und von Scott (1962) beschriebenen NADH-abhängigen Hämiglobin-Reductase (einem Flavin-Enzym) enzymatisch so wirksam reduziert, daß der Hämiglobin-

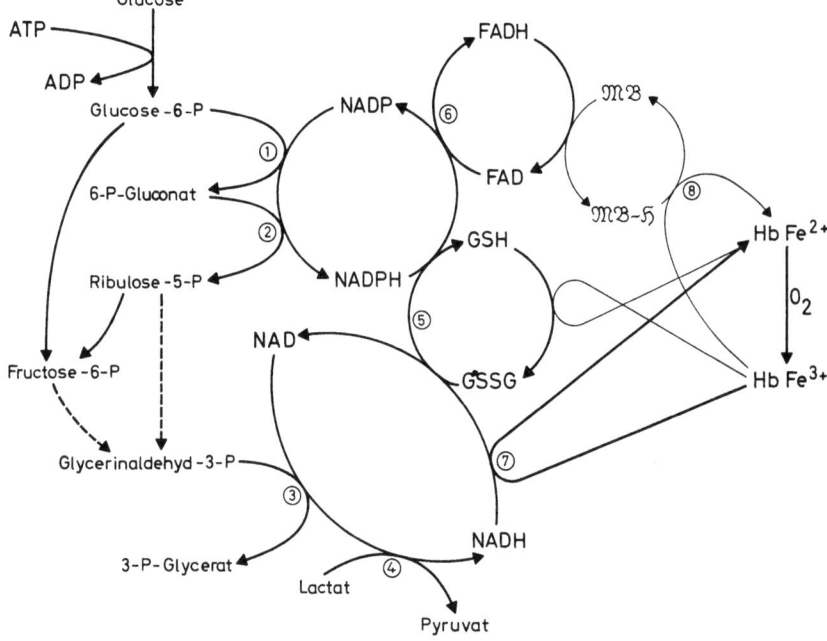

① Glucose-6-Phosphat-**Dehydrogenase**
② 6-Phosphogluconat-Dehydrogenase
③ Glycerinaldehydphosphat-Dehydrogenase
④ Lactat-Dehydrogenase
⑤ Glutathion-Reductasen

⑥ Diaphorase
⑦ NADH-Hämiglobin-Reductase
⑧ NADPH-Hämiglobin-Reductase :
   nur mit zusätzlichen Redox-Systemen -
   hier Methylenblau (𝔐𝔅)-wirksam .

Abb. 9. Wege der Hämiglobinreduktion im Erythrocyten

gehalt normaler Erythrocyten 1—2% des Gesamthämoglobins nicht überschreitet (Jung 1949, Kiese et al. 1957, Betke et al. 1960 u. a.). NADH wird in der GAPDH-Reaktion regeneriert. Damit ist die Erhaltung des Hämoglobins an die Glykolyse gekoppelt. Weitere Substrate der NADH-Bildung im Erythrocyten: Lactat, Fumarat, Malat, Nucleoside, sind ebenfalls zur Hämiglobinreduktion verwertbar (Kiese 1943, Spizer et al. 1949, Jaffé 1959, Jaffé et al. 1964c, u. a.). Das Fehlen dieses Enzyms ist die Ursache einer der Formen der angeborenen Methämoglobinämie (Gibson 1948, Review Jaffé 1964, Jaffé et al. 1964a).

Eine zweite Hämiglobinreductase ist NADPH-abhängig (Kiese 1943, Kiese et al. 1957, Huennekens et al. 1957, 1958). Sie ist wesentlich weniger bzw. unter physiologischen Bedingungen nicht wirksam. Es handelt sich um ein Hämoprotein (Huennekens, l. c.), welches als zweite prosthetische Gruppe autoxydable Substanzen, wie Methylenblau, Toluidinblau u. a. benötigt. Es reagiert ausschließlich bei Gegenwart derartiger Redoxfarbstoffe als Wasserstoffüberträger vom

NADPH zum Hämiglobin[1]. KIESE et al. (l. c.) haben in der von ihnen angereicherten Hämiglobinreductase nicht Hämin, sondern FAD nachgewiesen; ungeklärt ist also, ob die von mehreren Untersuchern beschriebenen NADPH-abhängigen Hämiglobin-reduzierenden Enzyme einheitlich sind.

Die physiologische Bedeutung derartiger Enzyme ist noch nicht sicher geklärt. Die Frage ist offen, ob in vivo ein physiologisches, noch unbekanntes Substrat an Stelle der Redoxfarbstoffe in den Wasserstofftransport eingeschaltet werden kann (vgl. JAFFÉ, l. c.). Versuche von REINAUER und BRUNS (1964), FRITZSCHE et al. (1964) u. a. bestätigen aber die bekannte Tatsache (GIBSON 1948), daß die Hämiglobinreduktion in der roten Zelle unter physiologischen Bedingungen ausschließlich mit NADH abläuft. Ausführliche Darstellung s. Beitrag BETKE (S. 636).

### Glutathionreduktion

Die Bedeutung des NADPH im reifen Erythrocyten ist überwiegend in seiner Funktion als Koferment der Glutathion-Reduktion zu sehen. *Glutathion*, das Tripeptid $\gamma$-Glutamyl-Cysteyl-Glycin, kommt im Erythrocyten in erheblicher Konzentration vor[2]. Vergleichbar den Pyridin-Nucleotiden bilden oxydiertes und reduziertes Glutathion ein Redoxsystem, wobei zu etwa 98% die reduzierte Sulfhydrylform vorliegt (GÜNTHERBERG et al. 1965, BUSCH 1966). Da das Redoxpotential stark negativ [$E'_0 = -0,25$ V (SCOTT et al. 1963)] und GSH sehr leicht oxydabel ist, ist eine ständig ablaufende enzymatische Reduktion die Voraussetzung der Erhaltung des hohen Hydrierungsgrades. In vitro kommt es schon bei Gegenwart von Spuren von Häm oder von Schwermetallionen (vor allem Kupfer, Eisen) zur Autoxydation. Glutathion-Peroxydase oxydiert GSH bei Gegenwart von Hämoglobin-Peroxyd (MILLS 1957, 1959, MILLS et al. 1958). Auch Inkubation der roten Zellen in Sauerstoff bei Glucosemangel führt zur GSH-Oxydation (KLEBANOFF 1957, SCHEUCH et al. 1960, 1961 a).

Die Reduktion des GSSG zu GSH erfolgt im Erythrocyten an Glutathion-Reductase (FRANCŒUR et al. 1954). Während nach BEUTLER et al. (1963) und SCOTT et al. (1963) nur eine Glutathionreductase im Erythrocyten vorliegt, die mit NADPH und in geringerem Umfang mit NADH, ebenso mit Dihydroliponsäure wirksam ist, haben EIFLER et al. (1964) das Vorkommen zweier verschiedener Enzyme für jedes Coenzym im Menschenerythrocyten wahrscheinlich gemacht und deren physiologische Bedeutung diskutiert. Sie enthalten Flavin (SCOTT et al., l. c.). In vivo scheint die Glutathionreduktion mit NADH nur von untergeordneter Bedeutung zu sein. Die physiologische Bedeutung der Dihydroliponsäure-abhängigen Aktivität ist unbekannt.

### $\gamma$) Funktion des Glutathions

Die *Reaktionen des Glutathions in der Zelle* basieren auf der Wechselwirkung seiner reduzierten und oxydierten Form mit SH-Gruppen der Proteine. — So ist GSH für den Schutz und die Stabilität solcher Enzyme wesentlich, deren Wirkung an die Intaktheit ihrer SH-Gruppen gebunden ist *("SH-Enzyme")* (SCHEUCH et al. 1960, 1962 a). Dazu gehören im Erythrocyten gerade auch jene Enzyme, von deren Aktivität die Glutathionreduktion selbst abhängt (Hexokinase, G-6-PDH, Glutathionreductasen). RAPOPORT u. Mitarb. (SCHEUCH et al. 1961 a, RAPOPORT et al. 1963 a) haben hier von einem „System mit Selbststabilisierung" gesprochen. Oxydation der SH-Gruppen oder ihre Blockierung durch Schwermetalle oder spezifische SH-Reagentien, die durch Alkylierung (Jodacetat, Jodacetamid) oder Anlagerung einer organischen Quecksilberverbindung

---

[1] Hierauf beruht der therapeutische Effekt von Methylenblau bei Hämiglobinämien.
[2] Glutathiongehalt in anderen Organen vgl. TALLAN (1954).

(PCMB) wirken, führt an diesen Enzymen zum Verlust der Aktivität. Als Träger einer freien und leicht oxydablen SH-Gruppe vermag GSH hier eine *Schutzfunktion* auszuüben. Diese betrifft nicht allein SH-Enzyme. Auch das *Protein des Hämoglobins*, das freie SH-Gruppen enthält (Riggs 1952, 1959, Riggs et al. 1956), wird durch GSH vor der oxydativen Denaturierung geschützt. Allen und Jandl (1961), die die Rolle der Thiolgruppen bei der oxydativen Denaturierung des Hämoglobins eingehend studiert haben, zeigten, daß die Reduktionskapazität des Erythrocyten Voraussetzung für die Erhaltung der SH-Gruppen des Globins und anderer Proteine in ihrem oxydierenden Milieu ist. Sauerstoff, Phenylhydrazin und verwandte Stoffe oxydieren GSH leichter als die SH-Gruppen des Hämoglobins. So wird in zellfreien Lösungen die Hämiglobin- und konsekutive Heinz-Körper-Bildung unter Phenylhydrazin als Folge der Oxydation der Globin-SH-Gruppen durch Zusatz von GSH weitgehend unterdrückt (Allen und Jandl, l.c.). Dabei kann eine Bindung des GSH an Hämoglobin als gemischtes Disulfid eintreten, die reversibel ist und einen Schutz vor irreversibler Denaturierung bedeuten könnte (Eldjarn et al. 1956). Auch gealtertes Hämoglobin — Hb $A_3$ — enthält Hämoglobin-Glutathion-Disulfide (Jandl et al. 1960a, b). Die Alterung des Hämoglobins und anderer Zelleiweiße schließt die Oxydation seiner Thiolgruppen ein.

Im Gegensatz zu den Annahmen von Allen und Jandl (l.c.), die einen nicht-enzymatischen Wirkungsmechanismus angenommen hatten, bestätigten kürzlich Hill et al. (1964) die Ergebnisse von Mills (1957, 1959, Mills et al. 1959), nach denen die Schutzfunktion des GSH in bezug auf die oxydative Zerstörung des Hämoglobins an das Enzym Glutathion-Peroxydase gebunden ist. Das Enzym vermittelt die bevorzugte Oxydation des Glutathions und die Zerstörung von $H_2O_2$, welches im Mechanismus der oxydativen Zerstörung des Hämoglobins eine Rolle spielt. Inwieweit die gleiche Situation auf andere Proteine übertragbar ist, wie angenommen werden kann, steht noch offen.

Auf der anderen Seite scheint unter bestimmten Bedingungen die Hämoglobinoxydation gegenüber der GSH-Oxydation bevorzugt zu sein, wie neuerdings auf Grund von Befunden diskutiert wird, wonach eine Hämiglobinbildung ohne Verminderung des GSH-Spiegels erfolgen kann (Desforges 1962, Harley et al. 1962). Diese Probleme sind also noch im Fluß.

Freie SH-Gruppen sind auch in der *Erythrocytenmembran* die Voraussetzung der Erhaltung der Funktion. Ihre Oxydation führt in vitro zur osmotischen Hämolyse, in vivo zur raschen Sequestration, wie in Versuchen mit PMB gezeigt wurde (Sheets et al. 1958, Jacob et al. 1962a, b), für das die Membran undurchlässig ist. Hier entsteht Hämolyse, bevor noch eine Beeinflussung des intracellulären Stoffwechsels beobachtet wird. Scheuch et al. (1963b) haben gezeigt, daß ATPasen essentielle SH-Gruppen besitzen, welche an der Außenseite der Membran lokalisiert zu sein scheinen. Diese interessanten Befunde geben Hinweise für das Verständnis der oxydativen Membranschädigung, die in vivo für den Prozeß der Elimination der gealterten Zelle vermutlich von großer Bedeutung ist. Der Mechanismus der Reaktionen zwischen intracellulärem GSH und den Thiolgruppen der Membran ist im einzelnen nicht geklärt.

Hinsichtlich der physiologischen Bedeutung des hohen Glutathionspiegels im Erythrocyten unter normalen Bedingungen sind Zweifel entstanden, als ein hereditärer Defekt der Glutathionsynthese bekannt wurde, bei dem ein fast völliges Fehlen von Glutathion (bei normaler Reduktionskapazität) nahezu ohne Lebenszeitverkürzung der roten Zellen einhergeht, solange Noxen (wie Primaquin etc.) nicht einwirken (Oort et al. 1961, Prins et al. 1963). Experimentell führt eine Blockierung der SH-Gruppen mit NEM erst dann zur Lebenszeitverkürzung der Erythrocyten, wenn über 90% des GSH betroffen sind (Jacob et al. 1962b). „Die Bedeutung des GSH in der Ökonomie der roten Zelle harrt noch der exakten Klärung" (Beutler et al. 1963). Erst unter Belastungsbedingungen (z.B. mit oxydierenden Noxen) wird die Hinfälligkeit der GSH-Mangelzellen offenbar. Hier kommt aber möglicherweise vor allem die Wirkung des oxydierten Glutathions (GSSG) ins Spiel.

Dem Schutzeffekt des reduzierten Glutathions (GSH) steht die *enzym-hemmende Wirkung von GSSG* gegenüber, worauf insbesondere im Arbeitskreis von RAPOPORT (RAPOPORT et al. 1963a, SCHEUCH et al. 1962a u. a.) hingewiesen worden ist. Je nach Redoxgrad kann das GSH/GSSG-System aktivierend oder inaktivierend wirken und gewinnt auf diese Weise eine *regulative Funktion*.

Glutathion tritt ferner als *prosthetische Gruppe der GAPDH* auf. Als Zwischenstufe der Reaktion entsteht hier ein Acylmercaptan, welches phosphorolytisch unter Freisetzung von 1,3-DPG gespalten wird. Aktivität und Stabilität auch dieses Enzyms ist vom Redoxgrad des GSH/GSSG-Systems abhängig (SCHEUCH et al. 1960).

Mangel an GSH wird bei der sog. „arzneimittelempfindlichen Erythropathie" und einigen hereditären nichtsphärocytären hämolytischen Anämien mit Heinzkörperbildung gefunden (s. 2. Teilband).

*Glutathionsynthese.* Glutathion unterliegt im Erythrocyten dem Stoffwechsel, seine Halbwertszeit beträgt 4 Tage. Die Glutathionsynthese ist ATP-abhängig. Die Permeabilität der Membran für Aminosäuren ist SH-abhängig, ihre Intaktheit Voraussetzung der Glutathionbildung (BOIVIN et al. 1965, MILLER et al. 1965).

### δ) „Methylenblaukatalyse"

Während NADPH unter physiologischen Bedingungen vor allem durch Glutathion und — quantitativ untergeordnet — durch Pyruvat (SZEINBERG et al. 1961, RAPOPORT et al. 1964) oder die von ABABEI (1965) beschriebene NADPH-Oxydase direkt mit Sauerstoff oxydiert wird, spielt unter künstlichen Bedingungen seine Oxydation durch oxydierende Chemikalien bzw. Arzneimittel (wie Phenylhydrazin, Primaquin, Nitrofurantoin, α-Naphthol, Ascorbinsäure, SZEINBERG et al. 1961) und durch autoxydable Redoxfarbstoffe (wie Methylenblau, Toluidinblau) eine interessante Rolle. Es handelt sich um einen enzymatischen, durch Diaphorasen katalysierten Prozeß (Abb. 10). Die direkte Glucoseoxydation wird dadurch in

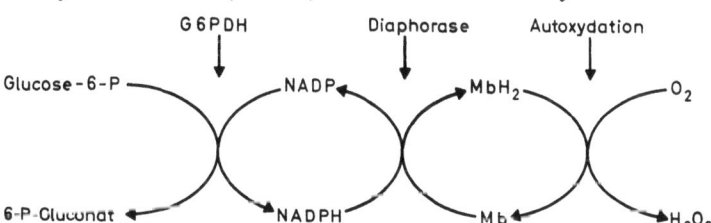

Abb. 10. „Methylenblaukatalyse" im Erythrocyten (Mb, MbH$_2$ = oxyd. resp. reduz. Methylenblau)

hohem Maß beschleunigt (BARRON et al. 1928, WARBURG et al. 1930, 1931b, BRIN et al. 1958, DE LOECKER et al. 1961 u. a.). In Katzenerythrocyten ist unter solchen Bedingungen die Reduktion von GSSG derart benachteiligt, daß der Zusatz von Methylenblau GSH-Abfall und eine durch GSSG bedingte Aktivitätshemmung von SH-Enzymen bewirkt (SCHEUCH et al. 1963a). Auch NADH-Wasserstoff ist auf diesem Weg mittels Diaphorasen oxydabel, so daß unter Methylenblau auch der Quotient NAD/NADH ansteigt (SCHULZE et al. 1965a). Die Reduktion von Hämiglobin mittels NADPH-Wasserstoff wird durch derartige Redoxsysteme, die als Cofaktoren der entsprechenden Hämiglobinreductase wirksam sind, aktiviert (vgl. S. 602). Die NADH-abhängige Hämiglobinreduktion wird durch Methylenblau nicht gesteigert (KIESE 1943, GIBSON 1948). Die Oxydation von NADPH mit Cystein verläuft wahrscheinlich nichtenzymatisch (SZEINBERG et al. 1961).

## 4. Erythrocytenmembran und Permeation

### a) Membranstruktur

Die Erythrocytenmembran wird durch ein Netzwerk von fibrillären Strukturen aus Lipoproteiden und Glykoproteiden gebildet, welches nach den auf DANIELLI et al. (1935) zurückgehenden Vorstellungen einem bimolekularen

Lipidfilm beidseits anliegt. Nach neueren Untersuchungen von Dourmashkin et al. (1962) werden durch ein Rahmenwerk von Proteiden mosaikartig Lipidzylinder umfaßt. Die „Mosaiktheorie" steht mit einer größeren Zahl weiterer zuerst ebenfalls von Danielli (1936) diskutierten Hypothesen im Einklang (vgl. Parpart et al. 1952). Die mit Hilfe von Saponinstudien erzielten Ergebnisse von Dourmashkin sind jedoch neuerdings von Lucy et al. (1964) angezweifelt und als Kunstprodukt angesehen worden. Auch diese Autoren nehmen aber keinen geschlossenen bimolekularen Lipidfilm an, wie er heute noch überwiegend von den Untersuchern der Elektronenoptik der Erythrocytenmembran vermutet wird (Stoeckenius 1962), sondern — auf Grund von Studien an künstlichen Grenzschichten — disseminierte Lipidorte kleinster Größenordnung innerhalb der Proteinstrukturen (Durchmesser 40 Å). Die Membrandicke (trocken) wurde mit 50—120 Å errechnet (Ponder 1948, Parpart et al. 1952) in Übereinstimmung mit elektronenoptischen Untersuchungen (Hillier et al. 1953, Chalfin 1956, Wolpers 1956, Robertson 1960), vgl. auch Zusammenstellung bei Whittam 1964). Diese zeigen eine fibrilläre Struktur mit in großer Zahl aufgelagerten „Plaques" ($10^4$—$10^5$ pro Zelle), die über Lipide an die Membran gebunden sein sollen (Hillier, l.c., Hoffman 1956).

### α) Membranlipide

Die Erythrocytenlipide sind nahezu ausschließlich in der Membran lokalisiert, *Lipidanalysen* sind in den letzten Jahren in zahlreichen Arbeiten mitgeteilt worden (Munn 1958, de Gier et al. 1960, 1961a, b, 1964, Kögl et al. 1960. Dawson et al. 1960, Farquhar et al. 1963, Westerman et al. 1963; Zusammenfassungen s. van Deenen et al. 1964, Ansell et al. 1964, Lucy et al. 1964). Sie zeigen ein hochdifferenziertes Muster von Phospholipiden, freiem Cholesterin und Glykolipiden. — Die Phospholipidfraktion besteht aus Lecithin (etwa 35%), Kephalinen (Äthanolaminphosphoglyceriden und Serinphosphoglyceriden, etwa 30%) und Sphingomyelinen (etwa 30%), während Phosphatidsäuren und vor

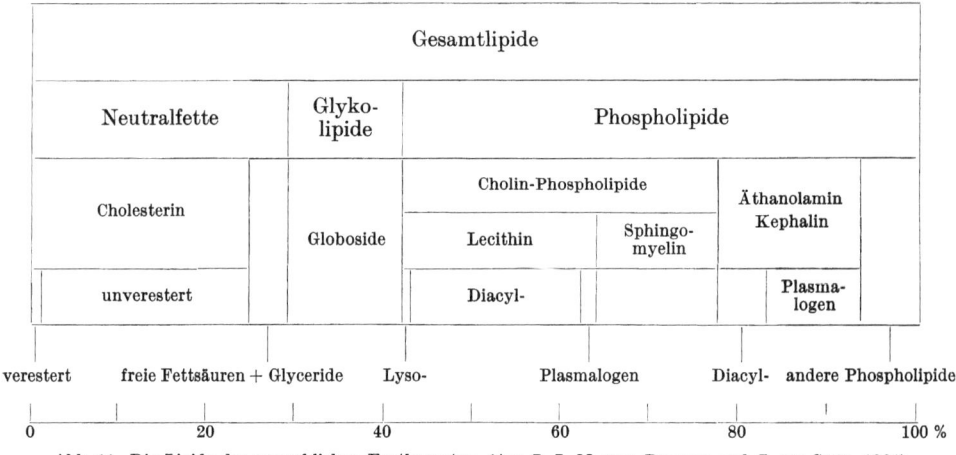

Abb. 11. Die Lipide des menschlichen Erythrocyten. (Aus L. L. M. van Deenen and J. de Gier, 1964)

allem Lysolecithin (2%) nur einen sehr geringen Anteil bilden. Äthanolaminphosphoglyceride liegen überwiegend in der Plasmalogenform vor (Farquhar 1963). Die Fettsäuren der Phospholipide sind nur zu etwa 20% gesättigt, 20—50% einfach ungesättigt ($C_{18}$), der Rest besteht aus mehrfach ungesättigten essentiellen Fettsäuren, vor allem Arachidonsäure ($C_{20}$-Tetraensäure) und Linolsäure

(C$_{18}$-Diensäure) (MUNN 1958, DE GIER et al. 1964). Der große Anteil von Doppel-
bindungen in den Fettsäureketten ergibt einen hohen Grad räumlicher Isomerie. —
In geringem Umfang enthält die Erythrocytenmembran auch Glykolipide
(Ganglioside).

Zwischen verschiedenen Species schwankt die Fettsäure- und Phosphatid-
zusammensetzung der Erythrocytenmembran im Gegensatz zum Gesamtlipid-
gehalt (Cholesterin, Phosphatide) erheblich. Dabei zeigen sich interessante Zusammenhänge zwischen dem Lipidaufbau der Membran und ihren funktionellen
Eigenschaften (KÖGL et al. 1960, DAWSON et al. 1960, DE GIER et al. 1960, VAN
DEENEN et al. 1964).

### Lipidumsatz

Ein Stoffwechsel der Lipide im Sinne der de novo-Synthese fehlt im reifen
Erythrocyten. Eine *Cholesterinsynthese* ist nicht nachweisbar (LONDON et al. 1953,
O'DONNELL et al. 1958). Der Verlust der ATP-abhängigen *Phosphatidsynthese* mit
der Reifung wurde von RADERECHT et al. (1962) nachgewiesen; die Synthese-
fähigkeit bleibt nur bis zur Stufe der *Phosphatidsäuren* erhalten (l.c., MULDER et al.
1963, 1965). Eine Phospholipidsynthese de novo wird auch von MULDER et al.
(l.c.) in reifen Erythrocyten nicht gefunden. Befunde, nach denen [14]C-Acetat und
[32]P-Phosphat (ALTMAN et al. 1954, ROWE 1959, PAYSANT-DIAMENT et al. 1960)
und [14]C-Glycerin (SLOVITER et al. 1961) in die Phospholipide reifer Erythrocyten
eingebaut werden sollten, sind von anderen Autoren zum Teil auf Leukocyten-
und Thrombocytenbeimengungen bezogen worden (MARKS et al. 1960, BUCHA-
NAN 1960). Derartige Ergebnisse sind aber zum Teil auch die Folge eines sehr
wirksamen *Austauschprozesses zwischen Lipiden* des Plasmas und der Erythrocytenmembran.

Dem Fehlen einer nennenswerten Lipidbildung steht dieses Phänomen des
*Austausches zwischen Lipiden der Erythrocytenmembran und des Plasmas* gegenüber. Die verschiedenen Lipidfraktionen sind hieran mit unterschiedlicher Intensität beteiligt. Der Austausch der **Phosphatide**, nachgewiesen von REED (1959),
LOVELOCK (1960), ROWE (1960), MULDER et al. (1965), erfolgt mit hoher Geschwindigkeit: schon wenige Stunden nach intravenöser Applikation [32]P-mar-
kierten Phosphates in vivo kommt es auf diesem Weg zur Markierung von Phospholipiden der Erythrocytenmembran (MULDER et al., l.c.). Da die Fettsäuren von
Plasma- und Membranphospholipiden erheblich unterschieden sind, scheint nur
ein Teil der Phospholipide am Austausch teilzunehmen (ROWE 1960). Nach REED
et al. (1963) sollen 20% des Sphingomyelins und 60% des Lecithins der Erythrocytenmembran im Gleichgewicht mit den entsprechenden Plasmaphosphatiden
stehen. Die Phosphatidaufnahme aus dem Plasma scheint stoffwechselabhängig
zu sein, da sie an die Gegenwart von Glucose gebunden ist (REED 1959). Der für
die physikalischen Eigenschaften der Membran wesentliche Anteil von Lysophosphatiden scheint nicht auf eine Phosphatidspaltung im Erythrocyten zurück-
zugehen, da hier (im Gegensatz zum Plasma) eine Phospholipase-A-Aktivität
nicht nachweisbar ist (OLIVEIRA et al. 1964, ROBERTSON 1964, MULDER et al.
1965), sondern auf die Inkorporation von Plasmalysophosphatiden, deren Austausch mit der Erythrocytenmembran gegenüber den Phosphatiden begünstigt
abläuft (POLONOVSKI et al. 1963, MULDER et al. 1965). In der Erythrocytenmembran erfolgt die Umwandlung inkorporierter Lysophosphatide zu Phosphatiden durch den aktiven, energieverbrauchenden Einbau freier Fettsäuren des
Plasmas (MULDER et al., l.c.).

Auf diesem Prozeß vor allem beruht der Austausch der **Fettsäuren** der Phospholipide. Die Fähigkeit der Erythrocyten zur Aufnahme von Plasmafettsäuren

wurde auf Grund von Diätversuchen erkannt: die Fettsäurezusammensetzung aller Phosphatidfraktionen der Erythrocyten ist diätetisch beeinflußbar (Leibets-eder et al. 1959, Horwitt et al. 1959, Mulder et al. 1963). Die Geschwindigkeit der Einstellung eines Gleichgewichtes weist auf die Fettsäureinkorporation in die reife Zelle hin (Mulder et al., l.c., Farquhar et al. 1963). Für diesen Fettsäure-einbau sind vor allem Monoacylphosphoglyceride als Acylacceptoren verant-wortlich. Die Acylierung, ein enzymatischer Prozeß, ist ATP- und CoA-abhängig (Oliveira et al. 1962, Mulder et al. 1965). Nur die jeweiligen Acyl-CoA-Verbin-dungen (aktivierte Fettsäuren), nicht aber freie Fettsäuren, kommen als Substrat des Fettsäureeinbaues in Monoacylphosphoglyceride in Betracht. Die Unter-suchungen insbesondere von Mulder et al., l.c., zeigen, daß die Membran reifer Erythrocyten über Fettsäure-aktivierende Enzyme und Transacylasen verfügt.

Auf diese Weise entsteht ein *Kreisprozeß des Lecithins* zwischen Erythrocyt und Plasma (Phosphatidkreislauf) (Mulder und van Deenen 1965):

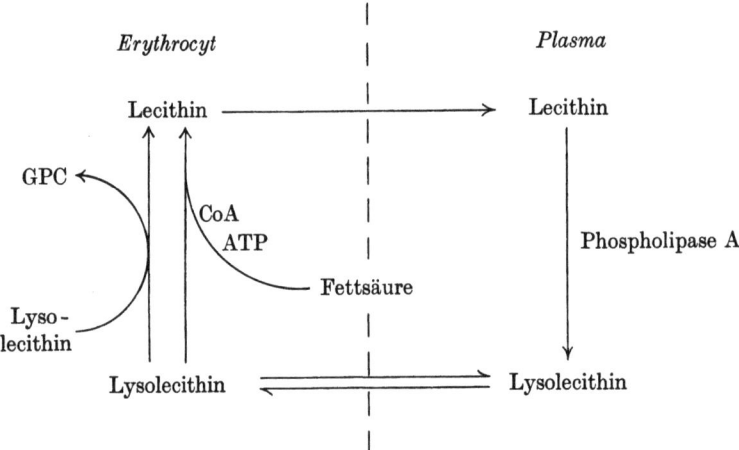

Ein zweiter Weg der Lecithinbildung aus Lysolecithin im Erythrocyten durch Transacylierung (2 Lysolecithin → Lecithin + Glycerylphosphorylcholin (GPC)) ist nicht CoA- und ATP-abhängig (Mulder et al. 1965), führt aber zum Phospha-tidverlust. — Wie erwähnt, ist nur ein Teil des Membranlecithins in diesen Kreis-prozeß einbezogen.

Hier muß auch der Einfluß der roten Blutzellen auf die Lecithin/Lysolecithin-Relation im Plasma beachtet werden. Der Phosphatidkreislauf ist eines der Bei-spiele für die *Integration der Erythrocyten in den Gesamtstoffwechsel* des Organismus und für die Wechselwirkungen zwischen roten Zellen und ihrem Milieu, in welchen diese stets gesehen werden müssen.

**Cholesterin** steht im raschen Austausch zwischen Zellmembran und Plasma (T/2 1—4 Std) (Hagerman et al. 1951, London et al. 1953, Gould et al. 1955, Hurland 1961). Der Cholesteringehalt des Erythrocyten ist von dem des Plasmas abhängig (Murphy 1962b), bei niederem Plasmacholesterin wird die Geschwindig-keit der Cholesterinaufnahme in die Erythrocytenmembran vermindert. Der Austausch ist stark temperaturabhängig, jedoch wahrscheinlich ohne Energie-verbrauch (Murphy, l.c.), der Mechanismus ist im einzelnen ungeklärt.

Die Erforschung der Fragen des Lipidaustausches zwischen Erythrocyten und Plasma ist gegenwärtig in vollem Fluß. Erhebliches biologisches Interesse an diesem Problem ergibt sich aus der strukturellen und funktionellen Integration der Lipide in der Erythrocytenmembran und damit ihrer Bedeutung für die Funktion und Lebenszeit der roten Zelle unter normalen und pathologischen Bedingungen. Über die Bedeutung von Lipidveränderungen während der Erythrocytenalterung s. S. 619.

## β) Membranproteine

Grundelement der Membran sind Proteine bzw. Proteide. Sie sind als Träger der Lipide anzusehen (GREEN 1964). Über die *Protein-Zusammensetzung der Membranen* ist jedoch sehr wenig bekannt. MOSKOWITZ und CALVIN (1952) haben den Rückstand der wäßrig extrahierten Ghosts „Stromin" genannt, nach Ätherextraktion „Elinin" (ein Phospholipoprotein), dessen Rückstand nach weiterer Lipidextraktion „Stromatin" und „S-Protein". S-Protein bzw. Elinin, verbunden über Lipide, bilden in tangentialen Faserstrukturen das Netz- und Rahmenwerk der Membranarchitektur. Elinin ist Träger der Membran-Mucopolysaccharide. Zusammen mit ihrem Eiweißanteil sind diese an der Außenseite der Erythrocytenmembran als Glykoproteidfilm angeordnet. Die Mucoide (Makromoleküle mit einem Molekulargewicht um 30 000) enthalten in Oligosaccharidketten Kohlenhydrate (Galaktose, D-Glucosamin, D-Galaktosamin, L-Fukose), Aminosäuren und acetylierte Aminozucker. Die spezifischen immunologischen Eigenschaften der roten Zelle beruhen auf der Struktur dieser Stoffe. So sind die Blutgruppensubstanzen durch Anteil und Anordnung der Zucker charakterisiert (Übersicht bei WATKINS 1964, UHLENBRUCK 1964). Die negative elektrische Ladung der roten Zelle ist durch Carboxylgruppen der in diesen Glykoproteiden gebundenen N-Acetylneuraminsäure bedingt (EYLAR et al. 1962), sie ist mit Neuraminidase abspaltbar. — Die frühere Annahme (MOSKOWITZ et al. 1952), auch Hämoglobin sei in geringem Prozentsatz Bestandteil der Membran, wurde widerlegt (WEED et al. 1963).

Die Existenz eines antisphärischen Faktors in der Erythrocytenmembran ist vermutet (KATES et al. 1961), von anderen Untersuchern verneint worden (DE GIER et al. 1961). NAKAO et al. (1959) haben auf die enge Beziehung zwischen ATP-Gehalt und der Erythrocytenform hingewiesen und ein Actomyosin-ähnliches Protein in der Erythrocytenmembran angenommen (NAKAO et al. 1960b, s. oben „Bedeutung des ATP für die rote Zelle").

Die Membran enthält eine Reihe von *Enzymproteinen.* ATP-asen katalysieren den aktiven Transport. Auch am sog. „erleichterten Transport" von Nichtelektrolyten, vor allem Zuckern, scheinen Enzyme beteiligt zu sein, worauf der Hemmeffekt SH-blockierender Stoffe hinweist (DAWSON et al. 1963). Stromapräparationen können Ribose-5-Phosphat zu Glycerinaldehydphosphat abbauen, verfügen also über Enzyme des Pentosephosphatcyclus, vor allem jedoch auch über GAPDH und PGK (SCHRIER et al. 1962, SCHRIER 1963), so daß die Möglichkeit einer ATP-Synthese in der Membran selbst in Betracht zu ziehen ist. — Auch Proteasen, Pyridin-Nucleotid- und Nucleosid-spaltende Enzyme und andere sind in Membranpräparationen nachweisbar. Solche Enzyme können hier in vivo „maskiert" vorliegen und erst während der Hämolyse aktiviert werden.

Die so wichtige Frage des *Energiehaushaltes der Membranen* ist — abgesehen vom Kationentransport — noch unbeantwortet. ATP-Spaltung liefert die Energie der „Ionenpumpen". In welcher Form aber wird ATP für die weiteren Funktionen und die Erhaltung der Struktur der Membran verwertet? Beziehungen zum magnesiumabhängigen, aber nicht durch Natrium und Kalium aktivierbaren und strophanthin-empfindlichen „ATPase"-Anteil sind möglich. Auch der Mechanismus der Erhaltung der SH-Gruppen der Membran, von deren Reduktionsgrad die Membranpermeabilität und die Lebensfähigkeit der roten Zelle in vivo abhängt (JACOB et al. 1962a, b), ist im einzelnen noch nicht geklärt.

## b) Die Membranpermeabilität

### α) Aktiver Kationentransport und Volumenregulation

Eine biologische Grundeigenschaft lebender Zellen ist die Fähigkeit zur Aufrechterhaltung eines konstanten Zellvolumens. Diese ist das Ergebnis einer aktiven, energieverbrauchenden Stoffwechselleistung. Dem onkotischen Druck der intracellulär angereicherten Makromoleküle stellt der Zellstoffwechsel einen aktiven, endergonen Kompensationsmechanismus gegenüber, der den Druckausgleich und die Herstellung eines freien Donnan-Gleichgewichtes für die permeablen Kationen verhindert. Nur auf diesem Weg ist eine Volumenregulation möglich (vgl. TOSTESON 1961). Sie ist an das Funktionieren der Zellmembran gebunden, in der der „aktive Kationentransport" lokalisiert ist. Die Zellmembran stellt eine spezifische, dem Bedarf der Zelle angepaßte Ungleichverteilung der Alkaliionen Natrium und Kalium zwischen Intra- und Extracellulärraum her. Der freie Ionen- und Wassereinstrom, Schwellung und osmotische Lyse der Zelle wird dadurch verhindert.

Der *aktive Kationentransport* (Transport gegen elektrochemische Gradienten, Bergauftransport) ist auch im Erythrocyten die Voraussetzung der Volumenregulation. Die intracelluläre Konzentration osmotisch aktiver Makromoleküle ist hier durch den außerordentlich hohen Eiweißgehalt (Hämoglobin) exzessiv. Die „Ionenpumpen" der Membran der roten Zelle verhindern den osmotischen Druckausgleich vor allem durch die aktive Elimination von Natrium. Im Austausch wird das geringer hydratisierte Kalium angereichert. Die totale intracelluläre Kationenkonzentration wird gegen den osmotischen Druck vermindert. Eine Beeinträchtigung des aktiven Ionentransportes führt deshalb zur Schwellung und kolloidosmotischen Lyse der roten Zelle (HOFFMAN 1958 b). Das Funktionieren der „Ionenpumpe" ist deshalb eine der Hauptaufgaben des Erythrocytenstoffwechsels. Natrium wird in der roten Zelle auf $^1/_{10}$ der Konzentration im Plasma verdünnt (Plasmakonzentration 140 mMol, im Erythrocyten 14 mMol), Kalium etwa 30fach gegenüber dem Plasma angereichert (Plasmakonzentration 5 mMol, im Erythrocyten 140 mMol). Endergonisch verlaufen Natriumausstrom aus dem Erythrocyten sowie Kaliumeinstrom („Ionenpumpe"), während die umgekehrte Ionenbewegung, dem Konzentrationsgefälle folgend, als energieunabhängiger passiver Rückfluß in Erscheinung tritt, wobei jedoch zum Teil ebenfalls ein Carriermechanismus beteiligt zu sein scheint (GLYNN 1957 a). Die Geschwindigkeit des Ionenaustausches beträgt für Natrium etwa 3 mMol, für Kalium etwa 2 mMol pro Stunde und Liter Erythrocyten bei 37° C und pH 7,5 (MURPHY 1963). MURPHY vermutet einen von der Membranpermeabilität unabhängigen Regelmechanismus im Erythrocyten, der die Natrium-Kalium-Konzentration und damit das Volumen kontrolliert. Allgemein wird gegenwärtig angenommen, daß Kaliuminflux und Natriumefflux miteinander fest gekoppelt sind (POST et al. 1957), wenngleich einige Ergebnisse mit dieser Theorie nicht in Einklang stehen und auf einen getrennten Transportmechanismus für Natrium und Kalium hinweisen könnten.

Die für den Ionentransport erforderliche Energie wird im glykolytischen Glucoseabbau gewonnen (vgl. FLECKENSTEIN et al. 1956).

Schon WILBRANDT (1940), J. W. HARRIS (1941) und DANOWSKI (1941) hatten die Abhängigkeit des normalen Kationenbestandes im Erythrocyten von der Glykolyse nachgewiesen. Glykolysegifte (FLYNN et al. 1949, SOLOMON 1952, FLECKENSTEIN et al. 1956). Glykolysehemmung durch pH-Abfall (BERNSTEIN 1954) bzw. durch Glucosemangel (DUNHAM 1957, FLYNN et al. 1949), oder Lagerung bei Kälte (J. W. HARRIS 1941, FLYNN et al. 1949, BERNSTEIN 1954) hemmen den aktiven Transport, führen zum ATP-Abfall und gleichzeitig zum Verlust von Kalium und Einstrom von Natrium in die rote Zelle. Wie früher vor allem von KREBS u. Mitarb. (TERNER et al. 1950, DAVIES et al. 1952) für atmende Gewebe nachgewiesen, ist auch im Erythrocyten der *Ionentransport unmittelbar an ATP gebunden* und nur insofern Stoffwechsel-abhängig, als dieser als ATP-Lieferant auftritt (FLECKENSTEIN et al. 1956, DUNHAM 1957, WHITTAM 1958, LINDEMANN et al. 1960) — „die Ionenpumpen, die die Aufladung der Kaliumbatterien zu vollziehen haben, werden mit energiereichem Phosphat betrieben" (FLECKENSTEIN et al. 1955). Die unmittelbare Beziehung zum ATP wurde von GARDOS (1954) und in ähnlichen Versuchen von HOFFMAN et al. (1958a, 1960) mit Hilfe der Straubschen Hämolysemethodik, die auf der Durchlässigkeitszunahme der Membran bei der Hämolyse beruht, bestätigt: Mittels abgestufter osmotischer Hämolyse präparierte Erythrocytenmembranen reformieren sich und nehmen Hämoglobin aus dem Inkubationsmedium wieder auf, wenn die Salzkonzentration im Medium nach der Hämolyse wieder gesteigert wird. Setzt man dem Medium ATP zu (es ist durch intakte Membranen impermeabel), so wird auch dieses bei der „Reversion der Hämolyse" intracellulär aufgenommen. Unter solchen Bedingungen wird anschließend eine aktive und gegen ein Konzentrationsgefälle erfolgende intracelluläre Kaliumanreicherung beobachtet, ohne daß Glykolyseenzyme bzw. -substrate außer ATP in diesen „Erythrocyten" vorhanden wären. ATP ist also *unmittelbar* für den aktiven Ionentransport verwertbar.

Quantitativ wird etwa ein Drittel des im Erythrocyten gebildeten ATP für den Kationentransport verbraucht. Frühere Angaben, die einen geringeren Anteil angeben (SOLOMON 1952), beruhen auf der Nichtberücksichtigung von Leukocytenbeimengungen (BERNSTEIN 1953).

In ATP-spaltenden Enzymen der Erythrocytenmembran erkannte man das Bindeglied zwischen dem energiereichen, in der Glykolyse aufgebauten Phosphat und der „Ionenpumpe" (SKOU 1957, POST 1959, POST et al. 1960, DUNHAM et al. 1961). Es handelt sich um SH-Enzyme (SCHEUCH et al. 1963b). Mindestens zwei ATP-spaltende Enzymaktivitäten sind in der Membran mittels unterschiedlicher Aktivierungsmechanismen unterscheidbar: Während beide magnesiumabhängig sind, erfährt ein Teil der Aktivität durch Natrium und Kalium eine weitere Steigerung.

Die Existenz eines *eigenen, vom Erythrocytenstoffwechsel getrennten, membrangebundenen Permeationsmechanismus für Natrium und Kalium* wird durch Befunde belegt, nach denen die Hemmung von ATP-spaltenden Membranenzymen [z. B. durch Strophanthin (SCHATZMANN 1953, KAHN et al. 1955, JOYCE et al. 1955, GLYNN 1957a, SOLOMON et al. 1956, GILL et al. 1959, REPKE et al. 1965 u. a.) oder durch SH-blockierende Stoffe wie NEM und PCMB (SHEETS et al. 1958, JACOB et al. 1962a, b)] den Kationentransport auch dann blockiert, wenn Glykolyse und ATP-Bildung unbeeinflußt bleiben. Die Untersuchungen über den Effekt SH-Gruppenblockierender Agentien (JACOB et al., l.c.) haben die große Bedeutung freier SH-Gruppen der Membran für den Ionentransport erwiesen. Die isolierte Schädigung der Membran-SH-Gruppen führt in vitro zur Unterbrechung der Kaliumpumpe, zur Kugelzellbildung und osmotischen Hämolyse auch bei Intaktheit des intracellulären Stoffwechsels.

Der *molekulare Mechanismus der Kationenpermeation*, d.h. die Frage, in welcher Weise die ATP-Energie in osmotische Arbeit umgesetzt wird, ist eines der aktuellen Probleme der Biochemie des Erythrocyten. Die Anzahl der Membranorte, über die der Austausch erfolgt, ist begrenzt ($10^3$—$10^4$ pro Zelle, im Verhältnis zu etwa $10^5$ für $H_2O$ (SOLOMON et al. 1956, GLYNN 1957b, SOLOMON 1959). Hypothesen, die die Verbindung der ATP-Spaltung mit der Kinetik des Ionentransportes beschreiben, nehmen Kationen-Träger-Komplexe an, die entweder durch Lipidanteile der Membranen diffundieren oder einem zwischen der Innen- und Außenseite der Membranen rotierenden Makromolekül angehören. Die Phosphorylierung des Carriers mit ATP bzw. seine Dephosphorylierung unter Freisetzung von anorganischem Phosphat soll einen Wechsel in der Affinität zu Natrium oder Kalium bewirken (SOLOMON 1952). Es wird diskutiert, daß hiermit zugleich ein Lagewechsel der aktiven Zentren des Trägermoleküls (Natrium- und Kaliumbindungsorte) zwischen Innen- und Außenseite der Membran erfolgt.

HOKIN und HOKIN (1963) nehmen an, daß ein „Phosphatidsäurecyclus" am Transportprozeß beteiligt sei. Dieser soll aus der Phosphatidsäuresynthese an D-1,2-Diglyceridkinase (ATP + D-1,2-Diglycerid → 2-α-Phosphatidsäure + ADP) und der Phosphatidspaltung an Phosphatidsäurephosphatase, die magnesiumabhängig und durch Natrium aktivierbar ist, bestehen. Die Summe dieser beiden in der Membran lokalisierten Enzyme ist nach HOKIN und

HOKIN mit der Aktivität der sog. „ATP-ase" identisch. In der Tat stimmt die Summe der in der Membran meßbaren Aktivitäten dieser Enzyme mit der Aktivität der „ATP-ase" etwa überein. — Phosphatidsäure ist in einem Lipoprotein der Erythrocytenmembran gebunden. Die *Hokinsche Hypothese* geht von dem wechselnden Einfluß von Phosphatidsäure bzw. Diglycerid auf die Affinität des Trägermoleküls zu Kalium bzw. Natrium aus und nimmt folgenden Cyclus an: a) An einer Phosphatidsäurephosphatase wird aus Phosphatidsäure das Diglycerid gebildet. Die Phosphatabspaltung bewirkt durch eine Änderung der Struktur des Träger-Lipoproteins den Verlust seiner Kaliumaffinität und die Bildung spezifischer Bindungsstellen für Natrium an der Innenseite der Membran. b) Ihre Beladung mit Natrium löst einen räumlichen Lagewechsel des Trägers aus im Sinne einer Drehung der Bindungs-stelle nach außen: Auf diese Weise wird Natrium nach außen transportiert. Gleichzeitig wird das Diglycerid an das aktive Zentrum einer Diglyceridkinase herangeführt. c) Diglycerid wird mit ATP wieder zur Phosphatidsäure phosphoryliert. Diese hebt die Natriumaffinität des Moleküls auf und öffnet gleichzeitig spezifische Bindungsstellen für Kalium. Die Beladung mit Kalium führt zu einer erneuten räumlichen (Rück-)Drehung des Trägers, wodurch Kalium an die Membraninnenseite und zugleich die Phosphatidsäure wieder an das aktive Zentrum der Phosphatidsäurephosphatase befördert wird und der Cyclus erneut beginnt: Kaliumablösung an der Innenseite der Membran, Natriumbindung und Natriumausschleusung.

Diese in der Kompliziertheit ihrer Annahmen unbewiesene, jedoch vielbeachtete Hypo-these HOKINs sei hier als Modell des molekularen Mechanismus des aktiven Ionentrans-portes dargestellt, das zugleich die Problematik dieser Fragen aufzeigt. Gesicherte Vorstel-lungen liegen nicht vor. Es sei hier erwähnt, daß WILBRANDT bereits 1940 die Beteiligung von Membranphosphatiden und die Bedeutung ihres Ladungswechsels durch Phosphory-lierungsprozesse beim Ionentransport vermutet hatte.

HEALD (1962) und JUDAH et al. (1962) haben als Grundlage der Molekularbewegung eines Trägermoleküls eine Reaktion zwischen ATP und dem Trägerprotein direkt angenommen (Phosphoproteinkinase, Phosphoproteinphosphatase). TOSTESON (1963) postuliert Wechsel-wirkungen zwischen Alkaliionen und Protein an Enzymorten, die vom aktiven Zentrum ent-fernt sind (Allosterieeffekte). Bindung und Spaltung von ATP im aktiven Zentrum könnte mit einem Wechsel der Kalium-Natrium-Bindung des Moleküls einhergehen, das damit zum Trägereiweiß werden kann. — Weitere Annahmen betreffen die Wirkung einer singularen „ATPase-Reaktion" (nicht als Summation von Phosphokinase und Phosphatase), eine „ATPase"- Reaktion in Verbindung mit „Membranporen" für Kationen, ferner Redoxsysteme als Mittler des aktiven Transportes (Zusammenstellung und Diskussion s. WHITTAM 1964). LINDEMANN et al. (1960) nehmen auf Grund von Versuchen mit Fluoridvergiftung als Mitt-ler der Kaliumaufnahme eine Membrankomponente an, die einem ständigen Turnover unterliegt und deren Synthese ATP-abhängig sein soll.

WHITTAMs (1962) Entdeckung der richtungsspezifischen Aktivierbarkeit der strophanthinempfindlichen ATP-Spaltung (diese wird nur durch extracelluläres Kalium und nur durch intracelluläres Natrium aktiviert) kann mit den Trans-porthypothesen an Trägerproteinen in Einklang gebracht werden, wenn man sterische Effekte auf eine Enzymreaktion annimmt. Daß Strukturveränderungen von Enzymen durch Bindung ihrer Substrate oder Coenzyme eintreten können, ist bekannt. Ein Wechsel von Natrium- und Kaliumbindung als Ausdruck von molekularen Strukturänderungen eines Proteins und ihr Zusammenhang mit dem aktiven Transport war auch schon für das Actomyosin angenommen wor-den (CHRISTENSEN 1960).

### β) Die Permeation weiterer Elektrolyte und Nichtelektrolyte

Ein „aktiver Transport" im Sinne der energieabhängigen und energiever-brauchenden Herstellung von Ionengradienten ist im Erythrocyten nur für Kalium und Natrium bekannt. Aufnahme und Abgabe anderer Ionen und von Nichtelektrolyten folgt rein physikalischen Gesetzmäßigkeiten im Sinne von Donnan-Gleichgewichten. Jedoch ist der Permeationsmechanismus auch hier zum Teil überaus komplex (Übersichten HARRIS 1960, WHITTAM 1964).

Mit extremer Geschwindigkeit (etwa $10^5$mal schneller als die Kationen Natrium und Kalium) sind die Anionen Chlorid und $HCO_3$ permeabel. Der Austausch beider Ionen steht in gegenseitiger Abhängigkeit im sog. „Chlorid-Shift" (HAM-BURGER 1891). Die Bicarbonataufnahme in den Erythrocyten wird durch entsprechende Abgabe von Chlorid ermöglicht, womit Elektroneutralität erhalten wird. Insgesamt ist die Anionenverteilung Stoffwechsel-unabhängig (HARRIS et al. 1952) und folgt einer Donnan-Verteilung (VAN SLYKE et al. 1923, HENDERSON 1928). Des gleiche gilt auch für die Phosphatpermeation (ZIPURSKI et al. 1961, GERLACH et al. 1962, 1964, VESTERGAARD-BOGIND 1963).

Das Verständnis des *Permeationsmechanismus für Phosphat* bereitet Schwierigkeiten, da freies Phosphat ebensowenig wie organische Phosphatester durch die Erythrocytenmembran permeieren kann (SCHAUER et al. 1961). SCHAUER u. Mitarb. nahmen an, daß Phosphat an der Zelloberfläche mit großer Geschwindigkeit in eine organische labile Verbindung eingebaut wird („transphosphorylierender Phosphataustausch") und vermuteten einen säurelabilen, fest an die Struktur der Membran gebundenen Phosphatacceptor noch unbekannter chemischer Konstitution. Substratphosphorylierung mittels der membraneigenen GAPDH-PGK-Aktivitäten wurde als Mechanismus der Phosphataufnahme ebenfalls diskutiert (SCHRIER 1963). GERLACH et al. (1964) zeigten, daß der Phosphataustausch menschlicher Erythrocyten vom Energiestoffwechsel unabhängig, andererseits jedoch kein freier Diffusionsvorgang ist. Die Autoren haben nachgewiesen, daß Einstrom und Ausstrom von Phosphat durch die Erythrocytenmembran in einem dynamischen Gleichgewicht stehen, aber beide Prozesse unabhängig voneinander ablaufen. Unter experimentellen Bedingungen sind beide Vorgänge weitgehend getrennt beeinflußbar. Die intracelluläre Phosphatkonzentration bestimmt die Größe des Phosphatausstromes, die extracelluläre Phosphatkonzentration die Größe des Phosphateinstromes in die rote Zelle. Der intracelluläre Phosphatumsatz beeinflußt die Phosphataufnahme nur insoweit, als er die intracelluläre Phosphatkonzentration verändert: Phosphatinkorporation in organische Bindungen setzt dadurch die Phosphatabgabe des Erythrocyten herab. Unter bestimmten experimentellen Bedingungen ist jedoch auch eine direkte Beeinflussung des Permeationsmechanismus möglich: Er wird z.B. durch Dipyridamol (Persantin), Phenylbutazon oder Phloretin gehemmt. Eine Senkung des pH bremst vor allem die Phosphatabgabe, so daß konsekutiv der intracelluläre anorganische Phosphatspiegel ansteigt. — Untersuchungen und Diskussion zur Frage der Phosphatpermeation und -inkorporation s. GERLACH et al 1962, 1964, SCHAUER et al. 1961, Übersichtsdarstellungen bei WHITTAM 1964, PASSOW 1964.

Auch die Verteilung von Sulfat entspricht einem Donnan-Gleichgewicht (RICHMOND et al. 1960).

Stets bleibt das elektrochemische Gleichgewicht bei der Anionenpermeation dadurch erhalten, daß diese nur im Austausch erfolgt. Eine andere Situation gilt nur scheinbar für Ammoniumchlorid, welches die sog. „Ammonchloridhämolyse" hervorruft, da das Molekül in toto permeiert.

Der Vorgang beruht auf der leichten Permeabilität für nichtionisiertes Ammoniak, das in geringer Konzentration neben Ammonchlorid im Gleichgewicht vorliegt. In der Zelle stellt sich dann unter Bildung von Ammonium- und Hydroxylionen ein neues Gleichgewicht zwischen Ammoniak und Wasser ein. Die Hydroxylionen werden gegen extracelluläres Chlorid ausgetauscht, so daß in der Bilanz $NH_4Cl$ insgesamt penetriert. Dadurch wird die Volumenregulation des Erythrocyten zerstört und der durch den onkotischen Innendruck der roten Zelle bewirkte Salz(Ammonchlorid)- und Wassereinstrom führt zur osmotischen Hämolyse. Das Beispiel weist eindrucksvoll auf die physiologische Bedeutung der oben besprochenen Mechanismen der Volumenregulation hin.

*Zweiwertige Kationen* wie Calcium und Magnesium permeieren nur mit sehr geringer Geschwindigkeit. — Der Transport von *neutralen Molekülen*, wie Zuckern, folgt differenzierten Diffusionsgesetzen. Hier wird entweder „erleichterte Diffusion" mit Trägermolekülen in der Membran, die den Transport durch lipophile Medien ermöglichen, oder ein Durchtritt durch eine begrenzte Zahl von hydrophilen Membranporen mit chemischer Spezifität angenommen. Eine einfache Diffusion liegt nicht vor, wie das Fehlen der Abhängigkeit der Diffusionsgeschwindigkeit von den Konzentrationsgradienten, die kompetitive Hemmung der Diffusion durch verschiedene Zucker, die hohe chemische Spezifität des Transportes zeigen. NEM, ein SH-blockierendes Reagens, hemmt den „erleichterten Transport" von Hexosen, wie DAWSON und WIDDAS (1963) gezeigt haben, die die Kinetik dieser Reaktionen eingehend studierten. Deshalb wird die Beteiligung eines enzymatischen Mechanismus angenommen.

Die Transportkapazität der Membran des menschlichen Erythrocyten für Glucose ist so hoch, daß die Glucosekonzentration intra- und extracellulär praktisch stets identisch ist (Murphy 1960); eine Limitierung der Glykolyse durch die Glucosepermeation ist bei physiologischen Glucosekonzentrationen nicht zu beobachten. Erst unterhalb 40 mg% Glucose im Medium kann die einer Sättigungskinetik folgende Glucoseaufnahme begrenzend werden (Augustin et al. 1965). In diesem Bereich beginnt auch die Glucoseuntersättigung der Hexokinase (s. o.). Die Glucoseaufnahme in die rote Zelle ist insulinunabhängig. Ihre komplizierte Kinetik wurde von Britton (1964) eingehend dargestellt. — Der leichten Permeabilität der *Monosaccharide* steht die weitgehende Impermeabilität von *Disacchariden* gegenüber (Übers. bei LeFevre 1961). Permeation von *Dicarbonsäuren* s. Passow 1963.

Auch die Aufnahme von *Aminosäuren* erfolgt mittels des „erleichterten Transportes" über spezifische Carrier-Systeme (Winter et al. 1964). Bezüglich Glycin wurde die Hemmbarkeit des Transportes durch Primaquin und Acetylphenylhydrazin in vitro durch Dosen beschrieben, welche noch keine meßbare Beeinflussung des intracellulären Glucoseabbaues bewirken (Miller et al. 1965). Es kommt dann sekundär zum Abfall des Glutathiongehaltes.

# 5. Weitere Stoffwechselreaktionen im Erythrocyten

Neben den besprochenen Stoffwechselwegen und den zugehörigen Enzymen sind im Erythrocyten eine größere Anzahl weiterer Enzymaktivitäten nachweisbar, die zum Teil Stoffwechselschritte von hoher biologischer Bedeutung katalysieren (wie Carboanhydratase) oder aber solche, deren physiologische Zuordnung im Zellstoffwechsel noch unübersichtlich oder unerkannt ist. Weitere Enzyme verbleiben als Rudimente von Stoffwechselwegen, die im reifen Erythrocyten durch Ausfall einzelner integrierender Schritte ausgefallen sind.

**Pyruvatdecarboxylierung.** Erythrocyten können aus Glucose, besser aus Pyruvat Acetat bilden (Hochheuser et al. 1964). Wahrscheinlich liegt eine CoA-unabhängige Decarboxylierung mit nachfolgender Dehydrierung zugrunde, derjenigen in Hefezellen (Holzer et al. 1957) vergleichbar. Diese Acetatbildung ist von hoher biologischer Bedeutung für den Organismus: Erythrocyten werden als vorwiegende Acetatquelle des Plasmas angesehen (Hochheuser et al., l.c.).

Da der Plasma-Acetat-Spiegel z.B. auf die Lipidsynthese der Gefäßwand Einfluß hat (l.c.), weist der Vorgang wiederum auf die Bedeutung der roten Blutzellen für den Gesamtstoffwechsel hin, welche sich nicht im Gastransport erschöpft. Auf diese Integration wurde z.B. auch im Zusammenhang mit dem „Phosphatidkreislauf" hingewiesen.

*Carboanhydratase* liegt im Erythrocyten in hoher Konzentration vor und bildet den Hauptanteil des Nicht-Hämoglobin-Eiweißes. Das Enzym katalysiert die Reaktion $CO_2 + H_2O \rightleftharpoons H_2CO_3$ (Brinkman et al. 1932, Raughton 1935, Keilin et al. 1941). Neuerdings zeigten Rickli et al. (1964), daß zwei Enzyme abtrennbar sind. Beide enthalten Zink. Die hohe physiologische Bedeutung der Reaktion für den $CO_2$-Transport in der roten Zelle ist an dieser Stelle nicht zu besprechen. Der gebildete Bicarbonatpuffer ist auch für die pH-Konstanz des Blutes wesentlich.

*Acetylcholinesterase* spaltet im Gegensatz zur — gegenüber zahlreichen Substraten wirksamen — „Pseudocholinesterase" des Serums spezifisch Acetylcholin (Augustinson 1948). Es soll auch Acetylierungsreaktionen, so die Bildung von Acetylcholin, katalysieren (Collier et al. 1955), eine energetisch fragliche Reaktion. In diesem Zusammenhang wurde eine Pufferfunktion diskutiert. Acetylcholinesterase hat im Zusammenhang mit der Minderung ihrer Aktivität in PNH-Zellen (Auditore et al. 1959) besonderes Interesse gefunden (s. Beitrag STEPHAN). Nachdem neuerdings aber das familiäre Vorkommen eines Acetylcholinesterasemangels der Erythrocyten mitgeteilt wurde (JOHNS 1962), ohne daß bei den Trägern dieser Anomalie von der Norm abweichende hämatologische Befunde erhoben wurden, ist jedoch die physiologische Funktion dieses Enzyms und eine pathophysiologische Bedeutung seines Mangels fraglich. Der gleiche Schluß war schon früher aus experimentellen Untersuchungen gewonnen worden, nach denen eine 50%-Hemmung des Enzyms durch Octamethylpyrophosphoramid die Erythrocytenlebenszeit nicht beeinflußt (METZ et al. 1961). Eine größenordnungsmäßig gleiche Aktivitätsminderung findet sich in PNH-Erythrocyten.

*Katalase*, ein Peroxyd-spaltendes Häminproteid (KEILIN et al. 1945, 1951, 1961) könnte für den Schutz von Hämoglobin und GSH vor der Oxydation durch Peroxyde von Bedeutung sein. Das Fehlen einer Hämiglobinvermehrung in Erythrocyten und deren normale Lebenszeit bei Hypo- und Akatalasämie (TAKAHARA et al. 1960) macht indessen die physiologische Bedeutung des Enzyms problematisch. Als Hauptweg der $H_2O_2$-Entgiftung wird im Erythrocyten unter physiologischen Bedingungen nicht Katalase, sondern Glutathionperoxydase angesehen (COHEN et al. 1962, 1963). Jedoch ist die Empfindlichkeit akatalatischer Erythrocyten gegenüber der Hämiglobinbildung mit $H_2O_2$ und durch Röntgenbestrahlung erhöht (AEBI et al. 1963, HEINIGER et al. 1963).— THORUP et al. (1964) beschreiben alternsabhängige molekulare Veränderungen des Katalasemoleküls bei der in vivo-Alterung von Erythrocyten.

*Phosphoesterasen.* Es handelt sich um mehrere Enzyme verschiedener Spezifität. Hohe Aktivität besitzen saure Phosphatasen mit Aktivitätsmaximum bei pH 5—6. Sie sind von Magnesium und freien SH-Gruppen abhängig (TSUBOI et al. 1953, 1955) und katalysieren die hydrolytische Spaltung organischer Phosphatester. Glucose-6-Phosphat wird von saurer Erythrocytenphosphatase im Gegensatz zur Prostataphosphatase nicht gespalten (HERS et al. 1950). Saure Phosphatase aus Erythrocyten wird durch Formaldehyd gehemmt (LINHARDT et al. 1962), nicht aber — im Unterschied zur Prostataphosphatase — durch Tartrat (JACOBSSON 1959). Über ATP-asen und Diphosphoglyceratphosphatase s. dort.

*Anorganische Pyrophosphatase* hydrolysiert Pyrophosphat zu anorganischem Phosphat, es handelt sich ebenfalls um ein SH-Enzym (SCHEUCH et al. 1960).

*Glyoxalase* (JONES et al. 1949, BREWER et al. 1964), *Arginase* (WEIL et al. 1934, CABELLO et al. 1961), *Glutamat-Oxalacetat-Transaminase* (SASSE et al. 1958) und andere Enzyme sind ohne erkennbare physiologische Bedeutung.

*NAD-, NADP-, ATP- und Nucleosid-spaltende Enzyme* (Phosphopyridinnucleosidasen, Nucleosidphosphorylasen, „ATP-asen") sind stromagebunden, gehen aber bei Hämolyse zum Teil in die lösliche Phase über. Sie spalten zum Teil auch extracelluläres Substrat. ATP-Abbau s. Tabelle 3; Purin-Nucleosid-Phosphorylasen im Erythrocyten s. HUENNEKENS et al. (1956); Adenosintriphosphatase s. CAFFREY et al. (1956). Für NAD und NADP wurden spezifische Nucleosidasen nachgewiesen (HOFMANN 1957, HOFMANN et al. 1955, 1957). Nach Hämolyse ist der rasche Nucleotidabfall im Hämolysat auf die Aktivität dieser Enzyme zurückzuführen (CLARKSON et al. 1952, GARZO et al. 1952, SZEKELY et al. 1953, HOFMANN 1956).

*Proteolytische Enzyme* weisen unterschiedliche pH-Optima auf. Die sog. „pH-7,4-Protease" ist in der intakten Zelle strukturgebunden, wird aber nach Hämolyse wie pH 3,5- und pH 10,5-Protease im Überstand gefunden. Alle Proteasen werden durch Plasma wirksam gehemmt, durch Streptokinase, Fibrinokinase u. a. wird die Hemmung aufgehoben. Die Funktionen dieser Enzyme

Tabelle 3. *Abbaureaktionen der Adeninnucleotide in Erythrocyten, die nicht mit Phosphat-übertragung und Energiekonservierung einhergehen*

| | | |
|---|---|---|
| $ATP + H_2O$ | $\xrightarrow{\substack{\text{ATPphosphohydrolase} \\ \text{(Apyrase)}}}$ | $ADP + P_a$ |
| $ATP + H_2O$ | $\xrightarrow{\substack{\text{ATPpyrophosphohydrolase} \\ \text{(ATPase)}}}$ | $AMP + \text{Pyrophosphat}$ |
| $AMP + H_2O$ | $\xrightarrow{\text{AMP-Nucleosidase}}$ | $\text{Adenin} + \text{R-5-P}$ |
| $AMP + H_2O$ | $\xrightarrow{\text{5'-Nucleotidase}}$ | $\text{Adenosin} + P_a$ |
| $\text{Adenosin} + H_2O$ | $\xrightarrow{\substack{\text{Adenosin-} \\ \text{Desaminase}}}$ | $\text{Inosin} + NH_3$ |
| $\text{Inosin} + P_a$ | $\xrightarrow{\substack{\text{Nucleosid-} \\ \text{Phosphorylase}}}$ | $\text{Hypoxanthin} + \text{R-1-P}$ |

in der reifen roten Zelle sind nicht übersichtlich (Morrison et al. 1953, Goetze et al. 1955). (Reifungs- und Alterungsabhängigkeit s. d.).

## 6. Die Alterung der roten Zelle

Im Verlauf des Alterns der roten Zelle verändern sich ihre Eigenschaften und Stoffwechselleistungen in charakteristischer Weise. Die rote Zelle wird durch Wasserverlust dichter, ihr Volumen kleiner (Chalfin 1956, Hoffman 1958b,

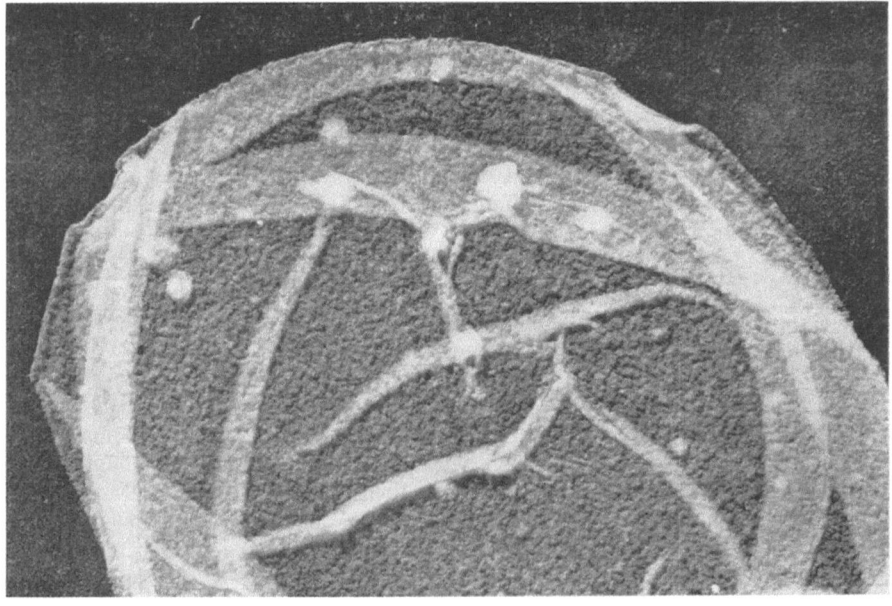

Abb. 12a. „Granulierte" Oberfläche junger Erythrocyten im elektronenoptischen Bild (aus: Danon et al. 1961)

Bernstein 1959), die osmotische und mechanische Fragilität steigt an (Chalfin 1956, Marks et al. 1958c, Hoffman 1958b). Der Zellgehalt an Fettsäuren, Phospholipiden und Cholesterin nimmt ab (Prankerd 1958, Westerman et al. 1963). Elektronenoptisch läßt sich eine zunehmende Veränderung der Membranstruktur erkennen (Danon et al. 1961) (vgl. Abb. 12a, b). Der Umfang des aktiven Ionentransportes wird vermindert. Der Elektrolytgehalt sinkt ab bei

konstanter Konzentration (CHALFIN 1956, JOYCE 1958). Diese Alternsverände-
rungen stehen in engstem Zusammenhang mit molekularen Veränderungen der
strukturellen und funktionellen Zellkomponenten: der Eiweiße und Lipide.

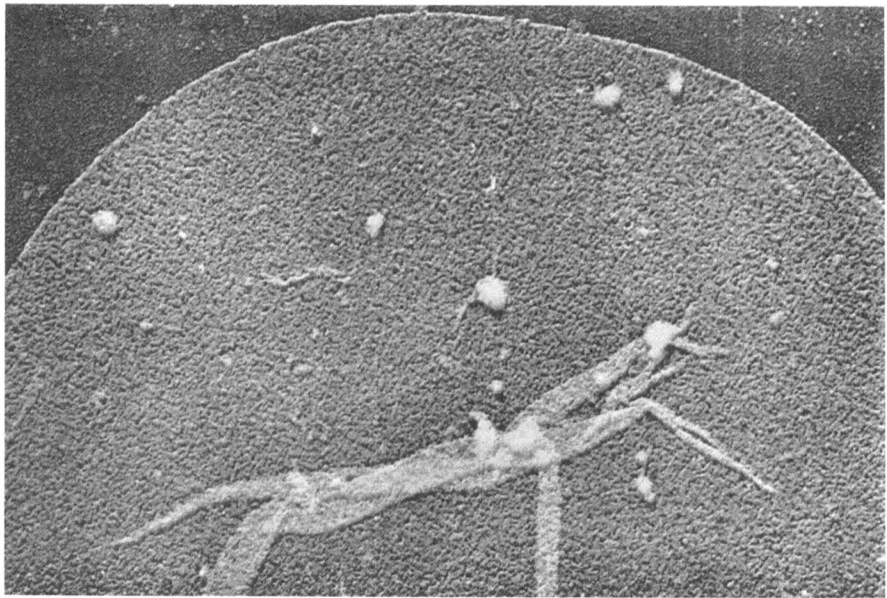

Abb. 12b. „Glatte" Oberfläche alter Erythrocyten im elektronenoptischen Bild (aus: DANON et al. l.c.)

## a) Proteinveränderungen

*Proteinveränderungen* treten am Hämoglobin und ebenso an Nicht-Hämo-
globinproteinen, vor allem Enzymen, auf. Hämoglobin ist im reifen Erythrocyten ebenso wie andere Eiweiße stoffwechselmäßig inert (NEUBERGER et al.
1951, KRUH et al. 1957, LOWY et al. 1958). Hierin liegt ein entscheidender Unterschied der roten Zellen gegenüber anderen Körperzellen, deren Eiweiße dem
ständigen Prozeß von Abbau und Erneuerung, vielfach mit hoher Geschwindigkeit, unterliegen. An den nicht erneuerungsfähigen Proteinen der in vivo alternden
roten Zelle prägen sich Veränderungen der molekularen Struktur aus und verändern funktionelle Eigenschaften. So findet man mit gealtertem Hämoglobin
(„HbA$_3$") zunehmend andere Sauerstoff-Sättigungskurven, als mit normalem
HbA (EDWARDS et al. 1961). RUCKPAUL et al. (1962) wiesen polarimetrisch
molekulare Strukturänderungen des Hämoglobinmoleküls während der Lagerung
nach, MEYERING et al. (1960) bei der in vivo-Alterung der roten Zellen.
Grundsätzlich gilt gleiches für die Enzymproteine. Hier kommt es im Verlauf des
Alterns durch progrediente Denaturierung zur *Änderung der katalytischen Aktivitäten.* Hinsichtlich der funktionellen Auswirkungen auf den Zellstoffwechsel stehen
die Verminderung der Hexokinase (BERNSTEIN 1959, RAPOPORT et al. 1961,
LÖHR et al. 1962, BREWER et al. 1963), der Phosphofruktokinase (LÖHR et al.
1962), der Glucose-6-Phosphatdehydrogenase und 6-Phosphogluconatdehydro-
genase (MARKS 1957, MARKS et al. 1958b, 1961, LÖHR et al. 1958, POWELL et al.
1963) im Vordergrund. Auch die Aktivitäten der Phosphoglucoisomerase (MARKS
1958a, b, BERNSTEIN 1959) und Aldolase (BERNSTEIN 1959) sowie der pH-3,5-
Proteasen (JAGEMANN et al. 1965a) nehmen ab. Die früher von LÖHR et al.
(1958/59) mittels der Differentialagglutinationsmethode gefundene erhebliche

Abnahme der Glycerinaldehydphosphatdehydrogenase, die diese Autoren damals als Ursache der Stoffwechseldefekte der gealterten Zelle ansahen, wurde von anderen Untersuchern mit anderen Methoden nicht bestätigt (Brewer et al. 1963). So sind hierzu weitere Ergebnisse abzuwarten.

Die Verminderung der Aktivität dieser Enzyme ist die Ursache der verminderten Stoffwechselleistung der gealterten roten Zelle, wobei die Abnahme der Hexokinase und Phosphofruktokinase funktionell im Vordergrund stehen dürfte. Ihr Aktivitätsverlust führt zur *Verminderung der Glykolyserate* der roten Zellen mit der Alterung, wie sie von Bernstein (1959) und Grimes (1963) u. a. nachgewiesen worden ist. (Siehe oben „Regulation der Glykolyse".) Entsprechend ist der ATP-Gehalt alter Erythrocyten vermindert (Lowy et al. 1958, 1960a, Löhr et al. 1958, Bernstein 1959), ebenso der Gehalt an 2,3-DPG (Bernstein 1959), bei Zunahme des ADP-Gehaltes (Löhr et al. 1958): Der Energiehaushalt der gealterten roten Zelle wird insuffizient. Der ATP-Abfall wird zur Ursache der weiteren Verminderung der Hexokinaseaktivität. Die Konzentration an Pyridinnucleotiden nimmt mit dem Alter ab (Löhr et al. 1959). Ob gleichzeitig als Folge der verminderten NADH-Bildung in der Glykolyse der Hämiglobingehalt ansteigt, wie Waller et al. (1959) beschrieben haben, ist umstritten. Während die Autoren eine Zunahme des Hämiglobins von 1 auf 8% des Gesamthämoglobins innerhalb 80 Tagen feststellten, fanden Betke et. al. (1960) und Edwards et al. (1961) mit anderen Methoden keine Veränderungen des Hämiglobinanteiles, ebensowenig der Geschwindigkeit der Hämiglobinreduktion [Diskussion hierzu vgl. Betke (1960), Waller (1964)].

Wahrscheinlich nimmt neben der Glykolyse auch der Umfang des *Pentosephosphatcyclus* ab. Hierzu liegen noch widersprechende Angaben vor. So fand Grimes (1963) eine konstante Proportion und synchrone Abnahme von Glykolyserate und Pentosephosphatcyclus. Befunde von de Loecker und Prankerd (1964) dagegen zeigen eine relative und absolute Zunahme des Pentosephosphatcyclus mit der Alterung bei Abnahme der Glykolyse, nur die Aktivierbarkeit mit Methylenblau wurde in gealterten Zellen vermindert gefunden.

Der Prozeß der Erythrocytenalterung in vivo ist damit auch — und wahrscheinlich wesentlich — durch den Verlust des Reduktionspotentials gekennzeichnet, der wiederum die *oxydative Denaturierung der Zellproteine* zur Folge hat. Hiervon sind unter den *Enzymproteinen* vor allem die SH-Enzyme betroffen, und somit kommt ein Kreisprozeß der sich selbst potenzierenden Schädigung zustande. Neben der oxydativen Inaktivierung der Hexokinase ist es die Hemmung der an der Glutathionreduktion beteiligten SH-Enzyme G-6-PDH, 6-PGDH und Glutathionreductase, die den Defekt potenziert (Rapoport et al. 1963a). Die oxydative Denaturierung des *Globins* wird durch Hämoglobin-Präcipitation in der Heinz-Körper-Bildung sichtbar (Jandl et al. 1960a, b, Allen et al. 1961). Normalerweise allerdings werden Heinz-Körpertragende Zellen in der Milz eliminiert, sie treten deshalb im peripheren Blutbild nur nach Splenektomie in Erscheinung (Selwyn 1955, Wolpers 1956).

An der *Membran* führen ebenfalls oxydative Veränderungen zur Funktionsschädigung. Sie sind es, die von vielen Autoren für die endlich eintretende Sequestration der gealterten roten Zelle in erster Linie verantwortlich gemacht werden (Keilin et al. 1951, Fegler 1952, Benesch et al. 1954, Sheets et al. 1958, Jacob et al. 1962b).

Die isolierte *Oxydation der Thiolgruppen der Membran* mit PMB, einer SH-oxydierenden aber impermeablen Substanz, führt interessanterweise in vivo auch dann zur raschen *Sequestration der Erythrocyten*, wenn sie ohne gleichzeitige Beeinträchtigung des intracellulären GSH, der Glykolyse und des Energiestoffwechsels erfolgt (Jacob et al., l.c.). Der

Einfluß der Milz ist dabei erheblich[1, 2]. Im splenektomierten Empfänger ist die Überlebenszeitverkürzung so vorbehandelter Zellen deutlich weniger ausgeprägt. *In vitro* kommt die Hämolyse derartiger Zellen durch unmittelbare Zerstörung des aktiven Transportes und Aufhebung der Ionengradienten als kolloidosmotische Hämolyse zustande. *In vivo* findet die Sequestration in der Milz aber interessanterweise statt, bevor noch osmotische Veränderungen auftreten. Der Mechanismus dieser so wirksamen und raschen Elimination in der Milz ist nicht geklärt. Es scheint sich um die unmittelbare Folge der Membranschädigung zu handeln, ohne Beteiligung des intracellulären Stoffwechsels. — Die Blockierung des *intra*cellulären GSH mit N-äthylmaleimid (NEM) führt in vivo erst dann zur Lebenszeitverkürzung, wenn nahezu das gesamte Glutathion ($> 90\%$) betroffen ist (JACOB et al., l.c.). —

Zellen, deren Energiestoffwechsel und ATP-Spiegel experimentell herabgesetzt werden, zeigen interessanterweise einen anderen Sequestrationstyp als die NEM-Zellen und werden nicht bevorzugt in der Milz sequestriert. Nun ist aber auch in der Tat unter physiologischen Bedingungen nicht die Milz die Hauptsequestrationsstätte der roten Blutzellen, sondern, wie man heute annimmt, in erster Linie das Knochenmark (BESSIS 1965). Hier beobachteten BESSIS et al. (1959) kinematographisch Hämolyse und Phagocytose durch Reticulumzellen und Histiocyten, ein Prozeß, der mit relativ hoher Geschwindigkeit abläuft.

## b) Lipidveränderungen

Im Verlauf des Alterns der roten Zelle sind auch die *Lipide* der Membranen Veränderungen unterworfen. Auch hier haben sich interessante Gesichtspunkte in bezug auf die Hämolysemechanismen unter normalen und krankhaften Bedingungen ergeben. PRANKERD (1958) hatte gezeigt, daß der Lipidgehalt alter Zellen (bezogen auf gleiche Volumina) abnimmt. Da die Oberfläche jugendlicher Erythrocyten signifikant größer ist als die gealterter Zellen, ist die Berechnung des Lipidgehaltes pro Flächeneinheit der Erythrocytenmembran sinnvoll (WESTERMAN et al. 1963). Signifikant ist dabei nur die Cholesterinverminderung, bezogen auf Einzelzellen und Oberfläche. Der Phospholipidgehalt zeigt eine Abnahme nur in der Einzelzelle, nicht pro Flächeneinheit der Membran. Die Bedeutung der früheren Annahme einer Verminderung der Phosphatide bei Reifung, Konservierung und wahrscheinlich auch Alterung (RUHENSTROTH-BAUER et al. 1950, RAPOPORT 1955b) ist damit fraglich geworden. Auf jeden Fall aber scheint eine *qualitative Änderung der Phosphatide* mit Reifung und Alterung einherzugehen (RADERECHT 1960/61).

Enge Beziehungen zwischen Lipid-, besonders Phospholipidzusammensetzung der Erythrocytenmembran und der Permeabilität sind bekannt (ROSSITER et al. 1960, KÖGL et al. 1960, DE GIER et al. 1961a, b, vgl. auch HOKINs Theorie des aktiven Transportes).

Altersveränderungen der Lipidanteile der Membran kommen als Hämolysefaktor sicher in Betracht. Besondere Aufmerksamkeit findet die Wirkung von *Lysophosphatiden*. RADERECHT (1960) zeigte, daß bei der Reifung der Lysophosphatidgehalt der Membranen zunimmt und vermutet dasselbe für die Alterung. Die Löslichkeit von Phosphatid-Lysophosphatid-Gemischen steigt mit höherem Lysophosphatidanteil (SAUNDERS 1957). Deshalb wurde die Bedeutung eines zunehmenden Lysophosphatidanteils in der alternden Membran für Permeationsstörungen und Hämolyse angenommen (JEANNET et al. 1964).

KLIBANSKI und DE VRIES (1963) nahmen an, daß Lysolecithin an die Erythrocytenmembran lediglich adsorbiert wird. Die bei Inkubation mit Lysolecithin eintretende Kugel-

---

[1] RIFKIND (1965) hat den Abbau phenylhydrazingeschädigter, Heinzkörper-tragender Erythrocyten in der Milz elektronenoptisch dargestellt

[2] Die Bevorzugung der Milz als Sequestrationsort oxidativ geschädigter Erythrocyten haben KIMBER et al. (1965) zu einem Funktionstest der Milz verwendet (NEM-behandelte Erythrocyten).

zellbildung war unter nachfolgender Behandlung mit Albumin reversibel. $2 \times 10^{-11} \mu$Mol Lysolecithin pro Zelle führt zur Kugelzellbildung, erst die 10fache Menge bewirkt Lyse. Lucy et al. (1964) fanden bei der Untersuchung der Temperaturabhängigkeit der Lysolecithinhämolyse Unterschiede gegenüber derjenigen durch Saponin und Vitamin A, womit differente Mechanismen nachgewiesen wurden.

Der hämolysierende Effekt von Lysophosphatiden ist aus der Toxikologie einiger hämolysierender Schlangengifte bekannt: sie enthalten Phospholipase A. Das Enzym spaltet irreversibel die Esterbindung am $C_1$-Atom des Glycerins. So entstehen aus Phosphatiden des Plasmas Lysophosphatide, unter anderem Lysolecithin (Robinson 1961). Phospholipase A ist aber in „maskierter" Form auch im normalen Plasma enthalten (Zieve et al. 1961, Vogel et al. 1962, Etienne et al. 1963). Unter bestimmten Bedingungen kommt es zur Aktivierung: bei 4stündiger Inkubation von Plasma (bei 38° C) werden 10% des Plasmalecithins zu Lysolecithin gespalten (Vogel et al., l.c.). Neben der Lecithinspaltung im Plasma wird auch die Leber als Herkunftsort des Plasma-Lysolecithins diskutiert (Mulder et al. 1965). Ponder hatte schon 1951 einen Lysophosphatideffekt während der Blutstase in der Milz als Faktor der dort stattfindenden Erythrocytensequestration und -lyse diskutiert: aus der Milz extrahierte Hämolysine enthalten Lysophosphatide (Ponder 1951 b, Valdique et al. 1961). Fischer et al. (1961 b) erkannten im Lysolecithin das cytolytische Prinzip der Komplementhämolyse. Sie nehmen an, daß es an der normalen Zellmauserung beteiligt ist (Fischer et al. 1958) und am Hämolysemechanismus bei bestimmten hämolytischen Anämien, die nicht Antikörper-bedingt sind (Fischer et al. 1961 a).

Hinsichtlich des Problems der Erythrocytenalterung konzentrieren sich die Betrachtungen auf die Frage, inwieweit die für die physikochemischen Eigenschaften der Erythrocytenmembran wesentliche Relation Phosphatide/Lysophosphatide stoffwechselabhängig ist. Dieses Problem ist hochaktuell. Während im Erythrocyten selbst eine Lysophosphatidbildung aus Phosphatiden nicht gefunden wird [eine Phospholipaseaktivität ist in roten Zellen niemals nachgewiesen worden (Robertson et al. 1964, Oliveira et al. 1964, Mulder et al. 1965)], führt der sog. „Phosphatidkreislauf" zwischen Plasmalipiden und Erythrocyten (siehe S. 608) zu einem ständigen Einstrom von Lysophosphatiden in die Erythrocytenmembran, da deren Inkorporation gegenüber den Phosphatiden begünstigt ist. Diesem Einbau von Lysophosphatiden (Lysolecithin) steht als Äquivalent und aktive Zelleistung ihre wirksame Acylierung in der Membran zum Phosphatid (Lecithin) gegenüber. Der Fettsäureeinbau wird von fettsäureaktivierenden Enzymen und Transacylasen katalysiert. Er stellt also eine aktive Stoffwechselleistung der Erythrocytenmembran dar und ist CoA- und ATP-abhängig (Oliveira et al. 1962, Mulder et al. 1965). Über ATP ist der Prozeß an den energieliefernden glykolytischen Glucoseabbau gebunden. CoA ist im reifen Erythrocyten vorhanden, wie aus Untersuchungen von Kaplan und Lipman (1948) bekannt ist. —

Selbstverständlich muß die Inkorporation der Lysophosphatide in die Membran einerseits und ihre Acylierung hierselbst andererseits mit gleicher Geschwindigkeit ablaufen, solange der Lysophosphatidanteil den gleichen geringen Wert, nämlich etwa 2% der Gesamtphospholipide, behält. Wenn der Anteil der Lysophosphatide im alternden Erythrocyten in der Tat ansteigt, wie angenommen wird, so weist das auf eine Diskrepanz dieser Vorgänge hin. Die Frage, ob die Kapazität der Phosphatid-Acylierung mit der Erythrocytenalterung abnimmt, ist jedoch noch nicht ausreichend erforscht, um eine Erklärung zu geben. Zunächst hat van Deenen (1965) in vorläufigen Untersuchungen an intakten Erythrocyten Hinweise auf eine derartige alterungsabhängige Verminderung der Rate des Fettsäureeinbaues in Erythrocytenmembranen gefunden. Ob Veränderungen des Coenzymangebotes (CoA, ATP) oder der Aktivitäten der beteiligten

Enzyme oder weitere Veränderungen dabei wesentlich sind, ist völlig ungeklärt. Diese Fragen beanspruchen höchste Aufmerksamkeit, da hier ein Schlüssel zum Verständnis nicht nur des physiologischen Alterns roter Zellen, sondern auch des Pathomechanismus bestimmter hämolytischer Anämien vermutet werden darf.

JEANNET et al. (1964) haben Hypothesen zusammengestellt, nach denen die Lysophosphatid/Phosphatid-Relation an der Erythrocytenmembran den kritischen Faktor bildet, dessen Zunahme — auf dem Boden verschiedenster physiologischer oder pathologischer Veränderungen — schließlich die Auslösung der Hämolyse unmittelbar herbeiführen soll (weitere Diskussion und Literatur s. VAN DEENEN 1964).

### c) Beziehungen zwischen Alterung und Reifung

Auf die engen Zusammenhänge zwischen *Reifung* und *Alterung* hat vor allem RAPOPORT (1962a) hingewiesen. In beiden Fällen ist die Abnahme von Enzymaktivitäten kennzeichnend, welche Schlüsselenzyme des Stoffwechsels betrifft. Der Unterschied liegt in den Geschwindigkeitskonstanten. Die Analogie zwischen Reifung und Alterung betrifft weiterhin die Abnahme des ATP, des Lipidgehaltes und die qualitativen Veränderungen des Lipidaufbaues der Membran, die Veränderung von Wassergehalt und Dimension der roten Zelle.

### d) Beziehungen zwischen Alterung und Lagerung

Dagegen zeigen *Konservierung* und *Alterung* erhebliche qualitative Unterschiede. Über Konservierungsschäden s. S. 596 f. Der Übergang von Alterung zur Konservierung ist eine Funktion der Temperatur. Während bei Reifung und Alterung die irreversible Abnahme von Enzymen als begrenzender Faktor auftritt, steht bei der Konservierung neben der temperaturbedingten Stoffwechselhemmung die Abnahme der Konzentration von Substraten und Coenzymen, bzw. die Anhäufung von Stoffwechselendprodukten (Lactat) mit pH- Abfall als Ursache reversibler Enzymhemmungen im Vordergrund. Die ausgeprägte pH-Abhängigkeit der Glykolyserate ist bekannt (BERNSTEIN 1954, MURPHY 1960b). Sie nimmt mit sinkendem pH steil ab. Das gleiche gilt für die Hexokinase (OCKEL et al. 1962). Entscheidend für die Verminderung der Hexokinasereaktion ist aber in erster Linie der bei der Konservierung rasch eintretende ATP-Verlust, der die Fähigkeit zur Glucoseverwertung herabsetzt und schließlich aufhebt. Diese Schädigung ist jedoch reversibel, wenn durch Nucleosidinkubation eine „Aufladung" der roten Zelle mit ATP erfolgt: Ein echter Enzymverlust ist also im Gegensatz zur in vivo-Alterung nicht eingetreten. Befunde von LÖHR et al. (1959), wonach schon am 7. Tag der in vitro-Alterung bei 20° C eine nahezu totale irreversible Inaktivierung der GAPDH und G-6-PDH auftritt, sind auf Konservierungsbedingungen i. e. S. (=Lagerung bei +4° C) nicht übertragbar, wie vielfach belegt wurde. Durch Nucleosidinkubation läßt sich noch an bis zu 120 Tage alten Erythrocyten die Glykolysefähigkeit wiederherstellen (s. S. 596). Auch die durch Redoxfarbstoffe katalysierte NADPH-abhängige Hämiglobinreduktion ist bei Angebot von Nucleosiden als Substrat der Glykolyse nach dieser Lagerungszeit restitutionsfähig, was die Intaktheit auch der G-6-PDH-Reaktion in in vitro gealterten Erythrocyten erweist (FRITZSCHE et al. 1964). — Die Lipidveränderungen der roten Zellen, Abnahme des Lecithins und Zunahme des Lysolecithins (RADERECHT et al. 1960), kennzeichnen den Konservierungsschaden ebenso wie die Alterungsveränderungen in vivo.

Die Frage, welcher der genannten Faktoren im Verlauf der in vivo-Alterung endlich zum Limit des Überlebens der roten Zelle wird, ist zur Zeit nicht mit

Sicherheit beantwortbar. Zweifellos können sie alle nur in ihrer Gesamtheit, nicht aber isoliert betrachtet werden. Sie ergeben tiefgreifende Störungen des Stoffwechsels und der Struktur der roten Zelle. Zu dem Zeitpunkt, in dem der Erythrocyt die Fähigkeit des Sauerstofftransportes verliert und dadurch funktionell wertlos wird, entstehen Hand in Hand damit als Resultat innerer und äußerer Einwirkungen Veränderungen der Membran, zu denen neben oxydativen Denaturierungsvorgängen vor allem der Proteide auch qualitative und quantitative Veränderungen der Lipide treten. In dem physiologischen Wechselspiel konstant einwirkender äußerer „Schädigungen" und ihrer stoffwechselabhängigen energieverbrauchenden Kompensation in der Zelle erliegt diese durch die alterungsbedingten Veränderungen und die Funktionseinbuße nicht restitutionsfähiger Bestandteile. Derartige Veränderungen ermöglichen dann, nach Unterschreiten eines kritischen Grenzwertes, die Elimination des gealterten Erythrocyten aus dem Kreislauf bzw. setzen Erythrolyse und Phagocytose in Gang.

*Abkürzungen.* ACD = Acid citrate dextrose, ADP = Adenosindiphosphat, AMP = Adenosinmonophosphat, ATP = Adenosintriphosphat, DNS = Desoxyribonucleinsäuren, 1,3-DPG = 1,3-Diphosphoglycerat, 2,3-DPG = 2,3-Diphosphoglycerat, F-6-P = Fructose-6-Phosphat, GAPDH = Glycerinaldehydphosphatdehydrogenase, G-6-P = Glucose-6-Phosphat, G-6-PDH = Glucose-6-Phosphatdehydrogenase, GR = Glutathionreduktase, GSH = reduziertes —, GSSG = oxydiertes Glutathion, HK = Hexokinase, IDH = Isocitratdehydrogenase, MDH = Malatdehydrogenase, NEM = N-äthylmaleimid, PCMB = Parachloromercuribenzoat, PFK = Phosphofructokinase, 2-PG = 2-Phosphoglycerat, 3-PG = 3-Phosphoglycerat, 6-PGDH = 6-Phosphogluconatdehydrogenase, RNS = Ribonucleinsäuren.

## Literatur
(s. auch Nachtrag)

Zusammenfassende Darstellungen: London 1961, Prankerd 1961, Rapoport 1962, Harris 1963, Bishop 1964, Whittam 1964. Größere Zusammenstellungen von Einzelarbeiten vgl. Rapoport u. Jung 1961, 1965.

**Ababei, L.:** (1965) Enzymatische Regulationsmechanismen auf dem Niveau der Laktatoxydoreduktase. IV. Intern. Symp. Struktur und Funktion der roten Blutkörperchen, Berlin 1964. Folia haemat. (Lpz.) **83**, 346. — **Aebi, H., J. P. Heiniger,** and **H. Suter:** (1963) Some properties of red cells and other tissues from normal and acatalasic humans. Biochem. J. **89**, 63. — **Albrecht, M.:** (1951) Studien zur Frage der Erythroblastenentkernung an Kulturen von Meerschweinchenknochenmark. Acta haemat. (Basel) **6**, 83. — **Albrecht, M.,** u. **J. v. Riesen:** (1960) Untersuchungen über die Substantia reticulofilamentosa an Zellen der Erythropoese und Megalopoese im Entkernungsstadium. Internist (Berl.) **1**, 295. — **Allen, D. W.,** and **J. H. Jandl:** (1961) Oxidative hemolysis and precipitation of hemoglobin. II. Role of thiols in oxidant drug action. J. clin. Invest. **40**, 454. — **Allison, A. C.,** and **G. P. Burn:** (1955) Enzyme activity as a function of age in the human erythrocyte. Brit. J. Haemat. **1**, 291. — **Altman, K. I.:** (1959) Some enzymological aspects of the human erythrocyte. Amer. J. Med. **27**, 936. — **Altman, K. I.,** and **S. N. Swisher:** (1954) Incorporation of acetate-2-$^{14}$C into human erythrocyte stroma as a function of storage. Nature (Lond.) **174**, 459. — **Ansell, G. B.,** and **J. N. Hawthorne:** (1964) Phospholipids. Chemistry, metabolism and function. Biochim. Biophys. Acta Library, vol. 3. Amsterdam-London-New York: Elsevier Publ. Co. — **Auditore, J. V., R. C. Hartmann, E. F. Cole,** and **M. C. Carl:** (1959) Potassium transport in the acetylcholinesterase deficient erythrocytes of paroxysmal nocturnal hemoglobinuria (PNH). J. clin. Invest. **38**, 702. — **Augustin, W., R. Häcker** u. **G. Wilke:** (1965) Permeation und Hexokinase als Regulatoren der Glykolyse von Kaninchenerythrozyten und -retikulozyten. IV. Intern. Symposion, Struktur und Funktion der roten Blutkörperchen, Berlin 1964. Folia haemat. (Lpz.) **83**, 232. — **Augustinson, K.-B.:** (1948) Cholinesterases. A study in comparative enzymology. Acta physiol. scand. **15**, Suppl. 52.

**Bässler, K. H.,** u. **W. V. Reimold:** (1965) Laktatbildung aus Zuckern und Zuckeralkoholen in Erythrozyten. Klin. Wschr. **43**, 169. — **Barron, G. S. G.,** and **G. A. Harrop jr.:** (1928) Studies on blood cell metabolism. II. The effect of methylenblue and other dyes upon the glycolysis and lactic acid formation of mammalian and avian erythrocytes. J. biol. Chem. **79**, 65. — **Bartlett, G. R.,** and **A. W. Shafer:** (1961) Phosphorylated carbohydrate intermediates of the human erythrocyte during storage in acid citrate dextrose. II. Effect of the addition of inosine late in storage. J. clin. Invest. 40, 1185. — Benesch, R. E., and R. Benesch: (1954) Relation between erythrocyte integrity and sulfhydryl-groups. Arch. Biochem. 48, 38. — Bernstein, R. E.: (1953) Rate of glycolysis in human red cells in relation to energy requirements for cation transport. Nature (Lond.) 172, 911. ~ (1954) Potassium and sodium balance in mammalian red cells. Science 120, 459. ~ (1959) Alterations in metabolic energetics and cation transport during aging of red cells. J. clin. Invest. 38, 1572. — Bessis, M.: (1959) Phase contrast microscopy and electron microscopy applied to the blood cells. General review. Blood 10, 272. — Betke, K., A. Baltz, E. Kleihauer u. P. Scholz: (1960) Methämoglobingehalt, Methämoglobinreduktion und Sauerstoffverbrauch in jungen und alten Erythrozyten. Blut 6, 203. — Beutler, E., and O. Duron: (1965) Factors influencing the preservation of red cell ATP on storage. IV. Intern. Symp. Struktur und Funktion der roten Blutkörperchen, Berlin 1964. Folia haemat. (Lpz.) 83, 403. — Beutler, E., and M. K. Y. Yeh: (1963) Erythrocyte glutathione reductase. Blood 21, 573. — Bishop, C.: (1960) Purine metabolism in human and chicken blood, in vitro. J. Biol. Chem. 235, 3228. ~ (1964) Assay for hexokinase activity in intact red cells and its alteration on storage. J. biol. Chem. 239, 1053. — Bishop, C., and S. Crouch: (1962) Is the ATP of stored blood maintained better by adding adenosine or inosine? Fed. Proc. 21, 68. — Bishop, C., D. M. Rankine, and J. H. Talbott: (1959) The nucleotides in normal human blood. J. biol. Chem. 234, 1233. — Bishop, C., and D. M. Surgenor (Ed.) (1964) The red blood cell. New York and London: Academic Press. — Bishop, J., E. Allen, J. Leahy, A. Morris, and R. Schweet: (1960) Stages in hemoglobin synthesis in a cell free system. Fed. Proc. 19, A-346. — Bonsignore, A., G. Fornaini, G. Leoncini, P. Segni e A. Fantoni: (1963) Inibizione del glucoso sulla utilizzazione del fruttoso in eritrociti umani maturi. G. Biochim. 12, 1. — Borun, E. R.: (1963) Some differences in erythrocyte composition and uptake of radioactive potassium, sodium, chromate and triiodothyronine associated with in vivo aging. J. Lab. clin. Med. 62, 263. — Borun, E. R., W. G. Figueroa, and S. M. Perry: (1957) The distribution of $Fe^{59}$ tagged human erythrozytes in centrifuged specimen as a function of cell-age. J. clin. Invest. 36, 676. — Brewer, G. J., and R. D. Powell: (1963) Hexokinase activity as a function of age of the human erythrocyte. Nature (Lond.) 199, 704. — Brin, M., and R. H. Yonemoto: (1958) Stimulation of glucose oxidative pathway in human erythrocytes by methylenblue. J. biol. Chem. 230, 307. — Brinkman, R., R. Margaria, N. U. Meldrum, and F. J. W. Raughton: (1932) The $CO_2$-catalyst present in blood. J. Physiol. (Lond.) 75, 3 P. — Britton, H. G.: (1964) Permeability of the human red cell to labelled glucose. J. Physiol. (Lond.) 170, 1. — Buchanan, A. A.: (1960) Lipid synthesis by human leucocytes in vitro. Biochem. J. 75, 315. — Buchmann, R., u. S. Rapoport: (1965) Das Verhalten von Glycin, Alanin und Glutamat in den Retikulozyten während kurzer Inkubationszeiten. IV. Intern. Symp. Struktur und Funktion der roten Blutkörperchen, Berlin 1964. Folia haemat. (Lpz.) 83, 355.

Cabello, J., C. Basilio, and V. Prajoux: (1961) Kinetic properties of erythrocyte- and liver arginase. Biochim. biophys. Acta (Amst.) 48, 148. — Carlsen, E., and J. H. Comroe: (1958) Rate of uptake of carbon monoxide and of nitric oxide by normal human erythrocytes and experimentally produced sphcrocytes. J. gen. Physiol. 42, 83. — Chalfin, D.: (1956) Differences between young and mature rabbit erythrocytes. J. cell. comp. Physiol. 47, 215. — Chapman, R. C., M. A. Hennessey, A. M. Waltersdorph, F. M. Huennekens, and B. W. Gabrio: (1962) Erythrocyte metabolism. V. Levels of glykolytic enzymes and regulation of glykolysis. J. clin. Invest. 41, 1249. — Christensen, H. N.: (1960) Reactive sites and biological transport. Advanc. Protein Chem. 15, 239. — Clarkson, E. M., and M. Maizels: (1952) Distribution of phosphatases in human erythrocytes. J. Physiol. (Lond.) 116, 112. — Cohen, G., and P. Hochstein: (1962) Hydrogen peroxide detoxification in acatalasic and normal erythrocytes. Fed. Proc. 21, 69. ~ (1963) Glutathione peroxidase: The primary agent for the elimination of hydrogen peroxide in erythrocytes. Biochemistry (Wash.) 2, 1420. — Collier, H. B., and P. F. Solvonuk: (1955) Acylation reactions in the presence of acetylcholin-esterase of human erythrocytes. Biochim. biophys. Acta (Amst.) 16, 583. — Conway, E. J., and R. Cooke: (1939) Blood ammonia. Biochem. J. 33, 457. — Crosby. W. H.: (1961) In: Modern methods for quantitation of red blood cell production and destruction: erythrokinetics (L. M. Tocantins, Ed.). Blood 18, 229.

Danielli, J. F.: (1936) Some properties of lipoid films in relation to the structure of the plasma membrane. J. cell. comp. Physiol. 7, 393. — Danielli, J. F., and H. Davson: (1935) A contribution to the theory of permeability of thin films. J. cell. comp. Physiol. 5, 495. — Danon, D.: (1961) Osmotic hemolysis by a gradual decrease in the ionic strength of the surrounding medium. J. cell. comp. Physiol. 57, 111. — Danon, D., Ch. Sheba, and B. Ramot: (1961) The morphology of glucose-6-phosphate dehydrogenase deficient erythrocytes: Electron microscopic studies. Blood 17, 229. — Danowski, T. S.: (1941) The transfer of potassium across the human blood cell membrane. J. biol. Chem. 139, 693. — Davies, R. E., and H. A. Krebs: (1952) Biochemical aspects of the transport of jons by nervous tissue. Biochem. Soc. Symp. 8, 77. Zit. nach Whittam 1964. — Dawson, A. C., and W. F. Widdas: (1963) Inhibition of the glucose permeability of human erythrocytes by N-ethylmaleimide. J. Physiol. (Lond.) 168, 644. — **Dawson, R. M. C., N. Hemington,** and **D. B. Lindsay:** (1960) The phospholipids of the erythrocyte "ghosts" of various species. Biochem. Z. 77, 226. — **Deenen, L. L. M. van,** and **J. De Gier:** (1964) Chemical composition and metabolism of lipids in red cells of various animal species. In: The red blood cell (C. Bishop, and D.M. Surgenor, Eds.), p. 243. NewYork and London: Academic Press. — **Desforges, J. F.:** (1962) Glutathione instability in normal blood. Blood 20, 186 — **Dietze, F., G. Sauer** u. **S. Rapoport:** (1964) Studien zur Phosphatlokalisation in der 2,3-Diphosphoglycerat-Mutase-Reaktion. Acta biol. med. germ. 12, 312. — **Dimant, E., E. Landsberg,** and **I. M. London:** (1955) The metabolic behavior of reduced glutathione in human and avian erythrozytes. J. biol. Chem. 213, 769. — **Dische, Z.:** (1938) Phosphorylierung der im Adenosin enthaltenen d-Ribose und nachfolgender Zerfall des Esters unter Triosephosphatbildung im Blute. Naturwissenschaften 26, 252. ~ (1951) Synthesis of hexose mono- and diphosphate from adenosine and ribose-5-phosphate in human blood. In: Phosphorus metabolism (W. D. McElroy, and B. Glass Eds.), vol. I, p. 171. Baltimore: Johns Hopkins Press. — **Dourmashkin, R. R., R. M. Dougherty,** and **R. J. C. Harris:** (1962) Electron microscopic observations on rous sarcoma virus and cell membranes. Nature (Lond.) 194, 1116. — **Dunham, E. T.:** (1957) Parallel decay of ATP and active cation fluxes in starved human erythrocytes. Fed. Proc. 16, 33. — **Dunham, E. T.,** and **I. M. Glynn:** (1961) Adenosinetriphosphatase activity and the active movements of alcali metal jons. J. Physiol. (Lond.) 156, 274.

**Eadie, G. S.,** and **I. W. Brown jr.:** (1953) Red blood cell survival studies. A review. Blood 8, 1110. — **Edwards, M. J., R. D. Koler, D. A. Rigas,** and **D. M. Pitcairn:** (1961) The effect of in vivo aging of normal human erythrocytes and erythrocyte macromolecules upon oxyhemoglobin dissociation. J. clin. Invest. 40, 636. — **Elder, H. A.,** and **R. A. Mortensen:** (1956) The incorporation of labelled glycine into erythrocyte glutathione. J. biol. Chem. 218, 261. — **Eldjarn, L.,** and **A. Pihl:** (1956) On the mode of action of x-ray protective agents. I. The fixation in vivo of cystamine and cysteamine to proteins. J. biol. Chem. 223, 341. — **Erbland, J.,** and **G. V. Marinetti:** (1962) In vitro metabolism of lysolecithin. Fed. Proc. 21, 295. — **Eylar, E. H., M. A. Madoff, O. V. Brody,** and **J. L. Onkley:** (1962) The contribution of sialic acid to the surface charge of the erythrocyte. J. biol. Chem. 237, 1992.

**Farquhar, J. W.,** and **E. H. Ahrens jr.:** (1963) Effects of dietary fats on human erythrocyte fatty acid patterns. J. clin. Invest. 42, 675. — **Fegler, G.:** (1952) Relationship between reduced glutathione content and spontaneous hemolysis in shed blood. Nature (Lond.) 170, 624. — **Ferber, E.,** u. **H. Fischer:** (1963) Untersuchungen zur verbesserten Zellkonservierung. III. Mitteilung. Die Wirkung von Purinnucleosiden und Steroiden auf die mechanische Resistenz frischer und gelagerter Erythrozyten. Klin. Wschr. 41, 427. — **Fevre, P. G. Le:** (1961) Sugar transport in the red blood cell: structure-activity relationships in substrates and antagonists. Pharmacol. Rev. 13, 39. — **Finch, C. A.,** and **B. W. Gabrio:** (1954) Prolongation of viability of the stored erythrocyte. J. clin. Invest. 33, 932. — **Fischer, H., H. Argenton** u. **W. Fritzsche:** (1961a) Nichtimmunologische hämolytische Serumfaktoren in der menschlichen Pathologie. Hämolyse und hämolytische Erkrankungen. VII. Freiburger Symposion (H. Schubothe, Hrsg.), S. 65. Berlin-Göttingen-Heidelberg: Springer. — **Fischer, H., W. Fritzsche** u. **H. Argenton:** (1958) Die Bedeutung des Properdinsystems für den normalen und pathologischen Blutzellabbau. Klin. Wschr. 36, 411. — **Fischer, H.,** u. **I. Haupt:** (1961b) Das cytolysierende Prinzip von Serumkomplement. Z. Naturforsch. 16b, 321. — **Flanagan, C. L., E. Beutler, E. J. Dern,** and **A. S. Alving:** (1955) Biochemical changes in erythrocytes during hemolysis induced by aniline derivatives. J. Lab. clin. Med. 46, 814. — **Fleckenstein, A., E. Gerlach** u. **J. Janke:** (1956) Phosphorylierung und aktiver Kationentransport. Schweiz. med. Wschr. 86, 1041. — **Flynn, F.,** and **M. Maizels:** (1949) Cation control in human erythrocytes. J. Physiol. (Lond.) 110, 301. — **Francoeur, M.,** and **O. F. Denstedt:** (1954) Metabolism of mammalian erythrocytes. VII. The glutathione reductase of the mammalian erythrocyte. Canad. J. Biochem. 32, 663. — **Friedrich, E.:** (1954) Innenkörperanämie nach phenothiazinhaltigen Wurmmitteln. Med. Klin. 1222. — **Fritzsche, W., F. Wosegien** u. **H. Fischer:** (1964) Untersuchungen zur verbesserten Zellkonservierung. II. Mitteilung. Über die Beeinflussung der Glukoseoxydation und der Hämiglobinreduktion frischer und gelagerter Erythrozyten. Blut 10, 13.

**Gabrio, B. W., D. M. Donohue,** and **C. A. Finch:** (1955a) Erythrocyte preservation. V. Relationship between chemical changes and viability of stored blood treated with adenosine. J. clin. Invest. 34, 1509. — **Gabrio, B. W., D. M. Donohue, F. M. Huennekens,** and **C. A. Finch:** (1956a) Erythrocyte preservation. VII. Acid-citrate-dextrose-inosine (ACDI) as a preservative for blood during storage at 4⁰ C. J. clin. Invest. 35, 657. — **Gabrio, B. W.,** and **A. C. Finch:** (1954a) Erythrocyte preservation. I. The relation of the storage lesion to in vivo erythrocyte senescence. J. clin. Invest. 33, 242. — **Gabrio, B. W., C. A. Finch,** and **F. M. Huennekens:** (1956b) Erythrocyte preservation: A topic in molecular biochemistry. Blood 11, 103. — **Gabrio, B. W., M. Hennessy, J. Thomasson,** and **C. A. Finch:** (1955b) Erythrocyte preservation. IV. In vitro reversibility of the storage lesion. J. biol. Chem. 215, 357. —

**Gabrio, B. W.**, and **F. M. Huennekens:** (1955c) The role of nucleoside phosphorylase in erythrocyte preservation. Biochim. biophys. Acta (Amst.) 18, 585. — **Gabrio, B. W., A. Stevens,** and **C. A. Finch:** (1954b) Erythrocyte preservation. II. A study of extraerythrocyte factors in the storage of blood in acid-citrate-dextrose. J. clin. Invest. 33, 247. ~ (1954c) Erythrocyte preservation. III. The reversibility of the storage lesion. J. clin. Invest. 33, 252. — **Garby, L.**, and **M. Hjelm:** (1963) Ultracentrifugal fractionation of human erythrocytes with respect to cell age. Blut 9, 284. — **Garby, L.**, and **C. H. de Verdier:** (1964) Glucose metabolism in normal erythrocytes. I. Kinetics of the hexokinase reaction in intact cells. Scand. J. Haemat. 1, 150. — **Gardos, G.:** (1954) Akkumulation der Kaliumionen durch menschliche Blutkörperchen. Acta physiol. Acad. Sci. hung. 6, 191. Zit. nach Fleckenstein 1956. — **Garzo, T., A. Ullmann,** and **F. B. Straub:** (1952) Acta physiol. Acad. Sci. hung. 3, 513. Zit. nach T. Á. J. Prankerd, The red cell. Oxford: Blackwell Sci. Publ. 1961. — **Gerber, G., u. U. Hinterberger:** (1965) Die Bestimmung der Hexokinaseaktivität in stromafreien Hämolysaten roter Blutzellen mit 2-Desoxy-D-Glukose am pH-Stat. IV. Intern. Symp. Struktur und Funktion der roten Blutkörperchen, Berlin 1964. Folia haemat. (Lpz.) 83, 225. — **Gerlach, E., B. Deuticke** u. **J. Duhm:** (1964) Phosphat-Permeabilität und Phosphatstoffwechsel menschlicher Erythrozyten und Möglichkeiten ihrer experimentellen Beeinflussung. Pflügers Arch. ges. Physiol. 280, 243. — **Gerlach, E., A. Fleckenstein** u. **E. Gross:** (1958) Der intermediäre Phosphatstoffwechsel des Menschen-Erythrozyten. Pflügers Arch. ges. Physiol. 266, 528. — **Gerlach, E., K. Lübben** u. **B. Deuticke:** (1962) Studien über den Phosphatstoffwechsel in normalen und pathologischen Erythrozyten unter Verwendung von Radiophosphor (P$^{32}$). Nucl.-Med. (Stuttg.) 2, Suppl. 1, 151. — **Gibson, Q. H.:** (1948) The reduction of methemoglobin in red blood cells and studies on the cause of idiopathic methemoglobinaemia. Biochem. J. 42, 13. — **Gibson, Q. H., F. Kreuzer, E. Meda,** and **F. J. W. Roughton:** (1955) Kinetics of human hemoglobin in solution and in the red cell at 37° C. J. Physiol. (Lond.) 129, 68. — **Gier, J. de,** and **L. L. M. van Deenen:** (1960) Some lipid characteristics of red cell membranes of various animal species. Biochim. biophys. Acta (Amst.) 49, 286. ~ (1961a) Some lipid characteristics of red cell membranes of various animal species. Biochim. biophys. Acta (Amst.) 49, 286. — **Gier, J. de, L. L. M. van Deenen, R. A. Geerdink, K. Punt,** and **M. C. Verloop:** (1961b) Phosphatide patterns of normal, spherocytic and elliptocytic red blood cells. Biochim. biophys. Acta (Amst.) 50, 383. — **Gier, J. de, L. L. M. van Deenen, M. C. Verloop,** and **C. van Gastel:** (1964) Phospholipid and fatty acid characteristics of erythrocyte in some cases of anaemia. Brit. J. Haemat. 10, 246. — **Gill, T. J.**, and **A. K. Solomon:** (1959) Effect of ouabain on sodium flux in human red cells. Nature (Lond.) 183, 1127. — **Glaser, L.**, and **D. H. Brown:** (1955) Purification and properties of D-glucose-6-phosphate dehydrogenase. J. biol. Chem. 216, 67. — **Glock, G. E.**, and **P. McLean:** (1953) Further studies on the properties and assay of glucose-6-phosphate dehydrogenase and 6-phosphogluconate dehydrogenase of rat liver. Biochem. J. 55, 400. — **Glynn, I. M.:** (1957a) The action of cardiac glycosides on sodium and potassium movements in human red cells. J. Physiol. (Lond.) 136, 148. ~ (1957b) The ionic permeability of the red cell membrane. Progr. Biophys. 8, 241. Zit. nach Whittam 1964. — **Goetze, E.:** (1956) Untersuchungen zum Glutathionstoffwechsel der Erythrocyten. Folia haemat. (Lpz.) 74, 296. — **Goetze, E.**, u. **S. Rapoport:** (1955) Die Proteasen menschlicher Erythrocyten und ihre Hemmung durch Plasma. Biochem. Z. 327, 305. — **Goldberg, A.:** (1959) The enzymic formation of haem by the incorporation of iron into protoporphyrin; Importance of ascorbic acid, ergothioneine and glutathione. Brit. J. Haemat. 5, 150. — **Gould, R. G., G. V. LeRoy, G. T. Okita, J. J. Kabara, P. Keegan,** and **D. M. Bergenstal:** (1955) The use of $^{14}$C-labeled acetate to study cholesterol metabolism in man. J. Lab. clin. Med. 46, 372. — **Green, D. E.:** (1964) Diskussionsbemerkung zu J. A. Lucy, and J. T. Dingle. — **Greenwald, I.:** (1925) A new type of phosphoric acid compound isolated from blood, with some remarks on the effect of substitution on the rotation of L-Glyceric acid. J. biol. Chem. 63, 339. — **Grignani, F.**, u. **G. W. Löhr:** (1960) Über die Hexokinase in menschlichen Blutzellen. Klin. Wschr. 38, 796. — **Grimes, A. J.:** (1963) Glycolysis in young and mature normal human erythrocytes. Nature (Lond.) 198, 1312. — **Grisolia, S.:** (1959) Energy generating systems. Ann. N. Y. Acad. Sci. 72, 462.

**Hagerman, J. S.**, and **R. G. Gould:** (1951) The in vitro interchange of cholesterol between plasma and red cells. Proc. Soc. exp. Biol. (N. Y.) 78, 329. — **Hamburger, H. J.:** (1891) Über den Einfluß der Atmung auf die Permeabilität der Blutkörperchen. Z. Biol. 28, 405. Zit. nach Whittam 1964. — **Harley, J. D.**, and **H. Robin:** (1962) The effect of the nitrite ion on intact human erythrocytes. Blood 20, 710. — **Harris, E. J.:** (1960) Transport and accumulation in biological systems, 2nd ed. London: Butterworths Sci. Publ. — **Harris, E. J.**, and **M. Maizels:** (1952) Distribution of ions in suspensions of human erythrocytes. J. Physiol. (Lond.) 118, 40. — **Harris, J. E.:** (1941) The influence of the metabolism of human erythrocytes on their potassium content. J. biol. Chem. 141, 579. ~ (1963) The red cell. Production, metabolism, destruction: normal and abnormal. Cambridge (Mass.): Harvard University Press. — **Harrop jr., G. A.**, and **E. S. G. Barron:** (1928) Studies on blood cell metabolism. I. The effect of methylenblue and other dyes upon the oxygen consumption of mammalian and avian erythrocytes.

J. exp. Med. 48, 207. — Haschen, R. J., W. Farr u. F. Groh: (1965) Das proteolytische System der Erythrozyten. IV. Intern. Symp. Struktur und Funktion der roten Blutkörperchen, Berlin 1964. Folia haemat. (Lpz.) 83, 127. — Heald, P. J.: (1962) Phosphoprotein metabolism and ion transport in nervous tissue: a suggested connexion. Nature (Lond.) 193, 541. — Heiniger, J. P., and H. Aebi: (1963) Methämoglobinbildung durch Röntgen-Bestrahlung in Hämolysat und intakten Erythrozyten von verschiedenem Katalasegehalt. Helv. chim. Acta 46, 255. — Heinz, E., u. J. F. Hoffman: (1964) K-Na-aktivierte ATP-ase und $^{32}$P-Einbau aus $^{32}$-P-ATP in Stromata menschlicher Erythrocyten. Bull. Soc. Chim. biol. (Paris) 46, 183. — Henderson: (1928) Blood. A study in general physiology. New Haven: Yale University Press. Zit. nach Whittam 1964. — Hers, H. G., and C. de Duve: (1950) Bull. Soc. Chim. biol. (Paris) 32, 20 (1950). Zit. nach Prankerd 1961. — Hill, A. S., A. Haut, G. E. Cartwright, and M. M. Wintrobe: The role of nonhemoglobin proteins and reduced glutathione in the protection of hemoglobin from oxidation in vitro. J. clin. Invest. 43, 17 (1964). — Hillier, J., and J. F. Hoffman: (1953) On the ultrastructure of the plasma membrane as determined by the electron microscope. J. cell. comp. Physiol. 42, 203. — Hinterberger, U., W. Gerischer-Mothes, D. Suckrow u. S. Rapoport: (1961) Die anaerobe Glykolyserate der Erythrocyten verschiedener Tierarten unter pH-konstanten Bedingungen. Acta biol. med. germ. 7, 57. — Hinterberger, U., S. Rapoport, E. C. G. Hofmann, W. Gerischer-Mothes u. R. Peschke: (1962) Untersuchungen zum Pasteureffekt bei Retikulozyten. Folia haemat. (Lpz.) 78, 179. — Hjelm, M., u. C. H. de Verdier: (1965) Über die Bestimmung des Galaktose-Verbrauches in menschlichen Erythrocyten mit Galaktose-Oxydase. IV. Intern. Symp. Struktur und Funktion der roten Blutkörperchen Berlin 1964. Folia haemat. (Lpz.) 83, 251. — Hoffman, J. F.: (1956) On the reproducebility in the observed ultrastructure of the normal mammalian red cell plasma membrane. J. cell. comp. Physiol. 47, 261. ~ (1958a) Physiological characteristics of human red blood cell ghosts. J. gen. Physiol. 42, 9. ~ (1958b) On the relationship of certain erythrozytes characteristics to their physiological age. J. cell. comp. Physiol. 51, 415. ~ (1960) Link between metabolism and the active transport of natrium in human red cell ghosts. Fed. Proc. 19, 127. — Hoffman, J. F., M. Eden, J. S. Barr jr., and R. H. S. Bedell: (1958c) Hemolytic volume of human erythrocytes. J. cell. comp. Physiol. 51, 405. — Hofmann, E. C. G.: (1956) Hämolyseschäden und Coenzym-spaltende Fermente. Folia haemat. (Lpz.) 74, 287. ~ (1957) DPN- und TPN-spezifische Nukleosidasen in Erythrozyten. I. Spezifität und Reinigung der Enzyme. Biochem. Z. 329, 428. — Hofmann, E. C. G., H. v. Krepl u. R. Peschke: (1962) Der Stoffwechsel von Monosacchariden in roten Blutkörperchen. Folia haemat. (Lpz.) 78, 213. — Hofmann, E. C. G., u. S. Rapoport: (1955) DPN- und TPN-spezifische Nukleosidasen in Erythrozyten. Biochim. biophys. Acta (Amst.) 18, 296. ~ (1957) DPN- und TPN-spezifische Nukleosidasen in Erythrozyten. II. Eigenschaften und Hemmbarkeit der gereinigten Enzyme. Biochem. Z. 329, 437. — Hokin, L. E., and M. R. Hokin: (1963) Phosphatidic acid metabolism and active transport of sodium. Fed. Proc. 22, 8. — Hollmann, S.: (1961) Nicht-glykolytische Stoffwechselwege der Glukose. Stuttgart: Georg Thieme. — Holzer, H.: (1953) Über Fermentketten und ihre Bedeutung für die Regulation des Kohlenhydratstoffwechsels in lebenden Zellen. 4. Kolloquium der Gesellschaft für Physiol. Chemie, Mosbach, 1953, S. 89. ~ (1956) Kinetik und Thermodynamik enzymatischer Reaktionen in lebenden Zellen und Geweben. In: Ergebnisse der medizinischen Grundlagenforschung, (K. Fr. Bauer, Hrsg.) S. 191. Stuttgart: Georg Thieme. — Holzer, H., u. S. Schneider: (1958) Wasserstoffübertragung von TPNH auf DPN unter Vermittlung von Glutaminsäure-dehydrogenase und Milchsäuredehydrogenase. Biochem. Z. 330, 240. — Horwitt, M. K., C. C. Harvey, and B. Century: (1959) Effect of dietary fats on fatty acid composition of human erythrocytes and chick cerebella. Science 130, 917. — Huennekens, F. M., R. W. Chaffrey, R. E. Basford, and B. W. Gabrio: (1957) Erythrocyte metabolism. IV. Isolation and properties of methemoglobin reductase. J. biol. Chem. 227, 261. — Huennekens, F. M., R. W. Caffrey, and B. W. Gabrio: (1958) The electron transport sequence of methemoglobin reductase. Ann. N. Y. Acad. Sci. 75, 167.

Jacob, H. S., and J. H. Jandl: (1962a) Effects of sulfhydryl inhibition on red blood cells. I. Mechanism of hemolysis. J. clin. Invest. 41, 779. ~ (1962b) Effects of sulfhydryl inhibition on red blood cells. II. Studies in vivo. J. clin. Invest. 41, 1514. — Jacobasch, G., u. S. Rapoport: (1965a) Phosphoglyzerinsäureveränderungen in Retikulozyten und Erythrozyten von Schafen. IV. Intern. Symp. Struktur und Funktion der roten Blutkörperchen, Berlin 1964. Folia haemat. (Lpz.) 83, 283. — Jacobasch, G., u. I. Syllm-Rapoport: (1965b) Das Verhalten der Hexokinaseaktivität bei Rachitis des Menschen. IV. Intern. Symp. Struktur und Funktion der roten Blutkörperchen, Berlin 1964. Folia haemat. (Lpz.) 83, 244. — Jacobasch, G., L. Syllm-Rapoport, K. Wolf, R. Müller u. J. Rymon: (1965c) Kohlenhydratstoffwechsel roter Blutzellen des Hundes im Magnesiummangel. IV. Intern. Symp. Struktur und Funktion der roten Blutkörperchen, Berlin 1964. Folia haemat. (Lpz.) 83, 310. — Jaffé, E. R.: (1959) The reduction of methemoglobin in human erythrocyte incubated with purine nukleosides. J. clin. Invest. 38, 1555. ~ (1962) Incorporation of nicotinic acid and of nicotinamide into the pyridine nucleotides of fresh and stored human erythrocytes. Fed. Proc.

21, 68. ~ (1963) The reduction of methemoglobin in erythrocytes of a patient with congenital methemoglobinemia, subjects with erythrocyte glucose-6-phosphate dehydrogenase deficiency, and normal individuals. Blood 21, 561. ~ (1964) Metabolic processes involved in the formation and reduction of methemoglobin in human erythrocytes. In: C. Bishop, and D. M. Surgenor (Eds), p. 397. — Jaffé, E. R., E. E. Gordon, and G. Neumann: (1963) The incorporation of nicotinic acid and of nicotinamide into the pyridine nucleotides of erythrocytes and reticulocytes of rabbits in vitro. J. clin. Invest. 42, 1017. — Jaffé, E. R., and P. Heller: (1964a) Methemoglobinemia in man. In: Progress in hematology (C. V. Moore, and E. B. Brown Eds), vol. IV, p. 48. New York and London: Grune & Stratton. — Jaffé, E. R., and G. Neumann: (1964b) A comparison of the effect of menadione, methylene blue and ascorbic acid on the reduction of methaemoglobin in vivo. Nature (Lond.) 202, 607. ~ (1964c) DPNH-methemoglobin reductase activity and the reduction of methemoglobin in human erythrocytes. Fed. Proc. 23, 470. — Jaffé, E. R., G. A. Vanderhoff, B. A. Lowy, and I. M. London: (1958) The relationship of the age of rabbit erythrocytes to the effects of inosine on their osmotic resistance. J. clin. Invest. 37, 1293. — Jagemann, K., u. H. Konopatzky: (1965a) Untersuchungen zur Altersdifferenzierung von Erythrozyten an Hand der pH-3,5-Protease. IV. Intern. Symp. Struktur und Funktion der roten Blutkörperchen, Berlin 1964. Folia haemat. (Lpz.) 83, 131. — Jagemann, K., u. S. Rosenthal: (1965b) Aktivierung und Hemmung einer ribosomalen RNase aus Kaninchenretikulozyten. IV. Intern. Symp. Struktur und Funktion der roten Blutkörperchen, Berlin 1964. Folia haemat. (Lpz.) 83, 162. — Jandl, J. H., and D. W. Allen: (1960a) Oxidative hemolysis and precipitation of hemoglobin: Heinz body anemias as an accelerated form of red cell aging. J. clin. Invest. 39, 1000. — Jandl, J. H., L. K. Engel, and D. W. Allen: (1960b) Oxidative hemolysis and precipitation of hemoglobin. I. Heinz body anemias as an acceleration of red cell aging. J. clin. Invest. 39, 1818. — Jandl, J. H., R. L. Simmons, and W. B. Castle: (1961) Red cell filtration and the pathogenesis of certain hemolytic anemias. Blood 18, 133. — Jeannet, M., and A. Hässig: (1964) The role of lysophosphatides and fatty acids in haemolysis (a conceptual review). Vox Sang. (Basel) 9, 113. — Johns, R. J.: (1962) Familial reduction in red cell cholinesterase. New Engl. J. Med. 267, 1344. — Jones, P. E. H., and R. A. McCance: (1949) Enzyme activities in the blood of infants and adults. Biochem. J. 45, 464. — Joyce, C. R. B.: (1958) Uptake of potassium by parts of packed human blood cell column. Quart. J. exp. Physiol. 43, 299. — Joyce, C. R. B., and M. Weatherall: (1955) Cardiac glycosides and the potassium exchange of human erythrocytes. J. Physiol. (Lond.) 127, 33P. — Judah, J. D., K. Ahmed, and A. E. M. McLean: (1962) Ion transport and phosphoproteins of human red cells. Biochim. biophys. Acta (Amst.) 65, 472. — Jung, F.: (1949) Alter, hämolytische Resistenz und Methämoglobingehalt der Erythrozyten. Dtsch. Arch. klin. Med. 195, 454. ~ (1965) Diskussionsbemerkung zu H. Konopatzky, u. W. Brietzke, Zur Reifung von Retikulozyten unter einfachen in vitro-Bedingungen. IV. Intern. Symp. Struktur und Funktion der roten Blutkörperchen, Berlin 1964, Folia haemat. (Lpz.) 83, 390.

Kahn, J. B., and G. H. Acheson: (1955) Effects of certain cardiac glucosides and other lactones, and of certain other compounds, on cation transport in human erythrocytes. J. Pharmacol. exp. Ther. 115, 305. — Kalckar, H. M.: (1947) Differential spectrophotometry of purine compounds by means of specific enzymes. III. Studies of the enzymes of purine metabolism. J. biol. Chem. 167, 461. — Kates, M., A. C. Allison, and A. T. James: (1961) Phosphatides of human blood cells and the role in spherocytosis. Biochim. biophys. Acta (Amst.) 48, 571. — Keilin, D.: (1961) Reactions of haemoproteins with hydrogen peroxide and the supposed formation of hydrogen peroxide during the autoxidation of haemoglobin. Nature (Lond.) 191, 769. — Keilin, D., and E. F. Hartree: (1945) Properties of catalase. Catalysis of coupled oxidation of alcohols. J. Biochem. 39, 293. ~ (1951) Purification of horse-radish peroxydase and comparison of its properties with those of catalase and methaemo-globin. Biochem. J. 49, 88. — Keilin, D., and T. Mann: (1941) Activity of carbonic anhydrase within red blood corpuscles. Nature (Lond.) 148, 493. — Kiese, M.: (1943) Die Reduktion des Hämoglobins. Biochem. Z. 316, 264. — Kiese, M., C. Schneider u. H. D. Waller: (1957) Hämi-globinreduktase. Naunyn-Schmiedebergs Arch. exp. Path. Pharmak. 231, 158. — Klebanoff, S. J.: (1957) Glutathione metabolism. II. The oxidation and reduction of glutathione in intact erythrocytes. Biochem. J. 65, 423. — Klibansky, C., and A. de Vries: (1963) Quantitative studies of erythrocyte-lysolecithin interaction. Biochim. biophys. Acta (Amst.) 70, 176. — Kögl, F., J. de Gier, I. Mulder, and L. L. M. van Deenen: (1960) Metabolism and functions of phosphatides. Specific fatty acid composition of the red blood cell membranes. Biochim. biophys. Acta (Amst.) 43, 95. — Kriss, J. P., E. F. Field, and J. E. Gibbs: (1959) Effect of anaemia and transfusion polycythaemia on phosphorus and iron uptake in erythrocyte precursors in rat bone marrow, studies by means of a triple tracer technique with $^{32}$P, $^{59}$Fe and $^{51}$Cr. Brit. J. Haemat. 5, 92. — Kruh, J., and H. Borsook: (1956) Hemoglobinsynthesis in rabbit reticulocytes in vitro. J. biol. Chem. 220, 905. — Kruh, J., J.-C. Dreyfus, and G. Schapira: (1960) Non-uniform incorporation of phenylalanine and tyrosine into rabbit hemoglobin *in vitro* and *in vivo*. J. biol. Chem. **235**, 1075. — **Kruh, J., J. C. Dreyfus, G. Schapira** and **P. Padieu:** (1957) Non-uniform in corporation of glycine-2-$C^{14}$ into rabbit hemoglobin in vivo and in vitro. J. biol. Chem. **228**, 113. — **Kurland, G. S., J. L. Lucas,** and **A. S. Freedberg:** (1961) The metabolism of intravenously infused $C^{14}$-labelled cholesterol in euthyreoidism and myxedema. J. Lab. clin. Med. **57**, 574.

**Lachhein, L., K. Grade** u. **H. Matthies:** (1961a) Der Ribosestoffwechsel und ATP-Gehalt normaler und methämoglobinhaltiger kernloser Erythrozyten. Acta biol. med. germ. **7**, 434. — **Lachhein, L., E. Grube, C. Johnigk** u. **H. Matthies:** (1961b) Der Verbrauch an Glukose, Galaktose, Ribose und Inosin von Erwachsenen- und Nabelschnur-Erythrozyten. Klin. Wschr. **39**, 875. — **Lajtha, L. G.:** (1959) On DNA-labeling in the study of the dynamics of bone marrow cell population. In: F. Stolman (Ed.). The kinetics of cellular proliferation, p. 173. New York: Grune & Stratton. — **Lamfrom, H.:** (1960) Factors determining the specifity of hemoglobin synthesized in a cell free system. Fed. proc. **19**, 350. — **Lange, R. D., W. H. Crosby, D. M. Donohue, C. A. Finch, J. G. Gibson II, T. J. McMarcus,** and **M. M. Strumia:** (1958) Effect of inosine on red cell preservation. J. clin. Invest. **37**, 1485. — **Lardy, H. A.,** and **R. E. Parks jr:** (1956) Influence of ATP-concentration on rate of some phosphorylation reactions. In: O. H. Gaebler (Ed.), Enzymes: Units of biological structure and function, p. 584. New York: Academic Press. — **Leibetseder, F.,** and **E. H. Ahrens jr.:** (1959) The fatty-acid composition of red cells in paroxysmal nocturnal hemoglobinuria. Brit. J. Haemat. **5**, 356. — **Lindemann, B.,** u. **H. Passow:** (1960) Versuche zur Aufklärung der Beziehung zwischen Glycolysehemmung und Kaliumverlust bei der Fluoridvergiftung von Menschenerythrozyten. Pflügers Arch. ges. Physiol. **271**, 497. — **Loecker, W. C. J. de,** and **T. A. J. Prankerd:** (1961) Factors influencing the hexose monophosphate shunt in red cells. Clin. chim. Acta **6**, 641. ~ (1964) The influence of aging and storage on the pentose phosphate pathway in red cells. Clin. chim. Acta **9**, 245. — **Löhr, G. W.:** (1964) Die Fermente des Erythrozyten und ihre funktionelle Bedeutung. Folia haemat. (Frankfurt). N.F. **9**, 240. — **Löhr, G. W.,** u. **H. D. Waller:** (1959) Zellstoffwechsel und Zellalterung. Klin. Wschr. **37**, 833. ~ (1962) Zur Biochemie der Erythrozytenalterung. Folia haemat. (Lpz.) **78**, 117. — **Löhr, G. W., H. D. Waller,** u. **O. Karges:** (1957) Quantitative Fermentbestimmungen in roten Blutzellen. Klin. Wschr. **35**, 871. — **Löhr, G. W., H. D. Waller, O. Karges, B. Schlegel** u. **A. A. Müller:** (1958) Zur Biochemie der Alterung menschlicher Erythrozyten. Klin. Wschr. **36**, 1008. — **London, I. M.:** (1961) The metabolism of the erythrocyte. The Harvey Lectures, Ser. 56, p. 151. New York and London: Academic Press. — **London, I. M.,** and **H. Schwarz:** (1953) Erythrocyte metabolism. The metabolic behavior of the cholesterol of human erythrocytes. J. clin. Invest. **32**, 1248. — **London, I. M., D. Shemin,** and **D. Rittenberg:** (1950) Synthesis of heme in vitro by the immature nonnucleated mammalian erythrocyte. J. biol. Chem. **183**, 749. — **Lotz, M.,** and **L. H. Smith jr.:** (1962) The effect of reticulocytosis in the rabbit on the activities of enzymes in pyrimidine biosynthesis. Blood **19**, 593. — **Lowy, B. A., J. L. Look,** and **I. M. London:** (1961a) Biosynthesis of purine nucleotides de novo in the rabbit reticulocyte in vitro. J. biol. Chem. **236**, 1442. — **Lowy, B. A., B. Ramot,** and **I. M. London:** (1958) Adenosine triphosphate metabolism in the rabbit erythrocyte in vivo. Nature (Lond.) **181**, 324. ~ (1960a) The biosynthesis of adenosine triphosphate and guanosine triphosphate in the rabbit erythrocyte in vivo and in vitro. J. biol. Chem. **235**, 2920. — **Lowy, B. A.,** and **M. K. Williams:** (1960b) The presence of a limited portion of the pathway de novo of purine nucleotide biosynthesis in the rabbit erythrocyte in vitro. J. biol. Chem. **235**, 2924. — **Lowy, B. A., M. K. Williams,** and **I. M. London:** (1961b) The utilisation of purines and their ribosylderivatives for the formation of ATP and GTP in the mature rabbit erythrocyte. J. biol. Chem. **236**, 1439. ~ (1962) Enzymatic deficiencies of purine nucleotide synthesis in the human erythrocyte. J. biol. Chem. **237**, 1622. — **Lucy, J. A.,** and **J. T. Dingle:** (1964) Lipids of animal cell membranes. In: Metabolism and physiological significance of lipids. R. M. C. Dawson, and D. N. Rhodes Eds), p. 383. London-New York-Sydney: John Wiley & Sons.

**Marks, P. A.:** (1957) A relationship between human erythrocyte aging in vivo and the activities of glucose-6-phosphate and 6-phosphogluconic dehydrogenase. J. clin. Invest. **36**, 913. ~ (1958) Red cell glucose-6-phosphate and 6-phosphogluconic dehydrogenase and nucleoside phosphorylase. Science **127**, 1338. — **Marks, P. A., A. Gelhorn,** and **C. Kidson:** (1960) Lipid synthesis in human leukocytes, platelets, and erythrocytes. J. biol. Chem. **235**, 2579. — **Marks, P. A.,** and **A. B. Johnson:** (1958a) Relationship between the age of human erythrocytes and their osmotic resistance: A basis for separating young and old erythrocytes. J. clin. Invest. **37**, 1542. — **Marks, P. A., A. B. Johnson, E. Hirschberg,** and **J. Banks:** (1958b) Studies on the mechanism of aging of human red blood cells. Ann. N. Y. Akad. Sci. **75**, 95. — **Marks, P. A., A. Szeinberg,** and **J. Banks:** (1961) Erythrocyte glucose 6-phosphate dehydrogenase of normal and mutant human subjects. J. biol. Chem. **236**, 10. — **Metz, J., N. J. van Rensburg, K. Stevens,** and **D. Hart:** (1961) Acetylcholinesterase and the life-span of the erythrocyte. Nature (Lond.) **190**, 1208. — **Meyering, C. A., A. L. M. Israels, T. Sebens,** and **T. H. J. Huisman:** (1960) Studies on the heterogeneity of hemoglobin. II. The heterogeneity of different human hemoglobin types in carboxymethylcellulose and in amberlite ICR-50 chromatography; quantitative aspects. Clin. chim. Acta **5**, 208. — **Miller, A., and M. Horiuchi:** (1962) Erythrocyte glutathione. I. In vitro incorporation of radioactive aminoacid precursors into the glutathione of human erythrocytes. J. Lab. clin. Med. **60**, 756. — **Mills, G. C.:** (1957) Hemoglobin catabolism. I. Glutathione peroxidase, an erythrocyte enzyme which protects hemoglobin from oxidative breakdown. J. biol. Chem. **229**, 189. ~ (1959) The purification and properties of glutathione peroxydase of erythrocytes. J. biol. Chem. **234**, 502. — **Mills, G. C., and H. P. Randall:** (1958) Hemoglobin catabolism. II. The protection of hemoglobin from oxidative breakdown in the intact erythrocyte. J. biol. Chem. **232**, 589. — **Mollison, P. L., and M. A. Robinson:** (1959) Observations on the effects of purine nucleosides on red-cell preservation. Brit. J. Haemat. **5**, 331. — **Morrison, W. L., and H. Neurath:** (1953) Proteolytic enzymes of the formed elements of human blood. I. Erythrocytes. J. biol. Chem. **200**, 39. — **Moskowitz, M., and M. Calvin:** (1952) On the composition and structure of the human red cell membrane. Exp. Cell. Res. **3**, 33. Zit. nach Whittam 1964. — **Mulder, E., J. de Gier, and L. L. M. van Deenen:** (1963) Selective incorporation of fatty acids into phospholipids of mature red cells. Biochim. biophys. Acta (Amst.) **70**, 94. — **Munn, J. I.:** (1958) Studies of lipids in human red cells. Brit. J. Haemat. **4**, 344. — **Murphy, J. R.:** (1960a) Erythrocyte metabolism. I. The equilibration of glucose-$^{14}$C between serum and erythrocyte. J. Lab. clin. med. **55**, 281. ~ (1960b) Erythrocyte metabolism. II. Glucose metabolism and pathways. J. Lab. clin. Med. **55**, 286. ~ (1962a) Erythrocyte metabolism. III. Relationship of energy metabolism and serum factors to the osmotic fragility following incubation. J. Lab. clin. Med. **60**, 86. ~ (1962b) Erythrocyte metabolism. IV. Equilibration of cholesterol-4-C$^{14}$ between erythrocytes and variously treated sera. J. Lab. clin. Med. **60**, 571. ~ (1963) Erythrocyte metabolism. V. Active cation transport and glycolysis. J. Lab. clin. Med. **61**, 567.

**Nakao, M., T. Nakao, M. Tatibana, and H. Yoshikawa:** (1960a) Phosphorus metabolism in human erythrocyte. III. Regeneration of adenosine triphosphate in long-stored erythrocyte by incubation with inosine and adenine. J. Biochem. **47**, 661. — **Nakao, M., T. Nakao, M. Tatibana, H. Yoshikawa, and T. Abe:** (1959) Effect of inosine and adenine on adenosine triphosphate regeneration and shape transformation in long-stored erythrocytes. Biochim. biophys. Acta **32**, 564. — **Nakao, M., T. Nakao, and S. Yamazoe:** (1960b) Adenosine triphosphate and maintenance of shape of the human red cells. Nature (Lond.) **187**, 945. — **Nathan, D. G., S. Piomelli, and F. H. Gardner:** (1961) The synthesis of heme and globin in the maturing human erythroid cell. J. clin. Invest. **40**, 940. — **Neuberger, A., and J. S. F. Niven:** (1951) Hemoglobin formation in rabbits. J. Physiol. (Lond.) **112**, 292.

**Ockel, E., S. Rapoport, U. Hinterberger u. W. Gerischer-Mothes:** (1962) Die pH-Abhängigkeit der anaeroben Glykolyse und der Hexokinase. Folia haemat. (Lpz.) **78**, 209, 477 — **O'Donnell, V. J., P. Ottolenghi, A. Malkin, O. E. Denstedt, and R. D. H. Heard:** (1958) The biosynthesis from acetate-1-C$^{14}$ of fatty acids and cholesterol in formed blood elements. Canad. J. Biochem. **36**, 1125. — **Oliveira, M. M., and M. Vaughan:** (1962) Incorporation of fatty acids into phospholipids of red blood cell membrane. Fed. Proc. **21**, 296.

**Parpart, A. K., and R. Ballentine:** (1952) Molecular anatomy of the red cell plasma membrane. In: Trends in physiology and biochemistry, p. 135 (E. S. G. Barron, Ed.). New York: Academic Press. — **Passonneau, J. V., and O. H. Lowry:** (1964) The role of phosphofructokinase in metabolic regulation. In: Advances in enzyme regulation, vol. 2, p. 265 (G. Weber, Ed.). Oxford: Pergamon Press. — **Passow, H.:** (1963) Passive Permeabilität von Zellmembranen. Zur Frage der Penetration durch Poren. Klin. Wschr. **41**, 130. ~ (1964) Ion and water permeability of the red blood cell. In: C. Bishop, and D. M. Surgenor, Eds., The red blood cell, p. 71. New York and London: Academic Press. — **Passow, H., u. L. Schütt:** (1956) Versuche über den Einfluß von Komplexbildnern auf die Kaliumpermeabilität bleivergifteter Menschenerythrozyten. Pflügers Arch. ges. Physiol. **262**, 193. — **Ponder, E.:** (1948) Hemolysis and related phenomena. New York: Grune & Stratton. ~ (1951a) Effects produced by trypsin on certain properties of the human red cell. Blood **6**, 350. ~ (1951b) Certain hemolytic mechanisms in hemolytic anemia. A review. Blood **6**, 559. ~ (1954) Present concepts of the structure of the mammalian red cell. A review. Blood **9**, 227. — **Post, R. L.:** (1959) Relationship of an ATPase in human erythrocyte membranes to the active transport of sodium and potassium. Fed. Proc. **18**, 121. — **Post, R. L., and P. C. Jolly:** (1957) The linkage of sodium, potassium and ammonium active transport across the human erythrocyte membrane. Biochim. biophys. Acta (Amst.) **25**, 118. — **Post, R. L., C. R. Merritt, C. R. Kinselving, and C. D. Albright:** (1960) Membrane adenosine triphosphatase as a participant in the active transport of sodium and potassium in the human erythrocyte. J. biol. Chem. **235**, 1796. — **Prankerd, T. A. J.:** (1956a) Revival of stored blood with guanosine and its successful transfusion. Lancet I, 469. ~ (1956b) Chemical changes in stored blood, with observations on the effects of adenosine. Biochem. J. **64**, 209. ~ (1958) The aging of red cells. J. Physiol. (Lond.) **143**, 325. ~ (1961) The red cell. An account of its chemical physiology and pathology. Oxford: Blackwell Sci. Publ. — **Prankerd, T. A. J., and K. J. Altman:** (1954a) Phosphate metabolism in normal and pathological mammalian erythrocytes. Fed. Proc. **13**, 113. ~ (1954b) The effect of adenosine on the phosphate exchange in mammalian red blood cells. Biochim. biophys. Acta (Amst.) **15**, 158. ~ (1955) A study of the metabolism of phosphorus in mammalian red cells. Biochem. J. **58**, 622. — **Preiss, J.,** and **P. Handler:** (1957) Synthesis of diphosphopyridine nucleotide from nicotinic acid by human erythrocytes in vitro. J. Amer. chem. Soc. **79**, 1514.

**Rabinovitz, M.,** and **M.E. Olson:** (1959) Protein synthesis by rabbit reticulocytes. I. Kinetics of amino acid incorporation in vitro into protein fractions of intact cells. J. biol. Chem. **234**, 2085. — **Raderecht, H. J., S. Binnevies** u. **E. Schölzel:** (1962) Zum Mechanismus des Einbaus des $^{32}P$ in Phosphatidfraktionen von Retikulocyten und reifen Erythrozyten. Acta biol. med. germ. **8**, 199. — **Raderecht, H. J.,** u. **E. Schölzel:** (1962a) Das Verhalten der Lipoide bei der Reifung und Konservierung von Blutzellen. Folia haemat. (Lpz.) **78**, 345. — **Raderecht, H. J., E. Schölzel** u. **S. Rapoport:** (1960) Über das Verhalten der Lipoide bei der Reifung und Konservierung von Blutzellen. Klin. Wschr. **38**, 824. — **Ramajah, A., J. A. Hathaway,** and **D. E. Atkinson:** (1964) Adenylate as a metabolic regulator. Effect on yeast phosphofructokinase kinetics. J. biol. Chem. **239**, 3619. — **Rapoport, S.:** (1947) Dimensional ,osmotic, and chemical changes of erythrocytes in stored blood. I. Blood preserved in sodium citrate, neutral and acid-citrate-glucose (ACD) mixtures. J. clin. Invest. **26**, 591. ~ (1956a) Die biochemischen Grundlagen der Reifung des Säugetiererythrozyten: Die Rolle intrazellulärer Stoffwechselinhibitoren. Naturwissenschaften **43**, 112. ~ (1956b) Der Atmungsstoffwechsel bei der Reifung der Erythrozyten, Aktivatoren und Hemmstoffe. Folia haemat. (Lpz.) **74**, 276. ~ (1959) Über Verbreitung und Wirkungsmechanismus des Atmungsinhibitors. Folia haemat. (Lpz.) **76**, 285. ~ (1962a) Reifung und Alterungsvorgänge in Erythrozyten. Folia haemat. (Lpz.) **78**, 96. ~ (1962b) Medizinische Biochemie, S. 595. Berlin: Verlag Volk und Gesundheit. ~ (1965a) Stoffwechselregulation der roten Blutzelle. IV. Intern. Symp. Struktur und Funktion der roten Blutkörperchen, Berlin 1964. Folia haemat. (Lpz.) **83**, 202. — **Rapoport, S.,** u. **W. Gerischer-Mothes:** (1955a) Biochemische Vorgänge bei der Erythrozytenreifung: Über einen Hemmstoff des Succinat-Oxydase-Systems in Retikulozyten. Hoppe-Seylers Z. physiol. Chem. **302**, 167. ~ (1956b) Biochemische Vorgänge bei der Retikulocytenreifung: Auftreten und Abklingen des Retikulocyten-Hemmstoffes. Hoppe-Seylers Z. physiol. Chem. **304**, 213. ~ (1959) Zur Kenntnis des RÜ-Hemmstoffs der mitochondrialen Flavoproteide: Fe⁺⁺ und SH als funktionelle Gruppen. Acta biol. med. germ. **3**, 450. — **Rapoport, S., W. Gerischer-Mothes** u. **Ch. Nieradt:** (1955b) Häminkatalysierte Oxydation ungesättigter Fettsäuren im Blut anämischer Kaninchen. Hoppe-Seylers Z. physiol. Chem. **300**, 174. — **Rapoport, S., W. Gerischer-Mothes** u. **Ch. Nieradt-Hiebsch:** (1956a) Biochemische Vorgänge bei der Retikulozytenreifung; über die Inaktivierung des Retikulozyten-Hemmstoffes der Atmungskette. Hoppe-Seylers Z. physiol. Chem. **304**, 207. — **Rapoport, S.,** and **G. M. Guest:** (1941) Distribution of acid-soluble phosphorus in the blood cells of various vertebrates. J. biol. Chem. **138**, 269. — **Rapoport, S., G. M. Guest,** and **M. Wing:** (1944) Size, hemoglobin content and acid-soluble phosphorus of erythrocytes of rabbits with phenylhydrazine-induced reticulocytosis. Proc. Soc. exp. Biol. (N.Y.) **57**, 344. — **Rapoport, S., U. Hinterberg** u. **E. C. G. Hofmann:** (1961) Die begrenzende Rolle der Hexokinase-Reaktion für die anaerobe Glykolyse der roten Blutzellen. Naturwissenschaften **48**, 501. — **Rapoport, S.,** u. **E. C. G. Hofmann:** (1955c) Untersuchungen über den Atmungsstoffwechsel von Retikulozyten. Biochem. Z. **326**, 493, 499. — **Rapoport, S.,** and **J. Luebering:** (1950) The formation of 2,3-Diphosphoglycerate in rabbit erythrocytes: The existence of a diphosphoglycerate mutase. J. biol. Chem. **183**, 507. ~ (1951) Glycerate-2,3-Diphosphatase. J. biol. Chem. **189**, 683. ~ (1952) An optical study of diphosphoglycerate mutase. J. biol. Chem. **196**, 583. — **Rapoport, S.,** u. **Ch. Nieradt:** (1955d) Biochemische Vorgänge bei der Retikulozytenreifung: Über den Angriffspunkt des Retikulozytenhemmstoffes in der Atmungskette. Hoppe-Seylers Z. physiol. Chem. **302**, 179. ~ (1955e) Inwieweit verläuft die Glykolyse im Säugetier-Erythrozyten über 2,3-Diphosphoglyzerinsäure ? Über eine Variante des glykolytischen Zyklus auf dem Niveau der Phosphoglyzerinsäuren. Biochem. Z. **326**, 231. — **Rapoport, S.,** and **D. Scheuch:** (1963a) Mechanism of maintenance and inactivation of SH-enzymes. Proc. 9th Congr. europ. Soc. Haemat., Lisbon, 1963, p. 648. Basel and New York: S. Karger. — **Rapoport, S., I. Syllm-Rapoport,** and **G. Jakobasch,** (1963b) Limiting steps in the glycolytic chain and enzymopathies. Acta haemat. (Basel) **30** 750. — **Raughton, F. J. W.:** (1935) Recent work on carbon dioxide transport by the blood. Physiol. Rev. **15**, 241. — **Reed, C. F.:** (1959) Studies of in vivo and in vitro exchange of erythrocyte and plasma phospholopids. J. clin. Invest. **38**, 1032. — **Reed, C. F., P. Ways,** and **E. Simon:** (1963) Recherches sur lipides et l'acanthocytose. Nouv. Rev. franç. Hémat. **3**, 59. — **Reinauer, H.,** u. **F. H. Bruns:** (1964) Limitierende Faktoren der Glykolyse in roten Blutzellen des Menschen. Zugleich ein Beitrag zum Mechanismus der Hb (III)-Reduktion. Biochem. Z. **340**, 503. — **Renton, P. H.,** and **J. A. Hancock:** (1964) A simple method of separating erythrocytes of different ages. Vox Sang. (Basel) **9**, 183. — **Richmond, J. E.,** and **A. B. Hastings:** (1960) Distribution equilibria of sulphate in vitro between red blood cells and plasma. Amer. J. Physiol. **199**, 821. — **Rickli, E. E., S. A. S. Ghazanfar, B. H. Gibbons,** and **J. T. Edsall:**

(1964) Carbonic anhydrases from human erythrocytes. Preparation and properties of two enzymes. J. biol. Chem. **239**, 1065. — **Rigas, D.,** and **R. D. Koler:** (1961) Ultracentrifugal fractionation of human erythrocytes on the basis of cell age. J. Lab. clin. Med. **58**, 242. — **Riggs, A. F.:** (1952) Sulfhydryl groups and the interaction between the hemes in hemoglobin. J. gen. Physiol. **36**, 1. ~ (1959) Sulfhydryl groups and the oxygenation of hemoglobin. In: Sulfur in proteins (R. Benesch et al. Eds). New York-London: Academic Press. — **Riggs, A. F.,** and **R. A. Wolbach:** (1956) Sulfhydrylgroups and the structure of hemoglobin. J. gen. Physiol. **39**, 585. — **Robertson, J. D.:** (1960) The molecular structure and contact relationships of cell membranes. Progr. Biophys. **10**, 343. Zit. nach Whittam 1964. — **Robinson, A.:** (1963) The assay of galactokinase and galactose-1-phosphate uridyl transferase activity in human erythrocytes. A presumed test for heterozygous carriers of the galactosemic defect. J. exp. Med. **118**, 359. — **Robinson, N.:** (1961) Lysolecithin. J. Pharm. Pharmacol. **13**, 321. — **Roigas, H., F. Dietze, S. Rapoport** u. **G. Sauer:** (1965) Über den Einfluß von Glykolyse-Zwischenprodukten auf die 2,3-PG-ase-Aktivität roter Blutzellen. IV. Intern. Symp., Struktur und Funktion der roten Blutkörperchen, Berlin 1964. Folia haemat. (Lpz.) **83**, 277. — **Rona, P.,** u. **F. Arnheim:** (1913) Beiträge zur Frage der Glykolyse. Biochem. Z. **48**, 35. — **Rose, I. A.,** and **L. O'Connell:** (1964) The role of glucose-6-phosphate in the regulation of glucose metabolism in human erythrocytes. J. biol. Chem. **239**, 12. — **Rossiter, R. J.,** and **K. P. Strickland:** (1960) The metabolism and function of phosphatide. In: K. Bloch, Lipid metabolism. London: John Wiley & Sons. — **Rost, G.:** (1962) Über die Veränderungen der säurelöslichen Nukleotide und der RNS bei der Reifung von Retikulozyten in vitro. Folia haemat. (Lpz.) **78**, 276. — **Rowe, C. E.:** (1959) Biosynthesis of phospholipids by human blood cells. Biochem. J. **73**, 438. ~ (1960) The phospholipids of human blood plasma and their exchange with the cells. Biochem. J. **76**, 471. — **Rowe, C. E., A. C. Allison,** and **J. E. Lovelock:** (1960) Synthesis of lipids by different human blood cell types. Biochim. biophys. Acta (Amst.) **41**, 310. — **Rubinstein, D.,** and **O. F. Denstedt:** (1953) The metabolism of the erythrocyte. III. The tricarboxylic acid cycle in the avian erythrocyte. J. biol. Chem. **204**, 623. ~ (1956) The metabolism of the erythrocyte. XIV. Metabolism of nucleosides by the erythrocyte. Canad. J. Biochem. **34**, 927. — **Ruckpaul, K.,** u. **J. Krumbiegel:** (1962) Molekulare Alterung des Hämoglobins. Folia haemat. (Lpz.) **78**, 60. — **Ruhenstroth-Bauer, G.,** u. **G. Hermann:** (1950) Über den Nuclein- und Lipoidphosphorgehalt der Erythrozyten und Retikulozyten. Z. Naturforsch. **5 B**, 416.

**Sarkar, R.:** (1964) A study of malic and lactic dehydrogenase activities in rabbit reticulocytes and erythrocytes. Acta biol. med. germ. **12**, 67. — **Sarkar, S. R.,** and **S. Rapoport:** (1963) A study of isocitric-dehydrogenase of rabbit reticulocytes and erythrocytes. I. Properties, the effects of various ions and SH-reagents. Acta biol. med. germ. **11**, 323. — **Sass, M. D.,** and **P. W. Spear:** (1958) Whole blood transaminase levels in anemia. J. Lab. clin. Med. **51**, 926. ~ (1961) Red cell transaminase levels in anemia. II. Thalassemia minor. J. Lab. clin. Med. **58**, 580. — **Sass-Kortsak, A., B. Thalme,** and **L. Ernster:** (1962) Diskussion zur Arbeit J. D. Harley, and H. Robin, Haemolytic activity of Vit. K₃: evidence for a direct effect on cellular enzymes. Nature (Lond.) **193**, 478. — **Saunders, L.:** (1957) Some properties of mixed sols of lecithin and lysolecithin. J. Pharm. Pharmacol. **9**, 834. — **Scharfschwerdt, H.:** (1965) Über die Reinigung des Fe-Flavinenzym-Hemmstoffes aus Retikulocyten. IV. Intern. Symp. Struktur und Funktion der roten Blutkörperchen, Berlin 1964. Folia haemat. (Lpz.) **83**, 397. — **Schatzmann, H. J.:** (1953) Herzglykoside als Hemmstoffe für den aktiven Kalium- und Natriumtransport durch die Erythrozytenmembran. Helv. physiol. pharmacol. Acta **11**, 346. — **Schauer, R.,** u. **G. Hillmann:** (1961) Beiträge zum Mechanismus des Phosphattransportes in Erythrozyten des Menschen. Hoppe-Seylers Z. physiol. Chem. **325**, 9. — **Scherrer-Gervai, M.,** u. **J. Tomesik:** (1962) Effekt der Perjodsäure auf die Erythrozytenmembran. Experientia (Basel) **18**, 311. — **Scheuch, D., K. H. Jacobasch, A. Hänel** u. **C. Wagenknecht:** (1963a) Der Einfluß von Methylenblau auf Glutathion und die Aktivität einiger SH-Enzyme. Acta biol. med. germ. **11**, 616. — **Scheuch, D., C. Kahrig, E. Ockel, C. Wagenknecht,** and **S. Rapoport:** (1961a) Role of glutathione and of self stabilizing chain of SH-enzymes and substrates in the metabolic regulation of erythrocytes. Nature (Lond.) **190**, 631. — **Scheuch, D., H. Kutscher** u. **S. Rapoport:** (1963b) Über die Maskierung der ATP-ase in Erythrocyten von Kaninchen. Acta biol. med. germ. **10**, 207. — **Scheuch, D.,** u. **S. Rapoport:** (1960) Glutathion und Triosephosphatdehydrogenase-Aktivität in roten Blutzellen von Kaninchen. Klin. Wschr. **38**, 757. ~ (1962a) Intrazelluläre Regulation der Aktivität einiger SH-Enzyme durch Glutathion. Folia haemat. (Lpz.) **78**, 81. — **Scheuch, D., H. Urban** u. **S. Rapoport:** (1962b) Über die Wege der Glukoseoxydation und ihren Anteil an der Atmung der Retikulozyten. Folia haemat. (Lpz.) **78**, 191. — **Schrier, S. L.:** (1963) Studies of the metabolism of human erythrocyte membranes. J. clin. Invest. **42**, 756. — **Schrier, S. L.,** and **L. S. Doak:** (1962) Metabolism and membrane transport of erythrocyte stroma. J. clin. Invest. **41**, 1397. — **Schultze, M, S. Rapoport** u. **A. Lach:** (1965a) Einfluß von Methylenblau auf die Veratmung von Substraten im Retikulozyten. IV. Intern. Symp. Struktur und Funktion der roten Blutkörperchen, Berlin 1964. Folia haemat. (Lpz.) **83**, 371. — **Schultze, M., S. Rapoport** u. **I. Scholz:** (1965b) Die Veratmung von Aminosäuren im Retikulozyten. IV. Intern. Symp. Struktur und Funktion der roten Blutkörperchen, Berlin 1964. Folia haemat. (Lpz.) **83**, 361 — **Schweiger, H.-G.:** (1964) Proteinsynthese und Ribonucleinsäure in kernlosen Retikulozyten. Naturwissenschaften **51**, 43. — **Schweiger, H. G., S. Rapoport** u. **F. Schölzel:** (1956) Der N-Stoffwechsel bei der Erythrozytenreifung: Reststickstoffbildung und Hämoglobinsynthese. Hoppe-Seylers Z. physiol. Chem. **306**, 33. ~ (1958) Der N-Stoffwechsel bei der Erythrozytenreifung: Die N-Bilanz unter endogenen Bedingungen. Hoppe-Seylers Z. physiol. Chem. **313**, 97. — **Scott, E. M., I. M. Duncan,** and **V. Ekstrand:** (1963) Purification and properties of glutathione reductase of human erythrocytes. J. biol. Chem. **238**, 3928. — **Scott, E. M.,** and **J. C. McGraw:** (1962) Purification and properties of diphosphopyridine nucleotide diaphorase of human erythrocytes. J. biol. Chem. **237**, 249. — **Selwyn, J. G.:** (1955) Heinz bodies in red cells after splenectomy and after phenacetin administration. Brit. J. Haemat. **1**, 173. — **Shafer, W.,** and **G. R. Bartlett:** (1961) Phosphorylated carbohydrate intermediates of the human erythrocyte during storage in acid citrate dextrose. I. Effect of the addition of inosine at the beginning of storage. J. clin. Invest. **40**, 1178. ~ (1962) Phosphorylated carbohydrate intermediates of the human erythrocyte during storage in acid citrate dextrose. III. Effect of incubation at 37⁰ C with inosine, inosine plus adenine and adenosine after storage for 6, 10, 14 and 18 weeks. J. clin. Invest. **41**, 690. — **Sheets, R. F.,** and **H. E. Hamilton:** (1958) A reversible effect on the metabolism of human erythrocytes by p-chloromercuribenzoic acid and N-ethyl maleimide. J. Lab. clin. Med. **52**, 138. — **Simon, E. R., R. G. Chapman,** and **C. A. Finch:** (1962) Adenine in red cell preservation. J. clin. Invest. **41**, 351. — **Simon, E. R.,** and **Y. J. Topper:** (1957) Fractionation of human erythrocyte on the basis of their age. Nature (Lond.) **180**, 1211. — **Slyke, D. D. van, H. Wu,** and **F. C. McLean:** (1923) Studies of gas and electrolyte equilibria in the blood. V. Factors controlling the electrolyte and water distribution in the blood. J. biol. Chem. **56**, 765. — **Skou, J. C.:** (1957) The influence of some cations on an adenosine triphosphatase from peripheral nerves. Biochim. biophys. Acta (Amst.) **23**, 394. — **Sloviter, H. A.,** and **R. K. Bose:** (1962) Referat Intern. Kongr. Biochem. Moskau 1961. Zit. nach Raderecht et al. — **Smith, L. H.,** and **F. A. Baker:** (1959) Pyrimidine metabolism in man. I. The biosynthesis of orotic acid. J. clin. Invest. **38**, 798. — **Solomon, A. K.:** (1959) Red cell membrane structure and ion transport. J. gen. Physiol. **43**, Suppl. 1. ~ (1952) The permeability of the human erythrocyte to sodium and potassium. J. gen. Physiol. **36**, 57. — **Solomon, A. K., T. J. Gill,** and **G. L. Gould:** (1956) The kinetics of cardiac glykoside inhibition of potassium transport in human erythrocytes. J. gen. Physiol. **40**, 327. — **Sols, A.,** and **R. K. Crane:** (1954) The inhibition of brain hexokinase by adenosine diphosphate and sulfhydryl-reagents. J. biol. Chem. **206**, 925. — **Spizer, S. S., C. H. Hannah,** and **A. M. Clark:** (1949) Studies in vitro on methemoglobin reduction in dog erythrocytes. J. biol. Chem. **177**, 217. — **Staub, N. C., J. M. Bishop,** and **R. E. Forster:** (1961) Velocity of $O_2$-uptake by human red blood cells. J. appl. Physiol. **16**, 511. — **Stoeckenius, W.:** (1962) The molecular structure of lipid-water systems and cell membrane models. Studies with the electron microscope. In: The interpretation of ultrastructure (R. J. C. Harris, Ed.), p. 349. New York-London: Academic Press. — **Szeinberg, A.,** and **P. A. Marks:** (1961) Substances stimulating glucose catabolism by the oxydative reactions of the pentose-phosphate pathway in human erythrocytes. J. clin. Invest. **40**, 914. — **Szekely, M., S. Manyai** u. **F. B. Straub:** (1953) Die Wirkung der Hämolyse auf den Stoffwechsel der roten Blutkörperchen beim Menschen. Acta physiol. (Acad. Sci. hung.) **4**, 31.

**Takahara, S., H. B. Hamilton, J. V. Neel, T. Y. Kobara, Y. Ogura,** and **E. T. Nishimura:** (1960) Hypocatalasemia: a new genetic carrier state. J. clin. Invest. **39**, 610. — **Tallan, H. H., S. Moore,** and **W. H. Stein:** (1954) Studies on the free amino acids and related compounds in the tissues of the cat. J. biol. Chem. **211**, 927. — **Terner, C., L. V. Eggleston,** and **H. A. Krebs:** (1950) The role of glutamic acid in the transport of potassium in brain and retina. Biochem. J. **47**, 139. — **Thorell, B.:** (1962) Cytochemistry of red blood cell maturation. Folia haemat. (Lpz.) **78**, 7. — **Thorup jr., O. A., J. T. Carpenter,** and **P. Howard:** (1964) Human erythrocyte catalase: Demonstration of heterogeneity and relationship to erythrocyte ageing in vivo. Brit. J. Haemat. **10**, 542. — **Tosteson, D. C.:** (1963) Active transport, genetics and cellular evolution. Fed. Proc. **22**, 19. — **Tosteson, D. C.,** and **J. F. Hoffman:** (1961) Regulation of cell volume by active cation transport in high and low potassium sheep red cells. J.gen. Physiol. **44**, 169. — **Tsuboi, K. K., J. F. Allan,** and **K. Fukunaga:** (1965) Limiting role of adenine nucleotide in the glycolysis of the human erythrocyte. IV. Intern. Symp. Struktur und Funktion der roten Blutkörperchen, Berlin 1964, Folia haemat. (Lpz.) **83**, 321. — **Tsuboi, K. K.,** and **P. B. Hudson:** (1953), (1955), (1956) Acid phosphatase. I. Human red cell phosphomonoesterase; general properties. Arch. Biochem. **43**, 339; **55**, 191; **61**, 197.

**Uhlenbruck, G.:** (1964) Erythrocyte mucoids (Editorial). Vox Sang (Basel) **9**, 377. — **Urbahn, H., I. Bierbaum** u. **S. Rapoport:** (1962) Versuche zum Abbauweg des Glyzins und der $CO_2$-Bildung aus Aminosäuren in Retikulozyten. Folia haemat. (Lpz.) **78**, 304.

**Valdiquié, P., J. Blaizot, L. Douste-Blazy,** et **J. Souyris:** (1961) C. R. Soc. Biol. (Paris) **155,** 66. Zit. nach van Deenen et al. 1964. — **Valtis, D. J.,** and **A. G. Baikie** (1955) The influence of red cell thickness on the oxygen dissociation curve of blood. Brit. J. Haemat. **1,** 146. — **Verdier, C. H. de,** and **L. Garby:** (1965) Factors influencing the hexokinase activity in hemolysates. IV. Intern. Symp. Struktur und Funktion der roten Blutkörperchen, Berlin 1964, Folia haemat. (Lpz.) **83,** 221. — **Vestergaard-Bogind, B.:** (1963) The transport of phosphate ions across the human red cell membrane. II. The influence of the concentration of inorganic phosphate on the kinetics of the uptake of ($^{32}$P)-Phosphate ions. Biochim. biophys. Acta (Amst.) **66,** 93. — **Vogel, W. C.,** and **L. Zieve:** (1962) Conversion of lecithin to lysolecithin as a source of fatty acids in incubated plasma or serum. Proc. Soc. exp. Biol. (N.Y.) **111,** 538.

**Wagenknecht, C.,** u. **Ch. Müller:** (1962) Gehalt und intrazelluläre Verteilung des Glutathions in Kaninchenerythrozyten und -reticulozyten. Folia haemat. (Lpz.) **78,** 77. — **Wagenknecht, C.,** u. **S. Rapoport:** (1957) Die Wirkung des Retikulocytenhemmstoffes auf lösliche Succinodehydrase und DPNH-Cytochrom C-Reduktase. Hoppe-Seylers Z. physiol. Chem. **308,** 127. ~ (1958) Über die selektive Wirkung des RÜ-Hemmstoffes auf die Eisenflavinfermente der Mitochondrien. Hoppe-Seylers Z. physiol. Chem. **309,** 201. — **Waller, H. D.:** (1964) Der Stoffwechsel der Erythrozyten und seine Bedeutung für die Stabilisierung des Hämoglobins. Folia haemat. N.F. **9,** 259. — **Waller, H. D., B. Schlegel, A. A. Müller** u. **G. W. Löhr:** (1959) Der Hämiglobingehalt in alternden Erythrozyten. Klin. Wschr. **37,** 898. — **Walter, H., F. W. Selby,** and **J. M. Brake:** (1964) The separation of young and old red blood cells by counter-current distribution. Biochem. biophys. Res. Commun. **15,** 497. — **Warburg, O.:** (1909) Zur Biologie der roten Blutzellen. Hoppe-Seylers Z. physiol. Chem. **59,** 112. — **Warburg, O.,** u. **W. Christian:** (1931a) Über die Aktivierung der Robinsonschen Hexose-mono-Phosphorsäure in roten Blutzellen und die Gewinnung aktivierender Fermentlösungen. Biochem. Z. **242,** 206. — **Warburg, O.,** u. **A. Griese:** (1935) Die Wirkungsgruppe des Co-Fermentes aus roten Blutzellen. Biochem. Z. **279,** 143. — **Warburg, O., F. Kubowitz** u. **W. Christian:** (1930) Über die katalytische Wirkung von Methylenblau in lebenden Zellen. Biochem. Z. **227,** 245. ~ (1931b) Über die Wirkung von Phenylhydrazin und Phenylhydroxylamin auf den Stoffwechsel der roten Blutzellen. Biochem. Z. **242,** 170. — **Watkins, W. M.:** (1964) Blood-group substances: Their nature and genetics. In: C. Bishop, and D. M. Surgenor (Eds.). The red blood cell, p. 359. New York and London: Academic Press. — **Weed, R. I., C. F. Reed,** and **G. Berg:** (1963) Is hemoglobin an essential structural component of human erythrocyte membranes? J. clin. Invest. **42,** 581. — **Weil, L.,** and **M. A. Russell:** (1934) A manometric micromethod for arginase determination. Enzymatic study of blood arginase in rats. J. biol. Chem. **106,** 505. — **Westerman, M. P., L. E. Pierce,** and **W. N. Jensen:** (1963) Erythrocyte lipids: A comparison of normal young and normal old populations. J. Lab. clin. Med. **62,** 394. — **Whittam, R.:** (1958) Potassium movements and ATP in human red cells. J. Physiol. (Lond.) **140,** 479. ~ (1962) Directional effects of alkali metal ions on adenosine triphosphate hydrolysis in erythrocyte ghosts. Nature (Lond.) **196,** 134. ~ (1964) Transport and diffusion in red blood cells. In: Monographs of the Physiological Society. London: E. Arnold. — **Wilbrandt, W.:** (1940) Die Abhängigkeit der Ionenpermeabilität der Erythrozyten vom glykolytischen Stoffwechsel. Pflügers Arch. ges. Physiol. **243,** 519. — **Williams, T. F., C. C. Fordham, W. Hollander,** and **L. G. Welt:** (1959) Osmotic behavior of human red blood cells. J. clin. Invest. **38,** 1587. — **Wolpers, C.:** (1956) Elektronenmikroskopische Untersuchungen der Innenstrukturen kernloser Erythrozyten. Klin. Wschr. **34,** 61. — **Wosegien, F., K. Dose** u. **H. Fischer:** (1962) Untersuchungen zur verbesserten Zellkonservierung. I. Mitt. Über den Einfluß von Purinnukleosiden auf den Erythrozytenstoffwechsel. Trennung säurelöslicher Phosphate und erste Ergebnisse. Klin. Wschr. **40,** 589.

**Yoshikawa, H.,** and **Sh. Minakami:** (1965) The control of glykolysis in erythrocytes by active cation transport. IV. Intern. Symp. Struktur und Funktion der roten Blutkörperchen, Berlin 1964. Folia haemat. (Lpz.) **83,** 21. — **Yoshikawa, H.,** and **M. Nakao:** (1962) Nucleotide metabolism and its relation to functions of preserved human erythrocyte. Folia haemat. (Lpz.) **78,** 248.

**Zipurski, A.,** and **L. G. Israels:** (1961) Transport of phosphate into the erythrocyte. Nature (Lond.) **189,** 1013.

*Nachtrag*

**Bessis, M.:** (1965) Cellular mechanism for the destruction of erythrocytes. Scand. J. Haemat.: Series Haemat. **2,** 59. — **Bessis, M.,** et **J. Breton-Gorius:** (1959) Différents aspects du fer dans l'organisme. II. Différentes formes de l'hémosidérine. J. biophys. Biochem. Cytol. **6,** 237. — **Boivin, P.,** et **C. Galand:** (1965) La synthèse du glutathion au cours de l'anémie hémolytique congénitale avec déficit en glutathion réduit. Déficit congénital en glutathion-synthétase érythrocytaire? Nouv. Rev. franç. Hémat. **5,** 707. — **Brewer, G. J.,**

**R. D. Powell, A. R. Tarlov,** and **A. S. Alving:** (1964) Hemolytic effect of primaquine. XVI. Glyoxalase activity of primaquine-sensitive and normal erythrocytes. J. Lab. clin. Med. **63,** 106. — **Bücher, Th.,** u. **W. Rüssmann:** (1963) Gleichgewicht und Ungleichgewicht im System der Glykolyse. Angew. Chem. **75,** 881. — **Busch, D.:** (1966) Beiträge zur Klinik und Biochemie hereditärer nichtsphärozytärer hämolytischer Anämien. Habil.-Schr. Univ. Freiburg.

**Caffrey, R. W., R. Tremblay, B. W. Gabrio,** and **F. M. Huennekens:** (1956) Erythrocyte metabolism. II. Adenosintriphosphatase. J. Biol. Chem. **223,** 1. — **Cornblath, M., D. F. Steiner, P. Bryan,** and **J. King:** (1966) Uridine diphosphoglucose glucosyltransferase in human erythrocytes. Clin. chim. Acta **12,** 27—32. — **Corsini, F., G. Grazia, V. Mei** u. **E. Cacciari:** (1965) Veränderungen des Nukleotidgehalts der Erythrozyten bei thalassämischen Kindern. Folia haemat. (Lpz.) **83,** 195. — **Crane, R. K.,** and **A. Sols:** (1955) Animal tissue hexokinases. In: Methods in enzymology, vol. I, p. 277 (S. P. Colowick, and N. O. Kaplan, Eds.). New York: Academic Press.

**Deenen, L. L. M. van:** (1965) Pers. Mitt.

**Eifler, R.,** u. **C. Wagenknecht:** (1964) NADH$_2$- und NADPH$_2$-spezifische GSSG-Reduktasen in roten Blutzellen. Acta biol. med. germ. **13,** 674. — **Etienne, J., M. Ayrault-Jarrier** et **J. Polonovski:** (1963) Étude de l'évolution des lipides au cours de l'incubation du serum. IV. Évolution des lipides des lipoprotéines isolées. Bull. Soc. Chim. biol. (Paris) **45,** 561.

**Gerlach, E.:** (1959) Der Stoffwechsel säurelöslicher Phosphorverbindungen in Vogel- und Menschen-Erythrozyten. Habil.-Schr. Freiburg. — **Goetze, E.,** u. **S. Rapoport:** (1954) Das Kathepsin der Kaninchenerythrozyten und seine Veränderungen bei der Zellreifung. Biochem. Z. **326,** 53.

**Heilmeyer, L.:** (1964) Die Störungen der Bluthämsynthese. Stuttgart: Georg Thieme. — **Hill, R.,** and **C. F. Mills:** (1961) Chemical composition of blood. In: Biochemists handbook (C. Long, Ed.), p. 839 ff. London: E. & F. N. Spon, ltd. — **Hochheuser, W., H. Weiss** u. **O. Wieland:** (1964) Über den Stoffwechsel der freien Essigsäure im Tierkörper und seine Beziehung zum Atherogeneseproblem. Z. klin. Chem. **2,** 175. — **Holzer, H.,** u. **H. W. Goedde:** (1957) Zwei Wege von Pyruvat zu Acetyl-Coenzym A in Hefe. Biochem. Z. **329,** 175. — **Huennekens, F. M., E. Nurk,** and **B. W. Gabrio:** (1956) Erythrocyte metabolism. I. Purine nucleoside phosphorylase. J. biol. Chem. **221,** 971.

**Jacobasch, G., I. Syllm-Rapoport** u. **S. Rapoport:** (1964) Regulierung der Glykolyse roter Blutzellen im Magnesiummangel. Acta biol. med. germ. **13,** 683. — **Jacobsson, K.:** (1959) On the inhibition of prostatic phosphatase by tartrate. Scand. J. Lab. Clin. Invest. **11,** 358.

**Kaplan, N. O.,** and **F. Lipmann:** (1948) The assay and distribution of coenzyme A. J. biol. Chem. **174,** 37. — **Kimber, R. J., H. Lander,** and **H. N. Robson:** (1965) The sequestration of NEM-treated red cells in normal and abnormal subjects: A test of splenic uptake function. J. Lab. clin. Med. **66,** 951.

**Lépine, R.,** et **Barral:** (1890) Sur le pouvoir glycolytique du sang et du chyle. C. R. Acad. Sci. (Paris) 1314. — **Linhardt, K.,** u. **K. Walter:** (1962) Phosphatasen (Phosphomonoesterasen). In: H. U. Bergmeyer, Methoden der enzymatischen Analyse, S. 779. Weinheim a. d. Bergstraße: Verlag Chemie. — **Loos, J. A.:** (1965) Een vergelijkend biochemisch onderzoek bij normale en afwijkende menselijke erythrocyten. Promotionsschrift Univ. Amsterdam.

**Miller, A.,** and **M. Horiuchi:** (1965) Erythrocyte glutathione. II. The effect of acetylphenylhydrazine and primaquine on the entry and incorporation of C$^{14}$ glycine into glutathione. J. Lab. clin. Med. **66,** 84. — **Moses, Sh. W., St. Levin, R. Chayoth, E. Lazarovitz,** and **D. Rubinstein:** Glucose and glycogen metabolism in erythrocytes of glycogen storage disease type III. (In press.) — **Müller, M., M. Schultze** u. **S. Rapoport:** (1965) Der Serinstoffwechsel im Retikulozyten. Folia haemat. (Lpz.) **83,** 364. — **Mulder, E.,** and **L. L. M. van Deenen:** (1965) Metabolism of red-cell lipids. III. Pathways for phospholipid renewal. Biochim. biophys. Acta (Amst.) **106,** 348.

**Nakao, M., T. Nakao, S. Yamazoe,** and **H. Yoshikawa:** (1961) Adenosine triphosphate and shape of erythrocytes. J. Biochem. (Tokyo) **49,** 487.

**Oort, M., J. A. Loos,** and **H. K. Prins:** (1961) Hereditary absence of reduced glutathione in the erythrocytes. A new clinical and biochemical entity? Vox Sang. (Basel) **6,** 370.

**Paysant-Diament, M.,** et **J. Polonovski:** (1960) Incorporation in vitro du $^{32}$P dans les phospholipides globulaires du sang humain. Bull. Soc. Chim. biol. (Paris) **42,** 337. — **Pennell, R. B.:** (1964) Composition of normal human red cells. In: C. Bishop and D. M. Surgenor (Eds.), p. 29 ff. The red blood cell. New York and London: Academic Press. — **Polonovski, J.,** et **M. Paysant:** (1963) Metabolism phospholipidique du sang. VIII. Échange des phospholipidiques marqués entre globules et plasma sanguin in vitro. Bull. Soc. Chim. biol. (Paris) **45,** 339. — **Prins, H. K., M. Oort, J. A. Loos, C. Zürcher,** and **Th. Beckers:** (1963) Hereditary absence of glutathione in the erythrocytes. Biochemical, haematological and genetical studies. Proc. 9th Congr. Europ. Soc. Haemat., Lisbon 1963, vol. II/1, p. 721. Basel and New York: S. Karger.

**Rapoport, S.:** (1965 b) Diskussionsbemerkung zu den Vorträgen von Rapoport, Garby, de Verdier u. a. Folia haemat. (Lpz.) **83**, 239. ~ (1965 c) Diskussionsbemerkung zum Vortrag W. Augustin et al. Folia haemat. (Lpz.) **83**, 239. — **Rapoport, S., u. L. Ababai:** (1964 a) Die Enzymregulation auf dem Niveau der Laktat-oxydoreduktase. NADH- und NADPH-Oxydasen sowie NADP-reaktive Laktat-oxydoreduktase in roten Blutzellen. Acta biol. med. germ. **13**, 852. — **Rapoport, S., F. Dietze** u. **G. Sauer:** (1964 b) Quantitative Aspekte des Phosphoglyceratzyklus in roten Blutzellen. Acta biol. med. germ. **13**, 693. — **Rapoport, S.,** u. **F. Jung:** III. u. IV. Internat. Erythrozyten-Symposion, Berlin 1961 und 1964. Folia haemat. (Lpz.) **78**, H. 3 u. 4 (1961) und **83**, H. 2, 3 u. 4 (1965), je als Sonderband. Leipzig: Akademische Verlagsgesellschaft Geest & Portig K.G. — **Regen, D. M., W. W. Davis, H. E. Morgan,** and **C. R. Park:** (1964) The regulation of hexokinase and phosphofructokinase activity in heart muscle. J. biol. Chem. **239**, 43. — **Repke, K.,** u. **H. J. Portius:** (1965) Vergleich der Wirkung von Steroidlaktonen auf die Transport-ATPase und den Ionentransport von Erythrozyten. Folia haemat. (Lpz.) **83**, 28. — **Rifkind, R. A.:** (1965) Heinz body anemia: An ultrastructural study. II. Red cell sequestration and destruction. Blood **26**, 433.

**Sass, M. D., L. M. Levy,** and **H. Walter:** (1963) Characteristics of erythrocytes of different ages. II. Enzyme activity and osmotic fragility. Canad. J. Biochem. **41**, 2287. — **Sauer, G.,** u. **D. Scholz:** (1965) Über die Reinigung und Charakterisierung der 2,3-PGase roter Blutzellen. Folia haemat. (Lpz.) **83**, 271. — **Schultze, M.,** u. **S. M. Rapoport:** (1964) Über die Wege des Glukoseabbaus beim Retikulozyten. Acta biol. med. germ. **13**, 310.

**Wagner, J.:** (1965) Regulierende Faktoren der Methämoglobinbildung durch Phenylhydroxylamin bei verschiedenen Tierarten. Vortrag Biochem. Inst. Univ. Freiburg. — **Wagner, R.:** (1946) The estimation of glycogen in whole blood cells. Arch. Biochem. **11**, 249. — **Winter, C. G.,** and **H. N. Christensen:** (1964) Migration of amino acids across the membrane of the human erythrocyte. J. biol. Chem. **239**, 872.

**Zieve, L.,** and **W. C. Vogel:** (1961) Measurement of lecithinase A in serum and other body fluids. J. Lab. clin. Med. **57**, 586.

# Das Hämoglobin und die Hämoglobinanomalien

Von

## Klaus Betke

Mit 14 Abbildungen

Das Hämoglobin[1], der rote Blutfarbstoff, ist ein zusammengesetzter Eiweißkörper, der den Transport des Sauerstoffes von der Lunge in die Gewebe besorgt. Die hierzu notwendige Fähigkeit zur reversiblen Sauerstoffbindung ist durch eine einzigartige Kombination eines Eiweißmoleküls (Globin) mit einem Eisen-Protoporphyrin-Komplex (Häm) gewährleistet.

### Das Molekül

Hämoglobin hat ein Molekulargewicht von 64458 (BRAUNITZER et al., 1961; BRAUNITZER, 1963). Dieser Wert ergibt sich aus der Summe der Aminosäurereste und der Häme. Der Eisengehalt — 4 Atome Eisen auf 1 Molekül — beträgt dementsprechend 0,347%. Unter biologischen Bedingungen dürfte das Molekulargewicht infolge der Bindung von 4 Molekülen $O_2$ und einer Anzahl Ionen höher liegen; DRABKIN (1965) errechnete eine Ziffer von rund 66000. Das harmoniert gut mit älteren Messungen. ADAIR (1924, 1963) hatte beispielsweise durch Untersuchung des osmotischen Druckes 67000 erhalten, ebenso SVEDBERG und FÅHRAEUS (1926) mit der Ultrazentrifuge.

Das Molekül besteht aus vier Untereinheiten, den Polypeptidketten des Globins, von denen je zwei identisch sind. Man bezeichnet sie mit den Buchstaben $\alpha$ und $\beta$. Normales menschliches Erwachsenenhämoglobin hat also die Globinformel $\alpha_2\beta_2$. Jede Polypeptidkette trägt ein Häm. Durch die Arbeiten von BRAUNITZER et al. (1961) sowie von KONIGSBERG und HILL (1962) wurde die *Primärstruktur*, die Sequenz der Aminosäuren beider Polypeptidketten aufgeklärt (Tabelle 1). Wie üblich, beginnt man die Numerierung N-terminal, d.h. an der Aminosäure mit endständiger Aminogruppe. Die $\alpha$-Kette besteht aus 141, die $\beta$-Kette aus 146 Aminosäureresten. Ihr Bau ist streckenweise auffallend homolog, so daß die Folgerung naheliegt, daß beide Ketten phylogenetisch aus einer Wurzel stammen (ITANO, 1957; INGRAM u. STRETTON, 1961). Den räumlichen Bau der Polypeptidketten und des Gesamtmoleküls konnte PERUTZ mit seinen Mitarbeitern aus Röntgenstrukturanalysen ableiten (PERUTZ et al., 1960). Die *Sekundärstruktur*, d.h. die räumliche Anordnung der Aminosäurereste zueinander, ist nicht einheitlich: Man findet mehrere Abschnitte (A—H in Tabelle 1, s. auch Abb. 1), die eine $\alpha$-Helix nach PAULING und COREY (1954) darstellen, und zwischen ihnen nichthelikal gebaute Abschnitte, die meist mit Knickungen und Biegungen der Poly

---

[1] *Nomenklatur* und *Abkürzungen*. Eine verbindliche Einigung auf bestimmte Abkürzungen gibt es noch nicht. Meist gebraucht werden die folgenden: Hämoglobin ganz allgemein = Hb. Sauerstofffreies oder desoxygeniertes Hb = Hb oder $Hb^{II}$. Der vielgebrauchte Terminus „reduziertes Hb" für desoxygeniertes Hb ist nur in der speziellen Situation des Gegensatzes zu Methämoglobin sinnvoll. Oxyhämoglobin = $O_2Hb$. Kohlenmonoxydhämoglobin, meist kurz Kohlenoxydhämoglobin genannt = COHb. Stickoxydhämoglobin = NOHb. Methämoglobin, auch Hämiglobin genannt, = MetHb oder $Hb^{III}$. Cyanmethämoglobin = CNmetHb oder kurz CNHb. — Die Anordnung $O_2Hb$, COHb usw. ist der Anordnung $HbO_2$, HbCO vorzuziehen, um Verwirrung mit der Nomenklatur der normalen und anomalen Hämoglobinvarianten, z.B. Hb S, Hb C, Hb $A_2$, zu vermeiden.

**Tabelle 1.** *Sequenz der Aminosäuren in der α-, β- und γ-Kette des menschlichen Blutfarbstoffs nach Angaben von* BRAUNITZER *und* RUDLOFF *(1962),* SCHROEDER *et al. (1962) sowie* LEHMANN *und* HUNTSMAN *(1966). Die Bereiche zwischen den großen Buchstaben (z. B. A————A) geben die helikalen Bereiche der Polypeptidketten an*

A —————————————

| | | | | | | | | | | | |
|---|---|---|---|---|---|---|---|---|---|---|---|
| α | Val - | | Leu - | Ser - | Pro - | Ala - | Asp - | Lys - | Thr - | Asn - | Val - | Lys - |
| | 1 | | 2 | 3 | 4 | 5 | 6 | 7 | 8 | 9 | 10 | 11 |
| β | Val - | His - | Leu - | Thr - | Pro - | Glu - | Glu - | Lys - | Ser - | Ala - | Val - | Thr - |
| | 1 | 2 | 3 | 4 | 5 | 6 | 7 | 8 | 9 | 10 | 11 | 12 |
| γ | Gly - | His - | Phe - | Thr - | Glu - | Glu - | Asp - | Lys - | Ala - | Thr - | Ileu - | Thr - |
| | 1 | 2 | 3 | 4 | 5 | 6 | 7 | 8 | 9 | 10 | 11 | 12 |

A ——————————

A —————————————— A                                              B ————

| | | | | | | | | | | | |
|---|---|---|---|---|---|---|---|---|---|---|---|
| α | Ala - | Ala - | Try - | Gly - | Lys - | Val - | Gly - | Ala - | His - | Ala - | Gly - | Glu - |
| | 12 | 13 | 14 | 15 | 16 | 17 | 18 | 19 | 20 | 21 | 22 | 23 |
| β | Ala - | Leu - | Try - | Gly - | Lys - | Val - | Asn - | | Val - | Asp - | Glu - |
| | 13 | 14 | 15 | 16 | 17 | 18 | 19 | | 20 | 21 | 22 |
| γ | Ser - | Leu - | Try - | Gly - | Lys - | Val - | Asn - | | Val - | Glu - | Asp - |
| | 13 | 14 | 15 | 16 | 17 | 18 | 19 | | 20 | 21 | 22 |

A ————————————— A                                              B —————

B ————————————————————— B

| | | | | | | | | | | | |
|---|---|---|---|---|---|---|---|---|---|---|---|
| α | Tyr - | Gly - | Ala - | Glu - | Ala - | Leu - | Glu - | Arg - | Met - | Phe - | Leu - | Ser - |
| | 24 | 25 | 26 | 27 | 28 | 29 | 30 | 31 | 32 | 33 | 34 | 35 |
| β | Val - | Gly - | Gly - | Glu - | Ala - | Leu - | Gly - | Arg - | Leu - | Leu - | Val - | Val - |
| | 23 | 24 | 25 | 26 | 27 | 28 | 29 | 30 | 31 | 32 | 33 | 34 |
| γ | Ala - | Gly - | Gly - | Glu - | Thr - | Leu - | Gly - | Arg - | Leu - | Leu - | Val - | Val - |
| | 23 | 24 | 25 | 26 | 27 | 28 | 29 | 30 | 31 | 32 | 33 | 34 |

B ————————————————————— B

B                       C —————————————— C

| | | | | | | | | | | | |
|---|---|---|---|---|---|---|---|---|---|---|---|
| α | Phe - | Pro - | Thr - | Thr - | Lys - | Thr - | Tyr - | Phe - | Pro - | His - | Phe - |
| | 36 | 37 | 38 | 39 | 40 | 41 | 42 | 43 | 44 | 45 | 46 |
| β | Tyr - | Pro - | Try - | Thr - | Gln - | Arg - | Phe - | Phe - | Glu - | Ser - | Phe - | Gly - |
| | 35 | 36 | 37 | 38 | 39 | 40 | 41 | 42 | 43 | 44 | 45 | 46 |
| γ | Tyr - | Pro - | Try - | Thr - | Gln - | Arg - | Phe - | Phe - | Asp - | Ser - | Phe - | Gly - |
| | 35 | 36 | 37 | 38 | 39 | 40 | 41 | 42 | 43 | 44 | 45 | 46 |

B                       C —————————————— C

D ————————————————————— D

| | | | | | | | | | | | |
|---|---|---|---|---|---|---|---|---|---|---|---|
| α | Asp - | Leu - | Ser - | His - | | | | | | Gly - | Ser - | Ala - |
| | 47 | 48 | 49 | 50 | | | | | | 51 | 52 | 53 |
| β | Asp - | Leu - | Ser - | Thr - | Pro - | Asp - | Ala - | Val - | Met - | Gly - | Asn - | Pro - |
| | 47 | 48 | 49 | 50 | 51 | 52 | 53 | 54 | 55 | 56 | 57 | 58 |
| γ | Asn - | Leu - | Ser - | Ser - | Ala - | Ser - | Ala - | Ileu - | Met - | Gly - | Asn - | Pro - |
| | 47 | 48 | 49 | 50 | 51 | 52 | 53 | 54 | 55 | 56 | 57 | 58 |

D ————————————————————— D

E ————————————————————————————

| | | | | | | | | | | | |
|---|---|---|---|---|---|---|---|---|---|---|---|
| α | Gln - | Val - | Lys - | Gly - | His - | Gly - | Lys - | Lys - | Val - | Ala - | Asp - | Ala - |
| | 54 | 55 | 56 | 57 | 58 | 59 | 60 | 61 | 62 | 63 | 64 | 65 |
| β | Lys - | Val - | Lys - | Ala - | His - | Gly - | Lys - | Lys - | Val - | Leu - | Gly - | Ala - |
| | 59 | 60 | 61 | 62 | 63 | 64 | 65 | 66 | 67 | 68 | 69 | 70 |
| γ | Lys - | Val - | Lys - | Ala - | His - | Gly - | Lys - | Lys - | Val - | Leu - | Thr - | Ser - |
| | 59 | 60 | 61 | 62 | 63 | 64 | 65 | 66 | 67 | 68 | 69 | 70 |

E ————————————————————————————

E ——————————————————— E

| | | | | | | | | | | | |
|---|---|---|---|---|---|---|---|---|---|---|---|
| α | Leu - | Thr - | Asn - | Ala - | Val - | Ala - | His - | Val - | Asp - | Asp - | Met - | Pro - |
| | 66 | 67 | 68 | 69 | 70 | 71 | 72 | 73 | 74 | 75 | 76 | 77 |
| β | Phe - | Ser - | Asp - | Gly - | Leu - | Ala - | His - | Leu - | Asp - | Asn - | Leu - | Lys - |
| | 71 | 72 | 73 | 74 | 75 | 76 | 77 | 78 | 79 | 80 | 81 | 82 |
| γ | Leu - | Gly - | Asp - | Ala - | Ileu - | Lys - | His - | Leu - | Asp - | Asp - | Leu - | Lys - |
| | 71 | 72 | 73 | 74 | 75 | 76 | 77 | 78 | 79 | 80 | 81 | 82 |

E ——————————————————— E

Tabelle 1. (Fortsetzung)

| | | F — — — — — — — — — — — — — — — — — F | | | | | | | | | | |
|---|---|---|---|---|---|---|---|---|---|---|---|---|
| α | Asn - | Ala - | Leu - | Ser - | Ala - | Leu - | Ser - | Asp - | Leu - | His - | Ala - | His - |
| | 78 | 79 | 80 | 81 | 82 | 83 | 84 | 85 | 86 | 87 | 88 | 89 |
| β | Gly - | Thr - | Phe - | Ala - | Thr - | Leu - | Ser - | Glu - | Leu - | His - | Cys - | Asp - |
| | 83 | 84 | 85 | 86 | 87 | 88 | 89 | 90 | 91 | 92 | 93 | 94 |
| γ | Gly - | Thr - | Phe - | Ala - | Gln - | Leu - | Ser - | Glu - | Leu - | His - | Cys - | Asp - |
| | 83 | 84 | 85 | 86 | 87 | 88 | 89 | 90 | 91 | 92 | 93 | 94 |
| | | F — — — — — — — — — — — — — — — — — F | | | | | | | | | | |

| | | | | G — — — — — — — — — — — — — — — — | | | | | | | |
|---|---|---|---|---|---|---|---|---|---|---|---|---|
| α | Lys - | Leu - | Arg - | Val - | Asp - | Pro - | Val - | Asn - | Phe - | Lys - | Leu - | Leu - |
| | 90 | 91 | 92 | 93 | 94 | 95 | 96 | 97 | 98 | 99 | 100 | 101 |
| β | Lys - | Leu - | His - | Val - | Asp - | Pro - | Glu - | Asn - | Phe - | Arg - | Leu - | Leu - |
| | 95 | 96 | 97 | 98 | 99 | 100 | 101 | 102 | 103 | 104 | 105 | 106 |
| γ | Lys - | Leu - | His - | Val - | Asp - | Pro - | Glu - | Asn - | Phe - | Lys - | Leu - | Leu - |
| | 95 | 96 | 97 | 98 | 99 | 100 | 101 | 102 | 103 | 104 | 105 | 106 |
| | | | | G — — — — — — — — — — — — — — — — | | | | | | | |

| | G — — — — — — — — — — — — — — — — — — G | | | | | | | | | | | |
|---|---|---|---|---|---|---|---|---|---|---|---|---|
| α | Ser - | His - | Cys - | Leu - | Leu - | Val - | Thr - | Leu - | Ala - | Ala - | His - | Leu - |
| | 102 | 103 | 104 | 105 | 106 | 107 | 108 | 109 | 110 | 111 | 112 | 113 |
| β | Gly - | Asn - | Val - | Leu - | Val - | Cys - | Val - | Leu - | Ala - | His - | His - | Phe - |
| | 107 | 108 | 109 | 110 | 111 | 112 | 113 | 114 | 115 | 116 | 117 | 118 |
| γ | Gly - | Asn - | Val - | Leu - | Val - | Thr - | Val - | Leu - | Ala - | Ileu - | His - | Phe - |
| | 107 | 108 | 109 | 110 | 111 | 112 | 113 | 114 | 115 | 116 | 117 | 118 |
| | G — — — — — — — — — — — — — — — — — — G | | | | | | | | | | | |

| | | | | | H — — — — — — — — — — — — — — | | | | | | |
|---|---|---|---|---|---|---|---|---|---|---|---|---|
| α | Pro - | Ala - | Glu - | Phe - | Thr - | Pro - | Ala - | Val - | His - | Ala - | Ser - | Leu - |
| | 114 | 115 | 116 | 117 | 118 | 119 | 120 | 121 | 122 | 123 | 124 | 125 |
| β | Gly - | Lys - | Glu - | Phe - | Thr - | Pro - | Pro - | Val - | Gln - | Ala - | Ala - | Tyr - |
| | 119 | 120 | 121 | 122 | 123 | 124 | 125 | 126 | 127 | 128 | 129 | 130 |
| γ | Gly - | Lys - | Glu - | Phe - | Thr - | Pro - | Glu - | Val - | Gln - | Ala - | Ser - | Try - |
| | 119 | 120 | 121 | 122 | 123 | 124 | 125 | 126 | 127 | 128 | 129 | 130 |
| | | | | | H — — — — — — — — — — — — — — | | | | | | |

| | H — — — — — — — — — — — — — — — — — — H | | | | | | | | | | | |
|---|---|---|---|---|---|---|---|---|---|---|---|---|
| α | Asp - | Lys - | Phe - | Leu - | Ala - | Ser - | Val - | Ser - | Thr - | Val - | Leu - | Thr - |
| | 126 | 127 | 128 | 129 | 130 | 131 | 132 | 133 | 134 | 135 | 136 | 137 |
| β | Gln - | Lys - | Val - | Val - | Ala - | Gly - | Val - | Ala - | Asn - | Ala - | Leu - | Ala - |
| | 131 | 132 | 133 | 134 | 135 | 136 | 137 | 138 | 139 | 140 | 141 | 142 |
| γ | Gln - | Lys - | Met - | Val - | Thr - | Gly - | Val - | Ala - | Ser - | Ala - | Leu - | Ser - |
| | 131 | 132 | 133 | 134 | 135 | 136 | 137 | 138 | 139 | 140 | 141 | 142 |
| | H — — — — — — — — — — — — — — — — — — H | | | | | | | | | | | |

| | H — — — — — — — — H | | | |
|---|---|---|---|---|
| α | Ser - | Lys - | Tyr - | Arg |
| | 138 | 139 | 140 | 141 |
| β | His - | Lys - | Tyr - | His |
| | 143 | 144 | 145 | 146 |
| γ | Ser - | Arg - | Tyu - | His |
| | 143 | 144 | 145 | 146 |
| | H — — — — — — — — H | | | |

Ala = Alanin
Arg = Arginin
Asn = Asparagin
Asp = Asparaginsäure
Cys = Cystein
Gln = Glutamin
Glu = Glutaminsäure
Gly = Glycin
His = Histidin
Ileu = Isoleucin

Leu = Leucin
Lys = Lysin
Met = Methionin
Phe = Phenylalanin
Pro = Prolin
Ser = Serin
Thr = Threonin
Tyr = Tyrosin
Try = Tryptophan
Val = Valin

peptidketten zusammenfallen. Aus der Anordnung solcher Biegungen und Knicke ergibt sich die *Tertiärstruktur* (Abb. 1). Sie ist für die α- und β-Kette sehr ähnlich, und sie findet sich in ganz entsprechender Weise auch beim Myoglobin, dessen Bau KENDREW et al. (1960) durch Röntgenanalysen noch genauer aufklären konnten, als es beim Hämoglobin möglich war. Der eigentümlich verschlungene Verlauf scheint also ein durchgehendes Anordnungsprinzip der respiratorischen Proteine zu sein. Die *Quaternärstruktur* des Gesamtmoleküls ist dadurch gekennzeichnet, daß die beiden Polypeptidkettenpaare sozusagen über Kreuz ineinandergeschoben sind. Das Molekül ist fast kugelig mit den Abmessungen $65 \times 55 \times 50$ ÅE (Perutz, 1964).

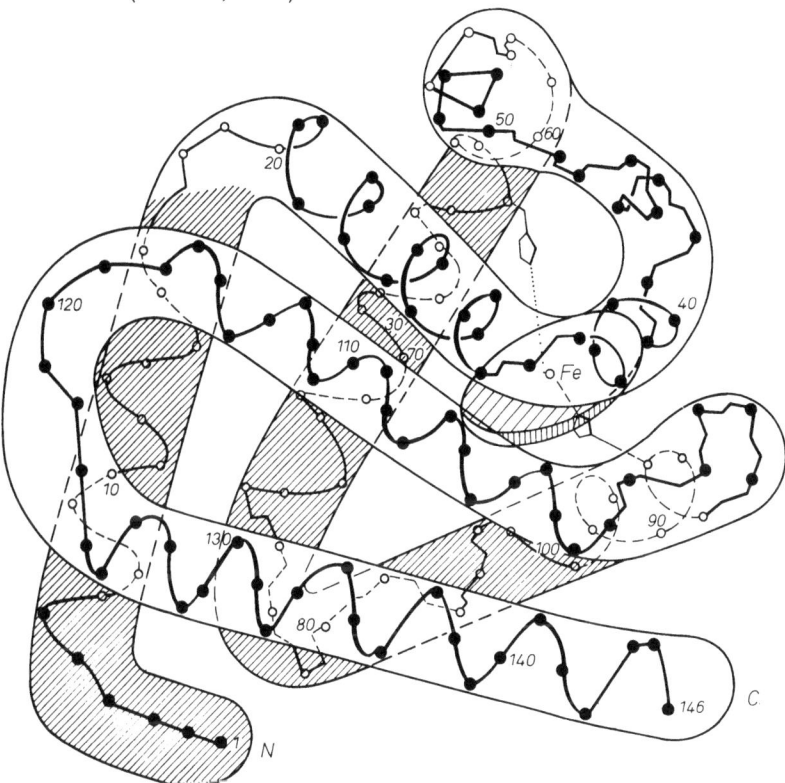

Abb. 1. Schematische Darstellung der $\beta$-Kette von menschlichem Hämoglobin unter Berücksichtigung der räumlichen Struktur. N = N-terminal, C = C-terminal. Jede zehnte Aminosäure in der Sequenz ist mit einer Ziffer markiert. Das Häm ist als runde Scheibe eingezeichnet. Helikale Bereiche am regelmäßig schraubigen Verlauf der Aminosäurekette erkennbar. — Modifiziert nach einer Abbildung von Perutz (1964), mit freundlicher Genehmigung des Autors und von „Scientific American"

Das Häm liegt jeweils in einer Nische der Tertiärstruktur. Schon 1939 hatte Wyman aus gewissen thermodynamischen Daten geschlossen, daß das Häm-Eisen mit einem Imidazolrest von Histidin verknüpft sein müsse. Auf Grund der Strukturanalysen von Wal-Myoglobin und Hämoglobin kann heute als gesichert gelten (Perutz, 1964; Schroeder, 1963), daß das Häm im Hämoglobin in einer Tasche zwischen zwei helikalen Bereichen (E und F, Tabelle 1) liegt. Das Eisen ist mit seiner 5. Koordinationsstelle mit dem Histidin in Position 87 der $\alpha$-Kette bzw. 92 der $\beta$-Kette (sog. „proximale Histidine") verbunden, während die 6. Koordinationsstelle, an der die reversible $O_2$-Bindung stattfindet, jeweils den („distalen") Histidinen 58$\alpha$ bzw. 63$\beta$ gegenüberliegt (Abb. 1).

Mit der Sauerstoffaufnahme ist eine merkwürdige Veränderung der Quaternärstruktur des Blutfarbstoffmoleküls verknüpft. 1938 hatte Haurowitz bereits festgestellt, daß kristallisiertes desoxygeniertes Hb bei $O_2$-Zutritt die Kristallform ändert. Durch Untersuchungen von Muirhead und Perutz (1963) wurde die zugrunde liegende Änderung der Konformation des Moleküls aufgeklärt: Im sauerstofffreien Hb haben die β-Ketten einen größeren Abstand voneinander als im O$_2$-Hb. Das Hämoglobinmolekül atmet sozusagen, „but paradoxycally it expands, not when oxygen is taken up but when it is released" (Perutz, 1964). Die α-Ketten verändern nicht ihre Lage zueinander. Dennoch scheinen sie für die Konformations-änderung wichtig zu sein, weil das Molekül des Hb H, ein Tetramer aus 4 β-Ketten (s. S. 649), seine Gestalt bei Oxygenation nicht ändert. Die Ketten verharren zueinander in der Position des desoxygenierten Hb (Perutz und Mazarella, 1963).

Aus Kristallisationsstudien, wie die erwähnte von Haurowitz (1938), ist schon lange bekannt, daß desoxygeniertes Hb, und zwar nur dieses, eine besondere Kristallstruktur hat, während O$_2$Hb, COHb, MetHb und CNmetHb überein-stimmend kristallisieren (Jope und O'Brien, 1949). Eine andere Eigentümlichkeit des Blutfarbstoffes, die Änderung der magnetischen Eigenschaft bei O$_2$-Aufnahme, beruht dagegen auf einer Änderung der Elektronenstruktur des Eisenatoms bei diesem Prozeß. O$_2$Hb und COHb sind diamagnetisch, während desoxygeniertes Hb und MetHb paramagnetisch sind (Pauling, 1949).

Bei der Bindung von molekularem Sauerstoff bleibt das Eisen zweiwertig wie im desoxygenierten Hb. In gleicher Weise kann CO gebunden werden, aber auch NO (Haurowitz und Hardin, 1954). Durch Oxydation entsteht dagegen Met-hämoglobin (Hämiglobin, Ferrihämoglobin), in dem das Eisen dreiwertig und nicht mehr fähig ist, Sauerstoff reversibel zu binden (Küster, 1910; Conant, 1923). Methämoglobin ist daher für den Sauerstofftransport unbrauchbar. Es ent-steht leicht durch direkte oder mittelbare Oxydation, beispielsweise durch Be-handlung mit Kaliumferricyanid oder Natriumnitrit, es bildet sich aber auch lang-sam in Anwesenheit von Sauerstoff durch Spontanoxydation. Das Eisen im Met-Hb kann mit verschiedenen Ionen reagieren. Experimentell und klinisch am wichtigsten ist die Reaktion mit Cyanid, die zur Bildung von Cyanmethämoglobin (Cyanhämiglobin) führt, einem sehr stabilen Molekül, das für die Hämoglobino-metrie eine große Bedeutung erlangt hat (s. S. 438).

### Spektrale Eigenschaften

Die Farbe des Blutfarbstoffes, ihre Verschiedenheit im oxygenierten und des-oxygenierten Zustand und ihre Änderung bei Überführung in unphysiologische Derivate sind durch sehr charakteristische Muster der spektralen Absorption be-dingt. Diese lassen sich am übersichtlichsten durch kurvenförmige Aufzeichnung der sog. Extinktion oder optischen Dichte darstellen (Heilmeyer, 1933; Drabkin und Austin, 1935/36). Solche Spektralkurven haben für die Identifizierung, quantitative Bestimmung und experimentelle Bearbeitung des Blutfarbstoffes und seiner Derivate eine außerordentliche Bedeutung. In Abb. 2 sind die Spektren der verschiedenen Hb-Zustandsformen dargestellt. Für alle Hb-Derivate (bzw. für Porphyrinverbindungen überhaupt) typisch ist eine sehr starke Absorption in der Gegend von 400 nm, die Soret-Bande (Abb. 4). Sie ist je nach Derivat etwas ver-schieden, sehr scharf lokalisiert. O$_2$Hb und COHb haben im sichtbaren Bereich zwei Maxima, die α- und β-Bande. Die Maxima von O$_2$Hb liegen bei 577 und 541 nm, die des COHb liegen bei etwas kürzeren Wellenlängen, 570 und 539 nm. Während die Lage der O$_2$Hb-Maxima bei verschiedenen Tieren nur ganz geringfügig variiert, findet man für das COHb-Spektrum deutliche Speciesdifferenzen (Anson et al., 1924). Der „span", die Differenz der α-Banden von O$_2$Hb und COHb voneinander, ist für die verschiedenen Tierarten charakteristisch. Desoxygeniertes Hb sowie Cyanmet-Hb haben jeweils ein relativ breites Maximum bei 555 bzw. 540 nm. Tabelle 2 enthält die wichtigsten Daten.

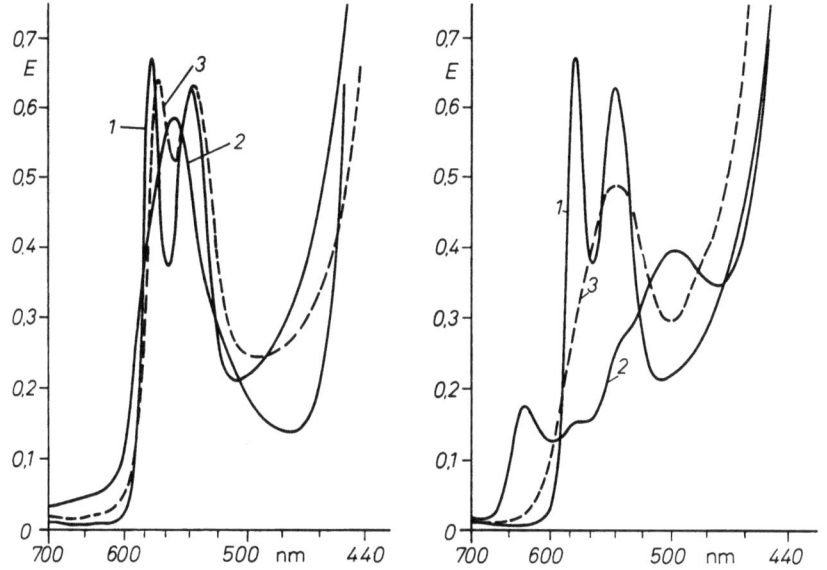

Abb. 2. Spektralkurven von menschlichem Blutfarbstoff. Links: Oxyhämoglobin (*1*), desoxygeniertes Hämo-globin (*2*), Kohlenmonoxydhämoglobin (*3*). Rechts: Oxyhämoglobin (*1*), Methämoglobin (*2*), Cyanmethämo-globin (*3*). Alle Kurven entsprechen einer Hb-Konzentration von 71,5 mg/100 ml = 1,11·10⁻² mMol — pH 6,8; registriert mit dem registrierenden Spektralphotometer Zeiss RPQ 20 A

MetHb nimmt dadurch eine Sonder-stellung ein, daß es wie ein Indicator sein Spektrum bei verschiedenen pH-Werten ändert (HAUROWITZ, 1924; AUSTIN u. DRABKIN, 1935/36; s. Abb. 3). Die Bande des sauren MetHb bei 630 nm ist für die quantitative MetHb-Bestimmung wichtig (s. S. 453); sie verschwindet bei Cyanidzusatz.

Im allgemeinen sind die Spektralkurven der Hb-Zustandsformen bei den verschie-nen normalen und anomalen menschlichen Hämoglobintypen identisch. Eine kleine, aber sehr charakteristische Eigenart besitzt das fe-tale Hämoglobin im Bereich des Ultraviolett-spektrums (Abb. 4): Die dem Phenylalanin zu-geschriebene breite Bande bei 270 nm zeigt bei Hb A in ihrem Anstieg vom langwelligen Be-reich her eine flache, mit dem Anstieg ver-schmelzende Erhebung bei 291 nm, die als Tryptophanbande bezeichnet wird. Beim feta-len Hb liegt die Tryptophanbande bei etwas kürzerer Wellenlänge: 289,8 nm, und sie ist durch ein kleines Minimum schärfer vom An-stieg der Phenylalaninbande abgehoben (JO-PE, 1949; BEAVEN et al., 1951). Das nur aus γ-Ketten bestehende anomale fetale Hb Barts (s. S. 649) hat die gleiche Eigenart (AGER u. LEHMANN, 1958).

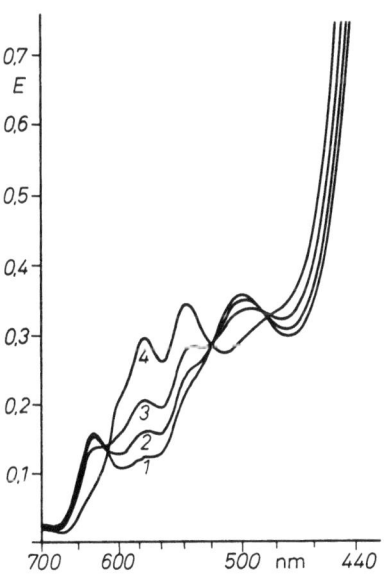

Abb. 3. Spektralkurven von Methämoglobin bei verschiedenem pH. *1* pH 6,6, *2* pH 7,3, *3* pH 7,8, *4* pH 8,6. Kurven 1, 2 und 3 mit ¹/₃ Volumen Sö-rensen-Phosphat, Kurve 4 mit ¹/₃ Volumen Micha-elis-Puffer eingestellt, pH elektrometrisch kon-trolliert. Beachte die isobestischen Punkte bei 615 und 520 nm. Blutfarbstoffkonzentration 62 mg/100 ml = 0,96·10⁻² mMol. Registriert mit dem regi-strierenden Spektralphotometer Zeiss RPQ 20 A

Besondere Bedeutung haben die spektralen Besonderheiten bei den anomalen Methämoglobinen, den Hb M-Typen. Auf sie wird bei Besprechung der Methämo-globinämien im 2. Teilband näher eingegangen.

Tabelle 2. *Lage und Extinktion einiger Maxima und Minima der Spektralkurven verschiedener Hb-Zustandsformen*

| | Maxima | | Minima | |
|---|---|---|---|---|
| | nm | $\varepsilon$ | nm | $\varepsilon$ |
| $O_2Hb$ . . . | 577 | 15,0 | | |
| | | | 559 | 8,5 |
| | 541 | 14,1 | | |
| | 415 | 133,0 | | |
| COHb . . . | 570 | 14,3 | | |
| | | | 553 | 11,8 |
| | 539 | 14,2 | | |
| Hb . . . . | 555 | 13,0 | | |
| CNmetHb . | 543 | 11,0 | | |
| Met-Hb . . | 630 | 3,9 | | |
| pH 6,8. . . | | | 600 | 2,9 |
| | 500 | 8,9 | | |

$\varepsilon =$ Extinktion einer Lösung, die 1 mval (= 16,114 g)/Liter Blutfarbstoff enthält. Die Messungen erfolgten in verdünnten Hämolysaten gewaschener Erythrocyten nach hochtouriger Zentrifugation. Alle Werte bezogen auf 11,0 für CNmetHb.

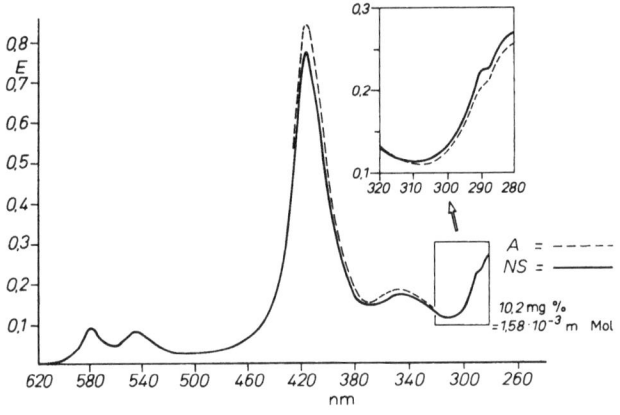

Abb. 4. Spektralkurve von Nabelschnur-Oxyhämoglobin im sichtbaren Bereich und im Ultraviolett. Punktiert ist die Spektralkurve von Erwachsenen-Oxyhämoglobin eingezeichnet, soweit die Meßpunkte stärker differierten. Bei 415 nm die Soretbande; im Vergleich mit ihr sind die $O_2Hb$-Banden bei 577 und 541 nm wenig eindrucksvoll. Das Gebiet der Tryptophanbande bei 290 nm ist rechts oben vergrößert herausgezeichnet. Blutfarbstoffkonzentration 10,2 mg/100 ml = $1{,}58 \cdot 10^{-2}$ mMol. Eigene Messungen mit P. BAHLS jr. mit dem Spektralphotometer Zeiss PMQ II

### Funktionelle Eigenschaften[1]

Die funktionelle Aufgabe des Blutfarbstoffes ist der Sauerstofftransport und die Mitwirkung am Kohlendioxydtransport. Er spielt damit eine entscheidende Rolle in der Atmung und eine bedeutende Rolle für den Säure-Basenhaushalt. Im folgenden sollen nur die Aspekte abgehandelt werden, die mit dem Hb selbst zu tun haben. Für weitergehende Informationen sei auf die Monographien von ROSSIER et al., (1956), DAVENPORT (1958), BARTELS et al. (1959a), ROUGHTON (1964), COMROE (1965) hingewiesen.

### *Sauerstofftransport*

$O_2$-**Kapazität.** Die gesamte Sauerstoffmenge, die das Hämoglobinmolekül bei der Oxygenation aufnehmen kann, beträgt 1 Molekül $O_2$ auf 1 Atom Eisen, also 22,4 lit $O_2$ auf eine Hb-Untereinheit von 16114 g. Die empirischen Ergebnisse

---

[1] Herrn Priv.-Doz. Dr. KLAUS RIEGEL danke ich für seine Beratung bei der Abfassung dieses Abschnittes.

stimmen mit dem theoretisch zu erwartenden Wert überein: HÜFNER fand schon 1894, daß 1 g Hb maximal 1,34 ml $O_2$ bindet, HEILMEYER und SUNDERMANN (1936) erhielten den Wert von 400 ml $O_2$ auf 1 g Eisen. Nach den neuesten Unterlagen über das Molekulargewicht von Hb müßte der sog. *Hüfner-Faktor* von bisher 1,34 auf 1,39 vergrößert werden. Zur vollen Oxygenation ist ein $O_2$-Partialdruck von mehr als 300 Torr notwendig (NAHAS et al., 1952), daher ist in vivo die Oxygenation nicht ganz vollständig. Die *$O_2$-Kapazität des Blutes*, gemessen in ml/100 ml Blut (kurz „Vol.-%"), kann man aus der Hb-Konzentration des Blutes in g-% multipliziert mit dem Hüfner-Faktor berechnen.

**$O_2$-Affinität.** Wenn der $O_2$-Druck zur vollen Oxygenation nicht ausreicht, stellt sich aus den beiden Vorgängen der Sauerstoffassoziation und Sauerstoffdissoziation ein Gleichgewicht ein, dem eine bestimmte Teiloxygenation oder „Sätti-

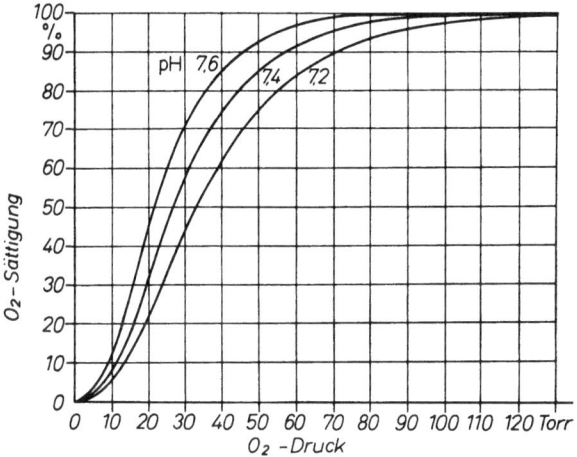

Abb. 5. Standard-$O_2$-Gleichgewichtskurve des erwachsenen Menschen. (Nach BARTELS et al., 1961)

gung" (= % der vollen Oxygenation) des Blutfarbstoffes entspricht. Die zwischen $O_2$-Druck und Oxygenation waltende Gesetzmäßigkeit pflegt man in Kurvenform als *$O_2$-Gleichgewichtskurve* aufzuzeichnen. Diese Bezeichnung ist besser als die meist gebrauchten Bezeichnungen $O_2$-Dissoziationskurve oder $O_2$-Bindungskurve, weil letztere nur die einseitigen Teilprozesse des Gleichgewichtes ansprechen. Bei Abtragung der $O_2$-Druckwerte (p$O_2$) auf der Abszisse bedeutet eine relative Linkslage der Kurve hohe $O_2$-Affinität, eine Rechtslage niedrige $O_2$-Affinität.

Für den Vergleich der $O_2$-Affinität verschiedner Proben sind Standardbedingungen nötig. Sie sind gewöhnlich für menschliches Vollblut 37°, pH 7,4 (= 40 nmol H·-Ionenaktivität/l), für Hb-Lösungen oder die intraerythrocytäre Affinität pH 7,2 (= 63 nmol). Da im physiologischen Bereich der H·-Ionengradient zwischen Zellen und Plasma rund 30 nmol beträgt (BATTAGLIA et al., 1965; RIEGEL u. KOCH, 1966), wäre es richtiger, die Kurven für Hb-Lösungen auf pH 7,15 zu beziehen. Zur Definition der Affinität gibt man meist einfach den zur 50%igen Oxygenation nötigen Sauerstoffdruck an: $P_{50}$ oder $T_{50}$.

Als in-vitro-Standard-$O_2$-Gleichgewichtskurve menschlichen Blutes ist diejenige von BARTELS et al., 1961 (Abb. 5) allgemein akzeptiert worden. Es handelt sich um eine Mittelwertskurve von 14 gesunden Erwachsenen, deren Individualkurven über längere Zeit hinweg konstant gefunden wurden. $T_{50}$ ist 26,8 ± 2,6 Torr mit individuellen Abweichungen von 22,9—28,3 Torr. Die Kurve ist von SEVERINGHAUS 1966 an Hand der Ergebnisse weiterer Autoren zur „Idealkurve" des erwachsenen Menschen ergänzt worden und steht in handlicher Form als „blood gas calculator" zur Verfügung. Bei Neugeborenen, Säuglingen und Kindern differiert die $O_2$-Affinität des Blutes von der des Erwachsenen (Tabelle 3).

Tabelle 3. *Altersabhängige Änderung der $O_2$-Affinität des Blutes, dargestellt als $O_2$-Druckwerte bei 50%iger $O_2$-Sättigung ($T_{50}$) in Torr*

| | Säuglingsalter | | | | | Kindesalter | | | | |
|---|---|---|---|---|---|---|---|---|---|---|
| | Nabel-schnur | 1 Woche | 2 Monate | 3 Monate | 5 Monate | 1 Jahr | 2 Jahre | 4 Jahre | 10 Jahre | er-wachsen |
| Mittelwert | 22,1 | 23,2 | 25,3 | 27,8 | 28,0 | 28,4 | 26,8 | 26,2 | 26,1 | 26,8 |
| SD $\pm$ | 1,0 | 1,3 | 1,3 | 2,4 | 1,2 | 1,1 | 1,1 | 0,9 | 1,1 | 2,6 |

Mittelwerte und Standardabweichung der Einzelwerte (SD). Nach Unterlagen bei RIEGEL (1962).

**Form der $O_2$-Gleichgewichtskurve.** Die $O_2$-Gleichgewichtskurve von Hb-Lösungen oder Blut hat unter physiologischen Bedingungen eine S-förmige Gestalt (Abb. 5), was bedeutet, daß desoxygeniertes Blut die ersten Sauerstoffmoleküle nur zögernd aufnimmt, daß jedoch mit steigender Sättigung die weitere Aufnahme von $O_2$ erleichtert wird. Offensichtlich begünstigt ein bereits oxygeniertes Häm die Oxygenierung der anderen. Diese Eigentümlichkeit der Sauerstoffbindung durch das Hb-Molekül wird *Häm-Häm-Interaction* genannt (PAULING, 1935; WYMAN, 1948). Die von ADAIR (1925) erstmals formulierte Konzeption, die Teilreaktionen der einzelnen Häme in der schrittweisen Oxygenation des Moleküls zu betrachten, die „Intermediate compound"-Hypothese, führte auf Grund konsequenter experimenteller Arbeit und mathematischer Analyse zu einer näherungsweisen Berechnung der vier individuellen Reaktionskonstanten (ROUGHTON, 1949; ROUGHTON et al., 1955; AINSWORTH et al., 1958). Danach ist beispielsweise die Reaktionsgeschwindigkeit des vierten Häms ein Mehrfaches von der des ersten Häms. Strukturelles Äquivalent der Häm-Häm-Interaction scheint die auf S. 639 erwähnte Konformationsänderung des Moleküls bei der Sauerstoffbindung zu sein.

Zur Umschreibung der Sauerstoffgleichgewichtskurve reicht für praktische Belange die 1910 von HILL angegebene Formel aus, auch Hillsche Approximation genannt (MANWELL, 1960):

$$y = (Kp^n) : (1 + Kp^n)$$

wobei $y$ die Sauerstoffsättigung, $p$ den Sauerstoffdruck und $K$ sowie $n$ Konstanten darstellen. Ist $n = 1$, ergibt sich eine Hyperbel, wie sie beim Myoglobin vorliegt. Für menschliches Blut oder Hämoglobin hat $n$ einen Wert um 2,5; unter Berücksichtigung aller Altersstufen findet man 2,2—2,7 (RIEGEL et al., 1959).

Die Teilvorgänge der Assoziation und Dissoziation von Sauerstoff erfolgen jeweils außerordentlich rasch, wie HARTRIDGE und ROUGHTON schon 1925 zeigen konnten. Die Aufsättigung und Entsättigung des Blutfarbstoffes hängt infolgedessen weitgehend von der Geschwindigkeit des $O_2$-Transportes in der Außenflüssigkeit ab (NIESEL et al., 1959). Bei der Oxygenierung einer maximal konzentrierten Hb-Lösung, wie sie in einem Erythrocyten vorliegt, scheint nach Untersuchungen von MOLL (1962) der Sauerstoff dadurch rasch eindringen zu können, daß neben einer Hb-Diffusion (MOLL, 1966) die Hb-Moleküle durch oszillierende Rotationsbewegungen und wechselnde Assoziation und Dissoziation die Sauerstoffmoleküle weitergeben.

*Beeinflussung von Form und Lage der $O_2$-Gleichgewichtskurve*

Form und Lage der $O_2$-Gleichgewichtskurve sind zwar charakteristisch für ein gegebenes Hämoglobin, doch üben äußere Einflüsse, wie pH, $CO_2$-Druck, Temperatur und Elektrolyte, einen erheblichen Einfluß darauf aus. Die bewirkten Veränderungen sind zum Teil ausschlaggebend für die funktionelle Wirksamkeit des Blutfarbstoffes.

**Bohr-Effekt.** Dieses 1904 von BOHR et al. festgestellte Phänomen spielt für die Oxygenation einerseits, für die Regulation der Blutpuffer und für die Elimination von $CO_2$ andererseits eine fundamentale Rolle. Wenn Hb Sauerstoff anlagert, nimmt seine Eigenschaft als Säure zu, nach WYMAN (1948) durch Erhöhung der Säurestärke von Imidazolgruppen von Histidin, wobei deren pK-Wert (isoionischer Punkt) sich von 7,93 nach 6,68 verschiebt. Für jedes gebundene Molekül $O_2$ dissoziiert 0,7 Äquivalent $H^·$-Ionen. Dies erleichtert die Austreibung von $CO_2$ in der Lunge. Auf der anderen Seite bringt eine Zufuhr von $H^·$-Ionen (z.B. bei wachsendem $CO_2$-Druck im Gewebe) durch Zurückdrängen der Ionisierung der Imidazolgruppen eine Abnahme der $O_2$-Affinität hervor: Die $O_2$-Abgabe wird erleichtert. Das Maß der Verschiebung der $O_2$-Gleichgewichtskurve wird durch die Beziehung $\Delta \log pO_2/\Delta$ pH umschrieben. Beim erwachsenen Menschen beträgt der Bohr-Effekt $\Delta \log pO_2 = -0,48\, \Delta$ pH (Lit. BARTELS et al., 1959). Für die vergleichende Physiologie der Säugetiere ist wichtig, daß je kleiner das Tier ist, es einen um so größeren Bohr-Effekt hat (RIGGS, 1961). Die Diskussion über den Mechanismus, der dem Bohr-Effekt zugrunde liegt, ist trotz intensiver Bearbeitung noch nicht abgeschlossen (MANWELL, 1960; BENESCH u. BENESCH, 1962; RIGGS, 1965). Ein entscheidend wichtiger Befund ist, daß Hb H, also das $\beta_4$-Hämoglobin, ähnlich wie das nur aus einer Polypeptidkette bestehende Myoglobin keinen Bohr-Effekt hat (BENESCH u. BENESCH, 1964). Es hat im übrigen auch keine Häm-Häm-Interaction und hat daher eine $O_2$-Gleichgewichtskurve ohne S-Krümmung wie Myoglobin. Der Bohr-Effekt läßt sich also nicht, wie oft versucht wurde, nur aus einer unmittelbaren Reaktion in der Umgebung des Häm-Eisens durch die Sauerstoffbindung erklären, sondern muß wie die Häm-Häm-Interaction Veränderungen des aus $\alpha$- und $\beta$-Ketten zusammengesetzten Gesamtmoleküls als Basis haben.

**Temperatur.** Mit ansteigender Temperatur nimmt die $O_2$-Affinität ab (BARCROFT u. KING, 1909). Zwischen $15^0$ und $38^0$ findet man annähernd konstant die Beziehung $\Delta \log pO_2 = 0,024\, \Delta T$ (ALBERS, 1962; SEVERINGHAUS, 1966).

**Elektrolyte.** Mit steigender Ionenstärke nimmt die $O_2$-Affinität ab und umgekehrt. Das war an sich schon lange bekannt und wurde neuerdings von ROSSI-FANELLI et al. (1961) für eine größere Zahl von Elektrolyten überprüft. Auch der Bohr-Effekt wird beeinflußt: er wird mit steigender Elektrolytkonzentration geringer (ANTONINI et al., 1962; ROOT et al., 1962; RIEGEL, 1963).

**Zellform.** VALTIS und BAIKIE (1955) hatten bei experimentellen Anämien von Meerschweinchen festgestellt, daß die $O_2$-Gleichgewichtskurve im Blut um so weiter nach rechts lag, je dünner die Erythrocyten waren. Diese Beobachtung konnte an physiologischen Veränderungen der Erythrocyten im Laufe der frühen Individualentwicklung bei Mensch, Schaf und Ziege sowie an Anämien bestätigt werden (BARTELS et al., 1959b; RIEGEL et al., 1961; RIEGEL, 1962), wobei jedoch das mittlere Zellvolumen bzw. die Zelloberfläche besser mit der Verlagerung der $O_2$-Gleichgewichtskurve korreliert waren als die Erythrocytendicke. Was letztlich als Ursache hinter diesen Beziehungen steht, ist noch unklar.

### Kohlendioxydtransport

Wie für den $O_2$-Transport ist der Blutfarbstoff auch für den $CO_2$-Transport die entscheidend wichtige Substanz. Die Situation ist hier jedoch komplizierter, weil neben der $CO_2$-Beladung und Abgabe am Hb noch eine Wechselwirkung mit dem Bicarbonatsystem besteht.

**$CO_2$-Bindung am Blutfarbstoff.** Hb kann $CO_2$ chemisch binden, nicht etwa am Eisen, sondern an Aminogruppen des Eiweißes als Carbaminoverbindung (MELDRUM u. ROUGHTON, 1933). Die Reaktion erfolgt sehr rasch nach der Gleichung $RNH_2 + CO_2 \rightleftharpoons RNHCOO^- + H^+$. Desoxygeniertes Hb bindet mehr $CO_2$ in dieser Weise als $O_2Hb$ — bei 40 Torr $pCO_2$ rund dreimal soviel, nämlich etwa 0,33 gegenüber 0,1 mM pro mM Blutfarbstoff (FERGUSON u. ROUGHTON, 1934) —, da die Oxygenation in Analogie zum Bohr-Effekt die Carbaminobindung erschwert. Interessanterweise vermehrt steigender $CO_2$-Druck die Carbaminobindung nur wenig, weil die mit $CO_2$ steigende H·-Ionenkonzentration der Carbaminoverbindung, die selbst Säurenatur hat, entgegenwirkt (ROUGHTON, 1944).

Das Carbamino-Kohlendioxyd wird im Rhythmus der Desoxygenation und Oxygenation in der Peripherie aufgenommen und in der Lunge abgegeben: 26—28% des ausgeatmeten $CO_2$ werden dadurch geliefert (FERGUSON, 1936). Aber auch an dem größeren Anteil, der vorwiegend aus dem Bicarbonat des Plasmas stammt, ist der Blutfarbstoff maßgeblich beteiligt (DAVENPORT, 1958): In der Peripherie aufgenommenes $CO_2$ wird hydratisiert und dissoziiert in H· und $HCO_3^-$. Die entstehenden H·-Ionen werden vom Hämoglobin abgepuffert (ein beträchtlicher Teil wird bereits durch den Bohr-Effekt aufgenommen), während die Bicarbonat-Ionen durch K· oder Na abgebunden werden und aus dem Erythrocyten ins Plasma diffundieren. Ohne die große puffernde Kraft des Blutfarbstoffes würde $CO_2$ im Gewebe liegenbleiben. Allerdings muß noch ein weiterer wichtiger Faktor erwähnt werden: Damit überhaupt $CO_2$ in ausreichender Menge zu Kohlensäure hydratisiert und in der Lunge wieder aus ihr freigesetzt werden kann, bedarf es der katalytischen Einwirkung eines Fermentes, der Carboanhydrase (MELDRUM u. ROUGHTON, 1933).

### Blutfarbstoff als Puffer

Hb enthält als Eiweiß auf Grund seiner Aminosäuren eine große Zahl von sauren und basischen Gruppen und hat daher eine hohe Pufferkapazität. Im physiologischen Bereich sind 2,54 mM Säure bzw. Base pro m Äqu. Hb (16,114) notwendig, um das pH um eine Einheit zu verschieben (GERMAN u. WYMAN, 1937). Wirksam sind in der Nähe des Blut-pH auf Grund ihrer pK-Werte Imidazolgruppen (Histidin), $\alpha$-Aminogruppen und Sulfhydrylgruppen. Durch ihre überragende Zahl dürften die Imidazolgruppen die wesentlichste Rolle spielen. Ein spezieller, der funktionellen Situation angepaßter Puffermechanismus ist der Bohr-Effekt, indem die Oxygenation eine Abgabe von H·-Ionen, die Desoxygenation eine Aufnahme von H·-Ionen gerade dann bewirkt, wenn H·-Ionen auf Grund der $CO_2$-Bewegung abgegeben bzw. aufgenommen werden müssen.

### Kohlenmonoxydbindung

Blutfarbstoff bindet Kohlenmonoxyd in gleicher Weise wie Sauerstoff am zweiwertigen Häm-Eisen. Je Atom Eisen wird ein Molekül CO angelagert. CO reagiert an sich träger mit Hb als $O_2$, doch zerfällt einmal gebildetes COHb nur sehr langsam, rund 10 000mal langsamer als $O_2Hb$ (MILLIKAN, 1936). Es resultiert daraus die bekannte hohe Affinität des CO zu Hb. Ein Gasgemisch, in dem Blutfarbstoff sich zur Hälfte mit CO, zur Hälfte mit $O_2$ sättigt, muß einen rund 200mal höheren Partialdruck von $O_2$ haben als von CO. Die mit dem Buchstaben M bezeichnete Verhältniszahl $pO_2/pCO$ hat beim Menschen (37°, pH 7,35) den Wert von 228 (CARLSTEN et al., 1954). Sie ist im sauereren und im alkalischeren Bereich geringer: 180 bei pH 7,5 und 140 bei pH 7,7 (ALLEN u. ROOT, 1957). Die CO-Gleichgewichtskurve ist (bei entsprechend niedrigeren Drucken) praktisch identisch mit der $O_2$-Gleichgewichtskurve, wenn auch kleine Differenzen bestehen (ROUGHTON, 1958). Für die Kombination der einzelnen Häme mit CO gelten die gleichen Überlegungen hinsichtlich der Häm-Häm-Interaction wie bei der Kombination mit $O_2$. Die einzelnen Reaktionskonstanten mit CO konnten mit guter Genauigkeit experimentell ermittelt werden (AINSWORTH et al., 1958). Eine besondere Eigenart von COHb ist, daß es durch Lichteinwirkung leicht in CO und Hb gespalten wird.

Größere Mengen von COHb kommen im Körper nur durch Vergiftungen vor, wobei Leuchtgas die Hauptrolle spielt. Geringere Mengen entstehen bei Aufenthalt in verkehrsgefüllten Straßen durch die Auspuffgase. Raucher erzielen bis zu 10% COHb (PETRY, 1954). CO entsteht jedoch laufend auch im Körper, wie SJÖSTRAND (1949, 1951) nachweisen konnte. Es stammt aus dem Blutabbau (s. S. 634), wobei 1 Molekül Hb 4 Moleküle CO liefert (SJÖSTRAND, 1952; LUDWIG et al., 1957). Bei Gesunden werden daher stets kleine Mengen an COHb im Blut gefunden, nach neueren Messungen von COBURN et al. (1965) 0,72—1,13%. Patienten mit hämolytischen Anämien kommen auf etwas höhere Werte (SJÖSTRAND, 1949; COBURN et al., 1965). Ziffern bis über 10% COHb findet man bei Neugeborenen mit Morbus haemolyticus neonatorum (OSKI u. ALTMAN, 1962).

## Die normalen Hämoglobintypen

Der menschliche Blutfarbstoff ist nicht einheitlich. Bei der Stärkeblockelektrophorese von Erwachsenenhämoglobin stellt sich neben der Hauptkomponente

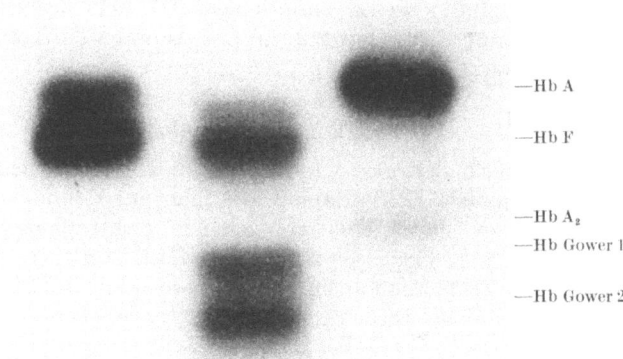

Abb. 6. Stärkegelelektrophorese. Links: Nabelschnurblut mit Hb F und Hb A, Mitte: Blut eines 3,8 cm langen menschlichen Embryos mit Hb F und Hb Gower 1 und 2, rechts: Erwachsenenblut mit Hb A und Hb A₂. Tris-EDTA-Borat-Puffer, pH 9,0. Start am unteren Bildrand

(= Hb A) eine im Mittel etwa 2—2,5% ausmachende, langsam wandernde Nebenkomponente dar, die Hb A₂ genannt wird (KUNKEL u. WALLENIUS, 1955; KUNKEL et al., 1957; s. Abb. 6). Außerdem läßt sich mit Hilfe verschiedener Methoden (CHERNOFF, 1953; HUISMAN, MARTIS u. DOZY, 1958; BETKE, 1960) zeigen, daß bei Erwachsenen noch eine Spur von fetalem Hb (= Hb F) vorhanden ist. Hb F macht die Hauptmenge des Blutfarbstoffes bei Feten aus, sein Austausch gegen Hb A beginnt schon vor der Geburt, so daß bei der Geburt nur noch 60—80% fetales Hb vorhanden sind. Hb F und Hb A₂ haben die gleiche α-Polypeptidkette wie Hb A, doch ist die Nicht-α-Kette jeweils von der β-Kette des Hb A verschieden. Sie heißt bei Hb F γ-Kette, bei Hb A₂ δ-Kette. Tabelle 4 faßt das Gesagte unter Angabe der Mengenverhältnisse beim Neugebornen und beim Erwachsenen zusammen. Bei der Umschaltung der Synthese von Hb F zu Hb A handelt es sich also um eine Umschaltung der γ-Ketten-Synthese zur β-Ketten-Synthese. Ähnlich wie die β-Ketten-Synthese läuft auch die δ-Ketten-Synthese (Hb A₂) im wesentlichen erst nach der Geburt an.

Auch für die Aminosäuresequenz der γ-Kette gilt, was auf S. 636 in bezug auf α- und β-Kette gesagt wurde: Es besteht streckenweise eine auffallende Ähnlichkeit.

Die von Schroeder et al. (1962) aufgeklärte Primärstruktur der $\gamma$-Kette findet sich in Tabelle 1. Wesentlich stärker ist noch die Ähnlichkeit zwischen $\beta$- und $\delta$-Kette: nur an zehn Positionen ist eine Aminosäure gegen eine andere ausgetauscht (Ingram u. Stretton, 1962; Hill u. Kraus, 1963).

Tabelle 4. *Prozentualer Anteil der drei normalen Blutfarbstofftypen beim Neugeborenen und Erwachsenen*

|  | Hb-Typ | Polypeptid-ketten | Prozentsatz vom Gesamtfarbstoff |
|---|---|---|---|
| Neugeborenes | Hb F | $\alpha_2\,\gamma_2$ | 60—80 |
|  | Hb A | $\alpha_2\,\beta_2$ | 20—40 |
|  | Hb $A_2$ | $\alpha_2\,\delta_2$ | $<0,5$ |
| Erwachsener | Hb A | $\alpha_2\,\beta_2$ | $>95$ |
|  | Hb $A_2$ | $\alpha_2\,\delta_2$ | 2 |
|  | Hb F | $\alpha_2\,\gamma_2$ | 0,5 |

In den ersten drei intrauterinen Entwicklungsmonaten, d. h. in der Embryonal-periode, findet man noch zwei weitere Hb-Fraktionen, die vorläufig Hb Gower 1 und Hb Gower 2 genannt werden (Abb. 6). Nach den Untersuchungen von Huehns et al. (1961) besitzt embryonales Hb eine besondere Nicht-$\alpha$-Kette, die $\varepsilon$-Kette genannt wird. Gower 2 soll $\alpha_2\varepsilon_2$, Gower 1 ein Tetramer aus $\varepsilon$-Ketten, d. h. $\varepsilon_4$ sein (Huehns et al., 1964).

### Anomale Hämoglobine

Neben den normalerweise vorkommenden Hämoglobinen gibt es genetisch determinierte anomale Hb-Varianten, die man auf Grund verschiedener Eigen-arten, insbesondere durch eine abweichende elektrophoretische Wanderungs-geschwindigkeit (s. S. 658) erkennen kann. Meist handelt es sich um Variationen von Hb A, doch kennt man auch Anomalien in bezug auf Hb F und Hb $A_2$. Die anomalen Hämoglobine werden teils mit den Buchstaben des großen Alphabetes bezeichnet (z. B. Hb S, Hb C, Hb D, Hb E), teils mit Hospital-, Orts- oder Land-schaftsnamen (z. B. Hb Bart's nach dem St. Bartholomews Hospital in London, Hb Zürich, Hb Norfolk), vereinzelt auch mit Eigennamen von Patienten (z. B. Hb Hope). Um eine einheitliche Nomenklatur zu gewährleisten, findet seit 1958 auf jedem Internationalen Hämatologenkongreß eine Absprache der führenden Fachleute statt [vgl. Blut **12**, 46 (1965)]. Ausführliche Übersichten über das ge-samte Gebiet der anomalen Hämoglobine wurden in den letzten Jahren von Huisman (1963), Huehns und Shooter (1965) und von Lehmann und Hunts-man (1966) zusammengestellt.

Der Unterschied zwischen einem anomalen Hämoglobin und normalem Hämo-globin besteht (mit wenigen Ausnahmen, s. u.) darin, daß in einer der beiden Polypeptidkettenarten eine Aminosäure gegen eine andere ausgetauscht ist. Daß man einer so geringen Differenz überhaupt auf die Spur kam, ist einem Kunstgriff von Ingram (1956) zu verdanken: Er spaltete den Blutfarbstoff durch tryptische Verdauung in Peptide und trennte diese zweidimensional durch Chromatographie und Elektrophorese auf. Das ergab reproduzierbare charakteristische Flecken-muster, von Ingram „fingerprints" genannt — „Fingerabdrücke" also zur Identifi-zierung der Hämoglobine. Bei Vergleich von Hb S mit Hb A war ein der $\beta$-Kette angehörendes Peptid verschieden gewandert, und die Untersuchung dieses Peptids ergab, daß von acht darin vorhandenen Aminosäureresten einer bei Hb S und Hb A differierte. Statt Glutamyl in Hb A war Valyl in Hb S. Als man durch die Arbeiten von Braunitzer et al. (1961) die gesamte Sequenz der $\alpha$- und $\beta$-Kette (s. Tabelle 1) kannte, war die Position dieses Austausches leicht zu ermitteln, es handelte sich um den 6. Aminosäurerest. Hb S ist also folgendermaßen charakterisiert: $\alpha_2\beta_2^{6\ \text{Glu}\to\text{Val}}$ oder einfacher $\alpha_2\beta_2^{6\ \text{val}}$. In ähnlicher Weise hat man in der Zwischenzeit zahlreiche Hämoglobine identifizieren können (Tabelle 5; Lit. s. Huisman, 1963; Huehns u. Shooter, 1965; Beale u. Lehmann, 1965).

**Zur Nomenklatur:** $\alpha^A$ und $\beta^A$ sind die beiden Polypeptidketten von Hb A; üblicherweise läßt man in Formeln von menschlichen Hämoglobinen die Kennzeichnung A fort. $\beta^S$, $\beta^C$, $\beta^{\text{Zürich}}$ usw. ist jeweils die (anomale) $\beta$-Kette von Hb S, Hb C, Hb Zürich. $\alpha^I$, $\alpha^{\text{Norfolk}}$, $\alpha^{\text{M Boston}}$ usw. ist jeweils die (anomale) $\alpha$-Kette von Hb I, Hb Norfolk, Hb M Boston. Will man die Abweichung einer anomalen Peptidkette genauer charakterisieren, gibt man das an, was man davon weiß: $\alpha_2^{T\ 23}\beta_2$ heißt, daß in dem betreffenden Hb das tryptische Peptid 23 der $\alpha$-Kette different ist. $\alpha_2\beta_2^{7\ \text{glu}\to\text{lys}}$ heißt, daß der Glutaminsäurerest in Position 7 der $\beta$-Kette durch ein Lysyl ersetzt ist. Meist setzt man die Kenntnis der normalen Positionen voraus (Tabelle 1) und schreibt lediglich $\alpha_2\beta_2^{7\ \text{lys}}$ o.ä. Entsprechendes gilt für die $\gamma$- und $\delta$-Kette.

Für die Bezeichnung der verschiedenen anomalen Hämoglobine selbst gilt seit der letzten Vereinbarung 1964 in Stockholm folgendes: Die einfachen Bezeichnungen wie Hb S, Hb C, Hb Zürich werden benutzt, wenn die Situation eindeutig ist. Man vermerkt jedoch die anomale Kette, wenn Hämoglobine elektrophoretisch gleich erscheinen, hinsichtlich der betroffenen Kette aber differieren, z.B. Hb D$\alpha$, Hb D$\beta$. Genügt auch dies noch nicht zur Identifizierung, schreibt man eine nähere Bestimmung (meist Ort der Erstbeobachtung) hinzu, z.B. Hb G$\alpha$ Philadelphia, Hb G$\alpha$ Norfolk. Bei Anomalien von Hb F und Hb A$_2$ verfährt man ähnlich, z.B. Hb F$\alpha$I, Hb F$\alpha$M Iwate, Hb F$\gamma$Roma; Hb A$_2\alpha$D, Hb A$_2\alpha$G Philadelphia, Hb A$_2\delta$ Flatbush. Die häufigste Hb A$_2$-Variante mit Anomalie in der $\delta$-Kette, das Hb A$_2'$ (zeitweise auch B$_2$ genannt) fällt noch aus dieser Nomenklatur heraus, weil die Bezeichnung schon zu lange eingebürgert ist.

Aus den heutigen Kenntnissen über die genetische Codierung von Aminosäuren durch Basentriplets (Nirenberg et al., 1965) läßt sich ableiten, welche Möglichkeiten überhaupt für den Austausch einer Aminosäure durch eine andere infolge einer sog. Punktmutation gegeben sind. Sie sind beschränkt, wenn man jeweils nur den Austausch einer Base im Triplet einräumt. Beale und Lehmann (1965) haben diese Frage an Hand der bisher bekannten Substitutionen bei anomalen Hämoglobinen überprüft. Alle waren in dem angegebenen Sinn „möglich" bis auf den Austausch Lys→Asp, der bisher für Hb I in Position 16 der $\alpha$-Kette angenommen worden war (Murayama, 1962). Eine erneute Analyse von Hb I ergab, daß die Substitution in Wirklichkeit Lys→Glu war.

Aminosäurenaustausch an zwei Stellen der $\beta$-Kette wurde von Bookchin et al. (1967) im Hb C Harlem festgestellt, und zwar 6 Glu→Val und 73 Asp→Asn. Es handelt sich sozusagen um ein Sichelzell-Hb mit einer zweiten Mutation. Eine analoge Veränderung scheint bei Hb C Georgetown vorzuliegen (Gerald und Rath, 1966).

Die erläuterte Gesetzmäßigkeit gilt für fast alle bisher beobachteten anomalen Hämoglobine. Eine äußerst interessante *Ausnahme* bildet das Hb Lepore (Gerald u. Diamond, 1958). Die $\alpha$-Kette ist normal, die Nicht-$\alpha$-Kette entspricht jedoch N-terminal der $\delta$-Kette, C-terminal der $\beta$-Kette (Baglioni, 1962). Offensichtlich handelt es sich um das Ergebnis einer Genfusion durch ungleiches crossing over von $\delta$- und $\beta$-Gen. Hb Lepore ist ziemlich selten, doch hat man es an verschiedenen Stellen der Welt angetroffen. Ein von Neeb et al., 1961, bei Eingeborenen von Neu-Guinea beschriebenes Hb Lepore Hollandia ist different von dem erstbeschriebenen Hb Lepore Boston, wenn es auch insofern mit ihm übereinstimmt, daß es aus Teilen der $\beta$- und der $\delta$-Kette aufgebaut ist. Dagegen scheint das von Fessas et al. 1962 in Griechenland gefundene Hb Pylos mit Hb Lepore Boston übereinzustimmen.

Weitere Ausnahmen bilden die Hämoglobine H und Bart's. Bei Hb H handelt es sich um ein Hb, das nur aus vier $\beta$-Ketten besteht, also $\beta_4$ (Jones et al., 1959), während Hb Bart's ein $\gamma_4$ ist (Hunt u. Lehmann, 1959). Als Hb Augusta I und II wurden Hämoglobine beschrieben, die nur aus anomalen $\beta$-Ketten bestehen, nämlich $\beta_4^S$ und $\beta_4^C$ (Huisman, 1960, 1963). Der Entstehungsmodus dieser Hämoglobine ohne α-Ketten wird weiter unten bei der Besprechung der Thalassämie erläutert.

Schließlich kommen als Ausnahme von der Regel auch Ausfälle von Aminosäuren vor, *Deletionen*. Bei Hb Freiburg fehlt in der β-Kette das Valin in Position 23 (Jones et al., 1966), während bei Hb Gunhill fünf Aminosäuren der β-Kette fehlen (Bradley, 1967). Man nimmt an, daß Deletionen durch ungleiches crossing over zustande kommen.

## Vererbung

Die Beobachtungen sprachen zunächst dafür, daß nach dem Muster „ein Gen — ein Hämoglobin" die anomalen Hämoglobine Allele von Hb A sind (Itano, 1953; Ranney, 1954; Rucknagel u. Neel, 1961). Bei Heterozygotie für Hb S findet sich im Blut Hb A + Hb S (Abb. 7), bei Heterozygotie für Hb C findet sich

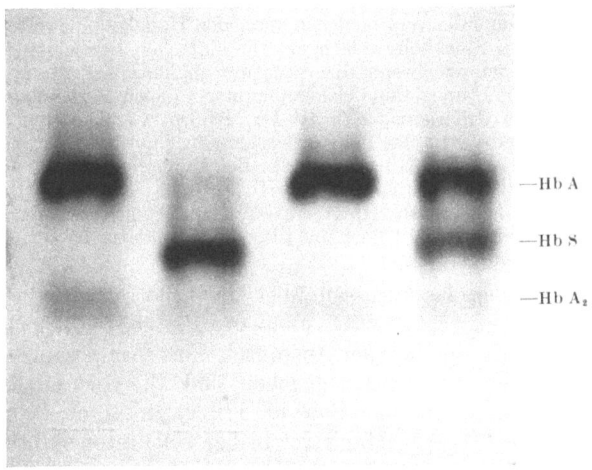

Abb. 7. Stärkeblockelektrophorese. Von links nach rechts: 1. Thalassaemia minor mit verstärktem Hb A₂, 2. Sichelzellanämie (Homozygotie für Hb S). Eine geringe Menge Hb A ist infolge einer Transfusion vorhanden. 3. Normaler Erwachsener, 4. Sichelzellträger (Heterozygotie für Hb S). — Veronalnatrium-Puffer, pH 8,6

im Blut Hb A + Hb C (wenn man einmal von den außerdem noch vorhandenen „minor-Hämoglobinen" Hb A₂ und Hb F absieht). Homozygote Individuen haben nur das anomale Hb, also z.B. Hb S oder nur Hb C, kein Hb A. Erbt ein Individuum vom Vater die Anlage für Hb S, von der Mutter die für Hb C, dann resultiert die sog. doppelte Heterozygotie. Im Blut findet man Hb S und Hb C, kein Hb A. Ist ein Elternteil in diesem Sinn doppelt heterozygot, der andere normal, dann müssen die Kinder in jedem Fall einfach heterozygot für eines der beiden anomalen Gene sein. Wenn die Anomalien Allele von Hb A sind, darf keines der Kinder beide Anomalien haben oder normal sein; dies ist zumindest für Hb S und Hb C erwiesen (Ranney, 1954). Aber auch bei den anderen anomalen Hämoglobinen wurde die angenommene Gesetzmäßigkeit in zahllosen Familien immer wieder bestätigt gefunden. Dann stieß man jedoch auf merkwürdige Ausnahmen (Smith u. Torbert, 1958); Menschen mit 4 Hämoglobinen im Blut wurden beobachtet (Raper et al., 1960; Atwater et al., 1960), die als experimenta naturae zeigten, daß der Vererbungsmodus anders sein müsse. Heute ist klar, daß er nach dem Muster „ein Gen — eine Polypeptidkette" vor sich geht (Itano et al., 1959).

Jeder Polypeptidkette entspricht ein Genort, jeder Genort kann unabhängig von den anderen eine Mutation tragen. β- und δ-Locus sind jedoch sehr eng gekoppelt (Horton u. Huisman, 1963), ebenso offensichtlich β- und γ-Locus (Rucknagel u. Neel, 1961; Conley et al., 1963). Besitzt ein Individuum ein normales und ein anomales $\beta$-Gen, dann verbinden sich die synthetisierten normalen $\alpha$-Ketten teils mit normalen, teils mit anomalen $\beta$-Ketten, d.h. es bilden sich Hb A und ein $\beta$-anomales Hb, z.B. Hb C. Man findet interessanterweise immer nur Kombinationen von Ketten*paaren*, also $\alpha_2\beta_2$ oder $\alpha_2\beta_2^C$, niemals jedoch Moleküle wie $\alpha_2\beta\beta^C$, obwohl sie durchaus denkbar wären und obwohl wahrscheinlich sogar während der Synthese zunächst $\alpha\beta$-Komplexe gebildet werden (GUIDOTTI et al., 1963). Ebenso wie bei einer Anomalie der $\beta$-Kette eine Variante von Hb A gebildet wird, gibt es anomale Typen von Hb F und Hb A$_2$ auf Grund von Anomalien der $\gamma$- bzw. $\delta$-Kette, z.B. Hb F Roma, Hb Alexandra, Hb Warren, Hb F Texas bzw. Hb A$_2'$, Hb Flatbush, Hb Sphakia (s. Tabelle 5). Besondere Verhältnisse liegen jedoch bei Anomalien der $\alpha$-Kette vor: Da die $\alpha$-Kette nicht nur in Hb A, sondern auch in Hb F und Hb A$_2$ vorhanden ist, bewirkt einfache Heterozygotie die Synthese von Varianten aller drei Hämoglobine. Ein junger Säugling, der von einem Elternteil eine $\alpha$-Kettenanomalie geerbt hat, z.B. $\alpha^G$, hat mithin zwei fetale Hämoglobine: $\alpha_2\gamma_2 =$ Hb F und $\alpha_2^G\gamma_2 =$ Hb F$\alpha$G, daneben zwei Erwachsenenhämoglobine: $\alpha_2\beta_2 =$ Hb A und $\alpha_2^G\beta_2 =$ Hb G. Und er hat auch bereits Spuren von zwei A$_2$-Hämoglobinen, nämlich $\alpha_2\delta_2 =$ Hb A$_2$ und $\alpha_2^G\delta_2 =$ Hb A$_2\alpha$G.

Wenn ein Individuum von einem Elternteil eine $\alpha$-Anomalie, vom anderen Elternteil eine $\beta$-Anomalie erbt, dann synthetisiert es vier verschiedene Kettenarten, beispielsweise $\alpha$, $\alpha^G$, $\beta$, $\beta^C$. In diesem Fall erscheinen vier verschiedene Erwachsenenhämoglobine im Blut: normales Hb A $(=\alpha_2\beta_2)$, Hb C $(=\alpha_2\beta_2^C)$, Hb G $(=\alpha_2^G\beta_2)$ und ein Hb, in dem beide Ketten anomal sind $(\alpha_2^G\beta_2^C)$, welches man nach den beiden vorhandenen Komponenten benennt, in diesem Fall also Hb G/C. Solche Fälle sind, wie oben schon erwähnt, mehrfach gesehen worden (ATWATER et al., 1960; BAGLIONI u. INGRAM 1961; McCURDY et al., 1961; RAPER et al., 1960). Selbstverständlich haben solche Individuen jeweils auch neben normalem Hb A$_2$ und Hb F die dazugehörigen $\alpha$-anomalen Varianten, Hb A$_2\alpha$G und Hb F$\alpha$G.

### Thalassämie

Bei der Thalassämie handelt es sich um einen genetischen Defekt der Synthese von normalem Hämoglobin. Es war eine Zeitlang strittig, ob primär die Häm- oder die Globinsynthese gestört ist, doch ist heute sicher, daß der entscheidende Defekt bei der Globinsynthese liegt (MOTULSKY, 1964; WEATHERHALL, 1965) und daß die nachweisbare Störung der Hämsynthese (BANNERMAN, 1961; HEILMEYER, 1962) als Folge davon aufzufassen ist. Man weiß ferner, daß der Defekt nicht die Globinsynthese pauschal trifft, sondern sich jeweils nur gegen eine der beiden Polypeptidketten richtet. Dementsprechend unterscheidet man eine $\beta$-Thalassämie von einer $\alpha$-Thalassämie. Eine analoge Synthesehemmung kommt auch hinsichtlich der $\delta$-Kette vor (s. unten).

Wenn auch die Hauptmenge der klinischen Beobachtungen sich recht gut in das Schema der zwei Thalassämietypen einordnen läßt, ist man doch weit von einer allen Besonderheiten gerecht werdenden Einsicht entfernt (MOTULSKY, 1964). Auch ist das letztlich zur Hemmung der Polypeptidkettensynthese führende genetische Prinzip nicht klar. Es wurde und wird noch diskutiert, ob die „Hemmung" daraus resultiert, daß eine abnorme $\alpha$- bzw. $\beta$-Kette mit stark verlangsamter Synthesegeschwindigkeit produziert wird, wobei jedoch die Anomalie nicht mit den üblichen Hilfsmitteln (Elektrophorese usw.) festgestellt werden kann. Es könnte sich um eine einfache Aminosäurensubstitution handeln (INGRAM u. STRETTON, 1959) oder auch um eine Transposition von normal vorhandenen Aminosäuren (ITANO u. PAULING, 1961). Bisher konnte noch kein Beleg für eine solche Annahme gefunden werden. Die moderne Genetik liefert noch zahlreiche Denkmöglichkeiten für die Erklärung der Thalassämie (NANCE, 1963; ZUCKER-

KANDL, 1964), doch sollen sie nicht weiter diskutiert werden, weil keine von ihnen bisher über das Stadium der Hypothese hinausgekommen ist (vgl. hierzu MO-TULSKY, 1964; HUEHNS u. SHOOTER, 1965).

Die „klassische" Thalassämie des Mittelmeerraumes läßt sich als Hemmung der β-Ketten-Synthese, also als *β-Thalassämie* interpretieren. Sie wird erst einige Wochen bis Monate nach der Geburt manifest, im gleichen Maß, in dem die γ-Ketten-Synthese durch die β-Ketten-Synthese ersetzt wird. Da zu wenig β-Ketten gebildet werden, ist die Gesamtsynthese von Hb A vermindert. Über-schüssige α-Ketten finden aber δ-Ketten und γ-Ketten als Partner, weshalb der Prozentsatz an Hb A$_2$ und Hb F ansteigt. Die Vermehrung von Hb A$_2$ auf rund

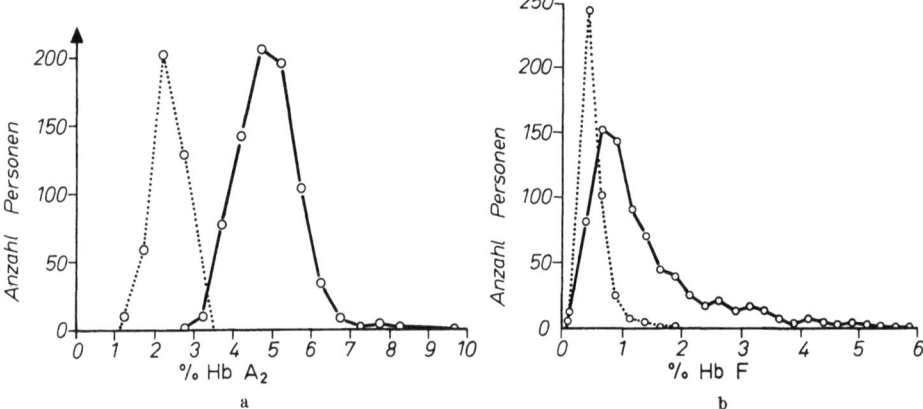

Abb. 8a u. b.  Hb A$_2$-Menge (a) und Hb F-Menge (b) im Blut von 400 normalen Erwachsenen (punktierte Kurve) und 775 Fällen von Thalassaemia minor (ausgezogene Kurve). (Nach MARTI, 1966, mit freundlicher Genehmigung des Autors

das Doppelte der Norm (von 2—3% auf 4—6%, vgl. Abb. 8) ist ein für die hetero-zygote β-Thalassämie außerordentlich charakteristischer Befund. Die Vermehrung von Hb F ist weniger „normiert", sie ist im Gegenteil sehr variabel und kann bei der Thalassaemia minor zwischen 0,5 und 6%, bei der Thalassaemia major zwi-schen 50 und nahezu 100% betragen. Das Vorkommen von Hb A bei homozygoter Thalassämie belegt, daß die Hemmung der β-Ketten-Synthese graduell verschieden ist und nicht einen kompletten Block darstellt. Eine Ausnahme stellt die von SCHOKKER et al. (1966) in einer holländischen Familie festgestellte Variante dar: Homozygote hatten 98% Hb F, kein Hb A.

Von dieser Form der β-Thalassämie läßt sich eine seltenere Form abgrenzen, bei der eine Erhöhung von Hb A$_2$ fehlt, dagegen eine stärkere Vermehrung von Hb F auf 8—18% nachweisbar ist (ZUELZER et al., 1961; FESSAS, 1962; WOLFF u. IGNATOV, 1963). FESSAS prägte für diese Form die Bezeichnung F-Thalassämie, im Gegensatz zur klassichen Thalassämie, der A$_2$-Thalassämie. Wahrscheinlich trifft die von FRASER et al. (1964) vorgeschlagene Bezeichnung βδ-Thalassämie den pathogenetischen Kern: Nicht nur die β-Kettenproduktion ist gehemmt, sondern gleichzeitig auch die der δ-Kette, so daß nur Hb F „kompensatorisch" vermehrt gebildet werden kann.

Wichtig ist, daß in beiden Typen von Thalassämie das vermehrte Hb F nicht in allen Zellen gleichmäßig verteilt angetroffen wird, sondern daß manche Zellen sehr viel oder nur Hb F enthalten, andere aber nur sehr wenig oder keines (Abb. 9). Die ungleichmäßige Verteilung von Hb F unterscheidet die Thalassämie neben einer Anzahl hämatologischer Merkmale von der hereditären Persistenz von Hb F (s. unten).

Nach Befunden von FESSAS u. LOUKOPOULOS (1964) kann man in Hämolysaten von Patienten mit Thalassaemia major, besonders nach Splenektomie, geringe Mengen von Hb feststellen, das nur aus α-Ketten besteht. Spuren von α-Hb scheinen auch bei Gesunden vorzukommen (CHERNOFF, 1964). FESSAS et al. (1965) zeigten außerdem, daß bei Thalassaemia major wahrscheinlich α-Hb in Form von Innenkörpern in den Erythrocyten nachgewiesen werden kann. Vielleicht handelt es sich hierbei um noch ribosomal gebundene α-Ketten; sie benötigen zur Ablösung von den Polyribosomen β-Ketten (WEATHERHALL et al., 1965).

Eine isolierte Verminderung von Hb $A_2$ auf rund 1,5% bei Heterozygoten, auf Null bei Homozygoten, wird als *δ-Thalassämie* bezeichnet (FRASER et al., 1964). Die bisher beobachteten Individuen mit fehlendem Hb $A_2$ scheinen allerdings doppelte Heterozygote der δ-Thalassämie mit βδ-Thalassämie (FESSAS und STAMMATOYANNOPOULOS, 1962) bzw. mit hereditärer Persistenz von Hb F (THOMPSON et al., 1965) zu sein.

Seltener als die β-Thalassämie ist die α-*Thalassämie*. Wenn die α-Ketten-Synthese eingeschränkt ist, leidet die Produktion nicht nur von Hb A, sondern

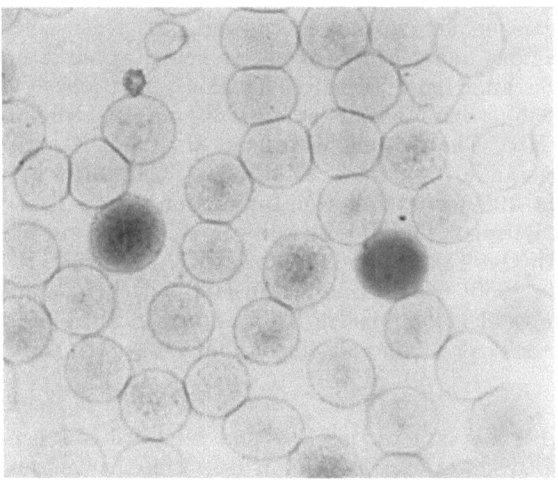

Abb. 9. Blutausstrich eines Patienten mit Thalassaemia minor nach saurer Elution. Hb A-haltige Erythrocyten schattenhaft, ein Hb F-haltiger Erythrocyt dunkel, eine intermediäre Zelle

auch von Hb $A_2$ und Hb F, weshalb bei dieser Form von Thalassämie keine Vermehrung von Hb F oder Hb $A_2$ vorkommt. Dagegen können überschüssige β-Ketten zu Tetrameren $β_4$ zusammentreten, d.h. also Hb H bilden (JONES et al., 1959; FESSAS, 1962). Bei Neugeborenen kommt ganz entsprechend in solchen Familien ein $γ_4$-Hämoglobin vor, Hb Bart's (HUNT u. LEHMANN, 1959). Bei Säuglingen, die gleichzeitig für Hb S oder Hb C heterozygot waren, wurden auch Tetramere aus anomalen Ketten gesehen: Hb Augusta I $= β_4^s$ und Hb Augusta II $= β_4^c$ (HUISMAN, 1960, 1963). Die Menge, in der sich diese Hämoglobine bilden, variiert beträchtlich, und so gibt es zahlreiche Fälle von heterozygoter α-Thalassämie, bei denen sich kein Hb H nachweisen läßt oder nur in Form weniger Erythrocyten mit multiplen Innenkörperchen bei Brillantkresylblaufärbung (FESSAS, 1962). Das macht die Diagnose solcher Fälle schwierig, zumal wenn man keine Familienuntersuchungen machen kann. Die Untersuchung von Neugeborenen ist hierbei oft aufschlußreich, da Hb Bart's bei Neugeborenen mit α-Thalassämie regelmäßiger angetroffen wird (LIE-INJO, 1962a) als später Hb H. DANCE et al. (1963) haben bei einigen Patienten mit Hb H-Krankheit auch ein $δ_4$-Hämoglobin nachweisen können.

Gewisse Gesetzmäßigkeiten im Auftreten von Hb H in Familien haben zu Überlegungen geführt, ob hierbei neben dem eigentlichen α-Thalassämie-Gen noch ein weiteres Gen nötig ist, das ebenfalls eine α-Kettendepression, aber keine Thalassämie verursacht (HUEHNS, 1962;

Motulsky, 1964; Necheles et al., 1966). Auf der anderen Seite ist bekannt, daß bei Homozygotie für α-Thalassämie sich — wie zu erwarten — eine Majorform bereits in utero entwickelt, die zum Absterben der Frucht oder zu Hydrops des Neugeborenen infolge einer schweren Anämie führt (LieInjo, 1962b, Yuet Wai Kan et al., 1967). Solche Neugeborene haben nur Hb Bart's und etwas Hb H im Blut.

Ein interessantes Phänomen ergibt sich, wenn durch den Erbgang in einem Individuum die Anlagen für eine Thalassämie und für ein anomales Hb zusammentreffen. Es resultiert dann das klinische Bild einer relativ schweren Thalassämie mit einem hohen Prozentsatz des betreffenden anomalen Hb im Blut. Dieses Phänomen nennt man *Interaction*. Interaction tritt nur ein, wenn die betreffende Thalassämie die gleiche Polypetidkette betrifft wie das anomale Hb. In diesem Fall wird von den beiden allelen Genen, die die Synthese der Kette steuern, das eine durch die Thalassämie gehemmt, so daß das andere, das mutierte Gen, stärker manifest werden kann als bei gewöhnlicher Heterozygotie. Manchmal kann Hb A fast oder fast ganz fehlen, so daß es schwierig ist, einen solchen Zustand von Homozygotie für das anomale Hb zu unterscheiden. Charakteristische Beispiele sind Hb S-Thalassämie oder Sichelzell-Thalassämie (Conley u. Smith, 1954; Singer et al., 1955), auch Mikrodrepanocytenkrankheit genannt (Silvestroni u. Bianco, 1955), Hb C-Thalassämie (Singer et al., 1954; Erlandson et al., 1956) und Hb E-Thalassämie (Sturgeon et al., 1955; Chernoff et al., 1956; Nanakorn u. Minnich, 1957), alles Fälle von Interaction einer β-Thalassämie mit einem β-anomalen Hb. Beispiele einer Interaction von α-Thalassämie mit α-anomalem Hb sind seltener: Hb Q α-Thalassämie (Dormandy et al., 1961), Hb I α-Thalassämie (Atwater et al., 1960). Keine Interaction fand sich bei Zusammentreffen einer β-Thalassämie mit einem α-anomalen Hb (Sanghvi et al., 1958; Lee u. Huisman, 1965) oder einer α-Thalassämie mit einem β-anomalen Hb (Zuelzer u. Kaplan, 1954).

## Hereditäre Persistenz von Hb F

Bei etwa 0,1% der amerikanischen und westafrikanischen Neger (Conley et al., 1963; Thompson et al., 1965) kann man eine Vermehrung von Hb F auf 20—30% des Blutfarbstoffes feststellen, ohne daß damit klinisch oder hämatologisch ein pathologischer Befund verknüpft wäre (Edington u. Lehmann, 1955; Jacob u. Raper, 1958; Bradley et al., 1961). Solche Personen verhalten sich, als ob sie heterozygot für eine β-Anomalie sind. Wenn sie gleichzeitig auch heterozygot für Hb S sind, was nicht selten vorkommt, dann besitzen sie kein Hb A, sondern nur Hb F und Hb S. Auch diese Individuen sind klinisch und hämatologisch unauffällig. Ein homozygoter Mann mit der Anomalie wurde von Wheeler u. Krevans (1961) beschrieben; bei klinischem Wohlbefinden hatte er lediglich geringe Erythrocytenveränderungen und besaß nur Hb F, kein Hb A und kein Hb A$_2$. Polosa et al. (1964) fanden zwei homozygote sizilianische Geschwister; bei ihnen bestanden thalassämieähnliche Blutbildveränderungen. Bei einer Kombination mit β-Thalassämie ergibt sich Interaction: Solche Individuen haben 65—70% Hb F und entsprechen klinisch einer mäßig schweren Thalassämie (Kraus et al., 1961).

Thompson et al. (1961) sowie Shepard et al. (1962) konnten mit Hilfe der cytologischen Hb F-Darstellung zeigen, daß bei den heterozygoten Trägern der Anomalie Hb F annähernd gleichmäßig auf alle Zellen verteilt ist. Dies erklärt auch, warum bei der Kombination von Hb F-Persistenz mit Hb S keine Krankheitserscheinungen bestehen, obwohl 70% und mehr des Blutfarbstoffes Hb S ist. Die Anwesenheit von jeweils 20—30% Hb F in den Erythrocyten verhindert eine Sichelung in vivo.

Die Genese dieser vor allem im Vergleich mit der Thalassämie höchst interessanten Anomalie ist noch unklar. Es sieht aus, als ob die normale Umschaltung der

$\gamma$-Ketten-Synthese zur $\beta$- (und $\delta$-)Ketten-Synthese um die Geburt herum nicht eintritt, ein Effekt, der durch Ausfall eines „Operator-Gens" zu erklären versucht wurde (NEEL, 1961; WHEELER u. KREVANS, 1961; MOTULSKY, 1964). Schwierigkeiten bereitet vor allem die Tatsache, daß es außer dem geschilderten „afrikanischen Typ" der Hb F-Persistenz noch einen „griechischen Typ" (FESSAS u. STAMATOYANNOPOULOS, 1964) gibt, bei dem nur 11—19% Hb F vorhanden sind, und bei der man annehmen muß, daß im heterozygoten Zustand die Produktion von $\beta$-Ketten nicht wie beim afrikanischen Typ völlig blockiert ist. Schließlich gibt es noch Zustände von minimaler Hb F-Vermehrung (1—6%) bei gleichmäßiger Verteilung des Hb F über die Erythrocytenpopulation (BETKE, 1960; MARTI, 1963), die man den „Schweizer Typ" der hereditären Persistenz von Hb F genannt hat (MOTULSKY, 1964).

### Erworbene Hb-Anomalien

Bei verschiedenen Blutkrankheiten können Veränderungen der normalen Hb-Zusammensetzung auftreten. Recht häufig ist eine Vermehrung von Hb F. Sie kommt bei verschiedenen Anämien, insbesondere chronischen hämolytischen Anämien sowie bei bestimmten Formen der akuten Leukose, und zwar solchen mit myeloblastischem Knochenmark, und bei Erythroleukämien vor (KÜNZER, 1953; BEAVEN et al., 1960; BETKE, 1960; HITZIG et al., 1960a). Charakteristisch ist eine Vermehrung von Hb F bei aplastischer Anämie (JONES, 1961; SHAHIDI et al., 1962), sowie — in geringerem Ausmaß — bei perniziöser Anämie (BEAVEN et al., 1960). In all solchen Fällen ist Hb F ungleichmäßig auf die Erythrocytenpopulation verteilt (KLEIHAUER u. BETKE, 1962). — Hb $A_2$ wurde außer bei der Thalassämie nur bei perniziöser Anämie erhöht gefunden (JOSEPHSON et al., 1958). Eine Verminderung von Hb $A_2$ sahen AKSOY und ERDEM (1967) bei einem Fall von Erythroleukämie. — Bei gewissen Leukämien (Erythroleukämien) hat man das Auftreten von Hb H beobachtet (BERGREN u. STURGEON, 1960; WHITE et al., 1960) und gelegentlich auch von Hb Bart's (HUEHNS u. SHOOTER, 1965).

Bei akuten intravasalen hämolytischen Prozessen findet man in Plasma und Urin Hb A, dem das terminale Arginin 141 der $\alpha$-Kette fehlt (MARTI et al., 1967). Dieses Produkt ($\alpha_2^{\text{minus 141 Arg}}\beta_2$) wurde Hb Koelliker genannt.

### Diagnostische Methoden

Ausführliche Unterlagen über die gebräuchliche Methodik finden sich bei JONXIS u. HUISMAN (1958), MARTI (1963) und LEHMANN und HUNTSMAN (1966).

**Klinische Hinweise.** Die große Menge heterozygoter Träger einer Hb-Anomalie ist völlig erscheinungsfrei. Anlaß zu einer Hb-Analyse sollten unklare chronische hämolytische Anämien sein. Mit wenigen Ausnahmen (Sichelzellanämie, Cooley-Anämie) sind die Erscheinungen meist mild. Akute hämolytische Schübe haben im allgemeinen nichts mit Hb-Anomalien zu tun, doch kann auch so etwas vorkommen, wie das Beispiel von Hb Zürich zeigt (HITZIG et al., 1960b). Weiterhin müssen chronische hypochrome Anämien, die nicht auf Eisenbehandlung ansprechen, Verdacht erwecken, vor allem hinsichtlich einer Thalassämie. Hb M verrät sich durch eine dauernde Cyanose des im übrigen durchaus leistungsfähigen und beschwerdefreien Trägers.

**Blutausstrich.** Das Vorkommen von Kokardenzellen (target-cells) ist ein zwar recht unspezifisches, aber doch charakteristisches Symptom für eine Hb-Anomalie, vor allem für die Thalassämie und für Hb C. Im Fall der Thalassämie kommt noch eine Mikrocytose hinzu sowie das Auftreten basophil punktierter Erythrocyten. Die homozygote Form der Thalassämie (Cooley-Anämie) imponiert durch eine auffallende Anisocytose mit Poikilocytose sowie durch Vorkommen kernhaltiger roter Vorstufen im Ausstrich; ähnliches gilt für die Kombinationsformen der Thalass-

ämie mit Hb-Anomalien, sofern Interaction besteht. Bei der Sichelzellanämie und
der Sichelzellthalassämie kann man halbmond- oder sichelförmig deformierte
Zellen im Ausstrich finden. Stabförmig deformierte Erythrocyten (Abb. 10) findet
man gelegentlich im Blutausstrich bei Hb C-Krankheit, Hb C-Thalassämie und
Sichelzell-Hb C-Krankheit (DIGGS et al., 1954; DIGGS u. BELL, 1965); sie kommen
durch intraerythrocytäre Kristallisation des Blutfarbstoffes zustande. Man kann
letztere auch künstlich hervorrufen, indem man in 3%iger Kochsalzlösung gewaschene Erythrocyten unter einem Deckglas unvollständig umrandet, so daß die

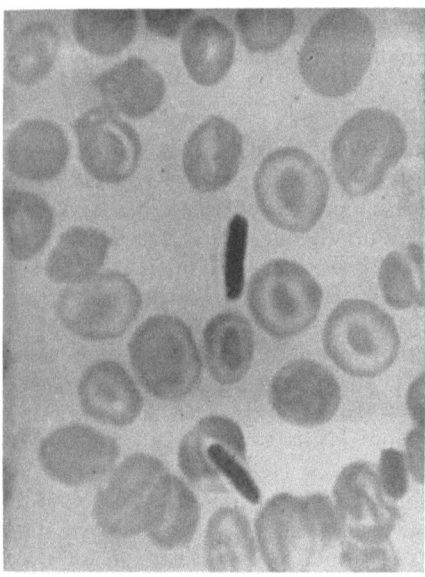

Abb. 10. Blutausstrich eines Patienten mit Hb C-
Krankheit (Homozygotie für Hb C). Beachte die Kokardenzellen und zwei stabförmig deformierte Erythrocyten. Die Mikrophotographie wurde freundlicher-
weise von Dr. P. HELLER, Chicago, überlassen

Präparate langsam austrocknen (KRAUS
u. DIGGS, 1956). Dieses Phänomen ist
jedoch nicht auf Hb C beschränkt
(AGER u. LEHMANN, 1957).

**Tests an frischen Erythrocyten.** Die
*osmotische Resistenz* ist als Folge der
Hypochromie bei der Thalassämie vermehrt und nimmt von der beginnenden
bis zur vollständigen Hämolyse einen
breiteren Bereich als normal ein. Bei
Kombinationsformen der Thalassämie
und bei manchen homozygoten Hb-
Anomalien ist die osmotische Resistenz
ebenfalls vermehrt. — Der *Sicheltest*
dient zum Nachweis von Hb S in Erythrocyten: Entzieht man ihnen Sauerstoff, so nehmen sie bizarre, länglich-
spitzige Formen an (,,Sicheln", s. Abbildung 11). Man kann dazu die normale
oder durch bakterielle Verunreinigungen
beschleunigte $O_2$-Zehrung in umran-
deten Deckglaspräparaten abwarten.
Rascher und eindeutiger sind die Ergebnisse nach dem Verfahren von ITANO
und PAULING (1949): 1 Tropfen Blut
wird mit 1 Tropfen gepufferter Lösung von Natriumdithionit (3 Vol. 0,114 Mol.
$Na_2HPO_4 + 2$ Vol. 0,114 Mol. $Na_2S_2O_4$) gemischt, mit einem Deckglas bedeckt und
mit Paraffin umrandet. Einzelne spitzige Erythrocyten können auch in normalem
Blut unabhängig von einem $O_2$-Entzug als sog. ,,falsche Sicheln" (SHAPIRO, 1958)
entstehen (Abb. 12). Sie unterscheiden sich von echten Sichelzellen dadurch, daß
die Einkerbungen bogig und nicht spitzwinkelig begrenzt sind. In Einzelfällen
hat man in vitro-Sichelung auch bei anderen Hb-Anomalien gefunden, so bei
Hb I (ATWATER et al., 1960), Hb C Georgetown (PIERCE et al., 1963) und bei
Hb C Harlem (BOOKCHIN et al., 1967). Die merkwürdige Sichelbildung im Blut
gewisser Hirsche ist pH-abhängig; sie tritt auf bei pH-Werten über 7,3 (UNDRITZ
et al., 1960).

Hb S erstarrt bei $O_2$-Entzug nicht nur in Erythrocyten, sondern auch in konzentrierter
Lösung, wobei sich eine faserig streifige Orientierung darstellt (HARRIS, 1950). MURAYAMA
(1964) konnte zeigen, daß das so gebildete Gel sich bei $0°$ oder unter Propan, Methan oder
Äthan auflöst. Aus diesen und anderen Beobachtungen (MURAYAMA, 1965) schloß er, daß das
anomale Valyl in Position 6 eine Ringbildung mit dem Valyl in Position 1 eingeht, was durch
Wechselwirkung mit α-Ketten benachbarter Moleküle zu einer strangförmigen Aggregation
führt. Sie zerfällt bei Oxygenation, weil sich dabei die β-Ketten verschieben (S. 639).

Einen recht charakteristischen *Hinweis auf Hb H* erhält man, wenn man in
einer ,,Langzeit-Reticulocytenfärbung" Blut mit isotonischer Brillantkresylblau-

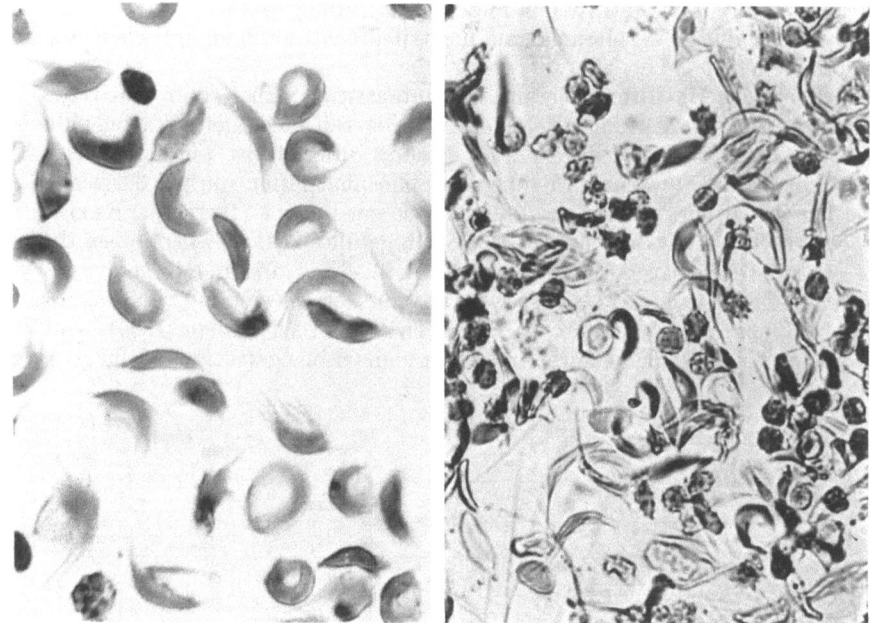

Abb. 11. Sicheltest im Feuchtpräparat mit Natriumdithionit. Links: Blut eines Heterozygoten (Ölimmersion). Rechts: Blut eines Patienten mit Sichelzellanämie, d.h. Homozygotie für Hb S (Trockensystem). Beachte die langen fadenförmigen Fortsätze an den Zellen

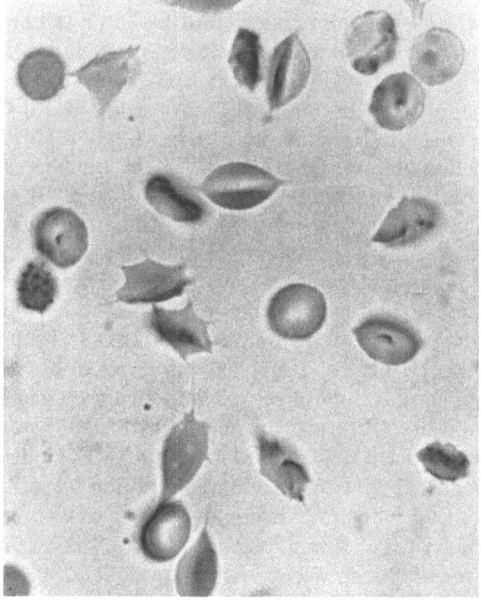

Abb. 12. „Falsche" Sichelzellen im Blut eines 11jährigen Jungen ohne Hb-Anomalie

lösung 2 Std lang bei 37⁰ inkubiert. Hb H ist sehr unstabil und wird durch Brillantkresylblau in Form multipler Innenkörper ausgefällt (GOUTTAS et al., 1955; RIGAS et al., 1956; FESSAS, 1959). Heinzkörperbildung kann jedoch auch durch die in jüngster Zeit entdeckten hitzelabilen Hämoglobine (DACIE et al., 1964) bedingt sein, die in Verbindung mit nichtsphärocytären hämolytischen Anämien vorkommen.

**Cytologische Hb-Differenzierung im Blutausstrich.** Hb F kann von Hb A und den anomalen Hb-Varianten in den Erythrocyten eines getrockneten, alkoholfixierten Blutausstriches durch *saure Elution* differenziert werden. Durch Einstellen in einen 37⁰ warmen Citronensäurephosphatpuffer von pH 3,3 wird Hb A aus den Zellen herausgelöst, während Hb F darinbleibt (BETKE u. KLEIHAUER, 1958). Anschließende Färbung zeigt die Hb-gefüllten *Hb F-Zellen* neben den nur als Schatten sichtbaren Hb A-Zellen (Abb. 9). Eine andere Methode zur cytologischen Differenzierung von Hb F beruht auf der Anwendung von *fluorescierenden Antikörpern* gegen gereinigtes Hb F (TOMODA, 1964; HOSOI, 1965). — *Sichelzellhämoglobin* läßt sich nachweisen, indem man frische getrocknete Blutausstriche

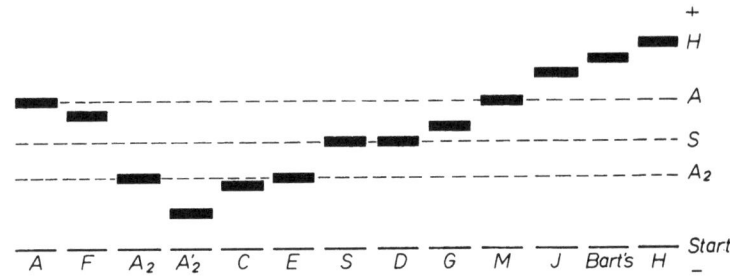

Abb. 13. Schematische Darstellung der elektrophoretischen Wanderungsgeschwindigkeit verschiedener Hämoglobine in alkalischem Milieu (pH 8,6)

zunächst in 2,48 Mol. Phosphatpuffer pH 7,3, der 200 mg-% Natriumdithionit enthält, einstellt und anschließend fixiert und färbt (YAKULIS u. HELLER, 1964).

Ein cytologischer *Nachweis von Methämoglobin* ist dadurch möglich, daß man das Blut mit 1/50 Vol. 0,4 M KCN versetzt, Ausstriche herstellt und diese 3 min in einer Mischung schwenkt, die 80 ml 96% Äthanol, 16 ml 0,2 M Citronensäure und 5 ml 30% $H_2O_2$ enthält (KLEIHAUER u. BETKE, 1963). Met-Hb wird durch die Prozedur aus den Zellen eluiert, $O_2$-Hb und CO-Hb bleiben darin.

**Elektrophoretische Hb-Analyse.** Die Elektrophorese ist die wichtigste Methode zur Identifizierung von Hämoglobinen. Man braucht dazu relativ konzentrierte stromafreie Hämolysate aus gewaschenen Erythrocyten. Praktisch benutzt man heute nur noch die Trägerelektrophorese, wobei man Papier, Stärke oder Stärkegel anwendet. Gewöhnlich arbeitet man bei pH 8,6 mit Veronalpuffer oder Tris-EDTA-Puffer. Die Stärkegelelektrophorese (SMITHIES, 1955; GOLDBERG, 1958; GAMMACK et al., 1960; HUISMAN, 1963) wird in einer Schicht von gekochter und danach erstarrter Stärke durchgeführt; sie liefert die schärfsten Trennungen. Die Stärkeblockelektrophorese (KUNKEL u. WALLENIUS,-1955; JONXIS u. HUISMAN, 1958; BETKE, 1960a; MARTI, 1963), bei der man eine Schicht von sedimentierter, in Puffer gewaschener Kartoffelstärke benutzt, hat den Vorteil, daß man nach dem Lauf die Hb-Fraktionen leicht mit Wasser aus der Stärke eluieren und quantitativ bestimmen kann. Das ist vor allem für die exakte Ermittlung des Anteils von Hb $A_2$ zur Thalassämiediagnose wichtig. Für spezielle Zwecke benutzt man auch andere Medien wie z.B. Agargel (ROBINSON et al., 1957; YAKULIS et al., 1960).

Bei pH 8,6 bewegen sich alle Hämoglobine anodisch. Etwa zwei Drittel der bisher bekannten anomalen Hämoglobine wandern langsamer als Hb A, darunter die weit verbreiteten Hämoglobine S, C und E, aber auch Hb F, ein Drittel wandert schneller, darunter Hb H (Abb. 13). Die Differenzen der Wanderungsgeschwindigkeit sind nicht so groß, daß man die vielen heute bekannten Hb-

Anomalien (s. Tabelle 5) danach identifizieren könnte. Die Elektrophorese erlaubt nur eine erste Rubrizierung, wobei man sich zur Einordnung gewöhnlich an Bezugshämoglobine wie Hb S, Hb $A_2$ (oder Hb E bzw. Hb C) und Hb H hält (vgl. Abb. 13).

**Chromatographie.** Seit ersten Untersuchungen von Boardman und Patridge (1955) hat man sich zunehmend der Säulenchromatographie zur Identifizierung von Hämoglobinen bzw. zur Trennung von Hb-Fraktionen und ihrer Isolierung bedient. Bewährte Medien sind Amberlite IRC 50 (Huisman u. Prins, 1955; Allen et al., 1958), Carboxymethylcellulose (Huisman et al., 1958) und Diäthylaminoäthylcellulose (DEAE-Cellulose; Huisman u. Dozy, 1962). Für die routinemäßige quantitative Bestimmung von Hb $A_2$ beschrieb Huisman (1962) eine vereinfachte DEAE-Cellulose-Chromatographie.

**Alkalidenaturierung (Hb F-Bestimmung).** Die Entdeckung der relativen Alkalistabilität von Hb F durch Körber (1866) liefert die Basis für zahlreiche Bestimmungsmethoden. Grundsätzlich gibt es zwei Wege: 1. Verfolgung der Farbänderung im Ablauf der Denaturierung bei einer geeigneten Wellenlänge, z. B. 576 nm (Jonxis u. Visser, 1956) oder 630 nm (Betke, 1954) oder — besonders für sehr geringe Hb-Konzentrationen geeignet — im Gebiet der Soret-Bande bei 415 nm (Huisman u. Meyering, 1960). 2. Präcipitation des nach einer bestimmten Zeit denaturierten Blutfarbstoffs (d.h. Hb A und seine anomalen Varianten) durch Ammonsulfat oder andere Salze. Die größte Verbreitung hat die Methode von Singer et al. (1951) gefunden. Sie wurde vielfach modifiziert. Vorteilhaft ist es, CN-Hb statt $O_2$-Hb zu verwenden (Künzer, 1955). Eine noch bei sehr niedrigen Prozentsätzen an Hb F exakte Modifikation wurde von Betke, Marti und Schlicht (1959) ausgearbeitet: Bei 20⁰ werden 2,8 ml einer 500 mg-%-Lösung von CN-Hb mit 0,2 ml einer 1,2 n NaOH versetzt. Nach 2 min wird mit 2,0 ml gesättigtem Ammonsulfat unterbrochen. Die Normalwerte von Erwachsenen liegen hiermit zwischen 0,3 und 0,9% Hb F. Beaven et al. (1960a) entwickelten für niedrige Prozentsätze an Hb F eine Kombination aus Fällungsmethode und spektrophotometrischer Analyse des Filtrats an Hand der für Hb F typischen Tryptophanbande (s. S. 642, Abb. 4).

**Löslichkeit.** Um die Löslichkeit von Hämoglobinen zu prüfen, benutzt man meist Phosphatpuffer hoher Konzentration mit einem pH um den Neutralpunkt. Hb F ist als $O_2$Hb und CO-Hb leichter löslich als Hb A; abgestufte Konzentrationsreihen lassen dabei eine gewisse Fraktionierung erkennen (Roche u. Derrien, 1953). Als Routinemethode hat sich für die Erkennung von Hb S, das als desoxygeniertes Hb sehr schwer löslich ist, der Löslichkeitstest von Itano (1953b) eingebürgert: Man prüft dabei die Löslichkeit von 50 mg Hb in 10 ml eines 2,24 Mol Phosphatpuffers unter Zusatz von Dithionit.

**Spektralphotometrie.** Auf Grund der typischen Eigenart im Gebiet der Tryptophanbande (s. S. 642) ist Hb F spektrophotometrisch identifizierbar. Hb Bart's ($=\gamma_4$-Hämoglobin) besitzt die Eigenart auch. Spektraluntersuchungen spielen im übrigen für die Erkennung von Hb M eine wichtige Rolle (s. Kapitel Methämoglobinämien im 2. Teilband).

**Hybridisierungsexperiment.** Dies ist ein Kunstgriff, mit dem man feststellen kann, ob bei einer Hb-Variante die Anomalie in der $\alpha$- oder in der $\beta$-Kette lokalisiert ist (Itano et al., 1959). In saurem Milieu (pH 4,5) dissoziiert Hämoglobin in $\alpha_2$- und $\beta_2$-Untereinheiten, die untereinander frei austauschbar sind. Bei Neutralisierung treten die Ketten wieder zu Molekülen zusammen (Rekombination). Macht man dies mit einer Mischung von zwei Hämoglobinen, von denen das eine in der $\alpha$-Kette, das andere in der $\beta$-Kette anomal ist, dann geschieht folgendes: Neben den Ausgangshämoglobinen $\alpha_2^x\beta_2$ und $\alpha_2\beta_2^y$ bildet sich $\alpha_2\beta_2$, also Hb A, und ein Hybrid, das nur aus den pathologischen Ketten besteht: $\alpha_2^x\beta_2^y$ (Abb. 14).

Ein unbekanntes anomales Hb wird also mit dem Hämoglobin ein Hybrid und
Hb A bilden, das seine Anomalie in der anderen Kette hat. Da man nicht immer
ein bekanntes $\alpha$- und ein $\beta$-anomales Hb dafür zur Hand hat, hilft man sich meist

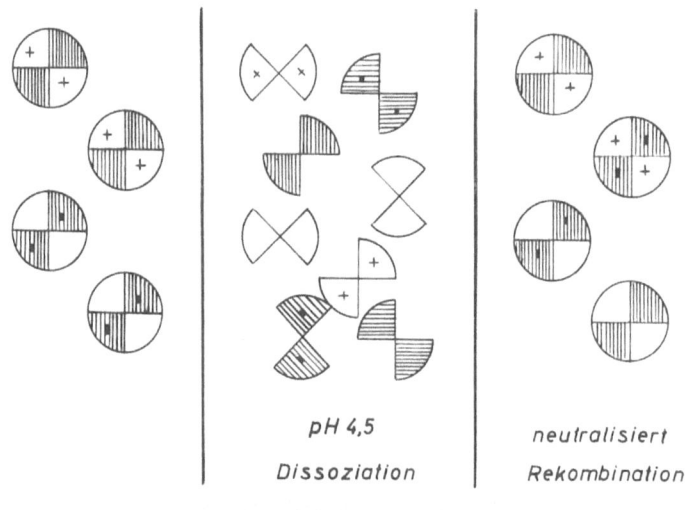

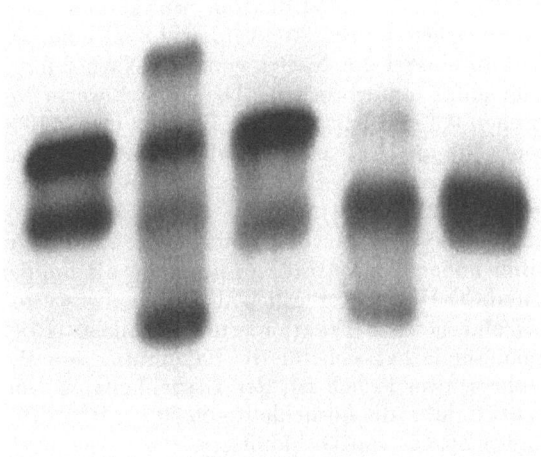

Abb. 14. Hybridisierungsexperiment. Oben: Schematische Darstellung der Dissoziation und Rekombination.
Hell $\alpha$-Ketten, dunkel $\beta$-Ketten. Aus zwei verschiedenen Arten von Hb-Molekülen, von denen das eine eine
Anomalie in der $\alpha$-Kette, das andere eine Anomalie in der $\beta$-Kette trägt, werden vier Arten von Hb-Molekülen.
Unten: Hybridisierung von Menschen-Hb (Hb A bzw. Hb S) mit Hunde-Hb (Hb Can), Auftrennung auf dem
Stärkeblock. Von links nach rechts 1. Mischung von Hb A (oben) und Hb Can (unten), 2. Hb A und Hb Can
nach Hybridisierung. Außer den beiden Ausgangshämoglobinen sieht man das Hybrid $\alpha_2^{Can}\beta_2^A$ (oben) und
$\alpha_2^A\beta_2^{Can}$ (unten), 3. Mischung von Hb A (oben) und Hb S (unten); schwach ist außerdem ganz unten Hb $A_2$
zu erkennen. 4. Hb S und Hb Can nach Hybridisierung. Neben den beiden Ausgangshämoglobinen (in der Mitte,
miteinander verschmolzen) sieht man die Hybride $\alpha_2^{Can}\beta_2^S$ (oben, so wie Hb A wandernd) und $\alpha_2^A\beta_2^{Can}$ (unten).
5. Mischung von Hb Can (oben) und Hb S (unten), miteinander verschmolzen. Start am unteren Bildrand

mit Hunde-Hb. Die Hybride aus menschlichen (hum) und Hunde-(can-)Poly-
petidketten $\alpha_2^{hum}\beta_2^{can}$ und $\alpha_2^{can}\beta_2^{hum}$ haben charakteristische elektrophoretische
Wanderungsgeschwindigkeiten. Ist die menschliche $\alpha$- oder die $\beta$-Kette anomal,
verändert sich das elektrophoretische Verhalten des Hybrids, in dem diese Kette
enthalten ist (Abb. 14).

**„Fingerprint"-Methode.** Auf diesen von INGRAM (1956) eingeführten ingeniösen Kunstgriff einer zweidimensionalen Auftrennung tryptischer Peptide durch Elektrophorese und Chromatographie wurde auf S. 648 schon hingewiesen. Er erlaubt die Lokalisierung einer Anomalie in ein bestimmtes Peptid einer Polypeptidkette und — nach Isolierung und Analyse des betreffenden Peptids — auch die Feststellung, welcher Art der Aminosäurenaustausch ist. Es ist jedoch eine heikle Methode, die Speziallaboratorien vorbehalten bleibt (Näheres s. bei INGRAM, 1958; BAGLIONI, 1961). Störend bei der tryptischen Aufspaltung der Polypeptidketten war die Tatsache, daß ein gewisser Teil der Peptide unlöslich zurückblieb; dies ist der sog. „Core". Durch chymotryptische Spaltung war die Schwierigkeit zu überwinden (BRAUNITZER et al., 1961; JONES, 1964).

## *Vorkommen von Hb-Anomalien*

In Tabelle 5 ist ein großer Teil der derzeit bekannten anomalen Hämoglobine alphabetisch aufgeführt. Die Zahl sieht verwirrender aus als sie in Wirklichkeit ist, denn es wurden zahlreiche, nach Fundorten verschiedene Bezeichnungen für ein und dasselbe Hämoglobin mit aufgeführt. Das ist nötig, um sich in der Literatur der letzten Jahre zurechtfinden zu können. Dennoch kann die Liste keinen Anspruch auf Vollständigkeit erheben. Man kann ferner mit Sicherheit sagen, daß weitere Hb-Anomalien hinzukommen werden; bisher zeichnet sich noch nicht ab, wann die Möglichkeiten genetischer Varianten des Hb-Moleküls erschöpft sind.

In der überwiegenden Mehrzahl kommen die anomalen Hämoglobine sporadisch in einzelnen Familien vor. Nur wenige sind in größeren Bevölkerungsgruppen verbreitet, nämlich Hb S, Hb C und Hb E — und mit einem gewissen Abstand auch Hb D. Diese Hämoglobine betreffen viele Millionen von Menschen. Hb S findet sich vor allem in der Bevölkerung von Äquatorialafrika, in manchen Stämmen mit Frequenzen von 30—40% (LEHMANN, 1954). Man findet es in umgrenzten Gruppen auch bei nicht-negroiden Menschen, in Indien und Arabien (LEHMANN, 1954) und in den Randgebieten des Mittelmeeres: in Nordafrika (CABANNES et al., 1956), in Sizilien (SILVESTRONI u. BIANCO, 1955), in Griechenland (CHOREMIS et al., 1953) und in der Türkei (AKSOY, 1961). Die Nachkommen der von Afrika nach Nordamerika verschleppten Sklaven haben zu 6—10% Hb S (MARGOLIES, 1951; SMITH u. CONLEY, 1953). Hb C findet sich fast ausschließlich in Westafrika (EDINGTON u. LEHMANN, 1956; RUCKNAGEL u. NEEL, 1961) mit einer besonderen Häufung im Hochland von Volta (CABANNES, 1959) und selbstverständlich auch bei ehemaligen Westafrikanern in den USA (SMITH u. CONLEY, 1953). Hb E kommt in Südostasien vor, mit besonderer Häufung in Burma und Thailand (CHERNOFF et al., 1954; LIE-INJO, 1964; FLATZ, 1967). Seltener als es bei Hb S der Fall ist, werden Hb C (GÖKSEL u. TARTAROGLU, 1962; MARTI et al., 1965) und Hb E (AKSOY u. LEHMANN, 1957; BETKE u. KLEIHAUER, 1962) außerhalb der rassischen Gruppen gefunden, in denen sie beheimatet sind. Hb D, von dem es mehrere Varianten gibt (Tabelle 5), die in verschiedensten Ländern gefunden wurden, kommt mit einer Variante bei 2% der Bevölkerung im Punjab in Indien und Pakistan vor (LEHMANN, 1956).

Die weiteste Verbreitung hat die Thalassämie, von den Gebieten rund um das Mittelmeer über Kleinasien und Indien bis nach Südchina und Indonesien, außerdem in gewissen Gebieten Zentralafrikas (CHERNOFF, 1959; MOTULSKY, 1964; WEATHERALL, 1965). Die $\beta$-Thalassämie ist häufiger als die $\alpha$-Thalassämie; beide kommen aber in den gleichen Arealen vor.

Europa nördlich der Alpen schien anfänglich weitgehend frei von Hb-Anomalien zu sein. Seitdem man jedoch systematische Untersuchungen betreibt,

Tabelle 5. *Übersicht der menschlichen Hämoglobinvarianten*

| Bezeichnung | Anomalie in Kette | Anomalie Besonderheit | Elektrophoretische Wanderung | Autoren |
|---|---|---|---|---|
| $A_2'$ | $\delta$ | 16 Gly → Arg | $< A_2$ s. Abb. 13 | Cepellini 1959 Jones et al. 1965 Ball et al. 1966 |
| Aegina | $\gamma$ ? | | $(>)$ A | Fessas et al. 1961 |
| Alexandra | $\gamma$ | | $< S, > A_2$ | Fessas et al. 1959 Vella et al. 1959 |
| Augusta I | $\beta_4^S$ | | $> A$ | Huisman 1960, 1963 |
| Augusta II | $\beta_4^C$ | | | Huisman 1960, 1963 |
| $B_2$ | $\delta$ | $= Hb\ A_2'$ | | |
| Bart's | $\gamma_4$ | | $> A$ | Ager u. Lehmann 1958 Hunt u. Lehmann 1959 |
| Beilinson | $\alpha$ | $\alpha$T 6 | $< A, (<) S$ | de Vries et al. 1963 |
| Buginese X | $\alpha$ | $= Hb\ O$ | | Lie-Injo 1957 |
| C | $\beta$ | 6 Glu → Lys | s. Abb. 13 | Itano u. Neel 1950 Kaplan et al. 1953 Hunt u. Ingram 1960 |
| C Georgetown | $\beta$ | 7 Glu → Lys | $= C$ | Pierce et al. 1963 |
| C Harlem | $\beta$ | 6 Glu → Val und 73 Asp → Asn | | Bookchin et al. 1967 |
| Caserta | $\beta$ | Core | $< A, (<) S$ | Ventruto et al. 1964 |
| Chesapeake | $\alpha$ | 92 Arg → Leu | $> A$ | Charache et al. 1966 |
| Chiapas | $\alpha$ ? | | $< A, > S$ | Lisker et al. 1966 |
| D | | Drei oder mehr Varianten, s. folgende Aufstellung | $= S$ | Itano 1951 Benzer et al. 1958 |
| D$\alpha$ | $\alpha$ | $\alpha$ T 4 | | Benzer et al. 1958 |
| D St. Louis | $\alpha$ | $= G$ Philadelphia | | Minnich et al. 1962 |
| D Washington | $\alpha$ | $= G$ Philadelphia | | McCurdy et al. 1961 |
| D Chicago | $\beta$ | $= D$ Punjab | | |
| D Cyprus | $\beta$ | $= D$ Punjab | | Gammack et al. 1961 |
| D Frankfurt | $\beta$ | | | Martin u. Wörner 1962 |
| D Ibadan | $\beta$ | 87 Thr → Lys | | Watson-Williams et al. 1965 |
| D Los Angeles | $\beta$ | $= D$ Punjab | | Babin et al. 1964 |
| D Punjab | $\beta$ | 121 Glu → Gln | | Baglioni 1962 b |
| Durham 1 | $\beta$ | $\beta$ T 1 | $> A$ | Chernoff u. Liu 1961 |
| E | $\beta$ | 26 Glu → Lys | $= A_2$ | Chernoff et al. 1954 Hunt u. Ingram 1961 |
| F Houston | $\gamma$ | $= Hb$ Warren ? | | Schneider et al. 1966 |
| F Roma | $\gamma$ | | $> A$ | Silvestroni u. Bianco 1963 |
| F Texas | $\gamma$ | 5 Glu → Lys | | Schneider und Jones 1965 Jenkins et al. 1967 |
| Flatbush | $\delta$ | 22 Ala → Glu | $= S$ | Ranney et al. 1963 Jones et al. 1966 |
| Freiburg | $\beta$ | Deletion 23 Val | $= F$ | Betke et al. 1962 Jones et al. 1966 |
| Fukuoka | | | $< A$ | Yamaoka 1963 |
| G | | mehrere Varianten, s. folgende Aufstellung | $< A, > S$ | Edington u. Lehmann 1954 |
| G Azuakoli | $\alpha$ | $= G$ Philadelphia | | Gammack et al. 1961 |
| G Bristol | $\alpha$ | $= G$ Philadelphia | | Gammack et al. 1961 |
| G Honolulu | $\alpha$ | 30 Glu → Gln | | Swenson et al. 1962 |

Tabelle 5. (Fortsetzung)

| Bezeichnung | Anomalie | | Elektro-phoretische Wanderung | Autoren |
|---|---|---|---|---|
| | in Kette | Besonderheit | | |
| G Honkong | α | = G Honolulu | | SWENSON et al. 1962 |
| G Ibadan | α | | | GAMMACK et al. 1960 |
| G Paris | α | | | LABIE u. SCHAPIRA 1966 |
| G Philadelphia | α | 68 Arg → Lys | | BAGLIONI u. INGRAM 1961 |
| G Singapore | α | = G Honolulu | | SWENSON et al. 1962 |
| G Accra | β | 79 Asp → Asn | | LEHMANN et al. 1964 |
| G Coushatta | β | 22 oder 26 Glu → Ala = G Saskatoon ? | | SCHNEIDER et al. 1964 b |
| G Galveston | β | 43 Glu → Ala | | BOWMAN et al. 1964 |
| G Port Arthur | β | = G Galveston | | BOWMAN et al. 1964 |
| G San José | β | 7 Glu → Gly | | HILL et al. 1960 |
| G Saskatoon | β | 22 Glu → Ala | | VELLA et al. 1967 |
| G Texas | β | = G Galveston | | BOWMAN et al. 1964 |
| Genova | β | 28 Leu → Pro | = A | SANSONE et al. 1967 |
| Gunhill | β | Deletion von 5 Amino-säuren | = S | BRADLEY 1967 |
| H | | $\beta_4$ | > A s. Abb. 13 | RIGAS, KOLER u. OSGOOD 1956 JONES et al. 1959 |
| Hikari | β | 61 Lys → Asn | > A | SHIBATA et al. 1964 |
| Hope | β | 136 Gly → Asp | = A | MINNICH et al. 1965 |
| Hopkins 2 | α | wahrscheinlich Hb J | > A, < H | SMITH u. TORBERT 1958 ITANO u. ROBINSON 1958 |
| I | α | 16 Lys → Glu | > A, = H | RUCKNAGEL et al. 1955 MURAYAMA 1962 BEALE u. LEHMANN 1965 |
| I Burlington | α | = Hb I ? | > A, = H | O'BRIEN et al. 1964 |
| I Interlaken | α | 15 Gly → Asp (= Hb J Oxford) | > A | MARTI et al. 1964 |
| J | | mehrere Varianten, s. folgende Auf-stellung | > A, < H | THORUP et al. 1956 |
| J Cape Town | α | 92 Arg → Gln | | BOTHA et al. 1966 |
| J Medellin | α | 22 Gly → Asp | | GOTTLIEB et al. 1964 |
| J Oxford | α | 15 Gly → Asp | | BEALE u. LEHMANN 1964 |
| J Tongariki | α | 115 Ala → Asp | | GAJDUSEK et al. 1967 |
| J Toronto | α | 5 Ala → Asp | | CROOKSTON et al. 1965 |
| J Baltimore | β | 16 Gly → Asp | | BAGLIONI u. WEATHERALL 1963 |
| J Iran | β | 77 His → Asp | | RAHBAR et al. 197 |
| J Ireland | β | = J Baltimore | | GAMMACK et al. 1961 |
| J Jamaica | β | = J Baltimore | | WENT u. McIVER 1959 |
| J Trinidad | β | = J Baltimore | | GAMMACK et al. 1961 |
| K | | mehrere Varianten, s. folgende Auf-stellung | (>) A | CABANNES et al. 1965 |
| K α | α | | | AGER u. LEHMANN 1957 |
| K Cameroon | β | 130 Ala → Glu oder Asp | | GAMMACK et al. 1961 ALLAN et al. 1965 |
| K Ibadan | β | 46 Gly → Glu | | ALLAN et al. 1965 |
| K Woolwich | β | 132 Lys → Gln | | ALLAN et al. 1965 |
| Kenwood | β | 143 His → Glu oder Asp | > A | BAYRAKSI et al. 1965 |
| Knoxville 1 | α | = G Philadelphia | < A, > S | CHERNOFF u. PETIT 1965 |
| Koelliker | α | minus 141 Arg | | MARTI et al. 1967 |
| Koeln | β | 98 Val → Met | < S, > $A_2$ | PRIBILLA et al. 1965 CARRELL et al. 1966 |

Tabelle 5. (Fortsetzung)

| Bezeichnung | Anomalie | | Elektro-phoretische Wanderung | Autoren |
|---|---|---|---|---|
| | in Kette | Besonderheit | | |
| Kokura | α | | $< A$ | YAMAOKA 1963 |
| L | β | | $(\geqq) S$ | AGER u. LEHMANN 1957c<br>GAMMACK et al. 1961 |
| L Ferrara | α | 47 Asp → Gly | $(\geqq) S$ | BIANCO et al. 1963<br>BAGLIONI 1965 |
| Lepore | | Nicht-α-Kette aus Teilen der β- u. δ-Kette zusammengesetzt | $= S$ | GERALD u. DIAMOND 1958<br>BAGLIONI 1962a |
| M | | mehrere Varianten, s. folgende Aufstellung | $= A$ | HÖRLEIN u. WEBER 1948<br>GERALD u. GEORGE 1959 |
| M Boston | α | 58 His → Tyr | | GERALD u. EFRON 1961 |
| M Iwate | α | 87 His → Tyr | | MIYAJI et al. 1963b |
| M Kankakee | α | = M Iwate | | JONES et al. 1964 |
| M Saskatoon | β | 63 His → Tyr | | GERALD u. EFRON 1961 |
| M Milwaukee 1 | β | 67 Val → Glu | | GERALD u. EFRON 1961 |
| Mexico | α | 54 Gln → Glu | | JONES et al. 1963 |
| N | β | 95 Lys → Glu | $> A, < H$ | AGER u. LEHMANN 1958<br>KRAUS, L. zit. nach BEALE u. LEHMANN 1965 |
| N α | α | | | SILVESTRONI et al. 1963 |
| N New Haven | β | = J Baltimore | | CHERNOFF u. PERILLIE |
| New York | β | 113 Val → Glu | | RANNEY et al. 1967 |
| Norfolk | α | 57 Gly → Asp | $> A, < H$ | AGER et al. 1958 |
| O Indonesia | α | 116 Glu → Lys | $< S, > A_2$ | BAGLIONI u. LEHMANN 1962 |
| O Arab | β | 121 Glu → Lys | $< S, > A_2$ | LIE-INJO 1957 („Buginese X")<br>BAGLIONI u. LEHMANN 1962 |
| P | β | | $= S$ | SCHNEIDER u. HAGGARD 1957 („Galveston Type")<br>GAMMACK et al. 1961 |
| Porto Allegre | | polymerisiertes Hb A ? | | RUCKNAGEL et al. 1962 |
| Pylos | | = Hb Lepore, s. S. 649 | $= S$ | FESSAS et al. 1962 |
| Q | α | | $< A, > S$ | VELLA et al. 1958<br>GAMMACK et al. 1961 |
| R | | = Durham 1; „R" wurde bisher noch nicht offiziell aufgenommen | $> A$ | CHERNOFF u. LIU 1961 |
| Rambarn | β | β T 9 | $> A$ | SALOMON et al. 1964, zit nach HUEHNS u. SHOOTER 1965 |
| Reissmann | β | s. S. 666 | $= A$ | REISSMANN et al. 1961 |
| Russ | α | | $(\geqq) S$ | HUISMAN 1962b |
| S | β | 6 Glu → Val | s. Abb. 13 | INGRAM 1959 |
| Seattle | β | 70 oder 76 Ala → Glu | $= A$ | HUEHNS et al. 1965, zit. nach HUEHNS u. SHOOTER 1965 |
| Shimonoseki | α | 54 Gln → Arg | $< A, (>) S$ | MIYAJI et al. 1963a<br>HANADA u. RUCKNAGEL 1964 |
| Siriraj | β | 7 Glu → Lys (vgl. Hb C Georgetown) | $= C$ | TUCHINDA et al. 1965 |

Tabelle 5. (Fortsetzung)

| Bezeichnung | Anomalie | | Elektro-phoretische Wanderung | Autoren |
|---|---|---|---|---|
| | in Kette | Besonderheit | | |
| Sphakiá | $\delta$ | 2 His→Arg | $(\geqq)$ S | Jones et al. 1966 b |
| Stanleyville I | $\alpha$ | = G Philadelphia | $(>)$ S | Dherte et al. 1959 Bowman et al. 1964 |
| Stanleyville II | $\alpha$ | Core | = S | Dherte et al. 1959 Hall-Craggs et al. 1964 |
| St. Mary's | $\beta$ | Core ? | $(> A)$ | Buchanan et al., zit. nach Huehns u. Shooter 1965 |
| Texas | $\gamma$ | 5 oder 6 Glu→Lys s. F Texas | $(\geqq)$c | Schneider et al. 1964 a Schneider u. Jones, zit. nach Huehns u. Shooter 1965 |
| Tokuchi | $\beta$ | 2 His→Tyr | $> A$ | Miyaji et al. 1963, zit. nach Shibata et al. 1963 b |
| Ube 1 | $\beta$ | 93 Cys, SH-Gruppe blockiert | = S | Shibata et al. 1963 a |
| Ube 2 | $\alpha$ | | $> A$ | Shibata et al. 1963 b |
| Umi | $\alpha$ | $\alpha$ T 6 = Kokura | $< A, > S$ | Ohya 1963 |
| Warren | $\gamma$ | | $< S, > A_2$ | Huisman et al. 1965 |
| Zürich | $\beta$ | 63 His→Arg | $(>)$ = S | Hitzig et al. 1960 Müller u. Kingsma 1961 |

findet man Einzelfälle, wie beispielsweise Veröffentlichungen aus Holland (Huisman et al., 1955: Hb C), England (White u. Beaven, 1954: Hb D; Ager et al., 1958: Hb Norfolk; Huntsman et al., 1963: Hb G und Hb D), Deutschland (Martin u. Wörner, 1961: Hb D; Betke u. Kleihauer, 1962: Hb E und verschiedene Hb M) und der Schweiz (Marti et al., 1964: Hb I bzw. Hb J) zeigen. Häufiger noch als auf anomale Hämoglobine trifft man in Europa nördlich der Alpen auf die Thalassämie (Callender et al., 1961; Marti, 1963). In Deutschland wurde bei nahezu 10% von ungeklärten Anämien das Vorliegen einer Thalassämie gesichert (Betke u. Kleihauer, 1962).

### Funktionelle, pathophysiologische und pathogenetische Eigenarten

**Allgemeines.** Ein anomales Hb ist nicht notwendigerweise auch ein pathologisches bzw. pathogenetisch bedeutsames Hb. Im Gegenteil: Die meisten Träger anomaler Hämoglobine sind völlig gesunde Individuen. Hämatologisch können jedoch gewisse Eigenarten vorhanden sein, wie eine Herabsetzung des mittleren Erythrocyten-Hb (MCH) und das Auftreten von Kokardenzellen, aus denen man ableiten kann, daß bei den betroffenen Erythrocyten Inhalt und Gehäuse nicht so aufeinander abgestimmt sind wie im Falle des normalen Blutfarbstoffes. Die Synthese der anomalen Varianten ist bei Heterozygoten im allgemeinen nicht so ausgiebig wie die von Hb A, so daß der Anteil des anomalen Hb am Gesamtfarbstoff meist nur 25—40% ausmacht. Dies kann allerdings auch dadurch zustande kommen, daß bei an sich gleicher Synthesegeschwindigkeit jeweils die Erythrocyten rascher zugrunde gehen, die mehr anomales Hb enthalten. Zumindest bei der Sichelzellanomalie scheint dies eine Rolle zu spielen (Levere u. Lichtman, 1963).

Die Hintergründe des verschieden großen Anteils von anomalen Hämoglobinen am Gesamtfarbstoff mögen sein, wie sie wollen (s. hierzu auch Zuckerkandl,

1964), aus der Fülle der klinischen Beobachtungen wird eine gewisse Gesetzmäßigkeit klar, auf die kürzlich Lehmann et al. (1964) aufmerksam machten: Der Anteil eines anomalen Hb am Blutfarbstoff eines Heterozygoten macht aus: erstens etwa 50%, wenn das Hb auch bei Homozygoten klinisch harmlos ist (z.B. Hb G Accra, Hb K Ibadan), zweitens weniger als 50% und mehr als 20%, wenn das Hb für Homozygote pathogen, für Heterozygote harmlos ist (z.B. Hb S, Hb C, Hb E), drittens weniger als 20%, wenn das Hb bereits für Heterozygote pathogen ist (z.B. Hb Köln, Hb Lepore).

Welche Eigenschaft eines anomalen Hb die Lebensdauer des damit beladenen Erythrocyten verkürzt, ist nur selten klar. Verständlich ist der pathogenetische Effekt des Sichelzellhämoglobins (s. S. 656). Für Hb C diskutiert Cabannes (1959), daß Hb C-gefüllte Erythrocyten nicht so elastisch sind wie Hb A-gefüllte Erythrocyten und daher im Kreislauf einer rascheren Abnützung unterliegen. Dies könnte ein generelles Prinzip sein, doch gibt es bisher dafür keine Belege. Ein klar erscheinendes pathogenetisches Prinzip ist bei manchen Hämoglobinen ihre Instabilität (s. unten).

**Sauerstoffbindung.** Obwohl fetales menschliches Blut eine gegenüber dem mütterlichen Blut gesteigerte $O_2$-Affinität hat, entspricht die $O_2$-Gleichgewichtskurve von gereinigtem Nabelschnur-Hb der von Hb A (Allen et al., 1953). In einfachen Hämolysaten von Nabelschnurerythrocyten ist die $O_2$-Affinität sogar vermindert (Haurowitz, 1935; Betke, 1954). Bei Individuen mit hereditärer Persistenz von Hb F wurde eine normale $O_2$-Gleichgewichtskurve gefunden (Huisman, 1963). Hb F dürfte daher in bezug auf diese Funktion Hb A entsprechen, Hb $A_2$ hat dagegen eine gesteigerte $O_2$-Affinität, ebenso die $\delta$-anomale Variante Hb $A_2'$ und interessanterweise auch Hb Lepore (s. S. 649) (Huisman et al., 1962). Der Bohr-Effekt ist bei diesen Hämoglobinen normal. Dies ist insofern wichtig, als Hb H und Hb Bart's, also $\beta_4$ und $\gamma_4$ (s. S. 649), bei extrem hoher $O_2$-Affinität keinen Bohr-Effekt besitzen (Benesch u. Benesch, 1964; Horton et al., 1962). Hb H und Hb Bart's sind damit atemphysiologisch unbrauchbare Hämoglobine. Da sie meist nur in geringer Menge im Blut sind, wirkt sich dies jedoch nicht pathogenetisch aus.

Die meisten anomalen Varianten von Hb A haben, soweit man bisher feststellte, normale $O_2$-Bindungseigenschaften, insbesondere gilt dies für die wichtigen Anomalien Hb S, Hb C und Hb E (Lit. s. bei Huisman, 1963). Hb D Punjab besitzt eine gering aber eindeutig erhöhte $O_2$-Affinität (Huisman u. Schillhorn van Veen, 1964), ebenso Hb Chesapeake (Charache et al., 1966). Ganz ungewöhnlich und bisher einzigartig ist die stark verminderte $O_2$-Affinität bei dem von Reissmann et al. 1961 bei einer Mutter und ihrem Sohn gefundenen anomalen Hb (Hb Kansas). Es bestand eine Cyanose, die arterielle $O_2$-Sättigung betrug nur 60%, die $O_2$-Kapazität war normal. Die Patienten hatten keine Vermehrung von Met-Hb in ihrem Blut. Eine angeborene Cyanose findet man auch bei den Trägern von Hb M, bei denen das Hb-Eisen einer der beiden Polypeptidketten weitgehend oder ganz in dreiwertiger Form vorliegt und dadurch funktionell ausfällt.

**Oxydationsempfindlichkeit.** Hb F wird durch Oxydationsmittel wie Nitrit oder Ferricyanid rund doppelt so rasch zu Met-Hb oxydiert wie Hb A (Betke, 1954). Noch empfindlicher ist das nur aus $\gamma$-Ketten bestehende Hb Bart's, während Hb $A_2$ und Hb Lepore langsamer oxydiert werden als Hb A (Martin u. Huisman, 1963). Verschiedene bisher geprüfte $\beta$-anomale Hb-Varianten, z.B. Hb S und Hb C, verhalten sich wie Hb A (Betke et al., 1958; Martin u. Huisman, 1963).

**Molekülstabilität.** Manche Hämoglobine fallen durch eine geringe Stabilität auf, so vor allem Hb H, das durch Brillantkresylblau in den Erythrocyten in Form von Innenkörpern präcipitiert wird (s. S. 656). Seine Labilität ist auch störend bei der Präparation von Hämolysaten für die Elektrophorese. Durch Hitze wird Hb H rund zehnmal so rasch denaturiert wie Hb A (Betke et al., 1960). Es scheint auch in vivo in alternden Erythrocyten auszufallen (Rigas u. Koler, 1961), was für die Lebensdauer der betroffenen Erythrocyten eine Rolle spielen könnte.

Eine besondere Form der Unstabilität bietet Hb Zürich. Es wird in Form grober Heinzkörper präcipitiert, wenn die Träger Sulfonamide oder ähnliche Medikamente zu sich nehmen, wodurch eine hämolytische Krise ausgelöst werden kann (Hitzig et al., 1960). Eine hämolytische Anämie mit spontanen Heinzkörpern bestand bei der japanischen (splenektomierten) Patientin mit Hb Ube 1 (Shibata et al., 1963). Ähnliche klinische Erscheinungen lagen bei den von Dacie et al. 1964 in zwei verschiedenen Familien festgestellten wärmelabilen Hämoglobinen vor. Nach unveröffentlichten Untersuchungen von Kleihauer an weiteren solchen Familien scheinen verschiedene derartige wärmelabile Hämoglobine das gleiche klinische Bild hervorbringen zu können, das seinerseits schon längere Zeit als charakteristische Einheit unter den nichtsphärocytären hämolytischen Anämien bekannt ist, 1958 von Lange und Ackeroyd als solches formuliert. Zu der Reihe der unstabilen Hämoglobine gehören ferner Hb Köln (Pribilla et al., 1965; Hutchinson et al., 1964), Hb Seattle, Hb St. Mary's (Huehns u. Shooter, 1965) und Hb Genova (Sansone et al., 1967).

### Hb-Anomalien und Selektion

Homozygotie für Hb S bedeutet eine schwere Beeinträchtigung der Gesundheit, nämlich die Sichelzellanämie (s. 2. Teilband). Homozygotie für Hb C und Hb E sind nicht so schwerwiegende Zustände, stellen aber doch ein gesundheitliches Handicap dar. Mindestens so ernst wie die Sichelzellanämie ist die Cooley-Anämie, die homozygote Thalassämie. Wenn trotz der Beeinträchtigung der Lebenserwartung der Homozygoten viele Millionen von Menschen die Anomalie besitzen, wenn die Anomalien in manchen Bevölkerungen 30—40% der Individuen betreffen, dann muß mit heterozygotem Zustand ein biologischer Vorteil gegenüber Normalindividuen verknüpft sein, der den Genverlust durch früh sterbende oder sich nicht fortpflanzende Homozygote wettmacht (balancierter Polymorphismus).

Für die Sichelzellanomalie kann heute als gesichert gelten, daß die heterozygoten Träger gegenüber dem Befall mit Malaria tropica (Plasmodium falciparum) resistenter sind als Normalindividuen (Allison u. Smith, 1954; Raper, 1954; Rucknagel u. Neel, 1961; Motulsky, 1964b). Abgesehen von der Tatsache, daß Sichelzellvorkommen und Malariabefall in verschiedenen geographischen Regionen auffallend parallel gehen, sprechen dafür Untersuchungen über die Morbidität und Mortalität in Malariaregionen. Als Beispiel sei eine Zusammenstellung von Motulsky (1964b) genannt: Unter 100 Kindern, die an cerebraler Malaria gestorben waren, fand sich nur ein Sichelträger, während auf Grund der Verbreitung des Sichelgens in der Bevölkerung 23 zu erwarten waren. Auf ein historisches, als solches unbeabsichtigtes Großexperiment weist Jonxis (1960) hin: Aus Ghana wurden im 17. Jahrhundert Sklaven in die holländischen Besitzungen von Curaçao (malariafrei) und Surinam (malariaverseucht) transportiert. In der Negerbevölkerung von Curacao ist heute die Hb S-Frequenz 5,7%, in Surinam 17,8%, während in Ghana zwischen 12 und 22% gefunden werden. Neuere Untersuchungen von Eeckels et al. (1967) haben gezeigt, daß Hb S-Heterozygote auch gegenüber gewissen bakteriellen Infektionen (Pneumokokken) resistenter sind.

Weit weniger klar ist die Situation für Hb C, Hb E und Thalassämie. Eine Selektionswirkung der Malaria wird auch in diesen Fällen diskutiert, ist aber bislang noch strittig. Über die umfangreiche Literatur zu dieser Frage orientieren die Übersichtsarbeiten von Rucknagel u. Neel (1961); Motulsky (1964 b) und von Flatz (1967).

## Literatur

**Adair, G.S.:** Comparision of osmotic pressure of oxyhaemoglobin, reduced haemoglobin and methaemoglobin. J. Physiol. Proc. **58**, XXXIX (1923/24). ~ The hemoglobin system. J. biol. Chem. **63**, 493 (1925). ~ Estimations of the molecular weight of haemoglobin by measurements of osmotic pressures. Proc. Symp. "Standardization, documentation and normal values in haematology". Xth Congr. Int. Soc. Haematol., Stockholm 1964. Basel and New York: Karger 1965. — **Ager, J.A.M.,** and **H. Lehmann:** Intra-erythrocytic haemoglobin crystals. J. clin. Path. **10**, 336 (1957a). ~ Haemoglobin K in an East Indian and his family. Brit. med. J. **1957b** I, 1449. ~ Haemoglobin L: a new haemoglobin found in a Punjabi Hindu. Brit. med. J. **1957c** II, 142. ~ Observations on some "fast" haemoglobins, K, J, N and "Bart's". Brit. med. J. **1958** I, 929. — **Ager, J.A.M., H. Lehmann,** and **F. Vella:** Haemoglobin "Norfolk": a new haemoglobin found in an English family. With observations on the naming of new haemoglobin variants. Brit. med. J. **1958** II, 539. — **Ainsworth, S., G.H. Gibson,** and **F.J.W. Roughton:** Individual velocity constants in the chain of reactions of sheep hemoglobin with dissolved gases. In: Conference on Hemoglobin. Natioanl Acad. Sci., Publ. Nr 557, Washington 1958. — **Aksoy, M.:** Hemoglobin S in Eti-Turks and the Allewits in Lebanon. Blood **17**, 657 (1961). — **Aksoy, M.,** and **S. Erdem:** Decrease in the concentration of haemoglobin $A_2$ during erythroleukaemia. Nature (Lond.) **213**, 522 (1967). — **Aksoy, M.,** and **H. Lehmann:** The first observation of sickle-cell Haemoglobin E disease. Nature (Lond.) **179**, 1248 (1957). — **Albers, C.:** Die ventilatorische Kontrolle des Säure-Basen-Gleichgewichts in Hypothermie. Anaesthesist **11**, 43 (1962). — **Allan, N., D. Beale, D. Irvine,** and **H. Lehmann:** Three haemoglobins K: Woolwich, an abnormal, Cameroon and Ibadan, two unusual variants of haemoglobin A. Nature (Lond.) **208**, 658 (1965). — **Allen, D.W., W.A. Schroeder,** and **J. Balog:** Observations on the chromatographic heterogeneity of normal adult and fetal human hemoglobin. J. Amer. chem. Soc. **80**, 1628 (1958). — **Allen, D.W., J. Wyman jr.,** and **C.A. Smith:** The oxygen equilibrium of fetal and adult human hemoglobin. J. biol. Chem. **203**, 81 (1953). — **Allen, T.A.,** and **W.S. Root:** Partition of carbon monoxide and oxygen between whole blood of rats, dogs and men, as affected by plasma pH. J. appl. Physiol. **10**, 186 (1957). — **Allison, A.C.,** and **S.M. Smith:** Notes on sickle-cell polymorphism. With statistical appendix. Ann. hum. Genet. **19**, 39 (1954). — **Anson, M., J. Barcroft, A. Mirsky,** and **S. Oinuma:** On the correlation between the spectra of various haemoglobins and their relative affinities for oxygen and carbon monoxide. Proc. roy. Soc. B **97**, 61 (1924). — **Antonini, E, J. Wyman, A. Rossi-Fanelli,** and **A. Caputo:** Studies on the relations between molecular and functional properties of hemoglobin. III. The influence of salts on the Bohreffect in human hemoglobin. J. biol. Chem. **237**, 2773 (1962). — **Atwater, J., I.R. Schwartz, A.J. Erslev, T.L. Montgomery,** and **L.M. Tocantins:** Sickling of erythrocytes in a patient with thalassemia-hemoglobin I-disease. New Engl. J. Med. **263**, 1215 (1960). — **Atwater, J., I.R. Schwartz,** and **L.M. Tocantins:** A variety of human hemoglobin with 4 distinct electrophoretic components. Blood **15**, 901 (1960). — **Austin, J.H.,** and **D.L. Drabkin:** Spectrophotometric studies III. Spectrophotometry of methemoglobin. J. biol. Chem. **112**, 67 (1935/36).

**Babin, D.R., R.T. Jones,** and **W.A. Schroeder:** Hemoglobin D Los Angeles: $\alpha_2^A\beta_2^{121\ GluNH_2}$. Biochim. biophys. Acta (Amst.) **86**, 136 (1964). — **Baglioni, C.:** An improved method for the fingerprinting of human hemoglobin. Biochim. biophys. Acta (Amst.) **48**, 392 (1961). ~ The fusion of the two peptide chains in hemoglobin Lepore and its interpretation as a genetic deletion. Proc. nat. Acad. Sci. (Wash.) **48**, 1880 (1962a). ~ Abnormal human haemoglobins. VIII. Chemical studies on haemoglobin D. Biochim. biophys. Acta (Amst.) **48**, 392 (1962b). ~ Zit. nach Beale u. Lehmann, Brit. med. J. **1965** II, 259. — **Baglioni, C.,** and **V.M. Ingram:** Abnormal human haemoglobins. V. Chemical investigation of haemoglobins A, G, C, X from one individual. Biochim. biophys. Acta (Amst.) **48**, 253 (1961). — **Baglioni, C.,** and **H. Lehmann:** Chemical heterogeneity of haemoglobin O. Nature (Lond.) **196**, 229 (1962). — **Baglioni, C.,** and **D.J. Weatherall:** Abnormal human hemoglobins. IX. Chemistry of hemoglobin J Baltimore. Biochim. biophys. Acta (Amst.) **78**, 637 (1963). — **Ball, E.W., M.J. Meynell, D. Beale, P. Kynoch, H. Lehmann,** and **A.O.W. Stretton:** Haemoglobin A'₂: $\alpha_2\delta_2$ 16 Glycine → Arginine. Nature (Lond.) **209**, 1217 (1966). — **Bannerman, R.M.:** Thalassemia, a survey of some aspects. New York: Grune & Stratton 1961. — **Barcroft, J.,** and **W.O.R. King:** The effect of temperature on the dissociation curve of blood. J. Physiol. (Lond.) **39**, 374 (1909/10).—

**Bartels, H., K. Betke, P. Hilpert, G. Niemeyer** u. **K. Riegel:** Die sogenannte Standard-$O_2$-Dissoziationskurve des gesunden erwachsenen Menschen. Pflügers Arch. ges. Physiol. **272**, 372 (1961). — **Bartels, H., E. Bücherl, C. W. Hertz, G. Rodewald** u. **M. Schwab:** Lungenfunktionsprüfungen. Berlin-Göttingen-Heidelberg: Springer 1959. — **Bartels, H., H. Harms, V. Probst, K. Riegel** u. **J. Schneider:** Sauerstoffbindungskurve, fetales Hämoglobin und Erythrocytenmorphologie bei Frühgeborenen und Säuglingen. Klin. Wschr. **1959**, 664. — **Battaglia, F. C., A. E. Hellegers,** and **A. E. Seeds:** The differences between intracellular and extracellular ion concentrations of adult and fetal blood. J. Pediat. **66**, 743 (1965). — **Bayrakci, C., A. M. Josephson, L. Singer, P. Heller,** and **R. D. Coleman:** A new fast hemoglobin. Xth Congr. Int. Soc. Haematol., Stockholm 1964. — **Beale, D.,** and **H. Lehmann:** Haemoglobin J Oxford. Biochem. J. **93**, 8 (1964). ~ Abnormal haemoglobins and the genetic code. Nature (Lond.) **207**, 259 (1965). — **Beaven, G. H., M. J. Ellis,** and **J. C. White:** Studies on human foetal haemoglobin. I. Dedection and estimation. Brit. J. Haemat. **6**, 1 (1960a). ~ Studies on human foetal haemoglobin. II. Foetal haemoglobin levels in healthy children and adults and in certain haematologic disorders. Brit. J. Haemat. **6**, 202 (1960b). — **Beaven, G. H., H. Hoch,** and **E. R. Holiday:** The haemoglobins of the human foetus and infant. Biochem. J. **49**, 374 (1951). — **Benesch, R. E.,** and **R. Benesch:** The influence of oxygenation on the reactivity of the SH groups of hemoglobin. Biochemistry **1**, 735 (1962). ~ Properties of haemoglobin H and their significance in relation to function of haemoglobin. Nature (Lond.) **202**, 773 (1964). — **Benzer, S., V. M. Ingram,** and **H. Lehmann:** Three varieties of human haemoglobin D. Nature (Lond.) **182**, 852 (1958). — **Bergren, W. R.,** and **P. Sturgeon:** Hemoglobin H. Some additional findings. Proc. int. Soc. Haemat. **7**, I, 488 (1960). — **Betke, K.:** Der menschliche rote Blutfarbstoff. Berlin-Göttingen-Heidelberg: Springer 1954. ~ Fetal hemoglobin in health and disease. Proc. VIIIth Internat. Congr. Hematology, Tokyo 1960a. ~ Diagnose und klinische Bedeutung der Hämoglobinanomalien. Internist (Berl.) **1**, 238 (1960b). — **Betke, K., E. Gröschner** u. **H. Schall:** Empfindlichkeit von Hämoglobin A, S, C und F gegenüber Oxydation zu Methämoglobin. Proc. 7th Congr. Europ. Soc. Haematol., London 1958, II, S. 1073. — **Betke, K., L. Heilmeyer, T. H. J. Huisman,** and **E. Kleihauer:** A new type of hemoglobin M. 9th Congr. Internat. Soc. Hematol., Mexico 1962. — **Betke, K.,** u. **E. Kleihauer:** Fetaler und bleibender Blutfarbstoff in Erythrocyten und Erythroblasten von menschlichen Feten und Neugeborenen. Blut **4**, 241 (1958). ~ Hämoglobinanomalien in der deutschen Bevölkerung. Schweiz. med. Wschr. **1962**, 1316. — **Betke, K., H. R. Marti, E. Kleihauer** u. **E. Bütikofer:** Hitzelabilität und Säurestabilität von Haemoglobin H. Klin. Wschr. **1960**, 529. — **Betke, K., H. R. Marti,** and **I. Schlicht:** Estimation of small percentages of foetal haemoglobin. Nature (Lond.) **184**, 1877 (1959). — **Bianco, I., G. Modiano, E. Bottini,** and **R. Lucci:** Alteration in the α-chain of haemoglobin L Ferrara. Nature (Lond.) **198**, 395 (1963). — **Boardman, N. K.,** u. **S. M. Partridge:** Separation of neutral proteins on ionexchange resins. Nature (Lond.) **171**, 208 (1953). — **Bohr, C., K. Hasselbalch** u. **A. Krogh:** Über einen in biologischer Beziehung wichtigen Einfluß, den die Kohlensäurespannung des Blutes auf dessen Sauerstoffbindung übt. Skand. Arch. Physiol. **16**, 402 (1904). — **Bookchin, R. N., R. L. Nagel,** and **H. M. Ranney:** Structure and properties of hemoglobin C Harlem, a human hemoglobin variant with amino acid substitutions in two residues of the β-polypeptide chain. J. biol. Chem. **242**, 248 (1967). — **Botha, M. C., D. Deale, W. A. Isaacs,** and **H. Lehmann:** Haemoglobin J Cape Town: $α_2$ 92 Arginine → glutamine $β_2$. Nature (Lond.) **212**, 792 (1966). — **Bowman, B. H., C. P. Oliver, D. R. Barnett, J. E. Cunningham,** and **R. G. Schneider:** Chemical characterization of three hemoglobins G. Blood **23**, 193 (1964). — **Bradley, Th.:** Hemoglobin Gunhill (Hb GH), a new type of abnormal hemoglobin. Persönl. Mitteilung von G. Braunitzer 1967. — **Bradley, Th. B., J. N. Brawner,** and **C. L. Conley:** Further observations on an inherited anomaly characterised by persistence of fetal hemoglobin. Bull. Johns Hopk. Hosp. **108**, 242 (1961). — **Braunitzer, G.:** The molecular weight of haemoglobin. In: Ch. G. v. Boroviczeny, Erythrocytometric methods and their standardization. Basel and New York: Karger 1964. — **Braunitzer, G., R. Gehring-Müller, N. Hilschmann, K. Hilse, G. Hobom, V. Rudloff** u. **B. Wittmann-Liebold:** Die Konstitution des normalen adulten Humanhämoglobins. Hoppe-Seylers Z. physiol. Chem. **325**, 283 (1961).

**Cabannes, R.:** La pathologie de l'hémoglobine C. Algérie méd. **63**, 611 (1959). — **Cabannes, R., A. Duzer, A. Portier, J. Massonat, L. Sendra** et **J. L. Buhr:** Hémoglobines anormales chez l'algérien musulman. Sang **27**, 580 (1956). — **Callender, S. T., B. J. Mallet,** and **H. Lehmann:** Thalassaemia in Britain. Brit. J. Haemat. **7**, 1 (1961). — **Carlsten, A., A. Holmgren, K. Lindroth, T. Sjöstrand,** and **G. Ström:** Relationship between low values of alveolar carbonmonoxide concentration and carboxyhemoglobin percentage in human blood. Acta physiol. scand. (Stockh.) **31**, 62 (1954). — **Carrell, R. W., H. Lehmann,** and **H. E. Hutchinson:** Haemoglobin Koeln (β 98 valine → methionine): an unstable protein causing inclusion-body anaemia. Nature (Lond.) **210**, 915 (1966. — **Ceppelini, R.:** L'emoglobina normale lenta $A_2$. Suoi rapporti con una nuova frazione emoglobinica lenta, $B_2$, e sua importanza per il riconoscimento di varianti talassemiche che compaiono nelle famiglie di portatori di talassemia media e di emoglobinopatia H. Acta genet. med. (Roma) 8, Suppl. 2, 47 (1959). — **Charache, S., D.J. Weatherall,** and **J.B. Clegg:** Polycythemia associated with a hemoglobinopathy. J. clin. Invest. 45, 813 (1966). — **Chernoff, A.I.:** Immunologic studies of hemoglobins. II. Quantitative precipitin test using antifetal hemoglobin sera. Blood 8, 413 (1953). ~ Hbg $\alpha_4$, a naturally occurring hemoglobin possessing only $\alpha$ chains. Abstr. Xth Congr. Internat. Soc. Hematol., Stockholm 1964. — **Chernoff, A.I.,** and **J.C. Liu:** The amino acid composition of hemoglobin. II. Analytical technics. Blood 17, 54 (1961). — **Chernoff, A. I., V. Minnich,** and **S. Chongchareonsuk:** Hemoglobin E, a hereditary abnormality of human hemoglobin. Science 120, 605 (1954). — **Chernoff, A.I., V. Minnich, S. Nanakorn, S. Tuchinda, Ch. Kashemsart,** and **R.R. Chernoff:** Studies on hemoglobin E. I. The clinical, hematologic and genetic characteristics of the hemoglobin E syndromes. J. Lab. clin. Med. 47, 455 (1956). — **Chernoff, A. I.** and **P.E. Perillie:** The amino acid composition of Hbg New Haven Nr. 2 (Hbg N New Haven). Biochem. biophys. Res. Commun. 16, 368 (1964). — **Chernoff, A.I.,** and **N. Pettit:** The amino acid composition of hemoglobin. VI. Separation of the tryptic peptides of hemoglobin Knoxville Nr. 1 on Dowex-1 X-2 and Sephadex. Biochem. biophys. Acta (Amst.) 97, 47 (1965). — **Choremis, C., E.W. Ikin, H. Lehmann, A.E. Mourant,** and **L. Zannos:** Sickle-cell trait and blood groups in Greece. Lancet 1953 II, 909. — **Coburn, R.F., R.E. Forster,** and **P.B. Kane:** Considerations of the physiological variables that determine the blood carboxyhemoglobin concentration in man. J. clin. Invest. 44, 1899 (1965). — **Comroe, J.H.:** Physiology of respiration. Chicago: Year Book Med. Publ. 1965. — **Conant, J.B.:** An electrochemical study of hemoglobin. J. biol. Chem. 57, 401 (1923). — **Conley, C.L.,** and **E.W. Smith:** Clinical features of genetic variants of sickle cell disease. Trans. Ass. Amer. Phycns 67, 261 (1954). — **Conley, C.L., D.J. Weatherall, S.N. Richardson, M.K. Shepard,** and **S. Charache:** Hereditary persistence of fetal hemoglobin: A study of 79 affected persons in 15 negro families in Baltimore. Blood 21, 261 (1963). — **Crookston, J.H., D. Beale, D. Irvine,** and **H. Lehmann:** A new haemoglobin, J Toronto ($\alpha^{5\,\text{Alanine}\rightarrow\text{Aspartic acid}}$). Nature (Lond.) 208, 1059 (1965).

**Dacie, J.V., A.J. Grimes, A. Meisler, L. Steingold, E.H. Hemsted, G.H. Beaven,** and **J.C. White:** Hereditary Heinz body anaemia. A report of studies on five patients with mild anaemia. Brit. J. Haemat. 10, 388 (1964). — **Cance, N., E.R. Huehns,** and **G.H. Beaven:** The abnormal haemoglobins in haemoglobin-H disease. Biochem. J. 87, 240 (1963). — **Davenport, H.W.:** The ABC of acid-base chemistry, 4th ed. Chicago: Chicago University Press 1960. — **De Vries, A., H. Joshua, H. Lehmann, R.L. Hill,** and **R.E. Fellows:** The first observation of an abnormal haemoglobin in a jewish family: Haemoglobin Beilinson. Brit. J. Haematol. 9, 484 (1963). — **Dherte, P., J. Vandepitte, J.A.M. Ager,** and **H. Lehmann:** Stanleyville I and II, two new variants of adult haemoglobin. Brit. med. J. 1959 II, 282. — **Diggs, L.W.,** and **A. Bell:** Intraerythrocytic haemoglobin crystals in sickle cell-haemoglobin C disease. Blood 25, 218 (1965). — **Diggs, L.W., A.P. Kraus, D.P. Morrison,** and **R.P.T. Rudnicki:** Intraerythrocytic crystals in a white patient with hemoglobin C in the absence of other typers of haemoglobin. Blood 9, 1172 (1954). — **Dormandy, K.M., P.S. Lock,** and **H. Lehmann:** Haemoglobin Q-alpha-thalassaemia. Brit. med. J. 1961 I, 1582. — **Drabkin, D.L.:** Distribution and metabolic aspects of derivatives of iron protoporphyrin (hemin). Fed. Proc. 7, 483 (1948). ~ The molecular weight of haemoglobin, its iron and nitrogen content and optical properties — their relevance in the problem of a reference standard for haemoglobin measurements — Proc. Symp. "Standardization, documentation and normal values in haematology". Xth Congr. Int. Soc. Haematol., Stockholm 1964. — **Drabkin, D. L.,** and **J. H. Austin:** Spectrophotometric studies. II. J. biol. Chem. 112, 51 (1935/36).

**Edington, G.M.,** and **H. Lehmann:** Haemoglobin G. A new haemoglobin found in a West African. Lancet 1954 II, 173. ~ Expression of the sickle-cell gene in Africa. Brit. med. J. 1955 II, 1328. ~ The distribution of haemoglobin C in West Africa. Man 1956, Nr 36. — **Eeckels** et al.: Persönl. Mitteilung 1967. — **Erlandson, M., C.H. Smith,** and **I. Schulman:** Thalassemia-hemoglobin C (disease in white siblings). Pediatrics 17, 740 (1956).

**Ferguson, J.K.W.,** and **F.J.W. Roughton:** The chemical relationship and physiological importance of carbamino compounds of $CO_2$ with haemoglobin. J. Physiol. (Lond.) 83, 87 (1934). — **Fessas, Ph.:** Thalassaemia and the alternations of the haemoglobin pattern. In: Abnormal haemoglobins. Symp. CIOMS. Oxford: Blackwell Sci. Publ. 1959. ~ Haemoglobin H and Bart's. In: Lehmann u. Betke, Haemoglobin-Colloquium, Wien 1961. Stuttgart: Georg Thieme 1962. ~ The beta-chain thalassaemias. In: Haemoglobin Colloquium Wien 1961. Stuttgart: Georg Thieme 1962. — **Fessas, Ph., A. Karaklis,** and **N. Gnafakis:** A further abnormality of foetal haemoglobin. Acta haemat. (Basel) 25, 62 (1961). — **Fessas, Ph.,** and **D. Loukopoulos:** Alpha-chain of human hemoglobin: occurrence in vivo. Science 143, 590 (1964). — **Fessas, Ph., D. Loukopoulos,** and **B. Thorell:** Absorption spectra of inclusion bodies in $\beta$-thalassemia. Blood 25, 105 (1965). — **Fessas, Ph., N. Mastrokalos,** and **G. Fostiropoulos:** New variant of human foetal haemoglobin. Nature (Lond.) 183, 30 (1959). — **Fessas, P.,** and

G. Stamatoyannopoulos: Absence of Hb $A_2$ in an adult. Nature (Lond.) 195, 1215 (1962). ~ Hereditary persistence of fetal hemoglobin in Greece. A study and a comparison. Blood 24, 223 (1964). — Fessas, Ph., G. Stamatoyannopoulos, and A. Karaklis: Haemoglobin "Pylos": Study of a hemoglobinopathy resembling thalassemia in the heterozygous, homozygous and double heterozygous state. Blood 19, 1 (1962). — Flatz, G.: Hemoglobin E: Distribution and population dynamics. Humangenetic 3, 189 (1967). — Fraser, G.R., G. Stamatoyannopoulos, C. Kattamis, D. Loukopoulos, B. Defaranas, C. Kitsos, L. Zannos-Mariolea, C. Choremis, P. Fessas, and A.G. Motulsky: Thalassemias, abnormal hemoglobins and glucose-6-phosphate dehydrogenase deficiency in the Arta area of Greece. Ann. N.Y. Acad. Sci. 119, 415 (1964). — Fukutake, K., and K. Kato: Hemolytic anemia due to a new abnormal hemoglobin. Proc. VIIIth int. Congr. Hematol., Tokyo 1960, vol. II, p. 1220. Tokyo: Pan Pacific Press 1962. — Gajdusek, D.C., J. Guiart, R.L. Kirk, R.W. Carrell, D. Irvine, P.A.M. Kynoch, and H. Lehmann: Haemoglobin J Tongariki. J. med. Genet. 4, 1 (1967). — Gammack, D.B., E.R. Huehns, H. Lehmann and E.M. Shooter: The abnormal polypeptide chain in a number of haemoglobin variants. Acta genet. (Basel) 11, 1 (1961). — Gerald, P.S., and L.K. Diamond: A new hereditary hemoglobinopathy (the Lepore trait) and its interaction with thalassemia trait. Blood 13, 835 (1958). — Gerald, P.S., and M.L. Efron: Chemical studies of several varieties of Hb M. Proc. nat. Acad. Sci. (Wash.) 47, 1758 (1961). — Gerald, P.S., and Ph. George: Second spectroscopically abnormal methemoglobin associated with hereditary cyanosis. Science 129, 393 (1959). — Gerald, P.S., and C.E. Rath: Zit. nach Bookchin et al. (1967). — German, B., and J. Wyman: The titration curves of oxygenated and reduced hemoglobin. J. biol. Chem. 117, 533 (1937). — Gilles, H.M., K.A. Fletcher, R.G. Hendrickse, R.Linder, S.Reddy, and N.Allan: Glucose-6-phosphate dehydrogenase deficiency, sickling, and malaria in african children in south western Nigeria. Lancet 1967 I, 138. — Göksel, V., u. N. Tartaroglu: Hämoglobin C-Thalassämie bei zwei Geschwistern von weißer Rasse. In: Hämoglobin Colloquium Wien 1961. Stuttgart: Georg Thieme 1962. — Goldberg, C.A.J.: A new method for starch gel electrophoresis of human hemoglobins, with special references to the determination of hemoglobin $A_2$. Clin. Chem. 4, 484 (1958). — Gottlieb, A.J., A. Restrepo, and H.A. Itano: Hb J-Medellin: chemical and genetic study. Fed. Proc. 23, I, 172 (1964). — Gouttas, A., P. Fessas, H. Tsevrenis et E. Xefteri: Description d'une nouvelle variété d'anémie hémolytique congénitale. Sang 26, 911 (1955). — Guidotti, G., W. Konigsberg, and L.C. Craig: On the dissociation of normal adult human hemoglobin. Proc. nat. Acad. Sci. (Wash.) 50, 774 (1963).

Hall-Craggs, M., P.D. Marsden, A.B. Raper, H. Lehmann, and D. Beale: Homozygous sickle-cell anaemia arising from two different haemoglobins. Interaction of haemoglobin S and Stanleyville II. Brit. med. J. 1964 II, 87. — Hanada, M., and D.L. Rucknagel: The characterization of hemoglobin Shimonoseki. Blood 24, 624 (1964). — Harris, J.W.: Studies on the destruction of red blood cells. VIII. Molecular orientation in sicle cell hemoglobin solutions. Proc. Soc. exp. Biol. (N.Y.) 75, 197 (1950). — Hartridge, H., and F.J.W. Roughton: The kinetics of haemoglobin. III. The velocity with which oxygen combines with reduced haemoglobin. Proc. roy. Soc. A 107, 654 (1925). — Haurowitz, F.: Zur Chemie des Blutfarbstoffes. 3. Mitt. Zur Kenntnis des Methämoglobins und seiner Derivate. Hoppe-Seylers Z. physiol. Chem. 138, 68 (1924). ~ Die Hämoglobine des Menschen. Hoppe-Seylers Z. physiol. Chem. 232, 125 (1935). ~ Das Gleichgewicht zwischen Hämoglobin und Sauerstoff. Hoppe-Seylers Z. physiol. Chem. 254, 266 (1938). — Haurowitz, F., and R.L. Hardin: Respiratory proteins. In: H. Neurath u. K. Bailey, The proteins. Chemistry, biological activity and methods, Bd. II, A. New York: Acad. Press Inc., Publ. 1954. — Heilmeyer, L.: Medizinische Spektrophotometrie. Jena: Gustav Fischer 1933. ~ Die Pathologie der Hämsynthese. Schweiz. med. Wschr. 1962, 1285. — Heilmeyer, L., u. A. Sundermann: Gasbindungsvermögen, Eisengehalt und spektrophotometrische Konstanten von reinem, durch Elektrodialyse gewonnenem Hämoglobin, sowie von Vollblut als Grundlagen zur Eichung von Hämometern. Dtsch. Arch. klin. Med. 178, 397 (1936). — Hill, R.J., and A.P. Kraus: Studies on the amino acid sequence of Hb $A_2$. Fed. Proc. 22, 597 (1963). — Hill, R.L., R.T. Swensson, and H.C. Schwartz: The chemical and genetic relationship between hemoglobins S and G San José. Blood 19, 573 (1962). — Hitzig, W.H., P.G. Frick, K. Betke u. T.H.J. Huisman: Hämoglobin Zürich: Eine neue Hämoglobinanomalie mit sulfonamidinduzierter Innenkörperanämie. Helv. paediat. Acta 15, 499 (1960b). — Hitzig, W.H., M. Schmid, K. Betke u. M. Rothschild: Erythroleukämie mit Hämoglobinopathie und Eisenstoffwechselstörung. Helv. paediat. Acta 15, 203 (1960a). — Hörlein, H., u. G. Weber: Über chronische familiäre Methämoglobinämie und eine neue Modifikation des Methämoglobins. Dtsch. med. Wschr. 1948, 476. — Horton, B.F. and T.H.J. Huisman: Linkage of the β-chain and δ-chain structural genes of human hemoglobins. Amer. J. hum. Genet. 15, 394 (1963). — Horton, B.F., R.B. Thompson, A.M. Dozy, C.M. Nechtman, E. Nichols, and T.H.J. Huisman: Inhomogeneity of hemoglobin. VI. The minor hemoglobin components of cord blood. Blood 20, 302 (1962). — Hosoi, T.: Studies on hemoglobin F within single erythrocytes by fluorescent antibody technique. Exp. Cell

Res. **37**, 680 (1965). — **Hüfner, G.:** Neue Versuche zur Bestimmung der Sauerstoffcapacität des Blutfarbstoffs. Arch. Anat. u. Physiol. **1894**, 130. — **Huehns, E.R.:** Haemoglobin H disease. Clinical and experimental studies. Zit. nach Huehns u. Shooter, J. med. Genet. **2**, 48 (1965). — **Huehns, E.R., N. Dance, G.H. Beaven, F. Hecht,** and **A.G. Motulsky:** Human embryonic hemoglobins. Cold Spr. Harb. Symp. quant. Biol. **29**, 327 (1964). — **Huehns, E.R., F.U. Flynn, E.A. Butler,** and **G.H. Beaven:** Two new haemoglobin variants in a very young human embryo. Nature (Lond.) **189**, 496 (1961). — **Huehns, E.R.,** and **E.M. Shooter:** Human haemoglobins. J. med. Genet. **2**, 48 (1965). — **Huisman, T.H.J.:** Genetic aspects of two different minor haemoglobin components found in cord blood samples of negro babies. Nature (Lond.) **188**, 589 (1960). ~ Quantitative determination of Hb $A_2$ using DEAE-cellulose chromatography. In: Haemoglobin Colloquium, Wien 1961. Stuttgart: Georg Thieme 1962a. ~ A new alpha chain-abnormal hemoglobin in a white family. In: Haemoglobin Colloquium, Wien 1961. Stuttgart: Georg Thieme 1962b. ~ Normal and abnormal human hemoglobins. Adv. clin. Chem. **6**, 232 (1963). — **Huisman, T.H.J.,** and **A. Dozy:** Studies on the heterogeneity of hemoglobin. Iv. Chromatographic behaviour of different human hemoglobins on anion exchange cellulose (DEAE-cellulose). J. Chromatogr. **7**, 180 (1962). — **Huisman, T.H.J., A.M. Dozy, B.E. Horton,** and **J.B. Wilson:** A fetal hemoglobin with abnormal $\gamma$-polypeptide chains: Hemoglobin Warren. Blood **26**, 668 (1965). — **Huisman, T.H.J., A.M. Dozy, C. Nechtman,** and **R.B. Thompson:** Oxygen equilibrium of haemoglobin $A_2$ and its variant $A_2'$ (or $B_2$). Nature (Lond.) **195**, 1109 (1962). — **Huisman, T.H.J., E.A. Martis,** and **A.M. Dozy:** Chromatography of hemoglobin types on carboxymethylcellulose. J. Lab. clin. Med. **52**, 312 (1958). — **Huisman, T.H.J.,** and **C.A. Meyering:** Studies on the heterogeneity of hemoglobin. I. The heterogeneity of different human hemoglobin types in carboxymethyl-cellulose and in Amberlite IRC-50 chromatography: Qualitative aspects. Clin. chim. Acta **5**, 103 (1960). — **Huisman, T.H.J.,** and **H.K. Prins:** Chromatographic estimation of four different human hemoglobins. J. Lab. clin. Med. **46**, 255 (1955). — **Huisman, T.H.J., P.C. van der Schaaf,** and **A. van der Sar:** Some characteristic properties of hemoglobin C. Blood **10**, 1079 (1955). — **Huisman, T.H.J.,** and **J.M. Schillhorn van Veen:** Oxygen equilibria of red cell haemolysates of adult individuals, heterozygous for different rare abnormal haemoglobins. Nature (Lond.) **204**, 701 (1964). — **Hunt, J.A.,** and **V.M. Ingram:** Allelomorphism and the chemical differences of the human haemoglobins A, S and C. Nature (Lond.) **181**, 1062 (1958). ~ Human haemoglobin E: The chemical effect of gene mutation. Nature (Lond.) **184**, 870 (1959). — **Hunt, J.A.,** and **H. Lehmann:** Haemoglobin Bart's: a foetal haemoglobin without alpha chains. Nature (Lond.) **184**, 872 (1959). — **Huntsman, R.G., M. Hall, H. Lehmann,** and **P.K. Sukumaran:** A second and a third abnormal haemoglobin in Norfolk, haemoglobin G Norfolk and haemoglobin D Norfolk. Brit. med. J. **1963 I**, 720. — **Hutchinson, H.E., P.H. Pinkerton, P. Waters, A.S. Douglas, H. Lehmann,** and **D. Beale:** Hereditary Heinz-body anaemia, thrombocytopenia, and haemoglobinopathy (Hb Köln) in a Glasgow family. Brit. med. J. **1964 II**, 1099.

**Ingram, V.M.:** A specific chemical difference between the globins of normal human and sickle cell anaemia haemoglobin. Nature (Lond.) **178**, 792 (1956). ~ Abnormal human haemoglobins. I. The comparison of normal human and sickle-cell haemoglobins by "fingerprinting". Biochim. biophys. Acta (Amst.) **28**, 539 (1958). — **Ingram, V.M.,** and **A.O.W. Stretton:** The genetic basis of the thalassaemia diseases. Nature (Lond.) **184**, 1903 (1961). ~ Human haemoglobin $A_2$: Chemistry, genetics and evolution. Nature (Lond.) **191**, 1079 (1961). ~ Human haemoglobin $A_2$. II. The chemistry of some peptides peculiar to haemoglobin $A_2$. Biochim. biophys. Acta (Amst.) **62**, 456 (1962). — **Itano, H.A.:** Qualitative and quantitative control of adult hemoglobin synthesis. — A multiple allele hypothesis. Amer. J. hum. Genet. **5**, 34 (1953a). ~ Solubilities of naturally occurring mixtures of human hemoglobin. Arch. Biochem. **47**, 148 (1953b). ~ The human hemoglobins, their properties and genetic control. Advanc. Prot. Chem. **12**, 215 (1957). — **Itano, H.A.,** and **J.V. Neel:** New inherited abnormality of human hemoglobin. Proc. nat. Acad. Sci. (Wash.) **36**, 613 (1950). — **Itano, H.A.,** and **L. Pauling:** A rapid diagnostic test for sickle cell anemia. Blood **4**, 66 (1949). ~ Thalassaemia and the abnormal human haemoglobins. Nature (Lond.) **191**, 398 (1961). — **Itano, H.A.,** and **E. Robinson:** Genetic control of the $\alpha$- and $\beta$-chains of hemoglobin. Proc. nat. Acad. Sci. (Wash.) **46**, 1492 (1960). — **Itano, H.A., S.J. Singer,** and **E. Robinson:** Chemical and genetical units of the haemoglobin molecule. In: Biochemistry of human genetics (Ciba Found. Symp.). London: Churchill 1959.

**Jacob, G.F.,** and **A.B. Raper:** Hereditary persistence of foetal haemoglobin production and its interaction with the sickle-cell trait. Brit. J. Haemat. **4**, 138 (1958). — **Jenkins, G.C., D. Beale, A.J. Black, R.G. Huntsman,** and **H. Lehmann:** Haemoglobin F Texas I $(\alpha_2\beta_2^{5\ \text{Glu} \rightarrow \text{Lys}})$: A variant of hemoglobin F. Brit. J. Haemat. **13**, 252 (1967. — **Jones, J.H.:** Foetal haemoglobin in Fanconi type anaemia. Nature (Lond.) **192**, 982 (1961). — **Jones, R.T.:** Structural studies of aminoethylated hemoglobins by automatic peptide chromatography. Xth Congr. Int. Soc. Hematol., Stockholm 1964. — **Jones, R.T., B. Brimhall, E.R. Huehns,**

and **N.A. Barnicot:** Hemoglobin Sphakiá: A delta chain variant of hemoglobin $A_2$ from Creta. Science **151**, 1406 (1966b). — **Jones, R.T., B. Brimhall,** and **T.H.J. Huisman:** Clin. Res. **14**, 168 (1966a). — **Jones, R.T., B. Brimhall, T.H.J. Huisman, E. Kleihauer,** and **K. Betke:** Hemoglobin Freiburg: Abnormal hemoglobin due to deletion of a single amino acid residue. Science **154**, 1024 (1966). — **Jones, R.T., R.D. Coleman,** and **P. Heller:** The chemical structure of hemoglobin M Iwate and M Kankakee. Fed. Proc. **23**, 173 (1964). — **Jones, R.T., R.D. Koler,** and **R. Lisker:** The chemical structure of hemoglobin Mexico determined by automatic peptide chromatography and subunit hybridisation. Clin. Res. **11**, 105 (1963). — **Jones, R.T., W.A. Schroeder, J.E. Balog,** and **J.R. Vinograd:** Gross structure of hemoglobin H. J. Amer. chem. Soc. **81**, 3161 (1959). — **Jones, R.T., F. Westendorp,** and **T.H.J. Huisman:** Structural characterization of Hb $A_2'$ ($B_2$): $\alpha_2\,\delta_2^{16\,\mathrm{Arg}}$. Amer. J. hum. Genet. **17**, 511 (1965). — **Jonxis, J.H.P.:** Haemoglobinopathias. Ann. Paediatr. Fenn. **6**, 1 (1960). — **Jonxis, J.H.P.,** and **T.H.J. Huisman:** A laboratory manual on abnormal haemoglobins. Oxford: Blackwell Sci. Publ. 1958. — **Jonxis, J.H.P.,** and **H.K.A. Visser:** Determination of low percentages of fetal hemoglobin in blood of normal children. Amer. J. Dis. Child. **92**, 588 (1956). — **Jope, E.M.:** The ultraviolet spectral absorption of haemoglobins inside and outside the red blood cell. Haemoglobin-Symposium. London: Butterworth's Sci. Publ. 1949. — **Jope, H.M.,** and **J.R.P. O'Brien:** Crystallisation and solubility studies on human adult and foetal haemoglobins. In: Haemoglobin-Symposium. London: Butterworth's Sci. Publ. 1949. — **Josephson, A.M., M.S. Masri, L. Singer, D. Dworkin,** and **K. Singer:** Starchblock electrophoretic studies of human hemoglobin solutions. II. Results in cord blood, thalassemia, and other hematologic disorders. Comparison with Tiselius electrophoresis. Blood **13**, 543 (1958).

**Kaplan, E., W.W. Zuelzer,** and **J.V. Neel:** Further studies on hemoglobin C. II. The hematologic effects of hemoglobin C alone and in combination with sickle cell hemoglobin. Blood **8**, 735 (1953). — **Kendrew, J.C., R.E. Dickerson, D.E. Strandberg, R.J. Hart, D.R. Davies, D.C. Philips,** and **V.C. Chore:** Structure of myoglobin. A three dimensional fourier synthesis in 2 Å resolution. Nature (Lond.) **185**, 1422 (1960). — **Kleihauer, E.,** u. **K. Betke:** Praktische Anwendung des Nachweises von Hb F-haltigen Zellen in fixierten Blutausstrichen. Internist (Berl.) **1**, 292 (1960). ~ Die Verteilung von Hb F auf die Zellpopulation bei verschiedenen Zuständen einer Vermehrung von Hb F. In: Haemoglobin Colloquium, Wien. 1961. Stuttgart: Georg Thieme 1962. ~ Elution procedure for the demonstration of methaemoglobin in red cells of human blood smears. Nature (Lond.) **199**, 1196 (1963). — **Körber, E.:** Über Differenzen des Blutfarbstoffes. Diss. Dorpat 1866. Zbl. med. Wiss. 1867, 117. — **Konigsberg, W.,** and **R.J. Hill:** The structure of human hemoglobin. III. The sequence of amino acids in the tryptic peptides of the $\alpha$-chain. J. biol. Chem. **237**, 2547 (1962). — **Kraus, A.P.,** and **L.W. Diggs:** In vitro crystallization of hemoglobin occurring in citrated blood from patients with hemoglobin C. J. Lab. clin. Med. **47**, 700 (1956). — **Kraus, A.P., B. Koch,** and **L. Burchett:** Two families showing interaction of haemoglobin C or thalassaemia with high foetal haemoglobin in adults. Brit. med. J. **1961 I**, 1434. — **Künzer, W.:** Untersuchungen über das Vorkommen fetalen Hämoglobins bei Blutkrankheiten. Z. Kinderheilk. **76**, 58 (1955). — **Küster, W.:** Beiträge zur Kenntnis des Blutfarbstoffs. Hoppe-Seylers Z. physiol. Chem. **66**, 165 (1910). — **Kunkel, H.G., R. Cepellini, W. Müller-Eberhard,** and **J. Wolf:** Observations on the minor basic hemoglobin components in the blood of normal individuals and patients with thalassemia. J. clin. Path. **36**, 1615 (1957). — **Kunkel, H.G.,** and **G. Wallenius:** New hemoglobin in normal adult blood. Science **122**, 288 (1955).

**Labie, D.,** and **G. Schapira:** New variant of haemoglobin G, haemoglobin G Paris. Nature (Lond.) **209**, 1033 (1966). — **Lange, R.D.,** and **J.H. Akeroyd:** Congenital hemolytic anemia with abnormal pigment metabolism and red cell inclusion bodies: a new clinical syndrome. Blood **13**, 950 (1958). — **Lee, R.C.,** and **T.H.J. Huisman:** $\beta$-thalassemia—hemoglobin D$\alpha$. A family report. Amer. J. hum. Genet. **17**, 148 (1965). — **Lehmann, H.:** Distribution of the sickle cell gene. Eugen. Rev. **46**, Nr 2 (1954). ~ Distribution of abnormal haemoglobins. J. clin. Path. **9**, 180 (1956). — **Lehmann, H., D. Beale,** and **F.S. Boi-Doku:** Haemoglobin G Accra. Nature (Lond.) **203**, 363 (1964). — **Lehmann, H.,** and **R.G. Huntsman:** Man's haemoglobins. Amsterdam: North Holland Publ. Co. 1966. — **Levere, R.D.,** and **H.C. Lichtman:** Metabolism of heterogenic hemoglobins. $F^{59}$ incorporation in sickle cell trait. Blood **22**, 334 (1963). — **Lie-Injo, L.E.:** The significance of "Bart's" or Fessas and Papaspyrou hemoglobin. Eugen. Quart. **9**, 49 (1962a). ~ Alpha-chain thalassemia and hydrops fetalis in Malaya: Report of five cases. Blood **20**, 581 (1962b). ~ Haemoglobinopathies in East Asia. Ann. hum. Genet. **28**, 101 (1964). — **Lisker, R., G. Zarate,** and **A. Loria:** Studies on several genetic haematologic traits of Mexicans. IX. Abnormal hemoglobins and erythrocyte glucose-6-phosphate dehydrogenase deficiency in several indian tribes. Blood **27**, 824 (1966). — **Ludwig, G.D., W.S. Blakemore,** and **D.L. Drabkin:** Production of carbon monoxide by hemin oxidation. J. clin. Invest. **36**, 912 (1957). (Soc. Transact.)

**Manwell, C.:** Comparative physiology: Blood pigments. Ann. Rev. Physiol. **22**, 191 (1960). — **Margolies, M.P.:** Sickle cell anemia. A composite study and survey. Medicine

(Baltimore) **30**, 357 (1951). — **Marti, H. R.:** Normale und anomale menschliche Hämoglobine. Berlin-Göttingen-Heidelberg: Springer 1963. — **Marti, H. R., D. Beale,** and **H. Lehmann:** Haemoglobin Koelliker: A new acquired haemoglobin appearing after severe haemolysis: $\alpha_2^{\text{minus 141 Arg}}\beta_2$. Acta haemat. (Basel) **37**, 174 (1967). — **Marti, H. R., H. Lehmann, G. Keiser** u. **W. Siegenthaler:** Hämoglobin C bei Europäern: Ein neuer, wahrscheinlich homozygoter und 3 heterozygote Träger der Anomalie. Blut **11**, 321 (1965). — **Marti, H. R., C. Pik** u. **P. Mosimann:** Eine neue Hämoglobin I-Variante: Hb I Interlaken. Acta haemat. (Basel) **32**, 9 (1964). — **Martin, H.,** u. **T. H. J. Huisman:** Formation of ferrihaemoglobin of isolated human haemoglobin types by sodium nitrite. Nature (Lond.) **200**, 898 (1963). — **Martin, H.,** u. **W. Wörner:** Über die Beobachtung von zwei Sippen mit Hämoglobin D in Deutschland. Verh. 8. Kongr. Europ. Ges. Hämatol., Wien 1961, Nr 300. Basel u. New York: Karger 1962. — **McCurdy, P. M., H. Pearson,** and **P. S. Gerald:** A new hemoglobinopathy of unusual genetic significance. J. Lab. clin. Med. **58**, 86 (1961). — **Meldrum, N. W.,** and **F. J. W. Roughton:** Carbonic anhydrase. Its preparation and properties. The state of carbon dioxide in blood. J. Physiol. (Lond.) **80**, 113 (1933). — **Millikan, G. A.:** The kinetics of muscle haemoglobin. Proc. roy. Soc. B **120**, 366 (1936). — **Minnich, V., J. K. Cordonnier, W. J. Williams,** and **C. V. Moore:** Alpha, beta and gamma hemoglobin polypeptide chains during the neonatal period with description of a fetal form of hemoglobin D$\alpha$ St. Louis. Blood **19**, 137 (1962). — **Minnich, V., R. J. Hill, P. D. Khuri,** and **M. E. Anderson:** Hemoglobin Hope: A beta chain variant. Blood **25**, 830 (1965). — **Miyaji, T., I. Iuchi, S. Shibata, I. Takeda,** and **A. Tamura:** Possible amino acid substitution in the $\alpha$-chain ($\alpha^{87\,\text{Tyr}}$) of Hb M Iwate. Acta haemat. jap. **26**, 538 (1963 b). — **Miyaji, T., I. Iuchi, I. Takeda,** and **S. Shibata:** Hemoglobin Shimonoseki ($\alpha_2^{54\,\text{Arg}}\beta_2$), a slow-moving hemoglobin found in a Japanese family with special reference to its chemistry. Acta haemat. jap. **26**, 531 (1963 a). — **Moll, W.:** Die Carrierfunktion des Hämoglobins beim Sauerstoff-Transport im Erythrocyten. Pflügers Arch. ges. Physiol. **275**, 412 (1962). ~ Der Prozeß der gleichzeitigen Diffusion und Reaktion von Hämoglobin und Sauerstoff bei der Sauerstoffaufnahme und -Abgabe des Blutes. Habil.-Schr. Tübingen 1966. — **Motulsky, A. G.:** Current concepts of the genetics of the thalassemias. Cold Spr. Harb. Symp. quant. Biol. **29**, 399 (1964 a). ~ Hereditary red cell traits and malaria. Amer. J. trop. Med. Hyg. **13**, 147 (1964 b). — **Muirhead, H.,** and **M. F. Perutz:** Structure of haemoglobin. A three-dimensional Fourier synthesis of reduced haemoglobin at 5.5 Å resolution. Nature (Lond.) **199**, 633 (1963). — **Murayama, M.:** Chemical difference between normal human haemoglobin and haemoglobin I. Nature (Lond.) **196**, 276 (1962). ~ A molecular mechanism of sickled erythrocyte formation. Nature (Lond.) **202**, 258 (1964). ~ Orientation of sickled erythrocytes in a magnetic field. Nature (Lond.) **206**, 420 (1965).

**Nahas, G. G., E. H. Morgan,** and **E. H. Wood:** Oxygen dissociation curve of arterial blood in men breathing high concentrations of oxygen. J. appl. Physiol. **5**, 169 (1952). — **Na-Nakorn, S.,** and **V. Minnich:** Studies on hemoglobin E. III. Homozygous hemoglobin E and variants of thalassemia and hemoglobin E. A familiy study. Blood **12**, 529 (1957). — **Nance, W. E.:** Genetic control of hemoglobin synthesis. Science **141**, 123 (1963). — **Necheles, T. F., M. Cates, R. G. Sheehan,** and **H. J. Meyer:** Hemoglobin H disease. A family study. Blood **28**, 501 (1966). — **Neeb, H., J. L. Beiboer, J. H. P. Jonxis, J. A. Kaars Sijpesteijn,** and **C. J. Muller:** Homozygous Lepore haemoglobin disease appearing as thalassaemia major in two papuan siblings. Trop. geogr. Med. **13**, 207 (1961). — **Neel, J. V.:** The hemoglobin genes: A remarkable example of the clustering of related genetic functions on a single mammalian chromosome. Blood **18**, 769 (1961). — **Niesel, W., G. Thews** u. **D. Lübbers:** Die Messung des zeitlichen Verlaufes der $O_2$-Aufsättigung und -Entsättigung menschlicher Erythrocyten mit dem Kurzzeit-Spektralanalysator. Pflügers Arch. ges. Physiol. **268**, 296 (1959). — **Nirenberg, M. W., O. W. Jones, P. Leder, B. F. C. Clark, W. S. Sly,** and **S. Pestka:** On the coding of genetic information. Cold Spr. Harb. Symp. quant. Biol. **28**, 549 (1963).

**O'Brien, C., M. J. Gray,** and **A. S. Jacobs:** A survey of cord bloods for abnormal hemoglobin, with further observation of hemoglobin I Burlington. Amer. J. Obstet. Gynec. **88**, 816 (1964). — **Ohya, I.:** Abnormal hemoglobins in North Kyushu, Japan, with special reference to Hb Kokura and Hb-Fukuoka. Jap. J. hum. Genet. **8**, 23 (1963). — **Oski, F. A.,** and **A. A. Altman:** Carboxyhemoglobin levels in hemolytic disease of the newborn. J. Pediat. **61**, 709 (1962).

**Pauling, L.:** The oxygen equilibrium of hemoglobin and its structural interpretation. Proc. nat. Acad. Sci. (Wash.) **21**, 186 (1935). ~ The electronic structure of haemoglobin. Haemoglobin-Symposium. London: Butterworth's Sci. Publ. 1949. — **Pauling, L.,** and **R. B. Corey:** The configuration of polypeptide chains in proteins. Fortschr. Chemie org. Naturstoffe **11**, 180 (1954). — **Perutz, M. F.:** The hemoglobin molecule. Sci. Amer. **211**, 64 (1964). — **Perutz, M. F.,** and **L. Mazarella:** A preliminary X-ray analysis of haemoglobin H. Nature (Lond.) **199**, 639 (1963). — **Perutz, M. F., M. G. Rossmann, A. F. Cullis, H. Muirhead, G. Will,** and **A. C. T. North:** Structure of haemoglobin: A three-dimensional Fourier synthesis at 5.5 Å resolution obtained by X-ray analysis. Nature (Lond.) **185**, 416 (1960). — **Petry, H.:** Die

Kohlenoxydvergiftung. Verh. dtsch. Ges. Arbeitsschutz 2, 51 (1954). — Pierce, L. E., C. E. Rath, and K. McCoy: A new hemoglobin variant with sickling properties. New Engl. J. Med. 268, 862 (1963). — Polosa, P., L. Motta, G. Calcagno et M. Lunetta: Prima segnalazione die persistenza ereditaria di Hb a. r. allo stato omozigote in due fratelli di razza bianca. Haemat. lat. (Milano) 7, 43 (1964). — Pribilla, W., P. Klesse, K. Betke, H. Lehmann u. D. Beale: Hämoglobin Köln-Krankheit: Familiäre hypochrome hämolytische Anämie mit Hämoglobinanomalie. Klin. Wschr. 1965, 1049.

Rahbar, S., D. Beale, W. A. Isaacs, and H. Lehmann: Abnormal haemoglobins in Iran. Observation of a new variant: Haemoglobin J. Iran $(\alpha_2 \beta_2^{77\ His \to Asp})$. Brit. med. J. 1967 I, 674. — Ranney, H. M.: Observations on the inheritance of sickle-cell hemoglobin and hemoglobin C. J. clin. Invest. 33, 1634 (1954). — Ranny, H. M., A. S. Jacobs, T. B. Bradley, and F. A. Cordona: A "new" variant of haemoglobin $A_2$ and its segregation in a family with haemoglobin S. Nature (Lond.) 197, 164 (1963). — Ranney, H. M., A. S. Jacobs, and R. L. Nagel: Haemoglobin New York. Nature (Lond.) 213, 876 (1967). — Raper, A. B.: Sickling and malaria. Brit. med. J. 1954 II, 1162. — Raper, A. B., D. B. Gammack, E. R. Huehns, and E. M. Shooter: Four haemoglobins in one individual. A study of the genetic interaction of Hb G and Hb C. Brit. med. J. 1960 II, 1257. — Reissmann, K. R., W. E. Ruth, and T. Nomura: A human hemoglobin with lowered oxygen affinity and impaired heme-heme interactions. J. clin. Invest. 40, 1826 (1961). — Riegel, K.: Die Gastransportfunktion des Blutes bei Anämien des Kindesalters. Dtsch. med. Wschr. 1962, 1947. ~ Über die Gastransportfunktion des Blutes im Kindesalter. Habil.-Schr. Tübingen 1963. — Riegel, K., H. Bartels u. J. Schneider: Veränderungen der Sauerstoffaffinität des Hämoglobins und der Erythrocyten im Blut von Frühgeborenen und ausgetragenen Säuglingen im 1. Trimenon. Z. Kinderheilk. 83, 209 (1959). — Riegel, K., P. Hilpert u. H. Bartels: Verhleichende Untersuchungen der Erythrocytenmorphologie, des fetalen Hämoglobins und der Sauerstoffaffinität des Blutes bei Säuglingen, Zicklein und Lämmern. Acta haemat. (Basel) 25, 164 (1961). — Riegel, K., u. I. Koch: Unveröff. Untersuchungen 1966. — Rigas, D. A., and R. D. Koler: Decreased erythrocyte survival in hemoglobin H disease as a result of the abnormal properties of hemoglobin H: The benefit of splenectomy. Blood 18, 1 (1961). — Rigas, D. A., R. D. Koler, and E. E. Osgood: Hemoglobin H. J. Lab. clin. Med. 47, 51 (1956). — Riggs, A.: Bohr effect in the haemoglobins of marine mammals. Nature (Lond.) 190, 94 (1961). ~ Functional properties of hemoglobins. Physiol. Rev. 45, 619 (1965). — Robinson, A. R., M. Robson, A. P. Harrison, and W. W. Zuelzer: A new technique for differentiation of hemoglobin. J. Lab. clin. Med. 50, 745 (1957). — Roche, J., et Y. Derrien: Les hémoglobines humaines et les modifications physiologiques et pathologiques de leurs caractères. Sang 24, 97 (1953). — Rooth, G., H. Sommerkamp, and H. Bartels: The influence of base excess and cation concentration in the red cells on the position of the oxygen dissociation curve. Clin. Sci. 23, 1 (1962). — Rossier, P. H., A. Bühlmann u. K. Wiesinger: Physiologie und Pathophysiologie der Atmung. Berlin-Göttingen-Heidelberg: Springer 1956. — Rossi-Fanelli, A., E. Antonini, and A Caputo: Studies on the relations between molecular and functional properties of hemoglobin. II. The effect of salts on the oxygen equilibrium of human hemoglobin. J. biol. Chem. 236, 397 (1961). — Roughton, F. J. W.: The intermediate compound hypothesis in relation to the equilibrium and kinetics of the reaction of haemoglobin with oxygen and carbonmonoxide. Haemoglobin-Symposium. London: Butterworth's Sci. Publ. 1949. ~ Diskussionsbemerkung. In: Conference on hemoglobin. Nat. Acad. Sci., Publ. Nr 557, Washington 1958. ~ Transport of oxygen and carbon dioxide. In: Fenn u. Rahn, Respiration, Vol. 1. Handbook of Physiology. Baltimore: Williams & Wilkins Co. 1964. — Roughton, F. J. W., A. B. Otis, and R. L. J. Lyster: The determination of the individual equilibrium constants of the four intermediate reactions between oxygen and sheep haemoglobin. Proc. roy. Soc. B 144, 29 (1955). — Rucknagel, D. L., and J. V. Neel: The hemoglobinopathies. In: Steinberg, Progress in medical genetics. New York: Grune & Stratton 1961. — Rucknagel, D. L., E. B. Page, and W. N. Jensen: Hemoglobin I: An inherited hemoglobin anomaly. Blood 10, 999 (1955). — Rucknagel, D. L., C. V. Tondo, and F. M. Salzano: Hemoglobin Porto Alegre, a possible polymer of normal hemoglobin. Proc. IXth Congr. Int. Soc. Hematol. Mexico City 1962.

Sanghvi, L. D., P. K. Sukamaran, and H. Lehmann: Haemoglobin J trait in two Indian women associated with thalassaemia in one. Brit. med. J. 1958 II, 288. — Sansone, G., R. W. Carrell, and H. Lehmann: Haemoglobin Genova: β 28 (B 10) Leucine → Proline. Nature (Lond.) 214, 877 (1967). — Schneider, R. G., F. Arat, and M. E. Haggard: An inhomogeneous foetal haemoglobin variant (the Texas type). Nature (Lond.) 203, 1346 (1964a). — Schneider, R. G., and M. E. Haggard: A new haemoglobin variant exhibiting anomalous electrophoretic behaviour. Nature (Lond.) 180, 1486 (1957). — Schneider, R. G., M. E. Haggard, C. W. McNutt, J. E. Johnson, B. H. Bowman, and D. R. Barnett: Haemoglobin G Coushatta: A new variant in an American Indian family. Science 143, 697 (1964b). — Schneider, R. G., and R. T. Jones: Hemoglobin F Texas: Gamma chain variant. Science 148, 240 (1965). — Schneider, R. G., R. T. Jønes, and K. Suzuki: Hemoglobin F. Houston: A fetal variant. Blood 27, 670

(1966). — **Schokker, R. C., L. N. Went,** and **J. Bok:** A new genetic variant of β-thalassaemia. Nature (Lond.) **209,** 44 (1966). — **Schroeder, W. A.:** The hemoglobins. Ann. Rev. Biochem. **32,** 301 (1963). — **Schroeder, W. A., J. R. Shelton, J. B. Shelton,** and **J. Cormick:** Further sequences in the γ-chain of human fetal hemoglobin. Proc. nat. Acad. Sci. (Wash.) **48,** 284 (1962). — **Severinghaus, J. W.:** Blood gas calculator. Verteilt durch Radiometer. Copenhagen 1966. — **Shahidi, N. T., P. S. Gerald,** and **L. K. Diamond:** Alkali-resistant hemoglobin in aplastic anemia of both acquired and congenital types. New Engl. J. Med. **266,** 117 (1962). — **Shapiro, M.:** "False" sickle cells. Lancet **1958 II,** 958. — **Shepard, M. K., D. J. Weatherall,** and **C. L. Conley:** Semiquantitative estimation of the distribution of fetal hemoglobin in red cells populations. Bull. Johns Hopk. Hosp. **110,** 293 (1962). — **Shibata, S., I. Iuchi, T. Miyaji,** and **I. Takeda:** Hemoglobinopathy in Japan. Bull. Yamaguchi Med. Sch. **10,** 1 (1963b). — **Shibata, S., I. Iuchi, T. Miyaji, S. Ueda,** and **I. Takeda:** Hemolytic disease associated with the production of abnormal hemoglobin and intraerythrocytic Heinz bodies. Acta haemat. jap. **26,** 164 (1963a). — **Shibata, S., I. Iuchi, S. Ueda, T. Miyaji,** and **I. Takeda:** Hemoglobin Hikari ($\alpha_2^A \beta_2^{61 \, Asp \, NH_2}$) a fast moving hemoglobin found in two unrelated Japanese families. Clin. chim. Acta **10,** 101 (1964). — **Silvestroni, E.,** and **I. Bianco:** New data on microdrepanocytic disease. Blood **10,** 623 (1955). ∼ A new variant of human fetal hemoglobin: Hb F Roma. Blood **22,** 545 (1963). — **Silvestroni, E., I. Bianco,** and **C. Brancati:** Haemoglobins N and P in Italian families. Nature (Lond.) **200,** 658 (1963). — **Singer, K., A. I. Chernoff,** and **L. Singer:** Studies on abnormal haemoglobins. I. Their demonstration in sickle cell anemia and other hematologic disorders by means of alkali denaturation. Blood **6,** 413 (1951). — **Singer, K., A. P. Kraus, L. Singer, H. M. Rubinstein,** and **S. R. Goldberg:** Studies on abnormal hemoglobins. X. A new syndrome: Hemoglobin C-thalassemia disease. Blood **9,** 1032 (1954). — **Singer, K., L. Singer,** and **S. R. Goldberg:** Studies on abnormal hemoglobins. XI. Sickle cell-thalassemia disease in the negro. The significance of the $S + A + F$ and $S + A$ patterns obtained by hemoglobin analysis. Blood **10,** 405 (1955). — **Sjöstrand, T.:** Endogenous formation of carbon monoxide in man under normal and pathological conditions. Scand. J. clin. Lab. Invest. **1,** 201 (1949). ∼ Formation of carbon monoxide in connexion with Haemoglobin catabolism. Nature (Lond.) **168,** 1118 (1951). ∼ The formation of carbon monoxide by in vitro decomposition of haemoglobin in bile pigments. Acta physiol. scand. **26,** 328 (1952). — **Smith, E. W.,** and **C. L. Conley:** Filter paper electrophoresis of human hemoglobins with special reference to the incidence and clinical significance of hemoglobin C. Bull. Johns Hopk. Hosp. **93,** 94 (1953). — **Smith, E. W.,** and **J. V. Torbert:** Study of two abnormal hemoglobins with evidence for a new genetic locus for hemoglobin formation. Bull. Johns Hopk. Hosp. **102,** 38 (1958). — **Smithies, O.:** Zone electrophoresis in starch gels: Group variations in the serum protein of normal human adults. Biochem. J. **61,** 629 (1955). — **Sturgeon, P., H. A. Itano,** and **W. R. Bergren:** Clinical manifestations of inherited abnormal hemoglobins. I. The interaction of hemoglobin-S with hemoglobin-D II. Interaction of hemoglobin E and thalassemia trait. Blood **10,** 389 (1955). — **Svedberg, T.,** and **R. Fåhraeus:** A new method for the determination of the molecular weight of the proteins. J. Amer. chem. Soc. **48,** 430 (1926). — **Swenson, R. T., R. L. Hill, H. Lehmann,** and **R. T. S. Jim:** A chemical abnormality in hemoglobin G from Chinese individuals. J. biol. Chem. **237,** 1517 (1962).

**Thompson, R. B., J. W. Mitchener,** and **T. H. J. Huisman:** Studies on the fetal hemoglobin in the persistent high Hb-F anomaly. Blood **18,** 267 (1961). — **Thompson, R. B., R. Warrington, J. Odom,** and **W. N. Bell:** Interaction between genes for delta thalassemia and hereditary persistence of foetal hemoglobin. Acta genet. (Basel) **15,** 190 (1965). — **Thorup, O. A., H. A. Itano, M. Wheby,** and **B. S. Leavell:** Hemoglobin. J. Science **123,** 889 (1956). — **Tomoda, Y.:** Demonstration of foetal erythrocyte by immunfluorescent staining. Nature (Lond.) **202,** 910 (1964). — **Tuchinda, S., D. Beale,** and **H. Lehmann:** A new haemoglobin in a Thai family. A case of haemoglobin Siriraj-β-thalassaemia. New Engl. J. Med. **268,** 862 (1963).

**Valtis, D. J.,** and **A. G. Baikie:** The influence of red-cell thickness on the oxygen dissociation curve of blood. Brit. J. Haemat. **1,** 146 (1955). — **Vella, F., J. A. M. Ager,** and **H. Lehmann:** New variant of human foetal haemoglobin. Nature (Lond.) **183,** 31 (1959). — **Vella, F., W. A. Isaacs,** and **H. Lehmann:** Hemoglobin G Saskatoon: β 22 Glu → Ala. Canad. J. Biochem. **45,** 351 (1967). — **Vella, F., R. H. Wells, J. A. M. Ager,** and **H. Lehmann:** A haemoglobinopathy involving Hb H and a new (Q) haemoglobin. Brit. med. J. **1958 I,** 752. — **Ventruto, V., L. de Rosa, P. Bianchi L. Richi** e **N. Quattrin:** Descrizione di una nuova emoglobina lenta in una famiglia del casertano (Hb Caserta). Progr. med. (Napoli) **20,** 157 (1964).

**Watson-Williams, E. J., D. Beale, D. Irvine,** and **H. Lehmann:** A new haemoglobin, D Ibadan ($\beta^{87 \, Threonine \rightarrow Lysine}$), producing no sickle-cell haemoglobin D disease with haemoglobin S. Nature (Lond.) **205,** 1273 (1965). — **Weatherall, D. J.:** The thalassaemia syndromes. Oxford: Blackwell Sci. Publ. 1965. — **Weatherall, D. J., J. B. Clegg,** and **M. A. Naughton:** Globin synthesis in thalassaemia: An in vitro study. Nature (Lond.) **208,** 1061 (1965). — **Went, L. N.,** and **J. E. MacIver:** Sickle cell/haemoglobin J disease. Brit. med. J. **1959 II,** 138. — **Wheeler, J. T.,** and **J. R. Krevans:** The homozygous state of persistent fetal hemoglobin and the interaction of persistent fetal hemoglobin with thalassemia. Bull. Johns Hopk. Hosp. **109**, 217 (1961). — **White, J.C., and G.H. Beaven:** A review of the varieties of human haemoglobin in health and disease. J. clin. Path. **7**, 175 (1954). — **White, J.C., M. Ellis, P.N. Coleman, G.H. Beaven, W.B. Gratzer, E.M. Shooter, and E.R. Skinner:** An unstable haemoglobin associated with some cases of leukemia. Brit. J. Haemat. **6**, 171 (1960). — **Wolff, J.A., and V.G. Ignatov:** Heterogeneity of thalassemia major. Amer. J. Dis. Child. **105**, 234 (1963). — **Wyman, J.:** The heat of oxygenation of hemoglobin. J. biol. Chem. **127**, 581 (1939). — **Wyman, J.:** Relation of physiological function and molecular structure in hemoglobin. Fed. Proc. **7**, 502 (1948).

**Yakulis, V.J., and P. Heller:** An elution test for the visualization of hemoglobin S in blood smears. Blood **24**, 198 (1964). — **Yakulis, V.J., P. Heller, A.M. Josephson, and L. Singer:** Rapid demonstration of $A_2$-hemoglobin by means of agar gel electrophoresis. Amer. J. clin. Path. **34**, 28 (1960). — **Yamaoka, K.:** Hemoglobinopathies in Kyushu. Zit. nach Shibata et al., Hemoglobinopathy in Japan. Bull. Yamaguchi med. Sch. **10**, 1 (1963). — **Yuet Wai Kan, A. Allen, and L. Lowensteins:** Hydrops fetalis with alpha thalassemia. New Engl. J. Med. **276**, 18 (1967).

**Zuckerkandl, E.:** Compensatory effects in the synthesis of hemoglobin polypeptide chains. Cold Spr. Harb. Symp. quant. Biol. **29**, 357 (1964). — **Zuelzer, W.W., and E. Kaplan:** Thalassemia-hemoglobin C disease. A new syndrome presumable due to the combination of the genes for thalassemia and hemoglobin C. Blood **9**, 1047 (1954). — **Zuelzer, W.W., A.R. Robinson, and C.R. Booker:** Reciprocal relationship of hemoglobins $A_2$ and F in beta chain thalassemias, a key to the genetic control of hemoglobin F. Blood **17**, 393 (1961).

# Grundzüge des Hämoglobinstoffwechsels

Von

## Ludwig Heilmeyer

Mit 8 Abbildungen

Für das Verständnis der Pathologie des erythrocytären Systems ist die Kenntnis der biochemischen Forschungsergebnisse über das Hämoglobin und seine Bausteine, der Porphyrine und des Eisens, von wesentlicher Bedeutung. Eine kurze Darstellung der wichtigsten Tatsachen über dieses Problem sei deshalb hier gegeben.

### Das Hämoglobin

Das Hämoglobin ist ein Chromoproteid. Es stellt die Verbindung eines Farbstoffs (Häm) mit einem Eiweißkörper (Globin) dar. Darin treffen auf 1 Molekül Globin 4 Hämmoleküle. Über die chemische Struktur und Synthese des Globins wurde im vorausgehenden Abschnitt bereits alles Wesentliche gesagt, so daß wir uns hier nur mit der Struktur und dem Stoffwechsel des Farbstoffanteils, des Häms, zu beschäftigen haben.

### Die Struktur des Häms und seine Synthese

Das Häm macht nur 3,827% des Hämoglobinmoleküls aus (BRAUNITZER 1958). Seine chemische Struktur wurde durch HANS FISCHER 1927 aufgeklärt. Es ist ein eisenhaltiges Porphyrin, das sich leicht durch Brom-Wasserstoff in seine Komponenten, Eisen + Porphyrin, aufspalten läßt. Das Porphyrin besteht aus vier Pyrrolringen, die durch vier Methengruppen verbunden sind. Das dem Blutfarbstoff zugrunde liegende Porphyrin ist das *Protoporphyrin IX*, welches an den freien Enden der vier Pyrrolringe abwechselnd Methyl- und Vinylgruppen bzw. Methyl- und Propionsäuregruppen trägt, wie das folgende Formelbild zeigt:

Hämin ($C_{34}H_{32}N_4O_4FeCl$).

Protoporphyrin ($C_{34}H_{34}N_4O_4$).

Durch Hydrierung und Decarboxylierung erhält man aus dem Protoporphyrin über das Mesoporphyrin das sauerstofffreie Ätioporphyrin, bei dem an den freien Enden der Pyrrolkerne nur mehr Methyl- und Äthylgruppen wechselweise substituiert sind. Je nach der Reihenfolge dieser beiden Substituenten sind vier Isomere möglich, die die folgenden abgekürzten Formelbilder zeigen:

$$I \qquad\qquad II$$

$$III \qquad\qquad IV$$

Das dem Hb zugrunde liegende Protoporphyrin gehört, wie ein Blick auf die Formel zeigt, dem Typus III an. Alle bis jetzt bekannten Hämine leiten sich vom Ätioporphyrin III ab; auch das im Chlorophyll enthaltene Porphyrinskelet gehört diesem III. Isomerentyp an. „Die Beziehungen zwischen den beiden wichtigsten Farbstoffen der Erde, dem roten Blutfarbstoff und dem grünen Blattfarbstoff sind also relativ nahe und eine gemeinsame entwicklungsgeschichtliche Abstammung der beiden ist möglich" (H. FISCHER).

*Dualismus der Porphyrine.* Neben dem Porphyrin vom Typ III kommen in der Natur auch Porphyrine vom Typ I vor, während Typ II und IV bisher noch nicht beobachtet sind. Es besteht also ein Dualismus der natürlichen Tetrapyrrolfarbstoffe, der entwicklungsgeschichtlich, physiologisch und pathophysiologisch sehr interessant ist. Neben den in Beziehung zum Blutfarbstoff stehenden Porphyrinen vom Typ III läuft auch beim Menschen eine Porphyrinbildung vom Typ I nebenher, die unter pathologischen Bedingungen dominant werden kann. Bei jeder Steigerung der Erythropoese werden auch etwas vermehrt Porphyrine vom Typ I gebildet. Die Porphyrine vom Typ I sind aber für die Hämsynthese unbrauchbar und werden deshalb in Harn und Stuhl ausgeschieden. Der Anteil der Porphyrine vom Typ I ist unter normalen Verhältnissen sehr gering, steigt aber bei verschiedenen Erkrankungen (perniziöse Anämie, aplastische Anämien und besonders bei der Güntherschen Porphyrie, s. bei Erythropoetische Porphyrien im 2. Teilband) stark an.

Das Eisen des Häms ist koordinativ 6-wertig. Seine Bindung an die beiden gegenüberliegenden N-Atome kann nur dann eintreten, wenn im Porphyrinringsystem die beiden Propionsäuren in Stellung VI und VII substituiert sind, wie das beim Protoporphyrin IX der Fall ist.

## Die Hämsynthese

Die Hämoglobinsynthese und damit auch die Hämsynthese erfolgt in den Erythroblasten, in beschränktem Maße auch noch in den Reticulocyten. Die Hämsynthese und Globinsynthese folgen innerhalb derselben Zelle in einem zeitlichen Ablauf, der von THORELL erstmals studiert wurde (Abb. 1). In den unreifen Erythroblasten finden sich nur Nucleinsäuren und noch kein Hämoglobin. In der ersten Reifungsphase beginnt der Aufbau des Globins, der in der zweiten Phase unter Absinken des Nucleinsäuregehaltes höhere Werte erreicht. In der dritten Phase beginnt dann die Hämglobinsynthese, die in der vierten Phase maximale Werte erreicht. Das Globin ist auch für die Hämsynthese von großer Bedeutung insofern, als die Vereinigung von Eisen und Protoporphyrin nur bei Gegenwart von Globin erfolgt. Das Globin scheint das Protoporphyrin in irgendeiner Form zu binden und in Lösung zu halten, so daß dadurch die Vereinigung mit dem Eisen gelingt (SCHWARTZ, HILL, CARTWRIGHT und WINTROBE 1959).

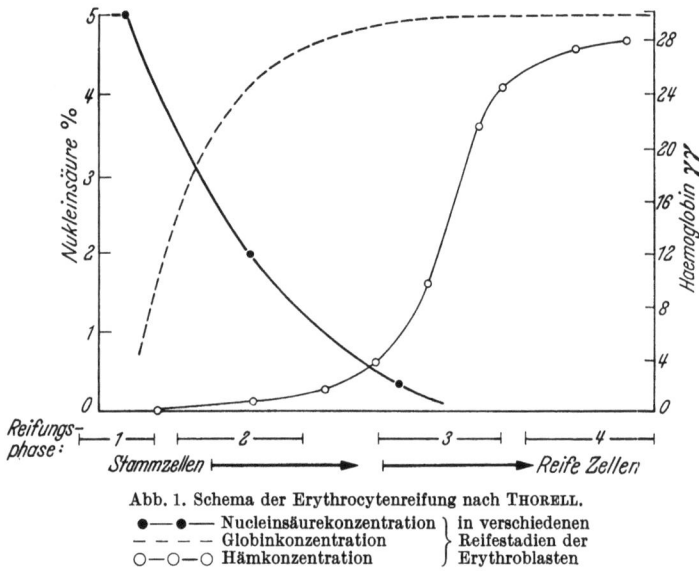

Abb. 1. Schema der Erythrocytenreifung nach THORELL.

●—●— Nucleinsäurekonzentration ⎫ in verschiedenen
– – – – Globinkonzentration        ⎬ Reifestadien der
○—○—○ Hämkonzentration            ⎭ Erythroblasten

### Die chemischen Schritte der Hämsynthese

Die Porphyrinsynthese ist durch die Arbeiten von SHEMIN und RITTENBERG (1946), NEUBERGER (1950) sowie von RIMINGTON (1958), um nur einige Pioniere dieser Forschung zu nennen, weitgehend geklärt. Die folgende Übersicht zeigt die sieben Stufen der Synthese mit den dazugehörigen Fermenten.

Wie der Überblick zeigt, erfolgen der erste und die beiden letzten Schritte der Hämsynthese in den Mitochondrien, während die Zwischenstufen außerhalb der Mitochondrien im Zellplasma erfolgen, weshalb auch die Mitochondrien-freien reifen Erythrocyten diese Synthese glatt bewältigen können, was für die Erforschung pathologischer Störungen der Hämsynthese von großer Bedeutung ist. Die Bedeutung dieser Verteilung der Hämsyntheseschritte zwischen Mitochondrien und freiem Zellplasma ist noch weitgehend unklar. Auf jeden Fall kommt der Mitochondrienmembran und ihrer Permeabilität dabei eine große Bedeutung zu. Vielleicht dienen diese Mechanismen der Regulation der Hämsynthese.

### Klinische Methoden zur Erfassung von Störungen der Hämsynthese

Neuerdings ist es möglich geworden, auch in klinischen Fällen Störungen der Hämsynthese aufzudecken und genauer zu erforschen. Mit Hilfe der Radioisotopentechnik läßt sich der Einbau von Fe[59] in das Häm messen. Ferner können Störungen der Hämsynthese durch eine quantitative *Erfassung der Hämpräkursoren* in den peripheren Erythrocyten oder im Knochenmarksblut, sowie in Harn und Stuhl aufgedeckt werden. Die folgende Tabelle 1 zeigt (in Einrahmung) die klinisch erfaßbaren Vorstufen der Hämsynthese.

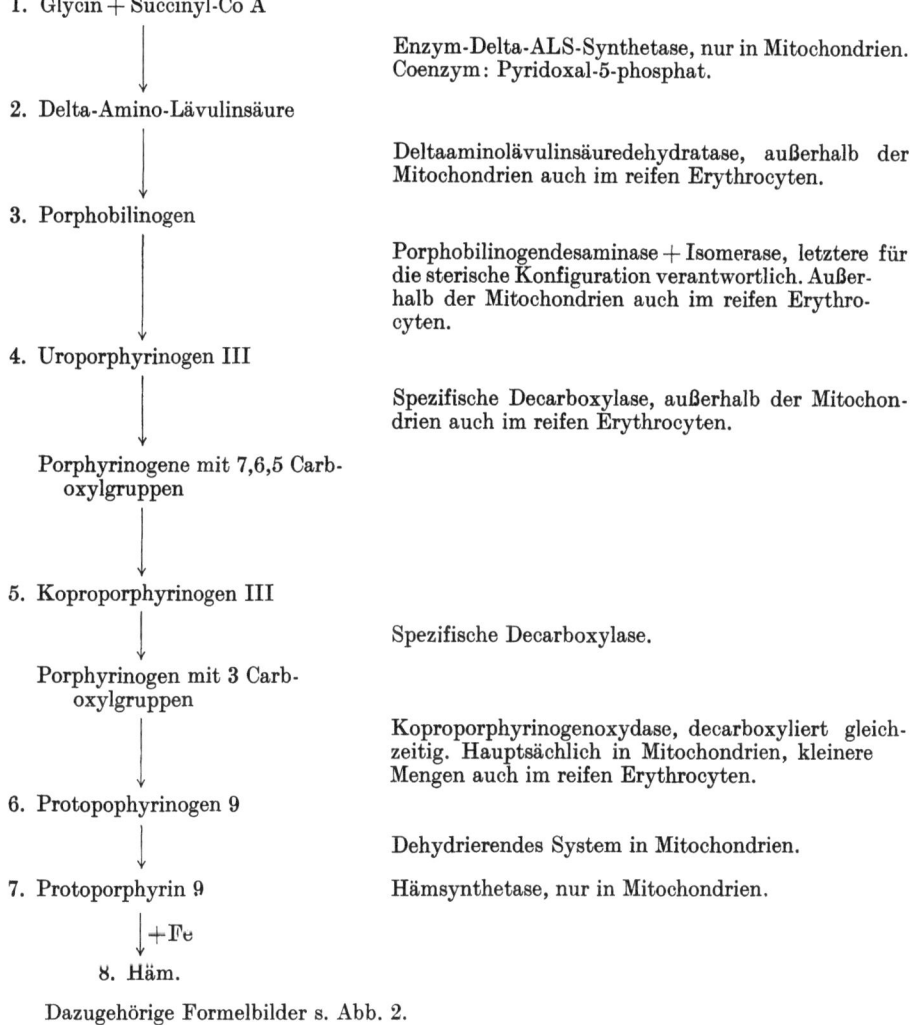

*Übersicht über die Stufen der Hämsynthese*

1. Glycin + Succinyl-Co A

Enzym-Delta-ALS-Synthetase, nur in Mitochondrien. Coenzym: Pyridoxal-5-phosphat.

2. Delta-Amino-Lävulinsäure

Deltaaminolävulinsäuredehydratase, außerhalb der Mitochondrien auch im reifen Erythrocyten.

3. Porphobilinogen

Porphobilinogendesaminase + Isomerase, letztere für die sterische Konfiguration verantwortlich. Außerhalb der Mitochondrien auch im reifen Erythrocyten.

4. Uroporphyrinogen III

Spezifische Decarboxylase, außerhalb der Mitochondrien auch im reifen Erythrocyten.

Porphyrinogene mit 7,6,5 Carboxylgruppen

5. Koproporphyrinogen III

Spezifische Decarboxylase.

Porphyrinogen mit 3 Carboxylgruppen

Koproporphyrinogenoxydase, decarboxyliert gleichzeitig. Hauptsächlich in Mitochondrien, kleinere Mengen auch im reifen Erythrocyten.

6. Protopophyrinogen 9

Dehydrierendes System in Mitochondrien.

7. Protoporphyrin 9

Hämsynthetase, nur in Mitochondrien.

+Fe

8. Häm.

Dazugehörige Formelbilder s. Abb. 2.

Abb. 3 gibt einen Überblick über die beim Gesunden vorliegenden Konzentrationen der Hämpräkursoren in den Erythrocyten. Unter pathologischen Bedingungen sieht man erhebliche Abweichungen von den normalen Hämpräkursorenmustern. Man kann daraus mit Vorsicht Schlüsse auf die Art der Störung ziehen.

In Ergänzung dieser Methoden läßt sich durch einen *Inkubationsversuch* mit peripheren Erythrocyten oder deren Hämolysat unter Zufügung von Delta-ALS oder PBG die Synthese in vitro bis zum Protoporphyrin verfolgen. Das Ergebnis eines solchen Versuchs beim gesunden und bei einem pathologischen Blut zeigt Abb. 4. Neben der Erfassung der Hämpräkursoren ist die *Erfassung des freien Eisens* in den Erythrocyten oder Erythroblasten bedeutsam. Dies läßt sich am besten durch eine Eisenfärbung mit Berliner Blau im Knochenmark durchführen, wobei das Eisen sowohl in den Reticulumzellen des Knochenmarks, wie in den Erythroblasten untersucht werden kann. (s. darüber auch das Kapitel Eisen-

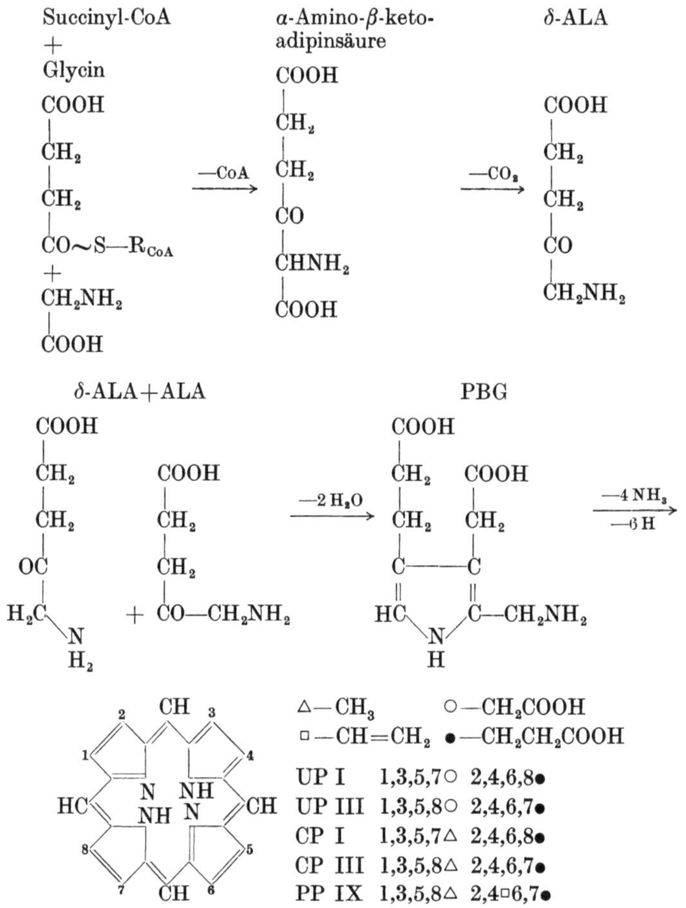

Succinyl-CoA  ............ α-Amino-β-keto-  ............ δ-ALA
+  adipinsäure

Glycin

COOH                      COOH                        COOH

CH₂                       CH₂                         CH₂

CH₂        —CoA⟶          CH₂        —CO₂⟶            CH₂

CO∼S—R$_{CoA}$            CO                          CO
+
CH₂NH₂                    CHNH₂                       CH₂NH₂

COOH                      COOH


δ-ALA+ALA                              PBG

COOH                                   COOH

CH₂        COOH                        CH₂        COOH

CH₂        CH₂        —2 H₂O⟶          CH₂        CH₂        $\frac{-4\,NH_3}{-6\,H}$⟶

OC         CH₂                         C———C

H₂C        + CO—CH₂NH₂                 HC    C—CH₂NH₂
   \N                                       \N/
    H₂                                       H

△—CH₃        ○—CH₂COOH
□—CH=CH₂     ●—CH₂CH₂COOH

UP I     1,3,5,7○   2,4,6,8●
UP III   1,3,5,8○   2,4,6,7●
CP I     1,3,5,7△   2,4,6,8●
CP III   1,3,5,8△   2,4,6,7●
PP IX    1,3,5,8△   2,4□6,7●

Abb. 2. Schema der Porphyrinsynthese


Tabelle 1

Acetat→aktives Succinat + Glycin

↓

α-Amino-β-ketoadipinsäure

↓

δ-Aminolävulinsäure

↓

Porphobilinogen

↓              ↓

Uroporphyrin III ⇄ Uroporphyrinogen III     Uroporphyrinogen I ⇆ UroporphyrinI

Koproporphyrin III ⇄ Koproporphyrinogen III  Koproporphyrinogen I → Coproporphyrin I

↓

Protoporphyrin 9 (III)

↓    + Fe

Häm (III)

stoffwechsel). Mit Hilfe dieser Methoden sind neuerdings neue Konzeptionen von Anämien (sideroachrestischen Anämien, s. Teilband 2) möglich geworden.

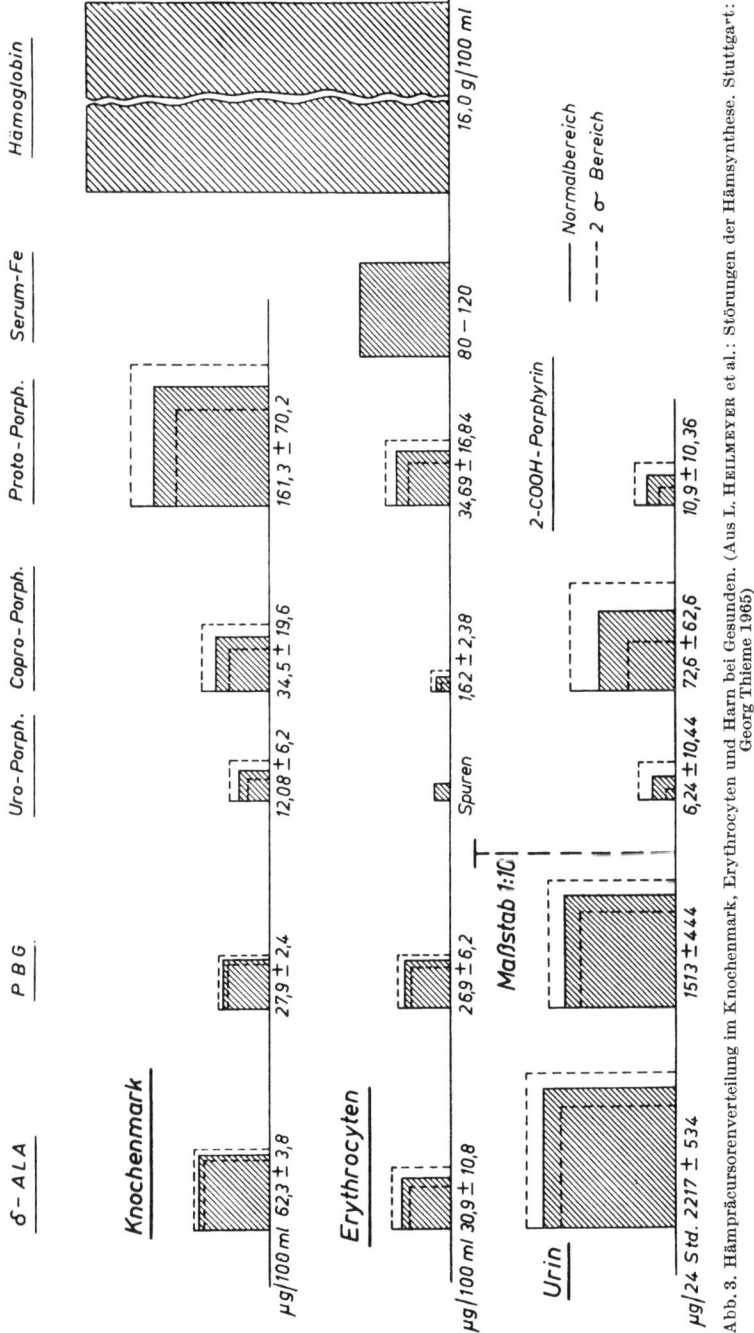

Abb. 3. Hämpräcursorenverteilung im Knochenmark, Erythrocyten und Harn bei Gesunden. (Aus L. HEILMEYER et al.: Störungen der Hämsynthese. Stuttgart: Georg Thieme 1965)

## Der Hämoglobinabbau

Im Erythrocyten ist das Hämoglobin gegen Störungen seiner chemischen Struktur geschützt. Kommt es aus irgendeinem Grunde zu einem Hämoglobin-

austritt aus dem „Schutzraum" des Erythrocyten, so setzt der Abbau des Hämoglobinmoleküls ein, der schließlich dazu führt, daß es in seine Bestandteile,
Eisen, Globin und in den in Gallenfarbstoff umgewandelten Porphyrinrest
zerfällt, wobei Eisen und Globin dem Organismus erhalten bleiben, während der
Gallenfarbstoff in der Hauptmasse ausgeschieden wird. Dieser Abbau des Hämoglobins ist nicht an bestimmte Orte gebunden, sondern kann sich in allen Körperzellen auch außerhalb der Zellen in Körpersäften vollziehen, wie z. B. im Liquor
cerebro-spinalis oder im Blutplasma. Der Abbau beginnt wahrscheinlich mit

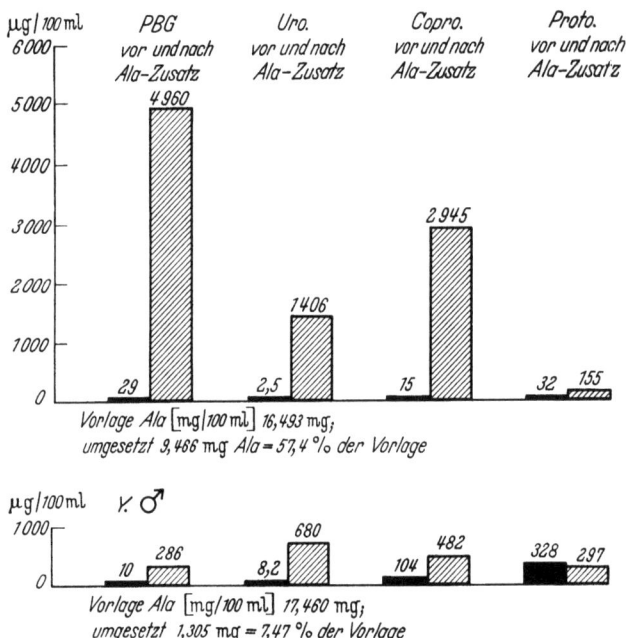

Abb. 4. Synthese von PBG und Porphyrinen aus δ-Ala durch gesunde Erythrocyten (oben) und durch Erythrocyten von einem Fall von sideroachrestischer Anämie im Inkubationsversuch. Man erkennt die starke Hemmung
der Porphyrinsynthese im letzteren Falle. (Aus L. Heilmeyer et al.: Störungen der Hämsynthese. Stuttgart:
Georg Thieme 1965)

einer fermentativen Denaturierung des Globins und dadurch einer Lockerung
der Eisenbindung im Hämoglobinmolekül. Das Eisen mit seiner Möglichkeit
des Valenzwechsels von $Fe^{++}$ zu $Fe^{+++}$ löst eine Reihe oxydoreduktiver Vorgänge
aus, wobei es zum Auftreten von Peroxyden kommt. Dadurch wird der Porphyrin-
ring an der α-Methenbrücke oxydiert. Es bildet sich eine Hydroxy-Gruppe an
dieser Stelle (s. Abb. 4). Es entsteht das Oxyporphyrin = Oxyhämochromogen-
globin = Choleglobin (nach Lemberg). Die weitere Oxydation führt zum α-Keto-
Hämoglobin (Ketoporphyrin, Ketohämochromoglobin) und dann zur Abspaltung
des α-Brücken-C-Atoms als CO.

Die Abspaltung von CO bei der Sprengung des Tetrapyrrolringes wurde zuerst
von Sjöstrand (1949) bei Inkubation von Blut und Bluthämolysaten über
20 Std und mehr gefunden. Durch $H_2O_2$ oder Ascorbinsäure, welche den Abbau
des Hämoglobins beschleunigen, wurde entsprechend mehr CO aufgefunden.
Schließlich wurde in vivo festgestellt, daß bei allen Prozessen, welche mit einer
gesteigerten Hämolyse einhergehen, eine Mehrproduktion von CO erfolgt (Engstedt 1957). Diese Feststellung hat auch in die Klinik Eingang gefunden. Aus
der Feststellung der gebildeten CO-Menge kann auf den Hb-Abbau im Organismus
geschlossen werden (s. auch S. 543).

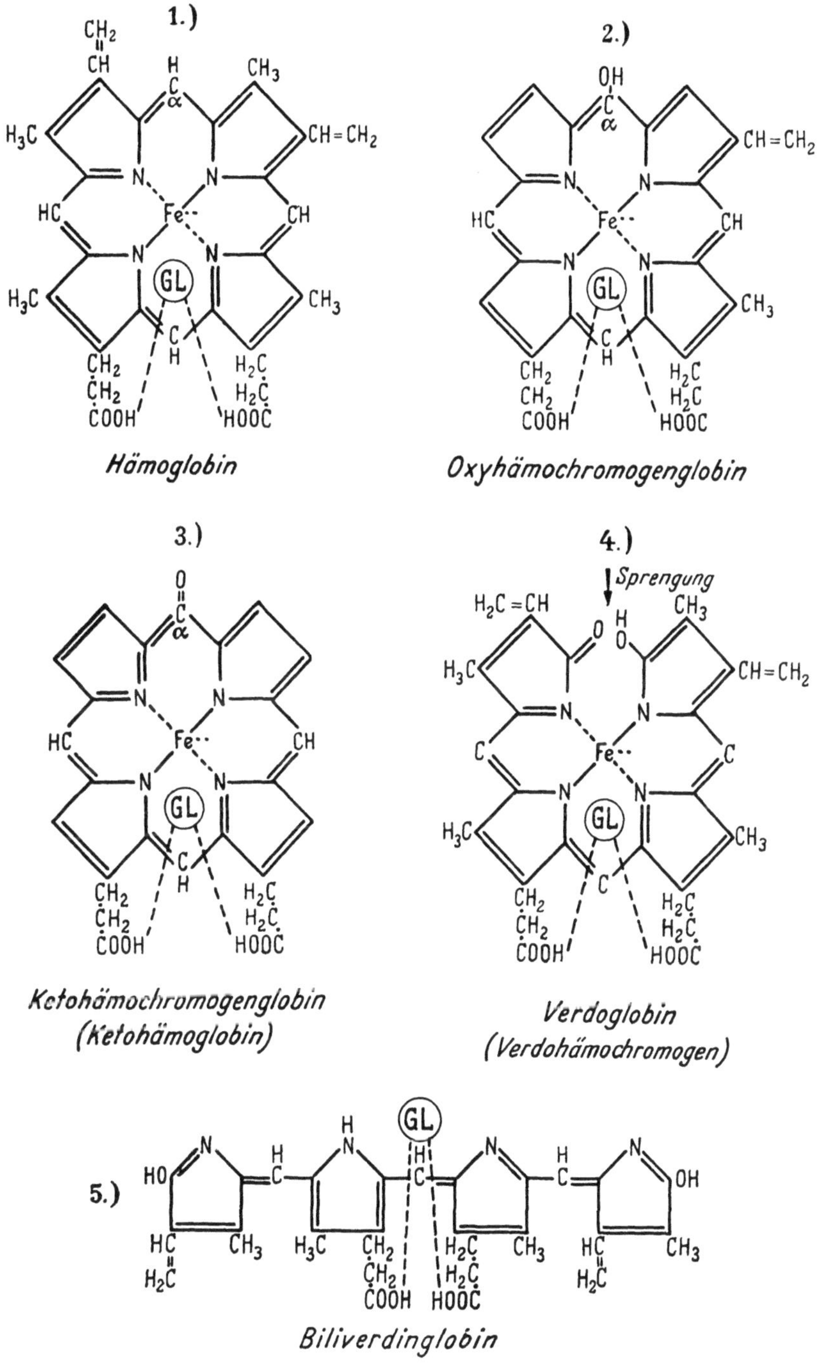

Abb. 5. Hämoglobinabbau nach LEMBERG

Nach der Abspaltung des α-Brücken-C-Atoms liegt das Verdohämochromogen (Verdoglobin) vor, bei welchem der Ringschluß noch durch eine Sauerstoffbrücke möglich ist. Schließlich wird der Tetrapyrrolring aufgespalten, und es liegt ein Biliverdin-Eisen-Globin-Komplex vor. Durch Ablösung des Eisens und des

Globins entsteht der erste Gallenfarbstoff, das grüne Biliverdin (Abb. 5). Die Anordnung der Pyrrolseitenketten im Biliverdin ist mit jener des Protoporphyrins identisch, weshalb man das entstehende Biliverdin als Biliverdin 9a bezeichnet. Es enthält noch drei Methenbrücken; durch Reduktion wird die Doppelbindung der mittleren Methenbrücke aufgelöst, und es entsteht der Gallenfarnstoff, das *Bilirubin*.

Der dargestellte Weg des Hämoglobinabbaus ist heute weitgehend gesichert. Er ist sicherlich der Hauptweg des Hämoglobinabbaus. Über andere Möglichkeiten s. weiter unten (S. 689). Nach Injektion von Hämoglobin finden wir in manchen Fällen über 90% des Hämoglobins als Gallenfarbstoffe wieder. Im Durchschnitt erscheinen zwei Drittel der injizierten Menge als Stercobilin im Stuhle (Heilmeyer u. Mitarb.) Es geht weiterhin aus unserer Darstellung hervor, daß weder Häm, noch Porphyrine Zwischenprodukte des Hämoglobinabbaus darstellen (Heilmeyer und Gitter 1931, Duesberg 1959). Die grünen Pigmente, die als erste Zwischenglieder des Abbaus entstehen, werden so schnell durchlaufen, daß sie unter physiologischen Verhältnissen nur in Spuren faßbar sind, also für die quantitative Erfassung des Hämoglobinabbaus keine Rolle spielen. Nur unter Einwirkung innenkörperbildender Blutgifte treten sie in größerer Menge auf. Wie oben gezeigt, tritt bei den ersten Schritten des Hämoglobinabbaus Peroxyd auf. In den Erythrocyten wird das Auftreten von Peroxyden durch die hier vorliegende Katalase verhindert. Die Katalase ist somit ein wichtiger Schutz für den Hämoglobinabbau. Gifte, welche die Katalaseaktivität der Erythrocyten hemmen, können zum intracellulären Hämoglobinabbau führen.

Die Erforschung des Hämoglobinabbaus hat auch klar ergeben, daß es keinen organbedingten Sitz der Bilirubinbildung gibt. Das jahrelange vielbearbeitete Problem über den Ort der Bilirubinentstehung (s. letzte Auflage dieses Handbuchs) ist heute gelöst. Bilirubin kann überall entstehen, sowohl intra-, wie extracellulär, wenn die notwendigen Fermente vorhanden sind. Besonders die mesenchymalen Zellen sind damit reichlich ausgestattet.

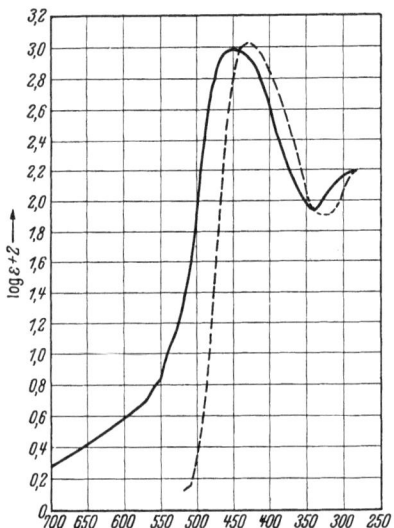

Abb. 6. Quantitatives Absorptionsspektrum vom Bilirubin (ausgezogen) und Mesobilirubin (gestrichelt) in Chloroform. (Aus Heilmeyer: Medizinische Spektrophotometrie)

## Das Bilirubin

Das Bilirubin ist ein in dünner Lösung gelber, in hoher Konzentration rot aussehender Farbstoff mit einem Absorptionsmaximum bei 450 $\mu\mu$ (Heilmeyer 1933, (Abb. 6). Seine Strukturformel, welche von Hans Fischer und Siedel erstmals geklärt wurde, ist in Abb. 7, S. 691 angegeben.

Wie man sieht, ist die Ordnung der Pyrrolseitenketten wie im Protoporphyrin (Bilirubin 9a). Das Bilirubin ist praktisch wasserunlöslich. Mit rauchender Salpetersäure entsteht eine Reihe von Oxidationsprodukten, welche eine grüne (Biliverdin), blaue, violette (Bilipurpurin), rote und schließlich gelbe Farbe (Choletelin) besitzen, (Gmelinsche Reaktion, welche für den Nachweis des Bilirubins wichtig ist). Eine weitere Farbreaktion beruht auf der Diazoreaktion, welche mit Bilirubin eine, je nach dem pH rote bis blaue Farbe ergibt. Sie ist allen Bilirubinoiden mit einer zentralen Methylenbrücke eigen. Im Blutserum tritt die Reaktion normalerweise nur nach Zufügung von Alkohol auf (indirekte Reaktion). In Fällen mit hepatischem Ikterus dagegen tritt die Reaktion ohne Zusatz von Alkohol sofort ein (direkte Reaktion). Der alte Streit über die Ursache der indirekten und direkten Reaktion ist heute entschieden. Die direkte Reaktion kommt dem konjugierten Bilirubin zu, dessen wichtigster Vertreter das Diglucuronid ist.

## Schicksal des Bilirubins

Das physiologisch im Blutplasma kreisende wasserunlösliche Bilirubin ist an Serumalbumin gebunden und wird in dieser Form transportiert. In der Leber wird dieser Bilirubin-Albuminkomplex gespalten und das Bilirubin an das Eiweiß der Leberzelle abgegeben. Über den genauen Mechanismus dieses Vorgangs ist noch nichts Sicheres bekannt. In der Leberzelle wird das Bilirubin mit Glucuronsäure gepaart (BILLING et al.). Die Glucuronsäure wird dabei mit einer oder beiden Carboxylgruppen der Propionsäureseitenkette des Bilirubins verestert (R. SCHMID 1957, TALAFANT 1956, SCHACHTER 1957). Da Bilirubinmonoglucuronid soll auch außerhalb der Leber entstehen (SCHÖNFIELD und BOLLMANN 1963). Vor der Veresterung liegt die Glucuronsäure als Uridin-Diphosphat-Glucuronsäure vor und wird von einem mikrosomalen Enzym, der Glucuronsäuretransferase auf das Bilirubin — ebenso wie auf andere Glucuronsäurepaarlinge — übertragen. Dies ist der Hauptweg der „Bilirubinentgiftung". Neben dem Bilirubinglucuronid gibt es noch andere Bilirubinkonjugate, von denen das Bilirubinsulfat identifiziert wurde und etwa 15% des konjugierten Bilirubins der Galle ausmacht (ISSELBACHER und McCARTHY 1958). Das konjugierte Bilirubin ist im Gegensatz zum freien Bilirubin wasserlöslich und kann mit der Galle ausgeschieden werden, oder in pathologischen Fällen als direktes Bilirubin über das Blut in den Harn gelangen.

## Schicksal des Bilirubins im Darm. — Die Urobiline

Mit der Galle gelangt das mit Glucuronsäure veresterte Bilirubin in den Darm und erfährt dort weitere Veränderungen. Eine Rückresorption des mit Glucuronsäure gepaarten Bilirubins aus dem Darm in das Blut findet nicht mehr statt, da das konjugierte Bilirubin im Gegensatz zum freien Bilirubin die Darmwand nicht passieren kann (LESTER und R. SCHMID 1963). Es gibt also keinen nennenswerten enterohepatischen Kreislauf des Bilirubins, wie man früher angenommen hat. Durch die verschiedenen Darmbakterien wird nun das Bilirubin unter physiologischen Verhältnissen im Dickdarm, bei pathologischer Bakterienbesiedlung auch im Dünndarm bis hinauf in die Gallenwege in Urobilinkörper (Urobilinoide) umgewandelt. Der chemische Umwandlungsprozeß des Bilirubins im Darm, der durch die Einwirkung aerober und anaerober Bakterien erfolgt, ist ein Hydrierungsvorgang, der durch BAUMGÄRTEL (1950) näher geklärt wurde. Es wird dabei durch den Bacillus verucosus u. a. das Cystin der Nahrung zu Cystein reduziert. Die Dehydrogenase der Colibakterien überträgt den Wasserstoff des Cysteins auf das Bilirubin. Der ganze Vorgang setzt einen bestimmten Bakteriensynergismus voraus, der normalerweise erst im Dickdarm vorhanden ist. Zunächst entsteht das Mesobilirubin, welches WATSON im Dünndarminhalt eines Darmfistelträgers tatsächlich nachweisen konnte. Es unterscheidet sich vom Bilirubin durch die Kristallform und durch das Absorptionsspektrum (HEILMEYER 1933), das für den Nachweis Bedeutung hat (s. Abb. 6). Seine Konstitution ist durch die von H. FISCHER ausgeführte Synthese 1931 nach Formel

Abb. 7, S. 691 geklärt. Durch weitere Hydrierung entstehen drei verschiedene Urobiline bzw. ihre Chromogene. Die drei heute bekannten Urobilinkörper können vor allem durch ihr optisches Verhalten unterschieden werden. Wir bezeichnen sie in Anlehnung an die von Watson (1957) vorgeschlagene Nomenklatur nach With (1960) folgendermaßen:

1. Das Urobilin L (Stercobilin, Tetrahydromesobilin). Es ist linksdrehend. Es stellt die Hauptmasse der Stuhlurobiline dar.

2. Urobilin I optisch inaktiv. Es ist das Urobilin des Harns, das alte Urobilin IX a, Mesobilin (erstmals von Heilmeyer und Krebs 1934, kristallisiert aus Stuhl dargestellt). Sein Chromogen ist mit dem Mesobilirubinogen identisch und wurde von H. Fischer erstmals 1911 durch Hydrierung des Bilirubins erhalten.

3. Das Urobilin D (bzw. Urobilinogen D) wurde erstmals von Lowry und Watson (1957) kristallisiert gewonnen. Es ist stark rechtsdrehend, seine Summenformel ist $C\,33H\,40N_4\cdot O_6$. Strukturuntersuchungen wurden von Gray und Nicholson (1957/58) durchgeführt.

Zu jedem der drei Urobiline gehört ein Chromogen, die Chromogene (Urobilinogene) L, I, D sind farblose Substanzen und gehen durch milde Oxydation in die Urobiline über. Alle drei Urobiline sind braune Farbstoffe, die in Alkohol und Chloroform gut löslich sind. Sie besitzen ein sehr scharfes Absorptionsspektrum mit einem Maximum zwischen 492—496 $\mu\mu$. Das Maximum der Hydrochloride in Dioxan wurde von Lowry und Watson für Urobilin I bei 495,2 $\mu\mu$, für Urobilin L bei 492,7 $\mu\mu$ und für Urobilin D bei 495,2 $\mu\mu$ gefunden. Sie sind also spektrophotonetrisch kaum unterscheidbar. Sie geben alle die für die Urobiline typische grüne Fluorescenzreaktion mit alkoholischer Zinkacetatlösung nach Schlesinger. Die Chromogene geben die Ehrlichsche Aldehydreaktion. Eine Unterscheidung des Urobilin L gegen Urobilin I und D ermöglicht die Mesobiliviolin- oder Eisenchloridreaktion. Die Urobiline I und D sowie ihre Chromogene färben sich beim Versetzen mit einer kochenden verdünnten Lösung von Eisenchlorid in 95% HCl intensiv violett. Das Zinksalz gibt eine rote Fluorescenz. Urobilin L (Stercobilin) und seine Chromogene geben diese Reaktion nicht. Ferner ergibt das Urobilin I die Pentdopentreaktion (s. unten), Urobilin L (Stercobilin) dagegen nicht. Dagegen gibt das Urobilin D mit Dioxan und Salzsäure eine spezifische Farbreaktion, welche bei den anderen Urobilinen negativ ausfällt (Watson und Schretz 1942). Der Haupturobilinkörper des Stuhls ist das Urobilinogen L, das an der Luft in Urobilin L = Stercobilin übergeht. Von Watson u. Mitarb. konnte eindeutig nachgewiesen werden, daß im Darm auch Urobilin D und I gebildet wird. Watson, Campbell und Lowry 1958 versetzten Bouillonkulturen fäkaler Bakterien mit gereinigtem Urobilinogen I. Es wurde in Urobilinogen L verwandelt. Ebenso konnte Urobilin D in Urobilinogen I und L überführt werden. Diese Versuchsergebnisse erscheinen um so einleuchtender, als das Urobilin D den geringsten Wasserstoffgehalt, das Urobilin I einen nächsthöheren und das Urobilin L den höchsten Gehalt an Wasserstoff hat. Es folgt also eine immer weitgehendere Hydrierung bis zum Endprodukt des Stercobilins. Mit diesen Feststellungen ist der alte Streit, der dahinging, daß im Stuhl nur Stercobilin entstehe, während das Urobilin I außerhalb des Darms gebildet werde, (Baumgärtel 1950) endgültig entschieden. Bereits Billi, Heilmeyer und Pfotenhauer (1933) konnten durch Versuche an Hunden, denen der gesamte Darm vom Pylorus bis zum Anus entfernt worden war, zeigen, daß alle Urobilinkörper aus dem Harn verschwinden, solange keine bakterielle Infektion des Magens und der Gallenwege eintrat. Mit der bakteriellen Besiedlung, welche durch die gleichzeitige Bildung von *Indican* bewiesen wurde, traten auch wieder Urobiline auf. Ähnliche Beobachtungen konnten durch Entkeimung des Darms mit Hilfe von *Antibiotica* gemacht werden (HEILMEYER 1957). Ebenso fehlt beim Neugeborenen, solange noch keine bakterielle Darmbesiedlung vorliegt, das Urobilin im Harn. Eine extraenterale Urobilinbildung ist unter physiologischen Bedingungen sicher auszuschließen. Ob unter pathologischen Bedingungen, wie beim Insulinschock, eine solche in der Leber stattfinden kann, erscheint möglich (FISCHLER und GEBHARDT 1940). Eine wesentliche Rolle spielt sie sicherlich nicht (s. auch die moderne Darstellung der ganzen Frage bei WITH (1960).

## Die Dipyrrole

Weitere Abbauprodukte des Hämoglobins sind die Fuscine und das Pentdyopent. Die Fuscine sind Dipyrrylmethene, welche eine starke Tendenz zur Polymerisation besitzen. Sie zeigen eine tiefe Braunfärbung mit einem uncharakteristischen Spektrum. Sie finden sich in Stuhl und Harn. Ihre chemische Struktur wurde von SIEDEL und MÖLLER (1939) aufgeklärt. Sie stellen eine Mischung zweier isomerer Dioxy-Dipyrryl-Methene dar, wie die Formelbilder Abb. 7, S. 690 zeigen.

Auch die Fuscine haben farblose Chromogene, Promesobilifuscine genannt (auch Mesobilileukan). Bei den Chromogenen ist die Doppelbindung in der Brücke aufgelöst. Sie stellen also Dipyrrylmethane dar. Die Bilifuscine reagieren auf Gallenfarbstoffreaktionen negativ und geben auch keine Ehrlichsche Aldehydreaktion. Die Fuscine lassen sich aus Bilirubin, Hämin oder Hämoglobin in ammoniakalischer Lösung durch Oxydoreduktion mit Natriumamalgam und Sauerstoff auch im Reagensglas herstellen. Je nach ihrer Löslichkeit in Wasser und anderen Lösungsmitteln lassen sich verschiedene Mesobilifuscine unterscheiden (STICH und STÄRK 1953). Auch der normale Harnfarbstoff, der von HEILMEYER und OTTO (1930) als Urochrom B bezeichnet und näher beschrieben wurde, stellt ein Polymerisationsprodukt der Mesobilifuscine dar (STICH und STÄRK 1953).

Ebenso ist der amorphe braune Stuhlfarbstoff, das Kopronigrin (WATSON 1932) ein Mesobilifuscingemisch. Die Bilifuscine stellen nach heutiger Ansicht teils Abbauprodukte des Hämoglobins dar, teils werden sie aber auch als Abfallprodukte bei der Hämoglobinsynthese angesehen. Darauf deutet ihre starke Vermehrung bei manchen Porphyrien hin, bei welchen eine Störung der Hämsynthese vorliegt. WATSON machte 1956 die Beobachtung, daß nach Gaben von $N^{15}$-markiertem Glycin im Stuhl neben Stercobilin auch markiertes Mesobilifuscin im Frühgipfel auftrat (s. S. 694), während im Spätgipfel kein markiertes Mesobiliduscin zu erhalten war. Dieser Versuch würde sogar für eine alleinige Herkunft der Bilifuscine aus der Hämsynthese sprechen. Bei Lebererkrankung werden Mesobilifuscine vermehrt im Harn ausgeschieden. Bei Gesunden erscheinen sie ausschließlich im Stuhl (MORAVEC und NETOUSEK 1963).

## Das Pentdyopent

Das Pentdyopent wurde von BINGOLD (1946) erstmals aus defibriniertem Menschenblut, das durch Erhitzen auf 73° katalasefrei gemacht war, durch Einwirkung von $H_2O_2$ mit nachfolgender Reduktion in alkalischer Lösung erhalten. Später gelang die Darstellung auch aus Hämin, Bilirubin, Mesobilirubin und Urobilin, dagegen nicht aus Porphyrin und Stercobilin. Wie HULST und GROTEPASS (1936) gezeigt haben, wurde dieser Farbstoff, den BINGOLD Pentdyopent nannte, bereits von STOCKVIS 1872 beobachtet und als „reduzierbares Nebenprodukt" bezeichnet. Durch H. FISCHER und MÜLLER (1937) wurde klargestellt, daß es sich dabei um eine zweiseitige Herausoxydation zweier Methengruppen aus dem Hämmolekül handelt, so daß zwei Oxypyrromethene (Formel, Abb. 7) Struktur entstehen können.

Diese zweikernigen Pyrrole sind an sich farblos. Sie gehen erst nach Reduktion durch alkalisches Natriumhydrosulfit in die rotgefärbten Pentdyopent-Verbindungen über, welche charakteristische Absorptionsbande aufweisen, deren Lage in Abhängigkeit von den Betasubstituenten verschieden ist. So zeigt das Pentdyopent aus Hämoglobin oder Hämin die Bande bei 525 $\mu\mu$, das Pentdyopent

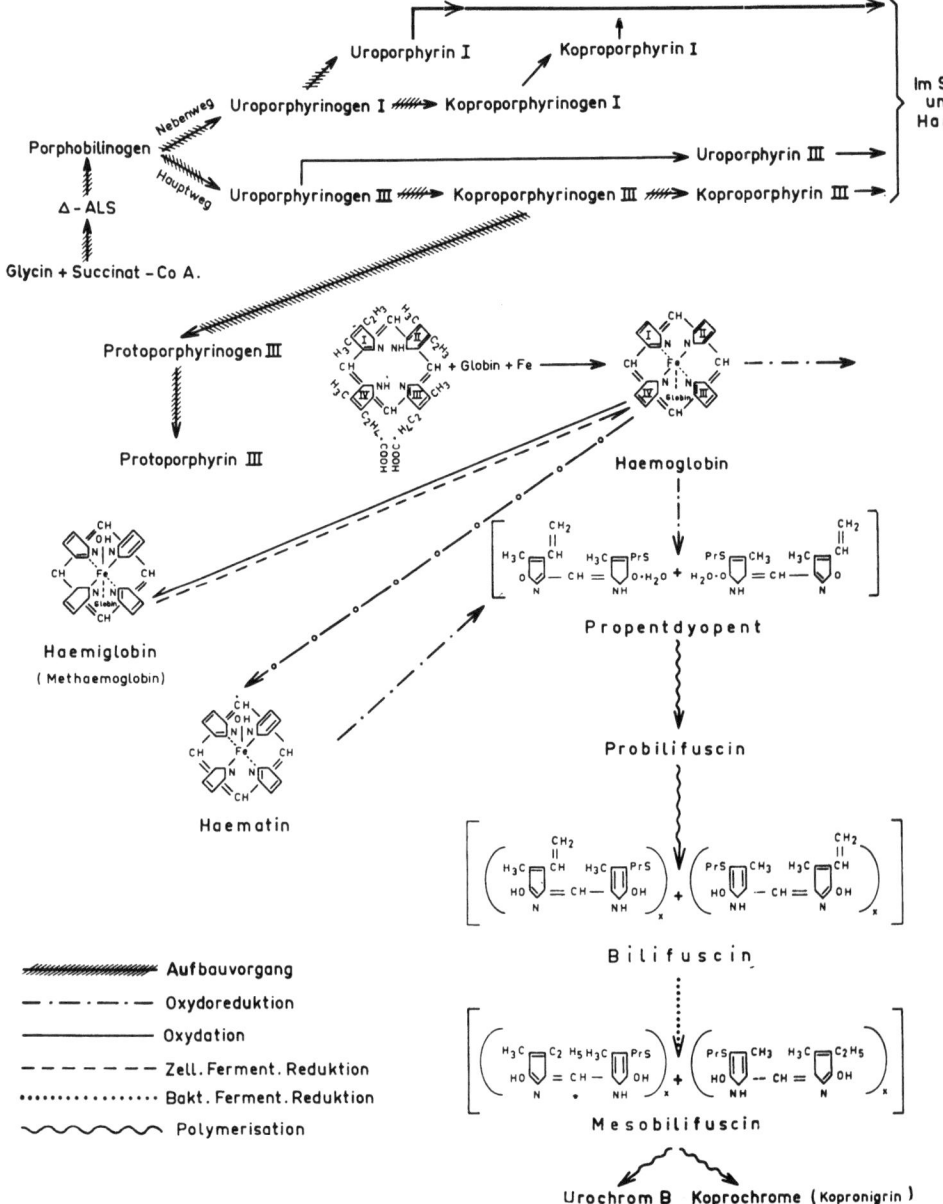

aus Bilirubin bei 529 $\mu\mu$, das Urobilin-Pentdyopent bei 522 $\mu\mu$. Die ungefärbten
Dioxypyrromethene werden nach H. FISCHER und v. DOBENECK (1947) am
besten als Propentdyopent-Verbindungen bezeichnet. Das Pentdyopent wurde
von BINGOLD in Blut und Harn nachgewiesen. Er hat mit guten Gründen wahrscheinlich gemacht, daß es zum Teil in der Niere entsteht, wo der Katalaseschutz
des Blutes wegfällt. Es tritt vermehrt im Harn auf, wenn Gallenfarbstoffe die
Niere passieren, wobei sie zum Teil oder ganz im Pentdyopent aufgespalten
werden. Das ist der Fall bei allen Arten von Ikterus. Ferner findet sich eine
Pentdyopentreaktion bei den seltenen Fällen hochgradiger Urobilinausscheidung
(nicht bei Stercobilinurie!), sowie bei manchen Hämoglobinurien, bei denen
auch ein Pentdyopent mit einer Bande bei 535 $\mu\mu$ zur Beobachtung kam (BIN-
GOLD). Unter physiologischen Verhältnissen kommt Pentdyopent nicht zur
Beobachtung.

## Die Harnfarbstoffe
### Das Urochrom

Schon WHIPPLE hat die Meinung vertreten, daß das Urochrom Beziehungen
zum Blutfarbstoff auf dem Wege über einen hypothetischen Pigmentkomplex
besitze, der im Mittelpunkt der Farbstoffumsetzungen stehen soll. Anhand

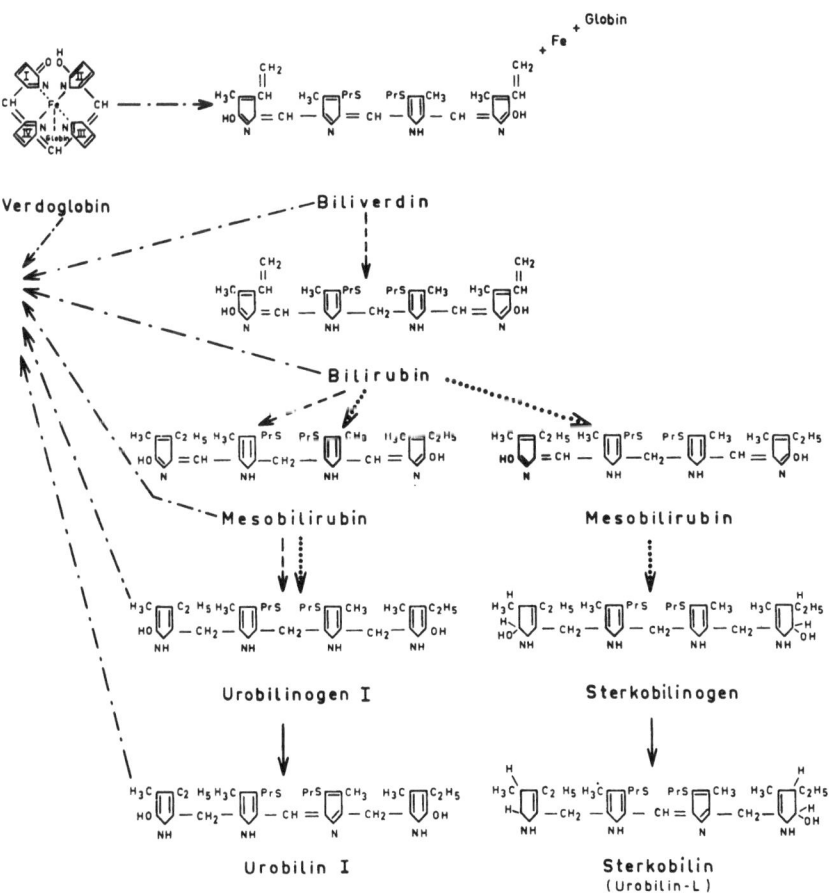

Abb. 7. Schema des gesamten Hb-Stoffwechsels (nach BINGOLD und HEILMEYER)

44*

zahlreicher klinischer und experimenteller Untersuchungen haben Heilmeyer und Gitter (1931) für den durch Ammonsulfat aussalzbaren Anteil des Urochroms das sog. Urochrom B den Nachweis erbracht, daß dieser Farbstoff nächste Beziehungen zum Hämoglobinumsatz hat. Nicht nur, daß dieser Farbstoffanteil bei allen klinischen Zuständen gesteigerten Blutzerfalls regelmäßig vermehrt ist, sondern auch im Experiment ließ sich nach Hb- und Hämininjektionen, sowie nach Phenylhydrazinverabreichung eine gesteigerte Urochrom B-Ausfuhr in jedem Falle nachweisen. Umgekehrt ließ sich an der Urochrom B-Ausscheidung nach größeren Blutentziehungen eine deutliche Verminderung, ebenso wie bei der Urobilinausscheidung erkennen. Der nicht aussalzbare Urochromanteil, das Urochrom A, war dagegen an diesen Verschiebungen nicht, oder kaum beteiligt. In Übereinstimmung mit diesen Untersuchungen Heilmeyers u. Mitarb. fanden Bingold u. Mitarb. bei Einwirkung von $H_2O_2$ auf Katalase-freies Blut oder auf Hämin einen Urochrom B-ähnlichen Farbstoff. Diese Untersuchungen wurden dann durch Stich und Stärk (1953) weiter fortgeführt, und sie konnten nachweisen, daß das Urochrom B einen polymerisierten Mesobilifuscinfarbstoff darstellt. In diesem Zusammenhang sei noch erwähnt, daß das von Watson erstmals im Stuhl dargestellte Kopronigrin ebenfalls ein polymerisiertes Fuscingemisch ist. Da ich mit meinem Mitarbeiter Gitter außerdem festgestellt habe, daß die Urochrom B-Vermehrung im Harn nach Hämoglobininjektion viel früher als die Urobilinvermehrung einsetzt und auch nach Hämininjektionen, die keine Urobilinvermehrung hervorrufen, auftritt, so geht daraus hervor, daß dieser Farbstoff offenbar anderen Abbauwegen seinen Ursprung verdankt. In diesem Sinne spricht auch die Tatsache, daß der urobilinfreie Neugeborenenharn massenhaft Urochrom B enthält, am meisten bei dem durch Blutzerfall entstehenden Icterus neonatorum.

### Das Uroerythrin

Genau dieselben Beziehungen, wie für das Urochrom B wurden von Heilmeyer und Will (1929) auch für das Uroerythrin aufgedeckt, dessen Absorptionskurve große Ähnlichkeit mit der des Bilirubins aufweist, jedoch ist das Maximum nach dem Grün verschoben. Beim hämolytischen Ikterus ist es stark vermehrt (20—25 mg gegenüber 1—2 mg beim Gesunden). Nach Milzexstirpation geht die Uroerythrinausscheidung bis auf Spuren zurück. Besonders eindringlich weist die Tatsache der Uroerythrinausscheidung nach Phenylhydrazin, ferner beim akuten Anfall einer Kältehämoglobinurie auf die nahen Beziehungen zum Blutfarbstoff hin. Alle Versuche, das Uroerythrin chemisch zu analysieren (was noch H. Fischer auf meine Anregung hin versucht hat), scheiterten bisher an der enormen Labilität dieses Farbstoffs.

### Überblick über den gesamten Hb-Stoffwechsel

Das Schema der Abb. 7 gibt einen Überblick über die vielfachen Wege des Hämoglobinabbaus und über die Beziehungen der einzelnen Abbau- und Aufbauprodukte zueinander.

## Prüfung des Hämoglobinabbaus durch Verabreichung von radioaktiv markiertem Glycin

Gibt man einem Gesunden $N^{15}$-Glycin, so wird dieses in das Protoporphyrin der Erythrocyten eingebaut und erscheint schließlich als Stercobilin in drei verschiedenen Phasen im Stuhl. Die erste Spitze der Ausscheidung mit etwa 10% der gegebenen Menge erscheint etwa am 3.—4. Tage. Dann folgt ein niedriges Plateau, währenddessen wiederum etwa 10% zur Ausscheidung kommen.

Dieses steigt dann in der dritten Phase zu einer Endspitze nach etwa 130 Tagen an, wobei etwa 70% zur Ausscheidung kommen. Diese letzte Phase entspricht der Lebensdauer der Erythrocyten, welche bekanntlich nach etwa 110—130 Tagen beim Gesunden zugrunde gehen. Während also die Bedeutung der dritten Phase vollkommen klar ist, hat die Bedeutung der Frühspitze „The early labelled stercobilin fraction" viel Kopfzerbrechen gemacht. Folgende 5 Möglichkeiten werden diskutiert:

1. Eine vorzeitige Zerstörung unreifer Erythrocyten oder Hb-haltiger Erythroblasten im Knochenmark. Diese Zellen würden also zugrunde gehen, bevor sie das Knochenmark verlassen haben, oder sofort nach dem Verlassen. Wir sprechen in diesem Falle von *ineffektiver Erythropoese*. Eine solche scheint unter pathologischen Verhältnissen sicher erwiesen, so z. B. bei der kongenitalen Porphyrie (Günthersche Krankheit).

2. Ein intracellulärer Hämoglobinabbau im Knochenmark. NEUBERGER u. Mitarb. (1950) haben nachgewiesen, daß es solche gleichzeitigen Synthese- und Abbauvorgänge in frühen Stadien der Reifung gibt.

3. Es könnte auch sein, daß Häm im Überfluß synthetisiert wird, weil Globin mangelt und deshalb sofort wieder abgebaut und als Gallepigment ausgeschieden wird.

4. Es könnte eine direkte Synthese von Gallepigment im Knochenmark oder auch in der Leber oder an anderen Orten erfolgen. Diese Möglichkeit wurde neuerdings von ISRAELS, YAMAMOTO, SKANDERBERG und ZIPURSKI (1963) mit Sicherheit bewiesen. Sie fanden nach intravenösen Gaben von Glycin-2-$C^{14}$ bereits nach 4—8 Std radioaktiv markiertes Bilirubin, also lange bevor eine Radioaktivität im Hämin nachgewiesen werden konnte, die sie erstmals nach 24 Std fanden. Auch bei Hunden, bei welchen durch Ganzkörperbestrahlung eine *Knochenmarksaplasie* erzeugt wurde, konnte der erste Gipfel markierten Bilirubins 4 Std nach Gabe von markiertem Glycin nachgewiesen werden. Dieser Gallenfarbstoff wird also nicht im Knochenmark gebildet. Der Anteil dieses „frühen" Bilirubins betrug bei normalen Versuchstieren 5—16%, bei Patienten mit Gallenfistel mit Choledochusverschluß 16%. Anregung der Erythropoese durch Aderlässe brachten keine Erhöhung dieses „shunt-bilirubins" (ISRAELS, Skanderberg, GUYDA et al. 1963). Dagegen ist der Hauptgipfel am 3. und 4. Tag von der Synthese markierten Häms abhängig und setzt ein funktionstüchtiges Knochenmark voraus.

5. Der Frühgipfel der Stercobilinausscheidung könnte auch von anderen Hämpigmenten stammen, wie Myoglobin, Katalase, Cytochrome u. a. Es ist aber wahrscheinlicher, daß die Plateaubildung mit diesen Quellen der Farbstoffbildung zusammenhängt, nicht aber der Frühgipfel.

Die meiste Wahrscheinlichkeit hat die Vorstellung, daß der Gipfel am 3. und 4. Tag ein Nebenprodukt der Synthese darstellt, sei es durch Abbau von bereits gebildetem Hämoglobin oder als direktes Nebenprodukt seiner Bildung. WATSON (1955) gab $N^{15}$-Glycin vor und nach einem Aderlaß. Er fand, daß in der Periode der aktivierten Erythropoese auch eine Vermehrung des Stercobilins im Frühgipfel auftrat. Sie war jedoch relativ gering. Unter solchen *physiologischen Verhältnissen* erscheint das Stercobilin des Frühgipfels als ein Nebenprodukt der Erythropoese. Unter *pathologischen Verhältnissen* scheint ein intramedullärer Abbau von Erythrocyten im Vordergrund zu stehen, also eine *ineffektive Erythropoese*. Wir finden sie besonders bei kongenitaler Porphyrie, bei perniziöser Anämie und bei Thalassaemia major (s. Abb. 8).

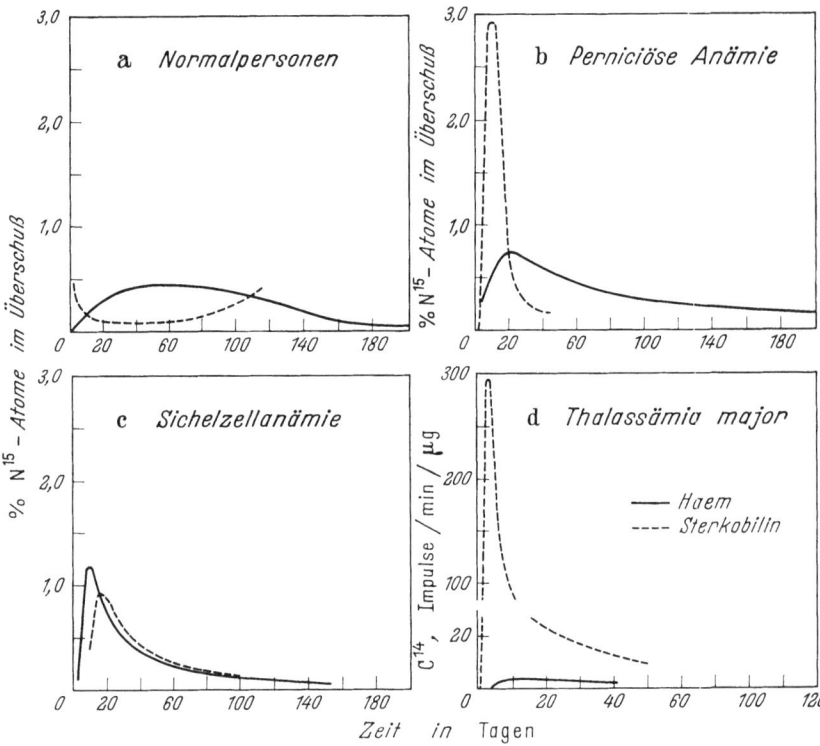

Abb. 8a—d. Vergleich der Beziehungen zwischen N¹⁵-Hämin und N¹⁵-Stercobilin nach Verabreichung von N¹⁵-markiertem Glycin. (Fig. zusammengestellt von GRINSTEIN et al. (1960) nach verschiedenen Autoren. a Normalpersonen, nach LONDON et al. (1950). b Perniziöse Anämie nach LONDON und WEST (1950). c Sichelzellanämie nach ABBOTT (1955). d Thalassaemia major nach GRINSTEIN et al. (1960)

## Die quantitative Erfassung der Urobilinausscheidung

### Methodik der Urobilinbestimmung

Eine exakte Urobilinbestimmungsmethode kann nicht über den Farbstoff selbst, sondern nur über die Leukoverbindung gehen. Denn die Hauptmasse der Urobilinkörper liegt im Stuhl wie im Harn als Leukoverbindung vor. Die oxydative Umwandlung der Urobilinogene in den Farbstoff führt zu inkonstanten Stoffen, ferner zu Oxydationsprodukten (Mesobiliviolin WATSON und Rubrobilin, HEILMEYER und BEICKERT). Aus diesen Gründen ist die Bestimmung der Gesamtausscheidung in Form der Leukoverbindungen die Methode der Wahl, seitdem TERWEN im Mohrschen Salz ein Reduktionsmittel gefunden hat, das eine quantitative Überführung von Stercobilin in seine Leukoverbindung ermöglicht (bewiesen von HEILMEYER und KREBS). Die Bestimmung erfolgt über das rot gefärbte Aldehyd-Kondensationsprodukt mit dem Ehrlichschen Dimethylaminobenzaldehyd. Da die Absorptionskonstanten für das Mesobilirubinogen- und Stercobilinogen-aldehydkondensationsprodukt praktisch identisch sind (HEILMEYER und KREBS), ist die gemeinsame Bestimmung der beiden Leukoverbindungen auf dieser Basis einwandfrei möglich. Auch das Urobilinogen D dürfte dabei erfaßt werden. Die Methode von TERWEN ist von verschiedenen Untersuchern unwesentilch modifiziert worden.

*Meine Methode* ist folgende: 5 g gut durchmischter Stuhl werden mit 50 cm³ Aqua dest. in einer Porzellanschale sorgfältig verrührt und unter dauerndem Weiterrühren mit 50 cm³ einer 16%igen frisch bereiteten Mohrschen Salzlösung und 50 cm³ 12%iger Natronlauge versetzt und sofort in einen genau 150 cm³ fassenden Standzylinder mit breitem abgeschliffenen Rand eingefüllt und mit dazu passender abgeschliffener Glasscheibe luftblasenfrei verschlossen und mindestens 6 Std an einem dunklen Ort aufgestellt. Danach wird rasch in ein braunes Gefäß abfiltriert. 4 cm³ des klaren Filtrates werden sofort mit 2 cm³ Eisessig angesäuert und mit 20 cm³ Äther 100mal durchgeschüttelt. Von dem Ätherextrakt werden 10 cm³ in einen trockenen Scheidetrichter gebracht und mit einer Messerspitze Dimethylaminobenzaldehyd und 10 Tropfen konzentrierter Salzsäure versetzt und 1¹/₂ min durchgeschüttelt. Danach wird je nach der Intensität der Farbstoffbildung mehr oder weniger Wasser zugesetzt und mit 3 cm³ gesättigter, chemisch reiner Natriumacetatlösung versetzt. Die gebildete rote Farbstofflösung läßt man absitzen und gießt sie in einen Meßzylinder ab. Spuren zurückbleibenden roten Farbstoffs werden nochmals mit etwas Wasser aufgenommen und mit der ersten Portion vereinigt. Dieselbe Prozedur wird dann nochmals 10 cm³ mit 5 Tropfen Salzsäure, Wasser und 1,5 cm³ Natriumacetatlösung wiederholt und die erhaltene Farbstofflösung mit dem ersten Auszug vereinigt. Das schließlich erhaltene Endvolumen wird abgelesen; nach guter Durchmischung wird eine Probe davon in einem Absorptionsgefäß von geeigneter Schichtdicke im Zeißschen Stufenphotometer unter Verwendung von Filter S 53 photometriert. Die erhaltene Extinktion wird auf 1 cm Schichtdicke umgerechnet. Berechnungsbeispiel: Stuhlgewicht 187 g; 5 g Stuhl auf 150 cm³ Reduktionsflüssigkeit: Verdünnung 30fach ($v_1$). 4 cm³ Filtrat auf 20 cm³ Ätherextrakt: Verdünnung 5fach ($v_2$). 10 cm³ Ätherextrakt auf beispielsweise 16 cm³ Endvolumen: Verdünnung 1,6fach ($v_3$). Extinktion für 1 cm Schicht sei 0,30. Die Gesamturobilinmenge im Gesamtstuhl berechnet sich dann nach der Formel

$$v_1 \cdot v_2 \cdot v_3 \cdot e \cdot \text{konst.} \ (1{,}36) \cdot \text{Stuhlmenge in Dezikilogramm};$$

im gewählten Beispiel also:

$$30 \cdot 5 \cdot 1{,}6 \cdot 0{,}3 \cdot 1{,}36 \cdot 1{,}87 = 185 \ \text{mg}.$$

Wegen der Ungleichmäßigkeit der Stuhlabsetzung wird die Urobilinausscheidung am besten für eine 8—10tägige Periode unter Einhaltung gleicher Kost bestimmt und daraus der tägliche Durchschnittswert berechnet.

Die quantitative Urobilinbestimmung im Harn erfolgt im Prinzip nach derselben Methode. Es werden 100 cm³ Harn mit 25 cm³ einer 16%igen frischen Mohrschen Salzlösung und 25 cm³ 12%iger Natronlauge (Reihenfolge ist wichtig) in den 150 cm³ fassenden Standzylinder gebracht und wie oben weiterbehandelt. Zur Extraktion verwendet man je nach der zu erwartenden Urobilinmenge 20—50 cm³ Filtrat und 40 cm³ Äther mit der halben Menge Eisessig. Bei Emulsionsbildung wird so lange Eisessig zugegeben, bis diese verschwindet. Die Berechnung erfolgt sinngemäß nach der oben angegebenen Formel, wobei die Harnmenge in Deziliter einzusetzen ist.

Sowohl Harn wie Stuhl müssen möglichst frisch zur Reduktion angesetzt werden, da längeres Stehen an der Luft die Urobilinwerte vermindert. Mit der geschilderten Methode ist nach dem Urteil ihrer besten Kenner eine exakte Urobilinbestimmung möglich.

## Die Resorptionsfrage

Ein weiterer vielfach vorgebrachter Einwand gegen die Möglichkeit einer quantitativen Erfassung des Blutzerfalls besteht in der unbekannten Rückresorptionsgröße des Stercobilins. Die Tatsache einer solchen Rückresorption wurde vielfach daraus erschlossen, daß die bei Gallenfistelträgern gefundenen Bilirubinmengen größer waren als die im Stuhl bei Gesunden festgestellten Stercobilinmengen. So fand EPPINGER bei zwei Fistelträgern 300—370 mg Bilirubin täglich, ADLER 200—350 mg, während die tägliche Stercobilinausscheidung bei Gesunden selten 200 mg überschreitet. Aber abgesehen von methodischen Schwierigkeiten der Bilirubinbestimmung in der Galle ist es sehr fraglich, ob man die Verhältnisse bei Gallenfistelträgern als normal ansehen kann, zumal sich bei längerem Bestehen einer Gallenfistel schwere Störungen der Blutbildung und damit wohl auch des Blutumsatzes entwickeln (SEYDERHELM und TAMMANN). Jedoch ist die Frage der Rückresorption von Urobilin aus dem Darm mit Sicherheit im positiven Sinne auch auf Grund anderer Untersuchungen entschieden (Zusammenstellung der Literatur darüber bei PASCHKIS und WATSON). Jeder, der sich viel mit Urobilinbestimmungen in Stuhl und Harn befaßt hat, weiß, daß

durch Obstipation das Stuhlurobilin ab- und das Harnurobilin zunimmt, nament-
lich wenn gleichzeitig eine Störung der Leberfunktion vorliegt. Mit dem Einsetzen einer normalen Stuhltätigkeit kehren sich die Verhältnisse wieder um.
Schon aus dieser gesicherten Beobachtung zahlreicher Autoren ist das Bestehen
einer Rückresorption von Urobilin aus dem Darm zweifelsfrei bewiesen. Die
Resorption kann so weit gehen, daß bei gleichzeitig gestörter Leberfunktion mehr
Urobilin im Harn als im Stuhl erscheint. Watson beobachtete einen Fall von
Ileus mit Sepsis, bei dem 312 mg Urobilin im Harn und nur mehr 9 mg im Stuhl
erschienen sind. Aus diesem Grunde muß bei Studien über den Blutzerfall stets
das Urobilin in Harn und Stuhl gleichzeitig untersucht werden. Wird das gemacht,
dann bildet die Rückresorption kein Hindernis für die quantitative Erfassung
des Urobilins; denn das rückresorbierte Urobilin erscheint entweder im Harn,
um so mehr, je stärker die Abfangfunktion der Leber gestört ist, oder der andere
— unter normalen Verhältnissen größere — Teil wird wieder in den Darm hinein
ausgeschieden. Daß dies so ist, läßt sich an Hand von Bilirubinbelastungsver-
suchen bei Gesunden beweisen. Verfüttert man nämlich Bilirubin, so schließt die
daraufhin vermehrte Urobilinausscheidung im Stuhl nicht mit dem Tage ab, an
dem das verfütterte Bilirubin (erkennbar daran, daß ein kleiner Bruchteil unverändert im Stuhl erscheint) den Darm verlassen hat, sondern die gesteigerte
Urobilinausscheidung geht noch mehrere Tage weiter (Heilmeyer). Erst nach
4—5 Tagen wird der Ausgangswert wieder erreicht. Dabei war unter Einbeziehung des unverändert ausgeschiedenen Bilirubins eine vollständige Erfassung
der gesamten verfütterten Bilirubinmenge möglich (Heilmeyer). Das Urobilin hat
sich also mehrere Tage infolge der Rückresorption auf dem enterohepatischen
Kreislauf befunden und erscheint bei normaler Leberfunktion letzten Endes aber
doch vollständig im Stuhl.

## Die Bedeutung der Leberfunktion, der Urobilinquotient

Für einen normalen enterohepatischen Kreislauf des Urobilins ist eine unge-
störte Leberfunktion eine wesentliche Voraussetzung. Selbstverständlich hört jede
quantitative Erfassung der Hb-Abbauprodukte auf, wenn infolge einer Lebererkrankung sich die Gellenfarbstoffe im Organismus anhäufen. Bei normaler
Leberfunktion ist es aber wahrscheinlich, daß die rückresorbierten Urobilinkörper
quantitativ wieder in den Darm hinein ausgeschieden werden. Den Beweis dafür
haben neuere Untersuchungen von Oshima erbracht, der parenteral zugeführtes
„Urobilin" nahezu quantitativ in der Galle wiederfand. Für eine Umwandlung des
„Urobilins" in Bilirubin in der Leber, die Brugsch und seine Mitarbeiter angenommen hatten, ergaben die neueren Untersuchungen keinerlei Anhaltspunkte;
denn auch Weiss und Royer fanden eine Ausscheidung von unverändertem
„Urobilin" in der Galle. Daneben kommt auch ein Abbau von Urobilinkörpern
in begrenztem Umfange durch die Leberzellen nach neueren Untersuchungen
in Frage. Die Tatsache, daß die gesunde Leber die ihr angeborenen Urobilinkörper zum größten Teil wieder in den Darm hinein ausscheidet, bei Störungen
der Leberfunktion aber vermehrt in den Harn übertreten läßt, ist durch Injek-
tionsversuche mit Urobilin oder Stercobilin erweisbar (Watson, Oshima, unveröffentlichte Versuche von Heilmeyer). Injiziert man bei Gesunden Stercobilin
in die Blutbahn, so erscheint nur eine verschwindende, kaum nachweisbare
Menge im Harn, bei gestörter Leberfunktion dagegen geht ein großer Teil in den
Harn über. Es liegt also eine Konkurrenz zweier Ausscheidungsorgane vor, welche
normalerweise zugunsten der Leber ausfällt. Bei jeder Schädigung der Ausscheidungsfähigkeit der Leberzelle verschiebt sich das Gleichgewicht zugunsten der

Niere. Auch wenn das Urobilin vom Darm her, also durch die Pfortader angeboten wird, liegen die Verhältnisse nicht anders. Stets fängt die Leber den größten Teil ab und scheidet ihn wieder in den Darm hinein aus, aber ein kleiner Teil tritt stets in den großen Kreislauf über und gelangt in der Niere zur Ausscheidung. Dieser Anteil wurde von allen Autoren übereinstimmend zu rund 1% der Stuhlurobilinkörper gefunden (ADLER, TERWEN, WEISS, HEILMEYER). Dieses Verhältnis von Harnurobilin zu Stuhlurobilin, von mir als *Urobilinquotient* bezeichnet, ist ein außerordentlich empfindlicher Indicator für die Güte der Leberfunktion. Die einfache Deutung jeder Urobilinvermehrung im Harn als Ausdruck einer Leberfunktionsstörung ist keineswegs zulässig. Stets muß das Angebot von Urobilin an die Leber berücksichtigt werden, das sich nur durch gleichzeitige Bestimmung des Stuhlurobilins ergibt; denn immer läßt auch die gesündeste Leber Urobilin in den Harn übertreten. Einen völlig urobilinfreien Harn gibt es nicht, außer beim Neugeborenen in den ersten Lebensstunden und beim entdarmten Hund. Man muß diese Dinge scharf betonen, da sich immer wieder irrtümliche Vorstellungen darüber auch in der wissenschaftlichen Literatur finden.

## Urobilinzerstörung in Darm und Leber

Eine größere Fehlermöglichkeit als in der Rückresorption wäre in einer Urobilinzerstörung im Darm zu suchen. Daß eine solche außerhalb des Körpers im Stuhl eintritt, hat SCHRIJVER bewiesen. Dabei spielen oxydoreduktive Vorgänge eine Hauptrolle. Durch SIEDEL u. Mitarb. ist auch ein weitgehender Abbau von Urobilin und Stercobilin in Mesobilifuscin im Darm nachgewiesen. Daß durch Umstimmung der Darmflora durch manche Kostformen, z. B. durch Sauerkraut oder bei manchen Diarrhoen oft eine auffällige Verminderung der Stuhlurobilinausscheidung zu beobachten ist, habe ich selbst und andere (HUWER) öfter gesehen. Auf die Zufuhr einer gleichmäßigen gemischten blanden Kost, wie auf eine normale Darmtätigkeit ist deshalb bei allen Blutfarbstoffwechseluntersuchungen zu achten. Viel geringer ist die Gefahr einer unvollständigen Umwandlung von Bilirubin in Urobilin beim Erwachsenen. Ich habe sie nur äußerst selten bei exzessiven Durchfällen beobachtet. Andererseits ist auch eine Zunahme der Urobilinausscheidung bei Durchfällen beobachtet worden (McMASTER und ELMAN, BELONOGOWA), was man auf Verminderung der enterohepatischen Reserven bezogen hat (PASCHKIS). Von der Abnahme der Urobilinausscheidung im Stuhl bei gleichzeitiger Zunahme des Harnurobilins war schon oben die Rede. Neben der Zerstörung im Darm ist neuerdings auch eine Zerstörung von Urobilinkörpern durch die Leberzellen wahrscheinlich gemacht worden (FELIX und MOEBUS, GEBHARD und FISCHER, BAUMGÄRTEL).

## Die Frage der Thesaurierung

Die Menge des ausgeschiedenen Bilirubins oder Urobilins kann nur dann ein Gradmesser des Blutzerfalls sein, wenn keine nennenswerte Speicherung dieser Farbstoffe im Organismus stattfindet. Wir wissen vom Eisen, daß es in so ausgedehntem Maße gespeichert wird, daß man aus der Eisenausscheidung überhaupt keinen Rückschluß auf die Größe des Blutzerfalls machen kann. Es ist nun kein Zweifel, daß auch Bilirubin und Urobilin in der Leber und im Gallensystem, aber auch im Blut und in den übrigen Geweben sich bis zu einem gewissen Grade anhäufen können. Die Depots sind allerdings verhältnismäßig klein, solange die Leberausscheidung intakt ist. Es ist wohl möglich, daß auf cholagoge Reize hin für kurze Zeit eine gesteigerte Urobilinausscheidung — meist mit nachfolgender

Verminderung — stattfindet, aber eine länger dauernde Mehrausscheidung ist ohne Steigerung des Blutzerfalls nicht denkbar und ist auch bei genauen Untersuchungen nicht beobachtet. Anders liegen die Verhältnisse dann, wenn vorher eine Ausscheidungsstörung der Leber bestand. So sehen wir beim Abklingen eines Ikterus oft über mehrere Wochen hin eine gesteigerte Stuhlurobilinausscheidung, die durch Entleerung der im Körper angehäuften Gallenfarbstoffvorräte verursacht ist. Aber das ist klinisch ohne weiteres erkennbar und kann deshalb nicht falsch gedeutet werden. Um bei Blutfarbstoffwechseluntersuchungen die Schwankungen der Gallenfarbstoffausscheidung infolge unregelmäßiger cholagoger Reize in Wegfall zu bringen, ist eine nach Qualität und Quantität gleichmäßige Kostanordnung notwendig (SINGER).

## Kosteinflüsse

Geht man so vor, so erhält man bei Gesunden ziemlich gleichmäßige Tageswerte für die Stuhlurobilinausscheidung. Unter Beachtung dieser Kautelen sieht man weder bei vorwiegender Fettkost noch bei Kohlenhydrat- oder lactovegetabiler Diät eine nennenswerte Änderung der Urobilinausscheidung im langfristigen Versuch (HEILMEYER und OETZEL, DOMINICI und OLIVA). Anders liegen die Verhältnisse bei überwiegender Fleischkost. Nach übereinstimmenden Untersuchungen von BRUGSCH und RETZLAFF, ADLER und SACHS, MORAWITZ und KÜHL, SINGER, HEILMEYER und OETZEL bedingt reine Fleischnahrung eine Erhöhung der Urobilinausfuhr.

### Andere Quellen der Urobilinbildung, Kritik der Whippleschen Theorie

Von besonderer Wichtigkeit für die Betrachtung des Blutfarbstoffwechsels ist die Frage, inwieweit neben dem Hb noch andere Quellen für die Gallenfarbstoffbildung in Betracht kommen. Bekanntlich hat WHIPPLE angenommen, daß Bilirubin und Urobilin sich aus einem allgemeinen Pigmentkomplex ableiten und nicht direkt aus dem Hb-Zerfall stammen. Ich habe in einer eingehenden Kritik zeigen können, daß die experimentellen Befunde dieses Autors seine Schlüsse nicht rechtfertigen. Meiner Kritik haben sich alle späteren Autoren angeschlossen (s. bei PASCHKIS und WATSON). Jedoch haben die Vorstellungen WHIPPLEs durch die Untersuchungen mit $N^{15}$ markiertem Glycin eine gewisse Stütze erfahren (s. oben S. 693). Es können tatsächlich etwa 10% der Gallepigmente möglicherweise bei der Hb-Synthese entstehen. Dazu kommt, daß Gallenfarbstoffe auch aus anderen Quellen gebildet werden können. Als solche kommen in Frage: das Atmungsferment von WARBURG, die Cytochrome und das Muskel-Hb. ZEILE und REUTER haben 1933 gezeigt, daß dem Cytochrom ein Porphyrin vom Typ III zugrunde liegt, so daß daraus also theoretisch dasselbe Bilirubin wie aus dem Hb entstehen könnte. Jedoch ist diese Farbstoffquelle im Verhältnis zum Blut-Hb quantitativ so klein, daß sie bei Betrachtung des Blutfarbstoffwechsels keine große Rolle spielen dürfte. Etwas anders liegen die Verhältnisse beim Muskel-Hb, welches etwa 10% des zirkulierenden Hb ausmacht. Ich halte es deshalb für möglich, daß die bei Muskellähmungen oft sonst unmotiviert erscheinenden Urobilinurien, vielleicht noch mehr die manchmal dabei zu beobachtenden Porphyrinurien (VANNOTTI) dem Muskel-Hb entstammen. Diese Ansicht erscheint um so wahrscheinlicher, als WHIPPLE bei solchen Zuständen eine rasche Abnahme des Muskel-Hb gefunden hat. Einen exakten Beweis für solche „myoglobinogene Urobilinbildung oder Bilirubinbildung" besitzen wir allerdings bis heute nicht.

## Geht Hb quantitativ in Urobilin über?

Zum Schluß muß noch diese Kardinalfrage des Blutfarbstoffwechsels diskutiert werden. Daß die Antwort negativ ausfällt, ist bereits aus allem bisher Gesagten völlig klar. Denn neben dem Urobilin treten bei gesteigertem Blutzerfall noch andere gesicherte Abbauprodukte des Hb auf (Pentdyopent, Bilifuscine und Mesobilifuscine, ferner wahrscheinlich Urochrom B und Uroerythrin). Außerdem gibt es viele Faktoren, welche im Sinne einer Verminderung der Urobilinausscheidung wirken können, wie Speicherung, Zerstörung in der Leber und im Darm und endlich eine mögliche Wiederverwendung zum Neuaufbau. Dadurch können sich beträchtliche Anteile des Urobilins einer quantitativen Bestimmung entziehen. Doch haben Versuche mit Hb-Injektionen (GITTER und HEILMEYER) gezeigt, daß eine quantitative Ausscheidung von Urobilin danach möglich ist, ja daß es sogar in manchen Fällen zu einer überschießenden Ausscheidung kommt. Gleichzeitig haben diese Experimente aber gelehrt, daß eine exakte Lösung der Frage auf diesem Wege nicht zu erreichen ist, weil jeder derartige Eingriff störend in das ganze System von Blutneubildung und -zerfall eingreift, so daß entweder eine Reizung oder Hemmung der gesamten Umsetzungen eintritt. Noch schwieriger liegen die Verhältnisse bei pathologischen Zuständen, also dann, wenn das normale Gleichgewicht von Blutbildung und -untergang gestört ist, worauf schon MORAWITZ hingewiesen hat. Einen klaren Einblick in die Verhältnisse bei gesteigerter Hämolyse erhält man, wenn man experimentell durch Blutgifte eine intravitale Hämolyse herbeiführt und an Hand von Bestimmungen des gesamten Hb-Bestandes vor- und nachher die tatsächliche Größe der Hb-Zerstörung feststellt. Alle Untersucher (SINGER, OTTO und HEILMEYER), die derartige Versuche durchgeführt haben, kamen zu der Feststellung, *daß nur ein Teil des zerstörten Hb, etwa* $^1/_2$—$^2/_3$ *als Urobilinkörper zur Ausscheidung kommt.* Ein Rest verschwindet oder erscheint in Form anderer Abbauprodukte oder wird wieder zum Neuaufbau verwendet. Daß eine solche Wiederverwendung von Urobilinkörpern zum Neuaufbau von Hb tatsächlich möglich ist, hat WATSON neuerdings durch Verfütterung oder Injektion von kristallisiertem Stercobilin bei stark regenerierenden Anämien gezeigt. Das Stercobilin wirkt in diesen Versuchen aktivierend auf die Hb-Bildung. Überblickt man die gesamten Ergebnisse, so kommt man zu dem Schluß, daß *intravital abgebautes Hb zwar in manchen Fällen quantitativ in Urobilin übergehen kann, aber meist nicht quantitativ zur Ausscheidung kommt. Die ausgeschiedene Menge stellt nur ein Minimum des wirklich zerstörten Hb dar.* Die gleichzeitige quantitative Bestimmung der Mesobilifuscine wäre wichtig. Es ist wahrscheinlich, daß bei stark einsetzender Regeneration ein Teil des Farbstoffes zum Neuaufbau Verwendung findet. Trotzdem stellt die quantitative Erfassung der Urobilinausscheidung in Stuhl und Harn eine wichtige *Methode zur Schätzung* des Erythrocytenzerfalls dar, die wichtige Einblicke bei pathologischen Zuständen des erythrocytären Organs gewährt. Daneben wird die Betrachtung der übrigen Hb-Abbauprodukte, wie sie sich in Harn- und Serumfarbe äußern, namentlich für die klinische Beurteilung höchst wertvoll sein. Eine besondere Bedeutung gewinnt die quantitative Bestimmung der Urobiline neuerdings wieder zur Erfassung der „*ineffektiven Erythropoese*" (s. S. 558).

## Messung der Harn- und Serumfarbe

Zum Zwecke einer exakteren Erfassung der Harn- und Serumfarbe habe ich deren Messung mit dem Zeißschen Stufenphotometer ausgearbeitet. Die Messung der Harnfarbe beruht auf der Bestimmung der Lichtextinktion bei Wellenlänge 535 $\mu\mu$. Diese Größe ist ein komplexer Ausdruck für die Gesamtfarbstoffkonzentration des Harns, schließt also alle Farbstoffe, auch das Urochrom A ein, das keine sicheren Zusammenhänge mit dem Blutfarbstoffwechsel erkennen läßt. Da jedoch dieser Farbstoffanteil verhältnismäßig geringen Schwankungen unterworfen ist und die übrigen Farbstoffe in bezug auf ihren Anteil an der Lichtextinktion bei 535 $\mu\mu$ überwiegen, so läßt die summarische Messung des Gesamtharnfarbwertes jede Vermehrung oder Verminderung der anderen vom Blutfarbstoffwechsel abhängigen Farbstoffe, wie des Urochrom B, des Uroerythrins oder Urobilins stets erkennen. Genauer, aber umständlicher ist die Fraktionierung der Harnfarbstoffe durch Ammonsulfatsättigung des Harns, wobei alle mit dem Hb-Stoffwechsel im Zusammenhang stehenden Farbstoffe ausgefällt werden und nur das Urochrom A in Lösung bleibt. Neben der Abhängigkeit vom Blutfarbstoffwechsel zeigen alle ammonsulfatfällbaren Harnfarbstoffe auch eine strenge Abhängigkeit von der Leberfunktion, insofern als alle diese Farbstoffe bei jeder Störung der Leberfunktion auch ohne Steigerung der Blutmauserung vermehrt auftreten. Will man deshalb aus der Harnfarbstoffvermehrung eine gesteigerte Blutmauserung erschließen, so muß eine Störung der Leberfunktion ausgeschlossen werden. Die Harnfarbstoffmessung betrifft entweder die Gesamtharnfarbstoffausscheidung in 24 Std (Harnfarbwert $F \times 24$-Stundenharnmenge $M$ in Deziliter) oder die Einzelportion in Beziehung zum spezifischen Gewicht (= reduzierter Harnfarbwert $F_0 = F \cdot \frac{20}{S}$, wobei unter $S$ die beiden letzten Stellen des spezifischen Gewichts des Harns einzusetzen sind). Der reduzierte Harnfarbwert schwankt beim Gesunden in der 24-Stundenmenge zwischen 1,2—1,6, in Einzelportionen zwischen 0,5 und 2,0. Bei hochgradigem Blutzerfall kann er bis zu 10,0 ansteigen. Der *geschulte Blick des erfahrenen Arztes vermag pathologische Erhöhungen der Harnfarbe auch ohne Meßinstrument zu erkennen*; er wird den Verlauf der Hämolyse aus der reinen *Harnbeschau* im einzelnen Fall weitgehend richtig beurteilen können. In ähnlicher Weise wie die Harnfarbmessung hat sich die Messung der Serumfarbe mit dem Zeißschen Stufenphotometer als sehr einfach und praktisch erwiesen. Da das Bilirubin den Hauptfarbstoff des Serums darstellt, der in der Regel zu 80—90% an der Serumfarbe beteiligt ist, so läuft die Messung der Serumfarbe im wesentlichen auf eine Messung der Bilirubinkonzentration hinaus. Außer Bilirubin finden sich im Serum noch Carotinoide, deren Farbwert aber nahezu konstant ist, wie neuerdings auch Peter festgestellt hat. Der Vorteil liegt jedoch darin, daß die Messung in wenigen Minuten durchzuführen ist und das Serum außerdem nicht verbraucht wird, sondern für andere chemische Untersuchungen zur Verfügung steht. Die Messung erfolgt durch Bestimmung des Extinktionskoeffizienten für Wellenlänge 470 $\mu\mu$ mit dem Filter S. 47. Die Normalwerte für diese Größe ($E_b$) liegen zwischen 0,6—1,0. Bei Erhöhungen des Serumfarbwertes wird man zweckmäßigerweise die direkte oder indirekte Diazoreaktion anstellen. Auf die ebenfalls sehr schnelle Bilirubinbestimmung mit dem Zeiß-Ikon-Bilirubinometer sei hingewiesen (Heilmeyer). Sie beruht auf der von mir angegebenen Bilirubinreaktion mit konzentrierter Salzsäure und ist in einer Minute auszuführen.

Die *Bilirubinämie* ist von denselben Gesetzen beherrscht wie die Harnfarbstoffausscheidung, ohne daß die beiden Erscheinungen, die von verschiedenen Organfunktionen — hier Leber, dort Niere und Leber — beherrscht sind, stets parallel zu gehen brauchen. Eine Vermehrung des Bilirubins im Blut ist entweder Folge einer gesteigerten Blutmauserung oder einer Störung der Ausscheidungsfunktion der Leber. Wenn es auch Fälle gibt, bei denen trotz hochgradiger Steigerung der Blutmauserung keine nennenswerte Urobilinurie oder Bilirubinämie auftritt, weil die Leber in diesen Fällen dem gesteigerten Angebot voll gewachsen ist, so kann in anderen Fällen doch nicht von einer pathologischen Leberfunktionsstörung gesprochen werden, solange Urobilinurie und Bilirubinämie in einem normalen Verhältnis zum Angebot stehen. Der *Urobilinquotient* gibt darüber klar Auskunft. Eine gewisse Verschiedenheit der Breite des Anpassungsvermögens der Ausscheidungsfunktion dem Urobilin und Bilirubin gegenüber wird man der Leber wie jedem anderen Organ zugestehen müssen.

## Die Größe der normalen Urobilinausscheidung.
## Der Urobilinmauserungsindex. Die Lebensdauer der Erythrocyten

Die Größe der täglichen Urobilinausscheidung schwankt beim Gesunden in weiten Grenzen zwischen etwa 80—250 mg. Der Durchschnittswert von 14 gesunden Versuchspersonen wurde von HEILMEYER und OETZEL zu rund 150 mg gefunden; WATSON fand einen Durchschnittswert von 180 mg, DOMINICI und OLIVA einen solchen von 160 mg. Daß diese Werte viel niedriger liegen als die von EPPINGER u. a. gefundenen Zahlen für die tägliche Bilirubinausscheidung von Gallenfistelträgern, wurde oben schon betont und darauf hingewiesen, daß aus dieser Differenz keine gesicherten Schlüsse zu ziehen sind. Alle Autoren, die sich eingehender mit der Urobilinausscheidung als Ausdruck der Blutmauserung beschäftigt haben, haben eine Beziehung der Urobilinausscheidung zur Größe des sich umsetzenden Hb-Bestandes hergestellt (SONNENFELDT, LICHTENSTEIN und TERWEN, BELONOGOWA, HEILMEYER, PASCHKIS, WATSON). Daß diese Beziehung tatsächlich besteht, wurde von HEILMEYER und OETZEL nachgewiesen. Es ist jedoch notwendig, daß der Gesamthämoglobinbestand nicht einfach aus dem Körpergewicht geschätzt, sondern aus der Bestimmung der Gesamtblutmenge und des absoluten Hb-Gehaltes tatsächlich festgestellt wird. Ich habe die Urobilinmenge, welche für je 100 g zirkulierenden Hb in Stuhl und Harn erscheint, als *Urobilinmauserungsindex* bezeichnet. Seine Größe liegt bei Gesunden in relativ engen Grenzen zwischen 10,3 und 22,8.

Eine durchschnittliche Urobilinausscheidung von 150 mg entspricht einem täglichen Hb-Abbau von rund 4,3 g (1 g Hb = 35,1 mg Stercobilinogen). Bei einem Gesamt-Hb-Bestand von rund 900 g würde das einen völligen Blutabbau in etwa 200 Tagen bedeuten. Da wir aber mit einem Verlust von Gallepigmenten zu $^1/_3$—$^1/_2$ rechnen müssen, kommen wir zu einer Erythrovytenlebensdauer von 100—140 Tagen, was mit den direkten Bestimmungsmethoden gut übereinstimmt (s. S. 530ff.).

## Literatur

**Baumgärtel, Fr.:** Zur Kenntnis der enteralbakteriellen Bilirubinreduktion. Dtsch. Arch. klin. Med. **197**, 139 (1950). — **Billi, A., L. Heilmeyer** u. **F. Pfotenhauer:** Harnfarbstoffausscheidung und Darmfäulnis. II. Mitt. Urobilin-Urochrom und Indikanausscheidung am exenterierten Tier. Z. ges. exp. Med. **91**, 720 (1933). — **Billing, B. H., P. G. Cole,** and **G. H. Lathe:** The excretion of bilirubin as a diglucuronide giving the direct van den Bergh reaction. Biochem. J. **65**, 774 (1957). — **Bingold, K.:** Über das Pentdyopent in seiner Bedeutung für die Lösung des Blutfarbstoffproblems. Med. Klin. **1946**, 475. — **Bingold, K.,** u. **W. Stich:** Fortschritte auf dem Gebiet des Blutfarbstoffs. Ergebn. inn. Med. Kinderheilk. **5**, 767 (1954). — **Braunitzer, G.,** u. **V. Rudolf:** Die Hämoglobine. Dtsch. med. Wschr. **1962**, 959—968.

**Duesberg, R.,** u. **D. Mohring:** Hämoglobinstoffwechsel. In: Heilmeyers und Hittmairs Handbuch der Hämatologie, Bd. II/2, S. 109. Berlin und Wien: Urban & Schwarzenberg 1959.

**Engstedt, L.:** Endogenous formation of carbon monoxide in hemolytic disease. Acta med. scand. **159**, Suppl. 332 (1957).

**Fischer, H.,** u. **H. Dobeneck:** Fiat review of german science. Biochemestry part I, 129—139 (1947). — **Fischer, H.,** u. **Müller:** Über Pentdyopent. Hoppe-Seylers Z. physiol. Chem. **246**,

43 (1937). — **Fischer, H.,** u. **H. Orth:** Die Chemie des Pyrrols. Leipzig: Akademische Verlags-gesellschaft Bd. II, 1, 1937, Bd. II, 2, 1940. — **Fischer, H.,** u. **W. Siedel:** Fiat review of german science. Biochemestry, part I, 109—127 (1947).

**Gibson, K. D., M. Mathew, A. Neuberger,** and **F. R. S.** and **G. H. Tait:** Biosynthesis of por-phyrins and chlorophylls. Nature (Lond.) **192,** 204 (1961). — **Gray, C. H.:** The bile pigments. London: Methuen & Co. 1953. — **Gray, C. H.,** u. **D. C. Nicholson:** Untersuchungen über D-Uro-bilin. Nature (Lond.) **179,** 264 (1957); **180,** 336 (1957); **181,** 183, 483 (1958). — **Grinstein, M., R. M. Bannerman, J. D. Vavra,** and **C. V. Moore:** Hemoglobin metabolism in thalassemia: In vivo studies. Amer. J. Med. **29,** 18 (1960).

**Haurani, F. S.,** and **L. M. Tocantius:** Ineffective erythropoiesis. Amer. J. Med. **31,** 519—531 (1961). — **Heilmeyer, L.:** Blutfarbstoffwechselstudien. Mitt. 1—6. Dtsch. Arch. klin. Med. **171,** 123, 365, 515 (1931); **172,** 341 (1931); **172,** 628 (1932); **173,** 128 (1932). ∼ Medizinische Spektrophotometrie. Jena: Gustav Fischer 1933. English Translation: Spectrophotometrie in Medicine by A. Jordan and T. L. Tippel. London: A. Hilger 1943. ∼ Diskussion über Physio-logie und Klinik des Urobilinstoffwechsels auf dem 4. Freiburger Symposion. Berlin-Göttin-gen-Heidelberg: Springer 1957, S. 211. — **Heilmeyer, L., Clotten** u. **L. Heilmeyer jr.:** Die Störungen der Hämsynthese. Stuttgart: Georg Thieme 1965. — **Heilmeyer, L.,** u. **A. Gitter:** Klinische Farbmessungen XI. Z. ges. exp. Med. **77,** 594 (1931). — **Heilmeyer, L.,** u. **W. Krebs:** Über kristallisiertes Urobilin. Hoppe-Seylers Z. physiol. Chem. **228,** 33, 46 (1934). — **Heil-meyer, L.,** u. **W. Otto:** Die Analyse des Harnrestfarbstoffs, ein Beitrag zur Klärung der Urochromfrage. Klinische Farbmessungen 9. Mitt. Z. ges. exp. Med. **74,** 490 (1930). — **Heil-meyer, L.,** u. **G. Will:** Klinische Farbmessungen. 7. Mitt. (Über Uroerythrin.) Z. ges. exp. Med. **67,** 111 (1929). — **Heilmeyer, L.** et al.: Klinische Farbmessungen. Mitt. 1—11. Z. ges. exp. Med. **58**—77 (1927—1931). — **Hulst, L. A.,** u. **W. Grotepass:** Über das Pentdyopent von Bingold. Klin. Wschr. **1936** I, 201.

**Israels, L. G., J. Skanderberg, H. Guyda, W. Zingg,** and **A. Zipursky:** A study of the early labelled fraction of bile pigment: The effect of altering erythropoesis on the incorporation of $2_{14}$ C-glycine into Haem and Bilirubin. J. Haemat. **9,** 50 (1963). — **Israels, L. G., T. Yama-moto, I. Skanderberg,** and **A. Zipurski:** Shunt bilirubin: Evidence for two components. Science **139,** 1054 (1963). — **Isselbacher, K. J.,** and **E. A. McCarthy:** Identification of a sulfate conjugate of bilirubin in bile. Biochim. biophys. Acta (Amst.) **29,** 658 (1958).

**James, C. W.,** and **L. D. Abbott jr.:** Erythrocyte destruction in sickle cell anemia; simul-taneous $N^{15}$-hemin and $N^{15}$-stereobilin studies. Proc. Soc. exp. Biol. (N. Y.) **88,** 398 (1955).

**Lemberg, R.,** and **J. W. Legge:** Hematin compounds and bile pigments. New York: Interscience Publ. 1949. — **Lester, R.,** and **R. Schmid:** Intestinal absorption of bile pigments. II Bilirubin absorption in man. New Engl. J. Med. **269,** 178 (1963). — **London, J. M.,** and **R. West:** The formation of bile pigment in pernicious anemia. J. biol. Chem. **184,** 359 (1950).— **London, J. M., R. West, D. Shemin** and **D. Rittenberg:** On the origin of bile pigment in normal man. J. biol. Chem. **184,** 351 (1950). — **Lowry, P.,** u. **C. J. Watson:** Isolierung von kristalli-ier-tem δ-Urobilinogen und Mesobilirubinogen aus menschlichen Faeces. Zit. bei Watson, 4. Frei-burger Symposion 1957.

**Moravec, M.,** u. **M. Netoušek:** Die Mesobilifuscinurie bei Blut- und Leberkrankheiten. Blut **9,** 182 (1963). — **Muir, H. M.,** and **A. Neuberger:** The biogenesis of porphyrins. Biochem. J. **45,** 163 (1949); **47,** 97 (1950).

**Neuberger, A., H. M. Muir,** and **C. H. Grey:** Biosynthesis of porphyrins and congenital porphyria. Nature (Lond.) **165,** 948 (1950).

**Rimington, C.:** Porphyrin biosynthesis. Rev. pure and appl. Chem. **8,** 129 (1958).

**Schachter, D.:** Nature of the glucuronide in direct-reacting bilirubin. Science **126,** 507 (1957). — **Schmid, R.:** The identification of "direct-reacting" bilirubin as bilirubin glucuronide. J. biol. Chem. **299,** 881 (1957). — **Schoenfield, L. J.,** and **J. L. Bollman:** Further studies on the nature and source of the conjugated bile pigments. Proc. Soc. exp. Biol. **112,** 929 (1963). — **Schwartz, H. C., R. L. Hill, G. E. Cartwright,** and **M. M. Wintrobe:** The stimulation of heme synthesis by globin. Biochem. biophys Acta (Amst.) **36,** 567 (1959). — **Shemin, D.,** and **S. Kumin:** The mechanism of porphyrin formation. J. biol. Chem. **198,** 827 (1952). — **Shemin, D., I. M. London,** and **D. Rittenberg:** The synthesis of protoporphrin in vitro by red blood cells of the duck. J. biol. Chem. **183,** 757 (1950). — **Shemin, D.,** and **D. Rittenberg:** The biological utiliza-tion of glycine for the synthesis of the Protoporphyrin of hemoglobin. J. biol. Chem. **166,** 621 (1946). — **Shemin, D.** and **S. Russel:** δ-Aminolaevulinic acid, its role in the biosynthesis of porphyrins and purins. J. Amer. chem. Soc. **75,** 4873 (1953). — **Shemin, D., Ch. S. Russell,** and **T. Abramsky:** The succinate-glycine cycle. J. biol. Chem. **215,** 613 (1955). — **Siedel, W.,** u. **H. Möller:** Über Mesobilifuscin, ein neues physiologisches Abbauprodukt des Häms bzw. Hämatins. 1. Mitt. Konstitution und Teilsynthese. Hoppe-Seylers Z. physiol. Chem. **259,** 113 (1939). — **Sjöstrand, T.:** A method for the determination of carboxyhaemoglobin concen-trations by analysis of the alveolar air. Acta physiol. scand. **16,** 201—210 (1948). ∼ Endo-genous formation of carbon monoxide in man under normal and pathological conditions.

Scand. J. clin. Lab. Invest. 1, 201—214 (1949). ~ The formation of carbon monoxide by the decomposition of haemoglobin in vivo. Acta physiol. scand. 26, 338—344 (1952). — Stich, W., u. G. Stärk: Über Bilifuscine. Naturwissenschaften 40, 56 (1953).

Tolafant, E.: Properties and composition of the bile pigment giving a direct diazoreaction. Nature (Lond.) 50, 1329 (1956). — Thorell, B.: Studies of the formation of cellular substances during blood cell production. Acta med. scand. 129, 200 (1947).

Urobilinstoffwechsel, Physiologie und Klinik. 4. Freiburger Symposion mit Referaten von R. Duesberg, T. With, W. Stich, C. J. Watson, H. Gohr, u. W. Siedel. Berlin-Göttingen-Heidelberg: Springer 1957, S. 170—214.

Watson, C. J.: Neuere Anschauungen über die natürlichen Abkömmlinge des Hämoglobins. Blood 1, 99 (1946). ~ Die Urobilin- und Urobilibogengruppe. 4. Freiburger Symposion über Pathologie, Diagnostik und Therapie der Leberkrankheiten. Berlin-Göttingen-Heidelberg: Springer 1957. ~ Über Kopronigrin. Zit. bei With 1960. — Watson, C. J., M. Campbell, and P. T. Lowry: Urobilinstudien. Proc. Soc. exp. Biol. (N.Y.) 98, 707 (1958). — Watson, C. J., et al.: Zit. bei With, Biologie der Gallenfarbstoffe. Stuttgart: Georg Thieme 1960. — With, T.: Biologie der Gallenfarbstoffe. Deutsche Übersetzung von Dr. Annemarie Clotten. Stuttgart: Georg Thieme 1960.

# Der Eisenstoffwechsel

Von

## Ludwig Heilmeyer

Mit 11 Abbildungen

Es kann hier nur ein kurzer Überblick über die wichtigsten Tatsachen des Eisenstoffwechsels gegeben werden, die zum Verständnis der Eisenstoffwechselstörungen bei Blutkrankheiten und zum Verständnis der Eisentherapie notwendig erscheinen. Bezüglich tiefergehender Einzelfragen sei auf die verschiedenen, in jüngster Zeit erschienenen Monographien von KEIDERLING (1959), HEILMEYER u. WEISSBECKER (1957), BOTHWELL und FINCH (1962), BEUTLER et al. (1965), GROSS (Ciba-Symposion 1964), WALLERSTEIN und METIER (Eisen-Symposion in San Francisco (1958) und auf das Wiener Symposion über den Eisenstoffwechsel (Leitung H. FLEISCHHACKER, 1964) verwiesen.

## Der Eisenbestand

Der Gesamtbestand an Eisen des Menschen beträgt je nach Körpergewicht etwa 3—5 g. Daran hat das Hämoglobineisen weitaus den größten Anteil von etwa 2—3 g. Das Myoglobineisen des Muskels erscheint dagegen relativ gering (0,1—0,3 g) und die Angaben für die eisenhaltigen Fermente der Zellen (Cytochromoxydase, Katalasen und Peroxydase) sind sehr schwankend (HAHN 1937, DRABKIN 1951, GRANICK 1958) und machen wahrscheinlich nur einige Milligramm aus. Dagegen ist der menschliche Organismus mit erheblichen *Eisenreserven* ausgerüstet, welche zusammen etwa die Hälfte des Hämoglobineisens darstellen (1—1,5 g). Sie befinden sich in Form von Ferritin und Hämosiderin in allen Organen, am stärksten in Leber, Knochenmark und Milz. Nur ein sehr kleiner Teil des gesamten Körpereisens befindet sich als *Transporteisen* an ein spezifisches Plasmaeiweiß gebunden im Blutplasma. Dieses *Transferrin* macht insgesamt nur 2—3 mg aus, also weniger als 0,1% des gesamten Körpereisens.

## Der Eisenbedarf

Da das Eisen nur in sehr geringen Mengen ausgeschieden wird (s. S. 710), beruht der Eisenverlust im wesentlichen auf dem Verlust ausgeschiedener oder abgestoßener *Zellen* von Haut und Anhangsgebilden, Schleimhäuten und roten und weißen Blutzellen. Beim Manne ist dieser Verlust sehr gering und beträgt etwa 0,3—1 mg pro Tag. Bei der Frau, welche mehr Eisen infolge der Menstruationsblutungen verliert, ist der durchschnittliche tägliche Eisenverlust mit 1,0—1,5 mg anzusetzen. 10% der mestruierenden Frauen verlieren mehr als 1,8 mg (GARBY, 1966). Da die Herauslösung des Eisens aus der Nahrung und Überführung in eine ionisierte Form, ferner der Vorgang der Resorption niemals vollkommen ist, muß sehr viel mehr Eisen als täglich zu Verlust geht, mit der Nahrung aufgenommen werden. Nach Berechnungen des National Research Council in Washington sind für eine zuverlässige Eisenversorgung folgende Bedarfszahlen festgelegt worden.

Werden diese Eisenmengen mit der Nahrung zugeführt, so sieht man im Bereiche des gemäßigten Klimas bei derzeit üblicher Ernährung keine Eisenmangelanämien auftreten. In den Tropen liegen die Bedarfszahlen meist höher, da durch

Tabelle 1. *Die tägliche notwendige Eisenaufnahme mit der Nahrung für Normalpersonen in gemäßigtem Klima nach National Research Council, Food and Nutrition Board, Rev.* **1958**, *Washington, D.C. ( Publication No. 589)*

| | Eisen mg | | Eisen mg |
|---|---|---|---|
| Männer . . . . . . . . . . . . . | 10 | Kinder 1—3 Jahre . . . . . . . | 7 |
| Frauen . . . . . . . . . . . . . . | 12 | 4—6 Jahre . . . . . . . | 8 |
| in Schwangerschaft (2. Hälfte). . . | 15 | 7—9 Jahre . . . . . . . | 10 |
| in Lactation (850 ml täglich) . . . | 15 | 10—12 Jahre . . . . . . . | 12 |
| Kleinkinder 0—1 Monate . . . . . . | — | Knaben 13—15 Jahre . . . . . . | 15 |
| 2—6 Monate . . . . . . | 5 | 16—19 Jahre . . . . . . | 15 |
| 7—12 Monate . . . . . | 7 | Mädchen 13—15 Jahre . . . . . . | 15 |
| | | 16—19 Jahre . . . . . . | 15 |

den reichlichen Phosphat- und Phytatgehalt der Nahrung mehr Eisen der Resorption entzogen wird, abgesehen von Wurmbefall und anderen Störungen des Eisenstoffwechsels.

## Die Eisenresorption[1]

Das gesamte Körpereisen stammt aus der Nahrung. Im Verlaufe der Verdauung wird das Eisen aus der Nahrung herausgelöst und bevorzugt im Duodenum und oberen Dünndarm resorbiert. Auch die Magenschleimhaut ist imstande, Eisen zu resorbieren (BRACCI u. ELZENBAUM 1950, WÖHLER, HEILMEYER u. Mitarb. 1957). Eine Eisenresorption kann nur erfolgen, wenn das Nahrungseisen aus seinen Verbindungen herausgespalten in ionisierter Form vorliegt. Die Aufnahme in die Schleimhautzellen erfolgt in zweiwertiger Form als Ferroion (HEUBNER 1924). Dreiwertiges Eisen wird viel schlechter resorbiert; wahrscheinlich muß es erst in die Ferroform gebracht werden. Bei der Herausspaltung und Freisetzung des Eisens spielt die Salzsäure des Magens eine gewisse, früher sicherlich überschätzte Rolle.

Wenn keine größeren Eisenverluste eintreten, kann auch bei Anaciden ein normaler Eisenbestand aufrechterhalten werden. Der salzsäurehaltige Magensaft ist imstande, aus den Nahrungsmitteln Eisen herauszulösen und in zweiwertige Form zu überführen (HEILMEYER und v. MUTIUS 1942). Wenn aber größere Eisenverluste vorliegen, haben Anacide größere Schwierigkeiten, die Eisenverluste auszugleichen. Es kommt zur Eisenmangelanämie, die häufig mit Anacidität des Magensaftes verbunden ist. Individuen mit Gastrektomie resorbieren aus der Nahrung weniger Eisen als Gesunde (STEVENS u. Mitarb. 1959, BAIRD et al. 1957). Nach neueren Untersuchungen scheint Pankreassaft ein hemmendes Prinzip für die Eisenresorption zu enthalten, denn nach Unterbindung des Pankreasgangs tritt eine Eisenüberladung des Organismus ein (TAYLOR et al. 1931). Vielleicht spielt dieser Befund eine Rolle bei der Entstehung der Eisenspeicherkrankheiten infolge chronischer Pankreaserkrankungen, bei Lebercirrhosen und bei der Hämochromatose.

Auch die Zusammensetzung der Nahrung hat Einfluß auf die Eisenresorption. Phytate, organische Säuren, wie Milchsäure, Citronensäure, Essigsäure und vor allem Phosphate, haben einen hemmenden Einfluß auf die Eisenresorption. Das Verhältnis Fe/P in der Nahrung scheint sehr wichtig für die Größe der Eisenresorption zu sein. Mangel an Phosphaten in der Nahrung begünstigt die Eisenresorption so, daß es zur Eisenüberladung des Organismus kommen kann (HEGSTED u. Mitarb. 1949 und 1952). Ascorbinsäure und der Saft von Citrusfrüchten fördern die Eisenresorption, ebenso Cystein, Aminosäuren, Hexite und Hexosen

---

[1] Literatur bis 1957 s. bei HEILMEYER und WEISSBECKER 1957.

(Jacobi et al. 1956). Die Eisenaufnahme aus den Nahrungsmitteln geht nicht mit ihrem Eisengehalt parallel. Es ist vielmehr die mehr oder weniger leichte Herausspaltbarkeit ionisierten Eisens sowie die Anwesenheit begünstigender oder hemmender Faktoren maßgebend. Die besten Eisenquellen der Nahrung sind Fleisch und Leber (Heilmeyer und v. Mutius 1942, Moore und Dubach 1939). Auch das Hämoglobineisen ist besser ausnützbar als man früher dachte (Callender u. Mitarb. 1957). Dann folgen Eier und Gemüse. Die geringsten Eisenmengen werden aus Mehl und Reis resorbiert. Insgesamt werden beim Menschen täglich etwa 2—10 mg Eisen aus der Nahrung in Abhängigkeit vom Bedarf aufgenommen.

## Die Regulation der Eisenresorption

Wie ich schon 1939 gemeinsam mit Koch zeigen konnte, wird der Eisenstoffwechsel weniger durch seine Ausscheidung, als vorwiegend durch die Eisenaufnahme reguliert. Beim Eisenbedarf wird mehr Eisen aufgenommen als normal, bei Eisenüberfüllung des Organismus weniger. Dies ist ein Grundgesetz des Eisenstoffwechsels, der sich dadurch von den meisten anderen Stoffwechselprozessen unterscheidet, die meist durch die Ausscheidung reguliert werden. Dabei sind im einzelnen die Faktoren der Eisenregulation unklar. Granicks Theorie des Mucosablocks hat sich als unrichtig herausgestellt, wie Heilmeyer gemeinsam mit Keiderling und Wöhler bereits 1957 zeigen konnte. Die Anhäufung von Ferritin in der Darmschleimhaut verhindert die Resorption keineswegs, im Gegenteil finden wir zur Zeit der höchsten Resorption die höchste Anreicherung von Ferritin in der Duodenalschleimhaut. Das Ferritin dient dabei nur als Speicher. Eine gewisse Regulierung der Eisenresorption kann dadurch zustande kommen, daß die eisenüberfüllten Dünndarmzellen (Drüsen-, Epithelzellen und Gewebsmakrophagen) in das Darmlumen hinein abgestoßen werden, wodurch ein Teil des resorbierten Eisens der Aufnahme ins Blut entgeht (Crosby 1963; s. Abb. 1). Jedoch ist diese eisenexkretorische Fähigkeit nicht groß; sie wird auf 5 mg täglich geschätzt (Crosby 1963). Zwei Faktoren haben auf die Größe der Eisenresorption einen entscheidenden Einfluß:

1. Die Größe der Eisenspeicher und 2. die Größe der Erythropoese. Mit Abnahme der Eisenspeicher nimmt die Eisenresorption zu, mit Überfüllung der Speicher nimmt sie ab. Jede Anregung der Erythropoese fördert die Eisenresorption (Heinrich u. Mitarb.), bei Verminderung der Erythropoese nimmt sie ab. Dagegen findet sich keine Korrelation zum Hämoglobin- oder Erythrocytenbestand, auch nicht zum Plasmaeisen oder zur Höhe des Transferrinspiegels. Nach Blutverlusten, bei Anoxie und bei Hämolyse sehen wir eine Steigerung der Eisenresorption. Bei Eisenmangelanämien ist die Resorption am höchsten, bei aplastischen Anämien ist sie vermindert. Das Transferrin hat nur wenig Einfluß auf die Resorptionsgröße. Jedoch soll die Sättigung des Transferrins und hoher Plasmaeisenspiegel die Eisenresorption herabsetzen. Unser Fall von totaler Atransferrinämie (Heilmeyer et al. 1961) hat gezeigt, daß dabei die Eisenresorption praktisch normal war. Aus all dem geht hervor, daß offenbar Signale vom Knochenmark und von den Eisenspeichern ausgehen, welche die Resorptionsgröße regulieren, über deren Natur wir aber noch nichts Sicheres wissen. Bei der Hämochromatose ist das Gesetz der Eiseneinfuhrsperre bei Überfüllung der Speicher durchbrochen. Es wird trotz Eisenüberladung weiterhin Eisen resorbiert.

Bei der Regulation der Eisenresorption spielen auch die Makrophagen der Dünndarmzotten eine Rolle, welche das aufgenommene Eisen dem Plasmatransferrin zuführen (Cattau et al. 1965).

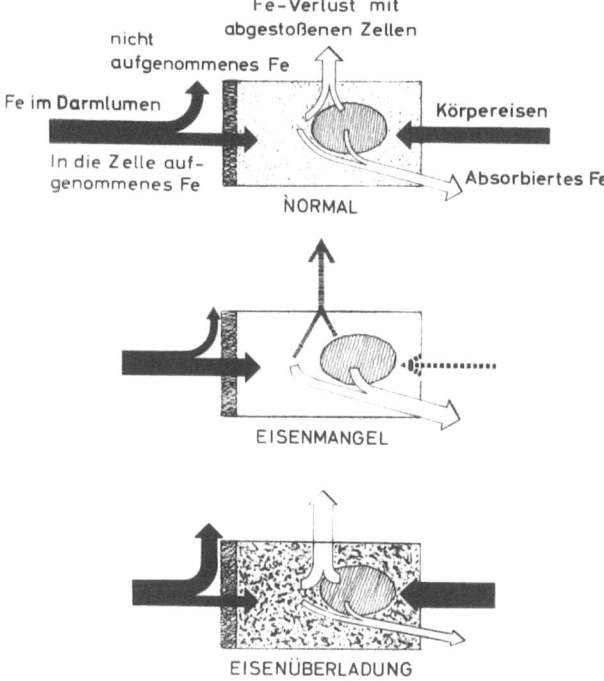

Abb. 1. Eisenresorption und Exkretion (nach CROSBY 1963)

## Das Plasmaeisen und der Eisentransport

Etwa 3—4 mg Eisen zirkulieren als nicht hämoglobingebundenes Eisen im Plasma (HEILMEYER und PLÖTNER 1936, 1937). Bei erwachsenen Menschen liegt das Plasmaeisen beim Manne höher als bei der Frau (beim Manne 80—150 $\mu$g-%, bei der Frau 70—130 $\mu$g-%). Die Geschlechtsdifferenz beginnt in der Pubertät. Das Plasmaeisen fällt von der Geburt an ab und erreicht im Alter von 3—4 Monaten einen Tiefstand (Erschöpfung der Eisenreserven). Dann folgt ein Wiederanstieg, der in der Pubertät normale Werte erreicht. Neben diesen großen Schwankungen der Plasma-Eisenkonzentration gibt es auch tägliche Schwankungen. Das Plasmaeisen fällt von den frühen Morgenstunden an, wo es seine höchsten Werte erreicht, bis zum Abend kontinuierlich ab, wahrscheinlich durch eine während des Tags gesteigerte Eisenaufnahme in das RES, das von zentralnervösen und humoralen Faktoren beeinflußt wird (SCHÄFER 1964). Stress-Situationen, ACTH, Cortison bewirken ebenfalls eine Verminderung des Plasmaeisens (SCHÄFER 1964). Grundsätzlich sind es drei Vorgänge, welche den Plasmaeisenspiegel herabsetzen: erstens gesteigerter Abfluß aus dem Plasma, wobei der Abfluß den Einfluß überwiegt, zweitens verminderter Einstrom von Eisen in das Plasma bei normalem Abfluß und drittens ein allgemeiner Mangel des Gesamtorganismus an Eisen.

Ein gesteigerter Ausfluß von Eisen über den Zufluß findet sich bei einer plötzlichen Zunahme der Hämoglobinsynthese, also bei plötzlicher Steigerung der Erythropoese. So sieht man nach akuten Blutverlusten vom 3.—5. Tage an eine Hyposiderämie im Gefolge einer vorübergehenden Hypersiderämie. Ähnlich sieht man ein Absinken des Plasmaeisens in der regenerativen Phase verschiedener Anämien, wie der perniziösen Anämie nach $B_{12}$-Behandlung und der $B_6$-sensiblen Anämie nach Pyridoxin. Die Bewegungen des Plasmaeisens treten dabei meist früher auf als die Reticulocytenkrise. Sie sind also für die Wirksamkeit der Therapie ein guter Test. Bei chronischer hämolytischer Anämie sind die Plasmaeisenwerte wechselnd, je nachdem, ob in einer Phase die Zerstörung der Erythrocyten oder die Erythropoese überwiegt. Wir sehen meist eine Erhöhung des Plasmaeisens, oft aber auch normale, oder seltener verminderte Werte (Heilmeyer 1964). Ein erhöhter Ausfluß von Eisen findet sich beim Infekt; er ist bedingt durch eine gesteigerte und zum Teil ineffektive Erythropoese, ferner durch einen Abstrom von Eisen zu den Entzündungsherden und in das RES. Dort wird das Eisen stärker gebunden als normal, so daß die Abgabe des RES-Eisens vermindert ist. Ein sehr gesteigerter Abfluß des Eisens mit hochgradiger Verminderung des Plasmaeisens findet sich bei der Atransferrinämie (Heilmeyer et al. 1961). Die häufigste Form der Plasmaeisenverminderung findet sich beim allgemeinen Eisenmangel, bedingt durch Erschöpfung aller Eisendepots. Einen Überblick über die Plasmaeisenkonzentration bei den verschiedenen Erkrankungen gibt folgende Tabelle 2:

Tabelle 2

| *Hypersiderämie* | *Hyposiderämie* |
|---|---|
| Eisenspeicherkrankheiten (Hämochromatose) | Allgemeiner Eisenmangel |
| Akute Hepatitis | Infekte und maligne Tumoren |
| Verminderte Erythropoese (aplastische Anämien, perniziöse Anämie u.a.) | RES-Überfunktion |
| | Gesteigerte Erythropoese |
| Sideroachrestische Anämien (Eisenverwertungsstörungen) | Atransferrinämie |
| In den ersten Tagen nach akuten Blutverlusten | C-Avitaminose |
| Gesteigerter Hb-Zerfall | |
| Ausfall der Eisenaufnahme in den Reticulumzellen (Shahidi-Anämie) | |

### Das eisenbindende Protein (Transferrin, Siderophilin)
#### (Holmberg und Laurell 1947, Schade et al. 1949)

Das Plasmaeisen ist an ein spezifisches Plasmaeiweiß gebunden, das elektrophoretisch mit der $\beta_1$-Fraktion wandert. Es hat ein Molekulargewicht von etwa 90000. Jedes Molekül bindet zwei Atome Eisen (Fe-Gehalt 0,13%). Seine normale Konzentration im Plasma beträgt 0,2—0,4 g-%, was etwa 3% der Plasmaproteine entspricht. Das Eisen ist wahrscheinlich in dreiwertiger Form gebunden. Die Bindung ist pH-abhängig und ist bei einem pH von 7,0 total. Die Dissoziation beginnt bei pH 6,5 und ist bei 5,0 komplett. Die Stabilitätskonstante liegt zwischen $10^{26}$—$10^{30}$, erreicht also nahezu die Stabilitätskonstante der besten Gelatbildner. Jedoch vermag Desferrioxamin noch Eisen aus Transferrin abzuspalten, was für die Therapie der Eisenspeicherkrankheiten wichtig ist. Das Transferrin gibt das Eisen an die Erythroblasten ab, wobei es an die Zelloberfläche gebunden wird und eine innige Berührung mit den Zellwandreceptoren eintritt. Das Transferrin unterliegt einem ständigen Abbau und Neuaufbau. Die Halbwertszeit liegt zwischen 6—12 Tagen.

Das Transferrin existiert beim Menschen in verschiedenen Modifikationen, von denen bis heute 15 bekannt sind (Bearn und Parker 1964), die sich vom normalen Transferrin C durch ihre verschiedene Wanderung bei der Elektrophorese unterscheiden und bei verschiedenen Menschenrassen vorkommen. Aminosäureunterschiede sind bisher nicht gefunden worden. Normalerweise ist das Transferrin nur zu einem Drittel mit Eisen gesättigt. Das normale, im Plasma zirkulierende Transferrin vermag 300—340 $\mu$g Fe aufzunehmen. Man nennt das die totale Eisenbindungskapazität (TEBC), von der die ungesättigte latente Eisenbindungskapazität zu unterscheiden ist (LEBC). Unter verschiedenen physiologischen und pathologischen Bedingungen ist der gesamte Transferringehalt des Plasmas verändert, wie folgende Tabelle 3 zeigt:

Tabelle 3

| Zunahme des Transferrins | Abnahme des Transferrins |
|---|---|
| Kindheit | Infekte und Neoplasien |
| Schwangerschaft | Hämolytische Anämien |
| Eisenmangel | Sideroachrestische Anämien |
| Hepatitis | Hypoproteinämien |
| | Nephrosen |
| | Chronische Lebererkrankungen |

Beim Infekt tritt mit der Abwanderung des Eisens an die RES-Zellen auch eine gesteigerte Bindung des Transferrins an die Oberfläche der RES-Zellen ein. Die Transferrinkonzentration sinkt dabei im Serum ab (CARTWRIGHT und WINTROBE 1949; Abb. 2). Das Transferrin hat nicht nur die Funktion des Eisentransports,

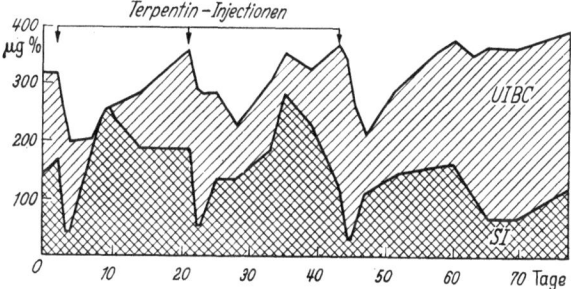

Abb. 2. Wirkung von Terpentinabscessen auf das Serumeisen (SI) und auf die Transferrinkonzentration (obere Begrenzung des schraffierten Feldes, UIBC = ungesättigte Eisenbindungskapazität) beim Hunde. Man sieht, wie nach jeder Terpentininjektion zuerst das Serumeisen, dann die Eisenbindungskapazität (= Transferrinkonzentration) abfällt (nach CARTWRIGHT und WINTROBE 1949)

sondern auch eine große Bedeutung für die Austauschvorgänge des Eisens mit dem Knochenmark und dem RES. JANDL und KATZ (1963) konnten zeigen, daß das Transferrin in spezifischer Weise eine Bindung mit der Oberfläche unreifer roter Blutzellen eingeht, während reife Blutzellen nur Spuren von Transferrin binden. Dabei wird eisenbeladenes Transferrin stärker gebunden als eisenfreies, so daß das eisenfreie Transferrin nach Abgabe seines Eisens an die Zelle wieder von der Oberfläche durch eisenbeladenes Transferrin verdrängt wird. Die Eisenabgabe an die Zellen wird durch Lähmung der Zellatmung mit Cyaniden blockiert. Sie stellt also wahrscheinlich einen energieverbrauchenden Vorgang dar. Die Erythroblasten haben eine noch größere Bindungsaffinität zum Transferrin als die Reticulocyten. Die Erythroblasten nehmen am meisten Eisen auf, wenn das Transferrin zwischen 30—60% gesättigt ist (JANDL 1959, 1963). Die Reticulocyten nehmen um so mehr Transferrin auf, je mehr die Eisensättigung des Transferrins ansteigt und je höher die absolute Menge des Transferrins ist. Bei 30—60% Sättigung kann das Knochenmark genügend Eisen aufnehmen, während andere Gewebe dabei noch nicht mit Eisen überladen werden. Steigt die Transferrineisensättigung über 60%, so wird das Eisen auch in anderen Geweben vermehrt abgelagert, die sonst eine geringere Affinität zum Eisen haben. Diese Ergebnisse, die zunächst in vitro gewonnen worden sind, machen die Umstellung des Eisenstoffwechsels bei der Hämochromatose verständlich: Hohe Eisensättigung des Transferrins, deshalb vermehrte Aufnahme des Eisens im RES. Die Zunahme der ungesättigten Eisenbindungskapazität ist für die *bevorzugte* Aufnahme des Eisens im Knochenmark wichtig, während Abnahme der Eisenbindungskapazität mit Zunahme der Eisensättigung des Transferrins zu einer vermehrten Abwanderung des Eisens in das RES führt. Die verschiedenen Verhältnisse der Transferrinkonzentration und der Eisensättigung unter verschiedenen pathologischen Zuständen zeigt Abb. 3.

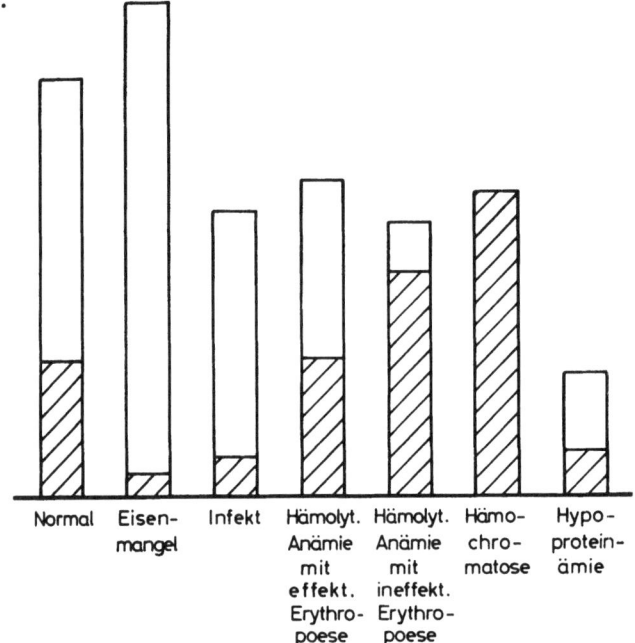

Abb. 3. Verhalten des Transferrins und des Plasmaeisens bei verschiedenen Erkrankungen (modifiziert nach Bothwell und Finch 1962)

## Die Eisenausscheidung und Eisenstoffwechselregulation

Das Eisen gehört zu den wenigen Stoffen, welche nur in äußerst geringen Mengen ausgeschieden werden. Der Eisenstoffwechsel wird, wie schon betont, nicht durch die Ausscheidung, sondern vorwiegend durch Variation der Resorption reguliert. Der Körper hält einmal aufgenommenes Eisen sehr lange fest.

Finch (1959) hat gezeigt, daß intravenös injiziertes Radioeisen beim Manne ungefähr 12 Jahre im Körper nachweisbar bleibt bis es völlig verschwunden ist. Die jährliche Ausscheidungsrate beträgt nur 8%. Die Frau verliert dagegen durch die Menstruation wesentlich mehr Eisen. Bei ihr beträgt der jährliche Eisenverlust einer gegebenen intravenösen Dosis etwa 20% pro Jahr (Finch 1959). Der Mann verliert Eisen in der Hauptsache durch abgestoßene Zellen. Die Zellen der Darmschleimhaut haben einen sehr hohen Turnover. Deshalb geht mit ihnen dauernd Eisen durch den Stuhl verloren. Dieser Verlust kann bei starker Eisenanreicherung beträchtlich werden. Auch die Galle enthält geringe Eisenmengen, die zwischen 5—28 $\gamma$-% liegen (Hemmerler 1951). Insgesamt erscheinen im Stuhl etwa 0,4 mg Eisen/die. Mit dem Harn werden nur sehr geringe Eisenmengen ausgeschieden, wie mein Mitarbeiter Plötner 1954 zeigen konnte. Es erscheinen beim Gesunden im Durchschnitt nur 64 $\gamma$ Eisen in 24 Std. Die viel höheren Werte anderer Autoren beruhen auf fehlerhafter Methodik oder ungenügender Reinigung der Gefäße (Plötner und Petzel 1954). Die menstruellen Eisenverluste der Frau liegen zwischen 3 und 80 mg und sind natürlich von der Stärke der Menstruationsblutung abhängig, die sehr variabel ist. Die Eisenverluste durch Schwangerschaft liegen zwischen 300—500 mg. Dazu kommen noch die Eisenverluste durch Lactation, welche etwa 10—20 mg betragen. Da während der Schwangerschaft die Menstruationsblutung sistiert, liegen die Eisenverluste durch die Gravidität etwa 100—200 mg niedriger, also etwa bei 100—400 mg. Durch Abstoßung von Haaren und Nägeln sind die Eisenverluste sehr gering und dürften 0,1—0,2 mg täglich nicht überschreiten. Auch sind die Verluste durch den Schweiß sehr gering. Nur bei sehr profusen Schweißausbrüchen kann etwas mehr Eisen verlorengehen. Insgesamt betragen die täglichen Eisenverluste beim Manne im Durchschnitt etwa 0,6 mg, bei der menstruierenden Frau etwa 1,5 mg/die. Einen ungefähren Überblick über die Eisenverluste von Mann und Frau während des Lebens gibt

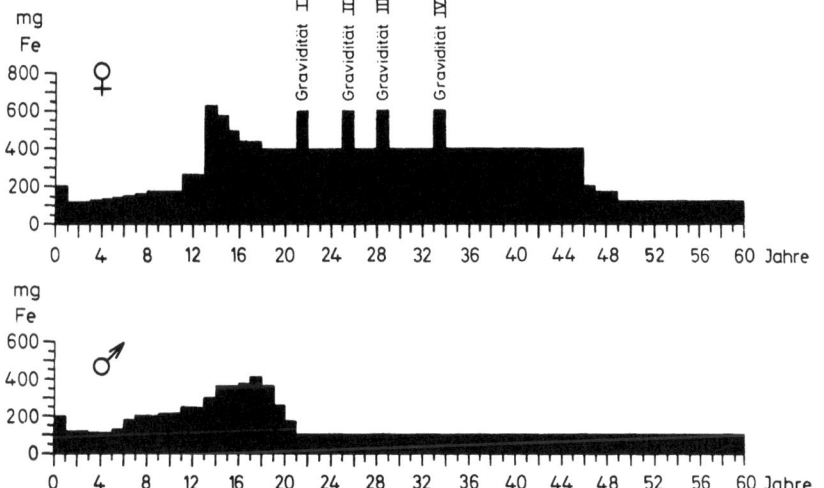

Abb. 4. Eisenverluste von Mann und Frau während des Lebens (nach eigenen Berechnungen auf Grund von Wachstumstabellen und Angaben der Literatur)

Abb. 4. Diese geringen Eisenverluste können unter pathologischen Bedingungen stärker anwachsen. Die häufigste Quelle gesteigerter Eisenverluste sind Blutverluste. Aber auch bei Proteinurie geht eiweißgebundenes Eisen durch den Harn vermehrt verloren. Bei Eiseninjektionen werden größere Eisenmengen durch den Harn ausgeschieden. Die Größe der Ausscheidung hängt von der Natur der injizierten Präparate ab. Gelatbildner können Eisen aus den Depots mobilisieren und zur Ausscheidung im Harn bringen. Es sind Ausscheidungen bis zu 80 mg täglich bei Eisenspeicherkrankheiten unter dieser Therapie beobachtet worden (WÖHLER 1961).

Die physiologischen Eisenverluste werden durch das Nahrungseisen bei Gesunden im allgemeinen abgedeckt. Die normale Ernährung des Europäers enthält etwa 10—20 mg Eisen. Es werden also nur 5—10% des mit der Nahrung aufgenommenen Eisens zur Abdeckung der Verluste aufgenommen. Bei Eisenmangelzuständen wird die Resorptionsquote erhöht, bei Eisenüberladung vermindert, wie wir bereits gemeinsam mit KOCH 1939 zeigen konnten.

## Die Eisenspeicherung

Etwa ein Viertel bis ein Drittel des gesamten Körpereisens findet sich als Speichereisen in den Organen. Die Hauptspeicherorgane sind Leber, Milz und Knochenmark. Jedoch findet sich darüber hinaus Speichereisen in geringerer

Menge auch in den meisten anderen Organen. Das Eisen liegt dabei entweder in den Zellen des RES: hier wird vor allem das aus dem Erythrocytenzerfall freigewordene Eisen gespeichert, während in den Parenchymzellen der Organe das aus der Resorption kommende Eisen und vom Transferrin abgegebene Eisen aufgenommen wird. Jedoch ist diese Trennung nicht scharf. Die Menge des normalen Speichereisens genügt, um etwa die Hälfte des gesamten Bluteisens zu ersetzen. Das Eisen ist in den speichernden Zellen stets an ein spezifisches Eiweiß (Apoferritin) gebunden, welches von den Zellen für diesen Zweck synthetisiert wird. Das Speichereisen erscheint histochemisch in zweierlei Form: erstens *als lösliches Ferritin*, welches mit der Berliner Blau-Reaktion histochemisch *nicht* nachweisbar

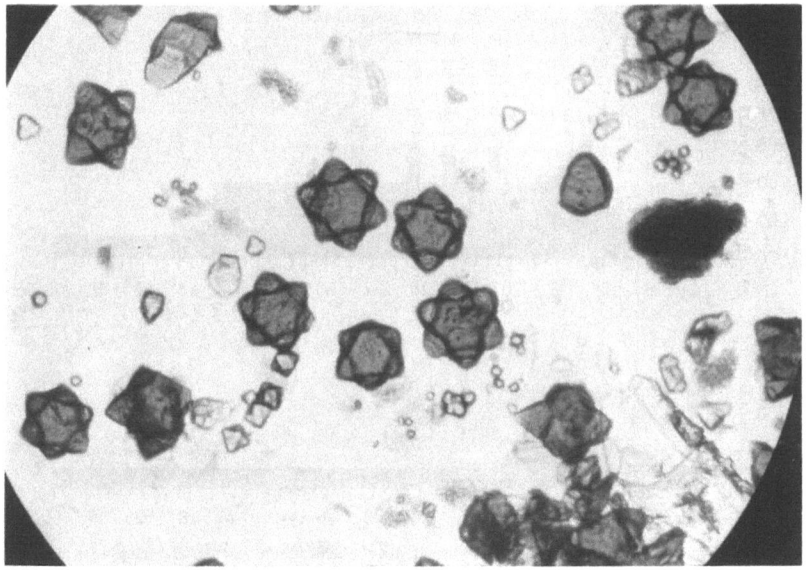

Abb. 5. Ferritinkristalle aus Pferdemilz (nach KEIDERLING und WÖHLER)

ist und zweitens *als unlösliches Hämosiderin*, welches histochemisch mit der Berliner Blau-Reaktion leicht nachweisbar ist (HEILMEYER 1958). Diesen beiden Fraktionen liegt dasselbe Eiweiß, das *Apoferritin* zugrunde (WÖHLER 1960). Dieses hat ein Molekulargewicht von etwa 460000. Mit Eisen bildet dieses Eiweiß die physiologische Form des Speichereisens, das *Ferritin*, welches aus Apoferritin + Ferrihydroxyd besteht. Es enthält etwa 20% Eisen. Jedoch erfolgt die Bindung nicht in streng stöchiometrischen Mengen. Mit Cadmiumsulfat bildet das Ferritin schöne rotbraune Kristalle (Abb. 5). Durch reduzierende Stoffe, wie Ascorbinsäure, Glutathion oder Cystein kann das Eisen aus der Ferritinverbindung leicht in Freiheit gesetzt werden. Bei der Freisetzung von Eisen aus Ferritin in vivo scheint das Ferment Xanthinoxydase beteiligt zu sein (MAZUR et al. 1958). Elektronenmikroskopisch erscheint das Ferritin als ein Tetraeder mit sechs Eisenmicellen (BESSIS 1958; Abb. 6). Das unlösliche Hämosiderin variiert in der Zusammensetzung viel stärker als Ferritin. Es enthält 30—37% Eisen. Offenbar sind die beiden genannten Formen des Speichereisens eng miteinander verknüpft. Bei überreichlichem Eisenangebot erscheint das Eisen in der Zelle zuerst als Hämosiderin, später verschwindet letzteres und geht infolge reichlicherer Apoferritinsynthese dann in Ferritin über (WÖHLER 1955, 1959). Während Ferritineisen sehr rasch mobilisiert werden kann und dann auf dem Blutwege gebunden an Transferrin dem Knochenmark zuströmt, ist die Mobilisierung des Hämosiderins verschieden. Ein Teil des Hämosiderins ist ebenfalls leicht mobilisierbar, ein anderer Teil ist nicht mehr verwertbar. Je geringer der Eiweißgehalt des Hämosiderins ist, desto schwerer mobilisierbar wird das Eisen. SHORR (1950) hat dem Ferritin auch gewisse pharmakologische Wirkungen zugeschrieben: Schock- und Kollapsauslösung und eine antidiuretische Wirkung. Ob diese in vivo eine Rolle spielen, ist fraglich.

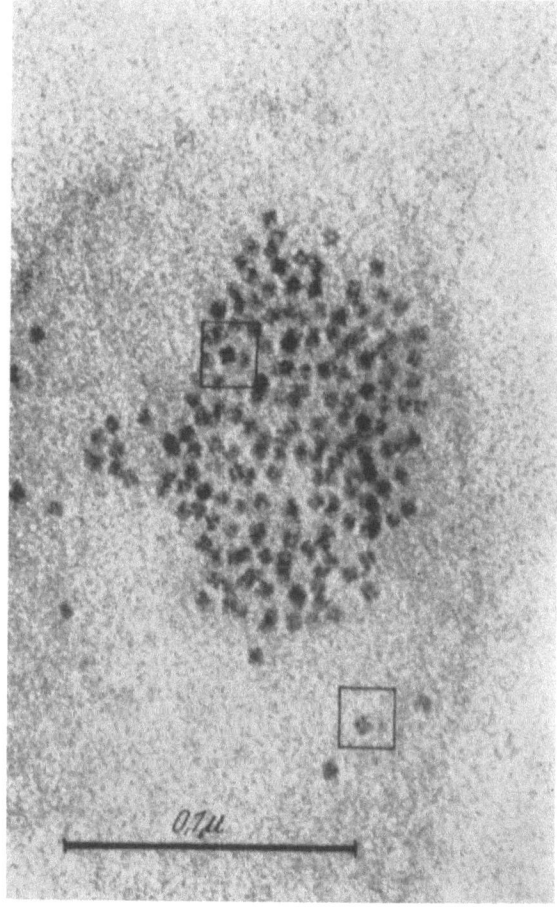

Abb. 6. Ferritinmoleküle in elektronenoptischer Aufnahme nach BESSIS (1959). Die vier schwarzen Punkte sich Eisenatomanhäufungen in den Ecken eines Tetraeders. Von den sechs Ecken sind in Aufsicht nur vier deutlind erkennbar

*Die Bedeutung der Eisenspeicherung* liegt natürlich in erster Linie in der Möglichkeit, nach Blutverlusten rasch das Hämoglobin wieder aufzubauen. Stünden keine Eisenspeicher zur Verfügung, so würde die Hämoglobinneubildung und damit auch die Erythrocytenneubildung nach Blutverlusten außerordentlich lange Zeit in Anspruch nehmen, wie wir das in der Tat bei Erschöpfung der Eisendepots bei Eisenmangelanämien sehen. Bei erhöhtem Bedarf des Knochenmarks infolge Steigerung der Erythropoese sinkt das Serumeisen ab, und die Eisenspeicher geben Eisen vermehrt an die Blutbahn und damit an das Knochenmark ab. Die Eisendepots werden kleiner. Das Umgekehrte vollzieht sich bei Lähmung der Knochenmarksfunktion, wie wir das bei aplastischen Anämien sehen. Die Speicher werden stärker gefüllt. Die Eisenspeicher sind also ständigen Schwankungen unterworfen. Bei der Frau ist das Speichereisen in geringerer Menge vorhanden als beim Manne. Die niedrigsten Eisenspeicher findet man unter physiologischen Bedingungen beim Kleinkind zwischen dem 4. Lebensmonat bis zum 2. Lebensjahr (s. bei

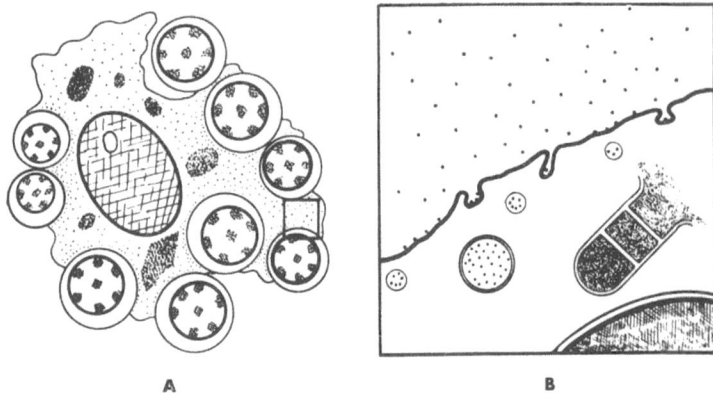

**A**                    **B**

Abb. 7. A Erythroblasteninsel im Knochenmark. Eine Reticulumzelle ist von neun Erythroblasten umgeben. Im Plasma der Reticulumzelle finden sich zahlreiche Ferritinmoleküle teils isoliert zerstreut, teils in Siderosomen angehäuft. Die besonders schwarzen Körner sind histochemisch nachweisbar und stellen Hämosiderinkörnchen dar. B Stärkere Vergrößerung von A (kleines Quadrat). Die Abbildung zeigt das Eindringen von Ferritinmolekülen aus dem Plasma der Reticulumzelle in das Plasma des Erythroblasten durch Pinocytose (Rhopheocytose). Rechts eisenüberladenes Mitodondrium in Zerstörung und Eisenausstreuung (nach Bessis 1959)

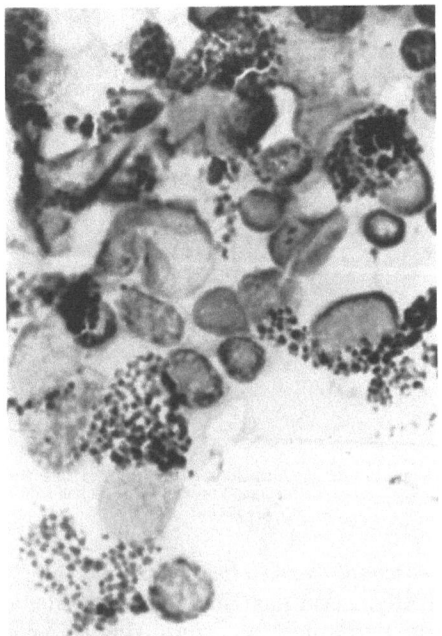

Abb. 8. Eisenspeichernde Reticulumzellen im Knochenmarkspunktat (Merker und Krauss 1964)

Betke 1959). Die höchsten Eisenspeicher findet man bei der Hämochromatose, sowie bei Störungen der Hämsynthese wie bei sideroachrestischen Anämien (Heilmeyer 1964). Die Füllung der Eisenspeicher scheint auch auf bisher noch unbekannten Wegen Einfluß auf die Resorptionsgröße vom Darm her zu nehmen. Bei Überfüllung der Eisenspeicher nimmt die Eisenresorption aus dem Dünndarm ab, bei verminderter Füllung zu. Nach BESSIS kann im Knochenmark gespeichertes Eisen aus den Reticulumzellen in Form von Ferritin direkt auf die Erythroblasten durch Pinocytose oder Rhopheocytose übertragen werden. Doch wird sicher nur ein Teil des Eisenbedarfs für die Hämoglobinsynthese auf diese Weise

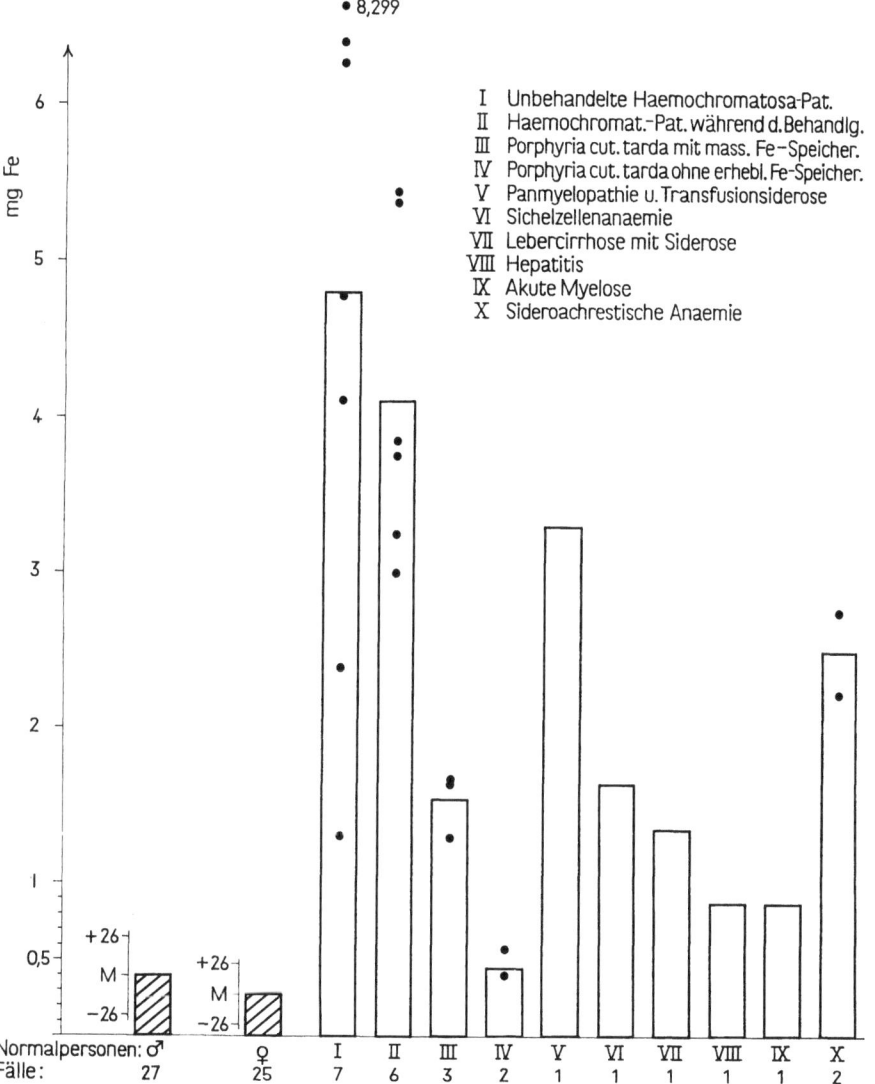

Abb. 9. Eisenausscheidung im Harn nach einmaliger Desferrioxamingabe bei Gesunden und bei verschiedenen mit erhöhter Eisenspeicherung einhergehenden Erkrankungen

gedeckt. Wahrscheinlich dient dieser Mechanismus vor allem zur Wiederverwertung des Eisens aus phagocytierten Erythrocyten (BESSIS 1958; Abb. 7). Bei der von SHAHIDI gefundenen Störung des Eisenstoffwechsels (s. Kapitel „Eisenrefraktäre hypochrome Anämien" im 2. Teilband) scheint dieser Mechanismus gestört zu sein. Die Folge ist eine hypochrome Anämie. Das weist darauf hin, daß dem Bessis-Mechanismus vielleicht doch eine größere Bedeutung zukommt. Die Erythroblasten haben wie viele andere Zellen die Fähigkeit, an bestimmten Orten ihrer Zelloberfläche Ferritin anzulagern und durch Pinocytose sich einzuverleiben.

Dies ist ein phyllogenetisch älterer im Pflanzen- und Tierreich weit verbreiteter Weg der Eisenaufnahme, der durch den späteren Transferrinmechanismus in den Hintergrund gedrängt wurde (Jones 1965). Eine weitere Bedeutung des Hämosiderins liegt in seiner Fähigkeit, Bakterientoxine zu entgiften (Heilmeyer et al. 1958).

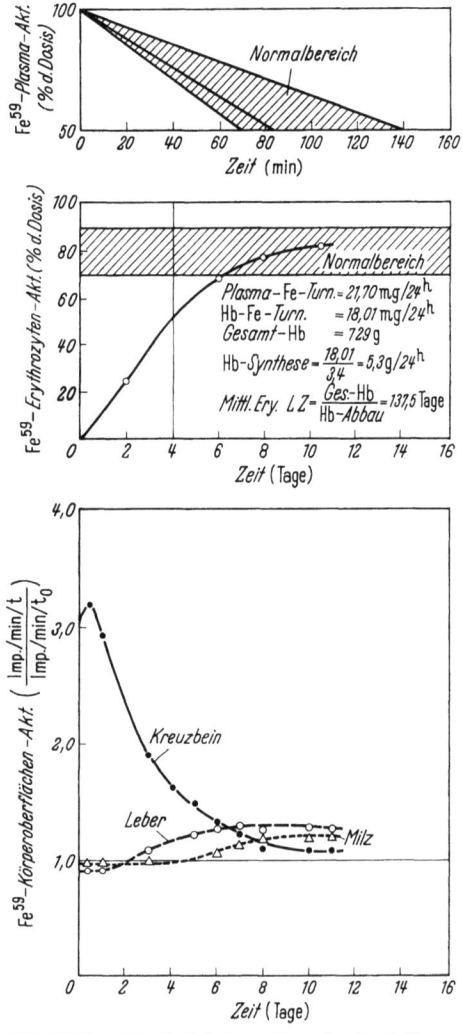

Abb. 10. Ferrokinetik bei einem Gesunden (nach Keiderling)

## Methoden zur Schätzung des Speichereisens

Die Größe der Eisenspeicher kann durch Aderlaßversuche oder durch Messung der Verdünnung einer gegebenen radioaktiven Eisenmenge gemessen werden. Beide Methoden ergeben nur ungenaue Werte. Für klinische Zwecke genügt die Eisenfärbung von Knochenmarksausstrichen oder Knochenmarksschnitten und Untersuchung der eisenspeichernden Reticulumzellen (Abb. 8), wobei Zahl der speichernden Zellen und die geschätzte Stärke der Eisenspeicherung notiert wird (Merker u. Krauss 1964). Bei Eisenmangelzuständen findet man fast keine eisenspeichernden Reticulumzellen im Knochenmark. Bei Eisenspeichererkrankungen dagegen sind die Reticulumzellen sehr stark mit Eisen gespeichert und vermehrt. Interessanterweise sieht man beim Infekt eine vermehrte Speicherung der Reticulumzellen trotz niedrigem Serumeisen als Zeichen dafür, daß beim Infekt das Eisen im RES retiniert wird. Neben der Speicherung in den Reticulumzellen sieht man auch Speichereisen in den Erythroblasten. Diese ist beim Eisenmangel und beim Infekt sehr gering, während sie bei Störung der Hämsynthese sehr hoch ist (HEILMEYER 1964). Eine weitere Methode zur Schätzung des Speichereisens in vivo beruht auf der Tatsache, daß Desferrioxamin in Abhängigkeit von der Größe der Eisenspeicher Eisen im Harn zur Ausscheidung bringt (WÖHLER 1961) (Abb. 9).

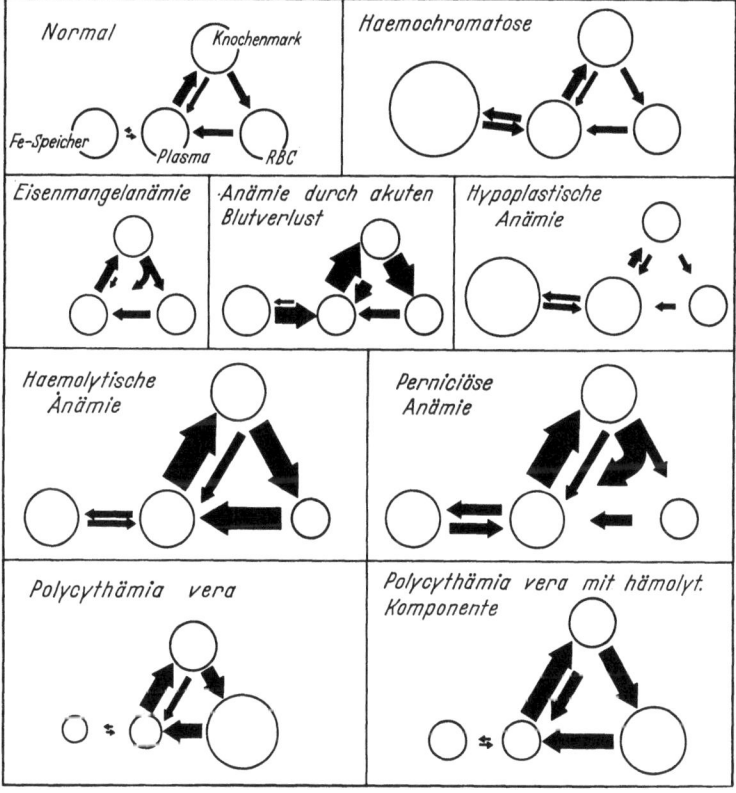

Abb. 11. Ergebnisse ferrokinetischer Untersuchungen (nach POLLYCOVE 1960).

## Ferrokinetik

Durch die Technik der Verwendung radioaktiv markierten Eisens beim gesunden und kranken Menschen, welche auf S. 308 eingehend geschildert ist, ist es möglich geworden, tiefere Einblicke zu gewinnen, um den Weg der markierten Eisenatome zu verfolgen (Ferrokinetik). Dieser neue Weg wurde zuerst in USA von HAHN u. Mitarb. (1937), FINCH (1959), LAWRENCE und seinem Schüler POLLIKOVE (1960), in Deutschland von KEIDERLING (1959) an meiner Klinik zuerst beschritten (s. darüber S. 308). Für praktisch-diagnostische Fragen haben sich vor allem vier Messungen bewährt, welche in ihrer Zusammenschau ein gutes Bild des Ablaufs der Eisenstoffwechselvorgänge ergeben. Abb. 9 zeigt die Ergebnisse bei einem Gesunden. Sie betreffen erstens den Einbau des Eisens in die Erythrocyten. Man erkennt, daß beim Gesunden etwa 80—90% einer gegebenen radioaktiven Eisendosis ($Fe^{59}$) nach 6—10 Tagen in den peripheren roten Blutkörperchen als Ausdruck der in dieser Zeit erfolgten Synthese des roten Blutfarbstoffs erscheint. Gleichzeitig kann im Plasma das Verschwinden einer gegebenen Eisendosis verfolgt werden; sie vollzieht sich beim Gesunden in sehr kurzer Zeit. Durch gleichzeitige Messung der Strahlung über die Oberfläche des Knochenmarks (Sacrum), über Leber und Milz kann der Weg einer gegebenen radioaktiven Eisenprobe weiterhin verfolgt werden (Abb. 10). Unter pathologischen Verhältnissen ergeben sich dabei wesentliche Abweichungen, die bei den einzelnen Blutkrankheiten näher geschildert werden. Eine Zusammenschau der verschiedenen Ergebnisse solcher ferrokinetischer Studien zeigt folgendes Bild von Pollycove (1960; Abb. 11). Während *normalerweise* 80—90% einer gegebenen Eisendosis zum Knochenmark fließen und von dort mit den neugebildeten Erythrocyten ins periphere Blut übertreten und durch Untergang dieser Zellen dann wieder ins Plasma gelangen, gehen nur kleinste Mengen in die Speicherorgane Leber und Milz. Bei der *Hämochromatose* ist der Austausch zwischen Speichereisen und Blutplasma gesteigert. Beim *Eisenmangel* findet kein Austausch mit den stark verminderten Eisenspeichern mehr statt. Das gegebene Eisen strömt verstärkt ins Knochenmark und später ins periphere Blut. Beim *akuten Blutverlust* kommt es zu einem starken Anstieg der Austauschvorgänge: Eisen strömt aus den Speichern ins Plasma, das Plasmaeisen strömt verstärkt ins Knochenmark und von dort ins periphere Blut. Bei den *hypoplastischen Anämien* ist der Zustrom zum Knochenmark stark herabgesetzt, der Austausch mit den Speichern verstärkt. Bei den *hämolytischen Anämien* haben wir einen stark erhöhten Eisenstrom vom Plasma zum Knochenmark, von dort ins periphere Blut und dann wieder zurück ins Mark. Ein ähnlicher Vorgang liegt bei der *perniziösen Anämie* vor, wobei aber ein Teil des Eisens infolge einer *ineffektiven Erythropoese* aus dem Knochenmark wieder direkt dem Plasma zuströmt. Bei der *Polycythämie* ergeben sich der entsprechend gesteigerten Erythrocytenmenge auch gesteigerte Austauschvorgänge zwischen Mark, Plasma und Erythrocyten. Man ersieht daraus, welche lebendigen Bilder das Studium der Ferrokinetik liefert und welche neuen Einblicke dadurch gewonnen werden.

## Literatur

**Baird, J., D.A. Podmore,** and **G.M. Wilson:** Changes in iron metabolism following gastrectomy and other surgical operations. Clin. Sci. **16**, 463 (1957). — **Bearn, A.G.,** and **W.C. Parker:** Some observations on transferrin. Iron Metabolism; Ciba Sympos. Aix en Provence 1964. Berlin-Göttingen-Heidelberg: Springer 1964, S. 60. — **Bessis, M.:** Étude au microscope électronique de la destinée d!une molécule dans l'organisme. La ferritin et le cycle hémoglobinique du fer. Bull. Acad. nat. Méd. (Paris) **142**, 629 (1958). ~ Étude au microscope électronique du rôle de la ferritine dans le cycle hémoglobinique du fer. In: W. Keiderling, Eisenstoffwechsel, S. 11. Stuttgart: Georg Thieme 1959. — **Bethe, K.:** Der Eisenhaushalt des Kindes. In: W. Keiderling, Eisenstoffwechsel, S. 128. Stuttgart: Georg Thieme 1959. — **Bothwell, Th.H.,** and **C.A. Finch:** Iron metabolism. Boston 1962. — **Bracci, U.,** e **H. Elzenbaum:** L'assorbimento del ferro nella stomaco umano. Arch. Stud. Fisiopat. Ricambio **14**, 1 (1950). — **Brüschke, G.:** Der Eisenstoffwechsel. Dresden u. Leipzig: Theodor Steinkopff 1964.

**Callender, S.T., B.J. Mallett,** and **M.D. Smith:** Absorption of hemoglobin iron. Brit. J. Haemat. **3**, 186 (1957). — **Cartwright, G.E.,** and **M.M. Wintrobe:** Chemical, clinical and immunological studies on the products of human plasma fractionation. XXXIX. The anemia of infection. Studies on the iron-binding capacity of serum. J. clin. Invest. **28**, 86 (1949). — **Cattau, D., Ch. Debray, I.P. Jori** et **Cl. Marche:** Considerations sur le mécanisme régulateur de l'absorption intestinale du fer. Importance des macrophages du chorion villositaire. Une nouvelle théorie. Soc. Méd. Hôp Paris **116**, 1653 (1965). — **Conrad, M.E.,** and **W.H. Crosby:** Intestinal mucosal mechanisms controlling iron absorption. Blood **22**, 406 (1963). — **Crosby, W.H.:** The control of iron balance by the intestinal mucosa. Blood **22**, 441 (1963).

**Drabkin, D.L.:** Metabolism of the hemin chromoproteins. Physiol. Rev. **31**, 245 (1951). — **Dreyfus, J.C.,** and **G. Schapira:** Iron metabolism. Ciba-Symposion. Aix en Provence 1963. Berlin-Göttingen-Heidelberg: Springer 1964.

**Finch, C.A.:** Plasma iron turnover. In: Keiderling, Eisenstoffwechsel, S. 141. Stuttgart: Georg Thieme 1959. ∼ Body iron exchange in man. J. clin. Invest. **38**, 392 (1959). — **Fleischhacker, H.:** Wiener Symposion über Eisensoffwechsel. Wien. Z. inn. Med. **1964**, H. 10 u. 11, 391—508.

**Garby, L.:** Iron nutrition and iron deficiency. Acta med. scand., Suppl. **445**, 264 (1966). — **Granick, S.:** Iron metabolism. Trace elements. New York: Academic Press, Inc. 1958. — **Groß, F.:** Iron metabolism. Ciba-Symposion Aix en Provence. Berlin-Göttingen-Heidelberg: Springer 1964.

**Hahn, P.F.:** Iron metabolism. Medicine (Baltimore) **16**, 249 (1937). — **Hahn, P.F., W.F. Bale, E.O. Lawrence,** and **G.H. Whipple:** Radioactive iron and its metabolism in anemia. J. exp. Med. **69**, 739 (1939). — **Hegsted, D.M., C.A. Finch,** and **T.D. Kinney:** The influence of diet on iron absorption. J. exp. Med. **90**, 147 (1949); **96**, 115 (1952). — **Heilmeyer, L.:** Ferritin. In: Iron in clinical medicine, ed. by R.O. Wallerstein and St.R. Mettier, p. 24. Berkeley and Los Angeles: California University Press 1958. ∼ Die Störungen der Haemsynthese. Stuttgart: Georg Thieme 1964. ∼ Human hyposideraemia. In: Iron metabolism. Ciba Sympos. Aix en Provence 1964. Berlin-Göttingen-Heidelberg: Springer 1964. — **Heilmeyer, L., W. Keiderling** u. **F. Wöhler:** Existiert bei der Eisenresorption im Dünndarm ein Mukosablock? Klin. Wschr. **35**, 690 (1957). ∼ Der Eisenstoffwechsel beim Infekt und die Entgiftungsfunktion des Speichereisens. Dtsch. med. Wschr. **1958**, No 45. — **Heilmeyer, L., W. Keller, O. Vivell, W. Keiderling, K. Bethe, F. Wöhler** u. **H.E. Schultze:** Kongenitale Atransferrinaemie bei einem 7 Jahre alten Kind. Dtsch. med. Wschr. **86**, 1745 (1961). — **Heilmeyer, L.,** u. **H. Koch:** Untersuchungen über die Eisenresorption bei pathologischen Verhältnissen. Dtsch. Arch. klin. Med. **185**, 89 (1939). — **Heilmeyer, L.,** u. **J.v.Mutius:** Untersuchungen über die Eisenherauslösung aus Nahrungsmitteln durch Magensaft und Galle. Z. ges. exp. Med. **112**, 192 (1942). — **Heilmeyer, L.,** u. **R. Plötner:** Eisenmangelzustände und ihre Behandlung. Klin. Wschr. **1936**, 1669. ∼ Das Serumeisen und die Eisenmangelkrankheit. Jena: Gustav Fischer 1937. — **Heilmeyer, L.,** u. **L. Weißbecker:** Funktion und Stoffwechsel der Schwermetalle. In: Handbuch der allgemeinen Pathologie, Bd. IV/2. Berlin-Göttingen-Heidelberg: Springer 1957. — **Heinrich, C.H.:** Bestimmung und Normalbereich der bei hämatologischen Erkrankungen gemessenen Eisenresorption bei Verwendung des Fe$^{59}$-Resorptions-Gesamtkörperretentionstestes. 12. Tgg der Deutsch. Gesellschaft f. Haematologie, Berlin, 17.—19. X. 66. — **Hemmeler, G.:** Mètabolisme du fer. Paris: Masson & Cie. 1951. — **Heubner, W.:** Bemerkungen zur Eisentherapie. Z. klin. Med. **100**, 675 (1924). — **Holmberg, C.G.,** u. **C.B. Laurell:** Ferritin. Acta chem. scand. **1**, 944 (1947). — **Huff, R.L., T.G. Hennesy, R.E. Austin, J.F. Garcia, B.M. Roberts,** and **J.H. Lawrence:** Plasma and red cell iron turnover in normal subjects and in patients having various hematopoetic disorders. J. clin. Invest. **29**, 1041 (1959).

**Jacobi, H., R. Pfleger** u. **W. Rummel:** Komplexbildner und aktiver Eisentransport durch die Darmwand. Naunyn-Schmiedebergs Arch. exp. Path. Pharmak. **229**, 198 (1956). — **Jandl, J.H., J.K. Inman, R.L. Simmons,** and **D.W. Allen:** Transfer of iron from serum iron-binding protein to human reticulocytes. J. clin. Invest. **38**, 161 (1959). — **Jandl, J.H.,** and **J.H. Katz:** The plasma-to-cell cycle of transferrin. J. clin. Invest. **42**, 314 (1963). — **Jones, O.P.:** Selective binding sites for the transfer of ferritin into erythroblasts. J. nat. Cancer Inst. **35**, 130 (1965).

**Keiderling, W.:** Eisenstoffwechsel. Beiträge zur Forschung und Klinik. (Festschrift für L.Heilmeyer.) Stuttgart: Georg Thieme 1959. — **Keiderling, W.,** u. **F. Wöhler:** Zur Physiologie und Pathologie des Speichereisens. Naunyn-Schmiedebergs Arch. exp. Path. u. Pharmak. **221**, 418 (1954). ∼ Die Bestimmung des Ferritins und Hämosiderins. In: W. Keiderling, Eisenstoffwechsel, S. 5. Stuttgart: Georg Thieme 1959.

**Laurell, C.B.:** Studies on the transportation and metabolism of iron in body. Acta physiol. scand. **14** (Suppl. 46), 1 (1947). ∼ Iron transportation. In: Wallerstein u. Mettier, Iron in clinical medicine, Berkeley, p. 8. California University Press 1958. ∼ Serumproteine und Eisentransport. In: W. Keiderling, Eisenstoffwechsel, S. 103. Stuttgart: Georg Thieme 1959.

**Mazur, A., S. Green, A. Saha,** and **A. Carleton:** Mechanism of release of ferritin iron in vivo by xanthin oxidase. J. clin. Invest. **37**, 1809 (1958). — **Merker, H.,** u. **H.J. Krauß:** Inaug.-Diss. Krauß. Freiburg/Brsg. 1964. — **Moore, C.V.,** and **R. Dubach:** Physiology of iron metabolism: Resorption, conservation, elimination and physiological iron losses. In: W. Keiderling, Eisenstoffwechsel, S. 112. Stuttgart: Georg Thieme 1959.

**Plötner, K.,** u. **H. Petzel:** Höhe der renalen Eisenausscheidung und Kritik der Harneisenbestimmung. Klin. Wschr. **1954**, 821. — **Pollycove, M.:** Ferrokinetics, techniques. In: W. Keiderling, Eisenstoffwechsel, S. 20. Stuttgart: Georg Thieme 1960.

**Schade, A.L., R.W. Reinhart** u. **H. Levy:** Siderophilin. Arch. Biochem. **20**, 170 (1949). — **Schäfer, K.H.:** Neuro-endocrine control of iron metabolism. Iron Metabolism, Ciba Symposion Aix en Provence 1964. Berlin-Göttingen-Heidelberg: Springer 1964, S. 289. — **Shoden, A.,** u. **Ph. Sturgeon:** Hemosiderin, eine physico-chemische Studie. Acta haemat.

(Basel) **23**, 376 (1960). — **Shorr, E., S. Buez, B.W. Zweifach, M.A. Payne,** and **A. Mazur:** The antidiuretic action of the hepatic vasodepressor ferritin and its occurrence in conditions associated with antidiuresis in man. Trans. Assoc. Amer. Phycns **63**, 39 (1950). — **Stevens, A.R., G. Pirzio-Biroli, L.M. Nyhus,** and **C.A. Finch:** Iron metabolism in patients after partial gastrectomy. Ann. Surg. **149**, 534 (1959).

**Taylor, J., D. Stiven,** and **E.W. Reid:** Haemochromatosis in a depancreatised cat. J. Path. Bact. **34**, 793 (1931).

**Wallerstein, R.O.,** and **St.P. Mettier:** Iron in clinical medicine (a symposion in San Francisco 28. 1. 57). California University Press 1958. — **Wheby, M.S.,** and **W.H. Crosby:** The gastrointestinal tract and iron absorption. Blood **22**, 416 (1963). — **Wöhler, F.:** Die Bedeutung des Ferritins für die Eisenübertragung von der Mutter zum Kind. 5. Europ. Haematologenkongreß Freiburg 1955. ~ Über den histochemischen Eisennachweis. In: W. Keiderling, Eisenstoffwechsel, S. 1. Stuttgart: Georg Thieme 1959. ~ Über das Depoteisen Ferritin. In: W. Keiderling, Eisenstoffwechsel, S. 67. Stuttgart: Georg Thieme 1959. ~ Über die Natur des Haemosiderins. Acta haemat. (Basel) **23**, 342 (1960). ~ Über die Freisetzung von Eisen aus dem menschlichen Organismus durch eine Hydroxamsäureverbindung. Proc. 8. Congr. europ. Soc. Haemat., p. 244. Basel u. New York: S. Karger 1961. — **Wöhler, F., u. H.J. Bielig:** Über die Natur des Haemosiderins. In: W. Keiderling, Eisenstoffwechsel, S. 82. Stuttgart: Georg Thieme 1959. — **Wöhler, F., L. Heilmeyer, D. Emrich, u. Shin Ho Kang:** Zur Funktion des Ferritins bei der Eisenresorption. Naunyn-Schmiedebergs Arch. exp. Path. Pharmak. **230**, 107 (1957).

# Sachverzeichnis

Druck der Universitätsdruckerei H. Stürtz AG., Würzburg

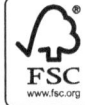

MIX
Papier aus verantwortungsvollen Quellen
Paper from responsible sources
FSC® C105338

If you have any concerns about our products,
you can contact us on
ProductSafety@springernature.com

In case Publisher is established outside the EU,
the EU authorized representative is:
Springer Nature Customer Service Center GmbH
Europaplatz 3, 69115 Heidelberg, Germany

Printed by Libri Plureos GmbH
in Hamburg, Germany